Start Triage:

30:2 can do
AF 30 → Recap 2 → einfache Aufforderg

AVPU
- Alert
- Verbal stimulus
- Pain
- Unresponsive

KISS für Laien:
- Dokumentation
- Inspektion
- Blutung
- Stabilisierung

"The fate of the wounded rests in the hands of the one who applies the first dressing."
"Derjenige, der dem Verwundeten den ersten Verband anlegt, hält dessen Schicksal in den Händen."

Dr. med. Nicholas Senn (1844–1908)
Amerikanischer Chirurg (Chicago, Illinois)
Gründer der Gesellschaft der Militärärzte der Vereinigten Staaten

NAEMT (Hrsg.)

Präklinisches Traumamanagement

Prehospital Trauma Life Support (PHTLS)

3., aktualisierte und überarbeitete Auflage
auf Grundlage der 8. englischen Auflage

Deutsche Bearbeitung und fachliche Begutachtung:
Dr. med. Jörg Christian Brokmann (➤ Kap. 8), Stephan Dönitz (Titelei, Einleitung, ➤ Kap. 2, 6, 7, 11, 18, E26),
Knut Gerken (➤ Kap. 1, 4, 9, 16), Bernhard Gliwitzky (➤ Kap. 18), Sarah Goller (➤ Kap. 12, 19), Berthold Groß (➤ Kap. 5, 9),
David Häske (➤ Kap. 3, 11, 12), Dr. med. Thorsten Hauer (➤ Kap. 14, 15, 19, 23, 24, 25), Matthias Klausmeier (➤ Kap. 21),
Dr. med. Kathrin König (➤ Kap. 8, 10), Dr. med. Carsten Kopschina (➤ Kap. 17), Sascha Küpper (➤ Kap. 13, 21),
Karsten Ladehof (➤ Kap. 20, 24, 25), Torsten Oeverdieck (➤ Kap. 22)

Leitung und Koordination:
Stephan Dönitz

Fachliche Begutachtung im Namen von NAEMT US:
Dr. Matthias Münzberg

ELSEVIER

Zuschriften an
Elsevier GmbH, Urban & Fischer Verlag, Hackerbrücke 6, 80335 München

ORIGINAL ENGLISH LANGUAGE EDITION PUBLISHED BY
Jones & Bartlett Learning, LLC
5 Wall Street
Burlington, MA 01803
PHTLS; Prehospital Trauma Life Support, 8th edition, © 2016 JONES & BARTLETT LEARNING, LLC. All rights reserved.

Wichtiger Hinweis für den Benutzer
Die Erkenntnisse in der Medizin unterliegen laufendem Wandel durch Forschung und klinische Erfahrungen. Herausgeber, Autoren und Übersetzer dieses Werkes haben große Sorgfalt darauf verwendet, dass die in diesem Werk gemachten therapeutischen Angaben (insbesondere hinsichtlich Indikation, Dosierung und unerwünschter Wirkungen) dem derzeitigen Wissensstand entsprechen. Das entbindet den Nutzer dieses Werkes aber nicht von der Verpflichtung, anhand weiterer schriftlicher Informationsquellen zu überprüfen, ob die dort gemachten Angaben von denen in diesem Werk abweichen und seine Entscheidungen in eigener Verantwortung zu treffen.

Geschützte Warennamen (Warenzeichen) werden in der Regel besonders kenntlich gemacht (®). Aus dem Fehlen eines solchen Hinweises kann jedoch nicht automatisch geschlossen werden, dass es sich um einen freien Warennamen handelt.

Bibliografische Information der Deutschen Nationalbibliothek
Die Deutsche Nationalbibliothek verzeichnet diese Publikation in der Deutschen Nationalbibliografie; detaillierte bibliografische Daten sind im Internet über http://www.d-nb.de/ abrufbar.

Alle Rechte vorbehalten
3. Auflage 2016
1. Auflage 2009
© Elsevier GmbH, München
Der Urban & Fischer Verlag ist ein Imprint der Elsevier GmbH.

17 18 19 20   4 3 2

Für Copyright in Bezug auf das verwendete Bildmaterial siehe die Angaben in Klammern in den Abbildungslegenden. Alle nicht gesondert ausgewiesenen Abbildungen: © JONES & BARTLETT LEARNING, LLC.

Das Werk einschließlich aller seiner Teile ist urheberrechtlich geschützt. Jede Verwertung außerhalb der engen Grenzen des Urheberrechtsgesetzes ist ohne Zustimmung des Verlages unzulässig und strafbar. Das gilt insbesondere für Vervielfältigungen, Übersetzungen, Mikroverfilmungen und die Einspeicherung und Verarbeitung in elektronischen Systemen.

Um den Textfluss nicht zu stören, wurde bei Patienten und Berufsbezeichnungen die grammatikalisch maskuline Form gewählt. Selbstverständlich sind in diesen Fällen immer Frauen und Männer gemeint.

Planung: Heiko Krabbe, Anna-Marie Seitz, München
Lektorat: Sophie Eckart, Petra Eichholz, München
Redaktion: Dr. Antje Kronenberg, Gronau/Westf.
Herstellung: Johannes Kressirer, München
Satz: abavo GmbH, Buchloe
Druck und Bindung: Printer Trento S. r. l., Trento/Italien
Umschlaggestaltung: SpieszDesign, Neu-Ulm
Titelgrafik: NAEMT US

ISBN Print   978-3-437-48622-7
ISBN eBook 978-3-437-29939-1

Aktuelle Informationen finden Sie im Internet unter **www.elsevier.de** und **www.elsevier.com**

Inhaltsverzeichnis

A	Einführung	1
1	**PHTLS: Vergangenheit, Gegenwart und Zukunft**	**3**
1.1	Philosophie von PHTLS	3
1.1.1	Das Problem	4
1.2	Phasen der Traumaversorgung	5
1.2.1	Vorereignisphase	5
1.2.2	Ereignisphase	6
1.2.3	Nachereignisphase	6
1.3	Geschichte der Traumaversorgung im Rettungsdienst	8
1.3.1	Antike	8
1.3.2	Larrey-Phase (1800–1950)	8
1.3.3	Farrington-Epoche (1950–1970)	9
1.3.4	Die moderne Epoche der präklinischen Versorgung (1970–heute)	9
1.4	PHTLS – Vergangenheit, Gegenwart und Zukunft	11
1.4.1	Advanced Trauma Life Support	11
1.4.2	PHTLS	12
1.4.3	PHTLS beim Militär	13
1.4.4	PHTLS international	14
1.4.5	Zukunftsvisionen	14
2	**Traumaprävention**	**17**
2.1	Verletzungsbegriffe	18
2.1.1	Definition von Verletzung	18
2.1.2	Verletzung als Krankheit	19
2.1.3	Haddon-Matrix	20
2.1.4	Das Schweizer-Käse-Modell	20
2.1.5	Klassifikation von Verletzungen	21
2.2	Tragweite des Problems	22
2.2.1	Verletzungen im Rettungsdienst	24
2.3	Prävention als Problemlösung	25
2.4	Konzepte für die Prävention von Verletzungen	25
2.4.1	Ziel	25
2.4.2	Interventionsmöglichkeiten	25
2.4.3	Mögliche Strategien	26
2.4.4	Umsetzung von Strategien	26
2.4.5	Gesundheitswissenschaftlicher Präventionsansatz	29
2.5	Weiterentwicklung der Rolle des Rettungsdienstes bei der Traumaprävention	30
2.5.1	Eins-zu-Eins-Maßnahmen	30
2.5.2	Initiativen auf kommunaler Ebene	31
2.5.3	Prävention von Verletzungen des Rettungsfachpersonals	31
B	**Beurteilung von Einsatzstelle und Patient – Organisation & Behandlung**	**35**
3	**Wissenschaftliche Betrachtung der präklinischen Notfallmedizin: Prinzipien, Präferenzen und kritisches Denken**	**37**
3.1	Prinzipien und Präferenzen	39
3.1.1	Situation	39
3.1.2	Patientenzustand	40
3.1.3	Kompetenz des Rettungsdienstpersonals	40
3.1.4	Verfügbare Ausrüstung	41
3.2	Kritisches Denken	42
3.2.1	Fixierungsfehler durch kritisches Denken reduzieren	43
3.2.2	Kritisches Denken bei raschen Entscheidungen	43
3.2.3	Kritisches Denken zur Situationsanalyse	43
3.2.4	Kritisches Denken in der Patientenversorgung	44
3.3	Ethik	44
3.3.1	Ethische Grundsätze	44
3.3.2	Selbstbestimmung (Autonomy)	44
3.3.3	Schadensvermeidung (Nonmaleficence)	46
3.3.4	Patientenwohl (Beneficence)	46
3.3.5	Gleichheit und Gerechtigkeit (Justice)	46
3.4	Forschung	46
3.4.1	Rettungsdienstrelevante Literatur	47
3.4.2	Evidenzgrade	47
3.4.3	Bewertung von Literatur	47
4	**Physiologie von Leben und Tod**	**53**
4.1	Atemwege und respiratorisches System	54
4.1.1	Ventilation und Sauerstoffversorgung beim Traumapatienten	56
4.1.2	Pathophysiologie	57
4.2	Kreislaufsystem	58
4.2.1	Blutkreislauf und Sauerstoffversorgung	58
4.2.2	Pathophysiologie	58
4.3	Schock	58
4.3.1	Definition des Schocks	58
4.4	Physiologie des Schocks	59
4.4.1	Stoffwechsel: der menschliche Motor	59
4.4.2	Das Fick-Prinzip	60
4.4.3	Zelluläre Perfusion und Schock	60
4.5	Anatomie und Pathophysiologie des Schocks	61
4.5.1	Kardiovaskuläre Reaktionen	61
4.5.2	Hämodynamische Reaktionen	63
4.5.3	Endokrine Reaktionen	64

4.6	Komplikationen des Schocks	65		6.3	Belange der Situation	116
4.6.1	Akutes Nierenversagen	65		6.3.1	Einsätze in einem kriminellen Umfeld	116
4.6.2	Akutes Atemnotsyndrom des Erwachsenen	65		6.3.2	Massenvernichtungswaffen	117
4.6.3	Gerinnungsversagen	65		6.3.3	Einsatzkontrollbereiche	117
4.6.4	Leberversagen	66		6.3.4	Dekontamination	117
4.6.5	Fulminante Infektionen	66		6.3.5	Sekundärmechanismen	119
4.6.6	Multiorganversagen (MOV)	67		6.3.6	Führungsstruktur	119
				6.3.7	Durch Blutkontakt übertragbare Erreger	120
5	**Kinematik des Traumas**	69		6.4	Patienteneinschätzung und Sichtung (Triage)	123
5.1	Allgemeine Prinzipien	70				
5.1.1	Vorereignisphase	71		**7**	**Der Patient**	129
5.1.2	Ereignisphase	71		7.1	Prioritäten festlegen	131
5.1.3	Nachereignisphase	71		7.2	Initiale Beurteilung (Primary Assessment)	131
5.2	Energie	71		7.2.1	Erster Eindruck (General Impression)	132
5.2.1	Gesetze der Energie und Bewegung	72		7.2.2	Schritt A – Airway And C-Spine Stabilization (Atemwegsmanagement und HWS-Stabilisierung)	132
5.2.2	Energieaustausch zwischen einem festen Objekt und dem menschlichen Körper	74		7.2.3	Schritt B – Breathing (Belüftung der Lungen/Beatmung)	133
5.3	Stumpfes Trauma	76		7.2.4	Schritt C – Circulation And Bleeding (Kreislauf und Blutungskontrolle)	134
5.3.1	Mechanische Grundlagen	76				
5.3.2	Unfälle mit Fahrzeugen	77		7.2.5	Schritt D – Disability (Defizite der neurologischen Funktionen)	136
5.3.3	Unfälle mit Motorrädern	85				
5.3.4	Verletzungen bei Fußgängern	87		7.2.6	Schritt E – Expose/Environment (Entkleideten Patienten untersuchen/Erhalt von Körperwärme)	137
5.3.5	Stürze	89				
5.3.6	Sportverletzungen	89				
5.3.7	Regionale Auswirkungen des stumpfen Traumas	90		7.2.7	Simultane Untersuchung und Behandlung	138
				7.2.8	Monitoring während der initialen Beurteilung	138
5.4	Penetrierendes Trauma	94		7.3	Lebensrettende Maßnahmen	139
5.4.1	Physikalische Grundlagen penetrierender Traumata	94		7.3.1	Limitierte Interventionen an der Einsatzstelle	139
5.4.2	Schaden und Energieklassen	96		7.3.2	Transport	139
5.4.3	Anatomie	98		7.3.3	Infusionstherapie	141
5.4.4	Regionale Auswirkungen des penetrierenden Traumas	99		7.4	Erweiterte Beurteilung (Secondary Assessment)	141
5.4.5	Wunden durch Schrotflinten	101		7.4.1	Vitalzeichen	142
5.5	Explosionsverletzungen	103		7.4.2	Anamnese nach dem SAMPLE-Schema	142
5.5.1	Physik der Explosionen	103		7.4.3	Beurteilung der Körperregionen	142
5.5.2	Wechselwirkung zwischen Druckwellen und Körper	104		7.4.4	Neurologische Untersuchung	145
5.5.3	Explosionsverletzungen	104		7.5	Definitive Behandlung vor Ort	146
5.5.4	Verletzungen durch Splitter	105		7.5.1	Vorbereitung des Transports	146
5.5.5	Verletzungen mit mehreren Ursachen	105		7.5.2	Transport	146
5.6	Anwendung der Kinematik bei der Untersuchung des Patienten	105		7.5.3	Einschätzung der Verletzungsschwere	146
				7.5.4	Transportdauer	149
				7.5.5	Transportart	149
6	**Die Einsatzstelle**	109		7.6	Monitoring und Neubeurteilung	149
6.1	Bewertung der Einsatzstelle	110		7.7	Kommunikation	149
6.1.1	Sicherheit	110		7.8	Spezielle Überlegungen	150
6.1.2	Situation	111		7.8.1	Traumatischer Herz-Kreislauf-Stillstand	150
6.2	Belange der Sicherheit	111		7.8.2	Schmerzbehandlung	152
6.2.1	Verkehrssicherheit	111		7.8.3	Misshandlung	152
6.2.2	Vorbeugende Maßnahmen	112		7.9	Längere Transportzeiten	152
6.2.3	Gewalttätigkeit	113		7.9.1	Belange des Patienten	152
6.2.4	Gefahrgut	114		7.9.2	Besatzung	153
				7.9.3	Material	153

8	**Atemwege und Ventilation**	157
8.1	Anatomie	158
8.1.1	Obere Atemwege	159
8.1.2	Untere Atemwege	159
8.2	Physiologie	160
8.2.1	Oxygenierung und Ventilation eines Traumapatienten	161
8.3	Pathophysiologie	162
8.3.1	Verminderte neurologische Funktion	162
8.3.2	Hyperventilation	163
8.4	Beurteilung der Atemwege und Beatmung	163
8.4.1	Position der Atemwege und des Patienten	163
8.4.2	Geräusche der oberen Atemwege	164
8.4.3	Untersuchung der Atemwege auf Verlegung	164
8.4.4	Suche nach Brustkorbbewegungen	164
8.5	Management	164
8.5.1	Sicherung der Atemwege	164
8.5.2	Wichtige Fertigkeiten	164
8.6	Manuelles Freimachen der Atemwege	166
8.6.1	Manuelle Manöver	166
8.6.2	Absaugen	168
8.7	Auswahl von Atemwegshilfen	168
8.8	Basishilfsmittel	169
8.8.1	Oropharyngealtubus (Guedel-Tubus)	169
8.8.2	Nasopharyngealtubus (Wendl-Tubus)	169
8.9	Differenziertere Hilfsmittel	169
8.9.1	Supraglottische Atemwegshilfen (SGA)	170
8.9.2	Endotracheale Intubation	170
8.10	Kontinuierliche Qualitätskontrolle	178
8.11	Atmungshilfen	179
8.11.1	Taschenmaske	179
8.11.2	Beatmungsbeutel	179
8.11.3	Manuell gesteuerte Sauerstoffapplikatoren	179
8.11.4	Beatmungsgeräte	180
8.12	Beurteilung	181
8.12.1	Pulsoxymetrie	181
8.12.2	Kapnografie	181
8.13	Längere Transportzeiten	182
8.14	Besondere Kenntnisse	185
8.14.1	Atemwegsmanagement und Beatmung	185
9	**Schock**	207
9.1	Definition des Schocks	208
9.2	Klassifikation des Schocks	208
9.3	Schocktypen	209
9.3.1	Hypovolämischer Schock	209
9.3.2	Distributiver (Verteilungs-)Schock	211
9.3.3	Kardiogener Schock	212
9.3.4	Obstruktiver Schock	213
9.4	Beurteilung des Schockpatienten	214
9.4.1	Primary Assessment	215
9.4.2	Secondary Assessment	218
9.4.3	Muskuloskeletale Verletzungen	219
9.4.4	Verfälschende Faktoren	219
9.5	Management	220
9.5.1	General Impression	221
9.5.2	Airway	221
9.5.3	Breathing	221
9.5.4	Circulation: Blutungskontrolle	222
9.5.5	Disability	226
9.5.6	Expose/Environment	226
9.5.7	Patiententransport	226
9.5.8	Gefäßzugang	227
9.5.9	Volumentherapie	228
9.6	Längere Transportzeiten	234
9.7	Besondere Kenntnisse	238
9.7.1	Intraossärer Zugang	238
9.7.2	Tourniquet-Anwendung	240
9.7.3	Wundtamponade mit einfachem oder hämostatischem Verbandsmull	245
9.7.4	Druckverband mit der Israelischen Trauma-Bandage	247
C	**Verletzungsarten & spezielle Patientengruppen**	249
10	**Schädel-Hirn-Trauma**	251
10.1	Anatomie	253
10.2	Physiologie	255
10.2.1	Zerebraler Blutfluss	255
10.2.2	Kohlenstoffdioxid und zerebraler Blutfluss	257
10.3	Pathophysiologie	257
10.3.1	Primäre Gehirnschädigung	257
10.3.2	Sekundäre Gehirnschädigung	257
10.4	Beurteilung	263
10.4.1	Kinematik	263
10.4.2	Primary Assessment	263
10.4.3	Secondary Assessment	265
10.5	Spezifische Kopf- und Nackenverletzungen	266
10.5.1	Verletzungen der Kopfhaut	266
10.5.2	Schädelfrakturen	266
10.5.3	Gesichtsverletzungen	267
10.5.4	Laryngeale Verletzungen	269
10.5.5	Verletzungen der zervikalen Blutgefäße	269
10.5.6	Hirnverletzungen	269
10.6	Management	273
10.6.1	Airway	273
10.6.2	Breathing	274
10.6.3	Circulation	275
10.6.4	Disability	275
10.6.5	Transport	276
10.7	Hirntod und Organspende	278
11	**Spinales Trauma**	281
11.1	Anatomie und Physiologie	283
11.1.1	Anatomie der Wirbel	283

11.1.2	Wirbelsäule	283
11.1.3	Anatomie des Rückenmarks	285
11.2	Pathophysiologie	288
11.2.1	Skelettverletzungen	288
11.2.2	Spezifische Verletzungsmechanismen, die zu Rückenmarkverletzungen führen können	288
11.2.3	Rückenmarkverletzungen	289
11.3	Beurteilung	290
11.3.1	Neurologische Untersuchung	290
11.3.2	Rückenmarkverletzungen anhand des Unfallmechanismus einschätzen	290
11.3.3	Indikationen für eine Wirbelsäulen-Immobilisation	292
11.4	Management	294
11.4.1	Grundsätzliche Vorgehensweise	295
11.4.2	Manuelle Inline-Stabilisierung des Kopfes	296
11.4.3	Kontraindikationen	296
11.4.4	Starre Zervikalstützen	296
11.4.5	Immobilisation des Rumpfes am Hilfsmittel	297
11.4.6	Überlegungen zum Spineboardeinsatz	298
11.4.7	Lagerung des Kopfes in neutraler Inline-Position	299
11.4.8	Komplette Immobilisation	300
11.4.9	Schnelle Rettung versus schonende Rettung	301
11.4.10	Die häufigsten Fehler bei der Immobilisation	301
11.4.11	Adipöse Patienten	302
11.4.12	Schwangere	302
11.4.13	Gebrauch von Steroiden	302
11.5	Lange Transportzeiten	303
11.6	Besondere Kenntnisse	307
11.6.1	Vorgehen bei Verdacht auf Wirbelsäulenverletzungen	307
12	**Thoraxtrauma**	**327**
12.1	Anatomie	328
12.2	Physiologie	329
12.2.1	Ventilation	329
12.2.2	Circulation	331
12.3	Pathophysiologie	331
12.3.1	Penetrierende Thoraxverletzungen	331
12.3.2	Stumpfe Thoraxverletzungen	332
12.4	Beurteilung	332
12.5	Beurteilung und Management spezifischer Verletzungen	333
12.5.1	Rippenfrakturen	333
12.5.2	Instabiler Thorax	334
12.5.3	Lungenkontusion	334
12.5.4	Pneumothorax	335
12.5.5	Hämatothorax	341
12.5.6	Stumpfe Herzverletzung	342
12.5.7	Herzbeuteltamponade	342
12.5.8	Commotio cordis	344
12.5.9	Traumatische Aortenruptur	345
12.5.10	Tracheobronchiale Ruptur	346
12.5.11	Traumatische Asphyxie	347
12.5.12	Zwerchfellruptur	348
12.6	Längere Transportzeiten	349
12.7	Besondere Kenntnisse	352
12.7.1	Fertigkeiten bei einem Thoraxtrauma	352
13	**Abdominales Trauma**	**355**
13.1	Anatomie	356
13.2	Pathophysiologie	358
13.3	Beurteilung	359
13.3.1	Kinematik	359
13.3.2	Anamnese	360
13.3.3	Körperliche Untersuchung	361
13.3.4	Spezielle Untersuchungen und Schlüsselindikatoren	362
13.4	Management	364
13.5	Spezielle Überlegungen	365
13.5.1	Pfählungsverletzungen	365
13.5.2	Prolaps	365
13.5.3	Schwangerschaft	366
13.5.4	Urogenitale Verletzungen	368
14	**Trauma des Bewegungsapparates**	**371**
14.1	Anatomie und Physiologie	372
14.2	Beurteilung	374
14.2.1	Verletzungsmechanismen (Kinematik)	374
14.2.2	Primary und Secondary Assessment	375
14.2.3	Begleitverletzungen	376
14.3	Spezielle Verletzungen des Bewegungsapparates	377
14.3.1	Blutungen	377
14.3.2	Instabilität durch Frakturen und Luxationen	379
14.4	Spezielle Überlegungen	385
14.4.1	Kritische Polytraumapatienten	385
14.4.2	Schmerztherapie	385
14.4.3	Abbau von Angstzuständen (Anxiolyse)	386
14.4.4	Amputationen	386
14.4.5	Kompartmentsyndrom	388
14.4.6	Crush-Syndrom	389
14.4.7	Komplexe Extremitätenverletzungen	389
14.4.8	Verstauchungen	390
14.4.9	Generelles Management	390
14.5	Lange Transportzeiten	390
14.6	Besondere Kenntnisse	393
14.6.1	Anlage einer Extensionsschiene bei einer Femurfraktur	393
15	**Verbrennungen**	**397**
15.1	Anatomie	398
15.2	Charakteristika von Verbrennungen	399
15.2.1	Verbrennungsgrade	399
15.3	Beurteilung und Behandlung von Verbrennungen	402
15.3.1	Primary Assessment und Sofortmaßnahmen	402

15.3.2	Secondary Assessment	403
15.4	Management	405
15.4.1	Erstversorgung von Verbrennungsopfern	405
15.4.2	Flüssigkeitssubstitution	406
15.4.3	Analgesie	408
15.5	Spezielle Überlegungen	408
15.5.1	Verbrennungen durch elektrischen Strom	408
15.5.2	Umlaufende (zirkuläre) Verbrennungen	409
15.5.3	Rauchgasinhalation/Inhalationstrauma	409
15.5.4	Kindesmisshandlung	411
15.5.5	Verbrennungen durch Strahlung	413
15.5.6	Verätzungen	413
16	**Pädiatrisches Trauma**	**419**
16.1	Das Kind als Traumapatient	420
16.1.1	Statistische Angaben	420
16.1.2	Kinematik	420
16.1.3	Häufige Verletzungsmuster	420
16.1.4	Thermische Regulation	421
16.1.5	Psychosoziale Aspekte	421
16.1.6	Genesung und Rehabilitation	422
16.2	Pathophysiologie	422
16.2.1	Hypoxie	422
16.2.2	Hämorrhagie	422
16.2.3	Verletzungen des zentralen Nervensystems	423
16.3	Beurteilung	424
16.3.1	Primary Assessment	424
16.3.2	Airway	424
16.3.3	Breathing	426
16.3.4	Circulation	427
16.3.5	Disability	428
16.3.6	Expose And Environment	428
16.3.7	Pädiatrischer Trauma-Score	428
16.3.8	Secondary Assessment – Detaillierte körperliche Untersuchung	430
16.4	Management	430
16.4.1	Airway	430
16.4.2	Breathing	431
16.4.3	Circulation	432
16.4.4	Schmerzbehandlung	433
16.4.5	Transport	433
16.5	Spezifische Verletzungen	434
16.5.1	Traumatische Hirnverletzungen	434
16.5.2	Wirbelsäulenverletzungen	435
16.5.3	Thoraxverletzungen	435
16.5.4	Abdominaltrauma	435
16.5.5	Extremitätentrauma	436
16.5.6	Thermische Verletzungen	436
16.6	Prävention von Verletzungen bei Verkehrsunfällen	438
16.7	Misshandlung und Vernachlässigung	438
16.8	Lange Transportzeiten	439

17	**Geriatrisches Trauma**	**443**
17.1	Anatomie und Physiologie	445
17.1.1	Einfluss chronischer medizinischer Probleme	445
17.1.2	Hals, Nase, Ohren	446
17.1.3	Atmungssystem	446
17.1.4	Kardiovaskuläres System	447
17.1.5	Nervensystem	447
17.1.6	Sinnesorgane	448
17.1.7	Nieren	448
17.1.8	Muskel- und Skelettsystem	448
17.1.9	Haut	449
17.1.10	Ernährung und Immunsystem	449
17.2	Beurteilung	449
17.2.1	Verletzungsmechanismen	450
17.2.2	Primary Assessment	450
17.2.3	Expose And Environment	451
17.2.4	Secondary Assessment – Detaillierte Anamnese und körperliche Untersuchung	452
17.3	Management	454
17.3.1	Airway	454
17.3.2	Breathing	454
17.3.3	Circulation	454
17.3.4	Immobilisation	455
17.3.5	Temperaturkontrolle	455
17.4	Rechtliche Aspekte	455
17.5	Misshandlung und Vernachlässigung	456
17.5.1	Profil eines Misshandlungsopfers	456
17.5.2	Profil eines Misshandelnden	456
17.5.3	Kategorien von Misshandlung	456
17.5.4	Wichtige Punkte	457
17.6	Zielklinik	457
17.7	Lange Transportzeiten	457
D	**PHTLS-Prinzipien – Zusammenfassung**	**461**
18	**Goldene Prinzipien der präklinischen Versorgung von Traumapatienten**	**463**
18.1	Warum Traumapatienten sterben	464
18.2	Die goldenen Prinzipien der präklinischen Traumaversorgung	464
E	**Massenanfall von Verletzten & Terrorismus**	**475**
19	**Katastrophenmanagement**	**477**
19.1	Katastrophenzyklus	479
19.1.1	Umfassendes Notfall- und Gefahrenmanagement	480
19.1.2	Persönliche Notfallplanung	480
19.2	Bewältigung von Katastrophen und Großschadensereignissen	481
19.2.1	Der kommunale Krisenstab	482
19.3	Katastrophenschutz in Deutschland	483
19.3.1	Feststellung der Katastrophe	483

19.3.2	Führungsebenen bei Großschadensereignissen und im Katastrophenfall	483
19.3.3	Sanitätsdienstliche Organisation der Großschadenslage	485
19.4	**Medizinisches Vorgehen im Katastrophenfall**	**485**
19.4.1	Erstmaßnahmen	485
19.4.2	Suchen und Retten	486
19.4.3	Sichtung (Triage)	486
19.4.4	Behandlung	489
19.4.5	Transport	489
19.4.6	Schnelleinsatzgruppen (SEG)	490
19.4.7	Terrorismus und Massenvernichtungswaffen	490
19.4.8	Dekontamination	491
19.4.9	Behandlungsplatz (BHP)	491
19.5	**Psychologisches Krisenmanagement**	**491**
19.5.1	Charakteristika psychisch belastender Katastrophen	492
19.5.2	Psychische Faktoren	492
19.5.3	Posttraumatische Folgen	492
19.5.4	Interventionen	492
19.5.5	Folgen für die Helfer	492
19.6	**Aus- und Weiterbildung im Katastrophenschutz**	**493**
19.7	**Problemfelder im Katastrophenschutz**	**494**
19.7.1	Vorbereitung	494
19.7.2	Kommunikationsstrukturen	494
19.7.3	Sicherheit an der Einsatzstelle	494
19.7.4	Unkoordinierte Hilfeleistung	494
19.7.5	Materialversorgung	495
19.7.6	Versäumnisse bei der Benachrichtigung der Krankenhäuser	495
19.7.7	Medien	495
20	**Massenvernichtungswaffen – CBRN(E)**	**499**
20.1	**Allgemeine Überlegungen**	**500**
20.1.1	Lagebeurteilung	500
20.1.2	Führungsstrukturen	502
20.1.3	Persönliche Schutzausrüstung	502
20.1.4	Kontrollbereiche/Zonen der Versorgung	504
20.1.5	Sichtung der Patienten	504
20.1.6	Prinzipien der Dekontamination	505
20.2	**Explosionen und Sprengstoffe**	**505**
20.2.1	Kategorien von Sprengstoffen	506
20.2.2	Verletzungsmechanismen	507
20.2.3	Verletzungsmuster	510
20.2.4	Lagebeurteilung und -bewältigung	511
20.2.5	Transportüberlegungen	511
20.3	**Brandsätze**	**512**
20.4	**Chemische Kampf- und Gefahrstoffe**	**512**
20.4.1	Physikalische Eigenschaften	512
20.4.2	Persönliche Schutzausrüstung	513
20.4.3	Lagebeurteilung und -bewältigung	513
20.4.4	Transportüberlegungen	514
20.4.5	Ausgewählte chemische Kampf- und Gefahrenstoffe	514
20.5	**Biologische Waffen**	**517**
20.5.1	Konzentrierter biologischer Gefahrstoff oder infizierter Patient	518
20.5.2	Ausgewählte Beispiele	520
20.6	**Strahlenunfälle, nukleare und radiologische Waffen**	**524**
20.6.1	Medizinische Folgen einer Strahlenkatastrophe	525
20.6.2	Persönliche Schutzausrüstung	527
20.6.3	Evaluation und Behandlung	528
20.6.4	Transportüberlegungen	528
F	**Spezielle Einsatzlagen/-gebiete & Trauma durch Umwelteinflüsse**	**531**
21	**Trauma durch Hitze und Kälte**	**533**
21.1	**Epidemiologie**	**534**
21.1.1	Verletzung durch Hitze	534
21.1.2	Verletzung durch Kälte	534
21.2	**Anatomie der Haut**	**534**
21.3	**Physiologie**	**534**
21.3.1	Thermoregulation	534
21.3.2	Homöostase	536
21.4	**Risikofaktoren bei Verletzungen durch Hitze**	**536**
21.5	**Erkrankungen durch Hitze**	**538**
21.5.1	Geringgradige Funktionsstörungen	538
21.5.2	Gravierende Funktionsstörungen	540
21.6	**Prävention hitzebedingter Erkrankungen**	**545**
21.7	**Lagerung der Notfallmedikamente**	**546**
21.8	**Verletzungen durch Kälte**	**547**
21.8.1	Dehydrierung	547
21.8.2	Geringgradige Funktionsstörungen durch Kälte	547
21.8.3	Gravierende Funktionsstörungen durch Kälte	548
21.9	**Behandlungsrichtlinien für kältebedingte Erkrankungen**	**556**
21.9.1	Basic and Advanced Lifesaving Guidelines	556
21.9.2	BLS-Richtlinien zur Hypothermiebehandlung	556
21.9.3	ACLS-Leitlinien zur Hypothermiebehandlung	556
21.10	**Prävention kältebedingter Verletzungen**	**558**
21.11	**Lange Transportzeiten**	**559**
21.11.1	Hitzebedingte Erkrankungen	559
21.11.2	Kältebedingte Erkrankungen	560
22	**Trauma durch Ertrinken und Blitzschlag, Tauch- und Höhentrauma**	**565**
22.1	**Verletzungen durch Blitzschlag**	**566**
22.1.1	Epidemiologie	566
22.1.2	Verletzungsmechanismen	566
22.1.3	Verletzungen durch Blitzschlag	567
22.1.4	Beurteilung	569
22.1.5	Management	569
22.1.6	Prävention	569

22.2	Ertrinken	571
22.2.1	Epidemiologie	571
22.2.2	Faktoren, die Untertauchen beeinflussen	571
22.2.3	Unfallmechanismus	572
22.2.4	Wasserrettung	574
22.2.5	Prognose für das Überleben	574
22.2.6	Beurteilung	575
22.2.7	Management	575
22.2.8	Prävention	577
22.3	Tauchunfälle	577
22.3.1	Epidemiologie	578
22.3.2	Mechanische Druckwirkungen	579
22.3.3	Barotrauma	580
22.3.4	Beurteilung	585
22.3.5	Management	585
22.3.6	Prävention	586
22.4	Höhenbedingte Erkrankungen	588
22.4.1	Epidemiologie	589
22.4.2	Hypoxämische Hypoxie	589
22.4.3	Die Höhenkrankheit beeinflussende Faktoren	589
22.4.4	Berg- oder Höhenkrankheit	591
22.4.5	Prävention	593
22.5	Lange Transportzeiten	593
22.5.1	Verletzungen durch Blitzschlag	593
22.5.2	Ertrinken	593
22.5.3	Tauchunfälle	594
22.5.4	Höhenkrankheit	594
23	**Notfallmedizin in der Wildnis**	**599**
23.1	Richtige Patientenversorgung ist kontextabhängig	600
23.2	Was ist Wildnis-(Notfall-)Medizin?	601
23.2.1	Verletzungsmuster in der Wildnis	602
23.2.2	Sicherheit	602
23.2.3	Wildnis ist überall	603
23.3	Entscheidungsfindung: Abwägen von Risiko und Nutzen	603
23.3.1	Improvisierte Evakuierung	604
23.4	Patientenversorgung in der Wildnis	605
23.4.1	Ausscheidungsbedürfnisse	605
23.4.2	Schmerzhafte harte Tragen	605
23.4.3	Nahrungs- und Flüssigkeitsgabe	606
23.4.4	Sonnenschutz	606
23.5	Spezielle Notfallmedizin in der Wildnis	607
23.5.1	Wundversorgung	607
23.5.2	Luxationen	609
23.5.3	Kardiopulmonale Wiederbelebung	610
23.5.4	Bisse und Stiche	611
23.6	Rahmenlage der Wildnis-Medizin	614

24	**Taktische Notfallmedizin im Polizeieinsatz**	**619**
24.1	Geschichte und Entwicklung des TEMS-Konzepts	620
24.2	Komponenten der taktischen Notfallmedizin	620
24.3	Hürden und Hindernisse für den konventionellen Rettungsdienst	621
24.4	Einsatzbereiche	621
24.5	Phasen der Versorgung	621
24.5.1	Care Under Fire (Direct Threat Care)	622
24.5.2	Tactical Field Care (Indirect Threat Care)	624
24.5.3	Tactical Evacuation Care (Evacuation Care)	627
24.6	Massenanfall von Verletzten	627
24.7	Gezielte medizinische Informationsgewinnung (Medical Intelligence)	627
25	**Taktische Verwundetenversorgung**	**631**
25.1	Einführung	633
25.1.1	Sanitätsdienstliche Einsatzunterstützung	634
25.1.2	Präklinische Traumaversorgung unter taktischen Bedingungen	634
25.1.3	Individuelle Fertigkeiten im Rahmen des TCCC abhängig vom Ausbildungsstand	636
25.2	Phase 1: Care Under Fire	640
25.2.1	Rettung Verwundeter	640
25.2.2	Patiententransport und Wirbelsäulen-Immobilisation	642
25.2.3	Blutungskontrolle	643
25.2.4	Atemwegsmanagement	645
25.3	Phase 2: Tactical Field Care	647
25.3.1	Entwaffnung von Verwundeten mit eingeschränktem Bewusstseinszustand	650
25.3.2	Atemwege	650
25.3.3	Spannungspneumothorax	653
25.3.4	Blutungskontrolle	657
25.3.5	Intravenöser Zugang	662
25.3.6	Tranexamsäure	663
25.3.7	Hämorrhagischer Schock	664
25.3.8	Strategien der Volumentherapie	664
25.3.9	Hypothermie und Gerinnungsstörungen auf dem Gefechtsfeld	668
25.3.10	Augenverletzungen	670
25.3.11	Pulsoxymetrie	670
25.3.12	Schmerztherapie	672
25.3.13	Antibiotika	675
25.3.14	Behelfsmäßiger Verwundetentransport	676
25.3.15	Kommunikation mit dem Verwundeten	677
25.3.16	CPR unter taktischen Bedingungen	677
25.3.17	Alarmierung des taktischen Verwundetentransportes (Tactical Evacuation)	677
25.3.18	Dokumentation der Verwundetenversorgung	678
25.3.19	Versorgung gegnerischer Verwundeter	680
25.3.20	Verbesserungsmöglichkeiten	680

25.4	Phase 3: Tactical Evacuation Care	689
25.4.1	Atemwege	693
25.4.2	Atmung	693
25.4.3	Blutungen	694
25.4.4	Tranexamsäure	694
25.4.5	Fortsetzung der Volumentherapie	694
25.4.6	Gerätegestützte Patientenüberwachung	695
25.4.7	Schädel-Hirn-Trauma in der Phase „TACEVAC"	696
25.4.8	Vorbeugung der Hypothermie	696
25.4.9	Analgesie	696
25.4.10	Verwundetentransport	697
25.4.11	Herz-Lungen-Wiederbelebung in der Phase „TACEVAC"	697
25.4.12	Versorgung gegnerischer Verwundeter	697
25.5	Besondere Kenntnisse	700
25.5.1	Blutungskontrolle	700
25.5.2	Intraossärer Zugang	706

G	**Zusammenfassung Lerninhalte**	**709**

26	**Lernzielübersicht PHTLS – die wichtigsten Lernaussagen zum Anwenderkurs**	**711**
26.1	Der PHTLS-Beurteilungs- und Behandlungsalgorithmus	712
26.2	Sicherheit an der Einsatzstelle	712
26.2.1	Bewertung der Einsatzstelle	712
26.3	Kinematik des Traumas	713
26.3.1	Allgemeine Prinzipien	714
26.4	Initiale Beurteilung (Primary Assessment)	715
26.4.1	Erster Eindruck (General Impression)	715
26.4.2	Schritt A – Airway And C-Spine Stabilization (Atemwegsmanagement und HWS-Stabilisierung)	716
26.4.3	Schritt B – Breathing (Belüftung der Lungen/Beatmung)	716
26.4.4	Schritt C – Circulation And Bleeding (Kreislauf und Blutungskontrolle)	717
26.4.5	Schritt D – Disability (Defizite der neurologischen Funktionen)	720
26.4.6	Schritt E – Expose/Environment (Entkleideten Patienten untersuchen/Erhalt von Körperwärme)	721
26.4.7	Simultane Untersuchung und Behandlung	721
26.4.8	Monitoring während der initialen Beurteilung	722
26.4.9	Infusionstherapie	722
26.5	Erweiterte Beurteilung (Secondary Assessment)	723
26.5.1	Vitalzeichen	723
26.5.2	Anamnese nach dem SAMPLE-Schema	724
26.6	Schmerzbehandlung	724
26.7	Traumatischer Herz-Kreislauf-Stillstand	724
26.8	Wirbelsäulenverletzungen	725
26.8.1	Indikationen für eine Wirbelsäulen-Immobilisation	725
26.8.2	Management	725
26.8.3	Die häufigsten Fehler bei der Immobilisation	727
26.9	Zusammenfassung der wichtigsten Aussagen dieser Lernübersicht	728
26.9.1	Sicherheit an der Einsatzstelle	728
26.9.2	Kinematik beim Traumapatienten	728
26.9.3	Untersuchungsgang bei der initialen Beurteilung (Primary Assessment) auf einen Blick (ABCDE)	728
26.9.4	Erweiterte Beurteilung (Secondary Assessment)	729
26.9.5	Kriterien Schockraumaktivierung	729
26.10	Die wichtigsten PHTLS-Aussagen im Überblick	729

Anhang		**731**
Abkürzungsverzeichnis		733
Tabellennachweis		736
Glossar		737
Index		753

Verzeichnis der Mitarbeiter der Originalausgabe

Hauptherausgeber

Norman E. McSwain, Jr., MD, FACS, NREMT-P †
Medical Director, PHTLS
Professor of Surgery, Tulane University
Department of Surgery
Trauma Director, Spirit of Charity Trauma Center, Interim LSU Hospital
Police Surgeon, New Orleans Police Department
New Orleans, Louisiana

Herausgeber der 8. englischen Auflage

Peter T. Pons, MD, FACEP
Associate Medical Director, PHTLS
Emergency Medicine
Denver, Colorado

Stellvertretende Herausgeber

Will Chapleau, EMT-P, RN, TNS
Chairperson, PHTLS Committee
Director of Performance Improvement, ATLS Program
American College of Surgeons
Chicago, Illinois

Gregory Chapman, EMT-P, RRT
Vice-Chairperson, PHTLS Committee
Center for Prehospital Medicine
Department of Emergency Medicine
Carolinas Medical Center
Charlotte, North Carolina

Herausgeber der militärischen Ausgabe

Frank K. Butler, Jr., MD
CAPT, MC, USN (Ret)
Chairperson
Committee on Tactical Combat Casualty Care
Joint Trauma System

S. D. Giebner, MD, MPH
CAPT, MC, USN (Ret)
Past Chairperson
Developmental Editor
Committee on Tactical Combat Casualty Care
Joint Trauma System

Mitarbeiter

Katherine Bakes, MD
Director of Denver Emergency Center for Children Denver Health Medical Center
Assistant Professor, University of Colorado SOM
Denver, Colorado

Augie Bamonti III, BA, EMT-P
Medical Officer
Chicago Heights Fire Dept. (Ret)

Brad L. Bennett, PhD, NREMT-P, FAWM
Adjunct Assistant Professor
Military and Emergency Medicine Department
F. Edward Hébert School of Medicine
Uniformed Services University of the Health Sciences
Bethesda, Maryland

David W. Callaway, MD, MPA
CEO, Operational Medicine International, Inc.
Associate Professor of Emergency Medicine
Carolinas Medical Center
Charlotte, North Carolina

Will Chapleau, EMT-P, RN, TNS
Chairperson, PHTLS Committee
Director of Performance Improvement, ATLS Program
American College of Surgeons
Chicago, Illinois

Gregory Chapman, EMT-P, RRT
Vice-Chairperson, PHTLS Committee
Center for Prehospital Medicine
Department of Emergency Medicine
Carolinas Medical Center
Charlotte, North Carolina

Blaine L. Enderson, MD, MBA, FACS, FCCM
Professor of Surgery
University of Tennessee Medical Center
Knoxville, Tennessee

Jeffrey S. Guy, MD, MSc, MMHC, FACS
Chief Medical Officer
TriStar Health System/HCA
Nashville, Tennessee

Michael J. Hunter, EMT-P
Deputy Chief, Worcester EMS
UMass Memorial Medical Center – University Campus
Worcester, Massachusetts

Craig H. Jacobus, EMT-P, BA/BS, DC
EMS Faculty Metro Community College
Fremont, Nebraska

David A. Kappel, MD, FACS
Clinical Professor of Surgery
West Virginia University
Deputy State Medical Director
West Virginia State Trauma System
Rural Emergency / Trauma Institute
Wheeling, West Virginia

Eduard Kompast
Deputy Officer
Vienna Ambulance
Instructor
Paramedic Academy
Vienna, Austria

Mark Lueder, EMT-P
PHTLS Committee
Chicago Heights Fire Department
Chicago Heights, Illinois

Norman E. McSwain, Jr., MD, FACS, NREMT-P†
Medical Director, PHTLS
Professor of Surgery, Tulane University
Department of Surgery
Trauma Director, Spirit of Charity Trauma Center, Interim LSU Hospital
Police Surgeon, New Orleans Police Department
New Orleans, Louisiana

Jeffrey Mott, DHSc, PA-C
Assistant Professor
Physician Assistant Studies
University of North Texas Health Science Center
Fort Worth, Texas

J. C. Pitteloud, MD
Staff Anesthesiologist
Hôpital du Valais
Sion, Switzerland

Peter T. Pons, MD, FACEP
Associate Medical Director, PHTLS
Emergency Medicine
Denver, Colorado

Jeffrey P. Salomone, MD, FACS, NREMT-P
Chief, Division of Trauma and Surgical Critical Care
Trauma Medical Director
Maricopa Medical Center
Phoenix, Arizona

Valerie Satkoske, PhD
Ethicist, Wheeling Hospital
Wheeling, West Virginia
Core Faculty
Center for Bioethics and Health Law
University of Pittsburgh
Pittsburgh, Pennsylvania

Lance E. Stuke, MD, MPH, FACS
Associate Medical Director, PHTLS
Assistant Professor of Surgery
Tulane University School of Medicine
New Orleans, Louisiana

Vorstand der National Association of EMTs (NAEMT) 2014

Officers
President: Don Lundy
President-Elect: C. T. Kearns
Secretary: James A. Judge, II
Treasurer: Dennis Rowe
Immediate Past-President: Connie Meyer

Directors
Rod Barrett
Aimee Binning
Chris Cebollero
Ben Chlapek
Bruce Evans
Paul Hinchey, MD
Scott Matin
Chad E. McIntyre
Cory Richter
James M. Slattery
Matt Zavadsky

PHTLS – Vorsitzende

1996–heute: Will Chapleau, EMT-P, RN, TNS
1992–1996: Elizabeth M. Wertz, RN, BSN, MPM
1991–1992: James L. Paturas
1990–1991: John Sinclair, EMT-P
1988–1990: David Wuertz, EMT-P
1985–1988: James L. Paturas
1983–1985: Richard Vomacka, NREMT-P†

PHTLS – Medizinische Direktoren

1983–heute: Norman E. McSwain, Jr., MD, FACS, NREMT-P

PHTLS – Stellvertretende medizinische Direktoren

2010–heute: Lance E. Stuke, MD, MPH, FACS
2001–heute: Jeffrey S. Guy, MD, FACS, EMT-P
2000–heute: Peter T. Pons, MD, FACEP
1996–2010: Jeffrey Salomone, MD, FACS, NREMT-P
1994–2001: Scott B. Frame, MD, FACS, FCCM†

PHTLS Committee (Exekutivrat)

Frank K. Butler, Jr., MD
CAPT, MC, USN (Ret)
Chairperson
Committee on Tactical Combat Casualty Care
Joint Trauma System

Will Chapleau, EMT-P, RN, TNS
Chairperson, PHTLS Committee
Director of Performance Improvement, ATLS Program
American College of Surgeons
Chicago, Illinois

Gregory Chapman, EMT-P, RRT
Vice-Chairperson, PHTLS Committee
Center for Prehospital Medicine
Department of Emergency Medicine
Carolinas Medical Center
Charlotte, North Carolina

Jeffrey S. Guy, MD, MSc, MMHC, FACS
Associate Medical Director, PHTLS
Chief Medical Officer
TriStar Health System / HCA
Nashville, TN

Lawrence Hatfield, MEd, NREMT-P
Lead Analyst, Instructor
National Nuclear Security Administration
Emergency Operations Training Academy
Albuquerque, NM

Michael J. Hunter, EMT-P
Deputy Chief, Worcester EMS
UMass Memorial Medical Center – University Campus
Worcester, Massachusetts

Craig H. Jacobus, EMT-P, BA/BS, DC
EMS Faculty Metro Community College
Fremont, Nebraska

Mark Lueder, EMT-P
PHTLS Committee Chicago Heights Fire Department
Chicago Heights, Illinois

Norman E. McSwain, Jr., MD, FACS, NREMT-P†
Medical Director, PHTLS
Professor of Surgery, Tulane University Department of Surgery
Trauma Director, Spirit of Charity Trauma Center, Interim LSU Hospital
Police Surgeon, New Orleans Police Department
New Orleans, Louisiana

Peter T. Pons, MD, FACEP
Associate Medical Director, PHTLS
Emergency Medicine
Denver, Colorado

Dennis Rowe, EMT-P
Director of Operations
Priority Ambulance
Knoxville, Tennessee

Lance E. Stuke, MD, MPH, FACS
Associate Medical Director, PHTLS
Assistant Professor of Surgery
Tulane University School of Medicine
New Orleans, Louisiana

Gutachter

Linda M. Abrahamson, BA, ECRN, EMT-P, NCEE
Advocate Christ Medical Center – EMS Academy
Oak Lawn, Illinois

John Alexander, MS, NRP
Maryland Fire & Rescue Institute
University of Maryland
College Park, Maryland

Kristopher Ambrosia, FF, Paramedic, NCEE
Morton Fire Department
Morton, Illinois

Paul Arens, BS, NREMT-P
Iowa Central Community College
Fort Dodge, Iowa

William J. Armonaitis, MS, NREMT-P, NCEE
University Hospital EMS
Fairfield, New Jersey

Daniel Armstrong, DPT, MS, EMT
Queensborough Community College
Bayside, New York

Robyn M. Asher, EMT-P, IC, CC
Rural Metro of Tennessee
Knoxville, Tennessee

Juan M. Atan, MS, EMT-P
Orange County Fire Rescue
Orange County, Florida

Chuck Baird, MS, EFO, NREMT-P
Cobb County Fire and Emergency Services
Powder Springs, Georgia

Mark Baisley, MA, NREMT-P
Gold Cross Ambulance
Rochester, Minnesota

Stanley W. Baldwin
Foothill College
Los Altos Hills, California

Bruce Barry, RN, CEN, NREMT-P
Peak Paramedicine, LLC
Wilmington, New York

Ryan Batenhorst, BA, NREMT-P
Southeast Community College
Lincoln, Nebraska

John L. Beckman, AA, BS, FF/Paramedic, EMS Instructor
Addison Fire Protection District
Addison, Illinois

Deb Bell, MS, NREMT-P
Inspira Health Network – EMS (previously Underwood-Memorial EMS)
Richland, New Jersey

Michael J. Berg, BSB/M, NREMT-P
Native Air/Air Methods
Globe, Arizona

Gerria Berryman, BS, EMT-P
Emergency Medical Training Professionals, LLC
Lexington, Kentucky

Robin E. Bishop, BA, MICP, CHS III, MEP
Crafton Hills College
Public Safety and Emergency Services Department
Yucaipa, California

Tobby Bishop, BS, NREMT-P
Spartanburg EMS
Spartanburg, South Carolina

Andy D. Booth, NREMT-P
Lanier Technical College
Oakwood, Georgia

Nick Bourdeau, RN, EMT-P I/C
Huron Valley Ambulance
Ann Arbor, Michigan

Sharon D. Boyles, BS, MEd, EMT-I
Shippensburg Area Senior High School
Shippensburg, Pennsylvania

Trent R. Brass, BS, EMT-P, RRT
SwedishAmerican Health System
Rockford, Illinois

Barbara Brennan, RN, BSN, CCRN
Hawaii PHTLS State Coordinator
Mililani, Hawaii

Lawrence D. Brewer, BA, NRP
Rogers State University
Claremore, Oklahoma

Billie Brown, BS, EMT-I, NREMT-P
Southern Alleganies, EMS Council
Saxton, Pennsylvania

Robert K. Browning, AAS, NR-P, HMC (SCW) USN
Medical Education and Training Campus
Department of Combat Medic Training
Fort Sam Houston, Texas

Cherylenn Buckley, AEMT, EMT-I
Hartford Hospital
Hartford, Connecticut

David Burdett, NREMT-P
Hamilton County EMS
Chattanooga, Tennessee

Helen E. Burkhalter, BAS, NREMT-P, RN
Atlanta Technical College
Atlanta, Georgia

Liza K. Burrill, AEMT
New Hampshire Bureau of EMS
Concord, New Hampshire

Kevin Carlisle, NREMT-P, Tactical Medic, 68W U.S. Army Reserves
Medical Center Ambulance Services
Madisonville, Kentucky

Elliot Carhart, EdD, RRT, NRP
Jefferson College of Health Sciences
Roanoke, Virginia

Greg Ceisner, EMT-P
Raleigh Fire Department
Raleigh, North Carolina

Gutachter

Bernadette Cekuta, BS, EMT-P, CIC
Dutchess Community College
Wappingers Falls, NY

Stacey G. Chapman, NREMT-P
Lancaster County EMS
Lancaster, South Carolina

Julie Chase, MSEd, FAWM FP-C
Immersion EMS Academy
Berryville, Virginia

Ted Chialtas, Fire Captain, Paramedic
San Diego Fire-Rescue Department
EMSTA College
Santee, California

Patrick L. Churchwell, EMS Instructor, EMT-P
Allen Fire Department
Allen, Texas

Jason L. Clark, NRP, CCEMT-P, FP-C, CMTE
Erlanger Life Force
Chattanooga, Tennessee

John C. Cook, MBA, NREMT-P, CCEMT-P, NCEE
Jefferson College of Health Sciences
Roanoke, Virginia

Scott Cook, MS, CCEMT-P
Southern Maine Community College
South Portland, Maine

Patt Cope, MEd, NRP
Arkansas State University – Beebe
Searcy, Arkansas

Dennis L. Cosby, PM, CCP, EMS II
Lee County EMS Ambulance, Inc.
Donnellson, Iowa

Dwayne Cottel, ACP, A-EMCA, CQIA, NCEE
Southwest Ontario Regional Base Hospital Program
London Health Sciences Centre
London, Ontario, Canada

Shawn Crowley, MSN, RN, CCEMT-P
Pee Dee Regional EMS
Florence, South Carolina

Lyndal M. Curry, MA, NRP
Southern Union State Community College
Opelika, Alabama

Mark Deavers, Paramedic
Gouverneur Rescue Squad
Gouverneur, New York

James D. Dinsch, MS, NREMT-P
Indian River State College
Fort Pierce, Florida

Robert L. Ditch, EdD, MSHS, CEM, NREMT-P
Arizona Academy of Emergency Services
Mesa, Arizona

Charles J. Dixon, NREMT-P, NCEE
Nucor Steel Berkeley EMS
Summerville, South Carolina

Stephanie Dornsife, MS, RN, NREMT-P, CCEMT-P, I/C
Wentworth Douglass Hospital
Dover, New Hampshire

Rommie L. Duckworth, LP
New England Center for Rescue & Emergency Medicine
Sherman, Connecticut

Michael J. Dunaway, BHS, NRP, CCP
Greenville Technical College EMT/Paramedic Department
Greenville, South Carolina

Richard Ellis, BSOE, NRP
Central Georgia Technical College
Macon, Georgia

Erik M. Epskamp, Paramedic-IC, Instructor II
Huron Valley Ambulance EMS Education
Ann Arbor, Michigan

Shari Evans, RN, FP-C
Air Evac EMS. Inc,
Mineral Wells, Texas

Ronald L. Feller, Sr., MBA, NRP
Oklahoma EMS for Children
Oklahoma City Community College
Moore, Oklahoma

Tom Fitts, RN, NREMT-P, MEd
East Central College
Union, Missouri

Gustavo E. Flores, MD, EMT-P
UCC School of Medicine
Bayamón, Puerto Rico

Don Fortney, AS, NREMT-P, CCEMT-P
EMMCO East, Inc.
Kersey, Pennsylvania

Frederick E. Fowler, BS, MPS, Paramedic
EMS Solutions
Schuylerville, New York

Christopher Gage, AS, NRP, FP-C
Davidson County Community College
Lexington, North Carolina

Alan Ganapol, EMT-B, EMT-I/C, BChE, MChE
objectiveQUEST
West Tisbury, Massachusetts

Scott A. Gano, BS, NRP, FP-C, CCEMT-P
Columbus State Community College
Columbus, Ohio

Scott C. Garrett, AHS, EFO, NRP, CCP
Westview-Fairforest Fire Department
Spartanburg, South Carolina

William Scott Gilmore, MD, EMT-P
Washington University School of Medicine
St. Louis Fire Department
Saint Louis, Missouri

David Glendenning, EMT-P
New Hanover Regional Medical Center – EMS
Wilmington, North Carolina

Kathleen D. Grote, EMT-P
Anne Arundel County Fire Department
Millersville, Maryland

Anthony Guerne, BA, NREMT-P
Suffolk County Emergency Medical Services
Suffolk County, New York

James R. Hanley, MD, FAAP
Ochsner Clinic Foundation Hospital
Department of Emergency Medicine
New Orleans, Louisiana

Poul Anders Hansen, MD
Head of the Prehospital Care Organization,
North Denmark Region
Chair PHTLS Denmark
Aalborg, Denmark

Anthony S. Harbour, BSN, MEd, RN, NRP
Southern Virginia Emergency Medical Services
Roanoke, Virginia

Randy Hardick, BA, NREMT-P
Saddleback College Paramedic Program
Mission Viejo, California

Richard Hayne, RN
Glendale Community College
Glendale, California

Timothy M. Hellyer, MAT, EMT-P
Ivy Tech Community College
South Bend, Indiana

Greg P. Henington, L. Paramedic, NREMT-P
Terlingua Fire & EMS
Terlingua, Texas

Victor Robert Hernandez, BA, EMT-P
Emergency Training & Consultations
Truckee, California

David A. Hiltbrunn, AGS, NRP, CCTP
St. Mary Corwin Pre-Hospital Education
Pueblo, Colorado

Ed Hollowell, RN, CFRN, CEN, NREMT-P, CCP-C, FF
Regional Fire & Rescue
Estrella Mountain Community College
Avondale, Arizona

Cathryn A. Holstein, CCEMT-P, SEI
Rural/Metro Ambulance
Seattle, Washington

Dana Hunnewell, NREMT-P, CCEMT-P
Chocowinity EMS
Chocowinity, North Carolina

Scott A. Jaeggi, AS, EMT-P
Mt. San Antonio College EMT & Paramedic Program
Walnut, California

Vanessa L. Jewett, RN, CEN, NREMT-P
EMSTAR Educational Facility
Elmira, New York

Michael B. Johnson, MS, NRP
Wallace State College
Hanceville, Alabama

Vincent J. Johnson, EMT-P
New York City Fire Department
New York, New York

Karen Jones, EMT-P
Mason County EMS
Point Pleasant, West Virginia

Twilla Jones, NREMT
South Bossier Parish Fire District Two
Elm Grove, Louisiana

Kevin F. Jura, NRP
State of Maryland Department of Health & Mental Hygiene
Office of Preparedness & Response
Baltimore, Maryland

Greg J. Kapinos, EMT-P I/C, MPH, SPHR
Solutions in Human Resource Management
Scarborough, Maine

Charmaine Kaptur, BSN, RN, NRP
Tualatin Valley Fire & Rescue
Sherwood, Oregon

Kevin Keen, AEMCA
Hamilton Fire Department
Hamilton, Ontario, Canada

David Kemper, EMT-P, FP-C, CMTE, NAEMSE
University of Cincinnati Medical Center
Cincinnati, Ohio

Michael Kennard, AS, Paramedic, I/C
New Hampshire Division of Fire Standards and Training – EMS
Concord, New Hampshire

Alan F. Kicks, BE, EMT-Instructor
Bergen County EMS Training Center
Paramus, New Jersey

Randall C. Kirby, BS/EMTP, PCC, I/C
Tennessee Technological University
Hartsville, Tennessee

Melodie J. Kolmetz, PA-C, EMT-P
Monroe Ambulance
Rochester, New York

Edward "Ted" Lee, AAS, BS, MEd, NREMT-P, CCEMT-P
Trident Technical College
Charleston, South Carolina

William J. Leggio, Jr., EdD, MS, BS, EMS, NREMT-P
Prince Sultan bin Abdul Aziz College for EMS
King Saud University
Riyadh, Kingdom of Saudi Arabia

David C. Leisten, BA, CCEMT-P, NREMT-P
Rochester, New York

Arthur J. Lewis II, NREMT-P
East Baton Rouge Parish
Department of Emergency Medical Services
Baton Rouge, Louisiana

Robert Loiselle, MA, NREMT-P, EMSIC
Education Training Connection
McLaren Bay Region EMS
Midland, Michigan

Elizabeth Morgan Luter, NREMT-P
O'Fallon, Missouri

Kevin M. Lynch, NYS-EMT/NYS-CLI
Greenburgh Police/EMS
Eastchester, New York

Susan M. Macklin, BS, EMT-P
Central Carolina Community College
Olivia, North Carolina

Larry Macy, NREMT-P
Western Wyoming Community College
Rock Springs, Wyoming

Jeanette S. Mann, RN, BSN, NREMT-P
Dabney S. Lancaster Community College
Clifton Forge, Virginia

Amy Marsh, BA, NREMT-P
Sioux Falls Fire Rescue
Sioux Falls, South Dakota

Scott Matin, MBA
MONOC
Wall, New Jersey

Nancy Mayeda-Brescia, MD, OTD, APRN, MBA, EMSI, NREMT-P
Rocky Hill EMS
Rocky Hill, Connecticut

David "Bernie" McBurnett, AAS, NREMT-P I/C
Chattanooga Fire Department
Chattanooga, Tennessee

Randall McCargar, NREMT-P
Cherry Hill Fire Department
Cherry Hill, New Jersey

Kevin McCarthy, MPA, NREMT-P
Adjunct Faculty-Department of Emergency Services
Utah Valley University
Orem, Utah

Candace McClain, MBA, BSN, RN, NREMT-P, CEN, CCEMT-P
Ray County Ambulance District
Orrick, Missouri

Cliff McCollum, Chief, EMT-B, Senior EMS Instructor
Pierce County Fire District 13
Tacoma, Washington

Joseph R. McConomy, Jr., MICP, EMT-I
Burlington County Emergency Services Training Center
Westampton, New Jersey

Michael McDonald, RN, NRP
Loudoun County Department of Fire Rescue and Emergency Management
Leesburg, Virginia

Gerard McEntee, MS, EMT-P
Union County College
Plainfield, New Jersey

Janis J. McManus, MS, NREMT-P
Virtua Emergency Medical Services
Mt Laurel, New Jersey

Matt McQuisten, BS, NRP
Avera Health
Sioux Falls, South Dakota

Darren S. Meador, NREMT-P
Valle Ambulance District
Desoto, Missouri

Christopher Metsgar, MS, NRP, NCEE
HealthONE EMS
Englewood, Colorado

Kelly Miyashiro, EMT
American Medical Response
Seattle, Washington

Jerry D. Morris, BA, NREMT-P
Center for Prehospital Medicine
Carolinas Medical Center
Charlotte, North Carolina

Frederick Mueller, EMTP, NREMT-P, EMS I/C
Temple University Health System Transport Team
Philadelphia, Pennsylvania

Daniel W. Murdock, AAS, NREMT-P, CLI
SUNY Cobleskill Paramedic Program
Cobleskill, New York

Ivan A. Mustafa, EMT/P, MSN, ARNP-C, CEMSO, EFO, CFO
Seminole County Fire Department
Sanford, Florida

Thomas W. Nichols, AAS, NREMT-P
Tulsa Technology Center
Tulsa, Oklahoma

Keith Noble, Captain, MS, TX LP, NREMT-P
Austin Travis County EMS
Kyle, Texas

Chris O'Connor, MSc, Dip EMT, NREMT-P, NQEMT-AP
Medical Ambulance Service
Dublin, Ireland

Amiel B. Oliva, BSN, RN, R-EMT-B
EMR Healthcare & Safety Institute
Quezon City, Philippines

Chris Ottolini, EMT-P
Coast Life Support District
Gualala, California
Santa Rosa Junior College Public Safety Training Center
Windsor, California

Norma Pancake, BS, MEP, NREMT-P
Pierce County EMS Office
Tacoma, Washington

Sean F. Peck, MEd, EMT-P
WestMed College
Chula Vista, California

Mark Peterson, NREMT-P
Hardin County EMS
Elizabethtown, Kentucky

Rick Petrie, EMT-P
Atlantic Partners EMS
Winslow, Maine

Deborah L. Petty, BS, CICP, EMT-P I/C
St. Charles County Ambulance District
St. Peters, Missouri

John C. Phelps II, MAM, BS, NREMT-P
Sutton County EMS
UTHSCSA
Sonora, Texas

Mark Podgwaite, NRAEMT, NECEMS I/C
Vermont EMS District 5
Danville, Vermont

John Eric Powell, PhD
Walters State Community College
Morristown, Tennessee

Alice J. Quiroz, BSN, CM
Past Affiliate Faculty
349th Medical Group, Travis Air Force Base (2001–2008)
Gold River, California

Stephen Rea, NREMT-P, BS/HCM
Thomas Jefferson EMS Council
Charlottesville, Virginia

John Reed, MPH, BSN, RN, Paramedic
Birmingham Regional EMS System
Birmingham, Alabama

Timothy J. Reitz, BS, NREMT-P, NCEE
Conemaugh Memorial Medical Center
School of EMS
Johnstown, Pennsylvania

Les Remington, EMT-P, I/C, EMS Educator
Genesys Regional Medical Center
Grand Blanc, Michigan

Deborah Richeal, NREMT-P, EMS Educator
Capital Health System
Trenton, New Jersey

Paul Richardson, Paramedic, Lead Instructor
OSK St. Francis Medical Center
Peoria, Illinois

Katharine P. Rickey, BS, NRParamedic, EMS I/C
EMS Educator
Epsom, New Hampshire

Nicholas Russell, AAS, NREMT-P, EMS-I
Edgewood Fire/EMS
Edgewood, Kentucky

Thomas Russell, MS, Paramedic
CT Training & Consulting Institute
Portland, Connecticut

Christopher T. Ryther, MS, NRP
American River College
Sacramento, California

Paul Salway, Lieutenant, CCEMT-P, NREMT-P
South Portland Fire Department
South Portland, Maine

Ian T. T. Santee, MICT, MPA
City and County of Honolulu
Honolulu Emergency Services Department
Honolulu, Hawaii

Jason Scheiderer, BA, NREMT-P
Wishard EMS
IUPUI
Indianapolis EMS
Indianapolis, Indiana

Justin Schindler, NREMT-P
Brighton Volunteer Ambulance
Rochester, New York

Jared Schoenfeld, NREMT-P, CIC, AHA TCF
Kingsboro Community College
Brooklyn, New York

Barry M. Schyma, BSc (hons) Biomed, MBChB, FRCA
Department of Anaesthetics, Critical Care and Pain Medicine
Royal Infirmary of Edinburgh
United Kingdom

Anthony Scott, BA, NREMT-P
Montgomery County, Maryland Division of Fire/Rescue Services
Westminster, Maryland

Christopher M. Seguin, NR-P, EMS-I/C
Northwoods Center for Continuing Education
Campton, New Hampshire

William D. Shelton, AAS, BS, NREMT-P
Fayetteville Technical Community College
Benson, North Carolina

Shadrach Smith, BS Bio, NREMT-P, LP
Paramedic Advantage
Orange, California

Bradley L. Spratt, BS, LP, NRP, EMS-I
Salus Training Solutions
The Woodlands, Texas

Tynell N. Stackhouse, MTh, NREMT-P
Pee Dee Regional EMS, Inc.
Florence, South Carolina

Robert Stakem, Jr., CCEMT-P
Harrisburg Area Community College
Harrisburg, Pennsylvania

Andrew W. Stern, NREMT-P, CCEMT-P, MA, MPA
Hudson Valley Community College
Cardiorespiratory & Emergency Medicine Department
Troy, New York

R. E. Suarez, CCEMT-P, NCEE
Suarez, Leppert, & Associates, LLC
Cape Fear Tactical Medicine
Clermont, Florida

Daniel A. Svenson, BA, NREMT-P
Portland Fire Department
Westbrook, Maine

David M. Tauber, BS, NR-P, CCEMT-P, FP-C, NCEE
Yale New Haven Sponsor Hospital
New Haven, Connecticut
Advanced Life Support Institute
Conway, New Hampshire

Brent Thomas, Paramedic
Orillia Fire Department
Orillia, Ontario, Canada

Candice Thompson, BS, LAT, NREMT-P
Centre for Emergency Health Sciences
Spring Branch, Texas

Joshua Tilton, FF-II, NR-P, CCEMT-P, EMS-I, FF-I
Malta-McConnelsville Fire Department
Zanesville, Ohio

William F. Toon, EdD, NREMT-P
Johnson County MED-ACT
Olathe, Kansas

William Torres, Jr., NREMT-P
Marcus Daley Hospital – EMS
Hamilton, Montana

Patricia Tritt, RN, MA
HealthONE EMS
Englewood, Colorado

Brian J. Turner, NREMT-P, CCEMT-P, RN
Clinton, Iowa

Elsa Tuttle, RN, BSN, CCEMT-P
Central Jackson County Fire Protection District
Blue Springs, Missouri

Rebecca Valentine, BS, EMT-P, I/C, NCEE
Clinical Education Specialist
Natick, Massachusetts

Sara VanDusseldorp, NREMT-P, CCEMT-P, NCEE
Burlington, Wisconsin

Eric P. Victorin, MBA, EMT-I, NREMT-P
Dutchess Community College
Wappingers Falls, New York

Patricia A. Vincent, NREMT-P, MICP, BSOE
Anchorage Fire Department
Anchorage, Alaska

Carl Voskamp, LP, CCEMT-P
Victoria College
Victoria, Texas

Gary S. Walter, BA, NREMT-P
Union College
International Rescue and Relief Program
Lincoln, Nebraska

David Watson, NREMT-P, CCEMT-P
Pickens County EMS
Pickens, South Carolina

Christopher Weaver, NRP, CCEMT-P
Venture Crew 911
St. Anthony Hospital
Lakewood, Colorado

Ernie Whitener, MS, LP
Texas A&M Engineering Extension Service
Station, Texas

Charlie Williams, EMTP, EdS
Walters State Community College
Morristown, Tennessee

Jackilyn E. Williams, RN, MSN, NREMT-P
Portland Community College Paramedic Program
Portland, Oregon

Evelyn Wilson, MHS, NREMT-P
Western Carolina University
Cullowhee, North Carolina

Rich Wisniewski, BS, NREMT-P
South Carolina Department of Health and Environmental Control
Division of EMS and Trauma
Columbia, South Carolina

Andrew L. Wood, MS, NREMT-P
Emergency Medical Training Professionals, LLC
Lexington, Kentucky

Michael J. Young, BS, MEd, NREMT-P, CCEMT-P
University of Maryland Fire and Rescue Institute, ALS Division
Oxford, Maryland

Justin Yurong, BS, NRP
Yakima County Department of EMS
Yakima, Washington

Jeff Zuckernick, BS, MBA, NREMT-P
University of Hawaii – Kapiolani Community College
Honolulu, Hawaii

PHTLS-Ehrentafel

PHTLS setzt seinen Weg erfolgreich fort und fördert weltweit einen hohen Standard in der Versorgung von Traumapatienten. Dies wäre ohne den Einsatz und die Hingabe vieler engagierter Leute in den letzten drei Jahrzehnten nicht möglich gewesen. Einige von den unten aufgeführten Personen halfen bei der Entwicklung der ersten Ausgabe des Anwenderhandbuches. Andere waren bei der Verbreitung von PHTLS ununterbrochen „am Ball". Wieder andere „löschten Brände" oder lösten in anderer Hinsicht Probleme, damit sich das System weiterentwickeln konnte. Der PHTLS-Exekutivrat, die Herausgeber und die Mitarbeiter dieser – unserer 8. – Ausgabe möchten ihren Dank all denen aussprechen, die unten aufgelistet sind. PHTLS lebt, es atmet und es wächst weiter – dies funktioniert nur aufgrund der Bemühungen all derer, die ihre Zeit für das opfern, woran sie glauben.

Gregory H. Adkisson, MD
Melissa Alexander
Jameel Ali, MD
Stuart Alves
Augie Bamonti
J. M. Barnes
Morris L. Beard
Ann Bellows
Ernest Block, MD
Chip Boehm
Don E. Boyle, MD
Susan Brown
Susan Briggs, MD
Jonathan Busko
Alexander Butman
H. Jeannie Butman
Christian E. Callsen, Jr.
Steve Carden, MD
Edward A. Casker
Bud Caukin
Hank Christen
David Ciraulo
Victoria Cleary
Philip Coco
Frederick J. Cole
Keith Conover
Arthur Cooper, MD
Jel Coward
Michael D'Auito
Alice „Twink" Dalton
Judith Demarest
Joseph P. Dineen, MD
Leon Dontigney, MD
Joan Drake-Olsen
Mark Elcock, MD
Blaine L. Endersen, MD
Betsy Ewing
Mary E. Fallat, MD
Milton R. Fields, III
Scott B. Frame, MD †
Sheryl G. A. Gabram
Bret Gilliam
Jack Grandey
Vincent A. Greco
Nita J. Ham
Mark C. Hodges
Walter Idol
Alex Isakov, MD
Lenworth Jacobs, MD
Craig Jacobus
Lou Jordan
Richard Judd
Jon A. King
Eduard Kompast
Jon R. Krohmer, MD
Peter LeTarte, MD
Robert W. Letton, Jr.
Mark Lockhart
Dawn Loehn
Robert Loftus
Greg C. Lord
Fernando Magallenes-Negrete, MD
Paul M. Maniscalco
Scott W. Martin
Don Mauger
William McConnell, DO
Merry McSwain
John Mechtel
Claire Merrick
Bill Metcalf
George Moerkirk
Stephen Murphy
Lawrence D. Newell
Jeanne O'Brien
Dawn Orgeron
Eric Ossmann
James Paturas
Joseph Pearce
Thomas Petrich
Valerie J. Phillips, MD
James Pierce
Brian Plaisier
Mark Reading
Brian Reiselbara
Lou Romig, MD
Jeffrey S. Salomone, MD
Donald Scelza
John Sigafoos
Paul Silverston, MD
David Skinner
Dale C. Smith
Richard Sobieray
Sheila Spaid
Michael Spain
Don Stamper
Kenneth G. Swan, MD
Kenneth G. Swan, Jr., MD
David M. Tauber
Joseph J. Tepas III, MD
Brian M. Tibbs
Josh Vayer
Richard Vomacka †
Demetrios Vourvachakis, MD †
Robert K. Waddell, II
Michael Werdmann
Carl Werntz
Elizabeth Wertz
Keith Wesley, MD
David E. Wesson
Roger D. White, MD
Kenneth J. Wright
David Wuertz
Al Yellin, MD
Steven Yevich
Doug York
Alida Zamboni

(† = verstorben)

Nochmals ein Dank an Sie alle und danke an jeden, der – wo auch immer auf der Welt – zum Gelingen von PHTLS beigetragen hat.

Der Exekutivrat von PHTLS
Die Herausgeber und Autoren von PHTLS

Danksagung zur 8. englischen Ausgabe

Im Jahre 1624 schrieb der englische Dichter und Geistliche John Donne „*No man is an island, entire of itself*" (Niemand ist eine Insel, ganz für sich). Dies beschreibt in mehrfacher Hinsicht den Prozess der Veröffentlichung eines Buches. Natürlich ist kein Herausgeber eine Insel. Fachbücher wie das PHTLS-Buch und insbesondere Kurssysteme, die audiovisuelles Material und ein Instruktorenhandbuch beinhalten, können nicht in völliger Abgeschiedenheit herausgegeben werden. Es ist eine Tatsache, dass die meiste, wenn nicht sogar die komplette Arbeit, bei der Veröffentlichung eines Fachbuches von der Redaktion geleistet wird und nicht von den Herausgebern oder den Autoren, deren Namen auf dem Umschlag oder im Inneren des Buches erscheinen. Die 8. Ausgabe des PHTLS-Buches ist sicherlich keine Ausnahme.

Die folgenden Personen vom American College of Surgeons Committee on Trauma unterstützten in besonderer Weise diese Ausgabe und allgemein PHTLS: Ronald M. Stewart, MD, FACS, derzeitiger Vorsitzende des Committee on Trauma, und Michael F. Rotondo, MD, FACS, Director of Trauma des ACS.

Bei Jones & Bartlett gilt unser besonderer Dank Christine Emerton, die das Projekt federführend begleitete, Jennifer Deforge-Kling, die Herausragendes bei der Bearbeitung des Manuskripts leistete, Kim Brophy, die eine allumfassende Unterstützung gewährleistete, sowie Carol Guerrero, die den Bereich Grafikerstellung und Fotografien betreute. Außerdem danken wir Jessica deMartin für die Gestaltung dieses Buches und Nora Menzi für die Leitung des zusätzlichen Programms.

Die Herausgeber und der PHTLS-Exekutivrat bedanken sich zudem bei folgenden Personen bzw. Institutionen für ihre Unterstützung und die Anfertigung von Fotos und Videos für diese Ausgabe des PHTLS-Handbuches: Michael Hunter, Sanitätern, den „Critical Care Flight Medics" und „Flight Nurses" der University of Massachusetts (Memorial Medical Center Emergency Medical Services) sowie dem Worcester EMS und LifeFlight.

Außerdem danken die Herausgeber und der PHTLS-Exekutivrat folgenden Mitarbeitern der Medical School der University of Massachusetts für ihre Mitarbeit: Douglas Cotanche, PhD, Director; Michael Doyle, Anatomy Labs Director; Dianne Person, Associate Director sowie den Sponsoren des Anatomic Gift Program an der University of Massachusetts.

Die Herausgeber danken ebenfalls Kelly Lowery für die Überprüfung und Bearbeitung des ersten Entwurfs dieses Buches.

Die Frauen, Kinder und Freunde der Herausgeber und Autoren, die die ihnen die viele Zeit gewährten, die zur Vorbereitung des Materials nötig war, sind offensichtlich das Rückgrat einer jeden Veröffentlichung.

Peter T. Pons, MD, FACEP, Herausgeber
Norman E. McSwain, Jr., MD, FACS, NREMT-P[†], Hauptherausgeber

Geleitwort zur 8. englischen Ausgabe

Das präklinische Rettungsdienstpersonal leistet einen einzigartigen Dienst, der in dieser Form von keiner anderen einzelnen Person oder Gruppe erbracht werden kann. Die Rettungskräfte sind durch eine effektive Anwendung ihrer Kenntnisse und Fertigkeiten in der beneidenswerten Lage, bei einem internistischen oder traumatologischen Notfall Leben zu retten und menschliches Leid zu verhindern bzw. zu lindern.

Die Patienten können sich ihre „Retter" nicht aussuchen. Die Einsatzkräfte hingegen haben die Verantwortung, Patienten auch unter den widrigsten Umständen zu versorgen. Die Einsatzstellen sind oftmals chaotisch, es treten Gefahren auf und das Wetter ist häufig schlecht. Durch die Professionalität des Rettungsdienstpersonals wird sichergestellt, dass die Patienten von jemandem versorgt werden, der gut ausgebildet und vorbereitet ist, der Leidenschaft und Einfühlungsvermögen mitbringt und somit eine Inspiration für die Notfallmedizin darstellt.

Zudem genießen die professionellen Einsatzkräfte das Vertrauen der Öffentlichkeit, das auf unserem „Vorbereitetsein" und unserem Verantwortungsbewusstsein basiert. Prehospital Trauma Life Support (PHTLS) bietet in Bezug auf die Versorgung von Traumapatienten die Grundlage für dieses Vertrauen. Es ist kein Zufall, dass PHTLS auf der Krankenhausebene mit dem Advanced Trauma Life Support (ATLS) verbunden ist. Die Grundvoraussetzung von PHTLS besteht darin, dass das Rettungsfachpersonal und die Notärzte gut durchdachte Entscheidungen treffen, auch unter Stress, und ihre Fertigkeiten und ihr exzellentes Fachwissen einsetzen, um die Patienten hervorragend zu versorgen.

In den letzten 50 Jahren gab es zahlreiche Fortschritte in der Versorgung von Traumapatienten, sodass wir heutzutage die niedrigste Sterblichkeit in dieser Patientengruppe haben. Zu diesen Fortschritten zählt die Entwicklung des Rettungsdienstes und der Traumazentren – bzw. in Deutschland der sog. Traumanetzwerke. Dr. Norman McSwain, ehemaliger medizinischer Direktor von PHTLS International, engagierte sich über 40 Jahre für die Verbesserung der Versorgung von Traumapatienten. Gemeinsam mit Will Chapleau, dem Vorsitzenden von PHTLS International, entwickelte er über einen Zeitraum von mehr als 20 Jahren das PHTLS-Programm zum weltweiten Standard in der Versorgung von Traumapatienten.

Ihre partnerschaftliche Zusammenarbeit wurde zwar durch viele andere unterstützt, aber durch ihre Professionalität und ihren Führungsstil machten sie PHTLS zu dem, was es heute ist. Das Rettungsfachpersonal ist zu Recht stolz auf sein Können und Wissen, und die erstaunlichen Fortschritte, die in der präklinischen Traumatologie erzielt wurden, hätten ohne seine Mitarbeit nicht erzielt werden können. Zum Teil beruht seine Professionalität auch auf der Führung durch Dr. Norman McSwain und Will Chapleau.

Im Namen der Mitarbeiter der 8. Ausgabe von PHTLS (diese entspricht der 3. deutschsprachigen Ausgabe, A. d. Ü.) möchte ich die Ehre, das Vorwort dieses Handbuches verfassen zu dürfen, dazu nutzen, um es der partnerschaftlichen Zusammenarbeit zu widmen, die wir jeden Tag zwischen den Rettungskräften, den Ärzten und dem Pflegepersonal sehen. Diese ist nicht zuletzt auch durch den Führungsstil von Dr. Norman McSwain und Will Chapleau und „das Leben" der von ihnen vermittelten Werte geprägt. Wir können uns glücklich schätzen, dass wir heutzutage über die in der Präklinik errungenen Fortschritte verfügen können, die auch auf der Mitwirkung dieser beiden Persönlichkeiten beruhen. Ohne die beiden wäre dies nicht möglich gewesen.

David B. Hoyt, MD, FACS
Executive Director
American College of Surgeons
Chicago, Illinois

Vorwort zur 8. englischen Ausgabe

Das Rettungsfachpersonal und die Notärzte sollten sich ihrer Verantwortung bewusst sein, dass sie die Versorgung der Patienten so perfekt wie möglich zu gewährleisten haben. Dies kann mit unzureichenden Kenntnissen nicht erreicht werden. Wir sollten uns daran erinnern, dass der Patient es sich nicht ausgesucht hat, in eine traumatische Situation geraten zu sein. Dagegen haben es sich das Rettungsfachpersonal und die Notärzte ausgesucht, die Patienten zu versorgen. Daher müssen die Rettungskräfte während ihrer Bemühungen um den Patienten stets 100 Prozent geben. Der Patient hatte keinen guten Tag – das können die Retter sich allerdings nicht erlauben. Im Kampf des Patienten gegen Tod oder Behinderung müssen Rettungsassistenten, Notfallsanitäter und Notärzte überaus kompetent sein und kluge Entscheidungen treffen.

Der Patient ist die wichtigste Person an der Einsatzstelle. Wir haben keine Zeit, darüber nachzudenken, in welcher Reihenfolge die Untersuchungen durchgeführt werden müssen oder welche Behandlungsmaßnahmen wichtiger sind als andere. Wir haben keine Zeit, eine Maßnahme zu üben, bevor sie bei einem bestimmten Patienten angewendet wird. Und wir haben keine Zeit, darüber nachzudenken, wo sich unsere Ausrüstung und Verbrauchsmaterialien befinden. Wir haben keine Zeit, darüber nachzudenken, wohin wir den verletzten Patienten transportieren müssen. All diese und weitere Informationen müssen die Retter abgespeichert haben; die Ausrüstung und die Verbrauchsmaterialien müssen komplett sein, wenn die Einsatzkräfte den Einsatzort erreichen. Ohne gute Kenntnisse bzw. funktionierende Ausrüstung kann der Retter die Maßnahmen, welche die Chance auf eine Rettung des Patienten erhöhen, nicht adäquat ausführen. Die Verantwortung der Rettungskräfte ist zu groß, um derartige Fehler zu begehen.

Diejenigen, die die Versorgung des Patienten an der Einsatzstelle durchführen, sind ein fester Bestandteil des „Trauma-Teams", zu dem ebenso Ärzte und Pflegepersonal in der Notaufnahme, das Operationsteam, die Intensivstation, die Krankenstation und die Rehabilitation gehören. Die Rettungskräfte müssen ihr Handwerk so beherrschen, dass sie den Patienten rasch und effizient von der Einsatzstelle in die nächste geeignete Klinik transportieren können.

1.1 Warum PHTLS?

1.1.1 Philosophie des Kurskonzepts

Prehospital Trauma Life Support (PHTLS) fokussiert sich auf Prinzipien, nicht auf Vorlieben. Durch die Fokussierung auf die Prinzipien einer guten Traumaversorgung fördert PHTLS kritisches Denken. Der PHTLS-Exekutivrat des Bereichs PHTLS der National Association of Emercengy Medical Technicians (NAEMT) ist überzeugt, dass – basierend auf guten Kenntnissen – die Rettungskräfte imstande sind, hinsichtlich der Patientenversorgung durchdachte Entscheidungen zu treffen. Vom reinen Auswendiglernen von Abläufen ist abzuraten. Zudem gibt es nicht *den einen* „PHTLS-Weg", wie eine bestimmte Maßnahme durchzuführen ist. Das Prinzip der Fertigkeit wird gelehrt und ein geeigneter Weg gezeigt, wie die Fertigkeit unter Beachtung des Prinzips angewendet werden kann. Den Autoren ist klar, dass eine einzige Methode nicht die Unmenge an individuellen Situationen abdecken kann, die im präklinischen Umfeld vorgefunden werden.

1.1.2 Aktuelle Informationen

Die Entwicklung des PHTLS-Programms begann 1981 unmittelbar im Anschluss an die Gründung des Advanced-Trauma-Life-Support-Programms (ATLS) für Ärzte. Da der ATLS-Kurs alle vier bis fünf Jahre überarbeitet wird, finden auch die entsprechenden Änderungen Eingang in die jeweils nächste Ausgabe von PHTLS. Diese 8. Ausgabe von PHTLS wurde auf Grundlage des ATLS-Kurses von 2012 und nachfolgender medizinischer Fachliteratur erheblich überarbeitet. PHTLS folgt zwar den Prinzipien von ATLS, ist aber auf die einmaligen Besonderheiten der Versorgung von Traumapatienten in der Präklinik zugeschnitten. ➤ Kapitel 4 „Physiologie von Leben und Tod" ist neu hinzugekommen, während andere Kapitel umfassend überarbeitet wurden.

1.1.3 Wissenschaftliche Grundlagen

Die Autoren und Herausgeber dieses Buches haben eine evidenzbasierte Herangehensweise gewählt, die Quellenangaben zur medizinischen Fachliteratur benennt, welche die Schlüsselprinzipien stützt. Weiterhin wurden geeignete Positionspapiere der nationalen Organisationen zitiert. Viele Quellenangaben wurden neu aufgenommen, sodass besonders interessierte Leser in der Lage sind, die wissenschaftliche Literatur, die unsere Empfehlungen stützt, selbst zu lesen.

1.1.4 Die verschiedenen Kursformate der PHTLS-Familie

Seit der Einführung von PHTLS im Jahre 1981 wurden die Kursangebote kontinuierlich erweitert, um alle Zielgruppen zu erreichen, die in der Präklinik mit Patienten in Kontakt kommen können, unabhängig davon, welcher Ausbildungsstufe sie angehören.

PHTLS-Anwenderkurs Ein 16-stündiger Kurs für das Rettungsfachpersonal vom Rettungssanitäter bis zum Notfallsanitäter und für Notärzte. Der PHTLS-Anwenderkurs wird in Deutschland als zweitägige Veranstaltung angeboten und beinhaltet neben Vorträgen und Fertigkeitstrainings vor allem praktische Fallszenarien. Der Kurs endet mit einer praktischen und schriftlichen Überprüfung.

Werden die erforderlichen Leistungen erbracht, erhalten die Teilnehmer ein international anerkanntes, vier Jahre gültiges Zertifikat.

PHTLS-Refresherkurs Ein 8-stündiger Kurs für alle, die innerhalb der letzten vier Jahre erfolgreich an einem PHTLS-Anwenderkurs teilgenommen haben. Der Kurs besteht aus kurzen theoretischen Wiederholungen und praktischen Übungen und endet mit einer schriftlichen und praktischen Überprüfung.

Trauma First Response (TFR) TFR-Kurse richten sich an alle, die als Ersthelfer Traumapatienten versorgen – dies sind z. B. First Responder (Helfer vor Ort), freiwillige Feuerwehren, Rettungshelfer, (Einsatz-)Sanitäter, Polizisten und Betriebssanitäter. Der eintägige Kurs vermittelt theoretisches Wissen und enthält praktische Übungen zu gleichen Teilen. Im Anschluss erhalten die Teilnehmer ein international anerkanntes, vier Jahre gültiges Zertifikat.

Tactical Combat Casualty Care (TCCC) Ein mindestens 16-stündiger, evidenzbasierter Kurs für Soldaten und Polizisten in Spezialeinheiten. Er vermittelt die Durchführung von lebensrettenden Maßnahmen sowie das strategische Vorgehen auf einem Gefechtsfeld (TCCC: Kap. 1, Kap. 25).

Tactical Emergency Casualty Care (TECC) Ein 16-stündiger Kurs, der inhaltlich an TCCC angelehnt ist. TECC ist für die Fortbildung von Rettungsfachpersonal und Notärzten geeignet, die unter taktischen Gegebenheiten tätig sind.

Law Enforcement and First Response Tactical Casualty Care (LEFR-TCC) Ein 8-stündiger Kurs, der sich an alle First Responder aus den Sicherheitsbereichen, wie Bundeswehr, Polizei und Sicherheitsunternehmen, wendet.

Bleeding Control for the Injured (BCon) Ein (in Deutschland) 2,5-stündiger Kurs. Zur Zielgruppe gehören alle Soldaten, Polizisten, Feuerwehren, Mitarbeiter im Sicherheitsdienst sowie sonstige Personen, die mit Traumapatienten in Kontakt kommen können. In diesem Kurs werden einfache lebensrettende Maßnahmen geschult. Schwerpunkte sind Blutungskontrolle, u. a. mithilfe eines Tourniquets, sowie das Freihalten des Atemwegs. Es handelt sich um keinen taktischen Kurs.

1.1.5 PHTLS – Verpflichtung und Auftrag

PHTLS-Kurse verbreiten sich zunehmend und die Gemeinschaft der PHTLS-Anwender wächst weltweit. Dabei sollten jedoch die Ziele und Inhalte des PHTLS-Programms nicht aus den Augen gelassen werden:
- Die Teilnehmer sollen die Pathophysiologie und die Kinematik von Verletzungen verstehen lernen.
- Sie sollen verstehen, warum eine zügige Untersuchung des Traumapatienten erforderlich ist.
- Die Fertigkeiten der Teilnehmer hinsichtlich Untersuchungstechniken und Diagnosestellung sollen erweitert werden; Gleiches gilt für die Behandlungsoptionen von Traumapatienten.
- Die speziellen Fertigkeiten, die bei einem Traumapatienten erforderlich sind, sollen bei den Teilnehmern verbessert werden.
- Ein weiteres Ziel ist die Vermittlung von Behandlungsgrundsätzen, die bei der Versorgung von mehrfachverletzten Patienten im Rettungsdienst relevant sind.
- Letztlich geht es auch um einen gemeinsamen Behandlungsansatz, beginnend mit First Respondern und fortgeführt durch die weiteren Versorgungsstufen, bis der Patient der definitiven Behandlung zugeführt wurde.

In diesem Zusammenhang ist es passend, eine Stellungnahme zu wiederholen, die im Rahmen einer NAEMT-Konferenz im Jahre 1997 verabschiedet wurde:

Das Prehospital-Trauma-Life-Support-(PHTLS-)Programm der National Association of Emergency Medical Technicians (NAEMT) sorgt dafür, dass die Opfer eines Traumas durch umfassend ausgebildete präklinische Rettungskräfte aller Ausbildungsstufen versorgt werden. Mit Unterstützung des American College of Surgeons Committee on Trauma (ACS-COT) wird PHTLS weiterentwickelt und es werden Ausbildungsmaterialien und wissenschaftliche Informationen zur Verfügung gestellt. Dies ermöglicht eine exzellente Versorgung von Traumapatienten durch alle in der Präklinik tätigen Einsatzkräfte, gleich welcher Ausbildungsstufe.

Durch die Mission, der sich PHTLS verschrieben hat, kommt es zugleich zu einer Verbesserung der oben beschriebenen Ziele der NAEMT. Das PHTLS-Programm sieht sich in der Verpflichtung, die Qualität und Leistungsfähigkeit zu verbessern. Daher ist PHTLS stets „am Ball", was technologische Veränderungen oder neue Methoden bei der Versorgung von Traumapatienten betrifft, sofern diese genutzt werden können, um die Qualität des Programms zu steigern.

1.1.6 Unterstützung der NAEMT

Die NAEMT stellt die administrative Struktur für das PHTLS-Programm zur Verfügung. Alle Einnahmen aus dem PHTLS-Programm werden an die NAEMT zurückgeführt, um z. B. Programme zu unterstützen, die für das Rettungsdienstpersonal von besonderer Bedeutung sind, wie Kongresse oder Gesetzeseingaben im Interesse der Rettungskräfte.

1.1.7 PHTLS ist ein weltweit führendes Programm

Aufgrund des beispiellosen Erfolgs der vorherigen Auflagen von PHTLS ist das Programm sprunghaft gewachsen. PHTLS-Kurse verbreiten sich nach wie vor in den gesamten Vereinigten Staaten. Das US-Militär hat das PHTLS-Programm übernommen; die Streitkräfte werden an über 100 Trainingsstätten weltweit ausgebildet. PHTLS wird in über 66 Ländern unterrichtet und viele weitere Länder sind daran interessiert, PHTLS einzuführen in dem Bestreben, die Versorgung von Traumapatienten zu verbessern.

Die Rettungskräfte tragen die Verantwortung, dieses Wissen und diese Fertigkeiten zu integrieren, um sie zum Nutzen der Patienten einzusetzen, für die sie verantwortlich sind. Die Autoren und Herausgeber dieses Handbuches und der PHTLS-Exekutivrat des Bereichs PHTLS der National Association of Emercengy Medical Technicians (NAEMT) hoffen, dass Sie diese Informationen in Ihre tägliche Arbeit einbeziehen und sich selbst immer wieder zum Wohle derer hinterfragen, die nicht selbst für sich sorgen können – die Traumapatienten.

1.2 National Association of Emercengy Medical Technicians

Die National Association of Emercengy Medical Technicians (NAEMT) wurde im Jahre 1975 gegründet, um die Interessen des Rettungsfachpersonals zu vertreten. Zu diesem gehören (in Deutschland) Notfallsanitäter, Rettungsassistenten und Rettungssanitäter. Die Mitglieder der NAEMT sind in allen Bereichen der Notfallmedizin vertreten, z. B. Feuerwehren, an Krankenhäusern stationierte Rettungsdienste, private Rettungsdienstanbieter, aber auch Regierungsorganisationen, Einheiten für spezielle Operationen und das Militär.

Eine der wichtigsten Aktivitäten der NAEMT besteht in der Fortbildung des Rettungsfachpersonals. Diese Mission verfolgt das Ziel, die Versorgung der Patienten durch qualitativ hochwertige, kostengünstige und evidenzbasierte Fortbildungen, in denen die Kenntnisse und Fertigkeiten gesteigert werden, zu verbessern.

Die NAEMT strebt danach, die hochwertigsten Fortbildungsprogramme anzubieten. Zu diesem Zweck werden alle Kursformate von hoch qualifizierten notfallmedizinischen Experten entwickelt, z. B. Rettungsdienstausbildern, Klinikern oder Ärztlichen Leitern Rettungsdienst. Die Kursinhalte umfassen die aktuellsten wissenschaftlichen Forschungsergebnisse, die neuesten Techniken sowie innovative Formen des erwachsenengerechten Lernens. Alle Kursformate, die von der NAEMT angeboten werden, fördern das kritische Denken, um eine qualitativ gute Versorgung zu gewährleisten. Dies basiert auf der Annahme, dass die Mitarbeiter im Rettungsdienst für ihren Patienten die bestmögliche, fachlich fundierte Entscheidung treffen können, wenn diese auf wissenschaftlichen Erkenntnissen und Schlüsselprinzipien beruhen.

Seitdem die Fortbildungsprogramme entwickelt wurden, werden sie fortlaufend überprüft und verbessert, um sicherzustellen dass die Kursmaterialien in jeder Hinsicht die Bedürfnisse der Teilnehmer abbilden. Außerdem erfolgt alle vier Jahre eine Aktualisierung, um zu gewährleisten, dass die Inhalte den neuesten wissenschaftlichen Erkenntnissen und Praktiken entsprechen.

Die NAEMT bietet ihren Instruktoren und den Einrichtungen, die Kurse anbieten, eine kontinuierliche Unterstützung. In über 1800 Kurseinrichtungen, u. a. in Colleges, Rettungsdiensten, Krankenhäusern und anderen Kurscentern in den USA und in über 60 anderen Ländern, werden fortlaufend Kurse angeboten. Innerhalb der USA existiert ein Netzwerk, angefangen bei den NAEMT-Führungskräften über regionale Koordinatoren bis hin zu den Ausbildern an der Basis, um sowohl administrative wie auch edukative bzw. fachliche Unterstützung anzubieten.

Peter T. Pons, MD, FACEP
Herausgeber

Norman E. McSwain Jr., MD, FACS, NREMT-P †
Hauptherausgeber von PHTLS

Will Chapleau, EMT-P, RN, TNS
Gregory Chapman, EMT-P, RRT
Stellvertretende Herausgeber

Vorwort zur 3. deutschen Auflage

Liebe Leserinnen und Leser des neuen PHTLS-Buches,

hiermit halten Sie bereits die 3. deutschsprachige Auflage des PHTLS-Anwenderbuches in Ihren Händen. In Deutschland, Luxemburg, Österreich und der Schweiz haben sich das PHTLS-Kurskonzept und das dazugehörige deutschsprachige Buch in den letzten Jahren zu einem großartigen Erfolg entwickelt. In dieser 3. Auflage wurden weitere wichtige Adaptionen für den Rettungsdienst im deutschsprachigen Raum vorgenommen. Dies geschah in genauer Absprache mit unseren Kollegen in den USA, die im Rahmen der engen Zusammenarbeit mit PHTLS Europe erkannt haben, dass länderspezifische Adaptionen sinnvoll sind, damit das Konzept und das Buch in den jeweiligen Ländern weiterhin eine hohe Akzeptanz erhalten. Dabei haben die Übersetzer und Gutachter aller Kapitel sehr darauf geachtet, dass die Kerninhalte und -aussagen nicht „verwässert" wurden.

Im Mittelpunkt aller Bemühungen stehen der Traumapatient und seine bestmögliche Versorgung. Wir wissen, dass es nicht nur „den einen" Weg für die bestmögliche Versorgung eines Traumapatienten gibt; denn jede Situation ist einzigartig und jeder Patient hat unterschiedliche Probleme. Bei einem Patienten mit einer nicht beherrschbaren Blutung gehen wir heute davon aus, dass er meistens davon profitiert, wenn er nach wenigen und umgehend durchgeführten präklinischen Maßnahmen rasch in ein geeignetes Traumazentrum transportiert wird. Ein Patient mit schwerem Schädel-Hirn-Trauma hingegen profitiert von einer Atemwegssicherung und kontrollierter Beatmung mit suffizienter Oxygenierung, einem entsprechenden Management des Blutdrucks und einem raschen Transport in ein Zentrum mit der Möglichkeit der neurochirurgischen Intervention und qualitativ hochwertiger Intensivmedizin.

Schwarz-Weiß-Denken ist nicht das, was PHTLS vermitteln will, sondern kritisches Denken und das Treffen von Entscheidungen auf der Grundlage von aktuellem und evidenzbasiertem Wissen. „Behandle zuerst, was den Patienten zuerst tötet" ist das bewährte Motto. PHTLS vermittelt Prinzipien der modernen Traumaversorgung und keine starren Prozeduren und Abläufe. Der Vater und Erfinder des PHTLS-Konzeptes, Prof. Dr. Norman E. McSwain Jr., hat dies immer wieder betont: *„PHTLS does not train robots, PHTLS trains thinking EMTs."* Mit dieser Philosophie ist PHTLS überall auf der Welt anwendbar und zu einem großen Erfolg geworden, unabhängig von den jeweiligen Systemvoraussetzungen und der zur Verfügung stehenden Ressourcen. Dies hat dazu geführt, dass PHTLS mittlerweile in 67 Ländern auf der Welt eingeführt ist und ca. 1.000.000 Anwender den Kurs besucht haben. Zu unserem großen Bedauern ist Dr. Norman McSwain im Juli 2015 nach kurzer, schwerer Krankheit im Alter von 78 Jahren verstorben. Er hat PHTLS fast 35 Jahre lang geprägt. Alle verantwortlichen Beteiligten bei PHTLS in Deutschland, Luxemburg, Österreich und der Schweiz sehen sich dieser Idee verpflichtet, die 1981 in einem Hotelzimmer in New Orleans entstand: dem Schwerverletzten die bestmögliche Versorgung durch gut geschultes und differenziert denkendes Personal zu geben. Das ist die Aufgabe, und wir alle werden nach wie vor daran arbeiten, diese großartige Idee weiterzuentwickeln und zu verbreiten.

Bis zum heutigen Tag haben ca. 7.000 Menschen in Deutschland einen PHTLS-Provider-Kurs besucht. Jedes Jahr steigen die Kurszahlen stetig an. PHTLS Europe ist mittlerweile ein starker Verbund und ein wichtiger Partner von PHTLS International. Jährlich findet ein Treffen des PHTLS European Executive Committee (PEEC) in wechselnden europäischen Ländern statt. Die PHTLS European Research Group (PERG) führt in zunehmendem Maß relevante Forschungsprojekte zu verschiedenen Fragestellungen durch. Viele an der Wissenschaft interessierte Personen, auch aus Deutschland, engagieren sich in der Gruppe mit vielversprechenden Fragestellungen und relevanten Untersuchungen. Wissenschaft schafft Wissen! Mittlerweile ist ein großes Netzwerk entstanden. In den nächsten Jahren müssen viele weitere Fragestellungen beantwortet werden, damit PHTLS seinem eigenen Anspruch gerecht wird, modernes Wissen und entsprechende Versorgungskonzepte anzubieten.

Dies funktioniert nur, weil sich sehr viele Mitstreiter dieser Idee verpflichtet fühlen. Wir möchten an dieser Stelle herzlich den Kollegen danken, die an diesem Buch und an der Verbreitung von PHTLS über die Anwenderkurse mitwirken. Es würde eine ganze Seite füllen, jeden Einzelnen zu nennen. Alle haben in ihrer Freizeit Großartiges geleistet, damit dieses Buch übersetzt wurde und die Kurse Woche für Woche erfolgreich durchgeführt werden. Alle Verantwortlichen von PHTLS sind stolz auf die Entwicklungen in den letzten 10 Jahren. Jeder Einzelne hat daran seinen ganz persönlichen Anteil! Auch möchten wir abschließend dem Elsevier-Verlag danken, dass dieses Mammutprojekt wieder so erfolgreich zum Abschluss gebracht werden konnte.

Ihnen, liebe Leserinnen und Leser, wünschen wir viel Freude und Inspiration bei der Lektüre der 3. deutschsprachigen Auflage und stets ein glückliches Händchen bei der Versorgung der Traumapatienten. Bitte lassen Sie uns auch diesmal wieder Ihre Verbesserungsvorschläge bezüglich des Buches zukommen. Nur so können wir dieses stetig weiter optimieren.

Landau, Ludwigshafen und Schwarzenbek, im Mai 2016
Bernhard Gliwitzky
Vorsitzender PHTLS Deutschland
Dr. med. Matthias Münzberg
Medizinischer Direktor PHTLS Deutschland
Stephan Dönitz
Stellv. nationaler Koordinator PHTLS Deutschland

Danksagung

An einem Projekt wie diesem Buch engagieren sich auch Menschen im Hintergrund, weil sie Spaß daran haben und hilfsbereit sind. Diese selbstlosen Leute bekommen für ihre großartige Leistung weder Geld, noch findet man ihren Namen auf dem Umschlag des Buches. Aus diesem Grund möchte ich an dieser Stelle einigen herausragenden Mitstreitern meinen allergrößten Dank aussprechen.

In früheren deutschen Auflagen dieses Buches war ein Kritikpunkt mancher Leser, die amerikanischen Fotomotive doch besser gegen Motive aus deutschsprachigen Rettungsdiensten auszutauschen. Die Fotostrecken in dieser 3. deutschen Auflage wurden daher in stundenlanger liebevoller Arbeit von Kollegen aus Deutschland, Österreich und der Schweiz neu erstellt, ohne dabei inhaltlich vom Original abzuweichen. Bei bestimmten Fragestellungen hingegen war Expertenwissen von Anästhesisten und Intensivmedizinern gefragt, damit die Aussagen fachlich in unser Rettungssystem „passen" und ganz aktuell sind.

Vielen Dank an

- David Häske und sein internationales Team inkl. der Fotografen Michael Meyer-Schorn, Carsten Harz sowie Matthias Klausmeier für die Erstellung zahlreicher neuer Fotos.
- Prof. Dr. Axel Heller für seinen Expertenrat und seine besondere Mithilfe bei den ➤ Kapiteln 4 und 9.
- Sarah Goller, David Häske, Petra Hüttlin, Dr. Dr. Michael Kreinest und Manuel Kuhner, die als Mitglieder der AG Wirbelsäule der Forschungsgruppe von PHTLS Deutschland alle Kapitel mit Hinblick auf die aktuellen Empfehlungen zur Immobilisierung gesichtet haben.
- Dr. Sebastian Casu für Expertenrat und tatkräftige Unterstützung bei ➤ Kap. 18.
- Dr. Thorsten Hauer und Dr. Karsten Ladehof dafür, dass sie die neuesten TCCC-Empfehlungen (die nach der 8. englischen PHTLS-Edition erschienen) bereits in dieses Buch eingearbeitet haben, sodass wir auf dem aktuellsten Stand sind.
- Dr. Matthias Münzberg, der das gesamte Buch durchgesehen hat, damit auch Geist und Philosophie des Originals in der deutschen Adaption gewahrt wurden.
- Knut Gerken, der den kurzfristigen Ausfall eines Autors kompensierte und ein komplettes Kapitel übernommen und durch sehr großen Fleiß pünktlich abgeliefert hat.
- Sarah Goller, die ebenfalls bei einem Kapitel unterstützend zur Seite stand und sehr fleißig sowie zügig daran gearbeitet hat.
- Noch viele weitere haben einen wichtigen Teil zum Gelingen des Buches beigetragen. Auch wenn sie hier nicht alle namentlich genannt sind, gebührt ihnen gleichermaßen ein …

… vielen, vielen Dank an Euch alle – und jederzeit wieder!

Stephan Dönitz
Leitung und Koordination
der deutschen PHTLS-Ausgabe

A Einführung

1 PHTLS: Vergangenheit, Gegenwart und Zukunft 3

2 Traumaprävention 17

KAPITEL 1

PHTLS: Vergangenheit, Gegenwart und Zukunft

1.1	Philosophie von PHTLS	3	1.3.3	Farrington-Epoche (1950–1970) ... 9
1.1.1	Das Problem	4	1.3.4	Die moderne Epoche der präklinischen Versorgung (1970–heute) ... 9
1.2	Phasen der Traumaversorgung	5		
1.2.1	Vorereignisphase	5	1.4	PHTLS – Vergangenheit, Gegenwart und Zukunft ... 11
1.2.2	Ereignisphase	6	1.4.1	Advanced Trauma Life Support ... 11
1.2.3	Nachereignisphase	6	1.4.2	PHTLS ... 12
1.3	Geschichte der Traumaversorgung im Rettungsdienst	8	1.4.3	PHTLS beim Militär ... 13
1.3.1	Antike	8	1.4.4	PHTLS international ... 14
1.3.2	Larrey-Phase (1800–1950)	8	1.4.5	Zukunftsvisionen ... 14

Lernzielübersicht

Nach dem Durcharbeiten dieses Kapitels sollte der Leser in der Lage sein:
- Das Ausmaß des Problems – traumatische Verletzungen – in menschlicher und finanzieller Hinsicht zu erkennen
- Die drei Phasen der Traumaversorgung zu kennen
- Die Geschichte und die Entwicklung der präklinischen Traumaversorgung zu verstehen

---

Unsere Patienten haben sich nicht uns ausgesucht, wir haben sie ausgesucht. Wir hätten einen anderen Beruf wählen können, aber das haben wir nicht. Wir haben die Verantwortung für die Patientenbehandlung in den schwierigsten Situationen übernommen: wenn wir erschöpft sind und frieren, wenn es regnet und dunkel ist und wir nicht wissen, was uns erwartet. Wir müssen diese Verantwortung entweder akzeptieren oder aber abgeben. Wir müssen unseren Patienten die bestmögliche Behandlung zukommen lassen – mit voller Aufmerksamkeit, nicht mit ungeprüfter Ausrüstung, unvollständigem Material oder mit veraltetem Fachwissen. Ohne jeden Tag zu lesen und dazuzulernen, können wir nicht sicher sein, dass unser Fachwissen aktuell ist, und somit können wir nicht behaupten, bereit zu sein, unsere Patienten bestmöglich versorgen zu können. Ein Prehospital-Trauma-Life-Support- oder PHTLS-Kurs erweitert und festigt die Kenntnisse der Rettungsassistenten/Notfallsanitäter sowie der Notärzte und – was noch wichtiger ist – er nutzt und dient dem Patienten. Am Ende eines jeden Einsatzes sollten wir uns sicher sein, dass der Patient nichts weniger als unser Bestes bekommen hat.

1.1 Philosophie von PHTLS

PHTLS vermittelt ein Verständnis von Anatomie und Physiologie, der Pathophysiologie des Traumas, der Beurteilung und Versorgung des Traumapatienten anhand der ABCDE-Vorgehensweise sowie die notwendigen praktischen Fertigkeiten – nicht mehr und nicht weniger. Patienten, die starke Blutungen aufweisen oder nicht adäquat atmen, haben nur eine begrenzte Zeit zur Verfügung, bevor sich ihr Zustand soweit verschlechtert, dass er fatal oder nur mit schwersten Behinderungen endet. In diesen Fällen müssen PHTLS-Anwender Fähigkeiten zum kritischen Denken verinnerlicht haben und anwenden können, um Entscheidungen treffen zu können, welche die Überlebenswahrscheinlichkeit des Patienten verbessern. Daher lehrt das PHTLS-Konzept, ein Verständnis für die Versorgung von Traumapatienten sowie kritische Denkfähigkeiten zu entwickeln und nicht ein auswendig gelerntes Universalkonzept anzuwenden. Jeder präklinische Patientenkontakt ist höchst individuell und die Kombination der Umstände ist einzigartig. Wenn der PHTLS-Anwender die Grundlagen der medizinischen Versorgung beherrscht und die individuellen Bedürfnisse des Patienten er-

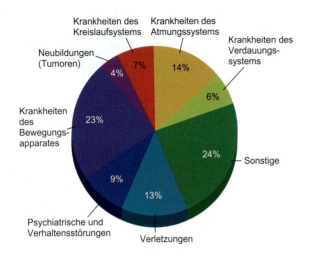

Abb. 1.1 Ursachen von Arbeitsunfähigkeit in Deutschland 2013

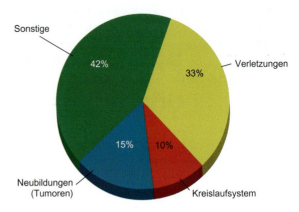

Abb. 1.2 Prozentuale Verteilung der Todesursachen aller zwischen dem 1. und 40. Lebensjahr Verstorbenen in Deutschland im Jahre 2013
Quelle: Statistisches Bundesamt, Wiesbaden

kennt, kann er Entscheidungen treffen, welche die höchste Überlebenschance des Patienten ermöglichen.

Die übergeordneten Grundsätze von PHTLS sind, dass die Anwender eine gute Wissensbasis und adäquate technische Fertigkeiten besitzen sowie kritische Denkfähigkeiten aufweisen, um auch in schwierigen Situationen eine exzellente Patientenversorgung zu ermöglichen. Dieses Ziel soll aber nicht dadurch erreicht werden, bestimmte Handlungen zu verbieten oder sogar vorzuschreiben, sondern durch ein grundlegendes Verständnis der Prinzipien.

Die Chancen, einem anderen zu helfen, sind in der präklinischen Versorgung traumatisierter Patienten besser als bei anderen Patientengruppen. Ihre Überlebenswahrscheinlichkeit ist bei einer guten Behandlung, sowohl in der präklinischen als auch in der klinischen Phase, wahrscheinlich größer als die aller anderen kritisch erkrankten Patienten. Rettungsassistenten/Notfallsanitäter und Notärzte können dadurch die Lebenserwartung eines traumatologischen Patienten und somit die Zahl seiner Erwerbstätigkeitsjahre erhöhen. Somit wird nicht nur dem Patienten selbst, sondern auch der Gesellschaft insgesamt ein wertvoller Dienst geleistet.

Ähnliches gilt für die Arbeitsfähigkeit von Arbeitnehmern. 2013 war in Deutschland jeder achte krankheitsbedingte Ausfalltag durch Verletzungen verursacht (➤ Abb. 1.1). Das Rettungsfachpersonal kann somit auch in diesem Bereich durch Prävention von Verletzungen sowie ein erfolgreiches Management traumatologischer Patienten einen bedeutenden Einfluss ausüben. Die PHTLS-Prinzipien zu erlernen, zu verstehen und auszuführen, wirkt sich auf Traumapatienten positiver aus als jedes andere Ausbildungsprogramm.[1]

1.1.1 Das Problem

Verletzungen sind die häufigste Todesursache von Personen zwischen dem 1. und dem 44. Lebensjahr.[2] Etwa 70 % der Todesfälle bei Personen zwischen dem 15. und dem 24. Lebensjahr und über 40 % der Todesfälle im Alter zwischen dem 1. und 4. Lebensjahr sind verletzungsbedingt (➤ Abb. 1.2). Verletzungen stehen weiterhin an achter Stelle der Todesursachen bei älteren Menschen. Jedes Jahr sterben fast dreimal mehr US-Amerikaner an den Folgen einer Verletzung als im gesamten Vietnamkrieg und im Irakkrieg bis 2008.[3] Alle zehn Jahre versterben mehr US-Bürger an den Folgen einer Verletzung als in allen Kriegen, in denen das US-Militär jemals involviert war. Lediglich in der fünften Lebensdekade stehen Krebs und Herz-Kreislauf-Erkrankungen als führende Todesursache vor dem Trauma. Etwa 70-mal mehr US-Amerikaner versterben jährlich an den Folgen stumpfer oder penetrierender Verletzungen, als jährlich im Irak-Konflikt umkamen.

Rettungsassistenten/Notfallsanitäter und Notärzte können nur wenig dazu beitragen, die Überlebenswahrscheinlichkeit eines Krebspatienten zu erhöhen. Im traumatologischen Bereich hingegen kann der Rettungsdienst direkt Einfluss nehmen und oftmals den Unterschied zwischen Leben und Tod, kurzfristiger Beeinträchtigung und lebenslanger Behinderung oder aber einem produktiven Leben und einem Leben in Elend und Sozialhilfe ausmachen. So kann z. B. der richtige Schutz einer frakturierten Halswirbelsäule durch die Einsatzkräfte zwischen lebenslanger Tetraplegie und einem arbeitsreichen und gesunden Leben ohne Einschränkungen entscheiden. Im Rettungsdienst begegnen uns solche Szenarien jeden Tag.

Folgende Daten stammen aus dem „Road Traffic Injury Sheet No. 358" der Weltgesundheitsorganisation (WHO):

- **Verkehrsunfälle sind ein enormes Problem für das Gesundheitssystem und die Entwicklung eines Landes.** Weltweit sterben jährlich 1,24 Millionen Menschen bei Verkehrsunfällen. Dies entspricht durchschnittlich 3 242 Verstorbenen pro Tag. Des Weiteren erleiden 20–50 Millionen Menschen pro Jahr Verletzungen oder Behinderungen durch Verkehrsunfälle. Dementsprechend machen diese Unfälle 2,2 % aller weltweiten Todesfälle aus und sind somit die neunthäufigste Ursache. Werden weltweit die verletzungsbedingten Todesfälle betrachtet, sind Verkehrsunfälle sogar die häufigste Todesursache. Die geschätzten Kosten durch diese Verletzungen und Todesfälle werden mit 518 Milliarden Dollar beziffert.[4] Sollte es in Zukunft keine Verbesserungen in der Vorbeugung von Verkehrsunfällen geben, schätzt die WHO, dass es zu einer Steigerung der jährlichen Todesfälle auf 1,9 Millionen bis zum Jahre 2020 kommen wird.

1.2 Phasen der Traumaversorgung

- **Die Mehrzahl der Verkehrsunfallopfer betrifft Menschen in Ländern mit niedrigen und mittleren Einkommen. Besonders betroffen sind junge männliche sowie ungeschützte Verkehrsteilnehmer.** Über 90 % aller Todesfälle im Straßenverkehr finden sich in Ländern mit niedrigen und mittleren Einkommen (➤ Abb. 1.3).[5]
- **Weltweit sterben 5,8 Millionen Menschen pro Jahr an unbeabsichtigten und absichtlichen Verletzungen.**[6] Wie dargestellt, sind Verkehrsunfälle die Haupttodesursache durch Verletzungen, gefolgt von Selbsttötungen (844 000) und tätlichen Angriffen (600 000).[7]

In den EU-Ländern sterben täglich etwa 70 Menschen im Straßenverkehr, im Jahr 2014 insgesamt 25 700 Menschen. Dies entspricht 50 Toten pro einer Million Einwohner; Deutschland liegt mit 42 Verstorbenen pro Million im Jahr 2014 deutlich darunter (2013: 41).

Wie alle diese Statistiken deutlich aufzeigen, ist das Trauma ein weltweites Problem. Lediglich die Ursachen und Ereignisse variieren von Land zu Land; die Konsequenzen aus den Verletzungen unterscheiden sich aber nicht. Für alle Länder und die meisten Ursachen gilt, dass ein Großteil der Todesfälle vermeidbar wäre.

Daher gilt für alle in der Traumaversorgung beteiligten Personen, sich nicht nur in der Versorgung der Verletzten, sondern auch in der Prävention von Unfällen zu engagieren. Eine häufig erzählte Geschichte im Rettungswesen zeigt diesen Zusammenhang besonders deutlich auf: „Auf einer langen, windigen Bergstraße gibt es eine gefährliche Kurve, in der schon häufig Fahrzeuge ins Schleudern geraten und über 30 Meter tief einen Abhang hinuntergestürzt sind. Der zuständige Landkreis beschließt daraufhin, einen Rettungswagen an dieser Straße zu stationieren, um die betroffenen Unfallfahrer schneller versorgen zu können. Die bessere Alternative wäre in diesem Fall gewesen, an der entsprechenden Kurve Leitplanken und Sicherheitssysteme zu installieren, die Unfälle verhindern würden."

1.2 Phasen der Traumaversorgung

Trauma ist nicht gleich Unfall, obwohl die Begriffe oft im gleichen Sinne gebraucht werden. Ein **Unfall** ist entweder definiert als „ein Ereignis, das zufällig oder aufgrund unbekannter Ursachen auftritt," oder als „ein unglückliches Ereignis, resultierend aus Unvorsichtigkeit, Unachtsamkeit oder Ignoranz". Die meisten tödlich endenden Traumatisierungen entsprechen der zweiten Definition und sind somit vermeidbar. Die Prävention war ein entscheidender Faktor in den Industrieländern, um Todesfälle durch Unfälle zu verringern. In Entwicklungsländern wird dies aber noch ein langer Weg sein, angesichts dessen, dass gerade einmal 15 % aller Nationen Straßenverkehrsgesetze haben.[8]

Traumatische Vorfälle lassen sich in zwei Kategorien unterteilen: **beabsichtigt** und **unbeabsichtigt.** Beabsichtigte Fälle entstehen aus einem Akt der Gewalt mit dem Ziel, jemanden zu schaden, zu verletzen oder zu töten. Verletzungen, die nicht aus einer vorsätzlichen Handlung heraus entstehen, sondern ungewollt und nicht absichtlich auftreten, werden als unbeabsichtigte Fälle bezeichnet.

Die Traumaversorgung wird in drei Phasen eingeteilt: Vorereignisphase, Ereignisphase und Nachereignisphase. Alle im Rettungsdienst tätigen Personen tragen in diesen drei Phasen eine Mitverantwortung.

1.2.1 Vorereignisphase

Die Vorereignisphase umfasst die Umstände, die zu einer Verletzung führen. Die Anstrengungen in dieser Phase konzentrieren sich hauptsächlich auf die Vermeidung von Verletzungen. Die Menschen müssen dazu gebracht werden, Gurtsysteme in Fahrzeugen zu nutzen, Wege zu finden, weniger Waffen bei kriminellen Handlungen einzusetzen, und Konflikte gewaltlos zu lösen. Zusätzlich zur Versorgung traumatisierter Patienten haben alle im Gesundheitswesen tätigen Personen die Verantwortung, die Zahl der Traumaopfer zu verringern. Mehr als zwei Drittel aller verletzungsbedingten Todesfälle in Deutschland sind unbeabsichtigt und größtenteils vermeidbar. Verkehrsunfälle und Stürze sind bei weit mehr als jedem dritten dieser Todesfälle die Ursache (➤ Abb. 1.4).

Die Helmpflicht beim Motorradfahren ist ein Beispiel dafür, wie die Gesetzgebung die Prävention von Verletzungen positiv beeinflussen kann. Im Jahr 1966 gab der US-Kongress dem Verkehrsministerium die Möglichkeit, in den einzelnen Bundesstaaten eine Helmpflicht einzuführen. Anschließend stieg die Quote von Helmträgern auf nahezu 100 %, und die Anzahl der Todesopfer bei Motorradunfällen nahm signifikant ab. Im Jahre 1975 hob der Kongress diese Vollmacht wieder auf. Mehr als die Hälfte aller Staaten

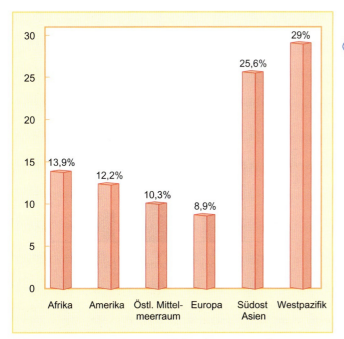

Abb. 1.3 Weltweite Verteilung von Verkehrsunfällen mit Todesfolge pro 100 000 Einwohner
World Health Organization (WHO) Road Traffic Injuries Fact Sheet No. 358
© NAEMT; PHTLS, 8th ed., Jones & Bartlett 2016

1 PHTLS: Vergangenheit, Gegenwart und Zukunft

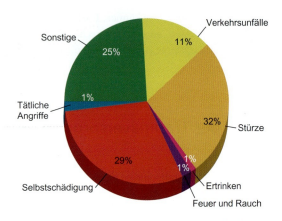

Abb. 1.4 Prozentuale Verteilung der Ursachen verletzungsbedingter Todesfälle in Deutschland im Jahre 2013
Quelle: Statistisches Bundesamt, Wiesbaden

widerrief oder modifizierte die gesetzliche Helmpflicht, was die Zahl der Todesopfer bei Motorradunfällen wieder ansteigen ließ. Nachdem einige US-Bundesstaaten die Helmpflicht anschließend erneut einführten, verringerte sich die Anzahl der Todesopfer abermals. Derzeit besteht in der Mehrzahl der US-Bundesstaaten keine Helmpflicht, sodass die Zahl der Todesopfer nach Motorradunfällen 2006 und 2007 zunahm.[9]

Eine andere Ursache vermeidbarer Todesfälle durch Traumatisierung ist Trunkenheit am Steuer.[10] Aufgrund der Aufklärungsarbeit und des politischen Drucks von Organisationen wie „Mothers Against Drunk Drivers" (MADD) auf die Gesetzgebung der US-Bundesstaaten, die Promillegrenze zu reduzieren, ist die Anzahl betrunkener Fahrzeuglenker, die in tödliche Unfälle verwickelt sind, stetig gesunken. Ein weiterer Weg, Verletzungen zu vermeiden, ist der Einsatz von Kindersitzen. Viele Traumazentren, Polizei- und Rettungsdienstorganisationen führen Ausbildungsprogramme durch, in denen Eltern im richtigen Umgang mit Kindersitzen geschult werden.

Eine andere Komponente der Vorereignisphase umfasst die Vorbereitung der Rettungsdienstmitarbeiter. Diese Vorbereitung beinhaltet eine gute und vollständige Ausbildung, die ständig an aktuelle Gegebenheiten und neue Techniken angepasst werden muss. Dieses ist vergleichbar mit der Software von Computern oder Tablets, die ständig auf dem neuesten Stand gehalten werden muss. Zu dieser Vorbereitung gehören ebenfalls die Kontrolle des Materials zu Beginn jeder Dienstschicht sowie die Abstimmung und Aufgabenverteilung mit den jeweiligen Teampartnern im Vorfeld.

1.2.2 Ereignisphase

Die Ereignisphase ist der Moment des eigentlichen Traumas. Maßnahmen in der Vorereignisphase können den Ausgang dieser Phase beeinflussen. „Füge keinen weiteren Schaden zu" ist der Grundsatz jeder guten Patientenversorgung. Dies gilt jedoch nicht nur für unsere Patienten, sondern auch für uns selbst. Egal ob sie einen privaten Pkw oder einen Rettungswagen fahren; die Mitarbeiter der Rettungsdienste müssen sich selber schützen und sollten anderen ein Vorbild sein. Sie tragen nicht nur die Verantwortung für sich selbst und ihren Teampartner, sondern auch für den Patienten, den sie transportieren. Daher ist es wichtig, sicher und umsichtig zu fahren, sich stets an die Verkehrsregeln zu halten und sich nicht vom Telefonieren mit Mobiltelefonen, Unterhaltungen o. Ä. ablenken zu lassen, sowie die Sicherheitseinrichtungen in Rettungsfahrzeugen für sich selbst und für die Patienten konsequent zu nutzen.

1.2.3 Nachereignisphase

Die Nachereignisphase beschäftigt sich mit dem Outcome, also dem klinischen Ergebnis eines Traumas. Das schlechteste aller Ergebnisse ist das Versterben eines Patienten aufgrund eines Unfalls. Diese Todesfälle teilte der Unfallchirurg Donald Trunkey in drei Gruppen ein (▶ Abb. 1.5):[11]

- Die **1. Phase** tritt innerhalb der ersten Minuten nach dem Ereignis ein und dauert bis zu 60 Minuten. Diese Todesfälle würden wahrscheinlich auch bei sofortiger medizinischer Hilfe auftreten. Die besten Methoden, sie zu verhindern, sind Prävention und Sicherheitsstrategien.
- Die **2. Phase** betrifft Todesfälle, die wenige Stunden nach dem Ereignis eintreten. Diese Todesfälle lassen sich in vielen Fällen durch entsprechende präklinische und klinische Behandlung vermeiden.
- Die **3. Phase** umfasst Todesfälle, die mehrere Tage bis Wochen nach dem Ereignis eintreten. Diese werden gewöhnlich durch Multiorganversagen verursacht. Therapie und Prävention des Multiorganversagens müssen noch intensiver erforscht werden. Eine frühe und aggressive präklinische Therapie des Schocks hilft jedoch, einige dieser Todesfälle zu vermeiden.

R. Adams Cowley, Gründer eines der ersten Traumazentren im US-amerikanischen Maryland (MIEMS), beschrieb und definierte, was wir heute die „goldene Stunde"[12] nennen. Auf seinen Untersu-

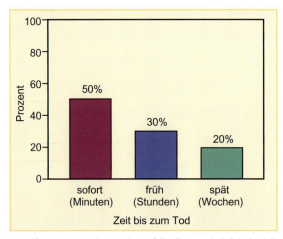

Abb. 1.5 Sofortiges Versterben an der Unfallstelle kann lediglich durch konsequente Prävention verhindert werden; die einzige Chance des Patienten liegt in der Vermeidung des Unfalls. Der Anteil der Patienten, die frühzeitig versterben, lässt sich durch eine gute und zeitnahe präklinische Versorgung vermindern. Spät eintretende Todesfälle werden durch einen zeitnahen Transport in ein geeignetes Traumazentrum und eine gezielte klinische Versorgung unwahrscheinlicher.

chungen basierend, glaubte Cowley, dass Patienten, die gleich nach einer Verletzung entschlossen therapiert wurden, eine höhere Überlebensrate hätten als jene, die verzögert behandelt wurden. Ein Grund für diese Verbesserung der Überlebenschance liegt in der Erhaltung der Fähigkeit des Körpers, Energie zu produzieren und damit Organfunktionen aufrechtzuerhalten.

Für die Rettungskräfte bedeutet das z. B., die Sauerstoffversorgung und Durchblutung des Patienten aufrechtzuerhalten, ohne den Blutdruck durch große Mengen kristalloider Infusionen künstlich zu erhöhen (< 90 mmHg), um den Patienten im Anschluss schnell in eine Einrichtung zu bringen, die in der Lage ist, Blut- und Plasmatransfusionen zu verabreichen.

In städtischer Umgebung beträgt die durchschnittliche Hilfsfrist (die Zeit vom Bekanntwerden des Unfallereignisses bis zum Eintreffen des Rettungsdienstes an der Einsatzstelle) 6–8 Minuten. Der Transport zum aufnehmenden Krankenhaus dauert im Mittel 8–10 Minuten. 15–20 Minuten der „goldenen Stunde" werden also schon für die Anfahrt zum Notfallort und den Abtransport des Patienten benötigt. Ist die präklinische Versorgung am Notfallort ineffizient oder schlecht organisiert, gehen dort weitere 30–40 Minuten verloren. Im schlechtesten Fall ist die „goldene Stunde" also schon vergangen, bevor der Patient ein Krankenhaus erreicht, in dem bessere Ressourcen und Versorgungsmöglichkeiten für ihn verfügbar wären.

Verschiedene wissenschaftliche Studien belegen diesen Ansatz.[13, 14] Einer Studie zufolge war die Sterberate schwer verletzter Patienten signifikant niedriger (17,9 vs. 28,2 %), wenn diese statt mit einem Rettungswagen mit dem Privatwagen in die Klinik gebracht wurden.[13] Dieses unerwartete Ergebnis beruht höchstwahrscheinlich auf einem Zeitverlust bei der Therapie durch das Rettungsfachpersonal an der Einsatzstelle.

In den 1980er- und 1990er-Jahren dokumentierte ein Traumazentrum bei Verkehrsunfällen und Patienten, die ein penetrierendes Trauma erlitten, durchschnittliche Behandlungszeiten am Notfallort zwischen 20 und 30 Minuten. Dies wirft die Frage auf, die sich jeder Rettungsdienstmitarbeiter immer wieder stellen muss:

„Profitiert der Patient von meinen Maßnahmen und überwiegt der Nutzen dieser Maßnahmen das Risiko, das durch den verzögerten Transport entsteht?" Kernaufgaben der Einsatzkräfte bestehen darin, die Aufenthaltsdauer am Notfallort zu minimieren, die Versorgung vor Ort zu beschleunigen und den Patienten zu transportieren. In den kostbaren ersten Minuten nach der Ankunft am Notfallort müssen sie den Patienten beurteilen, lebensrettende Maßnahmen durchführen und ihn für den Transport vorbereiten. Den Grundsätzen von PHTLS folgend, sanken in den Jahren seit 2000 die Versorgungszeiten am Einsatzort und die Überlebensraten von traumatisierten Patienten stiegen.

Eine weitere Zuständigkeit der Helfer umfasst den Transport des Patienten in eine geeignete Einrichtung. Der kritischste Faktor für das Überleben eines Patienten ist die Zeitspanne zwischen dem Ereignis und der Einleitung einer endgültigen klinischen Behandlung. Bei einem Patienten mit einem Herz-Kreislauf-Stillstand ist die endgültige Behandlung auf das Wiedererlangen eines normalen Herzrhythmus und damit einer adäquaten Durchblutung ausgerichtet. Die kardiopulmonale Reanimation (CPR; Herz-Lungen-Wiederbelebung) ist dabei lediglich eine Zwischenstation. Bei einem Patienten mit verlegten Atemwegen zielt die Behandlung auf die Sicherung der Atemwege und das Wiedereinsetzen einer suffizienten Atmung ab. Die Wiederherstellung der Atmung oder eines normalen Herzrhythmus (z. B. durch Defibrillation) lässt sich meist außerhalb der Klinik schnell erreichen. Trotzdem ist im Rahmen von Versorgungsprogrammen des akuten Koronarsyndroms mit ST-Streckenhebung (STEMI) die Bedeutung der Zeitspanne bis zum Beginn der Dilatation der beteiligten Koronararterien immer wichtiger geworden.[15–18]

Während sich die präklinischen Versorgungsmöglichkeiten von Traumapatienten immer weiter entwickelt haben, bleibt die Bedeutung des Faktors Zeit ausschlaggebend. Die endgültige Versorgung umfasst normalerweise die Kontrolle der Blutung und die Wiederherstellung einer adäquaten Durchblutung. Die Verabreichung von Erythrozytenkonzentraten und Plasma im Verhältnis 1:1 zum Aus-

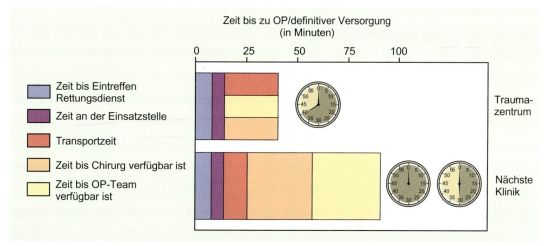

Abb. 1.6 In Gegenden, in denen Traumazentren zur Verfügung stehen, kann es die Versorgung von Traumapatienten signifikant verbessern, Kliniken, die sich nicht auf die Versorgung Schwerstverletzter spezialisiert haben, zu umgehen. Schwerstverletzte werden in der Regel im Operationssaal endgültig versorgt. Trotz einer um 10–20 Minuten längeren Transportzeit zum Traumazentrum ist die Zeit bis zur definitiven Versorgung im Operationssaal verkürzt. Blau: Zeit bis zum Eintreffen des Rettungsdienstes, lila: Zeit an der Einsatzstelle, rot: Transportzeit des Patienten, orange: Zeit bis zum Eintreffen des Chirurgen in der Klinik, gelb: Zeit bis zum Eintreffen des restlichen OP-Teams in der Klinik.

gleich eines Blutverlustes, hat zu beeindruckenden Resultaten der US-Militärs im Irak und Afghanistan geführt. Diese Produkte ersetzen die Sauerstofftransportkapazität und die Gerinnungsfaktoren des Blutes. Darüber hinaus generieren sie den notwendigen kolloidosmotischen Druck, um einen weiteren Volumenverlust aus dem Gefäßsystem zu verhindern. Die derzeit noch fehlende präklinische Verfügbarkeit dieser Blutprodukte im zivilen Rettungsdienst ist ein weiterer Grund für einen schnellen Transport des Traumapatienten in ein Krankenhaus. Auf dem Transport zur Klinik hat sich eine Infusionstherapie mit balancierten Vollelektrolytlösungen als wichtig herausgestellt und bewährt. Eine endgültige Blutungskontrolle lässt sich oft weder am Notfallort noch im Schockraum erreichen, sondern gelingt häufig erst im Operationssaal. Daher müssen bei der Wahl einer geeigneten Einrichtung sowohl die Transportzeit als auch deren diagnostische und therapeutische Möglichkeiten kritisch überdacht werden.

Ein Traumazentrum mit eigenem Unfallchirurgen und erfahrenen, gut trainierten OP-Teams im Haus vermag einen Patienten mit lebensbedrohlichen Blutungen schon 10–15 Minuten nach seiner Ankunft im OP zu versorgen und kann somit den Unterschied zwischen Leben und Tod darstellen. Ist solches Personal nicht vor Ort, muss erst die Ankunft des chirurgischen OP-Teams abgewartet werden, bevor der Patient aus der Notaufnahme in den OP gebracht werden kann. Bis zur Blutungskontrolle kann in diesem Fall zusätzliche Zeit verloren gehen, die letztendlich eine höhere Sterberate zur Folge hat (> Abb. 1.6).

Festzustellen ist ein deutlicher Anstieg der Überlebensraten, wenn nicht spezialisierte Krankenhäuser umgangen und alle schwer verletzten Patienten in ein Traumazentrum gebracht werden.[19, 26] Der entscheidende Faktor ist aber die Erfahrung der Unfallchirurgen. Studien haben ein besseres Outcome festgestellt, wenn Patienten eine Versorgung in hoch frequentierten Traumazentren bekommen, als wenn sie durch weniger erfahrene Unfallchirurgen behandelt werden.[27, 28]

1.3 Geschichte der Traumaversorgung im Rettungsdienst

Die Abschnitte und Entwicklungsschritte des Traumamanagements lassen sich grob in vier Zeiträume aufteilen, die von Norman McSwain beschrieben wurden.[29] Diese zeitlichen Abschnitte sind:
1. Antike
2. Larrey-Phase
3. Farrington-Epoche
4. Moderne Epoche

Dieses Buch, der PHTLS-Kurs und die Behandlung traumatisierter Patienten basieren auf den Zielsetzungen, die von den frühen Pionieren der Notfallmedizin entwickelt und gelehrt wurden. Die Liste dieser Innovatoren ist lang; einige verdienen jedoch unsere besondere Beachtung.

1.3.1 Antike

Die Gesundheitsfürsorge, die in Ägypten, Griechenland, Rom oder durch die Israeliten bis hin zu den Zeiten Napoleons angewandt wurde, kann als vormoderner Rettungsdienst bezeichnet werden. Schon zu diesen Zeiten fand ein Großteil der Versorgung in irgendeiner Art von medizinischer Einrichtung statt. Nur ein Bruchteil wurde präklinisch durchgeführt.

Die bedeutendste Übermittlung aus dieser Epoche ist das sogenannte Papyrus Edwin Smith, auch Wundenbuch genannt. Dieser altägyptische medizinische Text ist geschätzte 4 500 Jahre alt und dokumentiert die chirurgische Versorgung anhand von beschriebenen Fällen.

1.3.2 Larrey-Phase (1800–1950)

Schon im späten 18. Jahrhundert erkannte Baron Jean Dominique Larrey, Napoleons Militärarzt, die Wichtigkeit einer raschen präklinischen Versorgung. 1797 bemerkte er, dass „*... die Abgelegenheit der Feldlazarette den Verwundeten auf dem Schlachtfeld nicht die notwendige Beachtung zukommen ließ. Somit wurde ich berechtigt, einen Wagen zu konstruieren, den ich Fliegende Ambulanz nannte.*"[30] Er entwickelte diese von Pferden gezogene „Fliegende Ambulanz" für die schnelle Rettung Verletzter vom Schlachtfeld; Larrey gab die Prämisse vor, dass die Männer der „Fliegenden Ambulanzen" für die Versorgung von Verwundeten auf dem Schlachtfeld und beim Transport medizinisch geschult werden sollten.

Im frühen 19. Jahrhundert führte er Grundsätze der präklinischen Versorgung ein, die bis heute angewendet werden:
- Die „Fliegende Ambulanz"
- Adäquate Ausbildung für das medizinische Personal
- Versorgung und Rettung von Verwundeten auf dem Schlachtfeld während des Gefechts
- Präklinische Blutungskontrolle
- Transport in das nächstgelegene Lazarett
- Weitere Versorgung während des Transports
- Entwicklung von Lazaretten nahe der Frontlinie

Baron Larrey wird heute als **Vater des Rettungsdienstes der Neuzeit** anerkannt.

Im August 1865 wurde im Rahmen der Ersten Genfer Konvention das Internationale Rote Kreuz gegründet.[25] Die Konvention betonte die Neutralität von Krankenhäusern, Erkrankten, Verwundeten und aller an der Versorgung beteiligten Personen. Dies stellte eine Sicherheit für die Versorgung und den Transport der Verwundeten dar. Ebenso wurde die Gleichberechtigung aller zu Versorgenden herausgehoben, unabhängig davon, auf welcher Seite des Konfliktes der Verwundete stand. Diese Konvention gilt bis heute als erster Schritt in der Etablierung eines Verhaltenskodex innerhalb der Militärs. Auch in den Kursen der Taktischen Verwundetenversorgung (Tactical Combat Casualty Course), einem wesentlichen Teil des PHTLS-Programms, ist dies nach wie vor eine wichtige Komponente.

1865 wurde der erste private Rettungsdienst der USA am Cincinnati General Hospital gegründet.[31] Daraufhin entwickelten sich rasch verschiedene andere Systeme überall in den Vereinigten Staaten. Diese Rettungsdienste wurden bis 1950 in der Regel durch Krankenhäuser, das Militär oder Leichenhallen betrieben.[29] Es gab sicher einigen Wandel in den Jahren bis zum Ende des Zweiten Weltkrieges; grundsätzlich waren aber das System und die Patientenversorgung darauf ausgelegt, schnell ein Lazarett oder ein ziviles Krankenhaus zu erreichen.

1.3.3 Farrington-Epoche (1950–1970)

Die Epoche von Joseph D. „Deke" Farrington, dem Vater des modernen Rettungswesens in den USA, begann um 1950. Er förderte die Entwicklung der präklinischen Notfallmedizin mit seinem Artikel „Death In A Ditch" (Tod im Graben).[32] Bis in die späten 1960er-Jahre gelang es ihm und anderen frühen Führungspersönlichkeiten wie Dr. Oscar Hampton und Dr. Curtis Arts, die moderne Epoche des Rettungsdienstes und der präklinischen Versorgung in den Vereinigten Staaten zu etablieren.[29] Dr. Farrington war hierbei aktiv an allen Aspekten der Notfallversorgung beteiligt. Als federführender Autor dreier Dokumente, welche die Grundlage der modernen Notfallrettung bilden – die Ausrüstungsliste für Ambulanzen des American College of Surgeons (ACS),[33] die KKK-1822-Normen für Ambulanzen des US-Verkehrsministeriums[34] sowie das erste Ausbildungsprogramm für Rettungsfachpersonal (EMT) –, trieb er die Entwicklung der präklinischen Notfallmedizin voran. Ergänzend zu den Bemühungen von Dr. Farrington waren viele andere Personen aktiv daran beteiligt, den Stellenwert der präklinischen Versorgung von traumatisierten Patienten zu betonen. Robert Kennedy veröffentlichte „Early Care Of The Sick And Injured Patient" (Die frühe Behandlung des kranken und verletzten Menschen).[35] Sam Banks, der mit Farrington 1957 das erste präklinische Notfalltraining mit dem Chicago Fire Department abhielt, führte die adäquate Behandlung Traumatisierter ein.

Eine von George J. Curry, Führungspersönlichkeit des American College of Surgeons sowie seines Committee on Trauma, 1965 herausgegebene Veröffentlichung enthielt folgende Passage: *„Bei Unfällen erlittene Verletzungen betreffen jeden Teil des menschlichen Körpers. Sie reichen von einfachen Abschürfungen und Prellungen bis zu multiplen und komplexen Verletzungen, die viele Körpergewebe einbeziehen können. Dies erfordert eine auf den Einzelfall abgestimmte, effiziente und intelligente erste Begutachtung und Versorgung, bevor der Patient abtransportiert wird. Es ist offensichtlich, dass die Leistungen des geschulten Rettungsfachpersonals unverzichtbar sind. Wenn wir eine maximale Effektivität des Personals erwarten, so muss ein spezielles Ausbildungsprogramm geschaffen werden."*[35]

Der Grundlagenartikel „Accidental Death And Disability: The Neglected Disease Of Modern Society" (Unfalltod und Behinderung: die vernachlässigte Krankheit der modernen Gesellschaft) beschleunigte den Prozess im Jahr 1967.[36] Die National Academy of Science und das National Research Council veröffentlichten diesen Artikel gerade einmal ein Jahr nach Dr. Currys Aufruf.

1.3.4 Die moderne Epoche der präklinischen Versorgung (1970–heute)

1968 begann die moderne Epoche der präklinischen Versorgung mit einem Bericht von Dunlap und Associates an das US-Verkehrsministerium. In diesem Bericht wurde unter anderem ein Ausbildungscurriculum für Rettungsfachpersonal genauer definiert.

Die National Registry of EMTs (NREMT) wurde 1970 gegründet und entwickelte Vorgaben für die Überprüfung und Anerkennung von Mitarbeitern der Rettungsdienste. Rocco Morando war für viele Jahre der Vorsitzende des NREMT und wurde von Farrington, Hampton und Artz unterstützt.

Dr. Currys Forderung nach speziellen Ausbildungsprogrammen für die Versorgung von traumatisierten Patienten wurde anfänglich durch das Ausbildungsprogramm von Dr. Farrington und Dr. Banks nachgekommen. Erweitert wurde dieses in den letzten 25 Jahren durch die Publikation des „Orange Book" der amerikanischen Fachgesellschaft orthopädischer Chirurgen (erstmalig herausgegeben von Dr. Walter Hoyt), durch das Trainingsprogramm für Rettungsfachpersonal der US-Bundesbehörde für Straßen- und Verkehrssicherheit (NHTSA) sowie durch das PHTLS-Ausbildungsprogramm. Das erste Lehrbuch dieser Epoche, „Emergency Care And Transportation Of The Sick And Injured", erstmalig 1971 von Walter A. Hoyt und der amerikanischen Fachgesellschaft für orthopädische Chirurgen publiziert,[29] ist mittlerweile in der 10. Auflage verfügbar.

Im selben Zeitraum wurde in Glasgow, Schottland, die „Glasgow Coma Scale" durch Dr. Graham Teasdale und Dr. Bryan Jennett entwickelt. Dr. Howard Champion brachte dieses Bewertungsschema in die Vereinigten Staaten und etablierte es in der Beurteilung des neurologischen Status von Notfallpatienten.[37] Die Glasgow Coma Scale stellt einen sensiblen Indikator für die kontinuierliche Beurteilung des neurologischen Zustands von Patienten dar.

1973 wurde eine bundeseinheitliche Gesetzgebung für Rettungsdienste in den USA eingeführt. Verantwortlich für diesen Prozess war Dr. David Boyd. Er teilte die Komponenten der Traumaversorgung in 15 Abschnitte ein. Einer dieser Abschnitte war die Ausbildung des Personals und die Etablierung verschiedener Ausbildungsstufen. Das Curriculum wurde anfänglich durch das US Department of Transportation (US-Verkehrsministerium) definiert und ist unter der Bezeichnung DOT-Curriculum bekannt. Dr. Nancy Caroline definierte daraufhin die Standards und das Curriculum des ersten EMT-Paramedic-Ausbildungsprogramms und schrieb das zugehörige Lehrbuch.

Weil das Amerikanische Rote Kreuz keine flächendeckende Nutzung des roten Kreuzes auf allen Fahrzeugen des Rettungsdienstes erlaubte, wurde das blaue Symbol „Star Of Life" entwickelt und steht als Logo für die National Registry of EMTs (NREMT). Seitdem hat es sich als internationales Symbol zur Kennzeichnung von Rettungsdienstunternehmen etabliert.[29]

Die NAEMT (National Association of Emergency Medical Technicians) wurde im Jahr 1975 mit finanzieller Unterstützung der NREMT (National Registry of EMTs) gegründet. Die NAEMT ist die einzige Organisation in den USA, die ausschließlich die Interessen aller Berufsgruppen in der präklinischen Notfallmedizin vertritt.

Mitte der 1980er-Jahre wurde zunehmend deutlich, dass sich der traumatologische Patient vom kardiovaskulären Patienten stark unterscheidet. Unfallchirurgen wie Frank Lewis und Donald Trunkey beschrieben die unterschiedliche Verfügbarkeit lebensrettender Methoden und Mittel für die spezifische Patientengruppe am Notfallort. Für den kardiovaskulären Patienten, mit dem Ziel einer Wiederherstellung des Spontankreislaufs, stehen vor Ort die meisten benötigten Mittel wie die CPR, externe Defibrillation sowie unterstützende Medikamente zur Verfügung. Im Vergleich dazu sind für den traumatologischen Patienten die wichtigsten Maßnahmen – die chirurgische Versorgung innerer Blutungen sowie die Bluttransfusion – am Notfallort nicht verfügbar. Die Notwendigkeit, den traumatologischen Patienten schnellstmöglich in ein geeignetes Krankenhaus zu bringen, gewann für die Rettungsdienste, aber auch für das Notfallmanagement der Krankenhäuser, immer mehr an Bedeutung. Dies hieß für die entsprechenden Einrichtungen, gut ausgebildete Spezialisten in der Notaufnahme, erfahrene und verfügbare OP-Teams, Zugriff auf eine Blutbank und alle weiteren Schritte für die Versorgung von Traumapatienten vorzuhalten. Alle diese Ressourcen erwarten die Ankunft des Patienten, um ihn schnellstmöglich im Operationssaal versorgen zu können. Im Laufe der Zeit wurden diese Standards modifiziert und um Konzepte wie die permissive Hypotension (Dr. Ken Mattox) oder die Transfusion von Erythrozytenkonzentraten und Plasma (1:1) (Dr. John Holcomb, Dr. Juan Duchesne) erweitert. Bei aller Weiterentwicklung hat sich aber nie der Grundsatz geändert, einen traumatologischen Patienten schnellstmöglich in eine geeignete Zielklinik zu transportieren.

Eine rasche Versorgung des Patienten wird durch einen direkten Zugriff auf das Rettungssystem erleichtert. Dieser Zugriff wird z. B. durch eine einheitliche Notrufnummer (112 im europäischen GSM-Netz, nationale Notrufnummern in anderen Ländern, z. B. 911 in den USA), durch ein gutes Kommunikationssystem, um die Rettungsmittel zu disponieren, und gut ausgebildete und vorbereitete Einsatzkräfte gewährleistet. Dass schnelle Hilfe und frühzeitige Herz-Lungen-Wiederbelebung einen Menschen mit Herz-Kreislauf-Stillstand retten können, haben viele Menschen gelernt. Die Traumaversorgung kann einen ähnlichen Entwicklungsstand erreichen, auch wenn bis in die Mitte der 1980er-Jahre die Grundprinzipien, wie eine schnelle Beurteilung, eine adäquate Immobilisation und ein schneller Transport in eine Zielklinik, in der alle notwendigen Mittel zu Verfügung stehen, nicht erkannt wurden.

Die Leistungen dieser Notfallmediziner und Organisationen sind herausragend. Darüber hinaus gibt es viele andere – zu viele, um sie alle zu nennen –, die an der Entwicklung des Rettungsdienstes mitgewirkt haben. Ihnen allen gebührt unsere Anerkennung und Dankbarkeit.

Rettungsdienst in Österreich

Das Rettungswesen in Österreich kann mittlerweile auf eine über 130-jährige Geschichte zurückblicken. 1880 wurde das Österreichische Rote Kreuz gegründet. In Wien fand 1881 ein bedeutendes Ereignis statt, das Auslöser für die Entstehung eines organisierten Rettungswesens in der Bundeshauptstadt war: die große Katastrophe beim Brand des Wiener Ringtheaters, bei der über 350 Menschen den Tod fanden. Daraufhin wurde die „Wiener Freiwillige Rettungsgesellschaft" gegründet. In Graz wurde im Jahr 1889 durch zwei Ärzte eine Rettungsabteilung innerhalb der Stadtfeuerwehr gegründet, aus der das Medizinercorps hervorging. Dieses existiert heute noch als Teil der Rotkreuz-Bezirksstelle Graz Stadt. 1927 erhielt die Vorläuferorganisation des heutigen Arbeiter-Samariter-Bundes Österreich erstmals Statuten. Nach der Entstehung von freiwilligen Rettungsabteilungen wurde im Jahr 1892 eine Vereinbarung zwischen der „Österreichischen Gesellschaft vom Roten Kreuz", dem Österreichischen Feuerwehrausschuss und dem k. u. k. Kriegsministerium zur Bildung von Krankentransportkolonnen innerhalb der Feuerwehren, die in Kriegszeiten zum Einsatz kommen sollten, getroffen. Diese Funktion sollte auch in Friedenszeiten aufrechterhalten werden. In Abstimmung mit dem Österreichischen Roten Kreuz wurde dessen Symbol als markantes Erkennungszeichen festgelegt.

In den Jahren vor dem Ersten Weltkrieg wurden die Transportmöglichkeiten erweitert: Transportkutschen waren nicht mehr zweckmäßig und es wurden die ersten motorisierten Krankenwagen eingesetzt. In den 1930er-Jahren erweiterte sich das Rettungswesen – es wurde nun ein Teil innerhalb der Feuerwehren und teilweise auch im Rahmen von kleinen, eigenständigen Verbänden, darunter Rotkreuz-Hilfsvereine. Es wird deutlich, dass der Grundstein für das Rettungswesen die Tätigkeit von Freiwilligen war und es bis heute noch geblieben ist. Im Jahr 1938, als Österreich an das Deutsche Reich angeschlossen wurde, wurden die bisher der Feuerwehr zugehörigen Rettungsabteilungen aufgelöst und gemeinsam mit anderen zivilen Rettungsdiensten in die Strukturen des Dritten Reichs überführt. Erst nach dem Zweiten Weltkrieg konnte mithilfe der Besatzungsmächte das Rettungswesen bundesweit wieder aufgebaut werden.

Lange herrschte die einhellige Meinung vor, dass der Patient schnellstmöglich ins Krankenhaus gebracht werden müsse („Load And Go"-System). Doch diese Sichtweise änderte sich zusehends, bis schlussendlich die ersten Notarztsysteme eingeführt wurden. Bereits 1958 wurde im Stahlwerk der voestalpine in Linz der europaweit erste Notarztwagen eingeführt, 1974 folgte die Einführung in der oberösterreichischen Landeshauptstadt. Mit heutigem Stand verfügt Österreich über ein gut ausgebautes Netz an bodengebundenen sowie ein dichtes Netz an luftunterstützten Notarztmitteln.

Als wichtiger Schritt kann die Entwicklung des Sanitätergesetzes 2002 gesehen werden, welches die bisherige gesetzliche Regelung für die Ausbildung des Sanitätspersonals aus dem Jahr 1961 ablöste. Durch das neue Gesetz wurde die Ausbildung zum Rettungssanitäter („RS") für den Krankentransport sowie zur Hilfeleistung mit 100 Stunden theoretischer und 160 Stunden praktischer Ausbildung geregelt. Für Notfallrettung und Notarztassistenz wurde der „Notfallsanitäter" („NFS") geschaffen, mit insgesamt 480 Stunden Ausbildung nach der Rettungssanitäter-Ausbildung. Um das arztfreie Intervall optimal ausnutzen, wurden die Notfallkompetenzen geschaffen. Dabei gibt es die aufeinander aufbauenden allgemeinen Notfallkompetenzen Arzneimittellehre („NKA") und Venenzugang („NKV") sowie die besondere Notfallkompetenz Beatmung und Intubation („NKI"), die mit 1 640 Stunden insgesamt die höchste Ausbildung bei den Sanitätern darstellt. Durch die historische Entwicklung bedingt, spielte die Ehrenamtlichkeit im österreichischen Rettungsdienst eine nicht wegzudenkende Rolle – was sich auch in der Ausprägung des Sanitätergesetzes bemerkbar machte. Der Rettungsdienst wird in Österreich großteils von gemeinnützigen Hilfsorganisationen wie dem Österreichischen Roten Kreuz, dem Arbeiter-Samariter-Bund, der Johanniter Unfallhilfe Österreich, dem Malteser Hospitaldienst Austria, dem Grünen Kreuz etc. durchgeführt. Daneben betreibt nur die Gemeinde Wien mit der Wiener Berufsrettung und die Gemeinde Admont durch die Freiwillige Feuerwehr einen kommunalen Rettungsdienst; ebenso gibt es diverse kleinere Rettungsdienste wie z. B. Betriebsrettung voestalpine in Linz oder der des Flughafens Wien.

Internationale standardisierte Ausbildungskonzepte wie z. B. PHTLS, AMLS und EPC wurden in Österreich durch den Österreichischen Berufsverband für SanitäterInnen ab dem Jahre 2008 eingeführt und werden seither für Notfallsanitäter und Notärzte angeboten.

Rettungsdienst in der Schweiz

Auch wenn es die Sanität in der Schweiz seit über 100 Jahren gibt, so hat sich die strukturierte Ausbildung zum Rettungssanitäter erst in den letzten 30 Jahren stetig weiterentwickelt. Der Blick in die Vergangenheit zeigt, dass langjährige Bestrebungen nach Fortschritt die Ausbildung den Bedürfnissen der heutigen Zeit angepasst haben. Die vergleichsweise neue Ausbildung zum „Dipl. Rettungssanitäter HF" ist die Antwort auf die Entwicklungen und Veränderungen in der Gesellschaft in der Schweiz und bezweckt, die präklinische Patientenversorgung zukunftsgerichtet zu positionieren. Eine gesamtschweizerische Grundlage zur Ausbildung zur/zum Rettungssanitäter/in wurde vom Interverband für Rettungswesen erlassen und ein erster Lehrgang 1977 durchgeführt. In einem dreimonatigen Kurs wurde damals die erste strukturierte Ausbildung realisiert.

Erst mit der Einbettung der Ausbildung in die Gesundheitsberufe 1998 konnte eine einheitliche Reglementierung und Überwachung durch das Schweizerische Rote Kreuz gewährleistet werden. Die neue, auf drei Jahre ausgebaute Ausbildung, die mit einem staatlich geschützten Titel „Dipl. Rettungssanitäter" abschloss, sorgte schweizweit für einen Qualitätssprung in der präklinischen Versorgung. In der Folge wurden alle Berufsausbildungen in der Schweiz in die Zuständigkeit des Bundes integriert. Dies bedeutet seit 2008 eine Nivellierung auf der höheren Berufsbildung. Damit erhalten erfolgreiche Absolventen eines Bildungsgangs ein Diplom und sind berechtigt, den entsprechenden Titel „Dipl. Rettungssanitäter/in HF" zu tragen. Diese Ausbildung wird zurzeit an den Höheren Fachschulen in der deutsch-, italienisch- und französischsprachigen Schweiz angeboten. Die dreijährige Ausbildung beruht auf einem nationalen Curriculum, das sich nach dem Modell der Kompetenzorientierung richtet.

PHTLS® wurde z. B. im Jahre 2002 im Tessin und 2003 in der Deutschschweiz eingeführt und bildet an vielen Höheren Fachschulen der Rettungsszene einen integralen Bestandteil in der Ausbildung. Der Rettungssanitäter ist mit seinem dualen Ausbildungssystem und dem damit verbundenen hohen Praktikumsanteil nahe an der beruflichen Realität. Gemäß den gesetzlichen Vorgaben, die in der Schweiz für die höheren Fachschulen erlassen wurde, heißt es: *„Die Bildungsgänge der höheren Fachschulen vermitteln den Studierenden Kompetenzen, die sie befähigen, in ihrem Bereich selbstständig Fach- und Führungsverantwortung zu übernehmen."* Das Fördern der Fähigkeiten zu methodischem und vernetztem Denken sowie die Analyse von berufsbezogenen Aufgabenstellungen und deren praktische Umsetzung stehen im Vordergrund.

Auch wenn Titel und Diplome im Berufsalltag eine untergeordnete Rolle spielen, ist eine von der Rettungsszene und der Öffentlichkeit respektierte und anerkannte Ausbildung wertvoll und für die Studierenden für einen Berufswechsel oder eine Weiterbildung wichtig. Somit ist eine Entwicklungsmöglichkeit im schweizerischen Bildungswesen und vor allem im Kontext des Rettungsdienstes nachhaltig möglich.

1.4 PHTLS – Vergangenheit, Gegenwart und Zukunft

1.4.1 Advanced Trauma Life Support

Wie so oft im Leben, führte eine persönliche Erfahrung zu den Änderungen im Bereich der notfallmedizinischen Versorgung, die zur Entstehung des Advanced-Trauma-Life-Support-Kurssystems – und letztlich auch des PHTLS-Kurssystems – führten. ATLS begann 1978, zwei Jahre, nachdem ein Flugzeug in einer entlegenen Gegend Nebraskas abgestürzt war. ATLS entwickelte sich aus einer Masse zerquetschten Metalls heraus, aus Verletzung und Tod. Der Pilot, ein Orthopäde aus Lincoln, Nebraska, seine Frau und seine vier Kinder waren in einem zweimotorigen Privatflugzeug unterwegs, als es zum Absturz kam. Die Frau starb dabei sofort, die Kinder wurden alle schwer verletzt. Sie warteten eine Ewigkeit auf Hilfe, die nie erschien. Nach acht Stunden ging der Vater etwa einen Kilometer auf einer schmutzigen Straße bis zur Bundesstraße, wo er schließlich einen Pkw anhalten konnte, nachdem zwei Lastwagen nicht gestoppt hatten. Sie fuhren zur Unfallstelle, luden die Kinder ins Fahrzeug und brachten sie zum nächstgelegenen Krankenhaus, mehrere Kilometer südlich der Absturzstelle.

Als sie den Eingang zur Notaufnahme des ländlich gelegenen Krankenhauses erreichten, fanden sie diesen verschlossen vor und mussten klopfen, um hineinzugelangen. Etwas später erschienen die beiden Allgemeinmediziner der kleinen ländlichen Gemeinde. Nach einer ersten Untersuchung schnappte sich einer der Ärzte eins der Kinder und trug es unter den Schultern und Knien zum Röntgen. Später kam er wieder und teilte mit, dass keine Schädelfraktur vorliege. Die Halswirbelsäule war nicht untersucht worden. Dann begann er, die Wunden zu vernähen. Die Geschichte endete damit, dass der Orthopäde seinen Kollegen aus seiner Praxis über die Vorkommnisse informierte und dieser umgehend den Transport der überlebenden Familie nach Lincoln organisierte.

Die Ärzte und das weitere Personal in dem kleinen Krankenhaus waren kaum oder gar nicht darauf vorbereitet, mehrere verletzte Patienten zu untersuchen und zu versorgen. Es bestand ein offensichtlicher Mangel an Übung in der Durchführung einer Triage und dem Einleiten geeigneter Maßnahmen. In den folgenden Jahren erkannten der Chirurg aus Nebraska und seine Kollegen, dass sich dringend etwas an dem allgemeinen Mangel im Versorgungssystem von verletzten Patienten im ländlichen Umfeld ändern musste. So kam es zu dem Entschluss, Ärzten in ländlichen Regionen eine systematische Herangehensweise an die Versorgung von Traumapatienten zu vermitteln. Sie wählten ein ähnliches Kursformat wie der ACLS-Kurs (Advanced Cardiac Life Support) und bezeichneten es als Advanced Trauma Life Support (ATLS).

Es wurde ein Lehrplan entwickelt und dieser in eine für die Versorgung von Traumapatienten sinnvolle Struktur gebracht. Die „Behandlung im Ablauf"-Methode wurde ebenso wie die ABCs des Traumas (Airway, Breathig, Circulation), um Untersuchung und Behandlung nach Prioritäten zu unterteilen, entwickelt. In Auburn, Nebraska, wurde 1978 mit der Unterstützung vieler Leute ein Pilotkurs durchgeführt, um das neue Kursformat zu testen. Der Kurs wurde der Universität von Nebraska und schließlich auch dem American College of Surgeons Committee on Trauma (Amerikanische Akademie für Chirurgie) vorgestellt.

Seit diesem ersten Kurs in Auburn sind mehr als drei Jahrzehnte vergangen und ATLS wächst und gedeiht. Was einmal als Kurs für Ärzte in Nebraskas ländlichen Regionen gedacht war, wurde ein Kurs für die ganze Welt und für alle möglichen Traumaszenarien und diente als Fundament für das PHTLS-Kurskonzept.

1.4.2 PHTLS

Dr. Richard H. Carmona, ehemaliger United States Surgeon General (Der Surgeon General of the United States ist der Leiter des United States Public Health Services und gilt als die Person, die zu allen Angelegenheiten des öffentlichen Gesundheitsdienstes gegenüber der Regierung der Vereinigten Staaten Stellung nimmt, Anm. d. Übers.), sagte in der 6. englischen Auflage des PHTLS-Anwenderbuchs Folgendes: *„Bei vielen offenkundigen Erfolgen können wir auf die Vorarbeit von bemerkenswerten Persönlichkeiten zurückgreifen – so auch bei PHTLS. Eine kleine Gruppe von Vorreitern entwickelte PHTLS vor über einem Vierteljahrhundert mit großen Visionen und Leidenschaft, hatte aber auch mit Ablehnung zu kämpfen."*

In den USA oft als „Vater der Notfallmedizin" bezeichnet, veröffentlichte Dr. Joseph D. „Deke" Farrington (FACS) (1909–1982) den Artikel „Tod im Straßengraben", von dem viele sagen, er hätte in den USA im modernen Rettungsdienst einen Wendepunkt eingeleitet. Im Jahr 1958 überzeugte er die Feuerwehr von Chicago davon, dass die Feuerwehrleute darin trainiert sein sollten, mit Notfallpatienten umzugehen. In Zusammenarbeit mit Dr. Sam Banks initiierte Deke in Chicago ein Trainingsprogramm zur Versorgung von Traumapatienten. Millionen von Menschen wurden nach den Leitlinien ausgebildet, die in diesem als Meilenstein zu bezeichnenden Programm festgelegt wurden. Dr. Farrington setzte seine Arbeit auf jeder Ebene der Notfallmedizin fort, angefangen von der Tätigkeit „auf der Straße" über die Ausbildung bis hin zur Gesetzgebung. Somit stellte er sicher, dass sich die notfallmedizinische Versorgung zu dem weiterentwickeln konnte, was sie heute ist. Die Prinzipien und Werte, die er uns dargelegt hat, stellen einen Teil der Keimzelle von PHTLS dar und zählen zu den Grundlagen, auf denen wir alle aufbauen.

Dr. Norman McSwain Jr., erster Vorsitzender des ATLS-ad-hoc-Komitees und Vorsitzender des Unterausschusses für die Präklinische Versorgung von Traumaopfern des American College of Surgeons, wusste, dass der Start des ATLS-Programms einen maßgeblichen Einfluss auf die Genesung von Traumapatienten haben würde. Darüber hinaus war ihm sehr wohl bewusst, dass dieser Effekt noch größer sein könnte, wenn diese Form des Trainings den Erstversorgenden in der Präklinik vermittelt würde.

Dr. McSwain, Gründungsmitglied des Vorstands der National Association of Emergency Medical Technicians (NAEMT), gewann die Unterstützung des Vorstandsvorsitzenden, Gary LaBeau, und begann mit der Planung einer präklinischen Version von ATLS.[37] LaBeau wies Dr. McSwain und Robert Nelson (NREMT-P) an, die Machbarkeit eines ATLS-ähnlichen Programms für Ersthelfer zu ermitteln.

Als Professor der Chirurgie an der medizinischen Fakultät der Tulane University in New Orleans, Louisiana, konnte Dr. McSwain mit Unterstützung der Universität den Entwurf für den Lehrplan entwickeln, aus dem Prehospital Trauma Life Support (PHTLS) hervorging. Infolgedessen wurde 1983 das PHTLS-Komitee gegründet. Es arbeitete daran, das Curriculum weiterzuentwickeln, sodass noch im selben Jahr Pilotkurse in Lafayette und New Orleans, Louisiana, am Marian Health Center in Sioux City, Iowa, an der medizinischen Fakultät der Yale University, New Haven, Connecticut, und am Norwalk Hospital, Norwalk, Connecticut, gegeben werden konnten.

Richard W. „Rick" Vomacka (1946–2001) war eines der Mitglieder der Arbeitsgruppe, die damit befasst war, auf der Grundlage des Advanced-Trauma-Life-Support-Programms des American College of Surgeons den PHTLS-Kurs zu entwickeln. Als das Kurskonzept fertiggestellt war, wurde PHTLS zu seiner Leidenschaft und er reiste in den frühen 1980er-Jahren durch das Land, wo er Pilotkurse durchführte und mit den regionalen Ausbildern Workshops veranstaltete. Er arbeitete mit Dr. McSwain und anderen ursprünglichen Arbeitsgruppenmitgliedern zusammen, um die Feinabstimmung innerhalb des Programms zu erreichen. Rick war außerdem der Schlüssel für die enge Zusammenarbeit, die sich zwischen PHTLS und dem US-Militär entwickelte, und war zudem an den ersten internationalen PHTLS-Veranstaltungsorten tätig. Rick spielte in der Anfangszeit von PHTLS eine sehr große Rolle und wir erinnern uns mit Dankbarkeit an seine harte Arbeit und Hingabe zum Wohle der Traumapatienten.

Die landesweite Verbreitung begann mit drei intensiven Seminaren in Denver, Colorado, Bethesda, Maryland, und Orlando, Florida, die zwischen September 1984 und Februar 1985 abgehalten wurden. Die Instruktoren dieser frühen Kurse fungierten gleichsam als „Bildungsreisende", die landauf, landab weitere Personen mit dem PHTLS-Programm bekannt machten und schulten. Alex Butman und Rick Vomacka arbeiteten unablässig an der Fertigstellung der ersten beiden Auflagen des PHTLS-Anwenderhandbuchs und investierten dabei oftmals Geld aus ihrer eigenen Tasche.

Zu Beginn konzentrierten sich die Kurse auf Advanced Life Support (ALS). Im Jahr 1986 wurde dann ein Kurs entwickelt, der auch Basic Life Support (BLS) umfasste. Dieser Kurs fand enorme Verbreitung: Zu Beginn waren es einige enthusiastische Teilnehmer, dann einige Dutzend, schließlich Hunderte, und inzwischen sind es Tausende von Teilnehmern, die jährlich weltweit an PHTLS-Kursen teilnehmen.

Mit der zunehmenden Verbreitung wurde das PHTLS-Komitee ein Teil der NAEMT. Die Nachfrage nach den Kursen und die Notwendigkeit, Kontinuität und Qualität sicherzustellen, erforderte den Aufbau von Netzwerken aus Partnern und Mitgliedern sowohl regional als auch landesweit. Für jedes Land gibt es nationale Koordinatoren und innerhalb des Landes wiederum regionale Koordinatoren und Partner, die sicherstellen, dass die Kursinhalte deckungsgleich sind – gleichgültig, ob ein Teilnehmer ein Programm in Chicago Heights, Illinois, oder Buenos Aires, Argentinien, besucht.

Während der gesamten Entwicklung wurde die medizinische Aufsicht durch das American College of Surgeons Committee on Trauma gewährleistet. Die fast 30 Jahre währende Partnerschaft zwischen dem American College of Surgeons und der NAEMT hat sichergestellt, dass Kursteilnehmer die Gelegenheit erhalten, Traumapatienten überall die beste Überlebenschance zu geben.

Zu Beginn war Dr. Scott B. Frame (FACS, FCCM) (1952–2001) stellvertretender medizinischer Direktor des PHTLS-Programms. Sein Schwerpunkt lag in der Entwicklung audiovisueller Medien für PHTLS und in seiner internationalen Verbreitung. Zum Zeitpunkt seines viel zu frühen Todes hatte er die Verantwortung für die Sammlung des Materials der fünften Auflage des PHTLS-Kurses übernommen. Dies beinhaltete nicht nur das Anwenderhandbuch, sondern auch das Instruktorenhandbuch und sämtliche damit zusammenhängenden Unterrichtsmaterialien. Er erklärte sich bereit, zum Zeitpunkt der Veröffentlichung der fünften PHTLS-Auflage medizinischer Direktor für das Kurssystem zu werden. Er publizierte Beiträge über Notfallmedizin und Traumatologie in notfallmedizinischen Fachzeitschriften und schrieb Kapitel für maßgebliche Fachbücher. Das PHTLS-Programm wuchs unter der Leitung von Dr. Frame in unermesslicher Weise. Die Fortsetzung dieser Erfolge in der Zukunft wird auch auf den Leistungen von Scott beruhen und auf der Zeit, die er PHTLS und seinen Patienten widmete.

Die vorgenannten Personen und viele weitere – es sind zu viele, um sie alle aufzählen zu können – haben dazu beigetragen, dass PHTLS wurde, was es heute ist, und dass das Kursformat weiterhin wächst.

1.4.3 PHTLS beim Militär

Seit 1988 trainieren die US-Streitkräfte ihre Ärzte und Sanitäter umfassend in PHTLS. Unter der Koordination des Defense Medical Readiness Training Institute (DMRT) in Fort Sam Houston, Texas, wird PHTLS in den USA, Europa und Asien an allen Stützpunkten der US Army gelehrt. Im Jahr 2001 standardisierte die Armee das Training von mehr als 58 000 Militärärzten unter Beteiligung von PHTLS. In der vierten Auflage von PHTLS wurde ein entsprechendes militärisches Kapitel hinzugefügt. Vor der Veröffentlichung der fünften Auflage wurde eine enge Beziehung zwischen der PHTLS-Organisation und dem neu eingeführten Committee on Tactical Combat Casualty Care aufgebaut. Das umfassend überarbeitete militärische Kapitel der fünften Auflage war ein unmittelbares Ergebnis dieser Partnerschaft; eine eigene (englische) militärische Ausgabe wurde 2005 veröffentlicht. Diese Zusammenarbeit führte zur Neugestaltung mehrerer Kapitel für die sechste Auflage der Militärversion von PHTLS. PHTLS wurde bei zahlreichen Gelegenheiten im Ernstfall in den Kriegseinsätzen in Afghanistan und im Irak trainiert und angewandt und führte somit zur niedrigsten Sterblichkeitsrate aller bewaffneten Konflikte in der Geschichte der Vereinigten Staaten von Amerika.

PHTLS bei der Bundeswehr

Die Bundeswehr ist in den letzten zwei Jahrzehnten zu einer Armee geworden, die global im Einsatz ist. Gerade im Afghanistaneinsatz ist sie kriegsähnlichen Zuständen ausgesetzt und sanitätsdienstliche Grundsätze und Anforderungen haben sich dadurch maßgeblich verändert. Unabhängig von den einsatzspezifischen Strukturen der Rettungskette und den sanitätsdienstlichen Einrichtungen in den Einsatzgebieten sowie der Weiterentwicklung der sanitätsdienstlichen Grundsätze sind dennoch bis heute die Prinzipien der präklinischen ärztlichen Versorgung im Einsatz unverkennbar vom zivilen Rettungsdienst in Deutschland geprägt.

Da die Militärmedizin allgemein kein eigenes medizinisches Fachgebiet, sondern nur die Anwendung medizinischer Kenntnisse und Fähigkeiten unter militärischen Bedingungen darstellt, finden diese Prinzipien hier Anwendung. Gerade bei der Versorgung von Verwundeten in Gefechtssituationen, aber auch bei der Versorgung sonstiger Notfälle außerhalb des Feldlagers in Hinblick auf die potenzielle Bedrohung, hat dies eine besondere Bedeutung. Mit den im Zivilen ungewohnten und gefechtstypischen schweren Verletzungsmustern unterliegt das Sanitätspersonal zahlreichen einschränkenden Zwängen, die durch die taktische Lage vorgegeben sind und sich unvermeidlich auf die Behandlungsabläufe auswirken. Hinsichtlich der optimalen Versorgung der Soldaten im Auslandseinsatz wird besonderer Wert auf eine hochwertige traumatologische Ausbildung gelegt. Das PHTLS-Konzept wird in zahlreichen Armeen zur Ausbildung des Sanitätspersonals mit großem Erfolg intensiv genutzt, insbesondere auch in den US-Streitkräften. Vor allem durch die zunehmende multinationale Zusammenarbeit im Einsatz und der Bedeutung des Sanitätsdienstes der US-Streitkräfte wurde vom Bundesministerium der Verteidigung entschieden, das Kursformat PHTLS bei der Bundeswehr in die sanitätsdienstliche Ausbildung aufzunehmen, mit dem Ziel, eine optimale präklinische Versorgung von Traumapatienten mit Verletzungsmustern wie Schuss- und Explosionsverletzungen, die im zivilen Umfeld selten angetroffen werden, zu gewährleisten.

Nach den ersten Pilotlehrgängen im Jahr 2008 wurde PHTLS im Juli 2011 in die Bundeswehr eingeführt und ist ein fester Bestandteil der Ausbildung für den Sanitätsdienst geworden. Neben der Standardisierung der Behandlungsabläufe bedienen sich diese Kurssysteme einer einheitlichen Fachsprache, welche die Kommunikation auf der gleichen sowie auch zwischen verschiedenen Behandlungsebenen deutlich erleichtert. Die zertifizierten Kursformate sind für die notfallmedizinische Versorgung im militärischen Einsatz von hohem Interesse. Daher werden entsprechende Kurssysteme in mehreren NATO-Streitkräften in die Ausbildung des Sanitätspersonals integriert.

Tactical Combat Casualty Care

Das Tactical Combat Casualty Care (TCCC oder T3C) ist ein Konzept zur Versorgung von Verletzten im militärischen Einsatz. Es wurde in den 1990er-Jahren in den USA für Spezialeinheiten entwickelt. Diese führen ihren Auftrag durch, ohne immer an die sanitätsdienstliche Rettungskette angeschlossen zu sein. Damit ergab sich die Notwendigkeit, Spezialsoldaten, d. h. Kombattanten, medizinisch auszubilden („Combat First Responder") und ihnen Verfahrensregeln an die Hand zu geben, wie in Spezialoperationen medizinisch zu verfahren ist, bis die Verletzten an die Sanitäter zur weiteren Versorgung übergeben werden können. Es werden dabei folgende Ziele verfolgt:
- Den Verletzten medizinisch zu versorgen
- Weitere Opfer zu vermeiden
- Den militärischen Auftrag erfolgreich zu erfüllen

Das PHTLS-Konzept bildet dabei die medizinisch-fachliche Grundlage des TCCC.

Nach den vorliegenden statistischen Auswertungen überlebt ein Großteil der schwerverwundeten Soldaten im Gefecht nicht.[38] Vermeidbar in der Frühphase nach der Verwundung sind schätzungsweise 10 % der Todesfälle, hauptsächlich durch Verbluten aus einer Extremitätenwunde, durch Spannungspneumothorax oder Verlegung der oberen Atemwege.[39–41]

Die medizinischen Maßnahmen, die bei TCCC auf dem Gefechtsfeld im Fokus stehen, zielen auf die Behandlung der drei unmittelbar lebensbedrohlichen und vermeidbaren Todesursachen mit einfachen Mitteln. Welche Art von Versorgung der Verletzte und zu welchem Zeitpunkt er diese bekommt, hängt zwangsläufig von der taktischen Lage ab und wird drei Phasen zugeordnet: **Care Under Fire, Tactical Field Care** und **Tactical Evacuation Care**. Das TCCC-Konzept ist demnach in erster Linie für eigenständig operierende Spezialeinheiten gedacht; die Prinzipien des TCCC werden aber auch in den ersten Ebenen der Verwundetenversorgung genutzt.

1.4.4 PHTLS international

Die vernünftigen Grundsätze des präklinischen Traumamanagements, die bei PHTLS betont werden, veranlassten Ersthelfer und Ärzte außerhalb der Vereinigten Staaten, die Einführung des Programms auch in ihren Ländern zu verlangen. Dozenten, die weltweit ATLS-Kurse halten, unterstützten dies.

Durch die Verbreitung von PHTLS in den Vereinigten Staaten und weltweit waren wir von den Unterschieden in den Kulturen und im Klima ebenso beeindruckt wie von den Ähnlichkeiten der Menschen, die ihr Leben der Sorge um Kranke und Verletzte widmen. Diejenigen unter uns, welche die glückliche Gelegenheit hatten, im Ausland zu unterrichten, haben die Kameradschaft mit unseren internationalen Kollegen erfahren und wissen, dass wir alle im Streben nach Hilfe für die Menschen vereint sind, die diese am dringendsten benötigen.

Die PHTLS-Familie wächst immer weiter und seit der Gründung wurden über 70 000 Teilnehmer in über 66 Ländern ausgebildet. Pro Jahr finden über 3 700 Kurse mit etwa 43 000 Teilnehmern statt.

Zu den Ländern und Gebieten der sich immer weiter vergrößernden PHTLS-Familie gehören derzeit (diese Auflage eingeschlossen) Ägypten, Argentinien, Aruba, Australien, Barbados, Belgien, Bolivien, Brasilien, Brunei, Chile, China, Costa Rica, Dänemark, Deutschland, Dominikanische Republik, Ecuador, Frankreich, Georgien, Granada, Griechenland, Großbritannien, Hongkong, Haiti, Indien, Irland, Israel, Italien, Japan, Kenia, Kanada, Kolumbien, Litauen, Luxemburg, Mexiko, Neuseeland, Niederlande, die nördlichen Marianen, Norwegen, Oman, Österreich, Paraguay, Peru, die Philippinen, Polen, Portugal, Puerto Rico, Saudi-Arabien, Schottland, Schweden, Schweiz, Serbien und Montenegro, Singapur, Spanien, Südafrika, Trinidad und Tobago, Vereinigte Arabische Emirate, Vereinigte Staaten von Amerika, Uruguay und Zypern. Demonstrationskurse wurden in Bulgarien, Kroatien, Mazedonien, Neuseeland, Panama und Venezuela in der Hoffnung durchgeführt, sie bald in der PHTLS Familie begrüßen zu können.

Übersetzungen

Die zunehmende internationale Verbreitung machte Übersetzungen der PHTLS-Texte notwendig. Derzeit sind sie auf Englisch, Spanisch, Griechisch, Portugiesisch, Französisch, Niederländisch, Deutsch, Georgisch, Chinesisch und Italienisch verfügbar. Verhandlungen laufen, die Texte in weiteren Sprachen zu veröffentlichen.

1.4.5 Zukunftsvisionen

Die Zukunftsvision von PHTLS ist die Entwicklung einer großen Gemeinschaft. Der Vater von PHTLS, Dr. McSwain, ist der Ursprung dieser wachsenden Gemeinschaft, die grundlegende Ausbildung gewährleistet und Wissen und Erfahrung beisteuert. Das initiale internationale PHTLS-Trauma-Symposium wurde im Jahr 2000 in der Nähe von Chicago, Illinois abgehalten. Im Jahr 2010 fand das erste Treffen von PHTLS Europa statt. Diese Programme bringen die Arbeit von Forschern und Praktikern auf der ganzen Welt zusammen, um die Standards der Traumaversorgung im neuen Jahrtausend festzulegen. Die Unterstützung der weltweiten PHTLS-Gemeinschaft, die freiwillig zahllose Stunden aufwendet, ermöglicht der Leitung von PHTLS erst das Wachstum.

Auch wenn wir das Potenzial der PHTLS-Kurse und die weltweite PHTLS-Gemeinschaft beständig weiterentwickeln, müssen wir uns immer an unsere Verpflichtung dem Patienten gegenüber erinnern. Diese basiert auf folgenden Grundsätzen:
- Schnelle und sorgfältige Beurteilung
- Identifizierung von Hypoxie und Schock
- Durchführung der richtigen Maßnahmen zum richtigen Zeitpunkt
- Zügiger Transport zur geeigneten Zielklinik

Die Kernaufgabe von PHTLS ist es, eine hochqualitative Ausbildung in der präklinischen Traumaversorgung anzubieten. Darüber hinaus ist das PHTLS-Programm dazu verpflichtet, ständig seine Qualität und Leistung zu verbessern, um die besten Methoden und Techniken der Vermittlung dieses Wissens zu entwickeln.

Zusammenfassung

- Die präklinische Versorgung des Traumapatienten hat in den letzten 60 Jahren eine umfangreiche Entwicklung durchgemacht und lässt sich grundsätzlich in vier unterschiedliche Herangehensweisen einteilen.[31]
  - „Grab And Run" Bis 1950 lag das alleinige Augenmerk auf einem schnellen Transport, ohne Patientenversorgung vor Ort oder auf dem Transport, oftmals sogar ohne Personal, das den Patienten während des Transportes betreute.
  - „Field Management And Care" Diese Periode begann 1969 mit der Einführung eines bundeseinheitlichen Curriculums in den USA und reichte ungefähr bis in das Jahr 1975.
  - „Stay And Play" Diese Periode begann um 1975 und dauerte ungefähr zehn Jahre an. Die Behandlung eines kardiovaskulären Patienten glich exakt der eines traumatologischen Patienten, mit dem Ziel einer vollständigen Stabilisierung des Patienten am Notfallort, das oftmals nur durch großen Zeitaufwand erreicht werden konnte.
  - „No Delay Trauma Care" Um 1985 wurde erkannt, dass kritisch verletzte Patienten oftmals nicht am Einsatzort zu stabilisieren sind, sondern vielmehr eine klinische Versorgung im Operationssaal benötigen. Diese Erkenntnis führte zu einem Wandel in der Versorgung des Traumapatienten mit dem Ziel, die Zeit am Einsatzort zu minimieren. Ein Schwerpunkt dieser Strategie ist die schnelle Rettung des Patienten und die zügige Abfahrt zu einer geeigneten Zielklinik, um ausgewählte, notwendige Maßnahmen auf dem Transport durchzuführen.
- Das Trauma ist die Haupttodesursache der Patienten im Alter unter 44 Jahren. Unsere Bemühungen, Traumapatienten adäquat zu versorgen, um somit Todesfälle und schwere Behinderungen zu verringern, haben einen direkten positiven Effekt auf die Zukunft unserer Gesellschaft. Dieser besteht darin, dass junge, produktive Menschen zu ihren Familien und ihren Arbeitsplätzen zurückkehren können.
- Auch ältere Patienten profitieren von einer guten Traumaversorgung durch den Gewinn weiterer produktiver Lebensjahre, wenn sie ein Trauma mit den geringstmöglichen Einschränkungen überleben.
- Eine organisierte und strukturierte Herangehensweise in der Versorgung unserer Patienten kann die Überlebensraten verbessern. Diese Herangehensweise beginnt bereits mit der Prävention von Unfällen. Tritt ein Unfall ein, hilft die organisierte Reaktion des gesamten beteiligten Versorgungssystems dabei, beginnend in der präklinischen Umgebung, die Morbidität und Mortalität der traumatischen Verletzung zu verringern.

QUELLENVERZEICHNIS

1. Ali J, Adam RU, Gana TJ, et al. Effect of the Prehospital Trauma Life Support program (PHTLS) on prehospital trauma care. *J Trauma*. 1997;42(5):786–790.
2. Hoyert DL, Jiaquan X; for U. S. Department of Health and Human Services, Centers for Disease Control and Prevention, National Center for Health Statistics, National Vital Statistics System. National vital statistics report. Deaths: Preliminary data for 2011. www.cdc.gov/nchs/data/nvsr/nvsr61/nvsr61_06.pdf. Veröffentlicht 12. Oktober 2012. Zugriff 2. Januar 2012.
3. GlobalSecurity.org. US casualties in Iraq. www.globalsecurity.org/military/ops/iraq_casualties.htm. Zugriff 9. Februar 2010.
4. World Health Organization (WHO). *World report on road traffic injury prevention*. Geneva, Switzerland: WHO; 2004.
5. World Health Organization. Road traffi c injuries fact sheet no. 358. www.who.int/mediacentre/factsheets/fs358/en/index.html. Veröffentlicht März 2013. Zugriff 3. Oktober 2013.
6. World Health Organization (WHO). *Injuries and violence: the facts*. Geneva, Switzerland: WHO; 2010.
7. World Health Organization (WHO). *The global burden of disease: 2004 update*. Geneva, Switzerland: WHO; 2008.
8. World Health Organization. Global burden of disease: Switzerland, 2008 update. www.who.int/healthinfo/global_burden_disease/estimates_regional/en/index.html. Zugriff 2. Januar 2013.
9. US Department of Transportation (DOT), National Highway Traffic Safety Administration (NHTSA). Motorcycles. In NHTSA's National Center for Statistics and Analysis: *Traffic Safety Facts*, HS 810 990. Washington, DC: DOT, NHTSA; 2007.
10. Mothers Against Drunk Driving. www.madd.org/. Zugriff 8. Oktober 2013.
11. Trunkey DD. Trauma. *Sci Am.* 1983;249(2):28–35.
12. R Adams Cowley Shock Trauma Center: tribute to R Adams Cowley, MD. http://umm.edu/programs/shock-trauma/about/history. Zugriff 8. Oktober 2013.
13. Demetriades D, Chan L, Cornwell EE, et al. Paramedic vs. Private transportation of trauma patients: effect on outcome. *Arch Surg.* 1996;131(2):133–138.
14. Cornwell EE, Belzberg H, Hennigan K, et al. Emergency medical services (EMS) vs. non-EMS transport of critically injured patients: a prospective evaluation. *Arch Surg.* 2000;135(3):315–319.
15. Smith S, Hildebrandt D. Effect of workday vs. after-hours on door to balloon time with paramedic out-of-hospital catheterization laboratory activation for STEMI. *Acad Emerg Med.* 2007;14(5)(suppl 1): S126–S127.

16. Tantisiriwat W, Jiar W, Ngamkasem H, et al. Clinical outcomes of fast track managed care system for acute ST elevation myocardial infarction (STEMI) patients: Chonburi Hospital experience. *J Med Assoc Thai.* 2008;91(6):822–827.
17. So DY, Ha AC, Turek MA, et al. Comparison of mortality patterns in patients with ST-elevation myocardial infarction arriving by emergency medical services vs. self-transport (from the Prospective Ottawa Hospital STEMI Registry). *Am J Cardiol.* 2006; 97(4):458–461.
18. Bjorklund E, Stenestrand U, Lindback J, et al. Prehospital diagnosis and start of treatment reduces time delay and mortality in real-life patients with STEMI. *J Electrocardiol.* 2005;38(4)(suppl):186.
19. Bio-Medicine.org. Trauma victims' survival may depend on which trauma center treats them. http://news.bio-medicine.org/medicinenews-3/Trauma-victims-survival-may-depend-on-which-traumacenter-treats-them-8343-1/. Veröffentlicht Oktober 2005. Zugriff 25. Januar 2010.
20. Peleg K, Aharonson-Daniel L, Stein M, et al. Increased survival among severe trauma patients: the impact of a national trauma system. *Arch Surg.* 2004;139(11):1231–1236.
21. Edwards W. Emergency medical systems significantly increase patient survival rates, Part 2. *Can Doct.* 1982;48(12):20–24.
22. Haas B, Jurkovich GJ, Wang J, et al. Survival advantage in trauma centers: expeditious intervention or experience? *J Am Coll.* 2009;208(1):28–36.
23. Scheetz Lj. Differences in survival, length of stay, and discharge disposition of older trauma patients admitted to trauma centers and nontrauma center hospitals. *J Nurs Scholarsh.* 2005;37(4): 361–366.
24. Norwood S, Fernandez L, England J. The early effects of implementing American College of Surgeons level II criteria on transfer and survival rates at a rurally based community hospital. *J Trauma.* 1995;39(2):240–244; discussion 244–245.
25. Kane G, Wheeler NC, Cook S, et al. Impact of the Los Angeles county trauma system on the survival of seriously injured patients. *J Trauma.* 1992;32(5):576–583.
26. Hedges JR, Adams AL, Gunnels MD. ATLS practices and survival at rural level III trauma hospitals, 1995–1999. *Prehosp Emerg Care.* 2002;6(3):299–305.
27. Konvolinka CW, Copes WS, Sacco WJ. Institution and per-surgeon volume vs. survival outcome in Pennsylvania's trauma centers. *Am J Surg.* 1995;170(4):333–340.
28. Margulies DR, Cryer HG, McArthur DL, et al. Patient volume per surgeon does not predict survival in adult level I trauma centers. *J Trauma.* 2001;50(4):597–601; discussion 601–603.
29. McSwain NE. Prehospital care from Napoleon to Mars: the surgeon's role. *J Am Coll Surg.* 2005;200(44):487–504.
30. Larrey DJ. *Mémoires de Chirugie Militaire, et Campagnes [Memoirs of Military Surgery and Campaigns of the French Armies].* Paris: J. Smith and F. Buisson; 1812–1817. English translation with notes by R. W. Hall of volumes 1–3 in 2 volumes, Baltimore, 1814. English translation of volume 4 by J. C. Mercer, Philadelphia, 1832.
31. Rockwood CA, Mann CM, Farrington JD, et al. History of emergency medical services in the United States. *J Trauma.* 1976;16(4): 299–308.
32. Farrington JD. Death in a ditch. *Bull Am Coll Surg.* 1967; 52(3):121–132.
33. Federal Specifications for Ambulance, KKK-A-1822D. United States General Services Administration, Specifications Section, November 1994.
34. Curry G. *Immediate Care and Transport of the Injured.* Springfield, Illinois: Charles C. Thomas Publisher; 1965.
35. Kennedy R. *Early Care of the Sick and Injured Patient.* Chicago: American College of Surgeons; 1964.
36. Committee on Trauma and Committee on Shock, Division of Medical Sciences. *Accidental Death and Disability: The Neglected Disease of Modern Society.* Washington, DC: National Academy of Sciences/National Research Council; 1966.
37. McSwain NE. Judgment based on knowledge: a history of Prehospital Trauma Life Support, 1970–2013. *J Trauma Acute Care Surg.* 2013;75:1–7.
38. Lechner R, Achatz G, Hauer T, Palm HG, Lieber A, Willy C. Verletzungsmuster und -ursachen in modernen Kriegen. *Unfallchirurg.* 2010;113:106–113.
39. Champion HR, Bellamy RF, Roberts P, Leppaniemi A. A profile of combat injury. *J Trauma.* 2003;54:13–19.
40. Hetz SP. Introduction to military medicine: A brief overview. *Surg Clin N Am.* 2006;86:675–688.
41. Lieber A, Willy C. Chirgische Verletzungsmuster und -mechanismen. In Willy C (Hrsg.). *Weltweit im Einsatz – der Sanitätsdienst im Einsatz 2010.* Beta Verlag & Marketinggesellschaft mbH, Bonn, 2009, 119–132.

WEITERFÜHRENDE LITERATUR

Callaham M. Quantifying the scanty science of prehospital emergency care. *Ann Emerg Med.* 1997;30:785.

Cone DC, Lewis RJ. Should this study change my practice? *Acad Emerg Med.* 2003;10:417.

Haynes RB, McKibbon KA, Fitzgerald D, et al. How to keep up with the medical literature: II. Deciding which journals to read regularly. *Ann Intern Med.* 1986;105:309.

Keim SM, Spaite DW, Maio RF, et al. Establishing the scope and methodological approach to out-of-hospital outcomes and effectiveness research. *Acad Emerg Med.* 2004;11:1067.

Lewis RJ, Bessen HA. Statistical concepts and methods for the reader of clinical studies in emergency medicine. *J Emerg Med.* 1991;9:221.

MacAvley D. Critical appraisal of medical literature: an aid to rational decision making. *Fam Pract.* 1995;12:98.

Reed JF III, Salen P, Bagher P. Methodological and statistical techniques: what do residents really need to know about statistics? *J Med Syst.* 2003;27:233.

Sackett DL. How to read clinical journals: V. To distinguish useful from useless or even harmful therapy. *Can Med Assoc J.* 1981;124:1156.

Forum Berufsbildung Rettungswesen. Rahmenlehrplan Dipl. Rettungssanitäter/in HF. (2008). www.forum-bb-rw.ch/index.cfm?action=act_getfile&doc_id=100142&. Veröffentlicht 8. Januar 2008. Zugriff 31. Oktober 2015.

Eidgenössisches Volkswirtschaftsdepartement Schweiz. Verordnung des EVD über Mindestvorschriften für die Anerkennung von Bildungsgängen und Nachdiplomstudien der höheren Fachschulen. https://www.oda-gesundheit-bern.ch/fileadmin/dateien/Dateien/Bildungspolitik/Gesetzliche_Grundlagen/MiVo.pdf. Veröffentlicht 11. März 2005. Zugriff 31. Oktober 2015.

KAPITEL 2

Traumaprävention

2.1	**Verletzungsbegriffe**	18		2.4	**Konzepte für die Prävention von**	
2.1.1	Definition von Verletzung	18			**Verletzungen**	25
2.1.2	Verletzung als Krankheit	19		2.4.1	Ziel	25
2.1.3	Haddon-Matrix	20		2.4.2	Interventionsmöglichkeiten	25
2.1.4	Das Schweizer-Käse-Modell	20		2.4.3	Mögliche Strategien	26
2.1.5	Klassifikation von Verletzungen	21		2.4.4	Umsetzung von Strategien	26
				2.4.5	Gesundheitswissenschaftlicher Präventionsansatz	29
2.2	**Tragweite des Problems**	22				
2.2.1	Verletzungen im Rettungsdienst	24		2.5	**Weiterentwicklung der Rolle des**	
					Rettungsdienstes bei der Traumaprävention	30
2.3	**Prävention als Problemlösung**	25		2.5.1	Eins-zu-Eins-Maßnahmen	30
				2.5.2	Initiativen auf kommunaler Ebene	31
				2.5.3	Prävention von Verletzungen des Rettungsfachpersonals	31

Lernzielübersicht

Nach dem Durcharbeiten dieses Kapitels sollte der Leser in der Lage sein:
- Das Konzept von „Energie als Ursache von Verletzungen" zu beschreiben
- Eine Haddon-Matrix für eine bestimmte Verletzungsart zu erstellen
- Die Bedeutung von präziser, sorgfältiger Beobachtung der Einsatzstelle und Dokumentation der Daten durch den Rettungsdienst mit dem Erfolg von Initiativen zur Traumaprävention zu verbinden
- Bei der Entwicklung, praktischen Umsetzung und Evaluation von Rettungsdienst-Programmen zur Traumaprävention in seiner Dienststelle mitzuwirken

- Für die Bedeutung des Rettungsfachpersonals bei der Traumaprävention einzutreten, dies beinhaltet:
  – Den Einzelnen
  – Die Familie
  – Die Gemeinde
  – Fachpersonal
  – Organisationen
  – Zusammenschlüsse von Organisationen
- Strategien von Rettungskräften zu nennen, mit deren Hilfe das Verletzungsrisiko gesenkt werden kann

---

Fallbeispiel

Sie und Ihre Kollegin wurden zu einem Verkehrsunfall gerufen und sind gerade dabei, einen übergewichtigen Patienten vom Fahrersitz seines Pkw zu retten. Während der Kollision war der Fahrer nicht angeschnallt. Sie und Ihre Kollegin tragen über Ihrer normalen Schutzbekleidung Sicherheitswesten, seit Sie die Einsatzstelle erreicht haben. Die Polizei ist ebenfalls vor Ort und regelt den Verkehr. Den Rettungswagen haben Sie so positioniert, dass er maximalen Schutz vor nahendem Verkehr bietet. Der Patient wird von Ihnen auf der motorisierten Roll-In-Trage, die Sie schon aufgrund des Patientengewichts benutzen, gut gesichert. Die motorisierte Trage erlaubt es Ihnen und Ihrer Kollegin, den Patienten sicher in den RTW zu laden, ohne sich körperlich zu überanstrengen.

Sobald Sie wieder im RTW sitzen, schnallen Sie sich auf dem entgegen der Fahrtrichtung positionierten Betreuersitz an und betreuen den Patienten weiter, während Ihre Kollegin das Martinshorn und die „Frontblitzer" einsetzt, um die Aufmerksamkeit der anderen Verkehrsteilnehmer zu erregen. Sie fährt den RTW sicher zum Krankenhaus, das ohne Zwischenfälle erreicht wird. Sie übergeben den Patienten in die Obhut des Personals in der Notaufnahme.

Während Sie die Einsatzdokumentation vervollständigen, geht Ihnen die nationale Statistik der im Rettungseinsatz verletzten oder getöteten Rettungskräfte durch den Kopf. Sie erkennen, dass der Einsatz für jeden Beteiligten sicher durchgeführt werden konnte, weil Sie und Ihre Kollegin alle Aspekte der Traumaprävention sorgfältig beachtet haben.
- Ist Prävention eine realistische Herangehensweise, um traumatisch bedingte Verletzungen oder Todesfälle bei Verkehrsunfällen oder aus anderer Ursache zu vermeiden?
- Gibt es Belege dafür, dass die Benutzung von Sicherheitsgurten oder Kindersitzen die Mortalität beim Trauma senken kann?
- Was können wir als Rettungsfachpersonal dazu beitragen, um diese Art von Verletzungen und Todesfällen zu verhindern?

Einen bedeutenden Impuls für die Entwicklung moderner Rettungsdienste gab 1966 die Publikation des sogenannten „White Paper" durch die US-amerikanische National Academy of Sciences/National Research Council (NAS/NRC) mit dem Titel *Accidental Death And Disability: The Neglected Disease Of Modern Society* (Tod und Behinderung durch Unfall: die vernachlässigte Krankheit der modernen Gesellschaft). Die Veröffentlichung machte auf Defizite bei der Behandlung von Verletzungen in den Vereinigten Staaten aufmerksam und stieß die Einführung eines offiziellen Maßnahmenkatalogs zur Behandlung von Verletzten am Unfallort sowie zum schnellen Transport verunfallter Patienten an. Diese Fortbildungsinitiative war maßgeblich an der Entwicklung eines Systems zur effizienteren präklinischen Versorgung erkrankter und verletzter Patienten beteiligt.[1]

In den USA ist die Inzidenz verletzungsbedingter Todesfälle und Behinderungen seit der Veröffentlichung des „White Paper" rückläufig.[2] Trotz dieses Fortschritts bleiben Verletzungen jedoch ein Hauptproblem im öffentlichen Gesundheitswesen. Mehr als 182 000 US-Amerikaner sterben jedes Jahr an Verletzungen und Millionen andere leiden mehr oder weniger unter Verletzungsfolgen.[3, 4] Verletzungen bleiben in allen Altersgruppen eine wesentliche Ursache für Todesfälle.[5, 6] In der Gruppe der Kinder, Teenager und jungen Erwachsenen sind Verletzungen **die** Haupttodesursache.

Aber Verletzungen sind auch ein globales Problem: 2010 starben weltweit über 5 Millionen Menschen an Verletzungen.[5] Global betrachtet, sterben in jeder Minute neun Menschen an einem Trauma.

Der Wunsch, Verunfallten zu helfen, hat viele dazu bewogen, im Rettungsdienst zu arbeiten. Der Prehospital-Trauma-Life-Support-Kurs vermittelt dem Rettungsfachpersonal und den Notärzten Effizienz und Effektivität im Traumamanagement. Ein Bedarf an gut ausgebildeten Rettungskräften, welche die Traumapatienten gut versorgen, wird immer bestehen. Die **wirkungsvollste** und effizienteste Methode, Verletzungen zu bekämpfen, ist jedoch ihre Vermeidung. Die Mitarbeiter im Gesundheitswesen, egal mit welcher Ausbildung, spielen eine aktive Rolle bei der Prävention von Verletzungen, und das nicht nur für die Allgemeinheit, sondern auch für sich selbst.

Schon 1966 erkannten die Autoren des „White Paper" die Wichtigkeit der Prävention:

„Langfristig ist Prävention die Lösung für das Verletzungsproblem ... Die Prävention von Unfällen umfasst einerseits Schulungen zu Hause, in der Schule, am Arbeitsplatz, von den Medien unterstützt durch regelmäßige Berichte, andererseits Erste-Hilfe-Kurse, öffentliche Veranstaltungen sowie Inspektionen und Überwachungen durch die Aufsichtsämter."[1]

Die Präventionsmaßnahmen für einige Erkrankungen, z. B. Masern oder Tollwut, waren so effektiv, dass es bereits ein Einzelner dieser nun seltenen Krankheitsfälle gleich auf die Titelseiten der Zeitungen schafft. Beamte im Gesundheitswesen haben erkannt, dass Prävention bei der Bekämpfung von Krankheiten am effektivsten ist. Die Lehrpläne für Rettungsfachpersonal (Rettungssanitäter, Rettungsassistenten, Notfallsanitäter) enthalten schon lange Pflichtstunden zum Thema Sicherheit an der Unfallstelle und zur persönlichen Schutzausrüstung (PSA) als Mittel zum Selbstschutz. Um den Rettungsdienst allgemein zu einer aktiveren Beteiligung an Präventionsmaßnahmen auf Gemeindeebene zu animieren, wurde in den Vereinigten Staaten die *Emergency Medical Service (EMS) Agenda For The Future* von und für Rettungsdienst-Organisationen erarbeitet. Ihr zufolge ist Vorbeugung eines von 14 weiterzuentwickelnden Qualitätsmerkmalen, um *„die Gesundheit auf Gemeindeebene zu verbessern und somit zur besseren Nutzung der vorhandenen Ressourcen im Gesundheitswesen beizutragen"*.[7] Aus diesem Grund umfassen die nationalen Standards bei der Ausbildung der sogenannten „Paramedics" (US-amerikanische Notfallsanitäter) auch Unterrichtseinheiten zur Verhütung von Verletzungen.

Der Rettungsdienst wandelt sich derzeit von einer eher passiven, reagierenden Einrichtung zu einer vielseitigeren, effektiveren Disziplin mit stärkerer Betonung der Prävention. Dieses Kapitel führt in die Schlüsselbegriffe und -konzepte der Prävention ein.

2.1 Verletzungsbegriffe

2.1.1 Definition von Verletzung

Bevor über die Prävention von Verletzungen diskutiert wird, sollte zunächst der Begriff Verletzung definiert werden. **Verletzung** wird heute allgemein definiert als ein schädliches Ereignis, das entweder auf die Freisetzung spezifischer Formen von physikalischer Energie zurückgeht oder bei dem der normale Energiefluss verhindert wird.[8] Die breite Ursachenvielfalt bei Verletzungen war ein Haupthindernis für Untersuchungen und Präventionsstrategien. Was hat z. B. die gebrochene Hüfte einer älteren Person mit dem selbst zugefügten Kopfschuss eines jungen Erwachsenen gemein? Oder wie lässt sich die sturzbedingte Femurfraktur einer älteren Frau mit der Femurfraktur eines jungen Mannes, der mit seinem Motorrad verunglückt ist, vergleichen? Alle möglichen Ursachen von Verletzungen, von Fahrzeugunfällen über Stichwunden, Suiziden bis hin zu Ertrinkungsunfällen, haben eines gemeinsam: die Übertragung von Energie auf das Opfer.

Energie existiert in fünf physikalischen Formen: mechanische, chemische, thermische, elektrische und Strahlungsenergie. Folgende Verletzungen sind durch diese Energieformen möglich:

- **Mechanische Energie** ist die Energie, die ein Objekt in Bewegung innehat. Beispielsweise wird mechanische Energie, die häufigste Ursache von Verletzungen, freigesetzt, wenn ein nicht angeschnallter Autofahrer bei einem Unfall gegen die Windschutzscheibe geschleudert wird.
- **Chemische Energie** ist die Energie, die aus der Interaktion von Chemikalien mit betroffenem menschlichem Gewebe entsteht. Zum Beispiel bewirken Säuren oder Laugen eine chemische Energie mit der Folge einer Verletzung, wenn der Organismus ihnen ausgesetzt wird.
- **Thermische Energie** tritt im Zusammenhang mit erhöhter Temperatur und Hitze auf. Sie wird z. B. frei, wenn jemand Brennspiritus in die glühenden Kohlen eines Grills spritzt und ihm die Flammen ins Gesicht schlagen.
- **Elektrische Energie** entsteht durch den Fluss von Elektronen zwischen zwei Punkten. Sie führt wie thermische Energie zu einer direkten Verletzung und kann Haut, Nerven und Blutgefäße eines Rettungsassistenten oder Notfallsanitäters schädigen, der die Unfallstelle nicht richtig beurteilt hat und z. B. ein Fahrzeug berührt, das gegen einen Strommast gefahren ist.
- **Strahlungsenergie** ist jede elektromagnetische Welle, die sich in Form von Strahlung ausbreitet (wie Röntgenstrahlen). So kann Strahlungsenergie etwa bei einem Jugendlichen, der zu lange in der Sonne gelegen hat, weil er braun werden wollte, einen Sonnenbrand bewirken.

Jede Form von Energie kann in ausreichender Menge Gewebeschäden verursachen. Der Körper kann innerhalb gewisser Grenzen einen Energietransfer hinnehmen. Oberhalb dieser Schwelle resultiert jedoch eine Verletzung.

Energie außer Kontrolle

Menschen nutzen jeden Tag alle fünf Energieformen. Bei Produktionsprozessen ist die eingesetzte Energie von Maschinen unter Kontrolle und kann den Körper normalerweise nicht schädigen. Die Fähigkeit einer Person, Kontrolle über die Energie zu behalten, ist von ihrer Leistungsfähigkeit und den an sie gestellten Anforderungen abhängig.[9] Solange die Leistungsfähigkeit der Person die Anforderungen übertrifft, wird Energie in kontrollierter, nützlicher Weise freigesetzt.

In den folgenden drei Situationen können die Anforderungen jedoch die Fähigkeiten übersteigen, was zu einer unkontrollierten Freisetzung der Energie führen kann:

- **Die Schwierigkeit einer Aufgabe übersteigt plötzlich die individuelle Leistungsfähigkeit:** Ein Rettungsassistent lenkt z. B. bei normalen Straßenverhältnissen den Rettungswagen sicher. Als er urplötzlich auf eisglatten Untergrund gerät, verliert er jedoch die Kontrolle über das Fahrzeug. Der momentane Anstieg der Anforderung übersteigt situativ die Leistungsfähigkeit des Rettungsassistenten und kann einen Unfall verursachen.
- **Die Leistungsfähigkeit einer Person ist plötzlich den Anforderungen nicht mehr gewachsen:** Einschlafen am Lenkrad während der Fahrt über eine Landstraße führt zu einem rapiden Abfall der Leistungsfähigkeit bei gleichbleibenden Anforderungen und führt zu einem Unfall.
- **Beide o. g. potenziellen Unfallursachen stellen sich gleichzeitig ein:** Ein Gespräch mit dem Mobiltelefon während der Fahrt beeinträchtigt die Konzentration des Fahrers auf die Straße. Springt nun ein Tier vor das Fahrzeug, steigt die Anforderung blitzartig. Unter günstigen Umständen kann der Fahrer die jäh gestiegenen Anforderungen vielleicht bewältigen. Die reduzierte Aufmerksamkeit aber genau in diesem Moment, wenn Höchstleistung gefordert ist, hat häufig einen Unfall zur Folge.

Zudem kann eine Verletzung auftreten, wenn Energie in unkontrollierter Weise in der Umgebung der Opfer freigesetzt wird.

2.1.2 Verletzung als Krankheit

Der Krankheitsprozess wird seit vielen Jahren untersucht. Inzwischen wurde verstanden, dass drei Faktoren vorhanden sein und sich zeitgleich gegenseitig beeinflussen müssen, damit eine Erkrankung auftritt:

1. Eine wirksame Ursache (Agens), welche die Krankheit auslöst, etwa ein Krankheitserreger oder ein Gift
2. Ein Wirt, in dem das Agens bleiben kann
3. Eine förderliche Umgebung, in der Wirt und Agens zusammentreffen

Als Mediziner diese „epidemiologische Trias" erkannten, entdeckten sie, wie sie Krankheiten strategisch bekämpfen können (> Abb. 2.1). Die Ausrottung bestimmter Erkrankungen gelang z. B. durch Impfung des Wirts, Zerstörung des Erregers durch Antibiotika, Reduzierung der Übertragung durch verbesserte Hygienemaßnahmen oder durch eine Kombination dieser drei Maßnahmen.

Erst seit den späten 1940er-Jahren wurden die **Vorgänge bei einer Verletzung** genauer untersucht. Wie Pioniere der Verletzungsforschung zeigten, verhalten sich Krankheiten und Verletzungen trotz des unterschiedlichen Resultats ähnlich. Beide benötigen die

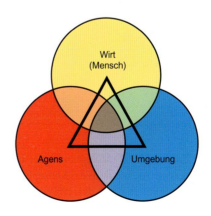

Abb. 2.1 Epidemiologische Trias

Bestandteile der epidemiologischen Trias; deshalb werden Verletzungen als eine besondere Form von Krankheit betrachtet:

- Damit eine Verletzung entstehen kann, muss ein Wirt (z. B. der Mensch) vorhanden sein. Wie bei Krankheiten ist die **Anfälligkeit** von individuellen Wirten nicht immer gleich: Sie variiert aufgrund innerer und äußerer Faktoren. Zu den **inneren Faktoren** zählen Intelligenz, Geschlecht und Reaktionszeit, zu den **äußeren Faktoren** Intoxikationen, Wut und soziale Einstellungen. Die Empfänglichkeit variiert außerdem im Verlauf der Zeit bei ein und derselben Person.
- **Energie** ist, wie bereits beschrieben, das „Agens" bei Verletzungen. Die Geschwindigkeit, Form und Art des übertragenden Materials sowie die Expositionszeit, d. h., wie lange die schädigende Energie einwirkt, spielen eine Rolle, ob die Widerstandsfähigkeit des Wirts überschritten wird.
- Wirt und Agens müssen in einer Umgebung aufeinandertreffen, die eine Interaktion der beiden ermöglicht. Normalerweise wird die Umwelt in physikalische und soziale Komponenten unterteilt. **Physikalische Umwelteinflüsse** kann man sehen und anfassen. **Soziale Einflüsse** umfassen Einstellungen, Überzeugungen und Bewertungen. So zeigen z. B. Teenager eher ein risikoreiches Verhalten (die physikalische Komponente), da sie mehr als andere Altersgruppen davon überzeugt sind, quasi unbesiegbar zu sein (die soziale Komponente).

Die Merkmale des Wirts, des Agens und der Umgebung ändern sich mit der Zeit und den Umständen. Tom Christoffel und Susan Scavo Gallagher beschreiben diese Dynamik wie folgt:

„Um dies zu illustrieren, stellen Sie sich die epidemiologische Trias einfach als sich unablässig drehende Räder vor. Innerhalb eines jeden Rades gibt es keilförmige Sektionen, wobei jede für einen speziellen möglichen Faktor steht. Dieser kann positiv oder negativ sein. Die drei Räder drehen sich mit verschiedenen Geschwindigkeiten in verschiedene Richtungen, sodass sich verschiedene Merkmale zu verschiedenen Zeiten und in verschiedenen Kombinationen treffen (interagieren). Bei einigen dieser Kombinationen lässt sich voraussehen, dass es zu keiner Verletzung kommt, andere führen zu einer Katastrophe."[10]

Im Falle einer Verletzung könnte der Wirt ein neugieriges zweijähriges Kind sein, das Agens ein häuslicher Swimmingpool, in dem ein Strandball direkt neben der Kante schwimmt; die Umgebung könnte die versehentlich offengelassene Tür zum Pool sein, während der Babysitter gerade zur Haustür geht, weil es geklingelt hat. Treffen Wirt, Agens und Umgebung zusammen, kann es zu einer unbeabsichtigten Verletzung – in diesem Falle zum Ertrinken des Kindes – kommen.

2.1.3 Haddon-Matrix

Dr. William J. Haddon Jr. gilt als Begründer der Erforschung der Verletzungsprävention. Auf der Basis des Konzepts der epidemiologischen Trias unterteilte er Mitte der 1960er-Jahre Verletzungsereignisse in drei Phasen:

1. **Vorereignis- oder Präereignisphase:** die Phase vor der Verletzung
2. **Ereignis- oder Eventphase:** die Phase, in der die schädliche Energie einwirkt
3. **Nachereignis- oder Postereignisphase:** die Phase nach der Verletzung

Durch die Untersuchung der drei Faktoren der epidemiologischen Trias während jeder der drei Phasen entwickelte er eine aus neun Zellen bestehende Matrix (➤ Tab. 2.1), die sogenannte **Haddon-Matrix.** Sie stellt die Ereignisse oder Aktionen grafisch dar, welche die Wahrscheinlichkeit für eine Verletzung erhöhen oder senken, und kann zudem genutzt werden, um Präventionsmöglichkeiten aufzudecken. Wie die Haddon-Matrix zeigt, können **vielfältige** Faktoren zu einer Verletzung führen, und es bestehen somit auch viele Möglichkeiten, diese zu vermeiden oder den Schweregrad zu reduzieren. Die Haddon-Matrix spielte eine entscheidende Rolle dabei, mit dem Mythos aufzuräumen, Verletzungen seien das Ergebnis einer Einzelursache oder von Pech oder Schicksal.

➤ Tab. 2.1 zeigt die Haddon-Matrix eines Unfalls mit einem Rettungsfahrzeug. Die Inhalte jeder Zelle unterscheiden sich je nach untersuchter Verletzung. Die **Phase vor dem Unfall** beinhaltet Faktoren, welche die Wahrscheinlichkeit eines Unfalls beeinflussen, die Energie ist aber noch unter Kontrolle. Sie kann Sekunden, aber auch Jahre andauern. Die **Ereignisphase** enthält die Faktoren, welche die Schwere der Verletzung beeinflussen. Während dieser Phase wird Energie unkontrolliert freigesetzt, und es kommt zur Verletzung, wenn die übertragene Energie die Toleranz des Körpers übersteigt. Die Ereignisphase dauert normalerweise nur Sekundenbruchteile, kann gelegentlich aber auch mehrere Minuten umfassen. Faktoren in der **Phase nach dem Ereignis** beeinflussen den Ausgang einer bereits entstandenen Verletzung. Abhängig von der Verletzungsart, kann sie einige wenige Sekunden bis hin zur gesamten restlichen Lebensspanne des Wirts fortdauern (➤ Kap. 1).

Im Gesundheitswesen haben sich die Begriffe Primär-, Sekundär- und Tertiärprävention eingebürgert.

- Die **Primärprävention** ist auf die Vermeidung einer Verletzung gerichtet, bevor sie auftritt. Diese Art von Präventionsbemühung beinhaltet Programme, die dazu beitragen, riskante Verhaltensweisen zu minimieren, und die über den Nutzen von Helmen, Kindersitzen im Auto oder Sicherheitsgurten aufklären.
- Die **Sekundärprävention** hat zum Ziel, die Auswirkungen einer Schädigung zu begrenzen, etwa durch Vermeidung von Hypoxie oder Hypotension bei einem Patienten mit Schädel-Hirn-Trauma oder durch zügige Therapie solcher Probleme, wenn sie doch einmal auftreten.
- Die **Tertiärprävention** verfolgt das Ziel, nach dem Auftreten einer Verletzung (oder Krankheit) die Sterblichkeitsrate oder die Anzahl an Behinderungen bei den Betroffenen zu minimieren. Rehabilitationsprogramme fallen in diese Kategorie.

2.1.4 Das Schweizer-Käse-Modell

Der englische Psychologe James Reason schlug eine andere Sichtweise vor, wie es zu einem Unfall kommen kann.[11] Er verglich die

2.1 Verletzungsbegriffe

Tab. 2.1 Haddon-Matrix des Unfalls eines Rettungsfahrzeugs (z. B. RTW)

Zeitphasen	Epidemiologische Trias		
	Wirt	Agens	Umgebung
Phase vor dem Unfall (Präereignisphase)	• Sehkraft des Fahrers • Erfahrung und Urteilsvermögen • Dauer der im RTW verbrachten Schicht • Müdigkeitsgrad • Ernährungszustand • Stress-Niveau • Grad der Befolgung der Fahrregeln • Qualität der fahrerischen Ausbildung	• Instandhaltung von Bremsen, Reifen etc. • Schadhafte Teile • Geschwindigkeit • Schwerpunkt des Fahrzeugs • Aufwand, die Kontrolle zu behalten	• Sichtbarkeit von Gefahren • Straßenverlauf (Kurven) und Gefälle • Fahrbahnbeschaffenheit, Reibungskoeffizient • Schmale Seitenbankette • Verkehrszeichen • Geschwindigkeitsbegrenzungen
Ereignisphase	• Benutzung des Sicherheitsgurtes • Physischer Zustand • Verletzungsschwelle • Hinausgeschleudertwerden	• Höchstgeschwindigkeit des RTW • Größe des RTW • Automatisches Rückhaltesystem • Härte bzw. Scharfkantigkeit loser Objekte (z. B. Klemmbretter, Taschenlampen) • Lenksäule • Sichere Fahr- und Arbeitsweisen: Geschwindigkeit, Nutzung von Blaulicht/Sirene, Überholverbote, Annäherung an Kreuzungen	• Fehlen von Leitplanken • Mittelstreifen-Leitplanken • Abstand zwischen dem Fahrweg und anderen unbeweglichen Objekten • Geschwindigkeitsbegrenzungen • Andere Verkehrsteilnehmer • Persönliche Einstellung zum Anlegen des Gurtes • Vorhandensein eines Fluchtweges • Keine Vermutung zur Sicherheit der Umgebung anstellen (z. B. „bessere Wohngegend", Gegend mit gutem Einkommen) • Wetter
Phase nach dem Ereignis (Postereignisphase)	• Alter • Physischer Zustand • Art bzw. Ausmaß der Verletzung	• Unversehrtheit des Treibstoffsystems • Einklemmung	• Möglichkeit zur Kontaktaufnahme mit der Leitstelle im Notfall • Anfahrtsweg und Qualifikation des Rettungsfachpersonals • Trainingszustand des Personals • Verfügbarkeit von Spezialausrüstung zur Rettung aus dem Fahrzeug • Klinische Traumaversorgung in der Region • Rehabilitationsprogramme in der Region

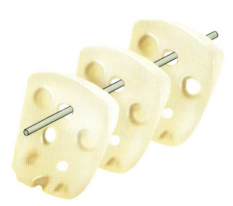

Abb. 2.2 Das Schweizer-Käse-Modell
Quelle: Reproduced from British Medical Journal. Reason J. Human Error: Models And Management, 320, p. 768, © 2000 with permission from BMJ Publishing Group Ltd.

Abläufe mit einem Schweizer Käse. In jeder Situation gibt es eine Gefahr, die das Potenzial zur Verursachung einer Verletzung oder die Möglichkeit, einen Fehler zu begehen, beinhaltet. Normalerweise gibt es eine Reihe von Sicherheitsvorkehrungen, eine Art Schutzschild, um dies zu verhindern. Reason nahm an, dass sich jede dieser Sicherheitsvorkehrungen wie ein Loch in einem Schweizer Käse verhält. Die Löcher im Käse sind Schwachstellen, die das Potenzial zum Auftreten einer Gefahr oder eines Fehlverhaltens beinhalten, die dann zur Verletzung führen können. Diese Schwachstellen können organisatorische Mängel, Schwächen der Unternehmensleitung oder Flüchtigkeitsfehler (latente Systemfehler) sein oder aber auch durch Unterlassung oder Ausführung irgendwelcher Handlungen (aktiv begangene Fehler) auftreten. Reason argumentierte, dass jede Gefahr einem bestimmten Bewegungsablauf folgt und dass immer eine Aneinanderreihung von Handlungen auftreten muss, bis daraus eine Schädigung entsteht. Als Modell dienten die Löcher im Käse; erst wenn diese so hintereinander angeordnet sind, dass eine durchgängige Stelle entstanden und der Schutzschild durchlässig ist, kann das Ereignis (der Fehler) stattfinden (➤ Abb. 2.2).[11]

2.1.5 Klassifikation von Verletzungen

Eine gängige Einteilung von Verletzungen basiert auf der Unterscheidung, ob diese absichtlich oder unbeabsichtigt stattfanden. Obwohl diese Betrachtungsweise logisch ist, unterstreicht sie die Schwierigkeiten der Anstrengungen zur Prävention von Verletzungen.

- **Beabsichtigte Verletzungen** hängen normalerweise mit zwischenmenschlicher oder gegen den eigenen Körper gerichteter Gewalt zusammen. Fälle wie Mord, Suizid, Gewalt in der Ehe und im Krieg fallen in diese Kategorie. Früher wurde davon ausgegangen, dass sich diese Verletzungen nur durch das Einschreiten von Behörden oder psychiatrischen Diensten verhindern lassen. Obwohl diese Institutionen wesentlich dazu beitragen, dass gewaltsame Todesfälle zahlenmäßig zurückgehen, so können beabsichtigte Verletzungen am besten durch eine interdisziplinäre Vorgehensweise verhütet werden, die auch medizinisches Fachpersonal einbezieht.
- In der Vergangenheit wurden **unbeabsichtigte Verletzungen** „Unfälle" genannt. Die Autoren des bereits mehrfach zitierten „White Paper" sprachen von „unfallbedingtem" Tod und Behinderung; dies war zu der Zeit das gängige Vokabular.[1] Da man heute weiß, dass sehr spezifische Faktoren aufeinandertreffen müssen, damit eine Verletzung eintritt, hat das Rettungsfachpersonal inzwischen begriffen, dass der Ausdruck „accidental" oder **„unfallbedingt"** nicht die unbeabsichtigten Verletzungen durch Ereignisse wie Auto- oder Ertrinkungsunfälle oder tödliche Stromschläge beschreibt. Die US-Rettungsdienste haben dieses Konzept übernommen, indem sie von **„Fahrzeug-Crash"** anstelle von Fahrzeugunfall sprechen. In der Öffentlichkeit dauert es aber deutlich länger, bis sich dies auch im allgemeinen Sprachgebrauch ändert. So ist in den Medien immer noch von Personen die Rede, die „bei Fahrzeugunfällen verletzt" werden. Der Ausdruck „Unfall" suggeriert, dass eine Person durch schicksalhafte oder göttliche Fügung oder durch Pech verletzt wurde. Er impliziert, dass die Verletzung zufällig und unvermeidbar war. Solange diese sprachliche Fehlwahrnehmung existiert, ist die Einführung effektiver Präventionsmaßnahmen erschwert.

Es muss außerdem angemerkt werden, dass es Überschneidungen zwischen diesen beiden gängigen Unterscheidungen gibt.[12] Zum Beispiel kann eine Pkw-Kollision das Ergebnis eines Suizidversuchs des Fahrers sein. Die Klassifizierung des Ereignisses als „Fahrzeug-Crash" allein unterstellt dem Fahrer keine Verletzungsabsicht, während die Kenntnis von den suizidalen Gedanken des Fahrers eindeutig eine beabsichtigte Kollision impliziert.

2.2 Tragweite des Problems

Mit weltweit über 14 000 Toten **täglich** ist der Tod durch Verletzung eines der größten Probleme im Gesundheitswesen (➤ Kasten 2.1). Verkehrsunfälle verursachen jährlich etwa 1,3 Millionen Todesfälle, Suizide etwa 844 000 und Morde etwa 600 000.[5] In den meisten Ländern dieser Welt werden, unabhängig von ihrem Entwicklungsstand, Verletzungen unter den fünf häufigsten Todesursachen aufgelistet.[4] Obwohl sich die Ursachen für Verletzungen mit Todesfolge zwischen den einzelnen Ländern kaum unterscheiden, bestehen doch große Unterschiede darin, welche Ursachen in den einzelnen Altersgruppen am häufigsten sind. Aufgrund wirtschaftlicher, sozialer und entwicklungsbedingter Gründe unterscheiden sich die Ursachen von Land zu Land und sogar zwischen den verschiedenen Regionen innerhalb eines Landes.

2.1 Weltweite Unfallstatistik auf der Basis von WHO-Daten für das Jahr 2012

Verletzungen insgesamt
- Die acht häufigsten Gründe für verletzungsbedingte Sterblichkeit waren (in der angegebenen Reihenfolge):
  - Verkehrsunfälle
  - Gegen sich selbst gerichtete Gewalt
  - Interpersonelle Gewalt
  - Ertrinken
  - Vergiftungen
  - Kriege
  - Stürze
  - Feuer
- Etwa 5 Millionen Menschen starben weltweit an Verletzungen.
- Verletzungen waren weltweit für 9 % aller Todesfälle und 16 % aller Behinderungen verantwortlich.
- In der Altersgruppe von 5 bis 44 Jahren gingen sechs der zehn häufigsten Todesursachen auf Verletzungen zurück.
- Die Belastung durch Leiden infolge Verletzungen, insbesondere durch Verkehrsunfälle, wird bis zum Jahre 2020 voraussichtlich drastisch zunehmen.
- Doppelt so viele Männer wie Frauen sterben an Verletzungen, mit der bemerkenswerten Ausnahme von Todesfällen im Zusammenhang mit Feuer.
- Afrikanische Männer haben die höchsten verletzungsbezogenen Mortalitätsraten.
- Mehr als 90 % der traumabedingten Todesfälle ereignen sich in Ländern mit niedrigem oder mittlerem Einkommen.
- Verletzungen machten 12 % der insgesamt verlorenen potenziellen Lebensjahre (Years Of Potential Life Lost) aus, entweder durch vorzeitiges Versterben oder durch Behinderung.

Verkehrsunfälle
- Etwa 1,3 Millionen Menschen starben nach Verkehrsunfällen, mehr als 50 Millionen wurden verletzt oder erlitten eine Behinderung.
- Verkehrsunfälle sind die führende Todesursache in der Altersgruppe von 10 bis 29 Jahren.
- Die Mortalität durch Verkehrsunfälle ist bei Männern dreimal höher als bei Frauen.
- In Südostasien ist der größte Anteil an Todesfällen im Straßenverkehr zu verzeichnen.

Verletzungen durch Feuer
- Im Zusammenhang mit Feuer ereignen sich weltweit etwa 195 000 Verletzungen pro Jahr.
- Südostasiatische Frauen weisen die höchste Mortalität infolge von Brandverletzungen auf.
- Kinder unter fünf Jahren und ältere Personen verzeichnen die höchste Sterblichkeit im Zusammenhang mit Feuer.
- Alleine auf Südostasien entfällt gut die Hälfte der weltweiten Todesfälle im Zusammenhang mit Feuer.

Ertrinken
- Weltweit ertranken etwa 389 000 Menschen.
- 97 % der Ertrinkungsunfälle ereigneten sich in Ländern mit niedrigem und mittlerem Einkommen.
- Wenngleich Ertrinken in allen Altersgruppen vorkommt, stellte die Altersgruppe der unter 5-Jährigen über 50 % aller Ertrunkenen.

- Männer in Afrika und im westpazifischen Raum hatten die höchste Sterblichkeit infolge Ertrinkens.

Stürze
- Es wird geschätzt, dass jährlich etwa 424 000 Menschen infolge eines Sturzes sterben.
- Ein Viertel aller tödlichen Stürze ereignete sich in Ländern mit hohem Einkommen.
- Weltweit haben Personen über 65 Jahre, insbesondere Frauen, die höchste Sterblichkeit infolge von Stürzen.
- In Europa und im Westpazifik ereignen sich fast 60 % aller sturzbedingten Todesfälle weltweit.

Vergiftungen
- Etwa 346 000 Menschen starben weltweit an Vergiftungen.
- Über 94 % der tödlichen Vergiftungen ereigneten sich in Ländern mit niedrigem und mittlerem Einkommen.
- In Europa traten Vergiftungen beim männlichen Geschlecht etwa dreimal häufiger auf als geschlechtsunabhängig in jeder anderen Region der Welt.
- Auf Europa entfällt mehr als ein Drittel aller vergiftungsbedingten Todesfälle weltweit.

Interpersonelle Gewalt
- Etwa 520 000 Menschen starben weltweit infolge von interpersoneller Gewalt.
- 95 % aller Tötungsdelikte ereigneten sich in Ländern mit niedrigem und mittlerem Einkommen.
- Die höchste Rate interpersoneller Gewaltausübung fand sich in Nord-, Mittel- und Südamerika bei Männern zwischen 15 und 29 Jahren.
- Nur auf Frauen bezogen, findet sich die höchste Rate an Todesfällen infolge interpersoneller Gewalt in Afrika.

Suizide
- 815 000 Menschen begingen weltweit Suizid.
- 86 % der Suizide ereigneten sich in Ländern mit niedrigem und mittlerem Einkommen.
- Frauen in China weisen eine doppelt so hohe Suizidrate auf wie Frauen in anderen Teilen der Welt.
- Mehr als 50 % der Suizide entfielen auf die Altersgruppe der 15- bis 44-Jährigen.

So sind z. B. in Ländern mit niedrigem oder mittlerem Einkommen im westpazifischen Raum hauptsächlich Verkehrsunfälle, Ertrinken und Suizid die Ursachen für verletzungsbedingte Todesfälle. In Afrika hingegen sind die Hauptursachen Verkehrsunfälle, Krieg und individuelle gewaltsame Auseinandersetzungen. In Nord- und Südamerika sind in Ländern mit hohem Einkommen Verkehrsunfälle die Haupttodesursache bei den 15- bis 29-Jährigen. In südamerikanischen Ländern mit niedrigem und mittlerem Einkommen ist in dieser Altersgruppe dagegen interpersonelle Gewalt die führende Todesursache.[6] ➤ Abb. 2.3 stellt dar, dass Verletzungen weltweit eine führende Rolle bei den Todesursachen einnehmen.

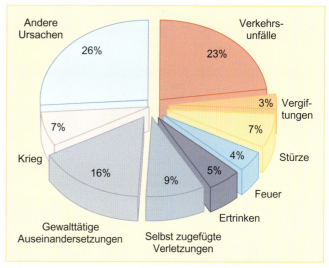

Abb. 2.3 Prozentuale Ursachenverteilung für Verletzungen mit Todesfolge weltweit
The injury chart book, WHO, Genf, 2002. © NAEMT; PHTLS, 8th edition, Jones & Bartlett, 2016

Im Jahr 2010 starben in den USA annähernd 33 000 Personen bei Verkehrsunfällen, die niedrigste Zahl seit 1949. Mehr als 10 000 Menschen starben durch den Einfluss alkoholisierter Fahrer und beinahe 2,6 Millionen Fahrer bzw. Beifahrer wurden in den Notfallaufnahmen nach einem Verkehrsunfall behandelt.[3] In den Vereinigten Staaten stehen Verletzungen in der Mortalitätsstatistik an 5. Stelle. Sie führen zu mehr als 180 000 Todesfällen[3] jährlich oder, anders ausgedrückt, einer Person alle 3 Minuten (➤ Tab. 2.2). Traumata sind in den USA wie in anderen Industrienationen speziell bei Jugendlichen ein großes Problem: Durch Verletzungen werden mehr Kinder und Jugendliche getötet als durch alle Erkrankungen zusammen – über 32 000 im Jahr 2006.[3] Unbeabsichtigte Verletzungen bedingen 65 % der Todesfälle von Kindern und Jugendlichen unter 19 Jahren.[13]

Todesfälle durch Unfälle bilden jedoch unglücklicherweise nur die Spitze eines Eisbergs. Die „Verletzungspyramide" zeigt ein vollständigeres Bild der **Bedeutung** von Verletzungen **für das öffentli-**

Tab. 2.2 Reihenfolge der Häufigkeit verletzungsbedingter Todesfälle, bezogen auf die Altersgruppe (2010)

	Altersgruppe										
	< 1	1–4	5–9	10–14	15–24	25–34	35–44	45–54	55–64	65+	Alle Altersgruppen (Anzahl der Todesfälle)
Unabsichtliche Verletzung	5.	1.	1.	1.	1.	1.	1.	3.	4.	9.	5. (12)
Vorsätzliche Verletzung											
Suizid	*	*	13.	3.	3.	2.	4.	4	8.	18.	10. (38 364)
Totschlag	14.	3.	4.	4	2.	3.	5.	13.	17.	*	16. (16 259)

* Daten nicht geeignet oder verfügbar
Quelle: zusammengestellt aus: National Vital Statistics System, National Center for Health Statistics, CDC, Office of Statistics and Programming, National Center for Injury Prevention and Control, CDC: Ranking of Causes Of Injury-Related Deaths By Age-Groups, 2006

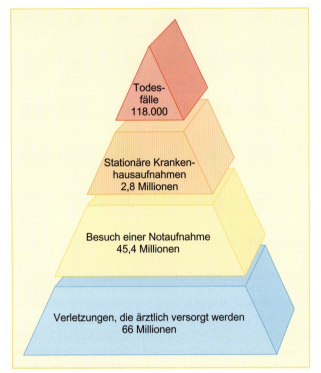

Abb. 2.4 Verletzungspyramide
Data from US Department of Health and Human Services, Centers for Disease Control and Prevention, National Center for Health Statistic. Injury in the United States 2007 Chartbook © NAEMT; PHTLS, 8th edition, Jones & Bartlett, 2016

che Gesundheitswesen (> Abb. 2.4): In den Vereinigten Staaten starben im Jahre 2009 über 118 000 Menschen an Verletzungen, weitere 2,8 Millionen Patienten wurden wegen nicht tödlicher Verletzungen in Krankenhäuser eingeliefert. Verletzungen führten darüber hinaus zu über 45,4 Millionen Besuchen in Notaufnahmen.[3]

Um die Auswirkungen von Verletzungen genauer zu bestimmen, werden die **verlorenen potenziellen Lebensjahre** (Years of Potential Life Lost, YPLL) infolge von Verletzungen analysiert. Diese werden durch die Subtraktion des Alters zum Sterbezeitpunkt von einem vorgegebenen Alter der jeweils untersuchten Gruppe berechnet (meist 65 oder 70 Jahre oder die jeweilige Lebenserwartung dieser Gruppe). Verletzungen töten und invalidisieren Menschen aller Altersgruppen, treffen Kinder, Jugendliche und junge Erwachsene aber überproportional – besonders in den Industrienationen. Da Verletzungen bei den 1- bis 44-Jährigen die Haupttodesursache darstellen, sind sie für mehr verlorene potenzielle Lebensjahre (YPLL) verantwortlich als alle anderen Ursachen. Im Jahr 2006 gingen durch Verletzungen geschätzte 3,68 Millionen Jahre verloren, verglichen mit 1,8 Millionen Jahren durch Krebserkrankungen, obwohl Krebserkrankungen insgesamt zu mehr Todesfällen führen.[3]

Auch in finanzieller Hinsicht haben Verletzungen große **Auswirkungen auf die** gesamte **Volkswirtschaft,** weit über das jeweilige Einzelschicksal und die betroffene Familie hinaus. Die Kosten einer Verletzung werden auf viele Schultern verteilt. Jeder Bürger spürt die finanziellen Folgen, da die Belastungen von staatlichen und anderen Einrichtungen getragen werden. Private Versicherungsprogramme etwa verteilen die entstehenden Kosten auf ihre Teilnehmer und die Versicherten um, auf Arbeitgeber wie auch auf die Patienten. Am Ende muss sich jeder an den Kosten beteiligen, wenn eine Person schwer verletzt wird. Die Gesamtkosten durch Traumata in den USA werden auf jährlich 406 Mrd. Dollar geschätzt. Dies beinhaltet die direkten Kosten durch die medizinische Versorgung, aber auch die indirekten Kosten wie Lohnausfälle.[4, 6] Daten der Weltgesundheitsorganisation (WHO) zeigen auf, dass es sich lohnt, in Präventionsprogramme zu investieren:

- Jeder Dollar, der in Motorradhelme investiert wird, führt zu einer Ersparnis von 32 $ bei medizinischen Behandlungskosten.
- Sicherheitsgurte vermindern das Risiko, aus dem Fahrzeug geschleudert zu werden und dabei schwere oder tödliche Verletzungen zu erleiden, um 40–65 % und haben zwischen 1975 und 2008 schätzungsweise 255 000 Leben gerettet.[14]

Die Einbußen durch Verletzungen hinsichtlich Invalidität, Sterblichkeit und wirtschaftlichen Belastungen sind immens. So haben Maguire und Kollegen festgestellt:

„Verletzungen waren schon immer eine Bedrohung für das Gemeinwohl, aber bis zur Mitte des 20. Jahrhunderts überschatteten Infektionskrankheiten die Auswirkungen, die Verletzungen hinsichtlich Invalidität und Mortalität hatten. Die Erfolge des Gesundheitswesens in anderen Bereichen haben die Verletzungen wieder an Bedeutung zunehmen lassen, sie werden deshalb auch ‚die vernachlässigte Seuche' genannt."[15]

Die Gesellschaft und alle Bereiche des Gesundheitswesens sind dazu aufgefordert, ihre Aktivitäten im Präventionsbereich zu steigern. Mit seinen mehr als 600 000 Mitarbeitern allein im US-amerikanischen Rettungsdienst kann dieser auf Gemeindeebene einen enormen Beitrag zur Traumaprävention leisten.

2.2.1 Verletzungen im Rettungsdienst

Rettungsassistenten/Notfallsanitäter und Notärzte sind einer Vielzahl von Situationen ausgesetzt, die zu Arbeitsunfällen führen können. Manchmal sind Einsatzstellen trotz der Anstrengungen von Rettungsdienst und Polizei ungesichert, da sie Menschen in physischen und psychischen Extremsituationen betreffen. Es liegt an den besonderen Arbeitsbedingungen im Rettungsdienst, dass diese Tätigkeit Verletzungsrisiken birgt. Schon die Anfahrt zum Einsatzort kann gefährlich sein. Heben und Tragen, schädliche Umwelteinflüsse, Übermüdung, Infektionskrankheiten und die berufliche Belastung im Rettungsdienst stellen weitere erhebliche Risiken dar, sich zu verletzen.

Übermüdung ist ein wichtiger Faktor, der eindeutig die Leistungsfähigkeit der Einsatzkräfte beeinflusst.[16] Je länger eine Person wach ist, desto größer sind die entstehende Müdigkeit und Benommenheit sowie auch die Reaktionszeit. Die Fähigkeit, medizinische Entscheidungen zu treffen, und das Urteilsvermögen nehmen ab; dadurch erhöht sich die Wahrscheinlichkeit, Fehler zu machen, sich selbst oder andere zu verletzen, selbst Todesfälle treten auf.[17] Der Zustand der Übermüdung wurde einmal in einer Untersuchung mit Alkoholeinfluss verglichen. Es wurde gezeigt, dass 18 Stunden ohne Schlaf etwa den Auswirkungen einer Blutalkoholkonzentration (BAK) von 0,5 Promille entsprechen, während

24 Stunden ohne Schlaf etwa mit einer BAK von 1 Promille vergleichbar sind.

Dazu kommt, dass Übermüdung die Gesundheit der Rettungskräfte stark beeinträchtigen kann. Ebenso kann es zu Störungen in den familiären Beziehungen und Freundschaften kommen. Schlafmangel kann zu Reizbarkeit, Angstzuständen und Depressionen führen.

In den Jahren 1992–1997 kamen auf 100 000 Rettungskräfte im Durchschnitt 12,7 tödliche Verletzungen pro Jahr.[7, 8] Im gleichen Zeitraum lag die Todesrate beim Durchschnitt der arbeitenden Bevölkerung bei 5,0. Bei Polizeibeamten betrug die Rate im gleichen Zeitraum 14,2 auf 100 000 und bei Feuerwehrleuten sogar 16,5 auf 100 000. Bei mehr als 58 % der tödlichen Vorfälle von Rettungskräften handelte es sich um Unfälle mit Rettungsdienstfahrzeugen, 9 % wurden durch Angriffe oder Tötungsdelikte verursacht. Die Zahl der nicht tödlichen Verletzungen zu schätzen, ist ähnlich schwierig wie die der Anzahl tödlicher Verletzungen. In städtischen Gebieten kam es bei einem von 31 616 Einsätzen zu ernsteren Verletzungen von Rettungskräften, die eine Krankenhauseinweisung erforderten.[20]

Diese Zahlen decken eine bittere Wahrheit auf. Laut Garrington gilt: *„Die gefährlichste Zeit für Rettungsdienstmitarbeiter ist die während der Fahrt mit ihrem Fahrzeug oder wenn sie an einer Unfallstelle bei fließendem Verkehr arbeiten."*[22]

Es ist entscheidend, dass die Rettungskräfte die Verletzungsmechanismen und die Konzepte zur Unfallverhütung kennen und verstehen, damit die im Rettungsdienst auftretenden Gefahren erkannt und vermieden werden können. Schon vom ersten Tag der rettungsdienstlichen Ausbildung an wird gelehrt, dass die Rettungskräfte die wichtigsten Personen an einer Einsatzstelle sind. Daher muss ihr Schutz an allererster Stelle stehen. Das Anlegen des Sicherheitsgurtes im RTW oder NEF ist der erste Schritt, um die Sicherheit zu erhöhen.

In den USA wurde im Jahr 2009 vom National EMS Advisory Council (NEMSAC) eine Stellungnahme veröffentlicht, der zufolge die National Highway Traffic Safety Administration (NHTSA) eine landesweite Sicherheitskultur im Rettungsdienst etablieren sollte. Um dies zu erreichen, liegt inzwischen ein Entwurf vor, der die verschiedenen empfohlenen Schritte und Aktivitäten beschreibt, die zur Implementierung dieses Sicherheitskonzepts nötig sind.[23]

2.3 Prävention als Problemlösung

Ideal ist es, wenn eine Verletzung vermieden werden kann, bevor sie überhaupt stattfindet; dann ist es nicht nötig, sie zu behandeln. Wird eine Verletzung vermieden, so bleiben dem Patienten und seiner Familie physisches und psychisches Leid sowie finanzielle Belastungen erspart. Das US-amerikanische National Center for Injury Prevention and Control (NCIPC) der Centers for Disease Control and Prevention (CDC) schätzt folgende Einsparungen durch die aufgelisteten Investitionen in Präventionsmaßnahmen:

- 69 $ pro investiertem Dollar für Rauchdetektoren
- 29 $ pro investiertem Dollar für Fahrradhelme
- 32 $ pro investiertem Dollar für Kindersitze
- 3 $ pro investiertem Dollar für Fahrbahnmarkierungen
- 10 $ pro investiertem Dollar für Beratungsgespräche von Kinderärzten zum Thema Unfallverhütung
- 7 $ pro investiertem Dollar für Giftnotrufzentralen[3]
- Eine vom NCIPC initiierte Untersuchung verbesserte die Effektivität des regionalen Rettungsdienstes in Portland, Oregon. Das Risiko, zu versterben, ging für die versorgten Schwerverletzten im evaluierten Gebiet um 35 % zurück.[24]
- Ein in Oklahoma durchgeführtes Programm zur Installation von Rauchdetektoren verminderte die Verbrennungsverletzungen um 80 %.[25]

Aufgrund der zu jeder Zeit bestehenden Variabilität hinsichtlich Wirt, Agens und Umwelt kann das Gesundheitssystem nicht jede Verletzung vorhersehen oder verhindern. Es ist jedoch möglich, Hochrisiko-Personenkreise (dazu gehören auch Mitarbeiter im Rettungsdienst), Hochrisiko-Agenzien wie z. B. Gefahrgüter und Hochrisiko-Umweltbedingungen zu identifizieren. Präventionsbemühungen zielen auf Risikogruppen oder riskante Szenarien ab und versuchen, alle Betroffenen in der Gesellschaft einzubeziehen.

Mitarbeiter im Gesundheitswesen können Prävention auf ganz unterschiedliche Art und Weise betreiben. Einige Strategien haben sich in den USA und auf der ganzen Welt als erfolgreich erwiesen. Andere Strategien funktionieren in einer bestimmten Region, in einer anderen jedoch nicht. Deshalb müssen alle Konzepte vor ihrer Umsetzung wissenschaftlich evaluiert werden, um herauszufinden, ob sie auch wirklich funktionieren. Obwohl es nicht notwendig ist, das „Rad neu zu erfinden", sind Mitarbeiter im Gesundheitswesen oftmals gezwungen, die Präventionsstrategien zu verändern, um die Aussichten auf Erfolg zu erhöhen. Methoden, wie dies durchgeführt werden kann, werden im folgenden Abschnitt erläutert.

2.4 Konzepte für die Prävention von Verletzungen

2.4.1 Ziel

Ziel der Prävention ist, bei einem bestimmten Teil der Öffentlichkeit eine Änderung des Wissens, der Einstellungen und des Verhaltens zu bewirken. Die alleinige Wissensvermittlung an potenzielle Verletzungsopfer reicht nicht aus, um Verletzungen zu vermeiden. Es müssen Programme eingeführt werden, welche die Einstellung der Bürger und, dies ist am wichtigsten, ihr Verhalten ändern – und zwar möglichst dauerhaft. Diese Aufgabe ist anspruchsvoll, aber nicht unlösbar.

2.4.2 Interventionsmöglichkeiten

Präventionsstrategien können entsprechend ihrem Einfluss auf das Verletzungsereignis in die Haddon-Matrix eingeordnet werden. Maßnahmen in der Präereignisphase greifen vor dem Verletzungsereignis und gehören zur **primären Prävention.** Sie sollen das Auftreten einer Verletzung im Vorfeld verhindern. Hierzu zählen Maßnahmen wie z.B. Alkoholfahrverbote, vermehrte Tempolimits und das Aufstellen von Ampelanlagen.

Maßnahmen, die auf den Zeitraum während des Verletzungsereignisses, also die Ereignisphase, ausgerichtet sind, sollen die Schwere einer Verletzung reduzieren. Hierzu zählen Sicherheitsgurte, Armaturenbretter, die so beschaffen sind, dass das Verletzungsrisiko sinkt, Airbags in den Fahrzeugen sowie die gesetzlichen Vorgaben zur Benutzung von Kindersitzen.

Maßnahmen in dem Zeitraum nach dem Verletzungsereignis sollen die Überlebenswahrscheinlichkeit der Verletzten erhöhen. Hierzu zählen die Förderung der individuellen körperlichen Fitness, die Verwendung von Kraftstoffen, die bei einer Kollision nicht explodieren, und Fortbildungsmaßnahmen, die das Rettungsdienstpersonal befähigen, eine hochqualitative Patientenversorgung durchzuführen. Solche Maßnahmen sollen die Genesungszeit von Verletzten verkürzen helfen.

Der Rettungsdienst ist traditionell auf die Phase nach dem Ereignis ausgerichtet. Zahllose Leben sind so gerettet worden. Aber da die Rettungsdienste erst aktiv werden, wenn der Unfall schon passiert ist, konnte ihr Potenzial bisher nie ganz ausgeschöpft werden. Sie sollten deshalb früher in das Geschehen eingebunden werden. Mithilfe der Haddon-Matrix können Rettungsdienste herausfinden, wo Möglichkeiten bestehen, gemeinsam mit anderen Einrichtungen und Organisationen des Gesundheitswesens Verletzungen zu vermeiden, bevor sie auftreten, oder die Verletzungsfolgen zu mildern.

2.4.3 Mögliche Strategien

Eine Einzelstrategie kann das Präventionsproblem nicht lösen. Die effektivste Option richtet sich nach der Art der Verletzung, die jeweils untersucht wird. Haddon entwickelte eine Liste mit zehn allgemeinen Strategien, um die Kette von Ereignissen, die zu einer Verletzung führen, an mehreren Stellen zu durchbrechen (➤ Tab. 2.3). Diese Strategien zeigen Wege auf, wie sich die unkontrollierte Energieübertragung auf eine Person vermeiden oder zumindest so weit reduzieren lässt, dass der Körper die aufgenommene Energie besser aushalten kann. ➤ Tab. 2.3 zeigt außerdem Gegenmaßnahmen in der Vorereignis-, Ereignis- und Nachereignisphase auf, die auf den Wirt, das Agens oder die Umgebung ausgerichtet sind. Die Liste ist nicht vollständig und dient lediglich als Grundlage, um festzustellen, welche Möglichkeiten es grundsätzlich gibt, ein bestimmtes Problem effektiv anzugehen.

Strategien zur Prävention von Verletzungen sind entweder aktiv oder passiv. **Passive Strategien** benötigen normalerweise eine geringe oder gar keine Aktivität der betroffenen Person: Sprinkleranlagen und Airbags wären hier als Beispiele zu nennen. **Aktive Strategien** erfordern die Mitarbeit der zu schützenden Person. Beispiele sind Sicherheitsgurte oder die Entscheidung, einen Motorrad- oder Fahrradhelm zu tragen. Passive Maßnahmen sind generell wirksamer, da die betroffenen Personen selbst nichts unternehmen müssen, um von ihnen zu profitieren. Sie sind jedoch schwieriger zu implementieren, da sie unter Umständen teuer sind oder Gesetzesänderungen bzw. Vorschriften erfordern. Manchmal ist die Kombination einer aktiven und einer passiven Strategie die beste Lösung.

Tab. 2.3 Basisstrategien der Verletzungsprävention*

Strategie	Beispiele möglicher Gegenmaßnahmen
Verhinderung der Herstellung der Gefahrenquelle	Verbot der Herstellung von Feuerwerkskörpern, 3-rädrigen Gelände-Motorrädern oder von Giftstoffen
Herabsetzen des Energiegehalts der Gefahrenquelle	• Limitierung der PS-Zahl motorisierter Fahrzeuge • Verpackung gefährlicher Medikamente in kleineren, sichereren Einheiten • **Verschärfung von Tempolimits** • Förderung des ÖPNV, um die Zahl der Fahrzeuge auf der Straße zu verringern • **Begrenzung der Höchsttemperatur von Leitungswasser im häuslichen Bereich durch Regler im Wassererhitzer** • Begrenzung der Mündungsgeschwindigkeit von Schusswaffen • Begrenzung der Schießpulvermenge in Feuerwerkskörpern
Verhinderung des Gebrauchs, der Wirksamkeit oder des Zugriffs auf bestehende Gefahrenquellen	• **Aufbewahrung von Schusswaffen in abgeschlossenen Behältnissen** • Schwimmbäder und Strände schließen, wenn ohne Aufsicht • **Badewannen und Duschwannen rutschsicher machen** • **Kindersichere Schränke für Chemikalien und Medikamente im Haushalt** • **Benutzung von Freisprechanlagen anstelle von Handys im Auto** • Abdecken rotierender Teile von landwirtschaftlichen Maschinen • Verbesserung der Fahrtechnik durch Sicherheitstraining
Abwandlung der Ausbreitungsmöglichkeit der Gefahr	• Nutzung von Sicherheitsgurten und Kindersitzen • Nutzung von Fußballschuhen mit kürzeren Stollen, sodass bei Drehungen der Fuß rotieren kann und weniger schädliche Energie auf das Knie übertragen wird • Nutzung von Fahrzeugen mit Airbags • Ausstattung von Neuwagen mit ABS und hydraulischen Stoßfängern als Aufprallschutz • Verwendung von Sicherheitsnetzen, um Stürze bei der Arbeit zu verhindern • **Tragen schwer entflammbarer Schlafanzüge**

Tab. 2.3 Basisstrategien der Verletzungsprävention* (Forts.)

Strategie	Beispiele möglicher Gegenmaßnahmen
Räumliche oder zeitliche Trennung von Gefahrenquelle und zu schützendem Objekt	• Einrichten von Fußgängerübergängen an viel befahrenen Kreuzungen • Straßenränder von Hindernissen wie Strommasten und Bäumen frei halten • Spielplätze in der Nähe von Gewässern sichern • Einrichten von Fahrradwegen • Einsatz von Pestiziden nur dann, wenn niemand sonst anwesend ist • Bau von Bürgersteigen • Führung von Gefahrguttransporten entlang Strecken mit geringer Verkehrsdichte • **Benutzung von Rauchmeldern im häuslichen Bereich**
Trennung von Gefahr und zu schützendem Objekt durch physische Barriere	• Vollständige Umzäunung von Schwimmbädern • **Verwendung von Schutzbrillen bei gefährlichen Sportarten mit Schlägern** • Bau von Mitteltrennstreifen auf Schnellstraßen • Bau von Schutzvorrichtungen bei gefährlichen Maschinen • Trennung von Bürgersteig und Straßen durch Leitplanken • Bau verstärkter Fahrzeugtürrahmen • Instruktion des Rettungsfachpersonals, benutzte Kanülen in Spezialsammelbehälter zu entsorgen • **Benutzung von Helmen durch Motorrad- und Fahrradfahrer und bei riskanten Sportarten**
Modifizierung der Grundeigenschaft gefährlicher Objekte	• Einbau von Airbags in Kraftfahrzeugen • Einbau versenkbarer Lenksäulen • Verwendung von Leitpfosten mit Sollbruchstellen • Konstruktion von Gitterbetten, Gitterlaufställen und Geländern, sodass die Strangulation des Kindes ausgeschlossen ist • **Entfernung rutschiger Teppiche in den Wohnungen älterer Menschen**
Steigerung der Widerstandskraft gegenüber Gefahren	• **Förderung der Kalziumaufnahme zur Prävention der Osteoporose** • Steigerung der Belastbarkeit des Bewegungsapparates bei Sportlern durch gezielte Trainingsmaßnahmen • Verbot des Verkaufs und Konsums von Alkohol in der Nähe von Freizeitbädern • Behandlung von Erkrankungen wie etwa Epilepsie, um Verbrennung, Ertrinken oder Stürze zu vermeiden • Prüfen, ob die Vorschriften für erdbebensichere Gebäude in gefährdeten Gegenden eingehalten wurden
Start von Gegenmaßnahmen gegen bereits erfolgte Verletzungen	• **Notfallmedizinische Versorgung leisten** • Systematische Zuführung Verletzter zu geübten Rettungsdienstmitarbeitern • **Entwicklung von Leitlinien zum Umgang mit traumatologischen Notfällen in Schulen** • **Angebot von Erste-Hilfe-Kursen für die Bevölkerung** • Installation automatischer Sprinkleranlagen
Stabilisierungs-, Therapie- und Rehabilitationsmaßnahmen	• Frühzeitige Erstellung von Reha-Plänen bald nach Beginn der medizinischen Versorgung des Schwerverletzten • Inanspruchnahme beruflicher Wiedereingliederungsmaßnahmen durch Querschnittgelähmte

* Die angeführten Beispiele dienen lediglich der Veranschaulichung und stellen nicht notwendigerweise die offiziellen Meinungen von PHTLS, der National Association of EMTs oder des American College of Surgeons Committee on Trauma dar.
Fettdruck = Auf diese Aspekte können Rettungskräfte im Rahmen einer Tätigkeit als Ausbilder gut hinweisen.

2.4.4 Umsetzung von Strategien

Die Methoden zur Implementierung von Präventionsstrategien bei Verletzungen werden im englischsprachigen Raum auch als die „drei E der Prävention" bezeichnet: **E**ducation für Erziehung, Ausbildung und Aufklärung, **E**nforcement für die behördliche Umsetzung von Gesetzen und Verordnungen und **E**ngineering für technische Fortschritte. Jeder dieser drei Schritte wird im Folgenden beschrieben.

Education – Erziehung, Ausbildung und Aufklärung

Ausbildungs- und Aufklärungsstrategien dienen der Wissensvermittlung. Die Aus- und Weiterbildung kann sich z. B. an Personen richten, die einer gefährlichen Tätigkeit nachgehen, an Entscheidungsträger, die an der Ausarbeitung von Regeln oder Gesetzen beteiligt sind, oder an Rettungskräfte, die lernen, im Rahmen der Prävention eine aktive Rolle zu übernehmen.

Ausbildung und Aufklärung waren früher das bevorzugte Mittel bei der Umsetzung von Präventivprogrammen, da angenommen wurde, die meisten Verletzungen entstünden aufgrund menschlicher Fehler. Dies stimmt z. T. auch, aber viele übersahen dabei, welche Bedeutung Energie und Umgebung bei der Entstehung von Verletzungen haben. Bildungs- und Aufklärungsmaßnahmen werden trotzdem noch häufig angewandt und sind wahrscheinlich der einfachste der drei Wege, Verletzungen praktisch vorzubeugen.

Erfahrungen haben gezeigt, dass die Ausbildungs- und Aufklärungsstrategien aus verschiedenen Gründen nicht besonders erfolgreich sind: Die Kerninformation erreicht das Zielpublikum vielleicht gar nicht. Falls doch, so wird sie von einigen abgelehnt oder nicht so angenommen, dass deren Handeln sich wirklich ändert. Wer die Information versteht und verarbeitet, wird sie möglicherweise anwenden; im Laufe der Zeit aber lässt die Motivation nach und das Gelernte gerät langsam in Vergessenheit.[23] Dennoch können Fortbildungsmaßnahmen besonders in den folgenden vier Bereichen Verletzungen vermeiden helfen:

1. **Kindern einfache sichere Verhaltensweisen und Kenntnisse beibringen, an die sie sich im Laufe ihres weiteren Lebens erinnern.** Was ist zu tun, wenn ein Rauchmelder Alarm schlägt, das Wählen der richtigen Notrufnummern 112 bei einem medizinischen Notfall bzw. Feuer sowie 110, wenn die Polizei benötigt wird, und das Anlegen des Sicherheitsgurts.
2. **Schulungen zu bestimmten Verletzungsarten und deren Ursachen für bestimmte Altersgruppen.** Schulungen sind eventuell die einzige verfügbare Strategie für diese Gruppen.
3. **Die öffentliche Wahrnehmung von Risiken und akzeptablen Risiken beeinflussen, damit sich soziale Normen und Einstellungen ändern.** Dies gelang beim Thema Alkohol am Steuer und wird aktuell bei der Diskussion über Helme zum Schutz von Rad- und Skateboardfahrern sowie Inlineskatern und anderen Sportlern versucht.
4. **Parallel zur politischen Einflussnahme die Konsumenten dazu bewegen, sichere Produkte zu verlangen.**

Einzeln eingesetzt, hatten reine Erziehungs-, Aufklärungs- oder Ausbildungsprogramme bisher nicht den gewünschten Erfolg. Wie bei vielen Medikamenten muss auch bei der Ausbildung im Laufe der Zeit eine „Dosisanpassung" erfolgen, damit der gewünschte Effekt anhält. In Kombination mit anderen Strategien werden sie jedoch zu wertvollen Instrumenten. Erziehungs-, Aufklärungs- und Fortbildungsprogramme sind oftmals die Basis und ebnen den anderen Strategien den Weg.

Enforcement – Behördliche Umsetzung von Gesetzen und Verordnungen

Hierbei geht es darum, dass Vorgaben, die per Gesetz erlassen werden, auf den Adressaten mehr Zwang ausüben, diese auch einzuhalten. Behörden haben die Möglichkeit, Richtlinien und Gesetze zu erlassen, um die Sicherheit und Gesundheit zu fördern, auch wenn sie die persönliche Freiheit zu einem gewissen Maße einschränken. Im Allgemeinen werden Gerichte Gesetze zur Unfallverhütung bestätigen, wenn sie eindeutig zur Gesundheit der Allgemeinheit beitragen, auch wenn sie für den Einzelnen eine gewisse Belastung bedeuten.

Gesetzliche Verordnungen können entweder Aktivitäten oder Standards **vorschreiben** oder **untersagen**. Sie können sich auf das Verhalten (Personen), Produkte (Gegenstände) oder die Umgebung (Orte) beziehen:

- Gesetzliche Vorschriften, die sich auf das Präventivverhalten von Personen beziehen, sind die Gurtpflicht, die Verwendung von Kindersitzen und die Helmpflicht.
- Verhaltensrelevante Verbote, die Einzelpersonen direkt betreffen, sind z. B. das Alkoholverbot am Steuer, Geschwindigkeitsbeschränkungen oder die Strafbarkeit von Körperverletzungen.
- Produktbezogene Gesetzesvorschriften sind z. B. Design- und Leistungsnormen.
- Verbote, die sich auf Produkte beziehen, sind z. B. Gefahrstoffverordnungen, Einschränkungen der Haltung gefährlicher Tiere und das Verbot leicht brennbarer Textilien.
- Ortsbezogene gesetzliche Vorschriften sind z. B. kollisionssichere Verkehrsschilder an Schnellstraßen/Autobahnen oder die Umzäunung eines Wasserbeckens.
- Ortsbezogene gesetzliche Verbote sind z. B. das Waffenverbot an Flughäfen.
- Manche Vorschriften beziehen sich auf spezielle Zielgruppen oder Örtlichkeiten, z. B. die Vorschrift, dass Einsatzkräfte gut sichtbare Schutzkleidung tragen müssen, wenn sie sich an einer Einsatzstelle mit fließendem Verkehr aufhalten.[15]

Gesetze und Verordnungen sind ebenfalls **aktive** Präventivmaßnahmen, da die Öffentlichkeit Gesetze befolgen muss, um von ihnen zu profitieren. Gesetze haben großen Einfluss, da sie – im Rahmen der rechtlichen Zuständigkeiten – die gesamte Gesellschaft betreffen. Ihre Effektivität hängt von der Bereitschaft des Einzelnen ab, sie zu befolgen, und von der Kontrolle ihrer Einhaltung. Gesetzestreue ist umso weniger zu erwarten, wenn ein Gesetz die persönliche Freiheit zu sehr eingeschränkt, die Wahrscheinlichkeit nur gering ist, auf frischer Tat ertappt zu werden, oder ein Gesetzesbruch keine Konsequenzen nach sich ziehen würde.

Da die Allgemeinheit sich überwiegend und weitgehend an gesetzliche Vorgaben hält, sind diese oft wirksamer als Maßnahmen zur Erziehung, Ausbildung und Aufklärung allein. Gesetze und Vorschriften kombiniert mit Bildungsmaßnahmen scheinen bessere Ergebnisse zu liefern als Einzelstrategien.

Gesetze zur Helmpflicht liefern interessante Ergebnisse bezüglich des Einflusses des Gesetzgebers auf die Prävention von Verletzungen. In den US-amerikanischen Staaten, in denen die Helmpflicht für Motorradfahrer aufgehoben wurde, ist die Zahl der schweren Verletzungen oder Todesfälle angestiegen.[26–28]

Engineering – Technischer Fortschritt

Oft ist der effektivste Weg der Prävention, die zerstörerische Energiefreisetzung vom potenziellen Opfer dauerhaft fernzuhalten. Passive Gegenmaßnahmen erreichen dies mit geringem oder gar keinem Aufwand durch den Betroffenen. Technische Präventivmaßnahmen verbessern Produkte oder machen Umgebungen sicherer, sodass die gefährdete Person ihr Verhalten nicht ändern muss, um besser geschützt zu sein. Technische Neuerungen wie Sprinkleranlagen in Gebäuden oder Boote in Hüllenbauweise, die einen Auftrieb gewährleisten, haben schon unzählige Leben gerettet – ohne aktives Eingreifen der betroffenen Personen.

Die Technik scheint die perfekte Antwort auf die Frage der Prävention von Verletzungen zu sein. Sie ist passiv, effektiv und normalerweise für die Allgemeinheit die am wenigsten störende Maßnahme im Rahmen der „drei E der Prävention". Leider ist sie oft die teuerste Lösung. Sicherheitsmerkmale verteuern und verzögern die Entwicklung eines Produkts, weil sie häufig gesetzliche Prüfungen oder Genehmigungen erfordern. Dies macht sichere Produkte für viele interessierte Nutzer unerschwinglich. Die Bürger entscheiden durch ihr Konsumverhalten, wie viel Sicherheit sie wollen und wie viel sie bereit sind, dafür zu bezahlen.

Maßnahmen zur Durchsetzung von präventiv wirksamen Gesetzen und Vorschriften sowie technischen Entwicklungen zur Vermeidung von Verletzungen sollten stets Aufklärungsinitiativen vorausgehen. Die effektivsten Präventivmaßnahmen sind wahrscheinlich die, welche alle drei Ansätze in sich vereinen.

2.4.5 Gesundheitswissenschaftlicher Präventionsansatz

Über Verletzungen und ihre Prävention ist schon viel geforscht worden. Leider besteht eine große Diskrepanz zwischen dem, was bekannt ist, und dem, was effektiv getan wird.[19] Verletzungen sind für alle Gesellschaften dieser Welt ein komplexes Problem. Leider hat eine einzelne Person oder Organisation darauf aber üblicherweise nur geringen Einfluss. Das öffentliche Gesundheitswesen konnte bei vielen Erkrankungen Erfolge erzielen und macht auch bei der Prävention von Verletzungen Fortschritte. Rettungsdienste, die sich mit anderen öffentlichen und privaten Organisationen vernetzt haben, konnten deutlich mehr erreichen, als wenn sie auf sich allein gestellt gewesen wären.

Initiativen des Gesundheitswesens führen zu Koalitionen auf kommunaler und Landesebene. Über einen Vier-Stufen-Prozess wird dabei Verletzung als gesellschaftliches Problem angegangen:
1. Überwachung
2. Identifikation der Risikofaktoren
3. Evaluation von Interventionen
4. Einführung neuer Maßnahmen

Dieser Koalition gehören die verschiedensten Experten an, z. B. Epidemiologen, Gesundheitsbehörden, Ökonomen, Soziologen und Kriminologen. Rettungsdienst-Organisationen spielen eine bedeutende präventive Rolle im Rahmen von Initiativen des öffentlichen Gesundheitswesens. Ein Teilnehmer einer von vielen Verbänden getragenen Initiative z. B. zur Erhöhung der Sicherheit wird zwar nicht wie bei der Versorgung an der Einsatzstelle eines schweren Verkehrsunfalls umgehend und ganz direkt Hilfe leisten – die Erfolge derartiger Initiativen zeigen hier aber eine erheblich größere Breitenwirkung.

Statistik

Darunter wird der Prozess verstanden, in der Bevölkerung Daten zu sammeln. Solche Datensammlungen helfen, das Ausmaß einer Verletzungsart und deren Einfluss auf die Gesellschaft zu ergründen. Der „beobachtete" Teil der Gesellschaft kann eine Wohnsiedlung, eine Stadt, der Landkreis oder auch eine Rettungsdienst-Organisation selbst sein. Die Unterstützung des Programms, der sorgfältige Einsatz von Ressourcen und auch die Entscheidung, wer in das interdisziplinäre Team einbezogen werden sollte, hängen vom Verständnis der Intensität und Tragweite der Untersuchung ab.

Informationsquellen, die das öffentliche Gesundheitswesen bereitstellt, beinhalten:
- Sterblichkeitsdaten
- Einweisungs- und Entlassungsstatistiken der Krankenhäuser
- Medizinische Aufzeichnungen
- Verletzungsstatistiken
- Rettungsdienstprotokolle/Notarzt-Einsatzberichte
- Polizeiberichte
- Versicherungsberichte
- Daten, die speziell für eine bestimmte Fragestellung erhoben werden

Identifizierung der Risikofaktoren

Nachdem eine Verletzungsart erkannt und erforscht wurde, ist es wichtig zu wissen, wer zu den gefährdeten Personen gehört, um die Präventionsstrategie der entsprechenden Gruppe zukommen zu lassen. Eine breit gestreute „Schrotflinten-Strategie" ist hier weniger erfolgversprechend als eine gezielte. Durch die Identifikation von Ursachen und Risikofaktoren lässt sich ermitteln, wer verletzt werden könnte, welche Arten von Verletzungen auftreten und wo, wann und weshalb.[29] Manchmal ist ein Risikofaktor eine offensichtliche Ursache, z. B. der Einfluss von Alkohol bei schweren Verkehrsunfällen. Manchmal muss erst nachgeforscht werden, um die eigentlichen Risikofaktoren zu entdecken. Hier können Rettungsdienst-Organisationen am Ort des Geschehens als „Augen und Ohren" des öffentlichen Gesundheitswesens fungieren, da sie Risikofaktoren erkennen können, die sonst niemand aufdecken könnte. Sind die Risiken genau bestimmt, können sie in eine Haddon-Matrix eingetragen werden.

Evaluation von Interventionen

Die Identifizierung der Risikofaktoren liefert die Grundlage für die Entwicklung von Präventivmaßnahmen. Als Ausgangspunkt dient dabei Haddons Liste der zehn präventiven Strategien (➤ Tab. 2.3). Auch wenn Gemeinden unterschiedlich sind, so kann eine Präventionsinitiative aus der einen Gemeinde in modifizierter Form auch in einer anderen Gemeinde funktionieren. Sobald eine potenzielle Intervention ausgewählt ist, kann ein Pilotprogramm auf der Basis eines oder mehrerer „E der Prävention" Hinweise liefern, ob die Einführung einer Präventivmaßnahme in vollem Umfang erfolgversprechend ist.

Einführung neuer Maßnahmen

Der letzte Schritt ist die praktische Umsetzung und Beurteilung von Präventivmaßnahmen. Die Implementierung muss im Detail dokumentiert werden, damit andere, die ähnliche Programme implementieren möchten, dieser Anleitung folgen können. Eine Sammlung von Evaluierungsdaten zeigt die Effektivität eines Programms. Die Beantwortung folgender Fragen kann helfen, den Erfolg abzuschätzen:

- Haben sich Einstellung, praktische Fertigkeiten oder Urteilsfähigkeit verändert?
- Hat sich das Verhalten geändert?
- Führt die Verhaltensänderung zu einem positiveren Gesamtergebnis?[8]

Der gesundheitswissenschaftliche Präventionsansatz ist eine bewährte Vorgehensweise, um Krankheiten wie Verletzungen zu verhüten. Durch ein interdisziplinäres, auf kleinen Einheiten oder Gemeinden basierendes Studienprozedere ist es möglich, Fragen wie „Wer, was, wo, wann und weshalb ist jemand von Verletzungen betroffen?" zu klären und Initiativen zu entwickeln, wie präventiv vorgegangen werden kann. In diesem Rahmen müssen Rettungsdienst-Organisationen eine noch viel größere Rolle spielen, um die Lücke zwischen dem, was über Verletzungen bereits bekannt ist, und dem, was präventiv getan werden sollte, schließen zu helfen. Diese Herangehensweise kann man sich wie einen kontinuierlichen Kreislauf vorstellen. Die fortlaufende Beobachtung findet statt, nachdem eine Strategie zur Beeinflussung von Verletzungen implementiert wurde. Die daraus gewonnenen Daten werden genutzt, um die Strategie zu modifizieren oder zu verändern. Erfolge bei der Prävention von Verletzungen können dahingehend ausgeweitet werden, dass mehr Risikogruppen erreicht werden.

2.5 Weiterentwicklung der Rolle des Rettungsdienstes bei der Traumaprävention

Traditionell fokussiert sich die Rolle des Rettungsassistenten oder Notfallsanitäters bzw. Notarztes fast ausschließlich auf die Versorgung eines Einzelnen, nachdem das Verletzungsereignis stattgefunden hat (Postereignisphase). Das Verständnis des Unfallmechanismus und wie die Rettungskräfte Verletzungen verhindern können, stehen nicht im Vordergrund. Als Folge ist es möglich, dass sich Patienten erneut der gleichen Gefahr aussetzen und wieder verletzt werden. Des Weiteren werden wichtige Informationen, die im Rahmen eines kommunalen Präventivprogramms helfen könnten, weitere Verletzungen zu vermeiden, möglicherweise nicht dokumentiert und stehen daher anderen Bereichen des öffentlichen Gesundheitswesens nicht zur Verfügung.

Der gesundheitswissenschaftliche Präventionsansatz bezüglich Verletzungen ist proaktiver. Er hilft zu ermitteln, wie Wirt, Agens und Umgebung zu verändern sind, um Verletzungen zu verhüten. Durch Zusammenarbeit der Verbände und Einrichtungen des Gesundheitswesens bei der Entwicklung und Umsetzung von Präventivmaßnahmen werden Präventivprogramme effektiv und breitenwirksam. Die **Emergency Medical Services Agenda for the Future** sieht vor, dass in den Vereinigten Staaten die Rettungsdienst-Organisationen und das öffentliche Gesundheitswesen enger miteinander verknüpft werden, damit beide effizienter arbeiten.[7]

Rettungskräfte können bei der gemeinschaftlichen Entwicklung von Präventivprogrammen eine aktive Rolle übernehmen. Rettungsdienst-Organisationen haben eine einzigartige Stellung in der Gesellschaft. Mit etwa 840 000 Mitarbeitern alleine in den Vereinigten Staaten (Deutschland: ca. 52 000 im Jahr 2013) sind sie weit über alle Bevölkerungsschichten verteilt. Das Rettungsfachpersonal hat in der Öffentlichkeit einen guten Ruf und eine Vorbildfunktion. Alle Ebenen der Vorbeugung von Verletzungen im Rahmen von Initiativen des öffentlichen Gesundheitswesens profitieren von einer Beteiligung der Rettungsdienst-Organisationen.

2.5.1 Eins-zu-Eins-Maßnahmen

Die Rettungsdienst-Organisationen müssen für ihre wertvolle Mitarbeit an Präventivprogrammen nicht auf ihre Eins-zu-Eins-Vorgehensweise bei der Patientenversorgung verzichten. Gerade die Versorgung von einzelnen Patienten durch die Rettungsdienstmitarbeiter ermöglicht es, präventiv wirkende Verhaltensweisen zu erarbeiten. Das Rettungsfachpersonal kann gefährdeten Betroffenen direkt die „Botschaft der Prävention von Verletzungen" übermitteln. Ein Kennzeichen für ein erfolgreiches Aufklärungs- und Ausbildungsprogramm ist, dass der Empfänger die Information in so motivierender Weise übermittelt bekommt, dass er sein Verhalten tatsächlich anschließend dauerhaft ändert. Dazu kann das Rettungsfachpersonal seine Vorbildfunktion nutzen. Die Menschen hören darauf, was Vorbilder ihnen sagen, und eifern ihnen nach.

Die Präventivberatung an der Einsatzstelle nutzt die „Gunst der Stunde": Unter dem Eindruck des Notfallgeschehens ist die Bereitschaft vieler Beteiligter, zuzuhören und dazuzulernen, deutlich erhöht. Patienten, die keiner akutmedizinischen Interventionen bedürfen, oder ihre Angehörigen und Begleiter sind empfänglicher für Unterweisungen eines Vorbilds. Der Rettungsassistent, Notfallsanitäter bzw. Notarzt mag vielleicht das Gefühl haben, die Zeit an der Einsatzstelle sei verschwendet, sobald ersichtlich wird, dass der Betroffene gar keine oder nur begrenzte medizinische Hilfe benötigt. Dennoch ist dies möglicherweise der beste Moment, um den Betroffenen wirksam präventiv zu beraten.[30]

Nicht jeder Notfalleinsatz erlaubt Aufklärungsgespräche zur Verletzungsprävention. Notrufe mit ernsthaftem oder lebensbedrohlichem Hintergrund erfordern die Konzentration auf die Akutbehandlung des Patienten. Doch 95 % der Notruf-Meldungen betreffen keine lebensbedrohlichen Verletzungen. Ein großer Teil der Patienten benötigt nur geringe Maßnahmen, falls überhaupt. Eine persönliche Präventivberatung ist während vieler solcher nicht kritischer Einsätze durchaus machbar.

Die Begegnungen mit Patienten sind normalerweise kurz, gerade wenn nur geringe oder keine akutmedizinischen Maßnahmen erforderlich sind. Allerdings bietet auch diese kurze Zeitspanne ausreichend Zeit, um mit dem Patienten oder seinen Familienangehörigen Präventivstrategien zu diskutieren oder sie zu demonstrieren, sodass in der Zukunft Verletzungen vermieden werden können. Die Rettungskräfte sind in einer einzigartigen Situation, da sie die einzigen Mitarbeiter des Gesundheitssystems sind, welche die Umgebung des Patienten betreten, wodurch sie Situationen erkennen können, die zu einer Verletzung führen können. Der Rettungsassistent oder Notfallsanitäter als Vorbild, der eindringlich auf die zu erneuernde Glühbirne hinweist oder zum Entfernen des rutschigen

Teppichs in einem schummrigen Hausflur rät, kann den Sturz eines älteren Patienten vermeiden helfen. Das Rettungsfachpersonal hat während der Fahrt ins Krankenhaus aufmerksame Zuhörer. Ein Präventionsgespräch ist wertvoller als ein Plausch über das Wetter oder die lokale Fußballmannschaft. Es nutzt die „Gunst der Stunde", dauert nur 1–2 Minuten und stört die Behandlung oder den Transport nicht.

In den Vereinigten Staaten bestehen Ausbildungs- und Aufklärungsprogramme, welche die Rettungskräfte in die Lage versetzen, direkt oder indirekt Betroffene an der Einsatzstelle zur Prävention von Verletzungen zu beraten.[31] Diese Programme müssen evaluiert und weiterentwickelt werden, um herauszufinden, welche die besten und nützlichsten Initiativen sind. Diese sollten bereits in die Grundausbildung des Rettungsfachpersonals integriert werden.

2.5.2 Initiativen auf kommunaler Ebene

Gesundheitswissenschaftliche Strategien zur Prävention stützen sich auf die Städte und Gemeinden und setzen auf multidisziplinäre Teams. Das Rettungsfachpersonal hat die Fachkompetenz, um in einem solchen Team ein wertvolles Mitglied zu sein. Initiativen von Städten und Gemeinden basieren auf Untersuchungen, die Verletzungen nach dem Schema „Wer, was, wann, wo und warum?" analysieren. Die dafür notwendigen Daten werden aus vielen Quellen gewonnen. Gerade Rettungsdienstmitarbeitern bietet sich häufig die Gelegenheit, die Interaktion zwischen Patient und Umgebung zum Verletzungszeitpunkt zu untersuchen. Ihre Mitarbeit bei der Präventionsforschung kann dazu beitragen, besonders gefährdete Personen oder sehr riskante Einstellungen bzw. Verhaltensweisen zu identifizieren. Diese Informationen sind bei der Ankunft in der Notaufnahme oft nicht mehr vorhanden.

Am Einsatzort und auf der Fahrt zum Krankenhaus gewonnene Informationen des Rettungsfachpersonals können auf folgende Weise genutzt werden:
- Die Daten werden ggf. sofort vom Personal der Notaufnahme genutzt. Auch Ärzte und Pflegepersonal der Notaufnahme oder des Schockraums sind aufgefordert, ihre Rolle in der Prävention von Verletzungen auszubauen. Auch sie können die „Gunst der Stunde" nutzen und so die Beratung der Rettungskräfte an der Einsatzstelle ergänzen und erweitern.
- Andere Mitarbeiter im öffentlichen Gesundheitswesen können die vom Rettungsdienst gesammelten Daten retrospektiv nutzen, um Präventionsprogramme zu entwickeln oder zu verbessern.

Rettungskräfte dokumentieren normalerweise keine Daten, um ein Präventionsprogramm für die Allgemeinheit zu entwickeln. Die Frage, welche Informationen wann gesammelt werden sollen, um ein entsprechendes Präventionsprogramm zu entwickeln, ist im Dialog mit anderen Vertretern des Gesundheitssystems zu beantworten. Führungskräfte der Rettungsdienst-Organisationen sollten mit Vertretern sämtlicher Verbände und Einrichtungen des Gesundheitssystems Vorgaben entwickeln, wie die vollständige Dokumentation aller Verletzungsfälle erreicht werden kann.

Die Rettungsdienst-Organisationen können bei der Einführung praktikabler, effektiver Präventionsprogramme eine Vorreiterfunktion übernehmen: Eine kleine Gruppe professioneller Rettungskräfte in den USA entwickelte z. B. Programme aus dem Wunsch heraus, Todesfälle im Kindesalter zu verhindern.[32, 33] Rettungsdienst-Organisationen in den Bundesstaaten Louisiana, Florida, Washington, Oregon und Hawaii sind für ihre hervorragenden Bemühungen bei der Entwicklung, Koordination und Ausführung von Verletzungs-Präventionsprogrammen ausgezeichnet worden.[34, 35]

Es gibt zwar für das Rettungsfachpersonal die Gelegenheit, auf die Patienten beratend einzuwirken, eine Studie von David Jaslov et al. zeigte jedoch auf, dass dies im geeigneten Moment nur von einer Minderheit getan wird. Sie fanden heraus, dass nur 33 % der Rettungskräfte routinemäßig die Patienten dahingehend beraten, wie diese riskante Verhaltensweisen ändern sollten. Weiterhin boten nur 19 % den Patienten eine Beratung an, wie Gegenstände zum persönlichen Schutz korrekt eingesetzt werden können.[35]

2.5.3 Prävention von Verletzungen des Rettungsfachpersonals

„Wer ist die wichtigste Person am Notfallort?" – Auszubildenden im Rettungsdienst wird diese Frage im Rahmen ihrer Ausbildung schon früh gestellt, damit sie über ihre eigene Sicherheit nachdenken. Immer werden ein oder zwei Teilnehmer „der Patient" antworten. Genau dies will der Ausbilder hören. Diese falsche Antwort liefert ihm einen guten Ansatzpunkt, um den die gesamte Ausbildung begleitenden Aspekt des Eigenschutzes anzusprechen und zu klären, warum dies die allerwichtigste Tätigkeit des Rettungsfachpersonals ist.

Gefahren durch terroristische Anschläge oder das Austreten gefährlicher Substanzen aus Produktionsanlagen landen allzu oft in den Schlagzeilen. Die alltägliche Arbeit ist jedoch bereits bedrohlich genug, um Rettungsassistenten, Notfallsanitäter und Notärzte zu verletzen oder gar zu töten. Das US-amerikanische Bureau of Labor Statistics zeichnet ein zutreffendes Bild von den „normalen" Gefahren im alltäglichen Rettungsdienst:

„Rettungsassistenten und Notfallsanitäter arbeiten sowohl in geschlossenen Räumen als auch im Freien – bei allen Wetterbedingungen. Sie müssen häufig schwere Lasten heben, lange knien und in anderen ungünstigen Körperhaltungen arbeiten. Sie riskieren Gehörschäden durch die Sirenen und Rückenschäden vom Heben der Patienten. Darüber hinaus laufen sie Gefahr, sich mit Hepatitis B und HIV zu infizieren oder von Drogenabhängigen oder psychisch Erkrankten angegriffen zu werden. Die Arbeit ist nicht nur körperlich, sondern auch psychisch sehr belastend – etwa durch das Erleben von Leid und Tod."[36]

Das Rettungsfachpersonal unterliegt einem erheblichen Risiko, im Rahmen der Anfahrt zum Einsatzort, während der Versorgung des Patienten oder auf dem Transport des Patienten zum Krankenhaus verletzt zu werden oder gar zu versterben. Das Verletzungsrisiko, das sowohl am Einsatzort als auch in einem fahrenden Rettungswagen besteht, kann durch geeignete Vorsichtsmaßnahmen, z. B. die

Benutzung von Sicherheitsgurten oder das Tragen von reflektierender Kleidung, gesenkt werden.

Manche Einsatzkräfte entwickeln gegenüber den täglichen Gefahren des Berufs eine gewisse Gleichgültigkeit. Mit **Gleichgültigkeit** ist hier gemeint, sich trotz potenzieller Gefahren sicher zu fühlen und sich die Gefährdungen nicht einzugestehen. Manche reden die Situation schön oder fühlen sich sogar unbesiegbar.[37] Gezielte Maßnahmen sind erforderlich, um eine Kultur der Prävention von Verletzungen zu schaffen: Dazu gehören z. B. die Mitarbeit an Präventionsstrategien und das Einhalten von Arbeitsanweisungen – beide werden durch spürbare Erfolge positiv verstärkt. Es ist notwendig, dass sich die Mitarbeiter selbst den Prinzipien der Prävention von Verletzungen verpflichtet fühlen. Sowohl aufseiten des Arbeitgebers als auch der Mitarbeiter kann Fehlverhalten potenziell verheerende Auswirkungen haben.

Weitere zu berücksichtigende Faktoren sind die Erfahrung der Kraftfahrzeugführer sowie die Ermüdung. Es muss sichergestellt werden, dass die Fahrer adäquat darauf vorbereitet und trainiert werden, Rettungsfahrzeuge sicher führen zu können. Ein weiterer wichtiger Aspekt ist ausreichender Schlaf. In einer Studie wurde nach den häufigsten Faktoren gesucht, die bei Unfällen mit Rettungsfahrzeugen eine Rolle gespielt hatten. Die Ergebnisse zeigten, dass zum einen vor allem jüngere Mitarbeiter darin verwickelt waren und zum anderen diejenigen, die über Schlafprobleme klagten.[38]

Dr. Neil Stanley von der British Sleep Society stellte fest, dass *„niemand eine wichtige Tätigkeit innerhalb von 15–30 Minuten nach dem Aufwachen durchführen sollte"*. Dies hat ernst zu nehmende Auswirkungen für die Rettungsdienste, denn die Einsatzkräfte müssen augenblicklich reagieren und es wird von ihnen erwartet, dass sie „normal funktionieren", egal wie spät es nachts ist und ob sie wach waren oder geschlafen haben.

Das Rettungsfachpersonal ist nicht nur das wertvollste Kapital der Rettungsdienst-Organisationen, sondern auch das teuerste. Der Arbeitgeber, die Allgemeinheit und insbesondere die Mitarbeiter selbst profitieren davon, unverletzt zu bleiben. Ein Präventionsprogramm innerhalb der Organisation finanziert sich gewissermaßen selbst. Wird es im Rahmen eines gemeinsamen Vorgehens des öffentlichen Gesundheitswesens gefördert, werden wertvolle Erfahrungen gewonnen, von denen alle profitieren. Die Gemeinschaft (z. B. der Rettungsdienst-Anbieter) ist klein, der Zugang beträgt 100 % und die Kontrolle ist leichter, weil der Rettungsdienst-Anbieter ohnehin über sehr viele der benötigten Daten verfügt. Die Ermittlung von Risikofaktoren ist einfacher, weil die Zielgruppe aus den eigenen Mitarbeitern besteht. Die gesammelten Daten bezüglich des Ausgangs von Verletzungsfällen sollten unkompliziert verfügbar sein.

Dr. Jannet Kinnane und Kollegen nennen Präventionsprogramme, welche die „drei E der Prävention" einbeziehen.[30] Die große Vielfalt der Programme in den Vereinigten Staaten zeigt die Fülle an Gefahren, denen das Rettungsfachpersonal ausgesetzt ist, und die Notwendigkeit solcher Präventionsprogramme. Sie zeigt aber auch die großen Unterschiede zwischen den diversen Rettungsdienst-Organisationen auf. Obwohl alle ähnlich strukturiert sind, finden sich doch verschiedene Risikofaktoren und unterschiedliche Präventionsprioritäten.

Wie bereits zuvor beschrieben, erhöhen rettungsdienstliche Ausbildungs- und Trainingsprogramme die Fitness, sie können Rückenproblemen vorbeugen und erhöhen die Fähigkeit, mit potenziell gewalttätigen Patienten umzugehen. Spezielle Weiterbildungen in den USA sehen obligatorische Fitnessprogramme und Kurse zur Erkennung von gewalttätigen Patienten vor. Initiativen zur technischen Verbesserung beschäftigten sich mit der konsequenten Nutzung von Sicherheitsgurten im Patientenraum der Rettungsdienstfahrzeuge, indem die Ausrüstung und ihre Position im Fahrzeug genau analysiert und so modifiziert wurde, dass sie auch angeschnallt rückenschonend bedient werden kann.

Ein mit wenig Aufwand betriebenes Programm zur Prävention von Verletzungen innerhalb der eigenen Rettungsdienst-Organisation kann dazu beitragen, die Gesundheit der Mitarbeiter zu verbessern. Kleine Erfolge können die Grundlage für eine Teilnahme an größeren, komplexeren Programmen bilden. Sie vermitteln allen Beteiligten den Wert des Lernens für die Prävention von Verletzungen im Arbeitsalltag. Darüber hinaus können innerbetriebliche Präventionsprogramme der Rettungsdienst-Anbieter bei der Kontaktaufnahme zu anderen Organisationen innerhalb des kommunalen öffentlichen Gesundheitswesens helfen. Dies kann dazu beitragen, auch dort innerbetriebliche Präventionsprogramme einzuführen und auszuwerten.

Zusammenfassung

- Traumata stellen derzeit die am stärksten vernachlässigte Epidemie dar. Es ist nicht gelungen, die Häufigkeit von Verletzungen messbar zu senken.
- Die Rettungskräfte sind in der einzigartigen Lage, die traumabedingten Morbiditäts- und Mortalitätsraten durch Prävention zu beeinflussen. Es gibt für das Rettungsfachpersonal viele Gelegenheiten, sich in der Öffentlichkeit zu engagieren.
- Die Weiterentwicklung des Rettungsdienstes bei der Prävention von Verletzungen basiert vor allem darauf, dass all seine Mitarbeiter diese neue Aufgabe annehmen.
- Engagierte Mitarbeiter, die unermüdlich sowie mit Geschick und Fachkompetenz ihr Wissen hinsichtlich der Entstehung von Verletzungen weitergeben, können in ihrem Bezirk Präventionsarbeit leisten und somit die Häufigkeit von Tod und Behinderung günstig beeinflussen.

Lösung Fallbeispiel

Sie und Ihre Kollegin blieben an der Einsatzstelle in Sicherheit, weil Sie sich die sicherheitsbezogenen Vorschriften Ihres Arbeitgebers in Erinnerung gerufen und diese auch befolgt haben. Sie waren sich der Tatsache bewusst, dass die Blaulichter, Warnblinker usw. alleine nicht immer ausreichen, um die Aufmerksamkeit der Autofahrer zu erregen, und trugen daher reflektierende Sicherheitswesten, um besser sichtbar zu sein. Weiterhin nutzten Sie Techniken für rückenschonendes Arbeiten, z. B. die motorisierte Roll-In-Trage, und hatten während der Fahrt im RTW kontinuierlich Sicherheitsgurte angelegt, auch im Patientenraum.

Außerdem hatte Ihr Arbeitgeber kürzlich die Leuchtstreifen am Heck aller Rettungswagen erneuert, damit die Fahrzeuge auch aus größerer Distanz gut gesehen werden können. Damit die Fahrzeuge auch nachts besser wahrgenommen werden, wurden weiße und rote Blinklichter gegen blaue ausgetauscht. Es konnte nachgewiesen werden, dass all diese Maßnahmen dabei helfen, die Gefahren an der Einsatzstelle aufgrund einer schlechten Sichtbarkeit deutlich zu reduzieren, und somit zur Sicherheit der Einsatzkräfte beitragen.

QUELLENANGABEN

1. National Academy of Sciences/National Research Council (NAS/NRC). *Accidental death and disability: the neglected disease of modern society.* Washington, DC: NAS/NRC; 1966.
2. National Center for Health Statistics (NCHS). *Health, United States, 2000, with Adolescent Health Chartbook.* Hyattsville, MD: NCHS; 2000.
3. National Center for Injury Prevention and Control, Centers for Disease Control and Prevention. www.cdc.gov/injury/wisqars/index.html. Zugriff August 2009.
4. Centers for Disease Control and Prevention, National Center for Injury Prevention and Control, Web-based Injury Statistics Query and Reporting System.
5. World Health Organization (WHO). *Injuries and violence: the facts.* Geneva, Switzerland: WHO; 2010.
6. Peden M, McGee K, Sharma G. *The Injury Chart Book: A Graphical Overview of the Global Burden of Injuries.* Geneva: World Health Organization; 2002.
7. National Highway Traffic Safety Administration (NHTSA), US Department of Health and Human Services, Health Resources and Services Administration, Maternal and Child Health Bureau. *Emergency Medical Services Agenda for the Future.* Washington, DC: NHTSA; 1999.
8. Martinez R. Injury control: a primer for physicians. *Ann Emerg Med.* 1990;19:72–77, 1990.
9. Waller JA. *Injury Control: A Guide to the Causes and Prevention of Trauma.* Lexington, MA: Lexington Books; 1985.
10. US Department of Transportation, National Highway Traffic Safety Administration. *PIER: Public Information, Education, and Relations for EMS Injury Prevention Modules.* Washington, DC: DOT HS 809 520; 2002.
11. Reason J. Human error: models and management. *BMJ.* 2000;320:768–770.
12. Cohen L, Miller T, Sheppard MA, Gordon E, Gantz T, Atnafou R. Bridging the gap: bringing together intentional and unintentional injury prevention efforts to improve health and well being. *J Safety Res.* 2003;34:473–483.
13. Alterman MD, Daniel M. Considerations in pediatric trauma: epidemiology. http://emedicine.medscape.com/article/435031-overview# aw2aab6b3. Zugriff 23. März 2013.
14. Centers for Disease Control and Prevention, National Center for Injury Prevention and Control. Saving Lives and Protecting People from Injuries and Violence. www.cdc.gov/injury/pdfs/NCIPC Overview_FactSheet_Overview-a.pdf. Zugriff 4. Oktober 2013.
15. Christoffel T, Gallagher SS. *Injury Prevention and Public Health: Practical Knowledge, Skills, and Strategies.* Gaithersburg, MD: Aspen; 1999.
16. VanDale K. Sleep deprivation in EMS. www.fireengineering.com/articles/print/volume-166/issue-02/departments/fireems/sleep-deprivation-in-ems.html. Zugriff 1. August 2013.
17. Patterson PD, Weaver MD, Frank RC, et al. Association between poor sleep, fatigue, and safety outcomes in emergency medical services providers. *Prehosp Emerg Care.* 2012;16:86–97.
18. Maguire BJ, Huntington KL, Smith GS, Levick NR. Occupational fatalities in emergency medical services: a hidden crisis. *Ann Emerg Med.* 2002;40:6.
19. Centers for Disease Control and Prevention. Ambulance crash-related injuries among emergency medical services workers – United States, 1991–2002. *MMWR.* 2003;52(8):154–156.
20. Tortella BJ, Lavery RF. Disabling job injuries among EMS providers. *Prehosp Disaster Med.* 1994;9:2 120–2 213.
21. Reichard A, Marsh S, Moore P. Fatal and nonfatal injuries among emergency medical technicians and paramedics. *Prehosp Emerg Care.* 2011;15(4):511–517.
22. Garrison HG. Keeping rescuers safe. *Ann Emerg Med.* 2002;40:633–635.
23. National EMS Advisory Council. Strategy for a National EMS Culture of Safety (draft). www.emscultureofsafety.org/wp-content/uploads/2012/12/Strategy-for-a-National-EMS-Culture-of-Safety-NEMSAC-DRAFT.pdf. Zugriff 8. Oktober 2013.
24. Mullins RJ, Veum-Stone J, Helfand M, et al. Outcome of hospitalized injured patients after institution of a trauma system in an urban area. *JAMA.* 1994;271(24):1 919–1 924.
25. Haddix AC, Mallonee S, Waxweiler R, et al. Cost effectiveness analysis of a smoke alarm giveaway program in Oklahoma City, Oklahoma. *Inj Prev.* 2001;7:276–281.
26. Mertz KJ, Weiss HB. Changes in motorcycle-related head injury deaths, hospitalizations, and hospital charges following repeal of Pennsylvania's mandatory motorcycle helmet law. *Am J Public Health.* 2008; 98(8):1 464–1 467.
27. Bledsoe GH, Li G. Trends in Arkansas motorcycle trauma after helmet law repeal. *South Med J.* 22005;98(4):436–440.
28. Chenier TC, Evans L. Motorcyclist fatalities and the repeal of man-datory helmet wearing laws. *Accid Anal Prev.* 1987;19(2):133–139
29. Todd KH. *Accidents Aren't: Proposal for Evaluation of an Injury Prevention Curriculum for EMS Providers – A Grant Proposal to the National Association of State EMS Directors.* Atlanta: Department of Emergency Medicine, Emory University School of Medicine; 1998.
30. Kinnane JM, Garrison HG, Coben JH, et al. Injury prevention: is there a role for out-of-hospital emergency medical services? *Acad Emerg Med.* 1997;4:306.
31. EPIC Medics. www.epicmedics.org/Conferences.html. Zugriff 8. Oktober 2013.
32. Hawkins ER, Brice JH, Overby BA. Welcome to the world: findings from an emergency medical services pediatric injury prevention program. *Pediatr Emerg Care.* 2007;23(11):790–795.
33. Griffiths K. Best practices in injury prevention. *J Emerg Med Serv.* 2002;27:8.
34. Krimston J, Griffiths K. Best practices in injury prevention. *J Emerg Med Serv.* 2003;28:9.
35. Jaslow D, Ufberg J, Marsh R. Primary injury prevention in an urban EMS system. *J Emerg Med.* 2003;25(2):167–170.
36. US Department of Labor. Emergency medical technicians and paramedics. In: US Department of Labor, Bureau of Labor Statistics, eds. Occupational Outlook Handbook, 2004–2005 Edition. http://stats.bls.gov/oco/ocos101.htm. Zugriff: Juli 2004.

37. Federal Emergency Management Agency, US Fire Administration. *EMS Safety: Techniques and Applications.* International Association of Fire Fighters, FEMA contract EMW-91-C-3592.
38. Studnek JR, Fernandez AR. Characteristics of emergency medical technicians involved in ambulance crashes. *Prehosp Disaster Med.* 2008;23(5):432–437.

WEITERFÜHRENDE LITERATUR

American College of Surgeons Committee on Trauma. *Advanced Trauma Life Support for Doctors, Student Course Manual.* 9th ed. Chicago: American College of Surgeons; 2012.

St. Pierre M, Hofinger G. Human *Factors und Patientensicherheit in der Akutmedizin.* 3. Aufl. Heidelberg: Springer Verlag; 2014.

B Beurteilung von Einsatzstelle und Patient – Organisation & Behandlung

3 Wissenschaftliche Betrachtung der präklinischen Notfallmedizin: Prinzipien, Präferenzen und kritisches Denken 37

4 Physiologie von Leben und Tod 53

5 Kinematik des Traumas 69

6 Die Einsatzstelle 109

7 Der Patient 129

8 Atemwege und Ventilation 157

9 Schock 207

KAPITEL 3

Wissenschaftliche Betrachtung der präklinischen Notfallmedizin: Prinzipien, Präferenzen und kritisches Denken

3.1	Prinzipien und Präferenzen	39	3.3 Ethik	44
3.1.1	Situation	39	3.3.1 Ethische Grundsätze	44
3.1.2	Patientenzustand	40	3.3.2 Selbstbestimmung (Autonomy)	44
3.1.3	Kompetenz des Rettungsdienstpersonals	40	3.3.3 Schadensvermeidung (Nonmaleficence)	46
3.1.4	Verfügbare Ausrüstung	41	3.3.4 Patientenwohl (Beneficence)	46
			3.3.5 Gleichheit und Gerechtigkeit (Justice)	46
3.2	Kritisches Denken	42		
3.2.1	Fixierungsfehler durch kritisches Denken reduzieren	43	3.4 Forschung	46
3.2.2	Kritisches Denken bei raschen Entscheidungen	43	3.4.1 Rettungsdienstrelevante Literatur	47
3.2.3	Kritisches Denken zur Situationsanalyse	43	3.4.2 Evidenzgrade	47
3.2.4	Kritisches Denken in der Patientenversorgung	44	3.4.3 Bewertung von Literatur	47

Lernzielübersicht

Nach Abschluss dieses Kapitels sollte der Leser in der Lage sein:
- Die Unterschiede zwischen Prinzipien und Präferenzen zu beschreiben
- Zu diskutieren, wie Prinzipien und Präferenzen mit der Entscheidungsfindung im Einsatz zusammenhängen
- Bei einem Traumapatienten die Prinzipien der Traumaversorgung zu diskutieren und das entsprechende Vorgehen im Hinblick auf die spezielle Situation, die Umstände, Kenntnisse, Kompetenzen und verfügbare Ausrüstung auszuwählen
- Ein Trauma kritisch zu überdenken, um das bevorzugte Verfahren für die Verwirklichung der Prinzipien der Notfallmedizin beim Traumapatienten anzuwenden
- Die Beziehung zwischen Ethik und präklinischer Traumaversorgung zu erklären
- Die vier Prinzipien der ethischen Entscheidungsfindungen nachzuvollziehen
- An einem Trauma-Fallbeispiel die zutreffenden ethischen Fragen zu diskutieren und zu thematisieren
- Die unterschiedlichen Bereiche und die Bedeutung präklinischer Forschung und Literatur zu benennen

---

Fallbeispiel

Ein Rettungswagen wird zu einem Verkehrsunfall entsendet, bei dem zwei Fahrzeuge kollidiert sind. Der Rettungswagen ist derzeit das einzig verfügbare Rettungsmittel. In einem etwas heruntergekommenen Kleintransporter sitzt ein junger Fahrer, der stark nach Alkohol riecht, nicht angeschnallt ist und offensichtlich einen deformierten Unterarm hat. Der Transporter hat einen Kleinwagen seitlich gerammt und die Beifahrertür erheblich eingedrückt. Eine ältere Frau auf dem Beifahrersitz scheint nicht zu atmen, die Windschutzscheibe direkt vor ihr ist zersplittert. Die Fahrerin des Kleinwagens ist ebenfalls verletzt, aber bei Bewusstsein und sehr ängstlich. Auf der Rückbank sitzen zwei angeschnallte Kinder. Das Kind auf der eingedrückten Beifahrerseite ist ca. 3 Jahre alt, reagiert nicht und sitzt zusammengesunken im Kindersitz. Auf der Fahrerseite sitzt ein 5-jähriger Junge angeschnallt auf einer Sitzerhöhung; er ist scheinbar unverletzt und schreit hysterisch.

Der Fahrer des Transporters hat augenscheinlich eine offene Unterarmfraktur, ist streitsüchtig, beleidigt Umstehende und verweigert die Behandlung. Währenddessen fragt die Fahrerin des Kleinwagens verzweifelt nach ihren Kindern und nach ihrer Mutter.

- Wie würden Sie diesen Unfall mit mehreren Patienten abarbeiten?
- Welcher dieser Patienten hat die höchste Behandlungspriorität?

- Was würden Sie der Mutter über den Zustand ihrer Kinder sagen?
- Wie würden Sie mit dem offenbar betrunkenen Fahrer des Transporters umgehen?
- Würden Sie dem offenbar betrunkenen Fahrer die Behandlung verweigern?

Die Medizin hat sich seit dem berühmten Gemälde von Sir Luke Fildes aus dem Jahre 1891 stark verändert (➤ Abb. 3.1). Das Gemälde zeigt die Besorgnis und Frustration eines Arztes, der am Bett eines kranken Kindes sitzt. Damals gab es keine Antibiotika und nur wenige Kenntnisse über Erkrankungen. Es gab nur eine rudimentäre Chirurgie und Medikamente waren meist pflanzliche Heilmittel. Über viele Jahre wurde akzeptiert, dass die Medizin nicht zu den exakten Wissenschaften gehörte, sondern eher künstlerisch oder handwerklich ausgeführt wurde. Dies umfasste alle Aspekte der Medizin und alle Beteiligten im Gesundheitssystem, von den Badern und Barbieren bis hin zum Pflege- und Rettungsfachpersonal und den Ärzten.

In den letzten Jahrzehnten hat sich unser Verständnis für Erkrankungen und deren Therapien rasant weiterentwickelt; die Forschung in der Patientenversorgung erlaubt uns, diese immer besser zu verstehen. Die Ausübung der Medizin wurde dadurch mehr und mehr zu einer Wissenschaft und rückte immer weiter von der „Kunst" ab. Doch Fertigkeiten und Geschick spielen nach wie vor eine wichtige Rolle und die Medizin ist noch weit von einer exakten Wissenschaft wie der Mathematik oder Physik entfernt.

Bis in die 1950er-Jahre wurde kein Gedanke daran verschwendet, Personal zu schulen, das mit den Patienten vor Erreichen der Notaufnahme in Berührung kam. Die Notaufnahme war buchstäblich nur ein Raum auf der Rückseite des Krankenhauses, der meist verschlossen war, bis jemand kam, um ihn aufzuschließen. Das Wissen, das dem Rettungsdienstpersonal zur Verfügung steht, hat sich seitdem enorm erweitert. Diese Entwicklung geht einher mit der großen Verantwortung, stets auf dem aktuellen Stand der neuesten Erkenntnisse zu bleiben und Fertigkeiten präzise zu beherrschen.

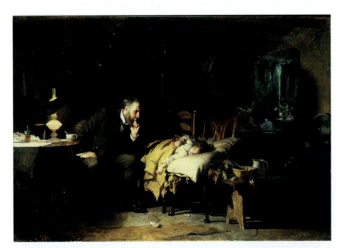

Abb. 3.1 „The Doctor" von Sir Luke Fildes zeigt einen bekümmerten Arzt, der am Bett eines kranken Kindes sitzt. Der damalige primitive Zustand der medizinischen Versorgung bot nur wenige Möglichkeiten der Intervention jenseits von hoffnungsvollem Warten und Beobachten.
Tate, London, 2014 © NAEMT; PHTLS, 8th edition, Jones & Bartlett, 2016

Wissen kann durch Lesen und durch Continuing-Medical-Education-Fortbildungen (CME-Fortbildungen) erlangt werden, Fertigkeiten werden durch Übung und Routine, wie die eines Chirurgen oder eines Flugzeugpiloten, verbessert. So wie ein Pilot nach einem einzigen Flug nicht alleine fliegt, so wird ein Sanitäter oder Notarzt eine Fertigkeit nicht schon nach einer Anwendung beherrschen.

Die Wissenschaft der präklinischen Versorgung und das Verständnis, die richtigen Entscheidungen bei der Behandlung eines Patienten zu treffen, umfassen die fachlichen Kenntnisse der:
1. Anatomie – Knochen, Muskeln, Arterien, Nerven und Venen
2. Physiologie – einschließlich des Wissens, wie der Körper Wärme produziert und diese erhält, des Frank-Starling-Mechanismus des Herzens (Erhöhung der Vorlast erhöht die Schlagkraft) sowie des Fick-Prinzips (Auswurfleistung und Sauerstoffausschöpfung)
3. Pharmakologie, der physiologischen Reaktionen auf die verschiedenen Medikamente und deren Interaktion untereinander im Körper
4. Beziehungen zwischen diesen Komponenten

Basierend auf diesem Wissen können bei der Behandlung die richtigen (wissenschaftlich basierten) Entscheidungen getroffen werden.

Die Entwicklung der technischen Diagnostik führt zu einer wesentlichen Verbesserung in der Medizin. Die Möglichkeiten, den Zustand des Patienten zu beurteilen, sowie der Diagnose und Behandlung eines Patienten verbesserten sich entscheidend durch die bildgebenden Verfahren der Computertomografie (CT), Sonografie und Magnetresonanztomografie (MRT) und ebenso mit hoch entwickelten klinischen Labors, die fast jeden Elektrolyt, jedes Hormon oder Substrat messen können. Neben hoch entwickelten Medikamenten der Pharmaindustrie, den rasanten Fortschritten in der Medizin und Chirurgie, der invasiven Radiologie sowie der Kommunikationstechnik im Rettungsdienst und logistisch-taktischen Verbesserungen wie GPS und Datenübertragung, um Patienten und Notfallstellen zu finden, steht das interdisziplinäre Team aus Ärzten und Rettungsfachpersonal mit seiner umfassenden Versorgung und Pflege im Mittelpunkt. Die Wissenschaft der Medizin ist sehr weit fortgeschritten.

Bei all diesen Fortschritten besteht die „Kunst" der Medizin darin, den Gesundheitsberufen zu vertrauen und deren Wissen und kritisches Denkvermögen zu nutzen, um angemessene Entscheidungen zur Wahl der richtigen Diagnostik, des passenden Medikaments oder der effektivsten Behandlungsmethode zu treffen, von welcher der Patient am meisten profitiert. Für präklinische Rettungskräfte gehört dazu die Einschätzung, welche Patienten möglicherweise ernsthaft verletzt sind, welche Patienten einen schnellen Transport in welches Krankenhaus benötigen, welche Maßnahmen vor Ort ergriffen werden sollten und welche auf dem Transport. Die Maßnahmen müssen mit der korrekten Technik ausgeführt werden, wozu die richtige Ausrüstung für diese Situation ausgewählt werden muss. Dies alles ist die „Kunst" der Medizin. Welche Technik, welches Verfahren oder Gerät ist für den Retter das geeignete, das den Bedürfnissen des Patienten zu diesem Zeitpunkt am besten entspricht? Welches ist das ideale Vorgehen? Alle diese Fragen müssen durch kritisches Denken der Rettungskräfte beantwortet werden.

3.1 Prinzipien und Präferenzen

Die Wissenschaft der Medizin liefert die **Prinzipien** der medizinischen Versorgung. Vereinfacht gesagt sind Prinzipien die Dinge, die vorhanden sein oder erreicht bzw. erhalten werden müssen, um das Überleben und die Genesung der Patienten zu garantieren. Wie diese Prinzipien durch den Rettungsdienst implementiert werden können, um Patienten so effizient wie möglich zu versorgen, hängt von der gewählten **Präferenz** oder Methode ab, die wiederum auf der Situation in diesem Augenblick, dem klinischen Zustand des Patienten, der individuellen Ausbildung und Qualifizierung des Teams sowie dessen verfügbarer Ausrüstung basiert. So treffen die Medizin als *Wissenschaft* und die Medizin als *Kunst* zum Wohl der Patientenversorgung zusammen.

Die Bedeutung und der Unterschied zwischen Prinzipien und Präferenzen lassen sich am Beispiel der Atemwegssicherung darstellen. Das *Prinzip* ist, dass die sauerstoffhaltige Luft durch die offenen Atemwege in die Lunge gelangen muss, damit die Erythrozyten den Sauerstoff in der Lunge aufnehmen und an die Zellen abgeben können. Dieses Prinzip gilt für alle Patienten. Die *Präferenz* beschreibt die konkrete Durchführung der Atemwegssicherung bei einem bestimmten Patienten. In einigen Fällen sorgt der Patient selbst für geöffnete Atemwege; in anderen Situationen hat der Rettungsdienst zu entscheiden, welches Hilfsmittel er benutzt, ob eine assistierte Beatmung erforderlich ist oder nicht etc. Mit anderen Worten: Was ist der beste Weg, um sicherzustellen, dass die Atemwege offen sind bzw. bleiben und dass Sauerstoff in die Lungen gelangt und letztlich auch das Kohlendioxid entfernt wird? Die *Kunst* ist, wie sich der Sanitäter oder Notarzt entscheidet, um das Prinzip zu bedienen.

Die Präferenz, wie die Prinzipien erreicht werden, beruht auf vier Faktoren: Situation, Patientenzustand, Kompetenz des Anwenders und verfügbares Equipment (➤ Kasten 3.1).

> **3.1 Prinzipien versus Präferenzen**
>
> **Prinzipien** Was ist für das Überleben oder die Verbesserung des Patientenzustands notwendig?
> **Präferenzen** Wie ist das Prinzip in der verfügbaren Zeit vom Rettungsdienst erreichbar?
> Die Strategie, um das Prinzip zu erreichen, hängt von vier Faktoren ab:
> - Gegebene Situation
> - Patientenzustand
> - Kenntnisse des Rettungsdienstpersonals
> - Verfügbare Ausrüstung

Die Philosophie von PHTLS ist: Jede Situation und jeder Patient ist anders. PHTLS lehrt die Bedeutung für diese Thematik und die erforderlichen Fähigkeiten, um die notwendigen Interventionen auszuführen. Die Entscheidungen, die an der Einsatzstelle getroffen werden, müssen auf die Bedürfnisse *dieses* Patienten in *diesem* Augenblick und in *dieser* Situation zugeschnitten sein. Starre Richtlinien sind keine ideale Lösung, da sie in den verschiedenen Situationen oft zu unflexibel sind; jedoch können wir mit Leitlinien die beste Erkenntnis über die Versorgung für bestimmte Patienten als Empfehlung zusammenfassen. Die Rettungskräfte müssen die Einsatzstelle kennen, die Situation erfassen, die Kompetenzen der Kollegen einschätzen und wissen, welche Ausrüstung ihnen zur Verfügung steht. Das Verständnis, was für einen bestimmten Patienten getan werden kann und erreicht werden muss, basiert letztlich auf solchen Informationen. Wenn die Prinzipien verstanden sind und *kritisch hinterfragt werden,* können entsprechende Entscheidungen getroffen werden.

Die Präferenz beschreibt die Art und Weise, wie ein Retter die Prinzipien am besten umsetzt. Das Prinzip wird nicht in der gleichen Art und Weise in jeder Situation und unter jeder Bedingung erreicht. Nicht alle Rettungskräfte besitzen die gleichen Kompetenzen. Die nötigen Hilfsmittel sind möglicherweise nicht an jeder Einsatzstelle verfügbar. Nur weil ein Instruktor, ein Dozent oder Ärztlicher Leiter eine bestimmte Technik bevorzugt, bedeutet dies nicht, dass dies die beste Technik für jeden Kollegen in jeder Situation ist. Das entscheidende Ziel ist, das Prinzip zu erreichen. Wie dieses erreicht werden kann und wie die Versorgung nach den in ➤ Kasten 3.1 beschriebenen vier Faktoren ablaufen kann, wird im folgenden Abschnitt näher beschrieben.

3.1.1 Situation

Die Situation umfasst alle Faktoren an der Einsatzstelle, die einen Einfluss auf die Patientenversorgung haben können. Dazu gehören unter anderem:
- Gefahren an der Einsatzstelle
- Anzahl der betroffenen Patienten
- Positionen der Unfallfahrzeuge
- Beteiligung von Gefahrstoffen
- Feuer (oder Brandgefahr)
- Wetter
- Absicherung und sonstige Gefahrenpotenziale an der Einsatzstelle
- Zeit und Distanz zur nächsten medizinischen Einrichtung (inkl. Unterscheidung zwischen nächstem Krankenhaus versus Traumazentrum)
- Anzahl der Rettungskräfte
- Ersthelfer
- Transportkapazität an der Einsatzstelle, auch für weite Distanzen (z. B. Hubschrauber, weitere Rettungswagen)

Diese und viele weitere Faktoren können sich ständig verändern und Sie bei der notwendigen Behandlung am Patienten beeinflussen.

Betrachten Sie z. B. die folgende Situation: Ein einzelnes Fahrzeug kollidierte mit einem Baum auf einer Landstraße in einem bewaldeten Gebiet. Das Wetter ist klar, es ist dunkel (Zeit: 2:00 Uhr), die bodengebundene Transportzeit in das Traumazentrum beträgt 35 Minuten. Ein Rettungshubschrauber kann auf Anforderung der Rettungskräfte nachgefordert werden. Der Hubschrauber ist in 5 Minuten startbereit und die Flugzeit beträgt 15 Minuten; ein Krankenhaus der Regelversorgung ist 15 Minuten entfernt und besitzt einen Hubschrauberlandeplatz. Transportieren Sie den Patienten bodengebunden, initiieren Sie ein Rendezvous am Hubschrauberlandeplatz oder warten Sie an der Einsatzstelle auf den Hubschrauber?

Einige Beispiele, wie solche Situationen Maßnahmen wie z. B. die Wirbelsäuen-Immobilisation beeinflussen können:

Situation 1
- Verkehrsunfall
- Spinnennetzartig gesplitterte Windschutzscheibe
- Warmer, sonniger Tag
- Kein Verkehr auf der Straße

Management
- Patient wird im Fahrzeug untersucht.
- Eine Zervikalstütze wird angelegt.
- Der Patient wird ggf. immobilisiert.
- Er wird aus dem Fahrzeug geborgen.
- Er wird auf der Trage platziert.
- Die körperliche Untersuchung wird vervollständigt.
- Patient wird ins Krankenhaus transportiert.

Situation 2
- Gleiches Beispiel wie oben, nur jetzt tropft Benzin aus dem Tank.
- Es besteht Brandgefahr.

Management
- Durchführung einer schnellen Rettung.
- Patient wird in eine sichere Umgebung gebracht.
- Die körperliche Untersuchung wird vervollständigt.
- Patient wird ins Krankenhaus transportiert.

Situation 3
- Haus im Vollbrand.
- Patient ist nicht gehfähig.

Management
- Keine Untersuchung.
- Patient wird aus dem Feuer gerettet.
- Er wird auf einem Spineboard gelagert.
- Patient wird schnell in sichere Umgebung gebracht.
- Patient wird komplett untersucht.
- Patient wird schnell in ein geeignetes Zielkrankenhaus gebracht.

Situation 4
- Schusswechsel mit Täter oder Feind in nächster Nähe (polizeiliche oder militärische Operation)
- Polizist oder Soldat mit einer Knieschusswunde und erheblichen Blutungen

Management
- Beurteilung aus der Distanz (ggf. mit Fernglas).
- Abfrage nach weiteren Wunden/Verletzungen.
- Waffe weiter einsatzbereit?
- Weisen Sie den Patienten an, ein Tourniquet proximal seiner Verletzung anzulegen.
- Sagen Sie ihm, er soll sich in eine geschützte Position bringen.
- Retten Sie ihn, wenn es die Umstände erlauben.

3.1.2 Patientenzustand

Der medizinische Zustand des Patienten beeinflusst maßgeblich die Entscheidungsfindung. Die wichtigste Frage dazu ist: „Wie krank ist der Patient?" Dabei spielen z. B. das Alter des Patienten, Vorerkrankungen sowie Faktoren, die Auswirkungen auf Blutdruck, Puls, Atemfrequenz und Hauttemperatur haben, eine Rolle, aber auch z. B. die Ursache des Traumas, der Patientenzustand vor dem Ereignis, Dauermedikation, Drogen- und Alkoholkonsum und vieles andere mehr. All diese Faktoren erfordern kritisches Denken, um zu entscheiden, wann und wohin der Patient transportiert wird, welche Transportvorbereitungen erforderlich und welche Maßnahmen vor Ort oder unterwegs notwendig sind.

Die Situation bei dem Unfall auf der Landstraße ist folgende: Der Patient hat unter akuter Luftnot eine Atemfrequenz von 30/min, seine Herzfrequenz liegt bei 110/min, der palpatorisch gemessene Blutdruck beträgt 90 mmHg und seine GCS ergibt 11 Punkte (A3 V3 M5). Er ist Mitte 20, war nicht angeschnallt und ist über das Lenkrad gebeugt. Er hat einen deformierten rechten Oberschenkel und eine offene Fraktur am linken Knöchel mit erheblichen Blutungen. Ungefähr 1 Liter Blut ist auf den Boden in der Nähe des Knöchels geflossen.

3.1.3 Kompetenz des Rettungsdienstpersonals

Kenntnisse und Kompetenzen erlangt das notfallmedizinische Personal durch Ausbildung, kontinuierliche Fortbildungen, praktische Erfahrungen sowie Erfahrungen mit der jeweiligen Situation und mit speziellen Fertigkeiten.

Die Kompetenzen haben beispielsweise maßgeblichen Einfluss auf die Auswahl des geeigneten Verfahrens zur Atemwegsicherung. Die angewendeten Verfahren hängen vom Ausbildungsstand der Einsatzkräfte an der Einsatzstelle ab. Außerdem hängen die Fertigkeit und das Geschick in der Anwendung einer bestimmten Intervention von der Häufigkeit ab, mit der diese Intervention durchgeführt wurde. In diesem Fall sollten Sie sich überlegen: Wann haben Sie das letzte Mal tatsächlich die Atemwege gesichert? Welches Verfahren haben Sie dabei genutzt? Wann haben Sie das letzte Mal intubiert? Wie sicher sind Sie im Umgang mit dem Laryngoskop? Wie viele Koniotomien haben Sie real am Patienten durchgeführt oder wie viele an einem Trainingsmodell? Ohne die entsprechenden Fähigkeiten und Erfahrungen wäre es für den Patienten besser, darauf zu verzichten und z. B. eine supraglottische Atemwegshilfe und einen Beatmungsbeutel zu benutzen, anstatt invasive Verfahren wie die Intubation oder einen chirurgischen Atemweg als Strategie zu wählen.

Zurück zum Fallbeispiel: Sie und Ihr Teamkollege arbeiten bereits seit zwei Jahren zusammen. Sie sind beide nach ALS-Standard geschult. Die letzte Fortbildung in Atemwegssicherung und endotrachealer Intubation fand vor einem Jahr statt. Ihre letzte endotracheale Intubation liegt zwei Monate zurück, die Ihres Partners einen Monat. Sie haben keine Freigabe zur Verwendung von Relaxanzien zur Narkoseeinleitung; Sie können aber, falls erforderlich, den Patienten sedieren. Aktuell wurden Sie in der Anwendung von Tourniquets und Hämostatika geschult. Was für Auswirkungen hat Ihr Training auf die Versorgung des Patienten an der Einsatzstelle?

3.1.4 Verfügbare Ausrüstung

Die Erfahrung des Rettungsdienstes mit den modernsten Geräten der Welt nützt nichts, wenn diese hoch entwickelte Ausrüstung nicht zur Verfügung steht. Die Rettungskräfte müssen die Ausrüstung einsetzen, die vor Ort vorhanden ist. Blut kann z. B. die beste Therapie für einen Traumapatienten darstellen. Es ist jedoch selten präklinisch verfügbar, weshalb je nach Situation kristalloide oder kolloidale Infusionen das Mittel der Wahl sein können. Eine weitere Überlegung kann sein, dass je nach Verletzung des Patienten eine hypotensive Therapie (permissive Hypotension) die bessere Wahl ist. Dieser Aspekt wird sehr detailliert in ➤ Kap. 9 diskutiert.

Zurück zum Fallbeispiel: Sie haben die vollständige Ausrüstung zur Verfügung, die Sie bei Dienstbeginn gecheckt haben. Ihre Ausrüstung enthält neben Endotrachealtuben auch Laryngoskope und Tourniquets und entspricht den gültigen Normen. Sie besitzen alle geeigneten Arzneimittel, einschließlich Hämostatika. Durch manuelle Kompression auf den blutenden Knöchel können Sie die Blutung kontrollieren. Sie schienen die Femurfraktur des Patienten und transportieren ihn in das nächste Traumazentrum.

Der Grundgedanke von PHTLS ist, Notärzte, Rettungs- und Notfallsanitäter auszubilden, die aufgrund ihrer Kenntnisse entscheiden und nicht aufgrund von Vorschriften. Das Ziel der Patientenversorgung ist es, diese Prinzipien zu erreichen. Wie diese erreicht werden und wie die Entscheidung der Rettungskräfte ausfällt, den Patienten zu versorgen, hängt von der Präferenz ab, die auf den vorhandenen Kenntnissen und Fertigkeiten, dem Patientenzustand, der Situation sowie dem derzeit verfügbaren Equipment basiert – den vier Komponenten, die bereits beschrieben wurden.

Das Beispiel der Atemwegssicherung und die Auswahl der Hilfsmittel sollen dazu beitragen, dieses Konzept zu verstehen. Wenn ein Patient ohne Atmung angetroffen wird, ist das *Prinzip*, dass der Atemweg geöffnet sein und Sauerstoff in die Lungen gelangen muss. Welche der Behandlungsoptionen *(Präferenz)* gewählt wird, hängt von den vier oben beschriebenen Faktoren ab. Ein Ersthelfer auf der Straße mit den Kenntnissen aus einem Erste-Hilfe-Kurs kann vielleicht eine Mund-zu-Mund-Beatmung durchführen; das Rettungsfachpersonal kann einen Pharyngealtubus und eine Beutel-Maske-Beatmung wählen; Rettungsassistenten und Notfallsanitäter sowie Notärzte können möglicherweise eine endotracheale Intubation durchführen oder sich für eine Masken-Beutel-Beatmung und raschen Transport entscheiden; ein Sanitäter der Streitkräfte wählt vielleicht eine Krikothyreotomie oder gar nichts, wenn er sich in einem Feuergefecht befindet; der Arzt in der Notaufnahme schließlich kann zwischen einer laryngoskopischen bzw. videolaryngoskopischen Intubationsnarkose oder einer fiberoptischen Intubation wählen. Keine der Entscheidungen ist zu einem bestimmten Zeitpunkt für einen bestimmten Patienten (Situation, Patientenzustand, Kenntnisse, Erfahrungen, Fertigkeiten, Ausrüstung) falsch und in gleicher Weise nicht zu jedem Zeitpunkt aus denselben Gründen richtig.

Dieses Konzept der Prinzipien und Präferenzen für die Versorgung des Traumapatienten zeigt sich am eindrücklichsten bei militärischen Auseinandersetzungen. Dazu verfasste das „Tactical Combat Casualty Care Committee" (CoTCCC) den militärischen Teil des PHTLS-Programms über die Grundsätze und Richtlinien für die taktische Verwundetenversorgung. Für Militärs gehören zur Beurteilung die Situation, die Gefechtslage, die Lokalisation des Gegners, die taktische Lage, die mögliche Waffenauswahl und der Schutz für den Verletzten dazu. Obwohl dieser bedeutende Unterschied, der zu Änderungen in der Versorgungsstrategie führt, bei den Streitkräften besonders offensichtlich ist, gibt es ähnliche Überlegungen im zivilen Bereich, z. B. bei polizeilichen Sondereinheiten oder Einheiten, die in anderen Gefahrenzonen arbeiten. Ein Rettungsdienstmitarbeiter, der z. B. in einem brennenden Haus einen Patienten rettet, kann nicht mit der Rettung warten, um die grundlegenden Prinzipien der Patientenbeurteilung anzuwenden. Erster Schritt muss sein, den Patienten aus der unmittelbaren Gefahr des Feuers zu bringen und erst dann Atmung und Kreislauf zu überprüfen.

Für die sanitätsdienstliche Unterstützung von Streitkräften, die möglicherweise im Kampf beteiligt sind, gelten die drei Phasen der Verwundetenversorgung, wie sie die TCCC-Leitlinie beschreibt:
1. Patientenversorgung unter Beschuss (Care Under Fire)
2. Patientenversorgung außerhalb der unmittelbaren Feindeinwirkung, aber bei andauernder Gefährdung (Tactical Field Care)
3. Versorgung von Verwundeten in kontrolliertem Umfeld und sicherer Umgebung (Tactical Evacuation Care)

Während die Prinzipien der Patientenversorgung nicht geändert werden, können sich die Strategien und Präferenzen der Patientenversorgung aufgrund eines oder mehrerer der oben beschriebenen Faktoren erheblich voneinander unterscheiden. Weitere Details und Erläuterungen finden Sie in ➤ Kap. 25. Die situativen Unterschiede werden ausführlich in ➤ Kap. 6 beschrieben.

3.2 Kritisches Denken

Um die Prinzipien für einen bestimmten Patienten erfolgreich anzuwenden und dabei die beste Präferenz zu wählen, ist kritisches Denken ebenso wichtig – wenn nicht noch wichtiger – wie die manuellen Fertigkeiten zur Durchführung bestimmter Maßnahmen. In der Medizin ist kritisches Denken ein Prozess, in dem der Verantwortliche die Situation, den Patienten und seine verfügbaren Ressourcen einschätzt (➤ Kasten 3.2). Diese Aspekte werden rasch analysiert und umgesetzt, um die beste Versorgung für den Patienten zu gewährleisten.

Dies erfordert, das Vorgehen zu planen und in die Wege zu leiten sowie jede Veränderung zu überprüfen und an den Patientenzustand anzupassen, bis die Versorgung abgeschlossen ist (➤ Kasten 3.3). Kritisches Denken ist eine erlernbare Fähigkeit, die sich mit zunehmender Erfahrung und Anwendung wie jede andere Fertigkeit verbessert.[1] Auch wenn Studenten und Auszubildende ihre Prüfungen erfolgreich bestanden haben, müssen sie sich lebenslanges Lernen und kritisches Denkvermögen aneignen, um alle Informationen in einer sich rasch und ständig verändernden Welt zu erfassen und zu verarbeiten.[2]

3.2 Komponenten des kritischen Denkens in der Notfallmedizin

Beurteilung
1. Beurteilen Sie die Situation.
2. Beurteilen Sie den Patienten.
3. Beurteilen Sie die verfügbaren Ressourcen.
. Analysieren Sie die Möglichkeiten.
5. Wählen Sie die beste Möglichkeit für die vorliegende Situation und den Patienten.
6. Entwickeln Sie einen Plan zur Umsetzung.
7. Setzen Sie den Plan um.
8. Beurteilen Sie regelmäßig die Reaktion des Patienten auf die eingeleiteten Maßnahmen.
9. Passen Sie ggf. den Plan entsprechend an.
10. Wiederholen Sie die Punkte 8 und 9, bis die Behandlung des Patienten abgeschlossen ist.

3.3 Schritte des kritischen Denkens

Beurteilung
Was liegt an? Was muss getan werden? Welche Ressourcen stehen zur Verfügung, um die Versorgung zu gewährleisten? Diese Analyse beinhaltet:
- Beurteilung der Einsatzstelle
- Erkennen von Gefahren für den Patienten oder den Rettungsdienst
- Patientenzustand
- Zeitbedarf für die Rettung
- Örtliche Gegebenheiten (am Einsatzort, auf dem Transport, im Krankenhaus)
- Anzahl der Patienten an der Einsatzstelle
- Anzahl der eingesetzten Rettungsmittel
- Anzahl der Luftrettungsmittel
- Transportziel für den Patienten in ein geeignetes Krankenhaus

Analyse
Jede der oben beschriebenen Bedingungen muss individuell und schnell analysiert und mit den Kenntnissen der Rettungskräfte abgeglichen werden. Die Prioritäten für die beste Versorgung müssen definiert werden.

Zielsetzung
Die Zielsetzung, die beste Versorgung für den Patienten zu ermöglichen, muss stets neu entwickelt und kritisch überprüft werden. Sind alle Schritte richtig? Sind alle geplanten Schritte erreichbar? Sind alle Ressourcen verfügbar, um das Ziel zu realisieren? Führt die Zielsetzung zum gewünschten Erfolg?

Umsetzung
Der Plan ist festgelegt und die Umsetzung beginnt. Dies muss mit aller Deutlichkeit und Klarheit geschehen, damit keine Fragen offenbleiben, sodass jeder Beteiligte weiß, was er zu tun hat, wer den Einsatz führt und wer in die Entscheidungen mit einbezogen ist. Wenn die Entscheidungen falsch oder unvollständig sind oder Schwierigkeiten auftreten, müssen diese korrigiert werden. Hinweise können der Einsatzleiter oder auch der Supervisor geben.

Neubeurteilung
Läuft der Prozess nach Plan? Hat sich die Situation an der Einsatzstelle verändert? Wie ist der Zustand des Patienten? Wie hat die Versorgung seinen Zustand beeinflusst? Muss irgendetwas im Ablauf geändert werden?

Veränderungen
Alle Veränderungen müssen wie oben beschrieben neu beurteilt und analysiert werden, um die bestmögliche Patientenversorgung zu gewährleisten. Entscheidungen und Neubeurteilungen des Patienten sind nie ein Zeichen von Schwäche oder schlechter Einsatzleitung. Sobald eine Entscheidung getroffen wurde, sich der Prozess fortsetzt und Patient und Situation darauf reagieren, muss die Entscheidung erneut überdacht und müssen möglicherweise erforderliche Maßnahmen eingeleitet werden, um die beste Versorgung für den Patienten zu erreichen.

Für Einsatzkräfte im Rettungsdienst beginnt dieser Prozess bereits mit der ersten Einsatzmeldung der Leitstelle und dauert so lange an, bis der Patient im Krankenhaus zur weiteren Versorgung übergeben worden ist. Der Prozess des kritischen Denkens erfordert zunächst, dass die Situation, in welcher der Patient angetroffen wird, immer wieder neu bewertet wird. Der Zustand des Patienten muss beurteilt und diese Beurteilung regelmäßig an der Einsatzstelle und während des Transports zum Krankenhaus wiederholt werden. Kritisches Denken ist auch bei der Auswahl des geeigneten Krankenhauses gefragt. Dabei spielen die verfügbaren Transportmittel und die Transportzeit zu den unterschiedlichen Kliniken eine wesentliche Rolle. Alle diese Entscheidungen basieren auf der jeweiligen Situation, dem Zustand des Patienten, der Kompetenz der Rettungskräfte und der verfügbaren Ausrüstung.

Die Verwendung und Analyse dieser Informationen hilft, die Versorgung eines verletzten Patienten zu planen und umzusetzen. Bei jedem Schritt der Versorgung muss überprüft werden, wie der Patient auf die Behandlung anspricht. Der Rettungsdienstmitarbeiter muss mit der Behandlung fortfahren oder mit entsprechenden Maßnahmen auf Veränderungen reagieren. All dies hängt vom kritischen Denkvermögen der Einsatzkräfte ab und basiert darauf, alle Veränderungen zu überprüfen und stets nach dem „Warum?" zu fragen, wie bereits Sokrates lehrte.[3]

Kritisches Denken darf nicht dogmatisch sein, sondern muss kritisch und offen bleiben.[4] Auch der Rettungsdienst muss sich fragen, ob seine Konzepte wissenschaftlich haltbar sind. Gerade dies ist der Grund, warum Rettungsfachpersonal und Notärzte sehr gute Grundlagen und Kenntnisse benötigen, um entsprechende Entscheidungen treffen zu können. Es gibt jedoch auch hier Grenzen, und bereits Aristoteles erkannte, dass nicht mehr Gewissheit verlangt werden kann, als das Thema zulässt.[5]

Mit anderen Worten: Zum kritischen Denken gehört, wie die Prinzipien der Patientenversorgung auf den jeweiligen Patienten und die Umstände übertragen werden können, unter denen der Rettungsdienst ihn antrifft. Dies ist die Grundlage einer angemessenen Versorgung, wie es PHTLS befürwortet: „wissensbasierte Entscheidung". Robert Carroll beschrieb kritisches Denken als Grundlage für Konzepte und Prinzipien und nicht als strenge und unabänderliche Regeln.[4] Ein Schwerpunkt in den PHTLS-Kursen ist, zu zeigen, dass starres Vorgehen für die Patientenversorgung keinen Vorteil bietet. Leitlinien für die Patientenversorgung müssen flexibel sein und kritisches Denken erfordert diese Flexibilität. Leitlinien sollten den Rettungsdienst unterstützen. Sie stellen nicht die endgültige und einzige Wahrheit dar, sondern müssen durch Analyse der Situation und Anwendung geeigneter Maßnahmen angepasst werden, um die bestmögliche Patientenversorgung sicherzustellen.

3.2.1 Fixierungsfehler durch kritisches Denken reduzieren

Alle Einsatzkräfte machen Fixierungsfehler oder sind gegenüber Situationen oder Personen voreingenommen, die Auswirkungen auf das kritische Denken und die Entscheidungen zur Behandlung des Patienten haben können. Diese Voreingenommenheit muss erkannt werden und darf die Patientenversorgung nicht behindern. Voreingenommenheit entsteht meist aus früheren Erfahrungen, die entweder besonders gut oder besonders schlecht waren. Indem sich der Behandler diese Fixierung bewusst macht und alle Bedingungen berücksichtigt, kann er nach den Grundsätzen handeln: „Die schlimmste mögliche Verletzung annehmen und beweisen, dass diese nicht vorhanden ist" sowie „Keinen weiteren Schaden zufügen". Die Patientenbehandlung wird unabhängig von der Einstellung des Behandlers und den „offensichtlichen" Umständen des Patienten durchgeführt. Der erste Eindruck, dass ein Fahrer betrunken ist, mag richtig sein, es könnte aber auch noch andere Ursachen für sein Verhalten geben. Nur weil der Patient betrunken ist, spricht das weder für noch gegen eine Verletzung. Wenn der Patient betrunken und sein Bewusstseinszustand eingeschränkt ist, kann ein Schädel-Hirn-Trauma oder eine zerebrale Minderperfusion infolge eines Schocks ebenfalls zu der Einschränkung beitragen.

Häufig können solche Fragen erst im Krankenhaus (vielleicht erst nach Tagen) geklärt werden. Deshalb sollten das kritische Denken und das Verhalten des Rettungsdienstes auf der schlimmsten Annahme basieren. Entscheidungen müssen auf Grundlage der besten verfügbaren Informationen getroffen werden. Der „kritische Denker" ist ständig auf der Suche nach weiteren Informationen. Er überdenkt stets seine Entscheidungen und plant immer zwei oder drei Schritte voraus. Im Rettungsdienst sind rasches Handeln und verlässliche Fähigkeiten der Einsatzkräfte elementar, um auf die unterschiedlichen Notfälle und Erkrankungen zu reagieren. All diese Maßnahmen erfordern kritisches Denken – Entscheidungsfähigkeit auf Basis des aktuellen Wissensstandes im Sinne des Patienten.

3.2.2 Kritisches Denken bei raschen Entscheidungen

Im Rettungsdienst sind schnelles Handeln und Vertrauen in die antrainierten Fertigkeiten des Personals entscheidend, um auf die unterschiedlichen Symptome und Krankheiten zu reagieren. Dies erfordert die Fähigkeit zu kritischem Denken sowie die Fähigkeit, Entscheidungen basierend auf dem verfügbaren Wissen zu treffen. Dies sind die besten Voraussetzungen für das Überleben des Patienten – strategische, keine unflexiblen Schritte.

Kritisches Denken an der Einsatzstelle muss schnell, gründlich, aber auch flexibel und objektiv sein. Rettungskräfte haben teilweise nur Sekunden, um die Situation, den Patientenzustand und die Ressourcen zu bewerten, Entscheidungen zu treffen und eine adäquate Patientenbehandlung einzuleiten. Kritisches Denken umfasst Entscheidungsfindung, Analyse, Bewertung, Beurteilung und Neubewertung, bis der Patient das Krankenhaus erreicht hat. Dies bedeutet, dass Sie sich vielleicht in einem Fall die Zeit für eine bestimmte Maßnahme nehmen und mit einem Patienten zunächst an der Einsatzstelle bleiben können, in einem anderen Fall dagegen auf einen raschen Transport drängen müssen.

3.2.3 Kritisches Denken zur Situationsanalyse

Wie in ➤ Kap. 7 beschrieben, werden Informationen über alle Sinne gesammelt: Sehen, Riechen, Tasten, Hören. Alle Eindrücke müssen bewertet und auf Grundlage der festgelegten Prioritäten des Primary Assessment (Airway, Breathing und Circulation), der Versorgung und des raschen Transports in ein geeignetes Krankenhaus analysiert werden – im Sinne der individuellen Bedürfnisse des jeweiligen Patienten.

Üblicherweise beginnt die Beurteilung von Traumapatienten mit den ABCDE-Prioritäten (Airway, Breathing, Circulation, Disability, Exposure), aber kritisches Denken sollte das Augenmerk zuerst auf den bedrohlichsten Zustand leiten. Wenn ein Patient wegen einer stark blutenden Wunde im Schock ist, stellt ein Druckverband (und ein Tourniquet, falls erforderlich), um die Blutung zu stoppen, den geeigneten ersten Schritt dar. Kritisches Denken ist die Erkenntnis, dass nach dem Standard ABCDE zwar zunächst die Sicherung des Atemwegs anstünde, der Patient dann aber vielleicht verbluten würde, und somit die Kontrolle der Blutung der angemessene erste Schritt ist. Kritisches Denken ist auch die Erkenntnis, dass mehr getan werden muss, wenn ein direkter Druck auf die Wunde oder ein Druckverband nicht ausreichen. Die Anlage eines Tourniquets ist dann der nächstbeste Schritt, um die Blutung zu stoppen. Durch kritisches Denken oder Hinterfragen kommt der Retter zu seiner Entscheidung. Sie basiert auf der Einschätzung der Situation, dem Patientenzustand, dem Wissen der Rettungskräfte sowie den Fertigkeiten der Kollegen und deren Ausrüstung. *„Kritisches Denken ist eine weitverbreitete Fähigkeit, Informationen zu hinterfragen, zu unterscheiden und zu beurteilen und die gewonnen Informationen zu interpretieren, um Entscheidungen zu treffen und Informationen weiterzugeben."*[6]

3.2.4 Kritisches Denken in der Patientenversorgung

Die Kunst und Wissenschaft der Medizin, die Kenntnisse von Prinzipien und den entsprechenden Versorgungsstrategien garantieren die beste Versorgung für den Patienten in den Situationen, in denen er Hilfe benötigt. Es gibt im Wesentlichen vier Schritte in der Versorgung von Patienten mit akuten Verletzungen:
1. Präklinische Phase
2. Schockraum-Phase
3. Phase der Stabilisierung und endgültigen Versorgung
4. Langfristige Rehabilitation zur Wiedereingliederung in das Arbeitsleben

Alle Phasen nutzen die gleichen Prinzipien in der Patientenversorgung. Alle Beteiligten der Patientenversorgung müssen kritisch denken, und zwar vom Zeitpunkt der ersten Versorgung an bis zu dem Zeitpunkt, an dem der Patient nach Hause geht. Dabei variiert jeder Denkschritt je nach verfügbaren Ressourcen, Versorgung und Patientenzustand während jedes einzelnen Schrittes. Der Rettungsdienst ist in der Anfangsphase der Versorgung direkt beteiligt, muss sich aber den gesamten Ablauf bewusst machen, um eine nahtlose Patientenversorgung zu ermöglichen. Rettungsfachkräfte müssen auch über die klinische Versorgung und das Outcome des Patienten nachdenken. Das Ziel ist, Patienten so zu versorgen, dass sie genesen und in bestmöglichem Zustand entlassen werden können. Kritisches Denken erfordert z. B. die Erkenntnis, dass die Schienung der Radiusfraktur eines polytraumatisierten Patienten nicht die erste Priorität in der Versorgung hat. Für die Lebensqualität des Patienten und seine Möglichkeiten, produktiv am Leben teilzunehmen, ist jedoch der Erhalt der Gliedmaßen und ggf. deren Schienung essenziell und damit auch ein wichtiger Aspekt in der präklinischen Versorgung.

3.3 Ethik

Der professionelle Rettungsdienst wird ständig mit ethischen Herausforderungen konfrontiert, die häufig zeitkritisch sind. Bedingt durch eine mangelhafte Ausbildung im Bereich der spezifischen präklinischen Ethik, können sich Rettungskräfte in ethisch unklaren oder konfliktreichen Situationen sowohl unvorbereitet als auch sich selbst überlassen fühlen. Auch hier kann kritisches Denken eine solide Basis für ethische Entscheidungen im Rettungsdienst bilden.

Das Ziel dieses Abschnitts ist es, die ethischen Prinzipien als Basis für die Entwicklung eines ethischen Bewusstseins und dessen Entwicklung zu nutzen, um mit logischem Denken einen Rahmen zur Verfügung zu haben, der es ermöglicht, auch schwierige und herausfordernde Einsätze zu diskutieren. Der Abschnitt wird dazu nicht den klassischen Aspekten der Ethik im Gesundheitswesen folgen, sondern rettungsdienstliche Beispiele und Einsätze nutzen, um diese authentisch und praktisch auf die präklinischen Besonderheiten zu übertragen. Zusätzlich werden die üblichen ethischen Prinzipien der Gesundheitsberufe dargelegt.

3.3.1 Ethische Grundsätze

Jeder hat eigene Werte und Überzeugungen oder nutzt gesellschaftliche Regeln und Gesetze, um zu entscheiden, was richtig oder falsch ist. Diese Regeln – allgemein akzeptierte Vorstellungen von moralischem Verhalten – werden häufig als Prinzipien bezeichnet. Ethik nutzt moralische Vorstellungen, um festzustellen, was jeder als richtiges Handeln ansieht. In der Medizin gibt es eine Reihe von Grundsätzen, die ein ethisch angemessenes Verhalten gewährleisten sollen und in der Patientenversorgung eine ethische Entscheidungsfindung unter den Gesichtspunkten der **Selbstbestimmung**, der **Schadensvermeidung**, des **Patientenwohls** und der **Gerechtigkeit** ermöglichen. Die Verwendung dieser vier Prinzipien, die oft als **Prinzipienethik** (> Kasten 3.4) bezeichnet wird, bietet einen Rahmen, in dem Vor- und Nachteile einer Behandlung für einen bestimmten Patienten abgewogen werden können, um diesem das Beste in seinem Interesse anzubieten.[8]

> **3.4 Prinzipien der biomedizinischen Ethik nach Beauchamp und Childress**
>
> - Selbstbestimmung (Autonomy)
> - Schadensvermeidung (Nonmaleficence)
> - Patientenwohl (Beneficence)
> - Gerechtigkeit (Justice)

3.3.2 Selbstbestimmung (Autonomy)

Unter Autonomie wird die Selbst- oder Eigenständigkeit verstanden, abgeleitet vom griechischen *autos nomos*. In der Medizin wird dies auf das Recht des Patienten bezogen, über seine Gesundheit und Behandlung ohne Einschränkung entscheiden zu dürfen.[8] Mit anderen Worten: Selbstständige Erwachsene können selbst Entscheidungen über ihre Gesundheit treffen. An die Selbstbestimmung knüpfen sich wichtige ethische Aspekte wie Einwilligungserklärungen, Datenschutz, Schweigepflicht und Aufrichtigkeit z. B. in der Übermittlung von Befunden und Diagnosen. Allerdings können die Besonderheiten der präklinischen Notfallmedizin bei nichtelektiven Maßnahmen mit hoher zeitlicher Dringlichkeit eine Herausforderung darstellen, gerade in Bezug auf die Willenserklärung und Entscheidung des Patienten.

Die Einverständniserklärung ist ein entscheidender Bestandteil der Entscheidungsfindung für einen geschäftsfähigen Patienten oder eine von ihm bevollmächtigte Person, wenn der Patient dazu selbst nicht in der Lage ist. Dazu müssen alle notwendigen Informationen vorliegen, um eine entsprechende Zustimmung oder Ablehnung einer medizinischen Behandlung zu ermöglichen, die auch rechtssicher dokumentiert werden müssen. Es ist eine ethische Verpflichtung des Behandelnden, dem Patienten alle medizinischen Informationen zur Verfügung zu stellen, die es ihm erlauben, gesundheitliche Entscheidungen basierend auf seinen eigenen Werten, Überzeugungen und Wünschen zu treffen.

Damit eine Einwilligung nach entsprechender Aufklärung gültig ist, muss der Patient
1. entscheidungsfähig sein,

2. in der Lage sein, dass mit ihm über seine Diagnose, Prognose und Behandlungsmöglichkeiten gesprochen wird,
3. in der Lage sein, aus freien Stücken zuzustimmen oder abzulehnen,
4. der konkreten Behandlung zustimmen oder sie ablehnen.[8–10]

Diese Punkte unter normalen Bedingungen zu beurteilen, kann schwierig genug sein, ist aber in Notfallsituationen deutlich erschwert. Obwohl viele die Begriffe Entscheidungsvermögen, Entscheidungskompetenz und Entscheidungsfähigkeit nicht trennscharf verwenden, sind sie auch im juristischen Sinne relevant. Der Patient muss stets in etwaige Maßnahmen einwilligen. Das setzt voraus, dass er aufgeklärt worden ist, was wiederum nur bei Patienten möglich ist, welche fähig sind einzuwilligen. In Deutschland lässt sich die Bedeutung der Einwilligung des Patienten für die Notfallmedizin generell im Strafgesetzbuch aus § 228 und im Besonderen im Patientenrechtegesetz im Bürgerlichen Gesetzbuch aus § 630a ff. ableiten.

Allerdings ist das Urteilsvermögen und damit die Entscheidungsfähigkeit eines Patienten besonders in Notfallsituationen schwierig zu beurteilen. Selten sind die Patienten und ihr Umfeld bekannt und die Beurteilung muss in Situationen erfolgen, in denen die Patienten krank, verängstigt oder schmerzgeplagt sind. Bei der Einschätzung der Entscheidungsfähigkeit eines erwachsenen Patienten ist es notwendig, zu prüfen, ob sie die Behandlungsoptionen mit ihren Vorteilen und Risiken verstehen und abwägen können. Die Patienten sollten auch in der Lage sein, die Konsequenzen ihrer Entscheidung zu verstehen und ihre Wünsche zum Ausdruck zu bringen. Während die Einwilligung des Patienten auf dem Recht der freien Entscheidung des Patienten basiert, können Einwilligung und Aufklärung unter bestimmten Umständen in Notfallsituationen außer Kraft gesetzt werden:

1. Der Patient kann keine Entscheidung treffen, weil er bewusstlos oder kognitiv beeinträchtigt ist und kein Bevollmächtigter zur Verfügung steht
2. Der Patient ist in einer akut lebensbedrohlichen Situation und würde ohne zeitnahe Behandlung möglicherweise irreparable Schäden davontragen
3. Ein Patient würde normalerweise zustimmen, sodass hier die mutmaßliche Einwilligung angenommen und die Behandlung dementsprechend durchgeführt wird, um die Interessen des Betroffenen zu wahren – ohne dass eine tatsächliche Einwilligung des Patienten oder seines Bevollmächtigten vorliegt.[9]

Datenschutz und Schweigepflicht

Ebenso wichtig wie die korrekte Aufklärung des Patienten oder des Bevollmächtigten ist das Wissen um den Datenschutz und die Schweigepflicht. Im Gesundheitswesen bedeutet **Datenschutz,** dass der Patient bestimmt, wer Zugriff auf seine persönlichen Daten und seine Krankenakte hat. Die **Schweigepflicht** bezieht sich auf die Verpflichtung aller Berufsgruppen, die Einsicht in die Daten und Unterlagen erhalten haben, diese Informationen nicht weiterzugeben, mit Ausnahme der an der Versorgung beteiligten Personen und Institutionen, z. B. in Fällen von Missbrauch oder Gewalt gegenüber Kindern oder alten Menschen.

Rettungskräfte müssen unter Umständen berücksichtigen, dass sie keine Anamnese beim Patienten erheben können, sondern auf Informationen von Familienangehörigen, Nachbarn oder Umstehenden angewiesen sind. Gleichzeitig müssen sie den Patienten vor Schaulustigen und Gaffern schützen, insbesondere bei Notfällen im öffentlichen Raum. Die Weitergabe von Patientendaten und den Umständen des Notfalls an Dritte ist in aller Regel nicht zulässig.

Ehrlichkeit

Es kann gelegentlich eine Herausforderung sein, den Patienten wahrheitsgemäß z. B. über vorliegende Befunde oder Diagnosen zu informieren.[10] Dies wird jedoch erwartet und ist notwendig, um eine vertrauensvolle Beziehung zum Patienten aufzubauen. Ein ehrliches Gespräch mit dem Patienten zeugt von Respekt und ermöglicht dem Patienten eine Entscheidung auf Grundlage wahrer Informationen. Gerade im Rettungsdienst gibt es jedoch Situationen, in denen die Wahrheit in diesem Moment mehr Schaden anrichten kann als dass sie nützt, z. B. bei Unfällen, wenn Patienten nach ebenfalls verletzten Angehörigen fragen, die evtl. schwerstverletzt sind oder tödliche Verletzungen erlitten haben. In solchen Situationen kann die unmittelbare Verpflichtung zur wahrheitsgemäßen Information zunächst zurückgestellt werden.[7]

Patientenverfügungen

Das Recht des Patienten, eigene Entscheidungen zu seiner Gesundheit zu treffen, endet nicht, wenn er schwer erkrankt ist oder Entscheidungen nicht mehr selbstständig treffen kann. Gleiches gilt für Kinder oder Menschen, die durch Erkrankung oder Behinderung keine Entscheidung treffen können; auch sie haben ein Recht darauf, dass ihre gesundheitlichen Interessen durch einen zuständigen Vertreter wahrgenommen werden. Diese Aspekte lassen sich z. B. in einer **Patientenverfügung** ausdrücken. Dies sind schriftliche Verfügungen für den Fall, dass ein Patient seinen Willen nicht mehr äußern kann.

Eine Patientenverfügung kann bestimmte (medizinische) Maßnahmen oder Behandlungen untersagen, aber auch einschließen. Sie bedeutet somit nicht automatisch, dass ein Patient keine weiterführenden Maßnahmen wünscht. Pflegerisches und ärztliches Personal muss dem Patientenwillen Rechnung tragen. In Deutschland ist die Patientenverfügung im Bürgerlichen Gesetzbuch in § 1901a gesetzlich geregelt. Die Definition und Ausgestaltung von Patientenverfügungen basiert auf der jeweiligen Rechtsordnung und kann von Land zu Land abweichen. Während in Österreich Entsprechendes im Patientenverfügungsgesetz (PatVG) geregelt ist, sind in der Schweiz der entsprechende Umgang mit Patienten und Definitionen im Zivilgesetzbuch (ZGB) bzw. Erwachsenenschutzrecht zu finden. In anderen Ländern gelten eigene Programme, z. B. das „Physician's Order For Life-Sustaining Treatment (POLST) USA".

Je nach Gegebenheiten des Landes bestimmt die Patientenverfügung nicht zwangsweise, wer in Vertretung für den Patienten Entscheidungen treffen darf. Dies regelt z. B. in Deutschland die **Vor-**

sorgevollmacht. In Notfallsituationen ist jedoch der Geltungsbereich der Patientenverfügung oftmals schwierig zu erfassen, insbesondere wenn rasche Entscheidungen hinsichtlich Reanimation, Krankenhauseinweisung etc. getroffen werden müssen. Dafür wurden von unterschiedlichen Institutionen **Notfallpläne** entwickelt, die z. B. bei palliativen Patienten auf einer Seite die relevanten Informationen für den Rettungsdienst zusammenfassen (z. B. www.tuebinger-hospizdienste.de/index.php/notfallplan.html [letzter Zugriff 25.11.2015]).

Eine ähnliche Ausrichtung haben die **Do Not Resuscitate Orders,** die sicherstellen sollen, dass palliative Patienten nicht gegen ihren Willen reanimiert werden. Dagegen sind die Notfallpläne etwas breiter gefasst und beinhalten meist auch Hinweise zur Beatmung, Intubation, Transfusionen, Antibiosen und ähnliche Aspekte der (klinischen) Notfallmedizin.

3.3.3 Schadensvermeidung (Nonmaleficence)

So wie alle im Gesundheitswesen Tätigen rechtlich und ethisch verpflichtet sind, die Entscheidungen ihrer Patienten zu respektieren, so sind sie auch verpflichtet, die Patienten vor weiteren Schäden zu bewahren. Dieses Prinzip des „Nicht-Schadens" betrifft alle Maßnahmen oder Eingriffe, die den Patienten beeinträchtigen könnten. Die Maxime „Do No Harm", die dem griechischen Arzt Hippokrates zugeschrieben wird und den Eid des Hippokrates widerspiegelt, entspricht diesem Prinzip des „Nonmaleficence".[8] Weist ein Patient während der Versorgung darauf hin, dass er allergisch auf ein bestimmtes Medikament reagiert, und dies wird missachtet oder der Patient wird dazu nicht befragt, das Medikament wird aber appliziert und eine allergische Reaktion ist die Folge, dann ist das eine Schädigung und Körperverletzung.

Zusätzlich ist es Aufgabe des Rettungsdienstes, nicht nur dem Patienten nicht zu schaden, sondern auch zu vermeiden, dass die Patienten unnötigen Risiken ausgesetzt sind. Dies bedeutet, dass es nicht legitim ist, z. B. als Fahrer während eines Krankentransports nebenher Textnachrichten zu schreiben und damit den Patienten und die Besatzung leichtfertig zu gefährden.

3.3.4 Patientenwohl (Beneficence)

Fürsorge bedeutet, etwas zum Wohle eines anderen zu tun. Abgeleitet von dem ethischen Fürsorgeprinzip bedeutet dies für den Rettungsdienst, „etwas Gutes zu tun", d. h., alles, was für den Patienten vorteilhaft ist, zu maximieren und gleichzeitig die Risiken für den Patienten zu minimieren. Eventuell müssen Rettungskräfte einen venösen Zugang legen, um Infusionen oder Medikamente zu verabreichen. Der Nadelstich verursacht Schmerzen, ist aber notwendig, um den Patienten therapieren zu können. Sorgfältig durchgeführt, werden Hämatome, Schwellungen oder auch mehrfache Punktionen vermieden.

Patientenwohl kann auch bedeuten, über die üblichen Standards hinaus zu handeln. Dies kann heißen, dass der Patient bei angenehmer Temperatur transportiert wird und eine weitere Decke erhält, was vermutlich nicht explizit in einer Verfahrensanweisung steht. Trotzdem kann es für den Patienten wichtig sein. Beneficence bedeutet also, die Vorteile für den Patienten zu maximieren und Risiken zu minimieren, und ist eine Verpflichtung, um Schaden und Risiken von dem Patienten abzuwenden.[8]

3.3.5 Gleichheit und Gerechtigkeit (Justice)

Gerechtigkeit, gemeinhin verstanden als das, was gerecht ist, wird im medizinischen Zusammenhang auf die Verteilung der Ressourcen im Gesundheitssystem bezogen. Der Begriff der **Verteilungsgerechtigkeit** beschreibt die faire Verteilung von Gütern oder Dienstleistungen basierend auf sozialen Gesichtspunkten durch moralische Regeln und Richtlinien.[8] Während die meisten davon ausgehen, dass Gerechtigkeit bedeutet, alle Menschen gleich, unabhängig von Alter, ethnischer Gruppe, Geschlecht oder Versicherungsstatus, zu behandeln, ist diese Gleichbehandlung ethisch nicht immer vertretbar. Wenn z. B. bei einem Unfall die Patienten gesichtet werden, werden die schwerer verletzten gegenüber den leicht verletzten Patienten priorisiert. Die schwer verletzten Patienten erhalten deutlich mehr Zuwendungen als die anderen Patienten. Dahingegen wird bei einem Massenanfall von Patienten (MANV) die Sichtung auf Basis der Überlebenschancen zugunsten einer großen Mehrheit abgewogen, was bedeuten kann, dass schwerst verletzte oder erkrankte Patienten zunächst von der Versorgung zurückstehen müssen. Daher hängt die Verteilung der Ressourcen von ihrer Verfügbarkeit, der Situation und ihrer möglichen Verwendung jeweils vom individuellen Fall ab.[14]

3.4 Forschung

In der Vergangenheit gab es wenig Forschung, die sich explizit mit der präklinischen Versorgung beschäftigte. In den letzten Jahren hat sich dies zunehmend geändert und viele etablierte Verfahren werden im Rahmen evidenzbasierter Forschung neu hinterfragt. Atemwegssicherung, Immobilisation und Zervikalstützen werden in der Literatur neu diskutiert. Gerade weil manche Ansichten kontrovers sind, wird verstärkt nach belastbaren Ergebnissen gesucht, welche die Arbeit des Rettungsdienstes beleuchten und neue Ideen zur Versorgung der Patienten bringen. **Evidenzbasierte Medizin** versteht Patientenversorgung und Therapie auf der Grundlage der besten zur Verfügung stehenden Daten, welche die Wirksamkeit der Methoden nachgewiesen haben. Unter dem Zusammenschluss **PHTLS Europe** haben die europäischen PHTLS-Länder zwei Arbeitsgruppen formiert: Die *Quality Review And improvement-Group* hat zum Ziel, die teilnehmenden Länder bei einer einheitlich hohen und durchgängigen Qualität der europäischen PHTLS-Kurse zu unterstützen. Dagegen ist die *PHTLS European Research Group* bemüht, neue Erkenntnisse durch eigene Forschung, Unterstützung von Forschungsvorhaben und Koordination von Forschung zu generieren.

In diesem Abschnitt wird Forschungsarbeit im Ansatz beschrieben und diskutiert, damit Sie die beste Auswahl aus Verfahren und Fertigkeiten für Ihre Ausbildung und die Versorgung Ihrer Patienten treffen können.

3.4.1 Rettungsdienstrelevante Literatur

Ein wichtiges Ziel von PHTLS war es, sicherzustellen, dass die Empfehlungen in diesem Buch die bestmögliche medizinische Evidenz zum Zeitpunkt der Veröffentlichung bieten. PHTLS hat damit in der sechsten englischen Auflage begonnen und mit jeder weiteren Auflage die relevanten Referenzen, Literaturhinweise und Quellen für jedes Kapitel ergänzt. Jeder, der an der Patientenversorgung beteiligt ist, sollte die relevanten Publikationen kennen, gelesen haben und sich kritisch damit auseinandersetzen; bilden sie doch vielfach die Basis für unsere tägliche Arbeit.

Um die Referenzen optimal nutzen zu können, müssen Sie verstehen, was die Literatur vorstellt und wie sie zu interpretieren ist. In vielen Fällen sind die ersten Quellen zu bestimmten Themen die medizinischen Lehrbücher. Wenn Sie weiterführendes Interesse haben, muss nach spezifischen Quellen gesucht werden, die teils in den Referenzen zu finden sind, sofern dazu Studien durchgeführt und veröffentlicht wurden. Nach entsprechender Prüfung der Quellen kann eine Aussage zur Qualität und Belastbarkeit der Studien getroffen werden, die in Ihre Entscheidungen einfließen und Ihre Patientenbehandlung beeinflussen können.

3.4.2 Evidenzgrade

Die Aussagekraft der Forschungsergebnisse, die in der Literatur präsentiert werden, wird meist in Evidenzklassen oder -graden dargestellt (➤ Tab. 3.1).

Das Studiendesign, das in dem Abschnitt „Methodik" einer Studie beschrieben sein sollte, hat maßgeblich Einfluss auf die Evidenzklasse. In der Medizin sind drei Hauptstudienkategorien zu finden, die in Grundlagenforschung, klinische und epidemiologische Forschung unterteilt werden. Während die Primärforschung neue Erkenntnisse generiert, fasst die Sekundärforschung die Erkenntnisse der Primärforschung in Reviews zusammen. Meta-Analysen bewerten darüber hinaus die Ergebnisse mithilfe statistischer Verfahren. Forschung im Rettungsdienst betrifft zunächst klinische Studien, wobei interventionelle und beobachtende Studien unterschieden werden. Interventionelle Studien vergleichen z. B. Behandlungsverfahren, wobei durch Randomisierung versucht wird, Verzerrungen auszuschließen.

Die hochwertigsten Studien mit der höchsten Evidenzklasse sind **randomisierte, kontrollierte Doppelblind-Studien** (Randomized Controlled Trials, RTC). Bei diesen Studien sind alle eingegebenen Patienten randomisiert und haben sozusagen die gleiche Chance bei der Zuordnung. Weder die Patienten noch die Forscher wissen, wer z. B. das Medikament A oder B erhält (doppelblind). Weitere Einflüsse wie systemische Verzerrungen (Bias) werden dadurch kontrolliert und minimieren den Einfluss auf Ergebnis oder Interpretation der Studie. Bei **epidemiologischen Studien** werden Verteilung und Veränderungen von Erkrankungen und deren Ursache untersucht. Unterteilungen solcher Studien in Kohortenstudien, Fallkontrollstudien, Querschnittstudien u. a. sind möglich.

Im Rettungsdienst gibt es bisher noch wenige randomisierte Studien. Viele Erkenntnisse stammen aus der klinischen Forschung und wurden dann auf den Rettungsdienst und das präklinische Umfeld übertragen. Zunehmend werden auch hochwertigere Studien im Rettungsdienst durchgeführt. Vielfach sind kontrollierte Studien im Rettungsdienst nicht möglich, da sie eventuell ethisch nicht vertretbar sind und nicht genehmigt werden. Deswegen wird der Rettungsdienst immer auch auf weniger aussagekräftige Studien angewiesen sein.

Aus publizierten Studien werden Behandlungsleitlinien entwickelt. Entsprechend der Arbeitsgemeinschaft der Wissenschaftlichen Medizinischen Fachgesellschaften (AWMF) sind die Leitlinien in Abhängigkeit von ihrer methodischen Wertigkeit in drei Stufen von S1 bis S3 eingeteilt, wobei S3 die höchste Qualitätsstufe ist. Die „S3 – Leitlinie Polytrauma/Schwerverletzten-Behandlung" der Deutschen Gesellschaft für Unfallchirurgie ist in Deutschland die wichtigste Leitlinie zur Versorgung schwer verletzter Patienten. Zwischenzeitlich wurde ein Konsens erzielt, um ein einheitliches System zur Einstufung der Evidenzgrade und der Stärke der daraus resultierenden Empfehlungen zu etablieren.[1, 15–17]

3.4.3 Bewertung von Literatur

Jeder, der in die Behandlung von Patienten involviert ist, sollte die medizinische Literatur kennen und publizierte Studien kritisch lesen und bewerten, denn sie könnten nützliche Informationen zu Therapien enthalten, aber auch Hinweise darauf, was nutzlos oder möglicherweise schädlich ist. Aber wie lesen Sie medizinische Literatur?

Zunächst müssen Sie wissen, welche Zeitschriften oder Journals in Ihr Fachgebiet passen und die Grundlage bilden. Beispiele sind in ➤ Kasten 3.5 aufgeführt. Über Suchmaschinen wie Pubmed, Ovid, Google Scholar oder Medpilot können Sie eine Vielzahl von Journals und Publikationen abrufen.

Tab. 3.1 Gebräuchliche Evidenzklassen der amerikanischen Agency for Healthcare Research and Quality (AHRQ)

Evidenzklasse	Beschreibung
Ia	wenigstens ein systematischer Review/eine Meta-Analyse auf der Basis methodisch hochwertiger kontrollierter, randomisierter Studien (RCTs)
Ib	wenigstens ein ausreichend großer, methodisch hochwertiger RCT
IIa	wenigstens eine hochwertige Studie ohne Randomisierung
IIb	wenigstens eine hochwertige Studie eines anderen Typs quasi-experimenteller Studien
III	mehr als eine methodisch hochwertige nichtexperimentelle Studie
IV	Meinungen und Überzeugungen von angesehenen Autoritäten (aus klinischer Erfahrung); Expertenkommissionen; beschreibende Studien

> **3.5 Beispielliteratur für die traumatologische Notfallmedizin**
> - Academic Emergency Medicine
> - American Journal of Emergency Medicine
> - Annals of Emergency Medicine
> - Critical Care
> - Der Anästhesist
> - Der Notfallsanitäter
> - Der Notarzt
> - Der Unfallchirurg
> - European Journal of Trauma and Emergency Surgery
> - Injury
> - Journal of Emergency Medicine
> - Journal of Trauma and Acute Care Surgery
> - Notfall- und Rettungsmedizin
> - Notfallmedizin up2date
> - Prehospital Emergency Care
> - Resuscitation
> - Rettungsdienst

Eine Alternative zur Durchsicht kompletter Journals ist die Literaturrecherche über entsprechende Suchmaschinen bei spezifischen Interessen. Auch darüber können viele Studien und Publikationen gefunden werden (➤ Kasten 3.6).

> **3.6 Durchführung einer Literaturrecherche**
>
> Pubmed ist eine der gebräuchlichsten Datenbanken für medizinische Recherchen und kann über www.ncbi.nlm.nih.gov/pubmed aufgerufen werden. Das dort beschriebene Suchverfahren ist aber für alle Suchmaschinen gleich. Um eine entsprechende Zeitschrift für Studien und Artikel zu finden, geben Sie Begriffe ein, die als Schlüsselwörter zu Ihrer Suche passen (passendes Schlagwort bzw. Medical Subject Heading, MeSH-Term). Zwar sollten Sie Begriffe relativ genau eingeben, jedoch nicht zu speziell, um dadurch nicht versehentlich Artikel auszuschließen. Schlagwörter können Sie mit den sogenannten Bool-Operatoren „AND", „OR" bzw. „NOT" verknüpfen. Verfeinern Sie im Verlauf Ihrer Suche Ihre Begriffe. Wenn Sie z. B. einen Artikel über präklinische Koniotomie suchen, können Sie mit den Begriffen „Koniotomie" und „präklinisch" suchen. Im nächsten Anlauf könnten Sie Begriffe wie „Atemwegsmanagement" und „Rettungsdienst" ergänzen. Dabei werden Sie feststellen, dass bei diesen Begriffen nicht nur die Koniotomie, sondern auch andere Formen der Atemwegssicherung gefunden werden. Gerade bei englischsprachigen Suchmaschinen wie Pubmed müssen Sie in aller Regel auch englische Suchbegriffe verwenden.

Die Anzahl der publizierten Fachartikel nimmt von Jahr zu Jahr zu, sodass es schwierig ist, die gesamte Literatur zu erfassen. Trotzdem sollte die Literatur im jeweiligen Fachbereich kritisch gelesen werden, um auf dem aktuellen Kenntnisstand zu bleiben. Für weiterführende Literatur können zusätzliche Literaturrecherchen angestrengt werden (➤ Kasten 3.6).

Auswahl eingrenzen

Prüfen Sie anhand des Titels und des Abstracts (Zusammenfassung), ob der Artikel für Sie von Interesse ist. Gute Artikel enthalten bereits in der Überschrift neben dem Thema oder der Fragestellung das Studiendesign. Sie können im weiteren Verlauf auch prüfen, ob die Autoren der Artikel als Experten auf diesem Gebiet gelten. Haben Sie die relevanten Artikel gefunden, werden Sie nicht umhinkommen, den gesamten Artikel zu lesen. Die Abstracts alleine reichen vielfach nicht für eine detaillierte Beurteilung aus – schon gar nicht, wenn Sie auf ihrer Basis Verfahren oder Abläufe ändern wollen.

Lesen und Beurteilen der Struktur medizinischer Artikel

Wenn Ihnen der gesamte Text vorliegt, müssen Sie ihn kritisch lesen und beurteilen. Wissenschaftliche Artikel sind immer gleich aufgebaut und gliedern sich in eine Einleitung, einen Methodikteil, einen Ergebnisteil mit anschließender Diskussion und ggf. einer Schlussfolgerung.

In der Einleitung soll dem Leser der relevante und aktuelle Kenntnisstand vermittelt werden, der durch entsprechende Literaturstellen belegt ist. Daraus sollten letztlich die Fragestellung der Studie erkennbar und formuliert sein und die Auswahl des Studiendesigns nachvollziehbar werden.

Die Methodik gibt die Herangehensweise der Autoren wieder und muss ähnlich wie bei einem Kochrezept beschrieben sein, sodass der Leser die Möglichkeit hätte, die Studie unter gleichen Kriterien zu wiederholen. Es muss daraus hervorgehen, wo und wann die Studie durchgeführt wurde und was Einschluss- und Ausschlusskriterien z. B. für Studienteilnehmer waren. Gelegentlich wurde vorab eine Pilotstudie durchgeführt; auch dies sowie etwaige Studienprotokolle sollten vermerkt sein. Studien, die präklinische Patienten betreffen, sollten auch in der Präklinik durchgeführt werden. Dan Spaite, MD sagte dazu:

„*Strong evidence for efficacy of an intervention does not mean that it will be effective when applied in the field.*"[17]

Wurde eine Randomisierung vorgenommen, so muss diese genauso beschrieben sein wie das statistische Verfahren. Die angewendeten Messmethoden müssen zudem präzise genug für die Beantwortung der Fragestellung sein (Reliabilität) und das Richtige messen (Validität).

Neben der Angabe des Studiendesigns muss in aller Regel eine Einschätzung zur benötigen Anzahl von Patienten (Fallzahlplanung) genannt werden, um Effektstärken und eine Wahrscheinlichkeit des Ergebnisses korrekt berechnen zu können. Bei zu geringen Fallzahlen bzw. Patienten können evtl. kleine Unterschiede nicht nachgewiesen werden (fehlende Power). Auch sollten mögliche Einflussfaktoren und Störungen (Bias, Confounder) beschrieben werden und wie versucht wurde, diese zu vermeiden. Die eigentlichen Messungen sollten präzisiert sein, was Messgeräte, Messzeitpunkte und Verfahren einschließt. Je nach Messung werden unterschiedliche Zahlenniveaus verwendet. So ist z. B. die Frage nach Rauchen (ja, nein: nominales Skalenniveau) etwas gänzlich anderes als die Angabe der Körpergröße in cm (metrisches Skalenniveau), was wiederum relevant für die korrekten statistischen Berechnungen und Tests ist.

Die zu messenden Endpunkte (Outcome) müssen korrekt beschrieben sein. Bei einer Fragestellung zur Atemwegsicherung könnte die erfolgreiche Intubation ein Endpunkt sein, der aber keine Auskunft über die Verbesserung des Patientenzustands beinhaltet, geschweige denn über das Überleben bis zur Aufnahme im Krankenhaus oder dem Überleben 24 Stunden nach Aufnahme. Das heißt, Endpunkte müssen klar definiert sein und werden häufig in einen primären Endpunkt (Fragestellung) und sekundäre Endpunkte (weitere Fragestellungen) unterteilt.

Studien müssen von einer Ethikkommission genehmigt worden sein und in einem Studienregister wie z. B. dem Deutschen Register Klinischer Studien (DRKS; www.germanctr.de) registriert sein. Damit werden die Anforderungen des International Committee of Medical Journal Editors (ICMJE) für Publikationen erfüllt.

Der Ergebnisteil wiederum gibt – frei von Interpretation – die Ergebnisse und Zahlen der Studie wieder. Häufig werden zunächst beschreibende Zahlen (deskriptive Statistik) dargelegt, welche die Studienpopulation beschreiben. Beispielhaft sei hier das Alter von Patienten genannt, das in Anzahl, Mittelwerten, Streumaßen und sogenannten Vertrauensintervallen (Konfidenzintervall) beschrieben wird. Dann folgen die eigentlichen Ergebnisse der statistischen Berechnung und die Zusammenhänge bestimmter Merkmale. Zur Darlegung der statistischen Signifikanz werden in aller Regel sogenannte p-Werte als Irrtumswahrscheinlichkeit angegeben. Von einem signifikanten Ergebnis wird in der Medizin häufig bei einer Irrtumswahrscheinlichkeit von $< 5\%$ ($p < 0{,}05$) gesprochen.

Im Diskussionsteil werden schließlich die Ergebnisse der eigenen Studie diskutiert und mit dem aktuellen Stand der Wissenschaft verglichen. Dabei müssen auch Limitationen diskutiert werden, die evtl. die Aussagekraft der Ergebnisse abschwächen oder zumindest bei der Interpretation der Ergebnisse zu berücksichtigen sind. Dies könnte z. B. der Fall sein, wenn eine relevante Anzahl von Studienteilnehmern abgesprungen ist, wenn trotz guter Studienplanung eine Messung nicht präzise genug war oder dergleichen mehr. Alle diese Punkte müssen in der Schlussfolgerung berücksichtigt werden. Relevant ist auch, die statistische Signifikanz im Verhältnis zur klinischen Relevanz zu sehen und korrekt daraus zu schlussfolgern. Wenn z. B. die Wirkung eines antihypertensiven Medikaments beschrieben wird, kann im Ergebnis eine statistisch signifikante Senkung des Blutdrucks um 4 mmHg beschrieben sein. Klinisch ist diese Senkung eher unbedeutend. Das heißt, es sollte nicht nur die statistische Signifikanz, sondern immer auch die klinische Relevanz beurteilt werden.

Wenn alle vorherigen Fragen zufriedenstellend beantwortet wurden, bezieht sich die letzte Frage auf die Implementierung der Studienergebnisse in den Arbeitsbereich. Um die Umsetzung der untersuchten Therapie oder Intervention zu ermöglichen, müssen die Autoren diese detailliert genug beschreiben. Sie muss zur Verfügung stehen und sinnvoll in den klinischen Alltag integriert werden können.

Gute Übersichtsarbeiten, Reviews oder Leitlinien diskutieren das Vorgehen, wie die Evidenz der eingeschlossenen Studien bewertet wurde. Diese Überprüfung muss reproduzierbar sein, unabhängig davon, wer sie durchgeführt hat. Außerdem unterstützen mehrere Studien mit ähnlichen Ergebnissen die Schlussfolgerungen und geben vielleicht den Ausschlag, ob ein Verfahren geändert wird oder nicht.

Ähnlich wie bei der Überprüfung einzelner Studien enthalten auch Übersichtsarbeiten oder Buchkapitel eine Feststellung, ob alle klinischen Belange berücksichtigt und diskutiert wurden und ob die Ergebnisse in das Arbeitsumfeld des Lesers übernommen werden können.

Bestimmung der Auswirkung

Schließlich sollte geprüft werden, ob die Ergebnisse einer Studie zu einer Änderung der etablierten Verfahren führen. Im Idealfall liegen Ergebnisse einer randomisierten, kontrollierten Studie vor, die kritisch geprüft wurden und sowohl statistisch signifikant als auch klinisch relevant sind. Die Studie sollte die besten Informationen zu einer Fragestellung liefern und die Vorteile sollten die Risiken überwiegen. Auch wenn es heute noch nicht der Fall ist, sollten präklinische Studien ebenfalls nach hohen Evidenzgraden durchgeführt werden.

Zusammenfassung

- **Prinzipien** (oder Wissenschaft in der Medizin) beschreiben, was der Patient benötigt, um Genesung und Überleben zu optimieren.
- **Präferenzen** (oder die „Kunst" der Medizin) sind die Methoden, um die Prinzipien zu erreichen. Überlegungen hinsichtlich der Auswahl der angewendeten Methode (Präferenz) sind:
  - Aktuelle Lage
  - Patientenzustand
  - Kenntnisse und Erfahrungen
  - Verfügbare Ausstattung
- **Kritisches Denken** ist die Einschätzung aller Belange und Komponenten der vorliegenden Situation. Dazu muss der Anwender
  - alle Sinne zur Beurteilung einbeziehen,
  - den Bedarf an weiterer Ausrüstung, weiterem Personal und zusätzlichen Informationen überprüfen,
  - die umliegenden Krankenhäuser und deren Kapazitäten kennen,
  - ein angemessenes Vorgehen entwickeln,
  - die aktuelle Situation des Patienten und die Reaktion auf durchgeführte Maßnahmen überprüfen,
  - ggf. Korrekturen vornehmen.
- Ziel des kritischen Denkens ist eine erfolgreiche Versorgung.
- Kritisches Hinterfragen heißt, *nicht* stur Protokollen zu folgen. Es ist schnell, flexibel und objektiv.
- Ethik bezieht sich auf die Anwendung und die Balance der vier Prinzipien der medizinischen Ethik (Selbstbestimmung, Schadensvermeidung, Patientenwohl und Gerechtigkeit). Der Rettungsdienst muss ein ethisches Verständnis entwickeln und

sich damit vertraut machen, um ethische Problemstellungen im präklinischen Umfeld zu erkennen.
- Forschung bildet die Grundlage für alle medizinischen Verfahren, auch für den Rettungsdienst.
- Die Qualität der Studien und daraus folgende Empfehlungen hängen unter anderem vom Studiendesign ab. Die hochwertigsten Studien mit den stärksten Empfehlungen sind randomisierte, kontrollierte Doppelblindstudien.
- Jeder, der medizinische Literatur liest, sollte wissen, wie Studien hinsichtlich Qualität und Aussagekraft beurteilt werden.

Lösung Fallbeispiel

In diesem Fallbeispiel mit fünf Patienten muss die einzige Besatzung des Rettungswagens die Patienten triagieren. In dieser Art von Situation wird mit der Triage der Begriff der „Gerechtigkeit" sofort nachvollziehbar. Die verfügbaren Ressourcen – ein Rettungswagen – sind begrenzt und müssen so eingesetzt werden, dass die beste Behandlung für die meisten Patienten möglich wird. Dies beinhaltet die Entscheidung, wer wen zuerst behandelt.

In diesem Fallbeispiel muss eine rasche Entscheidung zwischen der älteren Patientin und dem bewusstlosen Kind getroffen werden. Bei gleichen Verletzungen haben Kinder häufig eine höhere Überlebenswahrscheinlichkeit als ältere Patienten. Allerdings können weitere Untersuchungen und Informationen die Triage erheblich beeinflussen. Stellen Sie sich vor, die Mutter berichtet, das Kind habe eine unheilbare Krankheit, dann ist eine Triage allein auf dem Alter basierend vielleicht nicht korrekt. Die meisten Triage-Algorithmen versuchen, möglichst vielen Patienten gerecht zu werden, und können nicht jede individuelle Situation berücksichtigen. Daher ist ein grundlegendes (ethisches) Verständnis von Gerechtigkeit hilfreich.

Das Aussehen des Lkw und seines Fahrers kann möglicherweise zu stereotypen Verhaltensweisen und Entscheidungen des Rettungsdienstes führen. Stereotype sind meist ungenaue Verallgemeinerungen und Annahmen über Gruppen, die dazu verleiten, diese zu kategorisieren und aufgrund der Annahmen entsprechend zu behandeln. Dadurch entstehende Vorannahmen können eine faire und gerechte Behandlung stark einschränken. Zwar hat der Rettungsdienst die Verpflichtung, Patienten einheitlich und vorbehaltlos zu behandeln, aber er muss sich nicht unangemessen gefährden. Personal im Rettungsdienst hat das Recht, nicht nur sich selbst zu schützen, sondern auch die Kompetenz, anderen zu helfen.

Neben der Gerechtigkeit gibt es weitere Aspekte, die in diesem Fall die Selbstständigkeit betreffen. Der Rettungsdienst muss die Entscheidungsfähigkeit sowohl des Kleintransporter-Fahrers als auch die der Autofahrerin berücksichtigen. Beide sind verletzt, emotional belastet und der Fahrer eventuell alkoholisiert. Die Fahrerin könnte außerdem Entscheidungen nicht nur für sich, sondern auch für ihre Kinder und eventuell für ihre Mutter treffen müssen.

Das Abwägen der Vor- und Nachteile ist ein relevanter Aspekt in der medizinischen Entscheidungsfindung. In diesem Fall fragt die Fahrerin nach Informationen über ihre Mutter und ihre Kinder. Während das Personal im Rettungsdienst eigentlich verpflichtet ist, die Wahrheit zu sagen, um eine vertrauensvolle Patienten-Behandler-Beziehung zu gewährleisten, muss daran gedacht werden, dass auch diese Patientin verletzt und traumatisiert und vielleicht nicht mehr in der Lage ist, adäquate Entscheidungen zu treffen. Eine vollständige Auskunft zu ihrer Mutter und ihrem bewusstlosen Kind könnte also in diesem Fall die Patientin weiter traumatisieren. Ihre Reaktion darauf könnte ihr Entscheidungsvermögen weiter beeinträchtigen, zusätzlich verstört durch das hysterisch schreiende Kind. Dies könnte gemäß dem Prinzip der Schadensvermeidung bzw. im Sinne des Patientenwohls auf einen späteren Zeitpunkt verschoben werden.

Wie in diesem Szenario gibt es in der Ethik selten Richtig-oder-falsch-Lösungen für schwierige Situationen. Vielmehr kann die Ethik einen Rahmen vermitteln, der aus den Eckpfeilern Selbstbestimmung, Schadensvermeidung, Patientenwohl, Gleichheit und Gerechtigkeit besteht. Innerhalb dieses Rahmens kann versucht werden, in ethisch schwierigen Situationen die richtigen Entscheidungen zu treffen.

QUELLENVERZEICHNIS

1. Hendricson WD, Andrieu SC, Chadwick DG, et al. Educational strategies associated with development of problem-solving, critical thinking, and self-directed learning. *J Dent Educ.* 2006;70(9):925–936.
2. Cotter AJ. Developing critical-thinking skills. *EMS Mag.* 2007; 36(7):86.
3. Wang SY, Tsai JC, Chiang HC, et al. Socrates, problem-based learning and critical thinking – a philosophic point of view. *Kaohsiung J Med Sci.* 2008;24(3)(suppl):S6–S13.
4. Carroll RT. *Becoming a Critical Thinker: A Guide for the New Millennium.* 2nd ed. Boston, MA: Pearson Custom Publishing; 2005.
5. Aristotle. *Nichomachean Ethics* (Book I, part 3). Translation by W.D. Ross, The Internet Classics Archive, 1994–2009. http://classics.mit.edu//Aristotle/nicomachaen.html. Zugriff 5. Oktober 2013.
6. Banning M. Measures that can be used to instill critical-thinking skills in nurse prescribers. *Nurse Educ Pract.* 2006;6(2):98–105.
7. Bamonti A, Heilicser B, Stotts K. To treat or not to treat: identifying ethical dilemmas in EMS. *JEMS.* 2001;26(3):100–107.
8. Beauchamp TL, Childress JF. *Principles of Biomedical Ethics.* 6th ed. New York, NY: Oxford University Press; 2009.
9. Derse AR. Autonomy and informed consent. In: Iserson KV, Sanders AB, Mathieu D, eds. *Ethics in Emergency Medicine.* 2nd ed. Tucson, AZ: Galen Press; 1995:99–105.
10. Post LF, Bluestein J, Dubler NN. *Handbook for Health Care Ethics Committees.* Baltimore, MD: The Johns Hopkins University Press; 2007.
11. Tubbs JB. *A Handbook of Bioethics Terms.* Washington, DC: Georgetown University Press; 2009.

12. The Eldercare Team website. The out of hospital do not resuscitate (DNR). www.eldercareteam.com/public/606.cfm. Zugriff 31. August 2012.
13. Center for Ethics in Healthcare website. Physician order for life-sustaining treatment paradigm. www.ohsu.edu/polst/. Zugriff 31. August 2012.
14. Daniels N. *Just Health Care.* New York, NY: Cambridge University Press; 1985.
15. Atkins D, Best D, Briss PA, et al. Grading quality of evidence and strength of recommendations (GRADE). *BMJ.* 2004;328:1490.
16. Guyatt GH, Oxman AD, Vist G, et al. Rating quality of evidence and strength of recommendations GRADE: an emerging consensus on rating quality of evidence and strength of recommendations. *BMJ.* 2008;336:924.
17. Spaite D. Prehospital evidence-based guidelines (presentation). From Evidence to EMS Practice: Building the National Model, a Consensus-Building Conference sponsored by The National Highway Traffic Safety Administration, the Federal Interagency Committee on EMS and The National EMS Advisory Council. September 2008.

WEITERFÜHRENDE LITERATUR

Adams JG, Arnold R, Siminoff L, Wolfson AB. Ethical conflicts in the prehospital setting. *Ann Emerg Med.* 1992;21(10):1259.

Beauchamp TL, Childress JF. *Principles of Biomedical Ethics.* 6th ed. New York, NY: Oxford University Press; 2009.

Buchanan AE, Brock DW. *Deciding for Others: The Ethics of Surrogate Decision Making.* New York: Cambridge University Press; 1990.

Fitzgerald DJ, Milzman DP, Sulmasy DP. Creating a dignified option: ethical consideration in the formulation of prehospital DNR protocol. *Am J Emerg Med.* 1995;13(2):223.

Iverson KV. Foregoing prehospital care: should ambulance staff always resuscitate? *J Med Ethics.* 1991;17:19.

Iverson KV. Withholding and withdrawing medical treatment: an emergency medicine perspective. *Ann Emerg Med.* 1996;28(1):51.

Marco CA, Schears RM. Prehospital resuscitation practices: a survey of prehospital providers. *Ethics Emerg Med.* 2003;24(1):101.

Mohr M, Kettler D. Ethical aspects of prehospital CPR. *Acta Anaesthesiol Scand Suppl.* 1997;111:298–301.

Sandman L, Nordmark A. Ethical conflict in prehospital emergency care. *Nurs Ethics.* 2006;13(6):592.

Travers DA, Mears G. Physicians' experiences with prehospital do-not-resuscitate orders in North Carolina. *Prehosp Disaster Med.* 1996;11(2):91.

Van Vleet LM. Between black and white. The gray area of ethics in EMS. *JEMS.* 2006;31(10):55–56, 58–63; quiz 64–65.

KAPITEL 4

Physiologie von Leben und Tod

4.1	Atemwege und respiratorisches System	54	4.5	Anatomie und Pathophysiologie des Schocks ... 61
4.1.1	Ventilation und Sauerstoffversorgung beim Traumapatienten	56	4.5.1	Kardiovaskuläre Reaktionen ... 61
4.1.2	Pathophysiologie	57	4.5.2	Hämodynamische Reaktionen ... 63
			4.5.3	Endokrine Reaktionen ... 64
4.2	Kreislaufsystem	58		
4.2.1	Blutkreislauf und Sauerstoffversorgung	58	4.6	Komplikationen des Schocks ... 65
4.2.2	Pathophysiologie	58	4.6.1	Akutes Nierenversagen ... 65
			4.6.2	Akutes Atemnotsyndrom des Erwachsenen ... 65
4.3	Schock	58	4.6.3	Gerinnungsversagen ... 65
4.3.1	Definition des Schocks	58	4.6.4	Leberversagen ... 66
			4.6.5	Fulminante Infektionen ... 66
4.4	Physiologie des Schocks	59	4.6.6	Multiorganversagen (MOV) ... 67
4.4.1	Stoffwechsel: der menschliche Motor	59		
4.4.2	Das Fick-Prinzip	60		
4.4.3	Zelluläre Perfusion und Schock	60		

Lernzielübersicht

Nach dem Durcharbeiten dieses Kapitels sollte der Leser in der Lage sein:
- Den Schock und seine Unterformen zu definieren
- Die Reaktion des Körpers auf ein Trauma zu beschreiben
- Die Vorgänge zur Energiegewinnung im menschlichen Körper zu erklären
- Die Konsequenzen des Versagens dieser Mechanismen zu benennen
- Das Fick-Prinzip zu beschreiben
- Die Pathophysiologie des Schocks und die fortschreitenden Schockphasen zu erklären

---

Fallbeispiel

Es ist 2:18 Uhr in einer schwül-warmen Sommernacht. Sie werden mit dem Stichwort „Schießerei" in eine Bar alarmiert, die für häufige Konflikte zwischen den Gästen bekannt ist. Auf der Anfahrt vergewissern Sie sich bei der Leitstelle, dass die Polizei ebenfalls alarmiert wurde. Kurz vor Ihrem Eintreffen an der Einsatzstelle bestätigt der Disponent, dass die Polizei die Situation gesichert hat und dass es eine verletzte, männliche Person gibt. Vor Ort finden Sie einen ca. 25-jährigen männlichen Patienten vor, der eine Schussverletzung im Abdominalbereich erlitten hat. Im Primary Assessment stellen Sie unter anderen fest, dass der Patient deutlich verwirrt ist und sich konfus äußert. Die Haut stellt sich blass-zyanotisch und auffällig schweißig dar.

- **Was sind die wichtigsten Pathomechanismen, die bei diesem Patienten ablaufen?**
- **Die Funktionen welcher Körpersysteme müssen am dringendsten aufrechterhalten werden?**
- **Wie können Sie in die pathophysiologischen Abläufe eingreifen, die zum gegenwärtigen Zustand des Patienten führen?**

Das Leben basiert auf komplexen Zusammenhängen und einer wechselseitigen Abhängigkeit verschiedener Körpersysteme. Diese Zusammenarbeit ist notwendig, um die erforderlichen Ausgangsstoffe für die zelluläre Energiegewinnung und für lebenswichtige Stoffwechselvorgänge in jeder Zelle des menschlichen Körpers zur Verfügung zu stellen. Die Funktionen des Atmungssystems, beginnend bei den oberen Atemwegen bis hin zu den Alveolen, und nachfolgend das Kreislaufsystem sind entscheidend, um Sauerstoff als die wesentliche Komponente des zellulären Energiestoffwechsels bereitzustellen. Werden alle Faktoren, die den Transport von Sauerstoff zu den roten Blutkörperchen oder die Verteilung des oxygenierten Blutes zu den Geweben negativ beeinflussen, nicht umgehend korrigiert, werden sie zum Untergang von Zellen und letztendlich zum Tod des Patienten führen.

Die Beurteilung und das Management des Traumapatienten beginnen mit dem Primary Assessment. Diese Phase legt den Fokus darauf, alle Vorgänge zu identifizieren und zu beheben, die eine Versorgung der Zellen mit Sauerstoff und Glukose stören. Somit ist ein Verständnis für die physiologischen Vorgänge im Körper und die pathophysiologischen Prozesse, die zum Tod des Patienten führen können, entscheidend. Erst dadurch können Abweichungen erkannt und gezielt behandelt werden.

4.1 Atemwege und respiratorisches System

Mit dem Begriff Atemwege wird der Abschnitt des respiratorischen Systems bezeichnet, der die Umgebungsluft über den Mund, den Nasen-Rachenraum, die Trachea und die Bronchien hin zu den Alveolen leitet (➤ Abb. 4.1). Mit jedem Atemzug gelangt Luft in die Lunge. Die Bewegung der Luft in die Alveolen hinein und wieder heraus ist das Resultat von Druckänderungen innerhalb des Thorax. Diese intrathorakalen Druckschwankungen werden durch die Kontraktion und die Relaxation spezieller Muskelgruppen generiert (➤ Abb. 4.2). Der Hauptatemmuskel ist das Zwerchfell (Diaphragma). Die Kontraktion dieser kuppelförmigen Muskel-Sehnen-Platte erfolgt auf einen Impuls des N. phrenicus. Es kommt daraufhin zu einer Abflachung und somit zu einem negativen Druck im Thoraxraum, sodass die Umgebungsluft durch die Atemwege bis zu den Alveolen strömen kann (➤ Abb. 4.3).

Dieser Vorgang wird durch weitere Muskeln unterstützt, die alle an der Brustwand ansetzen, z. B. der M. sternocleidomastoideus oder die Mm. scaleni (➤ Abb. 4.2). Diese Muskelgruppen werden normalerweise nur bei erhöhter oder erschwerter Atemtätigkeit eingesetzt. Im

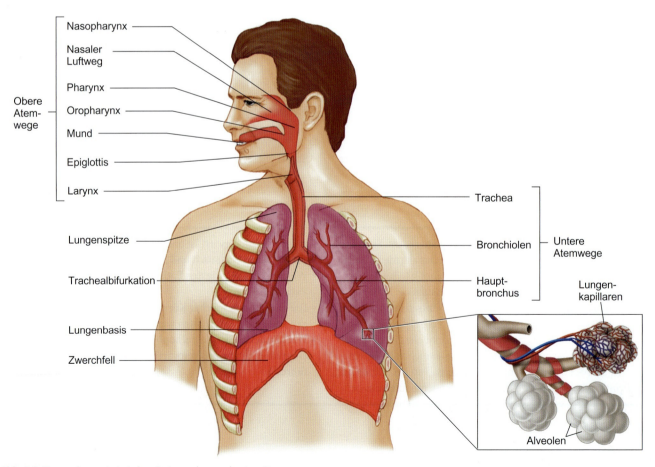

Abb. 4.1 Organe des respiratorischen Systems: obere und untere Atemwege

4.1 Atemwege und respiratorisches System

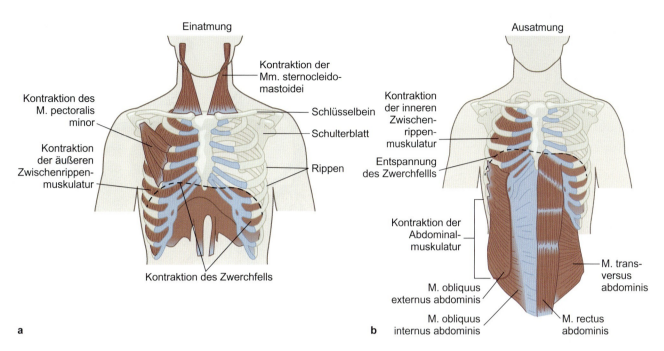

Abb. 4.2 a: Während der Inspiration kontrahiert das Zwerchfell und senkt sich dadurch ab; die Atemhilfsmuskulatur kontrahiert und hebt dadurch die Rippen und das Sternum an. Somit vergrößern sich der Durchmesser und das Volumen der Thoraxhöhle.
b: Während der Exspiration in Ruhe bewirkt die Elastizität des Thorax eine Verkleinerung des Volumens, indem das Diaphragma und die Rippen in ihre Ruhepositionen zurückkehren. Unter erschwerten Atembedingungen wird dieser Prozess durch eine Kontraktion der inneren Zwischenrippenmuskulatur und der Muskeln des Abdomens unterstützt, um eine schnelle Verkleinerung des Volumens der Thoraxhöhle zu erreichen.

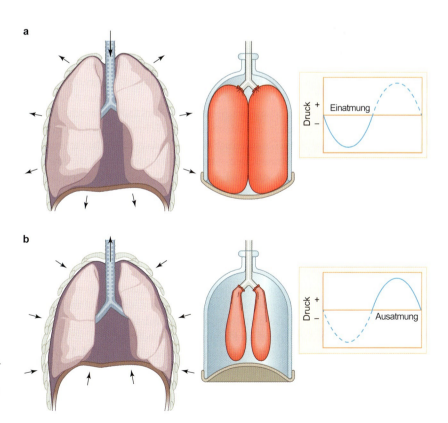

Abb. 4.3 a: Während der Inspiration kontrahiert das Zwerchfell, senkt sich ab und steigert somit das Volumen des Brustraums. Aufgrund des entstehenden Unterdrucks im Thorax kann Luft in die Lungen einströmen.
b: Während der Exspiration entspannt sich das Zwerchfell, der Druck im Thoraxraum steigt an und lässt die Luft aus den Lungen ausströmen.

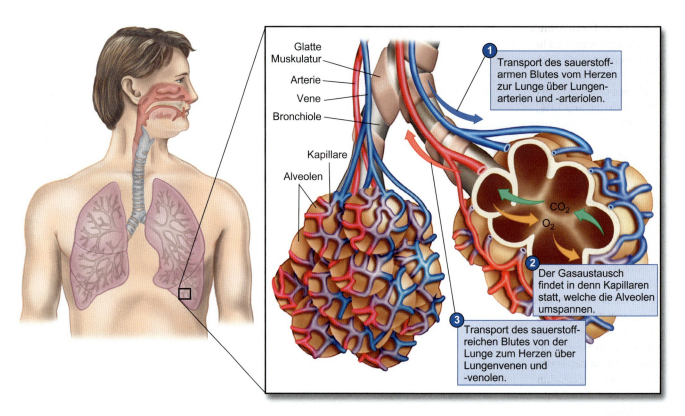

Abb. 4.4 Sauerstoff diffundiert aus den Alveolen in die Kapillaren, um sich dort an die roten Blutkörperchen zu binden. Kohlendioxid nimmt den umgekehrten Weg und diffundiert in die Alveolen, um abgeatmet zu werden.

Gegensatz zur Inspiration ist die Exspiration ein passiver Vorgang. Durch eine Entspannung des Zwerchfells und der Atemhilfsmuskulatur kann sich die elastische Lunge wieder in ihre Ruheposition zusammenziehen, sodass sich der intrathorakale Druck erhöht und somit die Luft wieder aus dem respiratorischen System entweichen kann. Auch dieser Vorgang der Ausatmung kann durch verschiedene Muskeln aktiv unterstützt werden, sobald sich die Atemarbeit erhöht.

Mit jedem Atemzug werden beim Erwachsenen ca. 500 ml Luft bewegt. Zusätzlich befindet sich in den Atemwegen ein Volumen von ca. 150 ml Luft, das nicht am Gasaustausch teilnimmt, da es die Alveolen nicht erreicht – der **Totraum.** Dementsprechend muss die Menge der inhalierten Luft (und Sauerstoff) dieses Totraumvolumen übersteigen, damit sie überhaupt die Alveolen erreichen kann.

Erreichen die verbliebenen 350 ml Luft des Atemzugs die Alveolen, diffundiert der Sauerstoff durch die alveolokapilläre Membran und bindet an das Hämoglobin der roten Blutkörperchen (Erythrozyten) (➤ Abb. 4.4). Das Kreislaufsystem transportiert die oxygenierten Erythrozyten zu den Geweben. Dort geben sie den Sauerstoff an die Zellen ab, den diese für den aeroben Energiestoffwechsel benötigen.

Ein Endprodukt dieser Energiegewinnung ist Kohlendioxid, das von den Zellen und Geweben in das Blutplasma abgeben wird. Dort wird es zu einem kleinen Anteil gelöst im Plasma oder gebunden in den Erythrozyten im Blut abtransportiert. Der größte Anteil wird in den Erythrozyten in HCO_3^- (Hydrogenkarbonat) umgewandelt, an das Blutplasma abgegeben und erreicht in dieser Form die Alveolen. Das Kreislaufsystem transportiert die desoxygenierten Erythrozyten zusammen mit dem kohlendioxidreichen Plasma zum rechten Herzen und in den Lungenkreislauf. Hier schließt sich der Kreislauf und es kommt zu einer erneuten Diffusion von Sauerstoff durch das Epithel der Alveolen und das Kapillarendothel in die Erythrozyten hinein. Zur gleichen Zeit wird das Hydrogenkarbonat in der Lunge wieder in Kohlendioxid umgewandelt, wandert in Gegenrichtung vom Blut durch die alveolokapilläre Membran bis in die Alveolen und wird abgeatmet. Zum Abschluss dieses Gasaustauschs ist das Blut wieder oxygeniert und kohlendioxidarm und wird zum linken Herzen transportiert, um über den Körperkreislauf erneut an alle Zellen des Körpers verteilt zu werden.

Die Alveolen müssen dauerhaft mit sauerstoffreicher Luft gefüllt werden. Dieser Vorgang nennt sich **Ventilation** und ist gleichermaßen für die Zufuhr von frischer Luft als auch für die Abatmung von Kohlendioxid verantwortlich (➤ Kap. 8). Eine Beurteilung der Atmungsfunktion beinhaltet immer die Qualität der Einatmung, aber auch die Diffusions- und Transportfähigkeit, um den Sauerstoff an die Zellen verteilen zu können. Kommt es zu Einschränkungen in einem dieser Teilbereiche, wird der aerobe Stoffwechsel und damit die ausreichende Energiegewinnung reduziert und der Körper muss auf anaerobe Stoffwechselvorgänge umstellen.

4.1.1 Ventilation und Sauerstoffversorgung beim Traumapatienten

Der Prozess der Sauerstoffversorgung im menschlichen Körper lässt sich in drei Phasen einteilen.

1. Unter der **äußeren Atmung** wird der Transfer von Sauerstoffmolekülen aus der Luft in das Blut verstanden. Luft besteht aus Sauerstoff (20,95 %), Stickstoff (78,1 %), dem Edelgas Argon (0,93 %) und Kohlendioxid (0,031 %). In einer vereinfachten Betrachtung gehen wir von einer Zusammensetzung der Luft mit 21 % Sauerstoff und 79 % Stickstoff aus. Erhöht sich die prozentuale Verteilung von Sauerstoff in der eingeatmeten Luft, erhöht sich gleichzeitig der Sauerstoffpartialdruck in den Alveolen. Das bedeutet, sobald die Ventilation mit zusätzlichem Sauerstoff unterstützt wird, erhöht sich der Partialdruck dieses Gases und somit die Stoffmenge in jeder einzelnen Alveole.
2. Der **Sauerstofftransport** ist die Verteilung der sauerstoffreichen roten Blutkörperchen über das Herz-Kreislauf-System zu den Geweben. Die Menge an Sauerstoff, die der menschliche Körper innerhalb einer Minute zur Aufrechterhaltung seines Energiestoffwechsels benötigt, wird **Sauerstoffverbrauch** genannt. Die Menge an Sauerstoff, die das Kreislaufsystem transportieren kann, um den Sauerstoffverbrauch der Organe zu gewährleisten, wird **Sauerstoffangebot** genannt und ist stark abhängig von der Herzleistung und dem arteriellen Sauerstoffgehalt.
3. Als **innere Atmung** wird die Bewegung oder die Diffusion des Sauerstoffs aus den Erythrozyten in die Zellen der Gewebe zum Zweck der Energiegewinnung bezeichnet. Dieser Energiestoffwechsel wird auch Zellatmung genannt und umfasst die Prozesse der Glykolyse und des Zitronensäurezyklus, um den universellen Energieträger Adenosintriphosphat (ATP) aufzubauen. Im Rahmen der Glykolyse wird Glukose abgebaut und es entstehen aus jedem Glukosemolekül zwei Moleküle **Pyruvat**. Dieses Pyruvat wird im Zitronensäurezyklus weiter abgebaut, um Energie zu generieren. Nebenprodukte dieses Stoffwechselvorgangs sind Kohlendioxid und Wasser. In Abwesenheit von Sauerstoff wird Pyruvat in Laktat umgewandelt.

Dieser Abschnitt der Sauerstoffversorgung des menschlichen Körpers kann durch verschiedene Vorgänge deutlich eingeschränkt werden. Ein Beispiel hierfür ist der Austausch von Sauerstoff aus den roten Blutkörperchen durch die dünnwandigen Kapillaren in die Gewebe. Jeder Faktor, der diesen Prozess stört, unterbricht den Energiestoffwechsel des Körpers. Ein wichtiger Umstand in dieser Betrachtung ist die Menge an Flüssigkeit (Ödeme), die sich zwischen den Alveolarwänden und den Kapillaren oder zwischen den Zellmembranen (interstitieller Raum) befindet. Da kristalloide Infusionsflüssigkeit innerhalb von 30–45 Minuten den vaskulären Raum in Richtung des Interstitiums verlässt, kann eine Überinfusion während der Volumentherapie ein Grund dafür sein, die Diffusion von Sauerstoff aus den Alveolen in die Kapillaren zu verschlechtern (➤ Abb. 4.5). Eine zusätzliche Sauerstoffzufuhr kann dieses Problem in einem gewissen Rahmen kompensieren, da die Menge an verfügbaren Sauerstoff, der durch die ödematöse alveolokapilläre Membran diffundieren kann, deutlich erhöht wird. Generell gilt, das die Zellen und Gewebe nicht in der Lage sind, mehr Sauerstoff umzusetzen, wenn diese Sauerstoffmengen nicht verfügbar sind.

Eine adäquate Sauerstoffversorgung hängt von jeder einzelnen dieser drei Phasen ab. Dieses bedingt eine gute Beurteilung der Gewebsoxygenierung sowie das Sicherstellen einer adäquaten Ventilation für alle Traumapatienten, um Hypoxien zu korrigieren oder zu verhindern.

4.1.2 Pathophysiologie

Die Fähigkeit des Atmungssystems, Sauerstoff zur Verfügung zu stellen sowie Kohlendioxid auszuscheiden, kann durch folgende Vorgänge im Rahmen eines Traumas eingeschränkt werden:
- **Hypoventilation** kann folgende Ursachen haben:
  - Obstruktion der oberen oder unteren Atemwege
  - Eingeschränkte Dehnbarkeit der Lungen als direkte Folge eines Thoraxtraumas
  - Verlust des zentralen Atemantriebs bei verminderter neurologischer Funktion, häufig als Folge eines Schädel-Hirn-Traumas
- **Hypoxämie** (erniedrigter Sauerstoffgehalt im Blut) kann durch eine eingeschränkte Diffusionsfähigkeit an der alveolokapillären Membran entstehen.
- **Hypoxie** (Sauerstoffmangel im Gewebe) kann folgende Ursachen haben:
  - Aufgrund von Flüssigkeit in den Alveolen kann die Luft die Kapillaren nicht erreichen.
  - Eingeschränkter Blutfluss zu den Alveolen
  - Eingeschränkter Blutfluss zu den Geweben

Hyperventilation kann zu einer Vasokonstriktion speziell der gehirnversorgenden Gefäße führen. Besonders bei der Versorgung eines Schädel-Hirn-Trauma-Patienten kann dieser Umstand zu deutlichen Nachteilen und Folgeschäden führen.

Eine kritische Reduktion des Atemminutenvolumens führt zu einer Hypoventilation. Wenn dieser Zustand unbehandelt bleibt, kann dies neben einer Hypoxie zu einer Hyperkapnie und Azidose mit möglichen letalen Folgen führen. Die Behandlung umfasst primär die Korrektur von bestehenden Atemwegsproblemen. Sind diese behoben, ist eine Sauerstoffgabe und möglicherweise eine assistierte Beatmung notwendig, um eine Verbesserung der Ventilation zu erzielen.

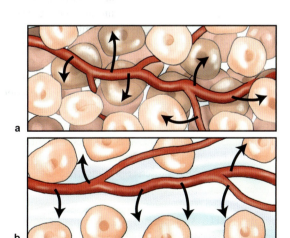

Abb. 4.5 a: Liegen die Gewebezellen in unmittelbarer Nähe der Kapillaren, ist ein problemloser Gasaustausch von Sauerstoff und Kohlendioxid möglich. **b:** Ein interstitielles Ödem kann die Strecke von den Gewebezellen zu den Kapillaren verlängern und somit die Diffusion von Sauerstoff und Kohlendioxid erschweren.

4.2 Kreislaufsystem

Das Kreislaufsystem ist das zweite Organsystem, das eine entscheidende Komponente darstellt, um die Verteilung von adäquaten Sauerstoffmengen zu den Zellen zu gewährleisten. Gleichzeitig muss es in der Lage sein, Endprodukte des Stoffwechsels (z. B. Kohlendioxid) von den Geweben zur Lunge zu transportieren. Aus diesen Gründen kann nicht nur ein Trauma, welches das respiratorische System betrifft, die Sauerstoffversorgung verschlechtern, sondern auch jegliche Einschränkung des Herz-Kreislauf-Systems kann die Verteilung und den Transport des Sauerstoffs sowie die Elimination des Kohlendioxids behindern.

4.2.1 Blutkreislauf und Sauerstoffversorgung

Eine adäquate Funktion des Herz-Kreislauf-Systems ist notwendig, um ausreichende Mengen Sauerstoff zu jeder Zelle des Körpers zu transportieren. Dies umfasst eine effektive Pumpfunktion des Herzens, intakte Blutgefäße zu jedem Organ und eine ausreichende Menge an Blut innerhalb des Gefäßsystems, um alle Organe zu erreichen und zu perfundieren.

4.2.2 Pathophysiologie

Die Fähigkeit des Herz-Kreislauf-Systems, Sauerstoff zu verteilen sowie Kohlendioxid abzutransportieren, kann durch folgende Vorgänge im Rahmen eines Traumas eingeschränkt werden.
- Eine direkte Schädigung oder Verletzung des Herzens kann die Pumpfähigkeit einschränken.
- Verletzungsfolgen wie eine Herzbeuteltamponade oder ein Spannungspneumothorax können den Rückfluss zum Herzen und dadurch bedingt die Auswurfleistung einschränken.
- Verletzungen von Blutgefäßen führen zu Blutungen und somit zu einer verminderten Sauerstofftransportkapazität.

4.3 Schock

Obwohl der dem Trauma folgende **Schock** bereits vor mehr als drei Jahrhunderten erkannt wurde, betont die Beschreibung des Schocks durch Samuel Gross im Jahre 1872 als eine „grobe Störung der Lebensmaschinerie"[1] und durch John Collins als ein „vorübergehendes Verharren im Akt des Todes"[2] die kontinuierliche zentrale Rolle in den Ursachen von Mortalität und Morbidität beim Traumapatienten. Schnelle Diagnose, Rettung und zielgerichtetes Management sind entscheidend für das Outcome des Patienten nach einem traumatischem Schockgeschehen. Der PHTLS-Anwender sieht sich mit einer großen Herausforderung konfrontiert, alle diese notwendigen Handlungsabläufe umzusetzen. Um die Überlebenschancen beim Schock zu verbessern, ist ein klares Verständnis der Definition, der Pathophysiologie und der klinischen Besonderheiten unabdingbar. In den letzten 5–10 Jahren wurden mehr Erkenntnisse über das Management und die Rettung eines Schockpatienten gewonnen als in den vorangegangenen 30 Jahren. Es ist ausschlaggebend, dass alle an der Versorgung beteiligten Personen die Physiologie der zugrunde liegenden Lebensvorgänge verstehen. Nur mit einem Gesamtverständnis für diese Vorgänge ist der Wissenszuwachs der letzten Jahre in aktuelle Managementstrategien umsetzbar.

Dieses Kapitel beschreibt den Prozess der Energiegewinnung im menschlichen Körper. Fällt dieses System aus, wird von einem Schock gesprochen. Darüber hinaus werden die pathophysiologischen Veränderungen, die das Leben in einer Schocksituation bedrohen, dargestellt. Diese beiden Darstellungen betonen die Bedeutung der Energiegewinnung und der Erhaltung eines aeroben Stoffwechsels, die den Schlüssel zum Leben darstellen. Alle weiteren spezifischen Informationen zu den verschiedenen Schocktypen und der Beurteilung und Management des Schocks finden sich in ➤ Kap. 9.

4.3.1 Definition des Schocks

Es existieren verschiedene Definitionen für den Schock, aber die zuvor zitierte von Samuel Gross[1] beschreibt deutlich die verheerenden Folgen für den Patienten im Schockprozess. Neuere Definitionen berücksichtigen die Mechanismen des Schocks und deren Auswirkungen auf die Homöostase des Patienten. Sie sind spezifischer und geben unter Umständen ein besseres Bild der einzelnen pathophysiologischen Fehlfunktionen wieder. Es ist ein Grundsatz für die präklinische Versorgung, dass der Schock nicht durch einen niedrigen Blutdruck, eine hohe Pulsfrequenz oder kühle und feuchte Haut definiert ist; dieses sind lediglich systemische Folgen des gesamten pathophysiologischen Prozesses, der Schock genannt wird.

Die moderne Betrachtung definiert den Schock als eine sekundäre Reaktion auf eine **Hypoperfusion** und **Hypoxie** des Gewebes, die zu einer generalisierten Zellstoffwechselumstellung von einer aeroben auf eine anaerobe Energiegewinnung führt. Auf dieser Grundlage kann der Schock in verschiedene Formen unterteilt werden, bei denen der entscheidende Faktor stets die zelluläre Perfusion und Oxygenierung ist. Das Verständnis dafür, wie die Zellen sich in diesem Zustand der unzureichenden Durchblutung verändern und welche Prozesse auf hormoneller, mikrozirkulatorischer und kardiovaskulärer Ebene ablaufen, ermöglicht es, adäquate Behandlungsstrategien zu entwickeln. Die fehlende Energiebereitstellung ist als Mortalitätsfaktor der Schlüssel zur Verbesserung der Überlebenschance des Patienten. Ein aerober Stoffwechsel kann als „Quelle des Lebens" betrachtet werden. Ein Blutverlust und der damit verbundene Verlust von Sauerstofftransportkapazität ist lediglich eine Ursache für den Niedergang des Energiestoffwechsels.

Damit der PHTLS-Anwender diesen abnormalen Zustand versteht und in die Lage versetzt wird, den Schock zu verhindern bzw. zu behandeln, ist ein Verständnis für die Prozesse auf zellulärer Ebene entscheidend. Die normalen physiologischen Reaktionen, die der Körper ergreift, um sich selbst vor einem Schock zu schützen, müssen verstanden, erkannt und richtig interpretiert werden.

Nur dann kann ein rationaler Ansatz für das Management des Patienten im Schock gefunden werden. Das entscheidende Wort heißt „verstehen".

Der Schock kann einen Patienten auf der Straße, in der Notaufnahme, im OP oder auf der Intensivstation töten. Obwohl der unmittelbare Tod für mehrere Stunden bis mehrere Tage oder sogar Wochen verzögert werden kann, ist das Scheitern der frühen und angemessenen Rettungsmaßnahmen die häufigste Ursache für den Tod. Die Minderdurchblutung der Zellen mit oxygeniertem Blut führt zu einem anaeroben Stoffwechsel, einer verminderten Energiegewinnung und dem Zelltod. Selbst wenn anfangs einige Zellen von diesem Prozess verschont blieben, kann der Tod auch später eintreten, weil die verbleibenden Zellen nicht in der Lage sind, die Funktionen des Organs auf unbestimmte Zeit fortzuführen. Die folgenden Abschnitte dieses Kapitels erklären dieses Phänomen. Ein Verständnis für diese Vorgänge ist das Schlüsselelement, um Maßnahmen ergreifen zu können, die den aeroben Stoffwechsel und die notwendige Energiegewinnung erhalten.

4.4 Physiologie des Schocks

4.4.1 Stoffwechsel: der menschliche Motor

Der menschliche Körper besteht aus über 100 Millionen Zellen und jede von ihnen benötigt Energie, um ihre Funktionen aufrechtzuerhalten, sowie Glukose und Sauerstoff, um diese Energie zu produzieren. Die Zellen nehmen Sauerstoff auf und verstoffwechseln ihn in einem komplexen Prozess, der Energie hervorbringt. Der Zellstoffwechsel erfordert Energie und die Zellen brauchen Treibstoff – Glukose –, um diese Prozesse durchzuführen. Solange Sauerstoff verfügbar ist, bringt jedes Molekül Glukose 38 Moleküle ATP hervor. Wie bei jeder Verbrennung entsteht neben einem Produkt auch ein Nebenprodukt. Im Körper werden Sauerstoff und Glukose verstoffwechselt, um Energie, Wasser (H_2O) und Kohlendioxid (CO_2) zu produzieren.

Dieser Vorgang ist mit dem Prozess im Motor eines Fahrzeugs zu vergleichen, bei dem Benzin und Luft gemischt und verbrannt werden, um Energie zu erzeugen, und Kohlendioxid und Kohlenmonoxid als Nebenprodukte entstehen. Der Motor bewegt das Fahrzeug, die Heizung wärmt den Fahrer und die Lichtmaschine wird verwendet, damit die Scheinwerfer die Straße ausleuchten können; alles angetrieben durch die Verbrennung von Benzin. Vergleichbares gilt für den menschlichen Motor. Der aerobe Stoffwechsel ist das Hauptantriebssystem, wohingegen der anaerobe Stoffwechsel nur ein Reservesystem darstellt. Dieser alternative Stoffwechselweg ist aber nicht sehr leistungsfähig. Es wird deutlich weniger Energie produziert und die zeitliche Dauer dieser Energiegewinnung ist beschränkt. Faktisch bedeutet dies, dass nur 2 Moleküle ATP pro Molekül Glukose produziert werden, entsprechend einer Reduktion um das 19-Fache gegenüber der aeroben Energiegewinnung.

- Der **aerobe Stoffwechsel** beschreibt die Verwendung von Sauerstoff in den Zellen. Diese Form des Stoffwechsels ist das grundsätzliche Verbrennungsprinzip des Körpers. Es wird Energie produziert, indem Sauerstoff in einem komplizierten Prozess aus Glykolyse und dem Zitronensäurezyklus verstoffwechselt wird.
- Der **anaerobe Stoffwechsel** läuft ohne Sauerstoff ab. Er stellt das Sicherheits- oder Reservesystem der Energieversorgung des Körpers dar und benutzt Fettdepots als Energiequelle.

Zum Vergleich: In einem Hybrid-Auto stehen ebenfalls alternative Energiequellen zur Verfügung. Falls der primäre Treibstoff fehlt, ist es möglich, ein solches Fahrzeug nur mit der Kraft der Batterie zu fahren. Diese Bewegung ist sehr viel langsamer und sehr viel weniger effektiv als die mit Treibstoff und Luft betriebene. Allerdings ist dieses System nicht auf eine langfristige Nutzung ausgelegt und das Auto kann nur so lange bewegt werden, wie die Energie in der Batterie vorhält. Im Körper sind die Probleme bei der Nutzung des anaeroben Stoffwechsels zur Bereitstellung der Energie mit den Nachteilen des Batterieeinsatzes vergleichbar: Er funktioniert nur für kurze Zeit, produziert nur wenig Energie und es fallen Nebenprodukte an, die den Körper schädigen.

Das entscheidende Nebenprodukt des anaeroben Stoffwechsels ist eine große Menge Säure. Wenn der anaerobe Stoffwechsel nicht innerhalb kurzer Zeit wieder auf aerob umgestellt wird, können die Zellen ihre Funktion nicht aufrechterhalten und sterben. Wenn eine große Anzahl von Zellen eines Organs abstirbt, wird die Organfunktion stark eingeschränkt und die überlebenden Zellen müssen deutlich mehr leisten als unter normalen Umständen, um die Funktion des Organs aufrechtzuerhalten. Diese überlasteten Zellen können möglicherweise in der Lage sein, die Funktion des gesamten Organs zu übernehmen. Verbleiben nur wenige Zellen, wird das Organ untergehen. Ein klassisches Beispiel hierfür ist ein Patient, der einen Herzinfarkt erlitten hat. Ein bestimmter Anteil von myokardialen Zellen wird von der Versorgung mit Blut und Sauerstoff abgeschnitten und einige dieser Zellen sterben. Auf diese Art reduziert sich die Herzleistung durch eine Einschränkung der Auswurfleistung und der eingeschränkten Sauerstoffversorgung des restlichen Myokards. Falls nicht genügend Zellen überleben oder leistungsfähig genug sind, die gesamte Funktion des Herzens zu übernehmen, um den notwendigen Blutfluss aufrechtzuerhalten, resultiert daraus ein Herzversagen. Wird die Auswurfleistung nicht wesentlich verbessert, wird der Patient eventuell nicht überleben.

Ein anderes Beispiel für diesen tödlichen Prozess findet sich in den Nieren. Wenn die Nieren verletzt sind oder nicht adäquat mit oxygeniertem Blut versorgt werden, versterben einige Nierenzellen und die Nierenfunktion wird eingeschränkt. Einige Zellen können trotz ihrer Beeinträchtigung die Funktionen aufrechterhalten, bevor sie untergehen. Falls genügend Zellen absterben, resultiert die nachlassende Funktion der Nieren in einer insuffizienten Elimination der giftigen Stoffwechselprodukte. Ein Anstieg dieser Toxine beschleunigt den Zelluntergang im gesamten Körper. Hält diese systemische Verschlechterung an, sterben immer mehr Organe und eventuell der gesamte Organismus (der Mensch).

Abhängig von dem Organ, das zuerst betroffen war, kann die Entwicklung vom Tod einiger Zellen bis hin zum Tod des Organismus sehr schnell oder auch verzögert erfolgen. Dieser Vorgang kann von wenigen Minuten bis mehrere Wochen andauern, bis der

Tab. 4.1 Ischämietoleranz der Organe

Organ	Warme Ischämiezeit
Herz, Gehirn, Lungen	4–6 Minuten
Nieren, Leber, Gastrointestinaltrakt	45–90 Minuten
Muskeln, Knochen, Haut	4–6 Stunden

Schaden, der durch Hypoxie oder Hypoperfusion in den ersten Minuten nach dem Trauma gesetzt wurde, den Tod des Patienten zur Folge hat. Die Effektivität der Maßnahmen des Rettungsdienstes, um Hypoxie und Hypoperfusion zu vermeiden, ist nicht unbedingt unmittelbar in der kritischen präklinischen Phase ersichtlich. Dennoch sind diese Rettungsmaßnahmen zwingend erforderlich, damit der Patient letztendlich überleben kann. Diese initialen Handlungen sind kritische Bestandteile der **„goldenen Stunde des Traumas"** nach Dr. med. R. Adams Cowley. Diese Zeitphase wird mittlerweile als **„goldene Periode"** bezeichnet, da bekannt ist, dass nicht alle Patienten diese Stunde zu Verfügung haben, in der die kritischen Zustände korrigiert werden müssen.

Die Empfindlichkeit der Zellen gegenüber einem Sauerstoffmangel variiert je nach Organsystem. Diese Empfindlichkeit wird **Ischämiesensitivität** oder -toleranz genannt und ist im Gehirn, dem Herzen und in den Lungen am größten. Ein anaerober Stoffwechsel, der nur 4 bis 6 Minuten andauert, kann einem oder mehreren dieser Organe einen irreparablen Schaden zufügen. Haut und Muskeln haben eine deutlich längere Ischämietoleranz – etwa 4 bis 6 Stunden. Die Abdominalorgane liegen zeitlich zwischen diesen beiden Gruppen und sind in der Lage, 45 bis 90 Minuten anaeroben Stoffwechsels zu überleben (> Tab. 4.1).

Das Langzeitüberleben der einzelnen Organe und des Körpers als Ganzes erfordert die Versorgung der Zellen mit den wichtigsten Nährstoffen (Sauerstoff und Glukose). Darüber hinaus gibt es weitere wichtige Nährstoffe. Die Versorgung mit diesen Nährstoffen wird allerdings nicht in diesem Kontext behandelt, weil ihre Zufuhr nicht in den Aufgabenbereich der präklinischen Versorgung fällt. Auch wenn diese Faktoren wichtig sind, gehen sie doch über den Umfang der rettungsdienstlichen Praxis und Mittel hinaus. Das Wichtigste ist die Versorgung mit Sauerstoff.

4.4.2 Das Fick-Prinzip

Das Fick-Prinzip beschreibt die Komponenten, die erforderlich sind, um die Zellen mit Sauerstoff zu versorgen. Einfach dargestellt, sind diese drei Komponenten:
1. Sauerstoffbeladung der roten Blutkörperchen in der Lunge
2. Transport der roten Blutkörperchen zu den Zellen der Gewebe
3. Sauerstoffabgabe der roten Blutkörperchen an die Zellen

Ein entscheidender Faktor des gesamten Prozesses ist, dass der Patient genügend rote Blutkörperchen besitzen muss, um adäquate Mengen Sauerstoff zur Energiegewinnung an die Körperzellen liefern zu können. Des Weiteren muss der Patient einen suffizienten Atemweg haben sowie ein adäquates Atemminutenvolumen aufweisen (> Kap. 8).

Die präklinische Versorgung des Schocks ist darauf ausgerichtet, diese kritischen Komponenten des Fick-Prinzips zu berücksichtigen, mit dem Ziel, einen anaeroben Stoffwechsel zu vermeiden oder zu revidieren, um somit den Tod der Zellen und letztlich des Patienten zu verhindern. Die Aufrechterhaltung dieser Komponenten sollten das Hauptanliegen für den Rettungsdienstmitarbeiter sein und sind im Management des Traumapatienten in folgenden Punkten implementiert:
- Aufrechterhaltung eines adäquaten Atemweges und einer adäquaten Ventilation, um eine ausreichende Sauerstoffversorgung der roten Blutkörperchen zu gewährleisten
- Anwendung zusätzlichen Sauerstoffs als Beitrag zur Oxygenierung des Patienten
- Aufrechterhaltung eines adäquaten Kreislaufs, um die Körperzellen mit oxygeniertem Blut zu versorgen
  - Stoppen eines zusätzlichen Blutverlusts, um möglichst viele sauerstofftransportierende Erythrozyten zu erhalten

Die erste Komponente (Oxygenierung der Lungen und der roten Blutkörperchen) wurde in vorherigen Abschnitten dieses Kapitels besprochen und wird ausführlich in > Kap. 8 behandelt. Die zweite Komponente des Fick-Gesetzes beinhaltet die Perfusion, welche die Gewebe und Zellen mit Blut versorgt. Ein hilfreicher Vergleich in der Betrachtung der Perfusion ist das Bild der roten Blutkörperchen als Transportfahrzeuge, der Lungen als Sauerstofflager, der Blutgefäße als Straßen und Autobahnen und der Körperzellen als Bestimmungsort für den Sauerstoff. Eine unzureichende Zahl oder zu langsame Fahrzeuge und Engpässe entlang der Straßen und Autobahnen können dazu beitragen, die Sauerstofflieferungen zu beschränken.

Die Flüssigkeitskomponente des zirkulatorischen Systems – Blut – enthält nicht nur rote Blutkörperchen, sondern auch Faktoren der Immunabwehr (weiße Blutkörperchen und Antikörper), Blutplättchen und Gerinnungsfaktoren, Eiweiße für eine Zellerneuerung, Nährstoffe in Form von Glukose und andere für den Stoffwechsel und das Überleben wichtige Substanzen.

4.4.3 Zelluläre Perfusion und Schock

Die bestimmenden Faktoren der zellulären Perfusion sind das Herz (vergleichbar mit der Pumpe oder dem Motor eines Systems), das Flüssigkeitsvolumen (vergleichbar mit der Hydraulikflüssigkeit), die Blutgefäße (vergleichbar mit den Rohren oder Leitungen) und die Zellen des Körpers. Auf diesen Komponenten des Herz-Kreislauf-Systems basierend, lässt sich der Schock in folgende Kategorien einteilen:
1. Hypovolämie – beim Traumapatienten hauptsächlich Blutungen, die zum Verlust von zirkulierenden Blutzellen und einer Einschränkung der Sauerstofftransportkapazität führen. Hypovolämie stellt die häufigste Schockursache bei Traumapatienten dar.
2. Distributiv (vasogen) – durch verschiedene Ursachen (z. B. Rückenmarkverletzungen, Anaphylaxie oder Sepsis) kommt es zu Abweichungen im Gefäßtonus.
3. Kardiogen – Beeinträchtigungen der Pumpleistung des Herzen, häufig im Rahmen eines akuten Koronarsyndroms.

4. Obstruktiv – Einschränkung des Herzens oder der großen Gefäße durch Druck von außen.

Bei Weitem die häufigste Ursache eines Schocks beim Traumapatienten stellt die Hypovolämie aufgrund eines akuten Blutverlustes dar. Die sicherste Herangehensweise bei der Versorgung eines Traumapatienten mit Schockzeichen ist, von einem hämorrhagischen Schock auszugehen, bis das Gegenteil bewiesen ist.

Eine detailliertere Beschreibung der verschiedenen Schocktypen folgt in ➤ Kap. 9.

hält, und der rechte Ventrikel, der das Blut in die Lungen pumpt, gehören zum „rechten Herz". Das linke Atrium, das oxygeniertes Blut von den Lungen erhält, und der linke Ventrikel, der das Blut in den Körper pumpt, bilden das „linke Herz" (➤ Abb. 4.8). **Vorlast** (Blutvolumen, das in das Herz einströmt) und **Nachlast** (Druck, gegen den das Blut gepumpt werden muss, wenn es aus den Ventrikeln ausgeworfen wird) des rechten (pulmonal) und des linken Herzens (systemisch) sind wichtige Zusammenhänge, um das System verstehen zu können.

4.5 Anatomie und Pathophysiologie des Schocks

4.5.1 Kardiovaskuläre Reaktionen

Herz

Das Herz besteht aus den beiden Vorhöfen (Atrien) und den zwei Hauptkammern (Ventrikeln). Die Funktion der Vorhöfe besteht darin, Blut zu sammeln, sodass die Kammern schnell gefüllt werden können, um Verzögerungen in der Hämodynamik zu minimieren. Der rechte Vorhof füllt sich mit dem Blut aus der oberen und unteren Hohlvene (V. cava superior und inferior) und pumpt es durch die Trikuspidalklappe in die rechte Kammer. Von dort aus wird das Blut durch die Pulmonalisklappe in die Lungenarterien gepumpt (➤ Abb. 4.6). Es strömt dann durch die Lungen, wo die Erythrozyten mit Sauerstoff beladen werden (➤ Abb. 4.4). Das oxygenierte Blut gelangt von den Lungen in den linken Vorhof und durch die Mitralklappe in die linke Kammer. Von dort werden die roten Blutkörperchen durch Kontraktion des linken Ventrikels in die Aorta und über die Arterien in alle Gewebe des Körpers transportiert (➤ Abb. 4.7).

Obwohl es sich um ein Organ handelt, besteht das Herz aus zwei Teilsystemen. Das rechte Atrium, welches das Blut vom Körper er-

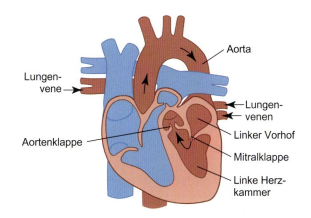

Abb. 4.7 Das Blut aus dem Lungenkreislauf wird durch die Kontraktion der linken Kammer in die Aorta und den Körperkreislauf gepumpt.

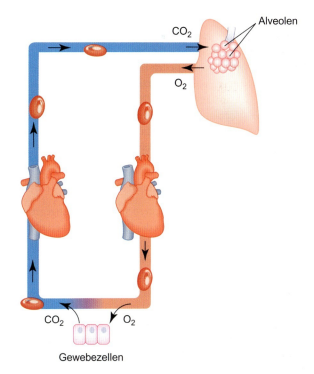

Abb. 4.8 Obwohl das Herz ein Organ ist, funktioniert es wie zwei Organe. Das desoxygenierte Blut erreicht das „rechte Herz" über die obere und untere Hohlvene und wird durch die Lungenarterien in die Lungen gepumpt. Das oxygenierte Blut fließt durch die Lungenvenen zurück zum „linken Herzen" und wird vom linken Ventrikel aus dem Herzen in den Körperkreislauf befördert.

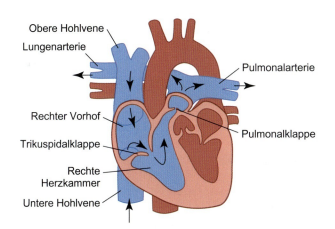

Abb. 4.6 Mit jeder Kontraktion der rechten Kammer wird Blut in den Lungenkreislauf gepumpt. Das Blut aus den Lungen erreicht den linken Teil des Herzens und der linke Ventrikel pumpt es in den Körperkreislauf.

Das Blut wird durch die Kontraktion des linken Ventrikels in das Kreislaufsystem ausgeworfen. Die plötzliche Druckerhöhung bewirkt eine spürbare Pulswelle. Der Höhepunkt der Pulswelle entspricht dem systolischen Blutdruck und spiegelt die Kraft der durch die Ventrikelkontraktion ausgelösten Pulswelle wider **(Systole)**. Der Druck zwischen den Kontraktionen ist der diastolische Blutdruck, der im System verbleibt und einen kontinuierlichen Blutfluss gewährleistet, während sich der linke Ventrikel wieder füllt **(Diastole)**. Die Differenz zwischen systolischem und diastolischem Blutdruck wird auch **Pulsdruck** genannt. Er entspricht dem Druck, der zusätzlich aufgebaut wird, wenn das Blut in den Kreislauf gepumpt wird. Es ist der Druck, den wir unter der Fingerspitze spüren, wenn wir den Puls prüfen.

Ein anderer Begriff in der Diskussion des Schockmanagements ist der **mittlere arterielle Druck (MAP)**, der allerdings im präklinischen Umfeld häufig nicht erhoben wird. Diese Größe ermöglicht eine realistischere Beurteilung und Darstellung des resultierenden Blutdrucks als der systolische oder der diastolische Blutdruck alleine. Der MAP stellt den zeitgewichteten durchschnittlichen Druck im arteriellen System dar und wird folgendermaßen berechnet:

$$MAP = \text{diasolischer Druck} + \tfrac{1}{3}\ \text{Pulsdruck}$$

Beispielhaft wird der MAP eines Patienten mit einem Blutdruck von 120/80 mmHg folgendermaßen berechnet:

$$\begin{aligned}MAP &= 80 + [(120-80)/3]\\ &= 80 + (40/3)\\ &= 80 + 13{,}3\\ &= 93{,}3\ (\text{gerundet } 93)\end{aligned}$$

Viele automatische Blutdruckmessgeräte geben sowohl den systolischen als auch diastolischen Blutdruck an und können dadurch ebenfalls den mittleren arteriellen Druck errechnen und darstellen.

Das Blutvolumen, das pro Herzschlag in die Gefäße gepumpt wird, nennt sich **Schlagvolumen**. Das Volumen, das während einer Minute in das Kreislaufsystem ausgeworfen wird, ist das **Herzzeitvolumen** (HZV; auch als Herzminutenvolumen [HMV] bezeichnet). Die Formel für das Herzzeitvolumen ist:

$$\text{Herzzeitvolumen (HZV)} = \text{Herzfrequenz (HF)} \times \text{Schlagvolumen (SV)}$$

Das Herzzeitvolumen wird in Litern pro Minute angegeben und stellt einen Parameter dar, der in der Präklinik nicht erhoben wird. Dennoch ist es wichtig, die Beziehungen zwischen HZV und Schlagvolumen zu kennen, um das Schockmanagement besser zu verstehen. Für eine effektive Herzarbeit müssen die Ventrikel gut mit Blut gefüllt sein. Dazu wird ein adäquates Blutvolumen in den Hohlvenen bzw. den Pulmonalvenen benötigt.

Der Frank-Starling-Mechanismus zeigt, warum diese Beziehung so wichtig ist: Der Druck, der das Herz füllt (Vorlast), dehnt die myokardialen Muskelfasern. Je größer das enddiastolische Füllungsvolumen der Kammern, desto größer ist die Vordehnung der Muskelfasern, die bis zu einem gewissen Füllungsgrad den Auswurf des Herzmuskels verbessert. Ein signifikanter Blutverlust oder eine relative Hypovolämie vermindern die Vorlast des Herzens, sodass die Muskelfasern nicht entsprechend vorgedehnt werden. Dies resultiert in einem herabgesetzten Schlagvolumen und folglich auch in einem sinkenden Blutdruck. Ist die Füllung der Ventrikel zu groß, werden die Fasern überdehnt und die Kontraktionskraft kann ebenfalls vermindert sein.

Das Blut, das den linken Ventrikel verlässt, muss gegen den Widerstand der arteriellen Gefäße ausgetrieben werden, der als Nachlast oder **systemisch vaskulärer Widerstand (SVR)** beschrieben wird. Ein Mindestmaß an SVR ist notwendig, um während der Diastole die Perfusion des Myokards zu gewährleisten. Wenn dieser ansteigt (Vasokonstriktion), muss das Herz mehr Kraft aufwenden, um das Blut in die Peripherie zu pumpen. Umgekehrt vermindert ein niedriger peripherer Widerstand die Nachlast.

Der Körperkreislauf enthält mehr Kapillaren und längere Blutgefäße als der pulmonale Kreislauf. Deshalb arbeitet das linke Herz mit größerem Druck und hat eine größere Nachlast als das rechte System. Anatomisch ist aus diesen Gründen der linke Ventrikel etwa dreimal kräftiger und dicker als der rechte.

Blutgefäße

Die Blutgefäße führen Blut und bringen es zu allen Geweben und Zellen des Körpers. Sie sind die „Autobahnen" des Kreislaufs. Die

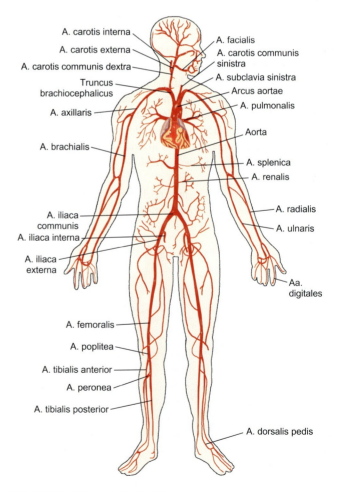

Abb. 4.9 Die größten Arterien des Körpers.

4.5.2 Hämodynamische Reaktionen

Blut

Das Blut als flüssige Komponente des zirkulatorischen Systems enthält nicht nur rote Blutkörperchen (Erythrozyten), sondern auch Elemente der Immunabwehr (weiße Blutkörperchen [**Leukozyten**] und Antikörper), Blutplättchen (**Thrombozyten**) für die Blutgerinnung sowie Proteine, Nährstoffe in Form von Glukose und andere notwendige Substanzen für den Metabolismus. Die verschiedenen Proteine und Elektrolyte erzeugen einen einwärts gerichteten **osmotischen und onkotischen Druck,** der dazu beiträgt, die Flüssigkeit im Gefäßsystem zu halten. Das Flüssigkeitsvolumen im Gefäßsystem muss der Kapazität der Blutgefäße entsprechen, um den Transportraum adäquat zu füllen. Jede Veränderung der Gefäßkapazität, verglichen mit der Flüssigkeitsmenge im System, steigert oder vermindert den Blutfluss.

Der Körper des Menschen besteht zu 60 % aus Wasser, der Basis für sämtliche Flüssigkeiten. Eine 70 kg schwere Person enthält somit ca. 40 Liter Wasser. Dieser Wasseranteil verteilt sich auf zwei Komponenten, die intrazelluläre und die extrazelluläre Flüssigkeit. Jeder dieser Flüssigkeitstypen besitzt spezielle Eigenschaften (> Abb. 4.11). Die **intrazelluläre Flüssigkeit,** die Flüssigkeit in den Zellen, umfasst ca. 45 % des Körpergewichts. Die **extrazelluläre Flüssigkeit** wird in weitere Subtypen unterteilt: interstitielle, transzelluläre und intravasale Flüssigkeit. Die **interstitielle Flüssigkeit** umgibt die Gewebezellen. Sie macht etwa 10,5 % des Körpergewichts aus. Zur **transzellulären Flüssigkeit** zählen z. B. der Liquor (enthalten im Gehirn und im Spinalkanal) und die Synovialflüssigkeit (enthalten in den Gelenken). Die **intravaskuläre Flüssigkeit** schließlich, die sich in den Blutgefäßen findet und als Träger für die zellulären Bestandteile des Blutes sowie für Sauerstoff und andere Nährstoffe dient, umfasst ca. 4,5 % des Körpergewichts.

Zum besseren Verständnis der Aufgaben und Verschiebungen von Körperflüssigkeiten sind die im Folgenden beschriebenen

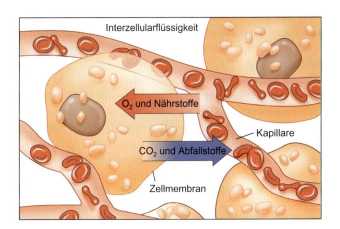

Abb. 4.10 Sauerstoff und Nährstoffe diffundieren von den Erythrozyten durch die Kapillarwand, das Interstitium und die Zellmembran in die Zelle. Saure Metaboliten sind ein Endprodukt der Energiegewinnung innerhalb des Zitratzyklus. Diese Säuren werden über die körpereigenen Puffersysteme in Kohlendioxid umgewandelt und mit den Erythrozyten bzw. im Plasma gelöst zum größten Teil in die Lungen transportiert, um dort eliminiert zu werden.

Hauptschlagader, die das Blut aus dem linken Ventrikel erhält, ist die Aorta (> Abb. 4.9). Diese kann jedoch nicht jede einzelne Zelle versorgen, weshalb sie sich in viele, immer kleiner werdende Gefäße verzweigt. Die kleinsten Gefäße sind die Kapillaren. Eine Kapillare kann im Durchmesser so schmal wie eine Zelle sein. Daher können Sauerstoff und Nährstoffe, die von den roten Blutzellen sowie dem Plasma transportiert werden, leicht durch die Kapillarwände in die Gewebezellen diffundieren (> Abb. 4.10). Jede Gewebezelle ist von einer Zellmembran umgeben und wird von interstitieller Flüssigkeit umspült. Die Menge der interstitiellen Flüssigkeit ist sehr variabel. Ist nur wenig Flüssigkeit vorhanden, liegen Zellmembranen und Kapillaren dicht nebeneinander und Sauerstoff kann leicht zwischen ihnen diffundieren (> Abb. 4.5a). Falls zusätzliche Flüssigkeit (Ödem) in diesen Raum gelangt (was bei einer Überinfusion mit kristalloider Flüssigkeit geschehen kann), entfernen sich die Zellen von den Kapillaren und der Transfer von Sauerstoff und Nährstoffen wird erschwert (> Abb. 4.5b).

Der Durchmesser der Blutgefäße (und damit der „Transportraum") wird durch die glatte Muskulatur in den Wänden der Arterien und Arteriolen und in weniger ausgeprägtem Maße auch in den Venolen und Venen bestimmt. Die Muskeln reagieren auf Signale aus dem Gehirn über das sympathische Nervensystem, auf zirkulierende Hormone wie Adrenalin bzw. Noradrenalin sowie weitere chemische Stoffe wie Stickoxid (NO). Die Muskelfasern in den Gefäßwänden reagieren je nach Art der Stimulation mit einer Vasokonstriktion bzw. -dilatation. Dadurch ist die Kapazität aller Blutgefäße variabel und verändert mit der Größe des Transportraums auch den Blutdruck des Patienten.

Es existieren drei Flüssigkeitskompartimente: intravasal (Flüssigkeit innerhalb der Gefäße), intrazellulär (Flüssigkeit innerhalb der Zellen) und interstitiell (Flüssigkeit zwischen Zellen und Gefäßen). Interstitielle Flüssigkeit jenseits normaler Mengen verursacht Ödeme.

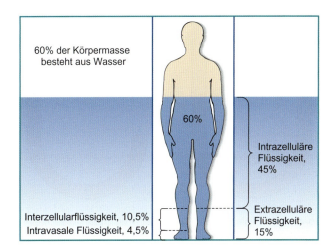

Abb. 4.11 Die Körperflüssigkeit umfasst 60 % des Körpergewichts. Sie besteht aus einem intrazellulären und einem extrazellulären Anteil. Die extrazelluläre Flüssigkeit setzt sich aus der interstitiellen und der intravaskulären Flüssigkeit zusammen.

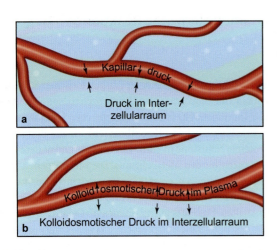

Abb. 4.12 Kräfte, die den Flüssigkeitsaustausch entlang der Kapillare bestimmen.

grundlegenden physiologischen Gegebenheiten hilfreich. Neben dem Flüssigkeitsstrom durch die Blutgefäße gibt es zwei weitere wichtige Typen von Flüssigkeitsbewegungen:
1. Verschiebungen zwischen dem Plasma und der interstitiellen Flüssigkeit durch die Kapillarwände
2. Verschiebung zwischen intrazellulärer und interstitieller Flüssigkeit durch die Zellmembran

Die Flüssigkeitsbewegung durch die Kapillarwände hindurch wird bestimmt durch:
1. Hydrostatische Druckdifferenz zwischen Kapillaren und Interstitium
2. Differenz des kolloidosmotischen Drucks zwischen Kapillaren und Interstitium
3. Permeabilität der Kapillarmembranen (➤ Abb. 4.12)

Hydrostatischer Druck, kolloidosmotischer Druck und Kapillarpermeabilität werden durch den Schockzustand ebenso wie durch die Art und die Menge der zugeführten Infusionsflüssigkeit beeinflusst. Dieses kann zu Änderungen im zirkulierenden Blutvolumen, der Hämodynamik und der Entwicklung von Gewebs- oder Lungenödemen führen.

Für die Verschiebung von Flüssigkeiten zwischen dem Intrazellulärraum und dem Interstitium sind in erster Linie osmotische Kräfte verantwortlich. **Osmose** nennt sich der Vorgang, bei dem Lösungsmittel durch eine semipermeable, wasserdurchlässige Membran in Richtung eines höher konzentrierten Mediums jenseits der Membran diffundiert. Voraussetzung ist, dass die Teilchen des hoch konzentrierten Stoffes die Membran nicht durchdringen können. Das Wasser diffundiert also von der Seite der niedrigeren Stoffkonzentration zur Seite mit der höheren Konzentration, um einen osmotischen Ausgleich herzustellen (➤ Abb. 4.13).

4.5.3 Endokrine Reaktionen

Nervensystem

Das **autonome oder vegetative Nervensystem** steuert und kontrolliert die unwillkürlichen Funktionen des Körpers, wie Atmung, Verdauung und das kardiovaskuläre System. Es besteht aus den beiden Anteilen Sympathikus und Parasympathikus. Diese Systeme halten durch ihr antagonistisches Zusammenspiel eine Balance oder Homöostase im Körper aufrecht.

Das **sympathische Nervensystem** produziert „Kampf-oder-Flucht-Antworten". Diese bewirken u. a., dass das Herz schneller und kräftiger schlägt, sich die Atemfrequenz erhöht und die Blutgefäße zu den für diese Reaktion irrelevanten Organen (Magen-Darm-Trakt, Haut) verengt werden, während die Gefäße zu den Organen Herz, Lungen und Gehirn dilatieren und der Blutfluss zu den Muskeln erhöht wird. Ziel dieser Antwort ist es, genügend oxygeniertes Blut von den unwichtigen in die wichtigen Organe umzuleiten, sodass der Organismus adäquat auf eine Gefahr reagieren kann. Im Gegensatz dazu verlangsamt der **Parasympathikus** die Herzfrequenz, verringert die Atemfrequenz und verstärkt die gastrointestinalen Aktivitäten.

Verliert ein Patient durch ein Trauma große Mengen Blut, versucht der Körper, diesen Blutverlust zu kompensieren. Das vasomotorische Zentrum in der Medulla oblongata reguliert das kardiovaskuläre System. Dieses Zentrum wiederum erhält seine stimulierenden Signale von den Dehnungsrezeptoren innerhalb der Gabelungen der Karotiden und des Aortenbogens via IX. und X. Hirnnerv. So reagiert das vasomotorische Zentrum z. B. mittels spontaner, sympathischer Aktivität auf vorübergehende Blutdruckabfälle. Diese Gegenregulation führt zu einem erhöhten peripheren vaskulären Widerstand und einem vergrößerten Herzzeitvolumen, resultierend aus einem Herzfrequenzanstieg sowie einer Zunahme der Kontraktionskraft. Ein erhöhter venöser Gefäßtonus bewirkt außerdem einen Anstieg des zirkulierenden Blutvolumens. Auf diese Weise wird das Blut von den Extremitäten, dem Darm und den Nieren zu den lebenswichtigen Arealen – Herz und Gehirn – umgeleitet, in denen sich die Gefäße unter sympathischen Einfluss sogar erweitern können, um bestmögliche Leistung zu erzielen. Eine sol-

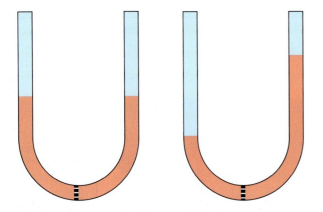

Abb. 4.13 Ein U-Rohr, in dem die beiden Hälften durch eine semipermeable Membran getrennt sind, enthält gleiche Mengen an Wasser und festen Bestandteilen. Wird ein gelöster Stoff, der nicht durch die semipermeable Membran diffundieren kann, nur zu einer der Hälften hinzugefügt, strömt Flüssigkeit aus der anderen Hälfte hinüber, um die Menge der zugefügten Teilchen zu verdünnen. Die Druckdifferenz der Flüssigkeitssäulen innerhalb des U-Rohrs wird als „osmotischer Druck" bezeichnet.

che Zentralisation des Blutflusses zeigt sich in kalten, blassen Extremitäten, gepaart mit einer Akrozyanose und verminderter Urinmenge bzw. Darmdurchblutung.

Ein Abfall des Füllungsdrucks im linken Herzen, ein Blutdruckabfall und Osmolalitätsveränderungen des Plasmas führen zu einer Ausschüttung des antidiuretischen Hormons (ADH) aus dem Hinterlappen der Hypophyse und einer Aktivierung des Renin-Angiotensin-Aldosteron-Systems. Diese Hormone bewirken eine Salz- und Wasserretention in den Nieren. Dieser Prozess unterstützt ebenfalls die Expansion des intravasalen Volumens; klinisch relevante Effekte werden durch diesen Mechanismus allerdings erst nach Stunden erzielt.

4.6 Komplikationen des Schocks

Hypothermie, Koagulopathie und Azidose werden häufig als die „tödliche Trias" beschrieben. Diese Zustände sind nicht selbst die unmittelbaren Todesursachen, sondern sind vielmehr als vermeidbare Begleitumstände zu werten. Sie weisen einerseits auf einen anaeroben Stoffwechsel und den Untergang der Energiegewinnung hin. Zum anderen sind sie ein Indikator dafür, dass alle Maßnahmen, die den anaeroben Stoffwechsel wieder umkehren können, sofort durchgeführt werden müssen. Bei Patienten mit fortschreitendem oder inadäquat behandeltem Schock können verschiedene Komplikationen auftreten; deshalb sind eine frühe Erkennung und ein aggressives Management notwendig. Die Qualität der präklinischen Versorgung hat einen erheblichen Einfluss auf den klinischen Verlauf und das Outcome der Patienten. **Ein frühzeitiges Erkennen des Schocks und die zeitnahe Einleitung geeigneter Gegenmaßnahmen verkürzen nicht nur die Länge des Krankenhausaufenthaltes, sondern steigern auch die Überlebenswahrscheinlichkeit der Patienten.** Obwohl die folgenden Komplikationen in der Präklinik selten anzutreffen sind, werden sie den Rettungsdienstmitarbeitern bei Sekundärtransporten begegnen. Kenntnisse über die Pathophysiologie des Schockgeschehens sind die Voraussetzung dafür, die Schwere des Zustands zu verstehen und die Bedeutung einer frühen Blutungskontrolle und wohldosierten Volumengabe zu erkennen.

4.6.1 Akutes Nierenversagen

Werden die Nieren aufgrund einer ungenügenden Schocktherapie eingeschränkt durchblutet, stellt sich auch hier eine anaerobe Stoffwechsellage ein (prärenales Nierenversagen). Die eingeschränkte Energieproduktion führt zu einem Anschwellen der Zellen, was wiederum die Nierendurchblutung reduziert und somit zu einem Fortschreiten des anaeroben Stoffwechsels führt. Die Zellen des Tubulussystems der Nephronen reagieren sehr empfindlich auf einen Sauerstoffmangel und sterben aufgrund der Hypoxie nach etwa 45–60 Minuten. Dieser Zustand der **akuten tubulären Nekrose** und des akuten Nierenversagens reduziert die Filtrationsprozesse in den Nephronen (intrarenales Nierenversagen). Darüber hinaus verlieren die Nieren die Fähigkeit, Säuren und Elektrolyte auszuscheiden, was zu einer metabolischen Azidose und einer Hyperkaliämie führt. Diese Patienten sind daraufhin häufig für mehrere Wochen bzw. Monate dialysepflichtig. Die meisten Patienten mit einem schockbedingten Nierenversagen können im Verlauf eventuell eine normale Nierenfunktion wiedergewinnen.

4.6.2 Akutes Atemnotsyndrom des Erwachsenen

Das Acute Respiratory Distress Syndrome (ARDS) entsteht durch Schädigungen der Alveolarzellen. Dies führt zu einer Abnahme der Energieproduktion und einer Gefährdung des Stoffwechsels dieser Zellen. Wegen eines Kapillarlecks tritt Flüssigkeit aus dem Intravasalraum in das Interstitium und die Alveolen aus. Dies erschwert die Diffusion des Sauerstoffs von den Alveolen durch die Kapillarwände ins Blut und die Bindung an die roten Blutkörperchen. Dieser Umstand kann durch eine Überinfusion mit kristalloiden Flüssigkeiten verstärkt werden. Das Problem des Lungenversagens im Rahmen eines Schockgeschehens wurde erstmalig im 2. Weltkrieg erkannt und im Vietnam-Krieg mit dem Begriff „Da-Nang-Lunge" beschrieben. Das ARDS beschreibt ein nicht kardial bedingtes Lungenödem. Dieses grenzt sich von seinen Auslösern und seiner Therapie klar vom kardialen Lungenödem bei eingeschränkter Herzfunktion ab. Konzepte zur Schadensbegrenzung (Damage Control Resuscitation) umfassen PEEP-Beatmung, eine zurückhaltende Infusionstherapie, permissive Hypotension, Bluttransfusionen sowie die Korrektur von Hypothermie und Azidose. Ein Wechsel hin zu diesen Strategien konnte das Auftreten eines ARDS in der akuten Verletzungsphase (24 bis 72 Stunden) signifikant senken.

4.6.3 Gerinnungsversagen

Der Ausdruck **„Koagulopathie"** beschreibt eine Einschränkung der normalen Gerinnungskapazität des Blutes. Sie kann z. B. durch Hypothermie (Abfall der Körpertemperatur), eine Verdünnung der Gerinnungsfaktoren durch Infusionen oder den Verbrauch von Gerinnungsfaktoren, um eine Blutung zu kontrollieren (Verbrauchskoagulopathie), ausgelöst werden. Die normale Gerinnungskaskade umfasst verschiedene Enzyme und resultiert letztendlich in der Bildung eines festen Fasernetzes aus Fibrinmolekülen, das eine Matrix bildet, in die Thrombozyten eingeschlossen werden, um auf diese Weise die Gefäßwand abzudichten (➤ Abb. 4.14). Diese Enzyme funktionieren nur optimal in einem engen Temperaturbereich, der in der Nähe der normalen Körperkerntemperatur liegt. Fällt die Körperkerntemperatur ab, sinkt die Gerinnungskapazität dramatisch. Ähnliches gilt für den pH-Wert des Blutes. Dies bewirkt eine vermehrte Blutungsneigung. Die Gerinnungsfaktoren können auch verbraucht sein, weil sie für die Hämostase genutzt wurden, um die Blutung zu kontrollieren. Letztendlich entwickelt sich ein Teufelskreis aus Hypothermie, Azidose und fortschreitender Blutungsneigung: Die Hypothermie sorgt wegen der eingeschränkten Gerinnung für ein Fortbestehen der Blutung, der Blutverlust führt zu ei-

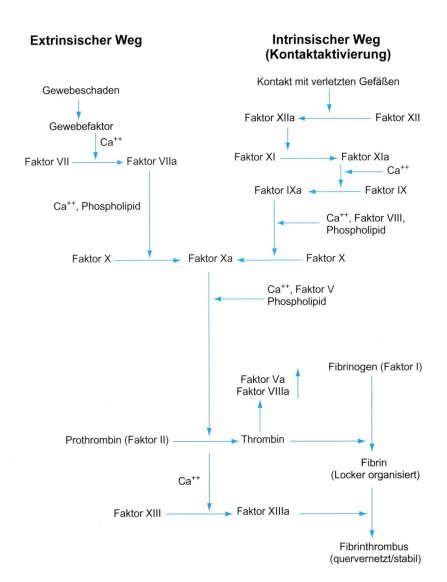

Abb. 4.14 Die Gerinnungskaskade beschreibt die schrittweise Aktivierung der Gerinnungsfaktoren mit dem Ziel, einen stabilen Fibrinthrombus zu bilden.

nem weiteren Abfall der Körperkerntemperatur und die verminderte Perfusion verschlimmert die Azidose. Dieser Teufelskreis muss der Rettungsdienstmitarbeiter durch geeignete Maßnahmen unterbrechen; ansonsten muss mit einer weiteren Verschlechterung des Schockzustands gerechnet werden. Die zielgenaue Anwendung unterschiedlicher Gerinnungsfaktorenpräparate oder von Antihyperfibrinolytika wie Tranexamsäure konnte in verschiedenen Studien die Komplikationen durch Koagulopathien vermindern.[3,4]

4.6.4 Leberversagen

Schwere Schäden der Leber sind im fortschreitenden Schockgeschehen ein mögliches, wenn auch selteneres Problem. Erst Tage nach dem Initialtrauma kann sich eine Schädigung der Leber durch eingeschränkte Laktatverwertung und die Erhebung bestimmter Laborparameter zeigen. Ein mögliches Leberversagen manifestiert sich durch eine persistierende Hypoglykämie, eine anhaltende Laktatazidose und durch einen Ikterus. Weil die Leber viele Gerinnungsfaktoren produziert, ist ihr Versagen häufig mit einer Koagulopathie vergesellschaftet.

4.6.5 Fulminante Infektionen

Im Rahmen eines schweren Schocks entwickelt sich das Risiko einer schweren Infektion. Mehrere Ursachen sind denkbar:
1. Eine ausgeprägte Abnahme der Anzahl weißer Blutkörperchen prädisponiert den Schockpatienten für eine Infektion.
2. Die Minderdurchblutung und die Reduktion der Energieproduktion in den Zellen der Darmwand des Schockpatienten ermöglichen es Darmbakterien, in die Blutbahn einzudringen und eine Sepsis hervorzurufen.
3. Die Funktion des Immunsystems wird angesichts einer Ischämie und einer reduzierten Energieproduktion eingeschränkt.

4.6.6 Multiorganversagen (MOV)

Ein Schock, der nicht suffizient behandelt wird, kann zunächst zum Versagen eines und später zu einem simultanen Versagen mehrerer Organe führen. Häufig tritt eine begleitende Sepsis auf, was zum Syndrom eines Multiorganversagens führen kann. Das Versagen eines einzelnen wichtigen Organs (z. B. Lunge, Niere, Gerinnungskaskade, Leber) ist mit einer Mortalität von rund 40 % assoziiert. Ein Herz-Kreislauf-Versagen aufgrund eines kardiogenen oder septischen Schocks kann nur vereinzelt behoben werden. Versagen im zeitlichem Verlauf des Schockgeschehens vier Organsysteme, steigt die Mortalität auf 100 %.[5]

Zusammenfassung

- Jede Maschine und jedes Lebewesen benötigt Energie, um ihre/seine Funktionen aufrechterhalten zu können.
- Der menschliche Körper produziert die Energie aus Glukose und Sauerstoff im Rahmen eines komplexen Ablaufs, der aerober Stoffwechsel genannt wird. Der gesamte Prozess ist abhängig von einem funktionierenden respiratorischen System, das dem Kreislaufsystem ausreichende Mengen an Sauerstoff zur Verfügung stellt. Dieses wiederum muss ausreichende Kapazitäten besitzen, um den Sauerstoff zu den Zellen des Körpers zu transportieren.
- Das Reservesystem des aeroben Stoffwechsels ist die Energiegewinnung aus dem anaeroben Stoffwechselweg. Dieser benötigt keinen Sauerstoff, ist jedoch sehr ineffizient und generiert nur eine vergleichsweise geringe Menge an Energie.
- Die Energieausbeute des aeroben Stoffwechsels ist 19-mal größer als die des anaeroben Metabolismus, verlangt aber, dass kontinuierlich Sauerstoff zugefügt wird.
- Die Energie im menschlichen Körper muss laufend aus Speichermolekülen (Glykogen, Fett- bzw. Aminosäuren) in das Treibstoff-Molekül Adenosintriphosphat umgesetzt werden. Ohne ausreichende Mengen an Energie reduziert sich die Leistung der einzelnen Organe und letztendlich kommt es zum Zelltod.
- Der Schock ist die Folge einer unzureichenden Perfusion und Sauerstoffversorgung der Gewebezellen und führt zu einer anaeroben Stoffwechsellage. Daraus resultiert eine Reduktion der Energieproduktion der Zellen und schon nach kurzer Zeit kommt es zu einer eingeschränkten Zellfunktion, die zum Zelltod führen kann.
- Um die Überlebenswahrscheinlichkeit bei einem Traumapatienten zu verbessern, muss der Rettungsdienstmitarbeiter ein sich entwickelndes Schockgeschehen antizipieren oder es im besten Fall verhindern. Wenn der Schockprozess bereits eingetreten ist, müssen alle Behandlungsstrategien darauf ausgerichtet sein, zuerst die wichtigsten Funktionen **Ventilation, Oxygenierung** und **Blutkreislauf** zu korrigieren und bestmöglich zu erhalten.

Lösung Fallbeispiel

Sie haben erkannt, dass sich dieser Patient in einem hämorrhagischen Schock befindet. Sie wissen, dass es für das Management des Schocks entscheidend ist, dem Kreislaufsystem ausreichende Mengen an Sauerstoff zur Verfügung zu stellen. Die Zyanose des Patienten deutet aber darauf hin, dass die Zellen des Körpers nicht adäquat mit Sauerstoff versorgt werden. Bei einem Fortbestehen dieses Sauerstoffmangels wird die Energieproduktion der Zellen aufgrund des beginnenden anaeroben Stoffwechsels deutlich reduziert werden. Dieser Umstand wird zum Zelltod und Organversagen führen. Sie beginnen unverzüglich eine sauerstoffunterstützte Beutel-Masken-Beatmung und bemerken, dass sich die Hautfarbe des Patienten verbessert. Bei einem intakten Kreislaufsystem besteht jetzt die Möglichkeit, dass der Patient zu einem aeroben Stoffwechsel zurückkehrt.

Aufgrund der Schussverletzung im Abdomen müssen Sie von einem Blutverlust in die Bauchhöhle ausgehen, der zu einer eingeschränkten Perfusion der Organe und der Oxygenierung der Zellen führt. Somit bereiten Sie alles für einen unverzüglichen Transport in ein Traumazentrum vor. Nur wenige Minuten nach Ihrem Eintreffen im Traumazentrum wird der Patient notoperiert, um die intraabdominalen Verletzungen zu versorgen. Als Sie sich am nächsten Tag nach dem Patienten erkundigen, erfahren Sie, dass es ihm gut geht.

QUELLENVERZEICHNIS

1. Gross SD. *A System of Surgery: Pathological, Diagnostic, Therapeutic, and Operative.* Philadelphia: Blanchard and Lea; 1859.
2. Thal AP. *Shock: A Physiologic Basis for Treatment.* Chicago: Yearbook Medical Publishers; 1971.
3. Duchesne JC, Hunt JP, Wahl G, et al. Review of current blood transfusions strategies in a mature level I trauma center: were we wrong for the last 60 years? *J Trauma.* 2008;65(2):272–276; discussion 276–278.
4. Holcomb JB, Jenkins D, Rhee P, et al. Damage control resuscitation: directly addressing the early coagulopathy of trauma. *J Trauma.* 2007;62(2):307–310.
5. Marshall JC, Cook DJ, Christou NV, et al. The multiple organ dysfunction score: a reliable descriptor of a complex clinical syndrome. *Crit Care Med.* 1995;23:1638.

WEITERFÜHRENDE LITERATUR

Shock Overview. In: Chapleau W, Burba AC, Pons PT, Page D, eds. *The Paramedic.* Aktualisierte Auflage. New York, NY: McGraw-Hill Publisher; 2012:259–273.

Otero RM, Nguyen HB, Rivers EP. Approach to the patient in shock. In: Tintinalli J, ed. *Emergency Medicine. A Comprehensive Study Guide.* New York, NY: McGraw-Hill Publisher; 2011:165–172.

Hypoperfusion. In: Bledsoe B, Porter RS, Cherry RA, eds. *Essentials of Paramedic Care.* 2nd ed. Upper Saddle River, NJ: Brady-Pearson Education; 2011:257–265.

Shock. In: Bledsoe B, Porter RS, Cherry RA, eds. *Essentials of Paramedic Care.* 2nd ed. Upper Saddle River, NJ: Brady-Pearson Education; 2011:837–849.

KAPITEL 5
Kinematik des Traumas

5.1	**Allgemeine Prinzipien**	70	5.4	**Penetrierendes Trauma**	94
5.1.1	Vorereignisphase	71	5.4.1	Physikalische Grundlagen penetrierender Traumata	94
5.1.2	Ereignisphase	71	5.4.2	Schaden und Energieklassen	96
5.1.3	Nachereignisphase	71	5.4.3	Anatomie	98
5.2	**Energie**	71	5.4.4	Regionale Auswirkungen des penetrierenden Traumas	99
5.2.1	Gesetze der Energie und Bewegung	72	5.4.5	Wunden durch Schrotflinten	101
5.2.2	Energieaustausch zwischen einem festen Objekt und dem menschlichen Körper	74	5.5	**Explosionsverletzungen**	103
5.3	**Stumpfes Trauma**	76	5.5.1	Physik der Explosionen	103
5.3.1	Mechanische Grundlagen	76	5.5.2	Wechselwirkung zwischen Druckwellen und Körper	104
5.3.2	Unfälle mit Fahrzeugen	77	5.5.3	Explosionsverletzungen	104
5.3.3	Unfälle mit Motorrädern	85	5.5.4	Verletzungen durch Splitter	105
5.3.4	Verletzungen bei Fußgängern	87	5.5.5	Verletzungen mit mehreren Ursachen	105
5.3.5	Stürze	89			
5.3.6	Sportverletzungen	89	5.6	**Anwendung der Kinematik bei der Untersuchung des Patienten**	105
5.3.7	Regionale Auswirkungen des stumpfen Traumas	90			

Lernzielübersicht

Nach dem Durcharbeiten dieses Kapitels sollte der Leser in der Lage sein:
- Energie im Kontext der Entstehung von Verletzungen zu definieren
- Den Zusammenhang der physikalischen Gesetze zur Bewegungsenergie und der Traumakinematik zu erklären
- Zu beschreiben, wie Verletzungen und Energieübertragung mit der Geschwindigkeit zusammenhängen
- Energieübertragung und Hohlraumbildung zu erklären
- Die Erkenntnisse der Traumakinematik zu nutzen, um anhand eines beschriebenen Kraftfahrzeugunfalls vorherzusagen, welche typischen Verletzungsmuster ein nicht angeschnallter Insasse aufweist
- Die spezifischen Verletzungen und deren Ursachen mit den jeweiligen äußeren und inneren Fahrzeugschäden in Bezug zu setzen

- Die Funktion von Rückhaltesystemen für Fahrzeuginsassen zu beschreiben
- Mechanismen von z. B. Explosionen und Stürzen (außer Verkehrsunfällen) anhand der physikalischen Gesetze der Bewegung und der Energie zu erklären
- Die fünf Phasen einer Explosion und die jeweils daraus resultierenden Verletzungen zu beschreiben
- Die Unterschiede in der Entstehung von Verletzungen durch Niedrig-, Mittel- und Hochenergiewaffen zu beschreiben
- Den Zusammenhang zwischen der frontalen Oberfläche eines aufschlagenden Objekts und der Energieübertragung sowie dem Verletzungsvorgang zu diskutieren
- Die Prinzipien der Traumakinematik in die Patientenbeurteilung zu integrieren

---

Fallbeispiel

Vor Sonnenaufgang an einem kalten Wintermorgen werden Sie mit Ihrem Partner zu einem Verkehrsunfall mit einem Pkw disponiert. Nach der Ankunft finden Sie ein einziges Auto vor, das auf einer Landstraße gegen einen Baum geprallt ist. Der vordere Teil des Fahrzeugs wurde vom Baum eingedrückt und das Auto anschließend zurück in den Straßengraben geschleudert. Der

Fahrer scheint der einzige Insasse zu sein. Der Airbag ist ausgelöst und der immer noch angeschnallte Fahrer stöhnt. Sie bemerken Beschädigungen im Frontbereich des Fahrzeugs, ausgelöst durch den Anprall am Baum, und am Heck des Fahrzeugs durch das Schleudern in den Straßengraben.

- Was ist das Verletzungspotenzial für diesen Patienten basierend auf der Traumakinematik?
- Wie würden Sie den Zustand des Patienten unter Einbeziehung der Kinematik beschreiben?
- Welche Verletzungen erwarten Sie?

Während die Zahl der Verkehrstoten in den Vereinigten Staaten im Jahr 2011 auf die niedrigsten Werte seit 1940 fiel, berichtet die Weltgesundheitsorganisation (WHO), dass weltweit jährlich nahezu 1,3 Millionen Menschen bei Verkehrsunfällen ums Leben kommen. Das ergibt eine Durchschnittsrate von 3562 Toten täglich. In ihrer 2009 veröffentlichten Publikation „Global Status Report On Road Safety" sagt die WHO vorher, dass die Zahl der Verkehrsunfälle mit Todesfolge bis zum Jahr 2030 vom neunten auf den fünften Rang der häufigsten Todesursachen weltweit vorrücken wird. Über 90 % dieser Todesfälle ereignen sich in Ländern mit niedrigem und mittlerem Einkommen.

Penetrierende Verletzungen durch Schusswaffen sind in den USA sehr häufig. Im Jahr 2011 starben 32 000 Menschen durch den Gebrauch von Feuerwaffen. Bei über 11 000 von ihnen handelte es sich um Tötungsdelikte.[1] Im Jahr 2011 wurden über 59 000 leichte Verletzungen durch Feuerwaffen gezählt. Verletzungen durch Explosionen sind aufgrund terroristischer Anschläge in vielen Ländern ein zunehmendes Problem, wohingegen in anderen Ländern penetrierende Stichverletzungen dominieren.

Die erfolgreiche Behandlung von Traumapatienten ist abhängig von der Identifizierung der Verletzungen oder möglicher Verletzungen und der Fähigkeit, die Betroffenen gut zu beurteilen. Oft ist es schwierig, die tatsächlichen Verletzungen zu ermitteln, aber das Verständnis von möglichen Schäden und signifikantem Blutverlust wird beim Retter einen Denkprozess in Gang setzen, der es erlaubt, diese Möglichkeit zu erkennen und eine entsprechende Sichtung, ein notwendiges Management und eine Transportentscheidung umzusetzen.

Das Traumamanagement beginnt bei jedem Patienten (nach einer anfänglichen Rettung) mit der Historie der Verletzung. Im Falle des Traumas ist die Geschichte der Aufprall und die Energieübertragung, die aus dem Aufprall resultiert.[4] Die Kenntnis von den Prozessen des Energieaustauschs erlaubt den Rettungsdienstfachkräften, 95 % der potenziellen Verletzungen zu erahnen.

Kinematik ist ein Zweig der Mechanik und handelt von der Bewegung von Objekten, ohne Bezug auf die Kräfte zu nehmen, welche die Bewegung auslösen. Jede Verletzung, die durch eine Kraft auf einen Körper hervorgeht, ist direkt abhängig von der Interaktion zwischen Masse und einem bewegten Objekt, das gegen die Masse prallt. Wenn der Rettungsdienstmitarbeiter, ganz egal welcher Qualifikation, die Prinzipien der Kinematik und die jeweils zugrunde liegenden Mechanismen nicht versteht, können Verletzungen übersehen werden. Das Verständnis der physikalischen Grundlagen erleichtert das Erkennen möglicher Unfallmechanismen schon während der Beurteilung der Einsatzstelle nach der Ankunft am Unfallort. Diese Informationen und die angenommenen Verletzungen können genutzt werden, den Patienten am Unfallort fachgerecht zu beurteilen, und dann an Ärzte und Pflegepersonal in der Notaufnahme weitergegeben werden. An der Unfallstelle und während des Transports können diese angenommenen Verletzungen so behandelt werden, dass der Patient die bestmögliche Therapie erfährt und keinen weiteren Schaden erleidet.

Schwere Verletzungen, die nicht klar ersichtlich sind, können fatale Folgen haben, wenn sie weder an der Unfallstelle noch auf dem Weg in die Klinik behandelt werden oder der Patient nicht in eine geeignete Klinik gebracht wird. Zu wissen, wo genau nach Verletzungen zu suchen und wie der Patient zu untersuchen ist, ist genauso wichtig wie die Kenntnis der richtigen Behandlung der Verletzungen. Eine vollständige und exakte Erhebung der Umstände des Unfalls kann diese Informationen liefern. Die meisten Verletzungen lassen sich schon durch eine genaue Inspektion der Unfallstelle vorhersagen, noch bevor der Patient untersucht wird.

Dieses Kapitel erklärt die allgemeinen und mechanischen Grundlagen der Kinematik des Traumas. Die beiden Abschnitte über die regionalen Auswirkungen stumpfer und penetrierender Traumata behandeln die Pathophysiologie lokaler Verletzungen. Die allgemeinen Prinzipien sind die physikalischen Gesetze, die den Energieaustausch und die Auswirkungen des Energieaustauschs beschreiben. Mechanische Prinzipien beschreiben die Interaktion zwischen dem menschlichen Körper mit den Komponenten eines Unfalls. Ein Zusammenstoß geht damit einher, dass große Kräfte meist durch feste Körper auf den Menschen einwirken und dieser Körper große Mengen Energie auf den menschlichen Körper überträgt, mit zerstörerischen Folgen. Unfalltypen beinhalten stumpfe und penetrierende Traumata sowie Explosionen. Obwohl wir das Wort Unfall häufig mit einem Verkehrsunfall assoziieren, kann es sich auch um den Aufprall einer fallenden Person auf den Boden, die Wirkung eines abgeschossenen Projektils auf die verschiedenen Körpergewebe oder die Druckwelle und Splitterbildung bei einer Explosion handeln. Bei all diesen Ereignissen wird Energie übertragen. Alle verursachen Verletzungen und können die Betroffenen in lebensbedrohliche Zustände bringen. Alle erfordern ein korrektes Handeln des sachkundigen und einfühlsamen Rettungsdienstmitarbeiters.

5.1 Allgemeine Prinzipien

Ein traumatisches Ereignis wird in drei Phasen gegliedert – die Phase vor, unmittelbar beim und nach dem Aufprall. Anders ausgedrückt, handelt es sich bei der Phase vor dem Ereignis um die Präventionsphase. Die Ereignisphase ist der Teil des traumatischen Ereignisses, der den Energieaustausch oder die Kinematik beinhaltet (Mechanik der Energie). Die Phase nach dem Ereignis beschreibt die Phase der Patientenversorgung. Egal ob eine Verletzung das Ergebnis eines Verkehrsunfalls, von Waffengewalt, eines Sturzes oder eines einstürzenden Gebäudes ist, entsteht eine Verletzung immer durch eine Energieübertragung auf den Körper.

5.1.1 Vorereignisphase

Die **Phase vor dem Aufprall** umfasst alle Vorkommnisse vor dem Ereignis. Umstände, die bereits vor dem Ereignis vorlagen, sind für die weitere Therapie des Patienten wichtig und werden im Rahmen der Anamnese erfasst. Dazu gehören vorbestehende Erkrankungen und ihre medikamentöse Behandlung, Einnahme von Rauschmitteln (illegale Drogen und verschreibungspflichtige Medikamente, Alkohol) und der geistige Zustand des Patienten.

Normalerweise haben junge Traumapatienten keine chronischen Erkrankungen. Bei älteren Patienten können jedoch Vorerkrankungen die Beurteilung und Therapie erschweren und zu einem schlechteren Ausgang führen. So kann ein älterer Autofahrer, der gegen einen Strommast gefahren ist, über Brustschmerzen und die Symptome eines Herzinfarkts klagen. Ist er nun gegen den Mast gefahren und hatte dann einen Herzinfarkt oder war es genau umgekehrt? Nimmt der Patient Medikamente (z. B. Betablocker), welche die Erhöhung der Herzfrequenz im Schockzustand verhindern? Die meisten dieser Umstände beeinflussen nicht nur die Strategien zur Untersuchung und Behandlung von Traumapatienten, die in den Kapiteln zur Einsatzstelle, zur Patientenbeurteilung und zum Management beschrieben werden, sondern ebenfalls in der allgemeinen Patientenversorgung, auch wenn sie nicht notwendigerweise die Kinematik des Traumas beeinflussen.

5.1.2 Ereignisphase

Die **Aufprallphase** beginnt im Moment der Kollision zweier sich relativ zueinander bewegender Objekte. Das zweite Objekt kann beweglich oder statisch sein, und es kann sich um ein Objekt oder eine zweite Person handeln. Bei den meisten Fahrzeugkollisionen kommt es insgesamt zu drei Aufschlägen:
1. Aufschlag der beiden Objekte
2. Aufschlag der Insassen innerhalb des Fahrzeugs
3. Aufschlag der Organe im Körperinnern der Insassen

Fährt ein Auto gegen einen Baum, so ist der erste Aufschlag der Zusammenstoß mit dem Baum. Der zweite Aufschlag ist die Kollision des Insassen mit dem Lenkrad oder der Windschutzscheibe. Falls der Patient angeschnallt ist, wird er in den Sicherheitsgurt gepresst. Beim dritten Aufschlag prallen die inneren Organe des Patienten an die Brust- und die Bauchwand oder den Schädel.

Der Begriff Unfall wird meist mit einem Verkehrsunfall assoziiert, aber es muss nicht unbedingt ein solcher vorliegen. Die Kollision eines Fahrzeugs mit einem Fußgänger und das Auftreffen eines Geschosses auf den Bauchraum sind ebenso Aufprallsituationen wie der vom Gerüst gestürzte, auf den Asphalt aufschlagende Bauarbeiter. Beachten Sie, dass sich bei einem Sturz nur der zweite und dritte Aufprall ereignen.

Bei allen Unfällen findet die Energieübertragung zwischen einem sich bewegenden Objekt und dem Gewebe eines menschlichen Körpers oder zwischen einem sich bewegenden menschlichen Körper und einem stationären Objekt statt. Die Richtung, in welche die Energie abgegeben wird, die Menge der übertragenen Energie und die Auswirkung der einwirkenden Kräfte auf den Patienten sind wichtige Einflussfaktoren zu Beginn der Untersuchung des Patienten.

5.1.3 Nachereignisphase

In der **Phase nach dem Aufschlag** werden die Informationen aus den Phasen vor und während des Aufschlags genutzt, um den Patienten zu beurteilen und zu therapieren. Diese Phase beginnt, sobald die Energie des Aufpralls absorbiert ist. Die lebensbedrohlichen Komplikationen können langsam oder schnell eintreten (oder diese Komplikationen können verhindert oder signifikant reduziert werden). Dies ist teilweise von der begonnenen Therapie am Notfallort und während des Transports abhängig. In der Phase nach dem Aufprall sind das Verständnis für die Kinematik des Traumas, das Registrieren der anzunehmenden Verletzungen und eine gute klinische Untersuchung entscheidend für den Patienten und dessen klinischen Ausgang.

Um den Effekt der Kräfte, die eine körperliche Verletzung hervorrufen, zu verstehen, benötigt das Rettungsdienstpersonal als Erstes Kenntnisse von zwei Komponenten – Energieaustausch und menschliche Anatomie. Zum Beispiel bei einem Autounfall: Wie sieht der Unfallort aus? Wer stieß gegen wen oder was und mit welcher Geschwindigkeit? Wie lange war die Verzögerungszeit? Benutzten die Insassen Rückhaltesysteme wie Sicherheitsgurte? Wurde der Airbag ausgelöst? Waren Kinder fachgerecht in ihren Kindersitzen angeschnallt oder waren sie nicht angeschnallt und wurden im Inneren des Fahrzeugs umhergeschleudert? Wurden Insassen herausgeschleudert? Trafen sie dabei auf andere Objekte? Wenn ja, wie viele Objekte und welcher Natur waren diese Gegenstände? Diese und viele weitere Fragen müssen beantwortet werden, wenn das Rettungsdienstpersonal die aufgetretenen Kräfte verstehen und zur Voraussage der Verletzungen und der entsprechenden Versorgung nutzen möchte.

Der versierte Retter wird seine Kenntnisse der Kinematik anwenden, um eine Beurteilung des Unfallorts durchzuführen, wodurch eine Bestimmung der involvierten Kräfte, Bewegungen und deren Auswirkungen auf die vorhandenen Verletzungen ermöglicht wird. Weil diese Kinematik auf fundamentalen Gesetzen der Physik aufbaut, ist deren Kenntnis notwendig, um sie verstehen zu können.

5.2 Energie

Der erste Schritt in der Rekonstruktion der Ereignisfolge ist die Evaluation dessen, was während des Aufpralls geschah (➤ Abb. 5.1), die Bewertung der Energie, die mit dem menschlichen Körper ausgetauscht wurde, und eine grobe Einschätzung der daraus resultierenden Bedingungen.

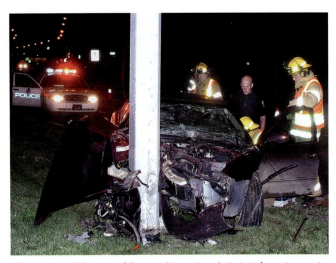

Abb. 5.1 Das Bild eines Unfalls zu evaluieren, ist schwierig. Informationen wie Richtung des Aufpralls, Kompression der Fahrerzelle und Betrag des Energieaustauschs geben Hinweise auf mögliche Verletzungen der Insassen.
© Jack Dagley Photography/Shutter Stock, Inc. © NAEMT; PHTLS, 8th edition, Jones & Bartlett, 2016

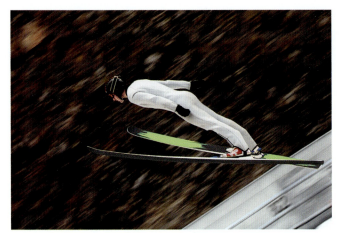

Abb. 5.2 Ein Skifahrer stand, bis ihn die Energie der Schwerkraft über die Anlaufspur nach unten bewegte. Einmal in Bewegung, bleibt er in Bewegung, auch wenn er vom Untergrund abhebt, bis zu dem Zeitpunkt, an dem er landet oder gegen etwas stößt.
© technotr/iStockPhoto. © NAEMT; PHTLS, 8th edition, Jones & Bartlett, 2016

5.2.1 Gesetze der Energie und Bewegung

Newtons 1. Gesetz der Bewegung, auch **Trägheitsprinzip** genannt, besagt, dass ein in Ruhe befindlicher Körper so lange in Ruhe und ein sich bewegender Körper so lange in Bewegung bleibt, bis eine andere Kraft von außen auf diesen Körper einwirkt. Der Skispringer in ➤ Abb. 5.2 stand in Ruhe, bis er durch die Energie der Schwerkraft über die Anlaufspur nach unten bewegt wurde. Einmal in Bewegung, bleibt er in Bewegung, auch wenn er vom Untergrund abhebt, bis zu dem Zeitpunkt, an dem er landet oder gegen etwas stößt.

Wie anfangs angemerkt, sind bei allen Kollisionen, in denen sich der Körper des potenziellen Patienten in Bewegung befand, drei Phasen unterscheidbar:
1. Das Fahrzeug kollidiert mit einem bewegten oder festen Objekt.
2. Der potenzielle Patient schlägt gegen die Innenseite des Fahrzeugs oder gegen ein Objekt oder wird bei einer Explosion von der Wucht getroffen.
3. Die inneren Organe reagieren mit den Begrenzungen ihrer Kompartimente oder werden von ihren Haltestrukturen abgerissen.

Als Beispiel dient eine Person auf dem Vordersitz eines Fahrzeugs, die nicht angeschnallt ist. Wenn das Fahrzeug auf einen Baum trifft und abrupt gestoppt wird, so bewegt sich die nicht angegurtete Person mit gleicher Geschwindigkeit weiter, bis sie auf dem Lenkrad, dem Armaturenbrett und der Windschutzscheibe aufschlägt. Der Aufschlag auf diese Gegenstände stoppt abrupt die Vorwärtsbewegung des Rumpfes oder des Kopfes, aber die inneren Organe bleiben in Bewegung, bis sie auf die Thorax- oder Bauchwand oder den Schädel aufprallen.

Das **Energieerhaltungsgesetz** beschreibt in der Verbindung mit **Newtons 2. Gesetz der Bewegung,** dass Energie weder hergestellt noch zerstört, aber in verschiedene Formen umgewandelt werden kann. Die Bewegung eines Fahrzeugs ist eine Form der Energie. Wird ein Fahrzeug gestartet und beschleunigt, so verbrennt der Motor explosionsartig Benzin. Die Bewegung der Kolben wird über das Getriebe auf die Räder übertragen, die das Fahrzeug dank des Widerstands des Bodens nach vorne bewegen. Um das Fahrzeug zu bremsen und zu stoppen, muss seine Bewegungsenergie in eine andere Energieform umgewandelt werden, in das Aufheizen der Bremsen oder in Reibungs- und Verformungsenergie bei der Kollision mit einem anderen Objekt, das seinerseits den Rahmen des Fahrzeugs verbiegt. Bremst der Fahrer, so wird die Bewegungsenergie durch die Bremsbeläge auf die Bremsscheiben und die Reifen auf die Fahrbahn in Reibungswärme (thermische Energie) umgewandelt. Somit wird das Fahrzeug verlangsamt.

Newtons 3. Gesetz der Bewegung ist vielleicht das bekannteste der drei Gesetze von Newton. Es besagt, dass für jede Aktion oder Kraft eine gleiche Gegenreaktion besteht (Wechselwirkungsgesetz). Wenn wir über den Boden gehen, übt die Erde die gleiche Kraft auf uns aus wie wir auf sie. Die Personen, die eine Schrotflinte abgefeuert haben, haben dieses dritte Gesetz als Aufschlag des hinteren Gewehrschafts gegen die Schulter gespürt.

So wie die mechanische Energie eines Fahrzeugs, das gegen eine Wand fährt, durch die Verbiegung des Rahmens oder anderer Fahr-

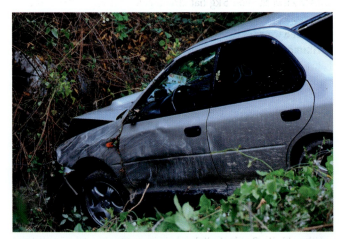

Abb. 5.3 Energie wird durch die Verformung der Fahrzeugkarosse absorbiert.
© Peter Seyfferth/image/age fotostock

zeugteile umgewandelt wird (➤ Abb. 5.3), muss die Bewegungsenergie der Organe und der inneren Körperstrukturen umgewandelt werden, wenn deren Vorwärtsbewegung gestoppt wird. Die gleichen Zusammenhänge treten auf, wenn der menschliche Körper ruht und von einem sich bewegenden Objekt getroffen wird, z.B. von einem Messer, einem Geschoss oder einem Baseballschläger.

Die **kinetische Energie** eines Körpers ist eine Funktion seiner Masse und seiner Geschwindigkeit. Obwohl sie nicht exakt gleich sind, repräsentiert das Gewicht eines Opfers dessen Masse. Ebenso repräsentiert der Begriff Tempo die Geschwindigkeit (die tatsächlich Richtung und Tempo umfasst). Bei der Berechnung der kinetischen Energie E_{kin} stehen Masse und Geschwindigkeit in folgendem Verhältnis zueinander:

kinetische Energie = die Hälfte der Masse mal dem Quadrat der Geschwindigkeit

oder

$$E_{kin} = \tfrac{1}{2} \times \text{Masse} \times \text{Geschwindigkeit}^2$$
$$E_{kin} = \tfrac{1}{2}mv^2$$

Daher berechnet sich die kinetische Energie einer 68 kg schweren Person, die mit 48 km/h unterwegs ist, wie folgt:

$$E_{kin} = \tfrac{1}{2} \times 68 \times 48^2 = 78\,336 \text{ „kinetische Einheiten"}$$

Zum leichteren Verständnis werden hier keine exakten physikalischen Maßeinheiten angegeben. Die „kinetischen Einheiten" dienen hier nur zu Vergleichszwecken. Die 78 336 Einheiten der 68 kg schweren und 48 km/h schnellen Person werden beim Aufprall in eine andere Energieform umgewandelt. Dies zeigt sich in Form von Beschädigungen am Fahrzeug und/oder Verletzungen der Person; es sei denn, die Bewegungsenergie wird in weniger gefährliche Formen umgewandelt, wie durch den bremsenden Sicherheitsgurt oder den Airbag.

Welcher Faktor hat eine größere Auswirkung auf den Betrag der kinetischen Energie: Masse oder Geschwindigkeit? Nehmen wir an, eine 73 kg schwere Person ist mit 48 km/h unterwegs.

$$E_{kin} = \tfrac{1}{2} \times 73 \times 48^2 = 84\,096 \text{ „kinetische Einheiten"}$$

Dieser Zuwachs von 5 kg hat eine Steigerung von 5 760 Einheiten kinetischer Energie hervorgebracht.

Kehren wir zum vorigen Beispiel einer 68 kg schweren Person zurück und erhöhen die Geschwindigkeit von 48 auf 64 km/h, so berechnet sich die kinetische Energie wie folgt:

$$E_{kin} = \tfrac{1}{2} \times 68 \times 64^2 = 139\,264 \text{ „kinetische Einheiten"}$$

Diese Zunahme der Geschwindigkeit hat eine Steigerung von 60 928 Einheiten ergeben.

Diese Rechnungen verdeutlichen, dass eine Zunahme der Geschwindigkeit die kinetische Energie viel stärker vergrößert als eine Zunahme der Masse. Bei einem Unfall mit hoher Geschwindigkeit wird entsprechend viel mehr Energie freigesetzt als bei einem Unfall mit niedriger Geschwindigkeit (was dementsprechend zu größeren Fahrzeugschäden und schwereren Verletzungen führt).

Obwohl die Geschwindigkeit exponentiell und die Masse linear in die Formel einfließen, kann es kritisch sein, wenn zwischen zwei kollidierenden Objekten eine große Massendifferenz besteht. In Erwartung der Verletzungen, die durch einen Hochgeschwindigkeitsunfall verursacht wurden, kann es hilfreich sein, sich zu erinnern, dass die Kräfte, die in die Entstehung eines Unfalls involviert sind, ebenfalls am Ende des Ereignisses transferiert werden.

Masse × Beschleunigung = Kraft = Masse × Verzögerung

Kraft (Energie) ist erforderlich, um ein Objekt in Bewegung zu setzen. Diese Kraft wird benötigt, um eine gewisse Geschwindigkeit zu generieren. Die so erlangte Geschwindigkeit ist abhängig von dem Gewicht (Masse) des Objekts. Sobald diese Energie an den Körper abgegeben und er damit in Bewegung gebracht wurde, bleibt der Körper in Bewegung, bis die Energie gestoppt wird (Newtons 1. Gesetz der Bewegung). Der Energieverlust bringt andere Komponenten in Bewegung (Gewebepartikel) oder geht als Wärme verloren (abgeleitet in die Bremsscheiben der Räder). Ein Beispiel für diesen Prozess ist eine Schussverletzung durch ein Gewehr. In der Kammer eines Gewehrs befindet sich eine Patrone mit Schießpulver. Wenn dieses Schießpulver gezündet wird, verbrennt es rapide und entwickelt eine Energie, die das Geschoss mit hoher Geschwindigkeit aus dem Lauf schleudert. Diese Geschwindigkeit ist äquivalent zum Gewicht des Geschosses und der Energiemenge, die durch das Verbrennen des Schießpulvers erzeugt wurde. Um die Geschwindigkeit zu verringern (Newtons 1. Gesetz der Bewegung), muss die Kugel ihre Energie an die Struktur abgeben, auf die sie trifft. Dabei entsteht eine Explosion innerhalb des Gewebes, die der Explosion in der Kammer des Gewehres gleichkommt und die das Geschoss beschleunigte. Das gleiche Phänomen zeigt sich beim fahrenden Auto, beim Sturz aus großer Höhe oder bei einer Explosion.

Ein weiterer wichtiger Faktor bei einem Aufprall ist der **Bremsweg.** Je kürzer der Bremsweg und je abrupter der Bremsvorgang, um so mehr Energie wird auf den Insassen übertragen und um so schwerwiegender sind die Schäden und die Verletzungen des Patienten. Fährt ein Auto mit einer bestimmten Geschwindigkeit gegen eine massive Wand oder wird es durch den Einsatz der Bremse abgebremst („verzögert"), so wird beide Male die gleiche Menge Energie umgewandelt, nur auf unterschiedliche Art. Die Rate der ausgetauchten Energie (in die Karosse des Autos oder in die Bremsscheiben) ist unterschiedlich und tritt über eine unterschiedliche Entfernung und Zeit auf. Im ersten Fall wird sie sehr schnell und über kurze Distanz in Verformungsenergie umgewandelt, die den Rahmen des Fahrzeugs verbiegt. Im zweiten Fall wird sie über eine längere Entfernung und einen längeren Zeitraum durch die Bremsen in Wärmeenergie umgewandelt. Die Vorwärtsbewegung des Fahrzeuginsassen (Energie) wird im ersten Fall von seinen Weichteilen und Knochen absorbiert. Im zweiten Fall wird die Energie des Fahrzeugs auf die Bremsen übertragen.

Dieses umgekehrte Verhältnis zwischen Bremsweg und Verletzungen ist auch bei Stürzen anwendbar. Eine Person hat größere Chancen, einen freien Fall zu überleben, wenn sie z.B. mit ausgestreckten Armen auf einen komprimierbaren Untergrund wie z.B. tiefen Pulverschnee fällt. Derselbe freie Fall auf einen harten Untergrund, z.B. einen Betonboden, kann schwerere Verletzungen hervorrufen. Der komprimierbare Untergrund (z.B. Schnee) verlängert den Bremsweg und kann somit einen Teil der Energie absorbieren; es wirkt nicht die

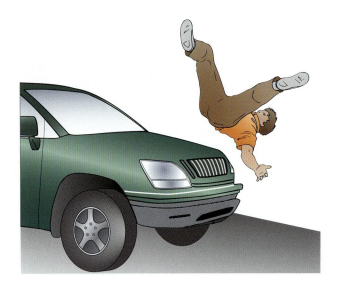

Abb. 5.4 Die Energieübertragung zwischen einem sich bewegenden Fahrzeug und einem Fußgänger verletzt dessen Gewebe und überträgt sowohl Geschwindigkeit als auch Energie auf den Fußgänger, der vom Fahrzeug weggeschleudert wird. Seine Verletzungen entstehen an den Stellen, wo er mit dem Fahrzeug zusammenstößt und wo er auf den Boden oder gegen ein weiteres Fahrzeug trifft.

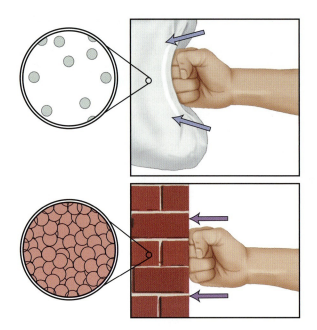

Abb. 5.5 Die Faust absorbiert mehr Energie, wenn sie mit der soliden Mauer hoher Dichte kollidiert, als wenn sie auf das Federkissen mit geringerer Dichte trifft.

volle Energie auf den Körper ein. Als Ergebnis kommt es zu weniger schwerwiegenden Verletzungen. Dieses Prinzip gilt auch für andere Arten von Unfällen. Ein nicht angeschnallter Autofahrer wird bei einer Kollision meist schwerwiegender verletzt als ein angeschnallter, da das Gurtsystem einen signifikanten Teil der Energie absorbiert.

Folglich muss ein bewegter Körper, der zum Stillstand kommen soll, sämtliche Energie in eine andere Energieform umwandeln oder sie auf ein anderes Objekt übertragen. Wird z. B. ein Fußgänger von einem Fahrzeug erfasst, so wird er von diesem weggeschleudert (➤ Abb. 5.4). Obwohl das Fahrzeug dabei geringfügig abgebremst wird, wird durch seine größere Masse mehr Beschleunigung auf den leichten Fußgänger übertragen, als es selbst an Geschwindigkeit verliert.

Die Energie, die auf den erfassten Fußgänger übertragen wird und die diesen beschleunigt, ist viel größer als die vom Fußgänger auf das Fahrzeug übertragene Energie. Die weichen Körperteile des Fußgängers gegenüber der harten Karosserie des Fahrzeugs lassen gleichsam auf die Entstehung größerer Schäden am Fußgänger als am Blech des Fahrzeugs schließen.

5.2.2 Energieaustausch zwischen einem festen Objekt und dem menschlichen Körper

Kollidiert der menschliche Körper mit einem festen Objekt oder umgekehrt, so wird die Menge des Energieaustauschs durch die Anzahl der Körperpartikel bestimmt, die durch den festen Körper getroffen werden. Dies bestimmt auch das Ausmaß des Schadens (Verletzung), der am Patienten entsteht. Die Menge der betroffenen Körperpartikel wird bestimmt durch:
- Die Dichte (Partikel pro Volumeneinheit)
- Die Größe der Kontaktfläche während des Aufschlags

Dichte

Je dichter ein Gewebe (gemessen in Partikel pro Volumen), desto größer die Anzahl an Partikeln, die von einem sich bewegenden Objekt getroffen werden, und demzufolge die gesamte Menge der Energieübertragung. Schlägt man mit der Faust in ein Federkissen und mit der gleichen Kraft gegen eine solide Mauer, so wird dies verschiedene Auswirkungen auf die Hand haben. Bei dem Aufschlag auf die Wand absorbiert die Faust mehr Energie als bei dem Aufschlag auf das weiche Kissen (➤ Abb. 5.5).

Vereinfacht weisen die verschiedenen Körpergewebe drei Arten von Dichten auf: **Luftdichte** (große Teile der Lunge und des Darms), **Wasserdichte** (Muskeln und die meisten festen Organe wie Leber und Milz) und **Festkörperdichte** (Knochen). Aus diesem Grund ist die Menge des Energieaustauschs (und somit das Ausmaß der Verletzung) davon abhängig, welcher Organtyp bei einer Kollision betroffen ist.

Kontaktfläche

Wird die Hand aus dem fahrenden Auto gestreckt, so übt der Fahrtwind eine bestimmte Kraft auf die Hand aus. Wird die Hand horizontal und parallel zum Strom des Windes ausgerichtet, wird ein gewisser Druck an der Vorderseite der Hand (Finger) wirksam, weil die Luftpartikel auf die Hand treffen. Wird sie um 90° in eine senkrechte Position gedreht, wirkt eine größere Kraft auf die Hand ein; folglich treffen mehr Luftpartikel auf die Hand und vergrößern die einwirkenden Kräfte. Bei traumatischen Ereignissen kann die einwirkende Energie und der daraus resultierende Schaden durch eine

Veränderung der Größe der Aufprallfläche verändert werden. Als Beispiele für diese Unterschiede seien die Motorhaube eines Autos, ein Baseballschläger und ein Projektil genannt. Die Fronthaube hätte Kontakt mit einer großen Oberfläche des Opfers, der Baseballschläger mit einer kleineren und das abgeschossene Projektil nur mit einer sehr kleinen Fläche. Die Menge des Energieaustauschs, die Schaden anrichtet, ist abhängig von der Energie des Objekts und der Dichte des Gewebes entlang der Bahn des Energieaustauschs.

Wenn die gesamte Aufprallenergie auf eine kleine Fläche trifft und die Kraft den Widerstand der Haut übertrifft, dringt das Objekt durch die Haut. Stellen Sie sich den Unterschied zwischen einem Hammerschlag auf einen hölzernen Tisch und das Einschlagen eines Nagels in die Oberfläche des Holztisches mit demselben Hammer vor. Wird der Hammer auf den Tisch geschlagen, verteilt sich die Kraft auf der gesamten Oberfläche des Tisches und dem gesamten Kopf des Hammers. Dieses limitiert die Penetration und erzeugt lediglich eine Delle. Schlägt man im Gegensatz dazu mit dem Hammer und der gleichen Kraft auf den Kopf des Nagels, treibt man den Nagel in das Holz, weil die Kraft über eine sehr kleine Fläche wirkt. Wird die Kraft über ein größeres Areal verteilt und die Haut wird nicht durchdrungen (wie der Hammer, der auf den Tisch geschlagen wird), wird von einem **stumpfen Trauma** gesprochen. Wenn die Kraft über eine kleine Fläche wirkt, kann das Objekt die Haut und darunter liegendes Gewebe durchdringen (wie der Hammer, der den Nagel durch den Tisch treibt). Dies entspricht der Definition für ein **penetrierendes Trauma.**

In jedem Fall löst die Kraft des auftreffenden Objektes eine Kavitation (Höhlenbildung) aus. Selbst bei einer Kugel kann die Aufprallfläche variieren; sie ist abhängig von der Größe, der Bewegung des Projektils (Taumeln) innerhalb des Körpers sowie dessen Verformung (Aufpilzung) und Fragmentierung. Diese Faktoren werden im weiteren Verlauf des Kapitels behandelt.

Kavitation

Die Grundmechanismen des Energieaustauschs sind relativ einfach. Der Aufprall eines Objekts auf Gewebepartikel beschleunigt diese vom Punkt des Aufpralls weg. Die Gewebepartikel werden dann selbst zu beweglichen Objekten, schlagen auf andere Partikel auf und führen zu einem „Dominoeffekt". Genauso verhält es sich, wenn ein fester Gegenstand den menschlichen Körper trifft oder wenn sich der menschliche Körper in Bewegung befindet und auf einen festen Gegenstand schlägt. Die Gewebepartikel des menschlichen Körpers werden aus ihrer normalen Position katapultiert und bilden ein Loch oder eine Höhle. Dieser Prozess wird Kavitation genannt.

Ein bekanntes Spiel, das diesen Vorgang visualisiert, ist Pool-Billard: Die weiße Kugel wird durch die Kraft der Muskeln des Armes über den Tisch bewegt. Dann trifft sie auf die anderen Kugeln. Die vom Arm des Spielers erzeugte Energie wird auf alle anderen Billardkugeln übertragen (➤ Abb. 5.6). Die weiße Kugel überträgt die Energie auf die anderen Kugeln. Diese beginnen sich zu bewegen, während die weiße Kugel an Energie verliert, langsamer wird und dann liegen bleibt. Die anderen Kugeln nehmen diese Energie

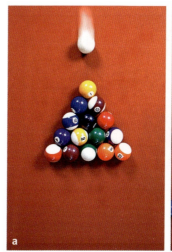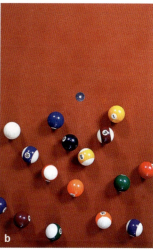

Abb. 5.6 a: Die Energie der weißen Kugel wird auf die anderen Kugeln übertragen.
b: Aufgrund des Energieaustauschs werden alle Kugeln weggestoßen und zurück bleibt ein leerer Raum (dreidimensional ein Hohlraum).

auf und entfernen sich vom Punkt der Kollision. Eine Höhlung hat sich dort gebildet, wo die Kugeln ursprünglich lagen. Ein vergleichbarer Energieaustausch findet statt, wenn eine Bowlingkugel auf die Kegel trifft. Das Resultat der Energieübertragung ist eine Kavitation. Diese Art der Energieübertragung tritt sowohl beim penetrierenden als auch beim stumpfen Trauma auf.

Zwei Typen von Hohlräumen werden erzeugt:
1. Eine **temporäre Höhle** bildet sich durch Dehnung des Gewebes zum Zeitpunkt des Aufpralls; wegen der Elastizität des Gewebes nimmt anschließend ein Teil oder auch der gesamte Inhalt der Höhle wieder seine ursprüngliche Position ein. Die Größe, Gestalt und der Umfang der Höhlung, die zu einem bleibenden Schaden führt, sind abhängig vom Gewebetyp, der Elastizität des Gewebes und inwieweit sich das Gewebe zurückbildet. Das Ausmaß der Höhle ist bei der Untersuchung durch präklinisches oder klinisches Personal möglicherweise nicht zu erkennen, selbst Sekunden nach dem Aufprall.
2. Eine **permanente oder dauerhafte Höhle** bleibt, nachdem sich die temporäre Höhlung wieder zurückgebildet hat, und ist der sichtbare Teil des Gewebeschadens. Hinzu kommt eine Höhlung durch Quetschung, die sich durch den direkten Aufprall des Objektes auf das Gewebe bildet. Beide Schäden sind bei der Untersuchung des Patienten sichtbar[5] (➤ Abb. 5.7).

Wie viel von einer temporären Höhle als permanente Höhle zurückbleibt, ist von der **Elastizität (Dehnungsfähigkeit)** des betroffenen Gewebes abhängig. Schlägt man z. B. mit einem Baseballschläger in ein Stahlfass, so hinterlässt dies eine Vertiefung oder einen Hohlraum. Schlägt man auf die gleiche Weise in Schaumstoff, so wird dies keinen Hohlraum hinterlassen, sobald der Schläger weggezogen wurde (➤ Abb. 5.8). Der Unterschied beruht auf der Elastizität. Der Schaumstoff ist elastischer als das Stahlfass. Der menschliche Köper gleicht mehr der Schaumstoffrolle als dem Stahlfass. Schlägt eine Person ihre Faust in den Bauch einer anderen Person, so wird sie spüren, wie der Bauch der anderen Person nachgibt. Wird die Faust zurückgezogen, so bleibt keine Eindellung

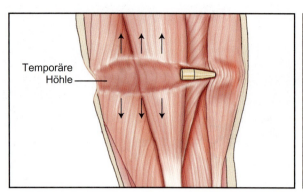
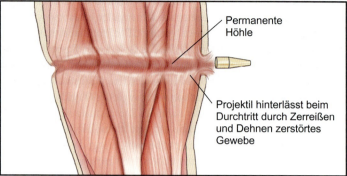

Abb. 5.7 Die Schädigung des Gewebes ist größer als die permanente Höhlung, die nach der Verletzung durch ein Geschoss verbleibt. Je schneller oder schwerer ein Geschoss, desto größer sind die temporäre Höhle und der Gewebeschaden.

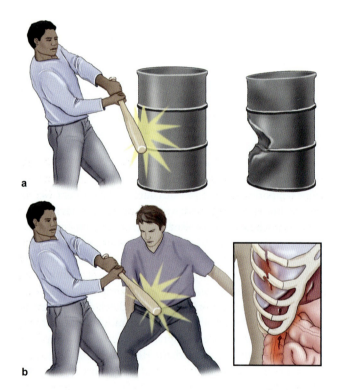

Abb. 5.8 a: Schlägt man einen Baseballschläger gegen ein Stahlfass, so bildet sich an dessen Seite eine Vertiefung oder Höhlung.
b: Schlägt man den Baseballschläger gegen eine Person, bleibt in der Regel keine sichtbare Höhle, weil die Elastizität des Rumpfes den Körper wieder in die normale Form zurückbringt.

zurück. Ebenso wird ein Baseballschläger keine Vertiefung in der Thoraxwand hinterlassen, er wird aber Schäden durch den direkten Aufprall und den Energieaustausch verursachen. Der Ablauf des Ereignisses und die Interpretation der Energieübertragung sind wichtige Informationen zur Abschätzung der potenziellen Größe der Höhle während des Aufschlags und der eventuellen Verletzungen. Die betroffenen Organe und Strukturen lassen Verletzungen voraussagen.

5.3 Stumpfes Trauma

5.3.1 Mechanische Grundlagen

Dieser Abschnitt ist in zwei große Bereiche aufgeteilt. Zunächst werden die mechanischen und strukturellen Effekte eines Autounfalls besprochen; danach werden die Folgen für innere Organe und Körperstrukturen betrachtet. Beide Aspekte sind wichtig und müssen verstanden sein, um den Traumapatienten und seine potenziellen Verletzungen zeitnah beurteilen zu können.

Die Beobachtungen der mutmaßlichen Umstände, die zum Zusammenstoß und dem daraus resultierenden stumpfen Trauma führten, liefern Anhaltspunkte über den Schweregrad der Verletzung und die involvierten Organe. Folgende Parameter erlauben bei einem stumpfen Trauma Rückschlüsse auf die möglichen Verletzungsmuster:

- Richtung des Aufschlags
- Art und Schweregrad äußerer Schäden am Fahrzeug (Typ und Stärke)
- Innere Schäden am Fahrzeug wie Zustand der Fahrgastzelle, Verformung des Lenkrads/der Lenksäule, Spinnwebmale in der Windschutzscheibe, Spiegelschaden, Spuren am Armaturenbrett

Bei stumpfen Traumata spielen zwei Kräfte eine Rolle – Scherkräfte und Kompressionskräfte. Beide können zu Höhlenbildung führen. **Scherkräfte** entstehen, wenn ein Organ, ein Gewebe oder eine Struktur seine/ihre Geschwindigkeit schneller ändert als ein anderes Organ, Gewebe oder eine andere Struktur. Diese Unterschiede in der Beschleunigung (oder Verlangsamung) verursachen das (Ab-)Reißen dieser Teile. Ein klassisches Beispiel von Scherkräften ist die Ruptur der thorakalen Aorta. Die aufsteigende Aorta und der Aortenbogen liegen lose innerhalb des Mediastinums, wohingegen der absteigende Anteil der Aorta fest mit der Wirbelsäule verbunden ist. Bei einem Aufprallunfall setzen die aufsteigende Aorta und der Aortabogen ihre Bewegung fort, während die absteigende Aorta an ihrer Position verbleibt, was zu Scherung und Ruptur der Aorta führt (➤ Abb. 5.12).

Kompressionskräfte treten auf, wenn ein Organ oder eine Struktur direkt zwischen anderen Organen oder Strukturen eingeklemmt wird. Ein typisches Beispiel ist die Kompression des Darms zwischen der Wirbelsäule und der Innenseite der vorderen Abdominalwand bei einem Patienten, der nur einen Beckengurt angelegt hat (➤ Abb. 5.29). Verletzungen können bei jeder Art von Aufprall entstehen (Fahrzeuge, Kollisionen zwischen Fußgängern und Fahrzeugen, Stürze, Sportverletzungen und Explosionen). Diese Ereignisse werden im Folgenden separat besprochen, einschließlich der Auswirkungen des Energieaustausches auf die anatomischen Strukturen der einzelnen Körperregionen.

Wie bereits dargestellt, gibt es bei einem stumpfen Trauma drei Kollisionen. Die erste ist der Aufprall des Fahrzeugs gegen das Hindernis. Die zweite tritt ein, wenn der Betroffene gegen das Innere der Fahrgastzelle geschleudert wird, am Ende eines Sturzes auf dem Boden aufschlägt oder von der Kraft einer Explosion weggeschleudert wurde. Die dritte entsteht, wenn die Strukturen innerhalb des Körpers gegen die innere Körperwand prallen oder die Strukturen reißen, an denen sie befestigt sind. Die erste dieser Kollisionen wird betrachtet, wenn sie sich auf Verkehrsunfälle, Stürze oder Explosionen bezieht. Die beiden Letzteren werden bei den einzelnen involvierten Körperregionen erörtert.

5.3.2 Unfälle mit Fahrzeugen

Es gibt viele Ursachen für stumpfe Traumata, aber die durch Fahrzeugunfälle (inkl. Motorradunfälle) hervorgerufenen stumpfen Traumata sind die häufigsten. Im Jahr 2011 starben in Amerika 32 367 Menschen bei Verkehrsunfällen und etwa 2,2 Millionen Menschen wurden dabei verletzt.[6] Während ein Großteil der Toten zu den Fahrzeuginsassen gehörte, handelte es sich bei über 5 000 der Toten um Fußgänger, Fahrradfahrer oder andere. Fahrzeugunfälle können in fünf Typen unterteilt werden:
- Frontalaufprall
- Heckaufprall
- Seitenaufprall
- Rotationsaufprall
- Überschlag[7]

Obwohl das Unfallmuster variieren kann, liefert eine exakte Identifizierung dieser fünf Muster eine tiefere Einsicht in ähnliche Zusammenstöße. Eine Methode, um das Potenzial einer Verletzung der Fahrzeuginsassen einzuschätzen, ist der Blick auf das Fahrzeug und die Festlegung auf einen der fünf Unfalltypen, die Betrachtung des Energieaustauschs und der Richtung des Aufpralls sowie der unterstützenden Rückhaltesysteme. Auf den Insassen wirkt dieselbe Kraft aus derselben Richtung wie auf das Fahrzeug und die potenziellen Verletzungen können vorhergesagt werden.[7] Die Menge der mit dem Insassen ausgetauschten Energie wird allerdings durch die vom Fahrzeug absorbierte Energie reduziert.

Frontalaufprall

In ➤ Abb. 5.9 hat das Fahrzeug mittig einen Strommast erfasst. Das Fahrzeug wurde durch den Mast gestoppt, der Rest des Fahrzeugs bewegte sich aber noch weiter nach vorne, bis die Bewegungsenergie durch Verformung der Karosserie absorbiert war. Die gleiche Art von

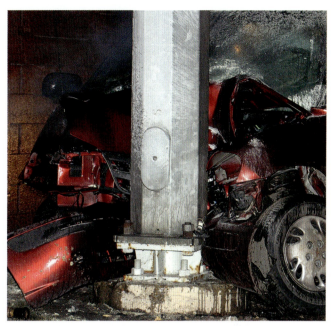

Abb. 5.9 Kollidiert ein Fahrzeug mit einem Leitungsmast, stoppt zwar die Front des Fahrzeugs, das Heck bleibt aber weiter in einer Vorwärtsbewegung und verursacht die Deformation des Fahrzeugs.
© Jack Dagley Photography/Shutterstock, Inc. © NAEMT; PHTLS, 8th edition, Jones & Bartlett, 2016

Verletzung erleidet der Fahrer, wenn die Lenksäule die Mitte des Sternums trifft. Das Auto bewegt sich weiter nach vorne und verformt sich; mit dem Brustkorb des Fahrers passiert das Gleiche. Wenn die Vorwärtsbewegung durch den Aufprall des Sternums auf das Armaturenbrett gestoppt wird, bewegt sich der hintere Thorax weiterhin, bis die Energie durch die Deformierung oder die Frakturierung der Rippen absorbiert wurde. Dieser Prozess quetscht in gleicher Weise das Herz und die Lungen, weil sie zwischen Sternum und Wirbelsäule respektive hinterer Thoraxwand komprimiert werden.

Das Ausmaß des Schadens lässt Rückschlüsse auf die Geschwindigkeit beim Aufprall zu. Je größer die Deformation am Fahrzeug, desto höher seine Geschwindigkeit zum Zeitpunkt des Aufpralls. Je höher die Geschwindigkeit, desto größer der Energieaustausch und damit die Wahrscheinlichkeit, dass die Insassen verletzt wurden.

Obwohl das Fahrzeug bei einer Frontalkollision plötzlich stillsteht, bewegt sich der Insasse weiter nach vorne und beschreibt dann einen von zwei möglichen Wegen: entweder nach oben über das Lenkrad oder nach unten unter das Lenkrad. Sicherheitsgurte und Airbags absorbieren einen Teil oder die gesamte Energie und reduzieren damit die Verletzungen des Betroffenen. Der Gebrauch eines Sicherheitsgurtes und der Einsatz des Airbags oder eines anderen Rückhaltesystems absorbieren einen Teil oder sogar die gesamte Energie und reduzieren so die Verletzungen des Unfallopfers. Der Einfachheit halber wird in den folgenden Beispielen angenommen, der Insasse sei nicht angeschnallt gewesen.

Bewegung über das Lenkrad

In dieser Situation drückt die Vorwärtsbewegung den Körper über das Lenkrad (➤ Abb. 5.10). Normalerweise trifft zuerst der Kopf auf die Windschutzscheibe, den Rahmen der Scheibe oder gegen die Fahrzeugdecke. Dabei stoppt er seine Vorwärtsbewegung. Der Rumpf bleibt in Bewegung, bis seine Energie entlang der Wirbelsäule absorbiert wird. Die Halswirbelsäule ist der am wenigsten geschützte Teil der Wirbelsäule. Je nach Position des Körpers kollidieren dann Brust oder Abdomen mit der Lenksäule. Der Aufschlag der Brust auf die Lenksäule führt zu Verletzungen des Brustkorbs, des Herzens, der Lungen und der Aorta (➤ Kap. 5.3.7). Der Aufschlag des Abdomens auf die Lenksäule kann Organe komprimieren oder quetschen, zu Überdruckverletzungen (speziell beim

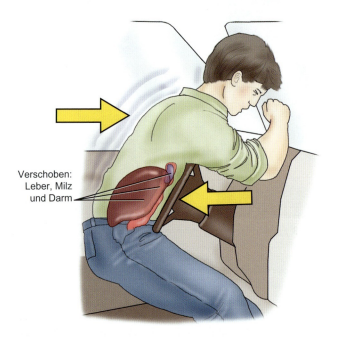

Abb. 5.10 Die Einstellung des Sitzes und die Position des Insassen beeinflussen die Kräfte, die auf den Oberkörper und den Kopf als Schwerpunkt wirken.

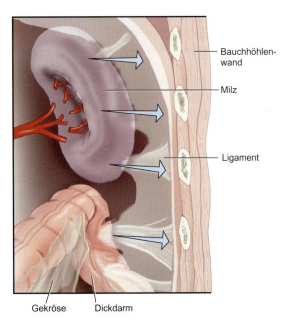

Abb. 5.11 Organe können von ihrem Ankerpunkt an der Abdominalwand weggerissen werden. Die Milz, die Nieren und der Dünndarm sind diesen Scherkräften gegenüber besonders anfällig.

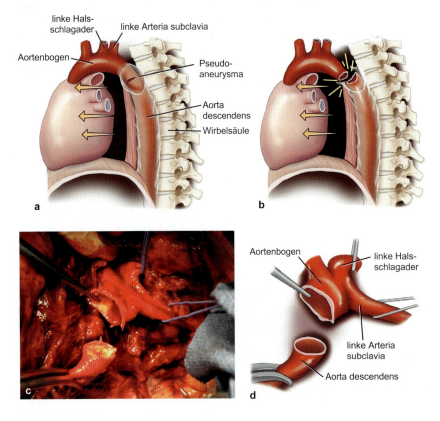

Abb. 5.12 a: Die absteigende Aorta ist eine feste Struktur, die entlang der Brustwirbelsäule verläuft. Der Aortenbogen und das Herz sind frei beweglich. Eine Beschleunigung des Rumpfes bei einem Seitenanprall oder eine abrupte Verzögerung des Rumpfes bei einem Frontalanprall produzieren unterschiedliche Bewegungen zwischen dem Herz-Aorten-Komplex und der absteigenden Aorta. Diese Bewegung kann den Einriss der inneren Schicht der Aorta und somit ein Pseudoaneurysma verursachen.
b: Zugkräfte an der Bindungsstelle zwischen Aortenbogen und absteigender Aorta können auch einen kompletten Abriss der Aorta mit anschließender Blutleere in der Brust auslösen.
c und **d:** Foto eines Aortenrisses bei der OP und als Zeichnung.
Quelle: a aus McSwain NE Jr., Paturas JL: *The basic EMT: comprehensive prehospital patient care,* 2. Aufl., St. Louis, 2001, Mosby
c., d. Courtesy Norman McSwain, MD, FA CS, NREMT-P.
© NAEMT; PHTLS, 8th edition, Jones & Bartlett, 2016

Zwerchfell) und zu Rupturen von Hohlorganen führen. Nieren, Milz und Leber können ebenfalls durch Scherverletzungen betroffen sein. Organe können aus ihrer normalen anatomischen Verankerung gerissen werden (➤ Abb. 5.11). Bewegen sich etwa die Nieren bei einem Frontalaufprall weiter nach vorne, so wirken hohe Scherkräfte auf die sie versorgenden Blutgefäße. Diese sind eng mit der Wirbelsäule und der hinteren Bauchwand verbunden. Aorta und Vena cava sind ebenfalls fest an der hinteren Thoraxwand und der Wirbelsäule befestigt. Die abrupte Vorwärtsbewegung der Nieren kann zu Überdehnungen und Rupturen der Nierengefäße führen. Auf ähnliche Weise kann die Aorta am Übergang vom Aortenbogen zur absteigenden Aorta zerreißen (➤ Abb. 5.12).

Bewegung unter das Lenkrad

Der Insasse bewegt sich nach vorne und unten aus dem Sitz heraus in Richtung Armaturenbrett (➤ Abb. 5.13). Die Bedeutung der Kinematik zeigt sich hier in der Interpretation der Verletzungen, die durch diese Bewegung entstehen können. Weil viele dieser Verletzungen schwer zu identifizieren sind, ist das Verständnis der Unfallmechanismen sehr wichtig.

Der Fuß, der bei gestrecktem Knie auf dem Boden oder dem Bremspedal steht, kann sich infolge der Körperbewegung im Sprunggelenk abwinkeln und frakturieren. Häufiger jedoch sind die Knie gebeugt, und die Kraft wird nicht in Richtung der Knöchel übertragen. Stattdessen krachen die Knie ins Armaturenbrett.

Das Knie hat zwei mögliche Aufschlagpunkte gegen das Armaturenbrett, die Tibia und das Femur (➤ Abb. 5.14a). Stößt die Tibia zuerst gegen das Armaturenbrett und stoppt, bleibt das Femur in Bewegung und schiebt sich über die Tibia hinweg. Die Folge ist eine Knieluxation mit gerissenen Bändern, Sehnen und anderen Geweben. Da die Arteria poplitea nahe dem Gelenk liegt, sind Luxationen des Gelenks oftmals mit Verletzungen dieser Arterie verbunden. Sie

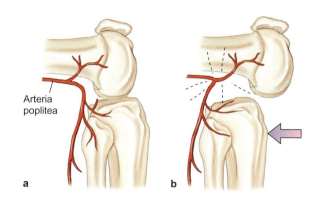

Abb. 5.14 a: Bei einem Autounfall hat das Knie zwei mögliche Kollisionspunkte: das Femur und die Tibia.
b: Die Arteria poplitea liegt nah am Gelenk, fest verbunden mit dem Femur und der darunter liegenden Tibia. Eine Auseinanderbewegung der beiden Knochen führt zur Dehnung, Verdrehung oder sogar zum Zerreißen der Arterie.

kann komplett zerreißen oder es wird nur die Gefäßintima verletzt (➤ Abb. 5.14b). In beiden Fällen kann sich in dem verletzten Gefäß ein Blutgerinnsel bilden, was zu einem reduzierten Blutfluss in die Gewebe unterhalb des Knies führen kann. Das frühe Erkennen und die frühe Therapie solcher Verletzungen der Arteria poplitea können das Auftreten distaler Durchblutungsstörungen deutlich verringern.

Die Durchblutung solcher Gebiete muss innerhalb von 6 Stunden wiederhergestellt werden. Wird der Unfallmechanismus durch den Rettungsdienstmitarbeiter nicht richtig interpretiert oder werden Hinweise in dieser Richtung übersehen, kann es zu Verzögerungen kommen.

Obwohl die meisten dieser Unfallopfer deutlich erkennbare Knieverletzungen aufweisen, ist eine Schädigung des Armaturenbretts auf Kniehöhe ein Schlüsselindikator dafür, dass eine erhebliche Energie auf das Gelenk und angrenzende Strukturen eingewirkt hat (➤ Abb. 5.15). In der Klinik sind weitere Untersuchungen notwendig, um mögliche Verletzungen ausschließen zu können.

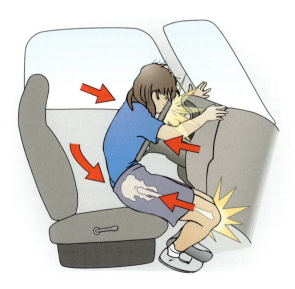

Abb. 5.13 Insasse und Fahrzeug bewegen sich zunächst mit gleicher Geschwindigkeit vorwärts. Dann wird das Fahrzeug abrupt gestoppt. Der nicht angeschnallte Insasse setzt seine Vorwärtsbewegung fort, bis diese beim Aufprall auf Lenkrad und Armaturenbrett ebenfalls gestoppt wird.

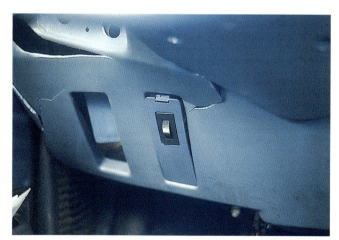

Abb. 5.15 Der Kollisionspunkt des Knies am Armaturenbrett weist auf zweierlei hin: eine Bewegung unter das Lenkrad und die Absorption der Energie entlang der unteren Extremität.
Courtesy Norman McSwain, MD, FA CS, NREMT-P. © NAEMT; PHTLS, 8th edition, Jones & Bartlett, 2016

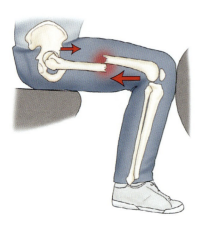

Abb. 5.16 Erfolgt die Kollision am Femur, wird die Energie vom Knochenschaft absorbiert und es kann brechen.

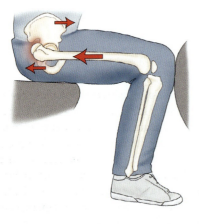

Abb. 5.17 Die kontinuierliche Vorwärtsbewegung des Beckens gegen das Femur kann zur Luxation des Femurkopfes führen.

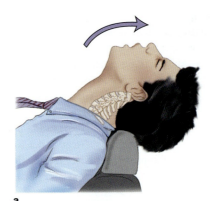

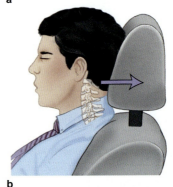

Abb. 5.18 a: Eine Heckkollision schleudert den Rumpf vorwärts. Ist die Kopfstütze falsch eingestellt, wird der Kopf über deren Kante nach hinten überstreckt.
b: Ist die Kopfstütze korrekt eingestellt, bewegt sich der Kopf gleichförmig mit dem Rumpf, sodass Halsverletzungen verhindert werden.

Findet der Aufprall im Bereich des Femur statt, so wird Energie auf den Oberschenkelknochen übertragen und dieser kann dadurch brechen (➤ Abb. 5.16). Die weitere Vorwärtsbewegung des Beckens bei intaktem Femur kann dazu führen, dass der Femurkopf aus dem Hüftgelenk luxiert (➤ Abb. 5.17).

Nachdem die Knie und Beine ihre Vorwärtsbewegung beendet haben, prallt der Oberkörper gegen die Lenksäule oder das Armaturenbrett. Das nicht angeschnallte Opfer kann dann viele der bereits bei der Bewegung über das Lenkrad genannten Schädigungen erleiden. Diese möglichen Verletzungen schon an der Unfallstelle zu erkennen und sie dem übernehmenden Arzt zu berichten, kann die weitere Genesung des Patienten entscheidend beeinflussen.

Heckaufprall

Beim Heckaufprall wird ein langsam fahrendes oder stehendes Fahrzeug von einem Fahrzeug mit höherer Geschwindigkeit von hinten getroffen.[8] Zur besseren Darstellung wird das schnellere Fahrzeug „Projektil-Fahrzeug" und das langsamere oder stehende Fahrzeug das „Ziel-Fahrzeug" genannt. Bei solchen Kollisionen wird die Energie des Projektil-Fahrzeugs beim Aufprall an beiden Fahrzeugen in Verformungsenergie (sichtbare Schäden) und am Ziel-Fahrzeug in Beschleunigungsenergie umgewandelt. Je größer der Geschwindigkeitsunterschied beider Fahrzeuge, desto größer ist die Kraft des initialen Aufschlags sowie die schädigende und beschleunigende Energie.

Beim Aufprall von hinten wird das Ziel-Fahrzeug nach vorne beschleunigt. Alles, was am Rahmen des Fahrzeugs befestigt ist, wird mit derselben Geschwindigkeit nach vorne bewegt. Dazu gehören auch die Sitze, auf denen die Insassen sitzen. Gegenstände im Fahrzeug, die nicht am Rahmen befestigt sind, inkl. der Passagiere, werden sich erst dann nach vorne bewegen, wenn sie mit etwas Kontakt haben, das am Rahmen befestigt ist. So wird z. B. der Rumpf des Patienten durch die Rückenlehne des Sitzes beschleunigt, nachdem die Sitzpolster einiges an Energie absorbiert haben. Ist die Kopfstütze hinter und unter dem Hinterhaupt positioniert, wird der Kopf nach dem Kontakt mit der Kopfstütze erst nach dem Torso in eine Vorwärtsbewegung übergehen. Dies kann zu einer Überdehnung des Nackens führen. Das Dehnen und Reißen von Bändern und Sehnen speziell im vorderen Teil der Halswirbelsäule kann zu weiteren Verletzungen führen (➤ Abb. 5.18a).

Ist die Kopfstütze korrekt eingestellt, bewegt sich der Kopf etwa gleichzeitig mit dem Torso, ohne eine Hyperextension (➤ Abb. 5.18b und ➤ Kasten 5.1). Kann sich das beschleunigte Ziel-Fahrzeug ungehindert nach vorne bewegen und wird nicht von einem Hindernis gestoppt, so bleibt der Fahrer womöglich unverletzt, da der größte Teil der Bewegung des beschleunigten Körpers vom Sitz unterstützt wird, ähnlich wie bei einem Astronauten beim Raketenstart.

> **5.1 Kopfstützen**
>
> Falls nachgewiesen werden kann, dass die Kopfstütze des Verunfallten nicht korrekt eingestellt war und daraus eine Nackenverletzung resultierte, ziehen einige Gerichte in Betracht, die Haftung der unfallverursachenden Partei zu senken, mit der Begründung, dass das Verhalten des Verunfallten zu den Verletzungen beigetragen habe. Ähnliche Überlegungen

gibt es in Fällen, bei denen die Insassen keine Rückhaltesysteme angelegt hatten. Ältere Patienten tragen in diesem Zusammenhang häufig Verletzungen davon, auch wenn die Kopfstütze korrekt eingestellt ist.[35]

Prallt das Fahrzeug jedoch auf ein anderes Objekt oder steigt der Fahrer vor Schreck auf die Bremse und stoppt so das Fahrzeug abrupt, dann bewegen sich die Insassen weiterhin nach vorne und das Geschehen ähnelt einer Frontalkollision. Die Kollision umfasst dann zwei Aufschläge, einen von hinten und anschließend einen von vorne. Dieser doppelte Aufschlag erhöht die Verletzungswahrscheinlichkeit.

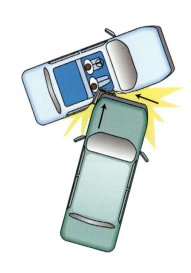

Abb. 5.20 Das Eindringen von Seitenteilen in die Fahrgastzelle stellt eine weitere Verletzungsquelle dar.

Seitenaufprall

Kollisionen mit Seitenaufprall geschehen meist an Kreuzungen oder wenn ein Fahrzeug von der Straße abkommt und seitlich z. B. gegen einen Strommast oder Baum prallt. Findet die Kollision an einer Kreuzung statt, so wird sich das Ziel-Fahrzeug in Fahrtrichtung des Projektil-Fahrzeugs vom Aufprall wegbewegen. Bei mehreren Insassen wird der Betroffene, der nahe am Aufschlagpunkt sitzt, die schwersten Verletzungen erleiden, weil der größte Teil der Energie auf seinen Körper übertragen wird. Weitere Insassen profitieren von der Deformation und Rotation des Fahrzeugs, die einen Teil der Energie aufnehmen, bevor diese auf ihre Körper wirkt. Die Seite des Fahrzeugs oder die Tür, die getroffen wurde, wird gegen die Insassen gepresst. Diese können sich durch die abrupte seitliche Beschleunigung (➤ Abb. 5.19) oder durch nach innen gedrückte Teile des Fahrzeugs verletzen (➤ Abb. 5.20). Die Verletzungen sind leichter, wenn der Insasse angeschnallt ist und der initialen Bewegung des Fahrzeugs folgt.[9]
Folgende fünf Körperregionen können Schaden nehmen:

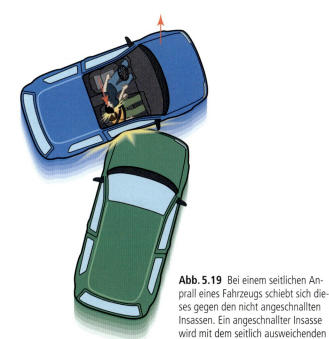

Abb. 5.19 Bei einem seitlichen Anprall eines Fahrzeugs schiebt sich dieses gegen den nicht angeschnallten Insassen. Ein angeschnallter Insasse wird mit dem seitlich ausweichenden Fahrzeug mitbewegt.

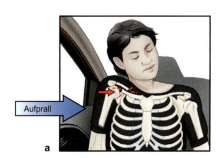

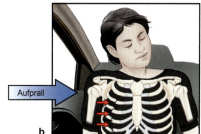

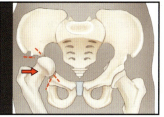

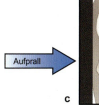

Abb. 5.21 a: Wird die Schulter gegen die Klavikula komprimiert, kann es zu einer Mittelschaftfraktur kommen.
b: Eine Kompression der seitlichen Wände von Thorax und Abdomen kann Rippenfrakturen und Verletzungen von Leber, Milz und Nieren hervorrufen.
c: Ein seitlicher Anprall des Oberschenkels drückt den Femurkopf durch die Gelenkpfanne oder frakturiert das Becken.

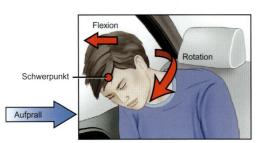 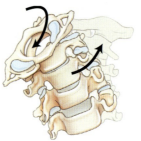

Abb. 5.22 Der Schwerpunkt des Schädels liegt vor und oberhalb des Drehpunkts zwischen Schädel und Halswirbelsäule. Während der Rumpf beim Seitenanprall schlagartig unter dem Kopf weggeschoben wird, dreht sich der Kopf gleichzeitig in beiden Achsen dem Aufprall entgegen. Solche Bewegungen trennen die Wirbelkörper voneinander und verdrehen sie. Daraus resultieren luxierte Facettengelenke, lädierte Bänder und seitliche Kompressionsfrakturen.

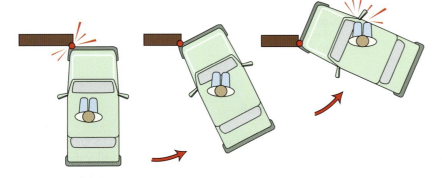

Abb. 5.23 Bei einem Rotationsaufprall bewegt sich das Opfer zunächst vorwärts und dann seitlich, wenn sich das Fahrzeug um den Aufprallpunkt dreht.

Schlüsselbein Die Klavikula kann komprimiert werden und frakturieren, wenn sich die Kräfte gegen die Schulter richten (➤ Abb. 5.21a).

Brustkorb Die Kompression der Thoraxwand nach innen kann zu Rippenbrüchen, Lungenkontusionen, Kompression von Organen nahe des Brustkorbes und Überdruckverletzungen führen (z. B. Pneumothorax) (➤ Abb. 5.21b). Scherverletzungen der Aorta können durch seitliche Beschleunigung entstehen (25 % der Scherverletzungen der Aorta treten bei seitlichen Kollisionen auf).[10–12]

Abdomen und Becken Der Aufprall staucht und frakturiert das Becken und drückt den Femurkopf durch die Gelenkpfanne (➤ Abb. 5.21c). Insassen auf der Fahrerseite sind besonders anfällig für Milzverletzungen, da die Milz auf der linken Seite liegt. Insassen auf der Beifahrerseite dagegen erleiden eher Leberverletzungen.

Halswirbelsäule Wie bei den Heckkollisionen kann sich der Rumpf bei seitlichen Kollisionen unter dem Kopf wegbewegen. Der „Befestigungspunkt" des Kopfes (an der Wirbelsäule) liegt hinter und unter dem Schwerpunkt des Kopfes. Aus diesem Grund ist die Bewegung des Kopfes im Vergleich zur Halswirbelsäule eine laterale Flexion und Rotation. Die kontralaterale Seite der Wirbelsäule wird auseinandergezogen, während die ipsilaterale Seite komprimiert wird. Dies kann zu Frakturen der Halswirbelsäule, ausgerenkten Facettengelenken oder Schädigungen der Spinalnerven führen (➤ Abb. 5.22).

Kopf Der Kopf kann gegen den Rahmen der Tür schlagen.

Ein Aufprall auf der gleichen Fahrzeugseite verursacht beim Insassen schwerere Verletzungen als ein Aufprall auf der gegenüberliegenden Seite.

Rotationsaufprall

Kollisionen dieser Art treten auf, wenn eine Ecke des Fahrzeugs ein unbewegliches Objekt, die Ecke eines anderen Fahrzeugs oder ein Fahrzeug trifft, das langsamer oder in die andere Richtung fährt. Nach Newtons 1. Gesetz der Bewegung wird diese Ecke des Fahrzeugs gestoppt, während der Rest des Fahrzeugs seine Vorwärtsbewegung weiterführt, bis seine Energie vollständig umgewandelt ist. Die hierbei entstehenden Verletzungen sind Kombinationen aus Verletzungen, wie sie bei Frontalkollisionen und seitlichen Kollisionen zu sehen sind. Der Insasse bewegt sich weiter vorwärts und wird dann von der Seite des Fahrzeugs getroffen (wie bei einem seitlichen Aufprall), wenn sich das Fahrzeug um den Aufschlagpunkt dreht (➤ Abb. 5.23). **Die schwersten Verletzungen werden bei den Insassen gefunden, die in der Nähe des Aufschlagpunkts saßen.** Die weiteren Insassen profitieren dagegen von der Rotation und Deformation des Fahrzeugs, die einen Teil der Energie absorbieren.

Überschlag

Während eines Überschlags kann ein Fahrzeug mehrere Male in verschiedenen Winkeln aufschlagen. Ebenso ergeht es den Insassen und ihren inneren Organen (➤ Abb. 5.24). Mit jedem Aufschlag kann es zu Verletzungen kommen. Bei Überschlägen erleiden angeschnallte Patienten oft Scherverletzungen, da hier sehr hohe Kräfte freigesetzt werden. Die Kräfte sind vergleichbar mit denen eines Kettenkarussells. Obwohl die Insassen durch den Sicherheitsgurt in ihren Sitzen fixiert werden, bewegen sich die inneren Organe und können aus ihrem Verankerungsgewebe herausreißen. Ist der In-

5.3 Stumpfes Trauma

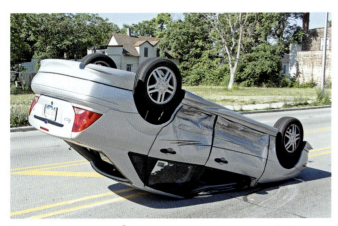

Abb. 5.24 Während eines Überschlags kann der nicht angeschnallte Insasse teilweise oder komplett herausgeschleudert oder im Fahrzeug umhergeschleudert werden. Diese Aktionen produzieren multiple und nicht voraussagbare Verletzungen, die in der Regel schwerwiegend sind.
© Rechitan Sorin/ShutterStock, Inc. © NAEMT; PHTLS, 8th edition, Jones & Bartlett, 2016

sasse nicht angeschnallt, treten noch schwerere Verletzungen auf. In diesem Falle werden die Passagiere meist aus dem Fahrzeug geschleudert und gequetscht, wenn das Fahrzeug über sie rollt, oder erleiden Verletzungen, wenn sie auf dem Boden aufprallen. Schleudern Insassen auf die Straße, so werden sie möglicherweise vom nachfolgenden Verkehr erfasst. Die Wahrscheinlichkeit einer tödlichen Verletzung beträgt bei herausgeschleuderten Insassen 77 %.[13]

Inkompatibilität von Fahrzeugen

Die Art der Fahrzeuge, die in einen Unfall verwickelt sind, spielt eine entscheidende Rolle in der Entstehung von Verletzungen oder Todesfällen. Treffen z. B. Fahrzeuge ohne Airbags seitlich aufeinander, so ist das Risiko, bei diesem Aufprall zu sterben, für die Insassen des seitlich getroffenen Fahrzeugs um den Faktor 5,6 höher. Dies ist durch das Fehlen einer seitlichen Knautschzone im Vergleich zu den aufgetretenen Kräften erklärbar. Es tritt eine massive Deformation an der Fahrzeugfront auf, bevor die Fahrgastzelle eingedrückt wird. Handelt es sich bei dem seitlich getroffenen Fahrzeug jedoch um eine Geländelimousine (Sport Utility Vehicle – SUV), einen Lastwagen oder einen Van, so ist das Risiko eines tödlichen Ausgangs für alle Beteiligten etwa gleich. Da die Insassen bei diesen Fahrzeugen höher sitzen, sind sie bei einer seitlichen Kollision mit einem normalen Pkw besser geschützt und entgehen der direkten seitlichen Krafteinwirkung.

Ernstere Verletzungen und ein stark erhöhtes Risiko, getötet zu werden, treten dann auf, wenn ein normaler Pkw seitlich mit einem Geländewagen, einem Van oder einem Lastwagen kollidiert. Bei einer Kollision zwischen einem Van und einem normalen Auto ist das Risiko zu sterben für die Insassen des normalen Autos 13-mal höher als für die Insassen des Vans. Handelt es sich bei dem auffahrenden Fahrzeug um einen Lastwagen oder Geländewagen, so ist das Risiko, tödlich zu verunglücken, für die Insassen des seitlich getroffenen Pkw 25- bis 30-mal höher. Dieser enorme Unterschied resultiert aus der höheren Masse und dem höheren Schwerpunkt von Lastwagen und Geländewagen. Die Information, in welchem Typ von Fahrzeug der Verletzte während des Unfalls saß, kann dem Retter bei der Beurteilung von schwerwiegenden Verletzungen sehr hilfreich sein.

Insassen-Schutz- und Rückhaltesysteme

Sicherheitsgurte

Bei den zuvor beschriebenen Verletzungsmustern wurde angenommen, dass die meisten Insassen nicht angeschnallt waren. Nach einem Bericht der US-amerikanischen National Highway Traffic Safety Administration (NHTSA) aus dem Jahre 2011 sind nur noch 16 % der Insassen nicht angeschnallt. Im Jahre 1999 waren es im Vergleich dazu noch 67 %.[14] Etwa 25 % der getöteten Insassen wurden aus dem Fahrzeug geschleudert (2002). Etwa 77 % der aus dem Fahrzeug geschleuderten Insassen starben. Einer von 13 Patienten, die aus dem Auto geschleudert wurden, hatte Verletzungen an der Wirbelsäule. Diese Insassen erleiden einen zweiten Aufschlag, wenn sie nach dem Hinausschleudern auf den Boden oder ein anderes Hindernis treffen. Dabei kann es zu schwereren Verletzungen kommen als bei der initialen Kollision. Das Risiko zu sterben ist bei Personen, die aus dem Auto geschleudert werden, 6-fach erhöht. Es ist definitiv erwiesen, dass Sicherheitsgurte Menschenleben retten.[7]

Gemäß NHTSA-Report haben 49 US-Bundesstaaten und der Distrikt Columbia Gesetze zum Gebrauch von Sicherheitsgurten erlassen. Einzige Ausnahme bildet New Hampshire. Von 2004 bis 2008 konnten durch Sicherheitsgurte mehr als 75 000 Menschenleben gerettet werden;[15] seit 1975 sind es mehr als 255 000 Menschenleben. Die NHTSA berichtet außerdem, dass in den USA allein im Jahr 2008 13 000 Menschenleben durch den Gebrauch von Sicherheitsgurten gerettet werden konnten. Würden alle Insassen Sicherheitsgurte anlegen, so wären

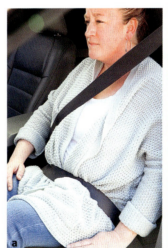 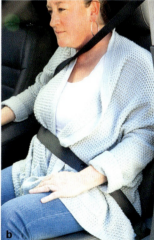

Abb. 5.25 a: Ein gut sitzender Sicherheitsgurt liegt beidseits vor dem oberen Anteil der Beckenschaufel und oberhalb des Femur und liegt so straff an, dass er in dieser Position verbleibt. Das Becken schützt dabei die abdominalen Weichteile. **b:** Ein falsch angelegter Sicherheitsgurt kann im Falle eines Zusammenstoßes zu massiven Verletzungen führen.
Jones & Bartlett Learning. Photographed by Darren Stahlman © NAEMT; PHTLS, 8th edition, Jones & Bartlett, 2016

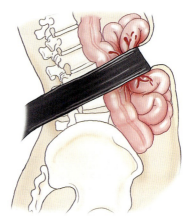

Abb. 5.26 Ein oberhalb der Beckenschaufel liegender Sicherheitsgurt kann dazu führen, dass die inneren Organe zwischen dem Gurt und der sich bewegenden hinteren Wand eingeklemmt werden. Es kommt zu Verletzungen des Pankreas oder anderer retroperitonealer Organe sowie zu Rupturen von Dünn- und Dickdarm.

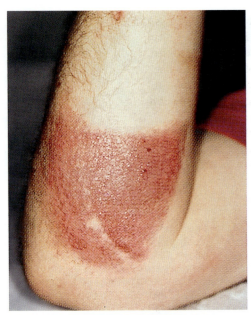

Abb. 5.27 Beim Auslösen des Airbags sind Abschürfungen am Unterarm entstanden, da die Hände das Lenkrad umkrallten.
Quelle: McSwain NE Jr., Paturas JL: *The basic EMT: comprehensive prehospital patient care*, 2. Aufl. St. Louis, 2001 Mosby
© NAEMT; PHTLS, 8th edition, Jones & Bartlett, 2016

in den USA über 17 000 Todesopfer bei oder nach Verkehrsunfällen weniger zu verzeichnen gewesen. Aus dem NHTSA-Report von 2011 geht hervor, dass sich 86 % aller Fahrzeuginsassen anschnallen; dennoch schnallt sich einer von sieben nicht bei jeder Fahrt an.[16]

Was passiert, wenn die Opfer angeschnallt sind? Sind die Sicherheitsgurte richtig angelegt, wird der Druck des Aufpralls durch Becken und Brustkorb aufgefangen und es kommt zu leichten oder gar keinen Verletzungen (➤ Abb. 5.25). Richtig angelegte Sicherheitsgurte verteilen die Kraft vom Körper des Insassen auf den Gurt und das Gurtsystem. Mit diesen Systemen ist die Wahrscheinlichkeit schwerer Verletzungen deutlich vermindert.[1, 15, 17]

Sicherheitsgurte müssen richtig angelegt sein, um zu funktionieren. Ein nicht korrekt angelegter Sicherheitsgurt wird im Falle eines Unfalls nicht schützen und ggf. sogar Schaden anrichten. Wenn Beckengurte nicht fest angezogen oder oberhalb des Beckens angelegt werden, können sie die weichen Bauchorgane verletzen. Kompressionsverletzungen weicher innerer Organe wie Milz, Leber oder Pankreas resultieren aus der Kompression zwischen Gurt und hinterer Bauchwand (➤ Abb. 5.26). Ein erhöhter intraabdomineller Druck kann zu Zwerchfellrupturen und der Herniation von Bauchorganen in den Brustkorb führen (z. B. Enterothorax). Beckengurte sollten außerdem nicht alleine, sondern nur in Kombination mit einem Schultergurt verwandt werden. Vordere Kompressionsfrakturen der Lendenwirbelsäule entstehen, wenn der obere und untere Teil des Rumpfes über den zurückgehaltenen 12. thorakalen bzw. 1. oder 2. lumbalen Wirbelkörper gebeugt werden. Aus diesem Grund sind Zweipunkt- oder Beckengurte kein geeigneter Schutz. Viele Insassen, die den Diagonalgurt unter dem Arm her und nicht über die Schulter führen, riskieren ernsthafte Verletzungen. Wird die gesetzliche Gurtpflicht beachtet, nimmt die Schwere von Verletzungen ab und die Anzahl der Todesopfer sinkt deutlich.

Airbags

Airbags bieten zusammen mit dem Sicherheitsgurt zusätzlichen Schutz. Ursprünglich wurden sie nur zum Schutz von Fahrer und Beifahrer entwickelt, indem sie die Vorwärtsbewegungen auffangen. Sie absorbieren die Energie, indem sie die Zeit bis zum Aufschlag des Insassen verlängern. Bei Frontalkollisionen und Beinah-Frontalkollisionen (65–70 % der Unfälle, die in einem Winkel von 30° zu den Frontscheinwerfern passieren) sind sie extrem effektiv. Airbags entleeren sich sofort nach dem ersten Aufprall und sind deswegen bei mehrmaligen Aufschlägen oder bei Heckkollisionen nicht effektiv. Ein Airbag entfaltet und entleert sich innerhalb von 0,5 Sekunden. Bewegt sich ein Fahrzeug nach einer Kollision weiter auf ein anderes Fahrzeug oder einen Baum zu, so ist der Airbag nicht mehr nützlich. Seitenairbags ergänzen den Schutz der Insassen.

Wenn Airbags auslösen, können sie geringe, aber sichtbare Verletzungen hervorrufen, die das Rettungsdienstpersonal versorgen muss (➤ Kasten 5.2). Dazu gehören Abschürfungen an den Armen, der Brust und im Gesicht (➤ Abb. 5.27), Fremdkörper im Gesicht und den Augen sowie Verletzungen durch die Brille des Insassen (➤ Abb. 5.28).

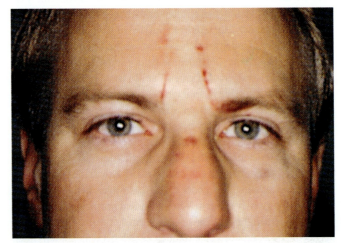

Abb. 5.28 Das Auslösen des Airbags gegen die Brille verursachte hier ebenfalls Abschürfungen.
Quelle: McSwain NE Jr., Paturas JL: *The basic EMT: comprehensive prehospital patient care*, 2. Aufl. St. Louis, 2001 Mosby
© NAEMT; PHTLS, 8th edition, Jones & Bartlett, 2016

Nicht ausgelöste Airbags können für das Unfallopfer, aber auch für den Rettungsdienstmitarbeiter eine Gefahr darstellen. Sie können durch einen Spezialisten korrekt und sicher deaktiviert werden. Eine solche Deaktivierung darf jedoch nicht die Rettung von Schwerverletzten verzögern. Airbags stellen eine erhebliche Gefahr für Säuglinge und Kinder dar, wenn diese entweder nicht angeschnallt sind oder in einem nach hinten gerichteten Kindersitz auf dem Beifahrersitz sitzen. Von den über 290 Todesfällen durch Airbag-Einsatz waren fast 70 % Passagiere auf den Vordersitzen, davon waren 90 % Säuglinge oder Kinder.

5.2 Airbags

Frontairbags können für Kinder und kleinere Erwachsene gefährlich werden, vor allem wenn Kinder nicht in korrekter Weise auf dem Vordersitz oder in einem nicht richtig installierten Kindersitz sitzen. Kinder bis 12 Jahre sollten immer auf den Rücksitzen mitfahren und in einem an ihre Körpergröße angepassten Sitz angeschnallt sein. Eine Untersuchung zeigte, dass etwa 99 % aller überprüften Eltern nicht wussten, wie Rückhaltesysteme für Kinder ordnungsgemäß angelegt werden. Fahrer sollten immer mindestens 25 cm und Beifahrer 45 cm vom Airbag entfernt sitzen. In den meisten Fällen sind Airbag-Verletzungen auf einfache Abschürfungen begrenzt, wenn die richtigen Sitzeinstellungen und Entfernungen eingehalten wurden. Inzwischen sind für viele Fahrzeuge auch Seitenairbags und Türairbags erhältlich.

5.3.3 Unfälle mit Motorrädern

Motorradunfälle sind jedes Jahr für eine hohe Zahl von Verkehrstoten verantwortlich. Während für sie die gleichen physikalischen Gesetze gelten, unterscheiden sich jedoch die Unfallmechanismen von denen bei Pkw- oder Lkw-Unfällen. Diese Unterschiede zeigen sich bei allen Unfalltypen: frontaler und schräger Aufprall sowie Wegschleudern. Ein zusätzlicher Faktor, der das Risiko für Tod, Bewusstseinsstörungen und Verletzungen deutlich erhöht, ist der fehlende Rahmen um den Motorradfahrer – im Gegensatz zu einem Autofahrer.

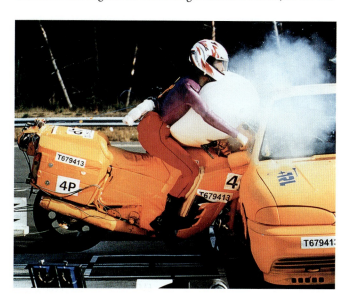

Abb. 5.29 Die Position des Fahrers liegt während des Frontalzusammenstoßes des Motorrades oberhalb des Drehpunkts der Vorderachse.

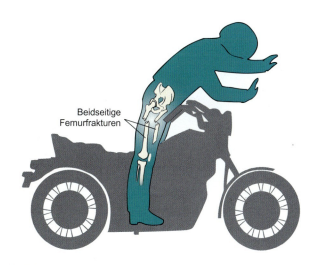

Abb. 5.30 Der Körper bewegt sich nach vorne über das Motorrad, sodass die Schenkel gegen den Lenker prallen. Der Fahrer kann aber auch weggeschleudert werden.

Frontaler Aufprall

Eine Frontalkollision auf einen festen Gegenstand stoppt die Vorwärtsbewegung des Motorrads (➤ Abb. 5.29). Da der Schwerpunkt des Motorrads hinter der Frontachse liegt, die in diesem Falle den Drehpunkt darstellt, wird es sich vorne absenken und der Fahrer gegen den Lenker prallen. Je nach Körperregion, die den Lenker trifft, wird der Fahrer wahrscheinlich Kopf-, Brust-, Bauch- oder Beckenverletzungen erleiden. Bleiben die Füße auf den Fußrasten und treffen die Oberschenkel auf den Lenker, wird de Vorwärtsbewegung durch den Schaft des Oberschenkels absorbiert und führt in der Regel zu beidseitigen Oberschenkelfrakturen (➤ Abb. 5.30). „Open-Book"-Beckenfrakturen sind ebenfalls ein häufiges Resultat der Interaktion von Becken und Lenker.

Schräger Aufprall

Hierbei trifft das Motorrad in einem Winkel auf einen Gegenstand. Dabei wird das Motorrad auf den Fahrer fallen oder ihn zwischen Gegenstand und Motorrad einklemmen. Es kann zu Frakturen oder Weichteilverletzungen der oberen und unteren Extremitäten kommen (➤ Abb. 5.31). Durch den Energieaustausch können auch Verletzungen von Organen innerhalb der Bauchhöhle entstehen.

Wegschleudern

Da der Motorradfahrer nicht angeschnallt ist, läuft er Gefahr, bei einem Unfall in die Luft geschleudert zu werden. Der Fahrer wird seinen Flug fortsetzen, bis seine Arme, sein Kopf, die Brust, das Ab-

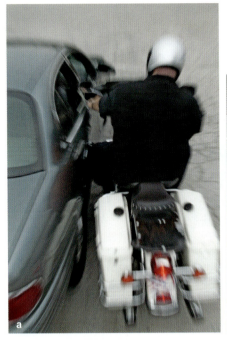
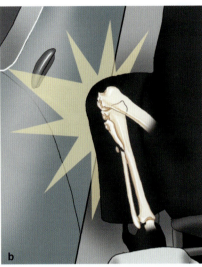

Abb. 5.31 a: Handelt es sich nicht um einen Frontalzusammenstoß, werden die unteren Extremitäten des Motorradfahrers wie in einer Schere zwischen dem Fahrzeug und seinem Motorrad eingeklemmt.
b: Der Zusammenprall klemmt die unteren Extremitäten des Motorradfahrers wie in einer Falle zwischen dem angefahrenen Fahrzeug und dem Motorrad ein.

domen oder die Beine auf einen anderen Gegenstand, z.B. ein Auto, einen Telefonmasten oder die Straße, treffen. Die Läsionen entstehen am Ort des Aufpralls und verbreiten sich über den ganzen Körper, bis die Energie abgebaut wurde.[7]

Prävention von Verletzungen

Viele Motorradfahrer tragen keine richtige Schutzkleidung. Schutzkleidung für Motorradfahrer beinhaltet Stiefel, Lederkleidung und Helm. Von diesen dreien bietet der Helm den besten Schutz. Er ist ähnlich dem Schädel aufgebaut: außen mit einer harten Schale und innen mit einem weichen, energieabsorbierenden Material ausgekleidet. So können Verletzungen an Gesicht, Schädel und Gehirn reduziert werden. Es konnte gezeigt werden, dass das Nichttragen eines Helmes die Wahrscheinlichkeit einer Kopfverletzung um 300 % erhöht. Er bietet aber nur minimalen Schutz für die Halswirbelsäule, andererseits verursacht er aber auch keine Schädigung. Die Helmpflicht erfüllt ihren Zweck. Im US-Bundesstaat Louisiana ging die Zahl der Kopfverletzungen sechs Jahre nach Einführung der Helmpflicht um 60 % zurück. Die meisten US-Bundesstaaten können nach Einführung der Helmpflicht mit ähnlichen Ergebnissen aufwarten.

Das Motorrad „hinzulegen", ist ein Manöver, mit dem Motorradfahrer ihre Maschine bei einem Unfall schnell loswerden wollen (➤ Abb. 5.32). Der Fahrer drückt das Motorrad seitwärts zu Boden und schleift das untere Bein über den Boden. Diese Aktion bremst

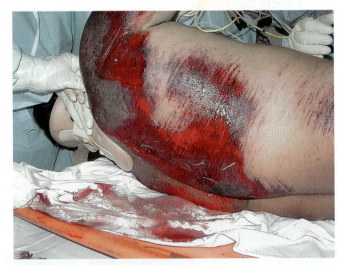

Abb. 5.32 Um das Einklemmen zwischen dem Fahrzeug und dem eigenen Motorrad zu verhindern, legt der Biker sein Motorrad hin, um Verletzungen zu minimieren. Während der Abbremsung auf dem Asphalt erleidet er oft Abschürfungen.

Abb. 5.33 Schürfwunden nach einem Motorradunfall ohne Schutzkleidung
Courtesy of Dr. Jeffrey Guy.
© NAEMT; PHTLS, 8th edition, Jones & Bartlett, 2016

ihn mehr als seine Maschine, sodass sich das Motorrad unter dem Fahrer wegbewegt. Dabei rutscht dieser über die Straße und wird nicht zwischen dem Objekt und seinem Motorrad eingeklemmt. Die Biker erleiden dabei oft Schürfwunden und kleinere Frakturen, vermeiden aber schwere Verletzungen, die im Kontakt mit dem Zweirad bei einem Aufprall auf ein anderes Objekt verursacht würden (➤ Abb. 5.33).

5.3.4 Verletzungen bei Fußgängern

Unfälle zwischen Fußgängern und Fahrzeugen laufen in drei Phasen ab, von denen jede ihr eigenes Verletzungsmuster aufweist:
1. Der erste Aufprall betrifft die Beine und manchmal die Hüfte (➤ Abb. 5.34a).
2. Der Rumpf dreht sich über die Motorhaube des Fahrzeugs und kann die Windschutzscheibe treffen (➤ Abb. 5.34b).
3. Der Fußgänger schleudert vom Fahrzeug auf den Boden, meist mit dem Kopf voran und mit möglicher Verletzung der Halswirbelsäule (➤ Abb. 5.34c).

Die dabei entstehenden Verletzungen sind von der Größe des Opfers und der Höhe des Fahrzeugs abhängig (➤ Abb. 5.35). Wenn ein Kind und ein Erwachsener vor einem Fahrzeug stehen, weisen sie unterschiedliche anatomische Aufprallpunkte auf.

Erwachsene werden normalerweise zuerst von der Stoßstange am Unterschenkel getroffen. Hierbei kommt es zu Frakturen von Tibia und Fibula. Wenn nun Thorax und Abdomen nach vorne fallen, werden sie, abhängig von der Höhe der Motorhaube, ebenfalls vom oberen Teil der Motorhaube oder der Windschutzscheibe getroffen. Dieser zweite Aufprall kann zu Frakturen des proximalen Femur, des Beckens, der Rippen und der Wirbelsäule führen und schwere intraabdominelle und intrathorakale Verletzungen verursachen. Falls der Kopf des Fußgängers gegen die Motorhaube prallt oder entlang der Motorhaube hochrutscht und gegen die Windschutzscheibe schlägt, können Verletzungen des Kopfes, des Gesichts, der Hals- und Brustwirbelsäule entstehen. Handelt es sich bei dem Fahrzeug um einen Gelände- oder Lastwagen mit einer großen Front, wird die gesamte Person gleichzeitig getroffen.

Beim dritten Aufschlag schleudert der Fußgänger vom Fahrzeug und trifft auf den Boden. Er kann einen erheblichen Schlag auf eine

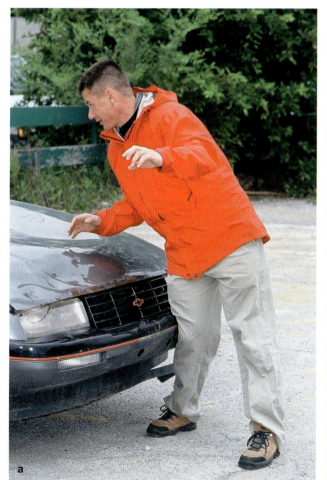
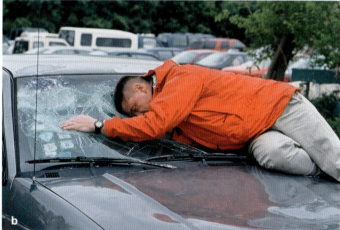
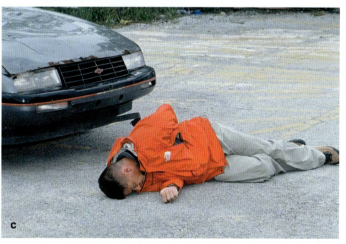

Abb. 5.34 a: *Phase 1* – Wird ein Fußgänger von einem Fahrzeug erfasst, erfolgt der erste Kontakt im Bereich der Beine und manchmal der Hüften.
b: *Phase 2* – Der Rumpf des Fußgängers rollt anschließend auf die Motorhaube des Fahrzeugs.
c: *Phase 3* – Danach stürzt der Fußgänger vom Fahrzeug auf den Boden.

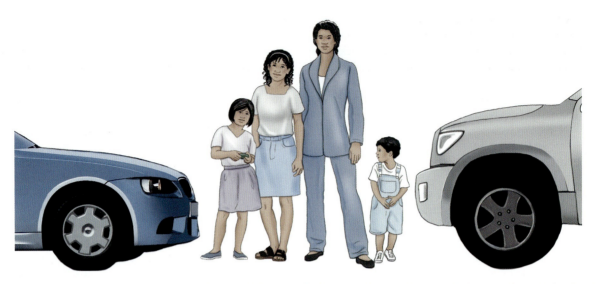

Abb. 5.35 Die Verletzungen, die aus einem Zusammenstoß zwischen Fahrzeug und Fußgänger resultieren, hängen von der Größe sowohl des Opfers als auch des Fahrzeugs ab.

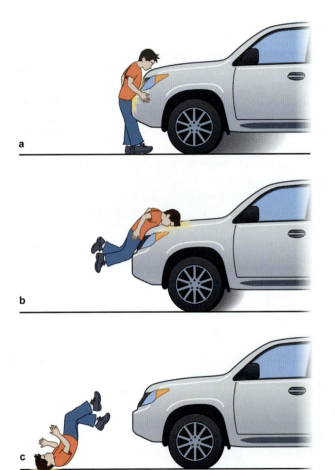

Abb. 5.36 a: Der erste Anprall eines Kindes geschieht, wenn das Fahrzeug die Oberschenkel oder das Becken des Kindes trifft.
b: Beim zweiten Kontakt schlägt der Kopf oder das Gesicht des Kindes auf die Frontpartie bzw. die Motorhaube des Fahrzeugs.
c: Unter Umständen wird das Kind nicht vom Fahrzeug weggeschleudert, sondern gerät darunter und wird mitgeschleift.

Seite des Körpers erhalten, was Becken-, Schulter- und Kopfverletzungen nach sich ziehen kann. Kopfverletzungen treten häufig auf, wenn der Betroffene gegen das Fahrzeug oder den Boden schlägt. Da alle drei Aufschläge eine plötzliche und heftige Bewegung des Rumpfes, des Nackens und des Kopfes darstellen, muss immer von einer instabilen Wirbelsäule ausgegangen werden. Nach dem Sturz kann der Fußgänger zusätzlich von einem entgegenkommenden oder nachfolgenden Fahrzeug erfasst werden.

Weil Kinder kleiner sind, werden sie in der Regel zuerst weiter oben am Körper getroffen als Erwachsene (➤ Abb. 5.36a). Der erste Aufprall findet normalerweise statt, wenn die Stoßstange die Beine (oberhalb des Knies) oder das Becken des Kindes trifft. Dies führt zu Verletzungen des Femurs oder des Beckengürtels. Beim unmittelbar folgenden zweiten Aufprall stößt der Brustkorb des Kindes gegen die Motorhaube. Dann schlagen der Kopf und das Gesicht auf die Motorhaube (➤ Abb. 5.36b). Wegen der geringeren Größe und des geringeren Gewichts des Kindes wird es möglicherweise nicht wie ein Erwachsener vom Fahrzeug weggeschleudert, sondern unter die Vorderseite des Fahrzeugs gedrückt und mitgeschleift (➤ Abb. 5.36c).

Fällt das Kind zur Seite, werden die unteren Extremitäten möglicherweise von einem Vorderrad überrollt. Fällt es nach hinten und gerät vollständig unter das Auto, kann fast jede Verletzung entstehen (z. B. kann es mitgeschleift, von Protektoren erfasst oder von einem Rad überrollt werden). Bleibt der Fuß während des Aufpralls auf dem Boden, findet der Energieaustausch am Oberschenkel, der Hüfte und dem Abdomen statt. Dies schleudert Hüfte und Bauch vom Ort des Anpralls weg. Der Oberkörper folgt wie die Füße am Boden später. Die starke Beugung während des Aufpralls kann zu Frakturen des Beckens, der Wirbelsäule und des Femurs führen.

Um das Ganze noch zu verkomplizieren, wird sich das Kind aus Neugier dem ankommenden Fahrzeug eher zuwenden und sich deshalb häufiger an der Körpervorderseite und im Gesicht verletzen, während ein Erwachsener eher versuchen wird auszuweichen und daher meist im Rücken oder seitlich getroffen wird.

Wie Erwachsene können auch Kinder, die von einem Fahrzeug angefahren werden, eine Kopfverletzung erleiden. Wegen der plötzlichen und heftigen Krafteinwirkung auf Kopf, Nacken und Rumpf stehen Verletzungen der Halswirbelsäule ganz oben auf der Liste der möglichen Verletzungen.

Die Kenntnis der Abläufe mehrerer Aufschläge bei Unfällen zwischen Fußgängern und Fahrzeugen und das Verstehen der zugrunde liegenden Verletzungen sind entscheidend für die erste Abschätzung und Festlegung der Therapie.

5.3.5 Stürze

Opfer von Stürzen können ebenfalls Verletzungen durch multiple Aufschläge erleiden. Eine Abschätzung der Sturzhöhe, aus welcher der Betroffene fiel, die Oberfläche, auf die er traf, und die Klärung, welcher Teil des Körpers zuerst aufschlug, sind Bestandteile der kinetischen Beurteilung des Sturzes, weil sie die zugrunde liegende Energie und deren Austausch anzeigen. Personen, die aus größeren Höhen stürzen, haben eine größere Verletzungswahrscheinlichkeit, da ihre Geschwindigkeit mit zunehmender Höhe steigt. Stürze aus 3-facher Körperhöhe sind oftmals schwer. Die Art der Oberfläche, auf der der Betroffene landete, und ihre **Komprimierbarkeit** (Fähigkeit der Verformung durch Energieübertragung) haben ebenfalls eine Auswirkung auf die Abbremsstrecke.

Die Art von Stürzen, bei denen der Betroffene mit den Füßen voraus aufschlägt, werden als **Don-Juan-Syndrom** bezeichnet. Aber nur im Film kann Don Juan von einem hohen Balkon springen, auf seinen Füßen landen und ohne Schmerzen davonlaufen. Im richtigen Leben kommt es in Verbindung mit diesem Syndrom oftmals zu bilateralen Frakturen des Kalkaneus (Fersenbeins), der Fußgelenke und der distalen Tibia oder Fibula. Nachdem die Füße auf dem Boden landeten, sind die Beine die nächsten Teile des Körpers, welche die Energie absorbieren. Kniefrakturen, Frakturen der langen Röhrenknochen und Hüftfrakturen sind häufig das Resultat. Der Körper wird durch das Gewicht des Kopfes und des Rumpfes, die sich noch immer bewegen, komprimiert, was zu Kompressionsfrakturen der Brust- und Lendenwirbelsäule führt. Hyperflexion kann in jedem konkaven Abschnitt der S-förmigen Wirbelsäule entstehen. Dies verursacht Kompressionsverletzungen in den konkaven und Distraktionsverletzungen in den konvexen Abschnitten der Wirbelsäule. Häufig wird davon gesprochen, das Unfallopfer hätte sein „S" gebrochen.

Fällt ein Betroffener vorwärts auf die ausgestreckten Hände, so resultieren oft beidseitige Kompressionen und Flexionen (Colles-Frakturen) der Handgelenke. Ist er nicht auf seinen Füßen gelandet, so wird der Retter zunächst die Körperregion untersuchen, mit der die Person zuerst aufgeschlagen ist. Dann wird er einschätzen, welchen Weg die Energie genommen hat, und das Verletzungsmuster bestimmen.

Fällt der Betroffene in einer geraden Linie auf den Kopf, wie es häufig bei Sprüngen in flaches Wasser passiert, so komprimiert das gesamte Gewicht von Rumpf, Becken und den Beinen den Kopf und die Halswirbelsäule. Daraus kann eine Fraktur der Halswirbelsäule resultieren, vergleichbar mit der Bewegung über das Lenkrad bei einem Frontalaufprall.

5.3.6 Sportverletzungen

Schwere Verletzungen können bei vielen Sport- und Freizeitaktivitäten wie Skilaufen, Tauchen, Baseball und Fußball auftreten. Diese Verletzungen werden durch plötzliche Abbremsungen, exzessive Kompression, Verdrehen, Hyperextension oder Hyperflexion verursacht. Viele verschiedene Freizeitaktivitäten werden von Gelegenheits- und Freizeitsportlern betrieben, denen oft das nötige Training, die Kondition oder die richtige Ausrüstung fehlen. Freizeitsport betrifft Personen aller Altersgruppen. Sportarten wie Skifahren, Wasserskilaufen, Radfahren und Skateboarding sind Hochgeschwindigkeitssportarten. Andere Sportarten wie Motocross, Trail-Biking und Schneemobilfahren können Abbremstraumata, Kollisionen und Aufpralle verursachen, die denen von Motorrad- oder Autounfällen ähneln. Trägt der Sportler Schutzkleidung, so kann diese einerseits vor Verletzungen schützen. Es muss aber auch bedacht werden, dass sie Verletzungen verursachen kann, so wie der Helm eines Football-Spielers bei einem Mitspieler.

Die möglichen Schäden von Sportlern bei einem Hochgeschwindigkeitsunfall, welche vom Skateboard, Schneemobil oder Fahrrad stürzen, entsprechen jenen von Personen, die bei einem Verkehrsunfall nicht angeschnallt waren und bei gleicher Geschwindigkeit herausgeschleudert wurden, weil der Betrag der Energie gleich ist. Die spezifischen Mechanismen von Motorrad- und Autounfällen wurden bereits weiter oben dargestellt.

Die spezifischen Unfall- oder Verletzungsmechanismen der verschiedenen Sportarten sind zu zahlreich, um sie hier aufzulisten. Die allgemeinen Prinzipien entsprechen aber denen von Fahrzeugunfällen. Während der Rettungsdienstmitarbeiter die Verletzungsmechanismen beurteilt, stellt er sich folgende Fragen:
- Welche Kräfte wirkten wie auf das Opfer?
- Was sind die offensichtlichen Verletzungen?
- Auf welchen Gegenstand oder Teil des Körpers wurde die Energie übertragen?
- Welche anderen Verletzungen könnten durch diese Art des Energietransfers entstanden sein?
- Wurde Schutzkleidung getragen?
- Kam es zu plötzlicher Kompression, Abbremsung oder Beschleunigung?
- Welche traumatisierenden Bewegungen sind zu verzeichnen (z. B. Hyperextension, Hyperflexion oder seitliche Biegung)?

Beinhaltet der Unfallmechanismus einen Zusammenprall bei hoher Geschwindigkeit, z. B. die Kollision zweier Skifahrer, so ist die Befragung von Zeugen zur Feststellung der genauen Abfolge oftmals schwierig. Bei solchen Unfällen leiten die Verletzungen des einen Skifahrers oftmals den Weg zur Untersuchung des zweiten Skifahrers. Ganz allgemein ist wichtig zu wissen, welcher Teil des einen Unfallopfers welchen Teil des anderen getroffen hat und welche Verletzung aus der Energieübertragung resultiert. Hat z. B. einer der beiden Skifahrer durch die Kollision mit dem anderen Skifahrer eine Fraktur seiner Hüfte erlitten, muss auf den anderen Skifahrer eine ähnlich große Energie eingewirkt haben und demzufolge eine vergleichbare Impressionsverletzung vorliegen. Prallte der Kopf des zweiten Skifahrers auf die Hüfte des ersten, so sind schwerwiegende Kopfverletzungen und eine instabile Halswirbelsäule zu erwarten.

Beschädigte oder zerstörte Ausrüstung ist ebenfalls ein wichtiger Indikator für Verletzungen und muss in die Beurteilung des Verletzungsmechanismus aufgenommen werden. Ein zerbrochener Helm ist der Beweis, dass eine große Energie auf ihn eingewirkt hat. Da Skier aus sehr stabilen Materialien bestehen, zeigt ein zerbrochener Ski eine extrem hohe Krafteinwirkung an, auch wenn der Unfallvorgang wenig eindrucksvoll ist. Ein Schneemobil mit einer stark verformten Front kann die Energie anzeigen, mit der es gegen einen Baum gefahren wurde. Bei einem gebrochenen Hockeyschläger stellen sich die Fragen, auf wessen Körper er auf welche Weise zerschlagen wurde und welche Region er traf.

Betroffene von schweren Unfällen, die angeben, keine ernsthaften Verletzungen davongetragen zu haben, müssen so eingeschätzt werden, als ob schwere Verletzungen vorhanden wären. Folgende Schritte werden durchgeführt:

1. Untersuchen Sie den Patienten auf lebensbedrohliche Verletzungen.
2. Untersuchen Sie den Patienten auf Unfallmechanismen. (Was passierte und wie genau passierte es?)
3. Ermitteln Sie, wie sich die Kräfte, die eine Person verletzt haben, auf eine andere Person ausgewirkt haben.
4. Ermitteln Sie, ob Schutzkleidung getragen wurde (vielleicht wurde sie schon entfernt).
5. Beurteilen Sie Schäden an der Ausrüstung. (Können daraus Rückschlüsse auf mögliche Verletzungen des Patienten gezogen werden?)
6. Untersuchen Sie den Patienten auf begleitende Verletzungen.

Stürze bei hoher Geschwindigkeit, Kollisionen und Stürze aus großer Höhe ohne schwere Verletzungen sind bei vielen Kontaktsportarten nicht unüblich. Manchmal ist es unverständlich, wie Athleten solche Kollisionen und Stürze ohne schwere Verletzungen überstehen. Meist ist es jedoch ein Verdienst der guten energieabsorbierenden Schutzkleidung, dass die Athleten solche Unfälle ohne größeren Schaden überstehen. Dies kann aber auch dazu führen, dass die Möglichkeit einer Verletzung leicht übersehen wird. Die Prinzipien der Kinematik und die Berücksichtigung der exakten Abfolge und der Mechanismen der Schädigung können dabei helfen, Einblicke in Sportunfälle zu bekommen, bei denen größere Kräfte als gewöhnlich zum Tragen kommen. Die Kinematik ist ein wichtiges Werkzeug, um versteckte Verletzungen zu identifizieren und die Patienten herauszufiltern, die genauer untersucht werden müssen.

5.3.7 Regionale Auswirkungen des stumpfen Traumas

Der Körper kann in unterschiedliche Regionen unterteilt werden: Kopf, Hals, Thorax, Abdomen, Becken und Extremitäten. Jede dieser Regionen wird in einen äußeren Teil (Haut, Knochen, Weichteile, Gefäße und Nerven) und einen inneren Teil (normalerweise die inneren Organe) gegliedert. Die Verletzungen, die in jeder dieser Regionen durch Scherkräfte, Kavitation und Kompression entstehen können, werden nachfolgend genauer betrachtet.

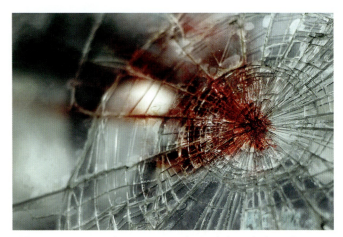

Abb. 5.37 Eine spinnwebartige Berstung der Windschutzscheibe ist das Hauptindiz für einen Aufprall des Schädels und somit eine Energieübertragung sowohl auf den Schädel als auch die Halswirbelsäule.
Kristen Smith/ShutterStock, Inc. © NAEMT; PHTLS, 8th edition, Jones & Bartlett, 2016

Kopf

Die einzigen Anzeichen für Kompressions- oder Scherverletzungen können Weichteilschäden an der Kopfhaut, eine Prellung der Kopfhaut oder eine Windschutzscheibe mit spinnwebartiger Berstung sein (➤ Abb. 5.37).

Kompression

Bewegt sich der Körper mit dem Kopf voran gegen ein Objekt, wie bei einem Frontalaufprall oder einem Kopfüber-Fall, so ist der Kopf die erste Struktur, die aufschlägt und auf welche die Energie übertragen wird. Die Bewegungsenergie des Rumpfes komprimiert dann den Kopf. Der initiale Energieaustausch findet im Bereich der Kopfhaut und des Schädeldachs statt. Das Schädeldach kann komprimiert werden und brechen; dabei können Knochenfragmente in das Gehirn eindringen (➤ Abb. 5.38).

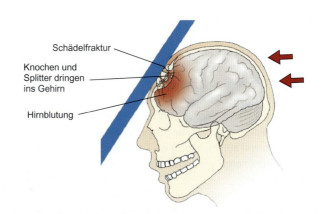

Abb. 5.38 Prallt der Schädel gegen ein Objekt, können Knochensplitter in das Hirngewebe eindringen.

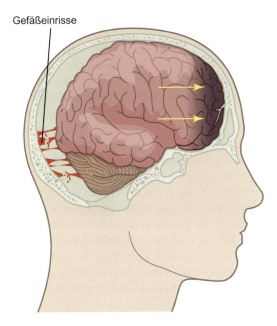

Abb. 5.39 Wenn der Schädel die Vorwärtsbewegung stoppt, setzt das Gehirn seine Bewegung fort. Der Teil des Gehirns in der Nähe des Kollisionspunkts wird komprimiert, gequetscht und evtl. zerrissen. Der gegenüberliegende Teil wird von der inneren Schädelwand weggerissen. Zerreißungen und Schädigungen der dortigen Blutgefäße sind die Folge.

Scherverletzungen

Nachdem der Kopf seine Vorwärtsbewegung beendet hat, bewegt sich das Gehirn noch weiter nach vorne gegen die intakte oder gebrochene innere Schädeldecke. Dies führt zu Gehirnerschütterung, Prellungen oder Einrissen. Das Gehirn ist weich und komprimierbar und wird deshalb gestaucht. Der hintere Teil des Gehirns bewegt sich weiter nach vorne und von der Schädeldecke des Hinterkopfes weg, die inzwischen ihre Bewegung gestoppt hat. Dadurch entfernt sich das Gehirn von ihr und es kommt in diesem Bereich zu Dehnungen oder Zerreißungen des Hirngewebes selbst oder der Gefäße (➤ Abb. 5.39). Dabei können Blutungen im Epidural-, Subdural- und Subarachnoidalraum ebenso wie axonale Verletzungen des Gehirns entstehen. Wird das Gehirn vom Rückenmark getrennt, erfolgt dies am ehesten im Bereich des Hirnstamms.

Hals

Kompression

Die Schädelkalotte ist recht stabil und kann den Aufschlag einer Kollision absorbieren, die Halswirbelsäule ist dagegen viel flexibler. Der weiter bestehende Druck vom Schwung des Rumpfes gegen den fixierten Schädel erzeugt Beugung und Kompression (➤ Abb. 5.40). Hyperextension oder Hyperflexion des Nackens verursachen oft einen Bruch oder eine Dislozierung eines oder mehrerer Wirbelkör-

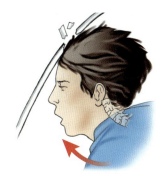

Abb. 5.40 Der Schädel stoppt seine Vorwärtsbewegung, der Rumpf jedoch noch nicht. Während das Gehirn im Schädel komprimiert wird, bewegt sich der Rumpf weiterhin nach vorne, bis seine Energie absorbiert wird. Die Schwachstelle bei dieser Vorwärtsbewegung ist die Halswirbelsäule.

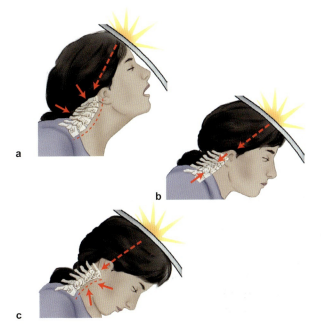

Abb. 5.41 Die Wirbelsäule kann axial in Längsrichtung oder abgewinkelt im Sinne einer Hyperextension oder einer Hyperflexion gestaucht werden.

per und Verletzungen des Rückenmarks. Das Resultat können dislozierte Bandscheiben, potenzielle Frakturen, Kompression des Spinalstrangs und instabile Halswirbelfrakturen sein (➤ Abb. 5.41). Direkte axiale Kompression quetscht die Wirbelkörper. Sowohl Biegung als auch axiale Kompression können zu einer instabilen Wirbelsäule führen.

Scherverletzungen

Der Schwerpunkt des Schädels liegt weiter vorne und höher als der Punkt, an dem der Schädel an der Wirbelsäule fixiert ist. Aus diesem Grund wird bei einem seitlichen Aufprall auf den Rumpf der nicht fixierte Nacken lateral flektiert und rotiert (➤ Abb. 5.22). Extreme Flexion und Hyperextension können zu Dehnungsverletzungen der Halsweichteile führen.

Thorax

Kompression

Wenn der Aufprall bei der Kollision auf den vorderen Teil der Brust konzentriert ist, nimmt das Sternum den initialen Energieaustausch auf. Ist das Sternum gestoppt, so bewegen sich die hintere Thoraxwand (Muskeln und Brustwirbelsäule) und die Organe in der Brusthöhle weiter nach vorne, bis sie an das Brustbein gepresst werden.

Die weitere Vorwärtsbewegung der hinteren Thoraxwand biegt die Rippen so lange, bis ihre Dehnbarkeit überschritten ist und sie brechen. Rippenfrakturen und ein instabiler Thorax können die Folge sein (➤ Abb. 5.42). Dies ist ähnlich einem Fahrzeug, das in die Böschung fährt (➤ Abb. 5.3). Der Rahmen des Fahrzeugs verbiegt sich, was einen Teil der Energie absorbiert. Das Heck des Fahrzeugs bewegt sich weiter nach vorne, bis der Rahmen alle Energie umgewandelt hat. In gleicher Art und Weise bewegt sich die hintere Thoraxwand nach vorne, bis die Rippen die gesamte Energie umgewandelt haben.

Eine Kompression der Brustwand kommt bei frontalen und seitlichen Aufprallsituationen häufig vor und erzeugt den sogenannten Papiertüteneffekt, der zu einem Pneumothorax führen kann. Ein Betroffener hält kurz vor einem Aufprall instinktiv die Luft an. Dies führt zu einem Glottisschluss, der die Luftwege verschließt. Bei einem Aufprall mit signifikant hohem Energieaustausch wird der Thorax derart komprimiert, dass die Lungen wie eine Papiertüte platzen können (➤ Abb. 5.43). Auch Lungenprellungen oder -kontusionen sind möglich, die ihrerseits die Atmung beeinträchtigen.

Prellungen oder Kontusionen der Organe im Brustkorb können auch das Herz betreffen. Herzkontusionen entstehen, wenn das Herz zwischen Sternum und Wirbelsäule eingeklemmt wird. Dies kann zu Herzrhythmusstörungen führen. Eine häufiger auftretende Verletzung ist die Kompression der Lungen und deren Kontusion. Auch wenn sich die klinischen Auswirkungen erst über einen gewissen Zeitraum entwickeln, kommt es zu einer sofortigen Einschränkung der regelrechten Ventilation. Eine Lungenkontusion kann sowohl für die Präklinik als auch für die Situation in der Notaufnahme Konsequenzen haben. In Situationen, die eine längere Transportzeit erfordern, können diese Umstände eine Rolle während des Transports spielen.

Scherverletzungen

Herz, aufsteigende Aorta und Aortenbogen liegen relativ unfixiert im Brustkorb. Die absteigende Aorta hingegen ist fest mit der hinteren Thoraxwand und der Wirbelsäule verbunden. Die Bewegung ähnelt der eines Stethoskops, wenn der starre, dem Ohr zugewandte Teil mit der eigenen Hand fixiert wird und die Membran am flexiblen Schlauch schwingen kann. Stoppt nun der knöcherne Rahmen des Brustkorbs abrupt bei einer Kollision, so bewegen sich das Herz und der proximale Teil der Aorta weiter nach vorne. Die entstehenden Scherkräfte können die Aorta am Übergang vom freien zum fixierten Anteil abreißen (➤ Abb. 5.12).

Aus einem Riss in der Aorta kann ein vollständiger Abriss und demzufolge eine schnelle Blutleere hervorgehen. Manchmal reißt die Wand der Aorta nur inkomplett und eine oder mehrere Gewebeschichten bleiben intakt. Die verbleibenden Schichten stehen jedoch unter großem Druck und oft entwickelt sich ein traumatisches Aneurysma, ähnlich einer Blase, die sich am ausgedünnten Abschnitt eines Reifens bilden kann. Das Aneurysma wird möglicherweise innerhalb von Minuten, Stunden oder auch erst einige Tage nach dem Ereignis platzen. Etwa 80 % der Patienten sterben an der Unfallstelle während des Aufpralls. Von den übrigen 20 % stirbt ein Drittel innerhalb von 6 Stunden; ein Drittel wird innerhalb von 24 Stunden sterben und ein Drittel wird drei Tage oder länger überleben. Es ist wichtig, dass sich Retter der Möglichkeit solch einer Verletzung bewusst sind und entsprechende Informationen an das Klinikpersonal weitergeben.

Abdomen

Kompression

Innere Organe können rupturieren, wenn sie von der Wirbelsäule gegen das Lenkrad oder das Armaturenbrett gepresst werden. Die Auswirkungen sind etwa dieselben, als würde das Organ auf einen

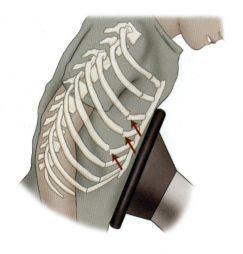

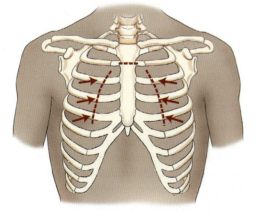

Abb. 5.42 Kommt es durch äußere Gewalteinwirkung auf den Thorax zu einem Einbrechen der Rippen, führt dies oft zu multiplen Frakturen, die das klinische Bild des instabilen Thorax hervorbringen.

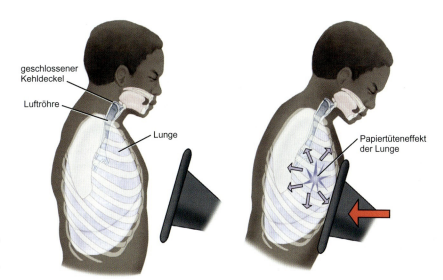

Abb. 5.43 Die durch einen Anprall der vorderen oder seitlichen Thoraxwand ausgelöste Kompression der Lungen gegen eine verschlossene Glottis ähnelt dem Effekt, wenn eine aufgeblasene und anschließend verschlossene Papiertüte schlagartig komprimiert wird. Sowohl die Papiertüte als auch die Lungen reißen.

Amboss gelegt und mit einem Hammer darauf geschlagen werden. Auf diese Weise werden häufig Pankreas, Milz, Leber und Nieren geschädigt.

Verletzungen können auch durch den erhöhten Druck in der Bauchhöhle entstehen. Das Zwerchfell ist ein 5 mm dicker Muskel, der quer durch das Abdomen gespannt ist und den Brustkorb von der Bauchhöhle trennt. Seine Kontraktion verursacht eine Vergrößerung der Brusthöhle zur Atmung. Die vordere Bauchwand besteht aus zwei Lagen Faszien und einem starken Muskel. Drei seitliche Muskelgruppen mit dazugehörigen Faszien, die lumbale Wirbelsäule und ihre zugehörigen Muskeln geben der hinteren Bauchwand Festigkeit. Das Zwerchfell ist die schwächste dieser die Bauchhöhle umgebenden Strukturen. Es kann bei Erhöhung des intraabdominellen Drucks rupturieren (➤ Abb. 5.44). Diese Verletzung hat vier Folgen:

- Die physiologische „Blasebalg-Funktion" des Zwerchfells geht verloren und die Atmung ist behindert.
- Bauchorgane können in die Thoraxhöhle eintreten und so den Raum für die Lungenentfaltung reduzieren (Enterothorax).
- Die verlagerten Organe können durch Abschnürung der Blutzufuhr ischämisch werden.
- Falls intraabdominelle Blutungen vorliegen, können diese zu einem Hämatothorax führen.

Eine weitere durch eine intraabdominelle Druckerhöhung verursachte Verletzung ist die Ruptur der Aortenklappe als Ergebnis eines retrograden Blutflusses. Diese Verletzung ist selten, kommt aber vor. Sie entsteht, wenn eine Kollision mit dem Lenkrad oder Ähnlichem stattfand und sich dadurch eine schlagartige Erhöhung des intraabdominellen Drucks ergab. Dieser rapide Druckanstieg verursacht einen plötzlichen Anstieg des Blutdrucks in der Aorta. Das Blut wird retrograd gegen die Aortenklappe gepresst, wobei der Druck hoch genug ist, die Klappe reißen zu lassen.

Scherverletzungen

Verletzungen der abdominalen Organe entstehen an ihren Befestigungspunkten am Mesenterium. Bei einer Kollision stoppt die Vorwärtsbewegung des Körpers, die Organe bewegen sich aber weiter nach vorne. Dies führt zu Einrissen an den Befestigungspunkten der Organe an der Bauchwand. Ist das Organ über eine Gewebebrücke fixiert, so kann der Einriss an der Stelle entstehen, wo das Organ an der Bauchwand fixiert ist, oder auch längs der Gewebebrücke (➤ Abb. 5.11). Organe, die auf diese Weise verletzt werden können, sind die Nieren, der Dünndarm, der Dickdarm und die Milz.

Eine weitere Verletzung, die häufig bei extremen Abbremsungen auftritt, ist die Zerreißung der Leber durch ihren Anprall auf das Ligamentum teres hepatis. Die Leber ist am Zwerchfell aufgehängt, jedoch nur minimal an der hinteren Bauchwand in der Nähe der Lendenwirbelsäule befestigt. Das Ligamentum teres hepatis verbindet den linken Leberlappen mit der vorderen Bauchwand in der Nähe des Bauchnabels. Kommt es nun bei einem Aufprall oder einem Sturz, der auf den Füßen landet, zu einer Abwärtsbewegung der

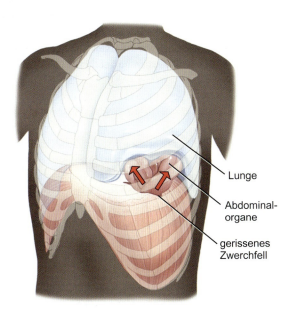

Abb. 5.44 Mit zunehmender intraabdomineller Druckerhöhung kann das Zwerchfell einreißen.

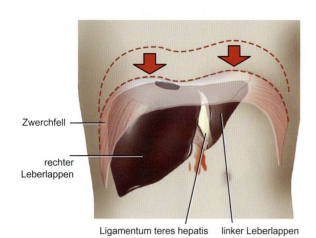

Abb. 5.45 Die Leber wird nicht durch feste Strukturen umgrenzt und gestützt. Ihre Hauptstützstruktur ist das frei bewegliche Diaphragma. Befindet sich der Körper in einer Abwärtsbewegung (z. B. unter das Lenkrad), so gilt das auch für die Leber. Stoppt der Rumpf die Abwärtsbewegung, bewegt sich die Leber weiter gegen das Ligamentum teres hepatis, das sie zerschneidet. Der Vorgang ist vergleichbar mit einem Draht, der durch einen Käseblock gleitet.

Leber gegen das an der Bauchwand fixierte Ligamentum teres, so reißt dieses oder schneidet durch die Leber, ähnlich wie ein Käsemesser durch den Käse (➤ Abb. 5.45).

Beckenfrakturen sind das Resultat von Verletzungen des äußeren Abdomens und können zu Läsionen der Harnblase oder von Blutgefäßen im Bereich des Beckens führen. Etwa 10 % der Patienten mit einer Beckenfraktur weisen auch Verletzungen des Urogenitalbereichs auf.

Beckenfrakturen, die durch eine laterale Kompression, meist nach Seitenanprall, zustande kommen, weisen zwei Komponenten auf. Eine besteht aus der Kompression des proximalen Femurs gegen das Becken, die den Femurkopf durch das Acetabulum selbst schiebt; dieses hat meist ausstrahlende Frakturen des gesamten Gelenks zur Folge. Eine weitere Kompression des Femurs oder der seitlichen Beckenwände verursacht Kompressionsfrakturen der Beckenknochen oder des Beckenrings. Weil ein Ring generell nicht nur an einer Seite brechen kann, finden sich in der Regel zwei Frakturen, obwohl einige dieser Frakturen auch das Acetabulum miteinbeziehen.

Der andere Typ einer Kompressionsfraktur tritt auf, wenn die Kompressionskräfte direkt über der Symphyse wirken. Dies führt entweder zu einem Bruch der Symphyse und die beiden Seiten driften auseinander oder die Fuge bricht seitlich und schiebt sich nach hinten zum Sakralgelenk. Letzterer Mechanismus öffnet das Gelenk und erzeugt das sogenannte „Open Book".

Scherfrakturen schließen gewöhnlich auch Schädigungen des Darms und des Sakralbereichs mit ein. Die Scherkräfte ziehen das Gelenk auseinander. Weil die Gelenke in einem Ring, so wie beim Becken, immer an zwei Stellen frakturieren, erzeugt eine Fraktur auch immer eine zweite entlang des Beckenrings.

Um mehr Details über Beckenfrakturen zu erfahren, haben Andrew Burgess und seine Koautoren diese Mechanismen diskutiert.[19]

5.4 Penetrierendes Trauma

5.4.1 Physikalische Grundlagen penetrierender Traumata

Die bereits besprochenen Grundlagen der Physik sind auch bei der Behandlung penetrierender Verletzungen wichtig. Noch einmal: Die kinetische Energie, die auf das Gewebe des Körpers übertragen wird, lässt sich durch folgende Formel darstellen:

$$E_{kin} = ½ \, mv^2$$

Energie kann weder neu entstehen noch vernichtet werden, aber in eine andere Form umgewandelt werden. Dies ist wichtig zu wissen, will man penetrierende Verletzungen verstehen. Zum Beispiel hat eine Kugel im Lauf einer Pistole keine Bewegungsenergie, obwohl die Patrone mit Pulver gefüllt ist. Zündet jedoch der Anzündsatz und wird dadurch das Treibladungspulver entzündet, breiten sich Gase aus, die in Rückstoßkräfte umgewandelt werden. Die Kugel verlässt den Lauf und bewegt sich auf ihr Ziel zu. Gemäß dem 1. Gesetz von Newton wird ein ballistisches Geschoss seine Geschwindigkeit beibehalten, bis es von einer anderen äußeren Kraft abgebremst wird. Im menschlichen Körper trifft es auf einzelne Gewebezellen. Die von Geschwindigkeit und Masse des Projektils abhängige kinetische oder Bewegungsenergie überträgt sich auf diese Zellen, zerstört sie und verdrängt sie unter Hohlraumbildung aus ihrer Position.

$$\text{Masse} \times \text{Beschleunigung} = \text{Kraft} = \text{Masse} \times \text{Abbremsung}$$

Einflussfaktoren auf die Größe der Frontfläche

Je größer die Frontfläche des Projektils, desto größer ist die Anzahl der getroffenen Partikel, desto größer sind die übertragene Energie und die sich bildende Höhle. Die Frontfläche eines Projektils wird von drei Faktoren beeinflusst: der Form, dem Taumeln des Projektils und seiner Zersplitterung. Der Energieaustausch oder potenzielle Energieaustausch kann, basierend auf diesen Faktoren, analysiert werden.

Profil

Das Profil des Projektils beschreibt seine ursprüngliche Größe und seine Größe zum Zeitpunkt des Einschlags. Das Profil bzw. die Frontfläche eines Eispickels ist viel kleiner als die eines Baseballschlägers, die wiederum kleiner ist als die Frontfläche eines Lastwagens. Ein Hohlspitzgeschoss verflacht und spreizt sich beim Auftreffen (➤ Kasten 5.3). Diese Änderung vergrößert die Frontfläche, sodass mehr Partikel getroffen werden und somit mehr Energie ausgetauscht wird. Eine größere Höhle entsteht und es kommt zu schwereren Verletzungen.

5.3 Ausdehnungsgeschosse

Eine Munitionsfabrik im indischen Ort Dum Dum stellte ein Ausdehnungsprojektil her, das beim Auftreffen auf die Haut expandiert. Ballistik-Exper-

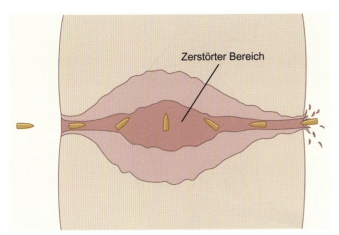

Abb. 5.46 Bei einem Winkel von 90° entwickelt die taumelnde Bewegung ihre maximale Zerstörungskraft.

> ten erkannten, dass solche Geschosse mehr Schaden verursachen als für kriegerische Auseinandersetzungen notwendig; daher wurden sie in militärischen Konflikten verboten. Die Deklaration von St. Petersburg (1868) und die Haager Konvention von 1899 bestätigten diese Prinzipien, indem sie „Dum-Dum-Projektile" und andere Ausdehnungsgeschosse verurteilten.

Im Allgemeinen soll ein Projektil auf seinem Flug durch die Luft und zum Ziel sehr aerodynamisch bleiben. Es ist vorteilhaft, beim Flug durch die Luft so wenig Luftteilchen wie möglich zu treffen. Dadurch kann das Projektil seine Geschwindigkeit behalten. Um den Widerstand zu vermeiden, wird seine Frontfläche klein und konisch gehalten. Ein großer Luftwiderstand ist also nachteilig. Ein gutes Projektildesign würde einen geringen Luftwiderstand, aber einen großen Widerstand beim Durchdringen des Körpers erzeugen. Trifft dieses Projektil auf die Haut und wird dabei verformt, vergrößert sich die Eintrittsfläche und ein viel größerer Energieaustausch findet statt. Folglich behält das ideale Projektil seine Form, solange es in der Luft ist, und verformt sich erst beim Auftreffen.

Taumeln

Taumeln beschreibt die permanente Drehbewegung des Geschosses, die zu einer andauernden Änderung des Winkels innerhalb des Körpers und im Vergleich zum Auftreffwinkel führt. Der Schwerpunkt eines keilförmigen Geschosses liegt näher an seiner Basis als an der Spitze des Projektils. Wenn die Projektilspitze auf Gewebe trifft, wird sie rapide abgebremst. Der Impuls des Geschosses treibt es weiter voran, während ihr Schwerpunkt versucht, die Führung zu übernehmen. Ein leicht asymmetrisches Profil verursacht eine Taumelbewegung. Wenn das Projektil taumelt, werden viel mehr Partikel getroffen, als wenn es stabil mit der Spitze voran fliegen würde (➤ Abb. 5.46). Es kommt zu einem stärkeren Energieaustausch und damit zu schwereren Gewebeschäden.

Fragmentierung

Fragmentierung bedeutet, dass ein Objekt in Teile zerfällt und damit einen größeren Widerstand und einen höheren Betrag an Ener-

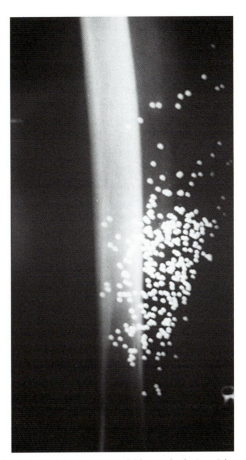

Abb. 5.47 Maximale Fragmentierungsschädigung durch einen Schrotschuss.

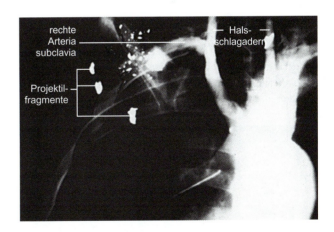

Abb. 5.48 Zerschellt das Projektil in mehrere kleine Partikel, vergrößern sich die Aufprallfläche und die Zerstörungsenergie.
Source: Courtesy Norman McSwain, MD, FA CS, NREMT-P. © NAEMT; PHTLS, 8th edition, Jones & Bartlett, 2016

gieaustausch entwickelt. Es gibt zwei unterschiedliche Typen von fragmentierenden Schüssen: 1. Fragmentierung des Geschosses nach dem Verlassen des Laufs (z.B. Schrotflinte) (➤ Abb. 5.47) und 2. Fragmentierung nach Eintritt in den Körper. Dabei kann es sich um eine aktive oder passive Fragmentierung handeln. Aktive Fragmentierung liegt vor, wenn das Geschoss einen explosiven Inhalt aufweist, der in der Haut zündet. Projektile mit weichen Spitzen oder senkrechten Einkerbungen an der Spitze oder Sicherheitsmunition, die viele kleine Fragmente enthält, vergrößern die Schädigung des Körpers, da sie beim Eintritt auseinanderbrechen, und sind Beispiele für passive Fragmentierung. Die daraus entstehenden Fragmente ergeben eine größere Frontfläche als ein einziges massives Projektil und die Energie wird schnell auf große Gewebeteile verteilt. Zerschellt das Geschoss, wird es sich über eine größere Fläche verteilen. Dies führt zu zweierlei: Durch die größere Frontfläche werden erstens mehr Gewebepartikel getroffen. Zweitens werden die Verletzungen über einen größeren Teil des Körpers verteilt und mehr Organe sind betroffen (➤ Abb. 5.48). Die vielen Teilchen eines Schusses aus einer Schrotflinte haben einen ähnlichen Effekt. Diese Wunden sind ein gutes Beispiel für diese Art von Verletzungen.

5.4.2 Schaden und Energieklassen

Der Schaden durch penetrierende Verletzungen lässt sich abschätzen, indem die penetrierenden Objekte entsprechend ihrer Energie in drei Klassen eingeteilt werden: Niedrig-, Mittel- und Hochenergiewaffen.

Niedrigenergiewaffen

Zu ihnen gehören handgeführte Waffen wie Messer und Eispickel. Sie produzieren Verletzungen mit ihren scharfen Spitzen oder ihren scharfen Kanten. Da es sich hier um Niedriggeschwindigkeitsverletzungen handelt, sind sie normalerweise mit weniger Sekundärtraumata (weniger Kavitation) verbunden.

Verletzungen mit diesen Waffen können vorhergesagt werden, wenn der Weg der Waffe im Körper verfolgt wird. Wurde die Waffe schon entfernt, so sollte der Retter versuchen, die Art der Waffe zu identifizieren, wenn genügend Zeit dafür bleibt. Das Geschlecht des Angreifers ist ein wichtiger Faktor, um den Weg des Messers zu bestimmen. Männer tendieren dazu, die Klinge daumenwärts zu fixieren, und geben so dem Messer eine Stichrichtung nach oben oder nach innen gedreht vor. Frauen halten das Messer eher so, dass der kleine Finger zur Klinge zeigt, und vollführen so eine Stichrichtung nach unten (➤ Abb. 5.49).

Ein Angreifer kann das im Körper steckende Messer hin- und herbewegen. Eine einfach erscheinende Einstichwunde kann einen falschen Eindruck der Sicherheit vermitteln. Eine eher kleine Einstichwunde lässt also die Ausdehnung der inneren Verletzung nicht erkennen. Die Eintrittswunde kann klein, der Schaden im Körper aber immens groß sein. Die maximale Reichweite eines Messers im Körperinneren entspricht dem Gebiet des möglichen Schadens (➤ Abb. 5.50).

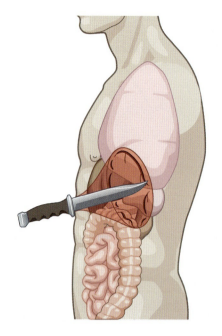

Abb. 5.50 Die Verletzung durch ein Messer ist abhängig von der Bewegung der Messerklinge im Körper des Opfers.

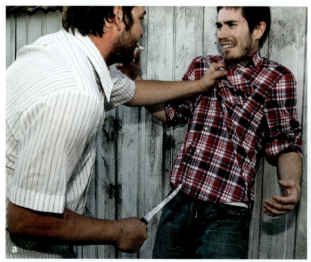
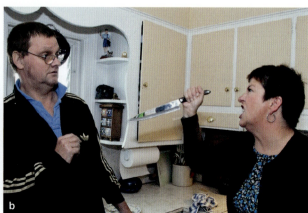

Abb. 5.49 Das Geschlecht des Angreifers bestimmt bei einer Messerstecherei oft den Wundkanal. Männer neigen dazu, nach oben zu stechen, während Frauen das Messer eher nach unten stoßen.

5.4 Penetrierendes Trauma

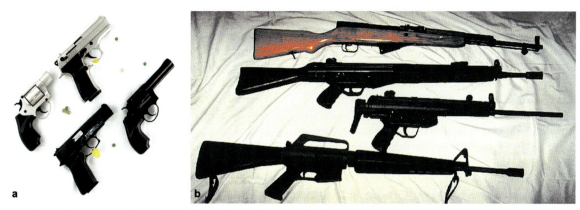

Abb. 5.51 a: Waffen mittlerer Energie sind gewöhnlich Schusswaffen mit kurzem Lauf und mit Patronen, die wenig Energie entwickeln.
b: Hochenergiewaffen
Quelle: a: © Raiden V/Shutterstock, Inc., b: Courtesy of Norman McSwain, MD, FACS, NREMT-P. © NAEMT; PHTLS, 8th edition, Jones & Bartlett, 2016

Die genaue Untersuchung des Patienten auf weitere Verletzungen ist sehr wichtig. So kann sich z. B. das Zwerchfell bei tiefer Exspiration bis auf Höhe der Brustwarzen absenken. Somit kann ein Stich in den unteren Teil des Brustkorbs sowohl intrathorakale als auch intraabdominale Strukturen verletzen, ein Stich in den oberen Abdominalraum entsprechend den unteren Brustkorbbereich. Penetrierende Verletzungen können auch durch Objekte wie einen Zaunpfahl oder Verkehrsschilder bei Verkehrsunfällen, Pistenpfosten im Skisport und den Lenker bei Fahrradunfällen entstehen.

Waffen mit mittlerer und hoher Energie

Schusswaffen werden in zwei Gruppen unterteilt. Zu den Waffen mittlerer Energie gehören Pistolen und einige Gewehre, deren Mündungsgeschwindigkeit 300 m/s beträgt. Die durch diese Waffen entstehende temporäre Höhlung ist 3- bis 5-mal größer als das Kaliber des Geschosses. Hochenergiewaffen entwickeln eine Mündungsgeschwindigkeit von mehr als 600 m/s und die verursachte temporäre Höhlung ist 25-mal größer als das Kaliber des verwendeten Projektils. Es ist offensichtlich, dass je mehr Schießpulver die Patrone enthält und je größer die Kugel ist, desto höher die Geschwindigkeit und desto größer die Masse und damit die kinetische Energie des Projektils sind (➤ Abb. 5.51). Die Geschossmasse ist eine wichtige, wenn auch kleinere Komponente ($E_{kin} = \frac{1}{2} mv^2$). Allerdings ist die Masse des Projektils nicht zu unterschätzen. Im amerikanischen Bürgerkrieg hatte das Kentucky-Gewehr mit Kaliber 0,55 dieselbe Mündungsgeschwindigkeit wie das moderne M16.

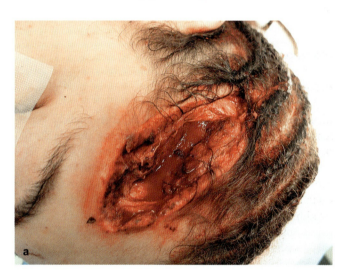

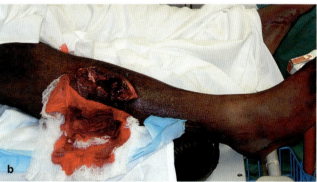

Abb. 5.52 Ein Projektil zerstört das Gewebe in seiner Bahn. Im Sog des Geschosses bildet sich eine Höhle. Das zerstörte Gewebe bildet eine permanente Höhle. Diese temporäre Ausdehnung kann ebenfalls Verletzungen setzen.

Abb. 5.53 a: Schusswunde durch eine Hochenergiewaffe im Bereich der Kopfhaut. Die Schädelkalotte wurde nicht frakturiert.
b: Beinwunde durch eine Hochenergiewaffe mit großer permanenter Höhlenbildung. Courtesy of Norman McSwain, MD, FACS, NREMT-P. © NAEMT; PHTLS, 8th edition, Jones & Bartlett, 2016

Die Masse wird dann wichtig, wenn man sich die Zerstörung vorstellt, die durch den Schuss eines 12 Gauge Schrotgewehrs aus geringer Distanz verursacht wird.

Im Allgemeinen verletzen diese Waffen nicht nur das Gewebe direkt in der Flugbahn des Projektils, sondern auch das der temporären Höhlung auf jeder Seite des Schusskanals. Die Unterschiede bezüglich Form, Taumeln und Fragmentierung beeinflussen den Energieaustausch und somit Ausmaß und Richtung der Verletzung. Der Druck auf Gewebepartikel, die aus der Bahn des Projektils bewegt werden, komprimiert und dehnt das umgebende Gewebe (➤ Abb. 5.52). Hochenergiewaffen entladen Hochenergieprojektile (➤ Abb. 5.53). Die daraus resultierende Gewebezerstörung ist deutlich größer als die mit mittlerer Energie. Der Sog, der durch das Eindringen des Projektils mit hoher Energie entsteht, kann Kleidung, Bakterien und anderen Schmutz mit in die Wunde ziehen.

Auch die Entfernung, aus der die Waffe abgefeuert wurde, spielt bei der Vorhersage der Verletzungsfolgen eine große Rolle. Der Luftwiderstand bremst die Kugel; Schüsse aus größerer Entfernung führen deshalb tendenziell zu geringeren Verletzungen. Bei den meisten Schießereien werden Handfeuerwaffen auf kurze Distanz benutzt, sodass die Wahrscheinlichkeit einer schweren Verletzung von der betroffenen Anatomie und der Energie der Waffe und weniger vom Verlust an kinetischer Energie abhängt.

Hochenergiewaffen

Höhlenbildung

Fackler und Malinowski beschrieben das außergewöhnliche Verletzungsbild eines AK-47. Aufgrund ihrer Exzentrik taumeln die Geschosse und schlagen meist in einem Winkel von 90° auf das Trefferareal. Die Rotation setzt sich im Gewebe fort und verursacht je nach Länge des durchdrungenen Gewebes zwei oder sogar drei Höhlungen.[20] Der sehr intensive Energieaustausch produziert Höhlenbildungen mit signifikanten Gewebezerstörungen.

Das Ausmaß der permanenten Höhle ist abhängig von der Elastizität des getroffenen Gewebes. Wenn z. B. ein und dasselbe Projektil mit der gleichen Geschwindigkeit einen Muskel und die Leber trifft, sind die Ergebnisse sehr unterschiedlich. Der Muskel verfügt über eine sehr viel größere Elastizität, wird sich dehnen und danach zu einer relativ kleinen Höhle zurückbilden. Auf der anderen Seite hat die Leber eine sehr geringe Elastizität und so entwickeln sich Risslinien und eine viel größere permanente Höhlung als beim selben Energieaustausch im Muskel.[21, 22]

Fragmentierung

Die Kombination einer Hochenergiewaffe mit einem sich zerlegenden Geschoss kann einen signifikanten Schaden auslösen. Falls sich das Hochenergiegeschoss beim Aufprall zerlegt (was viele nicht tun), wird die Auftrefffläche sehr groß sein und einen ausgeprägten Weichteilschaden verursachen. Wenn das Geschoss auf der anderen Seite erst fragmentiert, wenn es auf eine harte Struktur des Körpers trifft (z. B. einen Knochen), bildet sich eine große Höhle am Auftreffpunkt und die Knochenfragmente sind ihrerseits Komponenten einer weiteren Schädigung. Ausgeprägte Zerstörungen des Knochens, der nahe liegenden Organe und Gefäße können daraus resultieren.[20]

Emil Theodor Kocher, ein Chirurg, der Ende des 19. Jahrhunderts lebte, war sehr engagiert in der Erforschung der Ballistik und der zerstörenden Wirkung von Waffen. Er war ein strenger Verfechter für das Benutzungsverbot der „Dum-Dum"-Geschosse.[23] In der St.-Petersburg-Erklärung wurde der Gebrauch von explosiven Projektilen mit weniger als 400 g verboten. Die Haager Konvention folgte diesem Entschluss und verurteilte zudem die Benutzung von „Dum-Dum"-Geschossen in kriegerischen Auseinandersetzungen.

5.4.3 Anatomie

Eintritts- und Austrittswunden

Gewebeschäden entstehen an der Eintrittsstelle, entlang der Geschossbahn im Körper und an der möglichen Austrittsstelle. Die Kenntnis der Position des Opfers, des Schützen und der benutzten Waffe sind hilfreich, um den Schusskanal zu bestimmen. Werden die Eintritts- und Austrittswunden miteinander verbunden, sind die anatomischen Strukturen auf dem Weg annäherungsweise zu bestimmen.

Die Begutachtung solcher Wunden liefert wertvolle Informationen für die weitere Therapie und den weiteren Verlauf der Patientenversorgung. Zeigen zwei Löcher an, dass eine Kugel eingedrungen ist und den Körper wieder verlassen hat oder dass zwei Projektile eingedrungen sind und sich noch im Innern des Körpers befinden? Haben die Projektile die Mittellinie des Körpers überschritten und damit üblicherweise mehr Schaden angerichtet oder blieben sie auf derselben Seite? Welche inneren Organe liegen in der Bahn des Geschosses?

Eintritts- und Austrittswunden erzeugen normalerweise, aber nicht immer, gut erkennbare Verletzungsmuster der Weichteile. Die Einschätzung der offensichtlichen Flugbahn eines eingedrungenen Projektils ist für den Kliniker sehr hilfreich. Diese Informationen sollten dem aufnehmenden Arzt in der Klinik übermittelt werden. Andererseits hat das präklinische Rettungsdienstpersonal nicht die Erfahrung und Expertise eines forensischen Pathologen; daher ist die Beurteilung, bei welcher Wunde es sich um eine Eintritts- und bei welcher um eine Austrittswunde handelt, unsicher. Diese Informationen dienen ausschließlich der Patientenversorgung mit dem Versuch, die Flugbahn des Geschosses abzuschätzen, und sie sind nicht dazu geeignet, eine rechtssichere Festlegung der Vorfälle vorzunehmen. Diese beiden Aussagen sollten nicht verwechselt werden. Der Retter muss so viele Informationen wie möglich haben, um die potenziellen Verletzungen des Patienten optimal festzustellen und sich für das adäquate Management entscheiden zu können. Die rechtlichen Fragen im Zusammenhang mit Ein- und Austrittswunden werden am besten anderen überlassen.

Eine Eintrittswunde stützt sich gegen das darunter liegende Gewebe ab, bei einer Austrittswunde ist dies nicht der Fall. Erstere ist rund oder oval, je nach Eintrittspfad. Die Austrittswunde ist eine **sternförmige** Wunde (➤ Abb. 5.54). Da sich das Projektil während des Flugs und beim Eintritt in die Haut um die eigene Achse dreht, hinterlässt

5.4 Penetrierendes Trauma

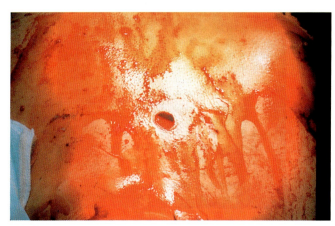

Abb. 5.54 Die Umrisse der Eintrittswunde sind rund oder oval, die der Austrittswunde sternförmig oder linear.
Quelle: Courtesy of Peter T. Pons, MD, FACEP. © NAEMT; PHTLS, 8th edition, Jones & Bartlett, 2016

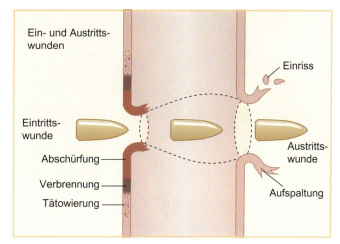

Abb. 5.57 Drall und Druck des Geschosses produzieren an der Eintrittsstelle runde oder ovale Löcher. Die Austrittswunde ist aufgerissen.

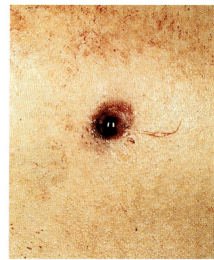

Abb. 5.55 Wie die Schürfwunde zeigt, ist das Projektil von rechts oben nach links unten in das Gewebe eingedrungen.
Courtesy of Norman McSwain, MD, FACS, NREMT-P. © NAEMT; PHTLS, 8th edition, Jones & Bartlett, 2016

dringen Gase aus der dem Lauf entweichenden Pulverschmauchwolke in das Gewebe ein und produzieren bei der Untersuchung ein Knirschen oder Knistern (Krepitation) (➤ Abb. 5.56). Im Abstand von 5–7 cm verbrennen die austretenden heißen Gase die Haut, im Abstand von 5–15 cm lagern sich Schmauchpartikel auf der Haut ab und innerhalb von 25 cm „tätowieren" winzige brennende Schmauchpartikel 1–2 mm große Hautgebiete (➤ Abb. 5.57).

5.4.4 Regionale Auswirkungen des penetrierenden Traumas

Dieser Abschnitt beschäftigt sich mit den Auswirkungen penetrierender Verletzungen auf die verschiedenen Regionen des Körpers.

Kopf

Nachdem das Projektil den Schädel durchschlagen hat, wird seine Energie in einem geschlossenen Raum verteilt. Partikel, die vom Projektil beschleunigt werden, stoßen gegen die Schädeldecke, die sich nicht wie die Haut, die Muskulatur oder auch das Abdomen ausdehnen kann. Aus diesem Grund wird das Hirngewebe gegen die Innenseite des Schädels gepresst, und es kommt zu schwereren Verletzungen, als zu erwarten wäre, wenn es sich frei ausdehnen könnte. Es ist genau so, als ob ein Feuerwerkskörper in einen Apfel gesteckt und dieser in einer Metalldose platziert werden würde. Wenn der Knallkörper explodiert, wird der Apfel an der Wand der Dose zerstört. Sind die Kräfte stark genug, so kann der Schädel von innen nach außen explodieren (➤ Abb. 5.58).

Eine Patrone kann auch dem Verlauf des inneren Schädeldaches folgen, wenn sie in einem bestimmten Winkel eintritt und nicht genug Energie hat, den Schädelknochen ein zweites Mal zu durchschlagen. Auf diesem Weg können schwerwiegende Schäden entstehen (➤ Abb. 5.59). Wegen dieser Eigenschaften werden Waffen mit kleinem Kaliber und mittlerer Energie, z. B. Kaliber 0.22 oder 0.25, auch Attentatswaffen genannt. Sie dringen in den Schädel ein und verwandeln all ihre Energie im Gehirn.

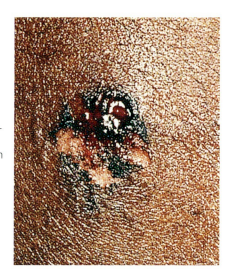

Abb. 5.56 Wird die Mündung des Laufs nah an die Haut gehalten, treten beim Schuss heiße Gase aus und produzieren mehr oder weniger geschwollene Hautverbrennungen. Courtesy of Norman McSwain, MD, FACS, NREMT-P. © NAEMT; PHTLS, 8th edition, Jones & Bartlett, 2016

es eine ca. 1–2 mm breite, kranzförmige, rosafarbene Schürfwunde, den sogenannten Abstreifring (➤ Abb. 5.55). Dieser fehlt an der Austrittsstelle. Wurde der Lauf direkt gegen die Haut gehalten, so

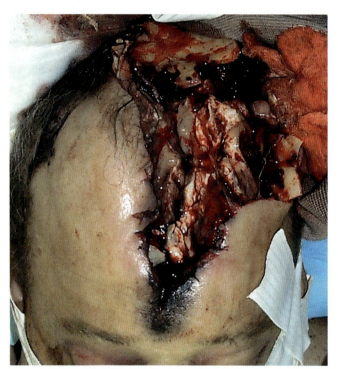

Abb. 5.58 Nachdem ein Geschoss den Schädelknochen durchdrungen hat, wird seine Energie im geschlossenen Raum verteilt. Es ist so, als würde ein Feuerwerkskörper in einen abgeschlossenen Container gebracht. Falls die Energie groß genug ist, explodiert der Container (der Schädel) von innen nach außen. *Quelle:* Courtesy of Norman McSwain, MD, FACS, NREMT-P. © NAEMT; PHTLS, 8th edition, Jones & Bartlett, 2016

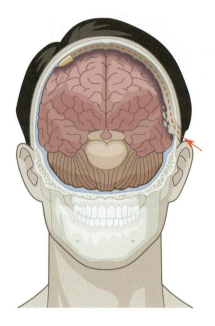

Abb. 5.59 Das Projektil folgt der inneren Krümmung der Schädelknochens.

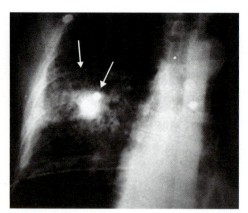

Abb. 5.60 Lungenschädigung durch einen Hohlraum abseits des Eintrittspunkts des Geschosses. Der Pfeil zeigt ein Fragment des Projektils. *Quelle:* Courtesy of Norman McSwain, MD, FACS, NREMT-P. © NAEMT; PHTLS, 8th edition, Jones & Bartlett, 2016

Thorax

Drei verschiedene Gruppen von Strukturen finden sich in der Brusthöhle: Lungen, Herz und Gefäßsystem sowie Teile des Gastrointestinaltrakts. Die Knochen und Muskeln der Brustwand und der Wirbelsäule bilden die äußere Struktur des Brustkorbs. Eine oder mehrere Strukturen dieses Systems können durch ein eingedrungenes Objekt verletzt sein.

Lunge

Das Lungengewebe ist weniger dicht als Blut, andere feste Organe oder Knochen; aus diesem Grund trifft ein penetrierendes Projektil im Lungengewebe auf weniger Teilchen, wird weniger Energie austauschen und somit weniger Schaden anrichten. Verletzungen der Lunge können jedoch klinisch bedeutsam sein (➤ Abb. 5.60); allerdings bedürfen weniger als 15 % der Patienten einer chirurgischen Behandlung.

Gefäßsystem

Kleinere Gefäße, die nicht mit der Thoraxwand verbunden sind, werden ohne größeren Schaden zur Seite gedrückt. Größere Gefäße jedoch, wie die Aorta oder die Hohlvenen, sind weniger beweglich, weil sie am Herz oder an der Wirbelsäule fixiert sind. So können sie nicht leicht ausweichen und laufen damit Gefahr, beschädigt zu werden.

Wenn das Myokard (fast ausschließlich Muskulatur) vom Projektil getroffen wird, dehnt es sich und zieht sich nach der Passage des Projektils wieder zusammen. Somit bleibt nur ein kleiner Defekt. Die Dicke des Myokards könnte möglicherweise Waffen mit niedriger Energie, z. B. ein Messer oder ein Projektil Kaliber 0.22, aufhalten und somit ein sofortiges Verbluten vermeiden. Das schafft Zeit für einen schnellen Transport in die angemessene Klinik.

Gastrointestinaltrakt

Die Speiseröhre, der Teil des Gastrointestinaltrakts, der die Brusthöhle durchquert, kann verletzt werden und ihren Inhalt in die Brusthöhle ausschütten. Anzeichen und Symptome einer solchen Verletzung können mehrere Stunden oder gar Tage verspätet auftreten.

5.4 Penetrierendes Trauma

Aber auch Verletzungen durch diese Waffen bedeuten nicht, dass Verletzungen von festen Organen und vaskulären Strukturen regelmäßig zu einem sofortigen Verbluten führen. Dies erlaubt dem Rettungsdienstmitarbeiter, den Patienten rechtzeitig zur effektiven chirurgischen Behandlung in eine geeignete Klinik zu bringen.

Extremitäten

Penetrierende Verletzungen der Extremitäten können Knochen, Muskeln, Nerven oder Gefäße betreffen. Werden Knochen getroffen, so entstehen aus Knochenfragmenten sekundäre Projektile, die das umliegende Gewebe schädigen (> Abb. 5.61). Muskeln werden oftmals aus dem direkten Weg des Geschosses verdrängt, was Blutungen hervorrufen kann. Das Projektil kann Blutgefäße durchdringen oder ein Beinahe-Treffer schädigt die Intima von Blutgefäßen, was zur Bildung von Blutgerinnseln und dem Verschluss von Blutgefäßen innerhalb von Minuten oder Stunden führen kann.

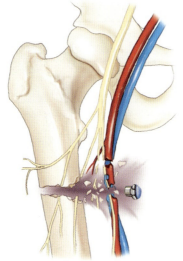

Abb. 5.61 Knochensplitter werden ihrerseits zu sekundären Geschossen, die durch die gleichen Mechanismen wie das Primärgeschoss Schäden hervorrufen.

5.4.5 Wunden durch Schrotflinten

Obwohl sie nicht zu den Hochgeschwindigkeits-, sondern zu den Hochenergiewaffen zählen, richten aus naher Distanz abgefeuerte Schrotflinten tödlichere Verletzungen an als so manches Hochgeschwindigkeitsgeschoss. Pistolen und Gewehre haben in der Regel **Riefen** im Lauf, die das Projektil auf dem Weg zum Ziel in Rotation um die eigene Achse versetzen. Dagegen haben Schrotflinten einen

Abdomen

Das Abdomen enthält drei Arten von Strukturen: luftgefüllte, feste und knöcherne. Eine Penetration durch ein Projektil mit niedriger Energie richtet möglicherweise nur geringen Schaden an; gerade einmal etwa 30 % der Messerstichverletzungen, welche die Bauchhöhle betreffen, benötigen ein operatives Eingreifen. Bei Verletzungen mit Waffen aus der Gruppe mit mittlerer Energie sind es schon 85–95 %.

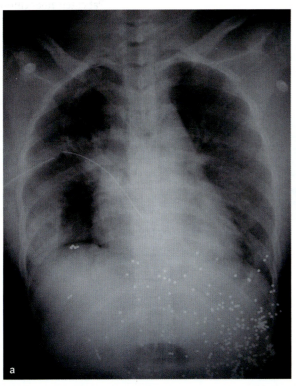
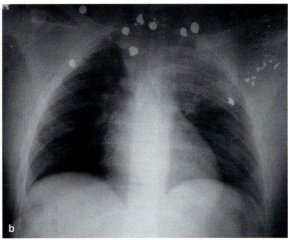

Abb. 5.62 a: Eine durchschnittliche Vogelschuss-Patrone kann 200–2 000 Kügelchen enthalten.
b: Eine Bockschuss-Patrone enthält nur 6 bis 20 Kügelchen. *Quelle:* Courtesy of Norman McSwain, MD, FACS, NREMT-P. © NAEMT; PHTLS, 8th edition, Jones & Bartlett, 2016

glatten Lauf, der eine Ladung Projektile in Richtung Ziel lenkt. Mit **Vorsätzen** auf dem Lauf der Schrotflinte ist es möglich, die Ausbreitung der Ladung zu beeinflussen. Wird eine Schrotflinte abgefeuert, bewegt sich eine große Anzahl von Projektilen mit einer bestimmten **Streuung** auf das Ziel zu. Wird der Lauf gekürzt, so verstärkt sich der Streugrad.

Obwohl für Schrotflinten verschiedene Sorten **Munition** verwendet werden, so ist doch die Struktur der Patronen ähnlich. Eine typische Flintenpatrone besteht aus einer Hülse, Schießpulver, Füllmaterial und den Projektilen. Wird sie abgefeuert, schießen alle diese einzelnen Bestandteile aus dem Lauf und können dem Opfer Verletzungen zufügen. Bestimmte Schießpulversorten führen zu einem Bild ähnlich einer Tätowierung, wenn die Patronen aus kurzer Entfernung abgefeuert werden. Das Füllmaterial, das normalerweise aus gleitfähigem Papier, Fasern oder Plastik besteht, wird dazu benutzt, das Schießpulver vom Projektil zu trennen. Gelangt es in die Wunde und wird nicht entfernt, stellt es eine weitere Quelle für Infektionen dar. Die Projektile variieren bezüglich Größe, Gewicht und Zusammensetzung. Die Bandbreite reicht von Metallpulver (gegen kleine Vögel) über Stahlkugeln bis zu Plastik- und Gummikugeln. Die durchschnittliche Patrone ist mit 30–45 g Kugeln gefüllt. Füllmaterial (Polyethylen oder Polypropylen) innerhalb des Geschosses kann ebenfalls in die oberen Hautschichten eindringen.

Patronen zur Vogeljagd enthalten 200–2000 Kügelchen, bei „Bockschuss"-Munition sind es nur 6–20 Projektile (➤ Abb. 5.62). Es ist wichtig zu wissen, dass je größer die Schrotpatronen, desto mehr ähnelt die entstandene Wunde der eines 0.22-Kaliber-Projektils. Noch größere oder Magnum-Patronen enthalten entweder mehr Schießpulver und mehr Projektile oder nur mehr Schießpulver, um die Projektilgeschwindigkeit zu erhöhen.

Kategorien der Schrotwunden

Zur Beurteilung von Schussverletzungen ist die Kenntnis der Munition wichtig; die bedeutendste Variable bei der Evaluation von Schussverletzten ist jedoch die **Distanz,** aus der auf das Opfer geschossen wurde. Schrotflinten setzen eine große Zahl von Projektilen frei, von denen die meisten kugelförmig sind. Diese Projektile

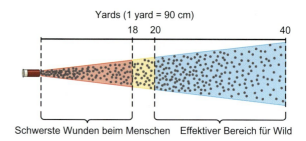

Abb. 5.63 Der Durchmesser der Geschossbahn vergrößert sich mit zunehmender Reichweite.
Quelle: aus DeMuth WE: The mechanism of gunshot wounds, *J Trauma* 11:219, 1971. Modifiziert von: Sherman RT, Parish RA: Management of shotgun injuries: a review of 152 cases, J Trauma 18: 236, 1978. © NAEMT; PHTLS, 8th edition, Jones & Bartlett, 2016

sind gegenüber Luftwiderstand sehr empfindlich und werden deshalb schnell abgebremst (➤ Abb. 5.63). Die Auswirkungen des Luftwiderstands vermindern die Reichweite der Waffe und ändern das Bild der verursachten Verletzungen. Aus diesem Grund werden durch Schrotflinten verursachte Wunden in vier Hauptkategorien unterteilt: Kontakt (aufgesetzt), Kurzdistanz, Mittel- und Langdistanz (➤ Tab. 5.1).

Kontaktwunden

Kontaktwunden entstehen, wenn der Lauf das Opfer zum Zeitpunkt des Schusses berührt, also bei aufgesetzter Waffe. Dies führt zu einer typischen runden Eintrittswunde, die möglicherweise Rußablagerungen oder einen Abdruck des Laufs aufweist (➤ Abb. 5.56). Häufig treten an den Rändern Brandwunden auf, die durch hohe Temperaturen und Expansion heißer Gase entstehen, wenn die Projektile den Lauf verlassen. Einige Kontaktwunden sind eher sternförmig. Dies rührt von den heißen Gasen aus dem Lauf, die in den Körper gelangen und dann wieder aus dem Gewebe austreten. Kontaktwunden führen normalerweise zu ausgedehnten Gewebeschäden und sind mit einer hohen Todesrate verbunden. Die Länge des Laufs erschwert die Durchführung eines Suizids, da es schwierig ist, den Abzug zu erreichen. Solche Versuche enden oft mit der Spaltung des Gesichts, ohne das Gehirn zu erreichen.

Tab. 5.1 Verletzungsmuster von Schrotschüssen

Wundtyp	Kontakt	Kurzdistanz	Mitteldistanz	Langdistanz
Wundbild				
Verletzung	ausgedehnte Gewebeschädigung	Eindringen jenseits tiefer Faszien	Eindringen in subkutanes Gewebe und Faszien	Eindringen in oberflächliche Hautschichten
Mortalität (Prozent)	85–90	15–20	0–5	0

Kurzdistanz-Wunden

Wunden durch **Schüsse aus kurzer Distanz** (unter 1,8 m) haben zwar die typischen runden Eintrittswunden, weisen jedoch mehr Schmauchspuren oder eine Tüpfelung durch das Füllmaterial auf. Zusätzlich sind manchmal Spuren des Aufpralls von Füllmaterial und Abschürfungen zu sehen. Sie führen ebenfalls zu erheblichen Verletzungen des Opfers, da sie noch immer genügend Energie haben, auch in tiefere Strukturen vorzudringen, und erzeugen eine größere Streuung. Dies vergrößert die Ausdehnung von Verletzungen, wenn die Projektile durch das Gewebe fliegen.

Mitteldistanz-Wunden

Wunden durch **Schüsse aus mittlerer Distanz** sind charakterisiert durch kleine Löcher, die durch „Satelliten-Kügelchen" entstehen und an der Grenze zur zentralen Wunde auftauchen. Dieses Verletzungsmuster ist das Resultat einzelner Kügelchen, die sich aus dem Hauptverbund der Projektile herauslösen und üblicherweise bei einer Entfernung von 1,8–5,5 m auftreten. Diese Verletzungen sind eine Mischung aus tiefen, penetrierenden Verletzungen, oberflächlichen Wunden und Abschürfungen. Wegen der tief penetrierenden Komponenten dieser Verletzung haben die Opfer jedoch eine relativ hohe Sterberate.

Langdistanz-Wunden

Wunden durch **Schüsse aus großer Distanz** sind selten tödlich. Sie sind charakterisiert durch das typische Bild der gestreuten Kügelchen und einer Distanz von mehr als 5,5 m. Niedrige Geschwindigkeiten können allerdings bei empfindlichen Geweben ebenfalls schwere Verletzungen verursachen (z. B. Augen). Zusätzlich können größere Kugeln noch genügend Geschwindigkeit besitzen, um auch auf große Distanz Schäden an tiefer liegenden Strukturen anzurichten. Der Retter muss außerdem den kumulativen Effekt vieler kleiner Verletzungen und deren Lokalisation mit dem Fokus auf empfindliches Gewebe beachten. Eine **adäquate Entkleidung** ist der Schlüssel zur Untersuchung eines jeden Traumapatienten, und Verletzungen durch Schrotflinten machen hier keine Ausnahme.

Beurteilung der Schrotwunden

Diese unterschiedlichen Eigenschaften müssen bei der Beurteilung von Patienten mit Schussverletzungen durch Schrot berücksichtigt werden. Zum Beispiel kann eine einzelne runde Schusswunde durch eine aufgesetzte oder aus geringer Entfernung abgefeuerte Schrotladung entstanden sein, sodass die Geschosse einen engen Kanal hinterlassen. Umgekehrt kann auch eine Verletzung vorliegen, die durch eine Kugel oder ein einzelnes Geschoss aus Halbdistanz oder großer Entfernung verursacht wurde. Nur die genaue Untersuchung der Wunde wird, trotz auffallend unterschiedlicher Geschosscharakteristika, eine Differenzierung dieser Verletzungen zulassen, die wahrscheinlich einen signifikanten Schaden der inneren Strukturen mit verursachen. Aufgesetzte Schüsse oder solche aus naher Distanz auf die Brust können zu visuell sehr beeindruckenden Wunden führen, die wiederum einen offenen Pneumothorax auszulösen vermögen; bei einem Schuss in das Abdomen treten die Eingeweide heraus. Gelegentlich wird ein einzelnes Kügelchen tief genug vordringen und den Darm verletzen, was dann im weiteren Verlauf zu einer Peritonitis führen wird. Oder es trifft eine große Arterie und kompromittiert die Durchblutung in der betroffenen Extremität. Andererseits kann ein Patient eine Vielzahl von kleinen Wunden aufweisen; jedoch hatte keines der Projektile ausreichend kinetische Energie, um durch die Faszien zu dringen, geschweige denn, schwerwiegende Schäden an inneren Strukturen zu verursachen.

Obwohl die schnelle Versorgung des Patienten immer noch an erster Stelle steht, ist jede Information (Art der Patrone, Distanz zwischen Waffe und Opfer, Anzahl der abgefeuerten Schüsse) wichtig für das Klinikpersonal, damit dieses sofort die richtige Diagnostik und Therapie einleiten kann. Zusätzlich kann das Erkennen verschiedener Typen von Wunden einen wichtigen Hinweis auf weitere innere Verletzungen geben.

5.5 Explosionsverletzungen

Explosionswaffen sind die am meisten benutzten Waffen in kriegerischen Auseinandersetzungen und von Terroristen. Sie richten bei Menschen Verletzungen an, die auf vielfachen Mechanismen beruhen, welche z. T. äußerst komplex sind. Die größte Herausforderung für Kliniker jeder Ebene in der Versorgung der Nachwirkungen einer Explosion sind die Vielzahl von Abhängigkeiten und die multiplen, penetrierenden Verletzungen (➤ Abb. 5.64).[25]

5.5.1 Physik der Explosionen

Explosionen sind physikalische, chemische oder nukleare Reaktionen, die zu einer momentanen Freisetzung und schnellen Ausdehnung großer Mengen von Energie führen. Die Energie wird in Form von Hitze und hoch komprimiertem Gas frei, das in der Lage ist, Fragmente mit hoher Geschwindigkeit zu transportieren. Die Ener-

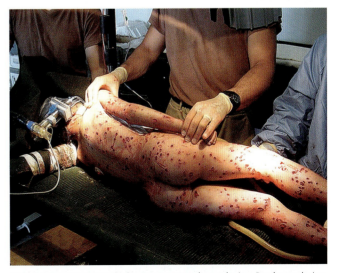

Abb. 5.64 Patient mit multiplen Fragmentwunden nach einer Bombenexplosion. *Quelle:* Courtesy of Maj. Scott Gering, Operation Iraqi Freedom. © NAEMT; PHTLS, 8th edition, Jones & Bartlett, 2016

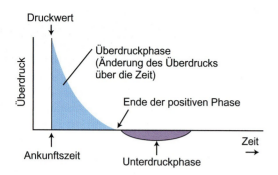

Abb. 5.65 Druck-Zeit-Verlauf einer Detonationsdruckwelle. Diese Kurve zeigt den plötzlichen Druckanstieg (Explosionsüberdruck), gefolgt vom Druckabfall und der Unterdruckphase. *Quelle:* EXPLOSIVE BLAST 4 T – Federal Emergency Management Agency. © NAEMT; PHTLS, 8th edition, Jones & Bartlett, 2016

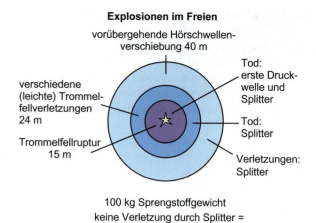

Abb. 5.66 Morbidität und Mortalität als Funktion der Entfernung zu einer freien Detonation von 100 kg Sprengstoff.

gie, die mit solchen Explosionen verbunden ist, kann in verschiedenen Formen auftreten: Bewegungs- und Wärmeenergie in der **Detonationsdruckwelle,** Bewegungsenergie der Fragmente, die durch das Zerbersten der Explosionswaffe und umherfliegende Trümmer entstanden sind, und elektromagnetische Energie.

Detonationsdruckwellen können sich mit einer Geschwindigkeit von mehr als 5000 m/s fortbewegen und setzen sich aus statischen und dynamischen Komponenten zusammen. Die statische Komponente **(Explosionsüberdruck)** erfasst Objekte im Umfeld der Explosion und lädt sie von allen Seiten mit einem unterbrochenen Druckanstieg, der sogenannten **Schockfront** oder **Schockwelle,** bis zu einem **Überdruckspitzenwert.** Im Anschluss an diese Schockfront fällt der Überdruck auf den normalen Umgebungsdruck ab und es bildet sich oft ein partieller Unterdruck, der dazu führt, dass Luft zurückgesogen wird (➤ Abb. 5.65).

Die dynamische Komponente **(dynamischer Druck)** ist gerichtet und wird als **Explosionswind** empfunden. Die primäre Bedeutung des Explosionswindes ist, dass Fragmente mit einer Geschwindigkeit von mehreren tausend Metern pro Sekunde (schneller als ein Standardgeschoss) bewegt werden.[26] Während die effektive Reichweite sowohl des statischen als auch des dynamischen Drucks in Metern gemessen wird, beschleunigen sich die Fragmente durch den dynamischen Druck, sodass sie binnen kurzer Zeit die Detonationsdruckwelle überholen und die vorherrschende Ursache für Verletzungen im Bereich von weit über 500 Metern sind.

5.5.2 Wechselwirkung zwischen Druckwellen und Körper

Detonationsdruckwellen interagieren mit dem Köper und anderen Strukturen, indem sie die Energie der Druckwelle auf die Struktur übertragen. Diese Energie bewirkt, dass die Struktur in Abhängigkeit von ihrer Stärke und ihrer natürlichen Schwingung deformiert wird. Unterschiedlich dichte Grenzflächen innerhalb einer Struktur führen zu komplexen Neuformationen, Konvergenzen und Verknüpfungen der ausgesendeten Druckwellen. Solche Interaktionen treten insbesondere an großen Grenzschichten auf, wie zwischen festem Gewebe und Luft oder Flüssigkeit (z. B. Lunge, Herz, Leber und Darm).

5.5.3 Explosionsverletzungen

Explosionsverletzungen werden nach der Verletzungssystematik generell als primär, sekundär, tertiär, quartär und quintär klassifiziert (➤ Tab. 5.2). Die Detonation eines explosiven Gegenstands löst eine Kette von Wechselwirkungen mit Objekten und Menschen in seiner Umgebung aus.[25] Falls ein Individuum nahe genug ist, erhöht die erste Detonationsdruckwelle den Druck im Körper immens und führt zu Spannungs- und Scherkräften vor allem in gasgefüllten Organen wie Ohren, Lungen und (selten) Darm (➤ Abb. 5.66). Diese ersten Explosionsverletzungen sind stärker vorherrschend, wenn die Explosion in einem geschlossenen Raum stattfindet, da die Detonationsdruckwelle an der Oberfläche abprallt und dadurch das zerstörende Potenzial der Druckwelle vergrößert.[27]

Der sofortige Tod durch ein Barotrauma der Lunge (Explosionslunge) kommt viel häufiger bei Detonationen in geschlossenen Räumen als im Freien vor.[27–30] Die meisten (95 %) der Explosionsverletzungen im Irak und in Afghanistan fanden in offenen Räumen statt.[31]

Die häufigste Form der primären Explosionsverletzung ist die Ruptur des Trommelfells.[32,33] Eine Trommelfellruptur, die bei einem so niedrigen Druck von 0,3 bar entsteht,[32–34] ist häufig die einzige zu beobachtende signifikante Überdruckverletzung. Die nächste bedeutende Verletzung tritt bei weniger als 2,8 bar auf, einer Schwelle, die bekanntlich mit Lungenverletzungen inkl. Pneumothorax, Luftembolie, interstiellen und subkutanen Emphysemen und Pneumomediastinum assoziiert ist.[8] Daten von verbrannten Soldaten während der „Operation Freiheit für Irak" (OIF) bestätigten, dass eine Trommelfellruptur eine Lungenverletzung nicht voraussagt.

Die Schockfront einer Druckwelle verflüchtigt sich schnell; ihr folgt der Explosionswind, der Fragmente umherwirbelt und damit multiple penetrierende Verletzungen verursacht. Obwohl diese als sekundäre Verletzungen bezeichnet werden, stellen sie in der Regel die vorherrschende Verwundung dar.[8] Der Explosionswind schleudert sowohl große Objekte in Menschen und Menschen auf harte Oberflächen, die wiederum tertiäre Explosionsverletzungen hervorrufen; diese Kategorie von Verletzungen umfasst außerdem Quet-

Tab. 5.2 Klassifizierung von Explosionsverletzungen

Kategorie	Definition	Typische Verletzungen
Primär	• Entstanden durch den Kontakt zwischen Schockwelle und Körper • Spannung und Scherung erscheinen im Gewebe • Wellen werden an den Grenzflächen verschieden dichter Gewebe reflektiert/verstärkt • Gasgefüllte Organe (Ohren, etc.) sind besonders gefährdet	• Trommelfellruptur • Explosionslunge • Augenverletzungen • Gehirnerschütterung

Sekundär	• Ballistische Wunden, hervorgerufen durch:
	  – Primäre Fragmente (Teile der Explosionswaffe)
	  – Sekundäre Fragmente (Teile der Umgebung, z. B. Glas)
	• Die drohenden Verletzungen durch Fragmente reichen weiter als die der Druckwelle
		• Penetrierende Verletzungen
		• Traumatische Amputationen
		• Platzwunden

Tertiär	Explosionswind schleudert Menschen auf Objekte oder Objekte auf Menschen	• Stumpfe Verletzungen • Crush-Syndrom • Kompartmentsyndrom
Quartär	andere explosionsbedingte Verletzungen und Erkrankungen	• Verbrennungen • Inhalationstrauma • Kontaminationen
Quintär	Verletzungen, die von spezifischen Zusätzen, wie Bakterien und Strahlung, resultieren („schmutzige Bomben")	

Quelle: aus NAEMT: *PHTLS Prehospital trauma life support: Military edition*, 8. Aufl., Burlington, MA: Jones & Bartlett Learning, 2015

schungen, ausgelöst durch Zusammenbruch der Struktur und Verschüttung.[8] Hitze, Flammen, Gas und Rauch, die während der Explosion entstanden sind, verursachen quartäre Verletzungen, wie Verbrennungen, Inhalationstraumata und Asphyxie.[35] Quintäre Verletzungen entstehen, wenn Bakterien, Chemikalien oder radioaktives Material dem Sprengmaterial hinzugefügt wurden und durch die Detonation freigesetzt werden.

5.5.4 Verletzungen durch Splitter

Konventionelle Explosionswaffen sind so gestaltet, dass sie durch Zersplitterung einen größtmöglichen Schaden verursachen. Mit Anfangsgeschwindigkeiten von tausenden von Metern pro Sekunde werden die Splitter bei der Detonation einer 23-kg-Bombe über 300 m verstreut, wohingegen der tödliche Radius des Explosionsüberdrucks ungefähr 15 m beträgt. Deshalb erbauen die Entwickler von militärischen und terroristischen Waffen diese mit dem Ziel, die Splitterverletzungen zu maximieren und den zerstörerischen Radius einer Explosion in freiem Feld zu vergrößern.

Einige wenige explosive Vorrichtungen verursachen Verletzungen lediglich durch den Explosionsüberdruck und ernsthafte primäre Druckverletzungen sind relativ selten im Vergleich zur überwiegenden Zahl von sekundären und tertiären Verletzungen. So haben einige Patienten Verletzungen, die von primären Druckeffekten herrühren. Die gesamte Palette explosionsbedingter Verletzungen wird oft als Explosionsverletzung bezeichnet, was aber zu großer Verwirrung darüber führt, was eine Explosionsverletzung darstellt. Weil die Energie der Druckwelle schnell verebbt, sind die meisten Bomben so konstruiert, dass der größte Schaden von der Fragmentierung verursacht wird. Dieses können Splitter von der Umhüllung der Explosionsvorrichtung sein oder Trümmer, die aus der Umgebung mitgerissen wurden. Unabhängig davon, ob die Fragmente von der Umhüllung der Bombe, von Trümmern oder anderen Objekten, die häufig von Terroristen in die selbst gebauten Bomben gepackt werden, stammen, vergrößern sie die Reichweite und die tödliche Wirkung der Explosivkörper exponentiell und sind die wichtigste Ursache für explosionsbedingte Verletzungen.

5.5.5 Verletzungen mit mehreren Ursachen

Zusätzlich zu den direkten Effekten einer Explosion muss das Rettungsdienstpersonal an andere Gründe für Verletzungen aufgrund von Angriffen mit explosiven Waffen denken. Zum Beispiel mag eine improvisierte Explosionswaffe, mit der auf ein Fahrzeug gezielt wird, den Insassen nur einen geringen initialen Schaden zufügen. Jedoch kann das Fahrzeug selbst vertikal beschleunigt werden oder vom Kurs abkommen, was zu stumpfen Verletzungen der Insassen führen kann, ausgelöst durch die Auf- und Abwärtsbewegung innerhalb der vertikalen Beschleunigung oder von einem Überschlag, z. B. einen Abhang hinunter oder in einen Graben. Unter diesen Umständen erleiden die Insassen Verletzungen, deren Mechanismen weiter oben unter „stumpfes Trauma" beschrieben wurden.

In militärischen Situationen können die Insassen eines Fahrzeugs durch den Vorteil ihres Körperpanzers vor einer stumpfen Verletzung geschützt sein. Allerdings können sie durch die Explosionswaffe kampfunfähig geworden sein und durch Gewehrfeuer angegriffen werden, wenn sie das Fahrzeug verlassen, und so penetrierende Verletzungen erleiden.

5.6 Anwendung der Kinematik bei der Untersuchung des Patienten

Die Untersuchung und Einschätzung des Traumapatienten muss die Kenntnisse der Kinematik einbeziehen. Ein Fahrer, der z. B. auf das Lenkrad aufschlägt (stumpfes Trauma), zeigt beim Aufschlag eine große Höhlung in der vorderen Brusthöhle, aber die Brust zieht sich sehr schnell wieder in ihre ursprüngliche Form zurück, wenn der Fahrer vom Lenkrad zurückprallt. Schauen sich nun zwei Retter diesen Patienten getrennt an – einer davon ist mit den Prinzipien der Kinematik vertraut, der andere nicht –, so wird derjenige ohne Kenntnis der Kinematik nur wegen der Blutergüsse am Brustkorb des Patienten besorgt sein. Der Rettungsdienstmitarbeiter, der mit der Kinematik vertraut ist, wird erkennen, dass der Brustkorb stark eingedrückt worden ist, sich die Rippen dabei sehr stark verbiegen mussten und Herz, Lungen sowie große Gefäße dadurch komprimiert wurden. Aus diesem Grund wird er Verletzungen an Herz, Lunge und großen Gefäßen vermuten. Der andere Retter wird diese Gefahren nicht einmal in Erwägung ziehen.

Der sachkundige Mitarbeiter wird diese möglichen Verletzungen einbeziehen, den Patienten behandeln und schneller den Transport veranlassen, da er schwere intrathorakale Verletzungen vermutet. Hätte er diese Kenntnis nicht, würde er von einer geringfügigen Verletzung ausgehen. Schnelle Identifikation, richtiges Verstehen und angepasste Behandlung der zugrunde liegenden Verletzungen tragen entscheidend dazu bei, ob ein Patient überlebt oder stirbt.

Zusammenfassung

- Die Einbeziehung der Prinzipien der Traumakinematik in die Beurteilung des Traumapatienten ist der Schlüssel zur Entdeckung schwerer oder lebensgefährlicher Verletzungen.
- Bis zu 95 % der Verletzungen können vorausgesagt werden, wenn der Energieaustausch, der zur Zeit der Kollision auf den menschlichen Körper wirkt, verstanden wird. Kenntnisse der Kinematik erlauben, Verletzungen, die nicht sofort ersichtlich sind, zu erkennen und sachgemäß zu behandeln. Bleiben diese unentdeckt und deshalb unbehandelt, tragen sie wesentlich zu traumabedingter Morbidität und Sterblichkeit bei.
- Energie kann nicht neu gebildet oder vernichtet, sie kann nur in ihrer Form verändert werden. Die Bewegungsenergie eines Objekts als Funktion seiner Geschwindigkeit und Masse wird beim Aufprall auf ein anderes Objekt übertragen.
- Die Schäden am Objekt oder am getroffenen Körpergewebe sind nicht nur eine Funktion der Menge an Bewegungsenergie, die auf sie einwirken, sondern auch eine Funktion der Fähigkeit, den einwirkenden Kräften standzuhalten oder sie zu ertragen.

Stumpfes Trauma

- Die Richtung des Aufpralls definiert das Verletzungsmuster und das Potenzial der Verletzung: frontal, lateral, von hinten, Rotation, Überschlag oder schräg.
- Herausschleudern aus einem Fahrzeug reduziert den Schutz bei einem Aufprall.
- Energieabsorbierende Schutzeinrichtungen sind sehr wichtig. Dazu gehören Sicherheitsgurte, Airbags, Motoren, die nach unten gezogen werden, und energieabsorbierende Fahrzeugteile, wie Stoßfänger, nachgebende Lenkräder, Armaturenbretter und Helme. Beim Eintreffen geben die Beschädigung des Fahrzeugs und die Richtung des Aufpralls Aufschluss darüber, welche Opfer wahrscheinlich die schwersten Verletzungen davongetragen haben.
- Verletzungen von Fußgängern variieren je nach Körpergröße und Körperteil, der direkten Kontakt mit dem Fahrzeug hatte.

Stürze

- Die Distanz, die vor dem Aufprall überwunden wurde, beeinflusst die Schwere der Verletzung nachhaltig.
- Die energieabsorbierende Fähigkeit des Untergrundes am Ende des Sturzes (Beton versus weichem Schnee) beeinflusst die Verletzungsschwere.
- Die Körperteile, die als Erstes aufschlugen, und der Verlauf des Energieaustausches durch den Köper des Opfers sind entscheidend.

Penetrierende Verletzungen

- Die Energie variiert abhängig vom primären Verletzungsinstrument:
  – Niedrigenergie – Messer
  – Mittelenergie – die meisten Handfeuerwaffen
  – Hochenergie – Gewehre, Angriffswaffen etc.
- Die Entfernung des Opfers zum Täter und die Objekte, welche die Kugel getroffen haben könnte, beeinflussen die Energiemenge zur Zeit des Aufpralls auf den Körper und somit die verfügbare Energie, die im Patienten abgegeben werden kann und die Schädigung der Körperteile verursacht.
- Organe in der Nähe des Weges der penetrierenden Objekte legen die potenziell lebensbedrohlichen Gegebenheiten fest.
- Der Weg der penetrierenden Verletzung wird durch Eintritts- und Austrittswunde bestimmt.

Explosionen

- Es gibt fünf Verletzungstypen bei einer Explosion:
  – Primär – Über- und Unterdruck
  – Sekundär – Projektile (die häufigste Quelle explosionsbedingter Verletzungen)
  – Tertiär – Schleudern des Körpers auf ein anderes Objekt
  – Quartär – Hitze und Flammen
  – Quintär – Strahlung, Chemikalien, Bakterien

Lösung Fallbeispiel

In Kenntnis der Kinematik dieses Ereignisses gehen Sie von potenziellen Verletzungen des Kopfes, des Nackens, des Thorax und des Abdomens aus. Der Patient ist ansprechbar, spricht aber undeutlich und riecht nach Alkohol. Während Sie Kopf und Halswirbelsäule manuell immobilisieren, bemerken Sie eine kleine Platzwunde im Bereich der Nasenwurzel. Der Patient gibt zu, etwas getrunken zu haben, und ist zeitlich und räumlich desorientiert. Als Sie den Sicherheitsgurt lösen, bemerken Sie Schmerzempfindlichkeit und eine Schürfwunde im Bereich des linken Schlüsselbeins. Der Patient klagt außerdem über Schmerzen im Bereich des Gesichts, des Nackens, der vorderen Brust und des mittleren Abdomens. Die dem Alkoholgenuss geschuldete undeutliche Sprache und Verwirrung führt dazu, dass Sie keine weiteren ernsthaften Verletzungen erfragen können, und Sie immobilisieren die Wirbelsäule während der Rettung aus dem Fahrzeug. Die fortgesetzte Untersuchung während der Fahrt zum Traumazentrum ergibt eine Schmerzhaftigkeit in beiden unteren Quadranten des Abdomens. Dies führt zu Ihrer Einschätzung, dass der Patient Verletzungen der Hohlorgane erlitten hat.

QUELLENANGABEN

1. U. S. Department of Transportation, National Highway Traffic Safety Administration. 2011 motor vehicle crashes: overview. www-nrd.nhtsa.dot.gov/Pubs/811701.pdf. Veröffentlicht Dezember 2012. Zugriff 21. Januar 2013.
2. World Health Organization. Global Status Report on Road Safety: Time for Action. http://whqlibdoc.who.int/publications/2009/9789241563840_eng.pdf. Veröffentlicht 2009. Zugriff 21. Januar 2013.
3. Centers for Disease Control and Prevention. National Vital Statistics Report. Deaths: preliminary data for 2011. www.cdc.gov/nchs/data/nvsr/nvsr61/nvsr61_06.pdf. Veröffentlicht 10. Oktober 2012. Zugriff 18. Oktober 2013.
4. Hunt JP, Marr AB, Stuke LE. Kinematics. In: Mattox KL, Moore EE, Feliciano DV, eds. *Trauma.* 7th ed. New York, NY: McGraw-Hill; 2013.
5. Hollerman JJ, Fackler ML, Coldwell DM, et al. Gunshot wounds: 1. Bullets, ballistics, and mechanisms of injury. *Am J Roentgenol.* 1990;155(4):685–690.
6. Centers for Disease Control and Prevention. Leading causes of death. www.cdc.gov/injury/wisqars/leading_causes_death.html. Update 17. September 2012. Zugriff 23. März 2013.
7. Rogers CD, Pagliarello G, McLellan BA, et al. Mechanism of injury influences the pattern of injuries sustained by patients involved in vehicular trauma. *Can J Surg.* 1991;34(3):283–286.
8. Nixon RG, Stewart C. When things go boom: blast injuries. *Fire Engineering.* 1. Mai 2004.
9. Hernandez IA, Fyfe KR, Heo G, et al. Kinematics of head movement in simulated low velocity rear-end impacts. *Clin Biomech.* 2005;20(10):1011–1018.
10. Kumaresan S, Sances A, Carlin F, et al. Biomechanics of sideimpact injuries: evaluation of seat belt restraint system, occupant kinematics, and injury potential. *Conf Proc IEEE Eng Med Biol Soc.* 2006;1:87–90.
11. Siegel JH, Yang KH, Smith JA, et al. Computer simulation and validation of the Archimedes Lever hypothesis as a mechanism for aortic isthmus disruption in a case of lateral impact motor vehicle crash: a Crash Injury Research Engineering Network (CIREN) study. *J Trauma.* 2006;60(5):1072–1082.
12. Horton TG, Cohn SM, Heid MP, et al. Identification of trauma patients at risk of thoracic aortic tear by mechanism of injury. *J Trauma.* 2000;48(6):1008–1013; discussion 1013–1014.
13. U. S. Department of Transportation, National Highway Traffic Safety Administration. Occupant restraint use in 2011: results from the National Occupant Protection Use Survey Controlled Intersection Study. www-nrd.nhtsa.dot.gov/Pubs/811697.pdf. Veröffentlicht Januar 2013. Zugriff 27. Februar 2013.
14. U. S. Department of Transportation, National Highway Traffic Safety Administration. Traffic Safety Facts. Occupant protection. www-nrd.nhtsa.dot.gov/Pubs/811160.pdf. Zugriff 27. Februar 2013.
15. U. S. Department of Transportation, National Highway Traffic Safety Administration. Traffic Safety Facts. Lives saved in 2008 by restraint use and minimum drinking age laws. www-nrd.nhtsa.dot.gov/Pubs/811153.PDF. Veröffentlicht Mai 2010. Zugriff 21. Januar 2013.
16. Centers for Disease Control and Prevention. Vital Signs. Adult seat belt use in the U. S. www.cdc.gov/VitalSigns/SeatBeltUse/. Update 4. Januar 2011. Zugriff 21. Januar 2013.
17. U. S. Department of Transportation, National Highway Traffic Safety Administration. Traffic Safety Facts. Seat belt use in 2008: use rates in the states and territories. www-nrd.nhtsa.dot.gov/Pubs/811106.PDF. Veröffentlicht April 2009. Zugriff 18. Oktober 2013.
18. Centers for Disease Control and Prevention. Guidelines for field triage of injured patients: recommendations of the National Expert Panel on Field Triage. *MMWR.* 2012;61:1–20.
19. Burgess AR, Eastridge BJ, Young JW, et al. Pelvic ring disruptions: effective classification system and treatment protocols. *J Trauma.* 1990;30(7):848–856.
20. Fackler ML, Malinowski JA. Internal deformation of the AK-74: a possible cause for its erratic path in tissue. *J Trauma.* 1998;28(suppl 1) S72–S75.
21. Fackler ML, Surinchak JS, Malinowski JA, et al. Wounding potential of the Russian AK-74 assault rifle. *J Trauma.* 1984;24(3):263–266.
22. Fackler ML, Surinchak JS, Malinowski JA, et al. Bullet fragmentation: a major cause of tissue disruption. *J Trauma.* 1984;24(1):35–39.
23. Fackler ML, Dougherty PJ. Theodor Kocher and the Scientific Foundation of Wound Ballistics. *Surg Gynecol Obstet.* 1991;172(2):153–160.
24. American College of Surgeons (ACS) Committee on Trauma. *Advanced Trauma Life Support Course.* Chicago, IL:ACS; 2002.
25. Wade CE, Ritenour AE, Eastridge BJ, et al. Explosion injuries treated at combat support hospitals in the Global War on Terrorism. In: Elsayed N, Atkins J, eds. *Explosion and Blast-Related Injuries.* Burlington, MA: Elsevier; 2008.
26. Department of Defense. Directive Number 6025:21E: Medical Research for Prevention, Mitigation, and Treatment of Blast Injuries. www.dtic.mil/whs/directives/corres/pdf/602521p.pdf. Veröffentlicht 5. Juli 2006. Zugriff 18. Oktober 2013.
27. Leibovici D, Gofrit ON, Stein M, et al. Blast injuries: bus versus open-air bombings – a comparative study of injuries in survivors of open-air versus confined-space explosions. *J Trauma.* 1996;41: 1030–1035.
28. Gutierrez de Ceballos JP, Turégano-Fuentes F, Perez-Diaz D, et al. The terrorist bomb explosions in Madrid, Spain – an analysis of the logistics, injuries sustained, and clinical management of casualties treated at the closest hospital. *Crit Care Med.* 2005;9:104–111.
29. Gutierrez de Ceballos JP, Turégano Fuentes F, Perez Diaz D, et al. Casualties treated at the closest hospital in the Madrid, March 11, terrorist bombings. *Crit Care Med.* 2005;33(1)(suppl):S107–S112.
30. Avidan V, Hersch M, Armon Y, et al. Blast lung injury: clinical manifestations, treatment, and outcome. *Am J Surg.* 2005;190:927–931.
31. Ritenour AE, Blackbourne LH, Kelly JF, et al. Incidence of primary blast injury in US military overseas contingency operations: a retrospective study. *Ann Surg.* 2010;251(6):1140–1144.
32. Ritenour AE, Wickley A, Ritenour JS, et al. Tympanic membrane perforation and hearing loss from blast overpressure in Operation Enduring Freedom and Operation Iraqi Freedom wounded. *J Trauma.* 2008;64:S174–S178.
33. Zalewski T. Experimentelle Untersuchungen über die Resistenzfähigkeit des Trommelfells. *Z Ohrenheilkd.* 1906;52:109.
34. Helling ER. Otologic blast injuries due to the Kenya embassy bombing. *Mil Med.* 2004;169:872–876.
35. National Association of Emergency Medical Technicians. Injuries from explosives. In: Butler FK, et al, eds. *PHTLS: Prehospital Trauma Life Support.* Military 7th ed. St. Louis, MO: Mosby JEMS Elsevier; 2011.

WEITERFÜHRENDE LITERATUR

Alderman B, Anderson A. Possible effect of air bag inflation on a standing child. In: *Proceedings of 18th American Association of Automotive Medicine*. Barrington, IL: American Association of Automotive Medicine; 1974.

American College of Surgeons (ACS) Committee on Trauma. *Advanced Trauma Life Support Course.* Chicago, IL: ACS; 2012.

Anderson PA, Henley MB, Rivara P, et al. Flexion distraction and chance injuries to the thoracolumbar spine. *J Orthop Trauma.* 1991;5(2):153.

Anderson PA, Rivara FP, Maier RV, et al. The epidemiology of seatbelt-associated injuries. *J Trauma.* 1991;31(1):60.

Bartlett CS. Gunshot wound ballistics. Clin Orthop. 2003;408:28. DePalma RG, Burris DG, Champion HR, et al. Current concepts: blast injuries. *N Engl J Med.* 2005;352:1335.

Di Maio VJM. *Gunshot wounds: practical aspects of firearms, ballistics and forensic techniques.* Boca Raton, FL: CRC Press; 1999.

Garrett JW, Braunstein PW. The seat belt syndrome. *J Trauma.* 1962;2:220.

Huelke DF, Mackay GM, Morris A. Vertebral column injuries and lap-shoulder belts. *J Trauma.* 1995;38:547.

Huelke DF, Moore JL, Ostrom M. Air bag injuries and occupant protection. *J Trauma.* 1992;33(6):894.

Joksch H, Massie D, Pichler R. *Vehicle Aggressivity: Fleet Characterization Using Traffic Collision Data.* Washington, DC: Department of Transportation; 1998.

Hunt JP, Marr AB, Stuke LE. Kinematics. In: Mattox KL, Moore EE, Feliciano DV, eds. *Trauma.* 7th ed. New York, NY: McGraw-Hill; 2013.

McSwain NE Jr, Brent CR. Trauma rounds: lipstick sign. *Emerg Med.* 1998;21:46.

McSwain NE Jr, Paturas JL. *The Basic EMT: Comprehensive Prehospital Patient Care.* 2nd ed. St. Louis, MO: Mosby; 2001.

National Safety Council (NSC). *Accident Facts 1994.* Chicago, IL: NSC; 1994.

Ordog GJ, Wasserberger JN, Balasubramaniam S. Shotgun wound ballistics. *J Trauma.* 1922;28:624.

Oreskovich MR, Howard JD, Compass MK, et al. Geriatric trauma: injury patterns and outcome. *J Trauma.* 1984;24:565.

Rutledge R, Thomason M, Oller D, et al. The spectrum of abdominal injuries associated with the use of seat belts. *J Trauma.* 1991;31(6):820.

States JD, Annechiarico RP, Good RG, et al. A time comparison study of the New York State Safety Belt Use Law utilizing hospital admission and police accident report information. *Accid Anal Prev.* 1990;22(6):509.

Swierzewski MJ, Feliciano DV, Lillis RP, et al. Deaths from motor vehicle crashes: patterns of injury in restrained and unrestrained victims. *J Trauma.* 1994;37(3):404.

Sykes LN, Champion HR, Fouty WJ. Dum-dums, hollowpoints, and devastators: techniques designed to increase wounding potential of bullets. *J Trauma.* 1988;28:618.

KAPITEL 6

Die Einsatzstelle

6.1	Bewertung der Einsatzstelle	110	6.3	Belange der Situation 116
6.1.1	Sicherheit 110		6.3.1	Einsätze in einem kriminellen Umfeld 116
6.1.2	Situation 111		6.3.2	Massenvernichtungswaffen 117
			6.3.3	Einsatzkontrollbereiche 117
6.2	Belange der Sicherheit 111		6.3.4	Dekontamination 117
6.2.1	Verkehrssicherheit 111		6.3.5	Sekundärmechanismen 119
6.2.2	Vorbeugende Maßnahmen 112		6.3.6	Führungsstruktur 119
6.2.3	Gewalttätigkeit 113		6.3.7	Durch Blutkontakt übertragbare Erreger 120
6.2.4	Gefahrgut 114			
			6.4	Patienteneinschätzung und Sichtung (Triage) .. 123

Lernzielübersicht

Nach dem Durcharbeiten dieses Kapitels sollte der Leser in der Lage sein:
- Potenzielle Gefahren für die Sicherheit von Patienten, Umstehenden und Rettungsdienstpersonal, die an allen Einsatzstellen auftreten können, zu benennen
- Potenzielle Gefahren aufzuführen, die an speziellen Einsatzstellen auftreten können, z. B. bei einem Verkehrsunfall (VU)
- Sicherheitsaspekte an der Einsatzstelle, der vorliegenden Situation und der auf den Traumapatienten einwirkenden Kinematik einzubeziehen, um Entscheidungen hinsichtlich des Vorgehens zu treffen
- Ein angemessenes Vorgehen zu beschreiben, um potenzielle Gefahren zu entschärfen
- Bei einer Vielzahl von Verletzten bis hin zum Massenanfall von Verletzten (MANV) unter Einbeziehung der Situationen „Gefahrstoffunfall" und „Massenvernichtungswaffen" Triage-Entscheidungen auf der Basis von Patientenbeurteilungen zu treffen

Fallbeispiel

Sie werden um 2:45 Uhr zu einer Auseinandersetzung in häuslicher Umgebung alarmiert. Es ist eine heiße Sommernacht. Als Sie das Einfamilienhaus erreichen, hören Sie einen Mann und eine Frau, die sich laut und heftig streiten; im Hintergrund ist das Weinen eines Kindes vernehmbar. Die Polizei ist ebenfalls alarmiert, jedoch ist der Streifenwagen noch nicht eingetroffen.

- **Welche Gedanken machen Sie sich hinsichtlich dieser Einsatzstelle?**
- **Was haben Sie zu berücksichtigen, bevor Sie den Patienten untersuchen?**

Für Rettungsassistenten, Notfallsanitäter und Notärzte gelten die folgenden drei Prioritäten bei Ankunft an einer Einsatzstelle:
1. Unmittelbar nachdem der Einsatz übermittelt wurde und die Rettungsdienstmitarbeiter durch die Leitstelle erste Informationen erhielten, sollten sie sich überlegen, welche Besonderheiten und Gefahren mit dieser Art Notruf verbunden sein können. Mit der Bewertung von Sicherheitsaspekten und der Situation kann daher bereits auf der Anfahrt begonnen werden. Die Einschätzung beinhaltet neben speziell auf den Patienten bezogenen Überlegungen auch die Abwägung, ob für die Sicherheit an der Einsatzstelle andere Kräfte, z. B. die Feuerwehr oder die Polizei, benötigt werden.
2. Die oberste Priorität für jeden, der das Unfallgeschehen erreicht, ist die Beurteilung der Einsatzstelle. Diese beinhaltet die eigene Sicherheit und die Beurteilung dessen, was dort genau passiert ist. Aus der aktuellen Situation ergeben sich die Maßnahmen zur Sicherheit des Rettungsteams und des Patienten sowie zur Behandlung des Patienten. In manchen Situationen, z. B. bei gewaltsamen Auseinandersetzungen oder in taktischen Situationen (z. B. bei Polizeieinsätzen, Amoklagen), wird dies noch be-

deutsamer und kann die Art und Weise, wie der Patient versorgt werden kann, grundsätzlich verändern.

Die Einschätzung der Einsatzstelle ist kein einmaliger Vorgang, sondern es muss ständig darauf geachtet werden, was im Umfeld der Einsatzkräfte passiert. Eine Einsatzstelle, die als ausreichend sicher eingeschätzt wurde, um dort arbeiten zu können, kann sich schlagartig verändern. Alle Einsatzkräfte müssen darauf vorbereitet sein, die geeigneten Schritte einzuleiten, falls sich die Bedingungen vor Ort ändern.

3. Nachdem die Beurteilung der Einsatzstelle durchgeführt wurde, kann die Aufmerksamkeit auf die individuelle Patientenbeurteilung gelenkt werden; ➤ Kap. 7 behandelt dies ausführlich. Dazu gehört die Feststellung, ob ein einzelner Patient oder mehrere versorgt werden müssen.[1] Wenn in den Unfall mehr als ein Patient verwickelt ist, wird er entweder als Unfall mit mehreren Patienten oder als ein Massenanfall von Verletzten (MANV) klassifiziert. Bei einem MANV (oder z. B. in Schleswig-Holstein GröNo, größeres Notfallereignis) verschiebt sich die Priorität von der Konzentration auf den am schwersten verletzten Patienten hin zur Rettung der größtmöglichen Anzahl von Patienten; das heißt, es geht darum, einen größtmöglichen Nutzen für eine größtmögliche Anzahl von Patienten zu erzielen. Die Triage wird im letzten Abschnitt dieses Kapitels (➤ Kap. 6.5) behandelt. Die Bewertung der Einsatzstelle beinhaltet eine verkürzte Form der Triage, sodass die am schwersten verletzten Patienten als Erstes beurteilt werden. Die Prioritäten werden in der folgenden Reihenfolge gesetzt: 1. Bedingungen, die möglicherweise den Verlust des Lebens zur Folge haben, 2. Bedingungen, die möglicherweise den Verlust von Gliedmaßen zur Folge haben, und 3. alle anderen Bedingungen, die weder das Leben noch Gliedmaßen gefährden.

6.1 Bewertung der Einsatzstelle

Die Patientenbeurteilung beginnt lange, bevor das Rettungsteam beim Patienten eintrifft. Die Leitstelle startet den Prozess, indem sie erste Auskünfte über den Notfall und den Patienten einholt, basierend auf Augenzeugenberichten oder Informationen, die andere Rettungsteams oder die Polizei, die zuerst am Unfallort waren, gesammelt haben.

Wenn sich der Rettungsdienstmitarbeiter die Zeit nimmt, sich mental auf eine Alarmierung vorzubereiten, und die grundlegende Kommunikation zwischen den Teampartnern einübt, kann dies den Unterschied zwischen einer gut organisierten Einsatzstelle oder einer feindseligen Konfrontation (u. U. mit körperlichen Übergriffen) ausmachen. Gute Beobachtungs-, Wahrnehmungs- und Kommunikationsfähigkeiten sind dafür die besten Werkzeuge. Der Prozess der Informationssammlung beginnt sofort mit der Ankunft am Notfallort.

Bevor der Rettungsassistent, Notfallsanitäter bzw. Notarzt Kontakt zu den Patienten aufnimmt, sollte er den Vorfall abschätzen, indem er

1. sich einen Überblick über die Einsatzstelle mit Fokus auf die Sicherheit verschafft,
2. nach Ursachen und Auswirkungen des Unfalls schaut und
3. auf Familienangehörige und Schaulustige achtet.

Der äußere Schein einer Einsatzstelle bewirkt einen Eindruck, der die gesamte Einschätzung beeinflusst; dafür ist eine korrekte Auswertung ausschlaggebend. Eine Fülle an Informationen ist durch einfaches Sehen, Hören und Katalogisieren so vieler Informationen wie möglich zu erfassen, einschließlich des Verletzungsmechanismus, der gegenwärtigen Situation und des besonders wichtigen Aspekts der Sicherheit.

Ebenso wie sich die Verfassung des Patienten verändert, kann sich auch die Notfalllage vor Ort verbessern oder verschlechtern. Die Einsatzstelle zwar zu Beginn zu bewerten, anschließend die weitere Entwicklung aber nicht wiederholt einzuschätzen, kann zu erheblichen Konsequenzen für das Rettungsteam und den oder die Patienten führen.

Die Bewertung der Einsatzstelle beinhaltet die folgenden zwei Hauptaspekte:

6.1.1 Sicherheit

Der wichtigste Aspekt beim Erreichen der Einsatzstelle ist stets die Sicherheit des Rettungsdienstpersonals und der sonstigen Einsatzkräfte. Rettungsversuche sollten nicht von Personen vorgenommen werden, die in den Arbeitstechniken ungeübt sind. Wenn Einsatzkräfte selbst zum Opfer werden, sind sie nicht mehr in der Lage, anderen verletzten Personen zu helfen. Somit werden die Anzahl der Patienten vergrößert und die Zahl der Helfer entsprechend vermindert. Die Patientenbehandlung darf erst nach der Absicherung der Einsatzstelle begonnen werden. Keine Einsatzstelle ist 100-prozentig sicher und alle Rettungskräfte müssen sie daher beständig wachsam und bewusst beobachten. Die Gedanken, die sie sich hinsichtlich der Sicherheit machen sollten, reichen von möglichem Kontakt mit Körperflüssigkeiten – dies kann bei jedem Einsatz vorkommen – bis hin zu sehr seltenen Ereignissen, etwa der Bedrohung durch hochgefährliche Chemikalien. Nicht immer sind die Gefahren so offensichtlich zu erkennen wie etwa durch das Geräusch von Schüssen, sichtbares Blut oder andere Körperflüssigkeiten; manchmal sind die Hinweise subtiler, z. B. dezente Gerüche, Gestank oder Rauchschwaden.

Die Sicherheit an der Einsatzstelle bezieht sich nicht nur auf das Rettungsdienstpersonal, sondern auch auf die Patienten. Im Allgemeinen sollten Patienten aus gefährlichen Situationen in sichere Bereiche verbracht werden, bevor mit der Beurteilung und Behandlung begonnen wird. Bedrohlich für die Sicherheit der Patienten und des Rettungspersonals sind Feuer, Strom, explosive oder sonstige gefährliche Stoffe, einschließlich Blut oder Körperflüssigkeiten, Straßenverkehr, Flutwasser, Waffen (z. B. Pistolen, Messer) und andere Umgebungsbedingungen. Es kann sich auch noch ein Angreifer am Notfallort aufhalten und den Patienten, das Rettungspersonal oder Dritte schädigen. Die Art und Weise, wie der Patient behandelt werden sollte, kann sich durch die Bedingungen an der Einsatzstelle drastisch verändern. So kann etwa eine Explosion in einem Industrieunternehmen oder die Freisetzung von Chemikalien die Einsatzstelle extrem gefährlich machen. Rettungskräfte müssen dann die Art der Patientenversorgung entsprechend anpassen (➤ Kap. 3).

6.1.2 Situation

Die Einschätzung der Situation folgt auf die Einschätzung der Sicherheit.
- Was ist wirklich an der Einsatzstelle passiert? Warum wurde Hilfe gerufen?
- Was war der Verletzungsmechanismus (Kinematik) und welche Belastungen und Kräfte führten zu den Verletzungen des Opfers (➤ Kap. 5)?
- Wie viele Personen sind betroffen und wie alt sind sie?
- Werden weitere Rettungskräfte zur Behandlung und zum Transport benötigt?
- Ist die Feuerwehr erforderlich? Werden anderes Personal oder andere Mittel benötigt (z. B. die Polizei, Energieunternehmen)?
- Bedarf es speziellen Befreiungs- oder Rettungsequipments?
- Ist ein Hubschraubertransport notwendig?
- Wird ein Notarzt benötigt?
- Könnte ein medizinisches Problem der initiierende Faktor sein, der zum Trauma geführt hat (z. B. ein Verkehrsunfall, der durch den Herzinfarkt eines Fahrers verursacht wurde)?

Die Ergebnisse bezüglich Sicherheit und der Situationsanalyse haben signifikante Überschneidungen; viele Themenfelder rund um die Sicherheit stehen in enger Verbindung zu bestimmten Situationen und bestimmte Situationen werfen erhebliche Sicherheitsrisiken auf. Diese Aspekte werden in den folgenden Abschnitten im Detail behandelt.

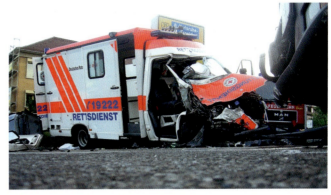

Abb. 6.1 Von den jedes Jahr während der Arbeit verletzten oder getöteten Rettungsdienstmitarbeitern war der Großteil in einen Verkehrsunfall mit Selbstbeteiligung verwickelt. (Foto: Thomas Heinold, Pressesprecher Feuerwehr Bruchsal)

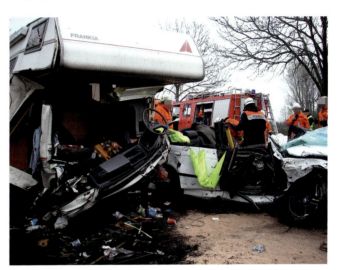

Abb. 6.2 Glas und Wrackteile stellen an der Einsatzstelle bei einem Verkehrsunfall häufige Sicherheitsrisiken dar, genauso wie auslaufende Betriebsstoffe mit Brandgefahr. (Foto: Stephan Dönitz, Schwarzenbek)

6.2 Belange der Sicherheit

6.2.1 Verkehrssicherheit

Die meisten Rettungsdienstmitarbeiter, die jedes Jahr verletzt oder getötet werden, sind in Verkehrsunfälle verwickelt (➤ Abb. 6.1).[2] Obwohl der Großteil dieser Fälle durch direkte Kollisionen mit dem Rettungswagen während der Anfahrt zur Einsatzstelle verursacht wird, ereignet sich ein Teil dieser Verletzungen und Todesfälle während der Arbeit bei Verkehrsunfällen. In den Vereinigten Staaten verursachen Verkehrsunfälle jährlich etwa 2 Millionen Rettungseinsätze. Im Jahr 2014 gab es in Deutschland bei Verkehrsunfällen 67 732 schwer verletzte Personen und 321 803 Leichtverletzte (Quelle: Bundesamt für Statistik; www.destatis.de).

Viele Faktoren können bei einem Verkehrsunfall für die Verletzung oder Tötung einer Einsatzkraft verantwortlich sein (➤ Abb. 6.2). Manche Faktoren, z. B. die Wetterlage (z. B. Schnee, Eis, Regen, Nebel) und die Straßenbeschaffenheit (z. B. Landstraßen, Feldwege), können nicht beeinflusst werden. Dennoch können die Rettungsassistenten diese Bedingungen erkennen und angemessen reagieren, um die Situationen zu entschärfen.[3]

Wetter- und Lichtbedingungen

Viele Rettungseinsätze aufgrund von Verkehrsunfällen finden bei ungünstigen Wetterverhältnissen und bei Nacht statt. Diese Wetterbedingungen variieren je nach geografischer Lage und Jahreszeit. In vielen Gegenden muss in den Wintermonaten mit Eis und Schnee gerechnet werden, dagegen in Küsten- und Berggebieten mit Nebel. Starke Regenfälle kommen fast überall vor, die Auswirkungen von Sandstürmen wiederum nur in speziellen Regionen. Nahender Verkehr kann möglicherweise nicht rechtzeitig stoppen, um geparkten Rettungswagen oder Rettungspersonal am Unfallort auszuweichen, oder sieht diese möglicherweise nicht rechtzeitig.

Straßenbeschaffenheit

Autobahnen und Schnellstraßen haben dazu geführt, dass ein hohes Verkehrsaufkommen effizient bewältigt werden kann. Doch wenn ein Unfall passiert, bringen entstehende Staus und „Gaffer" gefährliche Situationen für die Helfer mit sich. Anhöhen können die Sicht von nahenden Fahrern beeinträchtigen, sodass diese nicht sehen, was sich dahinter befindet. Dadurch können die nahenden Fahrzeuge mit gestoppten Fahrzeugen kollidieren oder Einsatzkräfte verletzen, die sich auf der Straße aufhalten. Die Behörden sperren Autobahnen oftmals nur zögerlich und bemühen sich, den Verkehrsfluss aufrechtzuerhalten. Obwohl es den Anschein haben mag, dass weitere Gefahren für die Einsatzkräfte entstehen, kann dies möglicherweise zusätzliche Auffahrunfälle durch die folgenden Fahrzeuge verhindern.

Landstraßen weisen andere Probleme auf. Obwohl das Verkehrsaufkommen hier viel geringer ist als auf städtischen Straßen, bringt eine windige, schmale und bergige Beschaffenheit einer Landstraße bei der Annäherung an den Unfallort kurze Sichtdistanzen für die Fahrer mit sich. Landstraßen werden oft weniger gut instand gehalten als Stadtstraßen. Dies führt zu rutschigeren Verhältnissen, auch lange nachdem Unwetter bereits vorübergezogen sind. Nichtsahnende Fahrer werden dadurch überrascht. In abgelegenen Gebieten können Schnee, Eis oder Nebel, welche die ursprünglichen Verkehrsunfälle verursacht haben, die Anfahrt der Rettungskräfte behindern und zu schlechten Bedingungen für andere nahende Fahrer führen.

6.2.2 Vorbeugende Maßnahmen

Es wäre am sichersten, Verkehrsunfälle nur bei Tageslicht und an heiteren Tagen anzufahren, doch leider müssen Rettungsdienste zu jeder Tageszeit und bei allen Witterungsverhältnissen ausrücken. Allerdings können Schritte unternommen werden, um das Risiko zu vermindern, während der Arbeit bei einem Verkehrsunfall selbst zum Opfer zu werden. Das Sicherste ist es, sich erst gar nicht auf der Straße aufzuhalten, besonders nicht auf Schnellstraßen. Die Anzahl der Personen am Unfallort sollte zu jeder Zeit nur so hoch sein wie zur Erledigung der Aufgaben unbedingt notwendig. Wenn sich zur Versorgung eines einzelnen Patienten drei Rettungsmittel und ein Führungsfahrzeug am Unfallort aufhalten, erhöht sich die Gefahr dramatisch, dass ein Helfer durch ein vorbeifahrendes Fahrzeug verletzt wird. **Auch wenn viele Alarm- und Ausrückordnungen bei Einsätzen auf Bundesstraßen/Autobahnen mehrere Rettungsmittel vorsehen, sollten alle, bis auf das ersteintreffende Fahrzeug, in gewissem Abstand abgestellt werden, sofern sie nicht sofort benötigt werden.**

Der Platz des Equipments im Rettungswagen spielt ebenfalls eine Rolle für die Sicherheit. Das Material sollte so platziert sein, dass es entnommen werden kann, ohne in den fließenden Verkehr treten zu müssen. Die Tür zum Patientenraum des Rettungswagens ist üblicherweise auf die Leitplanken ausgerichtet. Das Material, das typischerweise bei Verkehrsunfällen benötigt wird, wird daher gewöhnlich in Fächern auf dieser Fahrzeugseite bevorratet, sodass die Helfer aus dem fließenden Verkehr herausgehalten werden können.

Reflektierende Kleidung

In den meisten Fällen, in denen Rettungskräfte von herannahenden Fahrzeugen erfasst wurden, sagten die Fahrer aus, dass sie diese auf der Straße nicht gesehen hätten. Zu diesem Zwecke hat der Bundesverband der Unfallkassen in Deutschland eine verbindliche Regelung zur persönlichen Schutzausrüstung im Rettungsdienst erlassen (GUV-R 2106, siehe http://regelwerk.unfallkassen.de/regelwerk/index.jsp). Im Falle eines Schadens und möglicher Forderungen an die Berufsgenossenschaften wird zur Beurteilung auf dieses Regelwerk zurückgegriffen. Es ist somit keine „Kann"-, sondern eine „Muss"-Vorschrift und unbedingt einzuhalten.

Fahrzeugpositionierung und Warnvorrichtungen

Die Parkposition der Rettungsfahrzeuge an der Einsatzstelle ist von größter Wichtigkeit. Die für die Ordnung des Raums zuständige Einsatzkraft sollte sicherstellen, dass die nachfolgenden Fahrzeuge so geparkt werden, dass die Helfer bestmöglich geschützt sind. Für das zuerst eintreffende Fahrzeug ist es entscheidend, sich an die „Unfall-Linie" zu halten (➤ Abb. 6.3). Die Platzierung des Rettungswagens hinter der Unfallstelle wird zwar das Einladen des Patienten nicht erleichtern, die Rettungskräfte und die Patienten werden aber somit vor dem restlichen nahenden Verkehr geschützt. Wenn weitere Rettungsfahrzeuge hinzukommen, sollten sie generell auf der Straßenseite des Unfallgeschehens platziert werden. Sie sollten weiter entfernt vom Unfallort geparkt werden, um den ankommenden Fahrzeugen eine höhere Warnzeit zu gewähren.

Scheinwerfer, besonders das Fernlicht, sollten ausgeschaltet werden, damit entgegenkommende Fahrer nicht geblendet werden, es sei denn, die Strahler werden zum Ausleuchten der Unfallstelle benötigt. Die Anzahl der Warnlichter sollte gut abgeschätzt werden; zu viele Lichter führen nur zur Verwirrung der entgegenkommenden Fahrer. In vielen Gebieten werden Warnzeichen mit der Aussage „Unfall voraus" verwendet, um den Fahrern eine großzügige Warnzeit zu gewähren. Reflexionspylonen sind eine gute Möglichkeit, den unmittelbaren Verkehrsfluss von der Fahrspur abzuleiten, die von den Rettungsdiensten eingenommen wird (➤ Abb. 6.4).

Wenn der Verkehr umgeleitet werden muss, wird dies von der Polizei vorgenommen. Wenn verwirrende oder widersprüchliche Anweisungen an die Fahrer gegeben werden, führt dies nur zu wei-

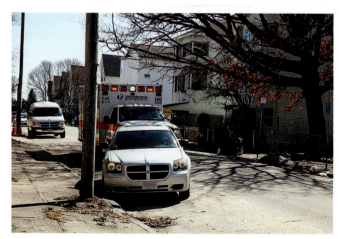

Abb. 6.3 Die korrekte Position des Rettungsfahrzeugs.
© Jones & Bartlett, Learning. Photographed by Darren Stahlman.

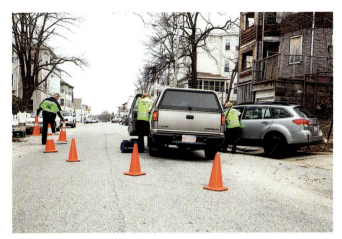

Abb. 6.4 Platzierung von Pylonen zur Verkehrsumleitung.
Jones & Bartlett Learning. Photographed by Darren Stahlman

teren Verkehrsrisiken. Am besten ist es, wenn der Verkehr nicht behindert wird und der normale Verkehrsfluss um den Rettungswagen herum beibehalten werden kann. Baustellen bieten ein Beispiel für funktionierenden Verkehrsfluss um eine Behinderung herum. Diese Verkehrsbelange können meistens auf die gleiche Art und Weise behandelt werden; Rettungsdienstmitarbeiter können Baustellen beobachten, um zu verinnerlichen, wie der Verkehrsfluss an Unfallstellen besser funktionieren kann. Dies ist jedoch nicht ihre originäre Aufgabe.

6.2.3 Gewalttätigkeit

Rettungsassistenten, Notfallsanitäter und Notärzte müssen daran denken, dass jeder Notruf potenziell geeignet ist, sie in ein emotional geladenes Umfeld zu führen. Manche Rettungsdienste haben Vorschriften, denen zufolge die Rettungskräfte erst eine (potenziell) gewalttätige Einsatzstelle betreten dürfen, wenn die Polizei vor Ort ist. Auch eine Einsatzstelle, die harmlos erscheint, birgt das Potenzial, sich in eine gefährliche Situation zu verwandeln. Daher muss das Rettungsdienstpersonal stets aufmerksam sein, um eine Änderung der Situation wahrzunehmen. Der Patient, die Familie oder auch Augenzeugen des Vorfalls sind möglicherweise nicht in der Lage, die Situation rational zu begreifen. Diese Personen können den Eindruck haben, dass die Anfahrtszeit zu lange war, sie können auf Wörter oder Handlungen überempfindlich reagieren oder die „übliche" Methode der Patientenversorgung missverstehen. Es ist wichtig, ein sicheres und professionelles Auftreten zu wahren und dabei Respekt und Interesse zu demonstrieren, um das Vertrauen des Patienten zu gewinnen und die Kontrolle über den Einsatz zu erlangen.

Es ist weiterhin wichtig, dass das Rettungsdienstpersonal sich selbst darin übt, einen Einsatz zu „überwachen" und nicht einfach nur zu **betrachten.** Es sollte die Fähigkeit erlernen, die Anzahl der Personen und deren jeweiligen Standort bei Eintreffen am Notfallort, die Bewegungen von Passanten zum Notfallort hin oder von diesem weg, Zeichen für Stress oder Anspannung, unerwartete oder abnormale Reaktionen auf die Präsenz des Rettungsteams oder andere „Bauchgefühle" zu registrieren. Auf die Hände muss besonders geachtet werden, außerdem insbesondere auf ausgebeulte Hosentaschen oder weite Kleidung, in denen sich leicht Waffen verstecken lassen. Auch unangepasste Kleidung, wie etwa das Tragen eines Mantels bei warmem Wetter, sollte Aufmerksamkeit erregen.

Wenn eine sich entwickelnde Gefahr erkannt wird, ist sofort das Verlassen des Notfallorts vorzubereiten. Eine Einschätzung oder Behandlung muss möglicherweise im Rettungswagen fortgesetzt werden. Die Sicherheit der Rettungskräfte hat oberste Priorität. Stellen Sie sich folgende Situation vor: Sie und Ihr Kollege befinden sich im Wohnzimmer der Wohnung Ihres Patienten. Während Ihr Kollege den Blutdruck des Patienten misst, erscheint eine anscheinend berauschte Person aus dem hinteren Bereich der Wohnung. Sie wirkt verärgert und aus ihrem Hosenbund ragt etwas heraus, das wie ein Pistolengriff aussieht. Ihr Partner bemerkt die Person nicht, da seine Aufmerksamkeit auf den Patienten gerichtet ist. Die verdächtige Person befragt Sie zu dem Grund Ihrer Anwesenheit und ist offenbar über Ihre Rettungsdienstbekleidung und die Abzeichen verärgert. Ihre Hand gleitet zum Hosenbund hin und wieder weg. Sie beginnt umherzugehen und etwas zu murmeln. Wie können Sie und Ihr Kollege sich auf derartige Situationen vorbereiten?

Umgang mit aggressiven Situationen

Bevor das Tagesgeschäft beginnt und zu Einsätzen ausgerückt wird, ist es erforderlich, dass sich die Fahrzeugbesatzungen darüber austauschen, wie sie mit aggressiven oder unruhigen Patienten umgehen wollen. Ungeeignet ist, wenn sie sich erst Gedanken über das Vorgehen machen, während die Situation bereits anläuft. Die Kollegen können ihre Tätigkeit in direkte Arbeit am Patienten und Arbeiten im Hintergrund unterteilen; genauso gut können auch Schlüsselwörter oder Handsignale für kritische Situationen vereinbart werden.

- Die **Aufgabe der Einsatzkraft am Patienten** ist es, die Patienteneinschätzung zu leiten. Der andere Kollege hält sich im Hintergrund, bis er gebraucht wird, und beobachtet das Geschehen, wirkt auf die Familie oder Passanten ein, sammelt wichtige Informationen und bereitet eine bessere Zugangs- und Rückzugsmöglichkeit vor. Im Wesentlichen überwacht er das Umfeld und „hält seinem Partner den Rücken frei".
- Ein verabredetes **Schlüsselwort** oder **Handsignal** erlaubt den Partnern, Bedrohungen mitzuteilen, ohne dass andere etwas davon mitbekommen. In vielen Situationen werden Anspannung und Angst sofort vermindert, wenn der aufmerksame Mitarbeiter damit beginnt, auf den Patienten einzuwirken und ihn einzuschätzen.

Wenn jedoch beide Helfer ihre ganze Aufmerksamkeit auf den Patienten konzentrieren, kann das Notfallszenario schnell gefährlich werden und frühe Hinweise (oder auch Möglichkeiten, sich zurückzuziehen) können übersehen werden. Es gibt verschiedene Vorgehensweisen in einem Szenario, das gefährlich geworden ist, wie z. B. folgende:

1. **„Nicht da sein"** Wenn ein Notfall in einem bekanntermaßen gewalttätigen Umfeld angefahren wird, sollte das Rettungsteam an einem sicheren Ort verweilen, bis der Einsatzort durch die Polizei gesichert und die Freigabe zum Anrücken gegeben wurde.

2. **Rückzug** Wenn sich beim Eintreffen am Notfallort Gefahren zeigen, sollte sich das Rettungsteam auf angemessene Art und Weise zum Fahrzeug zurückziehen und den Notfallort verlassen. Es sollte dann an einem sicheren Ort abwarten und z. B. die Polizei benachrichtigen.
3. **Zerstreuung** Wenn ein Notfallgeschehen während der Patientenversorgung gefährlich wird, sollten durch geschickte verbale Zerstreuung die Anspannung und Aggression reduziert werden (während der Vorbereitung des Rückzugs).
4. **Verteidigung** Als **letzten Ausweg** kann es der Rettungsassistent, Notfallsanitäter oder Notarzt für erforderlich halten, sich zu verteidigen. Es ist entscheidend, dass solches Vorgehen nur zur „Befreiung oder Flucht" zulässig ist. Es sollte nicht versucht werden, aggressive Leute zu verfolgen oder außer Gefecht zu setzen. Es sollte sichergestellt werden, dass die Polizei informiert wurde und unterwegs ist. Noch einmal: Die Sicherheit aller Mitglieder des Rettungsteams hat oberste Priorität.

Schauplatz einer noch anhaltenden Schießerei

In den USA hat die Zahl der Einsätze, bei denen Rettungsdienste an den Ort einer noch laufenden Schießerei beordert werden, leider zugenommen. Doch auch im deutschsprachigen Raum kommen solche Einsätze vor. Die Bemühungen, das Überleben von Patienten zu verbessern, die an solchen Schauplätzen verletzt worden sind, haben in den USA einen Trend in Gang gesetzt, dass die Rettungskräfte gemeinsam mit der Polizei bzw. den Spezialeinsatzkräften die Einsatzstelle betreten. Dadurch ist eine Patientenversorgung deutlich früher möglich, als es normalerweise der Fall wäre. In diesen Fällen rückt ein erstes Team aus Spezialeinsatzkräften vor, um die Bedrohung ausfindig und unschädlich zu machen. Danach rückt das gemeinsame Team aus Rettungsdienst und Spezialeinsatzkräften zügig nach, um Opfer der Schießerei zu identifizieren und deren Behandlung zu beginnen. (Weiterführende Informationen siehe ➤ Kap. 24)

6.2.4 Gefahrgut

Für das Rettungsteam besteht eine Abschätzung des Risikos, einem Gefahrstoff ausgesetzt zu werden, nicht nur darin, ein Umfeld zu bewerten, in dem das Potenzial für eine solche Exposition ganz offensichtlich ist. Gefahrstoffe sind in der modernen Welt weit verbreitet: Fahrzeuge, Gebäude und auch Wohnungseinrichtungen besitzen Gefahrstoffpotenzial. Aus diesem Grund benötigen alle Einsatzkräfte eine Schulung, um einen minimalen Kenntnisstand darüber zu erlangen.

In den USA gibt es vier verschiedene Ausbildungsstufen in Hinblick auf den Umgang mit Gefahrgut.

- **Bewusst machen** ist die erste von vier Trainingsstufen für die Mitarbeiter in den USA. Diese erste Stufe stellt den Mindestkenntnistand dar.
- Die nächste Stufe umfasst den **Einsatz;** diese Helfer sind für die Festlegung von Begrenzungen und Sicherheitszonen ausgebildet, um die Ausbreitung des Ereignisses einzudämmen. Das Einsatz-Training ist für alle Mitarbeiter ein nützliches Hilfsmittel, wie eine Kontrolle des Ereignisses erreicht werden kann.
- Die nächste Stufe ist die des **Technikers.** Techniker sind darin ausgebildet, in der gefährdeten Umgebung tätig zu werden und die Freisetzung von Gefahrstoffen zu stoppen.
- Die höchste Stufe ist die des **Spezialisten.** Dieser fortgeschrittene Level vermittelt dem Mitarbeiter die Fähigkeiten, bei Gefahrgutunfällen Anweisungen zu geben und andere Kräfte zu beraten („Hazmat", HazMat). Diese Aufgabe übernimmt in den meisten europäischen Ländern die Feuerwehr, unterstützt durch entsprechende Fachberater.

Sicherheit am Einsatzort

Die Sicherheit am Einsatzort ist der erste Teil des Herangehens an jeden Patienten und jeden Notfallort. Ein wichtiger Schritt zur Bestimmung der Sicherheitslage am Einsatzort ist das Abschätzen, ob ein potenzielles Risiko durch einen Gefahrstoff besteht. Die Einschätzung der potenziellen Gefahren sollte mit der Einsatzmeldung beginnen. Die Informationen, die durch die Einsatzmeldung gege-

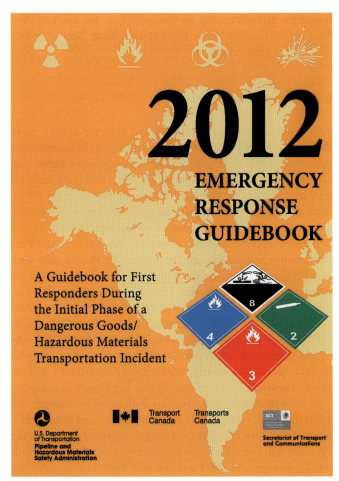

Abb. 6.5 Handbuch für Gefahrgut-Transport-Unfälle (U. S. Department of Transportation).
US DOT/PHSMA

ben werden, können starke Verdachtshinweise geben. Zusätzliche Informationen können auf der Anfahrt erfragt werden.

Sobald am Einsatzort gefährliche Stoffe festgestellt wurden, muss die Hauptkonzentration darauf gerichtet werden, den Einsatzort zu sichern und Hilfe anzufordern, um den Einsatzort sicher zu isolieren und die Patienten zu dekontaminieren. Die allgemeine einfache Regel ist: „Wenn der Einsatzort nicht sicher ist, dann mache ihn sicher." Kann der Einsatzort nicht gesichert werden, muss Hilfe angefordert werden. Das Emergency Response Guidebook (ERG), herausgegeben vom U.S. Department of Transportation, kann zur Identifizierung von potenziellen Gefahren verwendet werden (> Abb. 6.5). Dieses Handbuch nutzt ein einfaches System, das die Identifikation eines Stoffes durch seinen Namen oder eine Warntafel (orangefarbene Warntafel) regelt. Es verweist den Leser dann auf eine Anleitungsseite, die grundlegende Informationen über Sicherheitsabstände für die Rettungskräfte, Lebens- und Brandgefahren sowie die wahrscheinlichen Beschwerden der Patienten beinhaltet. Im deutschsprachigen Raum erfüllen Systeme wie die Kemmler-Zahl diese Funktion. Die Warntafeln sollten mit Ferngläsern gelesen werden. Können die Tafeln ohne Sehhilfen gelesen werden, kann der Rettungsdienstmitarbeiter bereits kontaminiert sein.

Bei einem Gefahrgutunfall muss für Sicherheit gesorgt werden: „Niemand rein, niemand raus." Der Behandlungsbereich sollte entgegen der Windrichtung, höher gelegen und in sicherer Distanz von der Gefahr errichtet werden. Das Betreten und das Entfernen von der Unfallstelle sollten bis zur Ankunft von Gefahrgutspezialisten verweigert werden. In den meisten Fällen beginnt die Patientenbehandlung dann, wenn der dekontaminierte Patient den Rettungsdienstmitarbeitern übergeben wurde.

Für das Rettungspersonal ist es wichtig, das Kommandosystem und die Struktur der Arbeitsbereiche bei Gefahrguteinsätzen zu verstehen. Bei der Abarbeitung von Gefahrguteinsätzen wird der Bereich in Zonen eingeteilt (> Abb. 6.6).

Heiß Die „heiße" Zone ist der Bereich der höchsten Kontamination. Diesen Bereich dürfen nur speziell ausgebildete und geschützte Einsatzkräfte betreten. Falls sich Patienten in diesem Bereich befinden, werden sie von dem Gefahrgutteam herausgebracht.

Warm Die nächste, die sogenannte „warme" Zone, stellt einen Korridor zur Reduktion der Kontamination dar. Hier werden die Patienten vom Gefahrgutteam dekontaminiert. Anschließend werden sie in die „kalte" Zone gebracht.

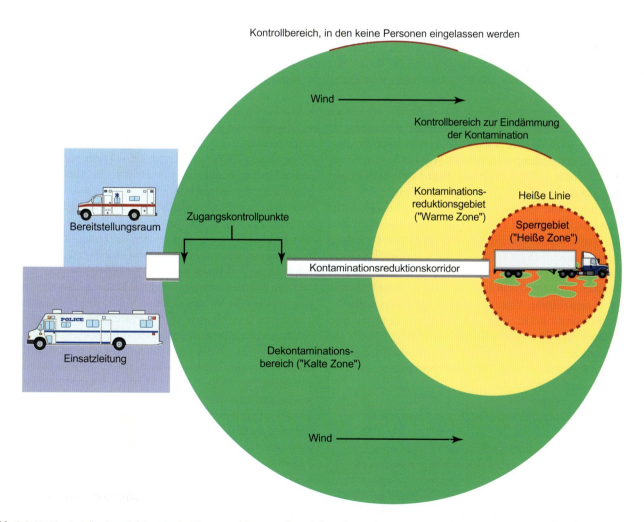

Abb. 6.6 Die Einsatzstelle eines Gefahrgut- oder Massenvernichtungswaffenunfalls wird normalerweise in eine heiße, eine warme und eine kalte Zone eingeteilt.

Kalt Die „kalte" Zone ist frei von Kontaminationen. Hier findet gewöhnlich die Behandlung des Patienten statt. Die Einsatzleitung, der Behandlungs- und der Sichtungs-/Triage-Bereich befinden sich ebenfalls in der „kalten" Zone. (Siehe für weitere Aspekte zum Thema Gefahrgut auch „Massenvernichtungswaffen", ➤ Kap. 20)

6.3 Belange der Situation

6.3.1 Einsätze in einem kriminellen Umfeld

Leider ist ein beträchtlicher Prozentsatz der Traumapatienten, denen Einsatzkräfte überwiegend in Amerika, Südafrika usw. begegnen, absichtlich verletzt worden, vor allem in städtischer Umgebung. Außer durch Schießereien und Messerstechereien können Patienten auch Opfer von anderen Arten krimineller Delikte geworden sein, wie etwa Schläge mit der Faust oder stumpfen Gegenständen oder einem versuchten Erwürgen. Manchmal wurden die Opfer absichtlich angefahren oder irgendwo heruntergestoßen, was dann zu einem erheblichen Sturz führte. Auch ein Verkehrsunfall kann einen kriminellen Hintergrund haben, wenn etwa einer der Fahrer unter Drogeneinfluss stand, rücksichtslos oder zu schnell fuhr.

Bei der Behandlung solcher Patienten muss mit der Polizei zusammengearbeitet werden (➤ Abb. 6.7). Auch wenn sowohl die Rettungsdienste als auch die Polizei das Ziel verfolgen, Leben zu erhalten, kommen ihre verschiedenen Dienstpflichten bei einem Einsatz mit kriminellem Hintergrund gelegentlich miteinander in Konflikt. Rettungsassistenten, Notfallsanitäter und Notärzte konzentrieren sich auf die dringende Notwendigkeit der Kontrolle von Lebenszeichen beim Opfer, während die Polizei Beweisstücke am Einsatzort sichert oder den Täter an die Justiz übergibt. Die Rettungsdienstteams können bei Kenntnis der Herangehensweise der Polizei an einen Notfall mit kriminellem Hintergrund nicht nur dem Patienten helfen; sie können dabei auch besser mit der Polizei kooperieren, was letztlich zur Festnahme des Angreifers ihres Patienten führen kann.

An Tatorten schwerer Kriminalität (Mord, verdächtige Todesfälle, Raub, Vergewaltigung, Verkehrstote) wird die Polizei meist Beweisstücke sammeln und sichern. Die Beamten erledigen typischerweise folgende Aufgaben:
- Eingehende Prüfung des Einsatzortes, um dabei alle Beweismittel zu identifizieren, inkl. Waffen und Patronenhülsen
- Fotografieren des Einsatzortes
- Skizzieren des Einsatzortes
- Erstellen einer Liste aller Personen, die den Einsatzort betreten haben
- Einleitung einer gründlicheren Inspektion des gesamten Einsatzortes, um nach potenziellen Beweismitteln Ausschau zu halten
- Suchen und Sammeln von Beweismitteln, die von Fingerabdrücken bis zu Gegenständen mit fraglichen DNA-Spuren (z. B. Zigarettenstummel, Haarsträhnen, Fasern) reichen

Polizeiermittler gehen davon aus, dass jeder, der den Einsatzort betritt, irgendeine Art von Beweismittel mitbringt und möglicherweise unwissentlich etwas vom Einsatzort mitnimmt. Um kriminelle Delikte aufzuklären, ist das Ziel eines Kriminalbeamten, die Beweisstücke zu identifizieren, die durch den Täter hinterlassen oder weggenommen wurden. Um dies zu erreichen, müssen die Ermittler jedes Hinterlassen oder Entnehmen von Beweisstücken durch andere Polizeibeamte, Rettungsdienstpersonal oder andere Personen, die den Einsatzort betreten haben, dokumentieren. Wenn sich Rettungsdienstmitarbeiter an einem Einsatzort mit kriminellem Hintergrund nachlässig verhalten, kann dies wichtige Beweisketten unterbrechen, Beweise zerstören oder kontaminieren, wodurch eine kriminalistische Untersuchung behindert wird.

Gelegentlich kann eine RTW-Besatzung oder das NEF schon vor den Polizeibeamten an einem Einsatzort mit potenziell kriminellem Hintergrund eintreffen. Wenn das Opfer offensichtlich verstorben ist, können die Rettungsteams die Einsatzstelle vorsichtig verlassen, ohne irgendwelche Gegenstände zu berühren, und auf die Beamten warten. Obwohl diese einen unangetasteten Tatort bevorzugen, sehen es die Ermittler ein, dass das Rettungsfachpersonal bzw. der Notarzt unter Umständen am Tatort den Körper drehen oder Gegenstände bewegen muss, um das Opfer zu erreichen und Lebenszeichen festzustellen. Wenn die Einsatzkräfte vor dem Eintreffen der Polizeibeamten einen Patienten transportieren, eine Leiche oder Gegenstände bewegen mussten, überprüfen die Ermittler in der Regel Folgendes:
- Wann wurden die Veränderungen des Tatorts vorgenommen?
- Was war der Zweck des Bewegens?
- Wer hat die Veränderungen vorgenommen?
- Zu welcher Zeit wurde der Tod der Person durch den Notarzt festgestellt?

Wenn Rettungsdienstbesatzungen einen Tatort vor den Polizeibeamten betreten haben, wollen die Ermittler die Mitarbeiter eventuell befragen und formell eine Erklärung der Einsatzkraft bezüglich ihrer Handlungen und Beobachtungen aufnehmen. Die Helfer sollten aufgrund solcher Nachfragen nie beunruhigt oder ängstlich sein. Es ist nicht Zweck einer solchen Befragung, ihre Handlungen zu kritisieren, sondern Informationen einzuholen, die sich für die Ermittler zur Aufklärung des Falles als hilfreich herausstellen können. Die Ermittler erbitten manchmal auch die Abnahme von Fingerabdrücken des Rettungsdienstpersonals, wenn Gegenstände am Tatort vom Team ohne Handschuhe berührt oder benutzt wurden.

Eine geeignete Behandlung der Patientenkleidung kann wertvolle Beweise liefern. Wenn diese entfernt werden muss, ist es den Polizeibeamten und Rechtsmedizinern lieber, wenn nicht durch ein von einem Projektil oder einem Messerstich hervorgerufenes Loch geschnitten wird. Wurde die Kleidung durchschnitten, werden die Ermittler fragen, welche Veränderungen an der Kleidung vorgenommen wurden, wer diese vorgenommen hat und was der Grund dafür war. Jedes Kleidungsstück, das entfernt wurde, sollte in eine Papiertüte (kein Plastik) gesteckt und den Ermittlern übergeben werden.

Ein letzter wichtiger Punkt bezüglich der Opfer einer Gewalttat ist der Wert sämtlicher Aussagen, die der Patient während der Behandlung gegenüber den Rettungsdienstmitarbeitern macht. Man-

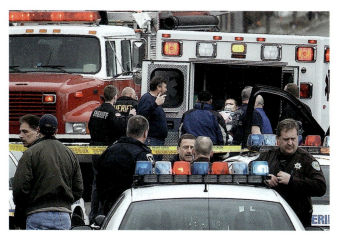

Abb. 6.7 Rettungsassistenten, Notfallsanitäter und Notärzte müssen auch Patienten am Ort eines Verbrechens behandeln. Dabei besteht die Notwendigkeit der Zusammenarbeit mit der Polizei, um Beweise zu sichern.
Quelle: Jason Hunt/The Coeur d'Alene Press/AP Photo

che Patienten, die erkennen, wie schwer sie verletzt sind, erzählen, wer ihnen diese Verletzungen zugefügt hat. Diese Informationen sollten dokumentiert und an die Ermittler weitergegeben werden.

6.3.2 Massenvernichtungswaffen

Die Reaktion auf einen Gefahrguteinsatz, wie er bereits dargestellt wurde, umfasst ähnliche Sicherheitsvorkehrungen wie bei einem Einsatz, der mit Massenvernichtungswaffen (MVW) in Verbindung steht.

Jeder Einsatz, bei dem es viele Opfer gibt oder bei dem gemeldet wurde, dass eine Explosion stattgefunden hat, sollte zwei Fragen aufwerfen:
1. **Hat der Einsatz mit Massenvernichtungswaffen zu tun?**
2. **Könnte es eine Sekundärwaffe geben, um möglichst viele Einsatzkräfte zu schädigen?**

Insbesondere wenn viele Opfer über ähnliche Symptome klagen oder ähnliche Befunde aufweisen, sollte über Massenvernichtungswaffen nachgedacht werden (➤ Kap. 20 für weitere Einzelheiten).

Die Rettungskräfte müssen beim Eintreffen an solchen Einsatzorten extrem vorsichtig vorgehen und dem Drang widerstehen, sich auf die Behandlung der kränksten Patienten zu stürzen. Dieses natürliche Verhalten der Helfer führt nur zu einem Anstieg der Opferzahlen. Stattdessen sollten sich die Rettungsteams dem Einsatzort von einer dem Wind abgewandten Position aus nähern, einen Moment abwarten und schauen bzw. hören, ob sie Anzeichen für einen Vorfall mit Massenvernichtungswaffen erkennen können. Offensichtlichem Austritt an nassem oder trockenem Material sowie sichtbaren Dämpfen oder Rauch sollte ausgewichen werden, bis die Eigenschaften des Materials festgestellt wurden. Eingeschlossene oder umschlossene Räume sollten niemals ohne geeignete persönliche Schutzausrüstung (PSA) betreten werden (➤ Kap. 20 für weitere Einzelheiten).

Sobald als Ursache des Geschehens ein Einsatz von Massenvernichtungswaffen in Betracht gezogen wird, müssen die Rettungsteams alle erforderlichen Schritte für ihren Eigenschutz ergreifen. Dazu gehört die Nutzung der PSA, die der Funktion der jeweiligen Einsatzkraft entsprechen muss. So muss z. B. derjenige, der die heiße Zone betritt, spezielle Schutzkleidung verwenden, die den besten Schutz bietet, während in der kalten Zone die übliche Schutzausrüstung in den meisten Fällen ausreicht. Die Information, dass es sich um einen Unfall mit Massenvernichtungswaffen handeln könnte, sollte zur Leitstelle weitergegeben werden, um alle auf der Anfahrt befindenden Einheiten zu warnen. Bereiche für zusätzliches Material, Sanitäter und Hubschrauber sollten auf der vom Wind abgewandten Seite und in sicherer Entfernung vom Unfallort errichtet werden.

Wenn möglich, sollten der Einsatzort abgesichert und Kontrollzonen (heiß, warm und kalt) festgelegt werden. Außerdem sollte ein Dekontaminationsbereich eingerichtet werden. Sobald die Wirkungsweise des Stoffes festgestellt wurde (chemisch, biologisch oder radioaktiv), kann ggf. ein spezifisches Antidot oder Antibiotikum angefordert werden.

6.3.3 Einsatzkontrollbereiche

Um die Ausbreitung von Gefahrgut oder Massenvernichtungswaffen zu begrenzen, empfiehlt in Deutschland die Innenministerkonferenz mit ihren Fachausschüssen die Einrichtung von Kontrollzonen. Das Ziel dieses Konzepts ist es, spezielle Arbeiten in speziellen Bereichen vorzunehmen. Das Festhalten an solchen Prinzipien verringert die Wahrscheinlichkeit der Ausbreitung von Kontaminationen und der Verletzung von Einsatzkräften und Umstehenden.

Die Zonen bestehen in den USA aus drei konzentrischen Kreisen (➤ Abb. 6.6). Die innerste Zone, die **heiße Zone**, umfasst den direkt an den Gefahrgut- oder Massenvernichtungswaffenunfall angrenzenden Bereich. Die Aufgabe der Rettungsdienstmitarbeiter in diesem Bereich ist es, die kontaminierten und verletzten Patienten zu evakuieren, ohne eine Patientenbehandlung durchzuführen. Die nächste Zone, die **warme Zone,** bildet den Bereich, in dem die Dekontamination der Opfer, der Einsatzkräfte und des Materials vorgenommen wird. In dieser Zone besteht die einzig vorzunehmende Patientenbehandlung aus Ersteinschätzung und Immobilisation der Wirbelsäule. Die äußerste Zone, die **kalte Zone,** umfasst den Bereich, in dem die Rettungskräfte und das Equipment vorgehalten werden. Sobald der Patient in die kalte Zone gebracht wird, können die Rettungsdienstmitarbeiter mit der definitiven Behandlung beginnen. In ➤ Tab. 6.1 sind die sicheren Distanzen für Evakuierungen bei Bombendrohungen aufgelistet. Wenn ein Patient eines Gefahrgut- oder Massenvernichtungswaffenunfalls in ein Krankenhaus oder einen Behandlungsplatz eingeliefert wird, ist es meistens sinnvoll, erneut abzuschätzen, ob der Patient dekontaminiert wurde, und das Konzept dieser Zonen zu übernehmen.

6.3.4 Dekontamination

Bei einem Gefahrgut- oder Massenvernichtungswaffenunfall ist häufig eine Dekontamination der beteiligten Personen erforder-

Tab. 6.1 Bombendrohungen: sichere Evakuierungsdistanzen (Quelle: U. S. Department of Homeland Security)

	Gefahrenpotenzial	Explosionswirkung (TNT in Kilogramm)	Evakuierungsdistanz für Gebäude (Meter)	Evakuierungsdistanz im Freien (Meter)
	Rohrbombe	2,3	20	370
	Aktentasche/Kofferbombe	22	45	450
	Pkw	230	100	550
	SUV/Transporter	450	120	700
	mittlerer Lkw mit Kofferaufbau	1 800	200	1 200
	großer Lkw	4 500	250	1 600
	Sattelanhänger	27 000	480	2 800

Die Angaben sind durch die Umrechnung der amerikanischen Pfund in Kilogramm bzw. Fuß in Meter gerundet.

lich. Unter **Dekontamination** wird die Reduktion oder Entfernung gefährlicher chemischer, biologischer oder radioaktiver Substanzen verstanden. Die höchste Priorität bei der Behandlung eines kontaminierten Patienten gilt, wie in jedem Notfall, der persönlichen Sicherheit und der an der Einsatzstelle. Wenn in irgendeiner Form fraglich sein sollte, ob weiterhin die Gefahr einer Exposition mit gefährlichen Stoffen existiert, steht die persönliche Sicherheit an allererster Stelle. Hierbei Fehler zu machen, erzeugt nur ein zusätzliches Opfer (nämlich den Rettungsassistenten oder Notarzt) und entzieht den bereits Verletzten die Kompetenz des Helfers. An zweiter Stelle folgt die Dekontamination des Patienten. Diese minimiert das Expositionsrisiko der Einsatzkräfte während der Untersuchung und Behandlung des Patienten und beugt einer Kontamination des Equipments vor. Dadurch wiederum wird dem Risiko einer weiteren Kontamination anderer Personen durch das kontaminierte Equipment oder kontaminierte Fahrzeuge vorgebeugt.

In den USA bietet die Arbeitsschutzbehörde (Occupational Safety & Health Administration, OSHA) Richtlinien für die persönliche Schutzausrüstung (PSA) an, die von Rettungskräften während der Notfallbehandlung von Opfern in einer potenziell gefährlichen Umgebung verwendet wird (Deutschland: z. B. berufsgenossenschaftliche Vorschriften oder GUV-Regel 2106 „Benutzung von persönlichen Schutzausrüstungen im Rettungsdienst". Download unter: www.unfallkasse-berlin.de/res.php?id=10241). Die einzelne Einsatzkraft, die in einer Umgebung mit unbekannter Gefährdung medizinische Hilfe leistet, muss in einem Mindestmaß trainiert sein, über Level-B-Schutz verfügen und darin geübt sein. Level-B-Schutz beinhaltet Spritzschutz, eine gegen Chemikalien resistente Kleidung und ein von der Außenluft unabhängiges Atemschutzgerät.

Wenn die Patienten bei Bewusstsein sind und mithelfen können, sollte der Rettungsdienst ihre Mithilfe nutzen und sie einen möglichst großen Teil der Dekontamination selbst durchführen lassen, um damit die Wahrscheinlichkeit einer Kontamination der Helfer zu verringern. Kleidung und Schmuck der Patienten sollten so vorsichtig wie möglich entfernt und in Plastiksäcke gesteckt werden. Weiterhin sollte die Kleidung so behutsam transportiert werden, dass Partikel nicht weiter verbreitet werden und keine Flüssigkeiten auf nicht kontaminiertes Personal oder Oberflächen spritzen. Alle Partikel sollten vom Patienten abgewischt werden; danach sollte die Stelle mit reichlich Wasser abgespült werden. Eine Spülung mit Wasser verdünnt die Konzentration des potenziell gefährlichen Materials und wäscht alle restlichen Partikel ab. Ein allgemeiner Grundsatz lautet: „Die Lösung der Verunreinigung ist Verdünnung" („The Solution To Pollution Is Dilution"). Für eine erfolgreiche Dekontamination bedarf es einer großen Menge an Wasser. Ein häufiger Fehler von unerfahrenen Einsatzkräften ist, dass sie den Patienten nur solange mit Wasser abspülen, bis dieses auf den Fußboden läuft, was normalerweise bereits nach ein oder zwei Litern der Fall ist. Diese Praxis verursacht zwei Probleme: Der Bereich des Körpers, der kontaminiert ist, wurde vergrößert und der gesundheitsschädliche Stoff wurde nicht so stark verdünnt, dass keine Gefahr mehr von ihm ausgeht. Die Unterlassung, einen adäquaten Abfluss und die Ableitung der Flüssigkeit einzurichten, kann Verletzungen an vorher unkontaminierten Bereichen des Körpers hervorrufen, wenn sich kontaminierte Spüllösung ansammelt.

Neutralisierende Substanzen für chemische Verbrennungen werden üblicherweise nicht eingesetzt. Oftmals geben die Stoffe im Neutralisationsprozess aufgrund einer exothermen Reaktion Hitze ab. Folglich verursacht der wohlmeinende Rettungsdienstmitarbeiter eine thermische Verbrennung zusätzlich zur chemischen Verbrennung. Die meisten käuflich erhältlichen Dekontaminationslösungen sind für die Dekontamination von Material entwickelt worden, nicht aber für Personen.

6.3.5 Sekundärmechanismen

In den Monaten nach dem Bombenattentat bei den Olympischen Sommerspielen 1996 in Atlanta wurden im Bereich der Hauptstadt Atlanta zwei weitere Bombenattentate verübt. Bei diesen Attentaten (an einer Abtreibungsklinik und einem Nachtclub) wurden in den USA erstmals nach 17 Jahren Sekundärbomben gelegt, die vermutlich Rettungskräfte töten sollten, die sich bereits am Notfallort der ersten Explosion befanden. Unglücklicherweise wurde der Sekundärmechanismus an der Abtreibungsklinik nicht vor der Detonation erkannt und es kam zu sechs Opfern. Alle am Rettungseinsatz Beteiligten sollten auf das potenzielle Vorhandensein von Sekundärmechanismen achten. Nach diesen Vorfällen entwickelte die Georgia Emergency Management Agency die folgenden Leitlinien für Einsatzkräfte und die Rettungsdienste, die sich am Einsatzort eines Bombenattentats befinden, an dem möglicherweise Sekundärbomben gelegt wurden:

Vermeidung der Nutzung elektronischer Geräte Schallwellen von Handys oder Radios können eine Sekundärbombe zur Detonation bringen, vor allem bei einer Benutzung nahe der Bombe. Auch das Equipment, das Nachrichtensender verwenden, kann eine Detonation auslösen.

Garantieren von ausreichenden Abgrenzungen Die potenzielle Gefahrenzone (heiße Zone) sollte sich auf 300 Meter in alle Richtungen – einschließlich der vertikalen – vom Explosionsort ausdehnen. Da immer stärkere Bomben entwickelt werden, wird auch ihr Wirkungskreis immer größer. Die erste Bombenexplosion kann die Infrastruktur zerstören, wie etwa Gas- und Stromleitungen, wodurch die Sicherheit der Rettungsdienstmitarbeiter zusätzlich gefährdet wird. Sowohl der Zutritt als auch das Verlassen der heißen Zone sollte sorgfältig überwacht werden.

Auf eine schnelle Evakuierung der Opfer vom Ort des Geschehens und der heißen Zone hinarbeiten Da der Ort einer Bombenexplosion für unsicher gehalten wird, sollte die Triage der Opfer nicht in der heißen Zone stattfinden. Die Einsatzleitung (oder der Triagebereich) sollte ca. 600–1 200 Meter vom Ort der ersten Detonation entfernt eingerichtet werden. Die Rettungskräfte können die Opfer schnell mit minimaler Behandlung aus dem Gebiet der Explosion evakuieren, bis sich Opfer und Rettungsdienstmitarbeiter außerhalb der heißen Zone befinden.

Mit den Polizeibehörden bei der Sicherung und Wiedererlangung von Beweisstücken zusammenarbeiten Die Gebiete von Bombenattentaten stellen Tatorte dar und die Rettungsdienstmitarbeiter sollten diese nur soweit verändern wie zur Evakuierung der Opfer nötig. Jedes potenzielle Beweisstück, das unabsichtlich mit einem Opfer vom Tatort entfernt wurde, sollte dokumentiert und dem Personal der Polizeibehörden übergeben werden, um eine Beweiskette zu sichern. Rettungsdienstmitarbeiter können exakt dokumentieren, wo sie am Einsatzort waren und welche Gegenstände sie berührt haben.

6.3.6 Führungsstruktur

Wenn das Team eines Rettungswagens einen Notfall abarbeitet, ist üblicherweise ein Rettungsdienstmitarbeiter der Verantwortliche (der Einsatzleiter) und der andere der nach einer elementaren Befehlsstruktur Unterstützende. Wenn ein Unfall größer wird und mehr Helfer verschiedener öffentlicher Notfall- und anderer Sicherheitsdienste an einem Einsatzort tätig sind, wird die Notwendigkeit eines formellen Systems und einer formellen Struktur zur Überwachung und Kontrolle eines Einsatzes immer wichtiger.

Incident Command System = Technische Einsatzleitung

Der Begriff „Incident Command System = ICS" könnte in Deutschland mit „Technische Einsatzleitung" oder „Örtliche Einsatzleitung" übersetzt werden. Das ICS wurde über Jahre in den USA als Folge eines Planungssystems entwickelt, das genutzt wurde, wenn mehrere Feuerwehren bei Großbränden zusammenarbeiteten. Besondere Wertschätzung konnte sich das Programm aufgrund der Erfahrungen von Feuerwehren beim Kampf gegen ausgedehnte Feuerfronten in großen Waldgebieten erwerben, wobei Dutzende verschiedener Dienststellen zusammenarbeiten. Die gemeinsamen Erfahrungen ihrer Bemühungen hatte das FIRESCOPE (Firefighting Resources Of California Organized For Potenzial Emergencies) zur Folge. In der Zwischenzeit hat das Phoenix Fire Department das sogenannte Fire Ground Command System (FGC) entwickelt. Obwohl viele Ähnlichkeiten zwischen diesen Herangehensweisen bestehen, gibt es auch Unterschiede, und es wurden mehrere Versuche unternommen, die beiden Systeme in einer umfassenden Kommandostruktur zu kombinieren.

Im Jahr 1987 veröffentlichte die National Fire Protection Association (NFPA) den NFPA Standard 1561, das Standard Of Fire Department Incident Command Management System. Der NFPA Standard 1561 wurde später überarbeitet und mit Standard on Emergency Services Incident Management betitelt. Diese Version kann in jedem Fall, in dem ein Notfalldienst einen Notfall abarbeitet, durchgeführt und angeglichen werden. In den 1990er-Jahren wurde das National Fire Incident Management System (IMS) ins Leben gerufen, welches das Einzelfall-Management weiter verfeinerte.

Der Umgang mit jedem Unfall, groß oder klein, wird durch genaue Kommandostrukturen verbessert, die das ICS bietet. Im Kern besteht das ICS in der Etablierung von Einsatzleitungen am Notfallort und der anschließenden Zuweisung von Zuständigkeiten. Das zuerst eintreffende Fahrzeug richtet die Einsatzleitung ein und erteilt Weisungen zum Aufbau des Hilfeleistungssystems. Die fünf Schlüsselelemente des Hilfeleistungssystems sind:

1. Einsatzleitungen stellen die Gesamtkontrolle sowohl über den Unfall als auch über die Kommunikation. Sie koordinieren die Bewegungen der Ressourcen zum und die Bewegungen der Patienten vom Geschehen weg.
2. Ein sinnvoller Ablauf beinhaltet die Zuweisung von Aufgaben gemäß den taktischen Erfordernissen der jeweiligen Lage. Brandbekämpfung und Rettungsdienst sind Beispiele für Arbeitsteilung.
3. Die Planung ist ein kontinuierlicher Prozess des Abschätzens unmittelbarer und potenzieller Bedürfnisse sowie des weiteren Vorgehens, die sich aus der Lage ergeben. Während des gesamten Einsatzes hindurch wird dieses Element verwendet, um die Effektivität der Maßnahmen zu bewerten und bei der Abarbeitung der Lage aktuelle Erkenntnisse einfließen zu lassen.
4. Die Logistik hat die Aufgabe, Ressourcen zu akquirieren und diese gemäß den Erfordernissen einzusetzen. Dazu gehören Personal, Unterkünfte, Fahrzeuge und Material.
5. Das Finanzwesen kontrolliert die Gelder. Die Personal- und Sachleistungen aller beteiligten Rettungsdienste sowie von Vertragspartnern, Personal und Lieferanten, die in den Unglücksfall involviert waren, werden überprüft, sodass die Kosten des Ereignisses festgestellt und die Dienstleister für ihre Waren, Lieferungen, Ausrüstung und Dienstleistungen bezahlt werden können.

National Incident Management System

In der Folge der Anschläge vom 11. September 2001 gab es in den USA zahlreiche Entwicklungen. So wurde z. B. das Heimatschutzministerium (Homeland Security) im Jahr 2002 neu geschaffen. Die Hauptaufgabe ist der Schutz vor terroristischen Bedrohungen. Am 28. Februar 2003 wies George W. Bush das Secretary of Homeland Security durch die Richtlinie HSPD-5 an, ein National Incident Management System (NIMS) zu entwerfen. Dadurch sollte eine einheitliche, für die ganze Nation geltende Herangehensweise auf Bundes-, Länder- und Regionalebene etabliert werden. Ziel war eine effiziente Zusammenarbeit, um sich auf innerstaatliche Vorfälle ungeachtet ihrer Ursache, Größe und Komplexität vorzubereiten, diese abzuarbeiten und sich davon zu erholen. Das Department of Homeland Security setzte das NIMS am 1. März 2004 in Kraft, nachdem sich Arbeitsgruppen, bestehend aus Beamten der Staats- und Regionalregierungen und Abgeordneten der National Association of Emergency Medical Technicians (NAEMT), der Fraternal Order of Police (FOP, der größte Berufsverband US-amerikanischer Polizisten), der International Association of Fire Chiefs (IAFC) und der International Association of Emergency Managers (IAEM) sowie einer großen Auswahl anderer öffentlichen Sicherheitsorganisationen, eingehend mit der Thematik befasst hatten.

Diese Strukturen sind allerdings auf die Verhältnisse im deutschsprachigen Raum schwer übertragbar. Daher wurden die Einzelheiten der speziellen US-amerikanischen Regelungen in dieser Übersetzung des Manuals ausgelassen. Für Deutschland sei an dieser Stelle beispielhaft auf die sogenannte DV 100 (Dienstvorschrift 100, „Führung und Leitung im Einsatz") verwiesen. Diese ist z. B. im Internet verfügbar.

6.3.7 Durch Blutkontakt übertragbare Erreger

Vor der Entdeckung von AIDS in den frühen 1980er-Jahren schenkten Arbeitnehmer im Gesundheitswesen dem Austritt von Blut oder anderen Körperflüssigkeiten wenig Beachtung. Trotz der Kenntnis, dass über Blut bestimmte Hepatitis-Viren übertragen werden konnten, sahen Rettungsdienstmitarbeiter und andere in der medizinischen Versorgung Beschäftigte oft im Kontakt mit Patientenblut eher ein Ärgernis als ein berufliches Risiko. Wegen der hohen Todesrate unter den AIDS-Patienten, der Identifizierung des Humanen Immundefizienzvirus (HIV) als Ursache von AIDS und dem Bewusstsein, dass das HI-Virus über Blut übertragen wird, nahmen die Arbeitnehmer im Gesundheitswesen den Patienten deutlich mehr als potenziellen Überträger von Krankheiten wahr. Die TRBA 250 (Technische Regel für Biologische Arbeitsstoffe 250) wurde entwickelt, um ihnen Richtlinien und Verhaltensregeln vorzugeben. Ein Ziel ist, die Auswirkungen von Krankheiten, die durch Blutkontakt übertragen werden, einschließlich HIV und Hepatitis, zu minimieren. Die primären Infektionen, die durch Blut übertragen werden, sind Hepatitis B (HBV), Hepatitis C (HCV) sowie HIV. Obwohl insbesondere die Angst vor einer HIV-Infektion zunahm, sollte sich jeder vergegenwärtigen, dass eine Hepatitis-Infektion viel einfacher erworben werden kann und deutlich weniger infektiöses Material für eine Infektion benötigt wird als bei HIV. Darüber hinaus ist die Mortalitätsrate einer Hepatitis hoch und es existiert bisher keine spezifische Therapie.

Epidemiologische Daten zeigen, dass sich Arbeitnehmer im Gesundheitswesen viel leichter bei Patienten mit über Blutkontakt übertragbaren Krankheiten anstecken als umgekehrt die Patienten beim medizinischen Personal. Blutkontakte finden typischerweise über die Haut (perkutan) oder die Schleimhäute statt. Eine **Exposition über die Haut** findet statt, wenn jemand eine Stichwunde durch einen kontaminierten scharfen Gegenstand, z. B. eine Kanüle oder ein Skalpell, erleidet. Dadurch besteht das Risiko einer Übertragung sowohl durch die kontaminierte Nadel als auch durch darin befindliches infiziertes Blut, das in die Verletzung gelangt. Eine Exposition über die **Schleimhaut** ist gewöhnlich weniger das Ergebnis einer Übertragung, sondern resultiert aus der Einwirkung von Blut auf verletzte Haut, etwa bei einer leichten Gewebeverletzung (z. B. Abschürfung, oberflächliche Kratzwunde), auf Haut in einem bestimmten Zustand (z. B. Akne) oder auf Schleimhaut (z. B. Bindehaut des Auges).

Virushepatitis

Hepatitis kann durch Stichverletzungen oder über Hautdefekte übertragen werden. Wie bereits erwähnt, ist es viel wahrscheinlicher, sich über Kontakt mit Patientenblut eines an Hepatitis Erkrankten zu infizieren, als durch das Blut eines HIV-Patienten. Etwa 23 bis 62 % (1 von 4 bis etwa 1 von 2) der Nadelstichverletzungen mit HBV-kontaminiertem Blut führen zu einer Infektion, verglichen mit einem Anteil von etwa 1,8 % (etwa 1 von 50) bei Kontakt mit HCV-infizierten Nadeln. Eine mögliche Erklärung für diese unterschiedlichen Infektionsraten ist die relative Konzentration der Viruspartikel im infizierten Blut. Allgemein enthält HBV-positives Blut 100 Millionen bis 1 Milliarde Viruspartikel pro Milliliter; HCV-positives Blut dagegen enthält 1 Million Partikel pro Milliliter und HIV-positives Blut 100 bis 10 000 Partikel pro Milliliter. Obwohl mittlerweile eine ganze Reihe von Hepatitis-Viren identifiziert wurde, spielen vor allem das Hepatitis-B-Virus (HBV) und das Hepatitis-C-Virus (HCV) bei den Blutkontakten unter den Beschäftigten im Gesundheitswesen eine entscheidende Rolle. Das Hepatitis-Virus verursacht eine akute Leberentzündung (➤ Kasten 6.1). Die Inkubationszeit, die Zeit zwischen Ansteckung und dem Auftreten der Symptome, beträgt in der Regel 60 bis 90 Tage. Bis zu 30 % der HBV-Infizierten weisen einen asymptomatischen Verlauf auf.

6.1 Hepatitis

Die klinischen Anzeichen einer Hepatitis sind Schmerzen im rechten Oberbauch, Ermüdung, Appetitlosigkeit, Übelkeit, Erbrechen und Veränderungen der Leberfunktionen. Ein Ikterus, eine gelbliche Färbung der Haut, entsteht durch einen erhöhten Bilirubinwert im Blut. Obwohl sich die meisten Menschen ohne ernsthafte Probleme von der Hepatitis erholen, entwickelt ein kleiner Prozentsatz fulminante akute hepatische (d. h. von der Leber herrührende) Fehlfunktionen, die sogar zum Tod führen können. Eine signifikante Anzahl der Erkrankten, die sich von der Hepatitis erholen, wird zum permanenten Träger des Virus, wodurch ihr Blut das Virus übertragen kann.

Wie beim HBV reichen die Folgen einer Infektion mit dem HCV von einem leichten asymptomatischen Verlauf bis hin zu Leberversagen und Tod. Die Inkubationszeit des HCV ist etwas kürzer als beim HBV, in der Regel 6 bis 9 Wochen. Chronische HCV-Infektionen sind viel häufiger als bei HBV und ca. 80–85 % der mit HCV Infizierten entwickeln anhaltende abnormale Leberfunktionen, was sie für Leberkrebs anfällig macht. Hepatitis C wird primär durch Blut übertragen, während die Übertragung des HBV über Blut und Sexualverkehr erfolgt. Ungefähr zwei Drittel der Drogenabhängigen, die sich ihre Drogen intravenös injizieren, sind bereits HCV-infiziert. Bevor Blutspenden regelmäßig auf HBV und HCV getestet wurden (in Deutschland wird seit 1970 ein HbsAg-Screening durchgeführt), waren Bluttransfusionen die Hauptursache für eine Infektion mit dem Hepatitis-Virus.

Eine Immunisierung gegen HBV ist mit einem Impfstoff, der vom Hepatitis-B-Oberflächenantigen (HbsAg) abgeleitet ist, möglich.[4] Vor der Entwicklung dieses Impfstoffs wurden jährlich über 10 000 Beschäftigte im Gesundheitswesen mit HBV infiziert und mehrere Hundert starben jedes Jahr, entweder an schwerer Hepatitis oder an Komplikationen einer chronischen HBV-Infektion. Die OSHA (Occupational Safety & Health Administration) verlangt von den Arbeitgebern, dass sie den Angestellten, die in einem gefährdeten Umfeld tätig sind, den HBV-Impfstoff zur Verfügung stellen. In Deutschland gibt es die Empfehlungen der Ständigen Impfkommission am Robert Koch-Institut (STIKO) sowie die einschlägigen Vorschriften der Berufsgenossenschaft. Es besteht aufseiten der Mitarbeiter keine Pflicht, sich impfen zu lassen, aber eine Angebotspflicht durch den Arbeitgeber. Lässt sich ein Mitarbeiter allerdings nicht impfen, kann es sein, dass sein Einsatz im Rettungsdienst, also einem gefährdeten Bereich, nicht mehr möglich ist. Jeder Rettungsdienstmitarbeiter sollte also gegen HBV geimpft sein. Beinahe jeder, der die drei vorgeschriebenen Impfungen erhalten hat, bildet Antikörper gegen das HbsAg. Die Immunität kann durch einen Nachweis dieser Antikörper im Blut belegt werden. Wenn ein Beschäftigter im Gesundheitswesen vor Erreichen einer Immunität mit möglicherweise HBV-infiziertem Blut in Kontakt kommt (z. B. wenn noch nicht alle drei Impfungen vorgenommen wurden), kann ein passiver Schutz vor HBV mittels Hepatitis-B-Immunglobulin (HBIG) mit dem behandelnden Arzt (z. B. Betriebsarzt) abgestimmt werden. Im Moment ist kein Globulin oder Impfstoff zum Schutz der Angestellten im Gesundheitswesen gegen das HCV verfügbar; dies unterstreicht die Wichtigkeit der Einhaltung von Vorsichtsmaßnahmen.

Humanes Immundefizienzvirus – HIV

Nach einer Infektion richtet sich das HIV gegen das Immunsystem seines neuen Wirts. Nach einer Weile sinkt die Anzahl bestimmter Arten von weißen Blutkörperchen dramatisch. Dadurch entsteht eine individuelle Anfälligkeit, die zu ungewöhnlichen Infektionen oder Krebs führt (➤ Kasten 6.2).

Nur 0,3 % (etwa 1 von 300) der Nadelstichverletzungen mit HIV-infiziertem Blut führen zu einer Infektion. Das Risiko einer Infektion erscheint höher bei einer größeren Menge an Blut, bei Kontakt mit Blut von Patienten in einem weiter fortgeschrittenen Stadium der Krankheit, bei tiefen perkutanen Verletzungen oder durch eine mit Blut gefüllte Kanüle. HIV wird in erster Linie durch infiziertes Blut oder Sperma übertragen; aber auch Scheidensekret, Pleura-, Herzbeutel- und Bauchfellflüssigkeiten sowie Liquor gelten als potenziell infektiös. Sofern kein Blut beigemengt ist, werden Tränen, Urin, Schweiß, Fäkalien und Speichel generell als nichtinfektiös angesehen.

6.2 Humanes Immundefizienzvirus

Die humanen Immundefizienzviren sind Retroviren. Zwei Serotypen des HIV wurden identifiziert. HIV-1 ist für nahezu alle AIDS-Fälle in den Vereinigten Staaten und Äquatorialafrika verantwortlich, während HIV-2 fast nur in Westafrika gefunden wurde. Obgleich die ersten Opfer von AIDS männliche Homosexuelle, Drogensüchtige und Hämophiliekranke („Bluter") waren, ist HIV heute bei vielen jugendlichen und erwachsenen Heterosexuellen zu finden. Am schnellsten wächst die Zahl der Erkrankten in gesellschaftlichen Randgruppen. Der Screening-Test für HIV ist sehr empfindlich und falsch positive Ergebnisse kommen gelegentlich vor. Jeder positive Screening-Test sollte durch ein spezifischeres Verfahren bestätigt werden (z. B. Elektrophorese mit anschließendem Western Blot, ein Verfahren zum Nachweis von spezifischen Proteinen).
Wenn die Patienten eine der opportunistischen Infektionen oder Krebsgeschwüre bekommen, wird aus dem HIV-Positiven ein AIDS-Erkrankter. Im letzten Jahrzehnt wurden viele Fortschritte bei der Behandlung der HIV-Erkrankung gemacht, in erster Linie durch die Entwicklung neuer Arzneimittel, die ihre Auswirkungen bekämpfen. Dadurch können viele HIV-Infizierte ein relativ normales Leben führen, weil das Fortschreiten der Krankheit drastisch verlangsamt wurde.
Obwohl Beschäftigte im Gesundheitswesen üblicherweise mehr Angst vor möglichen HIV-Infektionen haben, da deren Prognose generell tödlich ausfällt, sind sie einem höheren Risiko einer HBV- oder HCV-Infektion ausgesetzt.

Allgemeine Vorsichtsmaßnahmen

Nicht alle Patienten, die für die Beschäftigten im Gesundheitswesen eine potenzielle Gefahr darstellen, können durch klinische Untersuchungen identifiziert werden. Daher wurden allgemeine Vorsichtsmaßnahmen entwickelt, um die Beschäftigten im Gesundheitswesen vor direktem Kontakt mit Blut oder Körperflüssigkeiten (z. B. Speichel, Erbrochenes) zu schützen. Es existieren verbindliche Regelwerke für Arbeitgeber und ihre Beschäftigten, die allgemeine Vorsichtsmaßnahmen für den Arbeitsplatz enthalten. In Deutschland sind dies die Unfallverhütungsvorschriften (UVV) der Deutschen Gesetzlichen Unfallversicherung (GUV) oder die BGV der Berufsgenossenschaften. Diese Vorsichtsmaßnahmen beinhalten physikalischen Schutz vor Blut und anderen Körperflüssigkeiten wie auch sichere Arbeitsweisen mit Kanülen und anderen scharfen Gegenständen. Da Traumapatienten häufig auch äußere Blutungen aufweisen und Blut eine hochinfektiöse Körperflüssigkeit ist, muss eine persönliche Schutzausrüstung während der Patientenversorgung getragen werden.

Physikalische Schutzmaßnahmen

Handschuhe
Handschuhe sollten generell getragen werden, vor allem wenn verletzte Haut, Schleimhäute oder Regionen berührt werden müssen, die mit größeren Mengen Blut oder Körperflüssigkeiten kontaminiert sind. Da Handschuhe während der Patientenversorgung leicht beschädigt werden können, sollten sie regelmäßig inspiziert und bei einem Problem sofort gewechselt werden. Bei großem Infektionsrisiko können auch zwei Paar übereinander getragen werden. Wenn mehrere Patienten zu versorgen sind, sollten die Handschuhe zwischen den Patientenkontakten gewechselt werden.

Mundschutz und Gesichtsschutz
Ein Mundschutz schützt die Mundschleimhaut der Beschäftigten im Gesundheitswesen vor infektiösen Stoffen. Mundschutz bzw. Gesichtsschutz sollten umgehend gewechselt werden, sobald sie feucht oder verschmutzt sind.

Augenschutz
Ein Augenschutz muss in Situationen getragen werden, in denen Tröpfchen infektiöser Flüssigkeiten umherspritzen können, z. B. im Rahmen des Atemwegsmanagements bei einem Patienten mit Blut im Oropharynx. Normale Brillen werden als unzureichend angesehen, da ihnen der seitliche Schutz fehlt.

Schutzkittel
Schutzkittel aus Plastik, die als Einmalartikel verfügbar sind, bieten den besten Schutz. Sie können allerdings im rettungsdienstlichen Umfeld unbequem und unpraktisch sein. Ein Schutzkittel oder sonstige Schutzkleidung sollten umgehend gewechselt werden, sobald sie deutlich verschmutzt sind.

Waschen der Hände
Das Waschen der Hände ist ein fundamentales Prinzip zur Einschränkung von Infektionen. Die Hände sollten bei Kontamination mit Blut oder Körperflüssigkeiten mit Seife und fließendem Wasser gereinigt werden. Alkoholische Hautdesinfektionsmittel sind nützlich, um die Übertragung von Infektionen zu vermeiden. Bei deutlichen Verschmutzungen sind sie allerdings nicht empfehlenswert, obwohl sie einen gewissen Reinigungseffekt und Schutz in Situationen gewähren, in denen kein Zugriff auf Seife und fließendes Wasser besteht. Nach dem Ausziehen von Schutzhandschuhen sollen die Hände entweder mit Wasser und Seife gereinigt oder mit einem alkoholischen Hautdesinfektionsmittel desinfiziert werden.

Schutz vor Stichverletzungen
Wie bereits angemerkt, führt ein perkutaner Kontakt mit Patientenblut oder anderen Körperflüssigkeiten zu einem hohen Infektionsrisiko für die Beschäftigten im Gesundheitswesen. Häufig werden perkutane Kontakte durch Stichverletzungen durch kontaminierte Injektionsnadeln oder andere scharfe/spitze Gegenstände verursacht. Daher sollten scharfe oder spitze Gegenstände nach Gebrauch umgehend direkt in geeignete Abwurfbehälter entsorgt werden. Es sollte niemals versucht werden, eine benutzte Kanüle

wieder in die Schutzkappe zurückzustecken („Recapping"). Entsprechende Sicherheitsprodukte sollten etabliert werden (➤ Kasten 6.3).

> **6.3 Schutz vor Stichverletzungen**
>
> Mitarbeiter im Rettungsdienst unterliegen einem hohen Infektionsrisiko durch Verletzungen mit Injektionsnadeln oder anderen scharfen Gegenständen. Folgende Strategien zielen auf eine Verminderung dieses Risikos ab:
> - Benutzen Sie Sicherheitsprodukte wie Sicherheitskanülen (mit Kanülenschutzschild), Sicherheitsskalpelle mit integriertem Klingenschutzschild oder Lanzetten, die sich nach der Punktion sofort durch den integrierten Autoretraktionsmechanismus in das Gehäuse zurückziehen.
> - Benutzen Sie „nadelfreie" i.v. Zugangssysteme, die sich nach der Medikamentenverabreichung automatisch schließen.
> - Stecken Sie Kanülen oder andere scharfe Gegenstände nicht in die Schutzkappe zurück („Recapping").
> - Stecken Sie kontaminierte Kanülen nach Gebrauch umgehend in durchstichfeste Kanülenentsorgungsboxen, statt sie erst abzulegen.
> - Bevorzugen Sie, wo möglich, industriell vorgefüllte Medikamentenspritzen, anstatt die Medikamente aus einer Ampulle aufzuziehen.
> - Stellen Sie einen schriftlichen Plan für den Fall einer Exposition auf und sorgen Sie dafür, dass alle Mitarbeiter ihn kennen.
> - Führen Sie ein Verbandbuch gemäß BG-Vorschrift ein.

Umgang mit dem beruflichen Risiko

In den Vereinigten Staaten wird von der OSHA verlangt, dass jeder Betrieb im Gesundheitswesen für die Angestellten einen Plan erstellt, wie mit dem beruflichen Risiko einer Exposition mit Blut oder Körperflüssigkeiten umzugehen ist. In Deutschland gibt es dafür Richtlinien der Berufsgenossenschaften. Jede Exposition sollte gründlich dokumentiert werden; dies beinhaltet auch die Verletzungsart und die Beurteilung eines ausreichenden Impfschutzes. Falls ein Beschäftigter im Gesundheitswesen einen perkutanen bzw. Schleimhautkontakt mit Blut oder eine Verletzung mit einem scharfen kontaminierten Gegenstand erlitt, zielen die Bemühungen darauf ab, eine bakterielle Infektion (inkl. Tetanus) sowie mit HBV und HCV zu verhindern. Derzeit ist für HCV keine prophylaktische Behandlung empfohlen oder erhältlich. In ➤ Kasten 6.4 wird eine typische Postexpositionsprophylaxe (PEP) nach einer Exposition mit Blut oder anderen Körperflüssigkeiten beschrieben.

> **6.4 Postexpositionsprophylaxe**
>
> Nach einem perkutanen bzw. Schleimhautkontakt mit Blut oder anderen potenziell infektiösen Körperflüssigkeiten sind folgende Maßnahmen einer Postexpositionsprophylaxe (PEP) angebracht (in Deutschland Empfehlungen vom Robert Koch-Institut [RKI], www.rki.de):
> 1. Schutz vor bakterieller Infektion
>   a. Reinigen Sie die verschmutzen Stellen gründlich mit einer antibakteriellen Seife und Wasser. Betroffene Schleimhäute (Augen, Mund) sollten sehr großzügig mit Wasser gespült werden.
>   b. Verabreichen Sie eine Tetanusimpfung, falls diese länger als fünf Jahre zurückliegt.
> 2. Bestimmte Laboruntersuchungen werden sowohl beim betroffenen Mitarbeiter als auch bei dem „verursachenden" Patienten (sofern bekannt) durchgeführt.
>   a. **Mitarbeiter:** Tests auf Hepatitis-B-Virus-Antikörper (HbsAb), Hepatitis-C-Virus (HCV) und humanes Immundefizienzvirus (HIV)
>   b. **Patient:** Hepatitis-B- und Hepatitis-C-Serologie sowie HIV-Test
> 3. Prävention einer Hepatitis-B-Infektion
>   a. Falls Sie noch nicht gegen Hepatitis B geimpft wurden, erfolgt simultan eine Hepatitis-B-Impfung und die Verabreichung von Hepatitis-B-Immunglobulin (HBIG).
>   b. Falls die HBV-Impfserie bereits begonnen, aber noch nicht abgeschlossen wurde oder die HBV-Immunisierung bereits komplett ist, wird Hepatitis-B-Immunglobulin (HBIG) dann verabreicht, wenn der HbsAb-Test keinen Antikörpernachweis erbringt und die Testung des Patienten eine Infektion mit HBV anzeigt. Eine Verabreichung von HBIG innerhalb von bis zu sieben Tagen nach Exposition mit HBV wird noch als effektiv angesehen.
> 4. Prävention einer HIV-Infektion
>   Die Notwendigkeit einer Postexpositionsprophylaxe hängt davon ab, auf welchem Weg die Exposition stattfand (perkutan oder über die Schleimhaut), und von der Art und Schwere der HIV-Infektion beim Patienten. Ist der Patient HIV-negativ, ist eine PEP nicht gerechtfertigt, egal auf welchem Weg die Exposition erfolgte. In der Vergangenheit wurde eine PEP, sofern sie empfohlen wurde, auf der Basis zweier Medikamente durchgeführt. Mit der Entwicklung mehrerer antiretroviraler Medikamente hat sich auch die Möglichkeit an Medikamentenkombinationen vervielfältigt. Beinhaltet die Exposition darüber hinaus ein erhöhtes Übertragungsrisiko, ist eine Behandlung mit drei Medikamenten gerechtfertigt. Daher wird empfohlen, dass die Mitarbeiter im Gesundheitswesen sich einem Experten vorstellen, damit dieser festlegen kann, welches Behandlungsregime unter den konkreten Rahmenbedingungen das am besten geeignete ist.

6.4 Patienteneinschätzung und Sichtung (Triage)

Sobald alle vorrangigen Probleme angegangen wurden, kann der eigentliche Prozess des Einschätzens und Behandelns der Patienten beginnen. Die größte Herausforderung stellt sich einem Rettungsdienstteam, wenn es mit mehreren Opfern konfrontiert wird.

Massenanfälle von Verletzen (MANV) kommen in unterschiedlichem Umfang vor. Die meisten Rettungsassistenten, Notfallsanitäter und Notärzte haben schon einmal mit einem Einsatz mit mehr als einem Patienten zu tun gehabt, aber Großschadensereignissen mit Hunderten oder Tausenden von Verletzten begegnen sie zum Glück sehr selten. **Triage** ist ein französisches Wort und bedeutet „sortieren". Die Triage oder Sichtung ist ein Vorgang, bei dem die Priorität für Behandlung und Transport festgelegt wird. Im präklinischen Bereich wird Triage in zwei verschiedenen Kontexten angewandt:

1. **Ausreichende Mittel sind zur Behandlung aller Patienten verfügbar.** In dieser Triage-Situation werden die am schwersten verletzten Patienten zuerst behandelt und transportiert, während die weniger schwer verletzten später behandelt und transportiert werden.
2. **Die Triage wird primär angewendet, wenn es um einen Massenanfall von Verletzten/ein größeres Notfallereignis geht, bei dem die Anzahl der Patienten die sofortige Verfügbarkeit von**

Ressourcen an der Einsatzstelle übersteigt. Die Zielsetzung bei einer solchen Triage ist es, das Überleben einer größtmöglichen Zahl von verletzten Personen sicherzustellen. Die Patienten werden in Kategorien bezüglich der Behandlungspriorität eingeteilt. Bei einem Massenanfall von Verletzten muss die Patientenbehandlung zugeteilt werden, weil die Anzahl der Patienten die verfügbaren Ressourcen übersteigt. Relativ wenige Rettungsdienstmitarbeiter haben Erfahrungen mit einem Massenanfall von Verletzten mit 50–100 gleichzeitig verletzten Personen gesammelt, einige jedoch bei Einsätzen mit 10–20 Patienten. Die meisten erfahrenen Einsatzkräfte haben Einsätze mit 2–10 Patienten erlebt. Einsätze, bei denen ausreichend Rettungskräfte und medizinisches Material zur Verfügung stehen, erlauben die vorrangige Behandlung und den Transport der am schwersten verletzten Patienten. Bei einem Massenanfall von Verletzten erfordern die begrenzten Mittel, dass sowohl Patientenbehandlung als auch -transport an erster Stelle denjenigen zugutekommen, welche die höchste Überlebenschance haben (➤ Abb. 18.6).

Das Ziel bei einem MANV ist es, mit den vorhandenen Ressourcen der größtmöglichen Patientenzahl den größtmöglichen Nutzen zu gewähren. Es liegt in der Verantwortung des Rettungsdienstmitarbeiters, Entscheidungen darüber zu treffen, wer als Erstes zu behandeln ist. Die üblichen Vorgehensweisen zur Lebensrettung sind bei einem Massenanfall von Verletzten nicht anwendbar. Das Vorgehen zielt immer darauf ab, möglichst viele Leben zu retten. Falls jedoch die verfügbaren Mittel nicht für die Bedürfnisse aller gegenwärtig verletzten Patienten ausreichen, sollten diese für die Patienten mit der besten Überlebenschance verwendet werden. Muss sich der Rettungsdienstmitarbeiter bei der Behandlung entscheiden, ob er einen Patienten mit einer lebensgefährlichen Verletzung, wie etwa einem schweren Schädel-Hirn-Trauma, vorzieht oder aber einen Patienten mit einer akuten intraabdominellen Blutung, ist es bei einem MANV die richtige Entscheidung, vorrangig den Patienten mit der besseren Prognose zu behandeln – denjenigen mit der intraabdominellen Blutung. Den Patienten mit dem schweren Schädel-Hirn-Trauma zuerst zu behandeln, würde voraussichtlich zum Verlust beider Leben führen; der Patient mit dem Schädel-Hirn-Trauma stirbt wahrscheinlich, weil er nicht zu retten ist, und der Patient mit der intraabdominellen Blutung stirbt wahrscheinlich, weil ihm aufgrund der falschen Entscheidung keine Hilfe zur Überbrückung bis zur definitiven chirurgischen Versorgung zuteilwurde.

In einer Triage-Situation bei einem Massenanfall von Verletzten kann es sein, dass die lebensgefährlich verletzten Patienten mit geringerer Priorität eingestuft werden müssen; die Behandlung wird verzögert, bis mehr Helfer und Mittel verfügbar werden. Das sind schwierige Umstände und Entscheidungen, aber ein Rettungsdienstmitarbeiter muss schnell und korrekt agieren. Ein Behandlungsteam sollte keine Bemühungen unternehmen, einen Patienten mit traumatisch bedingtem Herzstillstand wiederzubeleben, während drei andere Patienten aufgrund von Atemwegsverlegungen oder äußeren Blutungen sterben. Ein häufig verwendetes Triage-Schema unterteilt die Patienten in fünf Kategorien, basierend auf der benötigten Behandlung und der Überlebenschance. Es stellt sich folgendermaßen dar:

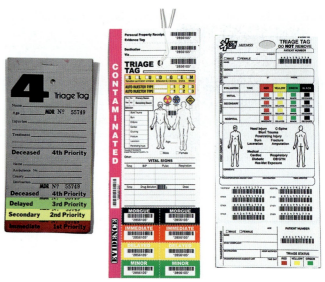

Abb. 6.8 Beispiele für Patientenanhängekarten mit vier Sichtungskategorien. *Quelle:* © File of Life Foundation, Inc.

1. **„Sofortige Behandlung"** Patienten, deren Verletzungen kritisch sind, die aber nur minimal Zeit und Mittel zur Behandlung in Anspruch nehmen und eine gute Überlebenschance haben. Ein Beispiel dafür ist ein Patient mit einer Atemwegsverlegung oder einer massiven externen Blutung.
2. **„Aufgeschobene Behandlung"** Patienten, deren Verletzungen schwächend wirken, aber keine sofortige Behandlung zur Rettung von Leben oder Gliedmaßen benötigen. Ein Beispiel hierfür ist ein Patient mit einer Röhrenknochenfraktur.
3. **„Spätere Behandlung"** Häufig „die gehenden Verletzten" genannt: Patienten, die geringere Verletzungen aufweisen und deren Behandlung warten kann oder die sogar noch unterstützend tätig werden können, indem sie andere Patienten beruhigen oder beim Tragen helfen.
4. **„Betreuende/abwartende Behandlung"** Patienten, deren Verletzungen so schwer sind, dass sie nur eine minimale Überlebenschance haben. Ein Beispiel hierfür ist ein Patient mit einer 90-prozentigen schweren Verbrennung und einem thermischen Inhalationstrauma.
5. **„Verstorben"** Patienten, die bewusstlos, ohne Atmung und pulslos sind. Bei einem Massenanfall von Verletzten erlauben die Mittel selten den Versuch einer Reanimation von Patienten mit Herzstillstand.

Bei einer Einteilung in fünf Sichtungskategorien wird folgende Farbkodierung verwendet: rot (sofortige Behandlung), gelb (aufgeschobene Behandlung), grün (spätere Behandlung), blau (betreuende bzw. abwartende Behandlung) und schwarz (verstorbene Patienten). In ➤ Kasten 6.5 wird das Triage-Schema START vorgestellt, das nur vier Kategorien verwendet: „sofortige Behandlung", „verzögerte Behandlung", „gering verletzt" und „verstorben". ➤ Abb. 6.8 zeigt entsprechende Patientenanhängekarten mit lediglich vier Sichtungskategorien (rot, gelb, grün, schwarz).

6.4 Patienteneinschätzung und Sichtung (Triage) 125

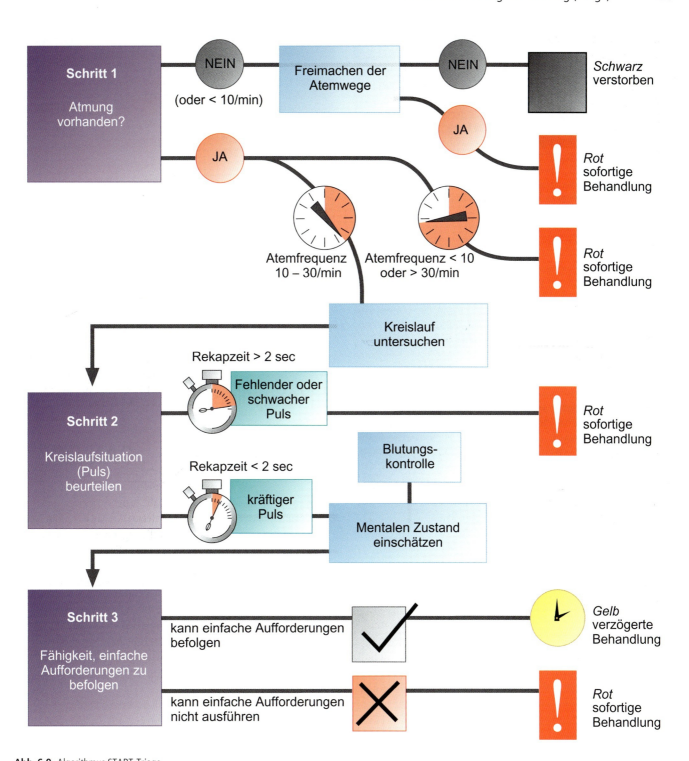

Abb. 6.9 Algorithmus START-Triage.
Quelle: Courtesy Hoag Hospital Newport Beach und Newport Beach Fire Department

6.5 START-Triage

Im Jahr 1983 entwickelte Personal des Hoag Memorial Hospitals gemeinsam mit Feuerwehr-Notfallsanitätern des Newport Beach Fire Departments einen Triage-Ablauf für Ersthelfer: einfache Triage und schnelle Behandlung (**Simple Triage And Rapid Treatment – START**; ➤ Abb. 6.9). Dieser Triage-Ablauf wurde entworfen, um kritisch verletzte Patienten rasch und einfach zu erkennen. START führt zu keiner medizinischen Diagnose, beinhaltet aber eine schnelle und einfach anzuwendende Methode der Patientensichtung. START benutzt drei einfache Untersuchungsschritte, um diejenigen Opfer zu erkennen, die das größte Risiko aufweisen, an ihren Verletzungen zu versterben. Üblicherweise dauert die Anwendung 30–60 Sekunden pro Patient. Für START werden keine Hilfsmittel, spezielles medizinisches Equipment oder besondere Kenntnisse benötigt.

Wie funktioniert START?

Der erste Schritt besteht darin, alle gehfähigen Patienten in einen ausgewiesenen, sicheren Bereich zu leiten. Falls die Betroffenen gehen und Aufforderungen befolgen können, werden sie als „gering verletzt" eingestuft. Eine weitergehende Zuordnung zu einer Sichtungskategorie erhalten diese Patienten, sobald weitere Einsatzkräfte eingetroffen sind. Dadurch wird erreicht, dass eine kleinere Anzahl von Opfern verbleibt, die noch von den Einsatzkräften gesichtet werden muss. Die Eselsbrücke „30–2-Can-Do" („30-2-kann-machen"; ➤ Abb. 6.10) wird sofort zu Beginn von START angewendet. Die „30" bezieht sich auf die Atemfrequenz des Patienten, die „2" auf die Rekapillarisierungszeit und das „kann machen" bezieht sich auf die Fähigkeit des Patienten, Aufforderungen Folge zu leisten. Jeder gehfähige Patient mit einer Atemfrequenz < 30/min, einer Rekapillarisierungszeit < 2 Sekunden und der Fähigkeit, verbalen Aufforderungen nachzukommen, wird als „gering verletzt" eingestuft. Wenn Patienten diese Merkmale aufweisen, aber nicht gehfähig sind, werden sie in die Kategorie „verzögerte Behandlung" eingestuft. Patienten, die bewusstlos sind, eine sehr rasche Atemfrequenz, eine verlangsamte Rekapillarisierungszeit oder einen fehlenden Radialispuls aufweisen, werden der Kategorie „sofortige Behandlung" zugeordnet. Alle diese Symptome können Ausdruck ernsthafter Verletzungen sein.

An der Seite des Patienten können zwei lebensrettende Maßnahmen durchgeführt werden: Öffnen der Atemwege und die Kontrolle von äußeren Blutungen. Umherstehende oder die „laufenden Verletzten" können von den Rettungsdienstmitarbeitern angehalten werden, diese einfachen Maßnahmen durchzuführen. Bei denjenigen Opfern, die nicht atmen, sollte der Rettungsdienstmitarbeiter den Atemweg öffnen und, falls die Atmung dann einsetzt, den Patienten der Kategorie „sofortige Behandlung" zuordnen. Eine kardiopulmonale Reanimation sollte nicht angewendet werden. Falls die Atmung bei dem Patienten nicht wieder einsetzt, wird er als „verstorben" eingestuft.

Eine erneute Triage wird auch dann erforderlich, wenn die Transportkapazitäten an der Einsatzstelle nicht ausreichen, sodass die Patienten dort längere Zeit verweilen müssen. Durch die Anwendung der START-Kriterien werden schwer verletzte Patienten eventuell der Kategorie „verzögerte Behandlung" zugeordnet. Je länger diese Patienten ohne Behandlung bleiben, desto größer ist die Wahrscheinlichkeit, dass sich ihr Zustand verschlechtert. Aus diesem Grunde sind eine erneute Untersuchung und Triage im zeitlichen Verlauf sinnvoll.

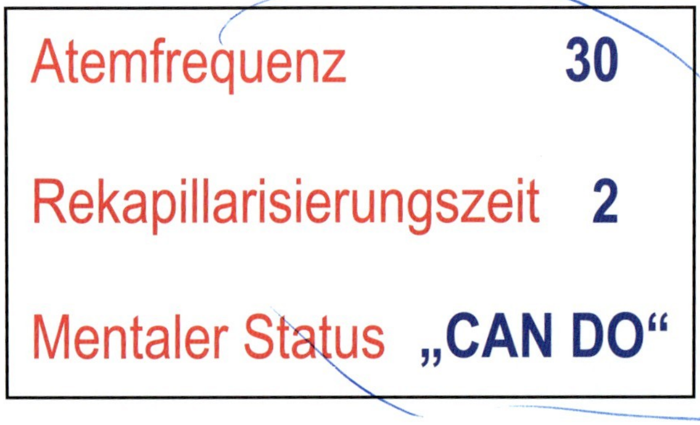

Atemfrequenz	30
Rekapillarisierungszeit	2
Mentaler Status	„CAN DO"

Abb. 6.10 Algorithmus START-Triage „30–2-Can-Do".
Quelle: Courtesy Hoag Hospital Newport Beach und Newport Beach Fire Department

---

Zusammenfassung

- Um eine Einsatzstelle bezüglich der Sicherheit der Rettungskräfte im Patientenkontakt einzuschätzen, ist es wichtig, alle möglichen Arten von Gefahren wahrzunehmen. Diese umfassen den Straßenverkehr, die Umwelt, Krankheitserreger, die durch Blutkontakt übertragen werden, und gefährliche Stoffe.
- Die Beurteilung der Einsatzstelle stellt sicher, dass die Rettungsassistenten und Notärzte nicht zu Schaden kommen und das Rettungsmaterial nicht unbrauchbar wird. Sie dient außerdem dem Zweck, andere Rettungskräfte vor Gefahren zu schützen, die nicht isoliert oder entfernt wurden.
- Gefahren sind manchmal schnell zu identifizieren; wenn das Rettungsteam allerdings nicht nach ihnen Ausschau hält, werden sie nicht erkannt und können Schaden verursachen.
- Spezielle Einsatzstellen, wie Gewaltverbrechen oder der vorsätzliche Einsatz von Massenvernichtungsmitteln, beeinflussen die Art und Weise, wie das Rettungsteam vorgeht und wie die Patienten versorgt werden.
- Größere Ereignisse (MANV) werden beherrscht, indem besondere Führungsstrukturen etabliert und eingehalten werden. Der Rettungsdienst ist in diese Strukturen eingebettet. Die Rettungskräfte müssen die entsprechenden Abläufe kennen und verstehen.

Lösung Fallbeispiel

Eine Einschätzung und Bewertung der Einsatzstelle legt viele potenzielle Gefahren offen. Fälle von häuslicher Gewalt zählen zu den gefährlichsten Situationen, denen die Einsatzkräfte ausgesetzt sind. Hier kommt es häufig zu einer Eskalation, in deren Folge auch das Rettungsdienstpersonal angegriffen werden kann. Aus diesem Grunde sollte das Rettungsteam erwägen, die Einsatzstelle erst zu betreten, wenn die Polizei vor Ort ist. Wie bei allen Traumapatienten kann ein blutender Patient Infektionen auf die Rettungskräfte übertragen, sodass diese Schutzmaßnahmen wie Handschuhe, Schutzbrillen und einen Mundschutz verwenden sollten.

Im Fallbeispiel betreten Sie das Haus erst, als die Polizei eingetroffen ist. Dort angekommen, registrieren Sie bei der Frau mehrere Prellungen im Gesicht sowie eine kleine Platzwunde auf einer der Wangen. Die Polizeibeamten nehmen den Ehemann in Gewahrsam. Währenddessen führen Sie bei der Frau die initiale Beurteilung durch und stellen fest, dass keine lebensbedrohliche Situation vorliegt. Auch die erweiterte Beurteilung ergibt keinen Hinweis auf weitere Verletzungen. Sie transportieren die Patientin ohne Zwischenfälle in die nächste geeignete Klinik.

QUELLENVERZEICHNIS

1. National Incident Management System. U.S. Department of Homeland Security, 2008. www.fema.gov/pdf/emergency/nims/NIMS_core.pdf. Zugriff 24. November 2013.
2. Maguire BJ, Hunting KL, Smith GS, et al. Occupational fatalities in emergency medical services. *Ann Emerg Med.* 2002;40(6):625.
3. Schaeffer J. Prevent run downs: best practices for roadside incident management, 2002. www.jems.com/jems/news02/0903a.html. Zugriff September 2002.
4. Poland GA, Jacobson RM. Prevention of hepatitis B with the hepatitis B vaccine. *N Engl J Med.* 2004;351:2,832.
5. Lerner EB, Schwartz RB, Coule PL, et al. Mass casualty triage: an evaluation of the data and development of a proposed national guideline. *Disaster Med Public Health Prep.* 2008;2:S25–S34

WEITERFÜHRENDE LITERATUR

Centers for Disease Control and Prevention: See website for information on standard precautions and postexposure prophylaxis, www.cdc.gov.
Rinnert KJ. A review of infection control practices, risk reduction, and legislative regulations for blood-borne disease: applications for emergency medical services. *Prehosp Emerg Care.* 1998;2(1):70.
Rinnert KJ, O'Connor RE, Delbridge T. Risk reduction for exposure to blood-borne pathogens in EMS: National Association of EMS Physicians. *Prehosp Emerg Care.* 1998;2(1):62.

KAPITEL 7

Der Patient

7.1	Prioritäten festlegen 131		7.4.1	Vitalzeichen 142
			7.4.2	Anamnese nach dem SAMPLE-Schema 142
7.2	Initiale Beurteilung (Primary Assessment) 131		7.4.3	Beurteilung der Körperregionen 142
7.2.1	Erster Eindruck (General Impression) 132		7.4.4	Neurologische Untersuchung 145
7.2.2	Schritt A – Airway And C-Spine Stabilization (Atemwegsmanagement und HWS-Stabilisierung) 132		7.5	Definitive Behandlung vor Ort 146
			7.5.1	Vorbereitung des Transports 146
7.2.3	Schritt B – Breathing (Belüftung der Lungen/Beatmung) 133		7.5.2	Transport 146
			7.5.3	Einschätzung der Verletzungsschwere 146
7.2.4	Schritt C – Circulation And Bleeding (Kreislauf und Blutungskontrolle) 134		7.5.4	Transportdauer 149
			7.5.5	Transportart 149
7.2.5	Schritt D – Disability (Defizite der neurologischen Funktionen) 136		7.6	Monitoring und Neubeurteilung 149
7.2.6	Schritt E – Expose/Environment (Entkleideten Patienten untersuchen/ Erhalt von Körperwärme) 137		7.7	Kommunikation 149
			7.8	Spezielle Überlegungen 150
7.2.7	Simultane Untersuchung und Behandlung 138		7.8.1	Traumatischer Herz-Kreislauf-Stillstand 150
7.2.8	Monitoring während der initialen Beurteilung 138		7.8.2	Schmerzbehandlung 152
			7.8.3	Misshandlung 152
7.3	Lebensrettende Maßnahmen 139			
7.3.1	Limitierte Interventionen an der Einsatzstelle 139		7.9	Längere Transportzeiten 152
7.3.2	Transport 139		7.9.1	Belange des Patienten 152
7.3.3	Infusionstherapie 141		7.9.2	Besatzung 153
			7.9.3	Material 153
7.4	Erweiterte Beurteilung (Secondary Assessment) 141			

Lernzielübersicht

Nach dem Durcharbeiten dieses Kapitels sollte der Leser in der Lage sein:
- Den Stellenwert der Patienteneinschätzung in den Kontext des gesamten Traumamanagements einzuordnen
- Zu erklären, wie Beurteilung und Behandlung in die initiale Beurteilung (Primary Assessment) integriert werden
- Die einzelnen Schritte der erweiterten Beurteilung (Secondary Assessment) zu beschreiben und darzustellen, wann sie im Rahmen der Beurteilung des Traumapatienten zur Anwendung gelangt
- Auf Basis der Einschätzung des Patienten das korrekte Zielkrankenhaus festzulegen

---

Fallbeispiel

Es ist ein Samstagmorgen Anfang November. Es herrscht klares Wetter mit einer Außentemperatur von 5 °C. Sie werden in eine Wohngegend zu einem Sturz vom Dach eines zweigeschossigen Gebäudes alarmiert. Beim Erreichen der Einsatzstelle werden Sie von einem Familienangehörigen in Empfang genommen, der Sie auf die Rückseite des Hauses führt. Auf dem Weg dorthin berichtet er, dass der Patient dabei war, mit einem Laubgebläse Laub aus den Regenrinnen zu entfernen. Er verlor dabei sein Gleichgewicht und fiel vom Dach etwa 3,5 m tief auf seinen Rücken. Der Familienangehörige teilt Ihnen mit, dass der Patient „kurz" bewusstlos war, aber schon wieder bei Bewusstsein war, als der Angehörige 112 anrief.

Bei der Ankunft am Patienten sehen Sie einen etwa 40-jährigen Mann, der in Rückenlage auf dem Boden liegt. Neben ihm knien zwei Personen. Der Patient ist wach und redet mit den Personen. Während Ihr Kollege Kopf und Hals des Patienten manuell stabilisiert, fragen Sie den Patienten, wo er Schmerzen hat. Er antwortet, dass es ihm am meisten im oberen und unteren Bereich des Rückens schmerzt.

Ihre erste Frage dient mehreren Zwecken, nämlich der Feststellung der Hauptbeschwerden des Patienten, der Bestimmung seines Bewusstseinsgrades, aber auch der Einschätzung seiner Atemtätigkeit. Da offensichtlich keine Atemnot besteht, führen Sie die Befragung fort. Der Patient kann die Fragen angemessen beantworten und zeigt damit, dass er zur Person, dem Ort und der Zeit orientiert ist.

- **Welche Verletzungen würden Sie bei diesem Patienten erwarten, wenn Sie die Kinematik eines Unfalls „Sturz aus großer Höhe" einbeziehen?**
- **Was sind Ihre nächsten Schritte?**
- **Wie werden Sie diesen Patienten weiterbehandeln?**

Die Beurteilung des Patienten ist der Grundpfeiler für eine hervorragende Behandlung. Sowohl bei Traumapatienten als auch bei anderen kritisch erkrankten Personen bildet die Beurteilung die Grundlage für alle Entscheidungen bezüglich Behandlung und Transport. Das erste Ziel bei der Beurteilung ist es, den aktuellen Gesundheitszustand des Patienten zu ermitteln. Dabei können Rettungsfachpersonal und Notärzte einen allgemeinen Eindruck über den Zustand des Patienten gewinnen und die Ausgangslage hinsichtlich Atmung, Kreislauf und neurologischer Situation bestimmen. Lebensbedrohliche Zustände können rasch erkannt und die notwendigen lebensrettenden Maßnahmen durchgeführt werden. Wenn die Zeit es erlaubt, wird eine „erweiterte Beurteilung bzw. Untersuchung" (Secondary Assessment) durchgeführt, welche die „nicht lebensbedrohlichen oder gliedmaßenbedrohenden Verletzungen" im Fokus hat.

Alle diese Schritte werden schnell und effizient durchgeführt. Das Ziel dabei ist, die Zeit vor Ort zu minimieren. Kritische Patienten können nicht auf der Straße behandelt werden, mit Ausnahme der Maßnahmen, die sie für eine Transportstabilisierung benötigen. Ausnahmen davon sind eingeklemmte Patienten oder andere Umstände, die einen zügigen Transportbeginn verhindern. Bei der Anwendung der im PHTLS-Kurs erlernten Prinzipien kann das Rettungsteam die Zeit an der Einsatzstelle minimieren und den zügigen Transport in eine geeignete Klinik veranlassen. Eine erfolgreiche Einschätzung und Behandlung erfordern ein solides Grundwissen über die Pathophysiologie des Traumas sowie ein gut durchdachtes Vorgehen, das schnell und effizient durchgeführt werden muss.

Die Literatur über die Behandlung von Traumapatienten betont häufig, dass der Patient ohne Zeitverzögerung in ein Traumazentrum gebracht werden muss. Der Grund dafür ist, dass ein kritischer Patient, der auf die initiale Behandlung nicht reagiert, häufig innere Verletzungen hat. Der Blutverlust wird so lange anhalten, bis die Blutung kontrolliert wird. Im Gegensatz zu den meisten äußeren Blutungen kann die Beherrschung von inneren Blutungen nur im Operationssaal (OP) erfolgen.

Die wichtigsten Aspekte bei der Beurteilung und Behandlung des Traumapatienten sind in der Reihenfolge ihrer Wichtigkeit:
1. Freie Atemwege
2. Oxygenierung
3. Atemtätigkeit
4. Blutungskontrolle
5. Gewebeperfusion
6. Neurologische Funktion

Die aufgezählten Funktionen sind notwendig für eine ausreichende Oxygenierung des Körpers und die Fähigkeit der roten Blutkörperchen (Erythrozyten), die Gewebe mit Sauerstoff zu versorgen. Eine Kontrolle der Blutungen basiert auf einem zügigen Transport in ein Krankenhaus, in dem ein Traumateam sofort bereitsteht, denn auf der Straße hat die Blutungskontrolle nur einen vorübergehenden Charakter und für die definitive Versorgung ist ein Operationssaal erforderlich.

Der Arzt Dr. Adams Cowley entwickelte das Konzept der „goldenen Stunde" („Golden Hour") beim Trauma. Er glaubte, dass die Zeit zwischen Unfall und Behandlung sehr entscheidend ist. In dieser Zeitspanne, in der Blutungen nicht kontrollierbar sind, führt die verminderte Gewebeperfusion zu Sauerstoffmangel und somit zu Schädigungen des Organismus. Dr. Cowley nahm an, dass sich die Überlebenschancen des Patienten massiv verschlechtern, wenn nicht innerhalb einer Stunde nach dem Unfall die Blutung kontrolliert und die Oxygenierung der Gewebe wiederhergestellt wurde.

Die goldene Stunde wird nun die „goldene Periode" genannt, weil einige Patienten weniger als eine Stunde Zeit haben, um die erforderliche Behandlung zu erhalten, während anderen mehr Zeit bleibt. Das Rettungsteam ist verantwortlich dafür, die Dringlichkeit einer Situation zu erkennen und den raschen Transport des Patienten in ein Krankenhaus einzuleiten, in dem die definitive Behandlung durchgeführt werden kann. Um den Patienten in die geeignete Klinik zu bringen, müssen Rettungsassistenten, Notfallsanitäter und Notärzte schnell den Schweregrad der Verletzungen und die damit ggf. einhergehende Lebensgefahr erkennen. Der Patient erhält vor Ort nur die notwendigen lebensrettenden Maßnahmen, nicht mehr – aber auch nicht weniger. Er sollte dann möglichst schnell in eine geeignete Klinik transportiert werden. In vielen städtischen Rettungssystemen beträgt die durchschnittliche Zeit zwischen Unfall und Ankunft des Rettungswagens an der Einsatzstelle 8–9 Minuten. Das Rettungsteam benötigt üblicherweise nochmals 8–9 Minuten, um den Patienten in eine Klinik zu transportieren. Wenn das Team vor Ort nur 10–20 Minuten an der Einsatzstelle verbringt, vergehen 30–40 Minuten der sog. „goldenen Periode", bis der Patient in der Klinik eintrifft. In jeder weiteren Minute, die am Einsatzort verbracht wird, blutet der Patient unter Umständen weiter und wertvolle Zeit der goldenen Periode geht verloren.

Deshalb ist es extrem wichtig, die Behandlung des kritischen Traumapatienten schnell und effizient durchzuführen. Die Zeit vor Ort sollte nach Möglichkeit nicht länger als 10 Minuten betragen, in manchen Fällen werden 20 Minuten erforderlich sein; aber: je kürzer, desto besser. Je länger ein schwer verletzter Patient an der Einsatzstelle verbleibt, desto größer ist die Gefahr, dass er verblutet und stirbt. Diese zeitlichen Vorgaben ändern sich bei einer erschwerten Rettung (z. B. Einklemmung), verzögertem Transport oder bei anderen unerwarteten Umständen.

Dieses Kapitel beschreibt die große Bedeutung der Patientenbeurteilung und der initialen Behandlungsschritte an der Einsatzstelle und basiert auf dem Programm des Advanced Trauma Life Support (ATLS)[1] (ATLS ist ein Konzept zur Behandlung im Schockraum, Anm. d. Übers.). Zum Beispiel wird der Ausdruck „Primary Survey" bei ATLS und neuerdings bei Pre-Hospital Trauma Life Support (PHTLS) der Ausdruck „Primary Assessment" verwendet, um die initiale Untersuchung, Beurteilung und Behandlung des Patienten zu beschreiben. Der Grund dafür ist, dass die nationalen Standards für die Rettungsdienstausbildung in den USA ebenfalls von „Primary Assessment" sprechen. Im PHTLS-Kurs wird nun vom „Secondary Assessment" (erweiterte Untersuchung) gesprochen, in anderen Programmen lernt der Rettungsdienstmitarbeiter die Begriffe als „detaillierte Geschichte und körperliche Untersuchung" des Traumapatienten kennen.

7.1 Prioritäten festlegen

Folgende drei Prioritäten gelten bei der Ankunft an der Einsatzstelle:
- Die erste Priorität für alle Beteiligten ist die Einschätzung der Einsatzstelle. In ➤ Kap. 6 wird dies ausführlich beschrieben.
- Die Rettungskräfte müssen erkennen, ob es mehrere Verletzte oder einen Massenanfall von verletzten Personen/ein größeres Notfallereignis gibt. Bei einem Massenanfall wechselt die Priorität von der Behandlung des am schwersten verletzten Patienten zur Rettung von möglichst vielen Patienten (das Beste für die größtmögliche Anzahl Patienten erreichen). Faktoren, die bei einer Vielzahl Patienten die Triage-Entscheidungen beeinflussen, sind die Schwere der Verletzungen und die Ressourcen (Personal und Material). In ➤ Kap. 6 wird auch die Sichtung beschrieben.
- Sobald eine erste kurze Einschätzung der Einsatzstelle vorgenommen wurde, kann sich die Aufmerksamkeit auf die Einschätzung der einzelnen Patienten konzentrieren. Der Prozess der Beurteilung und Behandlung beginnt mit dem/den am schwersten verletzten Patienten, falls es die Ressourcen erlauben. Der Schwerpunkt wird in folgender Reihenfolge gesetzt: 1. lebensgefährliche Zustände, 2. Umstände, die zum Verlust von Extremitäten führen können, und 3. alle anderen Verletzungen, die aber nicht zum Verlust von Extremitäten oder Leben führen. Abhängig von der Schwere der Verletzungen, der Anzahl der Verletzten und der Distanz zur aufnehmenden Klinik, sollten sich die Einsatzkräfte nicht um Verletzungen kümmern, die weder lebensgefährlich sind noch zum Verlust von Gliedmaßen führen können.

Dieses Kapitel konzentriert sich auf die entscheidenden Fähigkeiten und Überlegungen, die Rettungsassistenten, Notfallsanitäter und Notärzte benötigen, um eine gute Beurteilung durchzuführen, die erhobenen Befunde zu interpretieren und Prioritäten bei der Behandlung zu setzen, damit die Patientenbehandlung einwandfrei verläuft.

7.2 Initiale Beurteilung (Primary Assessment)

Beim kritischen, mehrfach verletzten Patienten liegt die Priorität für das Rettungsfachpersonal und den Notarzt in der schnellen Identifikation und Behandlung der lebensbedrohlichen Verletzungen (➤ Kasten 7.1). Mehr als 90 % der Traumapatienten haben einfache Verletzungen, die nur ein Körperteil (z. B. eine isolierte Extremitätenfraktur) betreffen. Bei diesen Patienten hat das Rettungsteam Zeit, sich sowohl um das Primary als auch das Secondary Assessment zu kümmern. Bei kritisch verletzten Patienten kann es sein, dass das Rettungsteam nicht über die initiale Beurteilung hinauskommt. Die Priorität liegt in einer schnellen Bewertung, der Durchführung lebensrettender Maßnahmen und einem zügigen Transport in die nächste geeignete Klinik. Diese Strategie verneint nicht die Notwendigkeit einer adäquaten Versorgung vor Ort; gemeint ist hiermit, dass das Team schneller und effizienter zu handeln hat.

> **7.1 Mehrfach verletzter versus einfach verletzter Traumapatient**
>
> Bei einem **mehrfach verletzten Patienten** liegen Verletzungen von mehr als einem Organsystem vor, womit Lungen, Kreislauf, neurologische Funktion, der Gastrointestinaltrakt, das muskuloskeletale System und die Haut gemeint sind. Ein Beispiel hierfür ist ein Patient, der in einen Verkehrsunfall mit Fahrzeug verwickelt wurde und ein Schädel-Hirn-Trauma (SHT), eine Lungenkontusion, eine Milzruptur mit Schock und eine Femurfraktur aufweist. Die in Deutschland gängige Definition des Begriffs „Polytrauma" verweist darauf, dass die Mehrfachverletzung mit Lebensgefahr einhergeht. Da auch ein Monotrauma lebensgefährlich sein kann, z. B. ein isoliertes schweres Schädel-Hirn-Trauma, wird auch der Begriff „schwer verletzt" verwendet.
> Ein **einfach verletzter Patient** weist eine Verletzung an nur einem Organsystem auf. Ein Beispiel dafür ist ein Patient mit einer unkomplizierten Sprunggelenkfraktur und keinerlei Anzeichen für Blutverlust oder Schock.

Schnelles Erkennen der Prioritäten und der lebensbedrohlichen Verletzungen müssen Routine sein. Dafür müssen Rettungsassistenten, Notfallsanitäter und Notärzte die Abläufe des Primary und des Secondary Assessment beherrschen. Sie verstehen die logischen Abläufe der prioritätenorientierten Untersuchung und Behandlung. Die professionelle Einsatzkraft denkt über die Pathophysiologie der Verletzungen des Patienten nach. Es kann keine Zeit damit vergeudet werden, dass versucht wird, sich zu erinnern, welche die wichtigsten Prioritäten sind.

Am häufigsten gehen lebensgefährliche Verletzungen mit dem Verlust einer ausreichenden Gewebeoxygenierung einher, was zu einem anaeroben (unter Sauerstoffmangel erfolgenden) Stoffwechsel (Metabolismus) führt. Eine verminderte Energieproduktion als Folge des anaeroben Stoffwechsels wird als **Schock** bezeichnet. Vier Komponenten sind für einen normalen Metabolismus erforderlich:
1. Ausreichende Anzahl an roten Blutkörperchen (Erythrozyten)
2. Oxygenierung der Erythrozyten in der Lunge
3. Transport der Erythrozyten in den gesamten Organismus
4. Abgabe des Sauerstoffs an die entsprechenden Zellen

Die Abläufe in der initialen Beurteilung zielen auf die Behandlung von Problemen der ersten beiden Komponenten ab.

7.2.1 Erster Eindruck (General Impression)

Die initiale Beurteilung beginnt mit der Erfassung eines allgemeinen oder **globalen** Eindrucks des Patienten, wobei simultan Atemweg, Atmung, Kreislauf und die neurologische Situation (Reaktion auf Ansprechen) des Patienten eingeschätzt werden, um schwerwiegende, offensichtliche Probleme bezüglich Oxygenierung und Kreislauf, bestehender Blutungen oder grober Deformationen zu erkennen.

Wenn sich der (z. B.) Rettungsassistent dem Patienten nähert, beobachtet er, ob der Patient suffizient atmet, ob er wach oder bewusstlos ist, ob er sich selbst aufrecht halten kann und sich spontan bewegt. Sobald er sich neben dem Patienten befindet, stellt er sich kurz vor und fragt den Patienten: „Was ist Ihnen passiert?" Antwortet der Patient adäquat in ganzen Sätzen, weiß der Rettungsassistent, dass der Patient **offene Atemwege** hat, über eine so suffiziente Atmung verfügt, dass er sprechen kann, dass er eine ausreichende Durchblutung des Gehirns und eine akzeptable neurologische Funktion aufweist. Bei diesem Patient liegen wahrscheinlich keine lebensbedrohlichen Probleme vor, die eine sofortige medizinische Behandlung erfordern.

Kann der Patient keine adäquate Antwort geben oder leidet er anscheinend an Atemnot, wird sofort mit der initialen Beurteilung begonnen, um die lebensbedrohlichen Verletzungen zu finden. Innerhalb einiger Sekunden verschafft sich der Rettungsdienstmitarbeiter einen ersten Eindruck (Gesamteindruck) des Patienten. Dadurch wird festgestellt, ob der Patient zum jetzigen oder einem kurz bevorstehenden Zeitpunkt in einem potenziell kritischen Zustand ist.

Die initiale Beurteilung muss schnell durchgeführt werden. Sobald ein lebensbedrohliches Problem erkannt wurde, müssen bestimmte Schlüsselinterventionen unverzüglich durchgeführt werden. Falls die Maßnahme relativ schnell durchführbar ist, z. B. Absaugen des Atemwegs oder Anlage eines Tourniquets, kann sich der Rettungsdienst dafür entscheiden, das Problem zu lösen, bevor er zum nächsten Schritt übergeht. Kann das Problem hingegen nicht zügig vor Ort behoben werden, z. B. ein Schockzustand aufgrund einer vermuteten inneren Blutung, werden die noch fehlenden Schritte des Primary Assessments abgeschlossen.

Für alle Patienten, egal ob Kinder, ältere Patienten oder Schwangere, wird die initiale Beurteilung in derselben Art und Weise durchgeführt. Auch wenn die Vorgehensweise der initialen Beurteilung als Abfolge von Schritten gelehrt und dargestellt wird, können – und sollen – viele der Untersuchungen simultan vorgenommen werden. Nach Priorität geordnet, sind die fünf Schritte der initialen Beurteilung (ABCDE-Schema):

A – Atemwegsmanagement und manuelle HWS-Stabilisierung (Airway And C-Spine Stabilization)
B – Belüftung der Lungen/Beatmung (Breathing)
C – Kreislauf (Circulation) und Blutungskontrolle
D – Defizite der neurologischen Funktionen (Disability)
E – Entkleideten Patienten untersuchen/Erhalt von Körperwärme (Expose And Environment)

7.2.2 Schritt A – Airway And C-Spine Stabilization (Atemwegsmanagement und HWS-Stabilisierung)

Atemwege

Der Rettungsassistent, Notfallsanitäter oder Notarzt sollte die Atemwege des Patienten schnell untersuchen, um sich zu vergewissern, dass diese **offen und frei** sind und keine Gefahr der Verlegung besteht. Wenn die Atemwege verlegt sind, müssen die Retter sie sofort mittels manueller Methoden wie dem „Trauma-Chin-Lift" (modifizierter Esmarch-Handgriff) öffnen und, falls nötig, Blut, Fremdkörper oder Erbrochenes entfernen (➤ Abb. 7.1). Sobald entsprechende Hilfsmittel zur Hand sind und Zeit zur Verfügung steht, kann das Atemwegsmanagement ausgebaut werden, z. B. mittels Guedel- oder Wendl-Tubus, endotrachealer Intubation, supraglottischer Atemwege oder transtrachealer Methoden (perkutane transtracheale Ventilation). Bei der Auswahl der geeigneten Technik zur Sicherung der Atemwege spielen mehrere Faktoren eine Rolle. Dazu gehören das verfügbare Material, der Ausbildungsgrad des Anwenders (und das regelmäßige Üben) sowie die Entfernung zum Traumazentrum. Manche Verletzungen der Atemwege, z. B. Larynxfrakturen oder eine teilweise Ruptur der Trachea, können durch Intubationsversuche verschlimmert werden (➤ Kap. 8).

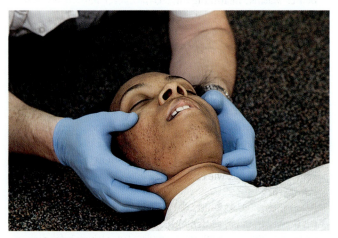

Abb. 7.1 Wenn die Atemwege verlegt sind, müssen sie unter kontinuierlicher Stabilisierung der Halswirbelsäule frei gemacht und gehalten werden.

HWS-Stabilisierung

Jeder Traumapatient, der einer erheblichen stumpfen Gewalt ausgesetzt war, steht unter dem Verdacht, eine Wirbelsäulenverletzung erlitten zu haben, bis diese sicher ausgeschlossen werden kann (➤ Kap. 11.3.3 für eine vollständige Liste der Indikationen zur Wirbelsäulen-Immobilisation). Wenn also die Atemwege geöffnet werden, müssen Rettungsassistenten, Notfallsanitäter und Notärzte stets an eine mögliche HWS-Verletzung denken. Vermehrte Bewegungen, gleich in welche Richtung, können neurologische Schäden verursachen bzw. verschlimmern, da im Rahmen einer Fraktur Knochenstücke den Spinalkanal komprimieren können. Der Lösungsansatz besteht darin, die HWS manuell während der Durchführung des Atemwegsmanagements und einer ggf. nötigen Beatmung in einer neutralen Position sicher zu stabilisieren. Damit ist nicht gemeint, dass die beschriebenen und notwendigen Maßnahmen zur Atemwegssicherung nicht durchgeführt werden sollten oder dürfen. Stattdessen ist es notwendig, die erforderlichen Schritte durchzuführen, aber gleichzeitig die HWS vor unnötigen Bewegungen zu schützen. Falls Immobilisationshilfsmittel, die bereits angebracht wurden, zum Zwecke einer neuerlichen Untersuchung oder für eine notwendige Maßnahme entfernt werden müssen, wird erneut eine manuelle Stabilisierung der HWS durchgeführt, bis der Patient wieder vollständig immobilisiert werden kann.

7.2.3 Schritt B – Breathing (Belüftung der Lungen/Beatmung)

Zunächst muss sichergestellt sein, dass Sauerstoff in die Lungen des Patienten gelangt, um den aeroben Stoffwechsel (Metabolismus) aufrechtzuerhalten. Eine Hypoxie kann aus einer ungenügenden Ventilation der Lunge resultieren und führt zu einem Sauerstoffmangel im Gewebe. Sobald die Atemwege frei sind, kann die Qualität und Quantität der Atmung (Ventilation) folgendermaßen festgestellt werden:
1. Schauen Sie, ob der Patient atmet.
2. Falls der Patient nicht atmet (**Apnoe**), starten Sie sofort eine Beutel-Masken-Beatmung mit zusätzlicher Sauerstoffanreicherung, bevor Sie weiter untersuchen.
3. Stellen Sie sicher, dass die Atemwege offen sind; führen Sie weiter die Beatmung durch, bereiten Sie einen Guedel- oder Wendl-Tubus bzw. einen supraglottischen Atemweg oder die endotracheale Intubation vor. Setzen Sie ggf. andere Techniken der Atemwegssicherung ein.
4. Falls der Patient atmet, schätzen Sie Atemfrequenz und -tiefe ab, um abzuklären, ob der Patient eine suffiziente Atmung hat. Stellen Sie sicher, dass keine Hypoxie besteht und die periphere Sauerstoffsättigung größer als 90 % ist. Verabreichen Sie Sauerstoff in dem Maße, wie es zur Erlangung einer ausreichend SpO_2 erforderlich ist.
5. Beobachten Sie rasch die Thoraxexkursionen. Falls der Patient bei Bewusstsein ist, achten Sie darauf, wie er spricht, und registrieren Sie, ob er ganze Sätze ohne Schwierigkeiten formulieren kann.

Die Atemfrequenz kann in folgende fünf Stufen eingeteilt werden:

1. Apnoe Der Patient atmet nicht.
2. Langsam Eine sehr langsame Atemfrequenz kann auf eine Ischämie (zu wenig Sauerstoff) im Gehirn hinweisen. Wenn die Atemfrequenz weniger als 10 Atemzüge/min beträgt (**Bradypnoe**), muss der Patient mit Beutel und Maske assistiert oder kontrolliert beatmet werden. Die assistierte oder kontrollierte Beatmung des Patienten mit einem Beatmungsbeutel und zusätzlicher Sauerstoffanreicherung sollte eine periphere Sauerstoffsättigung größer als 90 % gewährleisten (➤ Abb. 7.2).
3. Normal Wenn die Atemfrequenz zwischen 10 und 20 Atemzügen/min (**Eupnoe,** bei Erwachsenen normal) liegt, wird der Patient sorgfältig beobachtet. Auch wenn er stabil erscheint, sollte eine Sauerstoffgabe erwogen werden.
4. Schnell Falls die Atemfrequenz zwischen 20 und 30 Atemzügen/min liegt (**Tachypnoe**), sollte der Patient genau beobachtet werden, um zu erkennen, ob sich sein Zustand verbessert oder verschlechtert. Der Antrieb für eine beschleunigte Atmung entsteht durch vermehrte Anreicherung von CO_2 im Blut oder eine verminderte Sauerstoffkonzentration. Wenn der Patient schnell atmet, muss die Ursache gefunden werden. Eine schnelle Atmung zeigt an, dass nicht genügend Sauerstoff das Körpergewebe erreicht. Dies führt zu einem vermehrten anaeroben Metabolismus (➤ Kap. 4) und damit letztlich zu einer erhöhten CO_2-Konzentration. Die Rezeptoren im Körper registrieren die erhöhte CO_2-Konzentration und beschleunigen die Atemfrequenz über das Atemzentrum im Hirnstamm. Deshalb weist eine erhöhte Atemfrequenz darauf hin, dass der Patient entweder mehr Sauerstoff oder eine bessere Perfusion oder beides benötigt. Die Verabreichung von Sauerstoff ist bei diesem Patienten indiziert; dabei sollte eine periphere Sauerstoffsättigung von 90 % oder mehr erreicht werden, und zwar mindestens so lange, bis der Gesamtzustand des Patienten festgelegt ist. Rettungsassistenten, Notfallsanitäter und Notärzte müssen damit rechnen, dass der Patient nicht imstande ist, eine suffiziente Atmung aufrechtzuerhalten, und eine Verschlechterung der Situation einkalkulieren.
5. Sehr schnell Wenn die Atemfrequenz mehr als 30 Atemzüge/min beträgt (schwere Tachypnoe), weist dies auf eine Hypoxie, anaeroben Metabolismus oder beides hin; das Resultat ist eine **Azidose**. Es wird sofort mit einer assistierten Beutel-Masken-Beatmung und zusätzlicher Sauerstoffgabe zur Erreichung einer peripheren Sauerstoffsättigung größer als 90 % begonnen. Voraussetzung ist natürlich, dass der Patient die Maßnahme toleriert. Die Ursache für diese ungewöhnlich schnelle Atmung muss sofort gesucht werden. Ist es Sauerstoffmangel oder ein Problem des Sauerstofftransportes aufgrund fehlender roter Blutkörperchen? Verletzungen, bei denen mit einer derart erheblichen Beeinträchtigung der Atmung gerechnet werden muss, sind der Spannungspneumothorax, ein instabiler Thorax mit Lungenkontusion, ein massiver Hämatothorax und der offene Pneumothorax. Sobald die Ursache erkannt wurde, muss die Behandlung unverzüglich erfolgen (➤ Kap. 12).

Bei einem Patienten mit abnormaler Atmung muss der Brustkorb zügig entkleidet, betrachtet und abgetastet werden. Es wird eine

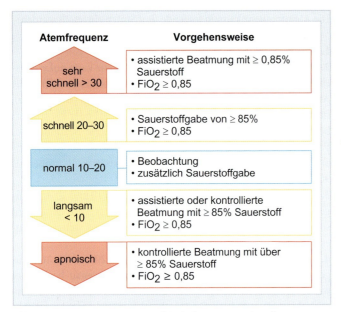

Abb. 7.2 Atemwegsmanagement auf Basis der spontanen Atemfrequenz.

Auskultation der Lungen durchgeführt, um abnormale, abgeschwächte oder fehlende Atemgeräusche zu registrieren. Verletzungen, bei denen mit einer Beeinträchtigung der Atmung gerechnet werden muss, sind der Spannungspneumothorax (➤ Kap. 12), hohe Rückenmarkverletzungen (➤ Kap. 11) und das Schädel-Hirn-Trauma (SHT; ➤ Kap. 10). Diese Verletzungen sollten bereits während der initialen Beurteilung entdeckt worden sein und erfordern eine sofortige Unterstützung der Atmung.

Bei der Beurteilung der Atemfunktion des Patienten wird sowohl auf die Tiefe der **Atembewegungen** (Atemzugvolumen) als auch auf die Atemfrequenz geachtet. So kann ein Patient zwar mit einer normalen Atemfrequenz von 16/min atmen, aber eine sehr flache Atmung (niedriges Atemzugvolumen) aufweisen. Andererseits kann ein Patient mit normaler Atemtiefe eine stark herabgesetzte oder erhöhte Atemfrequenz haben. Wenn das Atemzugvolumen mit der Atemfrequenz multipliziert wird, ergibt sich das **Atemminutenvolumen** (➤ Kap. 8).

7.2.4 Schritt C – Circulation And Bleeding (Kreislauf und Blutungskontrolle)

Das Erkennen eines eingeschränkten oder fehlenden Kreislaufs ist der nächste Schritt in der Versorgung von Traumapatienten. Eine ausreichende Oxygenierung der roten Blutkörperchen bringt dem Patienten keinen Vorteil, sofern der Sauerstoff nicht an das Gewebe abgegeben wird. In der initialen Beurteilung (Primary Assessment) eines Traumapatienten muss der (z. B.) Notfallsanitäter äußere Blutungen erkennen und kontrollieren. Falls eine starke äußere Blutung besteht, muss diese, wenn möglich, noch vor der Kontrolle der Atemwege oder gleichzeitig gestoppt werden. Danach kann eine umfassende Einschätzung von Herzzeitvolumen und Durchblutungssituation vorgenommen werden. Blutungen, egal ob äußerlich oder innerlich, gehören zu den häufigsten vermeidbaren Todesursachen beim Trauma.

Blutungskontrolle

Äußere Blutungen werden in der initialen Beurteilung entdeckt und gestoppt. Die Blutungskontrolle ist in den Schritt C integriert, denn falls schwere Blutungen nicht so früh wie möglich gestoppt werden, erhöht sich das Risiko für einen tödlichen Ausgang erheblich. Es gibt drei Arten von äußeren Blutungen:

1. **Kapillare Blutungen** werden durch Hautabschürfungen verursacht. Hierbei sind die feinen Kapillaren unter der Hautoberfläche verletzt. Normalerweise ist die Blutung vor dem Eintreffen des Rettungsfachpersonals an der Einsatzstelle verlangsamt oder sistiert bereits.
2. **Venöse Blutungen** werden durch Verletzungen der tieferen Gewebeschichten verursacht und können normalerweise mit leichtem Druck gestoppt werden. Sie sind zumeist nicht lebensbedrohlich, außer es handelt sich um eine massive Verletzung oder der Blutverlust wird nicht gestoppt.
3. **Arterielle Blutungen** werden durch Verletzungen der Arterien verursacht. Hierbei ist es am wichtigsten, aber zugleich auch am schwierigsten, die Blutung zu kontrollieren. Charakteristisch zeigt sich spritzendes, hellrotes Blut. Sogar kleine Wunden können zu lebensgefährlichen Blutverlusten führen, falls eine tief liegende Arterie verletzt wurde.

Die Blutungskontrolle hat Priorität, weil jedes rote Blutkörperchen zählt. Das rasche Stoppen der Blutung ist eines der wichtigsten Ziele in der Behandlung des Traumapatienten. Die initiale Beurteilung kann nicht fortgeführt werden, bevor die Blutung gestoppt ist.

Bei einer äußeren Blutung führt ein direkter Druck auf die Wunde meistens zum Stoppen der Blutung, bis der Patient in ein Krankenhaus eingeliefert wird, wo ein OP und entsprechende Versorgungsmöglichkeiten vorhanden sind. Das Rettungsteam muss die Blutungskontrolle während der initialen Beurteilung einleiten und während des Transports aufrechterhalten. Möglicherweise benötigt es Unterstützung, um nicht nur die Blutung, sondern auch die Atmungssituation zu bewältigen.

Die Blutung kann folgendermaßen gestoppt (kontrolliert) werden:

1. Direkter Druck Damit ist genau das gemeint, was der Name sagt – Ausübung von Druck auf die blutende Stelle. Dies wird mithilfe einer Kompresse durchgeführt, die direkt auf die Wunde gelegt wird, dann wird Druck ausgeübt. Dies bedarf der vollen Aufmerksamkeit eines Rettungsdienstmitarbeiters und entzieht ihn weiteren Versorgungsmaßnahmen bei dem Patienten. Bei fehlendem Personal kann ein Druckverband mit einer Kompresse und einer elastischen Binde angelegt werden. Wenn die Blutung nicht kontrolliert werden kann, ist es egal, wie viel Sauerstoff und Flüssigkeit verabreicht werden, denn die Perfusion wird sich angesichts einer anhaltenden Blutung nicht verbessern lassen.

2. Tourniquets (Abbindung) Tourniquets wurden oftmals als Ultima Ratio („letzter Ausweg") beschrieben. Die Erfahrungen des Militärs in Afghanistan und im Irak sowie die routinemäßige und sichere Anwendung von Tourniquets während Operationen führten zu einer Meinungsänderung.[2-4] Das Hochhalten der Extremität oder der Druck auf sogenannte Druckpunkte werden nicht mehr empfohlen, weil keine ausreichenden Daten für ihre Effizienz vorliegen.[5, 6] Tourniquets dagegen haben sich beim Stoppen von starken äußeren Blutungen an Extremitäten als sehr effektiv erwiesen und sollten eingesetzt werden, falls direkter Druck oder ein Druckverband nicht ausreichen (➤ Kap. 9).

Körperregionen, in denen besonders mit massiven inneren Blutungen gerechnet werden muss, sind Brustkorb (beide Pleurahöhlen), Abdomen (Peritonealraum), Retroperitoneum und Röhrenknochen (insbesondere die Oberschenkel). Bei Verdacht auf innere Blutungen sollten Thorax, Abdomen, Becken und die Oberschenkel schnell entblößt und sofort anschließend inspiziert und palpiert werden, um nach Verletzungszeichen zu suchen. Eine Ausnahme hiervon stellt die Untersuchung des Beckens dar; hier wird eine Palpation nicht empfohlen (s. u.).

Viele Blutungsursachen sind außerhalb einer Klinik schwer zu kontrollieren. Daher wird viel Wert auf einen schnellen Transport ins nächste geeignete Krankenhaus (ein Traumazentrum, falls möglich) gelegt, in dem ein erfahrenes Operationsteam die Blutung stoppen kann. Zusätzlich kann bereits präklinisch bei Verdacht auf schwere Blutungen die Gabe von Tranexamsäure (TXA, Cyklokapron®) erfolgen. Dies sollte mit den aufnehmenden Traumazentren und dem Ärztlichen Leiter Rettungsdienst abgestimmt sein.

Untersuchung des Beckens

In den letzten Jahren wird insbesondere in Deutschland zunehmend über die Notwendigkeit einer klinischen Beckenuntersuchung diskutiert. Es gibt Hinweise darauf, dass selbst erfahrene Untersucher in bis zu 50 % der Fälle falsche Befunde erheben. Auf der anderen Seite kann eine Untersuchung des Beckens mittels Palpation eine möglicherweise bereits begonnene Selbsttamponade (Clot-Bildung) wieder öffnen. Die **Kinematik** und ggf. eine **Inspektion** des Beckens sowie **Schmerzen** im Beckenbereich sollten bei der Entscheidung, ob präklinisch eine Beckenschlinge angelegt wird **(Stabilisierung)**, wegweisend sein (KISS-Schema). Relevante Unfallmechanismen sind z. B. ein Sturz aus mehr als drei Metern Höhe, Herausschleudern aus einem Fahrzeug, alle Verkehrsunfälle mit hoher Geschwindigkeit, Überrolltraumata etc. Der Beckengurt sollte nach Meinung der führenden Experten in Deutschland großzügig eingesetzt werden, wenn eine Beckenverletzung für möglich gehalten wird. Selbst wenn der Untersuchungsbefund nicht klar für eine Beckenverletzung spricht, schadet die Beckenschlinge nach derzeitigem Wissenstand nicht. Die Evidenz für eine Senkung der Mortalität durch eine frühzeitige Anlage der Beckenschlinge beim schweren Beckentrauma ist derzeit leider nicht hoch. Trotzdem gehen wir davon aus, dass die Blutungen durch den korrekten Einsatz eingedämmt werden können.

Im innerklinischen Setting, in dem eine bildgebende Diagnostik zur Verfügung steht, existiert eine standardisierte Klassifikation von Beckenringverletzungen. Diese beruht auf der AO/OTA (Arbeitsgemeinschaft für Osteosynthesefragen/Orthopedic Trauma Association). Hiernach werden drei verschiedene Beckenfrakturtypen unterschieden:

1. Typ-A-Frakturen (stabil)
2. Typ-B-Frakturen (rotationsinstabil)
3. Typ-C-Frakturen (translations- und rotationsinstabil)

Abbildungen und weiterführender Text dazu finden sich in ➤ Kap. 13.

Typ A Diese Verletzung bereitet bei lateralem Druck nur Schmerzen. Eine Instabilität besteht nicht.
Typ B Dieser Frakturtyp wird auch als „Open-Book"-Verletzung bezeichnet. Diese ist häufig bei Motorradunfällen zu sehen.
Typ C Diese Frakturen sind typisch bei einem Sprung aus großer Höhe mit einseitiger Landung auf einem Bein, aber auch bei Überrolltrauma oder Verkehrsunfall.

Ablauf der Untersuchung: KISS-Schema

- **K**inematik
- **I**nspektion (Rotationsfehlstellung, Verkürzung, Prellmarken, Blutung)
- **S**chmerzen
- **S**tabilisierung

Stabilisierung

1. Innenrotation der Beine mit Längszug
2. Knie zusammenbringen (mit Zervikalstütze oder ähnlichem Gegenstand, ggf. auch als Zubehör bei einem Beckengurttyp)
3. Beckengurt anlegen (➤ Kasten 7.2)

> **7.2 Korrekte Positionierung der Beckenschlinge**
>
> Beim Einsatz einer Beckenschlinge ist darauf zu achten, dass sie möglichst genau über den beiden Trochanteren verläuft. Über die Oberschenkel in Höhe der Trochanteren wird die Kraft auf das Acetabulum übertragen und stabilisiert den hinteren Beckenring. Häufig sieht man im Schockraum jedoch zu hoch (zu weit kranial) angelegte Beckengurte. Die Effektivität ist dann geringer.

Untersuchung der Oberschenkel

Die Oberschenkel gehören ebenfalls zu den potenziell gefährlichen Blutungsquellen. Untersuchen Sie beide Oberschenkel und achten Sie auf Deformationen, Hämatome, Schwellungen, Schmerzhaftigkeit u. Ä.

Perfusion

Der Gesamteindruck des Kreislaufstatus kann bestimmt werden, indem der Puls kontrolliert, Hautfarbe, -feuchtigkeit und -temperatur registriert und die Rekapillarisierungszeit (➤ Kasten 7.3) gemessen werden. Bei älteren Patienten, Kindern oder Personen, die mit bestimmten Medikamenten eingestellt sind, kann die Beurteilung der Perfusion schwierig sein (➤ Kap. 9).

7.3 Rekapillarisierungszeit

Die Rekapillarisierungszeit wird mittels Druck auf das Nagelbett oder den Handballen, bei Säuglingen auch am Sternum, untersucht. Dieser Druck presst das Blut aus den sichtbaren Kapillaren. Die Geschwindigkeit, mit der das Blut nach Nachlassen des Drucks zurückfließt (Rekapillarisierungszeit), ist ein Maß zur Beurteilung des Blutflusses in diesen distalen Körperregionen. Eine Rekapillarisierungszeit größer als zwei Sekunden weist auf eine inadäquate Durchblutung hin. Dennoch ist sie für sich alleine genommen nur ein unzureichender Hinweis auf einen Schock, weil sie durch verschiedene andere Faktoren beeinflusst wird. Dies sind z. B. periphere Durchblutungsstörungen (Arteriosklerose), eine kalte Umgebungstemperatur, Medikamente mit gefäßverengender oder -erweiternder Wirkung oder ein neurologischer Schock. Im Rahmen dieser Beispiele ist die Rekapillarisierungszeit ein schlechter Indikator für die Beurteilung der kardiovaskulären Funktion. Die Rekapillarisierungszeit hat zwar ihren Platz in der Beurteilung eines adäquaten Kreislaufs, sollte aber immer im Kontext mit anderen Parametern (z. B. dem Blutdruck) bewertet werden.

Puls

Der Rettungsassistent, Notfallsanitäter bzw. Notarzt prüft das Vorhandensein des Pulses, dessen Qualität und den Rhythmus. Das Vorhandensein eines peripheren Pulses weist darauf hin, dass noch ein gewisser Blutdruck besteht. Ein schneller Pulscheck zeigt, ob der Patient eine Tachy- bzw. Bradykardie oder eine Arrhythmie aufweist. Die Palpation kann außerdem Hinweise auf den systolischen Blutdruck liefern. Wenn der Radialispuls bei einer unverletzten Extremität nicht palpabel ist, befindet sich der Patient schon in der dekompensierten Phase des Schocks, einem spät auftretenden Zeichen bei kritischen Zuständen. In der initialen Beurteilung ist ein exaktes Zählen der Herzfrequenz nicht notwendig. Stattdessen wird die Pulsfrequenz nur rasch abgeschätzt und das weitere Augenmerk auf andere wichtige Untersuchungsbefunde gelenkt. Die genaue Ermittlung der Herzfrequenz erfolgt im späteren Verlauf. Falls bei einem bewusstlosen Patienten der Karotis- oder Femoralispuls nicht tastbar ist, liegt ein Kreislaufstillstand vor (siehe unten). Die Kombination aus „schlechter" Kreislaufsituation und Atemnot sollte die Rettungskräfte an einen Spannungspneumothorax denken lassen. Zusätzlich sollte dann auskultiert werden, um ein fehlendes oder abgeschwächtes Atemgeräusch zu erkennen. Falls ein Spannungspneumothorax vorliegt, kann eine Nadeldekompression lebensrettend sein (➤ Kap. 12.5.4).

Haut

Die Haut kann sehr viel über die Kreislaufsituation des Patienten verraten, wie in den folgenden Absätzen dargestellt wird.

Farbe

Eine gute Durchblutung ist an einer rosigen Hautfarbe erkennbar. Die Haut wird blass, wenn ein bestimmter Bereich nicht mehr suffizient durchblutet wird. Eine bläuliche Farbe zeigt eine ungenügende Oxygenierung an. Hautpigmentierungen können diese Unterscheidung häufig erschweren. Bei der Kontrolle des Nagelbetts und der Schleimhäute kann diese Schwierigkeit umgangen werden, da die Farbveränderungen meist zuerst an den Lippen, am Zahnfleisch und den Fingerspitzen zu sehen sind.

Temperatur

Die Temperatur der Haut wird von den Umgebungsbedingungen beeinflusst. Eine kühle Haut weist auf eine verminderte Perfusion hin, ungeachtet der Ursache. Die Hauttemperatur des Patienten wird normalerweise mit dem Handrücken gefühlt; deshalb kann eine genaue Bestimmung mit Handschuhen schwierig sein. Die Haut sollte sich warm anfühlen, aber weder heiß noch kühl. Normalerweise sind die Gefäße nicht dilatiert, sodass Hitze nicht an die Körperoberfläche geleitet wird.

Feuchtigkeit

Eine trockene Haut weist auf eine gute Perfusion hin. Eine feuchte Haut ist mit Schock und schlechter Perfusion assoziiert. Letztere wird durch eine Zentralisation des Kreislaufs (Vasokonstriktion der peripheren Blutgefäße) verursacht. Dies bewirkt eine bevorzugte Durchblutung der lebenswichtigen Organe, leider auf Kosten der als weniger wichtig „erachteten" Organe (z. B. der Haut).

7.2.5 Schritt D – Disability (Defizite der neurologischen Funktionen)

Nachdem die Oxygenierung und die Durchblutung des Patienten untersucht und so gut wie möglich gewährleistet wurden, wird in der initialen Beurteilung die zerebrale Funktion beurteilt, die einen indirekten Marker für die Beurteilung der zerebralen Durchblutung darstellt. Das Ziel ist, den Bewusstseinsgrad des Patienten zu ermitteln und festzustellen, ob eine Hypoxie vorliegen könnte.

Bis zum Beweis des Gegenteils sollte das Rettungsteam verwirrte, aggressive, streitlustige oder unkooperative Patienten als hypoxisch ansehen. Die meisten Patienten wollen Hilfe, wenn sie sich in einem kritischen Zustand befinden. Wenn ein Patient diese Hilfe ablehnt, muss der Grund hinterfragt werden. Fühlt sich ein Patient von der Anwesenheit der Rettungsdienstmitarbeiter bedroht? In solchen Fällen müssen diese versuchen, das Vertrauen des Patienten zu gewinnen. Wenn nichts an der Einsatzstelle bedrohlich ist, lässt sich ein pathophysiologisches Geschehen vermuten und reversible Ursachen müssen behandelt werden. Während der Beurteilung muss nachgefragt werden, ob der Patient zu irgendeinem Zeitpunkt nach Auftreten der Verletzung bewusstlos war, ob toxische Substanzen involviert sein könnten und ob der Patient eine vorbestehende Erkrankung hat, die eine Bewusstseinstrübung oder ein ungewöhnliches Verhalten verursachen könnte.

Es gibt vier mögliche Ursachen für einen eingeschränkten Bewusstseinszustand:
1. Verminderte zerebrale Oxygenierung (verursacht durch Hypoxie/Hypoperfusion)
2. ZNS-Verletzung
3. Drogen- oder Alkoholüberdosierung
4. Metabolische Entgleisung (Diabetes, Krampfanfall)

Die Glasgow Coma Scale (GCS) ist ein Bewertungssystem, um den Bewusstseinszustand zu bestimmen (➤ Tab. 7.1).[7] Sie ist gegen-

über dem AVPU-Schema (WASB; ➤ Kasten 7.4) zu bevorzugen. Sie stellt eine einfache und schnell anwendbare Methode dar, um die zerebrale Funktion zu beschreiben, und korreliert mit dem Outcome des Patienten; dies gilt insbesondere für die beste motorische Reaktion. Der initial erhobene GCS-Wert wird als Ausgangswert für eine fortlaufende Überwachung der neurologischen Funktion genutzt. Er ist in drei verschiedene Bereiche unterteilt:
1. Augenöffnung (A)
2. Beste verbale Reaktion (V)
3. Beste motorische Reaktion (M)

7.4 AVPU-Schema (WASB)

Das Akronym AVPU (deutsch WASB) wird oft verwendet, um den Bewusstseinszustand des Patienten zu beschreiben. A steht für *Alert* (Ist der Patient wach?), V für Reaktion auf *verbalen* Stimulus (Reaktion nur auf Ansprache?), P für Reaktion auf *Pain* (reagiert nur auf einen Schmerzreiz) und U für *Unresponsive* (Bewusstlosigkeit). Diese Vorgehensweise ist zwar recht einfach anzuwenden, zeigt allerdings nicht auf, **wie** der Patient auf Ansprache bzw. einen Schmerzreiz reagiert. Mit anderen Worten, wenn der Patient auf Ansprache reagiert, ist er orientiert, verwirrt oder antwortet er nur unverständlich? Oder wenn der Patient auf einen Schmerzreiz reagiert, ist diese Reaktion gezielt oder ungezielt? Handelt es sich um eine abnormale Beugung oder Strecksynergismen? Aufgrund dieser fehlenden Präzision wird empfohlen, auf die Anwendung des WASB- bzw. AVPU-Schemas zu verzichten. Die GCS ist zwar komplizierter als das WASB-Schema, aber eine häufige Anwendung trägt dazu bei, sie zu verinnerlichen.

Der Rettungsdienstmitarbeiter beschreibt die bestmögliche Reaktion zu jedem Bereich der GCS (➤ Tab. 7.1). Wenn bei einem Patienten z. B. das rechte Auge so geschwollen ist, dass er es nicht öffnen kann, er aber das linke Auge spontan öffnet, erhält er 4 Punkte für „spontanes Augenöffnen". Wenn ein Patient die Augen geschlossen hat, sollte (z. B.) der Rettungsassistent ihn ansprechen („Öffnen Sie die Augen"). Falls der Patient auf die Ansprache nicht reagiert, kann ein Schmerzstimulus, z. B. Druck auf das Nagelbett mit einem Stift oder Kneifen in die Haut im Achselbereich, angewandt werden.

Der Rettungsdienstmitarbeiter kann die verbale Reaktion des Patienten einordnen, indem er fragt: „Was ist Ihnen passiert?" Wenn der Patient voll orientiert ist, wird er eine suffiziente Antwort geben. Anderenfalls wird die Antwort eingestuft als: konversationsfähig, nicht orientiert, unzusammenhängende Worte, unverständliche Laute, keine Reaktion.

Die dritte Komponente der GCS ist die beste motorische Reaktion. Der Rettungsdienstmitarbeiter gibt dem Patienten ein einfaches Kommando wie „Zeigen Sie mir das Anhalterzeichen" oder „Heben Sie zwei Finger". Befolgt der Patient dieses Kommando, erhält er den höchsten Punktwert, nämlich 6 Punkte. Ein Patient jedoch, der klammert oder nur die Hand des Rettungsdienstmitarbeiters packt, zeigt evtl. nur Greifreflexe und befolgt keine Kommandos. Wenn ein Patient der Aufforderung nicht folgt, kommt ein Schmerzstimulus, wie oben beschrieben, zur Anwendung. Dabei sollte wieder die beste motorische Reaktion notiert werden. Ein Patient, der gezielt den Schmerzstimulus abwehrt, erhält 5 Punkte. Andere mögliche Reaktionen auf den Schmerz sind: ungezielte Schmerzabwehr, auf

Tab. 7.1 Glasgow Coma Scale (mindestens 3, maximal 15 Punkte möglich)

Kriterien		Punkte
Augen öffnen	Spontan	4
	Auf Aufforderung	3
	Auf Schmerzreiz	2
	Keine Reaktion	1
Verbale Reaktion	Konversationsfähig, orientiert	5
	Konversationsfähig, nicht orientiert	4
	Unzusammenhängende Worte	3
	Unverständliche Laute	2
	Keine Reaktion	1
Motorische Reaktion	Befolgt Aufforderungen	6
	Gezielte Schmerzabwehr	5
	Ungezielte Schmerzabwehr	4
	Auf Schmerzreiz Beugeabwehr (abnormale Beugung)	3
	Auf Schmerzreiz Strecksynergismen	2
	Keine Reaktion auf Schmerzreiz	1
Gesamtpunktzahl		

Schmerzreiz Beugeabwehr (abnormale Beugung), auf Schmerzreiz Strecksynergismen, keine Reaktion auf Schmerzreiz. Aktuelle Erkenntnisse belegen, dass die alleinige Beurteilung der besten motorischen Reaktion aussagekräftiger ist als die vollständige GCS.[8]

Der maximale GCS-Wert beträgt bei einem Patienten ohne neurologische Defizite 15 Punkte. Die minimale Punktzahl ist 3 und weist stets auf eine bedrohliche Situation hin. Eine Punktzahl unter 8 bedeutet, dass eine schwerwiegende Verletzung vorliegt. Für eine mittlere Verletzung sprechen 9–12 Punkte, für eine leichte 13–15 Punkte. Ein GCS-Wert unter 8 stellt im notarztbasierten Rettungssystem die Indikation für eine Narkose und Intubation des Patienten dar. Der Rettungsassistent/Notfallsanitäter/Notarzt kann den Score leicht berechnen und sollte ihn sowohl bei der Übergabe im Krankenhaus nennen als auch im Protokoll schriftlich festhalten.

Falls der Patient weder wach noch orientiert ist und auch keine Befehle ausführen kann, sollten kurz die Pupillen kontrolliert werden. Sind beide Pupillen rund, gleich groß und reagieren sie prompt auf Licht oder sind sie lichtstarr und weit? Ein GCS-Wert unter 14 in Kombination mit einer abnormalen Pupillenreaktion kann auf ein lebensgefährliches Schädel-Hirn-Trauma hinweisen (➤ Kap. 10).

7.2.6 Schritt E – Expose/Environment (Entkleideten Patienten untersuchen/Erhalt von Körperwärme)

Ein früher Schritt in der Beurteilung des Patienten ist dessen vollständige Entkleidung, da nur so Verletzungen sicher aufzuspüren sind (➤ Abb. 7.3). Der Satz „Der Teil des Körpers, der nicht entkleidet wird, ist der am schwersten verletzte" ist sicher nicht immer, aber doch oft genug zutreffend, um eine Ganzkörperuntersuchung zu rechtfertigen.

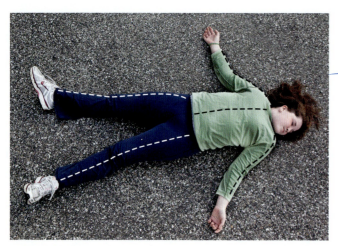

Abb. 7.3 Die Kleidung kann schnell entfernt werden, indem sie entlang der gestrichelten Linien aufgeschnitten wird.

Zudem kann Blut durch die Bekleidung aufgesaugt und dadurch „unbemerkt" bleiben. Sobald der ganze Körper des Patienten inspiziert wurde, muss der Patient wieder zugedeckt und vor weiterer Auskühlung geschützt werden. Obwohl es für eine gute Beurteilung wichtig ist, den ganzen Körper zu entkleiden, ist **Unterkühlung** (Hypothermie) ein sehr ernsthaftes Problem in der Versorgung von Traumapatienten. Im Freien sollten nur die Körperteile entblößt werden, deren Untersuchung notwendig ist. Im warmen Rettungswagen sollte der Patient vollständig entkleidet werden; er muss aber danach so schnell wie möglich wieder zugedeckt werden. Nützliche Hilfsmittel sind z. B. Decken, die sich nach Kontakt mit Luft selbst erwärmen (z. B. Ready-Heat®).

Die Anzahl der Bekleidungsstücke, die im Rahmen der körperlichen Inspektion entfernt werden sollten, ist der Schwere der Verletzungen anzupassen. Eine generelle Regel ist, nur so wenig wie möglich, aber so viel wie nötig zu entkleiden, um die Verletzungen zu beurteilen. Der Rettungsdienstmitarbeiter muss keine Angst haben, den Patienten auszuziehen, wenn dies der einzige Weg für eine komplette Beurteilung und suffiziente Behandlung ist. Manchmal können Patienten mehrfach verletzt sein, wenn sie z. B. angeschossen wurden und danach einen Verkehrsunfall verursachen. Potenziell lebensgefährliche Verletzungen können übersehen werden, wenn der Patient ungenügend entkleidet wird. Besonders vorsichtig sollte beim Zerschneiden bzw. Entfernen der Bekleidung von Opfern eines Verbrechens vorgegangen werden (➤ Kasten 7.5). Nachdem der Patient im Rahmen der initialen Beurteilung entkleidet wurde, sollte er sorgfältig zugedeckt werden, damit die Körpertemperatur nicht sinkt. Sobald er im Rettungswagen ist, muss der Patientenraum warm gehalten werden. Der Erhalt der Körpertemperatur des Patienten ist wichtiger, als dass die Rettungskräfte sich wohlfühlen. Wenn Sie die Temperatur im Rettungswagen trotz Dienstbekleidung als angenehm empfinden, ist es für den Patienten sehr wahrscheinlich zu kalt. Auch die Verwendung angewärmter Infusionslösungen trägt zum Erhalt der Körpertemperatur bei.

7.5 Beweissicherung an Einsatzstellen/Tatorten

Unglücklicherweise handelt es sich bei Traumapatienten mitunter um Opfer von Gewalttaten. In solchen Fällen ist das Rettungsfachpersonal gehalten, dazu beizutragen, dass Beweisstücke an der Einsatzstelle bzw. am Tatort durch die Strafverfolgungsbehörden sichergestellt werden. Falls die Bekleidung des Patienten aufgeschnitten werden muss, sollte nicht durch Löcher geschnitten werden, die von Projektilen (Schusswaffen), Messern oder anderen Gegenständen verursacht wurden. Dies könnte ansonsten die Sicherung von Beweisen erschweren. Falls Kleidungsstücke entfernt werden müssen, sollten diese in einer Papiertüte (nicht in Plastiktüten) asserviert und dann direkt am Einsatzort an die Polizei übergeben werden, bevor der Patient abtransportiert wird. Jegliche Waffen, Drogen oder persönliche Gegenstände, die während der Untersuchung gefunden werden, sollten ebenfalls an die Polizei übergeben und auf dem Einsatzprotokoll dokumentiert werden. Falls der Zustand des Patienten einen Abtransport zum Krankenhaus erzwingt, bevor die Polizei an der Einsatzstelle erscheint, werden diese Gegenstände zum Krankenhaus mitgenommen und die Behörden darüber in Kenntnis gesetzt.

7.2.7 Simultane Untersuchung und Behandlung

Wie schon zuvor erwähnt, werden die Abläufe der initialen Beurteilung (Primary Assessment) schrittweise dargestellt und unterrichtet. Dennoch können viele Schritte gleichzeitig (simultan) erfolgen. Wenn der Patienten Ihnen im Verlauf Fragen beantwortet, z. B. „Wo haben Sie Schmerzen?", dann sagt Ihnen das zugleich, dass der Patient freie Atemwege hat und wie seine derzeitige Atmung ist. Außerdem kann die Befragung stattfinden, während Sie den Radialispuls tasten und zugleich die Haut hinsichtlich Temperatur und Feuchtigkeit beurteilen. Die Antworten des Patienten vermitteln auch einen Eindruck davon, wie sein Bewusstseinsgrad ist und ob er orientiert ist. Weiterhin kann der Patient rasch von Kopf bis Fuß „gescannt" werden, um nach Anzeichen für eine Blutung oder sonstige Verletzungen zu schauen. Ihr Kollege kann dann z. B. direkten Druck auf eine Blutung ausüben oder ein Tourniquet anlegen, während Sie die Untersuchung fortsetzen. Durch dieses Vorgehen kann der Patient rasch umfassend eingeschätzt werden, insbesondere im Hinblick auf lebensbedrohliche Probleme. Die initiale Beurteilung sollte mehrfach wiederholt werden, insbesondere bei Patienten, die ernsthaft verletzt sind.

7.2.8 Monitoring während der initialen Beurteilung

Einige apparative Hilfsmittel sind im Rahmen der Bewertung des Patientenzustands hilfreich bzw. gelten sogar als unverzichtbar.

Pulsoxymetrie Ein Pulsoxymeter sollte während der initialen Beurteilung angelegt werden, spätestens aber nach deren Abschluss. In den PHTLS-Kursen im deutschsprachigen Raum hat es sich eingebürgert, dass die Anlage des Pulsoxymeters zum Schritt „B" der initialen Beurteilung gehört. Das Pulsoxymeter erlaubt im Verlauf eine Titrierung der Sauerstoffgabe, sodass eine $SpO_2 > 95\%$ erreicht wird. Zudem informiert es die Rettungskräfte bei eingeschaltetem Piepston über die aktuelle Herzfrequenz des Patienten. Ein Abfall der peripheren Sauerstoffsättigung sollte umgehend eine erneute Beurteilung des Patienten nach sich ziehen, damit die zugrunde liegende Ursache identifiziert wird.

Endtidale CO_2-Messung Dieses Verfahren ist zur Verifizierung der korrekten trachealen Positionierung des Endotrachealtubus absolut unverzichtbar. Es schützt zwar nicht vor einer zu tiefen (einseitigen) Intubation, aber eine versehentliche (und meist tödliche, wenn unbemerkte) Platzierung des Endotrachealtubus in der Speiseröhre kann damit bei Patienten mit Kreislauf ausgeschlossen werden. In einem gewissen Umfang erlaubt die endtidale Kohlendioxidmessung Rückschlüsse auf den Kohlendioxidgehalt im Blut. Gerade beim mehrfach verletzten Patienten können hier jedoch Differenzen bestehen. Zur Überwachung der (maschinellen) Beatmung ist das Verfahren ebenfalls ein unverzichtbares Monitoring, weil damit u. a. eine Dislokation des Tubus oder ein Ausfall des Beatmungsgerätes erkannt werden kann. Außerdem erlaubt das Verfahren indirekt Rückschlüsse auf die Kreislaufsituation des Patienten, weil ein Blutdruckabfall immer auch zu einem Abfall des endtidal gemessenen Kohlendioxidwerts führt.

EKG-Monitoring Die Überwachung des EKG ist nicht so nützlich wie die Pulsoxymetrie, weil eine reguläre Herzaktion im EKG nicht automatisch bedeutet, dass der Patient eine adäquate Kreislaufsituation hat. Aus diesem Grund müssen Puls und/oder Blutdruck des Patienten nach wie vor beurteilt werden, um die Kreislaufsituation einschätzen zu können. Genau wie beim Pulsoxymeter ermöglicht der eingeschaltete Piepston des EKG eine Überwachung der Herzfrequenz des Patienten.

Automatische nichtinvasive Blutdruckmessung Die Messung des Blutdrucks ist kein Bestandteil der initialen Beurteilung. Jedoch kann eine automatische nichtinvasive Blutdruckmessung (NIBP) bei einem schwer verletzten Patienten, dessen Zustand keine Durchführung einer erweiterten Beurteilung zulässt, insbesondere auf dem Transport Rückschlüsse auf die Schwere des Schocks erlauben (➤ Kap. 7.4.1).

7.3 Lebensrettende Maßnahmen

Das Kapitel lebensrettende Maßnahmen beschreibt die Schritte einer korrekten Behandlung der Probleme, die in der initialen Beurteilung identifiziert werden. Die PHTLS-Vorgehensweise basiert auf der Philosophie „Treat As You Go", bei der es indiziert ist, jede erkannte Lebensbedrohung sofort oder zum frühestmöglichen Zeitpunkt zu therapieren (➤ Abb. 7.4).

7.3.1 Limitierte Interventionen an der Einsatzstelle

Der Rettungsassistent, Notfallsanitäter bzw. Notarzt behandelt Atemwegsprobleme mit höchster Priorität. Falls die Atemwege offen und frei sind, der Patient aber nicht atmet, beginnt er mit der Beatmung. Die Beatmung sollte so früh wie möglich mit einer hohen Sauerstoffkonzentration (> 85 %; FiO_2 > 0,85, besser mit 100 %, FiO_2 1,0) erfolgen. Falls der Patient schwere Atemnot oder eine sehr flache Atmung aufweist, ist eine assistierte Beatmung mithilfe eines Beatmungsbeutels notwendig. Der Rettungsdienstmitarbeiter erkennt einen Herzstillstand unter Schritt C (Kreislauf) und beginnt, falls nötig, mit der Herzdruckmassage. Des Weiteren behandelt er mögliche äußere Blutungen. Bei einem Patienten mit freiem Atemweg und suffizienter Atmung kann er schnell eine Hypoxie und einen Schock (anaeroben Metabolismus) therapieren.

7.3.2 Transport

Werden während der initialen Beurteilung lebensbedrohliche Verletzungen festgestellt, sollte der Patient nach den ersten Interventionen vor Ort schnell ins Rettungsmittel verbracht werden. Er sollte so schnell wie möglich in die nächste geeignete Klinik transportiert werden (➤ Kasten 7.6). Mit Ausnahme besonderer Umstände sollte die Zeit vor Ort idealerweise auf zehn Minuten begrenzt bleiben. Der Rettungsdienst muss sich klar machen, dass eine Verkürzung der Zeit vor Ort und ein schneller Transport zur nächsten adäquaten Klinik, vorzugsweise einem Traumazentrum, in der Behandlung von Traumapatienten eine wesentliche Entscheidung ist. Anderseits propagiert PHTLS keine „Einladen-und-Losfahren"-Strategie. Lebensbedrohliche Probleme werden, soweit möglich, vor Ort behandelt. Wie schon an anderer Stelle ausgeführt wurde, bedeutet dies, dass die Festlegung der Dringlichkeit immer eine Einzelfallentscheidung ist. Das praktische Vorgehen hängt von der Entfernung zur Klinik, dem Ausbildungsstand des Personals, den materiellen Ressourcen und dem Zustand des Patienten ab.

7.6 Der kritische Traumapatient

Begrenzen Sie die Zeit an der Einsatzstelle auf zehn Minuten, falls einer der folgenden lebensbedrohlichen Zustände vorliegt:
- Atemweg nicht frei oder bedroht
- Beeinträchtigte Atmung, erkennbar an:
  - Sehr langsamer oder schneller Atemfrequenz
  - Hypoxie (SpO_2 < 95 %, trotz Sauerstoffgabe)
  - Dyspnoe
  - Offener Pneumothorax oder instabiler Thorax mit paradoxer Atmung
  - V. a. Pneumothorax
- Starke äußere Blutung oder V. a. innere Blutungen
- Pathologischer neurologischer Status
  - GCS ≤ 13
  - Zerebrale Krampfanfälle
  - Sensorische oder motorische Defizite
- Penetrierende Verletzungen an Kopf, Hals, Rumpf oder den Extremitäten (proximal von Knie bzw. Ellenbogen)
- Totale oder subtotale Amputation proximal der Finger bzw. Zehen
- Jegliche Verletzung, bei der einer der folgenden Punkte zutrifft:
  - Anamnestisch ernsthafte Erkrankung (z. B. KHK, COPD, Gerinnungsstörungen)
  - Alter > 55 Jahre
  - Hypothermie
  - Verbrennungen
  - Schwangerschaft

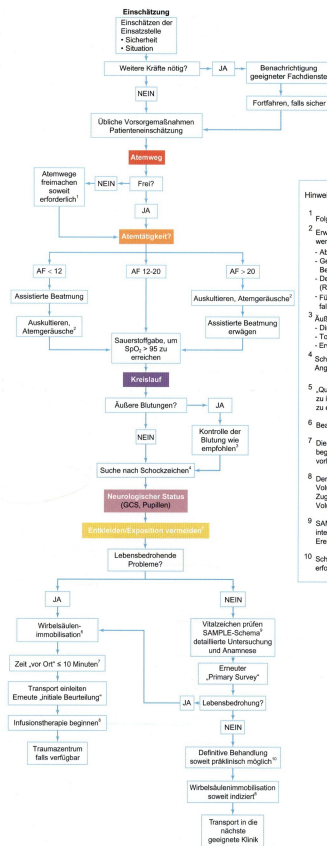

Abb. 7.4 Algorithmus Beurteilung.

7.3.3 Infusionstherapie

Ein anderer wichtiger Schritt in der Notfallbehandlung ist, das kardiovaskuläre System mit einem adäquaten intravasalen Volumen so schnell wie möglich wiederherzustellen. Da in der Präklinik normalerweise kein Blut transfundiert werden kann, ist eine balancierte Vollelektrolytlösung das Mittel der Wahl am Notfallort. Im Unterschied zu NaCl, Ringer oder Ringer-Laktat enthält sie Natrium, Kalium, Kalzium, Magnesium und Chlorid in annähernd physiologischer Menge sowie ggf. Azetat und ist zumindest initial ein effektiver Flüssigkeitsersatz. Kristalloide Lösungen ersetzen weder die Sauerstofftransportkapazität des verlorenen Blutes, noch enthalten sie Thrombozyten oder Gerinnungsfaktoren, die für die Gerinnung benötigt werden. Außerdem tragen größere Mengen Infusionslösung, wenn sie nicht angewärmt sind, zu einer weiteren Auskühlung des Patienten bei und können somit die Gerinnung zusätzlich verschlechtern. Deshalb ist eine schnelle Einlieferung des lebensgefährlich verletzten Patienten in die nächste geeignete Klinik unbedingt notwendig.

Wenn es die Zeit erlaubt, werden, wenn möglich, zwei großlumige venöse Zugänge (14 G oder 16 G) in den Unterarm oder in die Ellenbeuge des Patienten gelegt. Normalerweise sind zentrale Zugänge (V. subclavia, V. jugularis interna oder V. femoralis) in der rettungsdienstlichen Behandlung von Traumapatienten nicht indiziert. Die Menge der zu applizierenden Flüssigkeit hängt vom klinischen Bild ab, insbesondere davon, ob die äußeren Blutungen gestoppt wurden oder nicht und ob der Verdacht auf ein Schädel-Hirn-Trauma besteht. Eine weitere Option besteht in der Verabreichung von synthetischen kolloidalen Infusionslösungen wie Hydroxyethylstärke (HAES 6 %) oder Gelatine 4 %. In ➤ Kap. 9.5.9 werden die Leitlinien für die Flüssigkeitstherapie beschrieben.

Vor Ort einen i.v. Zugang zu legen, kann bei schwierigen Verhältnissen die Zeit an der Einsatzstelle unangemessen verlängern und den Transport verzögern. Behalten Sie daher das Zeitmanagement im Auge und erwägen Sie einen intraossären Zugang. Wie bereits beschrieben, kann eine definitive Behandlung des Patienten nur in einer adäquaten Klinik geschehen. Ein Patient, der z. B. eine Milzruptur hat und 50 ml Blut pro Minute verliert, wird bis zur Ankunft im Operationssaal in jeder verlorenen Minute weiterhin diese Menge an Blut verlieren. Intravenöse Zugänge, die vor Ort unter großem Zeitaufwand gelegt werden, vergrößern nicht nur den Blutverlust, sondern verkleinern auch die Überlebenschance des Patienten. Natürlich gibt es Ausnahmen, wenn z. B. der Patient nicht sofort bewegt werden kann. Außerdem kann eine aggressive Flüssigkeitstherapie keine manuelle Blutungskontrolle ersetzen. Bevorzugt sollten angewärmte Infusionslösungen verwendet werden.

7.4 Erweiterte Beurteilung (Secondary Assessment)

Das Secondary Assessment (erweiterte Beurteilung) beinhaltet die Untersuchung des Patienten von Kopf bis Fuß. Bevor mit der erweiterten Beurteilung begonnen wird, muss die initiale Beurteilung beendet sein (Erkennen und Behandeln von lebensbedrohenden Verletzungen bzw. Zuständen). Das Ziel der erweiterten Beurteilung ist es, weitere Verletzungen zu identifizieren oder ggf. weitere Probleme zu entdecken, die während der initialen Beurteilung übersehen wurden. Da eine sorgfältig durchgeführte initiale Beurteilung alle lebensbedrohlichen Zustände aufdecken soll, befasst sich die erweiterte Beurteilung per Definition mit weniger gravierenden Verletzungen. Daher wird ein kritisch verletzter Patient so schnell wie möglich transportiert und bleibt nicht unangemessen lange für eine erweiterte Beurteilung vor Ort.

Die erweiterte Beurteilung verwendet ein „Sehen-Hören-und-Fühlen-Konzept", um die Haut mit allen Anhängen zu beurteilen. Anstatt erst alle Körperregionen zu betrachten, danach auszukultieren und am Schluss zu palpieren, wird der ganze Körper Region für Region „erforscht". Der Rettungsdienstmitarbeiter beginnt mit der Untersuchung beim Kopf, geht weiter über Hals, Thorax und Abdomen zu den Extremitäten, inkl. detaillierter neurologischer Untersuchung. Die folgenden Aussagen erfassen den Kern des ganzen Untersuchungsprozesses (➤ Abb. 7.5):

- **Sehen,** nicht nur schauen.
- **Horchen,** nicht nur hören.
- **Fühlen,** nicht nur berühren.

Sehen
- Untersuchen Sie die Haut jeder Körperregion.
- Suchen Sie aufmerksam nach äußeren Blutungen und Zeichen einer inneren Blutung, wie ein gespanntes Abdomen oder große bzw. sich ausdehnende Hämatome.

Sehen

- Achten Sie auf äußere Blutungen und Zeichen einer inneren Blutung.
- Untersuchen Sie die Haut jeder Körperregion.

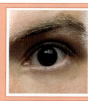

- Schauen Sie nach Weichteilverletzungen.
- Erkennen Sie alles, was „nicht normal" aussieht.

Horchen

- Achten Sie auf alle ungewöhnlichen Atemgeräusche.
- Erkennen Sie alle abnormalen Geräusche beim Auskultieren des Brustkorbs.

- Stellen Sie fest, ob die Atemgeräusche über beiden Lungenfeldern symmetrisch sind.

Fühlen

- Palpieren Sie alle Körperregionen.

- Achten Sie auf alle abnormalen Befunde.

Abb. 7.5 Die körperliche Untersuchung eines Traumapatienten beinhaltet eine sorgfältige Beobachtung, Auskultation und Palpation.
Eyephoto: © iStockphoto/Thinkstock; ear photo: © iStockphoto/Thinkstock; Hands photo: © Image Point Fr/ShutterStock
© NAEMT; PHTLS, 8th edition, Jones & Bartlett, 2016

- Schauen Sie nach Weichteilverletzungen, inkl. Schürfungen, Verbrennungen, Kontusionen, Hämatomen, Ablederungen und Rissquetschwunden.
- Erkennen Sie Schwellungen oder Knochendeformationen.
- Achten Sie auf abnormale Einkerbungen der Haut sowie die Hautfarbe.
- Erkennen Sie alles, was „nicht normal" aussieht.

Horchen
- Achten Sie auf alle ungewöhnlichen Geräusche, wenn der Patient ein- bzw. ausatmet.
- Erkennen Sie alle abnormalen Geräusche beim Auskultieren des Brustkorbs.
- Stellen Sie fest, ob die Atemgeräusche über beiden Lungenfeldern symmetrisch sind.
- Auskultieren Sie über der A. carotis und anderen Gefäßen.
- Erkennen Sie alle außergewöhnlichen Geräusche über Gefäßen, die auf eine Verletzung hinweisen.

Fühlen
- Bewegen Sie vorsichtig jeden Knochen der verschiedenen Regionen.
- Erkennen Sie Krepitationen. Sind die Bewegungen schmerzhaft oder gibt es ungewöhnliche Beweglichkeiten?
- Palpieren Sie alle Regionen und schauen Sie, ob sich etwas bewegt, was sich nicht bewegen sollte. Erkennen Sie, ob sich etwas „matschig" anfühlt und ob irgendwo Pulse fühlbar sind, die nicht da sein sollten. Prüfen Sie auch, ob alle Pulse fühlbar sind oder Pulse fehlen.

7.4.1 Vitalzeichen

Das Rettungsdienstpersonal beurteilt kontinuierlich die Qualität des Pulses und die Atemfrequenz, aber auch die anderen Komponenten der initialen Beurteilung, weil signifikante Änderungen schnell auftreten können. Es bestimmt die Vitalzeichen quantitativ und evaluiert den motorischen und sensorischen Status in allen vier Extremitäten so früh wie möglich, obwohl dies normalerweise nicht vor dem Abschluss des Primary Assessment durchgeführt wird. Um Zeit zu gewinnen, kann abhängig von der Situation ein zweiter Kollege die Vitalzeichen messen, während der erste die initiale Beurteilung beendet. Allerdings sind die exakte Pulsfrequenz und der Blutdruck zunächst keine entscheidenden Faktoren in der Erstbeurteilung eines schwer verletzten Patienten. Folglich kann die Messung exakter Werte abgewartet werden, bis die entscheidenden Schritte von Lebensrettung und Stabilisierung abgeschlossen sind.

Die ermittelten Vitalzeichen sollten Blutdruck, Pulsfrequenz, Atemfrequenz (inkl. Atemgeräusche), Hautfarbe und Temperatur umfassen. Die vollständigen Vitalzeichen werden alle drei bis fünf Minuten, so oft wie möglich oder bei irgendwelchen Änderungen oder medizinischen Problemen reevaluiert und notiert. Auch sollte bei Verfügbarkeit eines automatischen nichtinvasiven Blutdruckmessgeräts der erste Blutdruck manuell gemessen werden. Automatische Blutdruckmessgeräte könnten ungenau messen, falls eine schwere Hypotension beim Patienten besteht. Daher sollten in diesen Fällen alle Blutdruckmessungen manuell durchgeführt werden.

7.4.2 Anamnese nach dem SAMPLE-Schema

Das Rettungsdienstpersonal sollte eine kurze Anamnese des Patienten erstellen. Diese Informationen müssen auf dem Patientenprotokoll dokumentiert und dem medizinischen Personal im aufnehmenden Krankenhaus übermittelt werden. Die Eselsbrücke SAMPLE soll helfen, sich an die wichtigsten Fragen zu erinnern:

Symptome Welche Beschwerden hat der Patient? Schmerzen? Atemnot? Benommenheit? Parästhesien?
Allergien Hat der Patient irgendwelche Allergien, insbesondere auf Medikamente?
Medikamente Rezeptpflichtige und nicht rezeptpflichtige Medikamente, die der Patient regelmäßig einnimmt. Dabei können auch Vitaminpräparate oder andere frei erhältliche Substanzen von Interesse sein.
Persönliche medizinische und chirurgische Vorgeschichte Bedeutende medizinische Probleme, mit denen der Patient aktuell in Behandlung ist, einschließlich früherer Operationen.
Letzte Mahlzeit Viele Patienten werden später operiert; eine Nahrungsaufnahme erhöht das Risiko einer Aspiration bei der Narkoseeinleitung.
Ereignisse Was passierte vor dem Unfall bzw. führte zu diesem? Dazu gehören auch das Eintauchen in Wasser (Beinahe-Ertrinken bzw. Hypothermie) oder gefährliche Substanzen, mit denen der Patient in Kontakt gekommen ist.

7.4.3 Beurteilung der Körperregionen

Kopf

Eine Inspektion von Kopf und Gesicht deckt Kontusionen, Schürfungen, Knochenasymmetrien, Brüche, Hämatome, Brillenhämatome, Augenverletzungen und Rissquetschwunden auf. Der Kopf wird folgendermaßen untersucht:
- Gründliches Absuchen der Haare nach Kopfhautverletzungen
- Kontrolle der Pupillen auf Größe, Lichtreaktion, Asymmetrien, ungewöhnliche Formen und Entrundungen
- Vorsichtige Palpation des Gesichtes und Schädels, um Krepitationen, Abweichungen, Vertiefungen oder abnormale Beweglichkeit zu identifizieren. Dies ist besonders wichtig, um Kopfverletzungen vor dem Röntgen zu entdecken. ➤ Abb. 7.6 zeigt die normale anatomische Struktur von Gesicht und Schädel.
- Vorsicht ist angezeigt, wenn die Pupillen eines bewusstlosen Trauma-Patienten mit Mittelgesichtsverletzung beurteilt werden. Selbst das Ausüben eines geringen Drucks kann zu einer weiteren Schädigung eines Augapfels mit einer stumpfen oder penetrierenden Verletzung führen.

7.4 Erweiterte Beurteilung (Secondary Assessment)

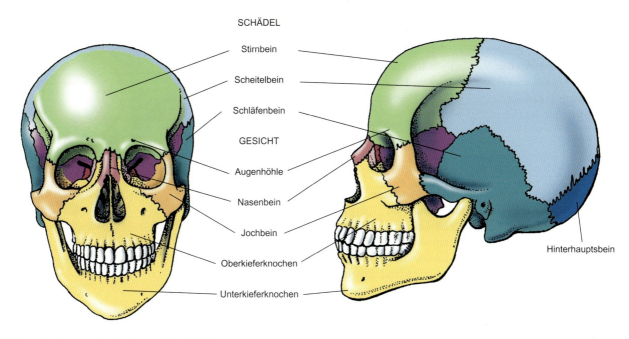

Abb. 7.6 Normale Anatomie des Gesichts und des Schädels

Oftmals gehen Verletzungen des Mittelgesichts mit Frakturen eines bestimmten Bereichs der Schädelbasis einher, der als Siebplatte (Lamina cribrosa) bezeichnet wird. Bei Patienten mit Mittelgesichtsverletzungen sollte eine Magensonde oral und nicht nasal eingeführt werden.

Hals

Der Hals wird auf Kontusionen, Hämatome, Schürfungen, Rissquetschwunden und Deformitäten hin untersucht, die den Rettungsdienstmitarbeiter auf mögliche tiefere Verletzungen hinweisen. Eine Palpation kann subkutane Emphyseme aufdecken, die laryngealen, trachealen oder pulmonalen Ursprungs sein können. Krepitation des Larynx, Heiserkeit und subkutanes Emphysem sind die klassische Trias einer Larynxfraktur. Fehlende Schmerzen der Halswirbelsäule können helfen, eine HWS-Fraktur auszuschließen, sofern dieser Befund mit bestimmten weiteren Kriterien kombiniert wird. Hingegen weisen Schmerzen häufig auf eine Fraktur, Luxation oder eine Verletzung des Bandapparates hin. Der Rettungsdienstmitarbeiter führt solche Untersuchungen vorsichtig aus und achtet darauf, dass sich die HWS immer in einer stabilen, anatomisch neutralen sogenannten „Inline-Position" befindet. Das Fehlen von neurologischen Symptomen bedeutet nicht, dass eine Verletzung der Halswirbelsäule ausgeschlossen werden kann. Eine Reevaluierung im Verlauf kann die Zunahme eines Hämatoms oder eine Trachealdeviation sichtbar machen. Je nach lokalem Protokoll kann es z. B. möglich sein, dass für die Untersuchung der Halswirbelsäule z. B. die Canadian C-Spine Rule zur Anwendung gelangt.[23]

Angewendet wird die Canadian C-Spine Rule nur bei kardiopulmonal stabilen Patienten mit einem CGS von 15. Besteht hier der Verdacht auf eine Verletzung der Halswirbelsäule, treten Nacken-

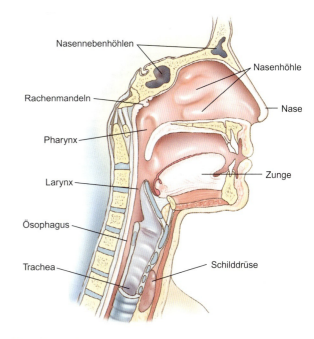

Abb. 7.7 Normale Anatomie des Halses

schmerzen nach stumpfem Trauma auf oder gibt es sichtbare Verletzungen oberhalb der Schlüsselbeine (auch ohne Nackenschmerzen), wird im nächsten Schritt auf das Vorhandensein von sog. „Hochrisikofaktoren" geachtet. Dazu zählen Alter > 65 Jahre, ein gefährlicher Unfallmechanismus[23] oder Taubheitsgefühl bzw. Kribbelparästhesien an den Extremitäten. Bestehen solche Faktoren, wird die HWS immobilisiert. Liegen diese Faktoren nicht vor, wird nach bestimmten Kriterien festgelegt, ob eine klinische Untersuchung der HWS (z. B. Palpation) durchgeführt werden kann. Falls ja, wird im Verlauf geprüft, ob der Patient seinen Kopf um jeweils

45° nach links und rechts drehen kann. Ist dies der Fall, muss keine Immobilisation der HWS erfolgen. Die Canadian C-Spine Rule ist in der Präklinik der am meisten verwendete Algorithmus zur Entscheidung, ob die HWS immobilisiert werden muss. Ein Nachteil ist, dass der Algorithmus relativ komplex und nur für Patienten nach stumpfem Trauma mit einem GCS von 15 anwendbar ist. Die normale Anatomie des Halses zeigt ➤ Abb. 7.7.

Thorax

Da der Thorax kräftig, robust und elastisch ist, kann er enorme Kräfte absorbieren. Eine genaue Untersuchung auf Deformitäten, paradoxe Atmung, Prellmarken und Schürfungen ist nötig, um tiefer liegende Verletzungen zu identifizieren. Andere Zeichen, auf die unbedingt geachtet werden sollte, sind Schutzhaltung und Abwehrspannung, asymmetrische Thoraxexkursionen und interkostale, suprasternale oder supraklavikuläre Hervorwölbungen bzw. Einziehungen.

Eine Sternumkontusion kann z.B. das einzige Symptom einer Herzverletzung sein. Eine Stichwunde in der Nähe des Sternums kann auf eine Herzbeuteltamponade hinweisen. Bei maximaler Exspiration liegt das Zwerchfell etwa auf einer Linie zwischen dem vorderen vierten Interkostalraum, dem seitlichen sechsten Interkostalraum und dem achten Interkostalraum posterior (➤ Abb. 7.8). Eine penetrierende Verletzung, die unterhalb dieser Linie liegt oder die einen Weg genommen hat, der unterhalb dieser Linie liegen könnte, sollte den Rettungsassistenten, Notfallsanitäter bzw. Notarzt an eine Verletzung sowohl der Thorax- als auch der Abdominalhöhle gleichzeitig denken lassen.

Mit Ausnahme von Augen und Händen ist das Stethoskop das wichtigste Instrument, das zur Untersuchung des Thorax genutzt werden kann. Der Patient liegt meistens auf dem Rücken; deshalb

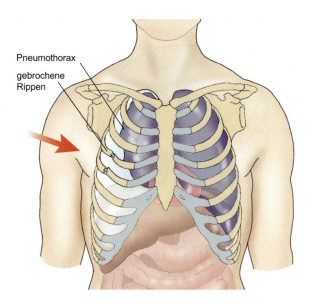

Abb. 7.9 Kompressionsverletzungen der Brust können zu Rippenbrüchen und daraus resultierendem Pneumothorax führen.

können nur die vorderen und seitlichen Areale des Thorax auskultiert werden. Es ist wichtig, zu lernen, in dieser Körperposition des Patienten normale von abgeschwächten Atemgeräuschen zu unterscheiden. Abgeschwächte oder fehlende Atemgeräusche deuten auf einen möglichen Pneumothorax, Spannungspneumothorax oder Hämatopneumothorax. Geknister, das dorsal (wenn der Patient umgedreht wird) oder lateral auskultiert wird, kann auf eine Lungenkontusion hinweisen. Eine Herzbeuteltamponade ist durch abgeschwächte Herzgeräusche charakterisiert. Es ist aber aufgrund der Umgebungsgeräusche sehr schwierig, diese präklinisch zu auskultieren. Rippenfrakturen, die auf ein kleines Areal begrenzt sind, können auf eine schwere Lungenkontusion hinweisen. Jede Art von Kompressionsverletzung des Brustkorbs kann zu einem Pneumothorax führen (➤ Abb. 7.9). Außerdem wird der Thorax abgetastet, um subkutane Emphyseme (Luft in den Weichteilen) zu entdecken.

Abdomen

Die Untersuchung des Abdomens beginnt, wie bei anderen Körperteilen auch, zunächst mit einer Inspektion. Der Rettungsassistent, Notfallsanitäter bzw. Notarzt achtet dabei auf Schürfungen und Hautblutungen; beide können Hinweise auf schwerwiegende Verletzungen sein. Das Abdomen rund um den Bauchnabel sollte sorgfältig untersucht werden, um z.B. quer verlaufende Prellmarken zu erkennen, die durch einen falsch liegenden Sicherheitsgurt verursacht wurden. Fast 50 % der Patienten mit solchen Zeichen haben innere Verletzungen. Auch Lendenwirbelverletzungen sind mit dem „Sicherheitsgurtabdruck" assoziiert.

Die Untersuchung des Abdomens beinhaltet auch die Palpation aller vier Quadranten, um eine Abwehrspannung oder einen harten Bauch festzustellen. Beim Tasten wird registriert, ob der Bauch weich oder hart ist. Wenn Bauchschmerzen, Abwehrspannung etc. diagnostiziert wurden, gibt es keine Gründe, den Bauch weiter zu

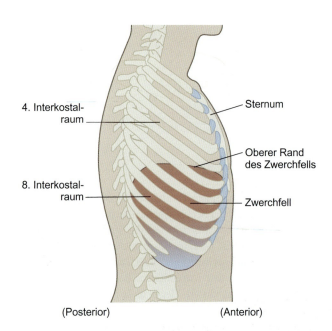

Abb. 7.8 Seitlicher Blick auf die Zwerchfellposition bei voller Exspiration.

untersuchen. Weitere Informationen werden das präklinische Management nicht verändern, führen nur zu einer Belastung des Patienten und verzögern unnötig den Transport in die nächste geeignete Klinik. Auch eine Auskultation des Abdomens bringt keine präklinisch relevanten Informationen bei Traumapatienten. Ein herabgesetzter Bewusstseinszustand, z. B. beim Schädel-Hirn-Trauma, unter Einfluss von Alkohol oder anderen Drogen, verschleiert die Aussagekraft der Untersuchung des Abdomens.

Becken

Das Becken wurde als potenzielle Blutungsquelle bereits unter „C" bei der initialen Beurteilung untersucht (➤ Kap. 7.2.4). Im Rahmen der erweiterten Beurteilung sollte allenfalls auf Dinge geachtet werden, die möglicherweise initial übersehen wurden. Es gilt aber der Grundsatz, dass das Becken nach dem KISS-Schema versorgt werden sollte. Wurde die Indikation zur Stabilisierung gestellt (z. B. anhand der Kinematik) und eine Beckenschlinge angelegt, gibt es in der Präklinik keinen Grund, im Nachhinein noch eine Untersuchung des Beckens durch Palpation vorzunehmen.

Genitalien

Normalerweise wird eine Untersuchung der Genitalien im Rettungsdienst nicht durchgeführt. Dennoch sollte auf äußere Blutungen geachtet werden, z. B. Blutabgang über die Harnröhre oder auch einen Priapismus. Klare Flüssigkeit kann bei einer schwangeren Patientin zudem eine Ruptur der Fruchtblase anzeigen.

Rücken

Der Rücken sollte zum Nachweis von Verletzungen ebenfalls untersucht werden. Eine gute und zügige Möglichkeit ist, den Patienten im Rahmen der Lagerung auf dem Spineboard oder vor der Anwendung der Schaufeltrage en bloc zu drehen und dabei zu untersuchen. Außerdem können dorsal Atemgeräusche auskultiert und die Wirbelsäule auf Schmerzhaftigkeit und Deformitäten abgetastet werden.

Extremitäten

Die Untersuchung der Extremitäten beginnt mit dem Schlüsselbein bei den oberen Extremitäten, dem Becken bei den unteren Extremitäten und von dort jeweils nach distal bis zu den Endgliedern. Jeder einzelne Knochen und jedes Gelenk sollte visuell auf Deformitäten, Hämatome und Blutungen untersucht werden. Zugleich wird durch Palpation nach Krepitationen, Schmerzen, Abwehrspannung und pathologischer Beweglichkeit gesucht. Jede vermutete Fraktur sollte immobilisiert werden, bis mittels Röntgen ein Bruch ausgeschlossen oder aber bewiesen werden kann. Es werden auch die Durchblutung, die Motorik und die sensorische Funktion der Nerven (sog. DMS-Untersuchung) distal der möglichen Verletzung untersucht. Wenn eine Extremität immobilisiert wurde, sollten danach nochmals die Pulse, die Beweglichkeit und die Sensorik geprüft werden. Angemerkt sei, dass die Oberschenkel bereits beim „C" der initialen Beurteilung zu untersuchen sind.

7.4.4 Neurologische Untersuchung

So wie es bei der Untersuchung der anderen Körperregionen beschrieben wurde, wird die neurologische Untersuchung viel detaillierter ausgeführt als in der initialen Beurteilung. Die Ermittlung des GCS-Werts, die Untersuchung der motorischen und sensorischen Funktionen und die Beobachtung der Pupillenreaktion gehören zur neurologischen Untersuchung innerhalb der erweiterten

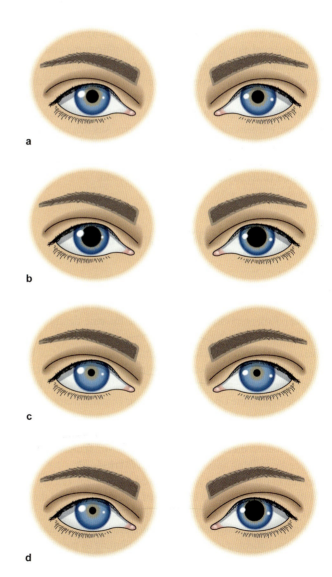

Abb. 7.10 a: Normale Pupillen.
b: Erweiterte Pupillen.
c: Enge (stecknadelartige) Pupillen (Miosis).
d: Ungleiche Pupillen (Anisokorie).

Beurteilung. Im Rahmen der Pupillenreaktionskontrolle achtet der Rettungsdienstmitarbeiter auf die beidseits identische Lichtreaktion und Größe. Ein kleiner Anteil der Bevölkerung besitzt auch unter normalen Bedingungen unterschiedlich große (anisokore) Pupillen. Trotzdem sollten auch bei diesen Patienten die Pupillen beidseits symmetrisch auf Licht reagieren. Pupillen, die unterschiedlich schnell auf Licht reagieren, werden als ungleich beschrieben. Ungleiche Pupillen können bei einem bewusstlosen Traumapatienten einen Hinweis auf einen erhöhten Hirndruck oder Druck auf den 3. Hirnnerv geben, ausgelöst z. B. durch ein Hirnödem oder eine rasch zunehmende Hirnblutung (> Abb. 7.10). Direkte Verletzungen der Augen können ebenfalls unterschiedliche Pupillenreaktion auslösen.

Eine Untersuchung der Sensorik zeigt Sensibilitätsverluste in den Extremitäten auf und hilft, Areale zu identifizieren, die genauer untersucht werden müssen. Der Rettungsassistent/Notfallsanitäter muss die gesamte Wirbelsäule immobilisieren, d. h. den ganzen Patienten. Auch beim Gebrauch eines Spineboards bzw. einer Vakuummatratze sind eine Zervikalstütze, eine Kopffixierung und Gurte bzw. eine Gurtspinne für den restlichen Körper erforderlich. Es darf keinesfalls nur der Kopf fixiert werden. Wenn der Körper nicht fixiert ist, der Kopf aber wohl, kann eine kleine Bewegung beim Hochheben des Patienten oder während der Fahrt mögliche Verletzungen der Wirbelsäule noch verschlimmern. Aus den vorgenannten Gründen soll der Kopf zeitlich gesehen erst nach dem Rumpf und den Extremitäten fixiert werden. Ein Schutz der kompletten Wirbelsäule muss zu jeder Zeit gewährleistet sein.

7.5 Definitive Behandlung vor Ort

Die Beurteilung und die Behandlung beinhalten Retten, Transportieren und Kommunizieren. Die definitive Behandlung ist die Endphase der Patientenbehandlung. Beispiele für eine definitive Behandlung sind:
- Bei einem Patienten mit Kammerflimmern ist die definitive Behandlung die Defibrillation, woraus im Idealfall ein normaler Rhythmus resultiert; die kardiopulmonale Reanimation (CPR) stellt lediglich eine Überbrückung bis zur Durchführung des Defibrillationsversuchs dar.
- Bei einem Patienten im hypoglykämischen Koma ist die definitive Behandlung die intravenöse Applikation von Glukose und die Wiederherstellung normaler Blutzuckerwerte.
- Bei einem Patienten mit Atemwegsverlegung ist ein Teil der definitiven Behandlung das Freimachen der Atemwege und die Oxygenierung, was z. B. durch Vorziehen des Unterkiefers („Jaw Thrust") und die assistierte Beatmung erreicht werden kann.
- Für einen Patienten mit starker äußerer Blutung ist die definitive Behandlung die Kontrolle der Blutung und eine Schocktherapie.

Viele Probleme können bereits vor Ort in der Präklinik definitiv behandelt werden. Bei einem kritisch verletzten Patienten können viele Verletzungen hingegen nur im Operationssaal versorgt werden. Alles, was die definitive Behandlung verzögert, verschlechtert die Überlebenschancen des Patienten. Die präklinische Behandlung eines Traumapatienten ist mit der CPR während eines Herzstillstands vergleichbar. Die Maßnahme erhält den Patienten „am Leben", bis eine definitive Behandlung erfolgen kann. Bei einem Traumapatienten erfolgt die Behandlung auf der Straße oftmals nur temporär – um einige Minuten zu „erkaufen", bevor der Operationssaal erreicht wird.

7.5.1 Vorbereitung des Transports

Wie bereits erwähnt, sollten Rettungsassistenten, Notfallsanitäter und Notärzte bei allen Traumapatienten von Wirbelsäulenverletzungen ausgehen. Deshalb ist die Stabilisierung der Wirbelsäule, sofern sie indiziert ist, ein zentraler Punkt bei der Rettung des Traumapatienten. Falls die Zeit vorhanden ist, wird folgendermaßen vorgegangen:
- Vorsichtige Stabilisierung der frakturierten Extremitäten mittels spezieller Schienen.
- Falls der Patient in einem kritischen Zustand ist, werden die Frakturen immobilisiert, indem der Patient auf einem Spineboard, der Vakuummatratze oder auf der Schaufeltrage stabilisiert wird.
- Wundverbände, soweit nötig.

7.5.2 Transport

Der Transport sollte beginnen, sobald der Patient ins Transportmittel verbracht und stabilisiert wurde. Wie schon zuvor beschrieben, bewirken Verzögerungen an der Einsatzstelle, z. B. länger andauernde Versuche, einen i. v. Zugang zu legen (anstatt einen intraossären Zugang zu etablieren), oder um die erweiterte Beurteilung abzuschließen, nur eine Verlängerung der Zeit, bis in der aufnehmenden Klinik Blut verabreicht und die Blutung kontrolliert werden kann. Die weitere Überwachung erfolgt daher auf der Fahrt ins Krankenhaus. **Für einige sehr kritisch verletzte Patienten ist der schnelle Transport in das geeignete Krankenhaus der wesentlichste Aspekt der definitiven Behandlung am Unfallort.**

Dennoch soll an dieser Stelle nochmals betont werden, dass das PHTLS-Konzept keine „Einladen-und-losfahren"-Strategie verfolgt. Lebensrettende Interventionen werden vor Ort durchgeführt. Diese Strategie wird auch als „Treat As You Go" bezeichnet. Bei einem Patienten, dessen Zustand nicht kritisch ist, kann die volle Aufmerksamkeit auf all seine Verletzungen gelenkt werden, bevor er ins Krankenhaus transportiert wird. Trotzdem sollte der Transport nicht unnötig verzögert werden, da der Patient wegen einer bisher nicht entdeckten Problematik jederzeit kritisch werden kann.

7.5.3 Einschätzung der Verletzungsschwere

Für einen kritisch verletzten Patienten kann die Auswahl der richtigen Klinik genauso wichtig sein wie andere vor Ort durchgeführte lebensrettende Maßnahmen. Die Auswahl der Klinik basiert auf den vor Ort gemachten Untersuchungsergebnissen, d.h. den erkannten oder vermuteten Verletzungen. Seit über 40 Jahren wird in der medizinischen Fachliteratur immer wieder betont, dass es zu einem besseren Outcome führt, wenn schwer verletzte Patienten in dafür geeignete Kliniken gebracht werden, z. B. Traumazentren.[9–13] Im Jahr 2006 wurde von den Centers for Disease Control and Prevention (CDC) eine Studie veröffentlicht, in der gezeigt wurde, dass die Überlebenschance für Patienten 25 % höher war, wenn sie anstatt einer Klinik auf niedrigerem Versorgungsniveau ein Level-1-Traumazentrum (in Deutschland: überregionales Traumazentrum) erreichten.[14] Eine andere Studie aus dem Jahr 2005 ergab, dass etwa 90 % der US-amerikanischen Bevölkerung in Regionen lebt, von wo aus Level-1- bis Level-3-Traumazentren innerhalb einer Stunde erreicht werden können, während eine andere, etwas ältere Studie zeigte, dass nur etwas mehr als die Hälfte der verletzten Patienten in ein zertifiziertes Traumazentrum transportiert wird – davon 36 % polytraumatisierte Personen.[15, 16] Die Botschaft ist daher eindeutig: Die traumabedingte Sterblichkeit kann deutlich gesenkt werden, sofern die Patienten in ein zertifiziertes Traumazentrum transportiert werden.

Für die Einsatzkräfte im Rettungsdienst ist es eine Herausforderung, festzulegen, welche Patienten am besten in ein Traumazentrum transportiert werden. Eine sinnvolle Entscheidung bewegt sich zwischen „Übertriage" und „Untertriage". Alle Patienten in ein Traumazentrum zu bringen („Übertriage"), hätte zur Folge, dass dort viele Patienten behandelt werden müssen, welche die speziellen Fähigkeiten der Klinik gar nicht benötigen. Dies könnte dazu führen, dass die schwer verletzten Patienten nicht so optimal versorgt werden, weil die große Anzahl zu versorgender Patienten, z.B. Patienten mit isolierten Frakturen, die Ressourcen verbraucht. Auf der anderen Seite des Spektrums befindet sich der schwer verletzte Patient, der in ein Krankenhaus gebracht wird, das kein Traumazentrum ist („Untertriage"). Dies kann zu einem schlechten Outcome des Patienten führen, weil dem Krankenhaus die erforderlichen Möglichkeiten und Fertigkeiten zur Versorgung des Patienten fehlen. Um eine „Untertriage" zu vermeiden, empfehlen Experten, dass bei 30–50 % der Fälle eine „Übertriage" erforderlich ist. Damit ist gemeint, dass 30–50 % der in ein Traumazentrum transportierten Patienten die dort angebotenen speziellen Möglichkeiten nicht benötigen.

Die – auch in Deutschland – übliche Definition für „Polytrauma" oder „Schwerverletzten" ist ein Injury Severity Score (ISS) von 16 oder mehr Punkten. Allerdings kann der ISS erst dann genau festgelegt werden, nachdem bereits alle Diagnosen gestellt wurden; dies beinhaltet auch bildgebende Verfahren (z. B. Computertomografie). Somit kann der ISS im Rettungsdienst nicht ermittelt werden. Alternativ wurden folgende Vorschläge gemacht:

1. Traumapatienten, die in der Notaufnahme oder innerhalb von 24 h nach Aufnahme versterben
2. Notwendigkeit einer Massivtransfusion
3. Intensivbehandlung erforderlich
4. Notwendigkeit einer notfallmäßigen operativen Versorgung an Kopf, Brustkorb oder Bauch
5. Notwendigkeit einer angiografischen Blutungskontrolle

Diese Vorschläge sind ebenso wie der ISS für Forschungszwecke hilfreich; im rettungsdienstlichen Umfeld können sie jedoch nicht angewendet werden.

Seit über 25 Jahren gibt der unfallchirurgische Ausschuss der Amerikanischen Akademie für Chirurgie (American College of Surgeons Committee on Trauma, ACS-COT) dem Rettungsdienstpersonal eine Hilfestellung in Form eines Algorithmus, welche Patienten am meisten davon profitieren, wenn sie in ein Traumazentrum transportiert und dort versorgt werden.[17] Im Laufe der Jahre wurde der Algorithmus stetig an neue Erkenntnisse angepasst. Seit 2005 haben verschiedene Experten eine evidenzbasierte Überarbeitung vorgenommen, die aktuellste stammt von 2011.[18, 19] Im Original wird der Begriff „Field Triage Decision Scheme" verwendet, was etwa mit „Präklinisches Triageschema" übersetzt werden kann. Es beinhaltet vier Abschnitte (> Abb. 7.11):

- **Schritt 1:** Vitalzeichen und neurologischer Status – Dieser Abschnitt beinhaltet einen verminderten Bewusstseinszustand, Hypotension und Auffälligkeiten bei der Atmung. Es hat sich gezeigt, dass diese Kriterien am besten mit einem ISS > 16 korrelieren.
- **Schritt 2:** Welche Verletzungen liegen vor? – Falls der Rettungsdienst sehr schnell vor Ort ist, kann es sein, dass die o. g. (patho-)physiologischen Veränderungen noch nicht eingetreten sind, obwohl der Patient schwer verletzt ist. Dieser Abschnitt listet daher körperliche Befunde auf, die mit ernsthaften Verletzungen in Verbindung gebracht werden können.
- **Schritt 3:** Unfallmechanismus/Zeichen für ein Hochrasanztrauma? – Dieser Abschnitt dient dazu, Patienten mit „versteckten" Verletzungen zu identifizieren, bei denen weder (patho)physiologische Veränderungen aufgetreten sind noch der Bewusstseinszustand herabgesetzt ist und auch keine sichtbaren äußeren Verletzungen bestehen.
- **Schritt 4:** Spezielle Umstände – Diese Kriterien beziehen sich auf das Alter des Patienten, die Einnahme von Antikoagulanzien, das Vorliegen von Verbrennungen oder das Bestehen einer Schwangerschaft. Sie sollten sich ebenfalls auf die Entscheidung, den Patienten in ein Traumazentrum zu transportieren, auswirken.

Die Patienten, die entweder die Kriterien aus Schritt 1 oder die aus Schritt 2 erfüllen, sollten in die leistungsfähigste in der Region verfügbare Klink transportiert werden. Die Patienten, die den Kriterien aus Schritt 3 oder 4 entsprechen, sollten in die nächste geeignete Klink gebracht werden, das muss aber kein überregionales Traumazentrum sein. Wie bei allen Algorithmen handelt es sich auch hier um eine Leitlinie und nicht um einen Ersatz für Einzelfallentscheidungen.

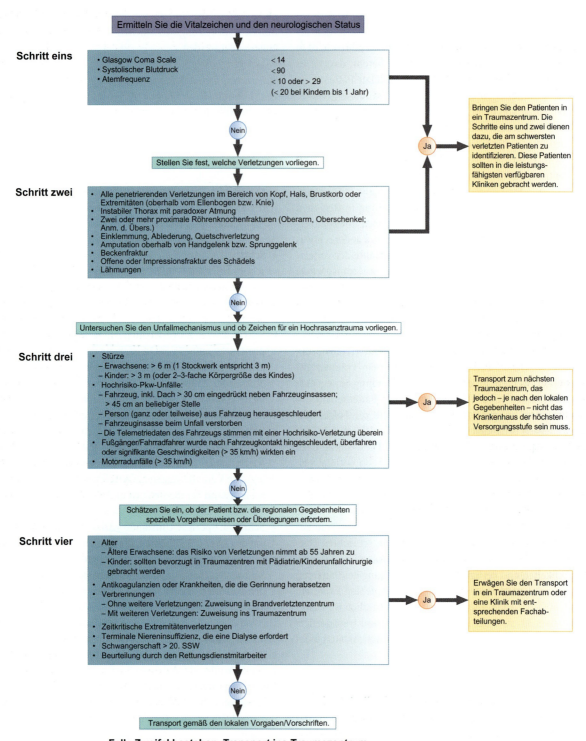

Abb. 7.11 Die Entscheidung, wohin der Patient transportiert wird, ist von großer Tragweite. Dabei spielen die Leistungsfähigkeit und die Entfernung der erreichbaren Kliniken eine Rolle. Das „Präklinische Triageschema" zeigt die Situationen auf, in denen höchstwahrscheinlich ein bereits im Krankenhaus bereitstehendes Traumateam erforderlich sein wird.
Adapted from Centers for Disease Control and Prevention, Morbidity and Mortality Weekly Report (MMWR), January 13, 2012 © NAEMT; PHTLS, 8th edition, Jones & Bartlett, 2016

7.5.4 Transportdauer

Die Rettungs- bzw. Notarztwagenbesatzung sollte das geeignete Zielkrankenhaus gemäß dem Verletzungsmuster des Patienten auswählen. Einfach gesagt heißt das, der Patient sollte zum nächsten für ihn geeigneten Krankenhaus transportiert werden (das nächstgelegene Krankenhaus, das die Probleme des Patienten am besten versorgen kann). Wenn der Patient schwer verletzt ist oder die Gefahr einer persistierenden Blutung besteht, sollte der Rettungsdienstmitarbeiter zu einer Klinik fahren, welche die Möglichkeit hat, den Patienten schnell definitiv zu versorgen (z. B. ein Traumazentrum).

Wenn ein Rettungswagen z. B. 8 Minuten nach Alarmierung an der Einsatzstelle eintrifft und dann 6 Minuten für die Erstversorgung, Rettung und das Verladen benötigt, sind schon 14 Minuten der „golden Periode" vorbei. Das nächste Krankenhaus ist 5, das nächste Traumazentrum hingegen 14 Fahrminuten entfernt. Stellen Sie sich zwei Fälle vor. Im ersten Fall wird der Patient ins Traumazentrum transportiert. Bei Ankunft dort sind das Schockraumteam, die Chirurgen und der Operationssaal bereit. Nach 10 Minuten im Schockraum sind lebensrettende Eingriffe durchgeführt, die notwendige Bildgebung ist erfolgt sowie Blut abgenommen und der Patient wurde in den Operationssaal gebracht. Im zweiten Fall wird der Patient in das nächstgelegene Krankenhaus gebracht, das 9 Minuten schneller als das Traumazentrum erreichbar ist. Dieses hat zwar einen Assistenzarzt in der Notaufnahme, aber der Chirurg und das Operationsteam sind außer Haus. Die Versorgungszeit für den Patienten in der Notaufnahme kann sich hier von 10 auf 45 Minuten ausdehnen, bis der Chirurg im Haus eintrifft und den Patienten untersucht. Weitere 30 Minuten vergehen, nachdem der Chirurg entschieden hat, dass der Patient operiert werden muss, bis der Operationssaal und das Team bereitstehen. Dies ergibt im zweiten Beispiel eine Gesamtzeit von 94 Minuten oder dauert 2½-mal länger als im Traumazentrum (Fall 1), bis der Patient im OP ist. Die eingesparten 9 Minuten Fahrtweg kosten nachher 56 Minuten bei der Untersuchung und Behandlung, um die persistierende Blutung zu stoppen.

In einem ländlichen Gebiet, wo ein Transport ins nächste Traumazentrum 45–60 Minuten oder länger dauern kann, ist eine Versorgung im nächsten Krankenhaus schneller erreichbar und deshalb vorzuziehen.

7.5.5 Transportart

Ein anderer Aspekt der Transportentscheidung ist die Art, **wie** dieser durchzuführen ist. Im deutschen Rettungsdienst gibt es quasi überall die Alternative des Lufttransports mit dem Rettungshubschrauber (RTH). Luftrettungsdienste haben oft einen sehr hohen Ausbildungslevel. Hubschraubertransporte sind zudem häufig schneller und schonender als bodengebundene. Andererseits unterliegt der Hubschraubereinsatz gewissen Limitationen. Die meisten RTH fliegen nur tagsüber (solange es hell ist) und bei ungeeignetem Wetter – z. B. Nebel – können Rettungshubschrauber nicht fliegen. Den größten Nutzen für den Patienten bringen Rettungshubschrauber insbesondere in ländlichen Regionen, wenn bis zum nächsten geeigneten Traumazentrum längere Strecken zurückgelegt werden müssen. Wichtig ist, dass die Rettungsleitstelle den RTH parallel alarmiert oder aber die Einsatzkräfte den Rettungshubschrauber bereits kurz nach der Ankunft am Patienten anfordern. Dann ist der RTH bereits parallel zur Versorgung durch die bodengebunden Rettungskräfte im Anflug und es geht keine oder nur wenig Zeit durch Warten verloren. Erfahrungen aus der Vergangenheit haben gezeigt, dass bei Einsätzen mit einer Vielzahl an Verletzten der Einsatz mehrerer RTH zum Gelingen beigetragen hat.

7.6 Monitoring und Neubeurteilung

Nach dem Abschluss der initialen Beurteilung (Primary Assessment) und der Erstversorgung beginnt das Rettungsteam mit der Erweiterung des Patientenmonitorings, der Reevaluation der Vitalzeichen und der Wiederholung der initialen Beurteilung. Dies wird mehrmals durchgeführt, entweder während des Transportes in das nächste geeignete Krankenhaus oder, bei verzögertem Transport, vor Ort. Die kontinuierliche Reevaluation der Bestandteile aus dem Primary Assessment dient dazu, eine Verschlechterung des Patienten zu erkennen und die identifizierten Probleme umgehend zu behandeln. Eine besondere Aufmerksamkeit muss auf alle signifikanten Veränderungen der Vitalfunktionen gelegt werden. Treten diese auf, muss ständig überprüft werden, ob das Vorgehen erfolgreich war. Weiterhin hilft das Monitoring, diese Veränderungen rasch zu bemerken und Probleme zu erkennen, die während der initialen Beurteilung übersehen wurden oder noch nicht ersichtlich waren. Wichtig ist in diesem Zusammenhang, sogenannte Fixierungsfehler zu vermeiden. Damit ist gemeint, dass mehrere Ursachen für das bestehende Problem in Betracht gezogen werden, anstatt sich voreilig auf eine einzige festzulegen. Häufig ist der Zustand des Patienten nicht offensichtlich. Den Patienten gut zu beobachten und hinzuhören, liefert dem Rettungsdienstmitarbeiter viele Informationen. Wie diese gesammelt werden, ist weniger entscheidend, als dass **alle** Informationen gesammelt werden. Ein gutes Beispiel ist ein Patient, der im Rahmen eines Herzinfarktes einen Verkehrsunfall verursacht. Wenn bei diesem Patienten ein niedriger Blutdruck mit Volumengabe behandelt wird, weil die kardiale Ursache der Situation nicht in Betracht gezogen wurde bzw. Befunde, die in diese Richtung deuten, ignoriert werden, erleidet der Patient durch die Versorgung eher Schaden als Nutzen. Neubeurteilungen sollten so schnell und sorgfältig wie möglich durchgeführt werden. Das Monitoring im Rahmen eines längeren Transportes wird weiter unten beschrieben.

7.7 Kommunikation

Der Rettungsassistent oder Notfallsanitäter kommuniziert so früh wie möglich mit der Rettungsleitstelle, damit diese wiederum die aufnehmende Klinik informieren kann. Üblicherweise werden die folgenden Informationen von den Krankenhäusern benötigt, wobei

im Einzelfall einige davon nachträglich übermittelt werden können, nachdem der Transport bereits begonnen wurde.
- Geschlecht des Patienten und geschätztes oder tatsächliches Alter
- Verletzungsmechanismus
- Alle erkannten oder vermuteten Verletzungen sowie lebensgefährliche Probleme
- Bereits durchgeführte Maßnahmen und das Ansprechen oder auch Nichtansprechen auf die erfolgte Therapie
- Geschätzte Ankunftszeit im Krankenhaus

Mitunter besteht die Möglichkeit, ergänzende Informationen an das Krankenhaus weiterzuleiten, z. B. über Medikamente, die der Patient einnimmt, u. Ä. Üblicherweise werden diese Informationen aber erst im Rahmen der Übergabe mitgeteilt, außer sie haben eine besondere Relevanz für die aufnehmende Klinik

Aus folgenden zwei Gründen ist ein schriftlicher **Einsatzbericht** ebenfalls wichtig:
1. Er ermöglicht dem Personal des Zielkrankenhauses, sich ein Bild vom Zustand des Patienten und den Behandlungen an der Einsatzstelle zu machen, falls Fragen auftauchen, wenn das Rettungsteam schon weg ist.
2. Er hilft dem Träger des Rettungsdienstes, eine Qualitätskontrolle sicherzustellen, indem Daten für die Nachbereitung des Falles bereitgestellt werden.

Aus diesen Gründen ist es wichtig, den Einsatzbericht exakt und vollständig auszufüllen und ihn in der aufnehmenden Klinik abzugeben. Eine Kopie des Einsatzberichtes sollte beim Patienten bleiben. Der Nutzen des Einsatzberichtes ist gering, wenn dieser erst Stunden oder Tage später beim Patienten eintrifft.

Der Einsatzbericht wird Bestandteil der medizinischen Patientenakte. Er ist ein juristisches Dokument, das beschreibt, was vorgefunden wurde und wie der Patient behandelt worden ist. Das Dokument kann vor Gericht verwendet werden. Der Einsatzbericht gilt als komplette Beschreibung aller vorgefundenen Verletzungen und aller Handlungen, die unternommen wurden. Ein gängiges Sprichwort besagt: „Was nicht dokumentiert wurde, wurde auch nicht durchgeführt." Der Rettungsassistent, Notfallsanitäter bzw. Notarzt nimmt alles mit in die Dokumentation auf, was er in Erfahrung gebracht sowie am Patienten gesehen und gemacht hat. Ein weiterer wichtiger Grund für die Archivierung der Einsatzberichte ist die wissenschaftliche Nachbereitung. Falls das Zielkrankenhaus wissenschaftliche Auswertungen aller eingelieferten Traumapatienten vornehmen möchte (z. B. Traumaregister der DGU, Reanimationsregister der DGAI), ist der präklinische Teil mit entscheidend. Ein korrekt ausgefüllter Einsatzbericht ist für derartige wissenschaftliche Erhebungen eine wertvolle Hilfe.

Der Rettungsdienstmitarbeiter trägt auch die Verantwortung für den Patienten während der Übergabe an das Zielkrankenhaus. Er überwacht die Umlagerung etc. Die mündliche Übergabe ist ausführlicher als die Funkmeldung, aber weniger detailreich als das Protokoll. Sie enthält eine kurze Beschreibung über die Unfallkinematik, den Patientenzustand, die ersten Behandlungsschritte und wie der Patient darauf reagiert hat. Die Übergabe muss klar hervorheben, was sich seit der Patientenanmeldung verändert hat. Eine gute Übergabe fördert auch den Teamgedanken bei der Patientenversorgung.

7.8 Spezielle Überlegungen

7.8.1 Traumatischer Herz-Kreislauf-Stillstand

Das schwere Trauma stellt bei Menschen in der ersten Lebenshälfte die häufigste Todesursache in den deutschsprachigen Ländern dar. Hauptursache sind Unfälle in häuslicher Umgebung, im Straßenverkehr und in der Freizeit. In den vergangen Jahrzehnten wurde immer wieder postuliert, dass die Reanimation bei traumatisch bedingtem Kreislaufstillstand hoffnungslos sei. In den letzten Jahren konnten verschiedene Arbeiten zeigen, dass eine nicht unerhebliche Anzahl von Patienten mit traumatisch bedingten Kreislaufstillständen erfolgreich wiederbelebt werden konnte.[24, 25] Zahlen aus dem deutschen Reanimationsregister zeigen eine Überlebensrate mit gutem neurologischem Ergebnis von ca. zwei Prozent.[25] Dieser Fakt gibt Anlass zur Hoffnung. Im Moment muss davon ausgegangen werden, dass aufgrund oben beschriebener These nicht bei jedem traumatisch bedingten Kreislaufstillstand eine Reanimation begonnen wird. Dies mag in manchen extremen Situationen angemessen sein und auch das Reanimationsregister kann nur solche Fälle auswerten, in denen tatsächlich mit einer Reanimation begonnen wurde. Bei fehlenden Zeichen einer nicht überlebbaren Verletzung ist aber aus heutiger Sicht ein Reanimationsversuch sinnvoll, da es sich meistens um junge und gesunde Menschen handelt.

Der European Resuscitation Council (ERC) hat in den aktuellen Leitlinien 2015 einen Behandlungsalgorithmus „Traumatischer Kreislaufstillstand" veröffentlicht, da dieser Situation eine andere Pathophysiologie zugrunde liegt als beim plötzlichen Herztod.[31] Dies muss bei der Reanimationsbehandlung berücksichtigt werden. Insbesondere muss bereits in der Frühphase der Reanimation rasch auf die potenziell reversiblen Ursachen eingegangen werden. Hier sind Spannungspneumothorax, Herzbeuteltamponade, Kontrolle von Blutungen sowie Hypoxie und Hypovolämie zu nennen (> Kasten 7.7). Diese für das Überleben des Patienten relevanten Probleme müssen neben den Standardreanimationsmaßnahmen (effektive Thoraxkompressionen, Atemwegsmanagement, Elektrotherapie etc.) rasch behoben werden, damit ein eigener Kreislauf wiederhergestellt werden kann. Hierzu kann es bereits in der Frühphase notwendig werden, invasive Verfahren (Thoraxdekompression, Thorakotomie etc.) anzuwenden.[26] Die Patienten müssen dann schnellstmöglich in ein geeignetes Traumazentrum gebracht werden.[27] In den nächsten Jahren sollte der traumatisch bedingte Kreislaufstillstand mehr in den Fokus wissenschaftlicher Fragestellungen gerückt werden. Die Besonderheiten der Reanimation beim traumatisch bedingten Kreislaufstillstand müssen in der Aus-und Fortbildung des an der Notfallversorgung beteiligten Personals stärker vermittelt werden. Ein entsprechender Algorithmus könnte neben den zu vermittelnden Fertigkeiten hilfreich sein.[28]

7.7 Vermeidbare Todesfälle bei Traumapatienten

In einem aktuellen Beitrag[29, 30] weisen die Autoren darauf hin, dass *„in der rechts- und notfallmedizinischen Routine immer wieder Todesfälle bekannt werden, in denen Patienten an einem Spannungspneumothorax* verstarben, weil eine – erfolgreich und sicher durchführbare – Thoraxdekompression vor Reanimationsabbruch nicht durchgeführt wurde". Daher, so die Autoren, sollte bei einer Trauma-Reanimation vor Abbruch der Reanimationsmaßnahmen eine Thoraxdekompression mittels Thoraxdrainage oder Punktion erfolgen, sofern auch nur der geringste Verdacht auf das Vorliegen eines Spannungspneumothorax bestehe. Betont wird zudem, wie wichtig es sei, die Patienten gerade beim penetrierenden Trauma zu entkleiden. Insbesondere der Rücken und die Leisten sollen inspiziert werden. „Zwei Patienten verbluteten jeweils aus einer singulären Leistenstichwunde mit Eröffnung der A. femoralis; Maßnahmen zur Beherrschung der Blutung (manuelle Kompression, Druckverband, Tourniquet) waren nicht oder nur unzureichend durchgeführt worden. In einem weiteren Fall wurde die Blutungsquelle überhaupt nicht erkannt, da der Patient nicht entkleidet wurde." Die Autoren schlussfolgern, dass „15 % der Todesfälle als potenziell oder sogar definitiv vermeidbar eingeschätzt wurden. Definitiv vermeidbare Traumatodesfälle waren bedingt durch unbehandelte Spannungspneumothoraces, unerkannte Verletzungen, Blutungssituationen und Ersticken."

Verzicht auf eine kardiopulmonale Reanimation

Reanimationsversuche sind nicht indiziert bei offensichtlichen, nicht mit dem Leben zu vereinbarenden Verletzungen (z.B. Enthauptung) oder bei sicheren Todeszeichen wie Verwesung, Leichenflecken oder Leichenstarre.

Einfache lebensrettende Maßnahmen (Basic Life Support)

Leitlinien für die Reanimation wurden durch die Amerikanische Herzgesellschaft (American Heart Association) überarbeitet und veröffentlicht.[22] Nach dem Freimachen der Atemwege durch Vorziehen des Unterkiefers („Jaw Thrust") wird die Atemtätigkeit geprüft. Ist der Patient apnoisch oder weist er Schnappatmung auf, wird der Karotispuls für maximal 10 Sekunden getastet. Äußere Blutungen sollten schnellstmöglich gestoppt werden. Ist kein Puls vorhanden, wird mit 30 Thoraxkompressionen begonnen. Zwischen den Kompressionen und Beatmungen wird eine kurze Pause für die zwei Beatmungen eingelegt. Die Thoraxkompressionen werden mit einer Frequenz von mindestens 100/min ausgeführt. Die Person, welche die Thoraxkompressionen durchführt, sollte alle zwei Minuten ausgewechselt werden, um eine Ermüdung zu verhindern. Falls ein AED vorhanden ist, sollte der Herzrhythmus analysiert werden, sodass ein möglicherweise vorhandenes Kammerflimmern defibrilliert werden kann.

Advanced Life Support

Die Atemwege sollten unter gleichzeitiger manueller Inline-Stabilisierung der HWS gesichert werden. Die Atemgeräusche sollten auskultiert und ein möglicher Spannungspneumothorax ausgeschlossen werden. Dieser könnte vorliegen, wenn abgeschwächte Atemgeräusche und ungleiche Thoraxhebungen zu erkennen sind. Falls irgendwelche Verdachtsmomente für einen Spannungspneumothorax bestehen, ist eine Entlastung indiziert. Beidseitige Thoraxentlastungen sollten nur durchgeführt werden, wenn der Patient eine Überdruckbeatmung erhält.

Es sollten großlumige i.v. Zugänge gelegt und darüber isotone balancierte kristalloide Lösungen zügig infundiert werden, falls ein hypovolämischer Schock als mögliche Ursache für den Herz-Kreislauf-Stillstand infrage kommt. Ein EKG-Monitoring sollte durchgeführt und der Rhythmus analysiert werden. Folgende pathologische Rhythmen können vorkommen:

Pulslose elektrische Aktivität (PEA) Ein Patient mit einer PEA sollte auf eine mögliche Hypovolämie, Hypothermie, einen Spannungspneumothorax und eine Herzbeuteltamponade untersucht werden. Infusionen, Wärmezufuhr und eine Thoraxentlastung sind mögliche indizierte Maßnahmen. Adrenalin kann verabreicht werden.

Bradykardie/Asystolie Bei Patienten mit einem solchen Rhythmus sollte geprüft werden, ob eine Hypoxie bzw. Hypovolämie die Ursache ist. Falls die Atemwege bereits gesichert wurden, sollte sorgfältig überprüft werden, ob die Lage des Hilfsmittels korrekt ist. Weiterhin sollte mit Volumenersatz begonnen werden. Atropin und/oder Adrenalin kann verabreicht werden.

Kammerflimmern, pulslose ventrikuläre Tachykardie Die primäre Therapie für diese Rhythmen ist die Defibrillation. Bei einem biphasischen Defibrillator wird ein Schock mit 150–200 Joule verabreicht, bei einem monophasischen Gerät ein Schock mit 360 Joule. Bedenken Sie, dass ein Traumapatient seinen Herz-Kreislauf-Stillstand infolge eines medizinischen Problems erlitten haben könnte. So könnte z.B. ein akutes Koronarsyndrom zu dem Verkehrsunfall geführt haben. Gerade bei älteren Patienten oder solchen, bei denen keine ernsthaften Verletzungen gefunden werden, sollte diese Möglichkeit in Betracht gezogen werden. Auffälligkeiten, z.B. eine Sternotomienarbe, können den Verdacht erhärten. Diese Patienten sollten konsequent reanimiert werden.

Abbruch der kardiopulmonalen Reanimation

Verschiedene amerikanische Fachgesellschaften – NAEMSP und ACS-COT – haben Leitlinien für das Beenden einer Reanimation bei Traumapatienten im präklinischen Setting herausgegeben.[20] Das Beenden von Wiederbelebungsmaßnahmen kann in Betracht gezogen werden, wenn keine Lebenszeichen bzw. ein ROSC (Return Of Spontaneous Circulation) zu verzeichnen sind, obwohl eine qualitativ gute CPR mit ununterbrochenen Thoraxkompression sowie die üblichen erweiterten lebensrettenden Maßnahmen durchgeführt wurden. Die oben genannten Positionspapiere empfehlen, dass für eine definierte Zeitdauer reanimiert werden sollte und in diesem Zeitraum bestimmte lebensrettende Maßnahmen erfolgt sein sollten.

Frühere Empfehlungen beinhalteten die Aussage, dass Wiederbelebungsversuche bis zu 15 Minuten andauern sollten, aber die Datenlage bzgl. dieser Fragestellung bleibt unklar.

7.8.2 Schmerzbehandlung

Eine Schmerzbehandlung (**Analgesie**) wird in der Präklinik oft bei Angina pectoris oder einem akuten Koronarsyndrom benötigt. Früher spielte das Schmerzmanagement eine begrenzte Rolle in der Behandlung von Traumapatienten, primär wegen der Sorge, dass Nebenwirkungen der Analgetika (verminderter Atemantrieb und Vasodilatation) eine vorbestehende Hypoxie und Hypotonie möglicherweise noch verschlimmern könnten. Diese Bedenken hatten dazu geführt, dass einigen Patienten mit klarer Indikation, z. B. einer isolierten Verletzung einer Gliedmaße oder einer Wirbelsäulenfraktur, eine Schmerztherapie vorenthalten wurde. Aus heutiger Sicht sollte jeder Patient, der Schmerzen hat, eine adäquate Analgesie erhalten. Ärztliche Leiter Rettungsdienst sollten für die Rettungsassistenten und Notfallsanitäter geeignete SOPs festlegen. Dadurch wird es möglich, dass z. B. Esketamin und Midazolam durch das Rettungsfachpersonal verabreicht werden können. Ein anderes adäquates Analgetikum für Traumapatienten ist Fentanyl. Darüber hinaus besteht in unserem notarztgestützten System die Möglichkeit der Atemwegssicherung, falls eine Narkose angezeigt ist.

Die Pulsoxymetrie sollte eingesetzt und die Vitalzeichen sollten fortlaufend überwacht werden, wenn Analgetika verabreicht wurden. Üblicherweise wird in diesen Fällen auch Sauerstoff gegeben, um etwaigen Nebenwirkungen der Medikamente von vornherein zu begegnen.

7.8.3 Misshandlung

Rettungsassistenten und Notfallsanitäter sind oft die ersten Einsatzkräfte vor Ort. Dadurch sind sie ggf. in der Lage, zu erkennen, dass es sich im vorliegenden Fall um eine Misshandlung handelt. Das Rettungsfachpersonal sollte die gemachten Beobachtungen dem Personal des Zielkrankenhauses mitteilen, sodass evtl. die Polizei eingeschaltet werden kann. Die Einsatzkräfte sind normalerweise die ersten und manchmal auch die einzigen Personen, die Feststellungen treffen, welche auf den Verdacht einer Misshandlung hindeuten, und Informationen weitergeben können.

Jede Person in allen Altersstufen kann ein potenzieller Täter oder das Opfer einer Misshandlung sein. Eine schwangere Frau, Kinder, Jugendliche, junge und mittelalte Erwachsene sowie ältere Personen sind mögliche Opfer einer Misshandlung. Es gibt verschiedene Arten von Misshandlungen; z. B. können sich physische Gewalt und psychische Misshandlungen in aktivem **Tun** manifestieren, wobei dann die vorgenommene Handlung in einer Verletzung endet (physische oder sexuelle Misshandlung), oder aber auch als **Unterlassung** (z. B. Vernachlässigung eines Familienangehörigen). Dieser Abschnitt geht nicht auf die verschiedenen Misshandlungen ein, sondern möchte den Leser für mögliche Hinweise darauf sensibilisieren und die Aufmerksamkeit erhöhen.

Allgemeine Merkmale eines potenziell Misshandelnden sind Unehrlichkeit, die fehlende Kompatibilität der „Story" zu den Verletzungen sowie eine negative Einstellung und abschätzendes Verhalten gegenüber den Rettungsdienstmitarbeitern. Allgemeine Verhaltensweisen des Opfers sind Schweigen – sie wollen keine Details zum Unfall bekannt geben –, Anstarren oder Vermeiden von Augenkontakt mit irgendeiner Person vor Ort sowie Verharmlosen der eigenen Verletzungen. Missbrauch, Täter und Opfer können in vielen Facetten auftreten und das Rettungsteam sollte sehr misstrauisch sein, falls die erzählte „Story" nicht zur „Szenerie" passt (➤ Kap. 16.7, ➤ Kap. 17.5).

7.9 Längere Transportzeiten

Obwohl die meisten Transporte in städtischen Regionen weniger als 30 Minuten dauern, können auch dort die Transportzeiten aus unterschiedlichen Gründen (z. B. verkehrsbedingt, durch eine momentan nicht passierbare Klappbrücke etc.) länger dauern. Es wird empfohlen, solche Verzögerungen auf dem Protokoll zu dokumentieren, damit später ersichtlich wird, warum die Transportzeit ungewöhnlich lange gedauert hat. In sehr ländlichen Gegenden ist es für die Einsatzkräfte hingegen normal, dass die Patienten während eines Notfalltransportes routinemäßig viel länger betreut werden. Des Weiteren werden die Rettungsdienste für Sekundärtransporte von einem Krankenhaus in ein anderes eingesetzt, sowohl bodenals auch luftgebunden. Diese Transporte können bis zu mehrere Stunden andauern.

Falls eine Besatzung für eine länger dauernde Verlegung eines Traumapatienten eingesetzt wird, müssen spezielle Vorbereitungen getroffen werden. Die Belange, die vor dem Beginn eines solchen Auftrages abgeklärt werden müssen, können in die Belange des Patienten, der Besatzung und des nötigen Materials unterteilt werden.

7.9.1 Belange des Patienten

Hierzu werden zwei Dinge unterschieden: zum einen diejenigen, die im Rahmen der Übernahme des Patienten im abgebenden Krankenhaus sichergestellt werden müssen, zum anderen diejenigen, die während des Transports von Bedeutung sind. Im Rahmen der Übernahme des Patienten sollte sich der Rettungsassistent/Notfallsanitäter/Notarzt davon überzeugen, dass der Endotrachealtubus adäquat fixiert ist. Vor dem Transport sollten alle i. v. Zugänge, arteriellen Katheter, der ZVK, die Magensonde u. Ä. gründlich kontrolliert werden. Es ist sehr ärgerlich, wenn bei der Umlagerung des Patienten oder zu einem späteren Zeitpunkt ein Zugang o. Ä. verloren geht, weil er nicht ausreichend fixiert gewesen ist. Hinsichtlich der korrekten Lage eines ZVK ist es nützlich, sich beim abgebenden Krankenhaus zu erkundigen, ob eine Lagekontrolle erfolgt ist, etwa durch eine Röntgen-Thorax-Aufnahme. Befunde, z. B. Laborergebnisse oder eine aktuelle Blutgasanalyse sowie CT- oder Röntgenbilder, sollten mitgenommen werden. Auch wenn dies nichts mit der Patientenversorgung zu tun hat, sollte daran gedacht werden, den sogenannten Transportschein nicht zu vergessen. Die Erfahrung hat gezeigt, dass es sehr hilfreich ist, wenn der Rettungsassistent/Notfallsanitäter im Zielkrankenhaus nicht nur die Zielstation, sondern auch den zuständigen Ansprechpartner kennt (mit Namen und möglichst einer Telefon- oder Piepernummer).

Bei beatmeten Patienten muss ein ausreichender Sauerstoffvorrat mitgeführt werden, außerdem muss ein Beatmungsbeutel zur Verfügung stehen. Anderenfalls befindet sich der Patient im Falle eines Beatmungsgeräteausfalls in Lebensgefahr. Bei jedem beatmeten Patienten ist zudem der Einsatz der Kapnografie als **zwingend** anzusehen. Pulsoxymetrie, EKG und eine nichtinvasive oder invasive Blutdruckmessung sollten bei allen Patienten eingesetzt werden.

Folgende Hilfsmittel sind während des Sekundärtransports des Patienten nützlich:

- **Magensonde:** Eine oral oder nasal eingelegte Magensonde trägt dazu bei, den Magen zu entlasten. Wenn sie abgesaugt wird, kann dies eine Regurgitation mit nachfolgender Aspiration bzw. beim wachen Patienten eine Übelkeit verhindern oder zumindest günstig beeinflussen
- **Blasendauerkatheter (DK):** Ein Blasendauerkatheter wird durch die Harnröhre in die Harnblase des Patienten eingeführt. Somit hat der Rettungsassistent/Notfallsanitäter einen kontinuierlichen Überblick über die Ausscheidung des Patienten. Zum einen ermöglicht dies Rückschlüsse auf die Nierenfunktion, zum anderen auch auf den Volumenstatus des Patienten
- **Blutgasanalyse (BGA).** Die Blutgasanalyse, die auf manchen Sekundärverlegungsmitteln für Intensivtransporte (z. B. ITW) verfügbar ist, ermöglicht die Ermittlung einer Vielzahl von Parametern, die über die Pulsoxymetrie deutlich hinausgehen. Neben der Bestimmung des Säure-Basen-Status (pH-Wert, Basenabweichung BE [Base Excess]) sowie des arteriellen Gehalts an Sauerstoff (p_aO_2) und Kohlendioxid (p_aCO_2) messen die Geräte üblicherweise auch die wichtigsten Elektrolyte (Natrium, Kalium, Kalzium, Chlorid), den Hämoglobingehalt (Hb) und die Blutglukosekonzentration („Blutzucker", BZ).

Während des Transports ist es von größter Wichtigkeit, dass der Patientenraum gut gewärmt wird. Wie schon an anderer Stelle beschrieben, ist Hypothermie für einen Traumapatienten eine potenziell tödliche Komplikation. Deshalb sollte das Fahrzeug gut geheizt werden. Wenn Sie, als vollständig bekleideter Rettungsdienstmitarbeiter, die Temperatur im Patientenraum als angenehm empfinden, ist es für den Patienten sehr wahrscheinlich zu kalt. Der Patient sollte auf der Krankentrage adäquat angegurtet und diese im Rettungs- oder Notarztwagen korrekt fixiert werden. Der Patient sollte so gesichert sein, dass der Rettungsdienstmitarbeiter zu den verletzten Regionen einen möglichst guten Zugang hat. Zusätzliche Geräte (z. B. Monitore oder Sauerstoffflaschen) müssen vorschriftsmäßig gesichert sein, damit sie bei einem plötzlichen Ausweichmanöver oder einem Unfall nicht zum Geschoss werden. Zusatzgeräte sollten nicht auf dem Patienten gelagert werden, da dies bei längeren Transporten Druckstellen verursachen könnte.

Der Patient sollte während des Transportes regelmäßig im Sinne der initialen Beurteilung überwacht und die klinischen Vitalzeichen sollten in bestimmten Abständen kontrolliert werden. Die Einsatzkräfte sollten so gut ausgebildet sein, dass mögliche Probleme des Patienten vorausschauend erkannt werden können. Kritische Patienten sollten grundsätzlich nur von Personal transportiert werden, das über genügend Erfahrung verfügt. Falls davon ausgegangen wird, dass während des Transportes die Transfusion von Blutkonserven erforderlich sein wird, muss das eingesetzte Personal im Umgang damit vertraut sein. Im deutschsprachigen Raum werden für solche Transporte arztbesetzte Rettungsmittel eingesetzt.

Es sollten zwei Behandlungspläne erstellt werden. Der erste, der medizinische Plan, wird ausgearbeitet, um erwartete und unerwartete medizinische Probleme während des Transportes zu lösen. Das benötigte Material, Medikamente und sonstiger Vorrat sollten leicht verfügbar sein. Der zweite Plan beschreibt die schnellste Fahrtstrecke zum Zielkrankenhaus. Wetter, Straßenzustände (Baustellen) und Verkehr sollten berücksichtigt werden. Zusätzlich sollte das Personal die Kliniken entlang der Strecke kennen, falls ein Problem auftritt, das nicht während der Fahrt gelöst werden kann.

7.9.2 Besatzung

Die Sicherheit der Besatzung ist genauso wichtig wie die des Patienten. Das Rettungsteam muss eine adäquate Sicherheitsausrüstung tragen, z. B. Sicherheitsgurte, die auch angelegt sein müssen, außer eine Behandlung am Patienten verhindert dies. Die Besatzungsmitglieder verwenden allgemeine Schutzmaßnahmen wie das Tragen von Handschuhen und führen ihre persönliche Schutzausrüstung (PSA) mit.

7.9.3 Material

Die Belange, die sich auf das Material beziehen, beinhalten das Fahrzeug selbst, Betriebsstoffe, den Medikamentenvorrat und das Monitoring sowie Funkgeräte/Mobiltelefone. Der Rettungs- bzw. Notarztwagen muss in einem guten, funktionstüchtigen Zustand sein, inkl. ausreichend Treibstoff und Reserverad. Die Besatzung muss sich versichern, dass erforderliches Material und Medikamente vorhanden und erreichbar sind. Sie benötigt insbesondere Verbandmaterial, Infusionen, Sauerstoff und Analgetika. Der Medikamentenvorrat sollte auch Medikamente wie Sedativa und Muskelrelaxanzien enthalten. Falls der Patient im Rahmen seines Behandlungsschemas während des Transports ein Antibiotikum erhalten soll, muss dieses vom abgebenden Krankenhaus mitgeführt werden. Eine gute Faustregel besagt, dass der Vorrat an Medikamenten etc. um 50 % größer sein soll als der erwartete Verbrauch, um auf den Fall einer unvorhersehbaren Verzögerung vorbereitet zu sein. Das Monitoring (mit funktionsfähigen Alarmen), die Absauganlage, die Sauerstoffeinheit etc. müssen in einem guten, funktionsfähigen Zustand sein. Ein erfolgreicher Transport hängt auch von einer guten Kommunikation innerhalb der Besatzung sowie dem Kontakt zum Zielkrankenhaus ab.

Das Management spezieller Verletzungsbilder während längerer Transportzeiten wird in den folgenden Kapiteln beschrieben.

Zusammenfassung

- Die Überlebenschancen von Traumapatienten hängen davon ab, dass Umstände, die zur Verminderung der Gewebeperfusion führen, umgehend erkannt und behandelt werden.
- Das Erkennen solcher Umstände erfordert eine systematische, prioritätenorientierte und logische Abfolge der Informationsbeschaffung und des Reagierens darauf. Dieser Prozess wird als **Einschätzung bzw. Beurteilung des Patienten** bezeichnet (Patient Assessment).
- **Die Einschätzung des Patienten** beginnt bereits mit der Beurteilung der Einsatzstelle, baut dann weiter auf dem ersten Eindruck (General Impression) auf, den der Patient macht, und wird mit der initialen Beurteilung (Primary Assessment) fortgesetzt.
- Sofern der Zustand des Patienten dies erlaubt und weiteres Personal zur Verfügung steht, folgt hierauf die „detaillierte Anamnese und körperliche Untersuchung" (Secondary Assessment, erweiterte Beurteilung). Die während dieses Prozesses gewonnenen Informationen werden analysiert und als Grundlage für die Therapie und Transportentscheidungen genutzt.
- Bei der Versorgung von Traumapatienten stellt ein übersehenes Problem eine verpasste Chance dar, die Überlebenswahrscheinlichkeit des Patienten zu erhöhen.
- Nachdem gleichzeitig die Situation und die Sicherheit an der Einsatzstelle beurteilt wurden, wird die ganze Aufmerksamkeit auf die Einschätzung des Patienten gelenkt – insbesondere auf freie Atemwege, die Atemtätigkeit und die Kreislaufsituation. Die initiale Beurteilung (Primary Assessment) wird nach dem ABCDE-Schema durchgeführt, wobei die einzelnen Buchstaben für Airway And C-Spine Stabilization (Atemweg und manuelle HWS-Stabilisierung), Breathing (Atmung/Beatmung/„Belüftung der Lungen"), Circulation (Kreislauf und Blutungskontrolle), Disability (Defizite der neurologischen Funktionen) und Expose And Environment (entkleideten Patienten untersuchen/Erhalt von Körperwärme) stehen. Obwohl es schwierig ist, in geschriebenen Worten darzustellen, dass diese Schritte gleichzeitig und nicht hintereinander stattfinden, muss das Rettungsdienstteam sich darüber im Klaren sein, dass die initiale Beurteilung des Patienten ein Prozess ist, bei dem Vieles zur gleichen Zeit gemacht wird.
- Lebensbedrohliche Probleme müssen zügig in einer „Erkennen-und-Handeln-Vorgehensweise" therapiert werden. Sobald freie Atemwege hergestellt sowie die Atmung und starke äußere Blutungen kontrolliert wurden, wird der Patient in das Fahrzeug gebracht und der Transport zeitnah begonnen. Der Rettungsdienstmitarbeiter muss sich klar machen, dass die Behandlungsmöglichkeiten von Traumapatienten in der Präklinik limitiert sind und die Zielsetzung darin bestehen sollte, den Patienten in einer angemessenen, jedoch zügigen Weise dorthin zu transportieren, wo eine definitive Behandlung erfolgen kann. Wie schon zuvor betont wurde, ist damit jedoch nicht gemeint, dass der Patient gemäß einer „Einladen-und-Abfahren-Strategie" versorgt wird. Lebensrettende Interventionen müssen vor Ort durchgeführt werden.
- Die initiale Beurteilung und die erweiterte Beurteilung werden in regelmäßigen Abständen wiederholt, um Veränderungen im Zustand des Patienten rasch zu erkennen und umgehend darauf reagieren zu können.

Lösung des Fallbeispiels

Nachdem Sie seit einer Minute an der Einsatzstelle sind, haben Sie bereits die wesentlichen Informationen darüber erhalten, welche weiteren Untersuchungen und Behandlungen der Patient benötigt. In den ersten 15 Sekunden Patientenkontakt haben Sie einen „allgemeinen Eindruck" gewonnen und entschieden, dass lebensrettende Interventionen nicht erforderlich sind. Mit einigen einfachen Maßnahmen haben Sie das A, B, C und D der initialen Beurteilung überprüft. Der Patient spricht mit Ihnen ohne Schwierigkeiten, wodurch er anzeigt, dass er freie Atemwege hat und keine Atemnot vorliegt. Zur gleichen Zeit haben Sie – die Kinematik des Traumas verinnerlichend – die HWS stabilisiert. Sie haben keine offensichtlichen Blutungen entdeckt, Ihr Kollege hat den Radialispuls getastet und Sie haben zudem die Hautfarbe und -temperatur sowie die Hautfeuchtigkeit untersucht. Diese Befunde weisen derzeit auf keine lebensgefährliche Kreislaufsituation bei dem Patienten hin. Darüber hinaus haben Sie keine Hinweise auf neurologische Defizite gefunden, denn der Patient ist wach, orientiert und beantwortet Fragen adäquat. Diese Informationen, ergänzt durch Angaben zur Art des Sturzes, helfen Ihnen bei der Entscheidung, ob weitere Kräfte erforderlich sind, welche Transportart angemessen und welche Art von Klinik geeignet ist.

Nachdem Sie diese Schritte abgeschlossen haben und keine lebensrettenden Maßnahmen erforderlich sind, setzen Sie die Untersuchung frühzeitig mit dem Schritt E der initialen Beurteilung fort und ermitteln dann die Vitalwerte. Sie schauen nach weiteren Verletzungen und Blutungen, die unter der Kleidung verborgen sein könnten, und decken den Patienten dann zu, um ihn vor der Kälte zu schützen. Durch diese gründliche Untersuchung erkennen Sie auch weniger ernsthafte Verletzungen.

Ihre nächsten Schritte bestehen darin, die komplette Wirbelsäule zu immobilisieren und den Patienten ins Fahrzeug zu bringen. Dort werden Extremitätenfrakturen geschient und Wunden verbunden, falls die Zeit dies erlaubt. Es folgen die Voranmeldung in der aufnehmenden Klinik und der Beginn des Transports. Während der Fahrt ins Krankenhaus setzen Sie die Patienteneinschätzung kontinuierlich fort und nutzen das Monitoring. Durch Ihre Kenntnisse in Kinematik und die beobachtete Bewusstlosigkeit des Patienten wissen Sie, dass ein SHT, Frakturen der unteren Extremitäten sowie Verletzungen der Wirbelsäule wahrscheinlich sind. Sofern ohne nennenswerte Zeitverzögerung möglich, wird vor Ort ein venöser Zugang gelegt. Alternativ sollte auch die Option eines intraossären Zugangs bedacht werden.

Für den Transport erhält der Patient eine angemessene Analgesie im Rahmen der lokalen SOP.

QUELLENANGABEN

1. Advanced Trauma Life Support (ATLS) Subcommittee, Committee on Trauma. Initial assessment and management. In: *Advanced Trauma Life Support Course for Doctors, Student Course Manual.* 9th ed. Chicago, IL: American College of Surgeons; 2012.
2. Kragh JF, Littrel ML, Jones JA, et al. Battle casualty survival with emergency tourniquet use to stop limb bleeding. *J Emerg Med.* 2011;41:590–597.
3. Beekley AC, Sebesta JA, Blackbourne LH, et al. Prehospital tourniquet use in Operation Iraqi Freedom: effect on hemorrhage control and outcomes. *J Trauma.* 2008;64:S28–S37.
4. Doyle GS, Taillac PP. Tourniquets: a review of current use with proposals for expanded prehospital use. *Prehosp Emerg Care.* 2008;12:241–256.
5. First Aid Science Advisory Board. First aid. *Circulation.* 2005;112(III):115.
6. Swan KG Jr, Wright DS, Barbagiovanni SS, et al. Tourniquets revisited. *J Trauma.* 2009;66:672–675.
7. Teasdale G, Jennett B. Assessment of coma and impaired consciousness: a practical scale. *Lancet.* 1974;2:81.
8. Healey C, Osler TM, Rogers FB, et al. Improving the Glasgow Coma Scale score: motor score alone is a better predictor. *J Trauma.* 2003;54:671.
9. Moylan JA, Detmer DE, Rose J, Schulz R. Evaluation of the quality of hospital care for major trauma. *J Trauma.* 1976;16(7): 517–523.
10. West JG, Trunkey DD, Lim RC. Systems of trauma care. A study of two counties. *Arch Surg.* 1979;114(4):455–460.
11. West JG, Cales RH, Gazzaniga AB. Impact of regionalization. The Orange County experience. *Arch Surg.* 1983;118(6):740–744.
12. Shackford SR, Hollingworth-Fridlund P, Cooper GF, Eastman AB. The effect of regionalization upon the quality of trauma care as assessed by concurrent audit before and after institution of a trauma system: a preliminary report. *J Trauma.* 1986;26(9):812–820.
13. Waddell TK, Kalman PG, Goodman SJ, Girotti MJ. Is outcome worse in a small volume Canadian trauma centre? *J Trauma.* 1991;31(7):958–961.
14. MacKenzie EJ, Rivara FP, Jurkovich GJ, et al. A national evaluation of the effect of trauma-center care on mortality. *N Engl J Med.* 2006;354(4):366–378.
15. Branas CC, MacKenzie EJ, Williams JC, et al. Access to trauma centers in the United States. *JAMA.* 2005;293(21):2626–2633.
16. Nathens AB, Jurkovich GJ, Rivara FP, Maier RV. Effectiveness of state trauma systems in reducing injury-related mortality: a national evaluation. *J Trauma.* 2000;48(1):25–30; discussion 30–31.
17. Committee on Trauma. *Resources for optimal care of the injured patient: 1999.* Chicago, IL: American College of Surgeons; 1998.
18. Centers for Disease Control and Prevention. Guidelines for field triage of injured patients: recommendations of the national expert panel on field triage. *MMWR.* 2009;58:1–35.
19. Centers for Disease Control and Prevention. Guidelines for field triage of injured patients: recommendations of the national expert panel on field triage 2011. *MMWR.* 2012;61:1–21.
20. National Association of EMS Physicians and American College of Surgeons Committee on Trauma. Position Statement. Field Triage of the Injured Patient. 2010. www.naemsp.org/Documents/Positionpapers/POSITION-FieldTriageoftheInjuredPatient.pdf. Zugriff 24. November 2013.
21. National Association of EMS Physicians and American College of Surgeons Committee on Trauma. NAEMSP position statement: withholding of resuscitation for adult traumatic cardiopulmonary arrest. *Prehosp Emerg Care.* 2013;17:291.
22. American Heart Association. 2010 guidelines for cardiopulmonary resuscitation and emergency cardiovascular care. *Circulation.* 2010;122:1.
23. Stiell Ian G et al. The Canadian C-spine rule for radiography in alert and stable trauma patients. *JAMA.* 2001;286:1841–1848.
24. Huber-Wagner S, Lefering R, Qvick M, Kay MV, Paffrath T, Mutschler W, Kanz KG. Outcome in 757 severely injured patients with traumatic cardiorespiratory arrest. *Resuscitation.* 2007;75:276–285.
25. Gräsner JT, Wnent J, Seewald St et al. Cardiopulmonary resuscitation after traumatic cardiac arrest – there are survivors. An analysis of two national emergency registries. *Critical Care.* 2011;15:R276.
26. Davies GE, Lockey DJ. Thirteen survivors of prehospital thoracotomy for penetrating trauma: a prehospital physicianperformed resuscitation procedure that can yield good results. *J Trauma.* 2011;70:E75–E78.
27. Deutsche Gesellschaft für Unfallchirurgie e. V. *Weißbuch Schwerstverletzten-Versorgung, Supplement 1.* Stuttgart: Georg Thieme Verlag; 2012.
28. Lockey DJ, Lyon RM, Davies GE. Development of a simple algorithm to guide the effective management of traumatic cardiac arrest. *Resuscitation.* 2013;84(6):738–742.
29. Buschmann C, Tsokos M, Kleber C. Vermeidbare Todesfälle nach Trauma. *Notfall Rettungsmed.* 2015;18:316–324.
30. Buschmann C, Kleber C, Tsokos M et al. Netzwerk Rechts- und Notfallmedizin – Retrospektive Evaluation präklinischer Notfallmaßnahmen. *Anästhesiol Intensivmed Notfallmed Schmerzther.* 2015;50:392–399.
31. Truhlář A. et al. Kreislaufstillstand in besonderen Situationen. Kapitel 4 der Leitlinien zur Reanimation 2015 des European Resuscitation Council. *Notfall Rettungsmed.* 2015;18:833–903.

WEITERFÜHRENDE LITERATUR

American Heart Association. Cardiac arrest associated with trauma. *Circulation.* 2010;122:S844.

KAPITEL 8

Atemwege und Ventilation

8.1	**Anatomie** 158	8.7	**Auswahl von Atemwegshilfen** 168
8.1.1	Obere Atemwege 159		
8.1.2	Untere Atemwege 159	8.8	**Basishilfsmittel** 169
		8.8.1	Oropharyngealtubus (Guedel-Tubus) 169
8.2	**Physiologie** 160	8.8.2	Nasopharyngealtubus (Wendl-Tubus) 169
8.2.1	Oxygenierung und Ventilation eines Traumapatienten 161	8.9	**Differenziertere Hilfsmittel** 169
		8.9.1	Supraglottische Atemwegshilfen (SGA) 170
8.3	**Pathophysiologie** 162	8.9.2	Endotracheale Intubation 170
8.3.1	Verminderte neurologische Funktion 162		
8.3.2	Hyperventilation 163	8.10	**Kontinuierliche Qualitätskontrolle** 178
8.4	**Beurteilung der Atemwege und Beatmung** 163	8.11	**Atmungshilfen** 179
8.4.1	Position der Atemwege und des Patienten 163	8.11.1	Taschenmaske 179
8.4.2	Geräusche der oberen Atemwege 164	8.11.2	Beatmungsbeutel 179
8.4.3	Untersuchung der Atemwege auf Verlegung 164	8.11.3	Manuell gesteuerte Sauerstoffapplikatoren 179
8.4.4	Suche nach Brustkorbbewegungen 164	8.11.4	Beatmungsgeräte 180
8.5	**Management** 164	8.12	**Beurteilung** 181
8.5.1	Sicherung der Atemwege 164	8.12.1	Pulsoxymetrie 181
8.5.2	Wichtige Fertigkeiten 164	8.12.2	Kapnografie 181
8.6	**Manuelles Säubern der Atemwege** 166	8.13	**Längere Transportzeiten** 182
8.6.1	Manuelle Manöver 166		
8.6.2	Absaugen 168	8.14	**Besondere Kenntnisse** 185
		8.14.1	Atemwegsmanagement und Beatmung 185

Lernzielübersicht

Nach dem Durcharbeiten dieses Kapitels sollte der Leser in der Lage sein:

- Die Physiologie der Ventilation und des Gasaustauschs unter Berücksichtigung der pathophysiologischen Besonderheiten des traumatisierten Patienten zu beurteilen
- Das Atemminutenvolumen und die Oxygenierung mit pathophysiologischen Besonderheiten des Traumapatienten in Bezug zu setzen
- Den Unterschied zwischen Ventilation und Respiration zu kennen
- Die Mechanismen zu erklären, durch die zusätzliche Sauerstoffgaben und Beatmungshilfen für den traumatologischen Patienten von Nutzen sind
- In Einsätzen mit traumatologischen Patienten auf die effektivste Art einen Atemweg zu sichern, um den Bedürfnissen des Patienten zu entsprechen
- In Einsätzen, bei denen Patienten eine Unterstützung der Atemwege benötigen, die effektivste Form für die Bedürfnisse des Traumapatienten zu wählen
- In der Behandlung von Traumapatienten einen geeigneten Ablauf für die Atemwegsicherung und Ventilation zu erstellen
- Bei aktuellen Entwicklungen die Risiken und Vorteile neuer invasiver Methoden zu beurteilen
- Die Indikationen und Limitationen der Kapnometrie und -grafie ($etCO_2$) beim Traumapatienten zu kennen

8 Atemwege und Ventilation

Fallbeispiel

Sie und Ihr Partner werden zu einem Motorradunfall auf einer Landstraße gerufen. Andere Motorradfahrer aus der Gruppe beschreiben, wie der Verunfallte mit hoher Geschwindigkeit in die enge Kurve gefahren war und hinausgetragen wurde. Dabei wurde er über die Leitplanke in einen nahegelegenen Baum geschleudert. Mitglieder der Motorradgruppe zogen ihn von dort aus wieder an den Fahrbahnrand. Bei Ihrer Ankunft ist ein Polizeibeamter bereits vor Ort und hält die Atemwege des Patienten offen. Er berichtet, dass der Patient die gesamte Zeit bewusstlos ist und der Helm massive Beschädigungen aufweist. Sie bemerken, dass der rechte Oberarm und das rechte Bein nicht achsgerecht stehen.

- Welche Anzeichen für eine Einschränkung der freien Atmung liegen vor?
- Welche anderen Informationen benötigen Sie von den Zeugen oder Anwesenden?
- Beschreiben Sie die Maßnahmen, die Sie zur Behandlung des Patienten vor Ort und auf dem Transport durchführen.

Zwei der wichtigsten Maßnahmen der präklinischen Notfallmedizin sind, freie Atemwege zu herzustellen und zu aufrechterhalten sowie die pulmonale Ventilation zu sichern. Das Fehlen einer adäquaten Ventilation und Oxygenierung führt gerade in sensiblen Organen wie dem ZNS und dem Myokard zu weiteren Schäden wie sekundären Hirnschäden oder verstärkt primären Hirnschäden, die durch das initiale Trauma verursacht worden sind. Das Vorhandensein offener Atemwege und die Gewährleistung der Ventilation und Oxygenierung sind wichtige Schritte in der Prophylaxe von sekundären Hirnschäden und vergrößern die Chance eines positiven Outcomes. Wichtig in diesem Zusammenhang sind die Terminologie und die dahinter stehenden physiologischen Prozesse: Oxygenierung ist die Anreicherung des Gewebes mit Sauerstoff, Ventilation meint die Belüftung der Lungen mit Sauerstoff ausgehend von außerhalb des Körpers bis hin zur Alveole.

Die wichtigsten Punkte der präklinischen Versorgung sind offene Atemwege und eine adäquate Ventilation, um die Oxygenierung des Gehirns und des Körpers sicherzustellen. Da die Techniken und die Hilfsmittel ständig wechseln, ist es wichtig, den neuesten Entwicklungen Rechnung zu tragen.

Das respiratorische System hat zwei Hauptfunktionen:
1. Es belädt die roten Blutkörperchen mit Sauerstoff, den diese zu allen Zellen im Körper transportieren.
2. Es eliminiert das Kohlendioxid (CO_2) aus dem Körper.

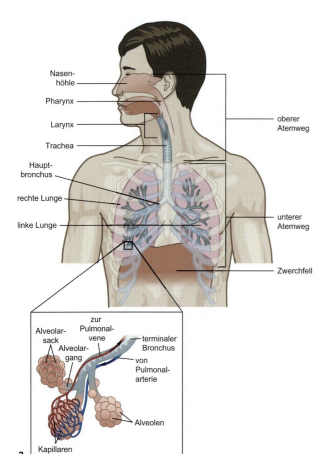

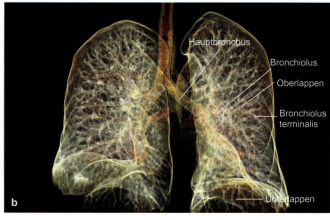

Abb. 8.1 a: Organe des respiratorischen Systems: obere und untere Atemwege.
b: Querschnitt des unteren Respirationstrakts. Quelle: b: © Antoine Rosset/Science Source © NAEMT; PHTLS, 8th edition, Jones & Bartlett, 2016

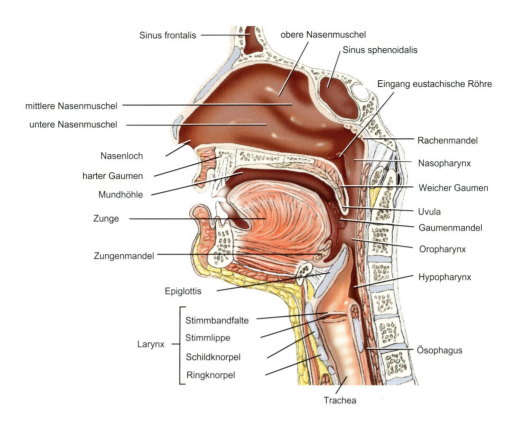

Abb. 8.2 Sagittalschnitt der Nasenhöhle und des Pharynx von medial.

Das Unvermögen des respiratorischen Systems, Sauerstoff an die Zellen zu liefern, oder Schwierigkeiten der Zellen, den gelieferten Sauerstoff zu nutzen, resultieren rasch in einem anaeroben Metabolismus, der dann schnell zum Tod führen kann. Der Ausfall der CO_2-Elimination kann Koma und Azidose verursachen.

8.1 Anatomie

Das respiratorische System setzt sich aus den oberen und den unteren Atemwegen inkl. der Lungen zusammen (➤ Abb. 8.1). Jeder Teil des Systems spielt eine wichtige Rolle bei der Aufrechterhaltung des Gasaustauschs – dem Prozess, bei dem Sauerstoff ins Blut gelangt und CO_2 abgeatmet wird.

8.1.1 Obere Atemwege

Die oberen Atemwege bestehen aus der Nasen- und Mundhöhle (➤ Abb. 8.2). Die Luft wird in der Nasenhöhle befeuchtet, aufgewärmt und Verschmutzungen werden herausgefiltert. Im Anschluss folgt der **Pharynx,** der sich vom weichen Gaumen bis zum oberen Ende des Ösophagus ausdehnt. Er setzt sich aus Muskeln und Schleimhaut zusammen und ist in drei Sektoren unterteilt: den **Nasopharynx** (oberer Teil), den **Oropharynx** (mittlerer Teil) und den **Hy-**

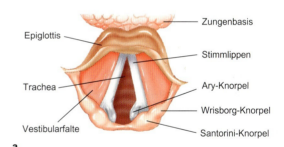

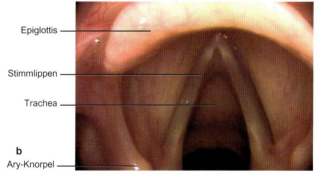

Abb. 8.3 Aufsicht auf die Stimmlippen in Relation zu den paarigen Larinxknorpeln und der Epiglottis.
Quelle: Courtesy of James P. Thomas, M. D., www.voicedoctor.net. © NAEMT; PHTLS, 8th edition, Jones & Bartlett, 2016

popharynx (unterer Teil). Unterhalb des Pharynx folgen der **Ösophagus,** der in den Magen mündet, sowie die **Trachea,** die sich in die unteren Atemwege fortsetzt. Etwas oberhalb der Trachea liegt der

Larynx (➤ Abb. 8.3), der die Stimmbänder mit den zugehörigen Muskeln enthält. Die **Stimmbänder** sind Gewebefalten, die bis zur Mitte der Trachea reichen. Deshalb muss die Luft durch die Stimmbänder fließen. Unterstützt werden die Stimmbänder durch die posterior anliegenden Ary-Knorpel. Direkt oberhalb des Larynx sitzt die **Epiglottis.** Sie ist ein bewegliches Klappenventil, das die Luft in die Trachea sowie Flüssigkeiten und feste Stoffe in den Ösophagus leitet.

8.1.2 Untere Atemwege

Die unteren Atemwege bestehen aus Trachea, Bronchien und den Lungenflügeln. Während der Inspiration fließt die Atemluft erst durch die oberen und die unteren Atemwege, bevor sie die Alveolen erreicht, in denen der Gasaustausch stattfindet. Die Trachea teilt sich in einen rechten und linken Hauptbronchus. Der rechte Hauptbronchus ist kürzer, weiter und verläuft etwas steiler als der linke. Der rechte Bronchus zweigt in einem Winkel von ca. 25°, der linke von ca. 45° von der Luftröhre ab. Dies erklärt, warum bei einer zu tiefen Intubation der Tubus im rechten Hauptbronchus platziert wird, eine häufige Komplikation bei der Intubation.

Jeder der Hauptbronchien unterteilt sich weiter in mehrere Bronchien und später in **Bronchiolen,** die in den **Alveolen** enden. Die Alveolen sind winzige Luftsäcke, die von Kapillaren umgeben sind. Dort treffen respiratorisches und Kreislaufsystem zusammen und der Gasaustausch findet statt.

8.2 Physiologie

Wie bereits in ➤ Kap. 4 dargestellt, leiten die Atemwege die Umgebungsluft durch Nase, Mund, Pharynx, Trachea und Bronchien in die Alveolen. Das Volumen eines jeden Atemzuges beträgt bei einem durchschnittlichen Erwachsenen von ca. 70 kg Körpergewicht ungefähr 500 ml Luft. Davon bleiben pro Atemzug rund 150 ml Luft in den oberen Luftwegen und erreichen nie die Alveolen, um am Gasaustausch teilzunehmen. Dieser Raum wird als **Totraum** bezeichnet. Die darin verbleibende Luft steht dem Körper somit nicht für den Gasaustausch zur Verfügung.

Mit jedem Atemzug gelangt Luft in die Lungen. Die Luftbewegung resultiert aus Änderungen des intrathorakalen Drucks, der durch die Kontraktion und Relaxation spezifischer Muskelgruppen entsteht. Die primäre Muskelarbeit wird durch das **Zwerchfell (Diaphragma)** geleistet. Unterstützt wird es durch die Interkostalmuskulatur, welche die Rippen nach ventral und rostral bewegt. Der konzertierte Bewegungsablauf zwischen diesen Muskelgruppen bewirkt die Erzeugung eines Unterdrucks innerhalb des Thorax. Dies bewirkt das Einströmen der atmosphärischen Luft in den Bronchialbaum (➤ Abb. 4.3). Andere Muskelgruppen, die ebenfalls an Strukturen der Thoraxwand ansetzen, wie der M. sternocleidomastoideus und die Skalenus-Muskulatur, unterstützen die Ein- und Ausatmung. Der Nutzen dieser Atemhilfsmuskeln wird vor allem bei der verstärkten Atemarbeit pulmonal komprimierter Patienten sichtbar. Die Ausatmung ist da-

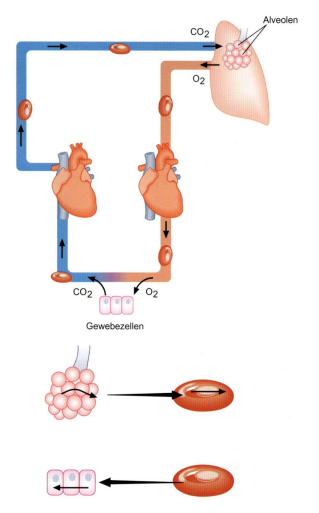

Abb. 8.4 Sauerstofftransport von den Alveolen über die roten Blutkörperchen zum Gewebe. Das Hämoglobin in den roten Blutkörperchen übernimmt den Sauerstofftransport zu den Geweben, wo er wieder abgegeben wird. Das Kohlendioxid (CO_2) wird größtenteils mit dem Blutplasma transportiert.

gegen ein passiver Vorgang und resultiert aus der Entspannung des Diaphragmas und der Atemmuskeln. Sie wird allerdings zu einem aktiven Vorgang, wenn die Atemarbeit ansteigt.

Das Generieren des negativen Drucks innerhalb des Thorax gegenüber dem Atmosphärendruck setzt einen intakten Brustkorb voraus. Dieses ist bei einem Traumapatienten, der eine offene Verletzung des Thorax hat oder eine Verletzung der knöchernen Struktur des Brustkorbes aufweist, nicht mehr gegeben.

Wenn Umgebungsluft die Alveolen erreicht, diffundiert der Sauerstoff durch die Alveolarmembran in die roten Blutkörperchen (➤ Abb. 4.4). Das Herz-Kreislauf-System verteilt den Sauerstoff nun in die verschiedenen Gewebe, in denen O_2 als „Treibstoff" für den Energiemetabolismus benötigt wird. Der Sauerstoff diffundiert von den Alveolen durch die Zellwand und das Kapillarendothel in die roten Blutkörperchen; das Kohlendioxid wird in die umgekehrte Richtung vom Plasma in die Alveolen transportiert. Das Kohlendioxid ist zu ca. 10 % frei im Plasma gelöst, zu ca. 20 % an Hämoglobin gebunden und zu ca. 70 % in Form von Bikarbonat im Plasma vorhanden. Es wird von den Kapillaren über die Alveolarmembran in die Alveo-

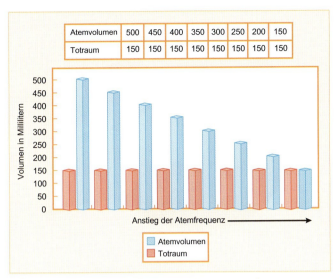

Abb. 8.5 Das Diagramm zeigt das Verhältnis des Atemzugvolumens zum Totraum bei unterschiedlichen Atemfrequenzen.

len transportiert. Von dort wird es mit jedem Atemzug abgeatmet (> Abb. 8.4) Die oxygenierten roten Blutkörperchen und das Plasma mit einer geringen CO_2-Konzentration kehren in die linke Herzkammer zurück und werden zu den Zellen des Körpers transportiert.

Die Zellen, die von den oxygenierten roten Blutkörperchen mit Sauerstoff versorgt werden, benötigen diesen als „Treibstoff" für den aeroben Stoffwechsel (> Kap. 4). Als Produkt des aeroben Metabolismus wird CO_2 im Blutplasma gelöst. Das desoxygenierte Blut fließt über das rechte Herz zurück in die Lungen. Hier werden die Erythrozyten wieder mit Sauerstoff beladen und das CO_2 diffundiert in die Alveolen.

Um ein ausreichendes Sauerstoffangebot sicherzustellen, müssen die Alveolen ständig mit frischer Atemluft belüftet werden. Diese **Ventilation** ist auch die Grundlage für die Elimination von CO_2. Die Ventilation ist messbar. Die Menge Luft eines Atemzuges wird Atemzugvolumen genannt. Wird dieses mit der Atemfrequenz multipliziert, ergibt sich das Atemminutenvolumen:

$$\text{Atemminutenvolumen} = \text{Atemzugvolumen} \times \text{Atemfrequenz pro Minute}$$

Während der normalen Ruheatmung werden pro Atemzug 500 ml Luft eingeatmet. Zirka 150 ml dieses Volumens nehmen nicht am Gasaustausch teil (Totraum). Nur ca. 350 ml sind dann pro Atemzug am Gasaustausch beteiligt (> Abb. 8.5). Beträgt das Atemzugvolumen 500 ml und die Atemfrequenz 14/min, kann das Atemminutenvolumen wie folgt berechnet werden:

$$\text{Atemminutenvolumen} = 500 \text{ ml} \times 14 \text{ Atemzüge/min}$$
$$= 7\,000 \text{ ml/min} = 7 \text{ l/min}$$

Um eine adäquate Oxygenierung und CO_2-Ausscheidung zu erreichen, müssen jede Minute ungefähr 7 Liter Umgebungsluft in bzw. aus der Lunge ventiliert werden. Fällt das Atemminutenvolumen unter die Normalwerte, hat der Patient eine ungenügende Ventilation, dieser Zustand heißt **Hypoventilation.** Er führt zu einer CO_2-Retention im Körper. Eine Hypoventilation kommt vor, wenn Schädel-Hirn- oder Thoraxtraumata zu einem veränderten Atemmuster oder zu nicht adäquaten Atembewegungen führen. Ein Patient mit Rippenfrakturen atmet z. B. aufgrund starker Schmerzen schnell und flach. Angenommen, er hat ein Atemzugvolumen von 100 ml mit einer Atemfrequenz von 40/min. Das Atemminutenvolumen dieses Patienten kann folgendermaßen berechnet werden:

$$\text{Atemminutenvolumen} = 100 \text{ ml} \times 40 \text{ Atemzüge/min}$$
$$= 4\,000 \text{ ml/min} = 4 \text{ l/min}$$

Werden in Ruhe 7 l/min benötigt, um einen adäquaten Gasaustausch bei einem gesunden Erwachsenen zu gewährleisten, sind 4 l/min viel zu wenig, um das anfallende CO_2 abzuatmen. Außerdem werden als Minimum 150 ml benötigt, um mehr als den Totraum zu belüften. Beträgt das Atemzugvolumen nur 100 ml, erreicht die oxygenierte Luft nie die Alveolen. Unbehandelt führt diese Hypoventilation schnell zu einer ernsthaften Lebensgefahr und schlussendlich zum Tod.

Im vorangegangenen Beispiel ist der Patient hypoventiliert, obwohl seine Atemfrequenz 40 Atemzüge/min beträgt. Bei der Beurteilung, ob ein Patient genügend ventiliert, müssen sowohl die Atemfrequenz als auch die Atemtiefe beachtet werden. Es ist ein häufiger Fehler, anzunehmen, dass Patienten mit einer hohen Atemfrequenz hyperventilieren. Eine viel genauere Möglichkeit, den Ventilationsstatus zu bestimmen, ist die Messung des CO_2-Gehalts in der Ausatmungsluft. Der Effekt der CO_2-Elimination auf den Metabolismus wird in > Kap. 4.4.2 mit dem **Fick-Prinzip** und dem anaeroben bzw. aeroben Stoffwechsel diskutiert.

Die Beurteilung der Atmung beinhaltet immer die Evaluation der Ventilation, die Diffusion des Sauerstoffs sowie die Transportkapazität. Ohne eine angemessene Aufnahme und Verarbeitung des Sauerstoffs geht die Zelle in den anaeroben Metabolismus über. Eine effektive Atmung muss also ermöglicht werden. Ein Patient kann eine suffiziente Ventilation voll, teilweise oder gar nicht erreichen. Die ständige Beurteilung und ein konsequentes Management von inadäquater Ventilation sind essenziell für einen erfolgreichen klinischen Ausgang.

8.2.1 Oxygenierung und Ventilation eines Traumapatienten

Die Oxygenierung eines Menschen umfasst drei Phasen (> Kap. 4.1.1):

1. Unter der **äußeren Atmung** wird der Transfer von Sauerstoffmolekülen (O_2) aus der Atmosphäre ins Blut verstanden. Der Sauerstoff in den Alveolen ist freies Gas; somit übt jedes O_2-Molekül Druck aus. Ein Anstieg der inspiratorischen Sauerstoffkonzentration erhöht den alveolären O_2-Druck.
2. **Sauerstofftransport** ist die Folge des O_2-Transfers aus der Atmosphäre in die roten Blutkörperchen sowie dessen weiteren Transports über das Herz-Kreislauf-System ins Gewebe. In diesen Prozess mit einbezogen sind primär das Herzzeitvolumen, die Hämoglobinkonzentration und die Sauerstoffsättigung. Die Menge Sauerstoff, die vom Körper pro Minute verbraucht wird, wird als Sauerstoffverbrauch bezeichnet. Die roten Blutkörperchen können als „Sauerstofftanker" beschrieben werden. Diese

Tanker fahren entlang den Blutbahnen, um den Sauerstoff an den Abladestellen, dem Kapillarbett, zu entladen.

3. **Innere Atmung** (Zellatmung) ist die Diffusion von Sauerstoff aus den roten Blutkörperchen in die Gewebezellen. Normalerweise werden in der Glykolyse und im Zitratzyklus Glukose sowie Sauerstoff metabolisiert und in Energie umgewandelt. Die Diffusion von Sauerstoff zwischen den roten Blutkörperchen und dem Gewebe durch die dünnen Kapillaren ist verringert, wenn die inspiratorische O_2-Menge verkleinert oder der Kreislauf vermindert ist Aber auch Flüssigkeitsansammlung in Form eines intraalveolären oder auch interstitiellen Ödems in diesem Bereich stören die Diffusion. Das Gewebe kann nicht mit ausreichend Sauerstoff versorgt werden, wenn adäquate Mengen nicht zur Verfügung stehen.

Eine adäquate Oxygenierung ist von allen drei Phasen abhängig. Das Ziel, die Gewebeoxygenierung präklinisch zu verbessern, ist abhängig von einer raschen Unterstützung der Atmung bei allen Traumapatienten, primär mit zusätzlichem Sauerstoffangebot, damit eine Hypoxie vermindert oder ganz korrigiert werden kann.

8.3 Pathophysiologie

Das Leistungsvermögen des respiratorischen Systems kann durch Traumata gesenkt werden, sodass eine adäquate Sauerstoffversorgung und eine suffiziente CO_2-Abatmung nicht mehr möglich sind:

- **Hypoxämie** (verminderter Sauerstoffgehalt im Blut) kann durch verminderte Diffusion von Sauerstoff durch die Alveolarmembran ins Blut verursacht werden.
- **Hypoxie** (Sauerstoffmangel im Gewebe) kann hervorgerufen werden durch:
  - Eine Verlegung der Alveolen, z. B. durch Flüssigkeiten oder Fremdkörper
  - Einen verminderten Blutfluss zu den Alveolen
  - Einen verminderten Blutfluss zu den Gewebezellen
- **Hypoventilation** kann verursacht sein durch:
  - Eine Verlegung bzw. Obstruktion der oberen oder unteren Atemwege
  - Eine verminderte Expansion der Lungen infolge eines Thoraxtraumas
  - Einen Verlust des Atemantriebes als neurologisches Defizit, infolge z. B. eines Schädel-Hirn-Traumas

Eine Hyperventilation kann eine zerebrale Vasokonstriktion auslösen, die insbesondere bei Patienten mit Schädel-Hirn-Traumata zu massiven Schädigungen führen kann.

Eine Hypoventilation resultiert aus der Reduktion des Atemminutenvolumens. Unbehandelt führt sie zu CO_2-Retention, Azidose und evtl. zum Tod. Die Versorgung eines Patienten beinhaltet die Verbesserung der Atemfrequenz und der Atemtiefe, indem die Atemwege freigelegt werden und, falls nötig, assistiert beatmet wird.

In den folgenden Abschnitten werden zwei Ursachen einer inadäquaten Ventilation beschrieben: einerseits eine eingeschränkte neurologische Funktion, andererseits eine mechanische Verlegung der Atemwege. Die 3. Ursache, ein vermindertes Atemminutenvolumen als Re-

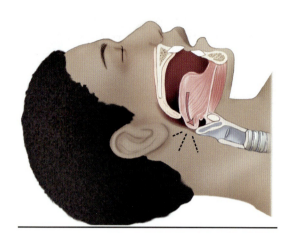

Abb. 8.6 Bewusstlose Person, bei der der Zungenboden aufgrund des verminderten Muskeltonus zurückfällt und den Hypopharynx verschließt. Der Sauerstoff kann nicht durch die Trachea in die Lungen gelangen.

sultat einer reduzierten Dehnbarkeit der Lunge, wird in ➤ Kap. 12 besprochen. Hypoxämie und Hypoxie werden in ➤ Kap. 9 behandelt.

8.3.1 Verminderte neurologische Funktion

Es gibt zwei Gründe für ein reduziertes Atemminutenvolumen aufgrund einer verminderten neurologischen Leistungsfähigkeit: Obstruktion der oberen Atemwege und ein eingeschränkter Bewusstseinszustand.

Das Zurückfallen der Zunge ist mit einem reduzierten Bewusstseinszustand assoziiert. Wenn der Patient liegt, rutscht der Zungengrund zurück und verlegt den Hypopharynx (➤ Abb. 8.6). Diese Komplikation verursacht gewöhnlich bei der Atmung ein schnarchendes Geräusch. Um die Verlegung der Atemwege durch die Zunge zu verhindern oder das bestehende Problem zu beheben, muss der Atemweg bei einem liegenden Patienten mit eingeschränktem Bewusstsein gesichert werden. Eventuell müssen bei solchen Patienten von Zeit zu Zeit Sekret, Speichel, Erbrochenes oder Blut, das sich im Oropharynx ansammelt, abgesaugt werden.

Fremdkörper in den Atemwegen können Objekte sein, die sich zum Zeitpunkt des Unfalls im Mund des Patienten befanden, wie Zähne, Tabak, Kaugummis oder ein künstliches Gebiss. Aber auch

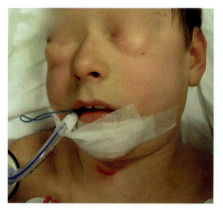

Abb. 8.7 Patient mit einem vorderen Halstrauma, das eine Trachealruptur und ein Hautemphysem zur Folge hatte. Auffallend sind die deutlich geschwollenen Augenlider, die durch Luft aufgetrieben sind.
Quelle: Photograph provided courtesy of J.C. Pitteloud M. D., Switzerland. © NAEMT; PHTLS, 8th edition, Jones & Bartlett, 2016

Materialien außerhalb des Körpers, z. B. zersplittertes Glas einer Windschutzscheibe oder andere Objekte in der Nähe des Mundes des Patienten, können nach einem Unfall ebenfalls zu einer Atemwegsverlegung führen. Eine obere und untere Atemwegsverlegung kann durch Knorpel bzw. Knochen eines gebrochenen Larynx bzw. der Trachea verursacht werden, ggf. auch durch abgerissene Schleimhaut des Hypopharynx oder der Zunge. Bei Gesichtsverletzungen können Blut oder Knochenfragmente die Atemwege verlegen.

Das Management von Atemwegsverlegungen kann eine große Herausforderung darstellen. In der Mundhöhle vorhandene Fremdkörper können sich verklemmen und so zu einem Verschluss des Hypopharynx und des Larynx führen. Nach Schlägen auf den Larynx können die Stimmritzen anschwellen. Bei Patienten mit Gesichtsverletzungen kommen am häufigsten Atemwegsverlegungen durch Blut und Erbrochenes vor. Ein direktes Trauma auf den vorderen Halsbereich kann zu einer Trachealruptur mit Hautemphysem führen (➤ Abb. 8.7).

Ein verminderter Bewusstseinszustand aufgrund eines Schädel-Hirn-Traumas oder verursacht durch Alkohol- und/oder Drogenkonsum senkt den Atemantrieb und kann somit die Atemfrequenz und/oder -tiefe reduzieren. Diese Reduktion des Atemminutenvolumens kann permanent oder auch nur vorübergehend bestehen.

8.3.2 Hyperventilation

Eine Hyperventilation liegt vor, wenn die alveoläre Ventilation so intensiv ist, dass die CO_2-Elimination größer als seine Produktion in den metabolisierenden Zellen ist. Daraus resultiert eine **Hypokapnie** (sinkender Gehalt an CO_2 im arteriellen Blut). Die alveoläre Ventilation wird in Notaufnahmen oder Intensivstationen gewöhnlich durch Blutgasanalysen überwacht. Da im Rettungsdienst diese Analysen nicht durchgeführt werden können, wird das endtidale CO_2 ($etCO_2$) bestimmt. Der Zielwert liegt hierbei zwischen 35 und 45 mmHg. Werte darunter führen zu einer zerebralen Vasokonstriktion mit der Gefahr der Minderdurchblutung. Dies muss jedem Rettungsdienstmitarbeiter bewusst sein, wenn er die Atmung eines Traumapatienten mittels Maske-Beutel-Beatmung assistiert unterstützt oder diese nach Sicherung der Atemwege übernimmt.

Patienten mit einem schweren Schädel-Hirn-Trauma haben laut einiger Studien in städtischen angloamerikanischen Rettungsdienstbereichen ein besseres Outcome, wenn die Atemwege mit einfachen Mitteln gesichert werden, aber nicht unbedingt mit einer Intubation.[1] Dieses Outcome wird von mehreren Faktoren beeinflusst, wie der verlängerten Zeit an der Einsatzstelle, Aspiration unter Intubation ohne medikamentöse Unterstützung sowie der Möglichkeit der Hypoxie unter Intubation. Dies muss bei der neutralen Bewertung klar berücksichtigt werden.

Ist der Patient intubiert, steht eine optimierte Möglichkeit des Gasaustausches zur Verfügung. So besteht bei Verwendung einer Masken-Beutel-Beatmung bei intubierten Patienten die Gefahr der Hyperventilation, wenn keine kontrollierte Ventilation mittels eines Beatmungsgeräts stattfindet und gleichzeitig zumindest eine Kapnometrie, besser noch eine Kapnografie, durchgeführt wird. Deshalb ist bei Patienten, die eine manuelle Ventilation erhalten, die Gefahr einer zerebralen Vasokonstriktion durch die Hypokap-

nie größer als bei der Verwendung kontrollierter Methoden. Eine zerebrale Vasokonstriktion lässt zwar mehr Platz für eine mögliche zerebrale Blutung oder anschwellendes Gewebe, jedoch besteht dadurch auch die Gefahr, dass weniger oxygeniertes Blut zum Gewebe gelangt und daraus wiederum eine Schwellung resultiert.

8.4 Beurteilung der Atemwege und Beatmung

Die Fähigkeit, den Zustand der Atemwege zu beurteilen, steht in direktem Zusammenhang mit der Befähigung, diese zu sichern. Rettungsdienstmitarbeiter beurteilen häufig viele Aspekte der Atemwege, ohne direkt darüber nachzudenken. Ein Patient, der wach ist und den Helfer bei dessen Eintreffen anspricht, hat einen offenen und sicheren Atemweg. Bei Patienten mit eingeschränktem Bewusstseinszustand dagegen hat die Beurteilung der Atemwege oberste Priorität, bevor sich der Rettungsdienstmitarbeiter den übrigen Verletzungen zuwendet. Folgende Punkte sollten im Primary Assessment beurteilt werden:
- Position der Atemwege und des Patienten
- Geräusche der oberen Atemwege
- Verlegungen der Atemwege
- Brustkorbbewegungen

8.4.1 Position der Atemwege und des Patienten

Sobald Sie den Patienten sehen, beobachten Sie seine Position. Bei Patienten in Rückenlage besteht ein erhöhtes Risiko für eine Atemwegsverlegung durch Zurückfallen des Zungengrundes. Die meisten Traumapatienten werden zur Wirbelsäulen-Immobilisation in Rückenlage auf dem Spineboard oder der Vakuummatratze gelagert. Patienten, die Zeichen eines reduzierten Bewusstseinszustands aufweisen, benötigen eine regelmäßige Überprüfung auf eine Atemwegsverlegung und das Einbringen von Hilfsmitteln zur Atemweg-

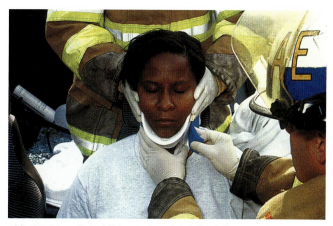

Abb. 8.8 Manuelle Stabilisierung der Halswirbelsäule bei einem Patienten, der in der Lage ist, in sitzender Position seine Atemwege freizuhalten.
Quelle: Jones & Bartlett Learning. Courtesy of MIEMSS

sicherung. Patienten in Seitenlage mit offenen Atemwegen können ihre Atemwege nach Umlagerung in Rückenlage verlegen. Patienten mit einem Mittelgesichtstrauma und aktiven Blutungen sollten in der Position, in der sie gefunden werden, verbleiben, wenn sie so ihre Atemwege freihalten können. Wenn diese Patienten in Rückenlage verbracht werden, kann es zu einer Verlegung der Atemwege oder einer möglichen Aspiration von Blut kommen. Hier ist es das Beste, sie in ihrer ursprünglichen Position zu belassen. Eine Absaugbereitschaft ist auf jeden Fall bereitzustellen. Die Halswirbelsäule sollte manuell stabilisiert werden, sofern indiziert (➤ Abb. 8.8).

8.4.2 Geräusche der oberen Atemwege

Geräusche, die von den oberen Atemwegen verursacht werden, sind selten ein gutes Zeichen. Sie sind meist Ursache einer partiellen Verlegung der oberen Atemwege und werden durch Speichel, Blut oder Fremdkörper verursacht. Verlegungen der oberen Atemwege, z. B. eine geschwollene Epiglottis, führen meist zu einem Stridor. Dieser kann aber auch durch Fremdkörper oder die Zunge hervorgerufen werden. Ein ödematöser oder geschwollener Atemweg benötigt in einer Notfallsituation ein schnelles und zielgerichtetes Handeln, um eine totale Verlegung der Atemwege zu verhindern.

8.4.3 Untersuchung der Atemwege auf Verlegung

Schauen Sie in den Mund des Patienten und halten Sie nach Fremdkörpern oder großen anatomischen Besonderheiten Ausschau. Fremdkörper sollten manuell entfernt oder im Falle von Blut oder Erbrochenem abgesaugt werden.

8.4.4 Suche nach Brustkorbbewegungen

Reduzierte Bewegungen des Brustkorbes können ein Hinweis auf eine Verlegung der Atemwege sein. Der Einsatz der Atemhilfsmuskulatur und eine erhöhte Atemarbeit bzw. Anstrengung können Zeichen einer Beeinträchtigung der Atemwege sein. Asymmetrische Brustkorbbewegungen können auf einen Pneumothorax hinweisen, sind jedoch im prähospitalen Setting nicht immer einfach zu erkennen.

8.5 Management

8.5.1 Sicherung der Atemwege

Die Sicherung der Atemwege hat in der Behandlung eines Traumapatienten höchste Priorität. Keine Handlung im Airwaymanagement ist kritischer als das adäquate Sichern der Atemwege (➤ Abb. 8.9). Unabhängig davon, wie die Atemwege gesichert werden, muss immer eine HWS-Verletzung in Betracht gezogen werden. Deshalb erfordert die Anwendung aller beschriebenen Methoden eine gleichzeitige manuelle Inline-Stabilisierung der HWS bis zur vollständigen Immobilisation des Patienten (➤ Kap. 11). Eine Ausnahme hierbei besteht bei schweren penetrierenden Traumata (➤ Kap. 11).

8.5.2 Wichtige Fertigkeiten

Das Atemwegsmanagement hat bei einem Traumapatienten Priorität vor allen anderen Maßnahmen, da ohne adäquate Atemwegsicherung kein positives klinisches Ergebnis angestrebt werden kann. Das Atemwegsmanagement kann sehr anspruchsvoll sein, aber bei praktisch allen Patienten führen Basismaßnahmen initial zum Erfolg.[1] Auch Rettungsdienstmitarbeiter, die ein fortgeschrittenes Atemwegsmanagement beherrschen, müssen die essenziellen Basisschritte üben. Diese rücken in den Vordergrund, falls weiterführendes Atemwegsmanagement misslingt. Ein Retter muss immer das Risiko gegen den Nutzen dieser höchst invasiven Methoden abwägen. Eine Überwachung der Fertigkeiten der Mitarbeiter und eine enge Betreuung durch den Notarztdienst müssen gewährleistet sein.

Die Sicherung und Aufrechterhaltung der Atemwege kann auf drei unterschiedlichen Ebenen erfolgen (➤ Kasten 8.1).

8.1 Methoden des Atemwegsmanagements

- Manuelle Manöver
  – Nur mit den Händen
- Einfache Manöver
  – Oropharyngealer Atemweg (Guedel-Tubus)
  – Nasopharyngealer Atemweg (Wendl-Tubus)
- Komplexe Manöver
  – Endotracheale Intubation
  – Supraglottische Atemwegshilfen (SGA)
  – Pharmakologisch assistierte/Rapid-Sequence-Intubation (RSI)
  – Perkutane transtracheale Ventilation (PTV)
  – Chirurgischer Atemweg (Tracheotomie)

Atemwegshilfen und Manöver

Manuelle Manöver

Der erste Schritt im Atemwegsmanagement beinhaltet die schnelle Inspektion und das Freimachen der Atemwege. Hierfür werden nicht mehr als die Hände des Rettungsdienstmitarbeiters benötigt. Auch können hiermit die Atemwege offen gehalten werden. Beispiele sind das Anheben des Kinns (**Trauma-Chin-Lift**) und der modifizierte **Esmarch-Handgriff (Trauma-Jaw-Thrust)** (➤ Abb. 8.10, ➤ Abb. 8.11).

Einfache Manöver

Die einfachen Manöver beinhalten einfache Hilfsmittel, eine einfache Handhabung sowie einen niedrigen Trainingsaufwand. Die Risiken sind für den Patienten im Verhältnis zum Nutzen sehr gering. Hierfür eignen sich vor allem die orotracheale Intubation mit dem

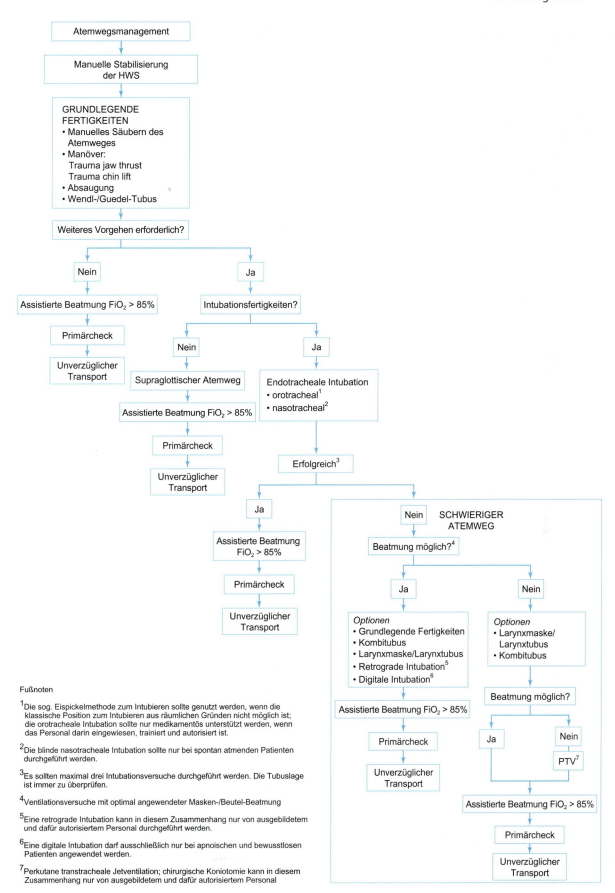

Abb. 8.9 Algorithmus zum präklinischen Atemwegsmanagement.

Guedel-Tubus und die nasotracheale Intubation mit dem Wendl-Tubus. Sie sind bei entsprechendem Ausbildungsstand einfach einzusetzen und leicht zu korrigieren (➤ Abb. 8.12).

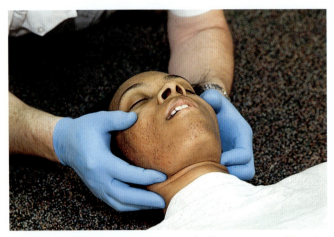

Abb. 8.10 Trauma-Jaw-Thrust (Esmarch-Handgriff): Die Daumen sind über den Jochbeinen, der Zeige- und Mittelfinger am Unterkieferwinkel platziert. Somit kann der Unterkiefer nach oben/vorne geschoben werden.

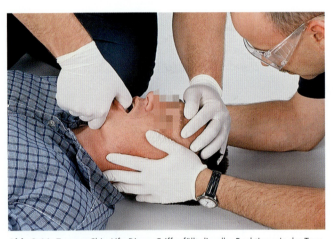

Abb. 8.11 Trauma-Chin-Lift: Dieser Griff erfüllt dieselbe Funktion wie der Trauma-Jaw-Thrust. Der Unterkiefer wird nach oben/vorne bewegt.

Komplexe Manöver

Umfangreichere Manöver benötigen neben speziellem Equipment auch einen höheren Ausbildungsstand und kontinuierliches Training. Manöver, die unter diese Kategorie fallen, erfordern ein umfangreiches Equipment sowie eine mögliche pharmakologische Unterstützung und umfassen eine Vielzahl an Schritten zur Tubuseinführung und in einigen Fällen die direkte Sicht auf die Tracheaöffnung. Außerdem gehören chirurgischen Techniken wie die Nadeltracheotomie dazu. Der Preis für ein Scheitern ist hoch und kann zu einem suboptimalen Outcome für den Patienten führen. Eine kontinuierliche Messung der Sauerstoffsättigung und des $etCO_2$ ist obligat. Eine Auswahl dieser Hilfsmittel ist in ➤ Abb. 8.13 dargestellt.

8.6 Manuelles Säubern der Atemwege

Der erste Schritt im Atemwegsmanagement ist eine schnelle Inspektion der Mundhöhle. Häufig werden Fremdkörper wie Essensreste oder Erbrochenes, abgebrochene Zähne oder Blut im Mund eines Traumapatienten gefunden. Diese sollten mit den Händen manuell entfernt oder im Fall von Blut oder Erbrochenem abgesagt werden. Ist der Patient nicht durch Kontraindikationen wie eine Wirbelsäulenverletzung kompromittiert, kann er zur Erleichterung der Säuberung der Atemwege auf die Seite gedreht werden.

8.6.1 Manuelle Manöver

Bei einem bewusstlosen Patienten fällt die Zunge, wie oben beschrieben, leicht nach hinten und verlegt den Hypopharynx (➤ Abb. 8.6). Die Zunge ist die häufigste Ursache für eine Atemwegsobstruktion. Manuelle Methoden, um diese Art der Obstruktion zu beheben, sind einfach durchzuführen, da die Zunge am Unterkiefer (Mandibula, engl. „Jaw") fixiert ist und mit ihm nach vor-

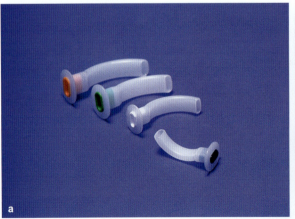
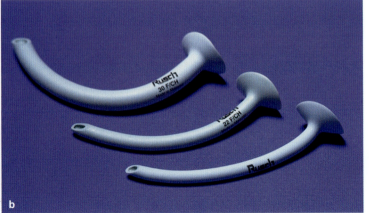

Abb. 8.12 a: Oropharyngeal- oder Guedel-Tuben.
b: Nasopharyngeal- oder Wendl-Tuben.
Quelle für a: © Jones & Bartlett Learning. Courtesy of MIEMSS

8.6 Manuelles Säubern der Atemwege

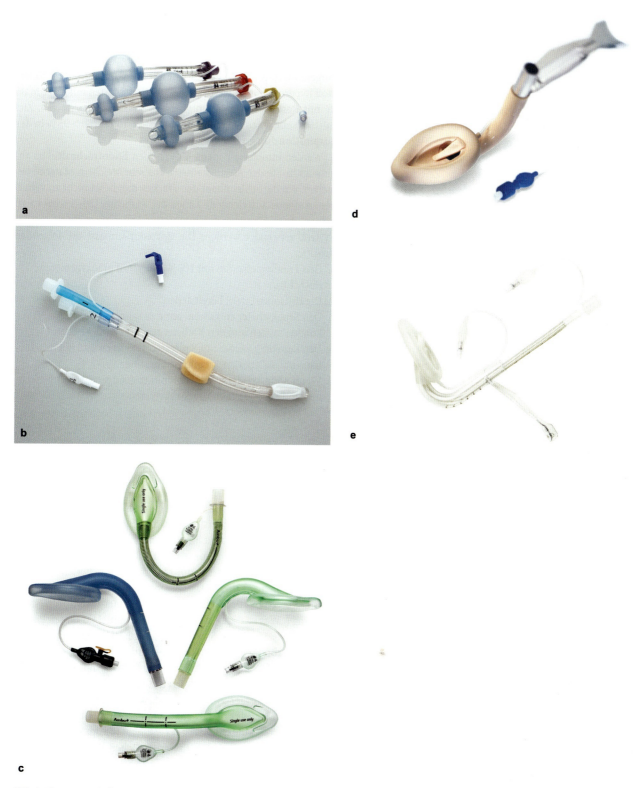

Abb. 8.13 a: Larynx-Tubus.
b: Kombitubus.
c: Larynxmaske (LMA).
d: Intubationslarynxmaske.
e: Intubationslarynxmaske mit einliegendem Tubus.
Quelle: Courtesy of Ambu, Inc. (a–c) and courtesy of Teleflex, Inc. (d, e). © NAEMT; PHTLS, 8th edition, Jones & Bartlett, 2016

ne rückt. Alle Manöver, die den Unterkiefer nach vorne schieben, ziehen die Zunge aus dem Bereich des Hypopharynx.

Trauma-Jaw-Thrust (modifizierter Esmarch-Handgriff beim Traumapatienten) Bei Patienten mit Verdacht auf Schädel-Hirn-Trauma, HWS- oder Gesichtsschädel-Verletzungen muss die Halswirbelsäule in einer neutralen Inline-Position gehalten werden. Der Trauma-Jaw-Thrust erlaubt dem Helfer, die Atemwege mit nur minimaler oder sogar ganz ohne Bewegung des Kopfes bzw. der HWS zu öffnen (➤ Abb. 8.10). Der Unterkiefer wird nach vorne geschoben, indem die Daumen auf den Jochbögen und die Lang- bzw. Zeigefinger auf der Mandibula platziert werden und diese nach vorne schieben.

Trauma-Chin-Lift (Anheben des Kinns beim Traumapatienten) Das Trauma-Chin-Lift-Manöver wird eingesetzt, um diverse anatomische Atemwegsobstruktionen bei spontan atmenden Patienten zu beheben (➤ Abb. 8.11). Das Kinn und die unteren Schneidezähne werden gefasst und angehoben, um die Mandibula nach vorne zu ziehen. Der Rettungsdienstmitarbeiter muss Handschuhe tragen, um einen Kontakt mit Körperflüssigkeiten zu vermeiden.

Diese beiden Techniken schieben die Mandibula nach anterior und leicht kaudal, um die Zunge von den hinteren oberen Atemwegen zu entfernen und den Mund leicht zu öffnen. Der Trauma-Jaw-Thrust schiebt die Mandibula vorwärts, während der Trauma-Chin-Lift die Mandibula nach vorne zieht. Der Trauma-Jaw-Thrust und der Trauma-Chin-Lift sind modifizierte Anwendungen der bekannten „Jaw-Thrust" (Esmarch-Handgriff) und „Chin-Lift". Die beschriebenen Modifikationen schützen die HWS beim Öffnen der Atemwege durch Vorverlagerung der Zunge aus dem hinteren Pharynx.

8.6.2 Absaugen

Ein Traumapatient ist möglicherweise nicht selbstständig in der Lage, die Atemwege von Sekreten, Erbrochenem, Blut und Fremdkörpern zu befreien. Deshalb ist das Absaugen eine essenzielle Methode, die Atemwege offen zu halten.

Die bedeutendste Komplikation bei längerem Absaugen ist eine Hypoxie, die eine Hypoxämie in den Organen erzwingt und sich z. B. im Herz mit Herzrhythmusstörungen äußert. Eine Präoxygenierung des Verletzten mit zusätzlichem Sauerstoff hilft, eine Hypoxie zu verhindern oder hinauszuzögern. Während längerem Absaugen resultieren Herzrhythmusstörungen einerseits aus einer arteriellen Hypoxie und folgender Myokardischämie, andererseits aber auch aus Stimulationen des N. vagus infolge pharyngealer Irritationen. Bradykardie und Hypotension sind wichtige Symptome einer vagalen Stimulation.

Der nicht intubierte, aber bewusstseinsgetrübte Patient benötigt häufig ein intensives Absaugen der oberen Atemwege. Beim Eintreffen der Rettungsdienstmitarbeiter verlegen möglicherweise größere Mengen Blut und Erbrochenes die Atemwege, was eine Absaugeinheit schnell entfernen kann. Wenn der Patient mit einer Inline-Stabilisierung der HWS in eine Seitenposition gebracht wird, unterstützt die Schwerkraft das Freihalten der Atemwege. Eine starre Absaugung hilft, den Oropharynx von Fremdkörpern zu befreien. Dennoch kann es durch eine lange Absaugzeit oder bei komplett verlegten Atemwegen zu einer Hypoxie kommen. Ein suffizientes Absaugen und eine seitliche Lagerung werden aufrechterhalten, bis wenigstens eine partielle Atemwegsöffnung vorhanden ist. Nach langem Absaugen kann der Patient mit hochkonzentriertem Sauerstoff hyperoxygeniert werden. Dies sollte am besten mit einer Maske mit Reservoir und einem O_2-Fluss von 15 l/min erfolgen. Ziel muss es sein, einen möglichst hohen **Sauerstoffanteil > 95 % in der Inspirationsluft** zu erreichen.

Werden intubierte Patienten durch den **Endotrachealtubus** abgesaugt, sollte der Absaugkatheter aus sehr weichem Material bestehen, um die Schleimhaut der Trachea möglichst nicht zu verletzen. Auf eine ausreichende Länge des Katheters (50–55 cm) ist zu achten. Beim Absaugen von intubierten Patienten sollte ein steriles System verwendet werden. Die Prozedur umfasst die folgenden Schritte:

1. Den Traumapatienten mit 100 % Sauerstoff präoxygenieren (FiO_2 1,0).
2. Die Hilfsmittel steril bereitstellen.
3. Den Saugkatheter einführen, ohne zu saugen. Danach 15–30 Sekunden saugen und den Katheter langsam zurückziehen.
4. Den Patienten wieder mit Sauerstoff versorgen und mit mindestens fünf assistierten Atemhüben beatmen.
5. Wenn nötig, wiederholen, aber immer genügend Zeit einberechnen, um den Patienten zu reoxygenieren.

8.7 Auswahl von Atemwegshilfen

Wird während des Primary Assessments ein Problem mit den Atemwegen festgestellt, ist die erste Aufgabe, einen gesicherten Atemweg herzustellen und ihn zu sichern. War dazu ein manuelles Manöver wie z. B. ein Trauma-Jaw-Thrust notwendig, so wird im Anschluss ein Hilfsmittel benötigt, um den gesicherten Atemweg weiterhin offenzuhalten. Das Hilfsmittel sollte entsprechend dem Ausbildungsstand des Helfers sowie nach einer Risiko-Nutzen-Bewertung („Was ist das beste Atemwegshilfsmittel für diesen Patienten in dieser speziellen Situation?") ausgewählt werden. Die Fort- und Weiterbildung des Rettungsdienstmitarbeiters sollte regelmäßige Auffrischungen in der Anwendung von Basishilfsmitteln ebenso wie von erweiterten alternativen Atemwegshilfen entsprechend der Vorgaben lokaler Protokolle umfassen. Eine sichere Intubation kann nur durchgeführt werden, wenn der Anwender diese entweder regelmäßig durchführt oder laufend darin geschult wird. ➤ Abb. 8.14 und ➤ Abb. 8.15 verdeutlichen diesen Zusammenhang. In Abhängigkeit von der jeweiligen Situation stehen verschiedene Arten von Atemwegshilfen zur Verfügung (➤ Kasten 8.2):

- Basishilfsmittel
  - Hilfsmittel, die nur die Zunge vom Pharynx anheben
    - Oropharyngealtubus
    - Nasopharyngealtubus
  - Für die Ventilation wird eine Beutel-Masken-Beatmung benötigt.

8.8 Basishilfsmittel

Wenn durch manuelle Techniken keine Atemwegsöffnung gelingt oder sie nicht kontinuierlich gewährleistet werden kann, ist der Einsatz von Atemwegshilfen notwendig.

8.8.1 Oropharyngealtubus (Guedel-Tubus)

Das am häufigsten verwendete Hilfsmittel ist der Oropharyngealtubus (Guedel-Tubus; ➤ Abb. 8.12a). Er wird entgegen seiner anatomischen Form am harten Gaumen entlang eingeführt und beim Übergang zum weichen Gaumen um 180° gedreht.

Indikationen
- Der Patient ist unfähig, seine Atemwege offenzuhalten.
- Bei intubierten Patienten als Beißschutz.

Kontraindikationen
Wache oder somnolente Patienten.

Komplikationen
Da der Guedel-Tubus den Schluckreflex stimuliert, kann er bei wachen Patienten Würgen, Erbrechen oder einen Laryngospasmus auslösen.

8.8.2 Nasopharyngealtubus (Wendl-Tubus)

Der Wendl-Tubus ist ein weiches, gummiartiges Hilfsmittel, das durch ein Nasenloch entlang der hinteren leichten Wölbung (Kurvatur) des Naso- und Oropharynx eingeführt wird (➤ Abb. 8.12b).

Indikationen
Der Patient ist unfähig, seinen Atemweg offenzuhalten.

Kontraindikationen
- Fehlende Notwendigkeit für ein Atemwegshilfsmittel.
- Es gibt keine Evidenz für die Behauptung, dieses Hilfsmittel nicht bei Gesichtstraumata oder Schädelbasisfrakturen zu verwenden.[2]

Komplikationen
Durch das Einführen ausgelöste Blutungen.

8.9 Differenziertere Hilfsmittel

Wenn einfache Mittel gescheitert sind, einen Atemweg zu sichern, ist die Anwendung differenzierter Hilfsmittel notwendig. Allerdings ist ihre Anwendung oft mit Komplikationen verbunden. Der Rettungsdienstmitarbeiter muss immer damit rechnen, dass die

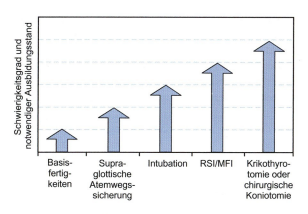

Abb. 8.14 Fertigkeiten zur Atemwegsicherung.

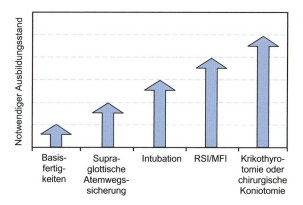

Abb. 8.15 Notwendiger Ausbildungsstand zur Atemwegsicherung.

- Differenziertere Hilfsmittel
  - Hilfsmittel, die den oralen Pharynx verschließen: supraglottische Atemwegshilfen
    - Kombitubus
    - Larynxmaske
    - Larynx-Tubus
  - Hilfsmittel, welche die Trachea vom Ösophagus isolieren
    - Endotrachealtubus
  - Für die Ventilation wird keine Maske benötigt.

8.2 Faktoren, welche die Wahl einer Atemwegshilfe beeinflussen

Der Rettungsdienstmitarbeiter sollte die passende Atemwegshilfe in Abhängigkeit von der jeweiligen Situation auswählen. Die folgenden Faktoren sollten in die Entscheidung mit einbezogen werden:
- Übung/Fertigkeiten
- Vorhandene Unterstützung/Mithilfe
- Transportzeit
- Zu erwartende Schwierigkeiten
- Möglichkeit, den Atemweg des Patienten mit einem einfachen Hilfsmittel zu sichern

Anwendung nicht gelingt, und sollte daher einen Alternativplan im Hinterkopf bereithalten.

8.9.1 Supraglottische Atemwegshilfen (SGA)

Nach der DGAI müssen bei den supraglottischen Atemwegshilfen (SGA), auch extraglottische Atemwegshilfen (EGA) genannt, grundsätzlich zwei Gruppen unterschieden werden: der **Larynxmaskentyp** (LMA) und der Typ der **ösophagealen Verschlusstuben.**[20] Der LMA-Typ erzielt die Abdichtung zur Trachea durch einen elliptisch geformten Cuff, der um den laryngealen Eingang herum positioniert wird. Die ösophagealen Verschlusstuben hingegen ermöglichen eine Beatmung durch eine Ventilationsöffnung zwischen zwei Cuffs, die im Pharynx und im Ösophaguseingang liegen. Außerdem wird zwischen der sog. ersten und zweiten Generation von supraglottischen Atemwegshilfen unterschieden. Die erste Generation erlaubte nur eine Beatmung, während die zweite Generation zudem die Einlage einer Magensonde ermöglicht. Dadurch wird der Magen entlastet, was zu einem potenziell niedrigeren Regurgitations- und Aspirationsrisiko führt.

Supraglottische Atemwegshilfen sind eine geeignete Alternative zur endotrachealen Intubation (➤ Abb. 8.13 und ➤ Kasten 8.3). Aufgrund ihrer relativ einfachen Handhabung ist eine deutlich geringere Ausbildung als für die endotracheale Intubation notwendig. Untersuchungen bescheinigen den Hilfsmitteln eine deutliche Lernkurve und legen nahe, dass diese auch für Nichtanästhesisten bzw. das Rettungsfachpersonal eine gute Alternative in der präklinischen Atemwegssicherung darstellen können. Aktuelle Daten (in dieser Studie mit Larynxmasken erhoben) zeigen allerdings, dass 40 und mehr LMA empfohlen werden sollten, um die Lernkurve optimal auszuschöpfen und eine hohe Sicherheit für die Patienten zu gewährleisten.[21] Daher scheint ein intensives Training in einer Klinik unverzichtbar zu sein.

Diese Atemwegshilfsmittel werden ohne direkten Blick auf die Stimmbänder eingeführt. Auch sind sie sehr nützlich als Reserveatemweg, wenn die endotracheale Intubation nicht erfolgreich war – vor allem, wenn eine Rapid-Sequence-Intubation versucht wurde – oder wenn die Chance ihrer erfolgreichen Anwendung in der vorliegenden Situation höher eingeschätzt wird als die der Intubation. Der primäre Vorteil von supraglottischen Atemwegen ist, dass sie unabhängig von der Lage des Traumapatienten eingeführt werden können, z. B. bei eingeklemmten Personen oder auch bei Halswirbelkörperverletzungen. Der Aspirationsschutz ist bei diesen Hilfsmitteln nicht in dem Umfang wie bei einer endotrachealen Intubation gegeben. Einzelne Produkte sind in Kindergrößen erhältlich. Hierbei sollte der Anwender die Herstellerhinweise zur korrekten Anwendung beachten.

8.3 Gebräuchliche supraglottische Atemwegshilfen
• Larynxmaske • Larynx-Tubus • Intubationslarynxmaske

Indikationen

Basic Providers Für einen geübten und autorisierten Rettungsdienstmitarbeiter ist ein supraglottischer Atemweg das erste Hilfsmittel bei einem bewusstlosen Patienten, der über keinen Schluckreflex verfügt und weniger als 10 Atemzüge/min aufweist.

Advanced Providers Ein supraglottischer Atemweg ist ein alternatives Hilfsmittel, falls bei der Intubation Probleme auftreten sollten und der Patient nicht mit dem Beatmungsbeutel ventiliert werden kann.

Kontraindikationen
- Intakter Schluckreflex
- Nicht nüchtern (kürzlich verzehrte Mahlzeit)
- Bekannte Erkrankungen des Ösophagus
- Kürzliche Einnahme einer ätzenden Substanz

Komplikationen
- Würgen und Erbrechen, falls der Schluckreflex noch intakt ist
- Aspiration
- Ösophagusverletzungen
- Hypoxie bei der Ventilation des falschen Lumens

8.9.2 Endotracheale Intubation

Die endotracheale Intubation ist die bevorzugte Methode, um die Atemwege bei Traumapatienten zu sichern, die eine Apnoe aufweisen oder eine assistierte Ventilation benötigen (➤ Abb. 8.16 und ➤ Kasten 8.4). Allerdings zeigten aktuelle Studien, dass in einer städtischen Umgebung kritisch verletzte Patienten mit endotrachealer Intubation kein besseres klinisches Ergebnis hatten als solche, die mit Beatmungsbeutel oder Guedel-Tubus transportiert wurden.[1, 3] Die Entscheidung zwischen einer Intubation oder der Verwendung eines alternativen Atemwegs sollte nach der ersten Überprüfung der Atemwege auch im Hinblick auf eine erschwerte Intubation entschieden werden. Die Gefahr einer Hypoxie aufgrund mehrerer erfolgloser Intubationsversuche sollte gegenüber der Verwendung eines alternativen Atemwegshilfsmittels abgewogen werden.

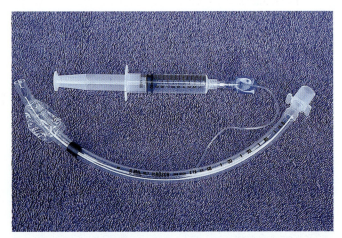

Abb. 8.16 Endotrachealtubus (ET).
Courtesy of AMBU. © NAEMT; PHTLS, 8th edition, Jones & Bartlett, 2016

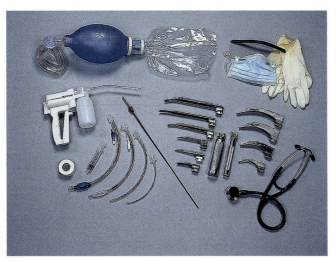

Abb. 8.17 Ausstattung für die endotracheale Intubation.

8.4 Grundkomponenten der endotrachealen Intubation

Die Grundkomponenten für eine endotracheale Intubation sind (➤ Abb. 8.17):
- Laryngoskop mit Miller- und Foregger-Spateln in Erwachsenen- und Kindergröße
- Ersatzbatterien und Ersatzglühlampen
- Absaugeinheit
- Endotrachealtuben in Erwachsenen- und Kindergrößen
- Führungsstab
- 10-ml-Spritze
- wasserlösliches Gleitmittel
- Magill-Zange
- Stethoskop
- Kapnografie
- Befestigungsmaterial für den Tubus

Abschätzung einer schwierigen Intubation

Vor einer endotrachealen Intubation ist es zwingend erforderlich, die Schwierigkeit der geplanten Intubation abzuschätzen. Es gibt viele Faktoren, die eine schwierige Intubation bei einem Traumapatienten bedingen (➤ Kasten 8.5). Manche stehen in direktem Verhältnis zum Trauma bzw. sind dadurch verursacht, andere existieren aufgrund anatomischer Besonderheiten des Patienten.

8.5 Prognosefaktoren für eine schwierige Intubation
- Fliehendes Kinn
- Kurzer Nacken
- Große Zunge
- Kleine Mundöffnung
- Wirbelsäulen-Immobilisation oder Stiffneck
- Gesichtstrauma
- Blutungen in den Luftweg
- Erbrechen
- Zugang zum Patienten

Das LEMON-Konzept wurde als Gedächtnisstütze zur Abschätzung der Schwierigkeit einer speziellen Intubation entwickelt (➤ Kasten 8.6). Zwar können nicht alle Inhalte des LEMON-Konzepts auf den Traumapatienten angewendet werden, jedoch kann das Verständnis der einzelnen Komponenten dem Rettungsassistenten helfen, sich auf eine schwierige Intubation vorzubereiten. Alternative Hilfsmittel können so frühzeitig erwogen werden, wenn die Intubation zu schwierig erscheint. Aber auch die Transportzeit kann ein Faktor sein, der die Entscheidung für die angemessene Methode beeinflusst. Ein Beispiel hierfür ist der Patient, der effektiv mittels Guedel-Tubus und Masken-Beutel-Beatmung zum nahe gelegenen Traumazentrum transportiert wird. Es muss abgewogen werden, ob bei einer kurzen Transportzeit erweiterte Maßnahmen zur Atemwegsicherung erforderlich sind.

8.6 LEMON-Abschätzung der zu erwartenden Intubationsschwierigkeiten

L = Look Externally: Äußere Begutachtung. Achten Sie auf Hinweise, die bekanntermaßen eine erschwerte Intubation bzw. Beatmung hervorrufen können.

E = Evaluate The 3-3-2-Rule: Wenden Sie die 3-3-2-Regel an (➤ Abb. 8.18). Eine einfache Intubation wird angenommen, wenn der Kopf so ausgerichtet werden kann, dass die Achse Mund-Rachen-Kehlkopf eine Linie bildet. Um dies zu verifizieren, sollten Sie auf folgende Beziehungen achten:
- Der Abstand zwischen den Schneidezähnen des Patienten sollte mindestens drei Finger breit sein (3).
- Der Abstand zwischen dem Kinn des Patienten und seinem Schildknorpel (sog. thyreomentale Distanz, Patil-Test) sollte mindestens drei Finger breit sein (3). Eigentlich sollte der Patient bei diesem Test den Kopf maximal überstrecken, was sich bei Traumapatienten in der Regel jedoch verbietet.
- Der Abstand zwischen dem Mundboden des Patienten und dem Einschnitt der Oberkante des Schildknorpels (Incisura thyreoidea superior) sollte mindestens zwei Finger breit sein (2).

M = Mallampati: Der Hypopharynx (weicher Gaumen und Uvula) sollte gut sichtbar sein. Der Mallampati-Test (➤ Abb. 8.19) wird seit vielen Jahren routinemäßig angewandt, um im Rahmen der Abschätzung einer schwierigen Intubation einen Punktewert zu vergeben (Mallampati Grad 1–4).
Wenn möglich, sollte der Patient aufrecht sitzen, den Mund so weit wie möglich öffnen und die Zunge maximal herausstrecken. Der Untersucher leuchtet dann in den Mund, um abzuschätzen, wie gut die Sichtbarkeit der pharyngealen Strukturen ist (= der Mallampati-Grad). Falls sich der Patient in Rückenlage befindet, wird er ebenfalls aufgefordert, seinen Mund zu öffnen und die Zunge herauszustrecken. Der Untersucher kann dann, z. B. mit dem Licht des Laryngoskopspatels, von oben in den Mund leuchten.
- **Grad 1:** Der weiche Gaumen, die Uvula (Gaumenzäpfchen), der Isthmus faucium (hintere Begrenzung der Mundhöhle) und die Gaumenbögen sind sichtbar.
- **Grad 2:** Der weiche Gaumen, die Uvula (Gaumenzäpfchen) und der Isthmus faucium sind sichtbar.
- **Grad 3:** Der weiche Gaumen und die Basis der Uvula sind sichtbar.
- **Grad 4:** Nur der harte Gaumen ist sichtbar.

O = Obstruction: Alle Zustände, die zu einer Obstruktion der Atemwege führen, können eine erschwerte Laryngoskopie und Beatmung bewirken. Solche Zustände sind z. B. eine Epiglottitis, vereiterte Gaumenmandeln oder ein Trauma.

N = Neck Mobility: Die Halsbeweglichkeit ist ein entscheidendes Kriterium für eine erfolgreiche Intubation. Sie kann einfach untersucht werden, indem der Untersucher den Patienten bittet, das Kinn auf die Brust und danach den Kopf so in den Nacken zu legen, dass der Patient zur Decke blickt. Patienten mit einer starren Zervikalstütze können diese Bewegungen natürlich nicht ausführen und sind daher schwieriger zu intubieren.
Quelle: modifiziert mit Erlaubnis von: Reed MJ, Dunn MJG, McKeown DW: Can an airway assessment score predict difficulty at intubation in the emergency department? *Emerg Med J* 22:99–102, 2005 (In American College of Surgeons: *Advanced Trauma Life Support,* Chicago, 2008)

Ungeachtet dessen ist die endotracheale Intubation der Goldstandard der Atemwegsicherung, da sie Folgendes gewährleistet:
- Isoliert die Atemwege
- Erlaubt eine Ventilation mit 100 % Sauerstoff (FiO_2 von 1,0)
- Vereinfacht im Gegensatz zur Maskenbeatmung die Ventilation
- Ermöglicht die Applikation eines höheren inspiratorischen Beatmungsdrucks
- Signifikant kleineres Risiko einer Aspiration (Erbrochenes, Fremdmaterial, Blut)
- Erleichtert die tiefe tracheale Absaugung
- Verhindert Magenaufblähung

Indikationen, Kontraindikationen und Komplikationen

Indikationen
- Patienten, die ihre Atemwege nicht selbst sichern können
- Patienten mit signifikanten Oxygenierungsproblemen, die eine hohe Sauerstoffkonzentration benötigen
- Patienten mit signifikanter Einschränkung der Ventilation, die eine assistierte Beatmung benötigen

Kontraindikationen
- Mangelnde Erfahrung
- Fehlende Indikationen
- Hohe Wahrscheinlichkeit der Fehlintubation

Komplikationen
- Hypoxie nach mehreren Intubationsversuchen
- Hyperkapnie nach mehreren Intubationsversuchen
- Vagale Reizung, die Bradykardie verursacht
- Erhöhter intrakranialer Druck
- Verletzung der Atemwege mit anschließender Blutung und Ödembildung
- Intubation in den rechten Hauptbronchus
- Ösophageale Intubation
- Erbrechen mit Aspiration
- Zahnschäden
- Verletzung der Stimmbänder
- Aggravierung einer HWS-Verletzung ohne neurologische Defizite hin zu einer Verletzung mit Defiziten

Bernhard et al. untersuchten in einer Studie, welcher Lernerfolg beim Intubieren sich bei Assistenzärzten im ersten Jahr ihrer Anästhesieweiterbildung einstellt.[22] Eine Fragestellung war dabei, wie viele Versuche bis zum Intubationserfolg erforderlich sind. In der Studie wur-

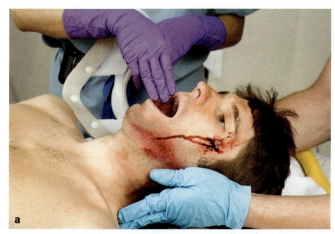
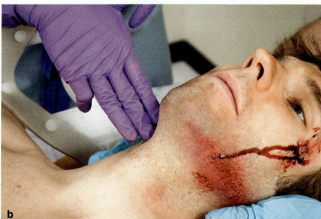
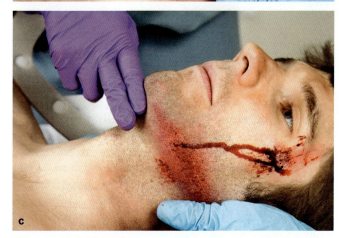

Abb. 8.18 Die 3-3-2-Regel: Diese Regel wird angewandt, um abschätzen zu können, ob sich der Kopf des Patienten so positionieren lässt, dass Mund, Rachen und Kehlkopf eine Achse bilden, weil dies für eine einfache Intubation spricht. Die folgenden anatomischen Beziehungen sollten beachtet werden:
a: Der Abstand zwischen den Schneidezähnen des Patienten sollte mindestens drei Finger breit sein.
b: Der Abstand zwischen dem Kinn des Patienten und seinem Schildknorpel sollte mindestens drei Finger breit sein.
c: Der Abstand zwischen dem Mundboden des Patienten und dem Einschnitt der Oberkante des Schildknorpels sollte mindestens zwei Finger breit sein.

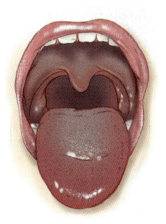 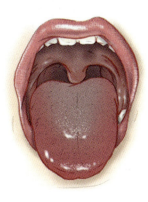 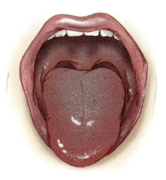 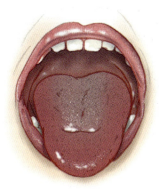

Klasse I:
Weicher Gaumen, Zäpfchen, Rachen sichtbar

Klasse II:
Weicher Gaumen, Zäpfchen, Rachen sichtbar

Klasse III:
Weicher Gaumen, Zäpfchenbasis sichtbar

Klasse IV:
Nur harter Gaumen sichtbar

Abb. 8.19 Die Mallampati-Klassifizierung wird genutzt, um die Sichtverhältnisse im Rachenraum zu beschreiben. Es werden vier Grade oder Klassen unterschieden, wobei mit zunehmendem Grad eine zunehmend schwierige Intubation angenommen wird.
Modified with permission from Reed, MJ, Dunn MJG, McKeown DW. Can an airway assessment score predict difficulty at intubation in the emergency department? Emerg Med J. 2005; 22:99–102. (In Advanced Trauma Life Support. Chicago: American College of Surgeons; 2008.). © NAEMT; PHTLS, 8th edition, Jones & Bartlett, 2016

den die Fortschritte in Blöcken zu je 25 Intubationen bewertet. Erwartungsgemäß wiesen die Assistenzärzte eine deutliche Lernkurve von Block 1 (1. bis 25. Intubation) zu Block 6 (126. bis 150. Intubation) auf. Allerdings mussten die angehenden Anästhesisten das Laryngoskop auch noch nach 150 Intubationen in 9 % der Fälle an den erfahrenen Facharzt abgeben. Den Fachärzten hingegen gelang es in fast allen Fällen, den Patienten zu intubieren. Dies verdeutlicht, dass selbst eine Erfahrung von 150 durchgeführten Intubationen keine ausreichende Qualifizierung für den Notarztdienst zu sein scheint. Jemanden nur zu intubieren, weil der Helfer die Kompetenzen hierzu besitzt, ist unangebracht. Eine adäquate Nutzen-Risiko-Analyse sollte dem Entschluss zur Intubation vorgeschaltet sein. Sowohl die Länge des Transportwegs, das Transportmittel, die Art der Verletzungen, das verfügbare Equipment als auch die Erfahrung des Anwenders sind wichtige Entscheidungspunkte (➤ Kasten 8.7).

8.7 Praxis erhöht Erfolgsrate der Intubation
Studien haben gezeigt, dass Übung die Erfolgsrate für eine Intubation massiv erhöht. Obwohl es keine Korrelation zwischen der Erfolgsrate und der Länge der Zeit als Rettungsdienstmitarbeiter gibt, zeigt sich eine Korrelation zwischen der Anzahl der intubierten Patienten und der Erfolgsrate. Fest steht, dass Erfahrung in der Intubation die Erfolgsquote erhöht.[4]

Methoden der endotrachealen Intubation

Es gibt mehrere alternative Methoden, um einen Patienten erfolgreich endotracheal zu intubieren. Die Methode der Wahl ist abhängig von verschiedenen Faktoren, wie der Dringlichkeit der Intubation, der Lage des Patienten und der Erfahrung des Helfers mit der gewählten Variante (z. B. pharmakologisch assistierte Intubation). Unabhängig von der gewählten Methode müssen der Hals und der Kopf des Patienten während der Intubation in einer neutralen Inline-Position stabilisiert werden. Nach drei missglückten Intubationsversuchen müssen Alternativen in Betracht gezogen werden.

Orotracheale Intubation

Bei der orotrachealen Intubation wird der Tubus durch den Mund in die Trachea eingeführt. Der nicht traumatisierte Patient wird zur Erleichterung der Intubation in die Schnüffelstellung („verbesserte Jackson-Position") gebracht. Weil diese Position zu einer Hyperextension der Halswirbel C1 und C2 (zweithäufigste Stelle für Verletzungen der HWS) und einer Hyperflexion im Bereich C5–C6 (häufigste Stelle für HWS-Frakturen) führt, sollte sie bei Traumapatienten nicht angewendet werden (➤ Abb. 8.20).

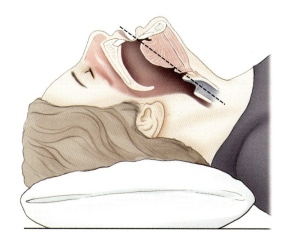

Abb. 8.20 Die „verbesserte Jackson-Position" erlaubt einen idealen Blick durch den Mund auf die Stimmlippen. Diese Position bewirkt aber auch eine Hyperextension der Wirbelkörper C1 und C2 sowie eine Hyperflexion von C5 und C6. In diesem Bereich treten bei Traumapatienten die meisten Frakturen auf.

Nasotracheale Intubation

Bei wachen Patienten mit intaktem Schluckreflex ist eine endotracheale Intubation schwierig durchzuführen. Bei spontan atmenden Patienten ist eine nasotracheale Intubation möglicherweise erfolgreich einzusetzen, falls der Nutzen größer als das Risiko ist. Dennoch ist eine nasotracheale Intubation häufig schwieriger durchzuführen als eine endotracheale Intubation. Bei einer nasotrachealen Intubation sollte der Patient atmen, um zu gewährleisten, dass der Tubus durch die Stimmritzen gleitet. Viele Studien sagen, dass die nasotracheale Intubation bei Mittelgesichtsfrakturen kontraindiziert ist, aber es gibt keine beschriebenen Fälle, in denen ein Tubus ins ZNS geschoben wurde. Apnoe ist eine Kontraindikation für eine nasotracheale Intubation. Außerdem wird kein Laryngoskop eingesetzt.

Face-To-Face-Intubation

Eine Face-To-Face-Intubation, auch als Eispickelmethode bezeichnet, ist indiziert, wenn Standard-Intubationstechniken nicht angewendet werden können, da der Rettungsdienstmitarbeiter seine normale Position für die Intubation nicht einnehmen kann. Folgende Situationen sind mögliche Indikationen:

- Eingeklemmter Patient im Unfallfahrzeug
- Verschüttung eines Patienten in einem Schalungsaufbau

Pharmakologisch assistierte Intubation

Die Intubation mit Unterstützung zusätzlicher Medikamente ist gelegentlich notwendig, um den Tubus bei verletzten Patienten richtig zu platzieren. Bei geübten Helfern kann diese Technik die Durchführung der Atemwegskontrolle erleichtern, wenn andere Methoden versagt haben oder nicht angewendet werden konnten. Um die Erfolgsrate dieser Technik zu optimieren und die Patientensicherheit zu gewährleisten, müssen Rettungsdienstmitarbeiter oder Ärzte in dieser Form der Intubation geübt sein und die lokalen Schemata, Medikamente und Indikationen kennen. Der Gebrauch von Medikamenten, insbesondere bei der Rapid-Sequence-Intubation (RSI), ist riskant. Die pharmakologisch assistierte Intubation ist eine gute und sichere Technik bei entsprechender Indikation und Erfahrung. Die Medikamente zur Intubation lassen sich in zwei Kategorien einteilen:

Intubation unter Verwendung von Sedativa, Hypnotika und Opioiden Medikamente wie Diazepam, Midazolam, Etomidat, Thiopental, Fentanyl oder Sufentanil werden alleine oder in Kombination eingesetzt. Ziel ist, den Patienten so zu sedieren, dass er eine Intubation toleriert, seine Schutzreflexe und die Atmung aber noch intakt sind. Die Wirksamkeit der einzelnen Medikamente wie Midazolam ist sehr gut erforscht.[5]

Rapid-Sequence-Intubation (RSI) mithilfe muskelrelaxierender Medikamente (➤ Kasten 8.8, ➤ Kasten 8.9) Der Patient wird relaxiert, nachdem er narkotisiert wurde. Dies führt zu einer kompletten Muskelrelaxation, aber auch zu einem Verlust der Schutzreflexe und der Atmung. Studien über diese Intubationsmethode zeigten, dass diese Methode auf „der Straße" bei einer Erfolgschance von mehr als 90 % durchaus ihre Berechtigung hat. Andere Arbeiten dagegen beobachteten kein besseres Outcome der Patienten.[6] Ein Traumazentrum berichtete aufgrund eigener Erfahrungen, dass bei Patienten mit intubationspflichtigem SHT und RS-Intubation durch geübtes Personal ein schlechteres Outcome festgestellt wurde als bei den Patienten, die keine RSI erhielten.[7] Nachfolgende Analysen ergaben, dass vor allem unbemerkte Hyperventilation mit daraus resultierender Hypokapnie und unerkannter Hypoxie zu einem schlechteren Outcome führten.[8] Eine weitere Studie wiederum konnte nach 6 Monaten ein besseres klinisches Ergebnis für Patienten mit SHT nachweisen, wenn diese bereits präklinisch intubiert worden waren.[9] Eine endgültige Klärung dieser Frage bleibt nach heutigem Forschungsstand noch offen.

8.8 Material und Maßnahmen zur RSI

Vorbereitung

1. Überprüfen Sie das Vorhandensein folgender Hilfsmittel:
   a. Sauerstoff
   b. Beatmungsbeutel mit Reservoir oder Demand-Ventil
   c. Sauerstoffmaske mit Reservoir und Nichtrückatemventil
   d. Guedel-Tuben, Wendl-Tuben
   e. Laryngoskop mit unterschiedlichen Spateln
   f. Endotrachealtuben
   g. Führungsstab
   h. Alternative Atemwegshilfen (z. B. LMA, LTS)
   i. Koniotomiebesteck
   j. Medikamente zur Narkoseeinleitung
   k. Befestigungsmaterial für den Tubus
   l. Absaugung
2. Stellen Sie sicher, dass mindestens ein, besser zwei intakte i. v. Zugänge vorhanden sind.
3. Präoxygenieren Sie den Patienten mit 100 % Sauerstoff über eine Inhalationsmaske mit Reservoir oder einen Beatmungsbeutel für möglichst 4 Minuten.
4. Monitoring: RR, EKG, SpO_2.
5. Ist der Patient bei Bewusstsein, müssen Sedativa/Hypnotika zur Anwendung kommen.
6. Es sollten nicht mehr als zwei Intubationsversuche unternommen werden. Jeder Versuch soll maximal 30 s dauern.
7. Scheitert ein Intubationsversuch, sollte bis zum nächsten Versuch eine vorsichtige Maskenbeatmung erfolgen.
8. Fixieren Sie den Tubus sofort nach der Intubation. Während und nach der RSI ist ein kontinuierliches Monitoring nötig. Überprüfen Sie die Tubuslage regelmäßig während des Transports und jedesmal, nachdem der Patient bewegt wurde.
9. Nach Applikation der Narkoseeinleitung ist im weiteren Verlauf die repetitive Gabe von Medikamenten zur Analgesie und Sedierung sowie ggf. zur Muskelrelaxierung notwendig.

Ablauf einer RSI

1. Stellen Sie die notwendigen Gerätschaften bereit.
2. Kontrollieren Sie den i. v. Zugang. Eine Infusion sollte angeschlossen sein und zügig laufen (zum Einspülen der Medikamente).
3. Präoxygenieren Sie den Patienten mit 100 % Sauerstoff möglichst für 4 Minuten.
4. Legen Sie das Monitoring an, soweit noch nicht erfolgt.
5. Sprechen Sie sich im Team ab: Ist alles vorbereitet und auch das Material für einen „Plan B" (schwierige oder misslungene Intubation) zur Hand?
6. Applizieren Sie ein Opioid und Hypnotikum oder alternativ Esketamin (Letzteres v. a. bei Kreislaufinstabilität).

7. Applizieren Sie ein schnell wirksames Muskelrelaxans (Succinylcholin oder hochdosiertes Rocuronium).
8. Um eine eventuelle vagale Reflexbradykardie zu therapieren, halten Sie Atropin in der Dosierung 0,01–0,02 mg/kg bereit. Um einen etwaigen Blutdruckabfall zu behandeln, halten Sie einen Vasopressor bereit (z. B. Akrinor®).
9. Nach Erreichen der Narkosetiefe wird der Patient laryngoskopiert.
10. Auf Anforderung des Intubateurs kann bei 9. z. B. ein BURP-Manöver erfolgen, jedoch **kein** Krikoiddruck.
11. Dann wird unter Sicht auf die Stimmritze intubiert. Blocken Sie **sofort** den Tubus beim Erreichen der korrekten Einführtiefe und entfernen Sie den Führungsstab. Halten Sie den Tubus dabei gut fest.
12. Überprüfen Sie die korrekte Tubuslage (Auskultation, Kapnografie!). Je nach lokalem Protokoll kann die Einlage einer Magensonde sinnvoll sein. Fixieren Sie den Tubus sorgfältig.
13. Ist die Intubation im ersten Versuch nicht möglich, werden nach der DGAI folgende Maßnahmen empfohlen:[20]
    – Verbesserung der Kopflagerung unter Berücksichtigung möglicher HWS-Verletzungen
    – Druck auf den Schildknorpel (BURP-Manöver)
    – Veränderte Biegung und Position des Führungsstabs
    – Kleiner Tubusdurchmesser
    – Wechsel auf andere Laryngoskopspatel zur paraglossalen Laryngoskopie (z. B. Miller-Spatel)
    – Einsatz der Videolaryngoskopie
    – Narkosevertiefung bzw., sofern noch nicht erfolgt, Muskelrelaxierung
14. Ist dennoch keine Intubation möglich, sollte umgehend ein alternatives Beatmungshilfsmittel wie Larynxmaske oder Larynx-Tubus verwendet werden.

Beachte: Die Anforderungen variieren je nach Patient und Verletzungsmuster.

8.9 Standards für die RSI

In einer aktuellen Studie wurde die Frage untersucht, inwieweit europäische Fachgesellschaften einen Standard für die Durchführung einer RSI herausgegeben haben.[23] Die Untersuchung ergab, dass ein derartiger Standard in den meisten europäischen Ländern nicht existiert. In Deutschland gibt es lediglich einen für die Durchführung einer RSI bei Kindern, jedoch nicht für Erwachsene. Die Autoren schlussfolgern aus der Studie, dass es wünschenswert wäre, wenn es in Deutschland bzw. den europäischen Ländern einen evidenzbasierten Standard gäbe, damit Probleme (z. B. Aspiration, Atemwegprobleme) bei der Durchführung möglichst vermieden werden können.

Jede pharmakologisch assistierte Intubation benötigt Zeit. Bei jedem intubationspflichtigen Traumapatienten muss eine Nutzen-Risiko-Analyse durchgeführt werden. Dazu muss auch die benötigte Zeit am Notfallort berücksichtigt werden.

Indikationen
Ein Patient, der eine Atemwegskontrolle benötigt, diese aber wegen unkooperativen Verhaltens unmöglich macht (z. B. bedingt durch Hypoxie, SHT, Hypotension oder Intoxikation).

Relative Kontraindikationen
- Mögliche alternative Atemwegshilfen
- Mittelgesichtsfrakturen, die eine erfolgreiche Intubation unmöglich machen
- HWS-Deformationen oder Schwellungen, welche die Intubation verkomplizieren
- Bekannte Allergien gegen die benötigten Medikamente
- Krankheiten, die den Gebrauch der benötigten Arzneimittel verhindern

Absolute Kontraindikationen
- Unvermögen, jemanden zu intubieren
- Schwierige Intubation wahrscheinlich und keine alternativen Atemwegshilfsmittel inkl. chirurgischem Atemweg verfügbar

Komplikationen
- Unvermögen, den Tubus bei einem sedierten und relaxierten Patienten korrekt zu platzieren; Patienten, die medikamentös behandelt und dann nicht intubiert wurden, müssen so lange manuell beatmet werden, bis die Medikamente ihre Wirkung verlieren
- Ausgeprägte Hypoxie oder Hyperkapnie während des verlängerten Intubationsvorgangs
- Aspiration
- Hypotension; praktisch alle Medikamente für die Intubation zeigen als Nebenwirkung einen Blutdruckabfall

Patienten, die eine leichte bis schwere Hypovolämie aufweisen, aktuell aber noch kompensiert sind, können nach Gabe bestimmter Medikamente zur Intubation einen schwerwiegenden Blutdruckabfall erleiden. Vorsicht und Übung sind bei der Verwendung dieser Medikamente unbedingt erforderlich (➤ Tab. 8.1).

Lagekontrolle des Tubus

Nachdem die Intubation durchgeführt wurde, muss die Lage des Tubus genauestens kontrolliert werden. Ein schlecht oder falsch positionierter Tubus kann zu einer schweren Hypoxie mit möglicher irreversibler Hirnschädigung oder sogar zum Tod des Patienten führen. Deshalb ist es wichtig, dass seine Lage kontrolliert wird. Die Techniken für eine Lagekontrolle umfassen einerseits klinische Untersuchungen, anderseits auch technische Hilfsmittel.[13] Die klinischen Untersuchungen beinhalten:
- Direkte, visuelle Kontrolle, ob der Tubus durch die Stimmritzen geschoben wurde
- Beidseitige Atemgeräusche (Auskultation lateral, unterhalb der Axilla) und fehlendes Luftgeräusch über dem Epigastrium
- Beobachtung des sich hebenden und senkenden Thorax während der Ventilation
- Beschlagen des Tubus bei Exspiration

Tab. 8.1 Gebräuchliche Medikamente zur Narkoseeinleitung

Medikament	Dosis Erwachsener	Dosis Kind	Indikation	Nebenwirkungen/Komplikationen
Vorbehandlung				
Sauerstoff	High Flow (> 10 l/min) wenn notwendig, assistierte Beatmung, um möglichst 100 % O_2-Sättigung zu erreichen	High Flow (> 10 l/min) wenn notwendig, assistierte Beatmung, um möglichst 100 % O_2-Sättigung zu erreichen	alle Patienten, die eine Narkose zum Zweck der Intubation erhalten sollen	–
Atropin	0,01–0,02 mg/kg i.v.	0,01–0,02 mg/kg i.v.	zur Unterdrückung einer vagalen Reflexbradykardie bei Intubation	Tachykardie
Sedativum/Hypnotikum/Analgetikum				
Midazolam	0,15–0,3 mg/kg i.v.	0,1–0,3 mg/kg i.v.	hypnotische Komponente bei der Narkoseeinleitung	Atemdepression, Apnoe, Hypotension
Fentanyl	3–5 µg/kg i.v.	3–5 µg/kg i.v.	analgetische Komponente bei der Narkoseeinleitung	Atemdepression, Apnoe, Hypotension, Bradykardie
Sufentanil	0,3–0,5 µg/kg i.v.	ab 1. Monat zugelassen 0,3–0,5 µg/kg i.v.	analgetische Komponente bei der Narkoseeinleitung	Atemdepression, Apnoe, Hypotension
Etomidat	0,2–0,3 mg/kg i.v.	0,5 mg/kg i.v.	hypnotische Komponente bei der Narkoseeinleitung	Apnoe, Hypotension, Übelkeit
Propofol	1,5–2,5 mg/kg i.v.	2–4 mg/kg i.v.	hypnotische Komponente bei der Narkoseeinleitung	Atemdepression, Apnoe, ausgeprägte Hypotension möglich!
Esketamin	1 mg/kg i.v.	1 mg/kg i.v.	hypnotische **und** analgetische Komponente bei der Narkoseeinleitung	Atemdepression, Apnoe keine Kreislaufdepression, daher optimal einsetzbar bei Patienten mit Volumenmangel
Relaxierung				
Succinylcholin	1–1,5 mg/kg i.v.	Säugline 3 mg/kg i.v. Kleinkinder 2 mg/kg i.v.	Muskelrelaxierung, schnell und kurz wirksam	Hyperkaliämie, Faszikulationen
Rocuronium	für RSI: 1 mg/kg i.v.	für RSI: 1 mg/kg i.v.	Muskelrelaxierung, lange Wirkdauer, in höherer Dosierung (1 mg/kg) auch zur RSI anwendbar positiv: kann mittels Sugammadex antagonisiert werden! Sugammadex sollte bei RSI dann aber auch sofort greifbar sein.	lokale Schmerzen an Injektionsstelle bei Applikation

Unglücklicherweise ist keines dieser Zeichen 100-prozentig verlässlich, um die Lage des Tubus exakt zu kontrollieren. Deshalb bedarf es einer vorsichtigen Anwendung dieser Kontrollen, einer exakten Ausführung und guter Dokumentation. Mögliche Hindernisse: In seltenen Fällen, bei besonders schwieriger Anatomie, kann der Rettungsdienstmitarbeiter die Tubusspitze nicht zwischen den Stimmbändern verschwinden sehen. In einem fahrenden RTW/NAW können die Atemgeräusche wegen der Motorengeräusche nicht auskultiert werden. Fettleibigkeit oder COPD können Thoraxhebungen verschleiern.

Geeignete Hilfsmittel sind:
- $EtCO_2$-Messgerät (Kapnografie)
- Ösophagus-Detektor (TubeChek®)
- CO_2-Detektor
- Pulsoxymetrie (nur eingeschränkt)

Wie bei der klinischen Kontrolle garantiert auch keines dieser Hilfsmittel eine 100-prozentige Sicherheit. Bei einem Patienten mit bestehendem Kreislauf gilt das endtidale CO_2 (Kapnometrie/Kapnografie) als Goldstandard für die Lagekontrolle des Tubus. Diese Technik sollte präklinisch, wenn immer möglich, angewendet werden. Bei Patienten mit Herz-Kreislauf-Stillstand wird kein CO_2 ausgeatmet; deshalb ist weder ein CO_2-Detektor noch ein Kapnometer sinnvoll.

Da keines dieser Geräte universell verwendbar ist, sollten für die Lagekontrolle alle oben beschriebenen klinischen Zeichen und wenigstens ein technisches Gerät eingesetzt werden. Treten irgendwelche Anzeichen auf, dass der Tubus falsch platziert wurde, sollte er sofort entfernt und neu platziert werden. Danach muss erneut die oben beschriebene Lagekontrolle durchgeführt werden. Alle für die Lagekontrolle angewendeten Techniken sollten auf dem Patientenprotokoll vermerkt werden.

Fixierung des Endotrachealtubus

Wenn die endotracheale Intubation erfolgreich war und die Lagekontrolle durchgeführt wurde, sollte die Tiefe des Tubus mittels der auf dem Tubus angegebenen Zahl auf Höhe der Frontzahnreihe notiert werden. Danach muss der Tubus in dieser Lage fixiert werden. Die gebräuchlichste Methode ist, ihn mit einem Klebeband am Gesicht des Patienten zu befestigen. Blut und andere Sekrete verhindern häufig ein suffizientes Haften des Klebebandes, was zu einer Dislokation des Tubus führen kann. Viele Hilfsmittel auf dem Markt sind sicherer und fixieren den Tubus adäquat. Wenn genügend geschulte Rettungsdienstmitarbeiter am Einsatzort vorhanden sind, sollte im Idealfall jemand den Tubus permanent mit den Händen fixieren, insbesondere beim Umlagern des Patienten.

Kontinuierliche Pulsoxymetrie als auch Kapnografie sind für alle intubierten Patienten notwendig. Ein Abfall der Sauerstoffsättigung oder eine nicht mehr vorhandene Kapnografiekurve verpflichten den Helfer zu einer sofortigen Lagekontrolle des Tubus, sofern das Monitoring keinen Defekt aufweist. Die Gefahr der Tubusdiskonnektion oder der Tubusdislokation tritt vor allem beim Umlagern des Patienten auf. Deshalb gilt, dass nach jedem Lagewechsel des Patienten, etwa nach Fixierung auf einem Spineboard oder Tragen auf einer Treppe, die Lage des Tubus nochmals kurz kontrolliert wird.

Alternative Techniken

Falls die endotracheale Intubation nach zwei Versuchen nicht gelingt, muss abgewogen werden, welche der oben beschriebenen essenziellen Techniken oder Beatmung mittels Beatmungsbeutel als Alternative infrage kommen. Wenn das Zielkrankenhaus relativ nahe gelegen ist, sind einfache Techniken wahrscheinlich die sicherste und sinnvollste Option. Ist das Zielkrankenhaus aber weiter entfernt, kann die Anwendung folgender Reservetechniken erwogen werden.

Larynxmaske (LMA)

Die Larynxmaske stellt eine weitere Alternative zur Atemwegsicherung bei bewusstlosen oder somnolenten Erwachsenen und Kindern dar. Sie ist wenig invasiv oder traumatisierend. Wenn sie eingeführt wurde, stellt ein elliptisch geformter Cuff eine ringförmige Abdichtung des Hypopharynx sicher, ohne dass die Maske direkt in den Larynx geschoben wird (➤ Abb. 8.21). Vorteile der Larynxmaske sind:

- Kann auch von in der Intubation nicht erfahrenen Personen zur Sicherung der Atemwege eingesetzt werden.
- Das Hilfsmittel ist für blindes Einführen geeignet. Direkte Sicht auf die Stimmritzen und Trachea ist nicht nötig.
- Die Larynxmaske steht als Einmal- oder als Mehrwegprodukt zur Verfügung.
- Larynxmasken sind in Neugeborenen- bis zu Erwachsenengrößen erhältlich.

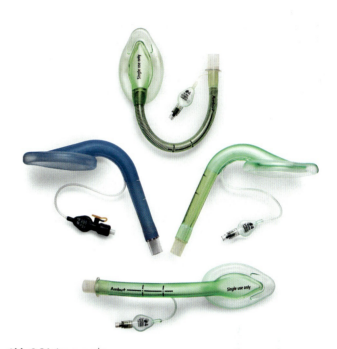

Abb. 8.21 Larynxmaske.
Quelle: Courtesy of AMBU, Inc. © NAEMT; PHTLS, 8th edition, Jones & Bartlett, 2016

Es sind mittlerweile unterschiedlichste Larynxmasken im Angebot. Eine weitere Möglichkeit bietet die Intubationslarynxmaske. Dieses Hilfsmittel ermöglicht das Vorschieben des Tubus durch die Maske in die Trachea. Dies sichert die Atemwege, ohne dass die Stimmritzen gesehen werden müssen. Auch mehrlumige LMA sind verfügbar, bei denen über einen Drainagekanal mittels Magensonde der Magen entlastet werden kann. Auch bei der Anwendung dieser Hilfsmittel ist die Kapnografie zur Überwachung einer korrekten Atemwegsicherung empfohlen.

Indikationen
Falls eine endotracheale Intubation misslingt oder von vornherein als aussichtslos erscheint (das kann auch im fehlenden Training des Anwenders begründet sein).

Kontraindikationen
Ungenügendes Training

Komplikationen
- Aspiration, weil die LMA keinen 100-prozentigen Aspirationsschutz bietet
- Laryngospasmus

Larynx-Tubus (LT oder LTS)

Der Larynx-Tubus (LT) gehört ebenfalls zu den supraglottischen Atemwegshilfen; er wird blind eingeführt. Er verfügt über ein Lumen, das am distalen Ende verschlossen ist. Dort befindet sich ein kleiner ösophagealer Cuff, etwas weiter proximal ein großer pharyngealer Cuff. Zwischen den beiden Cuffs liegen die ventral gelegenen Beatmungsöffnungen. Beide Cuffs werden über eine Zuleitung gemeinsam geblockt. Der Larynx-Tubus deckt alle Altersklassen ab. Eine Weiterentwicklung des LT ist der LTS II (Laryngeal Tube Suction). Der LTS verfügt über einen ösophagealen Drainagekanal, über den das Einlegen einer Magensonde und das Absaugen möglich sind. LT und LTS II sind auch als Einmalartikel verfügbar; sie sind in diesem Fall mit dem Zusatz „D" (Disposable) versehen. Sie tragen dann die Bezeichnung LT-D bzw. LTS-D.

Indikationen
Falls eine endotracheale Intubation misslingt oder von vornherein als aussichtslos erscheint (das kann auch im fehlenden Training des Anwenders begründet sein).

Kontraindikationen
Ungenügendes Training

Komplikationen
- Aspiration, weil der LT/LTS keinen 100-prozentigen Aspirationsschutz bietet
- Laryngospasmus

Perkutane transtracheale Ventilation (PTV)

In seltenen Fällen kann die Atemwegsverlegung eines Patienten nicht mit den bisher beschriebenen Methoden gelöst werden. Bei diesen Patienten ist ggf. eine **Nadeltracheotomie** über einen perkutan platzierten Katheter die Lösung. Es wurde gezeigt, dass durch eine PTV eine adäquate Oxygenierung erreicht werden kann, mit akzeptablen CO_2-Werten über ca. 30 Minuten.[14]
Vorteile der PTV:
- Einfache Anwendung (Orientierungspunkte einfach zu finden)
- Einfach zu punktieren
- Minimale Hilfsmittel benötigt
- Kein Schnitt notwendig
- Minimales Training genügt

Indikationen
Wenn alle anderen Methoden und Techniken misslingen oder unpraktikabel sind und der Patient nicht mit dem Beatmungsbeutel beatmet werden kann.

Kontraindikationen
- Ungenügendes Training
- Fehlendes sauberes Material
- Möglichkeit, die Atemwege auf eine andere Weise zu sichern oder mit dem Beatmungsbeutel zu beatmen

Komplikationen
- Hyperkapnie nach prolongierter Anwendung (CO_2-Elimination ist nicht so effektiv wie bei anderen Beatmungstechniken)
- Verletzung der umgebenden Strukturen, inkl. Larynx, Thyreoidea, Karotiden, Jugularvenen und Ösophagus

Chirurgische Koniotomie

Die chirurgische Koniotomie bezeichnet das chirurgische Eröffnen des Lig. cricothyreoideum zwischen Larynx und Ringknorpel. Bei den meisten Patienten ist dort die Haut sehr dünn, was einen direkten Atemwegszugang möglich macht.[15] Diese Methode muss als die letzte präklinische Chance, das Atemwegsmanagement in den Griff zu bekommen, betrachtet werden.

Der Einsatz dieser Methode ist präklinisch sehr selten und wird kontrovers diskutiert. Komplikationen treten häufig auf.[16] Training in der endotrachealen Intubation sollte die Verwendung dieser Methode reduzieren. **Die chirurgische Koniotomie ist bei der Sicherung der Atemwege im Regelfall die letzte Wahl.** Neben der klassischen chirurgischen Methode mittels Skalpell und ggf. einem Nasenspekulum sind verschiedene industriell vertriebene Sets erhältlich. Hierfür ist der Trainingsaufwand, wie bei der chirurgischen Methode, in den Vordergrund zu stellen. Ohne entsprechendes Training ist die Anwendung wenig erfolgversprechend. Da die Verfahren sehr selten angewendet werden müssen, ist es kaum möglich, hierin Routine zu erlangen. Empfehlenswert ist daher z. B. die Teilnahme an Kursen, in denen an Leichenpräparaten die Technik ohne Zeitdruck geübt werden kann.

Indikationen
- Massive Mittelgesichtsverletzungen, die eine Anwendung des Beatmungsbeutels unmöglich machen
- Misslingen aller weniger invasiven Methoden
- Unkontrollierbare tracheobronchiale Blutungen

Kontraindikationen
- Alle Patienten, die entweder oral oder nasal intubiert werden können
- Patienten mit Larynx- oder Trachealverletzungen
- Kinder unter 10 Jahren
- Patienten mit akuten Larynxerkrankungen traumatischen oder infektiösen Ursprungs
- Ungenügendes Training

Komplikationen
- Lange Dauer des Verfahrens
- Blutungen
- Aspiration
- Falsche Lage des Tubus
- Verletzungen von Halsstrukturen oder Blutgefäßen
- Perforation des Ösophagus

8.10 Kontinuierliche Qualitätskontrolle

Das im Rettungsdienst eingesetzte Personal sollte unter der Leitung des Ärztlichen Leiters Rettungsdienst regelmäßig über die Medikamente und Techniken der Atemwegsicherung und Intubation geschult werden. Auch sollten Nachweise über durchgeführte Intuba-

tionen oder die Anwendung von Atemwegsalternativen geführt werden. Am besten ist dies in einer qualitätsüberwachten Dokumentation möglich. Folgende Inhalte sollten dokumentiert werden:
- Befolgung des vorgegebenen lokalen Protokolls
- Anzahl der durchgeführten Intubationsversuche oder der Atemwegsalternativen
- Nachweis der korrekten Durchführung und ihrer Überprüfung (Kapnografie)
- Outcome und Komplikationen
- Indikation und Dosierung der applizierten Medikamente
- Eingesetztes Monitoring des Patienten während und nach der Intubation

Eine Qualitätskontrolle zum Atemwegsmanagement darf nicht als Strafe empfunden, sondern sollte als Chance gesehen werden, invasive Maßnahmen unter Aufsicht des Ärztlichen Leiters Rettungsdienst durchführen zu können. Die Qualitätskontrolle sollte eng mit einem darauf abgestimmten Fortbildungsprogramm verknüpft sein, um evtl. aufgetretene Probleme in kommenden Fortbildungen aufzuarbeiten.

8.11 Atmungshilfen

Alle Patienten erhalten eine angemessene Atmungsunterstützung mit zusätzlicher Sauerstoffgabe, um eine Hypoxie zu korrigieren bzw. zu verhindern. Bei der Entscheidung, welche Hilfsmittel zum Einsatz kommen, muss der Rettungsdienstmitarbeiter seine Erfahrung mit den Hilfsmitteln berücksichtigen. Er muss zwingend wissen, welche Sauerstoffkonzentration jeweils abgegeben werden kann (➤ Tab. 8.2).

8.11.1 Taschenmaske

Unabhängig davon, welche Maske benutzt wird, um den Patienten zu beatmen, hat die ideale Maske folgende Eigenschaften:

- Passende Form
- Einwegventil
- Aus transparentem Material
- Sauerstoffanschluss
- Erhältlich in Säuglings-, Kinder- und Erwachsenengröße

Mund-zu-Masken-Beatmung liefert ein adäquates Tidalvolumen, falls die Maske dicht auf dem Gesicht gehalten wird, auch wenn dieses Prozedere nicht so oft geübt wird.

8.11.2 Beatmungsbeutel

Der Beatmungsbeutel besteht aus einem sich selbst aufblasenden Beutel und einem Rückschlagventil; er kann entweder mit Masken, mit Tuben oder mit supraglottischen Atemwegshilfen verwendet werden. Die meisten Beatmungsbeutel haben ein Volumen von 1 600 ml und können eine Sauerstoffkonzentration von 90–100 % abgeben. Einige Modelle haben einen CO_2-Detektor gleich mit eingebaut. Dennoch erreicht ein einzelner Helfer, der mit dem Beatmungsbeutel und einer Maske ventiliert, evtl. ein ungenügendes Tidalvolumen. Es ist schwierig, die Maske dicht auf dem Gesicht zu halten und den Beutel richtig zusammenzudrücken. Regelmäßige Übung ist notwendig, um eine effektive Ventilation des Traumapatienten zu gewährleisten.

8.11.3 Manuell gesteuerte Sauerstoffapplikatoren

Manuell gesteuerte Oxygenatoren können 100 % Sauerstoffkonzentration per Überdruck applizieren. Da diese Geräte dem Anwender nicht die Compliance der Patientenlunge vermitteln können, besteht die Gefahr der Überblähung. Die Aufrechterhaltung einer dicht sitzenden Maske ist aufgrund der einfachen Handhabung möglich. Komplikationen können sowohl eine Magenüberblähung als auch eine Überdehnung der Lunge bis hin zum Barotrauma und einer Lungenruptur sein. Die Anwendung derartiger Systeme erfordert Erfahrung und eine entsprechend gute Schulung

Tab. 8.2 Atmungshilfen und Sauerstoffkonzentration		
Hilfsmittel	**Flow (l/min)**	**Sauerstoffkonzentration (Näherungswerte in %)**
Ohne Sauerstoffgabe		
Mund zu Mund	–	16
Mund zu Maske	–	16
Beatmungsbeutel	–	21
Mit zusätzlicher Sauerstoffgabe		
Nasensonde	1–6	24–45
Maske ohne Reservoir	8–10	40–60
Maske mit Reservoir	8–10	90–100
Beatmungsbeutel mit Reservoir	10–15	90–100
Demand-Ventil	–	90–100
Beatmungsgerät	–	21–100

8.11.4 Beatmungsgeräte

Überdruckbeatmungsgeräte werden während langer Transportzeiten im bodengebundenen Rettungsdienst, aber auch in der Luftrettung genutzt. Bei den Geräten lassen sich als Grundeinstellungen unter anderem das Tidalvolumen, die Atemfrequenz und somit das Atemminutenvolumen einstellen. Wichtig ist, dass nur Geräte mit adäquaten Alarmen und einer Druckkontrolle eingesetzt werden. Leider ist die Terminologie der Gerätehersteller für die Beatmungsmodi uneinheitlich, sodass sich die Anwender mit den Geräten ausgiebig befassen müssen. Bei einfacheren Geräten wie dem Oxylog 1000 oder dem Medumat Standard ist nur eine volumenkontrollierte Beatmung möglich; bei manchen Geräten wie dem Oxylog 3000 plus oder dem Medumat Transport kann außerdem eine druckkontrollierte Beatmung oder unterstützte Spontanatmung (z. B. CPAP/ASB bzw. CPAP/PS) durchgeführt werden.

VC-CMV (Volume Control – Continuous Mandatory Ventilation), IPPV (Intermittent Positive Pressure Ventilation)

Bei diesen Beatmungsmodi wird ein fest eingestelltes Atemhubvolumen mit einer voreingestellten Frequenz verabreicht. Die Verabreichung der Beatmung erfolgt rein maschinengetriggert. Vorgenannte Modi sind auch in einer Variante verfügbar, die es zulässt, dass der Patient die Maschine triggert (patientengetriggert). Falls der Patient spontan einen Atemzug macht, wird ein zusätzlicher Atemstoß mit dem vollen Tidalvolumen abgegeben. Atmet er jedoch nicht selbst ein, übernimmt die Maschine (Backup-Frequenz). Bei diesen Modi wird von VC-AC (Volume Control – Assist Control) oder S-IPPV (Synchronized Intermittent Positive Pressure Ventilation) oder auch IPPV/assist gesprochen.

Positiver endexspiratorischer Druck (PEEP)

PEEP bedeutet, dass am Ende der Exspiration ein bestimmter, vom Anwender eingestellter positiver Druck in den Alveolen erhalten bleibt. Dieser soll einen Kollaps der Alveolen verhindern und sie geöffnet halten bzw. zur Wiedereröffnung (Recruitment) beitragen. Diese Intervention verspricht eine bessere Oxygenierung, weil durch den PEEP die funktionelle Residualkapazität (FRC) erhöht wird. Damit steht eine größere Fläche für den Gasaustausch zur Verfügung. Ein erhöhter endexspiratorischer und damit intrathorakaler Druck kann jedoch den venösen Rückfluss zum Herzen vermindern. Bei hämodynamisch instabilen Patienten kann dies zu einem Abfall des Blutdrucks führen. PEEP-Werte über 10 cmH$_2$O sollten bei Patienten mit Schädel-Hirn-Trauma vorsichtig eingesetzt werden.

Initialeinstellungen am Beatmungsgerät

Atemfrequenz

Die Atemfrequenz sollte bei einem Erwachsenen zunächst zwischen 10 und 12 Atemzügen pro Minute eingestellt werden. Im Anschluss sollte sie in Abhängigkeit vom etCO$_2$ mit Bedacht erhöht oder erniedrigt werden. Dabei ist zu beachten, dass bei Traumapatienten aufgrund der veränderten physiologischen Bedingungen der etCO$_2$ signifikant vom p$_a$CO$_2$ im Blut abweichen kann (Shunt). Deshalb sollten auch andere Vitalzeichen mit in die Entscheidung einbezogen werden.

Tidalvolumen

Das einzustellende Tidalvolumen (Atemhubvolumen, V$_t$) sollte 5–7 ml/kg des idealen Körpergewichts des Patienten betragen. Bei manchen Beatmungsgeräten wird anstelle des Tidalvolumens das Atemminutenvolumen eingestellt. Dieses lässt sich berechnen, indem das beabsichtigte Atemhubvolumen mit der eingestellten Atemfrequenz multipliziert wird.

PEEP

Der positive endexspiratorische Druck sollte initial bei 5 cmH$_2$O eingestellt werden. Dies entspricht dem als physiologisch geltenden Äquivalent bei einem gesunden, spontan atmenden Erwachsenen. Sobald ein nicht spontan atmender Patient intubiert wird, besitzt er keinen eigenen PEEP (Auto-PEEP) mehr. Der initial eingestellt PEEP von 5 cmH$_2$O muss bei schwerstverletzten Patienten, die Zeichen einer abnehmenden Oxygenierung aufweisen, in Abhängigkeit vom FiO$_2$ erhöht werden. Hierbei ist zu beachten, dass ein hoher PEEP folgende Auswirkungen haben kann:
- Evtl. Verminderung des venösen Rückstroms
- Verminderung des systolischen Blutdrucks
- Evtl. Anstieg des intrakranialen Drucks
- Anstieg des intrathorakalen Drucks bei nicht entlastetem Pneumothorax oder Spannungspneumothorax

Sauerstoffkonzentration

Die Sauerstoffkonzentration (FiO$_2$) bei einem beatmeten Patienten sollte so eingestellt werden, dass eine Sättigung (SpO$_2$) von 95 % erreicht wird. Eine FiO$_2$ von weniger als 30 % sollte aus Sicherheitsgründen vermieden werden. In diesem Zusammenhang wird nochmals auf den PEEP verwiesen, der ebenfalls eine Einwirkung auf die Oxygenierung hat.

Druckalarm

Der Druckalarm sollte nicht höher als 10 cmH$_2$O oberhalb des zur Beatmung notwendigen Endinspirationsdrucks liegen. Werte oberhalb von 40 cmH$_2$O sollten aufgrund der Gefahr eines Barotraumas und der Entwicklung eines Pneumothorax vermieden werden. Die Initialeinstellung kann bei 30 cmH$_2$O liegen. Sollten mehr als

40 cmH$_2$O notwendig sein, sind zunächst sowohl die Atemwege, das eingestellte Atemzugvolumen als auch das Equipment zu überprüfen. Die Reduktion des Atemzugvolumens und die Erhöhung der Atemfrequenz ist eine mögliche Alternative, um endinspiratorische Drücke von 40 cmH$_2$O zu vermeiden. Hierbei sei jedoch auf die damit verbundene Gefahr des Airtrappings und des steigenden etCO$_2$ hingewiesen. Manche Beatmungsgeräte ermöglichen es, das Atemzeitverhältnis einzustellen. Hierbei sollte dann der physiologische Wert von 1 : 1,7 auf 1 : 1 reduziert werden.

Sollte der Druckalarm weiter bestehen, sollte der Patient vom Beatmungsgerät getrennt und mittels eines Beatmungsbeutels ventiliert werden. Im Anschluss ist der Patient erneut zu beurteilen, ob es Gründe für eine Verschlechterung der Compliance seiner Lunge gibt. Der Anstieg der Compliance oder Resistance kann verschiedene Gründe haben. Der Patient kann z. B. einen Spannungspneumothorax entwickeln oder aufgrund eines zunehmenden Wachheitszustands ein Abwehrverhalten gegen die Beatmung zeigen. Der Spannungspneumothorax sollte bei Bestätigung sofort entlastet werden. Der veränderte Wachheitszustand kann mittels der Verwendung patientenadaptierter Dosen von Sedativa und Analgetika sowie evtl. Relaxanzien entsprechend lokaler Protokolle und Vorgaben der Ärztlichen Leitung Rettungsdienst behandelt werden.

Neben dem oberen Druckniveau ist auch das untere Druckniveau zu beachten. Verliert das System Luft, z. B. durch eine Leckage oder durch eine Diskonnektion, wird dies durch einen entsprechend eingestellten Alarm angezeigt.

8.12 Beurteilung

8.12.1 Pulsoxymetrie

In den letzten Jahren hat der Einsatz der Pulsoxymetrie präklinisch stark zugenommen. Der adäquate Gebrauch des Pulsoxymeters erlaubt, früh pulmonale Einschränkungen bzw. Kreislaufprobleme festzustellen. Die Pulsoxymetrie ist im präklinischen Bereich aufgrund der Zuverlässigkeit, der einfachen Anwendung und der Verwendbarkeit unabhängig vom Alter des Patienten sehr nützlich und ein obligat zu überwachender Parameter (> Abb. 8.22).

Das Pulsoxymeter misst die arterielle Sauerstoffsättigung (SpO$_2$) und die Pulsfrequenz. Die SpO$_2$ wird aus dem Absorptionsverhältnis von rotem zu infrarotem Licht, das durch ein Gewebe tritt, bestimmt. Ein Mikroprozessor korreliert die Änderungen in der Lichtabsorption, verursacht durch die Pulsation des Blutes in den Kapillaren, um die Sauerstoffsättigung und den Puls zu berechnen. Eine normale SpO$_2$ liegt auf Meereshöhe zwischen 95 und 98%. Wenn die SpO$_2$ kleiner als 90% ist, sind schwere Einschränkungen beim Sauerstofftransport zu erwarten. Mittlerweile werden von der Industrie auch Pulsoxymeter angeboten, die eine Messung des Kohlenmonoxidgehalts möglich machen.

Um sicherzustellen, dass das Pulsoxymeter korrekt misst, sollte Folgendes beachtet werden:
- Benutzen Sie die richtige Größe und den richtigen Typ des Sensors.
- Kontrollieren Sie, ob das Licht des Sensors funktioniert.
- Kontrollieren Sie, ob die Lichtquelle und der Sensor sauber, trocken und in einem guten Zustand sind.
- Achten Sie darauf, dass der Sensor nicht an einem stark geschwollenen Finger fixiert ist.
- Entfernen Sie evtl. vorhandenen Nagellack.

Häufige Probleme, die zu einer ungenauen SpO$_2$-Messung führen, sind:
- Starke Bewegungen
- Feuchtigkeit im Sensor
- Schlechte Platzierung des Sensors
- Schlechte Kapillarperfusion oder Vasokonstriktion bei Hypothermie
- Anämie
- Kohlenmonoxid-Intoxikation

Bei einem kritisch verletzten Patienten kann die Pulsoxymetrie aufgrund der schlechten Kapillarperfusion unzuverlässig sein. Deshalb ist sie in der Präklinik nur in Kombination mit einem guten Basiswissen über die Pathophysiologie des Traumas anwendbar.

8.12.2 Kapnografie

Die Kapnografie oder das Endtidale-CO$_2$-(etCO$_2$-)Monitoring wird im Operationssaal und auf Intensivstationen seit Jahren angewandt. Weiterentwicklungen haben dazu geführt, dass die Geräte klein und handlich wurden, sodass sie auch in der Präklinik eingesetzt werden können (> Abb. 8.23). Das Kapnometer misst in der Ausatemluft den Partialdruck von CO$_2$ (etCO$_2$). Am Ende der Exspiration gemessen, entspricht das gemessene CO$_2$ ungefähr dem arteriellen CO$_2$-Partialdruck (p$_a$CO$_2$). Bei einem polytraumatisierten Patienten mit beeinträchtigter Perfusion ist die Korrelation zwischen etCO$_2$ und p$_a$CO$_2$ allerdings fraglich.[17, 18]

Die meisten Geräte verwenden dazu das Hauptstromverfahren. Dieses Verfahren platziert den Sensor direkt im Hauptstrom des ausgeatmeten Gases. Wenn der Patient mit dem Beatmungsbeutel

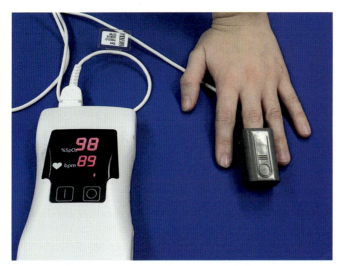

Abb. 8.22 Pulsoxymeter.

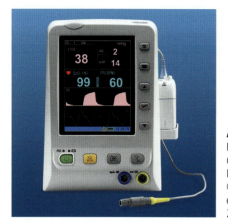

Abb. 8.23 Hand-Kapnometer. *Quelle:* Courtesy of DRE Medical Equipment. © NAEMT; PHTLS, 8th edition, Jones & Bartlett, 2016

beatmet wird, wird der Sensor zwischen Beatmungsbeutel und Tubus montiert. Bei einem kritischen Patienten ist der p_aCO_2 generell 2–5 mmHg höher als das $etCO_2$ (das normale $etCO_2$ bei einem kritischen Traumapatienten liegt zwischen 30 und 40 mmHg). Auch wenn diese Messwerte den p_aCO_2 des Patienten nicht exakt wiedergeben, sind regelmäßige Messungen meist vorteilhaft für den Patienten.

Obwohl die Kapnografie recht gut mit dem p_aCO_2 korreliert, führen verschiedene Bedingungen zu Abweichungen. Diese Ursachen treten in der Präklinik relativ häufig auf. Vor allem schwere Hypotonie, hoher intrathorakaler Druck und ein Anstieg in der Totraumventilation (z. B. bei Lungenembolie) verändern die Messgenauigkeit. Deshalb ist die Beobachtung des Verlaufs der $etCO_2$-Werte wichtiger als der exakte einzelne Messwert.

Kontinuierliche Kapnografie ist ein weiteres Werkzeug im Management des präklinischen Traumapatienten und korreliert mit allen anderen Informationen über ihn. Initiale Entscheidungen über den Transport, das Zielkrankenhaus etc. basieren auf physikalischen und Umgebungsbedingungen. Die Kapnografie sollte verpflichtend für die Lagekontrolle eines endotrachealen Tubus und das kontinuierliche Monitoring des beatmeten Patienten während des Transports eingesetzt werden. Ein plötzlicher Abfall des $etCO_2$ kann aus einer Dislokation des Tubus resultieren oder eine schlechtere Perfusion bedeuten; in diesem Fall sollte der Patient sofort neu beurteilt und die Tubuslage kontrolliert werden.[19]

8.13 Längere Transportzeiten

Die Atemwegskontrolle des Patienten hat eine hohe Priorität und fordert vom Rettungsdienstmitarbeiter wichtige und komplexe Entscheidungen. Interventionen, um die Atemwege zu sichern, sind von vielen Faktoren abhängig, inkl. des Verletzungsmusters des Patienten, der klinischen Erfahrung des Helfers, der verfügbaren Geräte und der Distanz zum Zielkrankenhaus. Um eine Entscheidung zu treffen, sollten das Risiko und die Vorteile aller Interventionsmöglichkeiten verglichen werden. Eine Verlängerung von Transportweg bzw. Transportzeit senkt die Hemmschwelle für eine Intubation. In der Luftrettung ist die Hemmschwelle für eine Intubation ebenfalls sehr niedrig, da während des Flugs häufig keine Interventionen mehr möglich sind.

Jeder Patient, der ein erweitertes Atemwegsmanagement benötigt, benötigt auch ein adäquates Monitoring. Kontinuierliche Pulsoxymetrie sollte bei jedem Traumapatienten während des Transports eingesetzt werden. Die Kapnografie ist ein Muss für jeden intubierten Patienten. Ein Abfall des $etCO_2$ weist auf eine Tubusdislokation oder eine signifikant verschlechterte Perfusion des Patienten hin. All dies bedarf einer sofortigen Intervention des Personals. Die Vitalzeichen sollten bei einem intubierten und beatmeten Patienten regelmäßig überwacht werden. Eine Lagekontrolle des Tubus sollte nach jeder Umlagerung des Patienten erfolgen.

Jeder Patient, der plötzlich ein höheres FiO_2 oder PEEP benötigt, sollte ebenfalls neu beurteilt werden. Mögliche Ursachen sind ein Pneumothorax oder eine Lungenkontusion. Auch ein möglicher Pneumothorax muss regelmäßig nachkontrolliert und überwacht werden, um einen entstehenden Spannungspneumothorax rechtzeitig zu erkennen und zu behandeln. Nicht zu vergessen: Bei positiver Überdruckbeatmung entsteht häufig aus einem klinisch irrelevanten Pneumothorax ein Spannungspneumothorax. Ein Verbrennungspatient, bei dem der Verdacht besteht, dass er zusätzlich eine CO-Vergiftung hat, sollte, wenn möglich, 100 % Sauerstoff erhalten. Sofern er beatmungspflichtig ist, sollte der Einsatz einer PEEP-Beatmung erwogen werden. Bei längeren Transportstrecken sollte der Sauerstoffverbrauch vorher berechnet werden, um eine ausreichende Menge an Reservesauerstoff mit auf den Weg zu nehmen. In der Regel reichen etwa 50 % zusätzlich als Reserve aus.

Eine Analgosedierung ist für intubierte Patienten in der Regel notwendig und sinnvoll. Sie vermindert den Atemantrieb des Patienten und erhöht so die Akzeptanz des Beatmungsgeräts. Der Gebrauch von Muskelrelaxanzien ist, falls sich der Patient trotz ausreichender Analgosedierung gegen die Beatmung wehrt, ebenfalls in Erwägung zu ziehen, vorausgesetzt, der Patient ist intubiert und das Personal besitzt die nötige Erfahrung mit diesen Medikamenten.

Zusammenfassung

- Der Traumapatient weist häufig verschiedene Verletzungen auf, die eine Störung der Ventilation und des Gasaustauschs hervorrufen.
- Thoraxtraumata, Atemwegsobstruktionen, ZNS-Verletzungen oder Blutungen können zu einer Minderversorgung des Gewebes mit Sauerstoff führen.
- Eine sachgerechte Versorgung bedeutet, dass der Rettungsdienstmitarbeiter in der Lage sein muss,

- Die Prinzipien von Ventilation und Gasaustausch mit den pathophysiologischen Besonderheiten des Traumapatienten und einer unzureichenden Oxygenierung in Zusammenhang zu bringen, um Patienten mit inadäquater Perfusion zu identifizieren,
- Das Atemminutenvolumen und die Oxygenierung mit pathophysiologischen Besonderheiten des Traumapatienten in Bezug zu setzen,
- Die Mechanismen zu erklären, bei denen die Applikation von Sauerstoff und eine Unterstützung der Beatmung vorteilhaft für einen Traumapatienten sind,
- In Einsätzen mit traumatologischen Patienten einen Plan für das Atemwegsmanagement und die Ventilation zu entwickeln,
- Bei aktuellen Entwicklungen die Risiken und Vorteile neuer invasiver Methoden zu beurteilen,
- Die Gefahren einer schwierigen Intubation zu erkennen,
- In einem vorgegebenen Szenario einen Plan für das Atemwegsmanagement für einen bestimmten Patienten an einem bestimmten Ort aufzustellen.
- Das Atemwegsmanagement ist nicht ohne Risiken. Der Rettungsdienstmitarbeiter muss vor und während der Anwendung seiner Fertigkeiten jederzeit eine Risiko-Nutzen-Abwägung für den potenziellen Benefit des Patienten durchführen. Die beste Lösung für diesen individuellen Patienten in dieser Situation muss nicht für einen anderen Patienten mit einer ähnlichen Präsentation gelten.
- Das Rettungsdienstpersonal sollte die Fertigkeiten des Atemwegsmanagements kontinuierlich üben und neueren Entwicklungen gegenüber aufgeschlossen sein, um die beste Entscheidung für den Traumapatienten zu treffen.

Lösung Fallbeispiel

Die Spuren an der Einsatzstelle lassen in Zusammenhang mit der beschriebenen Kinematik ein massives Trauma mit entsprechendem Verletzungsmuster bei dem Motorradfahrer vermuten. Die initial nicht achsgerecht stehenden Extremitäten sprechen für sich. Der Patient zeigt mehrere Anzeichen für unzureichend gesicherte Atemwege und eine inadäquate Atmung.

Bei Ihrem Eintreffen führen Sie sofort einen Esmarch-Handgriff durch, applizieren Sauerstoff und stabilisieren die Halswirbelsäule, während Sie das Risiko einer endotrachealen Intubation abschätzen. Sie achten auf offene Atemwege und eine effektive manuelle Ventilation.

Nach der ersten Abschätzung kommen Sie zu dem Ergebnis einer möglichen schwierigen Intubation. Da das nächste Traumazentrum ca. 12 Minuten entfernt ist, wägen Sie die Transportzeit mit der Gefahr einer schwierigen Intubation ab. Sie entschließen sich, die Atemwege des Patienten mit einem Nasopharyngealtubus offenzuhalten und unter kontinuierlicher Sauerstoffapplikation Atemfrequenz und Atemtiefe zu beobachten.

Im Anschluss an die Erstversorgung mit entsprechender Immobilisation transportieren Sie den Patienten in den Rettungswagen und schließen den spontan atmenden Patienten an ein Pulsoxymeter sowie ein Kapnometer zur Bestimmung des $etCO_2$ an. Sie etablieren einen intravenösen Zugang, führen ein Reassessment durch und informieren das Traumazentrum über Ihre Ankunftszeit. Bei Ankunft informieren Sie den zuständigen Arzt und das übrige Traumateam über den Zustand des Patienten und Ihre getroffenen Erstmaßnahmen.

QUELLENVERZEICHNIS

1. Stockinger ZT, McSwain NE Jr. Prehospital endotracheal intubation for trauma does not improve survival over bag-mask ventilation. *J Trauma.* 2004;56(3):531.
2. Roberts K, Whalley H, Bleetman A. The nasopharyngeal airway: dispelling myths and establishing the facts. *Emerg Med J.* 2005;22:394–396.
3. Davis DP, Koprowicz KM, Newgard CD, et al. The relationship between out-of-hospital airway management and outcome among trauma patients with Glasgow Coma Scale Scores of 8 or less. *Prehosp Emerg Care.* 2011;15(2):184–192.
4. Garza AG, Gratton MC, Coontz D, et al. Effect of paramedic experience on orotracheal intubation success rates. *J Emerg Med.* 2003;25(3):251.
5. Dickinson ET, Cohen JE, Mechem CC. The effectiveness of midazolam as a single pharmacologic agent to facilitate endotracheal intubation by paramedics. *Prehosp Emerg Care.* 1999;3(3):191.
6. Wang HE, Davis DP, O'Connor RE, et al. Drug-assisted intubation in the prehospital setting. *Prehosp Emerg Care.* 2006;10(2):261.
7. Davis DP, Hoyt DB, Ochs M, et al. The effect of paramedic rapid sequence intubation on an outcome in patients with severe trauma brain injury. *J Trauma.* 2003;54:444.
8. Davis DP, Dunford JV, Poste JC, et al. The impact of hypoxia and hyperventilation on outcome after paramedic rapid sequence intubation of severely head-injured patient. *J Trauma.* 2004;57:1.
9. Bernard SA, Nguyen V, Cameron P, et al. Prehospital rapid sequence intubation improves functional outcome for patients with severe traumatic brain injury: a randomized controlled trial. *Ann Surg.* 2010;252(6):959–965.
10. Smith KJ, Dobranowski J, Yip G, Dauphin A, Choi PT. Cricoid pressure displaces the esophagus: an observational study using magnetic resonance imaging. *Anesthesiology.* 2003;99(1):60–64.
11. Werner SL, Smith CE, Goldstein JR, Jones RA, Cydulka RK. Pilot study to evaluate the accuracy of ultrasonography in confirming endotracheal tube placement. *Ann Emerg Med.* 2007;49(1):75–80.
12. Butler J, Sen A. Best evidence topic report. Cricoid pressure in emergency rapid sequence induction. *Emerg Med J.* 2005;22(11):815–816.
13. O'Connor RE, Swor RA. Verification of endotracheal tube placement following intubation. *Prehosp Emerg Care.* 1999;3:248.
14. Frame SB, Simon JM, Kerstein MD, et al. Percutaneous transtracheal catheter ventilation (PTCV) in complete airway obstruction: a canine model. *J Trauma.* 1989;29:774.
15. American College of Surgeons (ACS) Committee on Trauma. Airway management and ventilation. In *Advanced Trauma Life Support, Student Course Manual.* 9th ed. Chicago, IL: ACS; 2012.
16. Mabry RL, Frankfurt A. An analysis of battlefield cricothyrotomy in Iraq and Afghanistan. *J Spec Oper Med.* 2012;12(1):17–23.

17. Warner KJ, Cuschieri J, Garland B, et al. The utility of early end-tidal capnography in monitoring ventilation status after severe injury. *J Trauma.* 2009;66:26–31.
18. Cooper CJ, Kraatz JJ, Kubiak DS, Kessel JW, Barnes SL. Utility of prehospital quantitative end tidal CO_2? *Prehosp Disaster Med.* 2013;28(2):87–93.
19. Silvestri S, Ralis GA, Krauss B, et al. The effectiveness of out-of-hospital use of continuous end-tidal carbon dioxide monitoring on the rate of unrecognized misplaced intubations within a regional emergency medical services system. *Ann Emerg Med.* 2005;45:497.
20. Timmermann A et al. Handlungsempfehlung für das präklinische Atemwegsmanagement. Für Notärzte und Rettungsdienstpersonal. *Anästh Intensivmed.* 2012;53:294–308.
21. Mohr S, Weigand MA, Hofer S et al. Developing the skill of laryngeal mask insertion. *Anaesthesist.* 2013;62:447–452.
22. Bernhard M et al. Developing the skill of endotracheal intubation: implication for emergency medicine. *Acta Anaesthesiol Scand.* 2012;56:164–171.
23. Wetsch WA, Hinkelbein J. Current national recommendations on rapid sequence induction in Europe. How standardised is the "standard of care"? *Eur J Anaesthesiol.* 2014;31:443–444.

WEITERFÜHRENDE LITERATUR

American College of Surgeons (ACS) Committee on Trauma. *Advanced Trauma Life Support, Student Course Manual.* 9th ed. Chicago, IL: ACS; 2012.
Brainard C. Whose tube is it? *JEMS.* 2006;31:62.
Dunford JV, David DP, Ochs M, et al. The incidence of transient hypoxia and heart rate reactivity during paramedic rapid sequence intubation. *Ann Emerg Med.* 2003;42:721.
Soubani AO. Noninvasive monitoring of oxygen and carbon dioxide. *Am J Emerg Med.* 2001;19:141.
Walls RM, Murphy MF, eds. *Manual of Emergency Airway Management.* 3rd ed. Philadelphia, PA: Lippincott Williams Wilkins Publishers/Wolters Kluwer Health; 2008.
Weitzel N, Kendal J, Pons P. Blind nasotracheal intubation for patients with penetrating neck trauma. *J Trauma.* 2004;56(5):1097.

8.14 Besondere Kenntnisse

8.14.1 Atemwegsmanagement und Beatmung

Trauma-Jaw-Thrust: Esmarch-Handgriff

Prinzip: Öffnen des Atemwegs unter Schutz der Halswirbelsäule
Sowohl beim Trauma-Jaw-Thrust (Esmarch-Handgriff) als auch beim Trauma-Chin-Lift wird die manuelle Stabilisierung der Halswirbelsäule in der neutralen Inline-Position aufrechterhalten, während der Unterkiefer nach vorne geschoben wird. Durch dieses Manöver hebt sich der Zungengrund vom Hypopharynx ab und der Atemweg wird freigehalten.

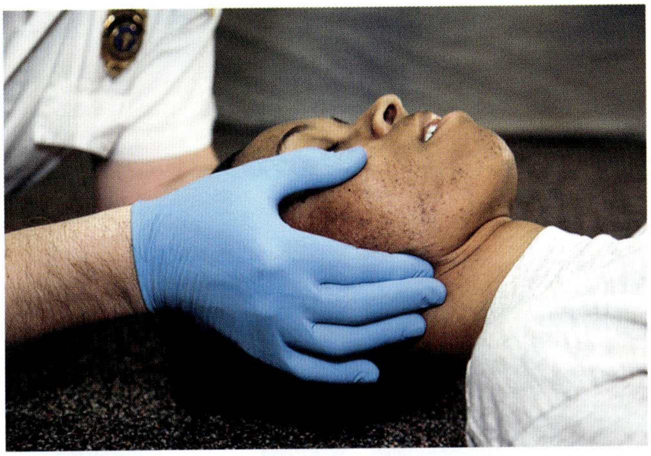

1. Der Retter kniet sich hinter den Kopf des Patienten in Rückenlage und legt beide Hände seitlich an dessen Kopf. Die Finger zeigen dabei nach kaudal, in Richtung der Füße des Patienten. Der Helfer spreizt nun die Finger und legt sie an Unterkieferwinkel, Unterkiefer und Gesicht des Patienten (➤ Abb. 8.24).

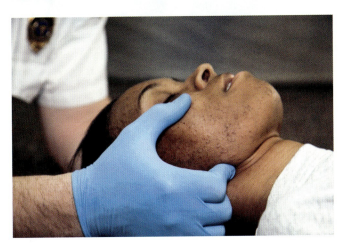

Abb. 8.24

2. Mit leichtem, gleichmäßigem Druck kann der Unterkiefer nun nach vorne (ventral) und leicht nach fußwärts geöffnet werden (➤ Abb. 8.25).

Abb. 8.25

Alternativer Trauma-Jaw-Thrust (Esmarch-Handgriff)

Prinzip: Öffnen des Atemwegs unter Schutz der Halswirbelsäule
Der Trauma-Jaw-Thrust (Esmarch-Handgriff) kann auch aus einer Position neben dem Patienten mit Blickrichtung zu dessen Kopf durchgeführt werden. Die Finger des Rettungsdienstmitarbeiters werden in dieser Position über Mittelgesicht, Schläfe und Unterkiefer gespreizt. Mit leichtem, gleichmäßigem Druck kann der Unterkiefer so nach vorne (ventral) und fußwärts (kaudal) geöffnet werden (➤ Abb. 8.26).

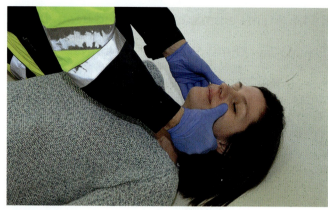

Abb. 8.26
(Helge Regener & Dr. med. Michael Schorn-Meyer, Nottwil/Schweiz)

Trauma-Chin-Lift

Prinzip: Öffnen des Atemwegs unter Schutz der Halswirbelsäule
Der Trauma-Chin-Lift wird von zwei Rettungsdienstmitarbeitern durchgeführt. Während ein Helfer hinter dem Kopf des Patienten kniet, den Kopf des Patienten in eine neutrale Inline-Position bringt und die Halswirbelsäule manuell stabilisiert, kniet der zweite Helfer neben dem Oberkörper des Patienten mit Blickrichtung zum Patienten. Mit der Hand, die dem Kopf des Patienten näher ist, stützt der Helfer die Stirn des Patienten, um ein Anheben des Kopfes bei der Durchführung des Trauma-Chin-Lift zu verhindern. Mit der Hand, die den Füßen des Patienten näher ist, greift er den Unterkiefer des Patienten oder die untere Zahnreihe mit dem Daumen im Mund und Zeige- und Mittelfinger unter dem Kinn des Patienten. Durch leichten Zug nach vorne (ventral) und fußwärts (kaudal) kann so der Unterkiefer angehoben und der Atemweg geöffnet werden (➤ Abb. 8.27).

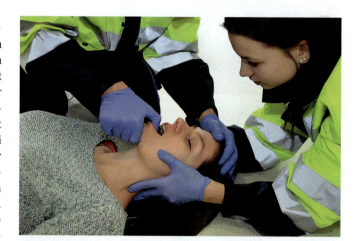

Abb. 8.27
(Helge Regener & Dr. med. Michael Schorn-Meyer, Nottwil/Schweiz)

Oropharyngeale Atemwegshilfe: Guedel-Tubus

Prinzip: Hilfsmittel zum Freihalten des Atemwegs bei Patienten ohne Schutzreflexe
Der Guedel-Tubus dient dazu, den Zungengrund des Patienten nach anterior anzuheben. Er ist in verschiedenen Größen verfügbar. Um einen freien Atemweg zu erreichen, ist es zwingend erforderlich, die passende Größe für jeden Patienten zu ermitteln. **Das Einführen einer oropharyngealen Atemwegshilfe ist bei Patienten mit intakten Schutzreflexen kontraindiziert.**

Zum Einführen des Oropharyngealtubus gibt es zwei probate Varianten, die im Folgenden erläutert werden. Unabhängig davon, welche Methode zur Anwendung kommt, stabilisiert ein Helfer den Kopf und die Halswirbelsäule des Patienten in neutraler Inline-Position, während der zweite Helfer den Guedel-Tubus abmisst und einführt.

Variante 1

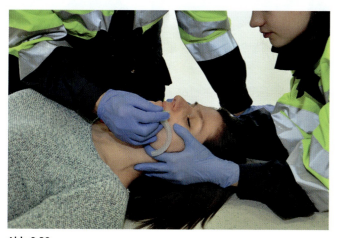

Abb. 8.28
(Helge Regener & Dr. med. Michael Schorn-Meyer, Nottwil/Schweiz)

1. Der erste präklinische Helfer bringt den Kopf des Patienten in die Neutralposition und stabilisiert die Halswirbelsäule manuell. Gleichzeitig hält er mithilfe des Trauma-Jaw-Thrust (Esmarch-Handgriff) den Atemweg frei. Der zweite Helfer wählt einen Guedel-Tubus aus und misst die korrekte Größe ab. Der Guedel-Tubus sollte dabei vom Mundwinkel des Patienten bis zum Ohrläppchen reichen, wie in ➤ Abb. 8.28 dargestellt.

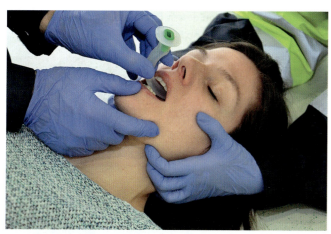

Abb. 8.29
(Helge Regener & Dr. med. Michael Schorn-Meyer, Nottwil/Schweiz)

2. Der Atemweg des Patienten wird mithilfe des Chin-Lift-Manövers geöffnet. Der Oropharyngealtubus wird so gedreht, dass das gebogene Ende mit der Öffnung zur Nase des Patienten zeigt, und zur Mundöffnung hin gekippt (➤ Abb. 8.29).

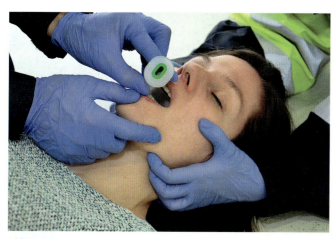

Abb. 8.30
(Helge Regener & Dr. med. Michael Schorn-Meyer, Nottwil/Schweiz)

3. Der Guedel-Tubus wird in den Mund eingeführt und dabei der Anatomie entsprechend um 180° gedreht (➤ Abb. 8.30).

4. Der Guedel-Tubus wird so weit vorgeschoben, bis er hinter der Zunge liegt und diese vom Hypopharynx abhebt. Der Rand am proximalen Ende des Guedel-Tubus soll dabei an der Außenseite der Zähne liegen (➤ Abb. 8.31).

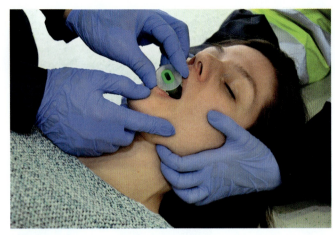

Abb. 8.31
(Helge Regener & Dr. med. Michael Schorn-Meyer, Nottwil/Schweiz)

Variante 2

Variante 2 ist die wahrscheinlich sicherere Variante, da bei ihr nicht die Gefahr besteht, sich die Handschuhe an scharfkantigen, evtl. abgebrochenen Zähnen zu zerreißen oder die Haut zu verletzen. Außerdem verhindert diese Methode die Möglichkeit, von einem Patienten gebissen zu werden, wenn dessen Bewusstseinsstatus besser als zunächst eingeschätzt ist oder wenn er einen Krampfanfall erleidet.

1. Während der erste Helfer Kopf und Halswirbelsäule in eine neutrale Inline-Position bringt und dabei mithilfe des Trauma-Jaw-Thrust den Atemweg des Patienten öffnet, wählt der zweite Helfer einen Guedel-Tubus aus und misst wie oben beschrieben die korrekte Größe ab (➤ Abb. 8.32).

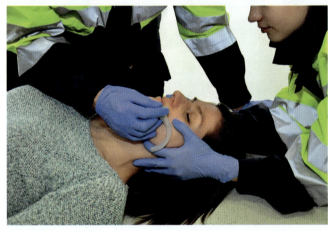

Abb. 8.32
(Helge Regener & Dr. med. Michael Schorn-Meyer, Nottwil/Schweiz)

2. Der zweite Helfer öffnet nun den Mund des Patienten mit den Fingern am Kinn und platziert einen Holzspatel so, dass die Zunge nach vorn bewegt wird und der Atemweg frei bleibt (➤ Abb. 8.33).

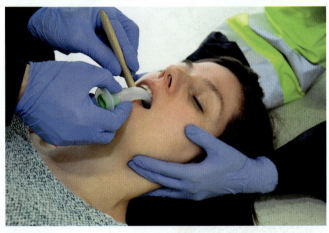

Abb. 8.33
(Helge Regener & Dr. med. Michael Schorn-Meyer, Nottwil/Schweiz)

8.14 Besondere Kenntnisse

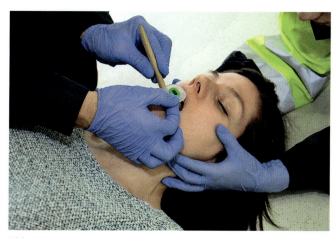

Abb. 8.34
(Helge Regener & Dr. med. Michael Schorn-Meyer, Nottwil/Schweiz)

3. Der Guedel-Tubus wird jetzt mit dem distalen Ende in den Mund eingeführt und, dem Gaumen folgend, in den Rachen vorgeschoben. Das distale Ende zeigt nun in Richtung der Füße des Patienten (➤ Abb. 8.34).

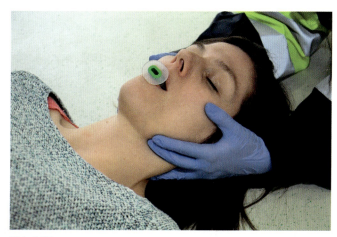

Abb. 8.35
(Helge Regener & Dr. med. Michael Schorn-Meyer, Nottwil/Schweiz)

4. Der Guedel-Tubus wird so weit vorgeschoben, bis sein proximales Ende vor der Zahnreihe des Patienten liegt. Eine Drehung des Guedel-Tubus wie oben beschrieben ist in diesem Fall nicht erforderlich. Der Holzspatel wird entfernt (➤ Abb. 8.35).

Nasopharyngeale Atemwegshilfe: Wendl-Tubus

Prinzip: Hilfsmittel zum Freihalten des Atemwegs bei Patienten mit und ohne Schutzreflexe

Der Wendl-Tubus ist eine nasopharyngeale Atemwegshilfe und stellt ein einfaches und effektives Hilfsmittel dar, um auch bei Patienten mit intakten Schutzreflexen den Atemweg freizuhalten. Die meisten Patienten tolerieren einen Wendl-Tubus, wenn er in der richtigen Größe eingesetzt wird. Der Wendl-Tubus ist in verschiedenen Größen erhältlich (Innendurchmesser 5–9 mm); seine Länge nimmt mit dem Innendurchmesser zu. Der Tubus besteht normalerweise aus einem flexiblen, gummiähnlichen Material.

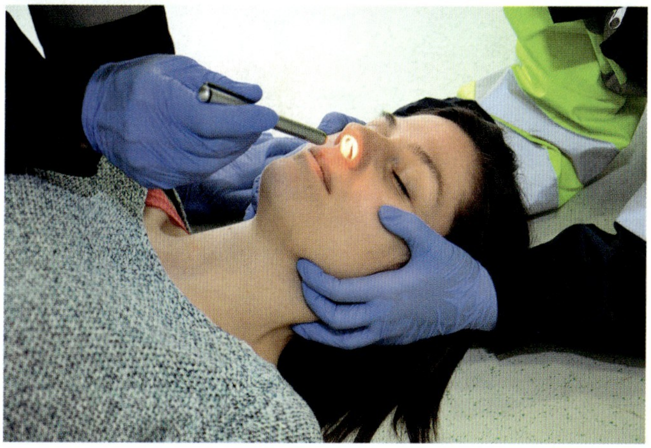

1. Der erste präklinische Helfer bringt den Kopf des Patienten in die neutrale Inline-Position und stabilisiert die Halswirbelsäule manuell. Gleichzeitig hält er mithilfe des Trauma-Jaw-Thrust (Esmarch-Handgriff) den Atemweg frei. Der zweite Helfer inspiziert die Nasenlöcher des Patienten mit einer Lampe und entscheidet sich für das größere, gerade und am wenigsten verengte Nasenloch (meist das rechte). Er wählt nun einen Wendl-Tubus in einer Größe aus, die etwas kleiner ist als der Innendurchmesser des ausgewählten Nasenlochs oder als der Durchmesser des kleinen Fingers (➤ Abb. 8.36).

Abb. 8.36
(Helge Regener & Dr. med. Michael Schorn-Meyer, Nottwil/Schweiz)

2. Auch die richtige Länge ist wichtig: Der Tubus muss lang genug sein, um einen Luftweg zwischen Zunge und hinterer Pharynxwand zu schaffen. Eine Methode zur Überprüfung der richtigen Länge eines Wendl-Tubus ist in ➤ Abb. 8.37 dargestellt. Die Strecke von der Nase des Patienten bis zu dessen Ohrläppchen bietet einen guten Anhalt für die korrekte Länge.

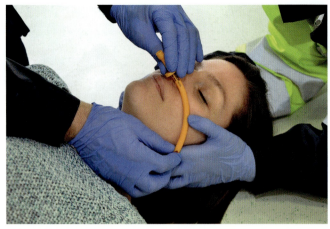

Abb. 8.37
(Helge Regener & Dr. med. Michael Schorn-Meyer, Nottwil/Schweiz)

3. Das distale (nicht erweiterte) Ende des Wendl-Tubus wird mit einem entsprechenden Gel oder Wasser befeuchtet (➤ Abb. 8.38).

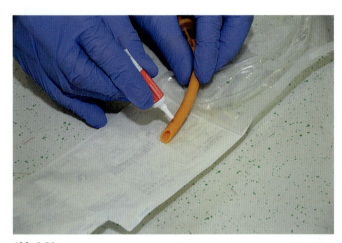

Abb. 8.38
(Helge Regener & Dr. med. Michael Schorn-Meyer, Nottwil/Schweiz)

4. Der Wendl-Tubus wird langsam in anteroposteriorer Richtung am Boden der Nasenhöhle entlang in das ausgewählte Nasenloch vorgeschoben. Tritt am posterioren Ende des Nasenlochs ein Widerstand auf, kann dieser gewöhnlich durch leichtes Links-rechts-Drehen des Tubus und mit sanftem Druck überwunden werden, ohne eine Verletzung zu verursachen. Bleibt der Widerstand bestehen oder tritt erneut auf, sollte der Wendl-Tubus zurückgezogen, noch einmal am distalen Ende befeuchtet und erneut eingeführt werden. Gelingt auch dieser Versuch nicht, sollte das andere Nasenloch verwendet werden (➤ Abb. 8.39).

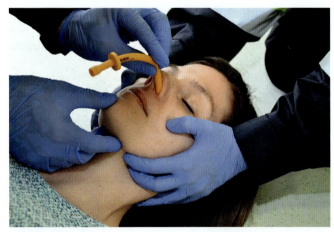

Abb. 8.39
(Helge Regener & Dr. med. Michael Schorn-Meyer, Nottwil/Schweiz)

5. Der zweite Helfer schiebt den Wendl-Tubus so weit vor, dass die Erweiterung am Nasenausgang liegt. Hustet oder würgt der Patient, wird der Tubus leicht zurückgezogen (> Abb. 8.40).

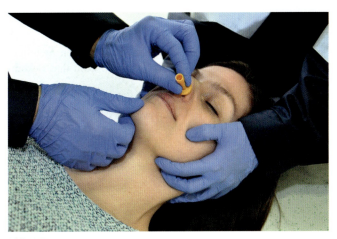

Abb. 8.40
(Helge Regener & Dr. med. Michael Schorn-Meyer, Nottwil/Schweiz)

Beutel-Masken-Beatmung

Prinzip: Bevorzugte Methode zur Unterstützung der Atmung
Die Beatmung mit einem Beutel-Masken-System hat gegenüber anderen Beatmungssystemen den Vorteil, dass der Rettungsdienstmitarbeiter über das Gefühl am Beatmungsbeutel (Compliance) eine Rückmeldung über die Beatmung erhält. Dieses Feedback sichert die erfolgreiche Beatmung. Veränderungen im Feedback zeigen dem Anwender frühzeitig einen Verlust der Dichtigkeit der Maske, das Vorhandensein eines pathologischen Atemwegs oder thorakale Probleme an, welche die erfolgreiche Beatmung beeinträchtigen. Dieses Gefühl und die Kontrolle, die es ermöglicht, machen die Beutel-Masken-Beatmung zum geeigneten System für die assistierte Beatmung eines Patienten. Die Tatsache, dass das Beutel-Masken-System gut zu transportieren und jederzeit sofort einsetzbar ist, ermöglicht es, direkt nach Stellen der Indikation mit der Beatmung zu beginnen.

Ohne zusätzlichen Sauerstoff liefert das Beutel-Masken-System nur eine Sauerstoffkonzentration von 21 % oder ein FiO_2 (Anteil des Sauerstoffs am inspiratorischen Luftgemisch) von 0,21, entsprechend dem normalen O_2-Gehalt der Luft. Daher sollten schnellstmöglich ein Sauerstoffreservoir und eine zusätzliche Sauerstoffversorgung angeschlossen werden. Wird mit einem Beutel-Masken-System mit Sauerstoffanschluss, aber ohne Reservoir gearbeitet, ist der FiO_2 auf 0,5 oder weniger begrenzt; bei zusätzlicher Verwendung eines Reservoirs am Beutel-Masken-System wird ein Wert von 0,85 oder höher erreicht. Die Verwendung eines Demand-Ventils ermöglicht einen FiO_2 von 1,0.

Wird ein bewusstloser Patient ohne Schutzreflexe mit dem Beutel-Masken-System beatmet, sollte eine oropharyngeale Atemwegshilfe (Guedel-Tubus), in entsprechender Größe eingesetzt werden, bevor mit der Beatmung begonnen wird. Bei bestehenden Schutzreflexen kann eine nasopharyngeale Atemwegshilfe (Wendl-Tubus) die assistierte Beutel-Masken-Beatmung erleichtern.

Im Fachhandel sind diverse Beutel-Masken-Systeme erhältlich, darunter auch Masken und Beutel für den Einmalgebrauch, die nicht teuer sind. Die unterschiedlichen Marken unterscheiden sich im Design der Masken, Ventile und Beutel. Da die einzelnen Bestandteile des Systems von verschiedenen Herstellern nicht problemlos kombinierbar sind, sollte nur ein System verwendet werden, dessen Einzelteile alle vom gleichen Hersteller stammen.

Beutel-Masken-Systeme sind in verschiedenen Größen erhältlich: für Erwachsene, Kinder, Säuglinge und Neugeborene. Auch wenn der Beutel in einer Größe für Erwachsene im Notfall mit einer passenden Kindermaske verwendet werden kann, wird für den sicheren Umgang unbedingt die korrekte Beutelgröße empfohlen. Bei einem erwachsenen Patienten wird eine adäquate Ventilation erreicht, wenn ein Volumen von ca. 800 ml pro Atemzug appliziert wird (10 ml/kg Körpergewicht). Bei einem Sauerstoffanteil von über 40 % im zugeführten Luftgemisch kann das Atemzugvolumen auf 6–7 ml/kg Körpergewicht pro Atemzug reduziert werden. Während der Beutel-Masken-Beatmung sollte immer darauf geachtet werden, dass sich der Thorax ausreichend und gut sichtbar hebt und senkt. Am Punkt der maximalen Ausdehnung des Thorax kann der erhöhte Widerstand am Beutel gefühlt werden. Ebenso wichtig wie die Inspirationsphase ist die Exspiration – zum Entweichen der Luft wird ein adäquates Zeitverhältnis benötigt (Verhältnis 1 : 3 von Inspiration zu Exspiration). Bleibt nicht ausreichend Zeit für die Exspiration, sammelt sich Luft in der Lunge an, da mehr Luft zugeführt wird als entweichen kann. Dadurch kommt es zur Überblähung der Lunge, erhöhtem Druck, geringem Luftaustausch, Öffnung des Ösophagussphinkters und gastraler Überblähung.

Zwei-Helfer-Methode

Die Beatmung mit einem Beutel-Masken-System ist mit zwei ausgebildeten Helfern einfacher als für einen allein. Während sich ein Retter auf den dichten Sitz der Maske konzentrieren kann, fokussiert der zweite Helfer auf die Applikation eines guten Atemhubvolumens und kann beide Hände zur Kompression und Dekompression des Beatmungsbeutels nutzen.

1. Der erste Helfer kniet am Kopf des Patienten und stabilisiert Kopf und Halswirbelsäule des Patienten in einer neutralen Inline-Position (➤ Abb. 8.41).

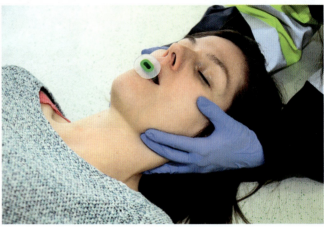

Abb. 8.41
(Helge Regener & Dr. med. Michael Schorn-Meyer, Nottwil/Schweiz)

2. Die Beatmungsmaske wird über Mund und Nase platziert und mit beiden Daumen seitlich an der Maske an das Gesicht gedrückt, während der Unterkiefer mit den übrigen Fingern nach oben in die Maske gezogen wird. Zeitgleich wird mit diesen Fingern die Stabilisierung von Kopf und Nacken aufrechterhalten (➤ Abb. 8.42).

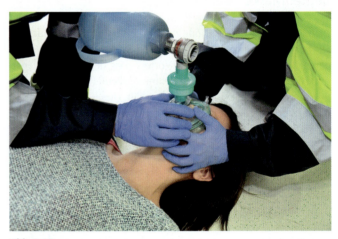

Abb. 8.42
(Helge Regener & Dr. med. Michael Schorn-Meyer, Nottwil/Schweiz)

3. Der zweite Helfer kniet neben dem Patienten und beatmet ihn mit beiden Händen mithilfe des Beutels (➤ Abb. 8.43).

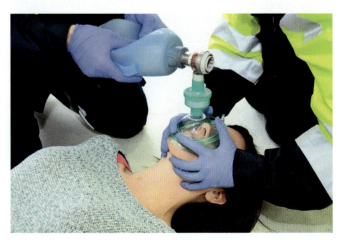

Abb. 8.43
(Helge Regener & Dr. med. Michael Schorn-Meyer, Nottwil/Schweiz)

Supraglottische Atemwegshilfen

Beachte: In den folgenden Abbildungen werden zu Demonstrationszwecken der Kombitubus, der Larynx-Tubus und die Larynxmaske verwendet. Supraglottische Atemwegshilfen anderer Hersteller können je nach lokalen Präferenzen ebenso genutzt werden.

Kombitubus

Prinzip: Alternatives Hilfsmittel zur Sicherung des Atemwegs, wenn die endotracheale Intubation nicht gelingt

Die supraglottischen Atemwegshilfen bieten dem Rettungsdienstpersonal eine gute alternative Technik für das Atemwegsmanagement. Doppellumentuben wie der Kombitubus sind akzeptable Hilfsmittel in der präklinischen Situation und erfordern gewöhnlich kein intensives Training zur erfolgreichen Anwendung. Der größte Vorteil dieses Hilfsmittels liegt darin, dass der Kombitubus unabhängig von der Position des Patienten eingeführt werden kann (ohne Sicht, „blind"). Dies ist bei Traumapatienten mit hohem Risiko einer HWS-Verletzung besonders vorteilhaft. Die Indikation für eine supraglottische Atemwegshilfe unterscheidet sich nicht von der anderer Hilfsmittel zur Atemwegssicherung: die Notwendigkeit, einen sicheren Atemweg zu erreichen. Jeder Hersteller macht zu seinem Tubus andere Angaben zur Bestimmung der korrekten Größe für die jeweilige Patientengruppe. Aus diesem Grund sollte der Anwender immer mit dem jeweils verfügbaren Hilfsmittel vertraut sein und die Herstellerangaben zu Größe, Kontraindikationen und speziellen Einführhinweisen des Tubus beachten.

Wie bei jedem anderen invasiven Verfahren zur Atemwegssicherung wird der Patient mit einer möglichst hohen Sauerstoffkonzentration unter Verwendung einer einfachen Atemwegshilfe oder eines manuellen Manövers präoxygeniert, bevor eine supraglottische Atemwegshilfe eingeführt wird. Der Tubus muss wie jedes andere medizinische Hilfsmittel vor der Anwendung inspiziert und auf Unversehrtheit überprüft werden. Der distale Anteil des Tubus sollte mit einem wasserlöslichen Gleitmittel befeuchtet werden.

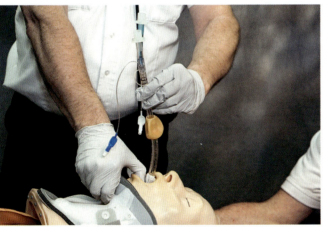

Abb. 8.44

1. Der Helfer unterbricht die Beatmung und entfernt alle bis dahin verwendeten Atemwegshilfen. Liegt der Patient auf dem Rücken, werden Zunge und Unterkiefer mit der einen Hand angehoben (Chin-Lift) (> Abb. 8.44).

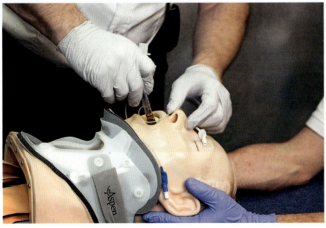

Abb. 8.45

2. Das distale Tubusende wird in den Mundraum eingeführt (> Abb. 8.45). (Beschädigungen des Cuffs beim Einführen vorbei an abgebrochenen Zähnen oder Prothesen müssen vermieden werden.) Der Kombitubus wird soweit vorgeschoben, bis die schwarze, ringförmige Markierung mit der oberen Zahnreihe abschließt.

3. Mithilfe der großen mitgelieferten Spritze wird der pharyngeale Cuff je nach Modell mit 85–100 ml Luft geblockt; danach wird die Spritze entfernt. Der Doppellumentubus sollte sich im posterioren Pharynx, hinter dem harten Gaumen, selbst platzieren (➤ Abb. 8.46).

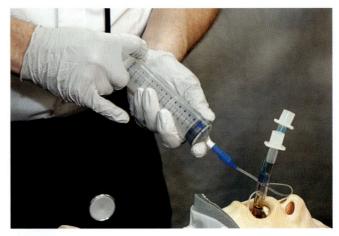

Abb. 8.46

4. Über die kleine mitgelieferte Spritze wird der distale Cuff je nach Modell mit 12–15 ml Luft befüllt; danach wird die Spritze entfernt (➤ Abb. 8.47). Normalerweise entfaltet sich dieser Cuff im Ösophagus des Patienten. Der Helfer beginnt nun mit der Beatmung, zunächst über das längere ösophageale Lumen des Tubus (mit einer „1" markiert).

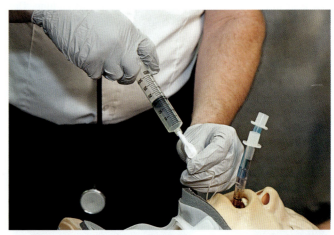

Abb. 8.47

5. Wenn die Auskultation des Epigastriums negativ und die Auskultation der Lunge seitengleich positiv ist, wird die Beatmung über das ösophageale Lumen des Kombitubus fortgesetzt (➤ Abb. 8.48).

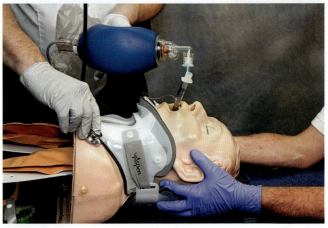

Abb. 8.48

6. Ist die Auskultation epigastral positiv, können also Strömungsgeräusche der insufflierten Luft über dem Magen gehört werden, wird sofort über das kürzere, tracheale Lumen des Kombitubus (mit einer „2" markiert) beatmet (➤ Abb. 8.49). Die Auskultation zur Überprüfung der korrekten Ventilation muss jetzt wiederholt werden. Die Beatmung wird auf diese Weise fortgesetzt und der Transport in eine geeignete Klinik eingeleitet.

Alle ösophagealen Tuben dürfen nur bei Patienten ohne Schutzreflexe angewendet werden. Erlangt ein Patient das Bewusstsein zurück und beginnt zu würgen oder zu erbrechen, muss der ösophageale Tubus sofort entfernt werden (oder eine Narkose eingeleitet werden; maßgebend sind die lokalen Vorgaben Ihres Rettungsdienstbereichs). Die Extubation führt bei ösophagealen Atemweghilfen fast immer zu Erbrechen oder Regurgitation. Daher muss zur Extubation immer eine betriebsbereite Absaugvorrichtung vorgehalten werden.

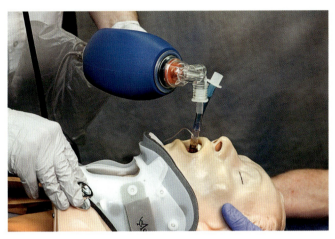

Abb. 8.49

Larynx-Tubus

Prinzip: Der Larynx-Tubus (LT) ist eine einlumige supraglottische Atemwegshilfe, die blind eingeführt und zur Beatmung des traumatisierten Patienten verwendet wird.

Der Larynx-Tubus ist ein einlumiger Tubus mit einem distalen und einem oralen Cuff. Anders als Doppellumentuben hat der Larynx-Tubus nur je ein Beatmungslumen und ein Cuff-Ventil. Dies vereinfacht die Anwendung des LT im Vergleich zu anderen Atemwegshilfen. Anzumerken ist jedoch, dass der Larynx-Tubus keinen 100-prozentigen Aspirationsschutz bietet. Es muss also vor allem beim Notfallpatienten darauf geachtet werden, eine Aspiration zu vermeiden, wenn der Larynx-Tubus zum Einsatz kommt.

1. Der Retter wählt die passende Größe des Larynx-Tubus anhand der Größe des Patienten aus. Das Cuff-System wird auf seine Dichtigkeit hin überprüft, indem die maximale angegebene Luftmenge in das Cuff-System injiziert wird (➤ Abb. 8.50).

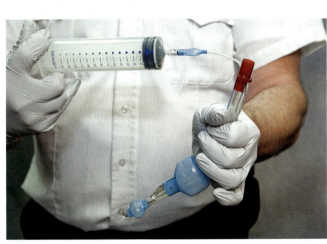

Abb. 8.50

2. Der Tubus wird mit einem wasserlöslichen Gleitmittel vorbereitet und der Patient präoxygeniert. Direkt vor dem Einlegen müssen beide Cuffs komplett entlüftet werden. Schon geringe Luftmengen in den Cuffs können Probleme beim Einlegen bereiten. Der Helfer hält den Larynx-Tubus in seiner führenden Hand und öffnet mit der anderen Hand den Mund des Patienten mit dem Kreuzgriff, während der zweite Retter die Halswirbelsäule stabilisiert (➤ Abb. 8.51). Unter Umständen muss die Zunge des Patienten mit dem Zeigefinger in ihre ursprüngliche Position gebracht werden, da das Einlegen des LT sonst erschwert sein kann und eine adäquate Beatmung unmöglich wird.

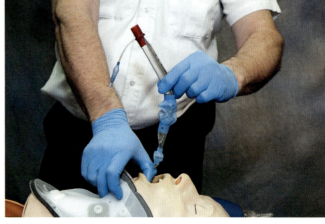

Abb. 8.51

3. Der LT wird mit dem distalen Ende mittig in den Mund eingeführt und am Gaumen entlang vorgeschoben (➤ Abb. 8.52).

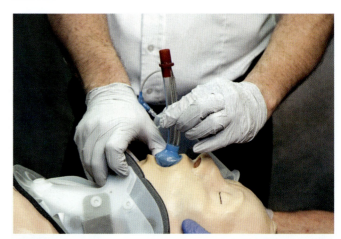

Abb. 8.52

4. Der Larynx-Tubus wird so weit vorgeschoben, bis ein federnder Widerstand spürbar ist (➤ Abb. 8.53).

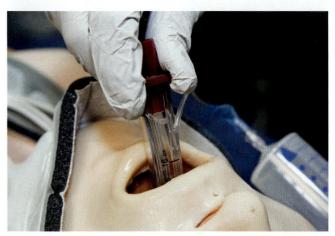

Abb. 8.53

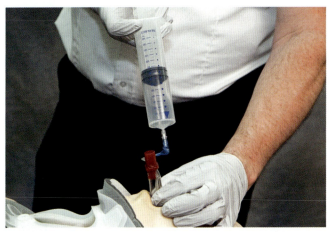

Abb. 8.54

5. Anschließend wird der LT mittels der farbcodierten Blockerspritze entsprechend der Konnektorfarbe des LT geblockt (> Abb. 8.54). Folgende Volumina sind dafür vorgesehen:
   – Größe 3: 45–60 ml
   – Größe 4: 60–80 ml
   – Größe 5: 70–90 ml

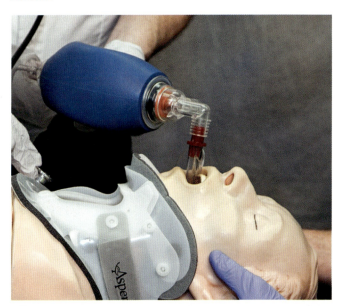

Abb. 8.55

6. Der Beatmungsbeutel wird angeschlossen und der erste Helfer beginnt mit der Ventilation. Dabei wird der Larynx-Tubus, falls erforderlich, leicht zurückgezogen, bis die Beatmung leicht und effektiv ist (großes Tidalvolumen mit möglichst geringem Druck). Nach korrekter Größenauswahl und Blockung sollte der Larynx-Tubus mit der mittleren Zahnreihenmarkierung (dicker schwarzer Ring am oberen Tubus) auf Höhe der oberen Schneidezähne liegen (> Abb. 8.55).

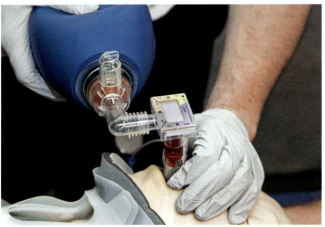

Abb. 8.56

7. Die korrekte Lage des Larynx-Tubus wird durch Auskultation, vorhandene Thoraxexkursionen und die positive Kapnografie bestätigt (> Abb. 8.56). Der Tubus kann mit dem zugehörigen Beißschutz und Band, soweit vorhanden, in seiner Position fixiert werden. Ansonsten wird eine Fixierung nach lokalen Regelungen vorgenommen.

Larynxmaske

Prinzip: Alternatives Hilfsmittel zur Sicherung des Atemwegs ohne direkte Visualisierung des Atemwegs

Die Larynxmaske (LMA) ist ein Hilfsmittel zur Atemwegsicherung, das eingelegt wird, ohne die Stimmbandebene einzusehen. Diese „blinde" Anlage der Larynxmaske bietet Vorteile gegenüber der endotrachealen Intubation. Sie ist leichter zu erlernen und auch für den ungeübten Retter einfacher durchzuführen. Der Nachteil der Larynxmaske liegt darin, dass sie sich zwar eng an den Kehlkopf legt, diesen aber nicht so abdichtet wie der Cuff eines Endotrachealtubus. Damit bleibt die Gefahr einer Aspiration bestehen. Ein anderer Nachteil ist, dass der Retter zum Einlegen einer Larynxmaske mit seinen Fingern in den Mund des Patienten greifen muss. Dieses Vorgehen limitiert den Einsatzbereich der Larynxmaske auf vollständig bewusstlose Patienten. Wie bei allen anderen Hilfsmitteln auch, muss die HWS-Immobilisation während der Anlage einer Larynxmaske gewährleistet sein.

1. Der Cuff der Larynxmaske sollte nur noch leicht gefüllt und ein wasserlösliches Gleitmittel auf die hintere Seite aufgetragen sein. Der Helfer hält die Larynxmaske in seiner dominanten Hand zwischen Daumen und den übrigen Fingern am Übergang von Cuff und Tubus (➤ Abb. 8.57).

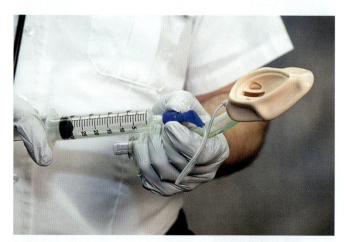

Abb. 8.57

2. Mit der anderen Hand greift der Retter den Unterkiefer des Patienten und öffnet so den Mund des Patienten mit Zug nach vorne. Die Larynxmaske wird in den Mund eingeführt und die Spitze des Cuffs an den harten Gaumen gedrückt (➤ Abb. 8.58).

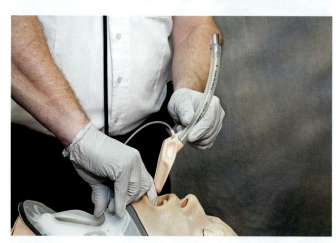

Abb. 8.58

8.14 Besondere Kenntnisse 199

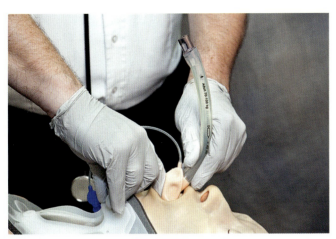
Abb. 8.59

3. Die Larynxmaske wird dem Gaumen folgend langsam vorgeschoben und (ohne starken Druck) bis in den Pharynx geführt (> Abb. 8.59).

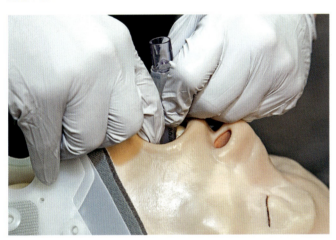
Abb. 8.60

4. Der Helfer schiebt die Larynxmaske so lange in den Hypopharynx vor, bis ein deutlicher Widerstand spürbar ist. Mit den Fingern der einen Hand wird die LMA in ihrer Position gehalten, während die Finger der anderen Hand aus dem Mund des Patienten entfernt werden (> Abb. 8.60).

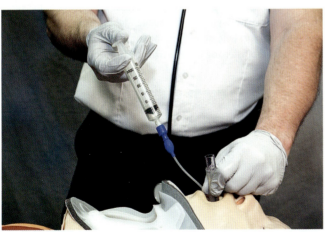
Abb. 8.61

5. Der Cuff wird so weit geblockt, dass die LMA dicht sitzt (> Abb. 8.61). Dabei muss immer berücksichtigt werden, dass zu großer Druck des Cuffs die Schleimhaut der Atemwege schädigt.

6. Der Beatmungsbeutel wird angeschlossen und die korrekte Funktion der Larynxmaske geprüft (➤ Abb. 8.62).

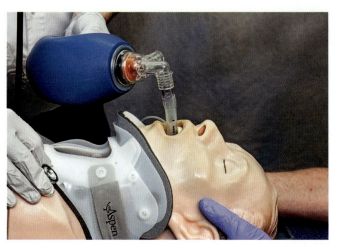

Abb. 8.62

Orotracheale Intubation unter Sicht

Prinzip: Endgültige Sicherung des Atemwegs unter Schutz der Halswirbelsäule

Die orotracheale Intubation des Traumapatienten wird unter Schutz der Halswirbelsäule, d. h. unter Stabilisierung des Kopfes und der Halswirbelsäule in neutraler Inline-Position, durchgeführt. Die Intubation eines traumatologischen Patienten bei gleichzeitiger manueller Stabilisierung der Halswirbelsäule erfordert im Vergleich zur Intubation anderer Patienten spezielles Training und Übung.

Ein hypoxischer Traumapatient, der keinen Herz-Kreislauf-Stillstand hat, sollte nicht primär intubiert werden. Eine Intubation sollte erst dann durchgeführt werden, nachdem der Patient mit einer hohen Sauerstoffkonzentration unter Zuhilfenahme eines manuellen Manövers oder einer einfachen Atemwegshilfe präoxygeniert wurde. Bei der Intubation eines stark hypoxischen Patienten ohne Präoxygenierung kann der Kontakt mit der tiefen Rachenschleimhaut einen vagalen Reflex auslösen, der zu einer gefährlichen Bradykardie führen kann.

Die Beatmung eines Patienten sollte zur Intubation nie länger als 20 Sekunden unterbrochen werden. Generell sollte eine Unterbrechung nie länger als 30 Sekunden dauern, egal aus welchem Grund. Je nach Bewusstseinsstatus und Vorhandensein von Schutzreflexen ist vor der Durchführung der Intubation eine Narkoseeinleitung erforderlich.

Beachte: Eine Halskrause limitiert die Vorwärtsbewegung des Unterkiefers und die Mundöffnung. Daher wird sie geöffnet oder komplett entfernt, wenn die manuelle Stabilisierung der Halswirbelsäule sichergestellt ist. Die Intubation erfolgt nun unter weiterer manueller Stabilisierung der Halswirbelsäule.

1. Vor einem Intubationsversuch muss der Helfer alle benötigten Materialien bereitlegen und diese auf ihre Funktionsfähigkeit prüfen. Der erste Helfer kniet hinter dem Kopf des Patienten und führt die Beutel-Masken-Beatmung mit hoher Sauerstoffkonzentration durch. Der zweite Helfer kniet neben dem Patienten und übernimmt die manuelle Stabilisierung des Kopfes und der Halswirbelsäule (➤ Abb. 8.63).

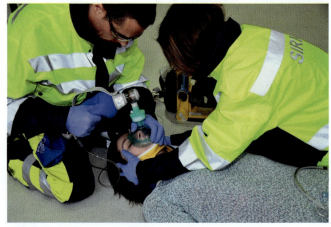

Abb. 8.63
(Helge Regener & Dr. med. Michael Schorn-Meyer, Nottwil/Schweiz)

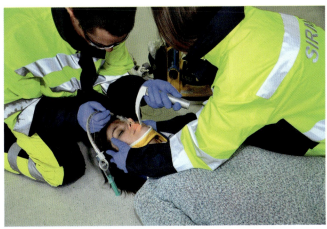

Abb. 8.64
(Helge Regener & Dr. med. Michael Schorn-Meyer, Nottwil/Schweiz)

2. Nach der Präoxygenierung unterbricht der erste Helfer die Beatmung und nimmt das Laryngoskop in die linke, den Endotrachealtubus (ET) mit aufgesetzter Blockerspritze in die rechte Hand. Wird ein Führungsstab verwendet, muss dieser bereits beim Vorbereiten der Materialien im ET platziert werden. Der Führungsstab sollte bis kurz vor das distale Ende des ET vorgeschoben werden (➤ Abb. 8.64).

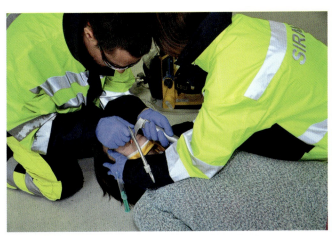

Abb. 8.65
(Helge Regener & Dr. med. Michael Schorn-Meyer, Nottwil/Schweiz)

3. Der Laryngoskopspatel wird im rechten Mundwinkel des Patienten eingeführt und unter Beobachtung der wichtigen anatomischen Strukturen bis zur richtigen Tiefe und nach links zur Mitte des Atemwegs vorgeschoben (➤ Abb. 8.65).

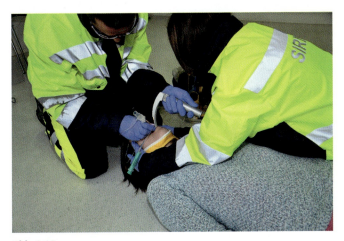

Abb. 8.66
(Helge Regener & Dr. med. Michael Schorn-Meyer, Nottwil/Schweiz)

4. Sind die entsprechenden anatomischen Strukturen identifiziert, wird der ET zwischen den Stimmbändern hindurch bis zur gewünschten Tiefe vorgeschoben. Das Laryngoskop wird jetzt entfernt, während die Tiefe des Tubus anhand der Markierungen überprüft und der Tubus in seiner Position gehalten wird. Der Führungsstab wird entfernt (➤ Abb. 8.66).

5. Der Cuff wird geblockt (normalerweise mit ca. 8–10 ml Luft), bis er sich an die Trachealwand anlegt und keine Luft neben dem ET entweichen kann. Danach wird die Blockerspritze entfernt. Der erste Helfer verbindet den Beatmungsbeutel mit dem Reservoir am ET und die Beatmung kann fortgesetzt werden. Dabei wird der Brustkorb bei jeder Beatmung auf ein gleichmäßiges Heben und Senken hin beobachtet. Die manuelle Stabilisierung der Halswirbelsäule wird während des gesamten Intubationsvorgangs aufrechterhalten. Durch die Auskultation des Epigastriums und beider Thoraxseiten wird die korrekte Tubuslage überprüft. Stehen andere Hilfsmittel zur Prüfung der Tubuslage zur Verfügung, so kommen diese ebenfalls zum Einsatz. Wurde die korrekte Tubuslage bestätigt, wird der ET in seiner Position sicher fixiert (➤ Abb. 8.67). Auch wenn Pflasterstreifen, Mullbinden und andere verfügbare Hilfsmittel zum Fixieren des Tubus in kontrollierten Situationen, in denen Patienten nicht bewegt werden müssen, als ausreichend sicher gelten, gilt im präklinischen Bereich: **Das kontinuierliche manuelle Festhalten des Tubus ist der sicherste Weg, um eine Dislokation des ET zu verhindern.**

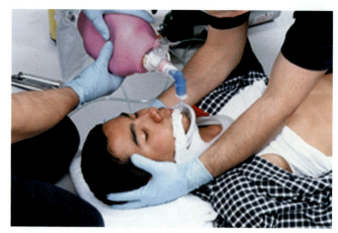

Abb. 8.67

Face-To-Face-Intubation („Eispickelmethode")

Prinzip: Alternative zur endgültigen Sicherung des Atemwegs, wenn die Lage des Patienten andere Verfahren unmöglich macht
In manchen präklinischen Situationen ist es den Helfern nicht möglich, wie sonst üblich zur Intubation eine Position hinter dem Kopf des Patienten einzunehmen. Die Face-To-Face-Intubation ist in diesen Situationen eine mögliche Alternative. Die grundsätzliche Vorgehensweise bei der Intubation gilt auch für die Face-To-Face-Intubation: Der Patient wird mit dem Beutel-Masken-System präoxygeniert, Kopf und Halswirbelsäule werden durch einen zweiten Helfer während des gesamten Intubationsablaufs manuell stabilisiert. Die Beatmung sollte für einen Intubationsversuch nicht länger als 20–30 Sekunden unterbrochen werden.

1. Während ein Helfer die manuelle Stabilisierung der Halswirbelsäule übernimmt, positioniert sich der zweite Helfer dem Patienten gegenüber, sodass er ihn direkt anschauen kann (Face To Face). Er hält das Laryngoskop in der rechten Hand und öffnet mit der linken Hand den Mund des Patienten (➤ Abb. 8.68).

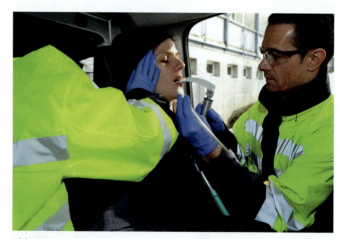

Abb. 8.68
(Helge Regener & Dr. med. Michael Schorn-Meyer, Nottwil/Schweiz)

8.14 Besondere Kenntnisse

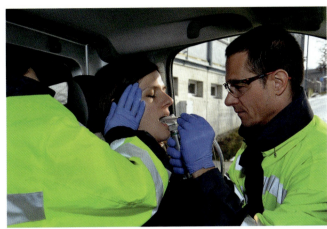

Abb. 8.69
(Helge Regener & Dr. med. Michael Schorn-Meyer, Nottwil/Schweiz)

2. Mit dem Spatel auf der Zunge des Patienten wird das Laryngoskop in Richtung Zungengrund vorgeschoben. Dabei soll die Zunge nach vorne und unten gezogen werden, nicht nach vorne und oben. Das Laryngoskop wird nun bis in die übliche Position vorgeschoben, bis die bekannten anatomischen Strukturen sichtbar sind. Schaut der Helfer leicht von oben auf den geöffneten Atemweg, hat er den günstigsten Blickwinkel (➤ Abb. 8.69).

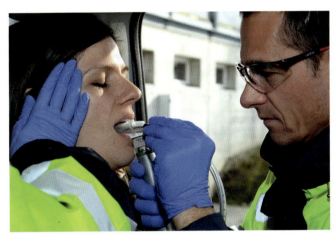

Abb. 8.70
(Helge Regener & Dr. med. Michael Schorn-Meyer, Nottwil/Schweiz)

3. Nachdem die anatomischen Strukturen identifiziert wurden, wird der ET zwischen den Stimmbändern hindurch mit der linken Hand bis zur gewünschten Tiefe in die Trachea vorgeschoben (➤ Abb. 8.70). Der Cuff wird geblockt und die Blockerspritze entfernt. Ein Beatmungsbeutel wird angebracht und die korrekte Lage des ET überprüft.

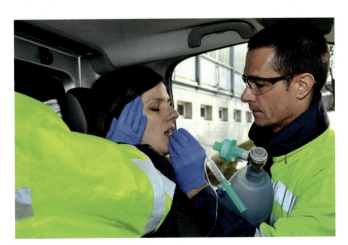

Abb. 8.71
(Helge Regener & Dr. med. Michael Schorn-Meyer, Nottwil/Schweiz)

4. Ist die korrekte Lage des ET bestätigt worden, wird der Patient über den ET beatmet und der Tubus mit der freien Hand im Mundwinkel des Patienten festgehalten. Die manuelle Stabilisierung der Halswirbelsäule wird auch hierbei die ganze Zeit über aufrechterhalten. Der ET kann nun in seiner Position endgültig fixiert werden (➤ Abb. 8.71). Alternativ kann das Laryngoskop bei der Face-To-Face-Intubation wie gewohnt mit der linken Hand und der ET mit der rechten Hand geführt werden. Bei diesem Vorgehen kann jedoch der Blick auf den freien Atemweg beim Vorschieben des ET versperrt sein.

Perkutane transtracheale Ventilation

Prinzip: Methode zur Oxygenierung eines Patienten, der weder zu intubieren noch mit Beutel-Masken-System zu ventilieren ist

Wird die perkutane transtracheale Ventilation (PTV) präklinisch benötigt, ist Zeit der entscheidende Faktor. Die Ausrüstung muss einsatzbereit sein, alle Teile müssen vorbereitet und so verpackt sein, dass nur noch eine Verbindung zwischen Sauerstoffversorgung und Nadel hergestellt werden muss. Der Rettungsdienstmitarbeiter kann dazu ein kommerzielles, fertig verpacktes Koniotomieset verwenden. Steht dieses nicht zur Verfügung, werden folgende Einzelteile benötigt (➤ Abb. 8.72):

- Spritze: 10–20 ml
- Zur Steuerung von Inspiration und Exspiration bei einem konstanten Zufluss von Sauerstoff wird irgendeine Form von Bypass benötigt. Dazu zwei Beispiele:
  - In die Sauerstoffleitung wird ein Loch mit einer Größe von ca. 40 % des Leitungsdurchmessers geschnitten, das mit dem Daumen verschlossen werden kann.
  - An die Sauerstoffleitung zur Sauerstoffquelle wird ein T- oder Y-Stück (z. B. ein Fingertip) eingefügt; die Leitung soll dabei die Standardlänge einer normalen Sauerstoffleitung haben.
- Ein kurzes Leitungsstück, das einerseits an das untere Ende des T- oder Y-Stücks angeschlossen und andererseits passend an die Punktionsnadel angebracht werden kann (damit bleibt eine Öffnung des T- oder Y-Stücks frei)
- Sauerstoffquelle mit Flowmeter
- Pflasterstreifen zum späteren Fixieren

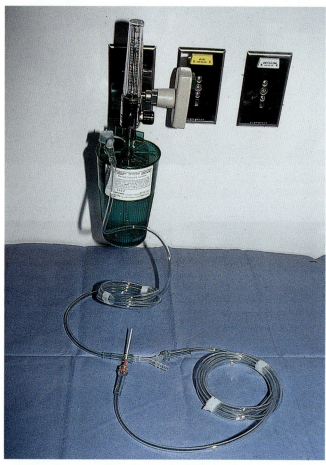

Abb. 8.72

1. Larynx und Trachea werden mit den Fingern der linken Hand stabilisiert. Die Nadel wird mit aufgesetzter Spritze in der Mittellinie über dem Ligamentum cricothyreoideum oder der Trachea selbst platziert und in einem abgeflachten Winkel zur Trachea vorgeschoben (➤ Abb. 8.73). Durch stetiges Zurückziehen des Spritzenkolbens beim Vorschieben wird ein negativer Druck in der Spritze aufgebaut, sodass sich bei erfolgreicher Punktion der Trachea Luft aspirieren lässt. Füllt sich die Spritze problemlos mit Luft, liegt die Nadelspitze im Trachealumen. Die Nadel wird nun noch 1 cm weiter vorgeschoben. Spritze und Stahlmandrin werden entfernt, sodass nur der Katheter liegen bleibt. Dieser wird zügig mit Pflasterstreifen am Hals des Patienten fixiert und zusätzlich manuell gehalten. Dabei ist besonders darauf zu achten, dass der dünne Katheter nicht abknickt.

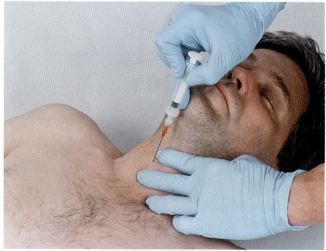

Abb. 8.73

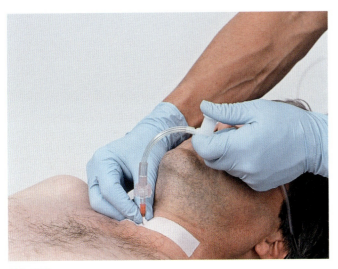

Abb. 8.74

2. Die Sauerstoffleitung mit dem vorbereiteten Loch oder Fingertip wird an der Nadel befestigt, während mit einer Hand die Nadel stabilisiert und mit der anderen die Beatmung über den Fingertip vorgenommen wird. Die Beatmung erfolgt durch Verschließen des Loches mit dem Daumen für 1 Sekunde (➤ Abb. 8.74). Der Thorax des Patienten kann sich unter der Beatmung heben oder nicht heben. Um den Sauerstofffluss in die Lunge zu unterbrechen, wird der Daumen von der Öffnung des Fingertips entfernt.

Beachte: Der passive Vorgang der Ausatmung bei perkutaner transtrachealer Ventilation dauert 3- bis 4-mal so lang wie die Inhalation bei einem normalen Atemweg. Das Ausatmen durch die kleinere Öffnung benötigt deutlich mehr Zeit.

Der Patient wird durch das wechselseitige Zuführen von Sauerstoff durch Verschließen des Loches und das passive Entweichen der Luft bei Öffnen des Loches oxygeniert. Das erforderliche Zeitverhältnis für dieses Manöver äquivalent zum Verhältnis Inspiration/Exspiration liegt bei 1 Sekunde für das Zuführen von Sauerstoff (Loch verschlossen) zu 4 Sekunden für das passive Entweichen der Luft (Loch offen). Dieser Vorgang wird so lange fortgesetzt, bis ein anderer, endgültiger Atemweg etabliert ist.

Nach einer perkutanen transtrachealen Ventilation über 45–60 Minuten kann diese Technik zur Hyperkapnie (hohes p_aCO_2) führen. Die eingeschränkte Exspirationsphase führt zur CO_2-Retention. Daher sollte der Patient so schnell wie möglich mit einem sichereren, endgültigen Atemweg versorgt werden.

Warnung: Eventuell lässt sich eine Hypoxie nicht durch PTV ausgleichen – der Patient kann hypoxisch und instabil bleiben. Der Rettungsdienstmitarbeiter sollte den Transport in eine geeignete Einrichtung deshalb ohne Verzögerung in die Wege leiten. Zur adäquaten Ventilation und Oxygenierung benötigt der Patient dringend eine chirurgische Sicherung seines Atemwegs (chirurgische Konio- oder Tracheotomie).

…
KAPITEL 9

Schock

9.1	Definition des Schocks	208	9.5.2 Airway	221
			9.5.3 Breathing	221
9.2	Klassifikation des Schocks	208	9.5.4 Circulation: Blutungskontrolle	222
			9.5.5 Disability	226
9.3	Schocktypen	209	9.5.6 Expose/Environment	226
9.3.1	Hypovolämischer Schock	209	9.5.7 Patiententransport	226
9.3.2	Distributiver (Verteilungs-)Schock	211	9.5.8 Gefäßzugang	227
9.3.3	Kardiogener Schock	212	9.5.9 Volumentherapie	228
9.3.4	Obstruktiver Schock	213		
			9.6 Längere Transportzeiten	234
9.4	Beurteilung des Schockpatienten	214		
9.4.1	Primary Assessment	215	9.7 Besondere Kenntnisse	238
9.4.2	Secondary Assessment	218	9.7.1 Intraossärer Zugang	238
9.4.3	Muskuloskeletale Verletzungen	219	9.7.2 Tourniquet-Anwendung	240
9.4.4	Verfälschende Faktoren	219	9.7.3 Wundtamponade mit einfachem oder hämostatischem Verbandsmull	245
9.5	Management	220	9.7.4 Druckverband mit der Israelischen Trauma-Bandage	247
9.5.1	General Impression	221		

Lernzielübersicht

Nach dem Durcharbeiten dieses Kapitels sollte der Leser in der Lage sein:
- Den Schock zu definieren
- Den Schock nach seiner Ursache zu klassifizieren
- Die Symptomatik des Schocks zu beschreiben
- Die verschiedenen Typen des Schocks klinisch zu unterscheiden
- Die Grenzen des präklinischen Schockmanagements zu diskutieren
- Den Bedarf eines schnellen Transports und eines frühen, definitiven Managements in den verschiedenen Formen des Schocks zu erkennen
- Die Prinzipien des Schockmanagements bei einem Traumapatienten anzuwenden

Fallbeispiel

Sie werden mit Ihrem Partner zu einem 23-jährigen Mann gerufen, der angegriffen wurde. Bei Ihrem Eintreffen finden Sie einen Patienten auf dem Boden sitzend vor. Ihr erster Eindruck von ihm ist, dass er mittelschwer verletzt ist. Der Mann berichtet, er habe gerade Bargeld von einem Bankautomaten abgehoben, als ihn zwei Männer auf dem Rückweg zu seinem Auto überfielen. Sie hätten ihn geschlagen und getreten. Er klagt über Schmerzen an den unteren linken Rippen, dem linken Oberbauch und am Kiefer. Die Untersuchung des Patienten ergibt eine blasse Hautfarbe, eine Prellung des linken Unterkiefers und eine Schmerzempfindlichkeit bei der Palpation des linken unteren Thorax sowie des linken Oberbauchs. Die Pulsfrequenz liegt bei 112 Schlägen/min, der Blutdruck ist auskultatorisch messbar bei 100/64 mmHg, seine Atmung ist regelmäßig mit einer Frequenz von 22/min. Die Auskultation des Thorax ist unauffällig mit bilateralen vesikulären Atemgeräuschen. Zum Transport in die Klinik lagern Sie den Patienten in Ihren Rettungswagen um.
- Welche Verletzungen erwarten Sie bei diesem Patienten?
- Welches präklinische Management wenden Sie an?
- Sie sind 15 Minuten vom nächsten Traumazentrum entfernt. Inwieweit ändert diese Tatsache Ihr geplantes Vorgehen?

Dieses Kapitel beschäftigt sich intensiv mit der Beurteilung und dem Management des Schockpatienten. Die theoretischen Grundlagen, der Verlauf und die Pathophysiologie des Schocks wurden bereits ausführlich in ➤ Kap. 4 behandelt und werden in diesem Kapitel nur kurz wiederholt.

Der dem Trauma folgende Schock ist bereits mehr als drei Jahrzehnte bekannt. Die Beschreibungen des Schocks durch Samuel Gross im Jahre 1872 als eine „grobe Störung der Lebensmaschinerie"[1] und durch John Collins Warren als ein vorübergehendes Verharren „im Akt des Todes"[2] betonen aber schon viel früher die zentrale Rolle des Schocks für die große Morbidität und Mortalität des Traumapatienten. Eine schnelle Diagnose, Rettung und zielgerichtetes Management sind entscheidend für das Outcome des Patienten nach einem unfallbedingten Schock.

In der präklinischen Situation wird die therapeutische Herausforderung der Beurteilung und Behandlung des Schockpatienten oftmals durch die besonderen Anforderungen einer schwierigen oder gefährlichen Umgebung erschwert. Somit ist häufig eine erschöpfende Diagnostik und Behandlung entweder nicht vorhanden oder nicht praktikabel. In diesem Kapitel wird der Schock nach verschiedenen Ursachen klassifiziert und die Beurteilung des Schockpatienten beschrieben, um den Rettungsdienstmitarbeiter dabei zu unterstützen, die entsprechenden Handlungsstrategien auszuwählen und anzuwenden.

9.1 Definition des Schocks

Wie schon intensiv in ➤ Kap. 4 behandelt, wird der Schock als eine generalisierte Umstellung des Zellstoffwechsels von der aeroben auf eine anaerobe Energiegewinnung beschrieben. Dieser Zustand resultiert aus einem Missverhältnis zwischen Sauerstoffangebot und -bedarf und demnach einer unzureichenden Oxygenierung der Gewebezellen. Daher reicht es nicht aus, den Schock mit niedrigem Blutdruck, einer hohen Pulsfrequenz oder kühler und feuchter Haut zu definieren, da diese lediglich Symptome des pathophysiologischen Gesamtprozesses darstellen.

Der Schock kann einen Patienten auf der Straße, in der Notaufnahme, im OP oder auf der Intensivstation töten. Obwohl der unmittelbare Tod für mehrere Stunden bis mehrere Tage oder sogar Wochen verzögert werden kann, sind mangelhafte Rettungsmaßnahmen eine häufige Ursache für einen letalen Verlauf in den ersten 24 Stunden. Die Minderdurchblutung der Zellen mit oxygeniertem Blut führt zu einem anaeroben Stoffwechsel, einer verminderten Energiegewinnung und schließlich dem Zelluntergang. Selbst wenn anfangs einige Zellen von diesem Prozess verschont blieben, kann der Tod später eintreten, weil die verbliebenen Zellen nicht in der Lage sind, die Funktionen des Organs fortzuführen.

9.2 Klassifikation des Schocks

Die bestimmenden Faktoren der Zellperfusion sind das Herz als aktive Pumpe, das Flüssigkeitsvolumen als transportierendes Medium, die Blutgefäße als Transportraum und schließlich die Zellen des Körpers als Ziel. Basierend auf diesen Komponenten des Kreislaufsystems, kann der Schock in folgende Kategorien eingeteilt werden (➤ Kasten 9.1):

Hypovolämischer Schock Beim Traumapatienten primär hämorrhagischer Genese und verursacht durch einen absoluten Verlust zirkulierenden Blutvolumens und der damit verbundenen Sauerstofftransportkapazität. Er stellt die häufigste Ursache eines Schocks beim Traumapatienten dar.

Distributiver Schock Verursacht durch eine erhöhte Durchlässigkeit des Gefäßwände für Blutplasma oder eine reduzierte Wandspannung der Gefäße, mit der Folge eines relativen Volumenmangels im Gefäßsystem.

Kardiogener Schock Verursacht durch ein Pumpversagen des Herzens.

Obstruktiver Schock Beschreibt extrakardiale, zumeist mechanische Faktoren, welche die Füllung oder die Entleerung des Herzens oder der großen Gefäße einschränken, z. B. Spannungspneumothorax.

Bei Weitem die häufigste Ursache eines Schocks beim Traumapatienten ist die Hypovolämie aufgrund eines akuten Blutverlusts. Eine weitere Schockursache, die nicht übersehen werden darf und schnell zum Tode führt, ist der Spannungspneumothorax. Die sicherste Herangehensweise bei der Versorgung eines Traumapatienten mit Schockzeichen ist, beim Primary Assessment in den Abschnitten „B" und „C" vorrangig diese beiden Schockformen auszuschließen bzw. konsequent zu behandeln.

9.1 Übersicht Schocktypen

Folgende Schocktypen können in der Folge eines Traumas zu einer Hypotension führen:
- Hypovolämischer Schock (absoluter Volumenmangel)
  - Blutvolumen geringer als die Gefäßkapazität
  - Ergebnis eines Blut- und Flüssigkeitsverlusts
  – Hämorrhagischer Schock
- Distributiver Schock
  - Gefäßkapazität größer als der Normalzustand
    - Neurogener Schock
    - Septischer Schock
  - Gefäßpermeabilität vergrößert
    - Anaphylaktischer Schock
    - Septischer Schock
- Kardiogener Schock
  - Auswurfkraft des Herzens eingeschränkt
  - Ergebnis einer Herzschädigung (direkt oder als Folge, z. B. Myokardinfarkt)
- Obstruktiver Schock
  - Druck von außen auf das Herz oder auf große Gefäße
  - Schränkt die Auswurfleistung des Herzens durch verminderte Füllung oder Behinderung des Ausstroms ein

9.3 Schocktypen

9.3.1 Hypovolämischer Schock

Bei einem akuten Volumenverlust, entstanden durch Dehydratation (Verlust von Flüssigkeit und Elektrolyten) oder durch eine Blutung (Verlust von Plasma und Erythrozyten), ist das Verhältnis zwischen Flüssigkeitsvolumen und Gefäßkapazität unausgeglichen. Die Kapazität bleibt konstant, aber das Flüssigkeitsvolumen ist vermindert. Ein hypovolämischer Schock ist die häufigste Schockursache in der Präklinik und ein Blutverlust bei Weitem der häufigste und gefährlichste Grund für einen Schock beim Traumapatienten.

Bei einem Volumenmangel innerhalb des Kreislaufsystems kommt es zu einer Adrenalinausschüttung, was unter anderem zu einer erhöhten Kontraktionskraft und Frequenz des Herzens führt. Der Sympathikus setzt gleichzeitig Noradrenalin frei, um den Gefäßquerschnitt zu verkleinern und somit die Gesamtkapazität der Gefäße zu vermindern und der verbleibenden Flüssigkeit anzupassen. Diese Vasokonstriktion bewirkt wie beschrieben eine Ischämie im betroffenen Gewebe, was zu einem Wechsel vom aeroben zum anaeroben Metabolismus führt.

Dieser kompensatorische Mechanismus arbeitet bis zu einem bestimmten Punkt sehr gut. Ein Patient mit einer Tachykardie und Symptomen eines kompensierten Schocks ist schon im Schock, nicht erst „auf dem Wege dahin". Unbedingt zu beachten ist der Umstand, dass noch vor dem Einsetzen einer Tachykardie oder eines Blutdruckabfalls die Abflachung der Pulsdruckamplitude ein erster Hinweis auf den einlaufenden Schock ist. Wenn der Blutverlust aber andauert, reicht die Kompensation nicht mehr aus und der Blutdruck des Patienten fällt. Dieser Blutdruckabfall definiert den Unterschied zwischen einem kompensierten und einem dekompensierten Schockzustand. Der Patient, der diese Schocksymptome aufweist, ist bereits dekompensiert und wird ohne eine zielgerichtete Therapie in das Stadium des irreversiblen Schock übergehen.

Hämorrhagischer Schock

Der durchschnittliche menschliche Körper mit einem Gewicht von 70 kg hat ein zirkulierendes Blutvolumen von ca. 5 Litern. Ein hämorrhagischer Schock (hypovolämischer Schock aufgrund eines akuten Blutverlusts) wird jeweils abhängig vom Blutverlust in vier Klassen eingeteilt (> Tab. 9.1). Diese Klassifizierung ist mit Vorbehalt zu betrachten, da die Klassen keine absoluten Werte beschreiben und deutliche Überlappungen möglich sind.

1. **Klasse I** beschreibt einen Verlust von 15% des Blutvolumens (bis zu 750 ml) bei einem Erwachsenen. Dieses Stadium weist nur wenige klinische Zeichen auf. Die Tachykardie ist meistens nur minimal; es sind keine Veränderungen beim Blutdruck, beim Pulsdruck und in der Atemfrequenz messbar. Falls die Blutung gestoppt wurde, verkraften die meisten ansonsten gesunden Personen diese Situation problemlos und benötigen nur einen Flüssigkeitsersatz. Die Kompensationsmechanismen des Körpers ersetzen den intravasalen Volumenverlust und erhalten einen ausreichenden Blutdruck aufrecht.
2. **Klasse II** repräsentiert einen Verlust von 15–30% des Blutvolumens (750–1 500 ml) Die meisten Erwachsenen sind in der Lage, diesen Blutverlust über eine vermehrte Aktivität des Sympathikus noch zu kompensieren und den Blutdruck stabil zu halten. Klinisch findet der Rettungsdienstmitarbeiter eine erhöhte Atemfrequenz, eine Tachykardie und einen geringen Pulsdruck bei normalem systolischem Druck. Weil der Blutdruck normal ist, handelt es sich um einen „kompensierten Schock": Der Patient befindet sich im Schock, ist aber dennoch in der Lage, diesen für eine gewisse Zeit zu kompensieren. Die Patienten zeigen sich häufig ängstlich und schreckhaft. Die Urinmenge, ein Parameter, der in der Präklinik üblicherweise nicht erhoben wird, fällt langsam auf 20–30 ml/h ab. Gelegentlich benötigen diese Patienten eine Bluttransfusion; allerdings reagieren die meisten gut auf kristalloide Infusionslösungen, wenn die Blutung zu diesem Zeitpunkt kontrolliert wird.
3. **Klasse III** repräsentiert einen Verlust von 30–40% des gesamten Blutvolumens (1 500–2 000 ml). Wenn der Blutverlust diese Schwelle erreicht hat, sind die meisten Patienten nicht mehr in

Tab. 9.1 Klassifizierung des hämorrhagischen Schocks

	Klasse I	Klasse II	Klasse III	Klasse IV
Blutverlust (ml)	< 750	750–1 500	1 500–2 000	> 2 000
Blutverlust (% des gesamten Blutvolumens)	< 15 %	15–30 %	30–40 %	> 40 %
Pulsdruck	normal oder erhöht	erniedrigt	erniedrigt	erniedrigt
Herzfrequenz (Schläge/min)	< 100	100–120	120–140	> 140
Atemfrequenz	14–20	20–30	30–40	> 35
Blutdruck	normal	normal	erniedrigt	erniedrigt
Mentaler Status	etwas ängstlich	ängstlich	ängstlich, verwirrt	verwirrt, teilnahmslos
Flüssigkeitsersatz	Kristalloid	Kristalloid/Kolloid	Kristalloid/Kolloid und Blut	Kristalloid/Kolloid und Blut

Bitte beachten Sie, dass deutliche Überschneidungen zwischen den Werten und Beschreibungen der einzelnen Schockklassen existieren können.
Modifiziert nach: American College of Surgeons Committee on Trauma: *Advanced trauma life support for doctors, student course manual*, 8. Aufl., Chicago, 2008, ACS

der Lage, dies zu kompensieren, und eine Hypotension tritt auf. Die klassischen Schockzeichen sind offensichtlich und beinhalten eine Tachykardie mit Frequenzen > 120/min, eine Tachypnoe mit Frequenzen von 30–40/min und ausgeprägte Angstgefühle oder Verwirrung. Die Urinmenge fällt auf 5–15 ml/h ab. Die meisten Patienten benötigen eine Bluttransfusion. Die Gabe von kolloidalen Volumenersatzmitteln wie HAES 6 % stellt beim hämorrhagischen Schock gemeinsam mit Kristalloiden eine gute Überbrückungsmethode in der Präklinik dar, bis eine chirurgische Intervention zur Blutungskontrolle durchgeführt werden kann.

4. **Klasse IV** repräsentiert einen Verlust von mehr als 40 % des gesamten Blutvolumens (> 2 000 ml). Dieses Stadium des schweren Schockzustands wird durch eine markante Tachykardie (> 140/min), eine Tachypnoe (> 35/min), deutliche Verwirrung oder Lethargie und einen deutlich gesunkenen systolischen Blutdruck im Bereich um 60 mmHg charakterisiert. Diese Patienten überleben nur noch wenige Minuten (➤ Abb. 9.1). Ein positives Outcome ist abhängig von einer unverzüglichen chirurgischen Blutungskontrolle und einer zielgerichteten Transfusionstherapie mit Blut- und Plasmapräparaten. Die Infusionstherapie mit kristalloiden Lösungen sollte keinesfalls überschießend erfolgen.

Die Dynamik der Schockentwicklung ist abhängig von der Geschwindigkeit des Blutverlustes. Daniel Bernoulli, ein Schweizer Mathematiker, entwickelte eine mathematische Formel, die den Flüssigkeitsverlust innerhalb eines Röhrensystems berechnet. Die Details der Formel sind für das Verständnis eines Blutverlustes und die Entstehung eines Schocks nicht notwendig; dennoch ist es erforderlich, die Grundlagen dieser Gesetzmäßigkeit zu kennen. Der einfachste Ansatz des Bernoulli-Prinzips besagt, dass sich die Geschwindigkeit des Flüssigkeitsverlustes aus einem Rohr direkt proportional zur Größe des Lochs innerhalb der Wand und zur Differenz der Drücke innerhalb und außerhalb des Rohrs verhält. Dasselbe Prinzip gilt auch für die Blutgefäße.

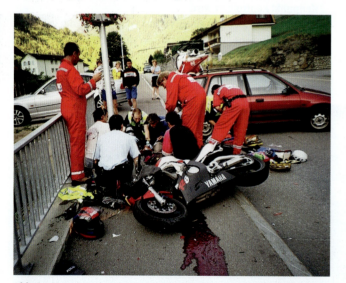

Abb. 9.1 Patient nach einem Motorradunfall, mit einem massivem Blutverlust, der sehr schnell zum Auftreten eines hypovolämischen Schocks führen kann.
Quelle: Photograph provided courtesy of Air Glaciers, Switzerland. © NAEMT; PHTLS, 8th edition, Jones & Bartlett, 2016

Stellen Sie sich die Blutgefäße als Heizung in einem Haus und das Blut als Flüssigkeit in den Rohren vor. Falls die Heizung nun ein Leck aufweist, hängt die Menge des austretenden Wassers direkt von der Größe des Lochs und von der Differenz der Drücke innerhalb und außerhalb des Rohrs ab. Hast das Loch z. B. einen Durchmesser von 2,5 cm, so tritt mehr Flüssigkeit bei einem Druck innerhalb des Rohrs von 7 bar als bei einem Druck von 3 bar aus. Vergleichbar ist der Blutverlust aus einer Wunde proportional zu der Größe des Lecks in der Gefäßwand und zu der Differenz der Drücke innerhalb und außerhalb des Blutgefäßes.

Bei einem verletzten Patienten, der Blut verloren hat, muss die Blutung gestoppt werden; und wenn eine gesundheitsbedrohliche Menge Blut verloren ging, müssen Bluttransfusionen verabreicht werden. Die Flüssigkeit, die verloren gegangen ist, beinhaltet alle Bestandteile des Blutes: von sauerstofftransportierenden Erythrozyten über Gerinnungsfaktoren bis hin zu Proteinen, die den kolloidosmotischen Druck aufrechterhalten. Bluttransfusionen sind im präklinischen Umfeld üblicherweise nicht möglich; daher sollte bei Patienten im hämorrhagischen Schock die Blutungskontrolle im Vordergrund stehen, begleitet von einer zurückhaltenden, zielgerichteten Infusionstherapie mit kristalloiden Lösungen. Zudem sind die Patienten schnellstmöglich in ein Krankenhaus zu transportieren, in dem Blut, Plasma und Thrombozytenkonzentrate verfügbar sind und, falls erforderlich, notfallchirurgische Maßnahmen zur Blutungskontrolle durchgeführt werden können (➤ Kasten 9.2).

Forschungen zum Thema Schock haben gezeigt, dass jeder Liter Blutverlust durch 3 Liter kristalloide Flüssigkeit ersetzt werden muss[3], weil 30–60 Minuten nach der Gabe einer isotonischen kristalloiden Flüssigkeit nur noch ¼–⅓ des Volumens im intravasalen Raum zu finden ist. Der Einsatz eines limitierten Volumens kristalloider Flüssigkeiten während des Transports und vor der Bluttransfusion hat sich bewährt. Das Ergebnis einer Überinfusion kristalloider Lösungen ist die Zunahme interstitieller Flüssigkeit (Ödem) und damit die Reduzierung des Sauerstofftransfers zu den roten Blutkörperchen und den Gewebezellen. Das Ziel ist **nicht,** den Blutdruck auf ein normales Niveau zu heben, sondern gerade so viel Flüssigkeit zu geben, um die Durchblutung und damit die Versorgung mit oxygenierten roten Blutkörperchen für das Herz, das Gehirn und die Lungen aufrechtzuerhalten. Eine vermehrte Infusionstherapie führt lediglich zu einer Verdünnung der Gerinnungsfaktoren und zu einer Zerstörung möglicher Gerinnungsprozesse, die schon an den verletzten Gefäßen stattgefunden haben, und somit zu einer Verstärkung der Blutung. Eine geeignete kristalloide Flüssigkeit für die Behandlung des hämorrhagischen Schocks ist eine balancierte kristalloide (Voll-)Elektrolytlösung. NaCl-Lösungen sollen heute nicht mehr verwendet werden; sie lösen eine Hyperchlorämie aus (messbarer Anstieg der Chloridkonzentration im Blut), die zu einer Azidose führt.

Neuere Forschungen[4, 5] haben gezeigt, dass die zu ersetzende Flüssigkeit dem Vollblut so genau wie möglich entsprechen und vom pH-Wert so balanciert sein sollte, dass im Organismus hierdurch keine Azidosen oder Alkalosen ausgelöst werden. Der erste Schritt zur Verbesserung der Oxygenierung ist die bedarfsgerechte Verabreichung von Blut- und Plasmapräparaten, die nur in Krankenhäusern verfügbar sind. Thrombozyten und andere Gerinnungsfaktoren sind bei Bedarf einzusetzen. Es gibt 13 Faktoren innerhalb der Gerinnungskaskade, die bereits in ▸ Kap. 4 beschrieben wurde. Plasma enthält eine große Anzahl dieser Gerinnungsfaktoren und anderer Komponenten, die erforderlich sind, um den Blutverlust aus kleinen Gefäßen zu stoppen. Bei allen Optimierungen der Volumentherapie gilt dennoch, dass ein Patient, der einen massiven Blutverlust durch Verletzungen von großen Gefäßen erlitten hat, in erster Linie eine operative Versorgung benötigt.

> **9.2 Tranexamsäure**
>
> Nach sehr positiven Studien bei Traumapatienten wird in vielen Rettungsdienstbereichen bei hämorrhagischem Schock und schwerem Gewebetrauma bzw. einem Injury Severity Score (ISS) von > 25 bereits präklinisch mit der Gabe von Tranexamsäure begonnen. Ziel ist, die beim Patienten überaktivierte Gerinnung frühzeitig wieder unter Kontrolle zu bekommen. Die übermäßige Gerinnungsaktivierung führt zur Auflösung von blutstillenden Thromben, die sich bereits gebildet hatten, was letztlich die Blutung weiter unterhält und Gerinnungsfaktoren verbraucht. Tranexamsäure kann diese Hyperfibrinolyse unterbrechen und die Blutung vermindern.

9.3.2 Distributiver (Verteilungs-)Schock

Der distributive oder Verteilungsschock entsteht, wenn eine erhöhte Durchlässigkeit der Gefäßwände für Blutplasma besteht oder eine reduzierte Wandspannung der Gefäße einen Volumenmangel im Gefäßsystem verursacht, ohne dass global betrachtet Flüssigkeit fehlt. Dieser relative intravasale Volumenmangel entsteht auch, wenn sich die Gefäßkapazität ohne proportionale Zunahme des Flüssigkeitsvolumens vergrößert. Obwohl sich die Menge der intravaskulären Flüssigkeit nicht geändert hat, ist in Bezug auf die Kapazität der Gefäße ein relativer Flüssigkeitsverlust entstanden. Als Resultat nehmen das Volumen, das dem Herzen als Vorlast zur Verfügung steht, sowie das Herzzeitvolumen ab. In den meisten Situationen hat die Flüssigkeit das vaskuläre System nicht verlassen. Diese Form des Schocks ist also nicht durch eine Hypovolämie verursacht, in der Flüssigkeiten durch Blutungen, Erbrechen oder Diarrhö verloren gehen, sondern das Problem ist die Differenz zwischen Transportraum und intravasalem Volumen. Aus dem Grund wird dieser Zustand auch „relative Hypovolämie" genannt. Obwohl die Ursache eine andere ist, ähneln einige der Symptome dennoch einem hypovolämischen Schock.

Beim distributiven Schock fällt der Gefäßwiderstand wegen des relativ größeren Gefäßdurchmessers ab, was den diastolischen Blutdruck senkt. Ist dieser reduzierte Widerstand mit einer ebenso reduzierten Vorlast kombiniert, führt er zu einem verminderten kardialen Auswurf. Das wiederum führt zu niedrigem systolischem und diastolischem Blutdruck. Obwohl der Blutdruck niedrig ist, können der Blutfluss, die Gewebeoxygenierung und somit auch die Energieproduktion bei einem distributiven Schock ausreichend sein.

Ein distributiver Schock kann zwei grundsätzliche Ursachen haben: eine Funktionseinschränkung des autonomen Nervensystems mit einem Verlust des Gefäßtonus oder durch chemische Stoffe, die zu einer peripheren Vasodilatation führen. Diese Umstände können nach einem spinalen Trauma, nach einer einfachen Ohnmacht, bei schweren Infektionen oder bei allergischen Reaktionen auftreten. Die Behandlung des distributiven Schocks beinhaltet eine Optimierung der Oxygenierung des Blutes und eine Verbesserung und Aufrechterhaltung des Blutflusses zum Gehirn und zu anderen lebenswichtigen Organen. Wenn möglich, sollen auslösende Ursachen schnell beseitigt werden.

Neurogener „Schock"

Ein neurogener Schock, oder genauer eine neurogene Hypotension, tritt auf, wenn die Verletzung den Sympathikus im Rückenmark betrifft. Dies kommt häufig bei Verletzungen im thorakolumbalen Übergang vor. Aufgrund des Verlustes der sympathischen Kontrolle über das vaskuläre System, das die glatten Muskelfasern in den Gefäßen kontrolliert, dilatieren die Gefäße unterhalb der Verletzungsebene. Der ausgeprägte Abfall des systemischen Gefäßwiderstandes und die damit verbundene Vasodilatation führen dazu, dass die Gefäßkapazität zunimmt und sich eine relative Hypovolämie einstellt. Der Patient ist nicht hypovolämisch, das normale Blutvolumen füllt die dilatierten Gefäße aber nur noch unzureichend aus. Anders als bei den bisher dargestellten Schockformen ist die Haut hier warm und trocken. Betrifft die Läsion am Rückenmark auch die sympathischen (= antreibenden) Fasern des Herzens (oberhalb Th4), zeigen diese Patienten keine Tachykardie. Im Zusammenspiel mit dem abgefallenen Gefäßwiderstand sinken auch der systolische und der diastolische Blutdruck mit entsprechenden Konsequenzen für die Organfunktionen.

Ein dekompensierter hypovolämischer Schock und ein neurogener Schock führen beide zu einem niedrigen systolischen Blutdruck. Trotzdem sind die weiteren klinischen Zeichen signifikant unterschiedlich und auch die Behandlung gestaltet sich verschieden (▸ Tab. 9.2). Ein niedriger systolischer und diastolischer Blutdruck sowie ein geringer Pulsdruck charakterisieren einen hypovolämischen Schock. Ein neurogener Schock zeigt ebenfalls ei-

Tab. 9.2 Klinische Zeichen der verschiedenen Schocktypen			
Vitalzeichen	**Hypovolämisch**	**Neurogen**	**Kardiogen/Obstruktiv**
Hauttemperatur	kalt, feucht	warm, trocken	kalt, feucht
Hautfarbe	fahl, zyanotisch	violett	fahl, zyanotisch
Blutdruck	abfallend	abfallend	abfallend
Grad des Bewusstseins	verändert	klar	verändert
Rekapillarisierung	verzögert	normal	verzögert

nen niedrigen systolischen und diastolischen Blutdruck, aber der Pulsdruck bleibt normal oder ist sogar erhöht. Die Hypovolämie führt zu kalter, feuchter, blasser und oder zyanotischer Haut mit verzögerter Rekapillarisierung. Im neurogenen Schock hat der Patient warme, trockene Haut, vor allem unterhalb der Verletzungsregion. Der Puls beim hypovolämischen Schockpatienten ist schwach und schnell. Aufgrund der konkurrenzlosen Parasympathikusaktivität am Herzen wird beim neurogenen Schock typischerweise eine Bradykardie gefunden, nur sehr selten eine Tachykardie. Die Pulsqualität kann aber schwach sein. Die Hypovolämie verursacht einen verminderten Bewusstseinszustand oder wenigstens Angstgefühl und Aggressivität. Bei fehlendem Schädel-Hirn-Trauma ist der Patient mit neurogenem Schock in liegender Position aufmerksam, orientiert und bei klarem Verstand (➤ Kasten 9.3). Patienten mit einem neurogenen Schock haben häufig Begleitverletzungen, die einen Blutverlust auslösen können. Deshalb soll der Patient mit einem neurogenen Schock und Zeichen eines Volumenmangels so behandelt werden, als hätte er einen offensichtlichen Blutverlust.

> **9.3 Neurogener Schock versus spinaler Schock**
>
> Wie in diesem Kapitel diskutiert, bezieht sich der Begriff neurogener Schock auf eine Unterbrechung des sympathischen Nervensystems, typischerweise durch eine Verletzung des Spinalstrangs, was in einer wesentlichen Dilatation der peripheren Arterien resultiert. Unbehandelt kann dies zu einer verminderten Perfusion des Gewebes führen. Diese Bedingungen dürfen nicht mit dem Begriff „spinaler Schock" verwechselt werden, der keinen Schock im Sinne eines Missverhältnisses von O_2-Angebot und -Bedarf beschreibt. Dieser Begriff bezeichnet vielmehr das plötzliche Eintreten schlaffer Paresen, Areflexie und Sensibilitätsverlust bei Verletzung des Spinalstrangs.

Psychogener (vasovagaler) „Schock"

Ein psychogener Schock wird durch den Parasympathikus ausgelöst. Die Stimulation des X. Hirnnerven (N. vagus) verursacht eine Bradykardie. Die vermehrte Parasympathikusaktivität kann genauso wie der oben beschriebene Ausfall des Sympathikus ebenfalls zu einer vorübergehenden peripheren Vasodilatation und Hypotension führen. Falls die Bradykardie und die Vasodilatation schwer genug sind, fällt das Herzzeitvolumen dramatisch und bewirkt eine insuffiziente Durchblutung des Gehirns. Von einer vasovagalen Synkope wird gesprochen, wenn der Patient kurzzeitig das Bewusstsein verliert. Verglichen mit einem neurogenen Schock, ist die Zeit der Bradykardie und Vasodilatation auf wenige Minuten beschränkt, wohingegen der neurogene Schock mehrere Tage andauern kann. Beim psychogenen Schock erreichen die Patienten, nachdem sie in eine Flachlage gebracht wurden, schnell wieder einen normalen Blutdruck. Aufgrund dieser Selbstlimitierung mündet eine vasovagale Synkope nicht in einen eigentlichen Schock und der Körper erholt sich schnell, bevor eine signifikante Minderperfusion Schaden anrichten kann. Sturzbedingte Schädigungen müssen allerdings vom Rettungsdienstmitarbeiter bis zum Beweis des Gegenteils unterstellt werden.

Septischer Schock

Ein septischer Schock wird bei Patienten mit lebensbedrohlichen Infektionen beobachtet und ist eine weitere Schocksituation, die eine Vasodilatation aufweist. Zytokine, freigesetzt als Reaktion auf eine schwere Infektion, verursachen neben der Vasodilatation Schäden an den Gefäßwänden. Zusätzlich treten kapilläre Leckagen auf, aus denen Flüssigkeit aus den Kapillaren in das Interstitium übertritt. Deshalb ist der septische Schock ein typischer Vertreter des distributiven und des hypovolämischen Schocks. Die Vorlast ist wegen der Vasodilatation und der verlorenen Flüssigkeit vermindert und die Hypotension erfolgt, wenn das Herz diesen Zustand nicht länger kompensieren kann. Der septische Schock ist nie kurzfristig nach einem Trauma anzutreffen; trotzdem kann der Helfer zu einem Patienten mit septischem Schock gerufen werden. Das ist häufig der Fall bei Sekundärtransporten zwischen verschiedenen Krankenhäusern oder wenn der Patient eine Verletzung im Gastrointestinaltrakt erlitten und nicht rechtzeitig ärztliche Hilfe beansprucht hat.

Anaphylaktischer Schock

Der anaphylaktische Schock ist eine schwere, lebensbedrohliche allergische Reaktion, die zahlreiche Köperorgane betrifft. Wenn ein Individuum zum ersten Mal mit einem Allergen konfrontiert wird, kann es dafür sensibilisiert werden. Erfolgen spätere Expositionen gegenüber diesem Allergen, kann sich eine systemische Reaktion zeigen. Zusätzlich zu den allgemeinen Symptomen der allergischen Reaktion wie Rötung der Haut, Nesselsucht und Juckreiz werden gravierendere Befunde erhoben. So finden sich respiratorische Probleme, Atemwegsobstruktion und eine zum Schock führende Vasodilatation. Gleichzeitig erhöht sich schlagartig die Durchlässigkeit der Gefäßwände für Blutplasma mit der Folge eines relativen Volumenmangels im Gefäßsystem. Die aus dem Gefäßsystem austretende Flüssigkeit verursacht je nach Schweregrad lokale oder generalisierte Ödeme. In manchen Fällen ist hier auch ein vorausschauendes Atemwegsmanagement erforderlich. Die Therapie beinhaltet die Gabe von Adrenalin, Antihistaminika und Steroiden.

9.3.3 Kardiogener Schock

Ein kardiogener Schock kann verschiedene Ursachen haben. Sie gehen alle vom Myokard selbst aus, schränken die Auswurfleistung des Herzens ein und reduzieren das Herzzeitvolumen. In Abgrenzung zum obstruktiven Schock liegt hier die Ursache des Pumpversagens in einer nicht ausreichenden oder nicht hinreichend koordinierten Kontraktilitätsfunktion des Myokards selbst.

Herzmuskelschaden

Jede Verletzung des Herzmuskels hat Einfluss auf dessen Kontraktionskraft und die Auswurfleistung. Der Schaden kann aus einer akuten Unterbrechung der Herzmuskeldurchblutung (wie bei einem Herzinfarkt aufgrund einer Herzkranzgefäßerkrankung) oder einer Quetschung des Herzmuskels (bei einer stumpfen Herzverletzung) resultieren. Wie jeder Muskel arbeitet auch der Herzmuskel schlechter, wenn er verletzt oder geschädigt wird. Ein Teufelskreis schließt sich an: Verminderte Oxygenierung verursacht verminderte Kontraktilität. Diese bewirkt ein schlechteres Herzzeitvolumen und dieses wiederum eine verminderte systemische Perfusion. Verminderte Perfusion resultiert in einer fortschreitenden schlechten Oxygenierung und somit in einer Fortsetzung des Kreises.

Arrhythmien

Herzrhythmusstörungen können die Effektivität der Kontraktionen des Herzmuskels negativ beeinflussen, was zu einer verminderten systemischen Perfusion führt. Eine sich entwickelnde Hypoxie verursacht eine Myokardischämie und konsekutive Arrhythmien, wie Extrasystolen oder Tachyarrhythmien. Da sich das Herzzeitvolumen aus dem Produkt von Schlagvolumen und Anzahl der Kontraktionen zusammensetzt, führen Rhythmusstörungen, die das Herz verlangsamen (Bradykardie) oder die Füllungszeit des linken Ventrikels verkürzen (Tachykardie) und so ein vermindertes Schlagvolumen produzieren, zu einem relativ schlechteren Herzzeitvolumen. Stumpfe Herzmuskelverletzungen können ebenfalls zu Arrhythmien führen; am häufigsten findet sich eine moderate, persistierende Tachykardie.

Herzklappenschädigung

Ein plötzlicher, harter Schlag gegen den Thorax oder das Abdomen (➤ Kap. 5, ➤ Kap. 12) kann die Herzklappen schädigen. Schwere Klappenschäden führen zu einer akuten Klappenundichtigkeit (Regurgitation), bei der signifikante Blutmengen immer wieder über die defekte Klappe in die Kammer zurückpendeln. Dieser Pendelfluss beansprucht die Herzleistung frustran, vergleichbar mit dem Gasgeben bei angezogener Handbremse im Auto. Der sich hieraus in der Folge rasch entwickelnde kardiogene Schock resultiert bei diesen Patienten in einem Lungenödem bis hin zu einem Herz-Kreislauf-Stillstand. Neu auftretende Herzgeräusche sind wichtige diagnostische Hilfsmittel, präklinisch aber schwierig feststellbar und hier noch weniger therapierbar.

9.3.4 Obstruktiver Schock

Diese Schockform beschreibt extrakardiale mechanischen Faktoren, welche die Füllung oder die Entleerung des Herzens oder der großen Gefäße einschränken. Unbehandelt ziehen alle obstruktiven Schockformen rasch einen kardiogenen Schock nach sich. Das Vena-cava-Kompressionssyndrom, der Spannungspneumothorax und die Herzbeuteltamponade stören dabei die Füllung des rechten Herzens. Die Lungenembolie stört gleichzeitig die Entleerung des rechten und die Füllung des linken Ventrikels. Schließlich führen embolische Verschlüsse der Aorta oder eine Aortendissektion zur Auswurfbehinderung des linken Ventrikels. Aus dieser Aufzählung wird leicht verständlich, dass die gelegentliche Klassifizierung die-

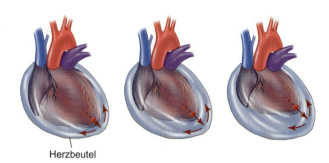

Abb. 9.2 Herzbeuteltamponade: Blut, das in den Herzbeutel gelangt, reduziert die Dehnbarkeit des Ventrikels. Dadurch kommt es zu einer reduzierten Füllung der Ventrikel und in Folge zu einer eingeschränkten Auswurfleistung des Herzens.

ser Ursachen zu der kardiogenen Schockform weder anatomisch korrekt noch therapeutisch zielführend ist. Lebensrettende Maßnahmen müssen sich bei den obstruktiven Schockformen nach der zugrunde liegenden Ursache richten. Eine myokardunterstützende, positiv inotrope Therapie des in der Folge rasch parallel einsetzenden kardiogenen Schocks kann zwar zusätzlich notwendig sein, löst aber allein keinesfalls die lebensbedrohlichen Probleme wie beim Spannungspneumothorax oder der Lungenembolie.

Herzbeuteltamponade

Sich schnell vermehrende Flüssigkeitsmengen im derben und kaum dehnbaren Herzbeutel komprimieren die Ventrikel und vermindern so deren Füllung während der Diastole (Entspannung). Im Falle einer Verletzung kann Blut in das Perikard fließen. Bereits kleinere Mengen von 150 ml können dazu führen, dass sich die Wände der Ventrikel nicht mehr ausreichend ausdehnen. Zusätzlich bedeutet eine nicht adäquate Füllung eine fehlende Dehnung des Herzmuskels. Dies führt zu einer verminderten Kontraktionskraft des Herzmuskels. Im Fall einer penetrierenden Herzverletzung fließt bei jeder Kontraktion wieder Blut in den Herzbeutel, wodurch das Herzzeitvolumen weiter reduziert wird (➤ Abb. 9.2). Einer sich fulminant entwickelnden Perikardtamponade folgt schnell ein nicht mehr beherrschbarer Schockzustand (➤ Kap. 12).

Spannungspneumothorax

Wenn in die Pleurahöhle einer Thoraxseite Luft eindringt, kollabiert die Lunge zunächst durch ihre elastischen Rückstellkräfte. Wird durch Ventilmechanismen im gleichzeitig verletzten Lungengewebe und unter Beatmung auch noch Druck in der betroffenen Brusthöhle aufgebaut, wird die entsprechende Lunge zusätzlich komprimiert. Die betroffene Lunge kann nicht mehr mit Luft gefüllt werden, was zu mindestens 4 Problemen führen kann:
1. Das Atemzugvolumen ist deutlich reduziert.
2. Die betroffene Lungenseite nimmt nicht mehr am Gasaustausch teil.
3. Die Gefäße der Lunge werden ebenfalls komprimiert, was den Blutfluss zur Lunge einschränkt.

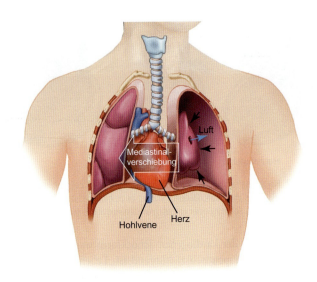

Abb. 9.3 Spannungspneumothorax: Das Eindringen von Luft in den Pleuraspalt führt zu einem Kollaps und somit zu einer Einschränkung der verletzten Lungenseite. Kommt es durch einen Ventilmechanismus im Verlauf zu einem weiterem Eindringen von Luft, wird das Mediastinum auf die gegenüberliegende Seite verschoben. Dadurch werden auch diese Lungenseite sowie die untere Hohlvene komprimiert. Dieses schränkt den venösen Rückstrom und somit die Auswurfleistung des Herzens ein.

4. Der erhöhte Gefäßwiderstand im Lungenkreislauf benötigt eine höhere Kontraktionskraft des Herzens (pulmonale Hypertension).

Falls das Luftvolumen und der Druck der Luft im verletzten Thorax – meist unter fortgesetzter Beatmung – weiter ansteigen, wird das Mediastinum von der verletzten Seite aus verschoben. Diese Mediastinalverschiebung bewirkt eine Kompression der gegenüberliegenden Lunge sowie der unteren und oberen Hohlvene. Die Kompression und das Abknicken der Vv. cavae verringern den venösen Rückfluss zum Herzen drastisch, was zu einem signifikanten Abfall der Vorlast führt (> Abb. 9.3). Alle diese Faktoren reduzieren die Auswurfleistung des Herzens deutlich und führen schnell zu einer Schocksymptomatik.

9.4 Beurteilung des Schockpatienten

Wie bereits weiter oben erwähnt, ist der Schock ein Zustand, der durch ein Missverhältnis von Sauerstoffbedarf der Organe und dem bereitgestellten Sauerstoffangebot durch Atmung, Sauerstofftransport und Gewebeoxygenierung gekennzeichnet ist. Eine verminderte Durchblutung kann dabei die Ursache einer verringerten Energieproduktion der Zellen sein. Der Verlust der Energieproduktion und der daraufhin stattfindende Wechsel vom aeroben zum anaeroben Stoffwechsel reduziert die ATP-Produktion um das 19-Fache. Der Körper antwortet auf diesen Abfall in der Energiegewinnung mit einer selektiven Drosselung der Perfusion in nicht essenziellen Abschnitten des Körpers einerseits und einer kompensatorischen Steigerung der Herz-Kreislauf-Funktionen andererseits zur besseren Durchblutung überlebenskritischer Organe des Körpers.

Bei der Ausbildung eines Schocks verursachen die anlaufenden physiologischen Kompensationsmechanismen typische und erkennbare Symptome des Körpers. Diese Körperreaktionen sind gekennzeichnet durch eine Reduktion der Durchblutung von nichtvitalen Organen wie z. B. der Haut, die sich daraufhin kalt anfühlt und marmoriert erscheint. Außerdem verringert sich der Pulscharakter in den Extremitäten; die Haut erscheint dort zyanotisch und die Rekapillarisierung ist verzögert. Es zeigen sich Vigilanzstörungen als Ergebnis einer verminderten Versorgung des Gehirns mit oxygeniertem Blut. Die Azidose, die sich durch den anaeroben Stoffwechsel entwickelt, führt zu einer hohen Atemfrequenz, weil der Körper versucht, Stoffwechselprodukte wie Kohlendioxid abzuatmen und den Blut-pH-Wert im Normalbereich zu halten. Eine Verminderung der Energieproduktion ist gekennzeichnet durch verlangsamte Körperreaktionen, kalte Haut und eine verminderte Körperkerntemperatur. Der Patient kann zittern, weil er versucht, dadurch die Körperwärme zu erhalten. Bei der Einschätzung eines Schockzustands muss der Rettungsdienstmitarbeiter diese frühen, oftmals subtilen Anhaltspunkte einer Hypoperfusion erkennen. In der präklinischen Umgebung besteht dies aus einer speziellen Beurteilung folgender Organe und Systeme: das Gehirn mit dem zentralen Nervensystem, das Herz mit dem kardiovaskulären System, das Atmungssystem, die Haut und die Nieren. Nachstehende Zeichen sind Hinweise einer Hypoperfusion:

- Reduziertes Bewusstsein, Angst, Desorientiertheit, Aggressivität, ungewöhnliches Benehmen (Gehirn und ZNS)
- Tachykardie, tiefer systolischer Blutdruck und geringer Pulsdruck (Herz und kardiovaskuläres System)
- Schnelle, oberflächliche Atmung (Atmungssystem)
- Kalte, feuchte, blasse, schweißige oder sogar zyanotische Haut mit verlängerter Rekapillarisierungszeit (Haut und Extremitäten)
- Verminderte Urinausscheidung (Niere), kann präklinisch aber nicht diagnostiziert werden

Weil der Blutverlust bei einem Traumapatienten die häufigste Ursache des Schocks ist, muss der Helfer bis zum Beweis des Gegenteils bei jedem Schock von einem massiven Blutverlust ausgehen. Er sollte mit der höchsten Priorität zuerst nach äußeren Blutungen suchen und sie, falls möglich, sofort unter Kontrolle bringen. Die Blutungskontrolle umfasst Techniken wie direkter Druck auf die Wunde, Tourniquets oder die Schienung peripherer Frakturen. Falls keine Anhaltspunkte äußerer Blutungen vorhanden sind, müssen innere Blutungen oder auch ein Spannungspneumothorax vermutet werden. Obwohl ein endgültiges Management einer inneren Blutung präklinisch nicht möglich ist, sollte die Verdachtsdiagnose trotzdem präklinisch gestellt und ein schneller Transport initiiert werden. Ein Spannungspneumothorax ist unverzüglich zu entlasten. Die mitgeteilten Informationen an das Zielkrankenhaus vereinfachen die Weiterbehandlung im Schockraum. Bedeutende innere Blutungen können im Thorax, Abdomen, Becken und im Retroperitonealraum auftreten. Anhaltspunkte für eine stumpfe oder penetrierende Thoraxverletzung mit abgeschwächten Atemgeräuschen und einem dumpfen Klopfschall würden eine thorakale Blutungsquelle nahelegen. Abdominale Abwehrspannung, Instabilität des Beckens, ungleiche Länge der Beine, Schmerzen im Bereich des Beckens – zunehmend bei Bewegungen –, Einblutungen im Dammbereich und Blutungen am Ausgang der Urethra können Hinweise auf signifikante Blutungen im Abdomen, Becken- oder Retroperitonealraum sein.

Wenn nach der Beurteilung keine Blutung als Ursache des Schocks vermutet wird, müssen die anderen Schockursachen in Betracht gezogen werden. Dazu gehören eine Perikardtamponade, ein Spannungspneumothorax (beide zeigen gestaute Halsvenen im Gegensatz zu kollabierten Venen beim hämorrhagischen Schock) oder ein neurogener Schock. Abgeschwächte Atemgeräusche und hypersonorer Klopfschall auf der verletzten Thoraxseite, ein Hautemphysem, eine erhöhte Atemfrequenz und evtl. eine Deviation der Trachea (selten in der Präklinik) suggerieren einen Spannungspneumothorax, der eine sofortige Nadeldekompression (➤ Kap. 12.7.1) erforderlich macht. Ein kardiogener Schock ist bei einem stumpfen oder penetrierenden Thoraxtrauma möglich. Gedämpfte Herzgeräusche können ein Hinweis auf eine Herzbeuteltamponade (in der lauten präklinischen Umgebung schwer zu bestimmen) sein. Weiterhin kommt ein neurogener Schock infrage, vor allem bei vorhandenen Zeichen einer Wirbelsäulenverletzung mit Bradykardie und warmen Extremitäten. Die meisten, wenn nicht alle diese Zeichen können durch einen aufmerksamen Rettungsdienstmitarbeiter präklinisch diagnostiziert werden; dieser kann so die Schockursache ermitteln und die nötigen Behandlungsschritte einleiten.

Die Evaluation der verschiedenen Regionen des Patienten beinhaltet Atemwege, Ventilation, Perfusion, Hautfarbe und -temperatur, Rekapillarisierungszeit und Blutdruck. Diese gesamten Untersuchungsschritte werden hier separat beschrieben, sowohl im Primary Assessment (Erstuntersuchung) als auch im Secondary Assessment (fokussierte Anamnese und körperliche Untersuchung). Die zeitgleiche Evaluation ist ein wichtiger Teil der Beurteilung des Patienten. Es müssen Informationen aus verschiedenen Quellen eingeholt und verarbeitet werden.

9.4.1 Primary Assessment

Der britische Physiker Lord Kelvin stellte 1883 fest: *„Wenn man messen kann, worüber man spricht, und es in Zahlen ausdrücken kann, dann weiß man etwas darüber. Wenn man es nicht in Zahlen ausdrücken kann, dann ist das Wissen dürftig und unzureichend."*[6]

Genauso denken wir über die Vitalzeichen: Der erste Schritt in der Patientenbeurteilung besteht in einem schnellstmöglich durchgeführten ersten Eindruck über den Zustand des Patienten. Nur nach diesem ersten Eindruck kann sich der Rettungsdienstmitarbeiter die Zeit für spezifischere Untersuchungen nehmen. Bei folgenden Zeichen müssen lebensgefährliche Verletzungen vermutet werden:

- Leichte Angst, in eine Verwirrung oder eine verminderte Bewusstseinslage übergehend
- Leichte Tachypnoe, übergehend in eine schnelle, schwere Atmung
- Leichte Tachykardie, in eine ausgeprägte Tachykardie übergehend
- Schwacher Radialispuls, in einen fehlenden Radialispuls übergehend
- Blasse oder zyanotische Hautfarbe
- Verlängerte Rekapillarisierungszeit
- Verlust der Pulse in den Extremitäten
- Hypothermie

Alle Einschränkungen oder Fehlfunktionen der Atemwege, der Atmung oder des Kreislaufs müssen vor einer weiteren Beurteilung behandelt werden. Die folgenden Schritte sind in diesem Buch in einer bestimmten Reihenfolge beschrieben. An der Einsatzstelle führt der Rettungsdienstmitarbeiter diese Beurteilungsschritte mehr oder weniger simultan durch.

Airway

Die Atemwege müssen bei jedem Patienten initial beurteilt werden. Ein adäquater Atemweg ist die erste Voraussetzung, um ausreichende Mengen an Sauerstoff zu den Zellen transportieren zu können. In der Reihenfolge der Priorität sind nachfolgend die Patienten aufgelistet, die ein umgehendes Atemwegsmanagement benötigen.
1. Patienten, die nicht atmen
2. Patienten, die offensichtliche Atemwegseinschränkungen haben
3. Patienten, die eine Atemfrequenz > 20/min aufweisen
4. Patienten mit einem Stridor

Breathing

Wie schon in ➤ Kap. 4 beschrieben, führt ein anaerober Metabolismus bei verminderter zellulärer Oxygenierung zu einer vermehrten Laktatproduktion. Eine aus Azidose und Hypoxie resultierende erhöhte H^+-Ionenkonzentration führt zu einer Stimulation des Atemzentrums, um die Frequenz und Tiefe der Atmung zu erhöhen. Deshalb ist eine Tachypnoe, deutlich früher als eine gesteigerte Herzfrequenz, eines der ersten Anzeichen eines Schocks. Im Primary Assessment hat der Rettungsdienstmitarbeiter keine Zeit, die Atemfrequenz exakt zu bestimmen. Deshalb sollte sie nur kurz abgeschätzt und in langsam, normal, schnell oder sehr schnell eingeteilt werden. Während eines Schockgeschehens deutet eine langsame Atemfrequenz auf einen schweren Schockzustand hin und dem Patienten steht ein Herzstillstand wahrscheinlich unmittelbar bevor. Schnelle Atemfrequenzen sind beunruhigend und sollten die Suche nach möglichen Schockursachen initiieren. Ein Patient, der versucht, sich die angelegte Sauerstoffmaske abzunehmen, hat womöglich eine zerebrale Ischämie, vor allem wenn diese Handlungen mit Angst und Aggressivität verbunden sind. Dieser Patient hat „Lufthunger" und das Bedürfnis nach mehr Ventilation. Die Sauerstoffmaske über Mund und Nase gibt ihm das Gefühl eines Atemhindernisses. Dies sollte für den Helfer ein Hinweis darauf sein, dass der Patient wahrscheinlich zu wenig Sauerstoff erhält und das Gehirn deshalb hypoxisch ist. Eine verminderte Sauerstoffsättigung, mit dem Pulsoxymeter gemessen, wird diesen Verdacht bestätigen. Alle pulsoxymetrischen Werte unter 95 % sind besorgniserregend und die mögliche Ursache der Hypoxie sollte identifiziert werden.

In der präklinischen Notfallmedizin ist das kontinuierliche Monitoring des endtidalen Kohlendioxidwerts ($etCO_2$) bei Patienten, die endotracheal intubiert wurden, eine Routinemaßnahme geworden. Bei Patienten mit einer adäquaten Perfusion ist die Korrelation zwischen etCO$_2$ und dem Partialdruck des Kohlendioxid im arteriellen Blut (p$_a$CO$_2$) gut. Bei Patienten im Schock, die eine schlechte Perfusion haben, ist die Korrelation der beiden Parameter deutlich schlechter. Somit ist die Verwertbarkeit des etCO$_2$ eingeschränkt, um die Qualität der Atmung beim Schockpatienten zu beurteilen. Dennoch ist es sinnvoll, eine Kapnografie anzuwenden, um die korrekte Tubuslage messtechnisch abzusichern, aber auch um Änderungen oder Trends der Perfusion erfassen zu können. Darüber hinaus ist es wichtig, sich immer daran zu erinnern, die Parameter der Gerätediagnostik im Kontext des klinischen Bildes des Patienten zu beurteilen. Sobald der Patient Zeichen einer Hypoxie zeigt, ist diese zu behandeln, unabhängig davon, ob die gemessenen Werte etwas anderes vermuten lassen.

Circulation

Es gibt zwei Komponenten in der Beurteilung der Zirkulation:
- Hämorrhagie
- Perfusion mit oxygeniertem Blut
  - gesamter Körper
  - regional

Die Daten, die sich während der Beurteilung des Herz-Kreislauf-Systems ergeben, helfen zum einen, eine schnelle Bestimmung des totalen Blutvolumens und der Perfusion des Patienten zu erhalten; zum anderen erlauben sie eine simultane Beurteilung spezifischer Körperregionen. Wenn z. B. die Rekapillarisierungszeit, der Puls, die Hautfarbe und die Temperatur der unteren Extremität geprüft werden, zeigen sie vielleicht eine eingeschränkte Perfusion an, während die gleichen Zeichen in den oberen Extremitäten möglicherweise normal sind. Diese Diskrepanz bedeutet nicht, dass diese Zeichen ungenau wären, sondern dass sich die Körperregionen unterschiedlich darstellen können. Die wichtigste Frage, die beantwortet werden muss, lautet: „Warum?" Daher ist es wichtig, die Zirkulation und die Perfusion in mehr als einem Teil des Körpers zu überprüfen und sich daran zu erinnern, dass sich die Beurteilung der körperlichen Verfassung nicht nur auf einen Körperteil bezieht.

Blutungen

Die Beurteilung des Kreislaufs sollte mit einer kurzen Überprüfung auf mögliche signifikante äußere Blutungen beginnen. Der Patient kann auf einer großen Blutungsquelle liegen oder sie kann durch die Kleidung des Patienten verdeckt sein. Keine Therapie, die Perfusion zu verbessern, wird effektiv sein, wenn die Blutung zuvor nicht gestoppt wurde. Ein Patient mit einer Kopfhautverletzung kann eine bedeutende Menge Blut verlieren, da die Kopfhaut sehr gut vaskularisiert und durchblutet ist. Weiterhin ist es notwendig, auch Wunden mit Verletzungen großer Gefäße (Aa. subclavia, axillaris, radialis, ulnaris, carotis, femoralis, poplitea) zu erkennen. Untersuchen Sie den gesamten Körper, um Blutungen nach außen zu erkennen. Ein Verlust von Blut ist gleichzusetzen mit dem Verlust von roten Blutkörperchen und der damit verbundenen Sauerstofftransportkapazität. Dementsprechend kann ein Patient mit einer Blutung eine „normale" Sauerstoffsättigung aufweisen, da das verbleibende Blut gut mit Sauerstoff gesättigt ist. Dennoch hat dieser Patient möglicherweise eine eingeschränkte Sauerstofftransportkapazität, weil die verbliebenen Erythrozyten zahlenmäßig nicht ausreichen, um die notwendigen Mengen an Sauerstoff zu binden und zu transportieren.

Puls

Der nächste wichtige Beurteilungspunkt bezüglich der Perfusion ist der Puls. Eine initiale Evaluation des Pulses beinhaltet, ob und wo er palpabel ist. Normalerweise weist ein Verlust des Radialispulses auf eine schwere Hypovolämie (oder eine Gefäßverletzung an dem entsprechendem Arm) hin, vor allem, wenn auch die zentralen Pulse, wie die der A. carotis oder der A. femoralis, nur schwach, flach und extrem schnell sind. Falls der Puls palpabel ist, sollten der Charakter und die Kraft folgendermaßen registriert werden:
- Ist die Pulswelle kräftig oder schwach und fadenförmig?
- Ist die Frequenz normal, zu schnell oder zu langsam?
- Ist der Puls regelmäßig oder arrhythmisch?

Viele Menschen, die in die Versorgung von Unfallpatienten involviert sind, fokussieren sich auf den Blutdruck. Es sollte aber keine kostbare Zeit während des Primary Assessment verschwendet werden, um den Blutdruck zu messen. Die exakte Höhe des Blutdrucks ist im Primary Assessment weniger wichtig als andere frühe Schockzeichen. Die wichtigsten Informationen können durch Frequenz und Charakter des Pulses gewonnen werden. Im Rahmen einer Studie mit Traumapatienten war ein Radialispuls, der von den Rettungsdienstmitarbeitern als „schwach" charakterisiert wurde, mit einem Blutdruck assoziiert, der durchschnittlich 26 mmHg niedriger lag als bei einem Puls, der als normal beurteilt wurde. Wichtiger ist, dass Traumapatienten mit einem schwachen Radialispuls 15-mal häufiger verstarben als die mit einem normalen Puls.[7] Obwohl der Blutdruck im Allgemeinen zu Beginn des Secondary Assessment gemessen wird, kann er schon früher palpiert oder auskultiert werden, falls genügend personelle Ressourcen vorhanden sind.

Bewusstseinszustand

Der mentale Status ist normalerweise ein Punkt der neurologischen Beurteilung. Aber ein veränderter Bewusstseinszustand kann ein Hinweis auf eine eingeschränkte zerebrale Perfusion sein. Es stellt eine Beurteilung der Perfusion und der Funktion eines Organs dar. Bei einem ängstlichen oder aggressiven Patienten sollte bis zum Beweis des Gegenteils angenommen werden, dass eine zerebrale Ischämie vorliegt. Drogen- bzw. Alkoholüberdosierungen und Schädel-Hirn-Traumata können nicht sofort behandelt werden, eine zerebrale Ischämie hingegen schon. Deshalb sollten alle Patienten, bei denen eine zerebrale Ischämie möglich ist, so behandelt werden, als ob diese Diagnose gesichert sei. Zusätzlich zu den Möglichkeiten einer Hypoxie und einer eingeschränkten Perfusion sollte als Ursache für einen reduzierten Bewusstseinszustand immer auch ein Schädel-Hirn-Trauma in Betracht gezogen werden. Bei einem SHT-Patienten hat die Kombination aus Hypoxie und niedrigem Blutdruck weitreichende negative Auswirkungen auf die Überlebenswahrscheinlichkeit. Diese Zustände müssen umgehend korrigiert oder ihre Entstehung von vornherein verhindert werden.

Hautfarbe

Eine rosige Hautfarbe ist ein generelles Zeichen für Patienten mit gut oxygeniertem Blut ohne anaeroben Stoffwechsel. Zyanotische oder marmorierte Haut ist ein Hinweis auf desoxygeniertes Hämoglobin oder, im Falle einer Akrozyanose, einer fehlenden adäquaten Oxygenierung der Peripherie. Blasse, marmorierte oder zyanotische Haut ist die Folge eines inadäquaten Blutflusses und verstärkter Ausschöpfung der Erythrozyten, resultierend aus einem der folgenden drei Gründe:

1. Periphere Vasokonstriktion (meistens aufgrund einer Hypovolämie)
2. Verminderte Anzahl roter Blutkörperchen (akute Anämie)
3. Unterbrechung der Blutversorgung dieser Körperregion, z. B. bei vorliegender Fraktur mit einer Verletzung des Gefäßes, das diesen Teil versorgt

Blasse Haut kann lokal oder generalisiert auftreten und unterschiedliche Ursachen haben. Weitere Befunde wie das Vorliegen einer Tachykardie sollten Anlass geben, die Gründe zu klären und festzulegen, ob die Ursache der blassen Haut lokal, regional oder systemischen Ursprungs ist. Ferner kann eine Zyanose bei hypoxischen Patienten, die einen signifikanten Blutverlust hatten, nicht oder nur schwach ausgeprägt sein. Bei Patienten mit dunkler Hautfarbe ist die Zyanose am besten an den Lippen, am Zahnfleisch und an den Handinnenflächen zu erkennen.

Hauttemperatur

Wenn der Körper das Blut von der Haut zu wichtigeren Organen umverteilt, sinkt die Hauttemperatur. Haut, die bei Berührung kühl ist, deutet auf eine verminderte Hautdurchblutung, eine geringere Energieproduktion und somit auf einen Schock hin. Während der Beurteilung kann eine signifikante Menge Wärme über die Haut verloren gehen. Somit sollte alles unternommen werden, um den Patienten vor Auskühlung zu schützen. Zeichen einer guten Schockbehandlung ist eine rosafarbene, warme und trockene Fußzehe. Die Umweltbedingungen, unter denen die Untersuchung gemacht wurde, können das Ergebnis ebenso beeinflussen wie eine isolierte Verletzung, welche die Durchblutung beeinflussen kann.

Hautqualität

Zusätzlich zu Hautfarbe und -temperatur wird die Haut auf Trockenoder Feuchtigkeit untersucht. Der Traumapatient im hypovolämischen Schock weist in der Regel eine klamme, kaltschweißige Haut auf. Befindet sich der Patient aufgrund einer Rückenmarkverletzung in einer neurogenen Hypotension, hat er üblicherweise eine trockene Haut.

Rekapillarisierungszeit

Die Fähigkeit des kardiovaskulären Systems, die Kapillaren nach deren Kompression wieder aufzufüllen, bildet ein wichtiges Kriterium bezüglich der Kreislaufbeurteilung. Die Einschätzung dieses Systems erfolgt durch einen Druck auf die Kapillaren, um das gesamte Blut zu entfernen. Dann wird die Zeit gemessen, bis sie sich wieder gefüllt haben. Im Allgemeinen beginnt der Körper die Zentralisationsprozesse in den distalen Teilen und nimmt dort die Wiederdurchblutung als Letztes wieder auf. Die Bewertung des Nagelbetts des großen Zehs oder des Daumens zeigt als Erstes die sich entwickelnde Minderdurchblutung. Trotzdem gibt es, wie bei vielen anderen klinischen Zeichen, umgebungsbedingte oder physiologische Umstände, die das Resultat beeinflussen. Der Test der Rekapillarisierungszeit ist eine Messung der benötigten Zeit für die Reperfusion der Haut und somit ein indirektes Zeichen der aktuellen Perfusion dieser Körperregion. Es ist kein diagnostischer Test für irgendeinen spezifischen Krankheitsverlauf oder eine Verletzung.

Der diagnostische Wert der Rekapillarisierungszeit für das Ausmaß des Schockgeschehens ist nicht unumstritten. Trotzdem kann auf die Qualität der Kapillarperfusion und in gewissem Umfang auf die gesamte Kreislaufsituation zurückgeschlossen werden. Gerade wegen der einfachen Durchführbarkeit beim sonst schwer erreichbaren Patienten ist es eine hilfreiche, unterstützende Untersuchung, die in Verbindung mit den anderen klinischen Untersuchungen der Schockbeurteilung erste Aussagekraft hat. Eine verzögerte Rekapillarisierungszeit kann ein Hinweis auf einen Schock mit einer eingeschränkten Perfusion sein; es gibt aber auch zahlreiche andere Ursachen: arterielle Verletzungen durch Frakturen, Gefäßverletzungen durch penetrierende Traumata, Hypothermie oder Arteriosklerose.

Die Rekapillarisierungszeit ist ein hilfreiches diagnostisches Zeichen, das ebenso für die Bewertung des Verlaufs eines Patienten herangezogen werden kann. Sind die Rettungsmaßnahmen und das Management des Schocks zielgerichtet und entwickeln sich positiv, wird sich auch die Rekapillarisierungszeit verbessern.

Disability

Eine Körperfunktion, die präklinisch einfach evaluiert werden kann, ist die des Gehirns. Mindestens fünf Umstände können ein vermindertes Bewusstsein oder ein verändertes Verhalten (Desorientierung, Streitlust oder Aggression) verursachen:

1. Hypoxie
2. Schock mit beeinträchtigter zerebraler Perfusion
3. Schädel-Hirn-Trauma
4. Intoxikation mit Alkohol oder Drogen
5. Metabolische Erkrankungen wie Diabetes mellitus oder zerebrale Krampfanfälle

Von diesen fünf Zuständen ist die Hypoxie am einfachsten zu behandeln; sie ist gleichzeitig auch das, was den Patienten unbehandelt am schnellsten schädigt. Jeder Patient mit einem verminderten Bewusstseinszustand sollte so behandelt werden, als ob eine eingeschränkte zerebrale Oxygenierung die Ursache sei. Ein veränderter Bewusstseinszustand ist eines der ersten sichtbaren Zeichen des Schocks.

Bei Schädel-Hirn-Traumata kommen primäre (verursacht durch ein direktes Trauma des Hirngewebes) oder sekundäre (verursacht durch die Auswirkungen der Hypoxie, Hypoperfusion, Ödem, Verlust der Energieproduktion) Ursachen infrage. Es gibt präklinisch für primäre Hirnverletzungen keine effektive Behandlung; sekundäre Schäden können hingegen mittels Aufrechterhaltung von Oxygenierung und Perfusion vermieden oder deutlich reduziert werden.

Die Verminderung der Hirnfunktion entwickelt sich über mehrere Stufen und unterschiedliche Areale des Gehirns sind betroffen. Angst und Aggressivität sind häufig die ersten Zeichen, gefolgt von einer Verlangsamung des Denkvorgangs und einer Einschränkung motorischer und sensorischer Leistungen. Der Grad der zerebralen Funktionseinschränkung ist ein wichtiges und präklinisch messbares Zeichen des Schocks. Bei einem ängstlichen, aggressiven Patienten oder einem mit vermindertem Bewusstseinszustand sollte bis zum Auffinden einer anderen Ursache von einem hypoxischen, unterversorgten Gehirn ausgegangen werden. Hypoperfusion und zerebrale Hypoxie sind häufige Probleme eines Schädel-Hirn-Traumas und verschlechtern das Outcome dieser Patienten zusätzlich. Schon kurze Episoden der Hypoxie und Hypotonie vergrößern die Hirnläsion und verschlechtern das Outcome.

Expose/Environment

Der Körper des Patienten wird entblößt, um nach weniger offensichtlichen äußeren Blutungen und Anhaltspunkten für innere Verletzungen zu suchen. Die Möglichkeit einer Hypothermie muss unbedingt berücksichtigt werden. Diese Untersuchung wird am besten im vorgeheizten Rettungswagen vorgenommen, um den Patienten vor den Umweltfaktoren und den neugierigen Augen der Öffentlichkeit zu schützen. Nach entsprechender Behandlung ist der Wärmeerhalt anschließend eine wichtige Aufgabe, um einer Verschlimmerung des Schocks entgegenzuwirken.

9.4.2 Secondary Assessment

In einigen Fällen können die Verletzungen zu massiv sein, um ein Secondary Assessment an der Einsatzstelle durchführen zu können. Falls es die Zeit erlaubt, kann ein Secondary Assessment unterwegs während des Transports zum Krankenhaus vervollständigt werden, wenn keine anderen Probleme bewältigt werden müssen.

Vitalzeichen

Die Messung aller Vitalzeichen ist einer der ersten Schritte des Rettungsdienstmitarbeiters im Secondary Assessment oder nach der Wiederholung des Primary Assessments, wenn auf dem Transport einige Minuten Zeit vorhanden sind.

Atemfrequenz

Die normale Atemfrequenz eines Erwachsenen liegt bei 10–20 Atemzügen/min. Diese Frequenz variiert abhängig vom Lebensalter (➤ Kap. 16). 20–30 Atemzüge/min ist eine grenzwertige Frequenz, die auf ein Schockgeschehen hinweisen kann und eine Sauerstoffgabe notwendig macht. Eine höhere Frequenz als 30 Atemzüge/min deutet auf ein spätes Schockstadium hin und stellt eine Indikation für eine assistierte Beatmung dar. Der physiologische Antrieb für die Zunahme der Atemfrequenz ist die durch den Schock verursachte Azidose; die hohe Frequenz ist aber häufig mit einem verringerten Atemzugvolumen verbunden. Alle Abweichungen von den physiologischen Atemfrequenzen bedingen eine genaue Untersuchung, um die potenzielle Quelle der Minderperfusion zu finden.

Puls

Im Secondary Assessment wird die Pulsfrequenz exakter erhoben. Die normale Pulsfrequenz liegt bei Erwachsenen zwischen 60 und 100 Schlägen/min. Bei Frequenzen unterhalb dieses Bereichs (Ausnahme: Ausdauerathleten) muss mit einer Ischämie des Herzmuskels oder mit einem höhergradigen AV-Block gerechnet werden. Eine Pulsfrequenz zwischen 100 und 120/min kann auf einen Patienten in einem frühen Schockstadium mit einer ersten kardialen Reaktion hinweisen. Ein Puls über 120/min ist ein definitives Zeichen des Schocks, wenn die Tachykardie nicht durch Schmerz oder Angst verursacht ist. Eine Pulsfrequenz über 140/min ist sehr kritisch und deutet auf einen manifesten, vom Körper nicht mehr kompensierbaren Schock hin.

Blutdruck

Der Blutdruck ist einer der am wenigsten sensitiven Marker des Schocks. Der Blutdruck fällt erst, wenn der Patient durch einen absoluten oder relativen Flüssigkeitsverlust hochgradig hypovolämisch ist. Ein Blutdruckabfall zeigt an, dass der Patient Hypovolämie und Hypoperfusion nicht mehr länger kompensieren kann. Bei ansonsten gesunden Patienten muss der Blutverlust mehr als 30 % des Gesamtvolumens betragen, bevor die Kompensationsmechanismen des Patienten versagen und der systolische Blutdruck unter 90 mmHg absinkt. Aus diesem Grund sind Atemfrequenz, Pulsfrequenz und -charakter, Rekapillarisierungszeit und der Bewusstseinszustand sensitivere Hinweise einer Hypovolämie als der Blutdruck.

Wenn der Blutdruck eines Patienten sinkt, herrscht bereits eine extrem kritische Situation. Eine schnelle Intervention ist dringend notwendig, da der Patient einen signifikanten Blutverlust erlitten hat. Die Hypotension als ein erstes Schockzeichen zu beurteilen, heißt, dass frühere Zeichen übersehen und zielgerichtete Therapiemaßnahmen versäumt worden sind. Der Ernst dieser Situation und die angemessene Intervention variieren je nach Ursache des Zustands. Ist ein geringer Blutdruck z. B. mit einem neurogenen Schock assoziiert, ist dies nicht annähernd so kritisch wie eine Hypotonie aufgrund einer Hypovolämie. Allerdings ist die sichere Feststellung, ob neurogener und hypovolämischer Schock bei einem Traumapatienten gleichzeitig vorliegen oder welcher von beiden im Vordergrund steht, für das Rettungsdienstpersonal praktisch nicht möglich, sodass eine zielgerichtete Volumentherapie in keinem Fall versäumt werden darf. ➤ Tab. 9.3 beschreibt die entsprechenden Zeichen, um zwischen kompensiertem und dekompensiertem Schock differenzieren zu können.

Tab. 9.3 Schockbeurteilung im kompensierten und dekompensierten hypovolämischen Schock

Vitalzeichen	Kompensiert	Dekompensiert
Puls	erhöht, tachykard	stark erhöht, ausgesprochen tachykard, kann sich in eine Bradykardie entwickeln
Haut	fahl, kalt, feucht	fahl, kalt, wächsern
Blutdruck	normal	erniedrigt
Bewusstsein	unverändert	verändert von desorientiert bis komatös

Ein bedeutender, aber vermeidbarer Fehler ist es, den systolischen Blutdruck mit dem Herzzeitvolumen und der Organperfusion gleichzusetzen. Wie zuvor in diesem Kapitel beschrieben, ist ein signifikanter Blutverlust nötig, bis der Patient hypoton wird (Schockklasse III). Patienten weisen aber schon bei einem Verlust von 15–30 % ihres Blutvolumens trotz eines normalen systolischen Blutdrucks ein vermindertes Herzzeitvolumen und eine unzureichende Gewebeoxygenierung auf. Ein ergänzendes Zeichen für den Blutverlust, der sich noch nicht im Blutdruck äußert, ist das atmungsabhängige Schwingen der Grundlinie in der Pulsoxymetriekurve. Dieses Schwingen ist ein Maß für die Labilität des kardialen Schlagvolumens in Abhängigkeit von den Druckverhältnissen im Thorax während des Atemzyklus.[51] Idealerweise wird der Schock bereits in früheren Phasen erkannt und behandelt, bevor er dekompensiert.

Isolierte Schädel-Hirn-Traumata verursachen zumeist solange keine Hypotension, bis das Gehirn in Richtung Foramen magnum verdrängt wird. Deshalb muss beachtet werden, dass ein niedriger Blutdruck beim SHT-Patienten durch eine Hypovolämie (gewöhnlich Blutverlust) und nicht durch die Hirnverletzung selbst ausgelöst wird. Eine Ausnahme stellen kleine Kinder (< 6 Monate) dar. Blutungen innerhalb des Schädels können sich aufgrund der offenen Fontanellen zu einem hypovolämischen Schock entwickeln.

9.4.3 Muskuloskeletale Verletzungen

Frakturen können zu signifikanten inneren Blutungen führen (> Tab. 9.4). Die größten Blutverluste sind bei Femur- oder Beckenfrakturen zu erwarten. Eine einfache Femurfraktur kann einen Blutverlust von 1 000–2 000 ml in das umgebende Gewebe verursachen. Diese Verletzung allein kann zu einem Blutverlust von 30–40 % des gesamten Blutvolumens eines Erwachsenen und damit zu einem dekompensierten Schockzustand führen. Beckenfrakturen können nach einem schweren Sturz oder Aufprallmechanismus mit massiven inneren Blutungen in den retroperitonealen Raum einhergehen. Gelegentlich hat ein Patient nach einem signifikantem Unfall mehrere periphere Frakturen und ist in der Schockklasse III–IV, zeigt aber keine Anhaltspunkte für äußere Blutungen, Hämatothorax, intraabdominale Verletzungen oder Beckenfraktur. Dazu ein Beispiel: Ein erwachsener Fußgänger wird von einem Fahrzeug angefahren; dabei bricht er sich vier Rippen, den Humerus, den Femur und beidseitig Tibia und Fibula. Diese Frakturen können zu inneren Blutungen von 3 000–5 500 ml Blut führen. Wird der vorherrschende Schockzustand nicht erkannt und rechtzeitig behandelt, kann der Patient an diesem Blutverlust versterben.

Tab. 9.4 Möglicher innerer Blutverlust in Verbindung mit Frakturen

Art der Fraktur	Interner Blutverlust (ml)
Rippe	125
Radius oder Ulna	250–500
Humerus	500–750
Tibia oder Fibula	500–1 000
Femur	1 000–2 000
Becken	1 000–massiv

9.4.4 Verfälschende Faktoren

Verschiedene Faktoren können die Beurteilung erschweren, weil sie die üblichen Schockzeichen eines Traumapatienten verschleiern. Diese Faktoren können einen stabilen Zustand des Patienten vortäuschen, was einen unachtsamen Rettungsdienstmitarbeiter zu Fehleinschätzungen verleitet.

Alter

Patienten, die sehr jung (Neugeborene) oder sehr alt sind, verfügen nur über eingeschränkte Kapazitäten, akute Blutverluste oder andere Schockzustände zu kompensieren. Schon relativ geringe Verletzungen, die von einem gesunden Erwachsenen gut toleriert werden, können bei diesen Patienten zu dekompensierten Schockzuständen führen. Auf der anderen Seite können Kinder und junge Erwachsene einen Blutverlust sehr lange kompensieren und erscheinen bei einer ersten Beurteilung relativ unauffällig, bevor sie sich plötzlich verschlechtern und dekompensieren. Eine genauere Untersuchung ergibt subtile Schockzeichen, milde Tachykardie, moderate Tachypnoe, blasse Haut mit verlängerter Rekapillarisierungszeit und Angst. Aufgrund ihrer leistungsfähigen Kompensationsmechanismen sind Kinder, die in einem dekompensierten Schockstadium vorgefunden werden, hochgradig gefährdet. Ältere Patienten sind bei einem länger andauernden Schockzustand anfälliger für verschiedene Komplikationen wie ein akutes Nierenversagen.

Sportler

Gut trainierte Sportler haben häufig ausgeprägte Kompensationsmechanismen. Viele verfügen über eine Ruheherzfrequenz von 40–50 Schlägen/min. Eine Herzfrequenz von 100–110/min oder eine

Hypotonie bei trainierten Personen können Warnzeichen für eine signifikante Blutung sein.

Schwangerschaft

In der Schwangerschaft kann sich das Blutvolumen einer Frau um 45–50 % vergrößern. Herzfrequenz und Herzzeitvolumen sind während der Schwangerschaft ebenfalls erhöht. Aufgrund dieser Veränderungen zeigt eine schwangere Frau bei einem Blutverlust von bis zu 30–35 % ihres Blutvolumens keine Schockzeichen. Somit ist der Fetus belastet, lange bevor die Mutter Schocksymptome zeigt, weil die Gefäße der Plazenta als peripheres Organ viel sensitiver auf die Effekte der Vasokonstriktion nach der Katecholaminausschüttung reagieren. Während des dritten Trimenons komprimiert der schwangere Uterus möglicherweise die V. cava inferior; der verminderte venöse Rückfluss zum Herzen kann eine Hypotension verursachen. Wenn eine schwangere Patientin auf einem Spineboard immobilisiert werden muss, kann ein Anheben der rechten Längsseite diesen Effekt aufheben. Eine nach diesem Manöver weiter bestehende Hypotension bei einer schwangeren Frau weist typischerweise auf einen lebensgefährlichen Blutverlust hin.

Vorbestehende Erkrankungen

Patienten mit schwerwiegenden Vorerkrankungen wie koronarer Herzkrankheit, Herzinsuffizienz oder COPD haben gewöhnlich weniger Möglichkeiten, eine Blutung zu kompensieren respektive einen Schock zu verhindern. Diese Patienten können pektanginöse Beschwerden bekommen, wenn ihre Herzfrequenz ansteigt, um den Blutdruck stabil zu halten. Ebenso sind Patienten mit einem Herzschrittmacher im Fix-Modus üblicherweise nicht in der Lage, die Herzfrequenz soweit anzuheben, dass ein lebensbedrohlicher Blutverlust kompensiert werden könnte. Patienten mit einem Diabetes mellitus haben nach einem Trauma oftmals eine längere Verweildauer in der Klinik und erleiden häufig mehr Komplikationen als Patienten ohne diese Vorerkrankung.

Medikation

Zahlreiche Medikamente beeinträchtigen die Kompensationsmechanismen des Körpers. Betablocker und Kalziumkanalblocker zur Behandlung einer chronischen Hypertension können das Entstehen einer Tachykardie zur Aufrechterhaltung des Herzzeitvolumens verhindern. Antihypertensiva wie ACE-Hemmer verschlimmern die Hypotension und erschweren eine Schocktherapie. Zur Therapie von Arthritis und muskuloskeletalen Schmerzen werden häufig nichtsteroidale, antiinflammatorische Medikamente (NSAID) eingesetzt. Als Nebenwirkung verringern sie die Aktivität der Blutplättchen und erschweren so die Gerinnung, was zu einer verstärkten Blutung führen kann. Moderne Medikamente zur Antikoagulation hemmen die Gerinnung für mehrere Tage und es existieren nur wenige Mittel, diesen Prozess umzukehren. Dementsprechend können diese Patienten schon bei leichteren Verletzungen signifikante Blutungen entwickeln. Kann während der Patientenversorgung anamnestisch eine Vormedikation erfragt werden, sind dies wichtige Informationen, die der übernehmenden Klinik mitgeteilt werden müssen.

Zeit zwischen Unfall und Behandlung

Ist die Eintreffzeit des Rettungsdienstes sehr kurz, können die Mitarbeiter am Einsatzort auf Patienten mit einem lebensbedrohlichen inneren Blutverlust treffen, der aber noch nicht so groß ist, dass sich bereits ein schwerer Schock (Klasse III oder IV) manifestiert hat. Selbst Patienten mit penetrierenden Wunden der Aorta, der V. cava oder der Beckengefäße können das Krankenhaus erreichen, ohne dass der Blutdruck abfällt, falls die Zeiten des Eintreffens und der Versorgung an der Einsatzstelle sowie des Transports kurz sind. Die Annahme, es liege in diesen Fällen keine innere Blutung vor, nur weil der Patient noch einen stabilen Eindruck macht, ist eine große Fehlerquelle für die Helfer. Der „gut aussehende" Patient kann sich entweder noch im kompensierten Schockstadium befinden oder es ist noch nicht genügend Zeit vergangen, damit sich alle Schockzeichen voll ausprägen. Die Patienten sollten sorgfältig beurteilt werden, um auch die subtilsten Schockzeichen nicht zu übersehen; das Vorliegen innerer Blutungen muss immer angenommen werden, bis sie endgültig ausgeschlossen werden können. Die Möglichkeit einer inneren Blutung, die sich erst verzögert zeigt, ist einer der Gründe, warum eine kontinuierliche Neubeurteilung aller Traumapatienten notwendig ist und warum ein zügiger Transport in ein geeignetes Krankenhaus ohne große Zeitverluste vor Ort wichtig ist.

9.5 Management

Die Schritte des Schockmanagements sind:
- Stoppen lebensbedrohlicher (spritzender) Blutungen nach außen (Tourniquet)
- Sicherstellung der Oxygenierung (adäquate Atemwege und Ventilation)
- Erkennung von Blutungen (Kontrolle von äußeren Blutungen; Erkennen von möglichen inneren Blutungen, ggf. Behandlung mit Beckenschlinge)
- Beginn einer angepassten Flüssigkeitstherapie
- Transport des Patienten in eine geeignete Klinik zur endgültigen Behandlung

Neben der Sicherung der Atemwege und der Ventilation zur kontinuierlichen Oxygenierung ist das primäre Ziel der Schockbehandlung eine möglichst genaue Identifizierung der Ursachen. Diese sind nach Möglichkeit zu behandeln und die Unterstützung der Zirkulation einzuleiten. Indem die Perfusion und der Transport des Sauerstoffs zu den Zellen sichergestellt werden, werden die physiologische Energieproduktion und Zellfunktion des Patienten unterstützt.

Im präklinischen Umfeld werden äußere Blutungen normalerweise schnell erkannt und müssen sofort kontrolliert werden. Innere Blutungen als Schockursache können am Unfallort nicht endgültig behandelt werden. Deshalb ist hier das Ziel, den Kreislauf so gut wie möglich zu stabilisieren und den Patienten schnell in eine adäquate Klinik zu transportieren, um ihn einer definitiven Versorgung zuzuführen. Die präklinische Notfallversorgung setzt sich aus folgenden Punkten zusammen:

- Stoppen lebensbedrohlicher (spritzender) Blutungen nach außen (Tourniquet)
- Verbesserte Oxygenierung der roten Blutkörperchen durch:
  – Angepasstes Atemwegsmanagement
  – Unterstützung der Atmung mittels Beutel und Maske sowie unter Verwendung einer hohen Konzentration zusätzlichen Sauerstoffs ($FiO_2 > 0{,}85$)
- Kontrolle von äußeren und inneren Blutungen in größtmöglichem Umfang. **Jeder Erythrozyt zählt!**
- Verbesserung der Zirkulation, damit die Erythrozyten die Gewebe effizienter versorgen und so eine Verbesserung der Oxygenierung und Energieproduktion auf zellulärer Ebene erreicht wird
- Erhalt der Körperwärme
- Umgehender Transport zu einer geeigneten Klinik, um die Blutung kontrollieren und Erythrozyten, Plasma, Gerinnungsfaktoren und Blutplättchen ersetzen zu können

Bevor eine Entscheidung bezüglich der notwendigen Therapie bei einem Schockpatienten getroffen wird, sollten folgende vier Fragen gestellt werden:
1. Welche Schockursache liegt vor?
2. Welche definitive Behandlung ist für diesen Patienten erforderlich?
3. Wo erhält der Patient diese definitive Behandlung am besten?
4. Welche überbrückenden Schritte können präklinisch vorgenommen werden, um den Zustand des Patienten zu verbessern, während er einer endgültigen Versorgung zugeführt wird?

Obwohl die erste Frage schwierig zu beantworten ist, hilft die Identifizierung der Schockursache bei der Bestimmung sowohl der Zielklinik als auch der Maßnahmen, die während der präklinischen Versorgung nötig sind, um die Überlebenschance des Patienten zu verbessern.

9.5.1 General Impression

Insbesondere beim Blutungsschock, der von einer äußeren starken Blutungsquelle stammt (z. B. Amputationsverletzung), darf keine Zeit versäumt werden, diese mit wenigen kurzen Handgriffen zu stoppen, ohne das Primary Assessment stark zu verzögern. Alle weiteren diagnostischen und therapeutischen Bemühungen des Rettungsdienstes im Rahmen des Primary Assessment und später auch in der Klink laufen buchstäblich ins Leere, wenn massive Blutverluste nicht mit höchster Priorität behandelt werden. Hierbei muss ohne lange zeitliche Bindung treffsicher die spritzende äußere Blutung z. B. mit Tourniquet oder äußerer Kompression gestoppt werden. Dieser Forderung muss durch eine entsprechende Aufgabenverteilung der Rettungsdienstmitarbeiter entsprochen werden.

9.5.2 Airway

Wie in ➤ Kap. 8 beschrieben, sind erweiterte Techniken zur Sicherung der Atemwege und zur Aufrechterhaltung der Ventilation in der Präklinik von Bedeutung. Der Rettungsdienstmitarbeiter sollte aber die einfacheren und weniger zeitaufwendigen Basismaßnamen der Atemwegssicherung in ihrem Stellenwert nicht unterschätzen, vor allem, wenn der Weg ins Zielkrankenhaus sehr kurz ist. Umgekehrt muss bei Schockformen mit Ödembildung im Bereich der Atemwege oder Inhalationstrauma eine vorausschauende Atemwegssicherung vorgenommen werden.

9.5.3 Breathing

Sind die Atemwege gesichert, sollten Patienten im Schock oder solche mit dem Risiko, einen Schock zu entwickeln (nahezu alle Traumapatienten), sobald wie möglich 100 % Sauerstoff (FiO_2 von 1,0) erhalten. Dieser Grad der Oxygenierung kann praktisch nur erreicht werden, wenn eine dicht sitzende Sauerstoffmaske mit Reservoir angewendet wird. Nasensonden, Sauerstoffbrillen oder einfache Sauerstoffmasken entsprechen dieser Anforderung nicht. Die Sauerstoffsättigung (SpO_2) sollte bei allen Traumapatienten mittels Pulsoxymeter gemessen und über 95 % gehalten werden. Der Einsatz dieser Mittel sollte zielorientiert nach SpO_2 erfolgen, unter Berücksichtigung dessen, was vom Patienten toleriert wird.

Falls der Patient nicht atmet oder die Atmung absolut insuffizient erscheint, sollte mit einer assistierten Beatmung mit einem Beatmungsbeutel begonnen werden. Dabei muss vermieden werden, den Patienten im Schock zu hyperventilieren, da sonst eine negative physiologische Reaktion erfolgt, die vor allem Patienten im hypovolämischen Schock oder mit einem SHT schadet. Eine zu schnelle und zu tiefe Beatmung kann eine alkalische Stoffwechsellage auslösen. Diese verschiebt die Sauerstoff-Bindungskurve nach links. Hier ist die Affinität des Hämoglobins zum Sauerstoff verstärkt und damit die Sauerstoffabgabe an das Gewebe verschlechtert. Zudem kann eine Hyperventilation neben der unbeabsichtigten Blähung des Magens mit Zunahme der Aspirationsgefahr den intrathorakalen Druck erhöhen, was wiederum den venösen Rückstrom zum Herzen reduzieren und somit eine Hypotension verstärken kann. Aktuelle Daten aus Tierexperimenten zeigen, dass bei einer moderaten Hypovolämie, die mit einer normalen oder erhöhten Atemfrequenz behandelt wird, der systolische Blutdruck und somit das Herzzeitvolumen weiter sinkt. Es wird vermutet, dass der erhöhte intrathorakale Druck für die Hypotension verantwortlich ist, weil dieser den venösen Rückfluss vermindert.[8, 9] Der erhöhte intrathorakale Druck kann einerseits durch ein zu großes Tidalvolumen (10–12 ml/kg KG) oder durch die Bildung eines „Auto-PEEP" (positiv endexspiratorischer Druck) bei zu schneller Ventilation ausgelöst werden. Letzteres führt über eine ungenügende Exspiration zu einer übermäßigen Ansammlung von Luft (Air-Trapping) in den Lungen. Bei Patienten mit einem Schädel-Hirn-Trauma führt eine unangemessene Hyperventilation zu einer Vasokonstriktion der zerebralen Blutgefäße und somit zu einem eingeschränkten zerebralen Blutfluss. Dieser Umstand bildet einen der Hauptfaktoren für sekundäre Schädigungen im Rahmen eines Schädel-Hirn-Traumas.

Für einen erwachsenen Patienten stellen 350–500 ml ein ausreichendes Tidalvolumen dar; eine Frequenz von 10/min gilt als optimal. Leitliniengerecht soll ein endtidales CO_2-Monitoring ($etCO_2$) in Verbindung mit einer Pulsoxymetrie verwendet werden, um den Patienten im normalen CO_2- und SpO_2-Status zu halten. Dennoch ist zu beachten, dass bei Patienten mit einer reduzierten Perfusion die Kapnografie nur eine eingeschränkte Aussagekraft hat, da der $etCO_2$ Wert nur noch bedingt dem p_aCO_2-Wert entspricht.

9.5.4 Circulation: Blutungskontrolle

Die Kontrolle offensichtlicher äußerer Blutungen erfolgt sofort nach der Sicherung der Atemwege sowie der Gabe von Sauerstoff und ggf. einer assistierten Beatmung. Wenn genügend personelle Ressourcen vorhanden sind, können diese Schritte parallel ablaufen. Falls die Blutung eindeutig lebensbedrohlich ist und ein initialer Überblick ergibt, dass der Patient atmet, müssen Maßnahmen zur Blutungskontrolle als Erstes durchgeführt werden. Das frühe Erkennen und Behandeln äußerer Blutungen ermöglicht eine bessere Perfusion und Versorgung der Zellen, indem der Verlust von Blut und roten Blutkörperchen des Traumapatienten minimiert wird. Schon eine kleine Blutung kann in einem substanziellen Blutverlust enden, falls sie für eine längere Zeit ignoriert wird. Deshalb gilt bei einem polytraumatisierten Patienten: **Keine Blutung ist klein und jeder Erythrozyt zählt,** um die Versorgung der Gewebe zu gewährleisten.

Die Kontrolle von äußeren Blutungen im präklinischen Management umfasst folgende Schritte:
- Mit der Hand aufgebrachter direkter Druck
- Druckverband
- Wundtamponade
- Elastische Binde
- Tourniquet bei Extremitätenverletzungen
- Hämostatika bei Rumpfverletzungen

Die Blutungskontrolle sollte schrittweise vorgenommen und bei Versagen einer Technik eskalierend um eine weitere Methode ausgeweitet werden (➤ Abb. 9.4).

Direkter Druck

Direkter Druck auf die blutende Stelle ist die erste anzuwendende Methode, um äußere Blutungen zu kontrollieren. Die Anwendung von Druck basiert ebenfalls auf der Bernoulli-Gleichung (➤ Kap. 9.3.1) und beinhaltet verschiedene Überlegungen.

$$\text{Flüssigkeitsaustritt} = \text{transmuraler Druck} \times \text{Größe der Gefäßverletzung}$$

Der **transmurale Druck** bezeichnet die Differenz des Drucks innerhalb und des Drucks außerhalb des Gefäßes. Der Druck, der durch das Blutvolumen und den Blutdruck gegen die Innenseite der Gefäße ausgeübt wird, heißt **intramuraler Druck.** Der Druck, der von außen, z. B. durch die Hand oder einen Druckverband, auf ein Blutgefäß einwirkt, wird **extramuraler Druck** genannt.

$$\text{transmuraler Druck} = \text{intramuraler Druck} - \text{extramuraler Druck}$$

Je höher der Druck innerhalb eines Gefäßes ist, desto kräftiger wird das Blut durch die Gefäßverletzung herausgepresst. Die Blutung wird sich dementsprechend verlangsamen, je höher der Druck ist, der von außen auf die Wunde angewandt wird. Der direkte Druck auf die Verletzung erhöht den extramuralen Druck und somit wird sich der Flüssigkeitsaustritt verringern.

Die physiologischen Fähigkeiten des Körpers, auf eine Blutung zu reagieren und diese zu kontrollieren, sind von folgenden Faktoren abhängig:
- Größe des Gefäßes
- Druck innerhalb des Gefäßes
- Gerinnungssituation
- Fähigkeit des Gefäßes, zu kontrahieren und somit den Defekt in der Gefäßwand und den Blutfluss in diesem Bereich zu minimieren
- Druck des Gewebes in der Verletzungsregion sowie der zusätzliche Druck von außen, der durch den Rettungsdienstmitarbeiter aufgewendet wird

Vor allem arterielle Gefäße, die völlig durchtrennt sind, ziehen sich zusammen und verengen sich komplett. Deshalb ist der Blutverlust nach einer vollständigen Amputation mit Durchtrennung der Gefäße in der Initialphase oft kleiner als bei einer schweren Verletzung mit ausgedehnter Gewebszerstörung. Im Zeitverlauf nach dem Trauma löst sich die elastische Eigenblutstillung der mittleren Arterien wieder und die Massivblutung setzt erst dann richtig ein. Daher ist hier die Verlaufskontrolle entscheidend, insbesondere wenn sich der Transport zur definitiven chirurgischen Blutungskontrolle verzögert.

Direkter Druck auf die blutende Stelle erhöht den extramuralen Druck und reduziert somit den transmuralen Druck. Dies hilft, die

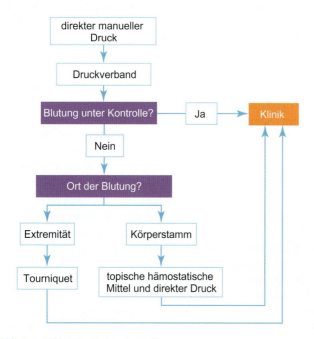

Abb. 9.4 Präklinische Blutungskontrolle.

Blutung zu verlangsamen oder zu stoppen. Direkter Druck hat auch eine zweite, ebenso wichtige Funktion. Die Gefäße werden durch den Druck zusammengepresst, der Querschnitt nimmt ab, die Größe des Lecks wird verkleinert und der Blutfluss in den betroffenen Gefäßen wird reduziert. Auch wenn die Blutung nicht vollständig gestoppt werden kann, wird sie möglicherweise so verringert, dass das Gerinnungssystem ein noch vorhandenes Leck verschließen kann. Aus diesen Gründen führt bei äußeren Blutungen der direkte Druck meistens zum Erfolg. Verschiedene Studien zeigen, dass nach Punktionen der A. femoralis im Rahmen von Herzkatheteruntersuchungen direkter Druck die Blutung effektiv kontrolliert.[7, 10–12]

Wird zum Vergleich ein undichtes Rohr herangezogen, kann eine Undichtigkeit des Rohrs vorübergehend gestoppt werden, indem ein Finger auf das Loch gedrückt wird. Anschließend kann ein Klebeband um das Rohr gewickelt werden, um das Loch für eine kurze Zeit zu verschließen. Derselbe Ansatz wird bei einem blutenden Patienten verfolgt. Dem direkten Druck auf die Wunde folgt der Druckverband. Diese Technik ist aber nur sinnvoll, wenn der Druck direkt über der Wunde ausgeübt wird. Ein einfacher Wundverband übt keinen direkten Druck auf die verletzten Gefäße aus. Um den größten Nutzen aus einem Druckverband zu ziehen, sollte Verbandsmaterial tief in die Wunde eingebracht und dieses mit elastischen Binden von außen fixiert werden. Dieses Tamponieren kann mit einfachen Mullbinden erfolgen oder mithilfe von hämostatischen Verbandsmaterialien wie Quick Clot Combat Gauze® oder Celox®. Der Schlüssel zum Erfolg liegt darin, diese Verbandsmaterialien bis an die Basis der Wunde, direkt auf die Blutungsquelle, zu bringen. Werden hierzu hämostatische Verbandsmaterialien genutzt, muss anschließend ein direkter Druck über mindestens 3–5 Minuten, bei einfachem Verbandsmull über mindestens 10 Minuten ausgeübt werden.

Wenn der Blutdruck des Patienten aufgrund der Blutung abgefallen ist, sollte er nicht auf einen normalen Wert erhöht, sondern nur so weit angehoben werden, dass die Durchblutung der vitalen Organe aufrechterhalten wird und kein weiterer Blutverlust stattfindet. Dies ist in der Regel gegeben, wenn der systolische Blutdruck zwischen 80 und 90 mmHg beträgt. Dementsprechend ist eine Überinfusion zu vermeiden und eine moderate Hypotension zu tolerieren. Die Verabreichung großer Mengen Infusionslösung, um einen normalen Blutdruck zu erhalten, provoziert den gegenteiligen Effekt dessen, was eigentlich das angestrebte Ziel war. Die Blutung kann wieder verstärkt werden, indem alle Blutkoagel, die sich an den verletzten Regionen geformt haben, weggespült werden. Die Schritte im Management des Blutverlusts sind daher,

1. den äußeren Druck zu erhöhen, um die Größe der Leckage im Blutgefäß zu verkleinern und so die Differenz zwischen dem internen und externen Druck zu verringern, was zum Nachlassen der Blutung führt,
2. eine zurückhaltende Volumentherapie zu betreiben, um den intraluminalen Druck nicht übermäßig zu erhöhen,
3. den Patienten unverzüglich zur definitiven chirurgischen Blutungskontrolle in ein geeignetes (ggf. überregionales) Traumazentrum zu transportieren.

Drei kritische Punkte

Drei zusätzliche Punkte bezüglich des direkten Drucks auf die Wunde sollten erwähnt werden.

1. Wenn die Blutung durch einen penetrierenden Fremdkörper verursacht wurde, sollte der Druck beidseits des Fremdkörpers ausgeübt werden. Druck auf den Fremdkörper muss unbedingt vermieden werden. Darüber hinaus sollte ein Fremdkörper präklinisch nicht entfernt werden, weil möglicherweise ein Gefäß verletzt ist, das durch das Objekt selbst tamponiert wird. Das Entfernen eines Fremdkörpers könnte so in einer unkontrollierbaren Blutung enden.
2. Wenn zu wenige personelle Ressourcen vorhanden sind, um einen dauerhaften direkten Druck auf eine Wunde auszuüben, kann überbrückend ein Druckverband mittels Kompressen und elastischem Verband oder eine Blutdruckmanschette direkt über der Wunde angelegt werden.
3. Der direkte Druck auf eine stark blutende Wunde hat eine höhere Priorität als das Legen eines venösen Zugangs. Es wäre z. B. ein großer Fehler, würde der Rettungsdienstmitarbeiter einen Patienten mit einer fulminanten Hämorrhagie durch äußere Blutungen in den Schockraum bringen, dem er zwei großlumige i. v. Zugänge gelegt, die stark blutende Wunde aber nur locker verbunden hätte, anstatt direkten Druck auszuüben und damit die Blutung zu stoppen.

Anheben und abdrücken

In der Vergangenheit wurde als überbrückender Zwischenschritt die blutende Extremität angehoben und Druck auf sogenannte Druckpunkte der Arterien proximal der Wunde ausgeübt. Keine Studie konnte bisher zeigen, dass bei einer angehobenen Extremität die Blutung schwächer wird. Ein Rechenbeispiel veranschaulicht, dass die Hochlagerung einer Extremität um 30 cm den Druck an der Wunde um 30 mbar = 22 mmHg reduziert. Bei einem angenommenen Blutdruck von 80/60 mmHg fließt dauerhaft Blut mit einem Druck von 38 mmHg, während der Systole mit 58 mmHg, aus der verletzten Arterie. Falls Frakturen an der Extremität vorhanden sind, können durch dieses Manöver geschlossene Frakturen in offene umgewandelt und die Blutung dadurch sogar noch verstärkt werden. Außerdem wurde der Nutzen des Drucks auf die Druckpunkte nie bewiesen. Deshalb können diese Interventionen, die keine fundierte Datengrundlage besitzen, nicht mehr für Situationen empfohlen werden, in denen direkter Druck oder ein Kompressionsverband nicht zum Erfolg führen.

Tourniquets

Wenn äußere Blutungen einer Extremität durch direkten Druck nicht gestoppt werden können, wird als nächster Schritt der Einsatz eines Tourniquets empfohlen. Tourniquets wurden aufgrund möglicher Komplikationen in der Vergangenheit nicht befürwortet.

Nervenschäden, Verletzungen der Gefäße und ein potenzieller Verlust der Extremität seien Gefahren bei zu langer Anwendung des Tourniquets. Nichts davon wurde nachgewiesen. Vielmehr ist die Blutsperre mit einem Manschettendruck von 50–100 mmHg über dem systolischen Blutdruck für bis zu 2 Stunden ein bei Operationen an den Extremitäten täglich angewendetes und gut etabliertes Verfahren, um den Blutverlust zu minimieren. Auch Daten aus den Kriegen im Irak und in Afghanistan bestätigen den nützlichen Effekt von Tourniquets.[13, 14] Obwohl ein Restrisiko besteht, dass eine Extremität oder ein Teil davon Schaden nimmt, kann die Wahl zwischen der Lebensrettung des Patienten und der Rettung einer Gliedmaße nur zugunsten der Lebensrettung ausfallen. Daten aus Erfahrungen des Militärs zeigen, dass bei korrekt angewandten Tourniquets ungefähr 7 von 100 Todesopfern aus Kampfgeschehen hätten gerettet werden können. Darüber hinaus gab es keinen nachgewiesenen Verlust einer Extremität bei allen dokumentierten Anwendungen durch das US-Militär.[15, 16] Die erfolgreiche Kontrolle einer massiven Blutung mithilfe eines Tourniquets liegt bei 80 % oder besser. Heute existieren handelsübliche Tourniquets, die in ihrer Handhabung und wahrscheinlich auch in der Sicherheit für Folgeschäden den althergebrachten behelfsmäßigen Dreiecktuchkrawatten-Verfahren überlegen sind. **Regelrecht angewandte Tourniquets sind nicht nur sicher, sondern retten auch Leben.**[17]

Eine weitere Studie des Militärs mit Daten aus dem Irak und Afghanistan zeigt allerdings einen deutlichen Unterschied in der Überlebensrate, wenn das Tourniquet angelegt wird, bevor der Schockzustand dekompensiert, im Vergleich zur Anlage, nachdem der Blutdruck gesunken ist.[18] Eine Anlage des Tourniquets, bevor der Patient einen Schock entwickelte, war mit einer Überlebenswahrscheinlichkeit von 96 % verknüpft. Diese geht bis auf 4 % zurück, wenn das Tourniquet erst angelegt wurde, nachdem der Schockzustand dekompensierte.

Für einen Blutverlust in Körperregionen, an denen das Anlegen eines Tourniquets unmöglich ist, z. B. am Rumpf oder im Halsbereich, ist der Einsatz von Hämostatika begründet. Bei der Erstellung der aktuellen Auflage des PHTLS-Fachbuchs publizierte das US Army Surgical Research Institute Daten, in denen es die Verwendung von „Combat Gauze" als bevorzugtes Produkt der dritten Generation empfiehlt. Dies mag sich im Lauf der Zeit ändern. Die aktuellen Informationen finden sich auf der PHTLS-Website (www.phtls.de).

Produktvarianten

Traditionell wird eine Abbindung mittels einer Krawatte aus einem Dreieckstuch hergestellt, die in einer Breite von ca. 10 cm gefaltet und zweimal um die Extremität gewickelt wird. Die Krawatte wird geknotet und ein metallener oder hölzerner Knebel auf den Knoten platziert, um anschließend oberhalb einen zweiten Knoten zu setzen. Der Knebel wird nun solange gedreht, bis die Blutung steht. Abschließend wird der Knebel in der erreichten Position gesichert. Diese Technik wird auch als „Spanish Windlass" bezeichnet.

Schmale Tourniquets sollten vermieden werden; breitere Exemplare (mindestens 4 cm) benötigen nur einen geringeren Druck und sind effektiver in der Blutungskontrolle (➤ Kasten 9.4). Es besteht eine umgekehrte Proportionalität zwischen der Breite des Tourniquets und dem nötigen Anwendungsdruck, um den arteriellen Fluss zu stoppen. Bei einem sehr schmalen Band ist das Risiko höher, Gefäß- bzw. Nervenverletzungen zu provozieren.

Wegen des Interesses des US-Militärs an effektiven und einfach zu bedienenden Tourniquets (speziell solche mit einer Einhandbe-

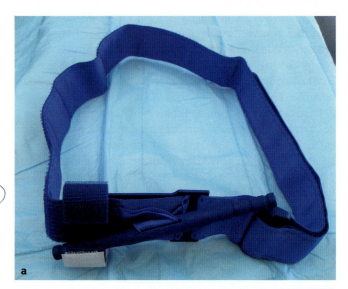

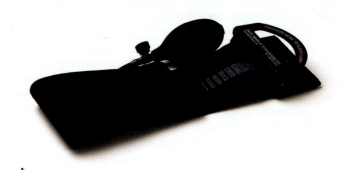

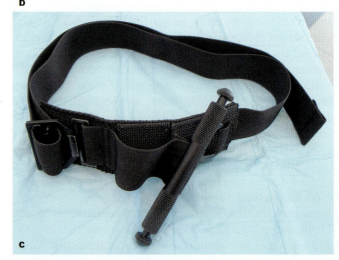

Abb. 9.5 a: C-A-T-Tourniquet, **b:** EMT-Tourniquet, **c:** SOFT-Tourniquet. *Quelle:* a und c: Courtesy of Peter T. Pons, MD, FACEP; b: Courtesy of Delhi Medical Innovations, Inc. © NAEMT; PHTLS, 8th edition, Jones & Bartlett, 2016

dienung, falls der andere Arm verletzt ist), wurden viele kommerzielle Tourniquets entwickelt und vermarktet. Eine Studie des Militärs zeigte, dass nur drei der Produkte eine 100-prozentige Effektivität aufweisen, den distalen arteriellen Blutfluss zu stoppen: das Combat Application Tourniquet (C-A-T®), das Emergency Military Tourniquet (EMT®) und das Special Operations Force Tactical Tourniquet (SOFT-T®) (> Abb. 9.5).[19] Zurzeit empfiehlt das Comittee on Tactical Combat Casualty Care (CoTCCC) das C-A-T®. Aber auch diese Empfehlung kann sich im Laufe der Zeit ändern. Die aktuellen Empfehlungen vom CoTCCC und PHTLS sind der PHTLS-Website (www.phtls.de) zu entnehmen.

> **9.4 Alternative Tourniquets**
>
> Wenn keine Tourniquets zur Verfügung stehen, kann eine Blutdruckmanschette als Alternative angewendet werden. Diese muss aufgepumpt werden, bis die Blutung sistiert; dies ist der Fall, wenn der systolische Blutdruck erreicht ist.
> Erfahrungen aus Routineoperatonen zeigen, dass der Manschettendruck mindestens 50 mmHg über dem systolischen Blutdruck liegen sollte, damit das Anlegen einer Stauung sicher verhindert wird. Sowohl die Blutung als auch der Manschettendruck müssen aufmerksam beobachtet werden, da Luft entweichen und somit die Effektivität eingeschränkt, aufgehoben oder die Stauung erhöht werden kann und die Blutung damit verstärkt wird.

Anwendungsort

Ein Tourniquet sollte direkt proximal der blutenden Wunde platziert werden. Falls ein Tourniquet nicht den gewünschten Erfolg erzielt, sollte ein weiteres direkt proximal neben dem ersten angebracht werden. Durch dieses zweite Tourniquet wird der Kompressionsbereich verdoppelt und eine Blutungskontrolle wird wahrscheinlicher. Einmal platziert, sollte das Tourniquet nicht bedeckt werden, damit eine wieder einsetzende Blutung sofort erkannt werden kann.

Anwendungsspannung

Ein Tourniquet sollte so fest gespannt werden, dass der arterielle Zufluss blockiert und der distale Puls unterdrückt wird. Ein Gerät, das nur den venösen Rückfluss aus der Extremität unterbindet, würde den Blutverlust aus der Wunde noch verstärken. Zwischen dem Anwendungsdruck, der nötig ist, um die Blutung zu stoppen, und dem Durchmesser der Extremität besteht eine direkt proportionale Beziehung. Daher muss ein Tourniquet gewöhnlich für die Blutungskontrolle am Bein straffer angezogen werden als am Arm.

Zeitlimit

Blutsperren werden im Operationssaal sicher für 120–150 Minuten angewandt, ohne dass sich daraus signifikante Nerven- oder Muskelschäden ergeben. Auch in ländlichen Gegenden sind die Transportzeiten vom Einsatzort bis zur Zielklinik wesentlich kürzer als dieser Zeitraum. Generell sollte das präklinisch angelegte Tourniquet daher nicht entfernt werden, bis der Patient die definitive Behandlung im nächsten geeigneten Krankenhaus erreicht.[13] Wenn die Anwendung eines Tourniquets nötig ist, benötigt der Patient normalerweise eine Notoperation, damit die Blutung gestoppt wird. Die ideale Zielklinik für diesen Patienten ist daher die, welche die Möglichkeit einer umgehenden fachgerechten Operation bietet

In der Vergangenheit wurde häufig empfohlen, das Tourniquet alle 10 bis 15 Minuten zu öffnen, um Blut in die Extremität fließen zu lassen. Dadurch sollten das Gewebe geschützt und mögliche Amputationen verhindert werden. Dieser positive Effekt für die betroffene Extremität konnte nicht bestätigt werden; vielmehr geht diese Technik nur mit einem weiteren Blutverlust für den Patienten einher.

Ein Tourniquet kann für einen wachen Patienten sehr schmerzhaft sein. Daher muss ein gutes Schmerzmanagement in Betracht gezogen werden, wenn der Patient keine Anzeichen für einen Schock III. oder IV. Grades aufweist. > Kasten 9.5 zeigt einen beispielhaften Ablauf für die Tourniquet-Anwendung.

> **9.5 Protokoll einer Abbindung**
>
> Tourniquets sollten angewendet werden, wenn alle Versuche, die Blutung mittels direktem Druck oder Druckverband zu stoppen, fehlgeschlagen sind.
> 1. An der Extremität ist ein kommerziell hergestelltes Tourniquet oder eine Blutdruckmanschette direkt proximal der blutenden Wunde anzulegen.
> 2. Das Tourniquet wird so lange angezogen, bis die Blutung steht, und anschließend in dieser Position fixiert.
> 3. Die Abbindungszeit wird auf einem Pflasterstreifen notiert, der am Tourniquet befestigt wird.
> 4. Das Tourniquet sollte unbedeckt bleiben, sodass die Blutungsstelle bezüglich einer wieder eintretenden Blutung beobachtet werden kann. Falls die Blutung nicht zu kontrollieren ist, sollte ein zweites Tourniquet direkt oberhalb des ersten angebracht werden.
> 5. Ein Schmerzmanagement sollte in Erwägung gezogen werden, außer bei Schockpatienten der Klasse III oder IV.
> 6. Der Patient sollte in eine geeignete chirurgische Klinik (Traumazentrum) transportiert werden.

Topische blutstillende Medikamente

Die US Food and Drug Administration (FDA) hat eine Anzahl von Hämostatika zur Verwendung zugelassen. Diese Mittel sind für den lokalen Einsatz entwickelt. Sie verbessern die Gerinnung und ermöglichen eine Kontrolle lebensgefährlicher Blutungen, die nicht durch direkten Druck alleine gestoppt werden können oder die in Körperregionen stattfinden, in denen die Verwendung eines Tourniquets nicht möglich ist. Diese Mittel haben gewöhnlich zwei Darreichungsformen: 1. als Pulver, das auf die Wunde gestreut wird, oder 2. als Gaze, die mit dem hämostatischen Mittel getränkt ist und auf oder in die Wunde eingebracht wird. Hämostatika der ersten Generationen zeigten eine Reihe von Komplikationen, z. B. wärmeerzeugende Reaktionen, die Verbrennungen verursachen, oder das Risiko, dass granuliertes Pulver in das Gesicht des Anwenders gelangt. Darüber hinaus wurde in Tierversuchen gezeigt, dass die Gefahr besteht, dass Bestandteile des Granulats in den systemischen Kreislauf gelangten und Embolien auslösen können. Aus diesen Gründen geht der Trend bei den modernen Mitteln zu Gaze, die mit den aktiven hämostatischen Materialien getränkt ist.

Wichtig in der Anwendung ist, dass diese Materialien tief in die Wunde eingebracht werden müssen und die Verletzung nicht nur oberflächlich bedecken. Im Anschluss muss für mindestens 3 Minuten ein direkter Druck auf die Verletzung ausgeübt werden.

Wie bereits beschrieben, ist die aktuelle Empfehlung des CoTCCC die Combat Gauze®. Es gilt zu beobachten, wie sich diese Empfehlung in Zukunft entwickelt. So ergab eine tierexperimentelle Studie, welche die Anwendung verschiedener hämostatischer Mittel mit einfachem Verbandsmull bei der Tamponade von großen Verletzungen verglich, keinen Unterschied zwischen beiden Methoden.[20] Daraus lässt sich schließen, dass die primären Faktoren bei der Kontrolle der Blutungen das tiefe Austamponieren und der direkte Druck sind und nicht die koagulationsfördernde Wirkung der Hämostatika.

Innere Blutungen

Innere Blutungen, die durch Frakturen verursacht wurden, müssen unbedingt in Betracht gezogen werden. Eine unsachgemäße Behandlung der frakturierten Extremität kann nicht nur von einer geschlossenen zu einer offen Fraktur führen, sondern auch eine innere Blutung signifikant verstärken. Es besteht die Gefahr zusätzlicher Verletzungen von Muskulatur, Gefäßen und Nerven. Alle vermuteten Frakturen an Extremitäten sollten immobilisiert werden, um die Blutungsgefahr zu minimieren. Falls der Patient keine lebensbedrohlichen Verletzungen hat, sollten die Frakturen einzeln geschient werden. Wenn das Primary Assessment lebensbedrohliche Verletzungen ergibt, sollte der Patient rasch auf einem Spineboard oder einer Vakuummatratze gelagert werden; dabei werden auch alle Extremitäten auf eine anatomisch korrekte Weise immobilisiert. Beckenschlingen sind nachweislich zur Schienung geeignet und können die Beckenknochen im Falle einer Fraktur annähern. Allerdings wurden bisher keine Studien durchgeführt, die zeigen, dass ihr präklinischer Einsatz zu einer Änderung des Outcomes führt.

9.5.5 Disability

Es gibt keine eindeutige, spezifische Intervention für Schockpatienten mit eingeschränktem Bewusstsein. Falls der Patient einen pathologischen neurologischen Status hat, ist dieser das Resultat einer zerebralen Hypoxie und schlechter Perfusion. Eine Therapie zur Verbesserung der Oxygenierung und der Perfusion wird auch die neurologische Situation verbessern. Um die Prognose eines Patienten nach einem Schädel-Hirn-Trauma besser einzuschätzen, wird der initiale Glasgow-Coma-Scale-Wert üblicherweise erst nach optimierter zerebraler Perfusion bestimmt. Die Bestimmung des GCS-Scores eines Patienten im Schock würde die Prognose unnötig verschlechtern.

9.5.6 Expose/Environment

Es ist sehr wichtig, die Körpertemperatur des Patienten im normalen Bereich zu halten. Eine Hypothermie resultiert aus einer kalten Umgebung und entsteht durch Abstrahlung, Verdunstung, Ableitung und weiteren physikalischen Gegebenheiten (➤ Kap. 21). Darüber hinaus wirken sich der Energieverlust und ein anaerober Stoffwechsel negativ auf die Wärmeproduktion aus. Den größten Einfluss hat eine Hypothermie auf die Blutgerinnung. Des Weiteren führt sie zu Dysfunktionen des Myokards, Koagulopathien, Hyperkaliämie, Vasokonstriktion und vielen anderen Problemen, die einen negativen Effekt auf das Outcome des Patienten haben.[21] Obwohl eine niedrige Temperatur das Gewebe kurzfristig schützen kann, muss dieser Temperaturabfall sehr schnell und sehr ausgeprägt sein, damit ein Schutzeffekt eintritt. Die Effektivität solch schneller Temperaturwechsel ist für Schockpatienten nach einem Trauma allerdings nicht nachgewiesen.

Im präklinischen Umfeld ist es schwierig, einen hypothermen Patienten aufzuwärmen; deshalb sollte alles Mögliche unternommen werden, um den Patienten vor Auskühlung zu schützen. Nachdem der Patient ausgezogen und untersucht wurde, muss er anschließend vor weiterer Auskühlung geschützt werden. Alle nassen und blutgetränkten Kleidungsstücke müssen entfernt werden, weil nasse Kleidung den Wärmeverlust verstärkt. Der Patient wird danach mit warmen Tüchern zugedeckt; als Alternative kann er auch in Plastikdecken eingehüllt werden. Sie sind billig, leicht zu lagern, Einmalartikel und effektive Mittel der Wärmeerhaltung. Falls vorhanden, hilft warmer, angefeuchteter Sauerstoff, insbesondere bei intubierten Patienten, die Körpertemperatur aufrechtzuerhalten.

Nachdem der Patient untersucht und gelagert wurde, wird er in den vorgeheizten Rettungswagen gebracht. Bei Transporten von Schwerverletzten sollte der Patientenraum idealerweise auf 30 °C oder mehr vorgewärmt werden. Der Wärmeverlust für einen Patienten in einem kalten Fahrgastraum ist sehr hoch. Die Umgebung muss für den Patienten und nicht für den Rettungsdienstmitarbeiter ideal sein, denn der Patient ist die wichtigste Person im Notfall. Eine gute Faustformel lautet: Wenn es für Mitarbeiter im Fahrgastraum angenehm temperiert ist, ist es für den Patienten zu kalt.

9.5.7 Patiententransport

Eine effektive Behandlung eines Patienten im traumatischen Schock kann nur in einem Operationssaal durch einen Chirurgen erfolgen, wo auch die Möglichkeit besteht, nach Bedarf Blutprodukte zu verabreichen. Weil all dies in der Präklinik nicht zur Verfügung steht, ist ein rascher Transport in eine adäquate Klinik, die in der Lage ist, das Management der Verletzungen zu übernehmen, extrem wichtig. Ein schneller Transport bedeutet nicht, wichtige Behandlungsschritte zu missachten oder zu vernachlässigen (das althergebrachte „Scoop And Run"). Ziel ist, dass der Rettungsdienstmitarbeiter schnell die wichtigsten, potenziell lebensrettenden Maßnahmen wie Atemwegsmanagement, Beatmung und Kontrolle der Blutungen einleitet. Es sollte keine Zeit mit unangebrachter Beurteilung oder unnötigen Manövern zur Immobilisation vergeudet werden. Während des Transports eines kritisch verletzten Patienten ins Zielkrankenhaus können viele Schritte wie das Fortführen einer Volumentherapie, das Aufwärmen des Patienten und sogar das Secondary Assessment durchgeführt werden.

Patientenlagerung

Normalerweise werden Patienten im Schockzustand in flacher, liegender Position transportiert, wenn notwendig, immobilisiert auf einem Spineboard oder einer Vakuummatratze. Spezielle Lagerungen wie die Trendelenburg-Lagerung (Schräglage mit Füßen höher als der Kopf) oder die „Schocklagerung" (Kopf und Torso flach, Beine erhöht), obwohl seit 150 Jahren angewandt, haben nur einen vorübergehenden Effekt. Die Trendelenburg-Lagerung kann eine bereits eingeschränkte Atmung durch das Gewicht des Abdomens, das auf das Zwerchfell drückt, in gewissem Umfang weiter beeinträchtigen. Bei Patienten mit einem SHT kann der Hirndruck steigen. Noch wichtiger ist der Umstand, dass die Gefäße von Patienten mit einem hypovolämischen Schock maximal kontrahiert sind. Somit ist eine signifikante Autotransfusion von Blut der unteren Extremitäten in die lebenswichtigen Organe nur vorübergehend zu erwarten.[22, 23] Die Schocklagerung ist lediglich eine überbrückende – keinesfalls die entscheidende – Maßnahme, bis eine hinreichende Volumentherapie etabliert worden ist. Dennoch sind auch diese kurzfristigen Effekte wertvoll und sollten nicht ungenutzt bleiben.[52]

9.5.8 Gefäßzugang

Intravenöser Zugang

Der Rettungsdienstmitarbeiter legt normalerweise einen i.v. Zugang bei einem Traumapatienten, bei dem schwere Verletzungen vermutet werden, um mit einer angepassten Volumentherapie zu beginnen. Diese Maßnahme sollte möglichst schnell erfolgen und darf den Transport des verletzten Patienten in das Zielkrankenhaus nicht verzögern.

Obwohl eine Volumentherapie bei Traumapatienten mit schwerem Schock empirisch sicherlich sinnvoll ist, wurde in keiner Studie ein verbessertes Outcome gezeigt, wenn das Flüssigkeitsvolumen schon präklinisch verabreicht wurde. Tatsächlich ergab ein physiologisches Computermodell einer präklinischen Flüssigkeitsgabe, dass die intravenöse Flüssigkeit nur dann vorteilhaft ist, wenn drei Umstände zutreffen: 1. Der Patient blutet mit einer Rate von 25 bis 100 ml pro Minute, 2. die Rate der Flüssigkeitssubstitution entspricht der Rate der Blutung und 3. die Zeiten an der Einsatzstelle und während des Transportes übersteigen 30 Minuten.[24] Deshalb sollte der Transport nie verzögert werden, um wiederholte Versuche durchzuführen, einen i.v. Zugang zu legen oder gar noch die in manchen Rettungsdienstbereichen üblichen Blutprobenentnahmen für die Klinik durchzuführen. Diese Proben wiegen die aufnehmende Klinik in einer falschen Sicherheit, da die Messwerte schon veraltet sind, wenn sie abgegeben werden, und erst recht, wenn sie das Labor verlassen. Sie können noch normwertig sein und stellen die aktuelle Situation des Patienten in der Klinik nicht dar. Eine weitere Studie zeigte, dass es keinen Vorteil bringt, einen venösen Zugang zu legen, bevor die Blutung gestoppt wurde.[25] Unglücklicherweise gibt es keine relevanten Studien, die den randomisierten Einsatz einer Volumentherapie bei Patienten mit unkontrollierter vs. kontrollierter Blutung untersuchten. Alle Studien zu dieser Thematik mischten beide Patiententypen. Bis zur Durchführung einer solchen Studie stellen gemischte Studien und Einzelfallbeschreibungen die Basis für die Handlungsempfehlungen dar. Nichtsdestotrotz ist die Anlage eines Venenzugangs unabhängig von der Volumengabe für die Medikamentengabe in Rahmen der ggf. notwendigen Schmerztherapie oder der Intubation erforderlich.

Für Patienten im Schock oder mit potenziell lebensgefährlichen Verletzungen sollten zwei großlumige, kurze Venenkatheter (14 oder 16 G) gelegt werden. Die infundierbare Flüssigkeitsrate ist direkt proportional zur vierten Potenz des Radius des Katheters und umgekehrt proportional zu seiner Länge (das bedeutet vereinfacht: Es fließt mehr Flüssigkeit durch einen kurzen Katheter mit großem Durchmesser als durch einen langen mit kleinerem Durchmesser). Die bevorzugte Lage des Katheters ist ein Zugang am Unterarm. Alternative Möglichkeiten sind in der Ellenbeuge, auf dem Handrücken oder am Oberarm zu finden (V. cephalica). Bei Kindern sollte ein intraossärer Zugang gelegt werden, wenn zwei perkutane Versuche misslingen. Zentralvenöse Zugänge und die Venae sectio sind präklinisch unüblich, da sie neben dem Zeitverlust auch ein zusätzliches Infektionsrisiko ohne bewiesenen Zusatznutzen bedeuten.

Intraossärer Zugang

Ein weiterer alternativer Zugang bei Erwachsenen ist die intraossäre Technik.[26, 27] Die Möglichkeit, Flüssigkeiten über einen intraossären Zugang zu verabreichen, ist nicht neu und wurde schon 1941 von Dr. Walter E. Lee beschrieben. Ein intraossärer Zugang kann auf verschiedene Weise etabliert werden. Eine mögliche, im militärischen Umfeld verwendete Methode punktiert das Sternum mit speziellen Vorrichtungen (z.B. F.A.S.T.1®).[28, 29] Weitere Apparaturen sind die sogenannte Bone Injection Gun (BIG®) und die EZ-IO®, die für einen Zugang an verschiedenen Stellen vorgesehen sind. Dringend zu beachten ist die korrekte Auswahl der Nadellänge für den gewählten Punktionsort. Mögliche Punktionsorte sind die distale Tibia oberhalb des Sprunggelenks, die proximale Tibia, der proximale Humerus oder das distale Femur (➤ Abb. 9.6,

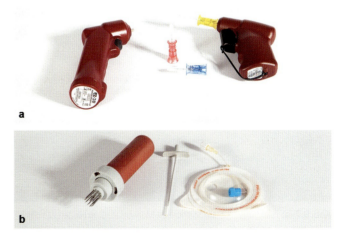

Abb. 9.6 a: EZ-IO®-System mit verschiedenen Nadeln.
b: IO-System zur sternalen Punktion.
Quelle: Jones & Bratlett Learning; Photographed by Darren Stahlman

▶ Abb. 9.7).[30] Diese Techniken werden immer häufiger routinemäßig in der Präklinik angewendet; dennoch sollte der Fokus auf einen schnellen Transport und nicht auf die Gabe von Flüssigkeit gelegt werden. Bei verzögerter Rettung oder langem Transportweg ins Zielkrankenhaus ist der intraossäre Zugang bei Erwachsenen eine gute Alternative. Der initiale Injektionsschmerz in das Knochenmark muss mit geeigneten Lokalanästhetika gedämpft werden.

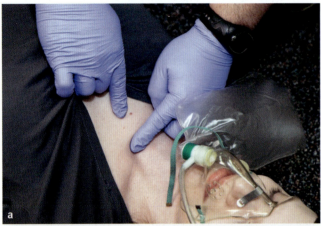

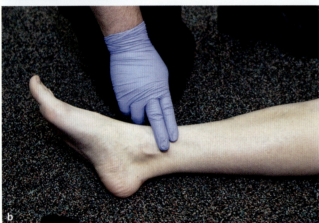

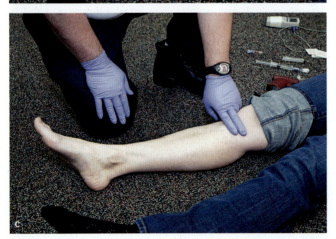

Abb. 9.7 a: Punktionsstelle am Sternum im Manubrium direkt unterhalb der suprasternalen Einkerbung. Das EZ-IO-System kann an dieser Stelle nicht angewendet werden.
b: Distale Tibia-Punktion oberhalb des Sprunggelenks.
c: Proximale Tibia-Punktion unterhalb des Knies.

9.5.9 Volumentherapie

Es gibt zwei grundsätzliche Kategorien von Produkten zur Volumentherapie, die in den letzten 50 Jahren innerhalb des Traumamanagements zur Anwendung kamen: Blut und Infusionsflüssigkeiten. Diese Produkte lassen sich folgendermaßen einteilen:
- Blut und Blutprodukte
  - Erythrozytenkonzentrate
  - Blutprodukte aus aufbereitetem Vollblut
    - Fresh Frozen Plasma
    - Gerinnungsfaktoren
  - Vollblut (im deutschsprachigen Raum unüblich)
- Infusionslösungen
  - Balancierte kristalloide (Voll-)Elektrolytlösungen
    - Isotone Lösungen (Ringer-Laktat, E153 etc.)
    - Hypertone Lösungen (Kochsalz 3 % oder 7 %)
  - Kolloidale Volumenersatzmittel (HAES, Gelatine, [Humanalbumin])
  - Blutersatzlösungen (nur experimenteller Gebrauch)

Jedes dieser Produkte hat Vor- und Nachteile.

Blut

Wegen seiner Fähigkeit, Sauerstoff transportieren zu können, bleiben Blut oder verschiedene Blutprodukte für den Patienten im schweren hämorrhagischen Schock die Flüssigkeiten der Wahl. Das US-Militär konnte während der Einsätze im Irak und Afghanistan umfangreiche Erfahrungen sammeln. Es bestätige die Wichtigkeit der frühen Gabe von Erythrozytenkonzentraten und Plasma für eine verbesserte Überlebensrate der verletzten Soldaten. Diese aufbereiteten Blutprodukte ersetzen nicht nur die Sauerstofftransportkapazität und die Gerinnungsfaktoren, sondern enthalten auch die Proteine, die notwendig sind, um den onkotischen Druck aufrechtzuerhalten. Dieser Partialdruck im Blut verhindert einen weiteren Verlust von Flüssigkeit in das Gewebe. Unglücklicherweise ist Blut für den Gebrauch im präklinischen Umfeld nicht praktikabel, weil es Probleme bei der Bestimmung der Blutgruppen und der Lagerung gibt. Blut und seine Komponenten sind nur sehr begrenzt haltbar, wenn sie nicht bis unmittelbar vor ihrem Gebrauch gekühlt oder eingefroren bleiben.

Aktuell werden in verschiedenen Ländern Feldversuche mit der präklinischen Gabe von lyophilisiertem Plasma durchgeführt. Es handelt sich hierbei um menschliches Plasma, das gefriergetrocknet wurde. Es bleibt etwa zwei Jahre stabil und muss nicht tiefgekühlt gelagert werden. Vor der Anwendung wird es rekonstituiert, d. h., es muss in Wasser gelöst und vorbereitet werden. Blutprodukte sind Arzneimittel und unterliegen dem Transfusionsgesetz sowie einer strengen Chargendokumentationspflicht. Abgesehen davon schäumen die enorm kostenintensiven Lyophilisate bei der zeitaufwendigen und personalbindenden Rekonstitution. Die breite Anwendung im Regelrettungsdienst wird durch diese Nachteile stark eingeschränkt. Diese Produkte sind in verschiedenen militärischen und zivilen Bereichen in der Erprobung. Inwieweit hieraus eine Alternative in der Volumentherapie des Traumapatienten entwickelt werden kann, muss die Zukunft zeigen.

Infusionslösungen

In Ermangelung der praktikablen Verfügbarkeit von Blutprodukten in der Präklinik und der fehlenden Indikation bei Blutverlusten von weniger als 30 % finden im Rettungsdienst unterschiedliche Volumenersatzmittel Anwendung. Diese werden in folgende Kategorien eingeteilt: 1. isotone Kristalloide, 2. hypertone Kristalloide, 3. synthetische Kolloide und 4. künstliche Sauerstoffträger.

Isotone kristalloide Infusionslösungen

Isotone Kristalloide sind balancierte Salzlösungen, die aus Elektrolyten zusammengesetzt sind (Substanzen, die in geladene Teilchen zerfallen, wenn sie in Wasser gelöst werden). Sie sind für eine kurze Zeit effektive Volumenersatzmittel, besitzen aber keine Sauerstofftransportkapazität. Sofort nach der Gabe füllen die Kristalloide den freien Raum in den Gefäßen und verbessern die Vorlast und das Herzzeitvolumen. Ohne dass es im Vergleich der unterschiedlichen balancierten isotonen Kristalloidlösungen eine klar beweisbare Überlegenheit eines speziellen Produkts gibt, ist **Ringer-Laktat** für das Schockmanagement eine bewährte Lösung. Seine Elektrolytzusammensetzung ist der des Blutplasmas am ähnlichsten und enthält entsprechende Mengen an Natrium, Kalium, Kalzium, Chlorid und Laktat. Normale **Kochsalzlösung** (0,9-prozentige NaCl-Lösung) ist heute keine akzeptable Alternative mehr, weil sie zu einer Hyperchlorämie führt und die ohnehin bestehende Azidose verstärkt. Die deutsche Leitlinie zur Volumentherapie Erwachsener gibt eine starke Empfehlung, NaCl 0,9 % nicht mehr für die Infusionstherapie zu verwenden.[53] Glukoseinfusionen (G5) sind ebenfalls nicht als Volumenersatzmittel geeignet und haben in der Volumentherapie des Traumapatienten keine Berechtigung. Sie haben schädigende Effekte, weil sie Ödeme (Gehirn, Lunge, Gewebe) verursachen und damit die Diffusionsstrecken für Sauerstoff vergrößern. Durch eine künstliche Steigerung des Blutzuckerwerts kann ein zusätzlicher Volumenverlust durch die erhöhte Diurese der Nieren entstehen. Die Energiegewinnung der Zellen wird durch diese Mechanismen nach G5-Infusion weiter eingeschränkt und der Schock verschlimmert sich.

Innerhalb von 30 bis 60 Minuten nach der Gabe kristalloider Lösungen verbleibt nur noch ein Drittel bis ein Viertel des infundierten Volumens im kardiovaskulären System. Der Rest wird ins Interstitium verschoben, weil sowohl die Elektrolyte als auch das Wasser frei durch die Kapillarwände diffundieren können. Das auf diese Weise verlorene Volumen lagert sich ödematös in Geweben und Organen des Körpers an und verursacht durch die Verlängerung der Diffusionsstrecke Schwierigkeiten beim Gasaustausch zwischen Geweben und Erythrozyten.

Wenn möglich, sollten die Infusionslösungen vor Gebrauch auf 39 °C erwärmt werden. Kalte Infusionen bzw. solche mit Raumtemperatur würden – über längere Zeit appliziert – zu einer Hypothermie führen und so den Blutverlust verstärken.

Hypertone kristalloide Infusionslösung

Hypertone Kristalloide haben im Vergleich zum Blutplasma extrem hohe Elektrolytkonzentrationen. Die gebräuchlichste Lösung ist eine **hypertone Salzlösung**, bestehend aus 7,2 % NaCl, was der 8-fachen Konzentration von normalen Kochsalzlösungen entspricht. Dies ist ein effektiver Plasmaexpander, speziell bei kleinen 250-ml-Infusionen, die etwa den gleichen Effekt haben wie 2–3 Liter isotone Kristalloide.[31, 32] Eine Analyse verschiedener Studien über hypertone Lösungen konnte kein besseres Outcome im Vergleich zum Einsatz von isotonen Infusionen nachweisen.[33] Diese Lösung ist für den Gebrauch innerhalb der USA von der FDA nicht zugelassen. Niedrigere Konzentrationen wie 3,0 % sind für die Patientenversorgung zugelassen und werden auf der Intensivstation regelmäßig eingesetzt. Auch in Deutschland gab es in den letzten Jahren Zulassungsbeschränkungen derartiger Infusionslösungen. Derzeit sind diese nicht im Handel verfügbar.

Synthetische kolloidale Infusionslösung

Proteine sind große, vom Körper produzierte Moleküle, die aus Aminosäuren zusammengesetzt sind. Sie haben unzählige Funktionen. Eines der Blutproteine, Albumin, hilft, die Flüssigkeit im Intravasalraum zu halten. Der Einsatz von menschlichem Albumin ist wegen seiner begrenzten Verfügbarkeit teuer. Die mögliche Übertragung von Krankheiten wie Hepatitis war vor der Einführung spezifischer Virusinaktivierungsverfahren in der Verarbeitung des Spenderblutes zu Humanalbumin ein weiteres Argument gegen dessen Anwendung. Blutprodukte wie Humanalbumin sind lagerungsempfindliche Arzneimittel; sie unterliegen zudem dem Transfusionsgesetz und einer strengen Chargendokumentationspflicht. Diese Nachteile machen die Anwendung im Regelrettungsdienst nahezu unmöglich.

Bei der Verabreichung synthetischer Kolloide an Patienten im hämorrhagischen Schock werden Kolloide wie Hydroxyethylstärke (HAES 6 %) oder Gelatine 4 % eingesetzt, die durch ihren kolloidosmotischen Druck dazu beitragen, intravasales Volumen im Gefäßsystem daran zu hindern, durch die Gefäßwand nach außen zu diffundieren. Damit sind sie bei größeren Blutverlusten effektiver als Kristalloide allein, das intravasale Blutvolumen aufrechtzuerhalten. Sie können in diesen Situationen also in Ergänzung zu kristalloiden Volumenersatzmitteln verwendet werden. Nebenwirkungen der Infusion größerer Mengen HAES >20 ml/kg (>1,5 Liter bei einem 75 kg schweren Patienten) sind Auswirkungen auf die Blutgerinnung; Gelatinelösungen tragen das Risiko allergischer Reaktionen. Das Konzept der Volumenexpander, bei dem ein hyperonkotisches Kolloid (z. B. HAES 10 %) mit der Idee verwendet wurde, Flüssigkeit aus Interstitium und intrazellulärem Raum in den vaskulären Raum zurückzuführen und so zu eine Expansion des Blutvolumens beizutragen, wurde inzwischen verlassen. Ebenso wie kristalloide Lösungen können Kolloide keinen Sauerstoff transportieren.

Physiogel® und Gelofusine® sind Beispiele für 4-prozentige Gelatinelösungen, die aus Rinderprotein produziert werden. Sie sind in Europa und Australien weit verbreitet, relativ teuer und bergen ein gewisses Allergiepotenzial. Der resultierende Volumeneffekt entspricht in etwa dem intravenös verabreichten Volumen und hält über 3–4 Stunden an.

Dextrane sind synthetische Kolloide, die durch Aneinanderhängen verschiedener Dextrosemoleküle produziert werden. Dies geschieht so lange, bis sie so groß wie Albumin sind. Im Vergleich zu Kristalloiden sind die Dextrane ebenfalls teurer, allergisch potent und haben in Deutschland keine Bedeutung mehr.

Die in den vergangenen Jahren sehr emotional geführte Diskussion um die Risiken (erhöhte Rate von Nierenversagen), die mit der Anwendung von HAES bei Sepsis verbunden sind, wurden durch die Leitlinie der deutschen Fachgesellschaften zum Volumenersatz außerhalb der Intensivstation relativiert.[34, 35]

Der Gebrauch von Kristalloiden gegenüber Kolloiden bei Traumapatienten wird seit Langem heftig und kontrovers diskutiert.[36] Eine neue Studie mit über 7 000 Patienten, die nach einem Schock auf die Intensivstation gebracht wurden, ergab bezüglich des Überlebens keinen Unterschied in der Volumentherapie zwischen Kolloiden und Kristalloiden.[37] Eine einzelne Studie, die 2009 auf einer Tagung der American Association for the Surgery of Trauma (AAST) vorgestellt wurde, zeigte eine größere Überlebensrate mit Hextend gegenüber Kochsalzlösungen; es müssen jedoch mehr Daten zur Verfügung stehen, bevor eine entsprechende Anwendung empfohlen werden kann.

Derzeit gibt es keine belastbaren präklinischen Forschungsergebnisse in der Anwendung der synthetischen Kolloide. Die für den klinischen Gebrauch außerhalb der Intensivstation gültige S3-Leitlinie für den Volumenersatz sieht keine Unterschiede hinsichtlich der Risiken zwischen den verfügbaren kristalloiden und kolloidalen Volumenersatzmitteln. Hinsichtlich des Gesamtüberlebens wurden allerdings aus rein klinischer Sicht auch keine Vorteile zwischen Kristalloiden und Kolloiden gezeigt.[53] Unbestritten bleibt trotzdem, dass vorübergehende Verbesserungen der Kreislaufsituation eher durch Kolloide als durch Kristalloide erreichbar sind. Daher überlässt es die Leitlinie zum Volumenersatz dem verordnenden Arzt, die Auswahl des geeigneten Volumenersatzmittels nach individueller Nutzen-Risiko-Bewertung zu treffen.

Künstliche Sauerstoffträger als Blutersatz

Bluttransfusionen haben verschiedene Einschränkungen und unerwünschte Eigenschaften: die Notwendigkeit der Blutgruppenbestimmung und der serologischen Verträglichkeitsprobe, Chargendokumentationspflicht, eine kurze Haltbarkeit, schnelle Verderblichkeit bei Raumtemperatur, die Gefahr von Blutgruppenverwechslung und transfusionsassoziiertem Lungenschaden sowie der Krankheitsübertragung und ein zunehmender Mangel an Blutspenden. Das hat dazu geführt, dass die Forschung in den letzten 30 Jahren an der Herstellung künstlicher Sauerstoffträger arbeitet. Das Militär spielte eine entscheidende Rolle bei der Suche nach einer Flüssigkeit, die Blut ersetzen und weder gekühlt noch typisiert werden muss. Diese könnte problemlos verwundeten Soldaten auf dem Feld infundiert werden und so einen Schock behandeln.

Perfluorkarbone (PFCs) sind synthetische Komponenten, die eine hohe Sauerstofflöslichkeit haben. Dieses Material kann ungefähr 50-mal mehr Sauerstoff transportieren als Blutplasma. PFCs enthalten weder Proteine noch Hämoglobin und sind völlig frei von biologischem Material, weshalb keine Gefahr der Krankheitsübertragung besteht. Sauerstoff wird in PFCs gelöst und auf diese Weise transportiert. Die ersten Versuche waren allerdings wegen der kurzen Halbwertszeit und des benötigten hohen FiO_2 ernüchternd. Neuere PFCs haben weniger Nachteile, aber ihre Rolle als Sauerstoffträger im menschlichen Körper ist weiterhin ungeklärt.

Die meisten Hämoglobin-basierten Sauerstoffträger (HBOCs) benutzen das gleiche Sauerstofftransportmolekül (Hämoglobin), wie es in den menschlichen roten Blutkörperchen oder denen von Schweinen vorkommt. Der große Unterschied zum menschlichen Blut ist, dass sich das Hämoglobin nicht innerhalb einer Zellmembran befindet. Somit entfallen Blutgruppenbestimmungen und serologische Verträglichkeitsproben, da es zu keiner Antigen-Antikörper-Reaktion kommen kann. Zudem können die meisten HBOCs lange gelagert werden, was sie zu idealen Lösungen für Massenanfälle von Patienten macht. HBCOs stehen unter anderem im Verdacht, Myokardinfarkte und Nieren- bzw. Lungenversagen auslösen zu können, und dementsprechend ist bis heute keine dieser experimentellen Lösungen als für den Menschen sicher oder effektiv deklariert worden.

Warme intravenöse Flüssigkeiten

Jede i. v. Flüssigkeit, die einem Schockpatienten infundiert wird, muss wärmer als Raumtemperatur sein. Die ideale Temperatur für Infusionen ist 39 °C. Die meisten Rettungsmittel haben keinen Infusionswärmer, der die Infusionsflüssigkeit aktiv aufwärmt. Dennoch sollten die Infusionen mindestens in den Wärmeschubladen oder -schränken der Rettungsmittel gelagert werden. Diese Ausstattung ist heute in den Rettungsmitteln serienmäßig vorhanden und stellt eine einfache und zuverlässige Methode dar, die gewärmten Infusionen vorzuhalten. Als weitere Möglichkeit sind verschiedene Materialien erhältlich, welche die Infusion und den Infusionsschlauch isolieren und somit ein Auskühlen verzögern. Wenn keine dieser Möglichkeiten vorhanden ist, können Wärmepacks behelfsweise eingesetzt werden, die um die Infusionen herum platziert werden. Dabei ist die Tropfrate so zu wählen, dass eine relevante Abkühlung der Lösung bis zum Einfließen in die Vene vermieden wird.

Management der Volumentherapie

Wie schon zuvor beschrieben, werden viele Aspekte der Volumentherapie beim Schockpatienten im präklinischen Umfeld kontrovers diskutiert. Bevor PHTLS in den USA eingeführt wurde, übernahmen die Rettungsdienstmitarbeiter den Therapieansatz von Notfallmedizinern und Unfallchirurgen aus dem klinischen Umfeld: Verabreiche dem Schockpatienten so lange kristalloide Flüssigkeit, bis sich die Vitalwerte normalisiert haben (Puls < 100/min und $RR_{syst.}$ > 100 mmHg). Wenn genügend kristalloide Lösungen infundiert wurden, um die Vitalzeichen auf normale Werte zurückzubringen, sollte sich die Perfusion des Patienten verbessert haben. Zu dieser Zeit glaubten die Experten, dass dann die Laktatazidose gepuffert, die Energieproduktion in den Zellen wieder aufgenommen wird und das Risiko eines irreversiblen Schocks und eines akuten Nierenversagens abnimmt. Nichtsdestotrotz zeigte sich in keiner Studie über Traumapatienten im präklinischen Umfeld eine Verbesserung des Outcomes und eine Senkung der Todesrate nach i. v. Volumentherapie.

In den letzten 20 Jahren leistete PHTLS einen großen Beitrag, dass alte, teilweise für ein anderes Umfeld entwickelte Konzepte überdacht wurden und bei kritisch verletzten Patienten der Transport nicht wegen einer langwierigen Volumentherapie verzögert wird. Der kritisch verletzte Patient im Schock benötigt dringend

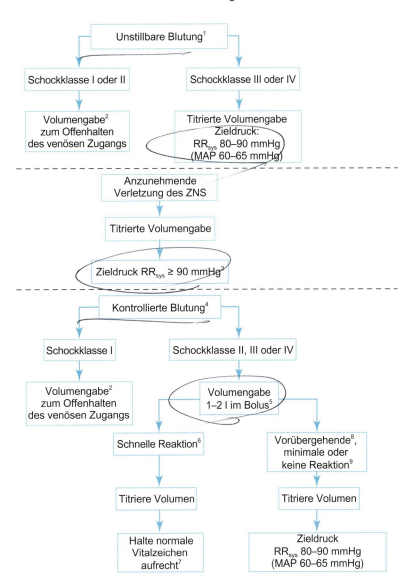

Abb. 9.8 Management der Volumentherapie.

Blut und einen Chirurgen, der die Blutung stoppen kann, was beides nicht am Unfallort möglich ist.

Aktuelle experimentelle Forschungen lassen die Annahme zu, dass eine überschießende i. v. Volumentherapie vor einer chirurgischen Intervention schädliche Nebeneffekte haben kann. Tierversuche zeigten, dass innere Verletzungen so lange bluten, bis das Tier hypoton ist. Wenn die betroffenen Arterien eine bestimmte Größe nicht überschreiten, können sich Koagel an den Gefäßverletzungen bilden. Hierdurch verlangsamt sich die Blutung, bis sie sistiert. Somit ist eine Hypotonie bei allen Gefahren für die Perfusion kritischer Organe hinsichtlich des Blutverlusts protektiv, indem sie zu einer Verlangsamung oder sogar zur Beendigung der Blutung führt. Nach einer aggressiven i. v. Volumentherapie lösten sich die gebildeten Koagel und die inneren Verletzungen der Tiere begannen erneut zu bluten. Neben dem steigernden Effekt auf den Perfusionsdruck verdünnen Infusionslösungen die Gerinnungsfaktoren. Diese

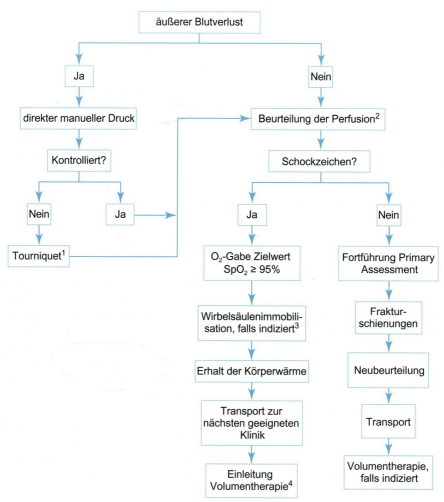

[1] Ein Tourniquet, eine Blutdruckmanschette oder eine Abbindung mittels Dreiecktuch sollte direkt proximal der Blutungsquelle angelegt werden und festgezogen werden, bis die Blutung steht. Die Anlegezeit wird auf dem Tourniquet vermerkt.

[2] Die Beurteilung der Perfusion beinhaltet die Tastbarkeit, die Qualität und den Ort der Pulse; Hautfarbe, -temperatur und -feuchtigkeit sowie die Rekapillarisierungszeit

[3] Siehe Indikationen im Algorithmus zur Wirbelsäulenimmobilisation

[4] Anlage von zwei großlumigen (14- oder 16- Gauge), siehe Algorithmus Volumenmanagement

Abb. 9.9 Algorithmus der Schockbehandlung.

Tiere hatten häufiger ein schlechteres Outcome verglichen mit den Tieren, die eine i. v. Volumentherapie erst nach dem chirurgischen Eingriff erhielten.[38–40] In ähnlichen Tierexperimenten wurde nach einer permissiven Hypotension, bei welcher der Blutdruck bis nach der Operation bewusst niedrig gehalten wurde, ein verbessertes Überleben festgestellt.[41–43]

Natürlich haben diese Studien Einfluss auf die aktuelle Volumentherapie in der präklinischen Situation. Theoretisch kann eine umfangreiche Volumentherapie den Blutdruck normalisieren. Gleichzeitig können aber Blutgerinnsel, die im Bauchraum oder anderswo gebildet wurden, verdrängt werden und eine Wiederaufnahme der Blutung verursachen, die nicht kontrolliert werden kann, bis der Patient im OP ist. Auf der anderen Seite wird sich ohne i. v. Volumentherapie bei einem Patienten im schwersten Schock die Gewebeperfusion weiter verschlechtern und somit zu vermehrter Hypoxie und einer eingeschränkten Energieproduktion führen. Ein weiterer Aspekt, der beim Konzept der vorübergehenden Hypotension zu berücksichtigen ist, sind Vorerkrankungen des Patienten, die bei kritischer Hypotonie outcomerelevante Komplikationen wie Herzinfarkt und Schlaganfall begünstigen.

Eine einzelne klinische Studie, durchgeführt in einer städtischen Umgebung, zeigte ein schlechteres Outcome bei Patienten, die eine i. v. Volumentherapie vor der chirurgischen Intervention erhielten (Mortalitätsrate von 62 % gegenüber 70 % in der Gruppe mit verzögerter Behandlung).[21] Diese Erkenntnisse einer einzigen Studie können nicht auf alle Rettungssysteme übertragen und nicht auf ländliche Gegenden verallgemeinert werden. Eine Umfrage unter Unfallchirurgen ergab, dass weniger als 4 % einen Ansatz empfehlen, dem präklinischen Patienten in der Schockklasse III jegliche Volumentherapie vorzuenthalten. Mehr als zwei Drittel der Befragten tendieren zu der Empfehlung, den Patienten im dekompensierten Schock in einer permissiven Hypotension zu transportieren.[44]

Die präklinische Volumentherapie muss gemäß den folgenden klinischen Situationen individuell angepasst werden (> Abb. 9.8 und > Abb. 9.9).

Unkontrollierte Blutungen

Bei Patienten mit Verdacht auf eine innere Blutung in Thorax, Abdomen oder Becken sollte eine suffiziente i. v. Therapie angewendet werden, um den $RR_{syst.}$ auf 80–90 mmHg oder den MAP auf 60–65 mmHg zu heben. Dies sollte eine adäquate Perfusion der Nieren garantieren, ohne die unkontrollierten Blutungen zu verschlimmern. Es sollte kein Bolus gegeben werden, da dieser den Blutdruck zu rasch anheben kann, was zu einer Verschlimmerung der unkontrollierten Blutungen führen könnte. Die derzeitige Philosophie einer zurückhaltenden Gabe von Kristalloiden im präklinischen Umfeld und während der Erstbehandlung innerhalb der Klinik wird mit verschiedenen Begriffen wie permissive Hypotension, hypotensive oder balancierte Volumentherapie bezeichnet. Alle diese Beschreibungen zeigen auf, dass es eine Balance geben muss zwischen der Menge an Flüssigkeit, die gegeben wird, und dem Ausmaß der Blutdrucksteigerung. Erreicht der Patient die Klinik, wird die Volumengabe mit Plasma und Blutprodukten (Erythrozyten-, Thrombozyten-, Gerinnungsfaktorenkonzentrate) in einem bedarfsgerechten Verhältnis fortgesetzt, bis die Blutung chirurgisch gestoppt ist. Nach der Blutungskontrolle wird der Blutdruck dann durch eine differenzierte Katecholamintherapie und ein individuell nach Laborwerten abgestimmtes Verhältnis von Infusionen und Transfusion von Blutprodukten in normale Bereiche zurückgeführt.

Traumata des zentralen Nervensystems

Hypotension ist mit einer höheren Mortalität bei Schädel-Hirn-Trauma-Patienten verbunden. Patienten mit Verletzungen des zentralen Nervensystems profitieren von einer aggressiveren Flüssigkeitstherapie.[45] Leitlinien, publiziert von der Brain Trauma Foundation (auf die sich auch die Deutsche Gesellschaft für Neurochirurgie bezieht), sowie die deutsche S3-Polytraumaleitlinie empfehlen, bei Verdacht auf ein Schädel-Hirn-Trauma einen systolischen Blutdruck > 90 mmHg anzustreben.[46] Konsensleitlinien, die sich auf die Behandlung von Rückenmarksverletzungen konzentrieren, befürworten nicht nur die Vermeidung einer Hypotension ($RR_{syst.}$ < 90 mmHg) in der Hoffnung, die Durchblutung des Rückenmarks zu verbessern, sie empfehlen sogar, einen mittleren arteriellen Blutdruck von ungefähr 85–90 mmHg anzustreben. Um dieses Ziel zu erreichen, ist bei diesen Patienten eine aggressivere Volumentherapie angezeigt, mit dem Risiko, begleitende innere Blutungen zu verstärken.[47]

Kontrollierte Blutungen

Bei Patienten mit schweren äußeren Blutungen, die aber kontrolliert werden konnten, ist ein viel umfangreicheres Volumenmanagement anzustreben, vorausgesetzt es besteht kein Verdacht auf eine intrathorakale, intraabdominale oder retroperitoneale Verletzung. Dazu gehören z. B. große Ablederungen der Kopfhaut oder eine Extremitätenverletzung, die ein großes Gefäß in Mitleidenschaft gezogen hat, deren Blutung aber mit einem Druckverband oder Tourniquet kontrolliert werden konnte. Erwachsene Patienten, die von einer solchen Verletzung betroffen sind und einen Schock Klasse II, III oder IV erlitten haben, sollten einen initialen Bolus von 1–2 Litern warmer balancierter kristalloider (Voll-)Elektrolytlösung erhalten. Die ergänzende Gabe synthetischer Kolloide (HAES 6 % oder Gelatine 4 %) trägt zu einer verlängerten Verweildauer der Infusionslösungen im Gefäßsystem bei. Pädiatrische Patienten sollten einen Bolus warmer kristalloider Flüssigkeit von 20 ml/kg KG bekommen. Wie schon weiter oben beschrieben, sollte diese Infusionstherapie während des Transports in ein adäquates Krankenhaus fortgeführt werden. Vitalzeichen, inkl. Puls, Atemfrequenz und Blutdruck, sollten kontinuierlich gemessen werden, sodass die Reaktion des Patienten auf die Volumentherapie beobachtet werden kann. In den meisten städtischen Regionen wird der Patient vor dem Abschluss der Infusionstherapie im Zielkrankenhaus eintreffen.

Der initiale Flüssigkeitsbolus kann folgende drei Reaktionen bewirken:

Schnelle Reaktion Die Vitalzeichen erholen sich schnell und werden wieder normal. Dies ist gewöhnlich bei Patienten mit weniger als 20 % Blutverlust und kontrollierter Blutung der Fall.

Vorübergehende Reaktion Die Vitalzeichen verbessern sich initial (Puls verlangsamt sich, der Blutdruck steigt), verschlechtern sich während der weiteren Beurteilung aber wieder deutlich und zeigen wiederkehrende Schockzeichen. Diese Patienten haben üblicherweise zwischen 20 und 40 % des gesamten Blutvolumens verloren.

Minimale oder keine Reaktion Diese Patienten zeigen keine signifikante Verbesserung der Schockzeichen auf einen Flüssigkeitsbolus von 1–2 Litern.

Patienten mit einer schnellen Reaktion sind Kandidaten für eine kontinuierliche Flüssigkeitstherapie, bis sich die Vitalzeichen stabilisiert haben und die klinischen Zeichen des Schocks verschwunden sind. Patienten, die vorübergehende oder minimale/keine Reaktion zeigen, haben vermutlich eine persistierende innere Blutung. Diese Patienten werden am besten mit einer relativen Hypotonie bzw. einer moderaten Flüssigkeitstherapie mit einem systolischen Zieldruck von 80–90 mmHg (MAP von 60–65 mmHg) behandelt.

Tranexamsäure

Ein Therapieansatz im Traumamanagement, der sehr vielversprechend erscheint, ist die Gabe des Medikaments Tranexamsäure (TXA). Tranexamsäure ist ein synthetischer Stoff, welcher der Aminosäure Lysin ähnelt, und wird schon seit Jahrzehnten zur Verringerung gynäkologischer Blutungen, während kardiologischer oder orthopädischer Operationen oder bei Zahnextraktionen bei Patienten mit einer Hämophilie eingesetzt. Im Rahmen der Gerinnungsreaktion entsteht ein Blutgerinnsel, das die Gefäßverletzung verschließen soll. Parallel zu diesem Prozess beginnt aber auch die Fibrinolyse, um diese Gerinnsel zeitversetzt wieder aufzulösen. TXA behindert diesen Fibrinolyseprozess, um das gerade entstandene Gerinnsel zu erhalten und zu stabilisieren.

Zwei Studien ergaben, dass eine Tranexamgabe die Sterblichkeitsrate bei Traumapatienten herabsetzen kann.[48, 49] Die erste Studie (CRASH-2) wurde in 40 beteiligten Ländern durchgeführt und beurteilte erwachsene Traumapatienten mit Blutungen (oder mit dem Risiko einer Blutung).[48] Die Ergebnisse zeigen eine statistisch signifikante Senkung der Mortalitätsrate, wenn die Patienten TXA innerhalb der ersten 3 Stunden nach dem Trauma erhielten. Bei einer Verzögerung der Medikamentengabe von über 3 Stunden ergab sich kein Nutzen mehr, sondern eher eine mögliche Gefährdung des Patienten. Die zweite Studie verglich verwundete Soldaten, die TXA erhielten, mit einer Gruppe, die es nicht erhielten.[49] Auch in diesem Fall wurden bei den Patienten, die mit TXA behandelt wurden, eine signifikante Verbesserung der Überlebensrate und ein geringerer Bedarf an Bluttransfusionen festgestellt.

Wichtig für die weitere Betrachtung ist die Tatsache, dass beide Studien in Ländern und unter Umständen erhoben wurden, die nicht mit einem schnellen städtischen Rettungsdienst, wie oftmals in den USA und Europa vorhanden, zu vergleichen sind. Ob TXA unter diesen Rahmenbedingungen denselben positiven Benefit hat, wurde bisher noch nicht untersucht. Da in vielen Krankenhaus-Schockraumprotokollen bei einem ISS > 25 Punkten TXA gegeben wird, scheint die Vorwegnahme dieser Maßnahme dem Patienten bereits in der Präklinik bei entsprechender Verletzungsschwere einen Nutzen zu bringen.

9.6 Längere Transportzeiten

Während eines längeren Transports eines Schockpatienten ist es wichtig, dass die Perfusion der lebenswichtigen Organe aufrechterhalten wird. Das Atemwegsmanagement sollte vor einem längeren Transport optimiert werden. Der Patient sollte endotracheal intubiert werden, wenn irgendein Zweifel an der Suffizienz der Atemwege besteht. Eine Unterstützung der Atmung sollte durchgeführt werden, sodass der Patient mit einem suffizienten Tidalvolumen und angepasster Atemfrequenz ventiliert wird. Die Sauerstoffsättigung sollte mittels Pulsoxymetrie ständig überwacht werden. Die Kapnografie hilft bei der Beurteilung der Beatmungsqualität, der Kreislaufsituation und bei der Lagekontrolle des Tubus. Ein markanter Abfall des etCO$_2$ weist auf eine Tubusdislokation oder eine schwere Perfusionsstörung hin. Bei Verdacht auf einen Spannungspneumothorax muss dieser entlastet oder zumindest das Material soweit bereitgelegt werden, um sofort intervenieren zu können, falls der Patient hypoton wird.

Der direkte Druck per Hand auf eine blutende äußere Wunde ist während eines längeren Transports nicht praktikabel. Deshalb sollten diese Verletzungen mit einem Druckverband kontrolliert werden. Falls ein Verband nicht möglich ist, muss ein Tourniquet in Erwägung gezogen werden. Dauert der Transport länger als vier Stunden, sollte der Versuch unternommen werden, das Tourniquet zu entfernen. Dazu sollten alle alternativen Methoden zur Blutungskontrolle angewandt worden sein, um daraufhin das Tourniquet langsam zu lösen und den Verband auf Zeichen einer Blutung zu beobachten. Wenn keine erneute Blutung auftritt, kann das Tourniquet vollständig gelöst werden, verbleibt jedoch für den Fall einer wiederkehrenden Blutung an Ort und Stelle. Auf einen Versuch, das Tourniquet zu entfernen, sollte in folgenden Situationen verzichtet werden:

1. Bei einem Klasse-III- oder -IV-Schock
2. Bei einer kompletten Amputation
3. Falls nicht kontrolliert werden kann, ob die Wunde danach wieder blutet
4. Falls das Tourniquet schon länger als sechs Stunden angelegt wurde[15]

Innere Blutungen sollten mit einer Schienung der Frakturen oder einem Beckengurt bei Verdacht einer retroperitonealen Blutung begrenzt werden.

Wichtig ist bei längeren Transportzeiten, dass die physiologische Körpertemperatur des Patienten erhalten wird. Zusätzlich zum geheizten Fahrzeug sollte der Patient mit Decken oder Wärmefolien zugedeckt werden, um seine Körperwärme zu erhalten. Wann immer möglich, sollten vorgewärmte Infusionslösungen infundiert werden.

Bei längeren Transportzeiten sollten zwei großlumige i. v. Zugänge gelegt werden. Sowohl bei Kindern als auch bei Erwachsenen muss alternativ ein intraossärer Zugang in Erwägung gezogen werden, falls ein klassischer i. v. Zugang nicht möglich ist. Bei Patienten mit Verdacht auf andauernde innere Blutungen sollte ein systolischer Blutdruck von 80–90 mmHg (MAP von 60–65 mmHg) nicht aktiv gesteigert werden. Damit wird einerseits die minimale Perfusion der wichtigen Organe erhalten, gleichzeitig aber das Risiko einer Wiederaufnahme der Blutung minimiert. Bei Patienten mit Verdacht auf ein SHT oder Rückenmarksverletzungen sollte der systolische Blutdruck immer über 90–100 mmHg gehalten werden.

Die Vitalzeichen sollten regelmäßig überprüft werden, um den Erfolg der Therapie zu überwachen. Folgende Parameter sind in kurzen Intervallen zu erfassen: Atemfrequenz, Herzfrequenz, Blutdruck, Hautkolorit und -temperatur, Rekapillarisierung, GCS-Score, SpO_2 und $etCO_2$, falls vorhanden.

Die Einlage eines Urin-Dauerkatheters ist für kurze Transportzeiten nicht üblich. Bei längeren Transporten kann die quantitative Messung der Urinausscheidung in der Beurteilung des Kreislaufs ein sehr nützliches Werkzeug sein, um die Notwendigkeit einer zusätzlichen Volumengabe zu beurteilen. Die adäquate stündliche Urinproduktion eines Erwachsenen ist größer als 0,5 ml/kg, die eines Kindes größer als 1 ml/kg und bei Säuglingen unter einem Jahr größer als 2 ml/kg. Eine geringere Urinausscheidung muss als Hinweis gesehen werden, dem Patienten möglicherweise mehr Flüssigkeit zu infundieren.

Falls es die Zeit und die regionalen Gegebenheiten ermöglichen, sollte dem intubierten Patienten bei längeren Transportzeiten eine Magensonde gelegt werden. Wenn der Patient ein Mittelgesichtstrauma erlitten hat, sollte die Magensonde nicht über die Nase, sondern über den Mund gelegt werden. Eine Magenüberblähung kann – besonders bei Kindern – eine nicht zu erklärende Hypotension und Arrhythmien verursachen oder die Beatmung erschweren. Die Platzierung einer Magensonde reduziert diesen Magendruck und kann das Risiko von Erbrechen und einer Aspiration verringern.

Während längerer Transportzeiten sind der klinische Status und die Reaktion des Patienten auf die ergriffenen Therapiemaßnahmen Hinweise auf das Outcome. Es gibt vielversprechende Berichte, die den Einsatz von Intensivtransportwagen (ITW) oder speziellen Überwachungsbetten (Life Support For Trauma And Transport, LSTAT) empfehlen, um kritisch verletzte Patienten zu transportieren. Diese Techniken des Intensivtransports haben sowohl im militärischen Bereich als auch in der zivilen Praxis positive Resultate bei längeren Transportzeiten oder der Sekundärverlegung kritischer Traumapatienten gezeigt.[50] Nachteile des Einsatzes solcher ITW sind die Kosten und die geringe Verfügbarkeit. Falls diese Hindernisse beseitigt werden könnten, würde es eine weitreichende Verwendung dieser Rettungsmittel geben, wenn ein längerer Transport eines kritisch verletzten Patienten notwendig wäre.

Zusammenfassung

- Der Schock stellt ein Missverhältnis von Sauerstoffbedarf und -angebot dar und kann als Zustand einer generalisierten Minderperfusion betrachtet werden. Daraus ergeben sich eine zelluläre Hypoxie, ein anaerober Stoffwechsel, der Verlust der Energiegewinnung, eine Laktatazidose und eine Hypothermie. Er führt unbehandelt zum Tod.
- Beim Traumapatienten ist der Blutverlust die häufigste Ursache für einen Schockzustand.
- Die Versorgung des Patienten im Schock beginnt mit einer angemessenen und kompletten Beurteilung des Patienten, angefangen mit dem Erfassen des Unfallereignisses und einer schnellen visuellen Inspektion, um offensichtliche Zeichen des Schocks oder eines Blutverlustes zu identifizieren.
- Das primäre Ziel der Therapie ist es, die Blutungsquelle zu erkennen und – wenn möglich – entsprechend zu versorgen. Im präklinischen Umfeld ist dies bei einer äußeren Blutung effektiv möglich. Innere Blutungen können nur in der klinischen Umgebung endgültig behandelt werden, weshalb der rasche Transport in eine geeignete Klinik essenziell ist.
- Eine äußere Blutung sollte mit direktem Druck, gefolgt von der Anwendung eines Druckverbandes, kontrolliert werden. Falls dies ineffektiv ist, kann ein Tourniquet proximal der Blutungsstelle angelegt werden. Am Rumpf kann eine Wundtamponade mit einem hämostatischen Mittel angewendet werden.
- In einigen Fällen können nichthämorrhagische Ursachen des Schocks bei einem Traumapatienten (z. B. Spannungspneumothorax) zeitweise korrigiert werden.
- Allerdings benötigen alle Traumapatienten im Schock neben der Aufrechterhaltung einer adäquaten Sauerstoffversorgung eine schnelle Rettung und einen rasch durchgeführten Transport zu einer entsprechend geeigneten Klinik (regionales/überregionales Traumazentrum), in der die Schockursache identifiziert und therapiert werden kann.
- Der Transport sollte nicht durch langwierige Infusionstherapien verzögert werden. Diese können auch während des Transports fortgeführt werden.
- Eine übermäßige Volumensubstitution ist zu vermeiden, um die Gefahr von Ödembildungen und weiteren Blutungen beim Traumapatienten im hämorrhagischen Schock zu minimieren.

Lösung Fallbeispiel

Sie erkennen, dass der Patient verschiedene Zeichen eines hypovolämischen Schocks (gesteigerte Herzfrequenz, erniedrigter Blutdruck, gesteigerte Atemfrequenz) aufweist. Sie erheben den Verdacht auf eine intraabdominale Blutung mit möglicher Milzbeteiligung. Nach der Unterstützung der Ventilation durch eine Sauerstoffgabe sowie der schnellen Anlage eines i. v. Zugangs verbringen Sie den Patienten in Ihren Rettungswagen. Nach der Voranmeldung transportieren Sie ihn umgehend in das nächstgelegene Traumazentrum. Während des Transports verabreichen Sie dem Patienten sehr zurückhaltende Mengen an kristalloider Infusionsflüssigkeit. Er zeigt keine weiteren Veränderungen seines klinischen Status sowie seiner Vitalparameter und somit erreichen Sie das Krankenhaus ohne Schwierigkeiten.

QUELLENVERZEICHNIS

1. Gross SD. *A System of Surgery: Pathological, Diagnostic, Therapeutic, and Operative.* Philadelphia, PA: Blanchard and Lea; 1859.
2. Thal AP. Shock: *A Physiologic Basis for Treatment.* Chicago, IL: Yearbook Medical Publishers; 1971.
3. McClelland RN, Shires GT, Baxter CR, et al. Balanced salt solutions in the treatment of hemorrhagic shock. *JAMA.* 1967;199:830.
4. Duchesne JC, Hunt JP, Wahl G, et al. Review of current blood transfusions strategies in a mature level I trauma center: were we wrong for the last 60 years? *J Trauma.* 2008;65(2):272–276; discussion 276–278.
5. Holcomb JB, Jenkins D, Rhee P, et al. Damage control resuscitation: directly addressing the early coagulopathy of trauma. *J Trauma.* 2007;62(2):307–310.
6. Today in Science History. Science quotes by Baron William Thomson Kelvin. http://todayinsci.com/K/Kelvin_Lord/KelvinLord-Quotations.htm. Zugriff 30. September 2013.
7. Koreny M, Riedmuller E, Nikfardjam M, et al. Arterial puncture closing devices compared with standard manual compression after cardiac catheterization: systematic review and meta analysis. *JAMA.* 2004;291:350.
8. Pepe PE, Raedler C, Lurie KG, et al. Emergency ventilatory management in hemorrhagic states: elemental or detrimental? *J Trauma.* a2003;54:1048.
9. Pepe PE, Roppolo LP, Fowler RL. The detrimental effects of ventilation during low-blood-fl ow states. *Curr Opin Crit Care.* 2005;11:212
10. Walker SB, Cleary S, Higgins M. Comparison of the FemoStop device and manual pressure in reducing groin puncture site complications following koronary angioplasty and koronary stent placement. *Int J Nurs Pract.* 2001;7:366.
11. Simon A, Baumgarner B, Clark K, et al. Manual versus mechanical compression for femoral artery hemostasis after cardiac catheterization. *Am J Crit Care.* 1998;7:308.
12. Lehmann KG, Heath-Lange SJ, Ferris ST. Randomized comparison of hemostasis techniques after invasive cardiovascular procedures. *Am Heart J.* 1999;138:1118.
13. Beekley AC, Sebesta JA, Blackbourne LH, et al. Prehospital tourniquet use in Operation Iraqi Freedom: effect on hemorrhage control and outcomes. *J Trauma.* 2008;64(2):S28–S37.
14. Kragh JF Jr, Walters TJ, Baer DG, et al. Practical use of emergency tourniquets to stop bleeding in major limb trauma. *J Trauma.* 2008;64(2):S38-S50.
15. Bellamy RF. The causes of death in conventional land warfare: implications for combat casualty care research. *Mil Med.* 1984;149:55.
16. Mabry RL, Holcomb JB, Baker AM, et al. United States Army Rangers in Somalia: an analysis of combat casualties on an urban battlefield. *J Trauma.* 2000;49:515.
17. Walters TJ, Mabry RL. Use of tourniquets on the battlefi eld: a consensus panel report. *Mil Med.* 2005;170:770.
18. Kragh JF Jr, Littrel ML, Jones JA, et al. Battle casualty survival with emergency tourniquet use to stop limb bleeding. *J Emerg Med.* 2011;41:590–597.
19. Walters TL, Wenke JC, Kauvar DS, et al. Effectiveness of selfapplied tourniquets in human volunteers. *Prehosp Emerg Care.* 2005;9:416–422.
20. Littlejohn LF, Devlin JJ, Kircher SS, Lueken R, Melia MR, Johnson AS. Comparison of Celox-A, ChitoFlex, Wound Stat, and combat gauze hemostatic agents versus standard gauze dressing in control of hemorrhage in a swine model of penetrating trauma. *Acad Emerg Med.* 2011;18(4):340–350.
21. Gentilello LM. Advances in the management of hypothermia. *Surg Clin North Am.* 1995;75:2.
22. Marino PL. *The ICU Book.* 2nd ed. Baltimore, MD: Williams & Wilkins; 1998.
23. Johnson S, Henderson SO, Myth L. The Trendelenburg position improves circulation in cases of shock. *Can J Emerg Med.* 2004;6:48.
24. Lewis FR. Prehospital intravenous fluid therapy: physiologic computer modeling. *J Trauma.* 1986;26:804.
25. Bickell WH, Wall MJ Jr, Pepe PE, et al. Immediate versus delayed fluid resuscitation for hypotensive patients with penetrating torso injuries. *N Engl J Med.* 1994;331:1105.
26. Deboer S, Seaver M, Morissette C. Intraosseous infusion: not just for kids anymore. *J Emerg Med Serv.* 2005;34:54.
27. Glaeser PW, Hellmich TR, Szewczuga D, et al. Five-year experience in prehospital intraosseous infusions in children and adults. *Ann Emerg Med.* 1993;22:1119.
28. Sawyer RW, Bodai BI, Blaisdell FW, et al. The current status of intraosseous infusion. *J Am Coll Surg.* 1994;179:353.
29. Macnab A, Christenson J, Findlay J, et al. A new system for sternal intraosseous infusion in adults. *Prehosp Emerg Care.* 2000;4:173.
30. Hubble MW, Trigg DC. Training prehospital personnel in saphenous vein cut down and adult intraosseous techniques. *Prehosp Emerg Care.* 2001;5(2):181.
31. Vassar MJ, Fischer RP, Obrien PE, et al. A multicenter trial of resuscitation of injured patients with 7.5 % sodium chloride: the effect of added dextran 70. *Arch Surg.* 1993;128:1003.
32. Vassar MJ, Perry CA, Holcroft JW. Prehospital resuscitation of hypotensive trauma patients with 7.5 % NaCl versus 7.5 % NaCl with added dextran: a controlled trial. *J Trauma.* 1993;34:622.
33. Wade CE, Kramer GC, Grady JJ. Effi cacy of hypertonic 7.5 % saline and 6 % dextran in treating trauma: a meta analysis of controlled clinical trials. *Surgery.* 1997;122:609.
34. Zarychanski R, Abou-Setta AM, Turgeon AF, et al. Association of hydroxyethyl starch with mortality and acute kidney injury in critically ill patients requiring volume resuscitation. *JAMA.* 2013;309:678–688.
35. Perel P, Roberts I, Ker K. Are colloids more effective than crystalloids in reducing death in people who are critically ill or injured? The Cochrane Library, 2013. http://summaries.cochrane.org/CD000567/are-colloids-more-effective-than-crystalloids-inreducing-death-in-people-who-are-critically-ill-or-injured. Zugriff 4. März 2013.
36. Rizoli SB. Crystalloids and colloids in trauma resuscitation: a brief overview of the current debate. *J Trauma.* 2003;54:S82.
37. SAFE Study Investigators. A comparison of albumin and saline for fluid resuscitation in the intensive care unit. *N Engl J Med.* 2004;350:2,247.
38. Solomonov E, Hirsh M, Yahiya A, et al. The effect of vigorous fl uid resuscitation in uncontrolled hemorrhagic shock after massive splenic injury. *Crit Care Med.* 2000;28:749.
39. Krausz MM, Horn Y, Gross D. The combined effect of small volume hypertonic saline and normal saline solutions in uncontrolled hemorrhagic shock. *Surg Gynecol Obstet.* 1992; 174:363.
40. Bickell WH, Bruttig SP, Millnamow, et al. The detrimental effects of intravenous crystalloid after aortotomy in swine. *Surgery.* 1991;110:529.
41. Kowalenko T, Stern S, Dronen SC, et al. Improved outcome with hypotensive resuscitation of uncontrolled hemorrhagic shock in a swine model. *J Trauma.* 1992;33:349.
42. Sindlinger JF, Soucy DM, Greene SP, et al. The effects of isotonic saline volume resuscitation in uncontrolled hemorrhage. *Surg Gynecol Obstet.* 1993;177:545.
43. Capone AC, Safar P, Stezoski W, et al. Improved outcome with fluid restriction in treatment of uncontrolled hemorrhagic shock. *J Am Coll Surg.* 1995;180:49.
44. Salomone JP, Ustin JS, McSwain NE, et al. Opinions of trauma practitioners regarding prehospital interventions for critically injured patients. *J Trauma.* 2005;58:509.
45. York J, Abenamar A, Graham R, et al. Fluid resuscitation of patients with multiple injuries and severe closed head injury: experience with an aggressive fluid resuscitation strategy. *J Trauma.* 2000;48(3):376.
46. Brain Trauma Foundation. *Guidelines for Prehospital Management of Traumatic Brain Injury.* New York, NY: Brain Trauma Foundation; 2000.
47. American Association of Neurological Surgeons and Congress of Neurological Surgeons Joint Section on Disorders of the Spine and Peripheral Nerves. Blood pressure management after acute spinal cord injury. *Neurosurgery.* 2002;50:S58.
48. The CRASH-2 Collaborators. Effects of tranexamic acid on death, vascular occlusive events, and blood transfusion in trauma patients with signifi cant haemorrhage (CRASH-2): a randomised, placebo-controlled trial. *Lancet.* 2010;376:23–32.

49. Morrison JJ, Dubose JJ, Rasmussen TE, Midwinter MJ. Military Application of Tranexamic Acid in Trauma Emergency Resuscitation (MATTERs) Study. *Arch Surg.* 2012;147:113–119.
50. Velmahos GC, Demetriades D, Ghilardi M, et al. Life Support for Trauma and Transport: a mobile ICU for safe in-hospital transport of critically injured patients. *J Am Coll Surg.* 2004;199:62.
51. Shamir M, Eidelman LA, et al. Pulse oximetry plethysmographic waveform during changes in blood volume. *Br J Anaesth.* 1999;82(2):178–181.
52. Adams HA et al. Stellungnahme der Sektion „Schock" der DIVI zur Schocklage. *Notarzt.* 2012;28:12–16.
53. Deutsche Gesellschaft für Anästhesiologie und Intensivmedizin (Hrsg.). S3-Leitlinie Intravasale Volumentherapie beim Erwachsenen. Stand 31.7.2014. AWMF-Register-Nr. 001/020. www.awmf.org/uploads/tx_szleitlinien/001-020l_S3_Intravasale_Volumentherapie_Erwachsenen_2014-09.pdf. Zugriff 13. August 2015.

WEITERFÜHRENDE LITERATUR

Allison KP, Gosling P, Jones S, et al. Randomized trial of hydroxyethyl starch versus gelatine for trauma resuscitation. *J Trauma.* 1999;47:1114.

American College of Surgeons (ACS) Committee on Trauma. Shock. In: *Advanced Trauma Life Support for Doctors, Student Course Manual.* 9th ed. Chicago, IL: ACS; 2012.

Moore EE. Blood substitutes: the future is now. *J Am Coll Surg.* 2003;196:1.

Novak L, Shackford SR, Bourgenignon P, et al. Comparison of standard and alternative prehospital resuscitation in uncontrolled hemorrhagic shock and head injury. *J Trauma.* 1999;47(5):834.

Proctor KG. Blood substitutes and experimental models of trauma. *J Trauma.* 2003;54:S106.

Revell M, Greaves I, Porter K. Endpoints for fluid resuscitation in hemorrhagic shock. *J Trauma.* 2003;54:S637.

Trunkey DD. Prehospital fluid resuscitation of the trauma patient: an analysis and review. *Emerg Med.* 2001;30(5):93.

9.7 Besondere Kenntnisse

9.7.1 Intraossärer Zugang

Prinzip: Etablierung eines Gefäßzugangs für Flüssigkeiten oder Medikamente, wenn ein traditioneller i. v. Zugang nicht zu erreichen ist

1. Bereiten Sie die Ausrüstung vor: i. o. Nadel, Spritze mit mindestens 10 ml NaCl-Lösung, Desinfektionsmittel, Infusionslösung mit System und Fixierpflaster. Lagern Sie den Patienten in Rückenlage. Wählen Sie als mögliche Punktionsstelle bei Erwachsenen und Kindern die Tibia; bei Erwachsenen kann auch – mit speziellen Systemen – das Sternum punktiert werden. Bei der tibialen Punktion eines erwachsenen Patienten liegt eine mögliche Punktionsstelle im vorderen, medialen Bereich der distalen Tibia. Für pädiatrische Patienten und Erwachsene befindet sich eine Punktionsstelle im vorderen, medialen Bereich der proximalen Tibia, direkt unterhalb der Tuberositas tibiae. Identifizieren Sie die anatomischen Orientierungsstellen und die Punktionsstelle. Liegt die Punktionsstelle im Bereich der Tibia, stabilisiert ein Helfer den unteren Teil der Extremität. Reinigen Sie die Punktionsstelle mit einem Desinfektionsmittel (➤ Abb. 9.10).

2. Halten Sie Bohrer und Nadel in einem 90°-Winkel zum ausgewählten Knochen und durchstechen Sie die Haut. Wenn die Spitze der Nadel den Knochen berührt, aktivieren Sie den Schalter und bohren Sie die rotierende Nadel in die Knochenrinde (➤ Abb. 9.11).

3. Wenn der Widerstand gegen die Nadel nachlässt, lassen Sie den Schalter los. Während Sie die Nadel fixieren, entfernen Sie den Bohrer von der Nadel (➤ Abb. 9.12).

Diese Technik kann sowohl bei Erwachsenen als auch bei Kindern unter Verwendung einer Vielzahl im Handel erhältlicher Geräte durchgeführt werden.

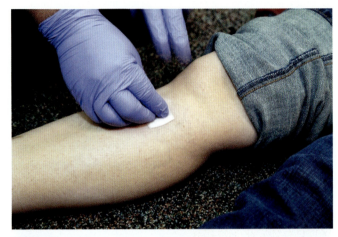

Abb. 9.10

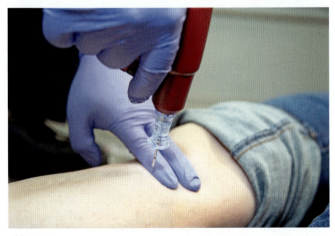

Abb. 9.11

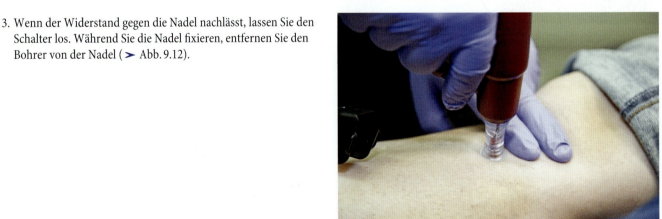

Abb. 9.12

9.7 Besondere Kenntnisse **239**

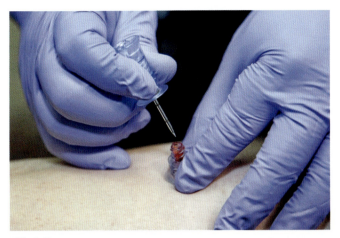

Abb. 9.13

4. Lösen und entfernen Sie den Trokar aus der Mitte der Nadel (➤ Abb. 9.13).

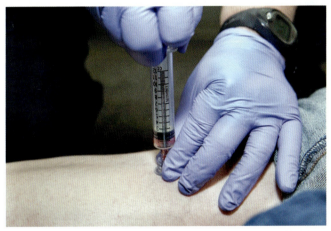

Abb. 9.14

5. Stecken Sie die Spritze mit der NaCl-Lösung auf den Anschluss der Nadel. Ziehen Sie langsam den Kolben der Spritze zurück und beobachten Sie, ob sich Flüssigkeit aus der Markhöhle mit der Kochsalzlösung mischt (➤ Abb. 9.14).

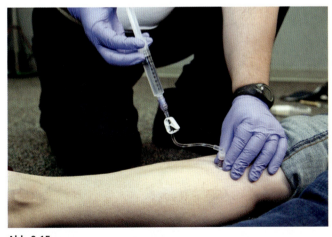

Abb. 9.15

6. Als Nächstes injizieren Sie beim Erwachsenen 10 ml der Kochsalzlösung und beachten Sie Zeichen einer Infiltration. Gibt es keinerlei Zeichen einer Infiltration, entfernen Sie die Spritze vom Anschluss der Nadel, konnektieren Sie das Schlauchsystem und stellen Sie die Flussrate ein. Fixieren Sie die Nadel und das Schlauchsystem (➤ Abb. 9.15).

9.7.2 Tourniquet-Anwendung

In dieser Fotoreihe wird die Anwendung des Combat Application Tourniquet (C-A-T®) demonstriert. Jedes andere zugelassene Tourniquet kann ebenso genutzt werden. Zu Demonstrationszwecken trägt der Anwender auf diesen Fotos keine Handschuhe. Tragen Sie während der gesamten Beurteilung und Behandlung des Patienten eine geeignete Schutzkleidung.

C-A-T® Selbstanwendung an der oberen Extremität

1. Führen Sie die verletzte Extremität durch die Schlinge des Klettbandes (➤ Abb. 9.16).

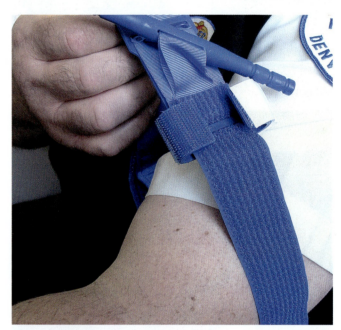

Abb. 9.16 (Courtesy of Peter T. Pons, MD, FACEP).
© NAEMT; PHTLS, 8th edition, Jones & Bartlett, 2016

2. Ziehen Sie das Klettband fest zu und führen Sie es auf die Rückseite (➤ Abb. 9.17).

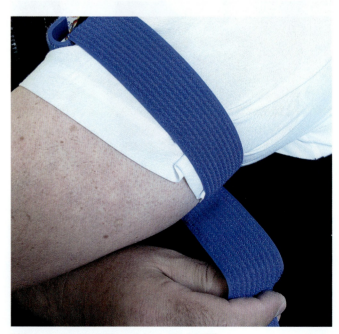

Abb. 9.17 (Courtesy of Peter T. Pons, MD, FACEP).
© NAEMT; PHTLS, 8th edition, Jones & Bartlett, 2016

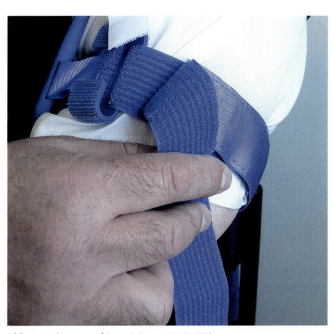

Abb. 9.18 (Courtesy of Peter T. Pons, MD, FACEP).
© NAEMT; PHTLS, 8th edition, Jones & Bartlett, 2016

3. Befestigen Sie das Klettband auf der flauschbesetzten Rückseite. Führen Sie das Klettband nicht durch die Haltespange (➤ Abb. 9.18).

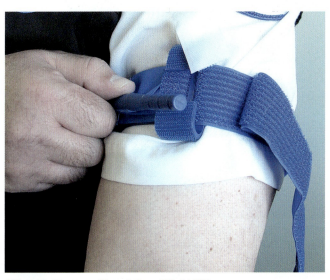

Abb. 9.19 (Courtesy of Peter T. Pons, MD, FACEP).
© NAEMT; PHTLS, 8th edition, Jones & Bartlett, 2016

4. Drehen Sie den Knebel solange, bis es aufhört zu bluten (normalerweise nicht mehr als drei 180°-Drehungen; ➤ Abb. 9.19).

5. Klemmen Sie den Knebel in die Haltespange (➤ Abb. 9.20).

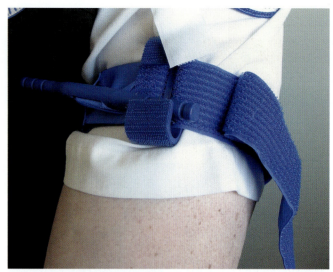

Abb. 9.20 (Courtesy of Peter T. Pons, MD, FACEP).
© NAEMT; PHTLS, 8th edition, Jones & Bartlett, 2016

6. Führen Sie die Überlänge des Klettbands durch die Haltespange. Bei dünnen Extremitäten kann das Klettband ein zweites Mal um die Extremität geführt werden (➤ Abb. 9.21).

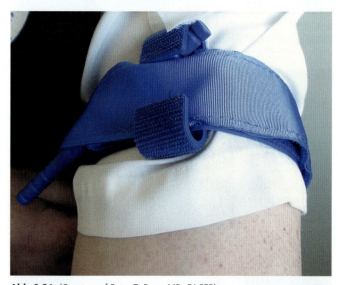

Abb. 9.21 (Courtesy of Peter T. Pons, MD, FACEP).
© NAEMT; PHTLS, 8th edition, Jones & Bartlett, 2016

7. Sichern Sie den Knebel und das Klettband mit dem kleinen Klettstreifen. Ziehen Sie dazu fest an dem Streifen, führen ihn auf die gegenüberliegende Seite der Haltespange und fixieren ihn dort (Abb. 9.22).

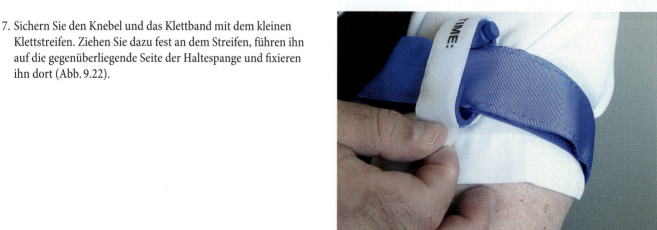

Abb. 9.22 (Courtesy of Peter T. Pons, MD, FACEP).
© NAEMT; PHTLS, 8th edition, Jones & Bartlett, 2016

C-A-T® Selbstanwendung an der unteren Extremität

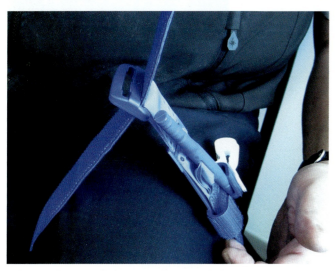

Abb. 9.23 (Courtesy of Peter T. Pons, MD, FACEP).
© NAEMT; PHTLS, 8th edition, Jones & Bartlett, 2016

1. Führen Sie das Klettband durch den inneren Schlitz der Zugschnalle (➤ Abb. 9.23).

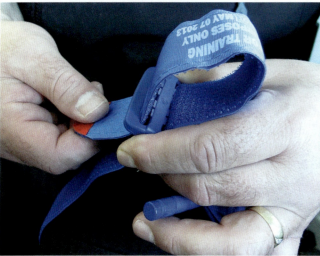

Abb. 9.24 (Courtesy of Peter T. Pons, MD, FACEP).
© NAEMT; PHTLS, 8th edition, Jones & Bartlett, 2016

2. Führen Sie anschließend das Klettband durch den äußeren Schlitz der Zugschnalle und verschließen Sie somit die Bandschlinge (➤ Abb. 9.24).

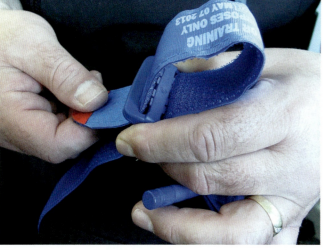

Abb. 9.25 (Courtesy of Peter T. Pons, MD, FACEP).
© NAEMT; PHTLS, 8th edition, Jones & Bartlett, 2016

3. Ziehen Sie das Klettband fest zu und fixieren es auf der flauschbesetzen Rückseite (➤ Abb. 9.25).

4. Drehen Sie den Knebel solange, bis es aufhört zu bluten (normalerweise nicht mehr als drei 180°-Drehungen; ➤ Abb. 9.26).

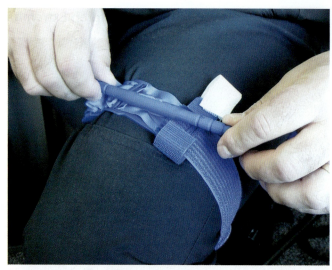

Abb. 9.26 (Courtesy of Peter T. Pons, MD, FACEP).
© NAEMT; PHTLS, 8th edition, Jones & Bartlett, 2016

5. Klemmen Sie den Knebel in die Haltespange (➤ Abb. 9.27).

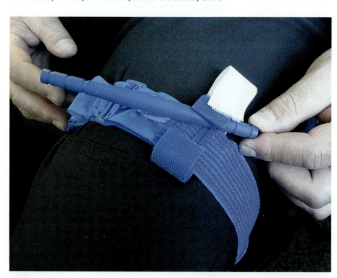

Abb. 9.27 (Courtesy of Peter T. Pons, MD, FACEP).
© NAEMT; PHTLS, 8th edition, Jones & Bartlett, 2016

6. Sichern Sie den Knebel und das Klettband mit dem kleinen Klettstreifen. Ziehen Sie dazu fest an dem Streifen, führen ihn auf die gegenüberliegende Seite der Haltespange und fixieren ihn dort (➤ Abb. 9.28).

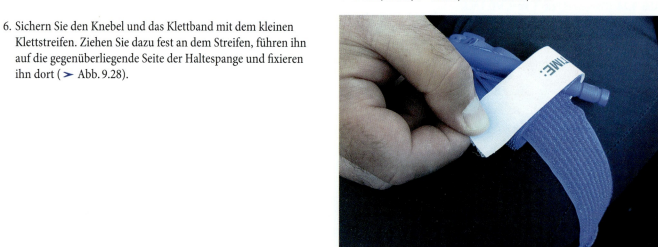

Abb. 9.28 (Courtesy of Peter T. Pons, MD, FACEP).
© NAEMT; PHTLS, 8th edition, Jones & Bartlett, 2016

9.7.3 Wundtamponade mit einfachem oder hämostatischem Verbandsmull

1. Legen Sie die Wunde frei (➤ Abb. 9.29).

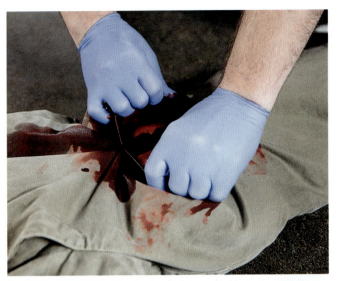

Abb. 9.29 (© Jones & Bartlett Learning. Photographed by Darren Stahlman)

2. Entfernen Sie überschüssiges Blut mit einer Kompresse. Versuchen Sie dabei, alle Blutgerinnsel, die sich gebildet haben, zu erhalten. Lokalisieren Sie die Blutungsquelle innerhalb der Wunde (oft am Grund der Wunde; ➤ Abb. 9.30).

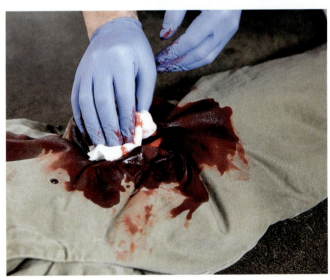

Abb. 9.30 (© Jones & Bartlett Learning. Photographed by Darren Stahlman)

3. Entnehmen Sie das Verbandmaterial der Verpackung und packen Sie den Verbandmull direkt und mit kräftigem Druck in die Wundhöhle. Tamponieren Sie die Wundhöhle vollständig aus (➤ Abb. 9.31).

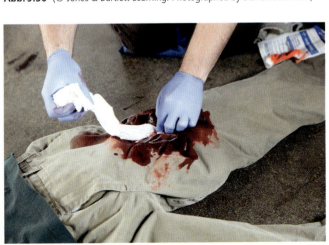

Abb. 9.31 (© Jones & Bartlett Learning. Photographed by Darren Stahlman)

4. Bringen Sie direkten Druck von außen auf die Wunde und den Verbandmull, bis die Blutung sistiert, mindestens aber für 3 Minuten (➤ Abb. 9.32).

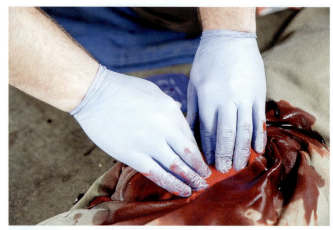

Abb. 9.32 (© Jones & Bartlett Learning. Photographed by Darren Stahlman)

5. Beurteilen Sie den Verband wiederholt und vergewissern Sie sich, dass die Blutung steht. Lassen Sie den Verbandmull unbedingt in der Wunde. Legen Sie zum Schutz der Wunde und zur Fixierung der Tamponade einen Druckverband darüber (➤ Abb. 9.33).

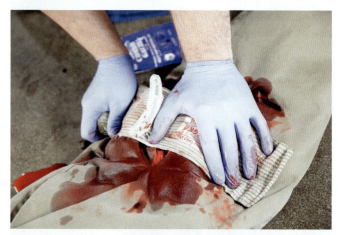

Abb. 9.33 (© Jones & Bartlett Learning. Photographed by Darren Stahlman)

9.7.4 Druckverband mit der Israelischen Trauma-Bandage

Prinzip: Herstellung eines umlaufenden mechanischen Drucks und Abdeckung einer offenen Extremitätenverletzung mit einer unkontrollierbaren Blutung

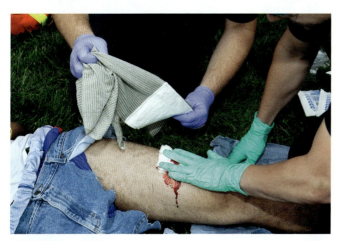

Abb. 9.34

1. Sorgen Sie für Ihre persönliche Schutzausrüstung und platzieren Sie die Wundauflage auf die Verletzung (➤ Abb. 9.34).

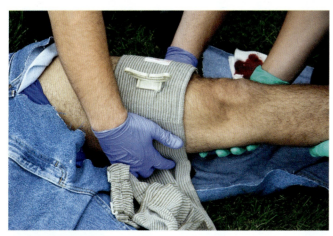

Abb. 9.35

2. Wickeln Sie die elastische Bandage mindestens einmal um die Extremität (➤ Abb. 9.35).

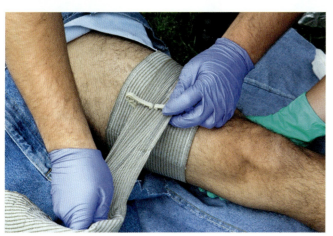

Abb. 9.36

3. Fädeln Sie die elastische Bandage durch die Spange (➤ Abb. 9.36).

4. Wickeln Sie die Bandage in entgegengesetzter Richtung und mit genügend Druck um die verletzte Extremität, um die Blutung zu kontrollieren (➤ Abb. 9.37).

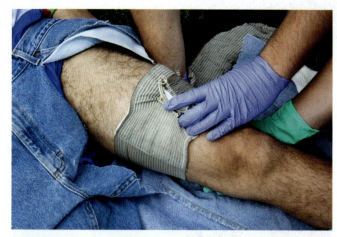

Abb. 9.37

5. Wickeln Sie die Bandage weiter um die Extremität (➤ Abb. 9.38).

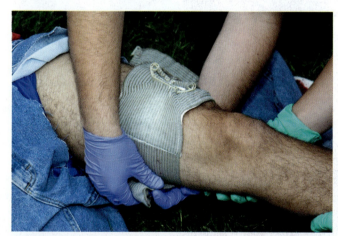

Abb. 9.38

6. Sichern Sie das distale Ende der Bandage, um den kontinuierlichen Druck auf die Blutung aufrechtzuerhalten (➤ Abb. 9.39).

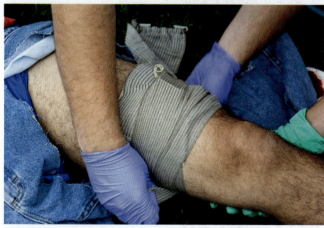

Abb. 9.39

C Verletzungsarten & spezielle Patientengruppen

- 10 Schädel-Hirn-Trauma 251
- 11 Spinales Trauma 281
- 12 Thoraxtrauma 327
- 13 Abdominales Trauma 355
- 14 Trauma des Bewegungsapparates 371
- 15 Verbrennungen 397
- 16 Pädiatrisches Trauma 419
- 17 Geriatrisches Trauma 443

KAPITEL 10
Schädel-Hirn-Trauma

10.1	Anatomie	253	10.5 Spezifische Kopf- und Nackenverletzungen	266
			10.5.1 Verletzungen der Kopfhaut	266
10.2	Physiologie	255	10.5.2 Schädelfrakturen	266
10.2.1	Zerebraler Blutfluss	255	10.5.3 Gesichtsverletzungen	267
10.2.2	Kohlenstoffdioxid und zerebraler Blutfluss	257	10.5.4 Laryngeale Verletzungen	269
			10.5.5 Verletzungen der zervikalen Blutgefäße	269
10.3	Pathophysiologie	257	10.5.6 Hirnverletzungen	269
10.3.1	Primäre Gehirnschädigung	257		
10.3.2	Sekundäre Gehirnschädigung	257	10.6 Management	273
			10.6.1 Airway	273
10.4	Beurteilung	263	10.6.2 Breathing	274
10.4.1	Kinematik	263	10.6.3 Circulation	275
10.4.2	Primary Assessment	263	10.6.4 Disability	275
10.4.3	Secondary Assessment	265	10.6.5 Transport	276
			10.7 Hirntod und Organspende	278

Lernzielübersicht

Nach dem Durcharbeiten dieses Kapitels sollte der Leser in der Lage sein:
- Die Kinematik eines Traumas mit der Wahrscheinlichkeit eines Schädel-Hirn-Traumas in Verbindung zu bringen
- Pathophysiologische Anzeichen zu erkennen und wissenschaftliche Hintergründe in die Behandlung des Schädel-Hirn-Traumas einfließen zu lassen
- Einen Plan zur Vorgehensweise bei kurzen und langen Transportzeiten für Schädel-Hirn-Trauma-Patienten zu erstellen
- Die Pathophysiologie, die Vorgehensweise und potenzielle Konsequenzen bei spezifischen Formen des primären Schädel-Hirn-Traumas und sekundären Schädigungen zu vergleichen und gegenüberzustellen
- Kriterien im Hinblick auf die Art des Transportes, das Ausmaß der präklinischen Versorgung und die Anforderungen an die aufnehmende Klinik für eine angemessene Behandlung des Schädel-Hirn-Trauma-Patienten zu kennen und für die Patientenversorgung zu nutzen
- Die Bedeutung der Hyperventilation für den Schädel-Hirn-Trauma-Patienten zu verstehen

Fallbeispiel

Es ist ein warmer Sommertag mit 29 °C. Sie und ihr Kollege werden in den Zielbereich eines Marathonlaufs gerufen. Bei Ihrem Patienten handelt es sich um einen 30-jährigen Mann, der beim Aufhängen der Zielmarkierung in 4,5 m Höhe von der Leiter gestürzt ist. Der Patient ist bei Ihrem Eintreffen nicht ansprechbar. Er liegt auf dem Rücken, ein Ersthelfer stabilisiert die HWS manuell.
Ihnen fällt ein unregelmäßiges Atemmuster mit erst zunehmender, dann abnehmender Atemzugtiefe auf. Außerdem bemerken Sie den Austritt blutiger Flüssigkeit aus beiden Ohren und Nasenlöchern. Den Atemweg halten Sie mithilfe eines Guedel-Tubus offen, nachdem Sie festgestellt haben, dass kein Würgereflex besteht. Ihr Kollege beatmet den Patienten mit dem Beutel-Masken-System mit einer Frequenz von 12 Atemzügen pro Minute. Bei der weiteren Untersuchung des Patienten sehen Sie eine deutlich dilatierte rechte Pupille. Der Radialispuls tastet sich regelmäßig, mit einer Frequenz von 54/min. Die Sauerstoffsättigung (SpO_2) beträgt 96 %. Die Haut des Patienten ist blass, trocken und kalt. Nach der Glasgow Coma Scale (GCS) erheben Sie einen Wert von 7 (Augen = 2, verbale Antwort = 1, Motorik = 4).

Sie bereiten den Patienten zügig für den Transport vor und verbringen ihn in Ihren RTW, um dort eine zweite Beurteilung während der Fahrt ins Krankenhaus vorzunehmen. Beim Abtasten des Hinterkopfes stöhnt der Patient schmerzvoll auf. Sie decken ihn mit einer warmen Decke zu und messen den Blutdruck, der 180/100 mmHg beträgt. Im EKG zeigt sich eine Sinusbradykardie mit vereinzelten ventrikulären Extrasystolen. Die rechte Pupille ist weiterhin stark dilatiert.

- Welche Verletzung ist am wahrscheinlichsten bei den vorliegenden Symptomen?
- Wo liegen Ihre Prioritäten in der Behandlung des Patienten?
- Welche Maßnahmen müssen Sie bei längeren Transportzeiten eventuell ergreifen, um einem erhöhten intrakranialen Druck zu begegnen und die zerebrale Perfusion zu sichern?

Ungefähr 1,4 Millionen Notaufnahmepatienten mit Kopfverletzungen gibt es pro Jahr in den USA.[1] Obwohl 80 % dieser Patienten in die Kategorie der nur leicht Verletzten fallen, werden ca. 275000 Patienten jährlich stationär behandelt und ca. 52000 Patienten mit Schädel-Hirn-Trauma (SHT) versterben in den USA infolge ihrer Verletzung.[1] Das SHT trägt signifikant zum Tod der Hälfte aller Traumaopfer bei. Mäßige bis schwere Gehirnverletzungen werden jährlich bei ungefähr 100000 Traumapatienten festgestellt. Die Mortalität des mäßigen und schweren Schädel-Hirn-Traumas liegt bei 10 % bzw. 30 %. Von denen, die eine mäßige bis schwere Gehirnverletzungen überleben, behalten zwischen 50 und 99 % irgendeine Form einer permanenten neurologischen Behinderung (Zahlen aus den USA). Jährlich gibt es etwa 200 Schädel-Hirn-Traumata pro 100 000 Einwohner weltweit.[2]

Autounfälle sind die häufigste Ursache von SHT in der Gruppe der über 5- und unter 65-Jährigen, in der Gruppe der unter 5-Jährigen und über 65-Jährigen bilden Stürze die Hauptursache. Der Kopf ist der am häufigsten verletzte Teil des Körpers bei Patienten mit Polytrauma. Die Inzidenz für Kopfschusswunden (Angaben beziehen sich auf die USA) sind in den letzten Jahren, besonders in städtischen Gegenden, stark angestiegen; bis zu 60 % dieser Opfer sterben an ihrer Verletzung.

Patienten mit SHT stellen in der Behandlung des Traumapatienten eine große Herausforderung dar. Sie können aggressiv sein und Intubationsversuche können sich durch verkrampfte Kiefermuskeln und Erbrechen als extrem schwierig erweisen. Vergiftungen durch Drogen oder Alkohol, aber auch das Bestehen eines Schocks durch andere Verletzungen können die Beurteilung erschweren. Schwere intrakraniale Verletzungen können überdies bei nur geringen äußeren Zeichen eines externen Traumas vorliegen.

Der Schwerpunkt in der präklinischen Versorgung liegt auf der Sicherstellung von permanentem Sauerstoff- und Nährstoffzufluss zum Gehirn und dem schnellen Erkennen des durch Einklemmung oder erhöhten intrakranialen Druck gefährdeten Patienten. Diese Vorgehensweise kann die Mortalität und die Häufigkeit von neurologischen Defiziten nach SHT senken.

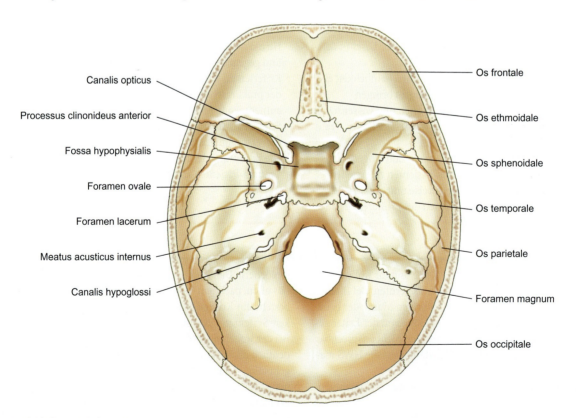

Abb. 10.1 Schädelbasis, Ansicht von innen.

10.1 Anatomie

Kenntnisse über die Kopf- und Gehirnanatomie sind die Voraussetzung für das Verständnis der Pathophysiologie des Schädel-Hirn-Traumas. Die Kopfhaut ist die äußerste Schicht, die den Kopf bedeckt und einen gewissen Schutz für Schädel und Gehirn bietet. Sie ist aus mehreren Schichten aufgebaut; dazu gehören die Haut, das Bindegewebe, die **Galea aponeurotica,** und die Knochenhaut des Schädels, das **Periost.** Die Galea, ein robustes, dickes, fibröses Gewebe, ist wichtig, weil sie die strukturelle Unterstützung für die Kopfhaut bildet und so den Schlüssel zu ihrer Funktionsfähigkeit darstellt. Die Kopfhaut und das weiche Bindegewebe, die das Gesicht abdecken, sind sehr stark vaskularisiert und können heftig bluten, wenn sie verletzt werden.

Der Schädel, oder auch das Kranium, besteht aus einer Anzahl von Knochen, die sich während der Kindheit zu einer einzigen Struktur zusammenfügen. Einige kleine Öffnungen **(Foramina)** in der Basis des Schädels dienen als Zugang für Blutgefäße und Hirnnerven. Eine große Öffnung, das **Foramen magnum,** liegt auf der kaudalen Seite des Schädels und dient als Übergang vom Stammhirn zum Rückenmark (➤ Abb. 10.1). In der frühen Kindheit finden sich zwischen den Knochen häufig die sogenannten **Fontanellen.** Das Kleinkind hat in diesen Bereichen keinen knöchernen Schutz über dem Gehirn, bis sich die Knochen zusammengeschlossen haben. Dieser Vorgang ist gewöhnlich bis zu einem Alter von zwei Jahren abgeschlossen. Bis dahin kann eine intrakraniale Blutung dazu führen, dass die Knochen auseinanderweichen und sich so eine noch größere Menge an Blut im Kopf ansammeln kann.

Das Kranium bietet dem Gehirn einen beträchtlichen Schutz. Obwohl die meisten der Knochen, die das Kranium formen, dick und stark sind, ist der Schädel im Schläfen- und Siebbeinbereich besonders dünn und bricht hier leichter. Die knöcherne Struktur des Schädels besteht aus zwei dichten Knochenlagen, die durch eine porösere Schicht voneinander getrennt werden. Die beiden dichten Lagen werden als die innere und äußere Platte des Schädels bezeichnet. Außerdem ist die innere Oberfläche der Schädelbasis rau und unregelmäßig (➤ Abb. 10.1). Wird das Gehirn einer stumpfen Kraft ausgesetzt, kann es an diesen Unebenheiten entlanggleiten, wodurch zerebrale Prellungen oder Risswunden verursacht werden können.

Drei separate Membranen, die **Meningen (Hirnhäute),** bedecken das Gehirn (➤ Abb. 10.2). Die äußerste Schicht, die **Dura mater,** setzt sich aus starkem faserigem Gewebe zusammen und liegt der inneren Seite des Schädels an. Unter normalen Umständen existiert der Raum zwischen der Dura mater und der Innenseite des Schädels nicht; der **Epiduralraum** ist lediglich ein potenzieller Raum. Die Dura liegt dem Schädel fest an. Die mittleren Hirnhautarterien verlaufen in Rillen an der Innenseite der Schläfenknochen außerhalb der

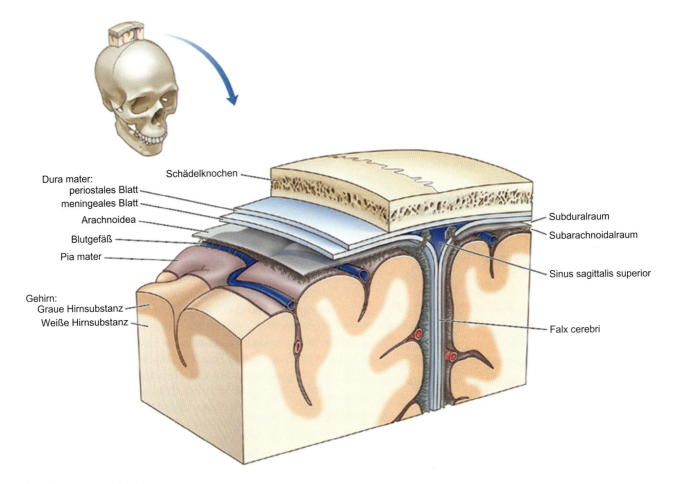

Abb. 10.2 Meningen, Hirnhäute.

Dura mater. Ein Schlag auf diesen dünnen Schläfenknochen kann eine Fraktur nach sich ziehen und die mittlere Hirnhautarterie zerreißen, die häufigste Ursache für ein **Epiduralhämatom.**

Anders als der Epiduralraum, der einen potenziellen Raum darstellt, ist der Subduralraum ein tatsächlicher Zwischenraum zwischen der Dura und dem Gehirn. Dieser Zwischenraum wird von Venen durchzogen, die eine vaskuläre Verbindung zwischen Gehirn und Schädel darstellen. Ein traumatischer Einriss dieser Venen ruft ein **Subduralhämatom** hervor, das, anders als ein Epiduralhämatom, venös und von geringerem Druck ist, aber oft mit einer Gehirnverletzung einhergeht. Die Verletzung der Brückenvenen ist verantwortlich für die Morbidität der Subduralhämatome.

Auf der anderen Seite des Subduralraums liegt das Gehirn, das eng von zwei zusätzlichen Hirnhäuten bedeckt wird, der Spinnengewebshaut (Arachnoidea) und der weichen Hirnhaut (Pia mater). Die **Pia mater** legt sich eng an das Gehirn an und bildet die letzte Gehirnhülle. Auf der Pia mater verlaufen die zerebralen Blutgefäße, die an der Basis des Gehirns austreten und dann seine Oberfläche bedecken. Über diesen Blutgefäßen liegt die **Arachnoidea,** die das Gehirn und seine Blutgefäße lose abdeckt, sodass es wie mit Zellophan eingehüllt aussieht, wenn es vom Subduralraum aus betrachtet wird. Bevor Zellophan existierte, wurde diese Hülle mit einem Spinnennetz verglichen, deshalb der Name „Arachnoidea". Weil die zerebralen Blutgefäße auf der Oberfläche des Gehirns, aber unterhalb der Arachnoidea verlaufen, resultiert aus ihrem Riss (normalerweise durch ein Trauma oder Ruptur eines Aneurysmas) eine Blutung in den subarachnoidalen Zwischenraum und verursacht eine **Subarachnoidalblutung.** Dieses Blut tritt normalerweise nicht in den Subduralraum ein, sondern wird unter der Arachnoidea gehalten; es kann in der Chirurgie als dünner Blutfilm unterhalb dieser durchscheinenden Membran auf der Oberfläche des Gehirns gesehen werden. Anders als bei den epiduralen und subduralen Hämatomen entsteht durch das subarachnoidale Blut normalerweise kein raumfordernder Effekt; es kann aber symptomatisch bei anderen ernst zu nehmenden Gehirnverletzungen sein.

Das Gehirn füllt ungefähr 80 % des **Schädelinneren** aus und wird in drei Hauptanteile unterteilt: **Großhirn (Cerebrum), Kleinhirn (Cerebellum)** und **Hirnstamm** (➤ Kasten 10.1). Das Großhirn besteht aus linker und rechter Hemisphäre, die in verschiedene Lappen (Loben) unterteilt werden. Im Großhirn sind die sensorischen, motorischen und die höheren intellektuellen Funktionen, wie Intelligenz und Erinnerung, lokalisiert. Das Kleinhirn liegt in der Hinterhauptsgrube, hinter dem Hirnstamm und unterhalb des Großhirns, und steuert die Bewegungen. Der Hirnstamm enthält die **Medulla oblongata,** die Übergangszone vom Rückenmark zum Gehirn, ein Gebiet, das viele vitale Funktionen kontrolliert, inkl. Atmung und Herzfrequenz. Ein Großteil des **retikulären Aktivierungssystems (RAS),** dem Anteil des Gehirns, der für Erregung und Wachsamkeit verantwortlich ist, findet sich ebenfalls im Hirnstamm. Ein offenes Trauma kann das RAS beeinträchtigen und führt zu einem vorübergehenden Verlust des Bewusstseins.

10.1 Das Gehirn
➤ Abb. 10.3

Großhirn
Das Großhirn besteht aus der rechten und der linken Hemisphäre. Die dominante Hemisphäre ist diejenige, die das Sprachzentrum beinhaltet. Dies ist bei nahezu allen Rechtshändern und bei 85 % der Linkshänder die linke Hemisphäre. Das Großhirn setzt sich aus folgenden Hirnlappen zusammen:
- **Frontallappen**   Beinhaltet das emotionale Zentrum, die Motorik und das Sprachzentrum auf der dominanten Seite
- **Parietallappen**   Beinhaltet Sensorik und die räumliche Körperorientierung/Körperempfinden
- **Temporallappen**   Steuert bestimmte Erinnerungsfunktionen, das Zentrum für Spracherkennung und -verarbeitung bei Rechtshändern und der Mehrzahl der Linkshänder
- **Okzipitallappen**   Beinhaltet das Sehzentrum

Hirnstamm
- **Pons**   Beinhaltet das retikuläre Aktivierungssystem (RAS), das für Wachheit und Aufmerksamkeit verantwortlich ist
- **Medulla**   Beinhaltet das Zentrum für Atmung und Herz-Kreislauf-Funktionen

Kleinhirn
Kontrolliert Koordination und Gleichgewicht

Das **Gehirnparenchym** hat ein Volumen von etwa 1 300–1 500 ml, dazu kommen noch 100–150 ml intravaskuläres Blut in der Schädelkalotte. Außerdem wird das Gehirn von circa 100–150 ml **zerebrospinaler Flüssigkeit** umgeben, dem **Liquor,** der im ventrikulären System des Gehirns produziert wird und auch das Rückenmark umgibt. Der Liquor unterstützt die Polsterung des Gehirns und findet sich ebenfalls im Subarachnoidalraum. Hirngewebe, Blut und Liquor üben zusammen einen Druck auf den Schädel aus. Dieser wird als **intrakranialer Druck (ICP)** bezeichnet. Da der Raum innerhalb des Kraniums begrenzt ist, führt jede zusätzliche Raumforderung zu einer Erhöhung des ICP.

Das **Tentorium cerebelli (Kleinhirnzelt),** ein Teil der Dura mater, liegt zwischen dem Großhirn und dem Kleinhirn und enthält eine Öffnung, die **Incisura tentorii,** auf Höhe des Mittelhirns.

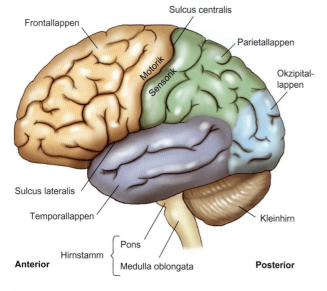

Abb. 10.3 Das Gehirn.

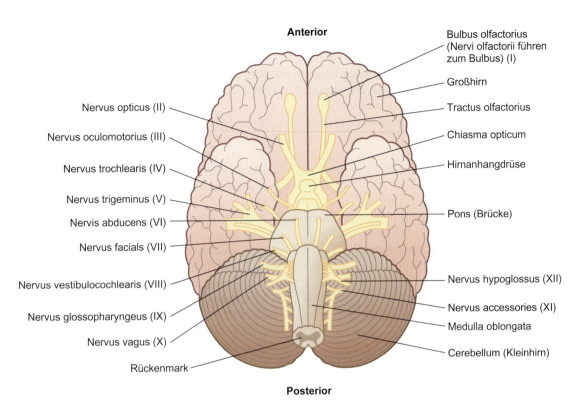

Abb. 10.4 Basalansicht des Gehirns mit den abgehenden Hirnnerven.

Die zwölf Hirnnerven entspringen dem Gehirn und dem Hirnstamm (➤ Abb. 10.4). Der **N. oculomotorius** (III. Hirnnerv) kontrolliert die Pupillenverengung und verläuft über dem Tentorium. Eine Blutung oder ein Ödem in diesem Bereich, das zur Einklemmung führt, komprimiert den Nerv in seinem Verlauf und beeinträchtigt dadurch seine Funktion. Es kommt zur Dilatation der entsprechenden Pupille. Diese Tatsache stellt ein wichtiges Instrument für die Beurteilung eines Patienten mit einer vermuteten Gehirnverletzung dar.

10.2 Physiologie

10.2.1 Zerebraler Blutfluss

Es ist entscheidend, dass den Gehirnzellen ein konstanter Blutzufluss zur Verfügung steht, um die Versorgung mit Sauerstoff und Glukose zu gewährleisten. Dieser konstante zerebrale Blutfluss wird sichergestellt durch 1. einen ausreichenden Druck (zerebraler Perfusionsdruck), um Blut in den Kopf zu pressen, und 2. einen Regulierungsmechanismus (Autoregulation), der einen konstanten Blutfluss durch Änderung des Widerstandes der Blutgefäße sicherstellt, wenn sich der Perfusionsdruck verändert.

Mittlerer arterieller Druck

Das Herz ist eine zyklische Pumpe; folglich kann der von ihm erzeugte Druck durch zwei verschiedene Druckmessungen dargestellt werden. Der **diastolische Druck** ist der Ausgangsdruck, den das System aufrechterhält, wenn das Herz nicht pumpt, und der **systolische Druck** ist der maximale Druck, der auf dem Höhepunkt der Herzkontraktion entsteht. Weil es sich mit einer solch dynamischen Charakterisierung der im Herz entstehenden Drücke sehr schwierig arbeiten lässt, wird für die Diskussion des zerebralen Blutflusses und des zerebralen Perfusionsdrucks (CPP) ein Durchschnittsdruck für den gesamten Herzzyklus verwendet, der **mittlere arterielle Druck (MAP)**. Dieser beschreibt den Druck, der Blut in das Gehirn presst.

Der Berechnung des MAP liegt zugrunde, dass die Herzkontraktion (Systole) ein Drittel des Herzzyklus einnimmt und die übrigen zwei Drittel des Zyklus, der Systemdruck, dem Ausgangsdruck (Diastole) zugeordnet werden. Der Zusatzdruck, der dem Kreislaufsystem während der Systole hinzugefügt wird, ist der Pulsdruck. Er wird durch 3 geteilt, da er einem Drittel des gesamten Herzzyklus entspricht. Das Ergebnis wird wie folgt zum diastolischen Wert hinzuaddiert:

$$\text{Pulsdruck} = \text{systolischer Druck} - \text{diastolischer Druck}$$

und

$$\text{MAP} = \text{diastolischer Druck} + \tfrac{1}{3}\,\text{Pulsdruck}$$

Die meisten Blutdruckgeräte errechnen den MAP mit einer weit genaueren Methode, welche die aktuelle Blutdruckfrequenz benutzt. Da der Anteil der Zeit, in der sich das Herz in der Systole befindet, mit zunehmender Herzfrequenz ansteigt, wird die Annahme, dass die Systole ⅓ der Diastole beträgt, immer ungenauer, je tachykarder der Patient wird. Deshalb wird das Blutdruckmessgerät in den meisten Fällen den MAP viel genauer wiedergeben als die vorhergehende Berechnung.

Zerebraler Perfusionsdruck

Der **zerebrale Perfusionsdruck (CPP)** ist der Druck, der erforderlich ist, die zerebrale Durchblutung aufrechtzuerhalten und die Zellen ausreichend mit Sauerstoff und Glukose zu versorgen. Er ist abhängig vom MAP und dem Druck in der Schädelhöhle, dem intrakranialen Druck (ICP):

zerebraler Perfusionsdruck = mittlerer arterieller Druck − intrakranialer Druck

oder

$$CPP = MAP - ICP$$

Normalerweise beträgt der MAP ungefähr 85–95 mmHg. Bei Erwachsenen ist der ICP gewöhnlich kleiner als 15 mmHg, bei Kindern liegt er zwischen 3–7 mmHg und bei Säuglingen im Bereich von 1,5–6 mmHg.[1] Daher liegt der CPP normalerweise im Bereich von 70–80 mmHg. Ein plötzlicher Anstieg oder Abfall des Blutdrucks kann die zerebrale Perfusion beeinflussen.

Da der Platz im Schädelinneren in seinem Volumen begrenzt ist, wird alles, das zusätzlichen Raum in Anspruch nimmt, dazu führen, dass der ICP ansteigt. Steigt der ICP, steigt damit auch der Druck, der erforderlich ist, die Durchblutung des Gehirns aufrechtzuerhalten. Kann der MAP bei diesem Anstieg des ICP nicht mithalten oder wird der ICP nicht frühzeitig durch eine eingeleitete Therapie gesenkt, nimmt das Blutvolumen im zerebralen Kreislauf ab und führt zu eingeschränkter Hirnfunktion bzw. ischämischer Hirnschädigung.

Autoregulation des CBF

Den wichtigsten Einfluss auf das Gehirn hat nicht der CPP selbst, sondern vielmehr der zerebrale Blutfluss (CBF). Das Gehirn arbeitet sehr hart dafür, den CBF auch bei stark variierenden Bedingungen stets konstant zu halten. Diese Fähigkeit wird als zerebrale **Autoregulation** bezeichnet. Die Autoregulation ist entscheidend für eine normale Funktion des Gehirns.

Um die Autoregulation des Gehirns zu verstehen, müssen wir uns daran erinnern, dass für jedes fließende System gilt:

$$Druck = Fluss \times Widerstand$$

Im Fall des Gehirns bedeutet das:

zerebraler Perfusionsdruck = zerebraler Blutfluss × zerebraler Gefäßwiderstand

oder

$$CPP = CBF \times CVR$$

Da der grundlegende Bedarf des Gehirns ein konstanter CBF ist, wird die Formel sinnvollerweise wie folgt umgestellt:

$$CBF = CPP/CVR$$

Bei genauer Betrachtung dieser Formel ist es einleuchtend, wie das Gehirn den Blutstrom konstant aufrechterhält. Verändert eine Person ihre Position von liegend in stehend, fällt der CPP. Um den CBF jetzt konstant zu halten, muss der **zerebrale Gefäßwiderstand (CVR)** ebenfalls abfallen. Das Gehirn erreicht diese Abnahme des CVR durch Erweiterung zerebraler Gefäße. Dieser Prozess der Durchmesserveränderung der zerebralen Blutgefäße, um den CVR anzupassen und Veränderungen im CPP zu kompensieren, ist die Grundlage für die Autoregulation des Gehirns.

Die Autoregulation ist ausschlaggebend für eine normale Arbeitsweise des Gehirns. Bei Menschen, die zu schnell aufstehen und dabei in Ohnmacht fallen, konnte der Selbstregulationsmechanismus des Gehirns nicht schnell genug auf den Wechsel der Position reagieren, was in einem temporären, aber dramatischen Abfall des CBF und damit der zerebralen Funktion resultierte.

Um normal zu funktionieren, benötigt der Autoregulationsmechanismus einen bestimmten minimalen Druck. Verständlicherweise wird bei einem Druck von 0 mmHg keine Vasodilation dazu führen, dass Blut fließt, und es gibt Grenzen, wie weit sich die Blutgefäße im Kopf erweitern können. Deshalb kann unter einem CPP von ungefähr 50 mmHg der Autoregulationsmechanismus den herabgesetzten CPP nicht länger kompensieren und der CBF beginnt zu sinken. Die Abnahme des zerebralen Blutflusses kann nur ausgeglichen werden, indem mehr Sauerstoff aus dem Blutkreislauf im Gehirn entnommen wird. Die klinischen Zeichen und Symptome einer Ischämie (Schwindel und Bewusstseinseinschränkung) zeigen sich erst, wenn die Folgen der verminderten Perfusion nicht mehr durch eine erhöhte Sauerstoffausschöpfung des Blutes ausgeglichen werden können, um die Energiezufuhr des Gehirns zu sichern.[3] Wenn der CBF zu fallen beginnt, nimmt die zerebrale Funktion ab und das Risiko einer dauerhaften Gehirnschädigung durch die Ischämie steigt.

Verstärkt wird das Problem noch dadurch, dass ein geschädigtes Gehirn häufig einen höheren als den normalen CPP benötigt, um den Autoregulationsmechanismus zu aktivieren und den CBF konstant zu halten. Obwohl vermutlich jeder Patient seine individuelle CPP-Schwelle hat, oberhalb welcher der CBF adäquat ist, gibt es keine Möglichkeit, diese Schwelle präklinisch festzustellen. Der geschätzte Wert für einen adäquaten CPP liegt bei 60–70 mmHg.

Unglücklicherweise ist der CBF nur schwer zu messen. Aus diesem Grund wird der CPP genutzt, den CBF möglichst genau abzuschätzen. Um den CPP zu messen, werden ein Blutdruckmessgerät und ein ICP-Monitor (intrakranialer Druckmonitor) benötigt. Steht kein ICP-Monitor zur Verfügung, ist es das Beste, einfach einen hochnormalen MAP aufrechtzuerhalten. Da in der Literatur für das Outcome von SHT-Patienten meistens der **systolische Blutdruck** anstelle des MAP für die Messung des Blutdrucks benutzt wird, ist der systolische Blutdruck der Wert, der bei fehlendem ICP-Monitor am ehesten eine adäquate zerebrale Perfusion widerspiegelt. Es wird empfohlen, einen systolischen Blutdruck höher als 90 mmHg für Patienten mit neurologischen Ausfällen anzustreben.[4–8]

10.2.2 Kohlenstoffdioxid und zerebraler Blutfluss

Die zerebralen Blutgefäße reagieren auf Veränderungen des arteriellen Kohlenstoffdioxidgehalts mit Dilatation oder Konstriktion. Ein abfallender Kohlenstoffdioxidanteil führt zur Vasokonstriktion, ein Anstieg des Kohlenstoffdioxids ermöglicht die Vasodilatation. Hyperventilation reduziert den ICP, hat aber auch Auswirkungen auf den CBF. Tatsächlich weisen Daten darauf hin, dass der CBF durch Hyperventilation sicherer reduziert wird als der ICP. Durch die verstärkte Abatmung von CO_2 bei Hyperventilation sinkt der arterielle CO_2-Partialdruck (p_aCO_2) und dadurch der ICP. Der reduzierte p_aCO_2 verändert das Säure-Basen-Gleichgewicht im Gehirn, das mit Gefäßverengung reagiert. Diese Gefäßverengung reduziert das intravaskuläre Volumen im Gehirn durch Reduktion des zerebralen Blutvolumens und damit oft auch den ICP.[9, 10]

Unter normalen Umständen garantiert die Autoregulation einen adäquaten CBF, indem sichergestellt wird, dass immer der passende CVR zum vorhandenen CPP herrscht. Es ist wichtig zu beachten, dass die Hyperventilation eines Patienten die Autoregulation umgeht. Hyperventilation bewirkt eine zerebrale Vasokonstriktion, die das zerebrale Blutvolumen soweit reduzieren kann, dass der intrakraniale Druck sinkt. Gleichzeitig aber erhöht sich der zerebrale Gefäßwiderstand unabhängig davon, ob der zerebrale Perfusionsdruck zur Aufrechterhaltung des CBF ausreichend ist oder nicht. Hyperventilation kann den CBF also reduzieren, setzt das geschädigte Gehirn aber zeitgleich einem Ischämierisiko aus. Ein p_aCO_2 niedriger als 35 mmHg erhöht das Risiko für eine zerebrale Ischämie, ein p_aCO_2 höher als im Normbereich von 35–45 mmHg (Hyperkapnie) führt zur Erweiterung der zerebralen Arteriolen. Dadurch erhöht sich der CBF und potenziell auch der ICP. (Die Behandlung der Hyperventilation wird später besprochen.)

10.3 Pathophysiologie

Das Schädel-Hirn-Trauma kann in zwei Kategorien eingeteilt werden: primäre und sekundäre Gehirnschädigung.

10.3.1 Primäre Gehirnschädigung

Eine primäre Gehirnverletzung ist ein direktes Gehirntrauma mit den dazugehörigen Gefäßverletzungen, die zum Zeitpunkt des ursächlichen Traumas auftreten. Dazu zählen Risswunden, Kontusionen und Blutungen sowie andere direkte mechanische Verletzungen des Gehirns, seiner Gefäße und Häute. Da sich Nervengewebe nur schlecht regeneriert, ist die Wahrscheinlichkeit für eine Erholung oder Wiederherstellung der Strukturen und ihrer durch das Trauma verlorenen Funktionen sehr gering.

10.3.2 Sekundäre Gehirnschädigung

Die sekundäre Gehirnverletzung entsteht durch die fortlaufenden Prozesse, die durch das primäre Trauma in Gang gesetzt wurden. Mit dem primären Trauma werden pathophysiologische Prozesse eingeleitet, die das Gehirn noch über Stunden, Tage und Wochen schädigen. Das erste Ziel in der Behandlung des SHT ist es, diese sekundären Verletzungsmechanismen zu identifizieren, zu limitieren oder zu stoppen.

Bevor die Computertomografie (CT) zur Verfügung stand, war der sekundäre Verletzungsmechanismus immer die „unbekannte intrakraniale Blutung". Die Literatur verwies damals auf sogenannte „sprechende und sterbende Patienten" oder solche, die nach einer traumatischen Kopfverletzung anfänglich klar und wach waren, dann aber in ein Koma fielen und durch das nicht erkannte, sich ausbreitende intrakraniale Hämatom starben, das zur Einklemmung führte. Das Leben dieser Patienten hätte gerettet werden können, wenn es gelungen wäre, den ablaufenden pathologischen Prozess zu stoppen.[11–13]

Die pathologischen Prozesse, die mit intrakranialen Raumforderungen, erhöhtem ICP und Einklemmung verbunden sind, haben nach wie vor ihre Bedeutung als Ursache für die sekundäre Gehirnverletzung, ihre Therapie aber wurde durch Computertomografie, ICP-Monitoring und zeitnahe chirurgische Versorgung revolutioniert. In der präklinischen Versorgung hat die Identifizierung von Patienten mit einem hohen Einklemmungsrisiko durch intrakraniale Raumforderungen (hier: Hämatome) und deren schneller Transport in ein geeignetes Krankenhaus höchste Priorität.

Mit der Einführung der Computertomografie wurde es viel einfacher, intrakraniale Hämatome zu identifizieren und zu behandeln. Es wurde aber auch klar, dass es noch andere Prozesse gibt, die das Gehirn nach einer Verletzung weiterhin schädigen. Große Studien in den späten 1980er-Jahren demonstrierten, dass nicht erkannte und nicht behandelte Hypoxie und Hypotonie genauso schädigend für das verletzte Gehirn sind wie ein erhöhter ICP. Nachfolgende Beobachtungen haben gezeigt, dass eine verminderte Zufuhr von Sauerstoff oder energieliefernden Substraten (z. B. Glukose) auf ein verletztes Gehirn viel schlimmere Auswirkungen hat als auf ein gesundes Gehirn. Zusätzlich zum intrakranialen Hämatom sind demnach zwei weitere Faktoren für die Entstehung der sekundären Gehirnschädigung verantwortlich: Hypoxie und Hypotonie.[7, 8, 14–16]

Forschungen im Labor ergaben eine vierte Gruppe der sekundären Verletzungsmechanismen: Veränderungen auf zellulärer Ebene. Studien identifizierten multiple destruktive Zellprozesse, die durch das Trauma initiiert werden. Die Fähigkeit, diese Mechanismen zu verstehen, zu manipulieren und zu stoppen, kann zu neuen Therapiestrategien führen, um Gehirnverletzungen zu limitieren. Zurzeit ist die Untersuchung dieser Mechanismen allerdings auf das Labor beschränkt.

Zu den sekundären Verletzungsmechanismen gehören:
1. Raumforderungen (Masseneffekte), der darauf folgende erhöhte ICP und die mechanische Verlagerung des Gehirns können zur Einklemmung (Herniation) mit signifikant erhöhter Morbidität und Mortalität führen, wenn sie nicht behandelt werden.
2. Hypoxie, die sich aus unzureichendem Sauerstofftransport zum geschädigten Gehirn ergibt, wird durch Versagen der Lungenbelüftung (Ventilation), des Kreislaufs oder die Raumforderung an sich hervorgerufen.
3. Hypotonie und unzureichender CBF können eine unzureichende Sauerstoffversorgung des Gehirns verursachen. Ein niedriger CBF reduziert ebenfalls die Versorgung mit Substraten (z. B. Glukose) des verletzten Gehirns.
4. Zelluläre Mechanismen, wie „Energieausfall", Entzündungen und „Suizid"-Kaskaden, können im zellulären Bereich ausgelöst und zum Zelltod, der **Apoptose,** führen.

Intrakraniale Ursachen

Masseneffekte und Einklemmung

Die sekundären Verletzungsmechanismen, die mit Masseneffekten in Verbindung stehen, werden am häufigsten erkannt. Diese Mechanismen sind das Ergebnis von komplexen Interaktionen, beschrieben im Monro-Kellie-Lehrsatz.[17] Sobald sich die Fontanellen etwa im Alter von 2 Jahren geschlossen haben, liegt das Gehirn in einem geschlossen Raum, der in seiner Größe fest begrenzt ist. Der gesamte Raum innerhalb des Schädels wird von Gehirn, Blut und Liquor ausgefüllt. Wenn eine andere Masse, z.B. ein Hämatom, eine zerebrale Schwellung oder ein Tumor, Raum in der Schädelhöhle besetzt, wird eine der anderen Strukturen hinausgedrängt (➤ Abb. 10.5).

Die dynamischen Vorgänge des Verdrängens von Blut, Liquor oder Gehirnmasse aus der Schädelhöhle als Reaktion auf eine andere, sich ausweitende Masse sind der zweite Teil der Monro-Kellie-Doktrin. Als Reaktion auf die Ausweitung der zusätzlichen Masse wird zuerst die Liquormenge reduziert, die das Gehirn umgibt. Der Liquor zirkuliert normalerweise innerhalb und um das Gehirn, den Hirnstamm und das Rückenmark; mit der Ausbreitung einer Raumforderung jedoch wird Liquor aus der Schädelhöhle verdrängt und die Gesamtmenge des Liquors im Schädel sinkt. Das Blutvolumen in der Schädelhöhle wird durch einen ähnlichen Vorgang reduziert – parallel zum Liquor sinkt der Anteil des venösen Blutes.

Durch die Reduktion von Liquor- und Blutvolumen steigt der intrakraniale Druck in der frühen Phase der Ausbreitung einer zusätzlichen intrakranialen Masse nicht an. In dieser Phase können die Patienten, wenn kein weiterer pathologischer Prozess vorliegt, asymptomatisch erscheinen. Sobald jedoch die Möglichkeit zur Kompensation erschöpft ist, beginnt der ICP schnell zu steigen und führt zur Verlagerung des Gehirns und zu den verschiedenen Einklemmungssyndromen. Durch die Verlagerung können vitale Zentren komprimiert und die arterielle Blutversorgung des Gehirns beeinträchtigt werden (➤ Abb. 10.6a). Die Konsequenzen aus dieser Abwärtsbewegung zum Foramen magnum beschreiben die verschiedenen Formen der Einklemmung (➤ Abb. 10.6b).

Ist die sich ausbreitende Masse seitlich lokalisiert, wie es typischerweise bei einer Epiduralblutung am Temporallappen der Fall ist, wird der Temporallappen der betroffenen Seite zunächst in Richtung der Mittellinie des Gehirns verdrängt, bevor eine Bewegung nach unten zum Tentorium cerebelli stattfindet. Diese Bewegung drückt den medialen Anteil des Schläfenlappens, den **Uncus,**

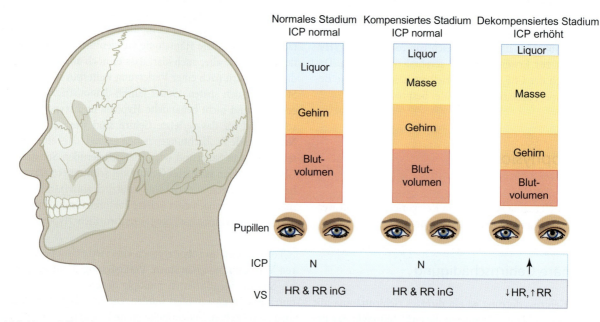

Abb. 10.5 Monro-Kellie-Lehrsatz: intrakraniale Kompensation für eine sich ausdehnende Masse. Das Volumen der intrakranialen Bestandteile bleibt konstant. Wird eine Masse wie ein Hämatom hinzugefügt und gleichzeitig das gleiche Volumen an Liquor und venösem Blut verdrängt, bleibt der intrakraniale Druck (ICP) normal. Ist dieser Kompensationsmechanismus erschöpft, steigt der ICP exponentiell zur Volumenzunahme des Hämatoms. (Abkürzungen: VS = Volumenstatus, HF = Herzfrequenz, RR = Blutdruck, N = Normal, inG = innerhalb normaler Grenzen)

auf den III. Hirnnerv, die motorische Bahn, das Stammhirn und das RAS dieser Seite. Ist dieser Druck stark genug, führt er zu einem Funktionsverlust des III. Hirnnerven und verursacht eine erweiterte Pupille auf der Seite der Einklemmung (**obere Einklemmung**) (➤ Abb. 10.7). Bei weiterem Fortschreiten und Druckzunahme kommt es zum Verlust der Funktionalität des motorischen Gebietes auf der Seite der Läsion, klinisch erkennbar an der motorischen Schwäche auf der gegenüberliegenden Körperseite. In den letzten Stadien dieser Form von Einklemmung, ausgehend vom Temporalgebiet, wird die Funktion des RAS beeinträchtigt und der Patient fällt ins Koma, eine Situation, die mit einer sehr schlechten Prognose einhergeht.

Einige konvexe Massen führen zur **cingulären Einklemmung**, entweder allein oder in Kombination mit einer oberen Einklemmung. Hierbei wird der cinguläre Cortex, der auf der medialen Oberfläche der Großhirnrinde lokalisiert ist, unter die **Falx cerebri** („Hirnsichel") gedrückt, welche die beiden Hemisphären voneinander trennt. Dies kann Verletzungen der mittleren zerebralen Hemisphären und des Mittelhirns verursachen.

Eine andere Form der Einklemmung (**untere Einklemmung**) tritt auf, wenn das Gehirn hinunter in Richtung des Foramen magnum gedrückt wird und das Kleinhirn und die Medulla vor sich her-

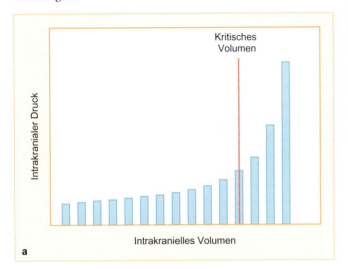

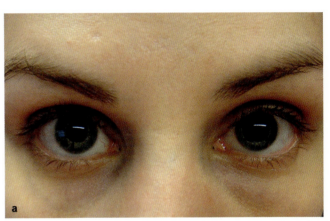

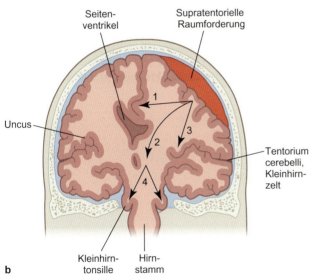

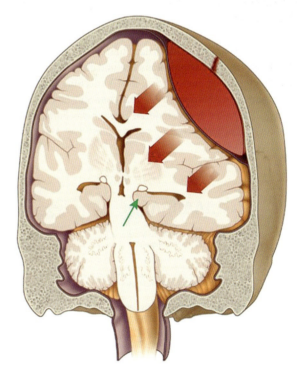

Abb. 10.6 a: Diese Grafik verdeutlicht den Zusammenhang von intrakranialem Volumen und dem ICP. Bei Zunahme des Volumens bleibt der intrakraniale Druck zunächst relativ konstant, solange Liquor und Blutvolumen reduziert werden können. Steigt das zusätzliche Volumen so stark an, dass die Kompensationsmechanismen erschöpft sind, steigt der ICP dramatisch an.
b: Diese Darstellung verdeutlicht die verschiedenen Formen der Einklemmung, die bei zunehmender Masse und steigendem ICP auftreten können: 1 Einklemmung des cingulären Cortex, 2 zentrale Einklemmung, 3 Tentoriumherniation oder obere Einklemmung, 4 Einklemmung der Kleinhirntonsille oder untere Einklemmung.

Abb. 10.7 a: Bei Patienten mit unterschiedlich großen Pupillen muss der Verdacht auf ein Schädel-Hirn-Trauma geäußert werden.
b: Pathophysiologie der Einklemmung des Uncus – mit Ausdehnung der Blutung wird der Uncus des Gehirns nach unten auf das Tentorium cerebelli gedrückt, das wiederum den III. Hirnnerv komprimiert und dadurch zur Dilatation der Pupille führt.
Quelle: a: Courtesy of Deborah Austin, b: Courtesy of American College of Surgeons. © NAEMT; PHTLS, 8th edition, Jones & Bartlett, 2016

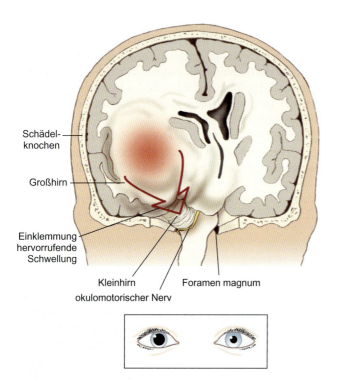

Abb. 10.8 Der Schädel ist eine große, knöcherne Struktur, die das Gehirn enthält. Das Gehirn kann aus dem Schädel nicht entweichen, wenn es durch eine Blutung oder ein Ödem verdrängt wird.

Klinische Zeichen der Einklemmung (Herniationssyndrom)

Klinische Merkmale können dabei helfen, Patienten zu identifizieren, bei denen eine Einklemmung vorliegt. Eines der Symptome ist die Pupillendifferenz, die auftreten kann und eine Erweiterung sowie verzögerte oder fehlende Lichtreaktion der **ipsilateralen** Pupille anzeigt. Auch abnormale motorische Befunde können die Einklemmung begleiten. Kontralaterale Schwäche kann mit einer oberen Einklemmung infolge einer Kompression der Pyramidenbahn assoziiert sein. Diese Herniation kann auch zu einem positiven Babinski-Zeichen (Extension des großen Zehs und Plantarflexion der übrigen Zehen, wenn über die Fußsohle gestrichen wird) bei Erwachsenen führen. Eine ausgeprägte Einklemmung des Hirnstamms kann zur Zerstörung von Gehirnstrukturen führen, die als Nucleus ruber und Nuclei vestibulares bezeichnet werden. Als Folge kann das sogenannte **Dekortikationssyndrom** auftreten, gekennzeichnet durch Beugung der oberen Extremitäten und Rigidität und Streckhaltung der unteren Extremitäten. Noch bedrohlicher stellt sich das **Dezerebrationssyndrom,** auch apallisches Syndrom genannt, dar, das durch einen erhöhten Muskeltonus und Bewusstlosigkeit gekennzeichnet ist, d. h., Streckhaltung aller Extremitäten und sogar der Wirbelsäule ist möglich. Im terminalen Stadium nach der Einklemmung werden die Extremitäten schlaff und motorische Aktivität ist nicht mehr vorhanden.[19, 20]

In den letzten Stadien der Einklemmung treten häufig abnormale Atemmuster oder Atemstillstand mit verstärkter Hypoxie und signifikant veränderten CO_2-Werten im Blut auf. Die **Cheyne-Stokes-Atmung** ist ein sich wiederholender Zyklus von langsamen, flachen Atemzügen, die tiefer und schneller werden und dann wieder zu langsamen und flachen Atemzügen zurückkehren. Kurze Apnoephasen können zwischen den Zyklen auftreten. Die **zentrale neurogene Hyperventilation** ist durch regelmäßige schnelle, tiefe Atemzüge gekennzeichnet. Unter **ataktischem Atmen** werden unregel-

schiebt. Dies kann letztendlich dazu führen, dass der kaudale Anteil des Kleinhirns, die Kleinhirntonsillen und die Medulla in das Foramen magnum gezwängt werden. Eine Verletzung der unteren Medulla führt zum Atem- und Herz-Kreislauf-Stillstand. Die Einklemmung des Inhaltes der posterioren Fossa in das Foramen magnum wird im Englischen auch „Coning" genannt[18] (➤ Abb. 10.8).

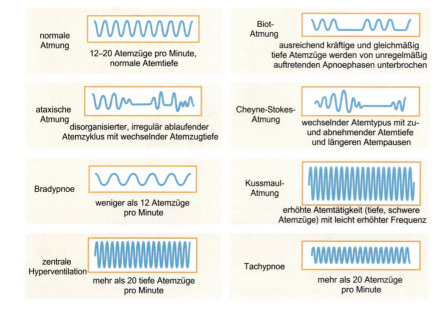

Abb. 10.9 Die Abbildung veranschaulicht die verschiedenen Atemmuster, die nach Schädel-Hirn-Trauma auftreten können.
Quelle: Modified from Mosby's Guide to Physical Examination, Seidel HM, Ball JW, Dains JE, et al. Copyright Elsevier (Mosby) 1999. © NAEMT; PHTLS, 8th edition, Jones & Bartlett, 2016

mäßige Atembemühungen verstanden, bei denen jedes erkennbare Muster fehlt. Die spontane Atemfunktion erlischt mit zunehmendem Druck auf den Hirnstamm (➤ Abb. 10.9).[18]

Wenn sich eine Hypoxie im Gehirngewebe entwickelt, werden Reflexe aktiviert, um die zerebrale Sauerstoffversorgung sicherzustellen. Zur Bewältigung eines Anstiegs des ICP wird das autonome Nervensystem aktiviert, um den systemischen Blutdruck und damit den MAP zu steigern und so einen normalen CPP sicherzustellen. Der systolische Blutdruck kann auf bis zu 250 mmHg ansteigen. Sobald jedoch die Barorezeptoren in den Halsschlagadern und dem Aortenbogen einen stark erhöhten Blutdruck erkennen, werden Signale an den Hirnstamm gesandt, der wiederum das parasympathische Nervensystem aktiviert. Über den X. Hirnnerven, den N. vagus, wird dann die Herzfrequenz verlangsamt. Das **Cushing-Phänomen** beschreibt diese Kombination aus deutlich gesteigertem arteriellem Blutdruck und daraus resultierender Bradykardie, die zusammen mit einem stark erhöhten ICP auftreten können.

Ischämie und Herniation

Das Herniationssyndrom beschreibt, wie das anschwellende Gehirn mechanischen Schaden erleiden kann, weil es in einem komplett geschlossenen Raum eingeschlossen ist. Allerdings kann ein erhöhter ICP durch zerebrale Schwellung das Gehirn ebenso schädigen, zum einen durch die entstehende Ischämie, zum anderen durch die resultierende verminderte Sauerstoffzufuhr. Wenn die zerebrale Schwellung zunimmt, steigt auch der ICP. Wenn sich innerhalb der Gleichung CPP = MAP − ICP der intrakraniale Druck (ICP) erhöht, vermindert sich der CPP. Erhöhungen des ICP bedrohen damit den CBF. Zusätzlich zur mechanischen Verletzung des Gehirns kann das zerebrale Ödem ischämische Schäden hervorrufen, die Durchblutungsstörungen anderer Ursache, z. B. systemische Hypotonie, noch verstärken.

Die Lage noch weiter verschlechternd, führen diese mechanischen und ischämischen Insulte, die das Gehirn bereits schädigen, zu einer weiteren Zunahme der Schwellung. Auf diesem Weg kann ein zerebrales Ödem in einen Teufelskreis führen, der mit Einklemmung und dem Tod des Patienten endet, wenn er nicht unterbrochen wird. Die Limitierung dieser sekundären Verletzungen und die Unterbrechung dieses Kreislaufs sind die primären Ziele der SHT-Behandlung.

Zerebrales Ödem

Das zerebrale Ödem (Gehirnschwellung) tritt häufig zusammen mit einer primären Gehirnverletzung auf. Die Verletzung der neuronalen Zellmembranen ermöglicht der intrazellulären Flüssigkeit, sich innerhalb der beschädigten Neurone anzusammeln. Zusätzlich kann das Trauma zu Entzündungsreaktionen führen, welche die Neuronen und die zerebralen Kapillaren schädigen, was ebenfalls zu Flüssigkeitsansammlungen innerhalb der Neurone und des interstitiellen Raums führt; beides bewirkt ein zerebrales Ödem.

Zerebrale Ödeme können in Verbindung mit oder als Folge von intrakranialen Blutungen, als Folge von Verletzungen des Gehirnparenchyms oder als Folge der diffusen Gehirnschädigung durch Hypoxie oder Hypotonie auftreten.

Intrakraniale Hämatome

Während eines Traumas entstehen Masseneffekte durch die Ansammlung von Blut im intrakranialen Raum. Intrakraniale Hämatome, wie ein epidurales, subdurales oder intrazerebrales Hämatom, sind die bedeutendste Ursache für eine Raumforderung. Da der Masseneffekt dieser Hämatome allein durch deren Größe verursacht wird, kann eine schnelle Beseitigung den Kreislauf der Ödembildung, wie vorher beschrieben, unterbrechen. Unglücklicherweise werden die Hämatome oft von einem zerebralen Ödem begleitet, sodass andere Strategien zusätzlich zur Beseitigung der Hämatome benötigt werden, um den Kreislauf von Ödembildung und weiterer Schädigung zu stoppen. (Spezifische intrakraniale Hämatome werden später beschrieben.)

Intrakraniale Hypertonie

Die intrakraniale Hypertonie manifestiert sich, weil das zerebrale Ödem in einem geschlossenen Raum auftritt. Der ICP wird gemessen, um den Grad des zerebralen Ödems quantitativ zu erfassen und abzuschätzen. ICP-Geräte werden eingesetzt, um dem Anwender eine Messung der zerebralen Schwellung zu ermöglichen, das Risiko einer Einklemmung abzuschätzen und die Effektivität der Therapien, die zur Bekämpfung von zerebralen Ödemen entwickelt worden sind, zu überprüfen. In diesem Sinne ist ein erhöhter ICP ein Zeichen für eine zerebrale Schwellung.

Da der erhöhte ICP, oder die intrakraniale Hypertonie, ein Teil des vorher beschriebenen Zyklus ist, verursacht auch er eine zerebrale Schädigung in Form von mechanischem Druck sowie ischämischen und hypoxischen Verletzungen des Gehirns. Aus diesem Grund wird der ICP sowohl als Symptom als auch als Ursache für ein zerebrales Ödem diskutiert.

Die ICP-Kontrolle ist nicht routinemäßig in der vorstationären Umgebung vorhanden; aber das Verständnis der Gründe, die für eine Kontrolle sprechen, kann den Rettungskräften bei ihren Entscheidungen helfen.

Extrakraniale Ursachen

Hypotonie

Wie schon lange bekannt, ist die Gehirnischämie bei Kopfverletzungen weit verbreitet. Bei 90 % der Patienten, die aufgrund eines SHT sterben, kann eine Ischämie nachgewiesen werden. Selbst viele Überlebende zeigen Anzeichen von ischämischen Schädigungen.[21] Daher stehen die Auswirkungen eines niedrigen CBF auf das Outcome von SHT-Patienten primär im Fokus, um sekundäre Verletzungen nach SHT zu limitieren.

In der US-amerikanischen TBI-Datenbank (Traumatic Brain Injury) waren die beiden bedeutendsten Prädiktoren für ein schlechtes Outcome nach SHT die Zeitspanne, die mit einem ICP höher als 20 mmHg, und die Zeit, die mit einem systolischen Blutdruck kleiner als 90 mmHg verbracht wurde. Tatsächlich kann eine einzelne Episode mit einem systolischen Blutdruck unter 90 mmHg zu einem schlechteren Outcome führen.[22] Verschiedene Studien bestätigten die tief greifenden Auswirkungen eines geringen systolischen Blutdrucks auf das Outcome nach SHT.

Viele Patienten mit SHT haben weitere Verletzungen erlitten, häufig verbunden mit Blutungen und nachfolgend niedrigem Blutdruck. Eine aggressive Volumentherapie mit dem Ziel, den systolischen Blutdruck auf einem Wert zwischen 90 und 100 mmHg zu halten, ist essenziell, um sekundäre Verletzungen des Gehirns zu begrenzen.

Zusätzlich zu den Blutungen gefährdet ein zweiter Faktor den CBF nach SHT, vor allem bei sehr schweren Verletzungen. Ein typischer kortikaler CBF beträgt 50 ml/100 g Hirnsubstanz in der Minute. Nach einem schweren SHT kann dieser Wert auf 30 ml/100 g/min oder sogar 20 ml/100 g/min bei schwersten Verletzungen abfallen. Warum es zu diesem Abfall kommt, ist bisher nicht genau geklärt. Möglicherweise wird er durch einen Verlust der Selbstregulation verursacht oder es handelt sich um einen Schutzmechanismus, das gesamte Gehirn als Reaktion auf die Verletzung herunterzuregulieren. Was auch immer die Ursache ist – dieser Effekt zusammen mit dem hämorrhagischen Schock vergrößert die ischämische Gefährdung für das Gehirn noch mehr.[10, 22, 23]

Außerdem ist, wie bereits besprochen, die Autoregulation des geschädigten Gehirns gestört. Als Folge wird ein höherer CPP zur Aufrechterhaltung eines adäquaten CBF benötigt. Stark verletzte Gebiete des Gehirns können ihre Fähigkeit zur Autoregulation komplett verlieren. In diesen Bereichen dilatieren die Blutgefäße, verursachen eine Hyperämie und verschieben dadurch Blut in Richtung des am schwersten verletzten Gehirnanteils und damit möglicherweise weg von Bereichen, die durch eine ausreichende Blutversorgung noch gerettet werden könnten.[24, 25] Zu guter Letzt kann eine aggressive Hyperventilation den CBF zusätzlich beeinträchtigen und durch Konstriktion der Gefäße die Ischämiegefahr für betroffene und nichtbetroffene Areale erhöhen.

Diese Kombination aus physiologischer Herunterregulierung, Verschiebung des Blutvolumens und hämorrhagischem Schock bedeutet für das Gehirn eine vielfache Bedrohung und macht die aggressive Behandlung der Hypotonie zu einem essenziellen Bestandteil der Therapie des Schädel-Hirn-Traumas. Aus diesem Grund ist die präklinische Volumentherapie mit dem Ziel der Aufrechterhaltung eines systolischen Blutdrucks über 90 mmHg elementar, um sekundäre Verletzungen am Gehirn des Patienten zu limitieren.

Hypoxie

Eines der wichtigsten Substrate, die dem verletzten Gehirn zugeführt werden müssen, ist Sauerstoff. Irreversible Gehirnschäden können bereits nach 4–6 Minuten zerebraler Anoxie auftreten. Studien zeigen, dass eine Sauerstoffsättigung unter 90 % signifikanten Einfluss auf den SHT-Patienten hat.[4, 7, 16] Gleichzeitig wird aber eine signifikante Anzahl von SHT-Patienten präklinisch nicht ausreichend gut versorgt.[16] Studien legen nahe, dass sie dabei eine zu niedrige oder unzureichende O_2-Sättigung aufweisen, die außer durch Pulsoxymetermessungen nicht leicht nachweisbar ist.[15] Die Bemühungen im präklinischen Atemwegsmanagement und der Sauerstoffversorgung bei SHT-Patienten sind zum Teil Ergebnis dieser Studien.

Das Monitoring der Gehirngewebeoxygenierung bewies den Einfluss des hämorrhagischen Schocks auf die Sauerstoffversorgung des Gehirns. Die Begrenzung der Hypotonie spielt bei der Sicherstellung, dass das Gehirn während der posttraumatischen Phase genügend Sauerstoff erhält, eine Schlüsselrolle.[26] Blutungen treten bei Patienten mit SHT regelmäßig auf; sie führen nicht nur zum Schock, sondern auch zum Blut- und dadurch Hämoglobinverlust.

Um oxygeniertes Blut an das Gehirn liefern zu können, müssen die Lungen einwandfrei funktionieren, was nach einem Trauma oft nicht der Fall ist. Patienten mit inadäquatem Atemweg, mit aspiriertem Blut oder Mageninhalt, mit Lungenkontusion oder Pneumothorax haben eine Pathologie, die eine gute Atemfunktion und die Fähigkeit, Sauerstoff aus der Atmosphäre aufzunehmen und an das Blut abzugeben, stark behindert. Zusätzlich zur Sicherstellung des Sauerstofftransportes zum Gehirn durch ausreichendes Hämoglobin und einen entsprechenden Kreislauf muss das Rettungsdienstpersonal daher eine angemessene Oxygenierung über einen sicheren Atemweg und mit adäquater Ventilation gewährleisten.

Wie auch bei der Hypotonie ist eine aggressive Begrenzung der zerebralen Hypoxie durch richtiges Management des Atemwegs, der Atmung und des Kreislaufs essenziell für eine Begrenzung der sekundären Gehirnschädigung.

Anämie

Ebenso wichtig für den Sauerstofftransport zum Gehirn ist die Sauerstofftransportkapazität des Blutes, die von der Menge des darin enthaltenen Hämoglobins abhängt. Ein 50-prozentiger Abfall des Hämoglobins hat einen weit größeren Effekt auf die Sauerstoffzufuhr zum Gehirn als ein 50-prozentiger Abfall des pO_2. Aus diesem Grund kann eine Anämie das Outcome des Schädel-Hirn-Traumas stark beeinflussen.

Hypokapnie und Hyperkapnie

Wie in diesem Kapitel bereits angesprochen, wirkt sich sowohl eine Hypokapnie (verminderter p_aCO_2) als auch eine Hyperkapnie (erhöhter p_aCO_2) negativ auf eine Gehirnverletzung aus. Wenn sich die zerebralen Blutgefäße verengen, wie bei einer signifikanten Hypokapnie, sinkt der CBF, was zu einem Abfall der Sauerstoffversorgung des Gehirns führt. Eine Hyperkapnie kann aus einer Hypoventilation verschiedensten Ursprungs entstehen, inkl. Intoxikationen mit Drogen oder Alkohol oder abnormalen Atemmustern, die Patienten mit erhöhtem ICP aufweisen können. Eine Hyperkapnie verursacht eine zerebrale Vasodilatation, die den ICP weiter steigern kann.

Hypoglykämie und Hyperglykämie

Eine Hypotonie erhöht deutlich die Wahrscheinlichkeit, dass der CBF ebenfalls niedrig ist. Wenn der CBF fällt, sinkt auch die Sauerstoffzufuhr zum Gehirn, genauso wie die Zufuhr von Glukose und anderen notwendigen Metaboliten. Der Effekt eines geringen systolischen Blutdrucks und die Physiologie einer geringen Sauerstoffzufuhr zum Gehirn wurden umfassend erforscht. Der Verbrauch von

Glukose durch das verletzte Gehirn und die Bedeutung der Glukosezufuhr zum verletzten Gehirn dagegen sind immer noch Gegenstand der Forschung.

Die bisher vorliegenden Ergebnisse bieten allerdings einen faszinierenden Einblick in die Reaktion des Gehirns auf eine Verletzung. Es scheint, dass nach einer Kopfverletzung der zerebrale Glukosemetabolismus auf komplexe Weise gestört ist. Es gibt schlüssige Belege dafür, dass der Glukosemetabolismus und damit der zerebrale Glukosebedarf nach einer schweren Kopfverletzung tatsächlich erhöht ist und ein Ungleichgewicht zwischen Glukosezufuhr und -verbrauch droht.[27–29] Auf der anderen Seite zeigen gute Klinik- und Laborberichte von Schlaganfallpatienten, dass Patienten, deren Glukosewerte im Serum über einen langen Zeitraum auf der Intensivstation erhöht sind, größere Infarktgebiete aufweisen und sich reversibel geschädigte Hirnareale weniger effektiv erholen als bei Patienten, deren Glukosespiegel besser kontrolliert wird. Einige Studien scheinen darauf hinzuweisen, dass dieselben Faktoren bei einer posttraumatischen Ischämie eine Rolle spielen. Erhöhte Blutglukosewerte bei Patienten mit SHT werden ebenfalls mit einem schlechteren neurologischen Outcome verbunden.

Sowohl Erhöhung (Hyperglykämie) als auch Verringerung (Hypoglykämie) des Blutzuckers können das ischämische Gehirngewebe gefährden. Die verheerende Auswirkung einer signifikanten Hypoglykämie auf das Nervensystem während der Verletzung und auch zu anderen Zeiten ist wohlbekannt. Neuronen können keinen Zucker speichern, brauchen jedoch eine kontinuierliche Versorgung mit Glukose, um den zellulären Metabolismus auszuführen. Wenn Glukose fehlt, können ischämische Neuronen permanent geschädigt werden. Es ist auch bekannt, dass ein andauernder Serumglukosewert über 150–200 mg/dl das verletzte Gehirn schädigt und unbedingt vermieden werden sollte.[30, 31]

Präklinisch sollte die Priorität auf der Vermeidung einer Hypoglykämie liegen, weil die physiologische Gefährdung durch zu niedrige Blutzuckerwerte viel gravierender ist als durch zu hohe Zuckerwerte. Bei jedem Patienten mit Bewusstseinsveränderung sollte präklinisch eine BZ-Messung durchgeführt und bei Werten unter der Norm mit Glukose therapiert werden. Jede induzierte Hyperglykämie ist nur vorübergehend und die engmaschige Glukosekontrolle, die diese Patienten benötigen, wird mit Aufnahme des Patienten in der Klinik begonnen.

Krampfanfälle

Ein Patient mit akutem SHT weist ein erhöhtes Risiko für Krampfanfälle unterschiedlicher Genese auf. Eine Hypoxie, verursacht durch Atemwegs- oder Ventilationsprobleme, kann generalisierte Krampfanfälle hervorrufen, ebenso wie eine Hypoglykämie und Elektrolytentgleisungen. Ischämisches oder geschädigtes Gehirngewebe begünstigt die Auslösung eines **Grand-Mal-Anfalls** oder eines **Status epilepticus.** Krampfanfälle können in der Umkehrung eine existierende Hypoxie durch Beeinträchtigung der Atemfunktion verstärken. Zusätzlich verringert die massive neuronale Aktivität bei generalisierten Krampanfällen schnell die Sauerstoff- und Glukosereserven und fördert damit die zerebrale Ischämie.

10.4 Beurteilung

Eine schnelle Begutachtung der Kinematik der Verletzung verbunden mit einer zügigen initialen Untersuchung (Primary Assessment) unterstützt die Identifizierung potenziell lebensbedrohlicher Probleme bei einem Patienten mit SHT. Da die Pathophysiologie des Schädel-Hirn-Traumas ein dynamischer Prozess ist, müssen Beurteilung und Therapie ebenfalls dynamisch angepasst werden. Kontinuierliches Reassessment des Schädel-Hirn-Trauma-Patienten ist entscheidend, da sich die Untersuchungsergebnisse im Verlauf der Zeit signifikant ändern können.

10.4.1 Kinematik

Wie bei allen Traumapatienten muss die Beurteilung den Unfallmechanismus mit einbeziehen. Da viele Patienten mit schwerem SHT bewusstseinsgetrübt sind, werden die wichtigsten Informationen über die Kinematik oft aus Beobachtungen am Unfallort oder von Zeugen des Unfalls erhalten. Die Windschutzscheibe des Unfallwagens kann eine spinnwebartige Berstung aufweisen, was auf einen Aufschlag des Kopfes hinweist, oder es findet sich ein blutiger Gegenstand am Einsatzort, der als Waffe gegen den Patienten benutzt wurde. Seitliche Gewalteinwirkung auf den Kopf kann zur Fraktur des lateralen Schädelknochens mit Verletzung der Arteria meningea media und Ausbildung eines Epiduralhämatoms führen. Ebenso ist eine **Coup-/Contrecoup-Verletzung** mit Ausbildung eines Subduralhämatoms bei Einriss venöser Gefäße möglich. Diese wichtigen Informationen sollten an das Klinikpersonal, das den Patienten übernimmt, weitergegeben werden, da sie für die Diagnosestellung und die Therapie des Patienten entscheidend sein können.

10.4.2 Primary Assessment

Airway

Die Durchgängigkeit des Atemwegs des Patienten sollte geprüft und gesichert werden. Bei bewusstlosen Patienten kann die Zunge den Atemweg komplett verlegen. Atemgeräusche weisen auf eine partielle Blockierung des Atemweges durch die Zunge oder durch fremde Materialien hin. Erbrechen, Blutungen und Schwellungen nach einem Gesichtstrauma sind typische Ursachen für Atemwegsbehinderungen bei Patienten mit SHT.

Breathing

Die Beurteilung der Atemfunktion beinhaltet eine Begutachtung der Frequenz, Tiefe und Angemessenheit der Atmung. Wie bereits erwähnt, können verschiedene Atemmuster aus schweren Gehirnverletzungen resultieren. Bei Polytraumatisierten können Thoraxverletzungen sowohl die Oxygenierung als auch die Ventilation beeinträchtigen. Zervikale Wirbelsäulenfrakturen treten bei 2–5 % der

Patienten mit SHT auf und können zu Rückenmarkverletzungen führen, die wiederum signifikant die Ventilation beeinflussen.

Eine angemessene Sauerstoffzufuhr zum verletzen Gehirn ist ein entscheidender Teil der Anstrengungen, sekundäre Gehirnverletzungen zu begrenzen. Gelingt es nicht, die Sauerstoffsättigung des Hämoglobins (SpO_2) über 90 % zu halten, scheint ein schlechteres Outcome für SHT-Patienten die Folge zu sein; es ist also entscheidend, die SpO_2 über 90 % zu halten. Die Wiederherstellung eines freien Atemwegs und einer adäquaten Ventilation ist in den frühen Stadien der Behandlung des SHT ausschlaggebend.

Circulation

Wie bereits erwähnt, ist es wichtig, den systemischen Blutdruck über 90 mmHg zu halten, um sekundäre Gehirnverletzungen bei Verletzten mit SHT zu begrenzen. Daher sind die Kontrolle und Behandlung von Blutungen sowie die Prävention und Therapie von Schockzuständen entscheidend. Das Rettungsfachpersonal sollte externe Blutungsquellen, wenn möglich, feststellen und quantifizieren sowie eine Blutung rasch kontrollieren. Gibt es keinen signifikanten externen Blutverlust, deutet ein schwacher, schneller Puls des Traumaopfers auf eine lebensbedrohliche innere Blutung in die pleuralen Zwischenräume, das **Peritoneum**, das **Retroperitoneum** oder in das weiche Gewebe im Bereich frakturierter Röhrenknochen hin. Bei einem Kleinkind mit offenen Fontanellen kann ein signifikanter Blutverlust im Kranium zu einem hypovolämischen Schock führen.

Ein erhöhter ICP kann zu einer Reihe kardiovaskulärer Veränderungen führen. Steigt der ICP und der CBF wird dadurch beeinflusst, werden Gehirn und Hirnstamm hypoxisch. Dies wiederum führt zu einer Aktivierung des sympathischen Nervensystems zur Steigerung des Blutdrucks. Mit dem Anstieg des Blutdrucks sinkt reflektorisch über das parasympathische System die Herzfrequenz ab. Es kommt zur Bradykardie. Diese Effekte werden als Cushing-Reflex bezeichnet. Beschrieben wird die Kombination dreier Merkmale bei erhöhtem ICP: Bradykardie, Hypertonie und ein pathologisches Atemmuster wie die Cheyne-Stokes-Atmung.[32] Ein langsamer, kraftvoller Puls kann von einer intrakranialen Hypertonie herrühren und eine drohende Einklemmung (Cushing-Phänomen) andeuten. Bei einem Patienten mit potenziell lebensbedrohlichen Verletzungen sollte der Transport durch die Blutdruckmessung nicht verzögert werden; sie sollte aber routinemäßig während der Fahrt durchgeführt werden, soweit die Zeit es erlaubt.

Disability

Während des Primary Assessments und nach der Einleitung von geeigneten Maßnahmen zur Behandlung der Probleme, die bei der Prüfung von Atemweg, Belüftung der Lungen/Beatmung und Kreislauf aufgetreten sind, sollte eine grundlegende Bestimmung des Glasgow-Coma-Scale-Wertes vorgenommen werden, um den Bewusstseinsgrad des Patienten präzise zu ermitteln (➤ Tab. 10.1, ➤ Tab. 10.2). Wie in ➤ Kap. 7.2.5 beschrieben, wird der GCS-Wert errechnet, indem die jeweils beste Reaktion bei der Untersuchung der Augen des Patienten, der verbalen Äußerung und der motorischen Antwort bestimmt und addiert wird. Die Punktzahlen der einzelnen Kriterien sollten dabei getrennt dokumentiert werden, um Veränderungen im Verlauf genau zuordnen zu können. Wenn der Patient seine Augen nicht spontan öffnet, sollte ein verbales Kommando (z. B. „Öffnen Sie Ihre Augen") benutzt werden. Wenn der Patient nicht auf die Aufforderung reagiert, sollte ein Schmerzreiz, wie der Druck auf das Nagelbett mit einem Stift oder das Kneifen des anterioren Achselhöhlengewebes, angewendet werden.

Die verbale Reaktion des Patienten kann mit einer Frage wie „Was ist passiert?" untersucht werden. Ist der Patient voll orientiert, wird er eine zusammenhängende Antwort geben. Andernfalls wird seine Antwort als verwirrt, desorientiert, unzusammenhängend, unverständlich oder nicht vorhanden eingestuft. Wird der Patient beatmet, wird die Punktezahl allein über die Augen und die motorische Reaktion berechnet und ein „T" ergänzt, um anzuzeigen, dass es nicht möglich war, die verbale Reaktion zu erheben, z. B. „8T".

Die letzte Komponente der GCS ist die motorische Reaktion. Dem Patienten sollte ein einfaches, eindeutiges Kommando gegeben werden, wie z. B. „Heben Sie zwei Finger" oder „Zeigen Sie mir ein Anhalterzeichen". Ein Patient, der die Finger des Retters drückt, könnte einfach einen Greifreflex anstelle einer gezielten Reaktion zeigen. Ein Schmerzreiz wird angewandt, wenn der Patient es nicht schafft, ein Kommando zu befolgen, und die beste motorische Reaktion wird gezählt. Ein Patient, der versucht, den schmerzhaften Reiz wegzudrücken, wird als „gezielt abwehrend" eingestuft. Weitere mögliche Reaktionen auf Schmerz sind ein Zurückziehen oder abnormale Beugung der Extremitäten, Strecken der Extremitäten und Nichtvorhandensein der motorischen Funktionen.

Tab. 10.1 Glasgow Coma Scale (mindestens 3, maximal 15 Punkte möglich) [F210-010]

Kriterien		Punkte
Augen öffnen	spontan	4
	auf Aufforderung	3
	auf Schmerzreiz	2
	keine Reaktion	1
Verbale Reaktion	konversationsfähig, orientiert	5
	konversationsfähig, nicht orientiert	4
	unzusammenhängende Worte	3
	unverständliche Laute	2
	keine Reaktion	1
Motorische Reaktion	befolgt Aufforderungen	6
	gezielte Schmerzabwehr	5
	ungezielte Schmerzabwehr	4
	auf Schmerzreiz Beugeabwehr (abnormale Beugung)	3
	auf Schmerzreiz Strecksynergismen	2
	keine Reaktion auf Schmerzreiz	1
Gesamtpunktzahl		

Tab. 10.2 Pädiatrische Glasgow Coma Scale [F897-001]

Kriterium	Punkte	Kleinkind	Punke	Kind
Augen öffnen	4	spontan	4	spontan
	3	auf Aufforderung oder Geräusch	3	auf Aufforderung
	2	auf Schmerzreiz	2	auf Schmerzreiz
	1	keine Reaktion	1	keine Reaktion
Verbale Reaktion	5	Gurren, Brabbeln	5	konversationsfähig, orientiert
	4	gereiztes Weinen, Schreien	4	konversationsfähig, nicht orientiert
	3	Schreien auf Schmerzreiz	3	Schreien, unzusammenhängende Worte
	2	Stöhnen auf Schmerzreiz	2	Stöhnen, unverständliche Laute
	1	keine Reaktion	1	keine Reaktion
Motorische Reaktion	6	normale spontane Bewegungen	6	befolgt verbale Aufforderungen
	5	Schmerzlokalisation	5	Schmerzlokalisation
	4	ungezielte Schmerzabwehr	4	ungezielte Schmerzabwehr
	3	abnormale Beugung	3	abnormale Beugung
	2	abnormale Streckung	2	abnormale Streckung
	1	keine Reaktion (erschlafft)	1	keine Reaktion (erschlafft)
Gesamtpunktzahl				

Ergebniswerte der GCS zwischen 13 und 15 gelten allgemeinhin als Hinweis auf das Vorliegen eines milden Schädel-Hirn-Traumas, während Werte zwischen 9 und 12 ein Indikator für ein moderates Schädel-Hirn-Trauma sind. Natürlich wird die GCS auch von vielen anderen Faktoren beeinflusst, z. B. Intoxikationen oder Drogenkonsum. Selbst ein toter Patient erreicht noch einen Wert von 3 der GCS. Zusätzlich zur Erhebung des GCS-Wertes werden die Pupillen schnell auf Symmetrie und auf die Lichtreaktion hin untersucht. Bei Erwachsenen hat die ruhende Pupille einen Durchmesser zwischen 3 und 5 mm.[33] Ein Unterschied von mehr als 1 mm in der Pupillengröße ist als nicht normal einzustufen. Ein kleiner Anteil der Bevölkerung zeigt eine **Anisokorie,** eine Ungleichheit der Pupillengröße, die entweder angeboren oder ein Resultat eines ophthalmologischen Traumas sein kann. Es ist präklinisch nicht immer möglich, eine Pupillendifferenz, die durch das aktuelle Trauma verursacht wurde, von angeborener oder vorher bestehender posttraumatischer Anisokorie zu unterscheiden. Unterschiede zwischen den Pupillen sollten immer sekundär zum akuten Trauma behandelt werden, bis die genaue Untersuchung ein zerebrales Ödem, motorische oder ophthalmologische Nervenverletzungen ausschließt.[34]

Expose And Environment

Patienten mit einem SHT haben häufig noch andere Verletzungen, die Leben und Gliedmaßen ebenso bedrohen wie das Gehirn. Diese Verletzungen müssen alle identifiziert werden. Dazu sollte der ganze Körper auf weitere, potenziell lebensbedrohliche Probleme hin untersucht werden.

10.4.3 Secondary Assessment

Sobald die lebensbedrohlichen Verletzungen identifiziert und behandelt wurden, sollte eine gründliche erweiterte Begutachtung stattfinden, sofern die Zeit es erlaubt. Kopf und Gesicht des Patienten sollten sorgfältig nach Wunden, Impressionen und Krepitationen abgetastet werden.

Jeder Ausfluss von klarer Flüssigkeit aus der Nase oder den Ohren könnte Liquor sein. In den meisten Fällen ist der Liquor allerdings mit Blut vermischt, was eine formale Bestätigung erschwert. Eine Methode ist, ein wenig dieser mutmaßlichen Blut-Liquor-Mischung auf ein Tuch oder eine Mullbinde zu tröpfeln. Dort trennt sich Liquor vom Blut, breitet sich aus und bildet einen charakteristischen gelben Rand.[35] Wenn es die Zeit erlaubt, kann dieser Test während des Transports durchgeführt werden. Allerdings gibt es viele falsch positive Testergebnisse, die seinen Nutzwert beschränken.

Die Pupillengröße und -reaktion sollten zu diesem Zeitpunkt noch einmal überprüft werden. Da, wie beschrieben, ein SHT häufig mit zervikalen Wirbelsäulenfrakturen vergesellschaftet ist, sollte der Nacken auf Druckempfindlichkeit und Knochendeformitäten untersucht werden.

Die wichtigste Untersuchung besteht in der Beobachtung des mentalen Status des Patienten und wie er sich während der ersten Behandlung und des Transports verändert. Patienten, die anfänglich mit einem beeinträchtigten mentalen Status angetroffen wurden, der sich dann aber besserte, bereiten wesentlich weniger Sorgen als Patienten, deren mentaler Status sich während der Behandlung und des Transports zunehmend verschlechtert.

Bei einem kooperativen Patienten sollte eine gründliche neurologische Untersuchung mit Überprüfung der Hirnnerven und der sensiblen und motorischen Funktionen aller Extremitäten durchgeführt werden. Neurologische Defizite, wie **Hemiparese** (Schlaffheit) oder **Hemiplegie** (Lähmung), treten auf nur einer Seite des Körpers auf. Diese Seitendifferenz ist gewöhnlich ein Hinweis auf ein SHT.

Anamnese

Wenn es die Zeit und die Umstände erlauben, kann eine ausreichende Anamnese (SAMPLE-Schema: **S**ymptome, **A**llergien, **M**edikamente, Vorerkrankungen [**P**ast History], **l**etzte Mahlzeit, **E**reignisse) vom Patienten selbst, von Familienmitgliedern oder Zeugen des Unfalls erfragt werden. Diabetes mellitus, krampfartige Störungen und Drogen oder Alkohol sowie Vergiftungen können ein SHT vortäuschen. Jeder Hinweis auf Drogengebrauch oder eine Überdosierung muss vermerkt werden. Der Patient könnte eine Anamnese von früheren Kopfverletzungen haben und über beständigen oder wiederkehrenden Kopfschmerz, visuelle Beeinträchtigung, Übelkeit und Erbrechen oder Sprachstörungen klagen.[36]

Fortlaufende Untersuchungen

Die stetige Reevaluation der GCS-Werte des Patienten ist wichtig, um Veränderungen über die Zeit zu erfassen. Der Patient, dessen GCS-Wert im Verlauf abfällt, hat ein viel höheres Risiko eines schweren Schädel-Hirn-Traumas als der Patient, dessen Werte sich mit der Zeit erholen. Ungefähr 3 % der Patienten mit offenbar geringen Gehirnverletzungen (GCS 14 oder 15) können eine unerwartete Verschlechterung ihres mentalen Status erfahren. Während des Transportes sollten das Primary Assessment und die Beobachtung des GCS in regelmäßigen Intervallen wiederholt werden. Patienten, deren GCS-Wert während des Transportes um mehr als zwei Punkte abfällt, unterliegen einem hohen Risiko für einen weiterlaufenden pathologischen Prozess.[34, 37, 38] Diese Patienten benötigen einen schnellen Transport in eine geeignete Klinik. Die Veränderungen in der GCS und der Vitalparameter sollten der Klinik übergeben und in der Patientenakte dokumentiert werden. Reaktionen auf die Behandlung sollten ebenfalls vermerkt werden.[39]

10.5 Spezifische Kopf- und Nackenverletzungen

10.5.1 Verletzungen der Kopfhaut

Wie im Anatomieteil beschrieben, besteht die Kopfhaut aus vielen Gewebeschichten und ist stark durchblutet; sogar ein kleiner Schnitt kann eine umfangreiche Blutung verursachen. Viel komplexere Verletzungen wie beispielsweise eine Skalpierungsverletzung, bei der eine große Fläche der Kopfhaut vom Schädel abgetrennt wurde, können im hypovolämischen Schock und sogar im Verbluten enden (➤ Abb. 10.10). Solche Verletzungen treten häufig bei

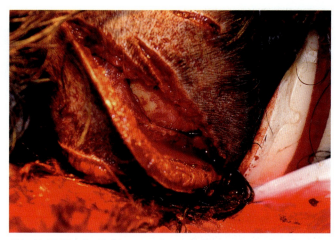

Abb. 10.10 Massive Skalpierungsverletzungen können zu schweren Blutungen führen.
Quelle: Courtesy of Peter T. Pons, MD, FACEP. © NAEMT; PHTLS, 8th edition, Jones & Bartlett, 2016

unangeschnallten Insassen eines Fahrzeugs auf, die auf einem der Vordersitze sitzen und deren Kopf gegen die Windschutzscheibe des Fahrzeugs prallt, oder bei Arbeitern, deren langes Haar in eine Maschine gerät. Ein starker Schlag auf den Kopf kann zu einem Hämatom unter der Kopfhaut führen, das beim Abtasten des Kopfes mit einer eingedrückten Schädelfraktur verwechselt werden kann.

10.5.2 Schädelfrakturen

Schädelfrakturen können bei stumpfen oder penetrierenden Traumata entstehen. **Lineare Frakturen,** gewöhnlich die Folge eines stumpfen Traumas, treten bei ungefähr 80 % der Schädelfrakturen auf; ein kräftiger Schlag auf den Kopf kann jedoch eine **Kompressionsschädelfraktur** verursachen, bei der Knochenfragmente gegen oder in das darunter liegende Gehirngewebe geschoben werden (➤ Abb. 10.11). Während lineare Frakturen nur mit einer Röntgenuntersuchung diagnostiziert werden können, lassen sich Kompressionsfrakturen bei sorgfältiger Untersuchung ertasten. Eine geschlossene, nicht eingedrückte Schädelfraktur selbst ist von geringer klinischer Bedeutung, aber ihr Vorhandensein erhöht das Risiko auf ein intrakraniales Hämatom. Geschlossene, eingedrückte Schädelfrakturen verlangen unter Umständen nach einem neurochirurgischen Eingriff. Offene Schädelfrakturen können aus einem besonders schweren Aufschlag oder einer Schusswunde resultieren und dienen als Eintrittspforte für Bakterien, prädisponierend für eine Meningitis. Wenn die Dura mater verletzt ist, kann Hirngewebe oder Liquor durch die offene Schädelfraktur austreten. Wegen des erhöhten Risikos einer Meningitis müssen diese Wunden sofort neurochirurgisch beurteilt werden.

Schädelbasisfrakturen sollten vermutet werden, wenn Liquor aus Nase oder Ohr austritt. **Periorbitale Hauteinblutungen** („Raccoon Eyes" oder „Brillenhämatom") und „Battle's Sign", bei dem Hauteinblutungen über dem Mastoid hinter den Ohren auftreten, sind häufig mit Schädelbasisfrakturen kombiniert, obwohl sie erst einige Stunden nach dem Unfall auftreten können. Wenn erlaubt,

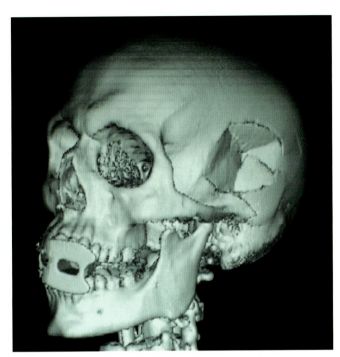

Abb. 10.11 3D-Rekonstruktion einer Impressionsfraktur des Schädels nach Gewalteinwirkung
Quelle: Courtesy of Peter T. Pons, MD, FACEP. © NAEMT; PHTLS, 8th edition, Jones & Bartlett, 2016

kann durch die Untersuchung des Trommelfells mit einem Otoskop Blut hinter dem Trommelfell gefunden werden, das eine Schädelbasisfraktur anzeigen kann

10.5.3 Gesichtsverletzungen

Verletzungen des Gesichtes reichen von leichten oberflächlichen Gewebeverletzungen bis hin zu schweren Verletzungen mit Beeinträchtigung der oberen Atemwege und hypovolämischem Schock. Der Atemweg kann entweder durch strukturelle Veränderungen aufgrund des Traumas oder durch Flüssigkeiten oder andere Objekte im Atemweg selbst behindert werden. Strukturelle Veränderungen entstehen aus Deformierungen der gebrochenen Gesichtsknochen oder durch Hämatome, die sich im Gewebe entwickeln. Da der Kopf eine große Anzahl von Blutgefäßen beinhaltet, verursachen viele Verletzungen in dieser Region signifikante Blutungen. Blut und Blutkoagel können den Atemweg verlegen. Ein Gesichtstrauma ist oft mit Veränderungen des Bewusstseins und schweren Gehirntraumata verbunden. Außerdem kann es zu Frakturen oder Verlust der Zähne mit Dislokation in den Atemweg führen. Das SHT selbst und das Schlucken von Blut bei einer Gesichtsverletzung können Erbrechen hervorrufen, das wiederum den Atemweg verlegen kann.

Verletzungen von Auge und Augenhöhle

Verletzungen von Auge und Orbita sind häufige Verletzungen und oft die Folge einer Gewalteinwirkung auf den Gesichtsschädel, entweder absichtlich (Gewalttäter) oder unbeabsichtigt. Auch wenn eine Verletzung des Augapfels (Bulbus) nicht sehr häufig angetroffen wird, sollte die Möglichkeit bei jedem Trauma der Orbita oder des Gesichtsschädels in Betracht gezogen werden. Das richtige Vorgehen bei einer Verletzung des Augapfels kann entscheidend für die zukünftige Sehkraft des Patienten sein.

Verletzungen des Augenlids

Bei Verletzungen des Augenlids muss bereits präklinisch die Möglichkeit einer Bulbusverletzung bedacht werden. Das Auge wird sofort mit einer Abdeckung (**kein** Druckverband!) über der knöchernen Orbita versehen und so vor weiterer Druckeinwirkung geschützt. Auf diese Weise soll verhindert werden, dass unter Druck Gewebe oder Flüssigkeit aus dem Auge durch eine Perforation in Hornhaut oder Sklera austreten und die Schädigung des Auges noch verstärkt wird.

Hornhautablösung

Die Ablösung von Teilen der Hornhaut durch ein Trauma bedeutet eine Unterbrechung des schützenden **epithelialen Überzugs** der Cornea. Sie äußert sich durch starke Schmerzen, Tränenfluss und verstärkte Lichtempfindlichkeit. Bis die Verletzung abgeheilt ist (ca. 2–3 Tage), besteht erhöhte Infektionsgefahr für das Auge. Typischerweise gibt es in der Anamnese Hinweise auf ein **früheres** Trauma oder das Tragen von Kontaktlinsen. Die präklinische Versorgung besteht im Schutz des Auges mit einer losen Abdeckung durch eine Kompresse, einer Augenklappe oder einer Sonnenbrille, um die Beschwerden aufgrund der erhöhten Lichtempfindlichkeit zu lindern.

Hyposphagma

Ein Hyposphagma bezeichnet eine Unterblutung der Bindehaut, also eine Einblutung zwischen **Konjunktiva** und **Sklera** (➤ Abb. 10.12). Die Verletzung ist leicht zu erkennen, auch ohne Untersuchung mit einer Spaltlampe. Es handelt sich um eine harmlose Verletzung, die innerhalb von mehreren Tagen bis Wochen ohne weitere Therapie ausheilt. Gibt es Hinweise auf ein vorangegangenes Trauma und führt die Blutung zu einer massiven Schwellung der Konjunktiva, muss unbedingt an eine mögliche Ruptur des Bulbus gedacht werden. Das präklinische Vorgehen bei Verdacht auf eine Ruptur besteht im Abdecken des Auges und im zügigen Transport des Patienten in eine geeignete Klinik zur Bestätigung der Diagnose und zum Ausschluss weiterer begleitender Verletzungen.

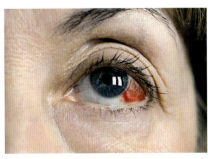

Abb. 10.12 Hyposphagma, Unterblutung der Bindehaut.
Quelle: © Susan Law Cain/ShutterStock, Inc. © NAEMT; PHTLS, 8th edition, Jones & Bartlett, 2016

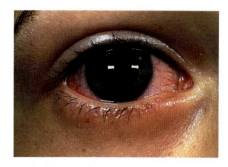

Abb. 10.13 Hyphaema. *Quelle:* © Dr. Chris Hale/Science Source. © NAEMT; PHTLS, 8th edition, Jones & Bartlett, 2016

Hyphaema

Unter dem Begriff Hyphaema wird die Ansammlung von Blut in der vorderen Augenkammer zwischen **Iris** und **Cornea** verstanden. Diese Veränderung zeigt sich vor allem in der akuten Phase eines direkten Traumas (Schlag) auf das Auge. Die Untersuchung des Auges sollte, soweit möglich, beim sitzenden Patienten stattfinden. Handelt es sich um eine ausreichende Menge Blut, sammelt sie sich am Boden der vorderen Augenkammer und ist als Spiegel im Auge sichtbar (➤ Abb. 10.13). Liegt der Patient auf dem Rücken oder ist die Blutmenge zu klein, kann bei der Untersuchung unter Umständen nichts festgestellt werden. Das Auge eines Patienten mit Hyphaema sollte zum Schutz abgedeckt und der Patient zur weiteren Diagnostik sitzend in die Klinik transportiert werden, sofern keine Kontraindikationen vorliegen, damit eine komplette Augenuntersuchung stattfinden kann.

Perforierende Augenverletzung

Bei Hinweisen auf ein Trauma in der Anamnese und eindeutigen Zeichen einer **Perforation** des Bulbus wird die Untersuchung des Auges sofort abgebrochen und das Auge über der Orbita schützend abgedeckt. Es darf **kein** Druck auf das Auge bestehen und keine lokalen Medikamente dürfen verabreicht werden.

Das präklinische Management hat zwei Ziele: zum einen, so wenig Manipulation am Auge wie möglich vorzunehmen und kein zusätzliches Trauma zu verursachen, durch das der intraokulare Druck steigen könnte. Die Folge wäre unter Umständen der Austritt intraokularer Strukturen durch die Perforation in Cornea oder Sklera. Zum anderen muss die Entwicklung einer **posttraumatischen Endophthalmitis**, eine Infektion von **Kammerwasser** und **Glaskörper**, verhindert werden. Eine Endophthalmitis kann innerhalb von Stunden zur Erblindung führen. Dies erfordert den sofortigen, zügigen Transport des Patienten in eine geeignete Klinik zur weiteren augenärztlichen Untersuchung und chirurgischen Versorgung.

Eine Penetration des Auges oder eine Ruptur des Augapfels müssen nicht deutlich erkennbar sein. Es gibt verschiedene Hinweise wie die starke Unterblutung der Bindehaut, Schwellung der Bindehaut, verdrehte Pupille (tropfenförmig), Flüssigkeitsaustritt aus einer Wunde in der Hornhaut, Unfallmechanismus (z.B. Hämmern von Metall auf Metall) sowie eine akute Visusminderung. Jeder Verdachtsfall sollte wie oben beschrieben behandelt werden. Das relativ harmlose Erscheinungsbild der Verletzung schließt die Gefahr einer Endophthalmitis nicht aus; daher sollte der Patient zur weiteren Abklärung rasch in eine Klinik mit augenärztlicher Abteilung gebracht werden.

Nasenfrakturen

Die Nasenbeinfraktur ist die häufigste Fraktur im Gesichtsbereich. Hinweise auf eine nasale Fraktur sind **Hauteinblutungen, Ödem,** Nasenbeinfehlstellung, Schwellung und Epistaxis (Nasenbluten). Bei der Palpation des Nasenbeins können eventuell Krepitationen ausgelöst werden.

Frakturen im Bereich der Siebplatte (zur Schädelhöhle hin abschließender Teil des Siebbeines, Os ethmoidale, durch den der I. Hirnnerv, N. olfactorius, zieht) können nach einem Trauma des Mittelgesichts ebenso auftreten wie die Fraktur des Nasenbeines. Jeder klare Ausfluss aus der Nase (Liquor) nach einem Mittelgesichtstrauma ist ein Anhaltspunkt für die Fraktur der Siebplatte.

Mittelgesichtsfrakturen

Mittelgesichtsfrakturen können wie folgt eingeteilt werden (➤ Abb. 10.14):
- Die **Le-Fort-I-Fraktur** besteht in einer horizontalen Ablösung des Oberkieferknochens (Maxilla) vom nasalen Boden. Obwohl der Atemweg durch die Nase nicht beeinträchtigt sein muss, kann der Oropharynx durch ein Blutkoagel oder Ödem im weichen Gaumen gefährdet sein.
- Die **Le-Fort-II-Fraktur** betrifft die rechte und linke Maxilla, den medialen Anteil des Orbitabodens und den Nasenknochen. Die Nebenhöhlen der Maxilla sind gut durchblutet, sodass diese Fraktur mit einer Atemwegsverlegung durch eine signifikante Blutung einhergehen kann.
- Die **Le-Fort-III-Fraktur** besteht in einem Abbruch der Gesichtsknochen vom Schädelknochen. Durch die Kräfte, die hierbei involviert sind, kann diese Verletzung mit Atemwegsverlegung, SHT, Verletzungen der Tränenkanäle, Fehlstellung der Zähne und Austritt von Liquor durch die Nase assoziiert sein.

Patienten mit Mittelgesichtsfrakturen verlieren üblicherweise die normale Gesichtssymmetrie. Das Gesicht erscheint flach und der Patient ist nicht in der Lage, den Mund zu schließen. Wenn bei Bewusstsein, klagt der Patient wahrscheinlich über Schmerzen im Gesicht und Taubheitsgefühl. Durch Abtasten können unter Umständen Krepitationen über der Fraktur festgestellt werden

Unterkieferfrakturen

Nach den nasalen Frakturen sind Unterkieferfrakturen die zweithäufigste Form der Gesichtsfrakturen. In mehr als 50 % der Fälle ist der Unterkiefer an mehr als einer Stelle gebrochen. Die häufigste Beschwerde der betroffenen Patienten ist der veränderte Stand der Zahnreihen zueinander, d.h., obere und untere Zahnreihe treffen

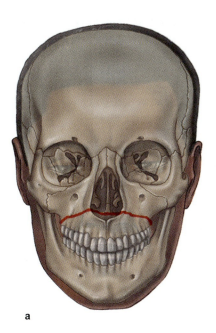 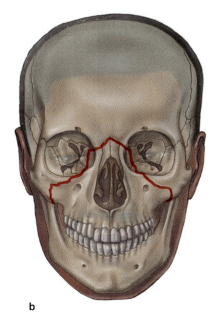 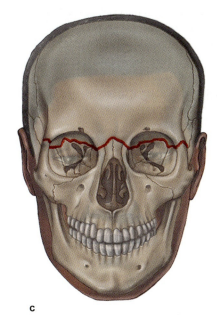

Abb. 10.14 Mittelgesichtsfrakturen nach Le Fort.
a: Le-Fort-I-Fraktur.
b: Le-Fort-II-Fraktur.
c: Le-Fort-III-Fraktur.
Quelle: modifiziert nach: Sheehy S: *Emergency nursing*, 3rd ed., St Louis, MO: Mosby, 1992. © NAEMT; PHTLS, 8th edition, Jones & Bartlett, 2016

nicht wie gewöhnlich aufeinander, das Schließen des Mundes ist dadurch nur bedingt möglich. Bei Palpation des Unterkiefers können ggf. eine Stufe oder Krepitationen festgestellt werden.

Liegende Patienten mit Unterkieferfraktur sind im Besonderen durch eine Verlegung der Atemwege bedroht, da die Zunge durch die Fraktur ihren knöchernen Halt verloren hat.

10.5.4 Laryngeale Verletzungen

Frakturen des Larynx resultieren gewöhnlich aus einem stumpfen Schlag auf den vorderen Hals, z. B. wenn ein Motorrad- oder Fahrradfahrer im Bereich des Larynx von einem Objekt getroffen wird. Der Patient klagt möglicherweise über eine Veränderung der Stimme (normalerweise tiefer). Bei näherer Inspektion fällt eine Prellung oder der Verlust der Prominenz des Schildknorpels (Adamsapfel) auf. Eine Fraktur des Larynx kann ein subkutanes Emphysem im Halsbereich nach sich ziehen, das beim Abtasten erkannt werden kann. Die endotracheale Intubation ist bei Larynxfraktur generell kontraindiziert, weil diese Prozedur Fraktursegmente dislozieren kann. Wenn ein Patient mit Verdacht auf Larynxfraktur durch Atemwegsobstruktion bedroht ist, kann eine chirurgische Tracheotomie lebensrettend sein.

10.5.5 Verletzungen der zervikalen Blutgefäße

Beidseits der Trachea verlaufen im vorderen Halsbereich die A. carotis und die V. jugularis interna. Die Karotiden versorgen einen Großteil des Gehirns mit Blut, das über die inneren Jugularvenen wieder abfließt. Jede Verletzung dieser Gefäße nach außen kann eine lebensbedrohliche Blutung auslösen. Zusätzlich zur Blutungsgefahr besteht bei Verletzung der V. jugularis interna die Gefahr einer Luftembolie. Sitzt ein Patient aufrecht oder liegt er mit erhöhtem Kopf, kann der Venendruck während der Inspiration unter den atmosphärischen Druck fallen, was ein Eindringen von Luft in das Gefäßsystem ermöglicht. Eine große Luftembolie kann tödlich enden, da sie sowohl die Herztätigkeit als auch die zerebrale Perfusion deutlich beeinträchtigt. Ein zusätzliches Problem bei Verletzung der Halsgefäße ist die Ausbildung eines wachsenden Hämatoms mit Kompression des Atemweges und Veränderung der normalen Anatomie.

Eine stumpfe Verletzung am Hals kann dazu führen, dass die Intima (innerste Schicht der Arterie) der A. carotis reißt und eine Dissektion auftritt. Durch diese Verletzung kann es zur Verlegung der Arterie kommen, mit dem klinischen Bild eines Schlaganfalls. Diese Art der Verletzung wird häufig durch den Sicherheitsgurt bei einem angeschnallten Unfallopfer hervorgerufen, wenn der Sicherheitsgurt im Halsbereich verläuft.

10.5.6 Hirnverletzungen

Commotio cerebri (SHT Grad I, Gehirnerschütterung)

Die Diagnose einer Gehirnerschütterung wird gestellt, sobald ein verletzter Patient eine vorübergehende Beeinträchtigung seiner neurologischen Funktionen zeigt. Obwohl die meisten Leute eine

Bewusstlosigkeit mit „Gehirnerschütterung" assoziieren, ist der Zustand der Bewusstlosigkeit keine Bedingung für die Diagnose; eine häufig auftretende posttraumatische Amnesie ist eher ein typisches Merkmal. Weitere, ebenfalls beobachtete neurologische Veränderungen sind z. B.:
- Ins Leere starren („entgeisterter" Gesichtsausdruck)
- Verzögerte verbale und motorische Antworten (langsam im Antworten und im Befolgen von Befehlen)
- Verwirrung; Unfähigkeit, sich auf etwas zu konzentrieren (leicht ablenkbar, kann eine normale Handlung nicht von Anfang bis zum Ende korrekt ausführen)
- Desorientiertheit (läuft in die falsche Richtung, nicht orientiert zu Zeit und Ort)
- Undeutliche, zusammenhanglose Sprache (unverständliche Aussagen)
- Fehlende Koordination (stolpert, kann einer geraden Linie nicht folgen)
- Unangebrachte Gefühlsäußerungen (grundloses Weinen, Verzweiflung)
- Gedächtnisstörungen (wiederholtes Stellen der immer gleichen, bereits beantworteten Fragen)
- Unvermögen, sich Dinge zu merken, sich an Sachen zu erinnern (z. B. können drei Wörter nicht behalten und vor Ablauf von 5 Minuten wiedergegeben werden)[40]

Starke Kopfschmerzen, Schwindel, Übelkeit und Erbrechen sind häufige Begleiterscheinungen einer Commotio. Patienten mit den Symptomen einer Commotio, besonders bei Übelkeit, Erbrechen, oder dem Auftreten neurologischer Auffälligkeiten im Secondary Assessment, müssen umgehend zur weiteren Untersuchung in eine Klinik transportiert werden. Die formale Diagnose einer Gehirnerschütterung wird im Krankenhaus nach der weiteren Untersuchung und nach Durchführung einer Computertomografie des Kopfes gestellt, wenn sich intrakranial kein pathologischer Befund findet.

Obwohl die meisten Symptome nur einige Stunden bis Tage anhalten, gibt es eine Anzahl von Patienten, die nach einer schweren Gehirnerschütterung mehrere Wochen oder sogar Monate von Kopfschmerzen, Schwindel und Konzentrationsschwäche betroffen sind. Die Folgen wiederholter Erschütterungen des Gehirns, wie sie bei Sportverletzungen auftreten, finden seit einigen Jahren vermehrt Aufmerksamkeit. Während die Gehirnerschütterung bisher eher als harmlose Verletzung angesehen wurde, wurde inzwischen erkannt, dass Schläge auf den Kopf, die wiederholt zu einer Gehirnerschütterung führen, dauerhafte Schäden hervorrufen, die sich erst mit der Zeit manifestieren. Diese Schäden führen zu langfristigen Konzentrationsproblemen, Kopfschmerzen, Schwindel, Stimmungsschwankungen, Depression, Angststörungen, Reizbarkeit und Schlafstörungen.

In der Anamnese von Patienten mit Verdacht auf eine Gehirnerschütterung ist es wichtig zu erfahren, ob der Patient in der jüngeren Vergangenheit bereits eine Gehirnerschütterung erlitten hat, und wenn ja, ob die Symptome dieses Ereignisses völlig abgeklungen sind. Patienten, die kurze Zeit nach einer ersten Gehirnerschütterung eine weitere Gehirnerschütterung erleiden, ohne dass die Symptome des ersten Ereignisses abgeklungen sind, haben ein hohes Risiko für eine plötzliche neurologische Verschlechterung. Dieses Phänomen, genannt das „**Second Impact Syndrome**"[41], spielt vor allem bei Sportveranstaltungen eine Rolle. Sportler, die eine Gehirnerschütterung erlitten haben, wollen häufig dennoch ihr Spiel fortsetzen, obwohl sie sich noch nicht vollständig vom initialen Trauma erholt haben. Tritt in dieser Phase ein zweites Trauma auf, ist das Gehirn in seiner Funktion noch durch das erste Trauma beeinträchtigt und verliert dadurch die Fähigkeit der Autoregulation. Es entwickelt sich plötzlich ein massives Ödem, das zur Einklemmung und damit zum Tod führen kann. Dieser Prozess kann innerhalb von 5 Minuten ablaufen. Ob es sich hierbei um eine progrediente Form des zerebralen Ödems handelt oder um ein eigenständiges Krankheitsbild, wird kontrovers diskutiert.[42] Unabhängig davon gilt, dass Patienten (insbesondere Sportler), die ein Trauma gegen den Kopf erlitten haben, aufmerksam untersucht werden müssen, um den Verlauf der Symptome zu erfassen. Patienten, die sich von ihrem Trauma nicht vollständig erholt haben, sollten ein weiteres Schädel-Hirn-Trauma unbedingt vermeiden. Im Falle von Sportlern sollte ihnen die Rückkehr auf das Spielfeld nicht gestattet werden.

Intrakraniale Hämatome

Intrakraniale Hämatome werden in drei Gruppen unterteilt: epidurale, subdurale und intrazerebrale Hämatome. Weil sich die Symptome und Befunde dieser drei Gruppen zu einem großen Teil überschneiden, ist eine präklinische Unterscheidung beinahe unmöglich; einzig das Epiduralhämatom könnte durch die charakteristische klinische Präsentation gezielt vermutet werden. Aber auch dann kann die definitive Diagnose erst nach einem Schädel-CT gestellt werden. Da alle drei Formen Platz in der Schädelhöhle beanspruchen, ist ein schneller Anstieg des intrazerebralen Drucks zu erwarten, vor allem, wenn die Größe des Hämatoms beträchtlich ist.

Epidurales Hämatom

Ca. 1–2 % der traumatischen Hirnverletzungen, die einer Einweisung in die Klinik bedürfen, stellen sich als epidurale Hämatome heraus; bei traumatischen Hirnverletzungen mit Koma sind es ca. 10 %. Ursache ist häufig ein Trauma, das mit mäßiger Geschwindigkeit auf den Schläfenknochen ausgeübt wurde, z. B. mit der Wucht eines Faustschlages oder eines Baseballs. Eine Fraktur dieses dünnen Knochens verletzt die A. meningea media, was zu einer arteriellen Blutung führt; das Blut sammelt sich zwischen Schädelknochen und Dura mater (➤ Abb. 10.15). Der arterielle Druck ist hoch genug, um die Dura vom Knochen abzulösen und einen mit Blut gefüllten epiduralen Raum entstehen zu lassen. Dieses epidurale Hämatom hat eine charakteristische Linsenform, wie im CT zu sehen ist, hervorgerufen durch die Dura, die das Blut an der Innenseite des Schädels hält. Die Hauptgefahr für das Gehirn geht von der sich ausdehnenden Raumforderung des Blutes aus, die das Gehirn verdrängt und so schlussendlich zur Einklemmung führen kann. Aus diesem Grund erholen sich Patienten mit einem zügig entlasteten Epiduralhämatom oft hervorragend.

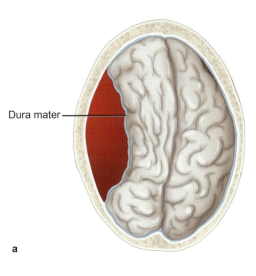
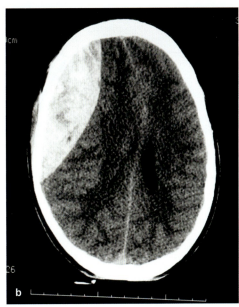

Abb. 10.15 a: Epiduralhämatom.
b: CT eines epiduralen Hämatoms.
Quelle: b: Courtesy of Peter T. Pons, MD, FACEP. © NAEMT; PHTLS, 8th edition, Jones & Bartlett, 2016

Die klassische Anamnese eines epiduralen Hämatoms zeigt einen Patienten, der kurzzeitig bewusstlos ist, dann allerdings wieder zu sich kommt und dessen Bewusstseinslage sich im Verlauf wieder rapide verschlechtert. In der Phase, in welcher der Patient bei Bewusstsein ist, dem „klaren (symptomfreien) Intervall", kann der Patient orientiert, lethargisch oder verwirrt sein und sich über Kopfschmerzen beklagen. Allerdings weist nur ca. ein Drittel der Patienten mit Epiduralhämatom dieses symptomfreie Intervall auf. Da es auch bei anderen Formen von intrakranialen Blutungen auftreten kann, ist es ein unspezifisches Zeichen für ein epidurales Hämatom. Nichtsdestotrotz besteht bei einem Patienten, der nach einem symptomfreien Intervall wieder eintrübt, das Risiko eines progressiven intrakranialen Prozesses, der notfallmäßig abgeklärt werden sollte.

Wenn sich der Bewusstseinszustand eines Patienten verschlechtert, kann die Untersuchung möglicherweise eine dilatierte Pupille mit verzögerter oder aufgehobener Lichtreaktion ipsilateral zur Verletzung aufzeigen. Weil die motorischen Nerven oberhalb des Rückenmarks zur Gegenseite kreuzen, wird sich eine Hemiparese oder eine Hemiplegie auf der kontralateralen Seite der Verletzung manifestieren. Die Mortalitätsrate bei Epiduralhämatomen liegt bei ca. 20 %. Bei raschem Erkennen und zügiger Entlastung des Hämatoms kann sie jedoch auf unter 2 % gesenkt werden, weil ein Epiduralhämatom häufig ein reines Platzproblem darstellt, mit wenig direkter Hirnschädigung. Sobald das Hämatom entfernt ist, ist auch der pathologische Einfluss entfernt, und der Patient hat sehr gute Chancen, sich vollständig zu erholen. Eine schnelle Entlastung reduziert nicht nur die Mortalität, sondern begrenzt auch die nachfolgende neurologische Morbidität. Epiduralhämatome kommen häufig bei jungen Menschen vor, die ihre berufliche Karriere gerade erst begonnen haben – was den sozialen und den menschlichen Wert der schnellen Identifikation und Therapie noch verstärkt.

Subdurales Hämatom

Ca. 30 % der schweren Hirnschäden sind auf subdurale Hämatome zurückzuführen; das Verhältnis von Männern zu Frauen beträgt 3:1.[43] In der Gruppe der jungen Erwachsenen wird ein Subduralhämatom in 56 % der Fälle durch Autounfälle und in 12 % durch Stürze hervorgerufen. In der Gruppe der Älteren sind 22 % der Fälle durch Autounfälle und 56 % durch Stürze bedingt.[44]

Das Subduralhämatom tritt nicht nur viel häufiger auf als das epidurale Hämatom, es unterscheidet sich auch bezüglich Ursache, Lokalisation und Prognose. Während das Epiduralhämatom durch eine arterielle Blutung entsteht, liegt dem subduralen Hämatom eine venöse Blutung aus den Brückenvenen, die bei einem gewaltsamen Schlag gegen den Kopf zerreißen können, zugrunde. Bei einer solchen Verletzung sammelt sich das Blut im subduralen Raum, zwischen Dura mater und Arachnoidea (> Abb. 10.16).

Subduralhämatome präsentieren sich auf zwei verschiedene Arten. Bei einigen Patienten, die ein erhebliches Trauma erlitten haben, sammelt sich das Blut aus den zerrissenen Brückenvenen im Subduralraum zügig an, mit der Ausbildung einer erheblichen Raumforderung. Zusätzlich ist das darunter liegende Hirngewebe durch das gleiche Trauma, das zur Zerreißung der Venen geführt hat, direkt verletzt. Aus diesem Grund wird der Verdrängungseffekt, anders als beim Epiduralhämatom, sowohl durch das subdurale Hämatom als auch durch die Schwellung der verletzten Hirnanteile hervorgerufen. Patienten, bei denen eine derartige Raumforderung auftritt, präsentieren sich häufig mit einem äußerst reduzierten geistigen Zustand und brauchen notfallmäßig eine Hirndruck-Überwachung und -Therapie, möglicherweise sogar eine chirurgische Intervention.

Bei einigen Patientengruppen allerdings treten klinisch nicht erkennbare Subduralhämatome auf. Bei älteren oder geschwächten Patienten, wie Patienten mit chronischen Krankheiten, ist der Subduralraum aufgrund einer Gehirnatrophie erweitert. Sammelt sich

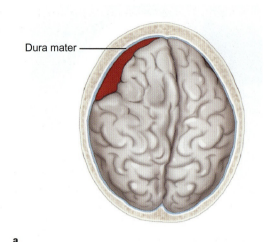
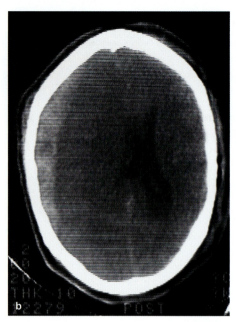

Abb. 10.16 a: Subduralhämatom.
b: CT eines subduralen Hämatoms.
Quelle: b: Courtesy of Peter T. Pons, MD, FACEP. © NAEMT; PHTLS, 8th edition, Jones & Bartlett, 2016

bei einem solchen Patienten Blut im Subduralraum an, z. B. nach wiederholten Stürzen im Alter oder nach kleineren Traumata, bleibt häufig der Verdrängungseffekt aus – das Hämatom wird klinisch nicht erkannt. Besonders gefährdet sind Patienten, die eine Antikoagulation mit Cumarinderivaten (Marcumar®) erhalten. Weil die Stürze meistens nicht schwerwiegend sind, stellen sich die Personen nicht zur Untersuchung vor und die Blutung wird nicht erkannt. Viele Patienten, bei denen schließlich ein chronisch subdurales Hämatom diagnostiziert wird, können sich an den ursächlichen Sturz nicht einmal mehr erinnern.

Bei einigen Patienten, bei denen ein solches Subduralhämatom erkannt wird, verflüssigt sich das Hämatom, verbleibt aber im Subduralraum. Über längere Zeit, unterstützt durch sich wiederholende frische Einblutungen in das verflüssigte Hämatom, kann das jetzt chronische Subduralhämatom wachsen und langsam einen Verdrängungseffekt auf das Gehirn ausüben. Weil dieser Vorgang langsam erfolgt, wird sich der Patient nicht mit dem eindrücklichen Bild eines akuten Subduralhämatoms präsentieren. Es ergeben sich vielmehr Symptome wie Kopfschmerzen, Sehstörungen, Persönlichkeitsveränderung, Sprachprobleme und Hemiplegie oder Hemiparese, die sich sehr langsam ausbilden und verstärken. Erst wenn eines dieser Symptome zu einer starken Beeinträchtigung führt, wird der Patient oder seine Pflegeperson die Hilfe eines Arztes suchen und das chronische Subduralhämatom wird entdeckt. Im Schädel-CT ist das chronische Subduralhämatom klarer erkennbar als das akute Subduralhämatom. Häufig ist das Ereignis, das zur Einlieferung des Patienten in eine Klinik führt, die letzte der kleinen, wiederholten Blutungen, die das chronische Hämatom bilden. So findet sich eine kleine Menge frischen Blutes in einer großen Ansammlung chronischen Blutes. Die Notwendigkeit und Dringlichkeit einer Operation wird bestimmt durch die Symptome des Patienten, seine allgemeine Verfassung und die Größe des Verdrängungseffektes.

Rettungsdienstmitarbeiter treffen diese Patienten häufig an, wenn sie zu Institutionen gerufen werden, die chronisch Kranke betreuen. Die präklinische Diagnosestellung eines chronischen Subduralhämatoms ist beinahe unmöglich, weil die Symptome unspezifisch sind. Zudem gleichen sie denen eines ischämischen Schlaganfalls, einer Infektion oder einer Verschlechterung des Allgemeinzustands.

Obwohl viele Subduralhämatome bei diesen Patienten chronisch sind, kann es bei Patienten mit einer Antikoagulation mit Cumarinderivaten (Marcumar®) nach einem anscheinend bedeutungslosen Trauma innerhalb von Stunden zu einem ausgeprägten Subduralhämatom mit Einklemmungszeichen kommen, da die Blutgerinnung medikamentös gehemmt ist. Deshalb sollten ältere Patienten und solche, die eine orale Antikoagulation erhalten, auch nach kleineren Stürzen besonders aufmerksam beobachtet und behandelt werden.

Zerebrale Kontusion

Durch ein direktes Trauma auf das Gehirn kann eine zerebrale Prellung entstehen, wenn die intrazerebralen Blutgefäße betroffen sind, auch eine intrazerebrale Blutung. Hirnkontusionen sind relativ häufig; sie treten bei 20–30 % der schweren Schädel-Hirn-Traumata sowie einem erheblichen Prozentsatz der mittelschweren Kopfverletzungen auf. Obwohl eine Hirnprellung typischerweise das Resultat einer stumpfen Krafteinwirkung auf den Kopf ist, kann sie auch durch ein penetrierendes Trauma, z. B. eine Schussverletzung, verursacht werden. Bei einem stumpfen Trauma können Kontusionen des Gehirns zahlreich sein. Sie resultieren aus der direkten Kraftübertragung sowie aus den verschiedenen Kraftreflexionen innerhalb des Schädels. Deshalb treten Kontusionen häufig auf der gegenüber vom eingetretenen Trauma liegenden Seite auf und werden als „Contrecoup"-Läsion bezeichnet.

Zerebrale Kontusionen benötigen 12–24 Stunden, um im CT sichtbar zu werden; daher haben Patienten mit Hirnkontusionen häufig anfangs ein unauffälliges CT. Der einzige Anhaltspunkt für ihr Vorhandensein ist ein verminderter GCS-Wert. Die meisten Patienten zeigen gemäß GCS ein mittelschweres Schädel-Hirn-Trauma mit Werten zwischen 9 und 13. Nachdem sich die Kontusionen im Verlauf entwickeln, werden sie nicht nur im CT sichtbar, sie können auch einen zunehmenden Verdrängungseffekt bewirken, der sich durch starke Kopfschmerzen bemerkbar macht. So kann sich bei ca. 10 % der Patienten ein initial mittelschweres Schädel-Hirn-Trauma zu einem schweren Schädel-Hirn-Trauma verschlechtern.[45]

Subarachnoidalblutung

Die Subarachnoidalblutung (SAB) ist eine Blutung unter der Arachnoidea, die unterhalb des Subduralraums liegt und das Gehirn bedeckt. Blut im Subarachnoidalraum kann also nicht in den Subduralraum fließen. Viele Blutgefäße des Gehirns liegen im Subarachnoidalraum. Eine Verletzung dieser Gefäße bewirkt eine Subarachnoidalblutung, eine sich ausbreitende Blutschicht direkt auf dem Gehirn und unter der Arachnoidea. Diese Blutschicht ist dünn und führt nur sehr selten zur Verdrängung von Hirngewebe.

Normalerweise wird bei einer Subarachnoidalblutung an ein spontan geplatztes Aneurysma gedacht, das den plötzlich einsetzenden extremen Kopfschmerz verursacht. Allerdings ist die häufigste Ursache eine posttraumatische Blutung. Ein Traumapatient mit SAB beklagt starke Kopfschmerzen, häufig Übelkeit, Erbrechen oder Schwindel. Tatsächlich kann die Einblutung in den Subarachnoidalraum Symptome einer Meningitis, Schmerzen und Nackensteifigkeit, Visuseinschränkungen und Lichtempfindlichkeit hervorrufen.

Weil ein Verdrängungseffekt sehr selten ist, muss die Blutung nur selten operativ entlastet werden. Tatsächlich geht es Patienten mit einer subarachnoidalen Blutung und GCS-Werten von 13 und mehr normalerweise sehr gut.[46] Dennoch ist die subarachnoidale Blutung ein Indiz für eine potenzielle, schwerwiegende Hirnschädigung und ihr Vorliegen erhöht das Risiko für andere raumfordernde Verletzungen. Patienten mit einer traumatischen Subarachnoidalblutung (tSAB) haben ein um 63–73 % erhöhtes Risiko einer zerebralen Kontusion und ca. 44 % entwickeln im Verlauf ein Subduralhämatom. Ebenso besteht ein größeres Risiko eines erhöhten Hirndrucks und einer intraventrikulären Blutung. Bei Patienten mit einer großen Subarachnoidalblutung (Dicke > 1 cm, Blut in der basalen Zisterne) ist die Wahrscheinlichkeit eines schlechten Outcomes auf 72–78 % erhöht. In der Trauma-Koma-Datenbank erfasste Werte zeigen, dass die Präsenz einer traumatischen Subarachnoidalblutung die Wahrscheinlichkeit, an den Hirnverletzungen zu versterben, verdoppelt.[47, 48]

Penetrierende Kopfverletzungen

Die penetrierende Verletzung des Gehirns ist eine der schwersten neurologischen Verletzungen. Das penetrierende Objekt verletzt bei seinem Eintritt oder sogar Durchtritt durch den Schädel direkt das Hirngewebe. Das Ausmaß der neurologischen Folgen ist abhängig von der Lokalisation des verletzten Areals. Bei Schusswunden sind die Schäden durch die hohe Energie des Geschosses besonders groß. Außerdem kommt es durch das Geschoss nicht nur zu einer direkten Verletzung des Gewebes, sondern auch, wie in ➤ Kap. 5 beschrieben, zur sekundären Verletzung des Gewebes entlang des Schusskanals. Schussverletzungen, bei denen der Schusskanal die Mittellinie des Gehirns überschreitet, bei denen also beide Hemisphären betroffen sind, haben eine besonders schlechte Prognose. In seltenen Fällen können die Patienten eine solche Verletzung überleben, z. B. wenn nur die beiden Frontallappen verletzt wurden. Verläuft der Schusskanal von vorne nach hinten und verletzt dabei nur eine Seite des Gehirns, ist die Chance, eine solche Verletzung zu überleben, noch etwas größer. In beiden Fällen aber wird der Patient signifikante bleibende neurologische Schäden behalten.

Jede penetrierende Verletzung des Gehirns bedingt eine offene Schädelfraktur und damit das hohe Risiko einer Infektion. Außerdem können weitere wichtige Organe wie die Augen, die Ohren und das Gesicht verletzt sein.

10.6 Management

Ein effizientes Management von Patienten mit einer traumatisch bedingten Hirnschädigung beginnt mit einer systematischen Behandlung der lebensbedrohlichen Probleme, die im Primary Assessment identifiziert wurden. Sobald diese Probleme angegangen bzw. gelöst wurden, sollte der Patient schnellstmöglich in die nächstgelegene geeignete Klinik transportiert werden, die für die Behandlung von Schädel-Hirn-Traumata qualifiziert ist.

10.6.1 Airway

Patienten mit einem eingeschränkten Bewusstseinszustand sind möglicherweise nicht mehr in der Lage, ihren Atemweg freizuhalten. Eine ausreichende Oxygenierung des geschädigten Gehirns ist aber wichtig, um Sekundärschäden zu vermeiden. Wie bereits besprochen, können Gesichtsverletzungen mit Blutungen und Schwellungen einhergehen, welche die Atemwege verlegen können. Hämatome am Mundboden oder am weichen Gaumen können die Atemwege verschließen. Grundlegende Maßnahme in dieser Situation ist ein angemessenes Atemwegsmanagement (➤ Kap. 8). Sowohl der nasale als auch der orale Atemweg können durch Blutkoagel oder durch Ödeme verlegt sein, sodass zwischenzeitlich abgesaugt werden muss. Patienten mit Gesichtsfrakturen oder Halsverletzungen nehmen gewöhnlich eine Position ein, die ihnen eine problemlose Atmung erlaubt. Deshalb können Anstrengungen, einen solchen Patienten in Rückenlage zu bringen oder ihm eine Zervikalstütze anzulegen, auf extreme Gegenwehr stoßen, wenn der Atemweg durch diese Maßnahmen verlegt wird. Die Erhaltung des Atemweges steht in diesen Fällen über dem HWS-Schutz. Die Patienten können sitzend oder mit erhöhtem Oberkörper transportiert werden, so wie sie es tolerieren.

Das Anlegen einer Zervikalstütze kann zurückgestellt werden, falls sie potenziell die Atemwege verlegt, so lange die manuelle HWS-Stabilisation fortgeführt wird. Bewusstseinsklare Patienten können häufig beim Freihalten ihrer eigenen Atemwege mithelfen, z. B. indem sie selbst absaugen, wenn dies ihres Erachtens notwendig ist. Der Rettungsdienstmitarbeiter kann ihnen das Halten und Bedienen der Absaugvorrichtung erlauben. Ein Gesichtstrauma, einschließlich der durch Schusswunden ausgelösten Verletzungen, ist per se keine Kontraindikation für eine endotracheale Intubation; die meisten dieser Patienten benötigen allerdings einen chirurgischen Atemweg.

Die endotracheale Intubation ist bei Schädel-Hirn-Trauma-Patienten historisch gesehen das Mittel der Wahl. Die heute bekannten alternativen Verfahren zur Atemwegssicherung wie die supraglottischen Atemwegshilfen können allerdings helfen, den Atemweg präklinisch frei zu halten.

Eine frühe Studie zeigte, dass Patienten mit traumatischen Hirnverletzungen, die intubiert wurden, einen besseren Verlauf hatten.[49] Neuere Studien erzielten jedoch bei SHT-Patienten, die präklinisch intubiert wurden, unterschiedliche Resultate.[50–55] Die spezifische Klärung dieser unterschiedlichen Ergebnisse erfordert weitere Studien. Nichtsdestotrotz scheint eine schlecht durchgeführte Intubation mehr Schaden anzurichten, als wenn ganz auf sie verzichtet würde. Verschiedene Studien legen nahe, dass präklinisch intubierte Patienten unbemerkt Phasen einer Hypoxie oder Hypotonie erleiden, mit der Folge eines schlechteren Outcomes.[56] Wichtige Entscheidungskriterien für oder gegen eine Intubation scheinen die manuellen Fähigkeiten des Intubierenden und die Transportdauer zu sein. Im städtischen Umfeld erlaubt es die kurze Transportzeit, Patienten in die Notaufnahme oder den Schockraum zu bringen und dort zu intubieren. Die Intubation am Einsatzort kann für den Patienten bei längerer Behandlungszeit vor Ort und bei größerer Unerfahrenheit des intubierenden Notarztes von Nachteil sein. Ebenso kann die Intubation in einem System, in dem der Retter nur wenige Intubationen pro Jahr durchführt, im Vergleich zu alternativen Maßnahmen des Atemwegsmanagements während des Transports unterlegen sein. Auf der anderen Seite ist bei langen Transportzeiten die endotracheale Intubation vorteilhafter als gar keine Intubation, auch wenn sie von einem ungeübten Retter durchgeführt wird. Zukünftige Studien werden bezüglich des besten präklinischen Vorgehens hoffentlich Klarheit schaffen.

Mit diesen Kriterien im Hinterkopf sollte bei allen Patienten mit einem schweren Schädel-Hirn-Trauma (GCS ≤ 8) die Intubation erwogen werden. Weil dies aufgrund der Abwehrhaltung des Patienten, einer möglichen Kiefersperre (Trismus), Erbrechen und der Notwendigkeit, die HWS in einer stabilen Position zu halten, eine große Herausforderung darstellen kann, sollte die Intubation von der erfahrensten Person ausgeübt werden, die in zumutbarer Frist erreichbar ist. Während des Intubationsvorgangs muss die Sauerstoffsättigung kontinuierlich überwacht werden, um eine Hypoxie (SpO_2 < 90 %) zu verhindern. Die Anwendung eines Muskelrelaxans erhöht im Rahmen einer Rapid-Sequence-Intubation (RSI) die Chance auf eine erfolgreiche Intubation.[57] Die blinde nasotracheale Intubation kann als alternative Technik angewendet werden; allerdings ist eine Mittelgesichtsverletzung eine relative Kontraindikation für diese Methode. Es wird immer wieder vor der Möglichkeit einer unbeabsichtigten kranialen oder zerebralen Penetration bei blinder nasotrachealer Intubation des SHT-Patienten gewarnt. Allerdings finden sich in der Literatur nur zwei konkrete Fälle mit dieser Komplikation bei SHT-Patienten.[58, 59]

Es gibt keine einzelne, den anderen überlegene Form der Atemwegssicherung. Es sollten immer zuerst die einfachen manuellen Verfahren angewendet werden. Erst wenn sich damit kein sicherer Atemweg schaffen lässt, sollte zu den invasiveren Verfahren hin eskaliert werden. In vielen Fällen reicht die Beutel-Masken-Beatmung mit einer nasalen oder oralen Atemwegshilfe zur Oxygenierung und Ventilation des Patienten aus. Besonders bei kurzen Transportzeiten sollten längere Intubationsversuche vermieden werden.

Die Absaugung sollte immer betriebsbereit sein. Erbrechen ist unter Maßnahmen der Atemwegssicherung und bei einem Schädel-Hirn-Trauma selbst sehr häufig.

10.6.2 Breathing

Alle Patienten, bei denen ein Schädel-Hirn-Trauma vermutet wird, sollten Sauerstoff erhalten. Wie bereits mehrfach beschrieben, wird der Einsatz eines Pulsoxymeters dringend empfohlen, denn eine Hypoxie kann das neurologische Outcome zusätzlich verschlechtern. Die Sauerstoffsättigung sollte mindestens 90 % betragen, besser 95 % oder höher. Falls kein Pulsoxymeter zur Verfügung steht, sollte Sauerstoff über eine Inhalationsmaske mit Reservoir beim spontan atmenden Patienten appliziert werden; intubierte Patienten sollten mit 100 % Sauerstoff (FiO_2 1,0) beatmet werden. Besteht trotz Sauerstofftherapie weiterhin eine Hypoxie, muss der verantwortliche Retter alle möglichen Ursachen prüfen und behandeln, inkl. Aspiration oder Spannungspneumothorax. Der Einsatz eines PEEP-Ventils sollte, wenn vorhanden, zur Verbesserung der Oxygenierung geprüft werden, Werte über 15 cmH_2O sollten jedoch nicht überschritten werden, da sie den ICP erhöhen können.[60, 61]

Da sowohl Hypokapnie als auch Hyperkapnie das Schädel-Hirn-Trauma negativ beeinflussen, muss die Atemfrequenz unbedingt überwacht werden. Steht eine arterielle Blutgasanalyse zur Verfügung, sollte der p_aCO_2 zwischen 35–40 mmHg gehalten werden. Genauso kann das endtidale CO_2 ($etCO_2$) beim kreislaufstabilen, intubierten Patienten mittels Kapnometrie als Näherungswert für den p_aCO_2 herangezogen werden. Da die Werte für $etCO_2$ und p_aO_2 bei einem Patienten stark differieren können, muss innerklinisch immer ein Abgleich mittels arterieller Blutgasanalyse erfolgen, um die Verwertbarkeit des $etCO_2$ zu überprüfen. Bei jeder Änderung des Patientenzustands wird eine erneute Blutgasanalyse durchgeführt.

In der präklinischen Situation ist eine p_aCO_2-Bestimmung nur selten möglich, sodass Abweichungen zwischen $etCO_2$ und p_aCO_2 nicht festgestellt werden können. Auch andere Patientenfaktoren wie Veränderungen in der pulmonalen Durchblutung, im Herzzeitvolumen oder der Körpertemperatur beeinflussen das $etCO_2$ und können nicht von Veränderungen durch den p_aCO_2 unterschieden werden. Obwohl die Kapnometrie ein exzellentes Hilfsmittel zur

Überwachung der Ventilation darstellt, ist es in der präklinischen Situation nicht genau genug, um die Hyperventilationstherapie sinnvoll zu steuern.[63–73]

Es ist einfacher, die Ventilation über die Anzahl der Atemzüge pro Minute abzuschätzen. Wird die Atmung bei Patienten mit SHT unterstützt, sollten normale Atemfrequenzen verwendet werden, ca. 10 Atemzüge pro Minute bei Erwachsenen, ca. 20 Atemzüge pro Minute bei Kindern und 25 Atemzüge pro Minute bei Säuglingen. Aggressive Hyperventilation führt zu einer zerebralen Vasokonstriktion, die wiederum zu einer Unterversorgung des Gehirns mit Sauerstoff führt. Es konnte gezeigt werden, dass die prophylaktische Hyperventilation das neurologische Outcome der Patienten verschlechtert; sie sollte daher vermieden werden. Bei einem Erwachsenen sollten ein Tidalvolumen von 350–500 ml und eine Frequenz von 10/min ausreichen, um eine suffiziente Sauerstoffversorgung zu garantieren, ohne eine Hypokapnie zu induzieren.[74]

Nur wenn Anzeichen einer Einklemmung vorliegen, sollte eine kontrollierte Hyperventilation in Erwägung gezogen werden. Zu diesen Zeichen gehören Seitendifferenz der Pupillen, eine dilatierte oder nicht lichtreagible Pupille, Streckhaltung oder keine motorische Reaktion auf Reiz oder eine Verschlechterung des neurologischen Status. Diese Verschlechterung ist definiert als eine Abnahme des GCS-Wertes um mehr als zwei Punkte bei Patienten mit einem initialen GCS-Wert von 8 oder weniger. In diesem Fall sollte die leichte, kontrollierte Hyperventilation bereits präklinisch eingesetzt werden. Die leichte Hyperventilation ist definiert als etCO$_2$ zwischen 30–35 mmHg, gemessen mit Kapnografie oder durch genaue Überwachung der Atemfrequenz (20 Atemzüge/min bei Erwachsenen, 25 Atemzüge/min bei Kindern und 30 Atemzüge/min bei Säuglingen).[74]

10.6.3 Circulation

Da sowohl Anämie als auch Hypotonie wichtige Faktoren bei der Entwicklung sekundärer Hirnschädigungen sind, sollten alle Anstrengungen unternommen werden, diese zu verhindern oder zumindest zu behandeln. Den Blutverlust aus einer Wunde zu stoppen, ist essenziell, bei äußeren Verletzungen durch direkten Druck oder einen Druckverband. Komplexe Verletzungen der Kopfhaut können zu massivem Blutverlust führen. Einige Gazetupfer, die mit einer elastischen Binde fixiert werden, ergeben einen guten blutstillenden Verband. Kann die Blutung damit nicht gestoppt werden, kann direkter Druck auf die Wundränder helfen, da so die Blutgefäße der Haut und des subkutanen Gewebes komprimiert werden. Ausgeprägte Blutungen können häufig auf diesem Wege kontrolliert werden. Über einer offenen Schädelfraktur oder einer Impressionsfraktur des Schädels sollte kein Druckverband angelegt werden – außer die Blutung ist lebensbedrohlich –, denn es besteht die Gefahr der Verstärkung der Gehirnschädigung und eines ICP-Anstiegs. Ebenso kann leichter Druck die Ausbreitung von extrakranialen Blutungen, Blutungen zwischen Kopfhaut und Schädelknochen, begrenzen. Ein vorsichtiger Umgang und eine Immobilisation in anatomischer Position auf dem Spineboard können den interstitiellen Blutverlust um eine Fraktur minimieren.

Verletzungen der V. jugularis interna oder der A. carotis können innerhalb kürzester Zeit zu massiven Blutverlusten führen. In den meisten Fällen kann die Blutung durch direktes Abdrücken des Gefäßes gestoppt werden. Wurden diese Gefäße jedoch durch ein penetrierendes Trauma verletzt, kann zusätzlich eine innere Blutung auftreten, die sich als rasch progredientes Hämatom bemerkbar macht. Dadurch können die Atemwege verlegt und eine endotracheale Intubation notwendig werden. Allerdings kann der Versuch, einen bewusstseinsklaren Patienten mit einem expandierenden Halshämatom, aber ohne äußere Blutung, zu intubieren, einen Hustenreiz auslösen, der ein Blutgerinnsel als Folge einer Schuss- oder Messerwunde lösen und damit eine massive Blutung verursachen kann.

Da die Ischämie des Gehirns durch eine Hypotonie noch verstärkt wird, sollten standardmäßig Maßnahmen ergriffen werden, um einen Schock zu bekämpfen. Bei Patienten mit SHT wird die Kombination von Hypoxie und Hypotonie mit einem 75-prozentigen Mortalitätsrisiko assoziiert. Hat der Patient einen Schock und wird eine größere innere Blutung vermutet, hat der Transport in ein Traumazentrum Priorität gegenüber möglichen Gehirnverletzungen.

Ein hypovolämischer oder neurogener Schock sollten aggressiv mit einer Volumenersatztherapie mit balancierter Vollelektrolytlösung behandelt werden; der Transport sollte allerdings nicht verzögert werden, um einen venösen Gefäßzugang zu legen. Obwohl es extrem schwierig ist, den Volumenstatus präklinisch einzuschätzen, sollte versucht werden, einen ausgeglichenen Flüssigkeitshaushalt anzustreben, d. h., ein normales zirkulierendes Blutvolumen zu erreichen. Ebenso sollte versucht werden, einen systolischen Blutdruck von mindestens 90–100 mmHg zu erzielen, um die zerebrale Perfusion aufrechtzuerhalten. Bei einem erwachsenen Patienten mit vermutetem Schädel-Hirn-Trauma, der keine weiteren Verletzungen sowie normale Vitalzeichen aufweist, sollte die Zufuhr von Flüssigkeit über einen Gefäßzugang 125 ml/h nicht überschreiten und bei auftretenden Schockzeichen angepasst werden.[74]

Eine randomisierte Studie zeigte, dass Patienten mit schweren Schädel-Hirn-Traumata, die präklinisch mit hypertoner Infusionslösung behandelt wurden, nach sechs Monaten ein identisches neurologisches Outcome aufwiesen wie Patienten, die isotone Infusionslösungen erhielten.[75] Aufgrund der höheren Kosten und des nicht nachgewiesenen Vorteils wird die Gabe von hypertonem Kochsalz in der präklinischen Routine nicht empfohlen.

10.6.4 Disability

Jeder Traumapatient sollte anhand der GCS eingestuft werden, nachdem der Kreislauf beurteilt wurde. Der Gebrauch der GCS hilft, den Patienten objektiv zu klassifizieren, und kann die Triage oder Transportentscheidungen beeinflussen.

Die präklinische Versorgung von Patienten mit schwerem Schädel-Hirn-Trauma zielt auf die Erkennung, Behandlung und Prävention von Faktoren ab, die zu einer sekundären Hirnschädigung führen. Zum Beispiel können lange andauernde oder mehrfache epileptische Grand-Mal-Anfälle mit einer i. v. Gabe eines Benzodiazepins (Diazepam, Lorazepam oder Midazolam) behandelt werden. Diese Medikamente sollten allerdings vorsichtig dosiert werden, denn sie können hypoton und atemdepressiv wirken.

Aufgrund der signifikanten Häufung von HWS-Verletzungen bzw. -Frakturen bei Patienten mit einem schweren Schädel-Hirn-Trauma als Folge eines stumpfen Traumas sollten alle Patienten immobilisiert werden. Die Anlage einer Zervikalstütze bei SHT-Patienten ist mit großer Vorsicht durchzuführen. Es gibt Hinweise darauf, dass eine zu eng sitzende Zervikalstütze den venösen Blutabfluss des Kopfes behindern kann und zu einer Erhöhung des ICP führt. Die Anlage einer Zervikalstütze ist nicht obligatorisch, solange Kopf und Hals ausreichend immobilisiert sind. Opfer einer penetrierenden Kopfverletzung bedürfen nicht zwingend einer HWS-Immobilisation, es sei denn, die neurologische Untersuchung ergibt Anzeichen für eine Rückenmarkverletzung.

10.6.5 Transport

Um das beste neurologische Ergebnis zu erreichen, sollte jeder Patient mit einem mittelschweren bis schweren Schädel-Hirn-Trauma direkt in ein Traumazentrum mit CT transportiert werden, das eine Hirndruckmessung durchführen kann und in dem auch neurochirurgische Behandlungsmöglichkeiten bestehen. Falls solch eine Klinik nicht in der Nähe gelegen ist, sollte der Patient vom Unfallort mittels Hubschrauber in die nächste geeignete Einrichtung geflogen werden.[39]

Während des Transports sollten Puls, Blutdruck, SpO$_2$ und GCS alle 5–10 min gemessen und dokumentiert werden. Bei anhaltender Hypoxie kann ein PEEP-Ventil vorsichtig eingesetzt werden, da, wie erläutert, bei einem Druck von mehr als 15 cmH$_2$O das Risiko einer Hirndrucksteigerung besteht. Ebenso sollte auf den Erhalt der Körpertemperatur des Patienten geachtet werden.

Zur Lagerung eines Patienten mit traumatischer Hirnschädigung existieren kontroverse Ansichten. Im Allgemeinen sollte ein Patient mit Schädel-Hirn-Trauma auf dem Rücken gelagert werden, vor allem bei zusätzlichen Verletzungen.[76] Eine leichte Erhöhung des Kopfteils (umgekehrte Trendelenburg-Lagerung) auf der Trage oder dem Spineboard senkt zwar den Hirndruck, kann aber auch den zerebralen Perfusionsdruck negativ beeinflussen und die Perfusion des Gehirns gefährden, vor allem bei einer Erhöhung über 30°.

Die Zielklinik sollte so früh wie möglich informiert werden, damit dort alle Vorbereitungen getroffen werden können, bevor der Patient ankommt. Das Übergabegespräch sollte Angaben zum Unfallhergang, zum initialen GCS-Wert, zu Zustandsänderungen während des Transports sowie zu neurologischen Ausfällen wie z. B. Asymmetrien in der Bewegung oder einseitig/beidseitig dilatierten Pupillen beinhalten. Ebenso sollten die Vitalparameter, weitere Verletzungen und bereits ergriffene Maßnahmen berichtet werden.[39]

Längere Transportzeiten

Das oberste Ziel bei allen Patienten mit einer traumatischen Hirnverletzung ist die Vermeidung von sekundären Schäden. Eine lange Transportzeit senkt sicher die Hemmschwelle, eine Intubation durchzuführen. In einer solchen Situation wird normalerweise eine Intubation nach RSI-Schema durchgeführt. Bei einer Verlegung mit dem Hubschrauber ist die Intubation fast immer anzustreben, denn ein unkooperativer und unkontrollierbarer Patient gefährdet sich selbst, die Crew und den Piloten. Im Rahmen der Intubationsbemühungen sollte die HWS-Stabilisierung gewährleistet sein. Die Oxygenierung sollte so gesteuert werden, dass eine ausreichende SpO$_2$ gehalten wird. Bei zu erwartender langer Transportdauer kann der Patient von einem harten Spineboard auf ein gepolstertes Rettungsbrett umgelagert werden, damit sich keine Druckulzera entwickeln. Während des Transports muss die kontinuierliche Überwachung mittels Pulsoxymetrie gewährleistet sein und die Vitalparameter wie Puls, Blutdruck, Beatmungsparameter und der GCS-Wert müssen kontinuierlich gemessen und dokumentiert werden. Außerdem müssen die Pupillen regelmäßig auf ihre Lichtreaktion und Symmetrie kontrolliert werden.

Falls sich der Transport verzögert oder eine sehr lange Transportzeit zu erwarten ist, können weitere therapeutische Maßnahmen erwogen werden. Bei Patienten mit einem GCS-Wert unter 15 sollte der Blutzuckerwert kontrolliert werden. Falls der Patient hypoglykämisch ist, sollte 50 % Glukose i. v. gegeben werden, bis der Blutzuckerwert im Normbereich liegt. Ebenso können Benzodiazepine i. v. verabreicht werden, falls wiederholte oder lange andauernde epileptische Anfälle auftreten.

Äußere Blutungen sollten kontrolliert und bei Anzeichen eines Schocks mit der Volumenersatztherapie begonnen werden. Die Flüssigkeitstherapie sollte so bemessen werden, dass der systolische Blutdruck 90 mmHg nicht unterschreitet. Begleitverletzungen können auf dem Transport zur Zielklinik behandelt werden. Frakturen sollten fachgemäß geschient werden, um sowohl Blutverlust als auch Schmerzen zu minimieren.

Ein gutes präklinisches Hirndruckmanagement ist extrem schwierig und herausfordernd, da der Hirndruck nicht gemessen werden kann. Nur bei einer Sekundärverlegung mit bereits angelegter Hirndrucksonde kann dieser gut überwacht werden. Ein sich verschlechternder GCS-Wert kann Ausdruck eines ICP-Anstiegs sein, aber auch aufgrund einer verminderten Hirndurchblutung beim hypovolämischen Schock auftreten. Zu den Warnzeichen eines Hirndruckanstiegs und einer drohenden Einklemmung gehören:
- Abfall des GCS-Werts um zwei Punkte oder mehr
- Entwicklung einer verlangsamten Lichtreaktion oder einer lichtstarren Pupille
- Auftreten einer Hemiplegie oder einer Hemiparese
- Cushing-Phänomen

Die Entscheidung, ob ein erhöhter Hirndruck bereits präklinisch therapiert wird, erfolgt nach örtlichen Protokollen oder in Absprache mit dem medizinischen Ansprechpartner der Zielklinik. Mögliche Behandlungsoptionen sind Sedierung, Relaxation, Gabe osmotisch aktiver Lösungen und die kontrollierte Hyperventilation. Kleine Dosen eines Benzodiazepins sollen vorsichtig titriert werden, um die möglichen Nebeneffekte (Hypotonie und Atemdepression) zu vermeiden. Sobald der Patient intubiert ist, kann der Einsatz eines mittellang wirksamen Muskelrelaxans (z. B. Vecuronium) erwogen werden. Sitzt die Zervikalstütze zu eng, kann sie etwas gelockert oder sogar ganz entfernt werden, sofern Hals und Kopf mit anderen Hilfsmitteln in adäquater Weise immobilisiert sind.

In einigen Ländern wird zur Osmotherapie Mannitol i. v. verabreicht (0,25–1 mg/kg); dies ist in Deutschland im präklinischen Bereich jedoch nicht üblich. Bei Patienten mit systolischen Blutdruckwerten unter 90 mmHg darf kein Mannitol angewendet werden, da es eine bestehende Hypovolämie verstärkt und dadurch die zerebrale Durchblutung sinkt. Es muss also darauf geachtet werden, dass eine Euvolämie besteht und erhalten bleibt, wenn Osmotherapeutika gegeben werden.

Eine leichte, kontrollierte Hyperventilation ($etCO_2$ = 30–35 mmHg) kann, wie bereits beschrieben, bei offensichtlichen Zeichen einer Einklemmung angewendet werden. In einem solchen Fall sollte eine Atemfrequenz von 20 Atemzügen/min für Erwachsene, 25 Atemzügen/min bei Kindern und 30 Atemzügen/min bei Säuglingen eingestellt werden. Die prophylaktische Hyperventilation hat in der Behandlung des Schädel-Hirn-Traumas keinen Stellenwert. Die therapeutische Hyperventilation, wenn eingesetzt, sollte zurückgenommen werden, wenn sich die Zeichen der intrakranialen Hypertonie zurückbilden. Steroide sollten bei Patienten mit einer traumatischen Hirnschädigung nicht eingesetzt werden, da sie keinen positiven Effekt auf das Outcome haben.

Das Hauptziel der präklinischen Versorgung von Patienten mit Schädel-Hirn-Trauma bei langen Transportzeiten liegt in der Aufrechterhaltung der zerebralen Sauerstoffversorgung und Perfusion sowie der Verhinderung eines zerebralen Ödems (➤ Abb. 10.17).

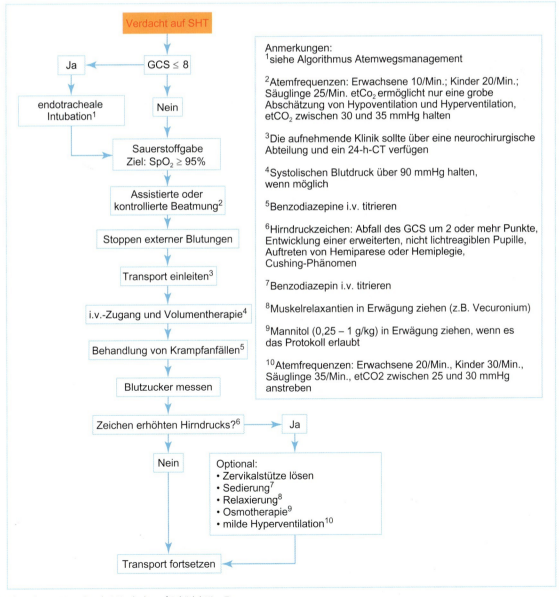

Abb. 10.17 Algorithmus: Vorgehen bei Verdacht auf Schädel-Hirn-Trauma.

10.7 Hirntod und Organspende

Die Diagnose „Hirntod" wird gestellt, wenn es keinen klinischen Hinweis auf eine Hirnfunktion gibt bei einem warmen Patienten, der nicht sediert oder relaxiert ist, der einen Blutdruck über 90 mmHg, eine Sauerstoffsättigung im Blut über 90 % und eine normalen Blutzucker aufweist.

Voraussetzungen für die Hirntoddiagnostik sind das Vorliegen einer schweren akuten primären oder sekundären Hirnschädigung sowie der Ausschluss von Intoxikationen, Sedierung, Relaxierung, Unterkühlung oder Koma anderer, möglicherweise reversibler Ursache. Die Einschätzung, ob klinische Anzeichen einer neurologischen Funktion bestehen, setzt sich zusammen aus der Suche nach kortikalen Funktionen, gefolgt von der Suche nach Mittelhirn- oder Hirnstammfunktionen bis hin zur Evaluation des Atemzentrums in der unteren Medulla oblongata. Diese Einschätzung beruht auf dem Nachweis einer fehlenden Reaktion auf starken Schmerz, lichtstarrer Pupillen, eines fehlenden Cornealreflexes und keiner Reaktion auf kalte Stimulation. Zusätzlich wird auf das Vorhandensein eines okulozephalen Reflexes, eines Würgereflexes und eines Hustenreflexes untersucht und schlussendlich das Fehlen jeglichen Atemantriebes bei einem $p_aCO_2 > 60$ mmHg und adäquatem p_aO_2 nachgewiesen. Um den zentralen Atemstillstand zu diagnostizieren, ist der Apnoe-Test zwingend erforderlich.

Bei bestimmten primären und allen sekundären Hirnschädigungen wird in Deutschland der Nachweis eines Nulllinien-EEGs über 30 min kontinuierlich und die Beobachtung des Patienten über 12 Stunden bei primärer und drei Tage bei sekundärer Hirnschädigung erwartet. Erst danach kann ein Patient als „hirntot" bezeichnet werden; dies ist gleichbedeutend mit dem Tod eines Menschen.

Philosophische, ethische und rechtliche Belange unterscheiden, wie viel eines Gehirns tot sein muss, bevor die „Persönlichkeit" stirbt. Deshalb variieren überall auf der Welt die Ansichten, wann ein Gehirn für tot erklärt werden kann. Auch die rechtliche Situation ist in verschiedenen Staaten unterschiedlich geregelt. Der Interessierte möge sich hier gesondert informieren. Es gilt aber zu betonen, dass der „Hirntod" nicht gleichzusetzen ist mit einer „hoffnungslosen Prognose". Der Hirntod ist ein physiologischer Vorgang, bei dem das Gehirn stirbt, die Lungen und das Herz aber weiterhin funktionieren, meistens künstlich unterstützt. Es ist zwar eine Diskussionsgrundlage, wann jemand für hirntot erklärt werden kann; dass es ein physiologischer Vorgang ist, steht jedoch außer Frage.

Das schwere Schädel-Hirn-Trauma ist bei 40 % der Organspender die Ursache des Hirntods. Der größte Teil der Organe stammt aus der Gruppe der 18–49-Jährigen. Obwohl das Gehirn eines Patienten tot ist, können seine Lungen, sein Herz, seine Nieren, sein Pankreas und seine Corneae anderen Menschen mit chronischen Krankheiten helfen. Es ist entscheidend, das Vertrauen und die Unterstützung der Öffentlichkeit zu gewinnen, um diese Organe zu nutzen und sie an diejenigen weiterzugeben, die sie so verzweifelt benötigen. Deshalb ist es besonders wichtig, dass die Familien von Patienten, die aufgrund einer traumatischen Hirnschädigung für hirntot erklärt wurden, wissen, dass die oberste Priorität in der Behandlung ihres Angehörigen darin lag, die Funktion des verletzten Gehirns wiederherzustellen und seine Erholung von den Schädigungen zu ermöglichen.

Die Familien sollten erst dann mit der Frage nach einer Organspende konfrontiert werden, wenn sämtliche medizinische Maßnahmen durchgeführt und beendet wurden. Nachdem diese Maßnahmen erfolglos waren, muss sichergestellt werden, dass die Familie die Zusammenhänge und den Sachverhalt des Hirntods und der Organspende versteht. Dies wiederum setzt voraus, dass das medizinische Personal den Sachverhalt entsprechend gut kennt und mit den Angehörigen kommuniziert. Daher sollte das Gespräch, wenn möglich, von einem speziell geschulten Mitarbeiter der Klinik oder des Organspendezentrums geführt werden.

Zusammenfassung

- Für das Outcome der Patienten ist es entscheidend, die präklinische Entwicklung einer Hypoxie und eines reduzierten zerebralen Blutflusses zu verhindern, sie zu erkennen und zu behandeln.
- Die Schwere eines Schädel-Hirn-Traumas ist nicht immer offensichtlich; die wiederholte neurologische Untersuchung des Patienten inkl. Glasgow Coma Scale und Pupillenstatus ist erforderlich, um eine Veränderung der Bewusstseinslage sicher zu erkennen.
- Ein Schädel-Hirn-Trauma ist häufig Teil eines Polytraumas. Die Behandlung von Atemweg (Airway), Atmung (Breathing) und Kreislauf (Circulation) haben nicht nur für alle Patienten Priorität, sie sind in der Behandlung des Schädel-Hirn-Trauma-Patienten zur Vermeidung von sekundären Hirnschädigungen besonders wichtig.
- Die präklinische Behandlung des Schädel-Hirn-Trauma-Patienten beinhaltet die Gabe von Sauerstoff zum Erhalt einer Sauerstoffsättigung von mindestens 90 %, die Kontrolle aller Blutungen und die Aufrechterhaltung eines systolischen Blutdrucks von mindestens 90–100 mmHg.
- Die milde Hyperventilation wird nur bei Patienten mit Anzeichen für eine Einklemmung gezielt eingesetzt.

Lösung Fallbeispiel

Auf dem Transport in die Klinik bekommt der Patient Beuge-Synergismen in beiden Händen. Aufgrund dieser Anzeichen einer drohenden Einklemmung erhöhen Sie die Beatmungsfrequenz auf 16–20 Atemzüge/Minute. Der Patient bleibt bewusstlos. Sie erwägen, den Atemweg längerfristig zu sichern. Da die weitere Transportzeit jedoch nur noch wenige Minuten beträgt und die Sauerstoffsättigung weiterhin bei 96 % liegt, entscheiden Sie sich dagegen. Sie setzen die Beutel-Masken-Beatmung mit 100 % Sauerstoff fort.

QUELLENANGABEN

1. Centers for Disease Control and Prevention. Traumatic Brain Injury. www.cdc.gov/ncipc/tbi/TBI.htm. Zugriff 26. November 2013.
2. Bryan-Hancock C, Harrison J. The global burden of traumatic brain injury: preliminary results from the Global Burden of Disease Project. *Inj Prev.* 2010;16(suppl 1):A17.
3. Cipolla MJ. *The Cerebral Circulation.* Morgan & Claypool Life Sciences: San Rafael, CA; 2009.
4. Chestnut RM, Marshall LF, Klauber MR, et al. The role of secondary brain injury in determining outcome from severe head injury. *J Trauma.* 1993;34:216.
5. Fearnside MR, Cook RJ, McDougall P, et al. The Westmead Head Injury Project outcome in severe head injury: a comparative analysis of prehospital, clinical, and CT variables. *Br J Neurosurg.* 1993;7:267.
6. Gentleman D. Causes and effects of systemic complications among severely head-injured patients transferred to a neurosurgical unit. *Int Surg.* 1992;77:297.
7. Marmarou A, Anderson RL, Ward JL, et al. Impact of ICP instability and hypotension on outcome in patients with severe head trauma. *J Neurosurg.* 1991;75:S59.
8. Miller JD, Becker DP. Secondary insults to the injured brain. *J R Coll Surg Edinb.* 1982;27:292.
9. Obrist WD, Gennarelli TA, Segawa H, et al. Relation of cerebral blood flow to neurological status and outcome in head injured patients. *J Neurosurg.* 1979;51:292.
10. Obrist WD, Langfitt TW, Jaggi JL, et al. Cerebral blood flow and metabolism in comatose patients with acute head injury. *J Neurosurg.* 1984;61:241.
11. Marshall LF, Toole BM, Bowers SA. Part 2: patients who talk and deteriorate: implications for treatment. *J Neurosurg.* 1983;59:285.
12. Reilly PL, Adams JH, Graham DI, et al. Patients with head injury who talk and die. *Lancet.* 1975;2:375.
13. Rose J, Valtonen S, Jennett B. Avoidable factors contributing to death after head injury. *BMJ.* 1977;2:615.
14. Miller JD, Sweet RC, Narayan RK, et al. Early insults to the injured brain. *JAMA.* 1978;240:439.
15. Silverston P. Pulse oximetry at the roadside: a study of pulse oximetry in immediate care. *BMJ.* 1989;298:711.
16. Stochetti N, Furlan A, Volta F. Hypoxemia and arterial hypotension at the accident scene in head injury. *J Trauma.* 1996;40:764.
17. Kellie G. An account of the appearances observed in the dissection of two of three individuals presumed to have perished in the storm of the 3rd, and whose bodies were discovered in the vicinity of Leith on the morning of the 4th of November 1821 with some reflections on the pathology of the brain. *Trans Med Chir Sci Edinb.* 1824;1:84.
18. Plum F. *The Diagnosis of Stupor and Coma.* 3rd ed. New York, NY: Oxford University Press; 1982.
19. Langfitt TW, Weinstein JD, Kassell NF, et al. Transmission of increased intracranial pressure. I. Within the craniospinal axis. *J Neurosurg.* 1964;21:989.
20. Langfitt TW. Increased intracranial pressure. *Clin Neurosurg.* 1969;16:436.
21. Graham DI, Ford I, Adams JH, et al. Ischeaemic brain damage is still common in fatal non-missile head injury. *J Neurol Neurosurg Psychiatry.* 1989;52:346.
22. Marmarou A, Anderson RL, Ward JL, et al. Impact of ICP instability and hypotension on outcome in patients with severe head trauma. *J Neurosurg.* 1991;75:S59.
23. Obrist WD, Wilkinson WE. Regional cerebral blood flow measurement in humans by xenon-133 clearance. *Cerebrovasc Brain Metab Rev.* 1990;2:283.
24. Darby JM, Yonas H, Marion DW, et al. Local "inverse steal" induced by hyperventilation in head injury. *Neurosurgery.* 1988;23:84.
25. Marion DW, Darby J, Yonas H. Acute regional cerebral blood flow changes caused by severe head injuries. *J Neurosurg.* 1991;74:407.
26. Manley GT, Pitts LH, Morabito D, et al. Brain tissue oxygenation during hemorrhagic shock, resuscitation, and alterations in ventilation. *J Trauma Injury Infect Crit Care.* 1999;46:261.
27. Caron MJ, Hovda DA, Mazziotta JC, et al. The structural and metabolic anatomy of traumatic brain injury in humans: a computerized tomography and positron emission tomography analysis. *J Neurotrauma.* 1993;10(suppl 1):S58.
28. Caron MJ, Mazziotta JC, Hovda DA, et al. Quantification of cerebral glukose metabolism in brain-injured humans utilizing positron emission tomography. *J Cereb Blood Flow Metab.* 1993;13(suppl 1):S379.
29. Caron MJ. PET/SPECT imaging in head injury. In: Narayan RK, Wilberger JE, Povlishock JT, eds. *Neurotrauma.* New York, NY: McGraw-Hill; 1996.
30. Lam AM, Winn HR, Cullen BF, et al. Hyperglycemia and neurological outcome in patients with head injury. *J Neurosurg.* 1991;75:545.
31. Young B, Ott L, Dempsey R, et al. Relationship between admission hyperglycemia and neurologic outcome of severely brain-injured patients. *Ann Surg.* 1989;210:466.
32. Ayling J. Managing head injuries. *Emerg Med Serv.* 2002;31(8):42.
33. Jarvis C, ed. *Physical Examination and Health Assessment.* 6th ed. St. Louis, MO: Elsevier Publishers; 2012:71.
34. Brain Trauma Foundation. Glasgow Coma Score. In: Gabriel EJ, Ghajar J, Jagoda A, et al. *Guidelines for Prehospital Management of Traumatic Brain Injury.* New York, NY: Brain Trauma Foundation; 2000.
35. Dula DJ, Fales W. The "ring sign": is it a reliable indicator for cerebral spinal fluid? *Ann Emerg Med.* 1993;22:718.
36. American College of Surgeons (ACS). *Advanced Trauma Life Support.* Chicago, IL: ACS; 2004.
37. Servadei F, Nasi MT, Cremonini AM. Importance of a reliable admission Glasgow Coma Scale score for determining the need for evacuation of posttraumatic subdural hematomas: a prospective study of 65 patients. *J Trauma.* 1998;44:868.
38. Winkler JV, Rosen P, Alfrey EJ. Prehospital use of the Glasgow Coma Scale in severe head injury. *J Emerg Med.* 1984;2:1.
39. Brain Trauma Foundation. Hospital transport decisions. In: Gabriel EJ, Ghajar J, Jagoda A, et al. *Guidelines for Prehospital Management of Traumatic Brain Injury.* New York, NY: Brain Trauma Foundation; 2000.
40. American Academy of Neurology. The management of concussion in sports (summary statement). *Neurology.* 1997;48:581.
41. Cantu RC. Second impact syndrome. *Clin Sports Med.* 1998;17:37–44.
42. McCrory P. Does second impact syndrome exist? *Clin J Sport Med.* 2001;11:144–149.
43. Meagher RL, Young WF. Subdural hematoma. eMedicine, Medscape. http://emedicine.medscape.com/article/1137207-overview. Update 1. März 2013. Zugriff 22. November 2013.
44. Coughlin RF, Moser RP. Subdural hematoma. In: Domino FJ, ed. *The 5-Minute Clinical Consult 2013.* 21st ed. Philadelphia, PA: Wolters Kluwer Health/Lippincott Williams & Wilkins; 2013:1246–1247.
45. Rimel RW, Giordani B, Barth JT. Moderate head injury: completing the clinical spectrum of brain trauma. *Neurosurgery.* 11:344, 1982.
46. Quigley MR, Chew BG, Swartz CE, Wilberger JE. The clinical significance of isolated traumatic subarachnoid hemorrhage. *J Trauma Acute Care Surg.* 2013;74:581–584.
47. Brain Trauma Foundation. CT scan features. In: Bullock MR, Chesnut RM, Clifton GL, et al. *Management and Prognosis of Severe Traumatic Brain Injury.* 2nd ed. New York, NY: Brain Trauma Foundation; 2000.
48. Kihtir T, Ivatury RR, Simon RJ, et al. Early management of civilian gunshot wounds to the face. *J Trauma.* 1993;35:569.
49. Winchell RJ, Hoyt DB. Endotracheal intubation in the field improves survival in patients with severe head injury. *Arch Surg.* 1997;132:592.
50. Davis DP, Hoyt DB, Ochs M, et al. The effect of paramedic rapid sequence intubation on outcome in patients with severe traumatic brain injury. *J Trauma Injury Infect Crit Care.* 2003;54:444.
51. Bochicchio GV, Ilahi O, Joshi M, et al. Endotracheal intubation in the field does not improve outcome in trauma patients who present without an acutely lethal traumatic brain injury. *J Trauma Injury Infect Crit Care.* 2003;54:307.

52. Davis DP, Peay J, Sise MJ, et al. The impact of prehospital endotracheal intubation in moderate to severe traumatic brain injury. *J Trauma.* 2005;58:933.
53. Bulger EM, Copass MK, Sabath DR, et al. The use of neuromuscular blocking agents to facilitate prehospital intubation does not impair outcome after traumatic brain injury. *J Trauma.* 2005;58:718.
54. Wang HE, Peitzman AB, Cassidy LD, et al. Out-of-hospital endotracheal intubation and outcome after traumatic brain injury. *Ann Emerg Med.* 2004;44:439.
55. Chi JH, Knudson MM, Vassar MJ, et al. Prehospital hypoxia affects outcome in patients with traumatic brain injury: a prospective multi-center study. *J Trauma.* 2006;61:1134.
56. Dunford JV, Davis DP, Ochs M, et al. Incidence of transient hypoxia and pulse rate reactivity during paramedic rapid sequence intubation. *Ann Emerg Med.* 2003;42:721.
57. Davis DP, Ochs M, Hoyt DB, et al. Paramedic-administered neuromuscular blockade improves prehospital intubation success in severely head-injured patients. *J Trauma Injury Infect Crit Care.* 2003;55:713.
58. Marlow TJ, Goltra DD, Schabel SI. Intracranial placement of a nasotracheal tube after facial fracture: a rare complication. *J Emerg Med.* 1997;15:187.
59. Horellou MD, Mathe D, Feiss P. A hazard of nasotracheal intubation. *Anaesthesia.* 1978;22:78.
60. Cooper KR, Boswell PA, Choi SC. Safe use of PEEP in patients with severe brain injury. *J Neurosurg.* 1985;63:552.
61. McGuire G, Crossley D, Richards J, et al. Effects of varying levels of positive end-exspiratory pressure on intracranial pressure and cerebral perfusion pressure. *Crit Care Med.* 1997;25:1059.
62. Warner KJ, Cuschieri J, Copass MK, et al. The impact of prehospital ventilation on outcome after severe traumatic brain injury. *J Trauma.* 2007;62:1330.
63. Christensen MA, Bloom J, Sutton KR. Comparing arterial and end-tidal carbon dioxide values in hyperventilated neurosurgical patients. *Am J Crit Care.* 1995;4:116.
64. Grenier B, Dubreuil M. Noninvasive monitoring of carbon dioxide: end-tidal versus transcutaneous carbon dioxide. *Anesth Analg.* 1998;86:675.
65. Grenier B, Verchere E, Mesli A, et al. Capnography monitoring during neurosurgery: reliability in relation to various intra-operative positions. *Anesth Analg.* 1999;88:43.
66. Isert P. Control of carbon dioxide levels during neuroanaesthesia: current practice and an appraisal of our reliance upon capnography. *Anaesth Intensive Care.* 1994;22:435.
67. Kerr ME, Zempsky J, Sereika S, et al. Relationship between arterial carbon dioxide and end-tidal carbon dioxide in mechanically ventilated adults with severe head trauma. *Crit Care Med.* 1996;24:785.
68. Mackersie RC, Karagianes TG. Use of end-tidal carbon dioxide tension for monitoring induced hypocapnia in head-injured patients. *Crit Care Med.* 1990;18:764.
69. Russell GB, Graybeal JM. Reliability of the arterial to end-tidal carbon dioxide gradient in mechanically ventilated patients with multisystem trauma. *J Trauma Injury Infect Crit Care.* 1994;36:317.
70. Sanders AB. Capnometry in emergency medicine. *Ann Emerg Med.* 1989;18:1287–1290.
71. Sharma SK, McGuire GP, Cruise CJE. Stability of the arterial to endtidal carbon dioxide difference during anaesthesia for prolonged neurosurgical procedures. *Can J Anaesthesiol.* 1995;42:498.
72. Warner KJ, Cuschieri J, Garland B, et al. The utility of early end-tidal capnography in monitoring ventilation status after severe trauma. *J Trauma.* 2009;66:26–31.
73. Davis DP, Dunford JV, Poste JC, et al. The impact of hypoxia and hyperventilation on outcome after paramedic rapid sequence intubation of severely head injured patients. *J Trauma.* 2004;57:1.
74. Badjatia N, Carney N, Crocco TJ, et al. Treatment: cerebral herniation. In: Gabriel EJ, Ghajar J, Jagoda A, et al. *Guidelines for Prehospital Management of Traumatic Brain Injury.* New York, NY: Brain Trauma Foundation; 2000.
75. Cooper DJ, Myles PS, McDermott FT, et al. Prehospital hypertonic saline resuscitation of patients with hypotension and severe traumatic brain injury: a randomized controlled trial. *JAMA.* 2004;291:1350.
76. Feldman Z, Kanter MJ, Robertson CS. Effect of head elevation on intracranial pressure, cerebral perfusion pressure and cerebral blood flow in head-injured patients. *J Neurosurg.* 1992;76:207.

WEITERFÜHRENDE LITERATUR

American College of Surgeons (ACS) Committee on Trauma. Head trauma. In: *Advanced Trauma Life Support for Doctors, Student Course Manual.* 9th ed. Chicago, IL: ACS; 2012.
Atkinson JLD. The neglected prehospital phase of head injury: apnea and catecholamine surge. Mayo Clin Proceed. 2000;75:37. Chi JH, Nemani V, Manley GT. *Prehospital treatment of traumatic brain injury.* Sem Neurosurg. 2003;14:71.
Kolb JC, Summer RL, Galli L. Zervikal collar-induced changes in intracranial pressure. *Am J Emerg Med.* 1999;17:135.
Rosner MJ, Coley IB. Cerebral perfusion pressure, intracranial pressure and head elevation. *J Neurosurg.* 1986;65:636.
Teasdale G, Jennett B. Assessment of coma and impaired consciousness: a practical scale. *Lancet.* 1974;2:81.
Valadka AB. Injury to the cranium. In: Mattox KL, Feliciano DV, Moore EE. *Trauma.* 4th ed. Norwalk, CN: Appleton & Lange; 2000.

KAPITEL 11
Spinales Trauma

11.1	**Anatomie und Physiologie** ... 283		11.4	**Management** ... 294
11.1.1	Anatomie der Wirbel ... 283		11.4.1	Grundsätzliche Vorgehensweise ... 295
11.1.2	Wirbelsäule ... 283		11.4.2	Manuelle Inline-Stabilisierung des Kopfes ... 296
11.1.3	Anatomie des Rückenmarks ... 285		11.4.3	Kontraindikationen ... 296
			11.4.4	Starre Zervikalstützen ... 296
11.2	**Pathophysiologie** ... 288		11.4.5	Immobilisation des Rumpfes am Hilfsmittel ... 297
11.2.1	Skelettverletzungen ... 288		11.4.6	Überlegungen zum Spineboardeinsatz ... 298
11.2.2	Spezifische Verletzungsmechanismen, die zu Rückenmarkverletzungen führen können ... 288		11.4.7	Lagerung des Kopfes in neutraler Inline-Position ... 299
11.2.3	Rückenmarkverletzungen ... 289		11.4.8	Komplette Immobilisation ... 300
			11.4.9	Schnelle Rettung versus schonende Rettung ... 301
11.3	**Beurteilung** ... 290		11.4.10	Die häufigsten Fehler bei der Immobilisation ... 301
11.3.1	Neurologische Untersuchung ... 290		11.4.11	Adipöse Patienten ... 302
11.3.2	Rückenmarkverletzungen anhand des Unfallmechanismus einschätzen ... 290		11.4.12	Schwangere ... 302
11.3.3	Indikationen für eine Wirbelsäulen-Immobilisation ... 292		11.4.13	Gebrauch von Steroiden ... 302
			11.5	**Lange Transportzeiten** ... 303
			11.6	**Besondere Kenntnisse** ... 307
			11.6.1	Vorgehen bei Verdacht auf Wirbelsäulenverletzungen ... 307

Lernzielübersicht

Nach dem Durcharbeiten dieses Kapitels sollte der Leser in der Lage sein:
- Die Epidemiologie spinaler Traumata zu beschreiben
- Die häufigsten Mechanismen, die bei Erwachsenen und bei Kindern zu spinalen Traumata führen, miteinander zu vergleichen
- Patienten, die eine Rückenmarkverletzung haben können, zu erkennen
- Die Symptome spinaler Traumata und des neurogenen Schocks mit der dazugehörigen Pathophysiologie in Beziehung zu setzen
- Einen Behandlungsplan für Patienten mit offensichtlichem spinalem Trauma oder Verdachtsmomenten zu entwickeln, der anatomische und pathophysiologische Prinzipien einbezieht
- Die Indikationen für eine Immobilisation der Wirbelsäule zu nennen
- Faktoren zu diskutieren, die unter Berücksichtigung der Befunde und Maßnahmen im Rettungsdienst die Morbidität und Mortalität von Patienten mit spinalem Trauma beeinflussen

---

Fallbeispiel

Sie werden zu einer gestürzten Radfahrerin alarmiert. Bei Ihrer Ankunft sehen Sie eine auf dem Rücken liegende etwa 20-jährige Frau. Sie liegt neben der Straße außerhalb des fließenden Verkehrs. Die Einsatzstelle ist sicher, die Polizei regelt den Verkehr. Ein Polizist kniet neben der Patientin und versucht, mit ihr zu reden, aber sie antwortet nicht.

Als Sie die initiale Beurteilung (Primary Assessment) beginnen, sehen Sie eine bewusstlose Patientin, die mit ihrem Fahrrad neben der Straße fuhr und dann stürzte. Die genaue Ursache für den Sturz lässt sich nicht feststellen und die Polizei weiß nicht, ob die Patientin von einem Fahrzeug gestreift wurde, weil es keine Zeugen gibt. Die Patientin trägt Radfahrerbekleidung sowie einen Helm und Handschuhe. Sie hat Abschürfungen an der

Stirn und eine offensichtliche Deformierung im Bereich des rechten Handgelenks. Der Atemweg ist frei und die Patientin atmet regelmäßig. Anzeichen für eine äußere Blutung sind nicht zu sehen. Die Haut ist trocken, warm und weist eine normale Farbe auf. Während der initialen Beurteilung wird die Patientin wach, weiß aber nicht, was passiert ist.

- Welche Pathophysiologie steckt hinter dem klinischen Befund der Patientin?
- Welche Maßnahmen müssen als Nächstes ergriffen werden und welche Untersuchungen sind erforderlich?
- Was sind die Behandlungsziele für diese Patientin?

Spinale Verletzungen können zu irreversiblen Schäden führen und beim Patienten eine lebenslange Lähmung verursachen, wenn sie nicht erkannt und angemessen behandelt werden. Manche Patienten erleiden als Folge eines Traumas eine sofortige Schädigung des Rückenmarks. Andere erleiden eine Verletzung der Wirbelsäule, die nicht sofort zu einer Rückenmarkschädigung führt; diese kann allerdings später durch eine Bewegung der Wirbelsäule verursacht werden. Da das zentrale Nervensystem sich nicht regenerieren kann, ist eine schwere Verletzung des Rückenmarks nicht heilbar. Wird ein Patient mit Wirbelsäulenverletzung unangemessen bewegt oder ihm erlaubt, sich zu bewegen, können die Konsequenzen verheerend sein, wenn das Rückenmark nicht ohnehin bereits geschädigt war. Falls die Rettungskräfte eine Wirbelsäulenverletzung nicht erkennen und sorgfältig immobilisieren, kann das für den Patienten viel schlimmere Folgen haben, als wenn z. B. eine Oberschenkelfraktur übersehen und nicht immobilisiert wurde. Umgekehrt hat die vollständige Immobilisation der Wirbelsäule eines Patienten ohne Hinweise auf Verletzungen ihrerseits Folgen und sollte nicht erfolgen, wenn keine Indikationen dafür bestehen.

Eine Verletzung des Rückenmarks kann erhebliche Auswirkungen auf die Physiologie und den Lebensstil des betroffenen Menschen haben und mit erheblichen Kosten für den Patienten, aber auch die Volkswirtschaft verbunden sein.[1] Die Physiologie ist gestört, weil die Benutzung der Extremitäten oder andere Funktionen aufgrund der Rückenmarkverletzung beeinträchtigt oder vollständig aufgehoben sind. Ein Patient mit solch einer Verletzung benötigt sowohl eine akutmedizinische Versorgung als auch eine Langzeitversorgung. Es wird geschätzt, dass die lebenslange Versorgung einer bleibenden Rückenmarkläsion pro Patient etwa 1,35 Millionen US-Dollar beansprucht.[2] Auf eine Million Einwohner entfallen in den USA jährlich etwa 32 Menschen, die sich eine Rückenmarkverletzung zuziehen.

In den Vereinigten Staaten wird die Zahl der Personen, die mit einer Rückenmarkverletzung leben, auf 250 000–400 000 Personen geschätzt. Auftreten kann die Verletzung in jeder Altersgruppe; allerdings betrifft sie am häufigsten die Altersgruppe von 16–35 Jahren. Dies liegt daran, dass diese Gruppe am ehesten in Gewalttätigkeiten und hochriskante Aktivitäten verwickelt ist. Die meisten Traumapatienten finden sich unter den 16–20-Jährigen. Die zweitgrößte Gruppe umfasst Patienten von 21 bis 25 Jahren, gefolgt von den 26- bis 35-Jährigen. Männer sind deutlich häufiger betroffen als Frauen. Die Hauptursachen sind Verkehrsunfälle (48 %), Stürze (21 %), penetrierende Verletzungen (15 %), Sportunfälle (14 %) und andere Verletzungen (2 %). Insgesamt erleiden in den Vereinigten Staaten jährlich etwa 11 000 Menschen eine Rückenmarkverletzung.[3]

Daten aus Deutschland zeigen, dass es etwa bei einem Drittel der **polytraumatisierten** Patienten zu einer begleitenden Wirbelsäulenverletzung kommt. Bei diesen Patienten ist in 25 % der Fälle die HWS betroffen und in 75 % der Fälle die BWS oder die LWS. Insgesamt weisen 16 % dieser Patienten neurologische Ausfälle auf, davon 3 % auf Halsniveau.[62]

Eine plötzliche Krafteinwirkung auf den Körper kann bewirken, dass die Wirbelsäule über ihren normalen Beweglichkeitsgrad hinaus verformt wird, entweder durch Einwirkung auf Kopf oder Hals oder dadurch, dass der Rumpf unter dem Kopf hinweggeschleudert wird. Die folgenden vier Mechanismen zeigen auf, welche Energie auf den Körper gewirkt haben kann, und helfen den Rettungskräften, das Verletzungspotenzial einzuschätzen.

1. Der Kopf sitzt wie eine Bowlingkugel auf dem Hals und bewegt sich aufgrund einer gewissen Trägheit oft in eine andere Richtung als der Rumpf, wodurch starke Kräfte auf den Hals wirken (Halswirbelsäule, Rückenmark).
2. Objekte, die sich bewegen, tendieren dazu, die Bewegung aufrechtzuerhalten, und Objekte, die sich in Ruhe befinden, tendieren dazu, in der Ruheposition zu verharren (Newtons 1. Gesetz; ➤ Kap. 5.2.1).
3. Eine plötzliche bzw. sehr starke Bewegung der Oberschenkel wird auf das Becken weitergeleitet, sodass eine starke Bewegung in der unteren Wirbelsäule entsteht. Aufgrund der Massenträgheit von Kopf und Rumpf wird die obere Wirbelsäule in die entgegengesetzte Richtung gelenkt.
4. Das Fehlen von neurologischen Symptomen bedeutet nicht, dass Verletzungen von knöchernen Strukturen oder des Bandapparates der Wirbelsäule ausgeschlossen werden können. Ebenso kann das Rückenmark bis an seine Grenze belastet worden sein.

Neurologische Defizite entstehen durch Verletzungen an verschiedenen zentralen und peripheren Nerven. Wie bereits im vorherigen Kapitel besprochen, ist das Schädel-Hirn-Trauma eine häufige Ursache eines neurologischen Schadens. Manche Patienten mit neurologischem Defizit weisen eine Schädigung des Rückenmarks auf. Andere Patienten haben ein neurologisches Defizit, weil ein peripherer Nerv geschädigt wurde oder weil ein Extremitätentrauma mit Nervenschaden vorliegt, das nichts mit einer Rückenmarkschädigung zu tun hat. Gelegentlich kann solch ein neurologisches Defizit nur vorübergehend auftreten; wahrscheinlicher ist aber, dass es auf Dauer bestehen bleibt. Bei jedem Patienten, der eine der folgenden Verletzungen aufweist, sollte mit einer Rückenmarkverletzung gerechnet werden:

- Jede stumpfe Gewalteinwirkung auf Kopf, Hals, Rumpf oder Becken
- Ereignisse, bei denen es zu einer abrupten Akzeleration (Beschleunigung) oder Dezeleration (Abbremsung) oder zu seitlich einwirkenden Biegekräften auf den Hals oder Rumpf kommt
- Jeder Sturz aus einer bestimmten Höhe, vor allem bei älteren Personen

- Herausgeschleudert werden aus oder Sturz von jeder Art motorisiertem oder andersartig angetriebenem Fahrzeug
- Alle Verletzten nach einem Kopfsprung in flaches Gewässer[4, 5]

Diese Patienten sollten alle manuell in einer Inline-Position stabilisiert werden (außer es existieren Kontraindikationen), bis festgestellt wurde, ob eine spinale Immobilisation erforderlich ist.

11.1 Anatomie und Physiologie

11.1.1 Anatomie der Wirbel

Die **Wirbelsäule** (Columna vertebralis) besteht aus 33 Knochen, den Wirbeln (Vertebrae), die einer auf dem anderen positioniert sind. Mit Ausnahme des 1. und des 2. Halswirbels (C1 und C2; C für lat.: Cervix = Hals, Nacken) am oberen Ende der Wirbelsäule und den zusammengewachsenen Wirbeln des Kreuz- und Steißbeins am unteren Ende ähneln sich alle Wirbel in Form, Struktur und Beweglichkeit (➤ Abb. 11.1). Den größten Anteil bildet der anterior gelegene **Wirbelkörper** (Corpus vertebrae). Die Wirbelkörper werden durch die Bandscheiben (Zwischenwirbelscheibe, Discus intervertebralis) miteinander verbunden, die eine Stoßdämpferfunktion erfüllen. Jeder Wirbelkörper stützt das Gewicht der Wirbelsäule und des Körpers oberhalb von ihm. Der **Wirbelbogen** (Arcus vertebrae) ist ein knöcherner Bestandteil jeden Wirbels: Er beginnt beidseits mit „Füßchen" (Pediculus arcus vertebrae), die sich im Wirbelbogen (Arcus vertebrae) vereinigen. Dieser umschließt bogenförmig die dorsale (zum Rücken gerichtete) Seite des Wirbellochs. Der **Dornfortsatz** (Processus spinosus) ist ein vom Wirbelbogen ausgehender, nach dorsal zeigender Fortsatz. Bei den unteren fünf Halswirbeln ist er direkt nach hinten, bei den thorakalen und lumbalen Wirbeln eher ein wenig fußwärts (kaudal) gerichtet.

Die meisten Wirbel verfügen über ähnlich gestaltete seitliche „Ausstülpungen" (Protuberanzen), die als **Querfortsätze** bezeichnet werden. Quer- und Dornfortsätze dienen dem Ansatz von Bändern und Muskeln und ermöglichen somit Bewegungen. Die Wirbelbögen und der hintere Teil eines jeden Wirbelkörpers bilden eine annähernd kreisförmige Form, die als **Wirbelloch** (Foramen vertebrae) bezeichnet wird. Alle Wirbellöcher gemeinsam bilden den Wirbelkanal, in dem das Rückenmark verläuft. Dieses wird durch die umgebende knöcherne Struktur der Wirbel weitgehend vor Verletzungen geschützt.

11.1.2 Wirbelsäule

Die einzelnen Wirbel sind so miteinander verbunden, dass sich eine doppelt S-förmige Krümmung ergibt (➤ Abb. 11.2). Dieser Aufbau erlaubt eine große Beweglichkeit bei gleichzeitiger maximaler Stabilität. Die Wirbelsäule wird in fünf unterschiedliche anatomische Abschnitte unterteilt: Vom Kopf ausgehend, sind dies die zervikale (Halswirbelsäule), die thorakale (Brustwirbelsäule), die lumbale (Lendenwirbelsäule), die sakrale (Kreuzbein) und die kokzygeale Region (Steißbein). Die einzelnen Wirbel werden mit Buchstaben und Zahlen benannt, wobei jeweils von oben nach unten gezählt wird. Der 1. zervikale oder Halswirbel wird C1 genannt, der 3. thorakale oder Brustwirbel Th3 und der 5. lumbale oder Lendenwirbel L5. Je weiter

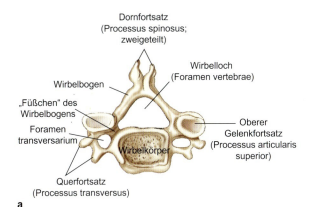
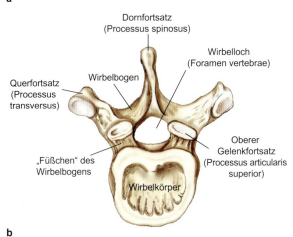
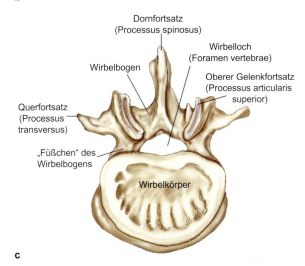

Abb. 11.1 Mit Ausnahme der verwachsenen Wirbel von Kreuz- und Steißbein haben alle Wirbel eine vergleichbare Anatomie. Die Wirbelkörper (der anterior gelegene Anteil) werden zum Becken hin immer kräftiger, da sie hier mehr Gewicht aufnehmen müssen. Alle Wirbel sind in der Ansicht von oben gezeigt.
a: Fünfter Halswirbel (C5).
b: Thorakaler (Th) oder Brustwirbel.
c: Lumbaler (L) oder Lendenwirbel.

fußwärts (kaudal) ein Wirbel liegt, umso mehr Körpergewicht muss er tragen. Somit wird die Wirbelsäule von C1 nach L5 zunehmend massiver und größer, um dem zunehmenden Gewicht und den damit steigenden Belastungen standzuhalten (> Abb. 11.1).

Am oberen Ende der Wirbelsäule befinden sich die sieben **zervikalen** (Hals-)Wirbel, die den Kopf stützen. Die Halswirbelsäule ist sehr flexibel, damit der Kopf die erforderliche Beweglichkeit erhält. Als Nächstes folgen die zwölf **thorakalen** (Brust-)Wirbel. Jedes Paar

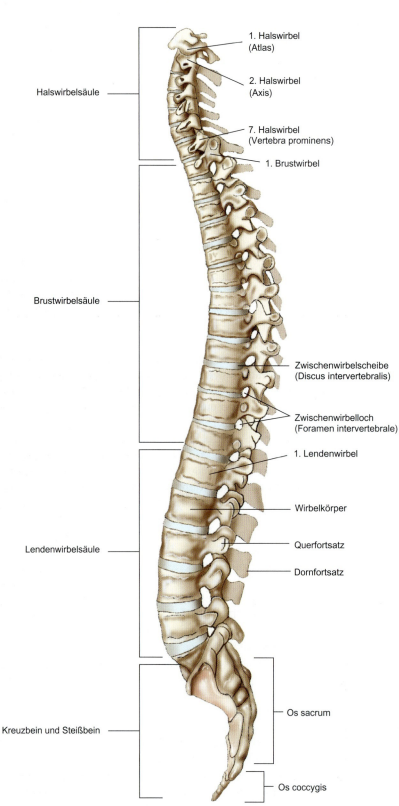

Abb. 11.2 Die Wirbelsäule ist kein gerader Stab, sondern eine doppelt S-förmige Aneinanderreihung von Knochenblöcken, die Bewegungen in verschiedene Richtungen erlaubt. In jeder der „Kurven", die durch die doppelte S-Form entstehen, ist die Wirbelsäule anfälliger für Frakturen, daher der Spruch: „Das S bricht beim Fallen."

Rippen ist posterior mit einem Brustwirbel verbunden. Anders als die Halswirbelsäule (HWS) ist die Brustwirbelsäule (BWS) relativ unbeweglich. Unter der BWS beginnt die **lumbale** (Lenden-)Wirbelsäule (LWS), die aus fünf Wirbeln besteht. Diese sind die massivsten aller Wirbel. Die LWS ist ebenfalls flexibel und erlaubt Bewegungen in mehrere Richtungen. Die fünf Sakral- oder Kreuzbeinwirbel sind fest miteinander zum **Kreuzbein** (Os sacrum) verwachsen. Die vier (oder fünf) Steißbeinwirbel sind ebenfalls miteinander verwachsen und bilden das **Steißbein** (Os coccygis). Etwa 55 % der Wirbelsäulenverletzungen betreffen die HWS und je 15 % die BWS, den thorakolumbalen Übergang oder die lumbosakrale Region.

Bänder und Muskeln halten die Wirbelsäule von der Schädelbasis bis zum Becken zusammen. Sie bilden eine Hülle, welche die knöchernen Teile der Wirbelsäule umgibt, in ihrer Form hält und Bewegungen erlaubt. Reißen diese Bänder oder Muskeln, können sich einzelne Wirbel relativ zu den anderen übermäßig bewegen. Die Dislozierung eines oder mehrerer Wirbel kann den Spinalkanal einengen und somit das Rückenmark schädigen.

Die vorderen und hinteren Längsbänder (Lig. longitudinale anterius und posterius) verbinden die Wirbelkörper vor der Wirbelsäule und innerhalb des Spinalkanals. Die Bänder zwischen den Dornfortsätzen unterstützen Flexions- und Extensionsbewegungen (vor- und rückwärts). Andere Bänder zwischen den Bogenplatten bieten eine Stützfunktion während der lateralen Flexion (seitlichen Biegung; ➤ Abb. 11.3).

Der Kopf balanciert auf der Spitze der Wirbelsäule und diese wiederum wird vom Becken gestützt. Der Schädel sitzt auf dem ringförmigen 1. zervikalen Wirbel (C1), dem **Atlas.** Der **Axis** (C2) ist ebenfalls eher ringförmig, hat aber zusätzlich einen Dorn (Dens axis), der wie ein Zahn nach oben gerichtet ist. Dieser besitzt auf seiner Vorder- und Rückseite eine Gelenkfläche und endet mit einer abgerundeten Spitze. Der Dens liegt auf der ventralen Seite des Atlas-Rings. Dieses Gelenk erlaubt dem Kopf einen Bewegungsspielraum von ungefähr 180° (➤ Abb. 11.4).

Der menschliche Kopf wiegt mit ca. 7–10 kg etwas mehr als eine durchschnittliche Bowlingkugel. Gewicht und Position des Kopfes

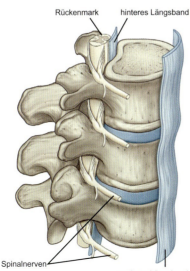

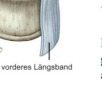

Abb. 11.3 Zum Bandapparat der Wirbelsäule gehören das vordere (Lig. longitudinale anterius) und das hintere Längsband (Lig. longitudinale posterius).

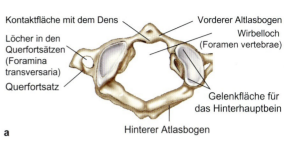

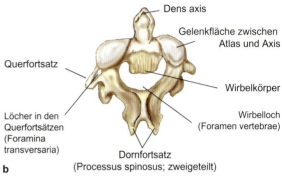

Abb. 11.4 Der 1. (**a**: Atlas) und der 2. (**b**: Axis) Halswirbel (Ansicht jeweils von oben) sind anders aufgebaut als die restlichen Halswirbel. Sie stützen den Schädel und erlauben Drehbewegungen sowie anteroposteriore Bewegungen des Kopfes.

auf dem dünnen, flexiblen Hals, die auf den Kopf einwirkenden Kräfte, die eher schwache Muskulatur und die fehlende Schutzfunktion durch Rippen oder andere Knochen sind Faktoren, welche die HWS anfällig für Verletzungen machen. Auf der Höhe von C3 füllt das Rückenmark etwa 95 % des Spinalkanals aus; im Vergleich dazu sind es in der Lumbalregion nur etwa 65 %. Nur 3 mm verbleiben zwischen Rückenmark und der Wand des Rückenmarkkanals. In dieser Region kann schon eine kleine Dislokation zu einer Kompression des Rückenmarks führen. Die hinteren Halsmuskeln sind stark und lassen maximal eine 60-prozentige Flexion (Beugung) und eine 70-prozentige Extension (Streckung) des Kopfes zu, ohne das Rückenmark zu dehnen. Trotzdem können plötzliche, heftig beschleunigende, bremsende oder seitlich auf den Körper einwirkende Kräfte durch das Gewicht des Kopfes auf dem dünnen Hals die Auswirkungen der plötzlichen Bewegung verstärken. Daher können Auffahrkollisionen zu schweren HWS-Verletzungen führen, vor allem dann, wenn die Nackenstütze falsch eingestellt ist.

Das **Kreuzbein** (Os sacrum) ist die Basis der Wirbelsäule, die Plattform, auf der die Wirbelsäule ruht. 70–80 % des Körpergewichts lasten auf ihm. Es ist sowohl Teil der Wirbelsäule als auch des Beckenrings und mit diesem durch unbewegliche Gelenke (Iliosakralgelenk) verbunden.

11.1.3 Anatomie des Rückenmarks

Das Rückenmark (Medulla spinalis) entspringt dem Gehirn. Beide gemeinsam bilden das Zentralnervensystem (ZNS); sie gehen ineinander über. Das Rückenmark beginnt im Hirnstamm, passiert das

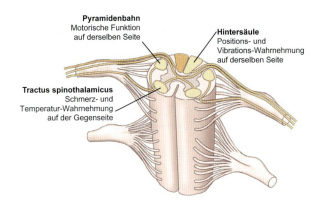

Abb. 11.5 Spinale Nervenbahnen.

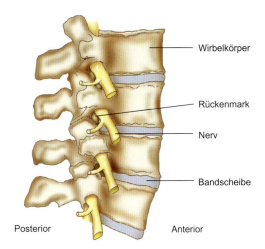

Abb. 11.7 Die knorpelige Struktur zwischen den Wirbelkörpern wird als Zwischenwirbelscheibe (Discus intervertebralis) oder Bandscheibe bezeichnet. Sie dient als Puffer, um Stöße abzufangen. Geschädigte Zwischenwirbelscheiben können in den Spinalkanal eindringen und das Rückenmark oder die aus den Zwischenwirbellöchern austretenden Spinalnerven komprimieren.

Das Rückenmark ist umgeben von Gehirn-Rückenmark-Flüssigkeit, dem Liquor cerebrospinalis, und wird vom Durasack umhüllt. Die Dura umgibt das Gehirn und das ganze Rückenmark bis zu ihrem sackartigen Ende auf Höhe des 2. Kreuzbeinwirbels. Dieses sackartige Ende stellt zugleich ein Reservoir (Zisterne) für Liquor dar. Der im Gehirn gebildete Liquor umgibt das Rückenmark und wird unter anderem in der Zisterne absorbiert. Er dient Gehirn und Rückenmark als Puffer bei schnellen und heftigen Bewegungen.

Das Rückenmark selbst besteht wie das Gehirn aus weißer und grauer Substanz. Die weiße Substanz umfasst die markhaltigen Nervenfasern. Diese werden unterschieden in aufsteigende und absteigende Bahnen, die auch Faserbündel genannt werden (➤ Abb. 11.5).

Aufsteigende oder **afferente Nervenbahnen** leiten **sensorische Signale** vom Körper hinauf zum Gehirn. Die aufsteigenden Bahnen lassen sich weiter aufteilen in Bahnen für die verschiedenen Schmerzempfindungen, Temperatur, Berührungsempfindungen und die Körperstellung. Teilweise kreuzen diese Bahnen den Körper: Schmerzempfindungen oder Temperaturwahrnehmungen der **linken** Körperseite werden durch Bahnen der **rechten** Rückenmarkseite hinauf ins Gehirn geleitet. Im Gegensatz dazu kreuzen Nervenwurzeln, die sensorische Informationen zu Vibrationen und leichten Berührungen weiterleiten, die Körperseite **nicht.** Somit werden diese Signale auf derselben Körperseite Richtung Hirn geleitet.

Absteigende oder **efferente Bahnen** sind verantwortlich für die Weiterleitung **motorischer Informationen** vom Gehirn durch das Rückenmark in den Körper. Sie kontrollieren die Bewegungen und den Tonus aller Muskeln des Menschen. Die motorischen Bahnen kreuzen die Seite innerhalb des Rückenmarks nicht. Somit steuern die motorischen Bahnen der rechten Rückenmarkseite die Muskeln derselben Körperseite. Dagegen koordiniert die linke Hirnhälfte die Bewegungen der rechten Körperseite (und umgekehrt) – die Signale wechseln die Seite schon auf Höhe des Hirnstammes.

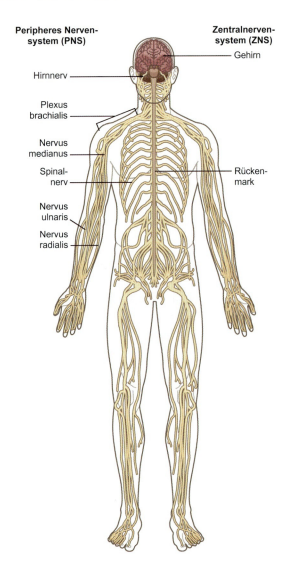

Abb. 11.6 Zentrales Nervensystem (ZNS) und peripheres Nervensystem (PNS).

Loch in der Schädelbasis, das Foramen magnum, und läuft durch den Wirbelkanal bis ungefähr auf Höhe des 2. Lendenwirbels (L2). Die Blutversorgung des Rückenmarks erfolgt durch die Vertebral- und Spinalarterien.

Aus dem nach unten ziehenden Rückenmark zweigt auf Höhe jedes Wirbels ein Nervenpaar ab und versorgt verschiedene Regionen des Körpers mit Signalen (➤ Abb. 11.6). Es gibt 31 Paare solcher Spinalnerven, die nach der Höhe der Austrittsstelle benannt werden. Jeder Nerv hat auf jeder Körperseite zwei Wurzeln: Die **dorsale (hintere) Wurzel** leitet sensorische Impulse, die **ventrale (vordere) Wurzel** leitet motorische Impulse weiter. Jeder Nervenimpuls gelangt auf dem Weg vom oder zum Gehirn durch das Rückenmark und bestimmte Wurzeln der Spinalnerven. Die Spinalnerven passieren die Wirbel durch ein unteres seitliches Loch hinter dem Wirbelkörper, durch das Zwischenwirbelloch oder **Foramen intervertebrale**. Die zwischen dem Körper aller Wirbel befindlichen knorpeligen Zwischenwirbel- oder „Bandscheiben" dienen als Stoßdämpfer (➤ Abb. 11.7).

Die Spinalnervenbahnen haben vielfältige Kontrollfunktionen. Das Einzugsgebiet eines Spinalnervs wird Dermatom genannt. Ein **Dermatom** ist der sensorische Körperabschnitt, für den eine bestimmte Nervenwurzel zuständig ist. Somit werden alle sensorischen Signale eines Dermatoms durch die gleiche Spinalwurzel ins Hirn geleitet. ➤ Abb. 11.8 zeigt ein Schema des Körpers mit den verschiedenen Dermatomen. Das Schema hilft dem Rettungsfachpersonal bzw. Notarzt, bei Verletzungen des Rückenmarks den Ort der Verletzung einzugrenzen. Zwei Orientierungspunkte sind wichtig: Den Brustwarzen entspricht Th4, dem Bauchnabel Th10.

Der Vorgang der Inspiration und Exspiration erfordert sowohl Thoraxexkursionen als auch ausreichende Zwerchfellbewegungen. Das Zwerchfell wird vom Zwerchfellnerv, dem N. phrenicus, innerviert. Dieser ist der wichtigste Nerv des Halsgeflechts, des Plexus

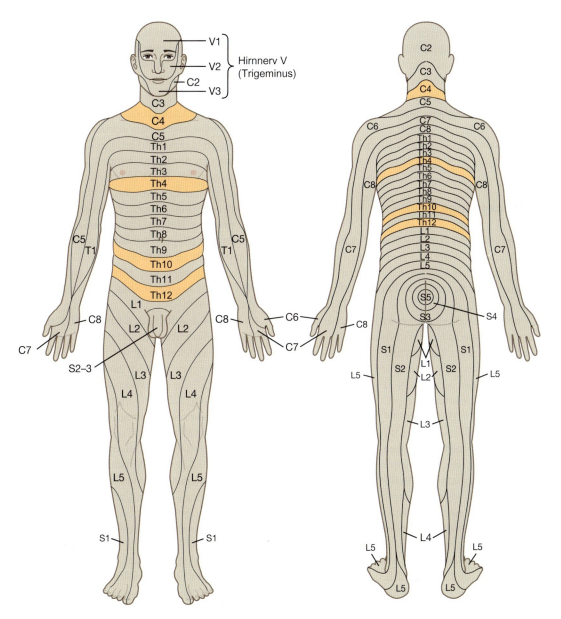

Abb. 11.8 Die Darstellung der Dermatome zeigt, welcher Spinalnerv welches Segment der Hautoberfläche innerviert. Ein Sensibilitätsverlust in einem bestimmten Dermatom deutet auf eine Verletzung des dafür zuständigen Spinalnervs hin (C: zervikal; Th: thorakal; L: lumbal; S: sakral).

cervicalis, und entspringt dem Rückenmark zwischen C2 und C5. Wird das Rückenmark oberhalb von C2 oder der N. phrenicus durchtrennt oder wird die Nervenbahn aus einem anderen Grund unterbrochen, kann der Patient nicht mehr spontan atmen. Betroffene ersticken, bevor der Rettungsdienst vor Ort ist, wenn nicht Ersthelfer mit einer Mund-zu-Mund-Beatmung beginnen. Diese Patienten benötigen während des gesamten Transports eine Überdruckbeatmung.

11.2 Pathophysiologie

Die Wirbelsäule kann normalerweise Kräften mit Energiemengen von bis zu 1 360 Joule standhalten. Kontaktsportarten oder sehr hohe Geschwindigkeiten können oft wesentlich größere Kräfte auf die Wirbelsäule ausüben. Schon bei einem Verkehrsunfall mit langsamem oder mittlerem Tempo können ohne Weiteres Energiemengen von 4 080–5 440 Joule auf den Rücken einwirken, wenn z. B. der Kopf eines unangegurteten 68 Kilogramm schweren Autoinsassen ungebremst auf die Windschutzscheibe prallt. Vergleichbare Kräfte wirken auf einen Motorradfahrer, wenn er über den Lenker geschleudert wird oder wenn ein Skifahrer in hohem Tempo gegen einen Baum prallt.

11.2.1 Skelettverletzungen

Folgende Verletzungsformen der Wirbelsäule sind bekannt:
- Kompressionsfrakturen der Wirbel, die zu Berstungsbrüchen führen oder den Wirbelkörper komplett flachdrücken
- Frakturen, bei denen Knochensplitter ins Rückenmark gepresst werden können
- **Subluxation,** eine teilweise Dislokation eines Wirbels aus seiner normalen Ausrichtung innerhalb der Wirbelsäule
- Überdehnung oder Reißen von Bändern und Muskeln, was zu Instabilitäten zwischen den Wirbeln führt[6]

Jede dieser Verletzungen kann bereits zum Zeitpunkt des Eintretens zur irreversiblen Durchtrennung, Kompression oder Überdehnung des Rückenmarks und folglich zu einer Querschnittlähmung führen. Bei einigen Patienten können Schäden der Wirbelsäule oder der Bänder auch **instabile Wirbelverletzungen** als Folge haben, bei denen das Rückenmark nicht sofort betroffen ist. Sollten Knochensplitter bei einer instabilen Fraktur ihre Position verändern, kann auch noch später eine Schädigung des Rückenmarks auftreten. Dazu kommt, dass Patienten, die eine Wirbelsäulenfraktur erlitten haben, in ca. 10 % der Fälle eine weitere Wirbelsäulenfraktur aufweisen. Deshalb muss bei Patienten mit einer Indikation für eine HWS-Immobilisation immer der gesamte Rücken fixiert werden.

Ein fehlendes neurologisches Defizit schließt eine knöcherne Schädigung oder eine instabile Wirbelsäule nicht aus. Obwohl gute motorische und sensorische Reaktionen der Extremitäten anzeigen, dass das Rückenmark zurzeit intakt ist, können eine Fraktur von Wirbelkörpern, eine Verletzung der Bänder oder Weichteilverletzungen nicht ausgeschlossen werden. Eine signifikante Anzahl von Patienten mit Wirbelfrakturen hat keine neurologischen Symptome. Eine vollständige Untersuchung ist nötig, um die Notwendigkeit für eine Immobilisation zu ermitteln.

11.2.2 Spezifische Verletzungsmechanismen, die zu Rückenmarkverletzungen führen können

Eine **axiale Belastung** kann auf verschiedene Art Schäden herbeiführen. Am häufigsten kommt es zur Kompression der Wirbelsäule, wenn der Kopf durch einen harten Gegenstand gebremst wird und sich der Körper mit seinem ganzen Gewicht in Richtung des gestoppten Kopfes weiterbewegt. Dies ist etwa bei einem Kopfsprung in seichtes Wasser der Fall, beim Aufschlag des Kopfes an der Frontscheibe eines Autos, wenn die Person nicht angegurtet ist, oder wenn jemand aus großer Höhe fällt und aufrecht stehend landet. Dabei wird das Gewicht von Kopf und Thorax nach unten gegen die Lendenwirbelsäule gepresst, während das Kreuzbein an Ort und Stelle verbleibt. Dies kann zu schweren Verletzungen im Bereich des thorakolumbalen Übergangs führen. Etwa 20 % der Stürze aus über 4,5 m Höhe gehen mit Lendenwirbelfrakturen einher. Bei derartig großen Energieeinwirkungen kommt es kurzfristig zu einer Übersteigerung der normalen S-förmigen Kurven, was zu Frakturen und Kompressionen dieser Areale führen kann. Da die Wirbelsäule S-förmig ist, bewirken diese Kompressionskräfte quasi, dass „das S des Patienten gebrochen wird". Bei solchen Belastungen werden die konkaven Seiten komprimiert, die konvexen Areale stärker geöffnet.

Eine **exzessive Flexion (Hyperflexion)** = starke Beugung, **exzessive Extension (Hyperextension)** = starke Streckung oder **exzessive Rotation (Hyperrotation)** = starke Drehung können jeweils zu Knochenverletzungen und Bänder- bzw. Muskelüberdehnungen führen. Daraus kann eine Stauchung oder Dehnung des Rückenmarks resultieren.

Plötzliches und heftiges seitliches Biegen führt bereits durch viel kleinere Auslenkung zu Schäden als eine Flexion/Extension. Bei seitlicher Gewalteinwirkung werden Rumpf und Brustwirbelsäule nach lateral bewegt. Der Kopf tendiert dazu, am Ort zu bleiben, bis er durch den Körper mitgerissen wird. Der Schwerpunkt des Kopfes liegt vor und oberhalb der Verbindungsstelle zur Wirbelsäule. Deshalb neigt er dazu, seitlich wegzurollen. Diese Bewegungen führen häufig zu Dislokationen und Frakturen.

Eine **Distraktion** oder **Auseinanderziehung der Wirbelsäule** erfolgt, wenn ein Teil der Wirbelsäule stabil ist und der Rest sich in einer Längsbewegung befindet. In solchen Fällen kommt es schnell zu einer Dehnung und Zerreißung des Rückenmarks. Diese Art von Verletzung tritt gewöhnlich bei Personen auf, die sich erhängt haben, wird jedoch auch bei Unfällen auf Kinderspielplätzen gesehen. Hier kann es durch Stürze zur Strangulation an Spielgeräten kommen. Meist spielen dabei Taue, die eigentlich nicht zum Klettergerät gehören, oder Schnüre in der Bekleidung eine Rolle.

Obwohl jede einzelne dieser gewaltsamen Einzelbewegungen bei einem Patienten als Ursache für eine Wirbelsäulenverletzung im Vordergrund stehen kann, treten häufig mehrere dieser Verletzungsmuster gleichzeitig auf.

11.2.3 Rückenmarkverletzungen

Primäre Verletzungen oder Primärschäden entstehen direkt zu dem Zeitpunkt, an dem die Kräfte einwirken. Sie können zu einer Kompression des Rückenmarks, zu direkten Rückenmarkschädigungen (häufig verursacht von scharfen, instabilen Knochenfragmenten oder Projektilen) oder zu einer Unterbrechung der Blutversorgung führen. Sekundäre Verletzungen oder Sekundärschäden entstehen im Anschluss an die initiale Schädigung aufgrund von Schwellung, Ischämie oder Bewegung von Knochenfragmenten.[7]

Rückenmarkerschütterungen führen zu einer temporären Unterbrechung der Funktionen distal der Verletzung. Von **Rückenmarkkontusionen** wird bei Quetschungen oder Blutungen ins Rückenmarkgewebe gesprochen, was ebenfalls zu einer vorübergehenden Unterbrechung der spinalen Funktionen distal der Verletzung führen kann („spinaler Schock"). Der **spinale Schock** ist ein neurologisches Phänomen, das nach einem spinalen Trauma auftritt; seine Dauer ist nicht vorhersagbar. Der spinale Schock führt zu einem vorübergehenden Verlust aller motorischen und sensorischen Funktionen sowie der Reflexe unterhalb des Verletzungsniveaus. Rückenmarkkontusionen werden normalerweise durch penetrierende Verletzungen oder Verschiebungen von Knochenfragmenten verursacht. Die Schwere der aus der Kontusion resultierenden Verletzung hängt davon ab, wie stark die Einblutung in das Gewebe ist. Eine Beeinträchtigung oder Unterbrechung der Rückenmarkdurchblutung kann zu einer lokalen Ischämie des Rückenmarks führen.

Bei einer **Rückenmarkkompression** wird durch eine Schwellung, eine traumatische Bandscheibenruptur oder Knochenfragmente Druck auf das Rückenmark ausgeübt; dies kann zu einer lokalen Gewebeischämie führen. In einigen Fällen ist eine operative Entlastung (Dekompression) erforderlich, um einen dauerhaften Funktionsverlust zu verhindern. Als Rückenmarklazeration (**Rückenmarkriss**) wird ein Zerreißen oder eine Durchtrennung des Marks bezeichnet.

Neurologische Defizite sind möglicherweise reversibel, wenn das Rückenmark nur leicht geschädigt wurde. Meistens erleidet der Patient jedoch einen dauerhaften Schaden, wenn mehrere oder alle Spinalbahnen durchtrennt wurden. Rückenmarkdurchtrennungen werden in komplette oder inkomplette Unterbrechungen unterteilt:

- Bei einer **kompletten Durchtrennung** sind alle Spinalnerven unterbrochen und alle Funktionen des Rückenmarks unterhalb der Verletzung sind erloschen. Klinisch führt dies unter anderem zu einer schlaffen Lähmung der Skelettmuskulatur, dem Fehlen von Fremd- und Eigenreflexen und dem Verlust der Gefäßregulation. Aufgrund von Schwellungen kann das Ausmaß der Verletzungen in den ersten 24 Stunden selten genau bestimmt werden. Je nach Höhe der Verletzung enden die meisten kompletten Durchtrennungen in einer Tetraplegie (tetra = 4, Plegie = Lähmung; hohe Querschnittlähmung im Halsbereich, bei der Arme und Beine betroffen sind) oder Paraplegie (Querschnittlähmung, bei der die untere Körperhälfte betroffen ist).
- Bei **inkompletten Durchtrennungen** bleiben einige Bahnen und somit sensorische/motorische Funktionen intakt. Es wird dann von Tetra- oder Paraparese (Parese = Schwäche) gesprochen. Die Patienten haben eine bessere Prognose bezüglich der

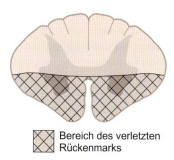

Abb. 11.9 Spinalis-anterior-Syndrom (Anterior Cord Syndrome).

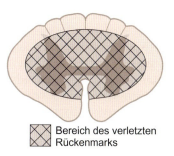

Abb. 11.10 Zentromedulläres Syndrom (Central Cord Sndrome).

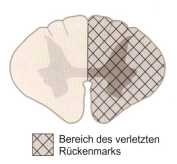

Abb. 11.11 Brown-Séquard-Syndrom.

Rehabilitation. Zu den inkompletten Rückenmarkdurchtrennungen gehören:

- Das vordere Rückenmark- oder **Spinalis-anterior-Syndrom** (Anterior Cord Syndrome) ist die Folge einer Kompression von Spinalarterien (A. spinalis anterior), die im vorderen Bereich des Rückenmarks verlaufen (➤ Abb. 11.9). Die Gefäßkompression wird entweder durch Knochenfragmente oder durch anderweitig verursachten Druck hervorgerufen (z. B. durch einen sehr ausgeprägten Bandscheibenvorfall). Symptome sind Ausfälle der Motorik und der Schmerz-/Temperaturwahrnehmung. Allerdings ist noch eine Restfunktion für Berührungen und Vibrationsempfindung erhalten.
- Das **zentromedulläre Syndrom** (Central Cord Syndrome) tritt üblicherweise als Folge einer starken Überstreckung im Halswirbelbereich auf (➤ Abb. 11.10) und ist eine Verletzung der zentralen Rückenmarkanteile. Symptome sind Schwäche oder Kribbeln in den oberen Extremitäten bei normaler Kraft in den unteren Extremitäten. Dieses Syndrom verursacht unterschiedlich schwere Blasenfunktionsstörungen.

– Beim **Brown-Séquard-Syndrom** ist das Rückenmark durch penetrierende Verletzungen halbseitig geschädigt; die Rückenmarkläsion ist auf eine Seite begrenzt (➤ Abb. 11.11). Es kommt zu einem Funktionsverlust (mit spinaler Halbseitenlähmung und Verlust der Sensibilität) auf der geschädigten Seite sowie einem Verlust vom Schmerz- bzw. Temperaturfühl auf der kontralateralen Seite. Dieses Bild entsteht, weil die Nervenbahnen teilweise auf die andere Seite des Rückenmarks kreuzen.[8]

Ein sekundär nach einer Rückenmarkverletzung auftretender neurogener „Schock" ist ein wichtiger zusätzlicher Befund. Dieser Zustand unterscheidet sich vom weiter oben beschriebenen spinalen Schock. Auch wenn viele Leute die Begriffe „neurogener Schock" und „spinaler Schock" synonym verwenden, handelt es sich tatsächlich um zwei verschiedene Dinge. Ist das Rückenmark vollständig durchtrennt, kann der Sympathikus die Muskulatur in den Gefäßwänden unterhalb der Verletzung nicht mehr regulieren. Diese Arterien und Arteriolen dilatieren und vergrößern dadurch den Gefäßraum, was zu einer relativen Hypovolämie und zu einem teilweisen Verlust des Gefäßwiderstands (Systemic Vascular Resistance, SVR) führt. Als Folge fällt der Blutdruck ab. Die Haut ist warm und trocken, während sie sich beim hypovolämischen Schock kühl und feucht anfühlt.

Im Vergleich zum hypovolämischen Schock reagiert der Körper nicht mit einer Tachykardie, sondern mit normaler bis bradykarder Herzfrequenz. Obwohl der Patient auch beim neurogenen „Schock" häufig hypotensiv ist, verursacht dieser meistens keine Hypoxie im peripheren Gewebe (➤ Kap. 9). Nach hohen Rückenmarkläsionen (C5 oder höher) benötigt das kardiovaskuläre System häufig Vasopressoren oder einen Herzschrittmacher.[9] Ein aktueller Expertenkonsens empfiehlt bei einem akuten spinalen Trauma die schnelle Korrektur eines niedrigen Blutdrucks ($BD_{systol.}$ < 90 mmHg). Idealerweise sollte bei Patienten mit Verdacht auf Rückenmarkverletzung ein normaler mittlerer arterieller Druck (MAP) von 85–90 mmHg aufrechterhalten werden.[10]

11.3 Beurteilung

Verletzungen des Rückenmarks sollten immer im Zusammenhang mit den anderen Verletzungen und Befunden beurteilt werden. Das Primary Assessment hat die höchste Priorität. Häufig muss der Patient allerdings zunächst bewegt werden, um die Sicherheit aller Beteiligten an der Einsatzstelle zu gewährleisten. Deshalb muss mittels einer raschen Beurteilung der Geschehnisse und des Ablaufs abgeschätzt werden, ob eine Verletzung des Spinaltrakts möglich ist. In einem solchen Fall muss die Wirbelsäule des Patienten manuell geschützt werden. Der Kopf wird, außer bei bestehenden Kontraindikationen (➤ Kap. 11.4.3), in einer neutralen, sogenannten Inline-Position fixiert. Der Kopf wird so lange in dieser Position belassen, bis die Untersuchung ergibt, dass keine Indikation für eine Immobilisation besteht, oder der Patient mit Zervikalstütze auf einem Spineboard oder einer Vakuummatratze definitiv immobilisiert wurde.

11.3.1 Neurologische Untersuchung

Der Rettungsassistent, Notfallsanitäter bzw. Notarzt führt eine kurze neurologische Untersuchung durch, um offensichtliche neurologische Ausfälle zu erkennen. Der Patient wird aufgefordert, seine Arme, Hände und Beine zu bewegen, wobei Auffälligkeiten registriert werden müssen. Danach wird der Patient von der Schulter bis zu den Füßen untersucht, ob die Sensibilität unversehrt ist. Eine vollständige neurologische Untersuchung ist in der Präklinik nicht erforderlich, weil sie keine Informationen liefert, welche die Behandlung im Rettungsdienst beeinflussen, und weil sie nur dazu führt, dass mehr Zeit vor Ort verbracht wird. Die kurze neurologische Untersuchung sollte erneut durchgeführt werden, sobald der Patient immobilisiert ist, jedes Mal, wenn der Patient bewegt wurde, und beim Erreichen des Krankenhauses. Dies hilft dabei, neurologische Veränderungen zu erkennen, die sich nach der initialen Untersuchung eingestellt haben können.

11.3.2 Rückenmarkverletzungen anhand des Unfallmechanismus einschätzen

Traditionell wurde in der Ausbildung des Rettungsfachpersonals gelehrt, dass der Verdacht auf eine Verletzung des Rückenmarks einzig auf dem Unfallmechanismus basiert und somit eine Wirbelsäulen-Immobilisation nach einem entsprechenden Unfallmechanismus bei jedem Patienten erforderlich ist. Diese Verallgemeinerung hat dazu geführt, dass klare klinische Leitlinien für die Beurteilung von Rückenmarkverletzungen fehlen. Zur Abschätzung der Indikation einer Wirbelsäulen-Immobilisation sollten die motorische und sensorische Funktion, die Schmerzlokalisation und die Vigilanz des Patienten mitberücksichtigt werden (➤ Kasten 11.1). Zusätzlich können andere, schmerzhaftere Verletzungen den Patienten von Rückenbeschwerden ablenken, z. B. eine Femurfraktur.[9] Auch Alkohol und Medikamente bzw. Drogen oder ein Schädel-Hirn-Trauma können das Schmerzempfinden des Patienten herabsetzen und schwerwiegende Verletzungen maskieren.

> **11.1 Indikationen für eine spinale Immobilisation**
> - Druckdolenz bei der Palpation der Wirbelsäule
> - Schmerzen im Rücken
> - Herabgesetzter oder veränderter Bewusstseinszustand (z. B. durch Schädel-Hirn-Trauma oder durch Einfluss von Alkohol oder anderen bewusstseinsverändernden Substanzen)
> - Unfähigkeit, adäquat zu kommunizieren (z. B. sehr junge Patienten, Sprachbarriere)
> - GCS-Wert < 15 Punkten
> - Hinweise auf eine durch Distraktion hervorgerufene Verletzung
> - Lähmungen oder andere neurologische Defizite bzw. Beschwerden

Das Hauptziel bei der Behandlung sollte das Erkennen von Indikationen für eine Wirbelsäulen-Immobilisation sein. Dies ist wichtiger, als den Rücken zu untersuchen.[11–18] Da viele Patienten keine Wirbelsäulenverletzungen haben, sollte die Entscheidung für eine Wirbelsäulen-Immobilisation gezielter erfolgen, vor allem weil die

Immobilisation auch Nebenwirkungen hat, z. B. höhere Atemarbeit, Hautischämie und Schmerzen.[19] Gerade in Bezug auf die ältere Bevölkerung ist diese selektive Herangehensweise wichtig, weil bei diesen Patienten die Gefahr von Hautschäden erhöht ist und häufig Beeinträchtigungen der Lungenfunktion bestehen. Das Rettungsteam sollte sich auf sinnvolle Indikationen festlegen, bevor ein Patient immobilisiert wird.[20]

Wenn nach einer vorsichtigen und exakten Untersuchung keine Indikation für eine Wirbelsäulen-Immobilisation gefunden wurde, dann ist auch keine nötig! Der Grundpfeiler für eine suffiziente Behandlung von Rückenverletzungen ist der gleiche wie für die Versorgung von Traumapatienten insgesamt: eine gute Beurteilung und angemessene, rechtzeitige Behandlung.

Stumpfes Trauma

Die wichtigsten Ursachen für Rückenverletzungen bei Erwachsenen sind:
- Verkehrsunfälle
- Stürze
- Motorradunfälle
- Sportverletzungen
- Sprünge in seichtes Wasser

Die wichtigsten Ursachen für Rückenverletzungen bei Kindern sind:
- Stürze aus großen Höhen (üblicherweise die 2- bis 3-fache Körpergröße des Patienten)
- Stürze vom Dreirad oder Fahrrad
- Von motorisierten Fahrzeugen angefahren werden

Als Leitlinie sollte für professionelle Helfer gelten, dass sie in den folgenden Situationen mit Rückenmarkverletzungen bzw. einer instabilen Wirbelsäule rechnen, umgehend eine manuelle Stabilisierung der Wirbelsäule durchführen und beurteilen, ob die Indikation für eine Immobilisation besteht:
- Jeder stumpfe Mechanismus, der zu einem harten Schlag auf Kopf, Hals, Thorax oder Becken führte (z. B. nach Körperverletzung)
- Unfälle mit plötzlichen Beschleunigungen/Abbremsungen oder seitlichen Krafteinwirkungen auf Nacken oder Thorax (mittlere Geschwindigkeiten und Hochrasanztraumata, vom Auto angefahrene Fußgänger, Explosionen)
- Alle Stürze, vor allem bei älteren Patienten
- Unfälle, bei denen das Opfer aus dem Fahrzeug geschleudert wurde, und Stürze von Fahrzeugen (Skateboard, Fahrrad, Motorrad)
- Alle Unfälle im seichten Wasser (z. B. nach Kopfsprung)

Andere Situationen, die häufig mit einer HWS-Verletzung in Verbindung gebracht werden, sind:
- Kopfverletzungen mit jeder Art von Bewusstseinseintrübung
- Signifikante Schäden am Helm
- Schweres stumpfes Trauma am Rumpf
- Eingetauchte Beckenfrakturen oder Frakturen der unteren Extremitäten nach Sturz aus großer Höhe oder plötzlicher Abbremsung des Körpers (Dezeleration)
- Signifikante Verletzungen in der Wirbelsäulenregion

Bei diesen Verletzungsmechanismen muss eine gründliche und sorgfältige Untersuchung durchgeführt werden, um festzustellen, ob eine Indikation zur Wirbelsäulen-Immobilisation gegeben ist. Stellen die Rettungskräfte fest, dass keine Indikationen gegeben sind, kann die manuelle Stabilisierung der Halswirbelsäule beendet werden.

Die Einführung der Sicherheitsgurte führte dazu, dass nach Verkehrsunfällen weniger Todesfälle und weniger schwere Verletzungen des Kopfes, Gesichts und Thorax auftraten. Aber auch bei korrekt angelegten Gurten kann eine Verletzung der Wirbelsäule nicht ausgeschlossen werden. Vor allem bei heftigen Frontalkollisionen wird der angegurtete Rumpf schlagartig gebremst, der ungesicherte Kopf jedoch folgt der Bewegung nach vorne. Durch die kräftige Nackenmuskulatur wird er gestoppt; deshalb kann der Kopf nur eine kleine Vorwärtsbewegung machen. Sind die Bremskräfte sehr stark, rotiert der Kopf nach vorne und prallt mit dem Kinn gegen die Brust. Oft dreht sich der Kopf leicht und wird von den Schultern aufgefangen. Solche schnellen, kräftigen Hyperflexionen (Überbeugungen) und Torsionen (Verdrehungen) können zu Frakturen der Halswirbel, zur Dislokation der Gelenke zwischen den Wirbeln und/oder zu einer Überdehnung des Rückenmarks führen. Andere Mechanismen können bei angeschnallten Insassen ein spinales Trauma bei seitlichen Kollisionen bzw. Auffahrunfällen bewirken. Die Kinematik, das Ausmaß der Schäden an den Fahrzeugen und die weiteren Verletzungen des Patienten sind Schlüsselkriterien bei der Entscheidung, ob der Patient eine Wirbelsäulen-Immobilisation benötigt oder nicht.

Ob ein Patient laufen kann oder nicht, ist kein Entscheidungsfaktor bei der Frage, ob er eine Immobilisation benötigt. Viele Patienten, die eine chirurgische Intervention zur Stabilisierung ihrer instabilen Wirbelsäule benötigten, wurden zunächst an der Einsatzstelle herumlaufend angetroffen oder sind selbstständig in die Notaufnahme gekommen.

Penetrierendes Trauma

Patienten mit einem penetrierenden Trauma (z. B. Stichverletzung) müssen bezüglich ihres Potenzials für eine Wirbelsäulenverletzung gesondert betrachtet werden.[21] Allgemein gilt: Wenn zum Zeitpunkt, als die Verletzung stattfand, kein neurologisches Defizit auftrat, gibt es wenig Grund zur Besorgnis, dass sich daraus eine Rückenmarkverletzung entwickelt (➤ Kasten 11.2). Dies liegt daran, dass dieser Verletzungsmechanismus und die kinematische Energie selten zu instabilen Verletzungen der Wirbelsäule führen. Auch bewirken sie – im Gegensatz zum stumpfen Trauma – im Allgemeinen keine instabilen Verletzungen am Bandapparat oder den Knochen. Ein penetrierendes Objekt verursacht Verletzungen längs des Weges, den es genommen hat. Hat das Objekt das Rückenmark während der Penetration nicht direkt verletzt, ist es unwahrscheinlich, dass eine Rückenmarkverletzung später auftritt.

11.2 Penetrierende Traumata

Penetrierende Traumata sind für sich alleine genommen keine Indikation für eine Immobilisation der Wirbelsäule.

Zahlreiche Studien haben gezeigt, dass instabile Wirbelsäulenverletzungen sehr selten von penetrierenden Traumata des Kopfes, Halses oder Rumpfes herrühren [22-29] und solche Verletzungen **keine** Indikation zur Wirbelsäulen-Immobilisation darstellen. Zudem haben die anderen durch den penetrierenden Gegenstand verursachten Verletzungen oft eine höhere Priorität als die Verletzungen der Wirbelsäule, sodass eine Immobilisation nicht erforderlich ist. Eine retrospektive Studie ergab, dass die Mortalität bei Patienten mit penetrierender Verletzung, die präklinisch immobilisiert wurden, höher war als bei Patienten, bei denen dies unterlassen wurde (Daten aus der National Trauma Data Bank, USA).[30] Dennoch sollten die Rettungskräfte damit rechnen, dass bei einem Patienten mit einem penetrierenden Trauma zugleich auch ein stumpfer Verletzungsmechanismus vorliegen kann. So kann die Indikation für eine Immobilisation bei einer Person, die nach einem Messerstich oder einer Schussverletzung die Treppe hinuntergestürzt ist, möglicherweise gegeben sein. Da bei penetrierenden Verletzungen – gerade im Bereich des Rumpfes – der zügige Transport in eine geeignete Klinik häufig lebensrettend ist, ist das Stellen der Indikation für eine Immobilisation der Wirbelsäule eine Einzelfallentscheidung. Im Zweifelsfall hat die Rettung des Lebens Vorrang vor einer zeitraubenden Immobilisation.

11.3.3 Indikationen für eine Wirbelsäulen-Immobilisation

Der Verletzungsmechanismus kann bei der Prüfung, ob eine Indikation für eine Wirbelsäulen-Immobilisation besteht, helfen (➤ Abb. 11.12). Entscheidend ist immer die komplette körperliche Untersuchung, gepaart mit einem guten klinischen Urteilsvermögen. Dieses Vorgehen wird Rettungsassistenten, Notfallsanitäter und Notärzte zu einer Entscheidung führen. Dabei gilt: **Im Zweifel immobilisieren!**

Wenn Patienten eine penetrierende Verletzung (z.B. Schuss- oder Stichverletzung) im Kopf, Hals oder Rumpfbereich haben und über neurologische Beschwerden wie Taubheitsgefühl, Kribbelparästhesien, Verlust der Sensibilität oder Motorik klagen oder eine Bewusstlosigkeit vorliegt, ist davon auszugehen, dass der Verletzungsmechanismus dies verursacht hat. Bei unauffälliger Neurologie und ohne Vorliegen von sekundären Verletzungen muss keine Wirbelsäulen-Immobilisation durchgeführt werden, obgleich ein Spineboard o.Ä. zum Anheben des Patienten oder zum Transport benutzt werden kann.

Bei Patienten nach einem stumpfen Trauma muss in folgenden Situationen eine Immobilisation der Wirbelsäule durchgeführt werden:
- **Herabgesetzter Bewusstseinszustand:** GCS-Wert von weniger als 15 Punkten. Jeder Faktor, der die Schmerzwahrnehmung des Patienten einschränkt, verhindert eine gute Beurteilung, z.B.
  - Schädel-Hirn-Trauma (SHT).
  - Andere Gründe für einen eingeschränkten Mentalstatus; so kann z.B. bei Patienten mit psychiatrischen Vorerkrankungen, Morbus Alzheimer oder Intoxikationen die Schmerzwahrnehmung herabgesetzt sein.
  - Maskierung des Schmerzes durch akute Stressreaktionen.
- **Rückenschmerzen oder -verspannungen,** inkl. Ruheschmerz, Bewegungsschmerz, Verspannungen und Deformationen im Bereich der Wirbelsäule
- **Neurologische Ausfälle,** inkl. bilaterale Ausfälle, Teilausfälle, Parese (Schwäche), Taubheitsgefühl, Kribbelparästhesien und Symptome eines spinalen Schocks; eine Dauererektion des Penis (Priapismus) kann auf eine Rückenmarkverletzung hinweisen
- **Deformierungen der Wirbelsäule,** die im Rahmen der körperlichen Untersuchung festgestellt werden

Allerdings schließt das Fehlen der oben genannten Zeichen eine knöcherne Wirbelsäulenverletzung nicht aus (➤ Kasten 11.3).

11.3 Anzeichen und Symptome für Wirbelsäulenverletzungen

- Schmerzen im Bereich von Hals oder Rücken
- Schmerzen bei Bewegungen des Halses oder Rückens
- Schmerzen bei Palpation der Halsrückseite oder der Mitte des Rückens
- Deformierungen der Wirbelsäule
- Muskuläre Abwehrspannung im Hals- oder Rückenbereich
- Lähmungen, Paresen, Taubheit oder Kribbeln in Beinen oder Armen zu irgendeinem Zeitpunkt nach dem Ereignis
- Symptome eines neurogenen Schocks
- Priapismus

Ein Patient mit entsprechendem Unfallmechanismus, aber ohne die beschriebenen Symptome muss vom professionellen Helfer hinsichtlich seiner „Urteilsfähigkeit" beurteilt werden. Ein urteilsfähiger Patient ist ruhig, kooperativ und wirkt nüchtern, ein nicht zurechnungsfähiger könnte dagegen folgende Auffälligkeiten zeigen:

Intoxikationen Ein Patient unter Drogen- oder Alkoholeinfluss sollte immobilisiert und wie ein kooperativer Patient mit Wirbelsäulenverletzung behandelt werden, bis er ruhig, kooperativ und nüchtern ist.

Ablenkende schwere Verletzungen Sehr schmerzhafte Verletzungen können einen Patienten von Rückenproblemen ablenken und eine aussagekräftige Selbstbeurteilung verhindern[9]. Beispiele dafür sind ein gebrochener Oberschenkel oder großflächige Verbrennungen.

Kommunikationsbarrieren Probleme in der Kommunikation entstehen bei Sprachproblemen, Taubheit, beim Umgang mit sehr jungen Patienten oder bei Personen, die aus einem sonstigen Grund nicht gut kommunizieren können.

Der Patient sollte kontinuierlich dahingehend beurteilt werden, ob er noch einen zurechnungsfähigen Eindruck macht. Wenn er zu irgendeinem Zeitpunkt Symptome oder Zeichen einer Wirbelsäulenverletzung zeigt oder seine Urteilsfähigkeit angezweifelt wird, muss eine Wirbelsäulenverletzung angenommen und der Patient unverzüglich immobilisiert werden.

In vielen Situationen besteht aufgrund des Verletzungsmechanismus keine Gefahr für eine Halsverletzung (z.B. bei einem Sturz auf die Hand mit Radiusfraktur). Vorausgesetzt, es wurde eine ausreichende Untersuchung und gute Beurteilung durchgeführt, ist bei diesen Patienten keine Wirbelsäulen-Immobilisation notwendig.

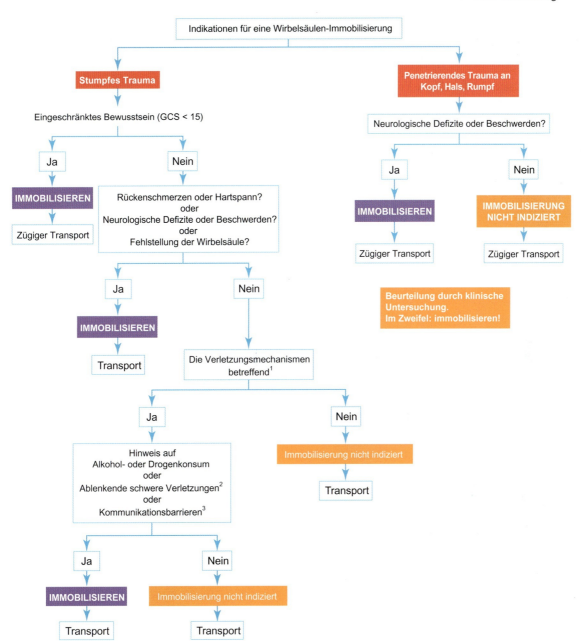

Anmerkungen:

[1] Die Verletzungsmechanismen betreffend:
- Jeder Mechanismus, der zur Gewalteinwirkung gegen Kopf, Hals, Rumpf oder Becken geführt hat (z.B. Körperverletzung; Aufenthalt in einem eingestürzten Gebäude)
- Zwischenfälle mit plötzlich und ggf. seitlich einwirkenden Beschleunigungs- oder Verzögerungskräften auf Hals oder Rumpf (z.B. Verkehrsunfälle, Hochrasanztraumata, angefahrene Fußgänger, Verwicklung in Explosionen etc.)
- Jegliche Stürze, insbesondere bei älteren Personen
- Stürze von motorisierten oder andersartig angetriebenen Fahrzeugen (z.B. Motorroller, Skateboards, Fahrräder, Motorräder, Campingbusse oder sonstige Freizeitfahrzeuge) oder Herausgeschleudertwerden aus Pkw, Lkw, Bus oder Ähnlichem
- Opfer eines Kopfsprungs in flachem Gewässer.

[2] Ablenkende Verletzungen: Jegliche Verletzung, die die Fähigkeiten des Patienten, andere Verletzungen wahrzunehmen, beeinflussen kann. Ablenkende Verletzungen sind z.B.: Langknochenfrakturen; Hinweis auf abdominales Trauma mit Indikation zur chirurgischen Abklärung; große Fleischwunden, Ablederungen oder Quetschwunden; großflächige Verbrennungen; jede andere Verletzung, die eine funktionelle Beeinträchtigung hervorruft (modifiziert nach: Hoffman JR, Wolfson AB, Todd K, Mower WR: Selective cervical spine radiography in blunt trauma: methodology of the National Emergency X-Radiography Utilization Study [NEXUS], Ann Emerg Med 461, 1998).

[3] Kommunikationsbarrieren: Betrifft alle Patienten, die aus Gründen, die oben noch nicht aufgeführt worden sind, außerstande sind, im Rahmen ihrer Untersuchung adäquat zu kommunizieren; Beispiele: Sprache und/oder Hörvermögen sind beeinträchtigt, Patient spricht nur eine fremde Sprache, Kleinkinder.

Abb. 11.12 Indikationen zur Wirbelsäulen-Immobilisation.

11.4 Management

In den Vereinigten Staaten ist das übliche Vorgehen bei Verdacht auf eine Wirbelsäulenverletzung, dass der Patient in Rückenlage auf einem Spineboard in einer neutralen Inline-Position immobilisiert wird. Mitunter wird eine Schaufeltrage als Alternative zu einem Spineboard verwendet. Die Anwendung der Schaufeltrage erfordert nicht, dass der Patient auf die Seite gedreht oder angehoben wird. Dies kann für den Patienten angenehmer sein (➤ Kasten 11.4; ➤ Abb. 11.13). In vielen anderen Ländern wird anstelle des Spineboards eine Vakuummatratze zur Ruhigstellung verwendet (➤ Kasten 11.5; ➤ Abb. 11.14).

11.4 Schaufeltrage

Die Schaufeltrage (➤ Abb. 11.13) wurde im Jahr 1943 von Wallace W. Robinson (Portland, Maine) erfunden und 1947 patentiert.[31] Ursprünglich konnte sie nur an einer Stelle am Fußende geöffnet werden. Die Ausführung, die heutzutage verwendet wird, ließ Ferno® im Jahr 1970 patentieren. Traditionell wurde die Schaufeltrage aus Metall hergestellt, aus Aluminium oder anderen Leichtmetallen. Heutzutage werden häufiger moderne Kunststoffe verwendet. Die Schaufeltrage besteht aus zwei Hälften, von denen jeweils eine Hälfte unter der linken und der rechten Seite des Patienten platziert werden kann, ohne dass größere Bewegungen des Patienten erforderlich sind. Nachdem die beiden Hälften miteinander verbunden worden sind, kann der Patient angehoben und auf die Trage oder Vakuummatratze gelegt werden.

Die Schaufeltrage ist 1,6 m lang und 40 cm breit, kann jedoch bis auf eine Länge von 2 m ausgezogen werden, um sie an die Größe des Patienten anzupassen. Ihr Gewicht entspricht in etwa dem eines Spineboards. Das für die Schaufeltrage zugelassene Patientengewicht variiert je nach Herstellervorgabe zwischen 160 und 300 kg.

Anders als ein Spineboard sollte die Schaufeltrage nicht zum Transport eines Patienten über eine längere Distanz verwendet werden. Ihre primäre Funktion besteht darin, den Patienten umzulagern oder ihn ein kurzes Stück zur Trage oder Vakuummatratze zu transportieren. In den beiden letztgenannten Situationen ist es wichtig, dass der Patient mit Gurten sorgfältig auf der Schaufeltrage gesichert wird. Es hat sich gezeigt, dass die Schaufeltrage von den Patienten im Vergleich zum Spineboard als komfortabler empfunden wird und dass ihre Anwendung zu weniger Bewegungen in der Wirbelsäule führen kann.[32] Manche Experten vertreten die Auffassung, dass bei einem Patienten mit Beckentrauma die Schaufeltrage vorzuziehen ist, weil eine Drehung des Patienten dann unterbleiben kann.

Wenngleich das Spineboard in den letzten Jahren aufgrund spezieller Eigenschaften in die Kritik geraten ist, muss doch festgehalten werden, dass es z. B. zur Rettung aus einem Fahrzeug deutlich besser als die Schaufeltrage geeignet ist. In bestimmten Situationen kann das Spineboard auch insofern Vorteile bieten, weil es problemloser zum Patienten mitgenommen werden kann. Insbesondere dann, wenn der RTW ein Stück entfernt geparkt werden musste und es entsprechend Zeit beanspruchen würde, Schaufeltrage und Vakuummatratze zu holen, kann ein bereits zum Patienten mitgenommenes Spineboard große Vorteile bieten.

11.5 Vakuummatratze

Die Vakuummatratze (➤ Abb. 11.14) wurde von Loed und Haederlé in Frankreich erfunden. Andere Quellen hingegen nennen Erik Runereldt, einen Schweden, als Erfinder. Es wird berichtet, dass er die Idee in den späten 1960er-Jahren hatte, nachdem er eine Packung vakuumverpackte Kaffeebohnen gesehen hatte.

Die Vakuummatratze kann für den Transport und die Immobilisation verwendet werden, nachdem der Patient mit einer Schaufeltrage darauf gelegt wurde. Sie besteht aus einer luftdichten Kunststoffhülle, die mit kleinen Styroporkugeln gefüllt ist, und verfügt über ein Ventil. Wenn die Luft aus der Vakuummatratze abgesaugt wird, presst der Atmosphärendruck die Kugeln zusammen, sodass eine Art „Gipsbett" entsteht, das sich an die Konturen des Körpers anpasst.

In den letzten zehn Jahren hat sich die Vakuummatratze weiterentwickelt. Sie ist heute länger und breiter als die ursprüngliche Version und hat ein verbessertes Ventilsystem, sodass die Luft leichter aus der Matratze abgesaugt werden kann. Das Entfernen der Luft aus der Vakuummatratze erfordert die Verwendung einer Absaugpumpe; diese kann elektrisch oder manuell/per Fuß betrieben sein.

Die in ➤ Abb. 11.14 gezeigte Matratze hat eine V-Form, die es den Rettungskräften ermöglicht, den Patienten sicher zu fixieren. Ein besonderer Vorteil ist die Flexibilität der Vakuummatratze, die es ermöglicht, auch Patienten mit anatomischen Besonderheiten, z. B. mit Morbus Bechterew, zu immobilisieren. Die Gurte und Tragegriffe sind an der Matratze festgenäht, sodass diese einfach zu handhaben ist. Wie bei allen in der Medizin eingesetzten Hilfsmitteln gibt es unterschiedliche Typen von Vakuummatratzen, sodass die Anwender sich mit dem bei ihnen verwendeten Modell vertraut machen und die Anwendung häufig trainieren sollten.

Zahlreiche Studien konnten zeigen, dass die Vakuummatratze, verglichen mit dem Spineboard, für den Patienten einen besseren Komfort bietet.[33–38] Besonders wichtig ist, dass die Vakuummatratze, vergleichbar mit dem Spineboard, röntgenstrahlendurchlässig ist, sodass der Patient im Rahmen der Diagnostik im Krankenhaus nicht heruntergenommen werden muss.

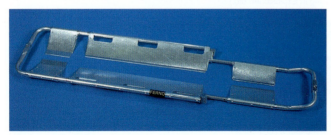

Abb. 11.13 Schaufeltrage.
Jones & Bartlett Publishers. Courtesy of MIEMSS

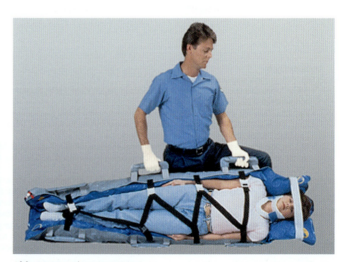

Abb. 11.14 Vakuummatratze.
Courtesy of Hartwell Medical. © NAEMT; PHTLS, 8th edition, Jones & Bartlett, 2016

Kopf, Hals, Körper und Becken sollten jeweils in einer neutralen Inline-Position fixiert werden, um jede weitere Bewegung der instabilen Wirbelsäule zu verhindern, damit diese keine Schädigung des Rückenmarks hervorruft. Die Immobilisation der Wirbelsäule folgt den allgemeinen Prinzipien der Fixierung von Frakturen: Ruhigstellung der Gelenke ober- und unterhalb des Bruches. Aufgrund der Anatomie der Wirbelsäule und der durch die einwirkenden Kräfte verursachten Interaktionen zwischen den Wirbeln muss die Immobilisation auf die Gelenke ober- und unterhalb der gesamten Wirbelsäule ausgeweitet werden. Das „Gelenk" oberhalb der Wirbelsäule ist der Kopf, das „Gelenk" unterhalb ist das Becken.

Schon leichte Bewegungen der Arme können zu signifikanten Bewegungen des Schultergürtels führen. Bewegungen des Beckens verschieben die Sakralwirbel und folglich auch die Lendenwirbelsäule. Seitliche Bewegungen beider Beine führen zu einer Verschiebung des Beckens und einer seitlichen Biegung der Wirbelsäule.

Frakturen einer Region der Wirbelsäule sind häufig assoziiert mit Verletzungen anderer Wirbel.[28] Deshalb wird die gesamte Wirbelsäule (Hals-, Brust-, Lenden- und Sakralbereich) als Einheit betrachtet und immer als Ganzes immobilisiert. Die liegende Position ist die stabilste Position, um eine fortgesetzte Versorgung des Patienten während des Tragens oder des Transports (im Fahrzeug) zu gewährleisten. Sie bietet zudem den besten Zugang zum Patienten für weitere Untersuchungen und alle Interventionen. Wenn der Patient auf dem Rücken liegt, können gleichzeitig Atemwege, Mund und Nase, Augen, Thorax und Abdomen beobachtet werden.

Meistens wird ein Patienten in einer der folgenden vier Körperhaltungen angetroffen: sitzend, vornübergebeugt, liegend oder stehend. Sobald die Rettungskräfte den Patienten erreichen, muss die Wirbelsäule umgehend vor Bewegungen geschützt und stabilisiert werden. Diese manuelle Kontrolle muss aufrechterhalten werden, bis der Patient mit Hilfsmitteln auf einem Spineboard oder einer Vakuummatratze immobilisiert ist. Für eine komplette Stabilisierung der Wirbelsäule sind Fertigkeiten – wie die manuelle Immobilisation, das korrekte Logroll-Manöver (achsengerechtes Drehen) und die schnelle Rettung (Rapid Extrication) bei gleichzeitiger manueller Immobilisation – sowie Materialien wie das Spineboard oder die Vakuummatratze wichtig. Diese ermöglichen es, den Patienten sicher von der aufgefundenen Position in eine stabile Lage zu bringen. Eine neuere Studie ergab, dass ein bestimmter Schaufeltragetyp genauso effektiv sein kann wie ein Spineboard.[29]

Die Studienlage insgesamt zur Immobilisation ist von unterschiedlicher Qualität und nicht immer eindeutig. Es kann jedoch angenommen werden, dass ein Patient umso eher von einem raschen Verfahren der Immobilisation im Gesamtablauf profitieren könnte, je kritischer der Patientenzustand ist. Oft wird den technischen Hilfsmitteln mehr Aufmerksamkeit gewidmet als dem Verständnis der grundlegenden Prinzipien der Immobilisation und wie diese modifiziert werden können, um auf die individuellen Bedürfnisse des Patienten einzugehen. Spezifische Methoden und Hilfsmittel können nur sicher benutzt werden, wenn anatomisches Basiswissen vorhanden ist, das auf alle verwendeten Hilfsmittel und Techniken übertragbar ist. Wird die Anwendung eines Hilfsmittels statisch und aus dem Zusammenhang gerissen erlernt, sodass jede Einzelheit festgelegt ist, so wird dies den unterschiedlichen Anforderungen im Einsatz nicht gerecht. Ideal wäre es, wenn den Rettungskräften verschiedene Hilfsmittel zur Verfügung stünden, z. B. Spineboard, Schaufeltrage und Vakuummatratze, und dann je nach Einzelfall das am besten geeignete Hilfsmittel eingesetzt werden könnte. Unabhängig von den verwendeten Hilfsmitteln und Methoden sollte die Behandlung eines Patienten mit einer instabilen Wirbelsäule grundsätzlich den nachfolgend aufgeführten Schritten folgen.

11.4.1 Grundsätzliche Vorgehensweise

Sobald die Entscheidung getroffen wurde, einen Traumapatienten zu immobilisieren, sollte nach folgenden Prinzipien vorgegangen werden:
1. Bringen Sie den Kopf des Patienten zuerst in eine neutrale Inline-Position (außer bei Kontraindikationen; ➤ Kap. 11.4.3). Führen Sie die manuelle Inline-Stabilisierung ohne Unterbrechung fort.
2. Schätzen Sie den Patienten mittels Primary Assessment ein und führen Sie alle notwendigen lebensrettenden Interventionen durch.
3. Kontrollieren Sie die motorischen Funktionen, die Sensibilität und die Durchblutung aller Extremitäten des Patienten.
4. Untersuchen Sie den Hals des Patienten und legen Sie nach Bestimmung der korrekten Größe bzw. Einstellung eine effektiv schützende Zervikalstütze an.
5. Führen Sie – abhängig von der Situation und davon, ob der Patient in einem kritischen Zustand ist – eine Sofortrettung/ schnelle Rettung/schonende Rettung durch (➤ Kasten 11.6). Positionieren Sie den Patienten z. B. auf dem Spineboard oder lagern Sie ihn mit der Schaufeltrage auf die Vakuummatratze um, sofern er auf dem Boden liegt.
6. Fixieren Sie den Rumpf so auf dem Spineboard, dass er sich weder nach oben noch nach unten bzw. nach links oder rechts bewegen kann.
7. Unterpolstern Sie je nach Bedarf den Kopf des Patienten oder – bei Kindern – den Brustkorb.
8. Immobilisieren Sie den Kopf des Patienten auf dem verwendeten Hilfsmittel in einer neutralen Inline-Position.
9. Sobald der Patient auf einem Spineboard liegt, sind seine Beine so zu fixieren, dass sie nicht seitlich wegrutschen können. Bei Verwendung einer Vakuummatratze kann dies durch entsprechende Anformung an den Patienten gewährleistet werden.
10. Fixieren Sie die Arme des Patienten, sofern dies erforderlich ist.
11. Führen Sie erneut ein Primary Assessment durch und – falls es der Zustand des Patienten erlaubt – bewerten Sie noch einmal Motorik, Sensibilität und Durchblutung aller vier Extremitäten.

11.6 Technische Rettung aus einem Fahrzeug
In Deutschland werden bei der technischen Rettung von Personen aus einem Fahrzeug üblicherweise drei Begriffe unterschieden:
- Sofortrettung (Feuer, Kreislaufstillstand)
- Schnelle Rettung (Zeitfenster ca. 20 min)
- Schonende Rettung (schonendes Vorgehen bei Ganzkörperimmobilisation)

11.4.2 Manuelle Inline-Stabilisierung des Kopfes

Wenn aufgrund des Unfallmechanismus mit einer Wirbelsäulenverletzung gerechnet werden muss, ist der erste Schritt die manuelle Inline-Stabilisierung. Der Kopf des Patienten wird – sofern nicht kontraindiziert (➤ Kap. 11.4.3) – mit den Händen vorsichtig in eine neutrale Stellung gebracht. Eine gute manuelle Fixierung in neutraler Inline-Position erfolgt ohne nennenswerten Zug am Kopf. Beim sitzenden oder stehenden Patienten soll nur so viel Zug ausgeübt werden, wie nötig ist, um die Wirbelsäule zu entlasten (das heißt, um das Gewicht des Kopfes vom Axis und dem Rest der Wirbelsäule zu nehmen). Die manuelle Stabilisierung des Kopfes muss kontinuierlich aufrechterhalten bleiben, bis Rumpf und Kopf in neutraler Position mit Hilfsmitteln komplett fixiert sind oder aber die Untersuchung keine Notwendigkeit für eine Immobilisation ergibt. Auf diese Weise werden Kopf und Hals des Patienten sofort immobilisiert und dieser Zustand wird bis nach der Untersuchung im Krankenhaus aufrechterhalten. Es ist weniger riskant, den Kopf des Patienten in eine neutrale Position zu bringen, als ihn für Lagerung und Transport in einer abgewinkelten Position zu belassen. Sowohl die Immobilisation als auch der Transport des Patienten sind zudem viel einfacher, wenn sich der Kopf in Neutralposition befindet.

11.4.3 Kontraindikationen

In einigen Fällen ist es kontraindiziert, den Kopf des Patienten in eine neutrale Position zu bringen. Falls vorsichtiges Bewegen des Kopfes und Halses zu folgenden Symptomen führt, muss die **Bewegung sofort gestoppt werden:**
- Widerstand gegen die Bewegung
- Halsmuskelkrämpfe
- Zunahme der Schmerzen
- Neu auftretende oder verstärkte neurologische Symptome, wie Taubheit, Kribbeln oder Verlust der Motorik
- Beeinträchtigung von Atemwegen oder Atmung

Der Kopf sollte außerdem nicht in eine neutrale Position gebracht werden, wenn der Patient so schwer verletzt ist, dass der Kopf nicht mehr in der Mittellinie zwischen den Schultern zu liegen scheint (starke Fehlstellung). In solchen Fällen muss der Kopf des Patienten in der aufgefundenen Position so gut wie möglich immobilisiert werden. Solche Fälle sind zum Glück aber sehr selten.

11.4.4 Starre Zervikalstützen

Eine starre Zervikalstütze allein bewirkt keine adäquate Immobilisation; sie hilft nur, den Hals zu stabilisieren und Bewegungen einzuschränken. Starre Zervikalstützen schränken die Flexion (Beugung) um etwa 90 %, die Extension (Überstreckung), Rotation (Drehung) und das seitliche Kippen um jeweils etwa 50 % ein. Eine starre Zervikalstütze ist ein wichtiges Mittel für die Immobilisation, muss aber immer mit manueller Stabilisierung oder zusätzlicher mechanischer Immobilisation verbunden werden. Eine weiche Zervikalstütze ist im präklinischen Einsatz unbrauchbar.

Primäre Aufgabe der Zervikalstütze ist, die HWS vor Stauchung zu schützen. Die präklinischen Immobilisationsmethoden (z. B. Spineboard, Rettungskorsett) lassen kleinste Bewegungen noch zu, weil der Patient nur äußerlich fixiert wird und die Haut bzw. die Muskulatur auf dem Skelett selbst dann noch beweglich ist, wenn der Patient bestmöglich fixiert ist. Die meisten Situationen im Rettungsdienst bewirken eine Bewegung des Patienten und somit auch der Wirbelsäule, z. B. bei der Rettung aus dem Fahrzeug oder während des Tragens und Einladens in das Fahrzeug. Natürlich wirken auch Beschleunigungs- und Bremskräfte des Rettungsfahrzeugs auf den Patienten.

Eine effektive Zervikalstütze sitzt auf dem Brustkorb, der Brustwirbelsäule, den Schlüsselbeinen und den Trapezmuskeln, wo die Beweglichkeit des Gewebes minimal ist. Sie erlaubt weiterhin Bewegungen der Wirbelkörper C6, C7 und Th1, verhindert aber deren Stauchung. Der Kopf wird durch den Halskragen am Kieferwinkel und Hinterkopf fixiert. Die starre Zervikalstütze nimmt die ansonsten nicht vermeidbare Belastung des Kopfes vom Rumpf und entlastet dabei die Wirbelsäule.

Auch wenn die Zervikalstütze keine vollständige Immobilisation bewirkt, trägt sie dazu bei, Kopfbewegungen so weit wie möglich zu begrenzen. Der starre Vorderteil der Zervikalstütze stellt zudem einen sicheren Weg für das Spannen des unteren Kopffixierbandes über den Hals dar.

Die Zervikalstütze muss die richtige Größe für den jeweiligen Patienten haben. Ein zu kurzer Kragen ist ineffektiv und erlaubt eine signifikante Flexion; außerdem wird die Wirbelsäule dann nicht vom Gewicht des Kopfes entlastet. Eine zu große Zervikalstütze dagegen verursacht eine Hyperextension. Liegt das Kinn innerhalb des Kragens, ist sogar eine volle Beweglichkeit möglich.[40] Deshalb muss eine Zervikalstütze sehr gut sitzen. Ein zu lockerer Kragen wird kaum Bewegungen des Kopfes vermeiden, kann aber durch Verrutschen Kinn, Mund oder Nase bedecken und somit ggf. den Atemweg des Patienten beeinträchtigen. Auf dem Markt wird eine Vielzahl an Modellen angeboten. Die Art und Weise, wie die Größe eingestellt und die Zervikalstütze angelegt wird, sollte die Vorgaben des Herstellers berücksichtigen. Eine schlecht angelegte Zervikalstütze bringt dem Patienten keinen Nutzen, sondern kann im Gegenteil bei einer instabilen Halswirbelsäule sogar Schaden anrichten.

Eine Zervikalstütze sollte dem Patienten erst dann angelegt werden, nachdem sein Kopf in eine neutrale Inline-Position gebracht wurde. Falls der Kopf nicht in eine neutrale Position gebracht werden kann, ist die Anlage schwierig und sollte in diesem Fall nicht erwogen werden. Stattdessen kann improvisierend versucht werden, den Kopf z. B. mit einer Decke oder Tücherrolle zu fixieren. In dieser Situation ist die Vakuummatratze am ehesten zur Immobilisation geeignet. Bei einer Zervikalstütze, die das Öffnen des Mundes nicht ohne Bewegung der Wirbelsäule ermöglicht, kann es zu einer Aspiration kommen, wenn der Patient erbrechen muss. Deshalb sollte sie nicht verwendet werden. Alternative Methoden, um die HWS zu stabilisieren, wenn eine Zervikalstütze nicht benutzt werden kann, sind Hilfsmittel wie Decken, gerollte Tücher oder Pflasterstreifen. Im präklinischen Umfeld muss das Rettungsfachpersonal kreativ sein, um in solchen Situationen zu improvisieren. Welche Methode auch immer benutzt wird, die Grundregeln der Immobilisation (➤ Kasten 11.7) sollten beachtet werden.

11.7 Anwendungsleitlinien für starre Zervikalstützen

- Alleine verwendet, bewirken starre Zervikalstützen keine vollständige Immobilisation.
- Sie müssen an die Größe jedes Patienten optimal angepasst werden.
- Sie dürfen nicht verhindern, dass der Patient den Mund öffnen kann bzw. Rettungsassistent, Notfallsanitäter oder Notarzt den Mund des Patienten im Falle von Erbrechen öffnen können.
- Sie sollten die Atmung in keinerlei Weise behindern bzw. den Atemweg nicht verengen.

Es gibt Berichte über einen erhöhten intrakranialen Druck durch die Anwendung starrer Zervikalstützen bei Patienten mit Schädel-Hirn-Trauma. Falls bei einem Patient mit Verdacht auf Schädel-Hirn-Trauma Symptome eines erhöhten Hirndrucks auftreten, sollte eine Lockerung bzw. das Öffnen der Zervikalstütze erwogen werden, um eine gewisse Entlastung zu erreichen.[41, 42]

11.4.5 Immobilisation des Rumpfes am Hilfsmittel

Unabhängig davon, welches Hilfsmittel angewandt wird, muss der Rumpf so fixiert werden, dass er sich weder nach oben oder unten noch nach links oder rechts bewegen kann. Der Körper wird mit Gurten am starren Hilfsmittel (z. B. Spineboard) festgebunden. Das Hilfsmittel wird so am Körper angelegt, dass Kopf und Hals stabilisiert werden und das Festziehen der Gurte zu einer Immobilisation führt. Rumpf und Becken des Patienten werden so immobilisiert, dass die Wirbelsäule thorakal, lumbal und sakral fixiert ist und sich nicht mehr bewegen lässt. **Der Rumpf sollte zeitlich vor dem Kopf auf dem Hilfsmittel fixiert werden.** So führen Bewegungen des Hilfsmittels, die beim Anziehen der Gurte auftreten können, nicht zur Verbiegung der Wirbelsäule.

Es existieren viele Möglichkeiten, den Rumpf am Hilfsmittel zu immobilisieren. Bewegungen nach oben/unten oder links/rechts sowohl im oberen Rumpfbereich (Schultern oder Brustkorb) als auch im unteren Rumpfbereich (Beckenregion) sollten verhindert werden. So können Kompressionen und seitliche Bewegungen der Wirbelsäule vermieden werden. Für eine suffiziente Immobilisation des oberen Rumpfes sollten gewisse anatomische Besonderheiten beachtet werden. Grundlegende Kenntnisse der Anatomie sind deshalb essenziell. Bewegungen in Richtung Kopf können verhindert werden, wenn der Patient im Schulterbereich beidseits korrekt fixiert wird, indem die Gurte über die Schultern geführt und an einem Punkt weiter fußwärts

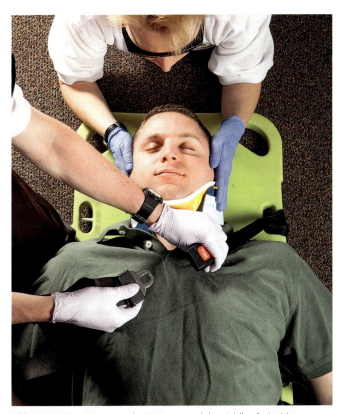

Abb. 11.15 Eine Bewegung des Patienten nach kranial (kopfwärts) kann vermieden werden, indem Gurte in Höhe der Schultern – oder ein wenig fußwärts davon – am Spineboard befestigt und über die Schultern geführt werden und dann an einer Stelle weiter unten das andere Gurtende befestigt wird.
Jones & Bartlett Learning. Photographed by Darren Stahlman

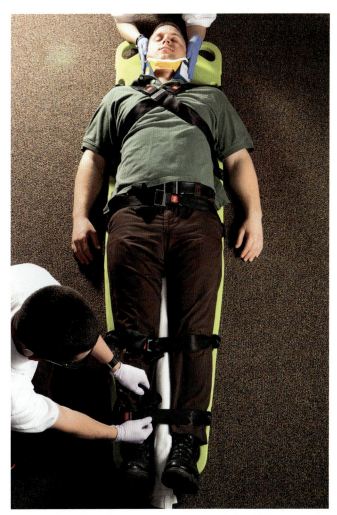

Abb. 11.16 Eine Bewegung des Patienten nach kaudal (fußwärts) kann vermieden werden, indem das Becken und die Beine mit enganliegenden Gurten fixiert werden.
Jones & Bartlett Learning. Photographed by Darren Stahlman

fixiert werden (➤ Abb. 11.15). Ähnliches gilt für Bewegungen in Richtung der Füße: Diese werden durch eine korrekte Fixierung des Beckens und der Beine verhindert (➤ Abb. 11.16).

Eine Methode sieht vor, dass die am Spineboard befestigten Gurte beidseits über die Schulter laufen und dann quer über den oberen Thorax gespannt werden, um auf der gegenüberliegenden Seite auf Höhe der Achsel wiederum am Brett befestigt zu werden, sodass ein X entsteht. Dadurch werden jegliche Bewegungen des oberen Rumpfbereichs nach oben/unten oder links/rechts vermieden (➤ Abb. 11.17). Zusätzlich kann noch ein Band über den Thorax gespannt werden. Dabei muss aber beachtet werden, dass fest angezogene Gurte die Atmung nicht behindern. Eine gleichartige Immobilisation kann erreicht werden, indem ein Gurt am Spineboard befestigt, durch die Achsel über den Brustkorb und dann durch die gegenüberliegende Achselhöhle geführt wird. Dort wird der Gurt wiederum am Spineboard befestigt. Weitere Gurte werden danach über die Schultern geführt und jeweils am „Achselgurt" befestigt, wie bei einem Hosenträger.

Bei einem Patienten mit einem gebrochenen Schlüsselbein wird die Immobilisation des Oberkörpers durchgeführt, indem die Gurte rucksackartig um jede Schulter durch die Achselhöhlen geführt und dann am gleichen Haltegriff befestigt werden. Die Bänder bleiben somit an den seitlichen Rändern des Oberkörpers und führen nicht über die Schlüsselbeine. Bei all diesen Methoden liegen die Gurte über dem oberen Brustkorbdrittel und können eng angezogen werden, ohne die Atmung derart zu beeinträchtigen, wie es bei Gurten der Fall wäre, die weiter unterhalb angelegt werden.

Der untere Rumpfteil kann mit einem einzelnen straffen Gurt oberhalb des Schambeins über die Beckenschaufeln fixiert werden. Falls der Patient auf dem Spineboard eine Treppe hinuntergetragen werden muss, sollte er mit zusätzlichen Gurten in der Leistengegend fixiert werden.

Seitliche Bewegungen oder anteriore Bewegungen vom Spineboard weg können durch zusätzliche Gurte im Bereich des mittleren Brustkorbes verhindert werden. Alle Gurte, die im Bereich zwischen dem oberen Brustkorb und den Beckenschaufeln gespannt werden, sollten zwar fest sitzen, dürfen aber weder die Atmung behindern noch den intraabdominellen Druck signifikant erhöhen. Egal, welche Methode der Gurtfixierung angewendet wird, es ist wichtig, dass der Rumpf zeitlich gesehen vor dem Kopf auf dem verwendeten Hilfsmittel fixiert wird. Welches Immobilisationshilfsmittel ausgesucht und wie der Patient damit am besten immobilisiert wird, sollte von der Situation und dem Urteilsvermögen der Rettungskräfte abhängen.

11.4.6 Überlegungen zum Spineboardeinsatz

Das Spineboard bietet eine Immobilisation der kompletten Wirbelsäule; allerdings sollte sich der Rettungsdienstmitarbeiter eine Reihe von Tatsachen bewusst machen. Für den Patienten ist sehr unbequem, auf einem Spineboard fixiert zu werden. Ohne Unterpolsterung wird er bereits nach relativ kurzer Zeit über Rückenschmerzen klagen. Hinzu kommt, dass die prominenten (hervorstehenden) Knochen auf dem Spineboard mit einem gewissen Druck aufliegen. Im zeitlichen Verlauf kann es an diesen Stellen zu einer herabgesetzten Gewebedurchblutung kommen, die zu Ischämien, Nekrosen oder Dekubitalulzera führen kann. Aus diesen Gründen sollten die Rettungskräfte den Patienten unterpolstern und die Zeitspanne, die der Patient auf dem Spineboard verbringt, auf das erforderliche Minimum begrenzen. Dazu kommt, dass manche Patienten, z. B. solche mit Adipositas, Luftnot verspüren können, wenn sie in Rückenlage auf dem Spineboard festgeschnallt werden.

In jedem Fall muss sorgfältig beurteilt werden, ob der Patient im Verhältnis zu seinen Verletzungen und seinem Zustand von einem raschen Transport auf dem Spineboard profitiert oder ob sich die Entfernung des Spineboards empfiehlt. Es ist bekannt, dass – einzig basierend auf dem Unfallmechanismus – viele Patienten unnötigerweise immobilisiert werden. Andererseits spielt das Spineboard bei der präklinischen Versorgung von Traumapatienten durchaus noch eine wichtige Rolle. So ist es z. B. ein sehr nützliches Hilfsmittel bei der Rettung von Patienten aus dem Fahrzeug. Es kann auch gut eingesetzt werden, um Patienten vom Ort des Geschehens zu der vorbereiteten Trage des Rettungswagens oder Rettungshubschraubers zu transportieren. In der Zukunft muss gut beobach-

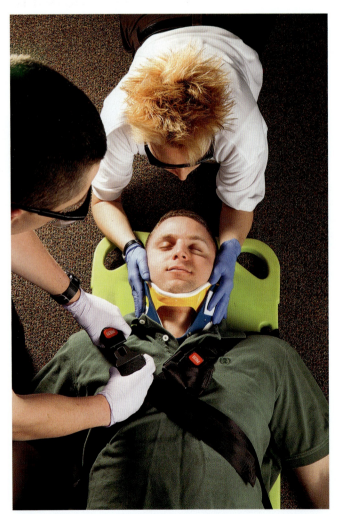

Abb. 11.17 Zwei Gurte werden wie ein X quer über den oberen Thorax gespannt. Dadurch werden jegliche Bewegungen des oberen Rumpfbereichs nach oben/unten oder links/rechts vermieden.
Jones & Bartlett Learning. Photographed by Darren Stahlman

tet werden, ob die Praxis des selteneren Einsatzes des Spineboards tatsächlich sinnvoll ist oder ob stattdessen der Verzicht auf eine Immobilisation zu vermehrten Rückenmarkschäden führt.

11.4.7 Lagerung des Kopfes in neutraler Inline-Position

Bei vielen Patienten kann beobachtet werden, dass nach Verbringen des Kopfes in eine neutrale Inline-Position zwischen Hinterkopf und Unterlage ungefähr 1,5–9 cm Distanz liegen (➤ Abb. 11.18a). Deshalb benötigen die meisten Erwachsenen eine Unterlage unter dem Kopf, bevor dieser auf einem Spineboard oder Ähnlichem fixiert wird (➤ Abb. 11.18b). Für eine effektive Immobilisation sollte dieses Material nicht zu stark komprimierbar sein. Harte Kissen oder gefaltete Tücher eignen sich am besten als Unterlage für den Kopf. Die richtige Höhe der Unterlage ist individuell verschieden und sollte an den jeweiligen Patienten angepasst werden – einige brauchen mehr, andere gar keine Unterlage. Wird eine zu dünne oder zu weiche oder gar keine Unterlage verwendet, besteht die Gefahr, dass die Halswirbelsäule beim Straffen der Kopffixierbänder stark überstreckt (Hyperextension) wird. Bei einer zu dicken Unterlage wird der Kopf gebeugt (Flexion). Sowohl Überstreckung als auch Beugung können Rückenmarkläsionen verstärken und sind daher kontraindiziert.

Die gleichen anatomischen Beziehungen zwischen Kopf und Rücken gelten bei den meisten Patienten, wenn sie auf dem Rücken liegen, egal ob auf dem Boden oder einem Spineboard. Bei den meisten Erwachsenen fällt der Kopf in Rückenlage in eine stark überstreckte Haltung (Hyperextension). Bei Ankunft am Notfallpatienten sollte dessen Kopf in eine neutrale Inline-Position gebracht und manuell in dieser Position gehalten werden, was bei vielen Patienten bedeutet, dass der Kopf oberhalb des Bodens gehalten werden muss. Sobald der Patient auf dem Spineboard liegt und der Kopf auf dem Brett fixiert werden soll, ist häufig eine Unterlage unter dem Kopf nötig (wie oben beschrieben), um die neutrale Position aufrechtzuerhalten. Diese Grundsätze sollten bei allen Patienten angewendet werden, auch bei Sportlern mit Schulterpolstern oder Patienten mit abnormer Krümmung der Wirbelsäule.[43–50]

Bei kleinen Kindern – dies gilt für alle Kinder mit einer Körperlänge, die durchschnittlichen 7-jährigen oder jüngeren Kindern entspricht – ist der Kopf, anders als bei Erwachsenen, im Verhältnis zum Körper noch relativ groß. Zudem ist ihre Rückenmuskulatur schwächer ausgebildet.[39] Wenn sich der Kopf eines kleinen Kindes

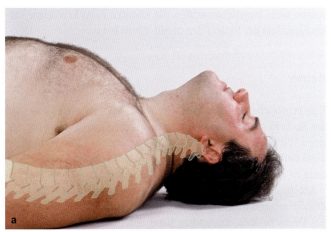
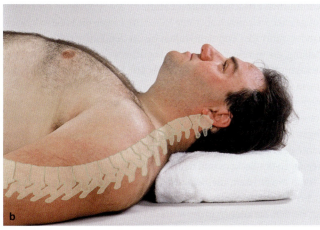

Abb. 11.18 a: Bei einigen Patienten kann der Kopf stark überstreckt werden, wenn er auf das Niveau des Spineboards gebracht wird.
b: Eine Polsterung zwischen Kopf und Spineboard/Vakuummatratze verhindert diese starke Überstreckung.

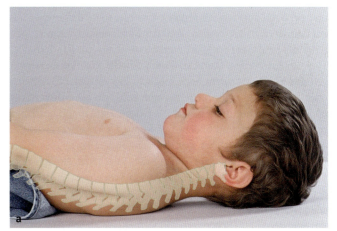
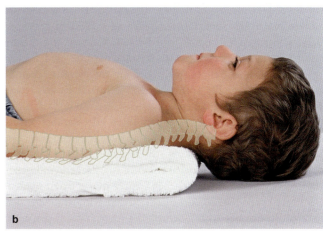

Abb. 11.19 a: Bei Kindern ist der Kopf im Verhältnis zum Körper recht groß und die Rückenmuskulatur noch nicht so entwickelt; daher führt eine Lagerung auf dem Spineboard zu einer starken Beugung des Kopfes.
b: Eine Polsterung im Rückenbereich verhindert diese starke Beugung.

in einer neutralen Inline-Position befindet, liegt der Hinterkopf üblicherweise 2,5–5 cm unterhalb der Rückenlinie. Werden kleine Kinder direkt auf einem Spineboard für Erwachsene fixiert, wird ihr Kopf gebeugt (➤ Abb. 11.19a).

Die Immobilisation von kleinen Kindern auf einem Erwachsenen-Spineboard führt zu einer ungewollten Beugung des Kopfes. Deshalb muss ein Spineboard entweder eine Vertiefung aufweisen oder derart modifiziert werden, dass ein Polster unter den Rumpf gelegt wird, um den Kopf in einer neutralen Inline-Position fixieren zu können (➤ Abb. 11.19b). Die Dicke dieses Polsters sollte so gewählt werden, dass der Kopf in einer neutralen Inline-Position fixiert wird – ein zu dickes Polster führt zu einer Überstreckung, ein zu dünnes zu einer Beugung des Kopfes. Das Polster sollte fest und gleichmäßig geformt sein, sodass es keine Bewegungen oder Falschausrichtung der Wirbelsäule zulässt, es darf auch nicht lediglich unter den Schultern liegen.

11.4.8 Komplette Immobilisation

Kopf

Nachdem der Rumpf des Patienten auf einem Spineboard fixiert und der Kopf angemessen gepolstert wurde, sollte dieser ebenfalls auf dem Brett fixiert werden. Weil der Kopf rund ist, kann er logischerweise auf einer flachen Unterlage nicht nur mit Bändern oder Tapes fixiert werden. Damit sind seitliche oder Rotationsbewegungen des Kopfes trotzdem noch möglich. Ein einzelnes Fixierband oder Tape, das über die Stirn gespannt wird, gilt als unzuverlässig und kann leicht abrutschen, weil z. B. feuchte Haut und Haare einen rutschigen Untergrund bilden. Der Kopf ist zwar etwa so schwer wie eine Bowlingkugel, hat aber eine ganz andere Form: eher eiförmig, länger als breit und auf beiden Seiten abgeflacht, ähnlich einer Bowlingkugel, der rechts und links jeweils 5 cm abgeschnitten wurden. Unabhängig von der Methode oder der Gerätschaft kann eine adäquate Immobilisation daher ausschließlich mit seitlichen Stützen oder gerollten Tüchern erreicht werden, die an den flachen Seiten des Kopfes angebracht werden müssen. Zusätzlich werden die Stützen bzw. Tücher mit Pflasterstreifen oder Bändern gesichert. Bei westenartigen Hilfsmitteln wird dies mit „Klappen" erreicht, die seitlich ausschwenkbar und Bestandteil dieser Westen sind.

Die seitlichen Stützen, egal ob es sich um vorgeformte Schaumstoffblöcke oder gerollte Tücher handelt, werden links und rechts vom Kopf platziert. Sie sollten mindestens ein Areal umfassen, das die Ohren einbezieht und bis zu den Augen oder darüber hinaus reicht. Zwei Gurte oder Pflasterstreifen ziehen die beiden seitlichen Stützen zusammen. Ist der Kopf zwischen zwei Tücherrollen oder den Kopfblöcken eingepackt, hat er hinten eine flachere Auflagefläche und kann somit auf dem flachen Spineboard gut fixiert werden. Der obere Fixierungsgurt oder Pflasterstreifen wird straff über den unteren Bereich der Stirn (oberhalb der Augenhöhlen) gespannt, um anteriore Bewegungen des Kopfes zu vermeiden. Wird Pflaster verwendet, soll es nicht direkt auf die Augenbrauen geklebt werden. Die Fixierung sollte so straff gespannt werden, dass die Kopfblöcke oder Tücherrollen fest an den Kopf gedrückt werden.

Das Hilfsmittel, das den Kopf fixiert, benötigt auch im unteren Bereich einen Gurt, damit die Seitenstützen im unteren Kopfbereich angedrückt und zusätzlich verankert werden. Damit wird zudem verhindert, dass sich der untere Kopfbereich und der Hals nach anterior bewegen können. Das Band bzw. der Pflasterstreifen wird von der einen seitlichen Stütze über den vorderen stabilen Anteil der Zervikalstütze auf die andere Seite geführt. Es sollte aber nicht zu viel Druck auf die Zervikalstütze ausgeübt werden, weil dies im Halsbereich zu einer Einengung der Atemwege oder einer Behinderung des venösen Rückflusses führen könnte.

Sandsäcke als seitliche Stützen werden nicht empfohlen, weil ein zu hohes Gewicht gegen Kopf und Hals drückt, falls der Patient auf die Seite gedreht werden muss.[51] Der Gebrauch von Sandsäcken an der Seite von Kopf und Hals ist gefährlich. Obwohl damit sicherlich eine gute Fixierung möglich wäre, können sich diese schweren Hilfsmittel bewegen und verschieben. Muss der Patient mit dem Brett gedreht werden, könnte das hohe Gewicht der Sandsäcke seitlich auf die Wirbelsäule drücken. Das Anheben oder Absenken des Kopfbereichs des Spineboards beim Transportieren oder Einladen des Patienten sowie starkes Bremsen oder Beschleunigen des Rettungswagens könnten die schweren Säcke verschieben und zu Bewegungen des Kopfes und Halses führen.

Ein Kinnschutz oder Bänder, die über das Kinn gespannt werden, sollten nicht eingesetzt werden. Sie könnten beim Erbrechen verhindern, dass der Patient den Mund öffnen kann.

Beine

Eine erhebliche Außenrotation der Beine kann zu einer Bewegung des Beckens nach anterior und somit auch zu Bewegungen der unteren Wirbelsäule führen. Zusammengebundene Füße verhindern diese Bewegungen. Eine zusammengerollte Decke oder eine Polsterung zwischen den Beinen des Patienten erhöht den Komfort.

Die Beine des Patienten werden mit zwei oder mehr Gurten auf dem Spineboard fixiert: ein Band proximal der Knie, etwa in der Mitte des Oberschenkels, das andere Band distal der Knie. Beim durchschnittlichen Erwachsenen ist die Hüfte ca. 35–50 cm breit, die beiden Fußgelenke zusammen aber nur 15–23 cm. Liegen die Füße nah beieinander, führt dies von den Hüften bis zu den Fußgelenken zu einer Stellung, die wie ein V geformt ist. Logischerweise sind die beiden Füße zusammen schmaler als ein Spineboard. Sind diese nun einfach mit einem Gurt im unteren Beinbereich gesichert, sind sie zwar gegen Bewegungen nach anterior geschützt, es ist aber möglich, dass sie sich von einer Seite zur anderen verschieben können. Falls das Spineboard abgewinkelt oder gedreht wird, rutschen die Beine in Richtung untere Kante des Spineboards. Diese seitlichen Bewegungen können zu Bewegungen des Beckens und damit der Wirbelsäule führen.

Eine Möglichkeit, die Beine effektiv zu fixieren, besteht darin, sie mehrmals mit einem Band zu umschlingen, bevor sie am Brett befestigt werden. Sie können in der Mitte des Spineboards gehalten werden, indem zwischen jedem Bein und den Kanten des Spineboards eine aus einer Decke gefertigte Rolle platziert wird, bevor die Gurte gespannt werden. Es ist hierbei wichtig, dass die Gurte nur so straff gespannt werden, dass die Durchblutung der Beine nicht beeinträchtigt wird.

Arme

Zur Sicherheit sollten die Arme am Spineboard fixiert oder gekreuzt über den Brustkorb gelegt werden, bevor der Patient getragen wird. Eine Möglichkeit, dies zu erreichen, ist, die Arme seitlich mit nach innen gerichteten Handflächen zu befestigen und sie mit einem über die Unterarme und den Rumpf gespannten Gurt zu sichern. Die Gurte sollten straff angezogen sein, aber die Durchblutung der Hände nicht behindern.

Die Arme des Patienten sollten nicht zusammen mit dem Fixierungsgurt der Hüfte immobilisiert werden. Ist der Gurte so fest angezogen, dass er Bewegungen des Beckens wirksam verhindert, wird die Durchblutung der Hände beeinträchtigt. Ist der Gurt hingegen lockerer, schützt er das Becken und den Rumpf nicht ausreichend vor Bewegungen. Ein zusätzlicher Gurt, der ausschließlich die Arme fixiert, kann während der Fahrt mit dem Rettungswagen für eine Blutdruckmessung oder zum Legen eines intravenösen Zugangs gelöst werden, ohne dass die Immobilisation aufgehoben werden muss. Fixiert der Armgurt auch den Rumpf, bewirkt eine Lockerung des Gurtes – um den Arm zu befreien – zugleich auch eine Lockerung der Immobilisation des Rumpfes.

11.4.9 Schnelle Rettung versus schonende Rettung

Die Entscheidung, ob eine schnelle Rettung oder eine schonende Rettung durchgeführt wird, hängt davon ab, wie sich der Patient klinisch präsentiert, welche Befunde im Rahmen der initialen Beurteilung erhoben werden und wie die Situation an der Einsatzstelle ist. Bei einem kritischen Patienten mit Hinweisen auf schwere Verletzungen – etwa Probleme des Atemwegs, der Atmung oder des Kreislaufs oder z. B. Anzeichen für einen Schock oder beginnenden Schock – sollten eine schnelle Rettung und ein zügiger Transport erfolgen. Die Vorteile, die eine schnelle Rettung bei diesen Patienten mit sich bringt, z. B. eine schnellere Behandlung der Probleme, wiegen die damit einhergehenden Risiken auf. Allerdings fallen maximal 20 % der Patienten in diese Kategorie. Bei den Patienten, die in einem stabilen Zustand sind und die den Großteil ausmachen, sollte eine schonende Rettung zum Einsatz kommen. Eine Ausnahme davon ist, wenn die Situation an der Einsatzstelle es erfordert, etwa aus Sicherheitsgründen, dass der Patient schnell aus dem Fahrzeug gerettet wird. In diesen Fällen sollten die Rettungskräfte den Sicherheitsgewinn durch die schnelle Rettung mit den damit verbundenen Risiken für den Patienten gegeneinander abwägen. Sofern die Sicherheit für den Patienten oder die Einsatzkräfte gefährdet ist, sollte eine schnelle Rettung in Betracht gezogen werden.

11.4.10 Die häufigsten Fehler bei der Immobilisation

Die folgenden Fehler bei der Immobilisation treten am häufigsten auf:

1. **Inadäquate Immobilisation.** Der Rumpf lässt sich trotz der Fixierungshilfsmittel bewegen, der Kopf sogar noch stark.
2. **Inadäquate Anpassung der Größe der Zervikalstütze oder der Anlage am Patienten.**
3. **Immobilisation mit hyperextendiertem Kopf.** Häufigste Ursache hierfür ist eine inadäquate Unterpolsterung des Kopfes.
4. **Fixieren des Kopfes vor der Fixierung des Rumpfes.** Dies verursacht Bewegungen des Rumpfes und führt wiederum zu Bewegungen im Bereich von Kopf und Halswirbelsäule.
5. **Ungenügende Polsterung.** Wenn die „Lücken" unter einem Patienten nicht angemessen ausgefüllt werden, kann dies sowohl eine Bewegung der Wirbelsäule mit zusätzlichen Verletzungen als auch mehr Unbequemlichkeit für den Patienten bewirken.
6. **Durchführung einer Wirbelsäulen-Immobilisation bei einem Patienten, bei dem dies nicht erforderlich ist.**

Die komplette Wirbelsäulen-Immobilisation ist für den Patienten keine angenehme Erfahrung. Je besser und kompletter ein Patient immobilisiert wird, desto unbequemer wird es für ihn. Die Wirbelsäulen-Immobilisation ist ein Balanceakt zwischen der Notwendigkeit einer sicheren und vollständigen Fixierung der Wirbelsäule und der Erfordernis, dem Patienten keine zusätzlichen Schmerzen zuzufügen. Das ist der Grund, warum genau abgeschätzt werden sollte, ob die Indikation für eine komplette Immobilisation vorliegt (➤ Kasten 11.8).

11.8 Kriterien zur Beurteilung des Immobilisationserfolgs

Bevor Immobilisationstechniken am Notfallort angewendet werden, müssen die praktischen Fertigkeiten an Freiwilligen trainiert werden. In mindestens einer Studie konnte gezeigt werden, dass bei einer beträchtlichen Anzahl von Patienten mit einer potenziellen Wirbelsäulenverletzung keine geeigneten Immobilisationsmaßnahmen durchgeführt wurden.[40] Bei der praktischen Anwendung oder auch bei der Beurteilung von neuen Methoden bzw. Hilfsmitteln eignen sich die folgenden Kriterien, um festzulegen, ob der „Patient" tatsächlich effektiv immobilisiert wurde:

1. Führen Sie eine manuelle Inline-Stabilisierung sofort durch und halten Sie diese so lange aufrecht, bis sie durch ein Hilfsmittel abgelöst wurde.
2. Prüfen Sie die neurologischen Funktionen in den distalen Körperregionen.
3. Legen Sie eine Zervikalstütze in der richtigen Größe korrekt an.
4. Immobilisieren Sie den Rumpf vor dem Kopf.
5. Verhindern Sie Bewegungen des Rumpfes nach oben oder unten auf dem Hilfsmittel.
6. Vermeiden Sie ebenso Bewegungen des kompletten Rumpfbereichs nach links oder rechts.
7. Der Rumpf soll sich nicht nach anterior, also weg von dem starren Hilfsmittel, bewegen.
8. Achten Sie darauf, dass keiner der quer über den Brustkorb gespannten Gurte zu einer Beeinträchtigung der Thoraxexkursionen oder der Atmung führt.
9. Stellen Sie den Kopf effektiv ruhig, sodass er sich in keine Richtung bewegen und auch nicht drehen kann.
10. Positionieren Sie ein Polster unter dem Kopf, falls notwendig.
11. Halten Sie den Kopf in neutraler Inline-Position.
12. Stellen Sie sicher, dass nichts das Öffnen des Mundes behindert oder gar unmöglich macht.

13. Befestigen Sie die Beine derart, dass sie sich weder vom Brett weg (nach anterior) bewegen noch verdrehen oder von einer zur anderen Seite rutschen können, auch dann nicht, wenn das Spineboard mit dem Patienten auf die Seite gedreht wird.
14. Sorgen Sie dafür, dass sich Becken und Beine in neutraler Inline-Position befinden.
15. Sichern Sie die Arme in angemessener Weise am Spineboard bzw. am Körper.
16. Achten Sie darauf, dass die periphere Durchblutung keiner Extremität durch einen der Gurte beeinträchtigt wird.
17. Falls der Patient beim Anlegen des Hilfsmittels gerüttelt, gestoßen oder auf sonstige Weise bewegt wurde, sodass eine instabile Wirbelsäule zusätzlich beeinträchtigt werden könnte, untersuchen Sie ihn erneut.
18. Erledigen Sie die komplette Immobilisation in einem angemessenen Zeitraum.
19. Führen Sie eine erneute neurologische Untersuchung (Motorik und Sensorik in den distalen Bereichen) durch.

Viele Methoden und Variationen können diese Kriterien erfüllen. Die Auswahl einer speziellen Methode oder eines speziellen Hilfsmittels basiert auf der Situation, dem Zustand des Patienten und den vorhandenen Ressourcen.

11.4.11 Adipöse Patienten

Immer häufiger treffen die Einsatzkräfte auf adipöse Patienten. In Deutschland sind bereits 62 % der Männer und 43 % der Frauen gemessen am Body-Mass-Index (BMI) übergewichtig.[60] Dabei werden nach der WHO drei Adipositas-Grade unterschieden. Der Transport von Patienten mit über 180 kg Körpergewicht wird allmählich zum täglichen Geschäft und vielerorts wurden spezielle Rettungswagen entwickelt, in denen Betten transportiert werden können, die für adipöse Patienten geeignet sind (z. B. Schwerlast-Rettungswagen). Allerdings sind die derzeit üblichen kommerziell erhältlichen Spineboards nur ca. 42 cm breit (einige wenige 46 cm) und ca. 183 cm lang. Bevor solche adipösen Patienten transportiert werden, muss das Gewichtslimit des jeweiligen Spineboards beachtet werden. Dieses schwankt je nach Fabrikat zwischen 113 und 272 kg!

Beim Transport stark übergewichtiger Patienten muss das Rettungsdienstpersonal besondere Achtsamkeit walten lassen, damit das Vorhaben nicht unsicher durchgeführt wird und weder Verletzungen der Einsatzkräfte noch des Patienten auftreten. Dafür wird zusätzliches Personal zum Anheben und Tragen der adipösen Patienten benötigt. Übergewichtige Traumapatienten sind eine Herausforderung für die professionellen Helfer: Einerseits sollen die Patienten sicher gelagert und transportiert werden, andererseits ist bei einem kritisch verletzten Patienten darauf zu achten, dass die Zeit an der Einsatzstelle kurz gehalten wird.

Bei einigen übergewichtigen Patienten kann es vorkommen, dass die Rückenlagerung auf einem Spineboard zu vermehrten Atemanstrengungen bis hin zur respiratorischen Insuffizienz führen kann. Die Erklärung dafür ist, dass die erhebliche abdominale Körpermasse gegen das Zwerchfell drückt und dadurch den dort ausgeübten Druck erhöht. In solchen Fällen sollten zwar die Prinzipien der Immobilisation beibehalten werden, jedoch kann die Vorgehensweise eine andere sein. So kann bei einem adipösen Patienten mit Verdacht auf Halswirbelsäulenverletzung eine Immobilisation in sitzender Position erfolgen. Dies kann am besten mit einer Zervikalstütze in Verbindung mit der Vakuummatratze durchgeführt werden.

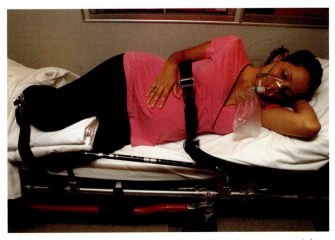

Abb. 11.20 Die Lagerung einer Schwangeren auf der linken Seite sorgt dafür, dass der Uterus die V. cava nicht mehr komprimiert und der Blutdruck wieder ansteigt.
Jones & Bartlett Publishers. Courtesy of MIEMSS

11.4.12 Schwangere

Mitunter wird es bei einer schwangeren Patientin erforderlich sein, eine Wirbelsäulen-Immobilisation durchzuführen. In Abhängigkeit vom Stadium der Schwangerschaft (normalerweise erst im 3. Trimenon) wird die Patientin eine Rückenlagerung möglicherweise nicht vertragen, weil es durch eine Kompression der V. cava inferior zu einem verminderten venösen Rückstrom zum Herzen kommen kann, was wiederum in einem Blutdruckabfall resultiert. In diesen Fällen sollte die Patientin wie üblich auf dem Spineboard immobilisiert werden. Sobald dies erfolgt ist, wird das Spineboard angewinkelt, damit eine Art Linksseitenlage entsteht. Dadurch komprimiert der Uterus die V. cava nicht mehr und der Blutdruck steigt wieder an (➤ Abb. 11.20).

11.4.13 Gebrauch von Steroiden

In den 1990er-Jahren legten mehrere Studien nahe, dass Methylprednisolon das Outcome von Traumapatienten mit akuten Rückenmarkverletzungen infolge eines stumpfen Traumas verbessert, falls es innerhalb von 8 Stunden nach dem Trauma verabreicht wird.[52–54] Da Steroide bekanntlich Nebenwirkungen haben, etwa die Unterdrückung der Nebennierenfunktion und des Immunsystems, und weil es Bedenken hinsichtlich der Evidenz der Studien gab, wurde die Gabe von Methylprednisolon bei Patienten mit Rückenmarkverletzungen seit Ende der 1990er-Jahre zunehmend kontrovers diskutiert.[51] Tatsache ist, dass die Komplikationen, die mit der Gabe von Steroiden einhergehen, den Nutzen deutlich übersteigen können. Mehrere Studien empfehlen, bei Patienten mit akutem Spinaltrauma auf die Gabe von Methylprednisolon sowohl im Rettungsdienst als auch in der Klinik zu verzichten.[55–59] Daher spielen Steroide bei der präklinischen Versorgung von Patienten mit Rückenmarkverletzungen derzeit keine Rolle.

11.5 Lange Transportzeiten

Bei Patienten mit Verdacht auf (oder bewiesenen) Wirbelsäulen- und Rückenmarkverletzungen sind, wie auch bei anderen Verletzungen, spezielle Überlegungen angebracht, sofern lange Transportzeiten erforderlich sind. Man sollte stets an das Ziel denken, dass ein Patient mit vermuteter Rückenmarkverletzung nur einmal bewegt werden sollte, und daher Sorge dafür tragen, dass das Spineboard vor der Rettung bzw. Immobilisation des Patienten gepolstert wird, sofern dies das verwendete Hilfsmittel ist. In dem Moment, wo der Patient auf dem gepolsterten Spineboard gelagert wird, sollte eine Stabilisierung der Halswirbelsäule erfolgen und Bewegungen der Wirbelsäule sollten vermieden werden. Diese Bemühungen sollen dazu beitragen, das Risiko für die Entstehung von Druckgeschwüren zu verringern. Jede Region, über die im Zuge der Immobilisation Druck auf den Körper des Patienten ausgeübt werden kann, insbesondere exponierte Knochen, sollte gut gepolstert werden. Falls der Transport sehr lange dauert, kann eine Alternative darin bestehen, den Patienten mit einer Schaufeltrage vorsichtig auf die Trage des Rettungswagens umzulagern. Eine weitere, zu bevorzugende Alternative ist die Verwendung der Vakuummatratze.

Patienten, die auf einem langen Spineboard immobilisiert werden, können bei Erbrechen aspirieren. In dem Moment, wo der Patient zu erbrechen beginnt, sollte das Spineboard auf die Seite gekippt werden. Zudem sollte eine Absaugeinheit immer in der Nähe des Patientenkopfes bereitstehen, damit sie sofort einsetzbar ist. Die Einlage einer Magensonde (nasal oder oral) oder die Gabe von Antiemetika können das Risiko vermindern.

Patienten mit hohen Rückenmarkverletzungen haben möglicherweise eine eingeschränkte Funktion des Zwerchfells und der Atemhilfsmuskulatur (z. B. der Interkostalmuskeln), sodass bei ihnen besonders mit Atemversagen gerechnet werden muss. Straff gespannte Fixierungsbänder des Spineboards können ein drohendes Versagen der Atmung zusätzlich verstärken bzw. beschleunigen. Vergewissern Sie sich daher vor einem längeren Transport doppelt, dass jegliche Bänder nicht die Thoraxexkursionen einschränken und der Rumpf im Bereich von Schultergürtel und Becken gesichert ist.

Wie zuvor beschrieben, können Patienten mit hohen Rückenmarkverletzungen aufgrund des Verlusts des Sympathikotonus hypotensiv werden (neurogener „Schock"). Da diese Patienten selten an einer ausgedehnten Minderdurchblutung der Gewebe leiden, reicht häufig ein Bolus einer kristalloiden Vollelektrolytlösung aus, um den Blutdruck zu normalisieren. Vasopressoren sind in der Behandlung eines neurogenen Schockes selten nötig, falls überhaupt.

Ein anderes Symptom einer hohen HWS-Verletzung ist die Bradykardie. Falls diese zusammen mit einer ausgeprägten Hypotension vorkommt, kann zur Behandlung der Bradykardie fraktioniert 0,5–1 mg Atropin i. v. injiziert werden.

Eine Tachykardie in Verbindung mit einer Hypotension ist eher ein Zeichen für eine Hypovolämie als für einen neurogenen Schock. Eine sorgfältige Beurteilung hilft, eine mögliche Blutungsquelle zu lokalisieren. Die häufigsten Ursachen sind intraabdominelle Blutungen oder Beckenfrakturen. Die Einlage eines Blasendauerkatheters ermöglicht es, die Urinausscheidung zu messen, und hilft dem professionellen Helfer, die Perfusion des Gewebes besser abzuschätzen. In Deutschland ist dies im Rettungsdienst allerdings unüblich; jedoch kann ein Patient im Rahmen eines Sekundärtransports bereits mit einem Blasendauerkatheter vorversorgt sein. Beim Erwachsenen zeigt die durchschnittliche Urinproduktion von mehr als 30–50 ml pro Stunde eine ausreichende Perfusion der Organe an. Der mit der Rückenmarkverletzung einhergehende Verlust der Sensibilität macht es einem Patienten bei Bewusstsein ggf. unmöglich, die Schmerzen und Beschwerden exakt anzugeben. So können z. B. ein schmerzhaftes Abdomen oder andere Verletzungen unterhalb der Läsion übersehen werden.

Patienten mit Rückenmarkverletzungen haben möglicherweise starke Rückenschmerzen oder Schmerzen aufgrund von Begleitverletzungen. Wie in ▶ Kap. 14 beschrieben, sollte der Schmerz bis zur Besserung mit der fraktionierten Gabe von Analgetika behandelt werden. Analgetika können die Hypotension im neurogenen Schock verstärken. Ein angemessen gepolstertes Spineboard, wie zuvor beschrieben, verbessert den Komfort des Patienten mit einem Wirbelsäulentrauma.

Patienten mit Rückenmarkverletzungen büßen die Möglichkeit, die Körpertemperatur zu regulieren, teilweise ein. Dieser Verlust ist bei einer Querschnittlähmung auf höherem Niveau tendenziell stärker. Deshalb können die Verletzten eher eine Unterkühlung entwickeln, insbesondere in kühler Umgebung. Die Patienten sollten warm gehalten werden (normotherm). Aber Vorsicht: Zu starkes Wärmen kann zu einer Hyperthermie führen.

Wirbelsäulen- und Rückenmarkverletzungen werden am besten in Kliniken mit orthopädischen bzw. unfallchirurgischen und neurochirurgischen Abteilungen versorgt, die Erfahrung in der Behandlung solcher Patienten haben. In Deutschland existieren innerhalb des Trauma Netzwerks DGU® drei Versorgungsstufen: lokale Traumazentren, regionale Traumazentren und überregionale Traumazentren.[61] Ab der Versorgungsstufe „regionales Traumazentrum" verfügen die Kliniken u. a. über einen Neurochirurgen. Sie sollten in der Lage sein, Rückenmark- und deren Begleitverletzungen zumindest im Rahmen der Erstversorgung zu behandeln. Routine im Umgang mit querschnittgelähmten Patienten haben jedoch nur spezialisierte Zentren.[62] Auf der Website der Deutschsprachigen Medizinischen Gesellschaft für Paraplegiologie e. V. (DMGP) findet sich eine Tabelle mit anerkannten Querschnittgelähmtenzentren in Deutschland, der Schweiz und Österreich (www.dmgp.de/index.php/behandlungszentren).

Zusammenfassung

- Die Wirbelsäule besteht aus 24 einzelnen Wirbelkörpern sowie dem Kreuzbein und dem Steißbein, die alle übereinander angeordnet sind.
- Ihre Hauptfunktion besteht darin, das Körpergewicht zu tragen und Bewegungen zu stabilisieren.
- Das Rückenmark wird von der Wirbelsäule schützend umgeben und kann durch anormale Bewegungen verletzt werden. Wenn die stützende Funktion der Wirbelsäule nicht mehr gewährleistet ist, etwa durch Verletzungen der Wirbelkörper, der Muskeln oder des Bandapparates, welche die Wirbelsäule stabilisieren, können Rückenmarkverletzungen auftreten.
- Da sich das Rückenmark nicht regeneriert, kann es zu permanenten Verletzungsfolgen wie Lähmungen kommen. Das Vorhandensein einer Rückenmarkverletzung und die Notwendigkeit einer Immobilisation des Patienten können anhand von Begleitverletzungen erkannt werden, die typischerweise auftreten, wenn starke Kräfte plötzlich auf den Körper eingewirkt haben oder spezifische Zeichen und Symptome einer Verletzung der Wirbelsäule oder des Rückenmarks vorliegen.
- Eine Verletzung von Wirbelkörpern ist nicht immer offensichtlich. Auch wenn es beim Unfallgeschehen zunächst zu keiner Schädigung des Rückenmarks gekommen ist und neurologische Ausfallerscheinungen nicht feststellbar sind, kann die Wirbelsäule dennoch instabil sein. Eine Immobilisation der Wirbelsäule erfordert – wie bei anderen Frakturen auch – die Ruhigstellung der „Gelenke" oberhalb und unterhalb der Verletzung. Auf die Wirbelsäule bezogen, sind Kopf und Hals „das Gelenk oberhalb" und das Becken ist „das Gelenk unterhalb" der Verletzung.
- Das verwendete Hilfsmittel sollte Kopf, Brustkorb und Beckenbereich in einer neutralen Inline-Position immobilisieren, wobei die Immobilisationstechnik weder Bewegungen hervorrufen darf, noch sollte der immobilisierte Patient sich selbst bewegen können.

Lösung Fallbeispiel

Die Vitalwerte sind wie folgt: Puls 66/min, Atemfrequenz 14/min und der RR beträgt 96/70 mmHg. Im Rahmen der weiteren Untersuchung bemerken Sie, dass die Patientin ihre Arme und Beine nicht bewegt. Die klinischen Befunde lassen im Zusammenhang mit den Vitalwerten an einen neurogenen Schock denken. Die Unterbrechung des sympathischen Nervensystems und der ungehinderte Einfluss des parasympathischen Nervensystems unterhalb der Rückenmarkverletzung führen zu einer Erweiterung der Blutgefäße und somit zu einem relativen Volumenmangel. Die Patientin reagiert auf die Rückenmarkverletzung mit einem erniedrigten Blutdruck und einer Bradykardie.

Die höchsten Prioritäten bei der Versorgung bestehen darin, einen freien Atemweg und eine gute Oxygenierung aufrechtzuerhalten sowie die Atmung so weit wie nötig zu unterstützen, damit ein ausreichendes Atemminutenvolumen sichergestellt ist.

Gleichzeitig wird zudem eine manuelle Stabilisierung der Halswirbelsäule durchgeführt. Sie lagern die Patientin sorgfältig und effektiv auf einem Spineboard oder einer Vakuummatratze und transportieren sie in ein geeignetes Krankenhaus, das 9 Minuten Fahrtzeit entfernt ist. Außerdem behandeln Sie die durch den neurogenen Schock hervorgerufene Hypotension durch Verabreichung eines 500-ml-Bolus einer balancierten Vollelektrolytlösung. Die Fraktur schienen Sie während der Fahrt.

Die Ziele der präklinischen Versorgung dieser Patientin bestehen darin, weitere Schäden am Rückenmark zu verhindern, die Gewebeperfusion aufrechtzuerhalten und die Extremitätenverletzung während des Transports zu versorgen, damit die Patientin ohne Verzögerung in ein Traumazentrum gelangt, in dem eine definitive Versorgung möglich ist.

QUELLENVERZEICHNIS

1. DeVivo MJ. Causes and costs of spinal cord injury in the United States. *Spinal Cord.* 1997;35:809.
2. Spinal Cord Injury Information Pages. Spinal cord injury facts and statistics. www.sci-info-pages.com/facts.html. Zugriff 26. November 2013.
3. Jackson AB, Dijkers M, Devivo MJ, Poczatek RB. A demographic profile of new traumatic spinal cord injuries: change and stability over 30 years. *Arch Phys Med Rehabil.* 2004;85:1740.
4. Meldon SW, Moettus LN. Thoracolumbar spine fractures: clinical presentation and the effect of altered sensorium and major injury. *J Trauma.* 1995;38:1110.
5. Ross SE, O'Malley KF, DeLong WG, et al. Clinical predictors of unstable cervical spine injury in multiply-injured patients. *Injury.* 1992;23:317.
6. Lindsey RW, Gugala Z, Pneumaticos SG. Injury to the vertebrae and spinal cord. In: Feliciano DV, Mattox KL, Moore EE, eds. *Trauma.* New York, NY: McGraw Hill; 2008:479–510.
7. Tator CH, Fehlings MG. Review of the secondary injury theory of acute spinal cord trauma with special emphasis on vascular mechanisms. *J Neurosurg.* 1991;75:15.
8. Tator CH. Spinal cord syndromes: physiologic and anatomic correlations. In: Menezes AH, Sonntag VKH, eds. *Principles of Spinal Surgery.* New York, NY: McGraw-Hill; 1995.
9. Bilello JP, Davis JW, Cunningham MA, et al. Cervical spinal cord injury and the need for cardiovascular intervention. *Arch Surg.* 2003;138:1127.
10. Section on Disorders of the Spine and Peripheral Nerves of the American Association of Neurologic Surgeons/Congress of Neurologic Surgeons. Blood pressure management after acute spinal cord injury. *Neurosurgery.* 2002;50:S58.
11. Ullrich A, Hendey GW, Geiderman J, et al. Distracting painful injuries associated with cervical spinal injuries in blunt trauma. *Acad Emerg Med.* 2001;8:25.
12. Domeier RM, Evans RW, Swor RA, et al. Prospective validation of out-of-hospital spinal clearance criteria: a preliminary report. *Acad Emerg Med.* 1997;4:643.
13. Domeier RM, Swor RA, Evans RW, et al. Multicenter prospective validation of prehospital clinical spinal clearance criteria. *J Trauma.* 2002;53:744.

14. Hankins DG, Rivera-Rivera EJ, Ornato JP, et al. Spinal immobilization in the field: clinical clearance criteria and implementation. *Prehosp Emerg Care.* 2001;5:88.
15. Stroh G, Braude D. Can an out-of-hospital cervical spine clearance protocol identify all patients with injuries? An argument for selective immobilization. *Ann Emerg Med.* 2001;37:609.
16. Dunn TM, Dalton A, Dorfman T, et al. Are emergency medical technician-basics able to use a selective immobilization of the cervical spine protocol? A preliminary report. *Prehosp Emerg Care.* 2004;8:207.
17. Domeier RM, Frederiksen SM, Welch K. Prospective performance assessment of an out-of-hospital protocol for selective spine immobilization using clinical spine clearance criteria. *Ann Emerg Med.* 2005;46:123.
18. Domeier RM, National Association of EMS Physicians Standards and Practice Committee. Indications for prehospital spinal immobilization. *Prehosp Emerg Care.* 1997;3:251.
19. Kwan I, Bunn F. Effects of prehospital spinal immobilization: a systematic review of randomized trials on healthy subjects. *Prehosp Disast Med.* 2005;20:47.
20. National Association of EMS Physicians and American College of Surgeons Committee on Trauma. Position Statement: EMS spinal precautions and the use of the long backboard. *Prehosp Emerg Care.* 2013;17:392–393.
21. Connell RA, Graham CA, Munro PT. Is spinal immobilization necessary for all patients sustaining isolated penetrating trauma? *Injury.* 2003;34:912.
22. Kennedy FR, Gonzales P, Beitler A, et al. Incidence of cervical spine injuries in patients with gunshot wounds to the head. *Southern Med J.* 1994;87:621.
23. Chong CL, Ware DN, Harris JH. Is cervical spine imaging indicated in gunshot wounds to the cranium? *J Trauma.* 1998;44:501.
24. Kaups KL, Davis JW. Patients with gunshot wounds to the head do not require cervical spine immobilization and evaluation. *J Trauma.* 1998;44:865.
25. Lanoix R, Gupta R, Leak L, Pierre J. C-spine injury associated with gunshot wounds to the head: retrospective study and literature review. *J Trauma.* 2000;49:860.
26. Barkana Y, Stein M, Scope A, et al. Prehospital stabilization of the cervical spine for penetrating injuries of the neck: is it necessary? *Injury.* 2003;34:912.
27. Cornwell EE, Chang, DC, Boner JP, et al. Thoracolumbar immobilization for trauma patients with torso gunshot wounds – is it necessary? *Arch Surg.* 2001;136:324.
28. American College of Surgeons (ACS) Committee on Trauma. *Advanced Trauma Life Support for Doctors.* 9th ed. Chicago, IL: ACS; 2012.
29. Stuke LE, Pons PT, Guy JS, Chapleau WP, Butler FK, McSwain NE. Prehospital spine immobilization for penetrating trauma – review and recommendations from the Prehospital Trauma Life Support Executive Committee. *J Trauma.* 2011;71:763.
30. Haut ER, Kalish BT, Efron DT, et al. Spine immobilization in penetrating trauma: more harm than good? *J Trauma.* 2010;68:115–121.
31. Robinson WW, inventor. Scoop Stretcher. US patent 2417378. December 28, 1943
32. Krell JM, McCoy MS, Sparto PJ, Fisher GL, Stoy WA, Hostler DP. Comparison of the Ferno Scoop Stretcher with the long backboard for spinal immobilization. *Prehosp Emerg Care.* 2006;10(1):46–51.
33. Lovell ME, Evans JH. A comparison of the spinal board and the vacuum stretcher, spinal stability and interface pressure. *Injury.* 1994;25(3):179–180.
34. Chan D, Goldberg RM, Mason J, Chan L. Backboard versus mattress splint immobilization: a comparison of symptoms generated. *J Emerg Med.* 1996;14(3):293–298.
35. Johnson DR, Hauswald M, Stockhoff C. Comparison of a vacuum splint device to a rigid backboard for spinal immobilization. *Am J Emerg Med.* 1996;14(4):369–372.
36. Hamilton RS, Pons PT. The efficacy and comfort of full-body vacuum splints for cervical-spine immobilization. *J Emerg Med.* 1996;14(5):553–559.
37. Cross DA, Baskerville J. Comparison of perceived pain with different immobilization techniques. *Prehosp Emerg Care.* 2001;5(3):270–274.
38. Luscombe MD, Williams JL. Comparison of a long spinal board and vacuum mattress for spinal immobilisation. *Emerg Med J.* 2003;20(5):476–478.
39. DeBoer SL, Seaver M. Big head, little body syndrome: what EMS providers need to know. *Emerg Med Serv.* 2004;33:47.
40. Ben-Galim P, Dreiangel N, Mattox KL, Reitman CA, Kalantar SB, MD, Hipp JA. Extrication collars can result in abnormal separation between vertebrae in the presence of a dissociative injury. *J Trauma.* 2010;69(2):447–450.
41. Ho AMH, Fung KY, Joynt GM, Karmakar KM, Peng Z. Rigid cervical collar and intracranial pressure of patients with severe head injury. *J Trauma.* 2002;53:1185–1188.
42. Mobbs RJ, Stoodley MA, Fuller JF. Effect of cervical hard collar on intracranial pressure after head injury. *Anz J Surg.* 2002;72: 389–391.
43. Donaldson WF, Lauerman WC, Heil B, et al. Helmet and shoulder pad removal from a player with suspected cervical spine injury: a cadaveric model. *Spine.* 1998;23:1729.
44. Gastel JA, Palumbo MA, Hulstyn MJ, et al. Emergency removal of football equipment: a cadaveric cervical spine injury model. *Ann Emerg Med.* 1998;32:411.
45. Kleiner DM, Almquist JL, Bailes J, et al. *Prehospital care of the spine-injured athlete: a document from the Inter-Association Task Force for Appropriate Care of the Spine-Injured Athlete.* Dallas, TX: National Athletic Trainers' Association; 2001.
46. Palumbo MA, Hulstyn MJ. The effect of protective football equipment on the alignment of the injured cervical spine. *Am J Sports Med.* 1996;24:446.
47. Prinsen RKE, Syrotuik DG, Reid DC. Position of the cervical vertebrae during helmet removal and cervical collar application in football and hockey. *Clin J Sport Med.* 1995;5:155.
48. Swenson TM, Lauerman WC, Blanc RO, et al. Cervical spine alignment in the immobilized football player: radiographic analysis before and after helmet removal. *Am J Sports Med.* 1997;25:226.
49. Waninger KN. Management of the helmeted athlete with suspected cervical spine injury. *Am J Sports Med.* 2004;32:1331.
50. Waninger KN. On-field management of potential cervical spine injury in helmeted football players: leave the helmet on! *Clin J Sport Med.* 1998;8:124.
51. Nesathurai S. Steroids and spinal cord injury: revisiting the NASCIS 2 and NASCIS 3 trials. *J Trauma.* 1998;45:1088.
52. Bracken MB, Shepard MJ, Collins, et al. A randomized, controlled trial of methylprednisolone or naloxone in the treatment of acute spinal-cord injury. Results of the Second National Acute Spinal Cord Injury Study. *N Engl J Med.* 1997;322(20):1405–1411.
53. Bracken MB, Shepard MJ, Collins WF Jr, et al. Methylprednisolone or naloxone treatment after acute spinal cord injury: 1-year follow-up data. Results of the Second National Acute Spinal Cord Injury Study. *J Neurosurg.* 1992;76(1):23–31.
54. Otani K, Abe H, Kadoya S, et al. Beneficial effect of methyl-prednisolone sodium succinate in the treatment of acute spinal cord injury. *Sekitsui Sekizui J.* 1996;7:633–647.
55. Bledsoe BE, Wesley AK, Salomone JP. High-dose steroids for acute spinal cord injury in emergency medical services. *Prehosp Emerg Care.* 2004;8:313.
56. Spine and Spinal Cord Trauma. In: ACS Committee on Trauma. *Advanced Trauma Life Support for Doctors.* Chicago, IL: American College of Surgeons; 2008.
57. Short DJ, El Masry WS, Jones PW. High dose methylprednisolone in the management of acute spinal cord injury – a systematic review from the clinical perspective. *Spinal Cord.* 2000;38:273.
58. Coleman WP, Benzel D. Cahill DW, et al. A critical appraisal of the reporting of the National Acute Spinal Cord Injury Studies (II and III) of methylprednisolone in acute spinal cord injury. *J Spinal Disord.* 2000;13:185.
59. Hurlbert RJ. The role of steroids in acute spinal cord injury: an evidence-based analysis. *Spine.* 2001;26:S39.

60. Statistik zum Übergewicht: Deutschland verfettet – aber raucht weniger. www.spiegel.de/gesundheit/ernaehrung/studie-zu-uebergewicht-mehr-als-jeder-zweite-deutsche-ist-zu-dick-a-1001097.html. Zugriff 23. August 2015.
61. Deutsche Gesellschaft für Unfallchirurgie e. V. *Weißbuch Schwerverletztenversorgung. Empfehlungen zur Struktur, Organisation, Ausstattung sowie Förderung von Qualität und Sicherheit in der Schwerverletztenversorgung in der Bundesrepublik Deutschland.* 2. Aufl. Stuttgart: Thieme; 2012.
62. Leyk G, Hirschfeld S, Böthig R, Willenbrock U, Thietje R, Lönnecker S, Stuhr M. Die Querschnittlähmung. Intensivmedizinische Aspekte. *Anästhesiol Intensivmed Notfallmed Schmerzther.* 2014; 49: 506–512.

WEITERFÜHRENDE LITERATUR

American College of Surgeons (ACS) Committee on Trauma. *Advanced Trauma Life Support for Doctors, Student Course Manual.* 9th ed. Chicago, IL: ACS; 2012.

Pennardt AM, Zehner WJ. Paramedic documentation of indicators for zervikal spine injury. *Prehosp Disaster Med.* 1994;9:40.

11.6 Besondere Kenntnisse

11.6.1 Vorgehen bei Verdacht auf Wirbelsäulenverletzungen

Diese Fertigkeiten sollen die Prinzipien der Wirbelsäulen-Immobilisation aufzeigen. Welches Gerät oder Material zur Anwendung kommt, hängt sehr von der durchführenden Institution oder Organisation sowie wie von regionalen und lokalen Gegebenheiten ab.

Anpassung und Abmessung einer Halskrause

Prinzip: Auswahl und Anwendung einer geeigneten und angepassten Halskrause zur Ruhigstellung in Neutralposition, um eine Stabilisierung von Kopf und Nacken zu gewährleisten

1. Der erste Helfer stabilisiert manuell Kopf und Hals des Patienten in Neutralstellung (➤ Abb. 11.21).

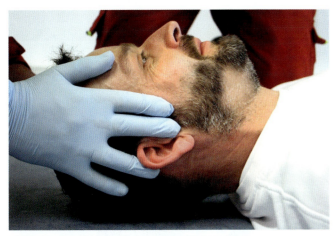

Abb. 11.21 (Matthias Klausmeier, Edingen-Neckarsulm)

2. Der zweite Helfer misst mit den Fingern den Hals zwischen Schulter und Unterkiefer ab (➤ Abb. 11.22).

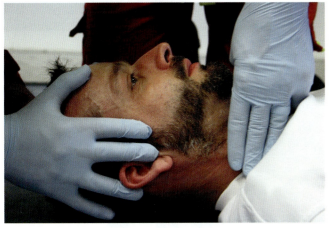

Abb. 11.22 (Matthias Klausmeier, Edingen-Neckarsulm)

3. Der zweite Helfer stellt eine Halskrause auf die Größe des Halses ein oder wählt eine passende Halskrause aus (➤ Abb. 11.23).

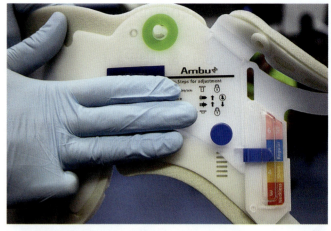

Abb. 11.23 (Matthias Klausmeier, Edingen-Neckarsulm)

4. Wenn eine verstellbare Halskrause genutzt wird, muss sichergestellt werden, dass sich die abgemessene Größe nicht verstellt (➤ Abb. 11.24).

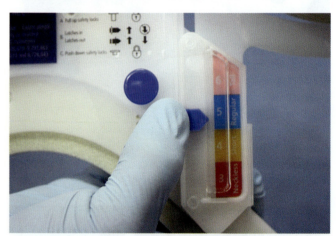

Abb. 11.24 (Matthias Klausmeier, Edingen-Neckarsulm)

5. Der zweite Helfer legt nun die korrekt eingestellte Halskrause an, während der erste Helfer weiterhin den Kopf und Hals in Neutralposition hält (➤ Abb. 11.25).

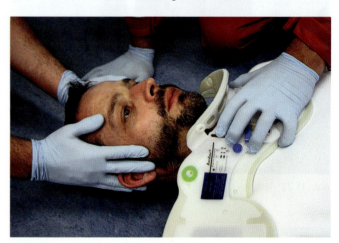

Abb. 11.25 (Matthias Klausmeier, Edingen-Neckarsulm)

11.6 Besondere Kenntnisse

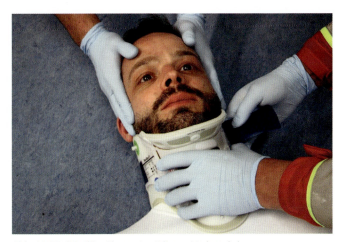

Abb. 11.26 (Matthias Klausmeier, Edingen-Neckarsulm)

6. Nach dem Anlegen der Halskrause wird die manuelle Stabilisierung so lange weiter gehalten, bis der Patient zusätzlich immobilisiert ist (> Abb. 11.26).
Tipp: Positionieren Sie sich zum Verschließen der Halskrause auf der linken Seite des Patienten, weil sich dort der Klettverschluss befindet. Das Verschließen des Kragens geht dann deutlich einfacher.

Logroll – achsengerechte Drehung

Prinzip: Einen manuell immobilisierten Patienten so zu drehen, dass die Wirbelsäule dabei so wenig wie möglich bewegt wird.

Dies ist indiziert, um 1. einen Patienten auf einem Spineboard oder ähnlichem Gerät zu lagern oder 2. Patienten mit vermutetem Wirbelsäulentrauma am Rücken zu untersuchen.

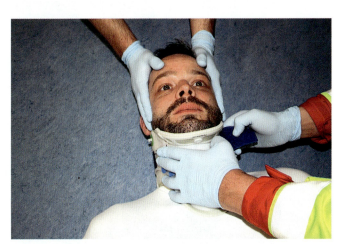

Abb. 11.27 (Matthias Klausmeier, Edingen-Neckarsulm)

Patient in Rückenlage

1. Während ein Helfer die manuelle Inline-Immobilisation der Halswirbelsäule durchführt, legt ein zweiter Helfer eine korrekt abgemessene Zervikalstütze (Halskrause) an (> Abb. 11.27).

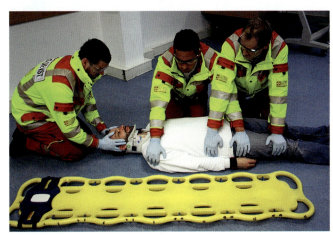

Abb. 11.28 (Matthias Klausmeier, Edingen-Neckarsulm)

2. Während ein Helfer die manuelle Inline-Immobilisation der Halswirbelsäule durchführt, kniet ein zweiter Helfer auf Höhe des Thorax und ein dritter Helfer auf Höhe der Knie des Patienten (> Abb. 11.28). Dessen Arme werden gerade an den Körper gelegt, die Beine ebenso neutral ausgerichtet. Der Patient wird an Schulter und Becken so gegriffen, dass die unteren Extremitäten in neutraler Position verbleiben. Dann wird der Patient achsengerecht auf die Seite gedreht (logrolled).

3. Das Spineboard wird mit dem Fußende ungefähr auf Kniehöhe positioniert, sodass das Kopfteil des Spineboards über den Kopf des Patienten hinausragt. Das Spineboard wird in schrägem Winkel am Rücken des Patienten positioniert. Der Patient wird achsengerecht auf das Spineboard gelegt und zusammen mit diesem zum Boden zurückgedreht (➤ Abb. 11.29).

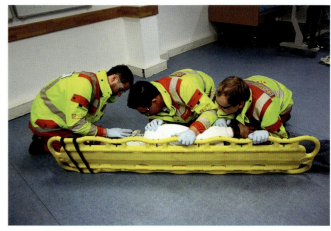

Abb. 11.29 (Matthias Klausmeier, Edingen-Neckarsulm)

4. Sobald das Spineboard auf dem Boden liegt, wird der Patient an Schultern, Becken und Beinen gegriffen (➤ Abb. 11.30).

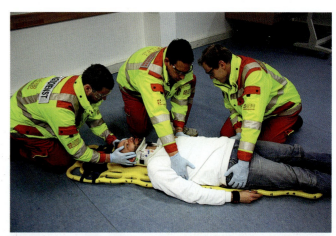

Abb. 11.30 (Matthias Klausmeier, Edingen-Neckarsulm)

5. Der Patient wird nun in Kopfrichtung und zur Brettmitte hin auf dem Spineboard bewegt. Die neutrale Inline-Position wird dabei aufrechterhalten, ohne am Kopf oder Hals des Patienten zu ziehen und ohne den Kopf dabei unnötig anzuheben (➤ Abb. 11.31).

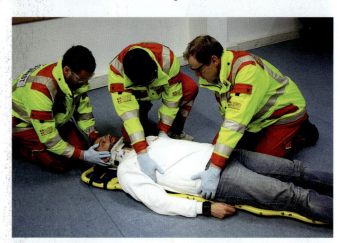

Abb. 11.31 (Matthias Klausmeier, Edingen-Neckarsulm)

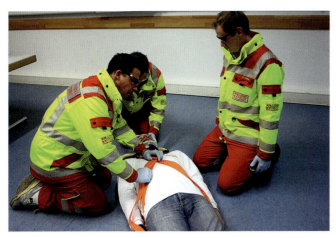

Abb. 11.32 (Matthias Klausmeier, Edingen-Neckarsulm)

6. Der Patient ist jetzt auf dem Spineboard positioniert. Der Kopf liegt am Kopfende, der Körper liegt achsengerecht mittig auf dem Spineboard und wird dann fixiert (➤ Abb. 11.32).

Patient in Bauchlage

Wird ein Patient in Bauchlage oder annähernder Bauchlage aufgefunden, kann eine Immobilisationstechnik angewendet werden, die der in Rückenlage verwendeten Technik vergleichbar ist. Dieses Vorgehen beinhaltet die gleiche initiale Stabilisierung der Gliedmaßen des Patienten, die gleiche Positionierung und Platzierung der Hände der Helfer und die gleichen Aufgaben bei der achsengerechten Drehung. Um den Patienten auf die Drehung vorzubereiten, sollten seine Arme eng an den Körper gelegt werden. In Bauchlage kann dem Patienten keine Zervikalstütze sicher und korrekt angelegt werden. Dies kann erst geschehen, wenn sich der Patient in Inline-Position und Rückenlage auf dem Spineboard befindet.

1. Wann immer möglich, sollte der Patient entgegen seiner Blickrichtung gedreht werden. Ein Helfer gewährleistet die manuelle Inline-Stabilisierung von Kopf und Nacken. Hierbei sollten die Daumen des Helfers stets zum Gesicht des Patienten zeigen. Ein anderer kniet auf Höhe des Thorax und greift den Patienten an der gegenüberliegenden Schulter sowie am Handgelenk/Beckenbereich. Ein dritter Helfer kniet auf Höhe der Knie des Patienten und greift den Handgelenk-/Beckenbereich des Patienten und die unteren Extremitäten (➤ Abb. 11.33).

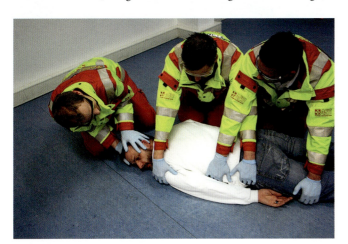

Abb. 11.33 (Matthias Klausmeier, Edingen-Neckarsulm)

2. Das Spineboard wird auf seiner seitlichen Kante aufgestellt, und zwar so, dass sich das Fußende ungefähr auf Höhe der Knie des Patienten befindet (➤ Abb. 11.34).

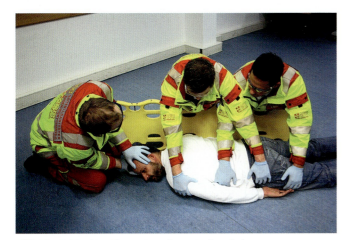

Abb. 11.34 (Matthias Klausmeier, Edingen-Neckarsulm)

3. Der Patient wird achsengerecht auf die Seite gedreht (logrolled), bis der Patient auf der Seite liegt (in 90°-Position zum Boden), wird sein Kopf weniger gedreht als der Rumpf, sodass sich Kopf und Rumpf in einer Linie ausrichten (➤ Abb. 11.35).

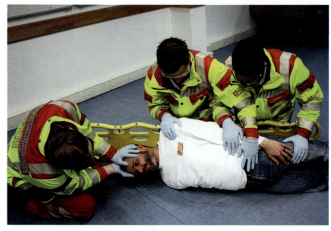

Abb. 11.35 (Matthias Klausmeier, Edingen-Neckarsulm)

4. Sobald der Patient in Rückenlage auf dem Spineboard liegt, wird er nach oben und zur Mitte des Brettes hin geschoben. Das Team muss darauf achten, nicht am Patienten zu ziehen, die Inline-Stabilisierung aber dennoch aufrechtzuerhalten (➤ Abb. 11.36). Sobald der Patient in der richtigen Position auf dem Spineboard liegt, kann eine Zervikalstütze (in der richtigen Größe) angelegt und der Patient auf dem Spineboard gesichert werden.

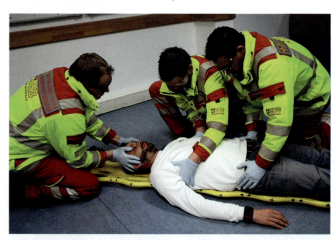

Abb. 11.36 (Matthias Klausmeier, Edingen-Neckarsulm)

Sitzende Immobilisation (Rettungskorsett)

Prinzip: Bewegung sitzender Traumapatienten ohne kritische Verletzungen erst nach erfolgter Immobilisation
Diese Art der Immobilisation wird beim sitzenden, nicht kritischen Traumapatienten angewendet, falls eine Wirbelsäulen-Immobilisation indiziert ist.

Es gibt unterschiedliche Anbieter von Rettungskorsetts. Für diese Demonstration wird das KED®-System genutzt. Die Details (aber nicht das generelle Vorgehen) variieren je nach Modell oder Hersteller des Rettungskorsetts.

1. Eine manuelle HWS-Stabilisierung wird durchgeführt und eine angepasste Zervikalstütze angelegt (➤ Abb. 11.37).

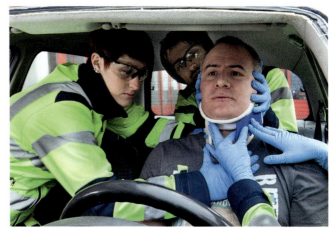

Abb. 11.37 (Carsten Harz, Gassau/Schweiz)

2. Der Patient wird in eine aufrecht sitzende Position gebracht, wobei auf etwas Platz zwischen dem Patientenrücken und dem Sitz geachtet werden muss, um das Rettungskorsett zu platzieren (➤ Abb. 11.38). **Beachte:** Bevor das Rettungskorsett hinter dem Patienten positioniert wird, müssen die beiden langen Leistengurte hinter dem Korsett platziert werden.

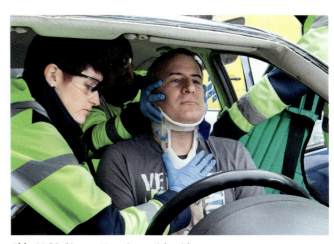

Abb. 11.38 (Carsten Harz, Gassau/Schweiz)

3. Nachdem das Rettungskorsett hinter dem Patienten platziert wurde, werden die Seitenklappen des Korsetts um den Patienten gelegt und bis zu den Achseln hochgezogen (> Abb. 11.39).

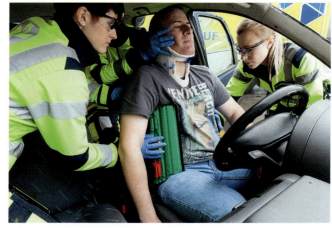

Abb. 11.39 (Carsten Harz, Gassau/Schweiz)

4. Dann werden die Brustgurte geschlossen, zuerst der mittlere, dann der untere Gurt. Jeder Gurt wird nach dem Schließen straff angezogen. Das Schließen des obersten Gurtes kann noch warten. Falls der Gurt schon geschlossen wird, sollte die Atmung des Patienten dadurch nicht eingeschränkt sein. Daher sollte der oberste Gurt erst unmittelbar vor der Rettung des Patienten straff gezogen werden (> Abb. 11.40).

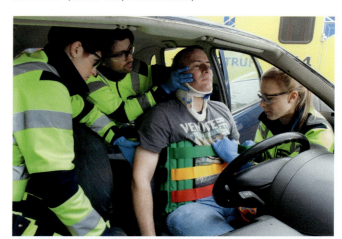

Abb. 11.40 (Carsten Harz, Gassau/Schweiz)

5. Alle Leistengurte werden positioniert und geschlossen. Jeder Gurt wird gesäßnah unter den Beinen des Patienten durchgeführt und auf derselben Seite in das Gurtschloss gesteckt, wo der Gurt der Weste entspringt. Durch Hin- und Herbewegen werden die Gurte unter die Oberschenkel und das Gesäß gezogen, bis sie quasi geradlinig von vorne nach hinten in der Gesäßfalte verlaufen. Sobald die Gurte korrekt liegen, werden sie angezogen, wobei darauf zu achten ist, dass die Gurte nicht über den Genitalien, sondern daneben verlaufen (> Abb. 11.41).

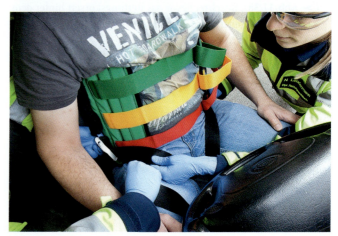

Abb. 11.41 (Carsten Harz, Gassau/Schweiz)

11.6 Besondere Kenntnisse 315

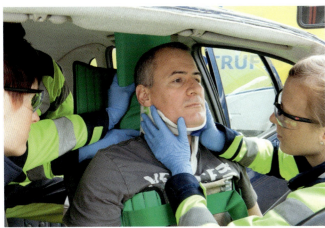

Abb. 11.42 (Carsten Harz, Gassau/Schweiz)

6. Das Polster wird zwischen Kopf und Rettungskorsett platziert, um eine Neutralstellung des Kopfes zu erreichen (➤ Abb. 11.42).

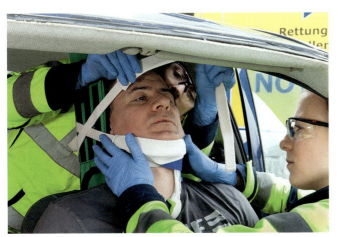

Abb. 11.43 (Carsten Harz, Gassau/Schweiz)

7. Der Kopf des Patienten wird dann am Kopfteil der Weste gesichert. Dabei ist darauf zu achten, dass weder der Gurt über den Unterkiefer gespannt wird, noch dass die Atemwege beeinträchtigt werden (➤ Abb. 11.43). **Beachte:** Die Brustgurte sollten nochmals überprüft und ggf. nachgezogen werden.

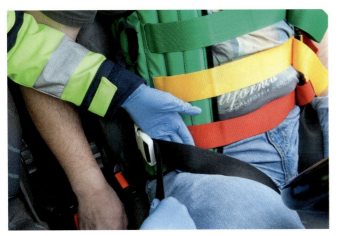

Abb. 11.44 (Carsten Harz, Gassau/Schweiz)

8. Alle Gurte sollten vor der Rettung überprüft werden. Wenn der oberste Brustgurt noch nicht geschlossen wurde, sollte er nun angebracht und festgezogen werden (➤ Abb. 11.44).

9. Wenn möglich, sollte die Trage mit Spineboard zur offenen Fahrzeugtür gebracht werden. Das Spineboard wird unter das Gesäß des Patienten geschoben, sodass das Fußende sicher auf dem Fahrzeugsitz und das Kopfende auf der Trage aufliegen. Falls keine Trage verfügbar ist oder das Gelände die Verwendung nicht zulässt, können weitere Einsatzkräfte das Spineboard halten, während der Patient gedreht und aus dem Fahrzeug gehoben wird (➤ Abb. 11.45).

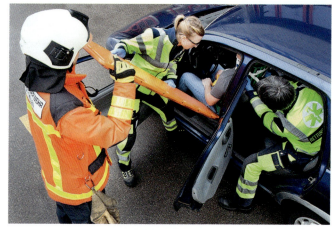

Abb. 11.45 (Carsten Harz, Gassau/Schweiz)

10. Während der Patient gedreht wird, müssen seine Beine auf den Sitz gehoben werden. Wenn das Fahrzeug eine Mittelkonsole hat, sollten die Beine nacheinander darüber hinwegbewegt werden (➤ Abb. 11.46).

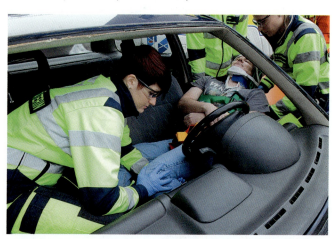

Abb. 11.46 (Carsten Harz, Gassau/Schweiz)

11. Sobald der Patient mit dem Rücken Richtung Spineboard gedreht ist, wird er langsam auf dem Board abgelegt, während die Beine weiterhin hochgehalten werden. Wenn der Patient auf dem Spineboard liegt, werden die Leistengurte gelöst und die Beine des Patienten abgelegt. Dann wird der Patient mit dem Rettungskorsett so auf dem Spineboard hochgezogen, bis er korrekt positioniert ist. Das Rettungsfachpersonal sollte nun den obersten Brustgurt wieder lösen. Das Rettungskorsett wird, sobald der Patient korrekt positioniert ist, zur weiteren Immobilisation von Kopf, Hals und Rumpf des Patienten mit verwendet und zusammen mit dem Patienten auf dem Spineboard gesichert. Die Beine werden ebenfalls am Spineboard gesichert, das anschließend auf der Trage fixiert wird (➤ Abb. 11.47).

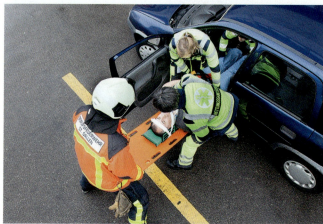

Abb. 11.47 (Carsten Harz, Gassau/Schweiz)

Schnelle Rettung – „Rapid Extrication"

Prinzip: Manuelle Stabilisierung eines Patienten mit kritischen Verletzungen vor und während der Rettung aus sitzender Position

Drei oder mehr Helfer

Sitzende Patienten mit lebensbedrohlichen Zuständen und Indikation für eine Wirbelsäulen-Immobilisation können sehr schnell gerettet werden. Eine Immobilisation mit einem Hilfsmittel bietet mehr Stabilität als andere manuelle Methoden, wie z. B. der Rautek-Griff. Jedoch erfordert dies zusätzliche 4–8 Minuten. Das Rettungsfachpersonal kann das Rettungskorsett oder ein kurzes Spineboard (Halfboard) anwenden,
- wenn die Situation sicher und der Patientenzustand stabil sind und der Zeitfaktor keine Rolle spielt

oder

- wenn eine spezielle Rettungssituation vorliegt, in der in beachtlichem Maße Hebel bzw. technische Hebevorrichtungen eingesetzt werden müssen und dies zu unerwünschten Bewegungen des Patienten führen würde, bevor die Immobilisation in Rückenlage auf einem langen Spineboard durchführbar wäre.

In folgenden Situationen ist dagegen eine schnelle Rettung indiziert:
- Wenn der Patient bereits im Primary Assessment als „kritisch" eingestuft wird und eine Behandlung im Fahrzeug nicht erfolgversprechend ist
- Wenn die Einsatzstelle für Patient und Rettungsdienstpersonal unsicher ist und eindeutige Gefahren existieren, sodass ein rascher Rückzug an einen sicheren Ort erforderlich ist
- Wenn ein Patient den Zugang zu anderen Schwerverletzten versperrt

Beachte: Die schnelle Rettung ist nur indiziert, wenn der Patient lebensgefährlich verletzt ist, und nicht, weil jemand persönlich diese Technik bevorzugt.

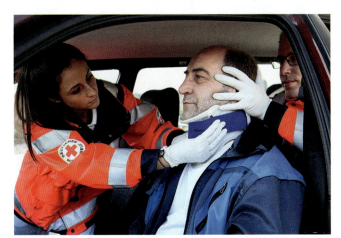

Abb. 11.48 (Hans Yao)

1. Sobald die Entscheidung zur schnellen Rettung getroffen ist, werden zunächst Kopf und Hals manuell in Neutralposition stabilisiert. Dies geht am besten von hinten. Wenn es dem Helfer nicht möglich ist, hinter den Patienten zu gelangen, lässt sich die manuelle Stabilisierung auch von der Seite durchführen. Egal ob von hinten oder von der Seite – Kopf und Hals des Patienten werden in Neutralposition gebracht, der Patient wird schnell beurteilt und eine korrekt sitzende Zervikalstütze angelegt (➤ Abb. 11.48).

2. Während die manuelle Stabilisierung des Kopfes aufrechterhalten wird, werden Brustkorb und Abdomen sowie Beine untersucht. Dann wird der Patient in kurzen, kontrollierten Bewegungen gedreht (➤ Abb. 11.49).

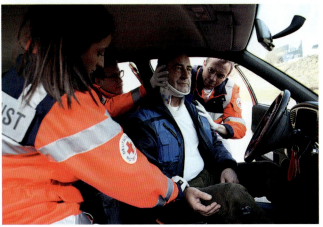

Abb. 11.49 (Hans Yao)

3. Wenn das Fahrzeug eine Mittelkonsole hat, müssen die Füße jetzt darüber gehoben werden (➤ Abb. 11.50).

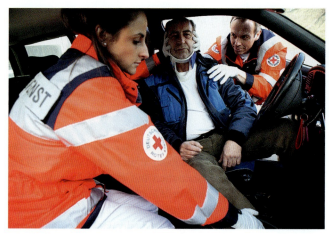

Abb. 11.50 (Hans Yao)

4. Der Helfer dreht den Patienten weiter, bis die manuelle Stabilisierung nicht mehr durchgeführt werden kann. Ein weiterer Helfer übernimmt nun von außen die manuelle Stabilisierung der HWS (➤ Abb. 11.51).

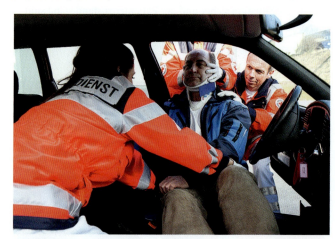

Abb. 11.51 (Hans Yao)

5. Der erste Helfer verlässt nun seine Position im Fahrzeug und übernimmt die Stabilisierung der HWS vom zweiten Helfer (➤ Abb. 11.52).

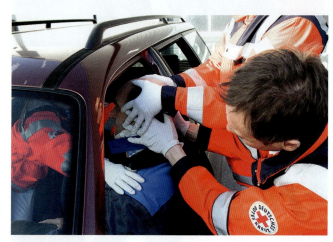

Abb. 11.52 (Hans Yao)

11.6 Besondere Kenntnisse **319**

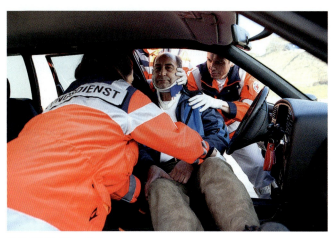

Abb. 11.53 (Hans Yao)

6. Die Drehung des Patienten wird fortgeführt, bis der Patient aus der geöffneten Fahrzeugtür gekippt und auf dem Spineboard abgelegt werden kann (➤ Abb. 11.53).

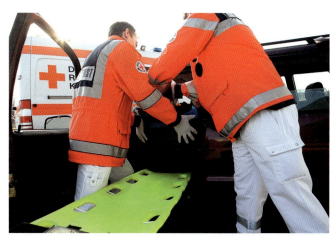

Abb. 11.54 (Hans Yao)

7. Das Spineboard wird mit dem Fußende auf dem Autositz und mit dem Kopfende auf der Trage abgelegt. Wenn die Trage nicht neben der Fahrzeugtür platziert werden kann, müssen weitere Einsatzkräfte das Spineboard halten, während der Patient daraufgelegt wird (➤ Abb. 11.54).

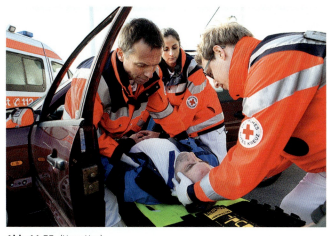

Abb. 11.55 (Hans Yao)

8. Sobald der Rumpf des Patienten auf dem Spineboard liegt, wird der Patient achsengerecht auf dem Spineboard nach oben gezogen. Der Helfer, der die manuelle HWS-Stabilisierung übernommen hat, muss darauf achten, dass er nicht am Patienten zieht, sondern Kopf und Nacken während der Bewegung lediglich stützt. Wenn der Patient auf dem Spineboard positioniert ist, können die Rettungskräfte den Patienten auf dem Spineboard und das Spineboard auf der Trage sichern. Der Oberkörper des Patienten wird zuerst gesichert, dann der untere Rumpf und das Becken, schließlich der Kopf. Die Beine des Patienten werden zuletzt gesichert. Wenn die Einsatzstelle unsicher ist, sollte der Patient erst in einen sicheren Bereich gebracht werden, bevor er auf dem Brett oder der Trage fixiert wird (➤ Abb. 11.55).

Beachte: Dies ist nur ein Beispiel für eine schnelle Rettung. Weil die wenigsten Situationen an Einsatzstellen ideal sind, müssen die Rettungskräfte das entsprechende Vorgehen der Umgebung und dem einzelnen Patienten anpassen. Ein Grundsatz der schnellen Rettung sollte in allen Situationen erhalten bleiben: permanentes Aufrechterhalten der manuellen HWS-Stabilisierung und der Inline-Position für die gesamte Wirbelsäule ohne ungewollte Bewegungen während der Rettung. Dabei kann jede funktionierende Position des Rettungsfachpersonals die Richtige sein! Zu viele Positionswechsel sollten jedoch vermieden werden, da dies eine Unterbrechung der manuellen Stabilisierung eher begünstigt.

Die Methode der schnellen Rettung kann sehr effektiv sein, um einen Patienten mit manueller Stabilisierung von Kopf, Halswirbelsäule und Rumpf aus einem Fahrzeug zu retten. Im Folgenden sind drei wesentliche Punkte der schnellen Rettung aufgeführt:
1. Ein Helfer stabilisiert die ganze Zeit über Kopf und HWS des Patienten, ein zweiter Helfer dreht und stabilisiert den Rumpf und ein dritter Helfer bewegt und kontrolliert Becken und untere Extremitäten.
2. Die kontinuierliche Stabilisierung ist nicht möglich, wenn versucht wird, den Patienten in einer einzigen kontinuierlichen Bewegung zu drehen. Die Rettungskräfte müssen jede Bewegung nach einem Stück stoppen, sich neu positionieren und für den nächsten Schritt bereitmachen. Unnötige Hast führt letztlich zu Verzögerungen und kann zu Bewegungen der Wirbelsäule führen.
3. Die Prinzipien der schnellen Rettung müssen für jede Einsatzsituation und jeden Patienten angepasst werden. Dies kann nur funktionieren, wenn die Rettungskräfte darin geübt sind. Jeder Anwender muss die Maßnahmen und nächsten Schritte aller Rettungskräfte im Team kennen.

Zwei Helfer (Boa-Rettung)

In manchen Situationen sind nicht genügend Rettungskräfte vor Ort, um einen kritischen Patienten schnell zu retten. In diesen Situationen ist die Zwei-Helfer-Methode sinnvoll.

1. Ein Helfer übernimmt die manuelle Stabilisierung von Kopf und HWS in Inline-Position. Ein zweiter Helfer legt eine korrekt sitzende Zervikalstütze an und legt eine „Boa" (oder ein zusammengerolltes Laken) von vorne um den Hals des Patienten. Die Mitte der Boa wird vorne in der Mittellinie des Patienten auf der festen Zervikalstütze des Patienten positioniert. Die Enden der Boa werden im Nacken des Patienten überkreuzt und unter den Armen des Patienten nach vorne durchgeführt (➤ Abb. 11.56).

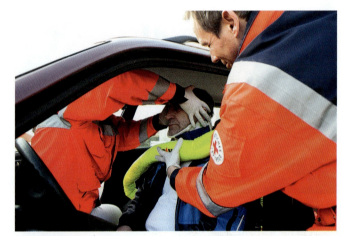

Abb. 11.56 (Hans Yao)

2. Mit den Enden der Boa wird der Patient nun gedreht, bis sich sein Rücken mittig in der Türöffnung befindet (➤ Abb. 11.57).

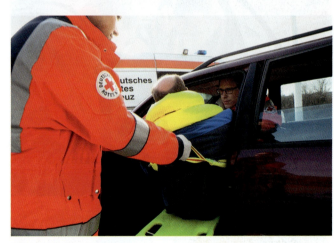

Abb. 11.57 (Hans Yao)

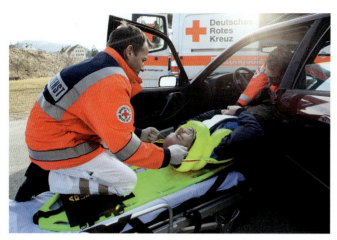

Abb. 11.58 (Hans Yao)

3. Der erste Helfer zieht die beiden Enden der Boa unter die Schultern des Patienten und diesen dann auf das Spineboard, während der zweite Helfer Rumpf, Becken und Beine des Patienten befreit und nachführt (➤ Abb. 11.58).

Kinderimmobilisation

Prinzip: Eine Wirbelsäulen-Immobilisation bei einem Kind mit Verdacht auf Wirbelsäulenverletzungen durchführen

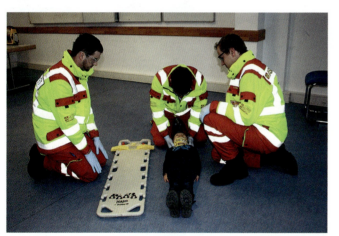

Abb. 11.59 (Matthias Klausmeier, Edingen-Neckarsulm)

1. Der erste Helfer kniet oberhalb des Kopfes des Patienten und ermöglicht die manuelle Inline-Stabilisierung von Kopf und Nacken des Patienten. Der zweite Helfer passt eine entsprechende Halskrause an, während der erste Helfer die HWS-Stabilisierung aufrechterhält. Der zweite Helfer richtet nun Arme und Beine in Neutralposition aus (➤ Abb. 11.59).

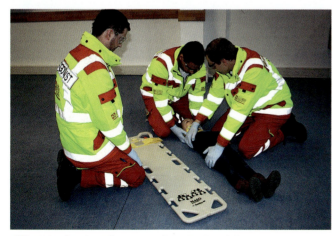

Abb. 11.60 (Matthias Klausmeier, Edingen-Neckarsulm)

2. Der zweite Helfer kniet jetzt an der Seite des Patienten auf Höhe des Rumpfes. Dann greift er den Patient so an der Schulter und Hüfte, dass auch die unteren Extremitäten in Neutralposition bleiben. Auf das Kommando des ersten Helfers wird der Patient etwas auf die Seite gedreht (➤ Abb. 11.60).

3. Ein dritter Helfer positioniert die Ausrüstung zur Kinderimmobilisation (z. B. vorbereitetes Spineboard oder spezielles Kinderspineboard) und hält es in Position (➤ Abb. 11.61).

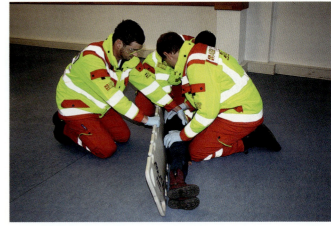

Abb. 11.61 (Matthias Klausmeier, Edingen-Neckarsulm)

4. Das Board wird gegen den Rücken des kleinen Patienten gepresst. Sodann wird er damit auf das Board zurückgedreht (logrolled) und das Spineboard auf den Boden abgelassen (➤ Abb. 11.62).

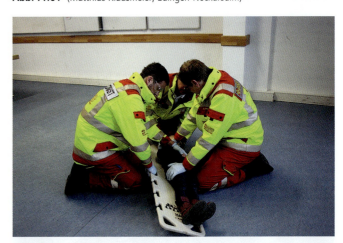

Abb. 11.62 (Matthias Klausmeier, Edingen-Neckarsulm)

5. Der Patient kann nun vom zweiten und dritten Helfer auf dem Spineboard gesichert werden, während der erste Helfer die Stabilisierung von Kopf und HWS beibehält (➤ Abb. 11.63).

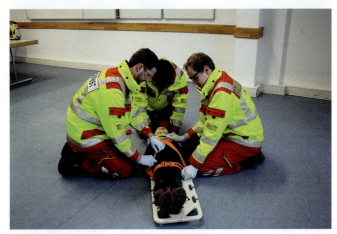

Abb. 11.63 (Matthias Klausmeier, Edingen-Neckarsulm)

11.6 Besondere Kenntnisse   **323**

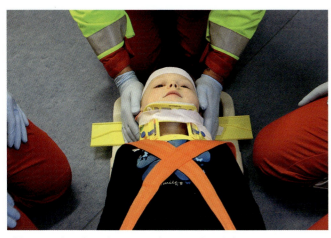

6. Wenn der Oberkörper und die unteren Extremitäten gesichert sind, wird der Kopf des Patienten auf dem Spineboard fixiert (➤ Abb. 11.64).

Abb. 11.64 (Matthias Klausmeier, Edingen-Neckarsulm)

Helmabnahme

Prinzip: Abnahme eines Motorradhelms, sodass das Risiko weiterer Verletzungen minimiert wird

Patienten, die einen Integralhelm tragen, muss dieser frühzeitig während der Einschätzung abgenommen werden. Nur dies garantiert einen schnellen Zugang für den Rettungsdienst, um den Patienten hinsichtlich seiner Atemwege und Atmungsfunktion zu beurteilen und zu behandeln. Die Abnahme des Helms hilft, verdeckte Blutungsquellen im hinteren Helmbereich zu erkennen, und gestattet den Rettungsdienstmitarbeitern, den Kopf aus der durch große Helme bedingten Beugung in eine neutrale Ausrichtung zu bringen. Zudem erlaubt sie eine komplette Untersuchung des Kopfes und Nackens während des Secondary Assessments und erleichtert eine mögliche Wirbelsäulen-Immobilisation.

Die Rettungskräfte erklären dem Helmträger das Vorgehen. Wenn der Patient sagt, dass der Rettungsdienst ihm den Helm nicht abnehmen soll, erklären die Rettungskräfte, dass das gut trainierte Team den Helm so abnimmt, dass die Wirbelsäule geschützt bleibt. Zwei Helfer werden hierfür benötigt.

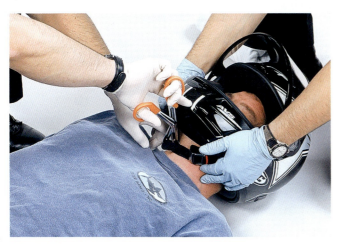

Abb. 11.65

1. Ein Helfer übernimmt die Position oberhalb des Kopfes des Patienten. Mit seitlich gegen den Helm gepressten Handflächen, wobei die Finger den unteren Rand des Helmes umfassen, werden Helm, Kopf und Nacken in einer weitgehend neutralen Position stabilisiert, wie es der Helm erlaubt. Ein zweiter Helfer kniet neben dem Patienten, öffnet oder entfernt das Visier, soweit erforderlich, und löst oder durchtrennt den Kinngurt (➤ Abb. 11.65).

2. Der Unterkiefer des Patienten wird zwischen Daumen und Zeige-/Mittelfinger am Kieferwinkel gegriffen. Die andere Hand greift unter den Nacken des Patienten an den Hinterkopf, um die manuelle Stabilisierung der HWS zu übernehmen. Um hierbei eine größere Stabilität zu erlangen, sollten die Unterarme des zweiten Helfers auf dem Boden oder seinen Schenkeln aufliegen (➤ Abb. 11.66).

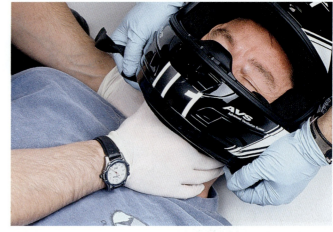

Abb. 11.66

3. Der erste Helfer zieht die Seiten des Helmes vorsichtig auseinander, weg vom Patientenkopf, und zieht den Helm mit vorsichtigen Auf-und-ab-Bewegungen langsam vom Kopf des Patienten. Vorsicht ist besonders in der Phase geboten, in der der Helm die Nase des Patienten passiert (➤ Abb. 11.67).

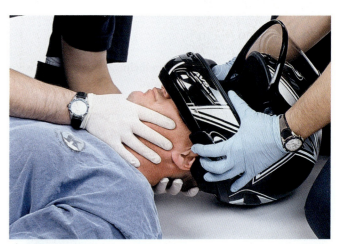

Abb. 11.67

4. Sobald der Helm abgenommen ist, sollten Polster unter den Kopf des Patienten gelegt werden, um eine neutrale Inline-Position zu gewährleisten. Die manuelle Immobilisation der HWS wird kontinuierlich aufrechterhalten und eine korrekt ausgemessene Zervikalstütze wird dem Patienten angelegt (➤ Abb. 11.68).

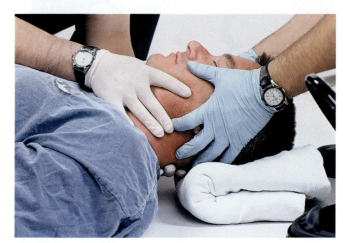

Abb. 11.68

Beachte: Zwei wesentliche Elemente sind für eine Helmabnahme wichtig:
- Während ein Helfer die manuelle Immobilisation von Kopf und Nacken aufrechterhält, führt der andere Helfer Bewegungen aus. Nie dürfen beide Helfer gleichzeitig Bewegungen durchführen.
- Der Helfer muss den Helm in verschiedene Richtungen drehen: zuerst, um die Nase des Patienten zu befreien, und dann, um den Hinterkopf des Patienten zu befreien.

Verwendung der Vakuummatratze

Bei der Verwendung der Vakuummatratze ist Sorgfalt geboten, da jeder scharfe oder spitze Gegenstand auf dem Boden oder in der Kleidung des Patienten die Vakuummatratze beschädigen und unbrauchbar machen kann.

Das hier gezeigte Vorgehen zur Verwendung der Vakuummatratze kann je nach Hersteller variieren. Rettungskräfte sollten sich sehr gut mit der bei ihnen verwendeten Vakuummatratze und deren Anlage vertraut machen.

1. Die Vakuummatratze wird auf der Trage vorbereitet (➤ Abb. 11.69). Dazu werden die Kunststoffkügelchen im Inneren der Matratze gleichmäßig verteilt und bilden somit eine glatte Oberfläche. Dann wird die Vakuummatratze etwas abgesaugt und ein Umlagerungstuch über die Matratze gelegt.

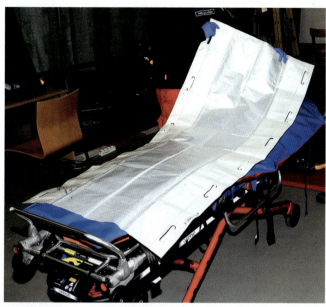

Abb. 11.69 (Paramedic Academy – vienna Ambulance). © NAEMT; PHTLS, 8th edition, Jones & Bartlett, 2016

2. Mit einer Schaufeltrage wird der Patient auf die Vakuummatratze umgelagert (➤ Abb. 11.70).

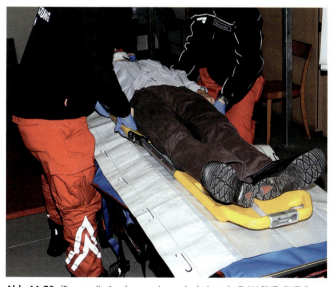

Abb. 11.70 (Paramedic Academy – vienna Ambulance). © NAEMT; PHTLS, 8th edition, Jones & Bartlett, 2016

3. Die Schaufeltrage wird vorsichtig unter dem Patienten weggenommen (➤ Abb. 11.71).

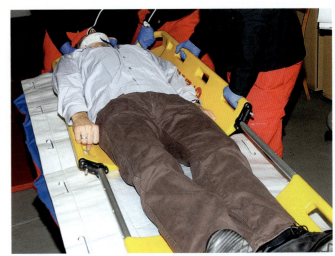

Abb. 11.71 (Paramedic Academy – vienna Ambulance). © NAEMT; PHTLS, 8th edition, Jones & Bartlett, 2016

4. Während die Inline-Stabilisierung des Kopfes aufrechterhalten wird, kann die Vakuummatratze an die Körperkonturen angeformt werden. Danach wird sie abgesaugt (➤ Abb. 11.72).

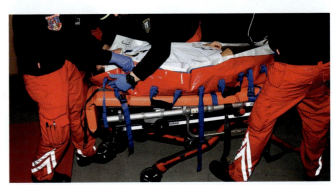

Abb. 11.72 (Paramedic Academy – vienna Ambulance). © NAEMT; PHTLS, 8th edition, Jones & Bartlett, 2016

5. Anschließend wird das Ventil geschlossen und der Patient mit Gurten gesichert. An einen Wärmeerhalt ist zu denken (➤ Abb. 11.73).

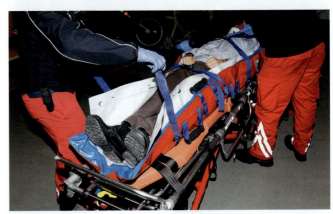

Abb. 11.73 (Paramedic Academy – vienna Ambulance). © NAEMT; PHTLS, 8th edition, Jones & Bartlett, 2016

KAPITEL 12 Thoraxtrauma

12.1	Anatomie	328	12.5.3 Lungenkontusion	334
			12.5.4 Pneumothorax	335
12.2	Physiologie	329	12.5.5 Hämatothorax	341
12.2.1	Ventilation	329	12.5.6 Stumpfe Herzverletzung	342
12.2.2	Circulation	331	12.5.7 Herzbeuteltamponade	342
			12.5.8 Commotio cordis	344
12.3	Pathophysiologie	331	12.5.9 Traumatische Aortenruptur	345
12.3.1	Penetrierende Thoraxverletzungen	331	12.5.10 Tracheobronchiale Ruptur	346
12.3.2	Stumpfe Thoraxverletzungen	332	12.5.11 Traumatische Asphyxie	347
			12.5.12 Zwerchfellruptur	348
12.4	Beurteilung	332		
			12.6 Längere Transportzeiten	349
12.5	Beurteilung und Management spezifischer Verletzungen	333	12.7 Besondere Kenntnisse	352
12.5.1	Rippenfrakturen	333	12.7.1 Fertigkeiten bei einem Thoraxtrauma	352
12.5.2	Instabiler Thorax	334		

Lernzielübersicht

Nach dem Durcharbeiten dieses Kapitels sollte der Leser in der Lage sein:
- Die normale Anatomie und Physiologie der Organe im Brustkorb zu erklären
- Die veränderte Anatomie und Pathophysiologie des Thoraxtraumas zu erläutern
- Die Kinematik der Verletzungsmechanismen sowie Ergebnisse der Patientenbeurteilung mit den entsprechenden Thoraxverletzungen in Verbindung zu bringen
- Zu unterscheiden, ob ein Patient zügig stabilisiert und schnell transportiert werden muss oder ob eine Versorgung vor Ort angezeigt ist
- Unterschiede in der Versorgung von Thoraxtraumapatienten in städtischen und ländlichen Einsatzgebieten zu erklären

- Anzeichen, Symptome, Pathophysiologie und Management der folgenden spezifischen Thoraxverletzungen zu beschreiben:
  – Rippenfrakturen
  – Instabiler Thorax
  – Lungenkontusion
  – Pneumothorax (einfacher, offener und geschlossener)
  – Spannungspneumothorax
  – Hämatothorax
  – Stumpfe Herzverletzung
  – Herzbeuteltamponade
  – Commotio cordis
  – Traumatische Aortenruptur
  – Tracheobronchiale Ruptur
  – Traumatische Asphyxie
  – Zwerchfellruptur

Fallbeispiel

Sie und Ihr Kollege werden zu einem Einsatz in einem Industriegebiet disponiert; ein Arbeiter wurde dort von einem Metallstück getroffen. Beim Eintreffen werden Sie an der Pforte vom Werkschutz empfangen, der Sie zur Unfallstelle führt. Auf dem Weg dorthin erhalten Sie die Information, dass der Mann dabei war, Metallbolzen zu installieren. Als er sich umdrehte, um nach einem anderen Bolzen zu greifen, lief er in das Ende eines spitzen Bolzens, der ihm sein Hemd durchschnitt und die Brust verletzte. An der Unfallstelle finden Sie einen etwa 35-jährigen Patienten vor, der auf Bauholz sitzt und sich einen Lappen auf die rechte Thoraxseite presst. Der Versuch des Mannes, Ihnen auf Ihre Frage, was denn passiert sei, zu antworten, schlägt fehl, da er alle fünf bis sechs Wörter nach Atem ringt. Als Sie den Lappen entfernen, sehen Sie eine etwa 5 Zentimeter lange, offene Risswunde mit einer geringen Menge blasenbildender, blutig gefärbter Flüssigkeit. Der Patient ist schweißbedeckt und hat einen schnellen Radialispuls. Die Auskultation ergibt ein rechtsseitig abgeschwächtes Atemgeräusch; sonst werden keine pathologischen körperlichen Befunde erhoben.

- **Leidet dieser Patient unter Atemnot?**
- **Hat er lebensbedrohliche Verletzungen?**
- **Welche Maßnahmen sollten Sie vor Ort treffen?**
- **Wie sollten Sie diesen Patienten transportieren?**
- **Inwieweit beeinflusst eine andere Einsatzstelle (z. B. ländlich) Ihr Management und Ihre Versorgung während einer längeren Transportzeit?**
- **Welche anderen Verletzungen erwarten Sie?**

So wie andere Verletzungen kann ein Thoraxtrauma sowohl durch stumpfe als auch durch penetrierende Mechanismen entstehen. Stumpfe Kräfte wirken vor allem bei Verkehrsunfällen, Stürzen aus großer Höhe sowie bei Gewalteinwirkungen oder Quetschungen auf den Brustkorb und können massive Auswirkungen auf die Anatomie und Physiologie der intrathorakalen Organe haben. Penetrierende Wunden durch Schussverletzungen, Messerstiche oder Pfählungsverletzungen, z. B. durch Baustahl oder Ähnlichem, können gleichermaßen zu schwerwiegenden Schädigungen des Thorax führen. Die definitive Behandlung von Patienten mit einem Thoraxtrauma erfordert zumeist keine **Thorakotomie** (operative Eröffnung der Brusthöhle), denn lediglich 15–20 % aller Verletzungen der Brust müssen operativ versorgt werden. Die verbleibenden ca. 85 % können sehr gut mit relativ einfachen Maßnahmen therapiert werden, z. B. durch die Gabe von Sauerstoff und, sofern indiziert, durch Beatmung, Analgesie und Anlage einer **Thoraxdrainage**.[1–3]

Nichtsdestotrotz können thorakale Verletzungen extreme Auswirkungen haben, liegen doch in der Brusthöhle die lebenswichtigen Organe zur Aufrechterhaltung der Oxygenierung, Ventilation und Zirkulation. Thoraxtraumata können zu einer signifikanten Morbidität führen, insbesondere wenn sie nicht sofort bemerkt und entsprechend behandelt werden. **Hypoxämie** (Sauerstoffmangel im Blut), **Hyperkapnie** (erhöhter Kohlendioxidgehalt im Blut), **Azidose** (Übersäuerung des Blutes) und **Schock** (Störung der Mikrozirkulation mit Sauerstoffmangel im Gewebe und den Organen) können binnen kurzer Zeit durch eine initial insuffiziente Versorgung eines Thoraxtraumas entstehen. Des Weiteren können Spätkomplikationen, z. B. ein Multiorganversagen, resultieren – eine Erklärung, warum 25 % aller traumatischen Todesfälle durch Thoraxverletzungen verursacht werden.[1–3]

12.1 Anatomie

Der **Thorax** (Brustkorb) gleicht annähernd einem hohlen Zylinder, der durch 12 paarige Rippen und Muskulatur geformt wird. Die oberen 10 Rippenpaare sind nach hinten hin mit der Wirbelsäule und vorne mit dem Sternum verbunden. Die beiden unteren Rippenpaare (11 und 12) werden aufgrund ihrer alleinigen Fixierung an der Wirbelsäule auch als „frei endende Rippen" bezeichnet. Dieser „Knochenkäfig" schützt die intrathorakalen und einen Teil der intraabdominalen Organe (insbesondere Leber und Milz) vor äußeren Einwirkungen. Der knöcherne Rahmen wird durch die Interkostalmuskulatur verstärkt, die – wie der Name bereits beschreibt – zwischen den Rippen liegt und diese untereinander verbindet.

Mehrere Muskelgruppen, einschließlich des großen und kleinen **Brustmuskels** (Mm. pectorales), des vorderen und hinteren **Sägezahnmuskels** (Mm. serrati), des großen **Rückenmuskels** (M. latissimus dorsi) sowie verschiedener weiterer Rückenmuskeln, sind für die Bewegung der oberen Extremitäten verantwortlich und setzen ebenfalls am Brustkorb an (➤ Abb. 12.1). So wird der Thorax „gepolstert" und es bedarf größerer Kräfte, um die inneren Organe zu verletzen.

Außerdem gibt es mehrere thorakale Muskeln, die für die Atembewegungen (Ventilation) verantwortlich sind. Insbesondere die

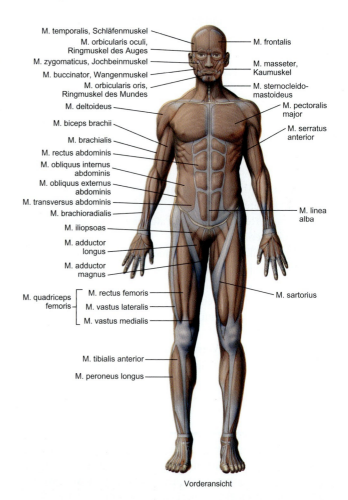

Abb. 12.1 Die Muskulatur des Menschen.
Quelle: Background image © Carol and Mike Werner/Science Source.
© NAEMT; PHTLS, 8th edition, Jones & Bartlett, 2016

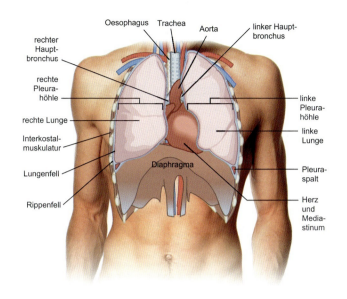

Abb. 12.2 Brustkorb mit Rippen, Interkostalmuskulatur, Diaphragma, Mediastinum, Lunge, Herz, großen Blutgefäßen, Trachea und Ösophagus.
Quelle: Background image © Mariya L/ShutterStock. © NAEMT; PHTLS, 8th edition, Jones & Bartlett, 2016

Interkostalmuskulatur und das **Diaphragma** (Zwerchfell), eine kuppelartig an die Unterseite der Brusthöhle grenzende Muskelplatte, sowie die Atemhilfsmuskulatur mit den Halsmuskeln unterstützen die Atembewegung. Entlang dem Unterrand einer jeden Rippe verlaufen jeweils eine Arterie, eine Vene und Nerven, die der Versorgung und Innervation der Interkostalmuskulatur dienen.

Auf der Innenseite dieser Strukturen liegt eine feine Haut auf, die **parietale Pleura** (Rippenfell). Als Gegenstück bedeckt eine weitere dünne Haut die beiden Lungenflügel im Brustkorb, die sogenannte **viszerale Pleura** (Lungenfell). Normalerweise besteht kein Raum zwischen den beiden Blättern der Pleura. Sie werden durch einen dünnen Flüssigkeitsfilm zusammengehalten, vergleichbar mit einer kleinen Wassermenge, die zwei Glasscheiben zusammenhält. Diese Oberflächenspannung verhindert einen Kollaps der Lunge, der durch die pulmonale Elastizität sonst zum Zusammenfallen der Lunge führen würde.

Die beiden Lungenflügel liegen in der linken und rechten Thoraxhälfte (➤ Abb. 12.2). Dazwischen liegt das **Mediastinum**, ein Raum, in dem die Trachea, die Hauptbronchien, das Herz mit seinen zu- und abführenden Gefäßen sowie die Speiseröhre liegen.

12.2 Physiologie

Im Rahmen eines Thoraxtraumas werden am wahrscheinlichsten die beiden wichtigen physiologischen Vorgänge **Atmung** und **Kreislauf** betroffen sein.[1-3] Die Folgen sind eine Beeinträchtigung der Sauerstoffversorgung der inneren Organe, Gewebe und Zellen sowie eine verminderte Abgabe von Kohlendioxid. Um die Auswirkungen einer Thoraxverletzung erkennen und therapieren zu können, ist es wichtig, die Physiologie dieser beiden Vorgänge zu verstehen.

12.2.1 Ventilation

Die Begriffe „Atmung" und „Respiration" beziehen sich auf den physiologischen Vorgang der Ventilation. Die Ventilation ist der mechanische Anteil der Atmung, wobei Luft durch den Mund oder die Nase in die Trachea, die Bronchien und schließlich in die **Alveolen** gesogen wird. Dieser Vorgang wird gemeinsam mit der Sauerstoffabgabe auf zellulärer Ebene als **Respiration** verstanden. **Inspiration** beschreibt das Einatmen von Luft. In den Alveolen der Lunge diffundiert der in der Atemluft enthaltene Sauerstoff durch die dünne Alveolarmembran in die **Kapillaren,** wo er an das Hämoglobin der Erythrozyten bindet, um in den gesamten Körper transportiert zu werden. Dieser Vorgang wird **Oxygenierung** genannt. Gleichzeitig diffundiert im Blut gelöstes Kohlendioxid in die Alveolen und wird abgeatmet, ein Prozess, der als **Exspiration** bezeichnet wird (➤ Abb. 12.3). Unter **Zellatmung** wird die Verwertung von Sauerstoff für die Energiegewinnung in den Zellen verstanden (siehe auch ➤ Kap. 4 und ➤ Kap. 8).

Bei der **Inspiration** wird die Luft durch eine Kontraktion der Atemmuskulatur (hauptsächlich des Zwerchfells und der Interkostalmuskulatur) inhaliert. Das Diaphragma bewegt sich nach unten und die äußere Interkostalmuskulatur hebt den Thorax an, wodurch das Lungenvolumen vergrößert wird und ein Unterdruck entsteht. So wird die Atemluft durch die Atemwege in die Lunge gesogen (➤ Abb. 12.4 und ➤ Abb. 12.5). Bei der **Exspiration** entspannen sich die Interkostalmuskulatur und das Zwerchfell, wodurch die Rippen und das Diaphragma in ihre Ausgangsposition zurückkehren. Der Thorax senkt sich, das Volumen nimmt ab und der intrathorakale Druck erhöht sich. Sobald er den Umgebungsdruck übersteigt, strömt die Luft über die Bronchien in die Luftröhre und durch Mund und Nase nach außen.

Die Kontrolle der Ventilation obliegt dem Atemzentrum im Hirnstamm. Dabei werden der arterielle Kohlenstoffdioxidgehalt (p_aCO_2) und der arterielle Sauerstoffgehalt (p_aO_2) als Partialdrücke über spezielle Zellen, sogenannte **Chemorezeptoren,** gemessen. Diese Che-

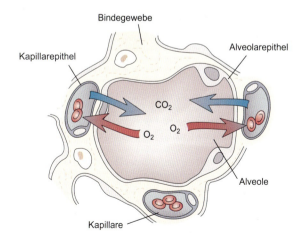

Abb. 12.3 Die Kapillaren und Alveolen liegen in unmittelbarer Nähe zueinander; der Sauerstoff (O_2) kann somit leicht durch die Wände der Alveolen und Kapillaren diffundieren und an die Erythrozyten binden. Kohlendioxid (CO_2) diffundiert in die entgegengesetzte Richtung.

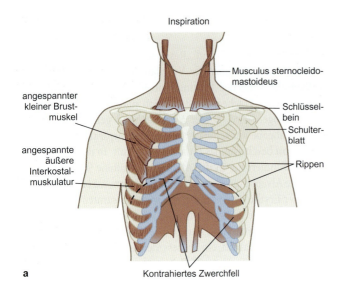

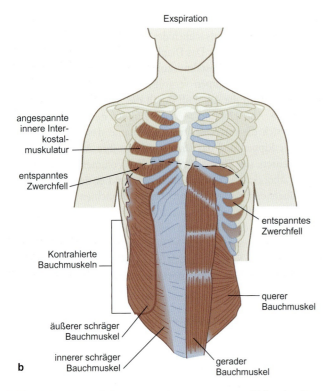

Abb. 12.4 a: Während der Inspiration kontrahiert das Zwerchfell und senkt sich ab. Die inspiratorische Atemhilfsmuskulatur – die äußeren Zwischenrippenmuskeln, der kleine Brustmuskel und der M. sternocleidomastoideus – heben die Rippen und das Sternum an, sodass sich der Durchmesser und das Volumen der Brusthöhle vergrößern.
b: Bei der Ausatmung bewirkt die Elastizität des Thorax das Zurückkehren des Zwerchfells und der Rippen in ihre ursprüngliche Position, sodass das Volumen des Brustraums wieder abnimmt. Unter Belastung kontrahiert die exspiratorische Atemhilfsmuskulatur, bestehend aus den inneren Interkostalmuskeln und der Bauchmuskulatur. Dadurch wird eine schnellere Verringerung des Volumens erreicht.

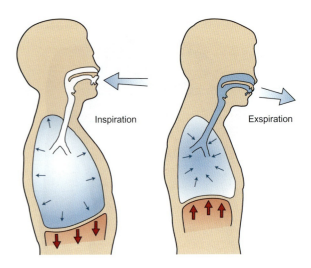

Abb. 12.5 Hebt sich der Thorax während der Inspiration, so entsteht ein intrathorakaler Unterdruck und Luft strömt in die Lunge ein. Sobald sich das Zwerchfell entspannt und der Thorax in seine Ruheposition zurückkehrt, entweicht Luft aufgrund des steigenden Drucks in den Lungen. Wenn das Zwerchfell entspannt und die Glottis geöffnet ist, dann gleicht der Innendruck dem Außendruck.

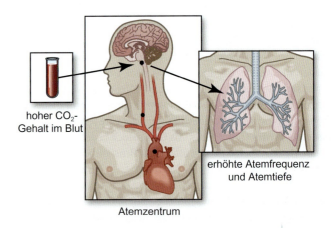

Abb. 12.6 Eine Erhöhung des Kohlendioxidgehalts wird von den dafür sensiblen Rezeptoren erkannt und eine tiefere und schnellere Atmung ausgelöst.

morezeptoren sind im Hirnstamm, in der Aorta und in den Karotiden lokalisiert. Bei Feststellung eines erhöhten p_aCO_2 wird das Atemzentrum stimuliert, wodurch es zu einer Erhöhung der Atemfrequenz und einer Zunahme der Atemtiefe kommt (➤ Abb. 12.6). Es resultiert so eine verstärkte Abatmung von Kohlenstoffdioxid; der p_aCO_2 kehrt wieder in den Normbereich zurück. Dieser Prozess ist äußerst effizient und kann das Atemminutenvolumen um den Faktor 10 vergrößern. In den Atemwegen, der Lunge und an der Brustwand messen Mechanorezeptoren den Dehnungsgrad dieser Strukturen, um Informationen über das Lungenvolumen wiederum an das Atemzentrum im Hirnstamm rückzumelden.

Bei verschiedenen Erkrankungen, z. B. beim Lungenemphysem oder bei der chronisch obstruktiven Lungenerkrankung (COPD), ist die Lunge nicht mehr in der Lage, das Kohlendioxid (CO_2) effektiv abzuatmen, woraus eine chronische Erhöhung des Kohlendioxidgehalts im Blut (p_aCO_2) resultiert. Die Empfindlichkeit der Rezeptoren auf Veränderungen des Kohlendioxidgehalts nimmt ab und die Chemorezeptoren in der Aorta und den Karotiden stimulieren bei einem Abfall des arteriellen Sauerstoffgehalts (p_aO_2) das Atemzentrum. Wie bei oben beschriebener Erhöhung des p_aCO_2

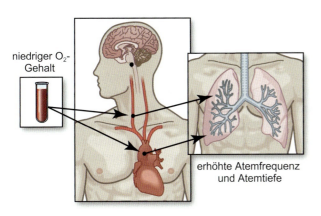

Abb. 12.7 In der Aorta und den Karotiden finden sich Rezeptoren, die sensibel auf den Sauerstoffgehalt reagieren und die Atmung vertiefen und beschleunigen.

kommt es nun bei sinkendem Sauerstoffpartialdruck nach Rückkopplung an den Hirnstamm ebenfalls zu einer gesteigerten Atemtätigkeit. Durch die erhöhte Atemfrequenz und die vertiefte Atmung kann der p_aO_2 wieder angehoben werden (➤ Abb. 12.7). Dieser Mechanismus wird aufgrund der Korrelation mit fallenden Sauerstoffpartialdrücken oft auch als „hypoxischer Weg" („Hypoxic Drive") bezeichnet.

Bedingt durch den veränderten Atemantrieb, wird bei Traumapatienten mit vorbestehender COPD empfohlen, die Sauerstoffgabe zu limitieren, um den Atemantrieb nicht zu unterdrücken. Jedoch sollte hypoxischen Traumapatienten in der präklinischen Versorgung niemals Sauerstoff vorenthalten werden.[4] Der veränderte Atemantrieb wird durchaus kontrovers diskutiert und sollte in der Akutphase nicht zu einer Sauerstoffschuld beim Patienten führen.

In ➤ Kasten 12.1 werden die für Diskussion und Verständnis der Atemphysiologie wichtigsten Begriffe definiert.[5]

12.1 Atemvolumina und ihre Zusammenhänge

- **Totraumvolumen** Ein Teil der eingeatmeten Luft verbleibt im luftleitenden System der Lunge, z. B. in Trachea oder Bronchien, und nimmt deshalb nicht am Gasaustausch in den Alveolen teil.
- **Atemminutenvolumen (AMV)** Gesamtmenge der Luft, die während einer Minute ein- und ausgeatmet wird.
- **Atemzugvolumen (AZV)** Während eines Atemzugs ein- und wieder ausgeatmetes Volumen (bei normaler Atmung 0,4–0,5 l).
- **Totalkapazität (TLC)** Luftvolumen, das die Lunge bei maximaler Füllung aufnehmen kann (in jungen Jahren 6 l, im Alter Abnahme auf ca. 4 l).
- **Atemarbeit** Körperliche Arbeit und Anstrengung, die geleistet werden muss, um die Brustwand und das Diaphragma für die Atmung zu bewegen. Die Atemarbeit steigt mit schnellerer Atmung, einem ansteigenden Minutenvolumen und bei fehlender Elastizität der Lunge.

12.2.2 Circulation

Die andere wichtige, durch ein Thoraxtrauma stark beeinflussbare Komponente ist der Kreislauf. Die ausführliche Beschreibung der Physiologie des Kreislaufsystems erfolgt in ➤ Kap. 9; die wichtigsten Punkte für das Verständnis der pathophysiologischen Abläufe beim Thoraxtrauma werden allerdings im folgenden Abschnitt nochmals erörtert.

Das Herz liegt inmitten des Brustkorbs im Mediastinum und funktioniert als biologische Pumpe, die dafür auch eine Füllung mit Flüssigkeit benötigt. Das Herz wird zu diesem Zweck durch zwei große Venen, die obere und untere Hohlvene (**V. cava superior** und **V. cava inferior**), mit venösem Blut gefüllt. Physiologischerweise pumpt das Herz mit jeder Kontraktion ca. 70 ml arterielles Blut durch die Aorta in den Körperkreislauf, wobei die durchschnittliche Herzfrequenz zwischen 70 und 80 Schläge pro Minute umfasst (normofrequenter Bereich: 60–100/min).

Durch z. B. eine blutungsbedingte Hypovolämie oder eine intrathorakale Druckerhöhung bei einem Spannungspneumothorax kann der venöse Rückfluss über die Vv. cava superior und inferior zum Herzen behindert sein. Dadurch wird die Auswurfleistung beeinträchtigt und der Blutdruck fällt ab. Direkte Verletzungen des Herzens (z. B. eine Herzkontusion im Rahmen einer stumpfen Krafteinwirkung) können die Pumpleistung verringern und somit ebenfalls zu einer Abnahme des Herzzeitvolumens führen. Auf ähnliche Art und Weise, wie die Chemorezeptoren Veränderungen des p_aCO_2 und p_aO_2 erkennen, erfassen im Aortenbogen und in den Karotissinus der Halsschlagadern (Aa. carotides) sogenannte **Barorezeptoren** Blutdruckschwankungen, woraufhin das Kreislaufzentrum die Herzfrequenz und die Schlagkraft erhöht, um wieder normotone Blutdruckwerte zu erreichen.

12.3 Pathophysiologie

Wie schon erwähnt, können sowohl stumpfe als auch penetrierende Verletzungen die bereits beschriebenen physiologischen Vorgänge beeinträchtigen. Trotz unterschiedlichen Mechanismen gibt es Gemeinsamkeiten in den dadurch entstehenden Störungen.

12.3.1 Penetrierende Thoraxverletzungen

Bei penetrierenden Verletzungen durchstoßen Objekte unterschiedlichster Größe und Art die Thoraxwand, dringen in die Brusthöhle ein und verletzen die intrathorakalen Organe. Im Normalfall existiert zwischen den beiden Pleurablättern kein Raum. Stellt jedoch eine penetrierende Verletzung eine Verbindung von der Brusthöhle nach außen her, so strömt Luft bei der Inspiration von außen durch die Wunde in den Pleuraspalt, da der Strömungswiderstand auf diesem Wege oftmals geringer ist als in den Atemwegen und der intrathorakale Druck den Umgebungsdruck unterschreitet. Die in den Pleuraspalt eingedrungene Luft (**Pneumothorax**) zerstört die Adhäsionskräfte zwischen den beiden Membranen, die durch einen dünnen Film aus seröser Flüssigkeit gebildet werden. Durch diese Vorgänge kollabiert die Lunge und eine effektive Ventilation wird unmöglich. Penetrierende Wunden resultieren allerdings nur in einem offenen Pneumothorax, wenn das umliegende Gewebe die

Verletzung nicht zumindest partiell während der Inspiration oder der Exspiration verschließen kann.

Wird die Lunge bei einem penetrierenden Trauma selbst mit verletzt, so strömt Luft aus der Lunge in den Pleuraspalt und es kommt ebenfalls zum Kollaps. In beiden Fällen wird der Patient kurzatmig. Um die verringerte Lungenkapazität auszugleichen, wird die Atemfrequenz durch das Atemzentrum gesteigert, was aber zu einer erhöhten Atemarbeit führt. Eine gewisse Zeit lang toleriert der Patient die Mehrarbeit möglicherweise; unbemerkt und unbehandelt besteht aber die Gefahr einer Ateminsuffizienz mit zunehmender Atemnot und daraus resultierendem Anstieg der CO_2-Konzentration sowie fallendem p_aO_2 im Blut.

Strömt Luft kontinuierlich in die Brusthöhle ein, ohne wieder nach außen entweichen zu können, steigt der Druck im Pleuraraum stetig an und es entwickelt sich ein **Spannungspneumothorax,** der die Atmung des Patienten zusätzlich weiter beeinträchtigt. Des Weiteren wird das Kreislaufsystem negativ beeinflusst, da der venöse Rückfluss zum Herzen durch den hohen intrathorakalen Druck vermindert ist. Es kann sich ein Schock entwickeln. In Extremfällen kommt es zu einer Verschiebung mediastinaler Strukturen (Organe und Gefäße, die mittig im Thorax zwischen den Lungen lokalisiert sind) auf die gegenüberliegende Seite mit maximaler Verminderung des venösen Rückstroms, daraus resultierender Hypotonie, einer Halsvenenstauung und dem klassischen, aber sehr späten Zeichen einer Verlagerung der Trachea **(Trachealshift)** von der Mittellinie auf die unverletzte Seite.

Blutungen treten bei Rissquetschwunden und natürlich insbesondere bei zerstörten Blutgefäßen auf. Bei einem penetrierenden Thoraxtrauma können Verletzungen der Muskulatur, der Lunge oder der interkostalen Gefäße in den Pleuraspalt einbluten **(Hämatothorax).** Dabei führen penetrierende Wunden der großen Gefäße zu fulminanten Blutungen mit einem möglicherweise letalen Ausgang. In jede Thoraxhälfte können rund 3 000 ml in den Pleuraspalt einbluten, ohne dass die Blutungen nach außen hin leicht erkennbar sein müssen. Ein Hämatothorax kann zu einem schweren Schockgeschehen führen und schränkt zudem die Atemkapazität stark ein, da das Blut eine Ausdehnung der Lunge auf der betroffenen Seite verhindert. Nicht selten entstehen bei einer Lungenverletzung ein Hämatothorax und Pneumothorax parallel. Zusammengefasst wird dies unter dem Begriff **Hämatopneumothorax,** bei dem es durch die gleichzeitige Ansammlung von Luft und Blut im Pleuraspalt zu einem Kollaps der Lunge mit eingeschränkter Ventilation kommt.

Pulmonale Verletzungen können außerdem in das Lungengewebe selbst einbluten. Die Alveolen füllen sich mit Blut anstatt mit Luft und können somit nicht mehr am Gasaustausch teilnehmen. Je mehr Alveolen mit Blut gefüllt sind, desto stärker leidet der Patient unter Dyspnoe und Hypoxie.

12.3.2 Stumpfe Thoraxverletzungen

Eine auf den Brustkorb einwirkende stumpfe Kraft wird auf die inneren Organe weitergeleitet, insbesondere auf die Lunge. Die auf sie einwirkende Energie kann das Lungengewebe verletzen und so Einblutungen in die Alveolen verursachen. Dieses Verletzungsmuster wird **Lungenkontusion** genannt. Im Prinzip entspricht diese Verletzung einer Quetschung bzw. einem Erguss, ein Krankheitsbild, das durch übertriebene Flüssigkeitsgabe weiter verschlechtert werden kann. Die Auswirkungen auf Ventilation und Oxygenierung sind vergleichbar mit denen bei penetrierenden Traumata.

Durch die Kraft, die auf das Lungengewebe einwirkt, kann die viszerale Pleura einreißen und Luft aus der Lunge in den Pleuraspalt einströmen. Wie bereits beschrieben, entsteht so ein Pneumothorax, eventuell sogar ein Spannungspneumothorax. Des Weiteren kann ein stumpfes Thoraxtrauma zu Rippenfrakturen führen. Die gebrochenen Rippen können die Lunge durchstoßen, was wiederum einen Pneumo- bzw. Hämatothorax zur Folge hat (ausgelöst durch Blutungen aus dem verletzten Lungengewebe und den verletzten Interkostalmuskeln durch die frakturierten Rippen). Ebenso können durch stumpfe Krafteinwirkungen, die charakteristischerweise mit plötzlicher Dezelerationsenergie (Abbremsen) assoziiert sind, die großen Gefäße im Brustkorb ein- oder zerreißen. Ist die Aorta davon betroffen, führt dies sofort zu katastrophalen und unkontrollierbaren Blutungen. Schlussendlich kann ein stumpfes Thoraxtrauma in bestimmten Fällen sogar derart verletzend auf die Brustwand einwirken, dass ein instabiler Thorax mit einer entsprechenden Verschiebung des intrathorakalen Drucks und konsekutiver Beeinträchtigung der Ventilation entsteht.

12.4 Beurteilung

In allen Bereichen der Medizin beinhaltet die Beurteilung nach Durchführung des initialen ABCDE-Schemas zur Erkennung und Behandlung lebensbedrohlicher Zustände eine Erhebung der Anamnese und eine körperliche Untersuchung. Bei Traumapatienten wird vom **SAMPLE-Schema** gesprochen, bei dem nach **S**ymptomen, **A**lter und **A**llergien sowie nach **M**edikamenten des Patienten gefragt, die **P**atientenvergangenheit sowie der Zeitpunkt der **l**etzten Nahrungsaufnahme erhoben und die **E**reignisse im Zusammenhang mit dem Unfall eruiert werden (➤ Kap. 7).[6]

Neben dem Unfallmechanismus und den daraus resultierenden Verletzungen sind vor allem die Symptome von Bedeutung, die der Patient selbst angeben kann, sofern er ansprechbar und kommunikationsfähig ist. Patienten mit Thoraxverletzungen haben Schmerzen unterschiedlichsten Charakters, scharf, stechend oder einengend. Häufig ist der Schmerz atemabhängig und die Patienten klagen über Kurzatmigkeit oder Luftnot. Im Rahmen eines sich entwickelnden Schockgeschehens ist der Patient beunruhigt oder benommen. Wichtig ist, daran zu denken, dass eine fehlende Symptomatik nicht gleichbedeutend mit einem unverletzten Patienten ist.

Der nächste Schritt der Beurteilung ist die Durchführung einer körperlichen Untersuchung, die sich aus vier Komponenten zusammensetzt: Inspektion, Auskultation, Palpation und Perkussion. Des Weiteren sollte die Beurteilung eine Erhebung der Vitalparameter beinhalten. Das Anbringen einer Pulsoxymetrie zur Ermittlung der arteriellen Sauerstoffsättigung ist ein sinnvolles Hilfsmittel bei der Beurteilung traumatisierter Patienten.[6,7]

Inspektion Der Patient wird auf die typischen Zeichen eines Schockgeschehens hin untersucht: blasse und feuchte Haut sowie eine auffallende Unruhe. Eine **Zyanose** (bläuliche Verfärbung der Haut, insbesondere um Mund und Lippen) ist bei einer fortgeschrittenen Hypoxie deutlich zu erkennen. Die Atemfrequenz und Anzeichen einer Atemnot (Keuchen, Einsatz der Atemhilfsmuskulatur, Nasenflügeln) sollten genau dokumentiert werden. Liegt die Trachea auf der Mittellinie oder besteht eine Verlagerung zu einer Seite? Ist eine Halsvenenstauung zu sehen? Der Brustkorb wird auf Prellmarken, Abschürfungen und Wunden hin untersucht und die Thoraxexkursionen werden auf ihre Symmetrie überprüft. Liegt eine paradoxe Atmung vor (ein Teil des Brustkorbs bewegt sich bei der Inspiration nach innen anstatt nach außen und umgekehrt bei der Exspiration)? Bestehende Wunden im Bereich des Thorax müssen sorgfältig im Hinblick auf entweichende Luft betrachtet werden, erkennbar an atemabhängiger Blasenbildung der Wundflüssigkeit.

Auskultation Der gesamte Thorax wird abgehorcht. Beim Seitenvergleich kann ein einseitig abgeschwächtes Atemgeräusch auf einen Pneumo- oder einen Hämatothorax in der betroffenen Thoraxhälfte hinweisen. Rasselgeräusche oder ein Knistern sind bei einer Lungenkontusion zu hören. Gedämpfte Herztöne durch Blutansammlung und Herzgeräusche durch Klappenschädigungen können bei der Auskultation wahrgenommen werden, wobei dies präklinisch oft sehr schwer erkennbar ist.

Palpation Durch vorsichtiges Abtasten des gesamten Thorax mit Händen und Fingern können eine möglicherweise bestehende Druckdolenz, Krepitationen (sowohl knöchern als auch im Rahmen eines **subkutanen Emphysems**) und eine Instabilität des Brustkorbs erkannt werden.

Perkussion Diese Untersuchungstechnik ist insbesondere in der Präklinik aufgrund der vielen Nebengeräusche sehr schwierig und bietet dazu kaum zusätzlichen, die präklinische Therapie beeinflussenden Informationsgewinn.

Pulsoxymetrie Um die Sauerstoffsättigung erheben und Zustandsänderungen beobachten zu können, sollte die Pulsoxymetrie angelegt werden. Die Sauerstoffsättigung sollte ≥ 95 % betragen.

Kapnografie Mit der Kapnografie (endtidales Kohlendioxid, $etCO_2$) können sowohl im Nebenstromverfahren mit Nasensonde oder Sauerstoffmaske sowie im Hauptstromverfahren beim intubierten Patienten der Kohlendioxidgehalt in der Ausatemluft erfasst werden. Außerdem liefert die Kapnografie wichtige Hinweise auf Veränderungen des Patientenzustands und therapeutische Erfolge. Beim Hauptstromverfahren wird mittels eines in das Schlauchsystem eingebrachten Sensors das $etCO_2$ in der gesamten Beatmungsluft gemessen, meist direkt hinter dem Tubus, während beim Nebenstromverfahren ein Teil der ausgeatmeten Luft abgesaugt wird und erst im Gerät die Messung des $etCO_2$ erfolgt.

Die regelmäßige Kontrolle der Atemfrequenz ist der wichtigste Bestandteil der Beurteilung, um eine Verschlechterung des Patientenzustands aufdecken zu können. Wird ein Patient hypoxisch und dekompensiert, so ist bereits frühzeitig eine allmähliche Zunahme der Atemfrequenz erkennbar.

12.5 Beurteilung und Management spezifischer Verletzungen

12.5.1 Rippenfrakturen

Rippenfrakturen sind im Rettungsdienst häufig anzutreffen und bei ca. 10 % aller Traumata zu finden. Bei Patienten mit multiplen Rippenfrakturen zeigen verschiedene Faktoren einen Einfluss auf die Morbidität und Mortalität. Dazu gehören die Anzahl gebrochener Rippen, das Vorliegen bilateraler Frakturen und ein höheres Lebensalter (≥ 65).[8] Ältere Patienten sind besonders gefährdet, da ihre Knochendichte abnimmt und somit die Knochen auch bei geringer Belastung brechen können. Unabhängig vom Alter steigt die Mortalität mit zunehmender Anzahl gebrochener Rippen. Sie liegt bei einer einzelnen gebrochenen Rippe bei 5,8 % und steigt auf 10 % bei Patienten mit fünf gebrochenen Rippen. Bei acht gebrochenen Rippen beträgt die Mortalität bereits 34 %.[9,10]

Obwohl die Rippen durch die darüber liegende Muskulatur relativ gut geschützt sind, kommen Rippenfrakturen beim Thoraxtrauma sehr häufig vor. Die oberen Rippen sind breit und dick und insbesondere durch die Muskulatur des Schultergürtels sehr gut geschützt.[1–3] Da für Frakturen der oberen Rippen eine große Krafteinwirkung nötig ist, muss bei Patienten mit solchen Verletzungen unbedingt mit weiteren schwerwiegenden Schädigungen, z. B. einer Aortenruptur, gerechnet werden. Besonders oft sind Frakturen lateral im Bereich der 4. bis 8. Rippe zu beobachten, die dünn und kaum mit Muskeln bedeckt sind. Die Knochenfragmente gebrochener Rippen können Muskeln, Lungengewebe und Blutgefäße verletzen; damit kann eine Lungenkontusion, ein Pneumothorax oder ein Hämatothorax vergesellschaftet sein.[1,3,11] Mit multiplen Rippenfrakturen ist am häufigsten eine Lungenkontusion assoziiert. Wie bereits beschrieben, kann eine solche Kompression möglicherweise zu rupturierten Alveolen und einem Pneumothorax führen. Frakturen der unteren Rippen gehen häufig mit Verletzungen der Leber oder der Milz einher.[11–13] Es besteht die große Gefahr weiterer intraabdominaler Verletzungen mit entsprechendem Blutverlust und Schock.[1,3,11]

Beurteilung

Patienten mit einfachen Rippenfrakturen werden am häufigsten über Schmerzen durch Thoraxexkursionen und Bewegung sowie über Schwierigkeiten beim Atmen klagen. Eine forcierte Atmung kann vorliegen. Die vorsichtige Palpation des Brustkorbs zeigt gewöhnlich eine Druckdolenz im direkten Bereich der frakturierten Rippe. Krepitationen sind zu tasten, wenn die Knochenfragmente aneinanderreiben. In der präklinischen Versorgung werden die Vitalzeichen beurteilt, wobei besonders auf die Atemfrequenz und die Atemtiefe geachtet werden muss. Der Einsatz der Pulsoxymetrie ist sinnvoll, ebenso die Kapnografie, sofern vorgehalten.[1,14,15]

Management

Eines der ersten Ziele in der initialen Behandlung eines Patienten mit Rippenfrakturen ist die adäquate Analgesie, die Beruhigung des

Patienten sowie eine schmerzlindernde Positionierung der Arme, beispielsweise mithilfe einer Schlinge oder einer Schiene. Von größter Wichtigkeit ist die regelmäßige Reevaluierung der verletzten Person. Außerdem muss immer an eine mögliche Verschlechterung der Atmung und an ein sich eventuell entwickelndes Schockgeschehen gedacht werden. Ein intravenöser Zugang und die bedarfsgerechte Applikation eines Analgetikums mit entsprechendem Monitoring sind Standard. Auf diese Art und Weise kann der Patient wieder tiefer atmen und husten, wodurch der Entstehung von **Atelektasen** (alveolärer Kollaps), möglichen Pneumonien und anderen Komplikationen entgegengewirkt werden kann. Eine starre Immobilisation des Thorax mittels Tape oder Verband sollte vermieden werden, da diese Maßnahmen Atelektasen und Pneumonien begünstigen.[1, 3] Sauerstoffgabe und eine Unterstützung der Atmung können notwendig sein, um eine adäquate Oxygenierung zu garantieren.

12.5.2 Instabiler Thorax

Ein instabiler Thorax (Flail Chest) entsteht, wenn mindestens zwei oder mehrere benachbarte Rippen an mehreren Stellen gebrochen sind. Das Ergebnis ist ein Knochensegment, das nicht mehr mit dem Rest des Brustkorbs in Verbindung steht. Während der Inspiration hebt die Atemmuskulatur durch Kontraktion den Thorax an und senkt das Diaphragma, das Knochenstück dagegen bewegt sich als Antwort auf den Unterdruck im Brustkorb in entgegengesetzter Richtung nach innen (➤ Abb. 12.8). Nach dem gleichen Prinzip erfolgt die Auswärtsbewegung des Fragments als Antwort auf den steigenden intrathorakalen Druck, sobald die Muskeln relaxieren. Diese sogenannte **paradoxe Atmung** ist äußerst ineffizient, wobei das Ausmaß der Beeinträchtigung direkt von der Größe des instabilen Segments abhängig ist.

Verletzungen dieser Art gehen aufgrund der damit verbundenen enormen Krafteinwirkung auf den Thorax gewöhnlich mit Quetschungen der darunter liegenden Lunge einher. Dadurch entsteht für den Patienten eine doppelte respiratorische Beeinträchtigung im Hinblick auf Ventilation und Gasaustausch: der instabile Thorax und die noch gefährlichere Lungenkontusion, die eine Kompromittierung der Ventilation darstellt. Diese Kompression der Lunge führt aufgrund der mit Blut gefüllten Alveolen zu einem fehlenden Gasaustausch in den betroffenen Arealen.

Beurteilung

Wie bei einer einfachen Rippenfraktur wird die Beurteilung eines Patienten mit einem instabilen Thorax Schmerzen aufzeigen, üblicherweise allerdings von deutlich stärkerem Ausmaß. Die verletzte Person erscheint häufig sehr angestrengt; die Atemfrequenz ist erhöht und die Atmung aufgrund der Schmerzen flach. Eventuell zeigt sich eine Hypoxie, erkennbar mithilfe der Pulsoxymetrie oder durch Vorliegen einer Zyanose. Paradoxe Atembewegungen sind nicht immer offensichtlich oder leicht feststellbar. Während der Initialphase wird die Interkostalmuskulatur beim Versuch, das Segment zu stabilisieren, spastisch sein. Im Verlauf ermüden diese Muskeln und die entgegengesetzten Bewegungen werden zunehmend sichtbar. Der verletzte Thoraxbereich ist schmerzempfindlich, Krepitationen sind wahrnehmbar und bei der Palpation des Brustkorbs ist eine Instabilität zu bemerken.

Management

Die Versorgung eines instabilen Thorax zielt, genau wie bei einfachen Rippenfrakturen, auf die Analgesie und Unterstützung der Ventilation ab. Ein Monitoring ist unabdingbar, um Anzeichen einer möglichen Verschlechterung sofort zu erkennen, wobei als wichtigster Parameter die regelmäßige Erhebung der Atemfrequenz anzusehen ist. Patienten mit begleitender Lungenkontusion und respiratorischer Beeinträchtigung weisen im Verlauf eine Erhöhung der Atemfrequenz auf. Zur frühzeitigen Detektion einer Hypoxie ist die Anlage der Pulsoxymetrie von Nutzen, sofern sie zur Verfügung steht.[7] Sauerstoff sollte in jedem Fall verabreicht und der Zielbereich der Sauerstoffsättigung von mindestens 95 % sichergestellt werden. Ein intravenöser Zugang sowie eine adäquate Analgesie sind als Standard anzusehen.

Bei Patienten, die Schwierigkeiten mit der Aufrechterhaltung einer adäquaten Oxygenierung haben, können eine unterstützende Beutel-Masken-Beatmung, CPAP oder die endotracheale Intubation – insbesondere im Hinblick auf längere Transportzeiten – nötig sein.[14, 53, 54] Die Stabilisierung des Segments mittels eines Sandsacks oder Ähnlichem ist aufgrund der so entstehenden zusätzlichen Einschränkung der Brustwandbewegungen und der Ventilation kontraindiziert.[1]

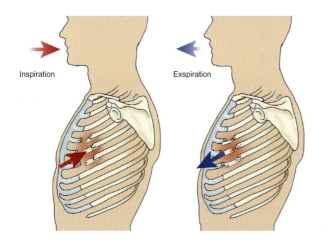

Abb. 12.8 Paradoxe Atmung: Geht die Stabilität des Thorax durch an zwei oder mehr Stellen frakturierte Rippen verloren, so wird die Brustwand während der Inspiration durch den höheren Umgebungsdruck nach innen gedrückt. In der Exspirationsphase steigt der Druck in der Brusthöhle an und der verletzte Abschnitt des Thorax wird nach außen bewegt.

12.5.3 Lungenkontusion

Wird das Lungengewebe durch eine stumpfe oder penetrierende Krafteinwirkung verletzt oder zerrissen, können Einblutungen in die Alveolen zu einer Lungenkontusion führen. Der vorrangige pathophysiologische Mechanismus besteht in einem eingeschränkten Gasaustausch, da die mit Blut gefüllten Alveolen nicht mehr belüftet werden. Zusätzlich wird der Gasaustausch in den noch ventilierten Alveoli durch Blut und Ödeme im Lungengewebe zwischen den einzelnen Alveolen erschwert. Die Lungenkontusion ist bei einem instabilen Thorax beinahe immer koinzident zu beobachten und stellt eine häufige und potenziell letale Komplikation von Thoraxtraumata dar.[3, 11] Nach einem traumatischen Ereignis muss in den ersten 24 Stunden mit einer respiratorischen Verschlechterung bis hin zur pulmonalen Dekompensation gerechnet werden.

Beurteilung

Die Symptomatik ist abhängig von der Größe des betroffenen Areals (prozentualer Anteil des betroffenen Lungengewebes). Oftmals zeigt sich im Rahmen der ersten Untersuchung keine Beeinträchtigung der Atmung. Durch das Fortschreiten der pathophysiologischen Prozesse im Rahmen der Lungenkontusion erhöht sich im Verlauf die Atemfrequenz und Rasselgeräusche können eventuell auskultiert werden. Tatsächlich ist eine steigende Atemfrequenz oft der früheste Hinweis, dass sich ein Patient mit einer Lungenkontusion verschlechtert. Besonders bei Patienten mit einem instabilen Thorax muss der Verdacht einer zusätzlichen Kompression des Lungengewebes geschöpft werden.

Management

Die Behandlung zielt vor allem auf die Unterstützung der Atmung ab. Eine regelmäßige Kontrolle der Atemfrequenz ist unabdingbar; außerdem muss auf Anzeichen einer respiratorischen Verschlechterung geachtet werden. Der Einsatz von Pulsoxymetrie und Kapnografie ist zu empfehlen, sofern diese Tools verfügbar sind. Die standardmäßige Sauerstoffgabe bei vorliegendem Verdacht auf eine Lungenkontusion gehört definitiv immer zu dem Maßnahmenkatalog, um die Sauerstoffsättigung im Normbereich zu halten. In manchen Fällen reicht die alleinige Sauerstoffgabe nicht aus, um akzeptable SpO_2-Werte zu erreichen. Bei diesen Patienten kann die Oxygenierung durch die Anwendung einer CPAP-Beatmung verbessert werden.[16] Des Weiteren können eine assistierte Beutel-Masken-Beatmung oder eine kontrollierte Beatmung mit endotrachealer Intubation erforderlich sein.[15]

Solange kein Hinweis auf eine Hypotension (systolischer Blutdruck < 90 mmHg) besteht, sollte eine aggressive intravenöse Flüssigkeitszufuhr vermieden werden, um keine zusätzliche Beeinträchtigung der Ventilation und Oxygenierung durch Verstärkung der Ödeme zu verursachen. Die Flüssigkeitsgabe zielt auch bei der Lungenkontusion auf den Erhalt einer physiologischen Pulsfrequenz und normaler Blutdruckwerte ab und muss den weiteren Bedürfnissen des Patienten angepasst werden (➤ Kap. 9).

12.5.4 Pneumothorax

Bei bis zu 20 % der schweren Thoraxtraumata liegt begleitend ein Pneumothorax vor.[9] Es gibt drei Arten des Pneumothorax, wobei

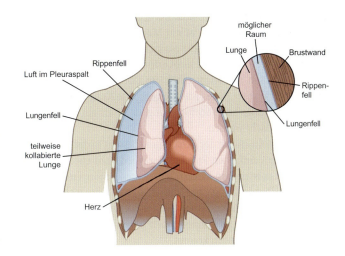

Abb. 12.9 Die Luft im Pleuraspalt engt die Lunge ein, wodurch der für die Ventilation benötigte Raum verkleinert wird und die Oxygenierung des Blutes in den Lungen abnimmt.

die Einteilung die Zunahme des Schweregrades darstellt: einfacher, offener und Spannungspneumothorax.
- Bei einem **einfachen Pneumothorax** ist Luft im Pleuraspalt vorhanden. Mit steigender Luftmenge im Pleuraspalt kollabiert die Lunge auf der betroffenen Seite (➤ Abb. 12.9).
- Ein **offener Pneumothorax** (Sucking Chest Wound) entsteht durch eine Verletzung in der Brustwand, die eine Verbindung nach außen herstellt. Die Luft von außen kann mit jedem Atemzug in den Pleuraspalt eindringen und wieder austreten.
- Beim **Spannungspneumothorax** dringt stetig Luft in den Pleuraspalt ein, ohne wieder entweichen zu können. Dies führt zu einer Drucksteigerung im Pleuraspalt und einer Verschiebung des Mediastinums mit nachfolgender Beeinträchtigung des venösen Rückstroms zum Herzen und einer daraus resultierenden Kreislaufdepression.

Einfacher Pneumothorax

Beurteilung

Die Symptome eines einfachen Pneumothorax gleichen denen einer Rippenfraktur. Der Patient klagt häufig über pleuritische (atemabhängige) Schmerzen im Brustkorb sowie über schwere bis stärkste Kurzatmigkeit. Außerdem kann die betroffene Person die verschiedensten Symptome und Anzeichen einer respiratorischen Störung aufweisen, wobei klassischerweise bei der Auskultation abgeschwächte Atemgeräusche auf der verletzten Seite auffallen. Bei jedem Patienten mit Atemnot und vermindertem Atemgeräusch sollte ein Pneumothorax angenommen werden.

Management

Der Patient erhält Sauerstoff, ein intravenöser Zugang wird gelegt und die Maßnahmen zur Behandlung eines möglicherweise entstehenden Schockgeschehens werden getroffen. Um eine Verschlechterung der respiratorischen Situation frühzeitig erkennen zu können, ist ein gutes Management mit Monitoring in Form von Pulsoxymetrie und ggf. Kapnografie essenziell.[9–13, 17, 18] Sofern eine Immobilisation der Wirbelsäule nicht erforderlich ist, ist die Lagerung für den Patienten mit leicht erhöhtem Oberkörper komfortabler. Der zügige Transport in das nächste geeignete Krankenhaus ist von großer Bedeutung; bei Nachforderung sollte an ein Rendezvous-Verfahren gedacht werden.[13, 15, 17]

Der Schlüsselfaktor in der Behandlung besteht in der Erkenntnis, dass aus einem einfachen Pneumothorax jederzeit ein Spannungspneumothorax entstehen kann. Die Patienten benötigen eine kontinuierliche Überwachung, um die mögliche Entwicklung eines Spannungspneumothorax sofort zu entdecken und dementsprechend intervenieren zu können, noch bevor es zu hämodynamischen Beeinträchtigungen kommt.

Offener Pneumothorax

Wie bei einem einfachen Pneumothorax gelangt beim offenen Pneumothorax Luft in den Pleuraspalt und lässt die Lunge zusammenfallen. Das Kennzeichen ist eine offene Wunde in der Brustwand, die zu einer Verbindung zwischen der Umgebungsluft und dem Pleuraspalt führt. Ein offener Pneumothorax entsteht durch Schusswunden, Explosionen, Stichverletzungen, Pfählungen und gelegentlich durch stumpfe Krafteinwirkung. Versucht der Patient einzuatmen, so strömt die Luft aufgrund des intrathorakalen Unterdrucks während der Inspirationsphase durch die Läsion von außen in den Pleuraspalt ein. Bei großen Verletzungen kommt es während der verschiedenen Atemphasen zu einem ungehinderten Ein- und Ausstrom der Luft in den Pleuraspalt (➤ Abb. 12.10). Oftmals entsteht beim atemabhängigen Durchtritt der Luft durch die Wunde ein saugendes Geräusch (Sucking Chest Wound).

Nach dem Prinzip des geringsten Widerstands besteht die Gefahr, dass ein Großteil der Luft dem unnatürlichen Weg durch die Brustwand in den Pleuraspalt folgt, anstatt über die oberen Atemwege und die Trachea in die Lunge zu gelangen. Dies ist insbesondere dann der Fall, wenn die Größe der offenen Thoraxverletzung der Glottisöffnung entspricht oder sie übertrifft. Es gilt: je größer die Wunde, desto geringer der Widerstand. Die effektive Ventilation wird also sowohl durch das Zusammenfallen der Lunge auf der betroffenen Seite als auch durch den Luftstrom in den Pleuraspalt mit konsekutiver Minderbelüftung der Alveolen in doppelter Hinsicht inhibiert. Dieser Pathomechanismus führt dazu, dass die Sauerstoffversorgung des Blutes ausbleibt, obwohl der Patient atmet.

Beurteilung

Bei der Beurteilung eines Patienten mit einem offenen Pneumothorax ist in der Regel eine deutliche Atemnot zu erkennen. Der Patient ist gewöhnlich ängstlich und tachypnoisch, der Puls kann erhöht sein und auf einen potenziell kritischen Patienten hinweisen. Bei der Untersuchung des Thorax ist eine Wunde zu erkennen, die möglicherweise ein Sauggeräusch während der Inspiration und eine Art Blubbern während der Exspiration erzeugt.

Management

Das initiale Management eines offenen Pneumothorax beinhaltet das Abdichten der Läsion in der Brustwand und das Verabreichen von Sauerstoff. Der Luftstrom durch die Wunde in den Pleuraspalt sollte üblicherweise durch Auflegen eines Okklusivverbandes unterbunden werden, wobei käufliche Materialien (Halo, Asherman, Bolin Chest Seal) ebenso wie alternative Methoden (Aluminiumfolie, Frischhaltefolie) verwendet werden können.

Ein Patient mit einem offenen Pneumothorax hat so gut wie immer auch Verletzungen der darunter liegenden Lunge. Dadurch kann die Luft gleich über zwei unterschiedliche Wege in den Pleuraspalt entweichen: durch den Zugang in der Brustwand und über die Läsion der Lunge. Trotz der Abdichtung der Wunde in der Thoraxwand durch den Okklusivverband besteht weiterhin ein Lufteinstrom durch die verletzte Lunge in den Pleuraspalt, wodurch der Grundstein für einen Spannungspneumothorax gelegt wird (➤ Abb. 12.11).

Die klassisch gelehrte Methode beinhaltet die Abdichtung der thorakalen Wunde mit einem an drei Seiten verklebten Okklusivverband.[1] Dieser verhindert während der Inspiration das Eindringen von Luft in den Thorax, ermöglicht aber dennoch das Entweichen von Luft während der Exspiration und soll auf diese Art und Weise die Entwicklung eines Spannungspneumothorax verhindern (➤ Abb. 12.12).

In einem aktuellen Tierexperiment wurde die veränderte Physiologie beim offenen Pneumothorax untersucht. Dazu wurde die Anwendung eines herkömmlichen abdichtenden Okklusivverbandes mit der des beschriebenen dreiseitigen, luftdurchlässigen Verbandes verglichen.[19] Die Studie zeigte, dass beide Verbände die Atemfunktion beim offenen Pneumothorax verbesserten; allerdings konnte der dreiseitige (belüftete) Verband im Gegensatz zum komplett luftundurchlässigen Verband die Entwicklung eines Spannungspneumothorax verhindern. Dieses Ergebnis führte im militärischen Bereich (TCCC = Tactical Combat Casualty Care) zu der Empfehlung, dass ein belüfteter Verband einem komplett abdichtenden Verband vorzuziehen ist.[20] Ein komplett abdichtender Verband kann eine akzeptable Alternative darstellen, wenn andere Möglichkeiten nicht gegeben sind; jedoch muss der Patient dann sorgfältig hinsichtlich der Entwicklung einer Spannungssituation beobachtet werden.

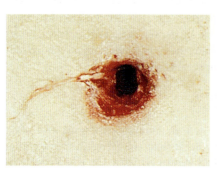

Abb. 12.10 Eine Schuss- oder Pfählungsverletzung des Thorax erzeugt ein Loch in der Brustwand, durch das Luft in den Pleuraspalt ein- und ausströmen kann.
Quelle: Courtesy of Norman McSwain, MD, FACS, NREMT-P. © NAEMT; PHTLS, 8th edition, Jones & Bartlett, 2016

12.5 Beurteilung und Management spezifischer Verletzungen

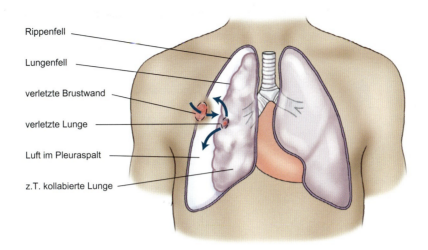

Abb. 12.11 Aufgrund der Nähe zwischen Brustwand und Lunge ist es extrem unwahrscheinlich, dass der Thorax bei einem penetrierenden Trauma verletzt wird, die Lunge aber unbeschädigt bleibt. Das Verschließen der Wunde in der Brustwand muss den Lufteinstrom in den Pleuraspalt nicht notwendigerweise verhindern, da die Luft ebenso aus der Lunge entweichen kann.

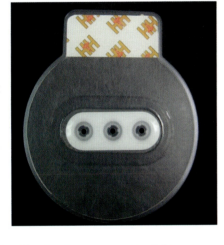

Abb. 12.12 In tierexperimentellen Studien konnte gezeigt werden, dass nicht abdichtende Wundabdeckungen einen Spannungspneumothorax bei offenen Thoraxverletzungen vermeiden können.
Quelle: Courtesy of H & H Medical Corporation.
© NAEMT; PHTLS, 8th edition, Jones & Bartlett, 2016

Basierend auf der aktuellen Forschung, empfiehlt PHTLS folgende Vorgehensweise beim offenen Pneumothorax:
- Platzieren eines dreiseitigen Okklusivverband auf der Thoraxverletzung.
- Wenn ein entsprechender Verband nicht verfügbar ist, kann als Alternative ein Stück Plastikfolie oder Vergleichbares dienen; diese Wundabdeckung darf aber nur an drei Seiten verklebt werden.
- Steht keine der oben genannten Möglichkeiten zur Verfügung, so können andere Materialien zur Verhinderung des Ein- und Ausstroms von Luft genutzt werden. Die Bedingung hierbei ist eine sorgfältige Überwachung des Patienten und das sofortige Erkennen der Symptome eines Spannungspneumothorax.
- Entwickelt der Patient Tachykardie, Tachypnoe oder andere Symptome einer Dyspnoe, so muss der Verband für einige Sekunden entfernt und die Atmung unterstützt werden.
- Bei anhaltender respiratorischer Verschlechterung muss die Entwicklung eines Spannungspneumothorax angenommen und eine Entlastungspunktion (Thorakozentese) mit einer großlumigen (10 bis 16 G) Kanüle mit einer Länge von 8 cm durchgeführt werden. Die Punktionsstelle liegt im zweiten Interkostalraum in der Medioklavikularlinie oder auf Höhe der Mamillarlinie in der mittleren Axillarlinie.

Wenn trotz dieser Maßnahmen eine zunehmende respiratorische Insuffizienz eintritt, ist eine endotracheale Intubation und kontrollierte Beatmung unter kontinuierlichem Monitoring notwendig.[14] Sobald die Befunde auf eine zunehmende Spannungssituation hindeuten, sollte zur Entlastung der Verband über der Wunde entfernt werden. Bei ausbleibender Verbesserung muss eine erneute Entlastungspunktion in Erwägung gezogen werden.[21]

Die Anlage einer Thoraxdrainage wird bei beatmeten Patienten mit Pneumothorax empfohlen.[52] Im Rahmen einer Beatmung besteht keine Notwendigkeit einer Wundabdichtung, da allein durch die direkte Ventilation der Lunge die pathophysiologischen Mechanismen eines Pneumothorax umgangen werden können.

Spannungspneumothorax

Der Spannungspneumothorax ist ein lebensbedrohlicher Notfall. Dringt kontinuierlich Luft in den Pleuraspalt ein, ohne wieder entweichen zu können, steigt der intrathorakale Druck an. Dies hat eine respiratorische Dekompensation und ein Schockgeschehen durch den verminderten venösen Rückfluss zur Folge. Der ansteigende Druck in der verletzten Seite verdrängt das Mediastinum und seine Strukturen auf die gegenüberliegende Seite des Thorax (> Abb. 12.13). Diese Verschiebung verhindert durch das Abknicken der unteren Hohlvene (V. cava inferior) auf Höhe des Zwerchfells den venösen Rückfluss zum Herzen und erschwert die Belüftung der Lunge auf der unverletzten Seite, da sich diese nicht mehr ausdehnen kann.

Bei jedem Patienten mit einer Verletzung des Brustkorbs besteht das Risiko für die Entwicklung eines Spannungspneumothorax. Besonders gefährdet sind die Verletzten, bei denen ein Pneumothorax zu erwarten ist (z. B. bei einer Rippenfraktur), Patienten mit gesichertem Pneumothorax (z. B. bei einem penetrierenden Thorax-

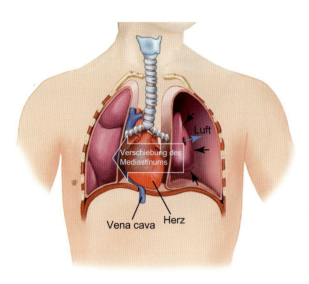

Abb. 12.13 Der Spannungspneumothorax: Eine stetige Volumenzunahme der im Pleuraspalt eingeschlossenen Luftmenge hat nicht nur das Zusammenfallen des betroffenen Lungenflügels zur Folge. Vielmehr kollabiert auch die Lunge in der gesunden Thoraxhälfte durch die Verschiebung des Mediastinums zur gegenüberliegenden Seite. Der intrathorakale Druck steigt weiter an; die V. cava wird abgeknickt und die Blutzirkulation dadurch beeinträchtigt.

trauma) und Personen, die kontrolliert beatmet werden müssen. In allen Fällen bedarf es einer kontinuierlichen Überwachung des Patienten auf Symptome einer respiratorischen Beeinträchtigung mit hämodynamischer Auswirkung und eines schnellstmöglichen Transports in das nächste geeignete Krankenhaus.

Beurteilung

Die Symptomatik ist abhängig von dem im Pleuraspalt herrschenden Druck (➤ Kasten 12.2). Zu Beginn äußern die Patienten oft Angst und Unbehagen, üblicherweise werden Brustschmerzen und Kurzatmigkeit beklagt. Verstärkt sich der Spannungspneumothorax, so werden die Patienten motorisch unruhig und entwickeln eine Tachypnoe und Dyspnoe. In schweren Fällen zeigen sich eine Zyanose und Apnoe.

Die klassischen Symptome sind eine Verschiebung der Trachea weg von der verletzten Seite, abgeschwächte Atemgeräusche und ein hypersonorer Klopfschall über der betroffenen Thoraxhälfte. Präklinisch sind verminderte Atemgeräusche jedoch sehr schwierig wahrzunehmen, weshalb das Rettungsdienstpersonal jeden Patienten auskultieren sollte, um so durch ständiges Üben dieser Technik derartige Symptome eher erkennen zu können. Einen hypersonoren Klopfschall präklinisch zu diagnostizieren, ist praktisch unmöglich, dieses Symptom wird aber der Vollständigkeit halber genannt. Transport und Behandlung dürfen niemals wegen einer Perkussion verzögert werden.

Weitere wichtige Anzeichen sind gestaute Halsvenen, Krepitationsgeräusche über dem Thorax und Zyanose. Die Tachykardie und Tachypnoe verstärken sich mit zunehmendem intrathorakalem Druck und die Blutdruckamplitude (Pulsdruck) wird kleiner, um letztendlich in Hypotension und dekompensiertem Schockgeschehen zu gipfeln.

12.2 Symptome eines Spannungspneumothorax

Auch wenn die folgenden Symptome gewöhnlich im Rahmen des Spannungspneumothorax erörtert werden, treten einige davon in der präklinischen Phase der Versorgung möglicherweise nicht auf oder sind nur schwer zu erkennen.

Symptome
- Eine **Zyanose** ist präklinisch zum Teil schwierig zu erkennen. Schlechtes Licht, die unterschiedlichsten Hautfarben sowie die beim Traumapatienten häufig verschmutzte und verblutete Haut lassen eine eindeutige Beurteilung oft nicht zu.
- **Gestaute Halsvenen** werden als klassisches Symptom des Spannungspneumothorax beschrieben. Sobald der Patient jedoch zusätzlich zu seinem Spannungspneumothorax einen großen Blutverlust aufweist, sind keine gestauten Halsvenen zu erkennen.

Palpation
- **Subkutane Emphyseme** sind ein häufiger Befund. Die Luft wird bei steigendem intrathorakalem Druck durch das Gewebe des Thorax gepresst. Aufgrund der erheblichen Drucksteigerung im Brustkorb bei einem Spannungspneumothorax können Hautemphyseme oft über den gesamten Thorax und den Hals getastet werden, z. T. können sogar Bauchdecke und Gesicht betroffen sein.
- Die **Verschiebung der Trachea** tritt üblicherweise erst im weiteren Verlauf auf und ist, selbst wenn sie vorhanden ist, oft schwierig bei der Untersuchung zu identifizieren. Im Halsbereich ist die Luftröhre durch Faszien und andere stabilisierende Strukturen fest mit der Halswirbelsäule verbunden; somit ist eine Verlagerung der Trachea aus der Mittellinie eher als ein intrathorakales Phänomen anzusehen, kann aber bei schwerer Ausprägung eventuell im Bereich des Jugulums getastet werden. Im Rettungsdienst ist die Trachealverschiebung ein selten anzutreffendes Symptom des Spannungspneumothorax.

Auskultation
Abgeschwächte Atemgeräusche auf der verletzten Seite. Der hilfreichste Teil der körperlichen Untersuchung besteht in der Suche nach abgeschwächten Atemgeräuschen auf der betroffenen Thoraxseite. Um dieses Symptom verwerten zu können, muss jedoch das Rettungsdienstpersonal in der Lage sein, normale Atemgeräusche von abgeschwächten zu unterscheiden. Diese Differenzierung erfordert viel praktische Erfahrung, die am besten durch das Auskultieren aller Patienten erlangt werden kann.

Management

Die höchste Priorität in der Behandlung liegt auf der Entlastung des Spannungspneumothorax.[14] Eine Entlastung sollte bei Vorliegen folgender drei Symptome durchgeführt werden:
1. Zunehmende Atemnot oder Schwierigkeiten bei der Beatmung
2. Einseitig abgeschwächtes oder fehlendes Atemgeräusch
3. Dekompensierter Schock (systolischer Blutdruck < 90 mmHg)[14–18, 21]

In Abhängigkeit vom Umfeld (Einsatzort, Kliniklandschaft etc.) und der Kompetenz des vor Ort tätigen Personals gibt es unterschiedliche Möglichkeiten zur Entlastungspunktion (weiter unten beschrieben). Wenn die Möglichkeit für eine Entlastung nicht gegeben ist (kein qualifiziertes Personal vor Ort, kein entfernbarer Okklusivverband), so bleibt nur der umgehende Transport in das nächstgelegene Krankenhaus unter hochdosierter Sauerstoffgabe ($FiO_2 \geq 85\%$). Es sollten nur hypoxische Patienten beatmet werden, bei denen die Sauerstofftherapie nicht anspricht, da die Beatmung einen Spannungspneumothorax sehr schnell und extrem verschlechtern kann. Auch bei einer assistierten Beatmung kann vermehrt Luft in den Pleuraspalt eindringen. In jeder Situation muss differenziert abgeschätzt werden, ob dem Patient eher durch einen schnellen Transport in das nächstgelegene Krankenhaus oder durch ein Rendezvous mit einem Notarzt geholfen ist.

Entfernung eines Okklusivverbands

Bei Patienten mit einem offenen Pneumothorax und angelegtem Okklusivverband sollte der Verband kurz geöffnet oder entfernt werden, damit die angesammelte Luft durch die Wunde entweichen kann. Dieses Verfahren muss ggf. bei Wiederauftreten einer Spannungssituation während des Transports von Zeit zu Zeit wiederholt werden. Wird auf diese Art und Weise keine Verbesserung erzielt oder handelt es sich um einen geschlossenen Pneumothorax, muss das geübte Rettungsdienstpersonal eine Entlastungspunktion durchführen.

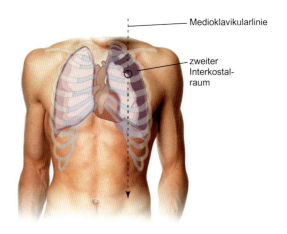

Abb. 12.14 Eine Entlastungspunktion im 2. oder 3. Interkostalraum in der Medioklavikularlinie ist die am einfachsten durchzuführende Technik mit dem geringsten Komplikationsrisiko.
Quelle: Background image © Mariya L/ShutterStock. © NAEMT; PHTLS, 8th edition, Jones & Bartlett, 2016

Entlastungspunktion

Das Einbringen einer Nadel in den Pleuraspalt auf der verletzten Seite erlaubt der angesammelten Luft, unter Druck zu entweichen. Während die Studienlage im Bereich der Humanmedizin hauptsächlich auf Einzelberichte beschränkt ist, konnte dagegen am Tiermodell die Wirksamkeit gut dargestellt werden.[22] Die sofortige Verbesserung der Oxygenierung und die Erleichterung der Ventilation können lebensrettend sein.

Bei einem intubierten Patienten mit Verdacht auf Spannungspneumothorax muss die Lage des endotrachealen Tubus (ET) vor Durchführung einer Entlastungspunktion (Thorakozentese) sehr sorgfältig überprüft werden. Ein zu tief sitzender Endotrachealtubus führt durch eine einseitige Lage im Hauptbronchus (insbesondere rechtsseitig) konsekutiv zu einer fehlenden Ventilation des gegenseitigen Lungenflügels, ebenfalls einhergehend mit eingeschränkten Thoraxexkursionen und einem abgeschwächten Atemgeräusch. In diesen Fällen hat die Korrektur der Tubuslage unbedingt Vorrang gegenüber einer Entlastungspunktion.

Gewöhnlich wird die Entlastungspunktion im 2. oder 3. Interkostalraum in der Medioklavikularlinie der betroffenen Thoraxhälfte durchgeführt (➤ Abb. 12.14). Diese Stelle wurde ausgewählt, da sie problemlos zu erreichen ist, auch wenn der Patient bereits für den Transport mit einem Stifneck auf dem Spineboard immobilisiert ist und die Arme seitlich neben sich liegen hat (genau diese Lagerung macht den Zugang zu der mittleren Axillarlinie schwierig, auf der normalerweise Thoraxdrainagen angebracht werden). Einmal platziert, lässt sich die Punktionsnadel auch durch Bewegungen des Patienten kaum von der Medioklavikularlinie verschieben. Beim Spannungspneumothorax ist die Lunge auf der verletzten Seite zusammengefallen und zur anderen Thoraxhälfte verschoben, weshalb ihre Verletzung durch diese Maßnahme unwahrscheinlich ist. Die Kanüle mit dem Katheter sollte bis zum sichtbaren Austritt der Luft vorgeschoben werden, nicht weiter. Sobald eine Entlastung erreicht wurde, muss der Katheter festgeklebt werden, um Verletzungen an Lunge, Herz und Gefäßen durch falsche Platzierung bzgl. Lokalisation und Tiefe zu vermeiden.[23]

Viele aktuelle Studien beschäftigen sich mit der Platzierung einer Entlastungskanüle in dieser Lokalisation und geben zu bedenken, dass die Dicke der Thoraxwand in der Medioklavikularlinie oftmals die Länge der gewöhnlich zur Entlastungspunktion genutzten Kanüle übertrifft. Neuere Belege sprechen dafür, dass eine Punktion im 5. Interkostalraum in der vorderen oder mittleren Axillarlinie bessere Erfolge erzielen kann. Eine Computertomografie-gestützte Studie zur Beurteilung der thorakalen Wanddicken bei Traumapatienten ermittelte eine durchschnittliche Wandstärke von 46 mm (rechtsseitig) und 45 mm (linksseitig) in der Medioklavikularlinie. Bei Betrachtung der Brustwand in der vorderen Axillarlinie ergaben sich bei denselben Patienten rechts 33 mm und links 32 mm starke Thoraxwände. Die Autoren dieser Studie weisen darauf hin, dass die Entlastungspunktion bei Verwendung einer herkömmlichen Nadel mit 5 cm Länge und Platzierung in der Medioklavikularlinie in 42,5 % der Fälle nicht erfolgreich wäre, wohingegen Punktionen in der vorderen Axillarlinie nur zu 16,7 % erfolglos verlaufen würden.[24] Außerdem berichten die Autoren in einer Kadaverstudie von einer zu 100 % erfolgreichen Platzierung des Katheters in der Thoraxhöhle bei Durchführung der Entlastungspunktion im 5. Interkostalraum in der mittleren Axillarlinie; im Vergleich dazu gelingt dies mediklavikulär nur zu 57,5 %.[25]

Jede dieser Positionen hat klare Vor- und Nachteile. Bei einer Entlastungspunktion in der Medioklavikularlinie liegt der Vorteil eindeutig in der guten Zugänglichkeit während der präklinischen Versorgung sowie dem geringen Risiko einer Dislokation und einer Abknickung während der Patientenumlagerung. Allerdings besteht die Gefahr schwerer Blutungen durch inkorrekte Platzierung des Katheters mit Punktion der Schlüsselbeingefäße, der A. mammaria interna (A. thoracica interna, innere Brustkorbarterie), der Lungengefäße oder des Herzens.[26, 27] Des Weiteren wurde bereits die Problematik der thorakalen Wandstärke genannt, wodurch der Katheter oftmals nicht bis in die Thoraxhöhle vordringt. Die Vorteile der Entlastungspunktion in der mittleren Axillarlinie schließen die verhältnismäßig hohe Sicherheit und Effizienz ein. Aktuelle Daten aus dem militärischen Bereich beschreiben allerdings eine höhere Rate an abgeknickten Kathetern und Misserfolgen bei Punktionen in der mittleren Axillarlinie, vor allem im Rahmen von Bewegungen der Patienten.[28]

Unabhängig von der Wahl der Methode sollte ein Spannungspneumothorax mit einem großlumigen intravenösen Zugang (10–16 Gauge) mit einer Mindestlänge von 8 cm entlastet werden. Die kontinuierliche und sorgfältige Überwachung des Patienten ist im Anschluss an eine solche Maßnahme zwingend erforderlich. Ein Review aus jüngster Zeit beschreibt eine 26-prozentige Rate an mechanischem Versagen durch Abknicken, Verschluss oder Dislokation des Katheters – mit der Folge, dass 43 % der Versuche, einen Spannungspneumothorax zu entlasten, scheitern.[29]

Diese Vorgehensweise wandelt den Spannungspneumothorax bei erfolgreicher Punktion in einen zu vernachlässigenden offenen Pneumothorax um. In der Regel überwiegt der durch die Entlastung erzielte positive Effekt gegenüber den negativen Auswirkungen eines offenen Pneumothorax. Da der Durchmesser des zur Entlastungspunktion verwendeten Katheters signifikant kleiner ist als der Durchmesser der Atemwege, ist es unwahrscheinlich, dass der Luftfluss durch den Katheter die Ventilation maßgeblich einschränken wird. Demzufolge ist die Verwendung eines Einwegventils (Heimlich-Ventil) vom klinischen Standpunkt betrachtet möglicherweise unnötig. Es ist kostspielig, ein industriell hergestelltes Ventil zu verwenden, die Herstellung eines Ventils aus einem Handschuh ist zeitaufwendig. Die kontinuierliche Sauerstoffgabe ist dringend erforderlich, ggf. müssen die Ventilation unterstützende Maßnahmen erwogen werden.

Generell gilt, dass ein bilateraler Spannungspneumothorax bei nicht intubierten und beatmeten Patienten äußerst selten ist. Bei bestehendem Verdacht wird als Erstes die Lage des Tubus kontrolliert und sichergestellt, dass dieser nicht abgeknickt bzw. abgebogen ist oder eine Tubuslage in einem der Hauptbronchien vorliegt. Extrem vorsichtig muss mit beidseitiger Entlastung bei Patienten vorgegangen werden, die nicht mit Überdruck beatmet werden, da eine falsche Beurteilung sofort einen bilateralen offenen Pneumothorax und eine schwere Ateminsuffizienz provoziert.

Der Patient sollte zügig in das nächstgelegene geeignete Krankenhaus transportiert werden. Auch hier gelten die Anlage eines intravenösen Zugangs und die kontinuierliche Überwachung des Patienten als Standard. Bei Verschlechterung wird ggf. eine erneute Dekompression oder eine endotracheale Intubation nötig.

Thoraxdrainage

Im Allgemeinen sollte eine Thoraxdrainage nicht präklinisch angelegt werden, da sie Zeit benötigt, mit Komplikationen behaftet ist, Infektionen verursachen kann und wesentlich vom Trainingszustand des Anwenders abhängt. Die Dauer einer Entlastungspunktion umfasst einen Bruchteil der zur Anlage einer Thoraxdrainage notwendigen Zeit, da die Durchführung deutlich weniger Schritte beinhaltet und nicht so viel Material benötigt. Publizierte Komplikationsraten bei der Anlage einer Thoraxdrainage reichen von 2,8 bis 21 %[30, 31] und umfassen Verletzungen von Herz und Lunge sowie fehlerhafte Anlagen im Subkutangewebe der Brustwand oder in der Bauchhöhle. Die Tatsache, dass für die Anlage einer Thoraxdrainage ein steriler Arbeitsbereich vonnöten ist, kann an der Einsatzstelle im präklinischen Setting durchaus eine Herausforderung sein. Verunreinigungen, z. B. Kontamination der Thoraxdrainage oder der Instrumente, können zu Empyemen (Eiteransammlung im Pleuraraum) führen und dadurch weitere chirurgische Interventionen und Anlage von Drainagen zur Folge haben. Eine gute Ausbildung und kontinuierliche Praxis sind hier erforderlich, um in diesen Fertigkeiten geübt zu bleiben.

Auch bei Patienten mit einer angelegten Thoraxdrainage besteht beim Transport weiterhin das Risiko für die Entwicklung eines Spannungspneumothorax, insbesondere dann, wenn sie kontrolliert beatmet werden. Sobald es Hinweise auf eine Spannungssituation gibt, müssen Schläuche und Verbindungsstücke auf Abknickung untersucht werden und sichergestellt sein, dass der Anschluss an das Wasserschloss und die Drainage korrekt ist. Auch trotz richtig angelegter und funktionierender Thoraxdrainage kann eine zusätzliche Entlastungspunktion bei Patienten mit zunehmender Entwicklung eines Spannungspneumothorax nötig werden, wobei hier nicht aufgrund der Tatsache der bereits liegenden Drainage gezögert werden darf (➤ Kasten 12.3).

> **12.3 Fehlerbehebung bei der Thoraxdrainage**
>
> **Die drei Hauptkomponenten des Thoraxdrainagesystems**
> ➤ Abb. 12.15
> - **Wasserschloss** Dieses System erlaubt es der Luft, aus dem Pleuraspalt zu entweichen, erkennbar an der Blasenbildung im Wasser, welches wiederum verhindert, dass die Luft zurück in den Pleuraspalt gelangt. Der Wasserspiegel steigt durch den Unterdruck während der Inspiration.
> - **Sammelsystem** Hier wird das Sekret gesammelt und gemessen. Es erlaubt das Erkennen von vermehrter Ansammlung und veränderter Beschaffenheit.
> - **Absaugung** Der erzeugte Unterdruck sorgt für Sogwirkung und unterstützt die Ausdehnung der Lunge. Eine adäquate Befestigung der Absaugung und die Überprüfung der Funktionalität sind unbedingt zu beachten, bevor der Einsatz am Patienten erfolgt.
>
> **Veränderte Atmung von Patienten mit Thoraxdrainagen**
> - **Beurteilung der Vitalparameter inkl. der Pulsoxymetrie** Im Falle einer nicht richtig funktionierenden Thoraxdrainage kann der Patient neben Tachykardie und Tachypnoe eine Hypoxie entwickeln. Ein sich entwickelnder Spannungspneumothorax resultiert in einem subkutanen Emphysem, einer Zunahme der Atemnot, einem verminderten Pulsdruck und einer Hypotension.
> - **Beurteilung der Atemgeräusche** Bei fehlerhafter Funktion der Thoraxdrainage können einseitig abgeschwächte Atemgeräusche auf der betroffenen Seite auskultierbar sein, wenn sich die Luft, anstatt aus dem Pleuraspalt zu entweichen, wieder in der Pleurahöhle ansammelt.
> - **Beurteilung der Ventilation** Eine erhöhte Atemarbeit wird nötig, wenn die Thoraxdrainage nicht effektiv arbeitet.
> - **Beurteilung der Kreislaufparameter** Eine erneute Luftansammlung im Pleuraspalt trotz Thoraxdrainage wird durch die Entwicklung einer Tachykardie bei der Patientenbeurteilung erkennbar. Das Resultat einer intrathorakalen Spannungssituation sind verminderte Blutdruckamplitude und Hypotension.

- **Beurteilung der Vigilanz** Bei einem agitierten und ängstlichen Patienten muss unbedingt an eine Hypoxie und ein beginnendes Schockgeschehen gedacht werden. Bei Fortschreiten dieser pathophysiologischen Mechanismen wird sich der Bewusstseinsgrad des Patienten immer weiter verschlechtern.

Schritte zur Fehlerbehebung
- Verbände und Schläuche müssen beurteilt werden, um sicherzugehen, dass die Thoraxdrainage beim Transport nicht disloziert wurde.
- Eine Kontrolle der Drainageschläuche beinhaltet die Überprüfung aller Verbindungsstellen und den Ausschluss von Obstruktion und Knickung.
- Ob das Wasserschloss intakt und funktionstüchtig ist, ist durch Beobachtung der atemabhängigen Blasenbildung und des veränderten Wasserspiegels erkennbar.
- Zum nächsten Schritt der Fehlerbehebung gehört die Beurteilung, ob der Drainagekatheter beschlägt und eine Förderung von Sekret sichtbar ist.
- Außerdem soll die Thoraxdrainage auf eine kontinuierliche Saugleistung und einen permanenten Unterdruck hin kontrolliert werden.
- Bei weiterer Verschlechterung des respiratorischen Status muss bei der Patientenbeurteilung sorgfältig auf Anzeichen eines Spannungspneumothorax geachtet werden. Eventuell ist es nötig, den Schlauch von der Thoraxdrainage abzuziehen, um die Schläuche auf Verstopfung zu kontrollieren. Wenn dies nicht zur Entlastung beiträgt, ist eine Nadeldekompression zu erwägen und weitere Hilfe anzufordern.

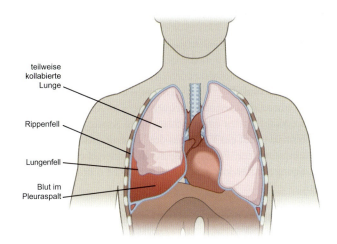

Abb. 12.16 Hämatothorax: Die Blutmenge, die sich in der Brusthöhle ansammeln kann (und zu einer Hypovolämie führt), ist weitaus bedrohlicher als der Grad des durch das Blut komprimierten Lungengewebes.

tothorax zu verursachen. Die Verletzungsmechanismen für die Entstehung eines Hämatothorax entsprechen denen, die zu den verschiedenen Arten des Pneumothorax führen. Die Blutung kann von den Brustmuskeln, den Interkostalgefäßen, dem Lungenparenchym, den Lungen- oder den großen intrathorakalen Gefäßen ausgehen.

Beurteilung

Die Untersuchung zeigt einen kritischen Patienten, wobei der Zustand direkt von der nach intrathorakal verlorenen Blutmenge und dem Ausmaß der Lungenkompression auf der betroffenen Seite abhängt. Brustschmerz und Kurzatmigkeit sind auch hier wieder die markanten Symptome, meist mit Anzeichen eines signifikanten Schocks: Blässe, Verwirrtheit, Tachykardie, Tachypnoe und Hypotension. Die Atemgeräusche sind auf der verletzten Thoraxseite abgeschwächt oder aufgehoben, bei der Perkussion des Brustkorbs ertönt ein dumpfer Schall (im Vergleich zum hypersonoren Klopfschall beim Pneumothorax). Die Wahrscheinlichkeit einer kardiopulmonalen Dekompensation steigt bei Auftreten eines Pneumothorax in Verbindung mit einem Hämatothorax. Aufgrund des Blutverlustes sind gestaute Halsvenen oft nicht sichtbar.

Management

Die Behandlung erfordert eine lückenlose Überwachung, um eine Verschlechterung schnell zu erkennen und entsprechend intervenieren zu können. Hochdosierter Sauerstoff sollte wie üblich verabreicht und der Patient ggf. via Beutel-Maske oder Endotrachealtubus beatmet werden. Der hämodynamische Status wird kontinuierlich überwacht, ein intravenöser Zugang angelegt und es erfolgt eine dem Patientenzustand angepasste Volumentherapie mit dem Ziel einer angemessenen Perfusion. Ein schneller Transport in die nächstgelegene Klinik mit der Möglichkeit zur Bluttransfusion und chirurgischen Intervention vervollständigt den Algorithmus zur Versorgung eines Hämatothorax.

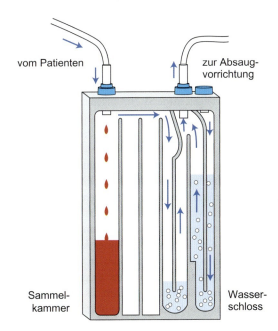

Abb. 12.15 Thoraxdrainagesystem.

12.5.5 Hämatothorax

Von einem Hämatothorax wird gesprochen, wenn Blut in den Pleuraspalt einfließt. Da der Pleuraspalt für 2 500–3 000 ml Blut Platz bietet, kann ein Hämatothorax zu einem schweren Blutverlust führen. Die entstehende Hypovolämie im Kreislaufsystem ist für den Patienten gefährlicher als das Zusammenfallen der Lunge durch den Hämatothorax (➤ Abb. 12.16). Es kommt selten vor, dass sich so viel Blut ansammelt, um die Entwicklung eines Spannungshäma-

12.5.6 Stumpfe Herzverletzung

Kardiale Verletzungen entstehen meistens durch Krafteinwirkungen auf den vorderen Thoraxbereich, vor allem durch die bei einem Frontalzusammenstoß wirkenden Dezelerationskräfte im Rahmen eines Verkehrsunfalls.[1, 2, 32] Das Herz wird dann zwischen Sternum und Wirbelsäule zusammengequetscht (➤ Abb. 12.17). Diese Kompression führt zu einem schlagartigen Anstieg des Drucks in den Ventrikeln auf ein Vielfaches des Normaldrucks und hat eine Herzkontusion zur Folge, gelegentlich einhergehend mit einer Schädigung der Herzklappen; in seltenen Fällen rupturiert das Herz sogar.

Herzkontusion Die häufigste Schädigung bei einer Herzkompression ist eine Quetschung des Herzens selbst: Wird das Myokard gequetscht, entstehen unterschiedlich schwere Verletzungen der Muskelzellen, die häufig zu Rhythmusstörungen, z.B. zu Sinustachykardien, führen.[32] Deutlich besorgniserregender, aber dafür seltener, ist das Auftreten ventrikulärer Extrasystolen (VES) oder Rhythmen mit fehlender Auswurfleistung, wie ventrikuläre Tachykardie (VT) und Kammerflimmern (VF). Ist das Septum verletzt, können im EKG verschiedene Blockbilder, z.B. ein Rechtsschenkelblock (RSB), erkannt werden. Die Kontraktilität des Herzens ist bei starker Schädigung des Myokards eingeschränkt und die kardiale Auswurfleistung dadurch vermindert. Dies führt im Extremfall zum kardiogenen Schock. Im Gegensatz zu den anderen Schockformen, die im Rahmen der Traumaversorgung auftreten, bewirkt eine Volumensubstitution in diesem Fall keine Verbesserung, sondern führt vielmehr zu einer weiteren Verschlechterung des Patientenzustands.

Klappenruptur Die Ruptur einer Herzklappe oder deren Strukturen führt zu einer Klappeninsuffizienz. Der Patient kann die unterschiedlichen Stadien eines Schocks mit der jeweiligen Symptomatik sowie Anzeichen einer Herzinsuffizienz (CHF), wie Tachypnoe, Rasseln und neu aufgetretene Herzgeräusche, aufweisen.

Stumpfe Herzruptur Dies ist ein seltenes Ereignis, das bei weniger als 1 % aller Patienten mit einem stumpfen Thoraxtrauma vorkommt.[32–34] Die meisten Patienten versterben aufgrund der massiven intrathorakalen Hämorrhagie oder einer fatalen Herzbeuteltamponade noch an der Unfallstelle. Bei den überlebenden Patienten liegt gewöhnlich eine Perikardtamponade vor.

Beurteilung

Einer stumpfen Herzverletzung geht immer eine heftige Krafteinwirkung auf die mediale Vorderseite des Thorax voraus. Ein durch den Aufprall des Sternums verbogenes Lenkrad kann z.B. Hinweise auf einen solchen Mechanismus liefern. Wie bei allen anderen Thoraxverletzungen wird der Patient über Schmerzen im Brustkorb klagen und kurzatmig sein. Beim Vorliegen einer Herzrhythmusstörung beschreibt er eventuell ein Herzklopfen. Die körperliche Untersuchung ergibt Prellmarken, Krepitationen und eine Instabilität im Bereich des Sternums. Bei einem **beweglichen Brustbein** (Flail Sternum) sind die Rippen auf beiden Seiten gebrochen und es entsteht wie bei dem bereits beschriebenen instabilen Thorax eine paradoxe Atembewegung. Bei einer Ruptur der Herzklappen ist ein systolisches Herzgeräusch über dem Herzen auskultierbar und der Patient zeigt die Symptomatik einer akuten dekompensierten Herzinsuffizienz: Hypotension, Halsvenenstauung und Rasselgeräusche. Im EKG sind möglicherweise Tachykardien, ventrikuläre Extrasystolen (VES) oder andere Rhythmusstörungen sowie ST-Hebungen erkennbar.

Management

Die Schlüsselstrategie der korrekten Beurteilung ist, eine stumpfe Herzverletzung überhaupt zu erkennen. Dieser Verdacht muss zusammen mit der Symptomatik des Patienten an das Zielkrankenhaus weitergeleitet werden. Währenddessen wird Sauerstoff in hoher Konzentration verabreicht und großlumige intravenöse Zugänge werden für eine angepasste Volumentherapie etabliert. Der Patient sollte an einen Monitor angeschlossen werden, damit Herzrhythmusstörungen und ST-Hebungen diagnostiziert und ggf. medikamentös behandelt werden können. Es liegen jedoch keine Daten vor, die eine prophylaktische medikamentöse Therapie bei stumpfen Verletzungen des Herzens empfehlen. Wie immer können die Ventilation unterstützende Maßnahmen erforderlich werden.

12.5.7 Herzbeuteltamponade

Eine Herzbeuteltamponade entsteht, wenn es zu einer Flüssigkeitsansammlung (üblicherweise Blut) zwischen dem Herzbeutel (Perikard) und dem Herzen kommt.[1, 23] Das Perikard besteht aus einem faserigen, unelastischen Gewebe. Normalerweise ist in der Perikardhöhle eine geringe Menge Flüssigkeit vorhanden, vergleichbar mit der bereits erwähnten Gleitschicht im Pleuraspalt. Da der Herzbeutel unelastisch ist, bewirkt eine Flüssigkeitsansammlung in der Peri-

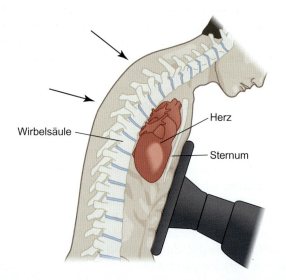

Abb. 12.17 Das Herz kann zwischen Sternum (das auf dem Lenkrad oder dem Armaturenbrett abrupt gestoppt wird) und Wirbelsäule eingeklemmt werden (bedingt durch die anhaltende Vorwärtsbewegung des Körpers). Diese Kompression kann zu einer Kontusion des Myokards führen.

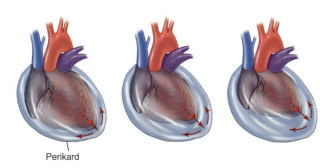

Abb. 12.18 Herzbeuteltamponade: Wenn Blut aus dem Herzen in die Perikardhöhle gelangt, behindert es die Ausdehnung der Ventrikel; die Herzkammern können sich nicht mehr komplett füllen. Je mehr Blut sich im Perikardraum ansammelt, desto weniger Platz steht den Ventrikeln zur Verfügung, und die Herzleistung wird durch den verminderten Auswurf reduziert.

kardhöhle einen raschen Druckanstieg, wodurch der venöse Rückfluss zum Herzen behindert wird und daraus wiederum eine verminderte kardiale Auswurfleistung und Hypotension resultieren. Mit jeder Kontraktion des Herzens kann sich mehr Blut im Herzbeutel ansammeln und somit die Ventrikelfüllung immer weiter verschlechtern (➤ Abb. 12.18). Durch die Abnahme des kardialen Outputs kann dies zu einer **pulslosen elektrischen Aktivität** (PEA) führen. Die Perikardtamponade ist ein lebensbedrohlicher Zustand, der dem Rettungsdienst eine koordinierte und adäquate Vorgehensweise bei der präklinischen Versorgung abverlangt, um das bestmögliche Outcome des Patienten zu erzielen. Bis sich eine Pulslosigkeit beim Patienten entwickelt, können in den normalen Herzbeutel eines Erwachsenen ungefähr 300 ml Flüssigkeit einbluten; allerdings sind der venöse Rückfluss zum Herzen und die Pumpleistung bereits ab einer Ansammlung von 50 ml eingeschränkt.[1]

Insbesondere wird eine Perikardtamponade durch ein penetrierendes Trauma in das Herz verursacht, wobei dieser Verletzungsmechanismus eine der Herzkammern oder zumindest das Myokard beschädigt. Der rechte Ventrikel ist die am weitesten vorne liegende Herzkammer und aufgrund dieser Tatsache am häufigsten von einer Verletzung betroffen. Unabhängig von der anatomischen Lokalisation ist der pathophysiologische Prozess, bestehend aus dem Bluteinstrom in den Herzbeutel mit konsekutivem Druckanstieg und Entstehung einer Tamponade. Als positiven Nebeneffekt kann der zunehmende Druck in der Perikardhöhle allerdings gleichzeitig die Blutung aus dem verletzten Herzen vorübergehend tamponieren und so ein Überleben bis zum Erreichen einer definitiven medizinischen Versorgung ermöglichen. Bei einer Schussverletzung ins Herz sowie bei kardialen Pfählungen ist der Herzbeutel jedoch so schwer verletzt, dass die Hämorrhagie durch das Perikard nicht aufzuhalten ist und der Patient innerhalb kürzester Zeit in den Brustkorb hinein verblutet. Die Leckage eines Ventrikels bei stumpfer Gewalteinwirkung kann eine Herzbeuteltamponade zur Folge haben; viel eher aber verstirbt der Patient an der begleitenden unbeherrschbaren Blutung.

Bei einem penetrierenden Thoraxtrauma muss immer an eine mögliche Herzbeuteltamponade gedacht werden. Wird aus der horizontalen Linie entlang der Klavikula, den senkrechten Linien von den Brustwarzen zu den Rippenbögen und aus der horizontalen Verbindung

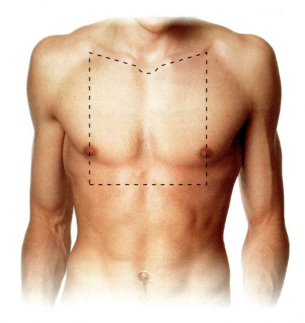

Abb. 12.19 Von 46 Patienten mit penetrierenden Herzverletzungen hatten 40 eine Wunde im besagten Herzfeld.
Quelle: Background image © Mariya L/ShutterStock. © NAEMT; PHTLS, 8th edition, Jones & Bartlett, 2016

beider vertikalen Linien ein Rechteck gebildet, entsteht das sogenannte Herzfeld. Liegt die Verletzung innerhalb dieser Fläche, muss immer „bis zum Beweis des Gegenteils" von einer Herzbeuteltamponade ausgegangen werden (➤ Abb. 12.19). Eine Wunde innerhalb dieses Herzfeldes muss dem aufnehmenden Krankenhaus so schnell wie möglich mitgeteilt werden, damit die entsprechenden Vorbereitungen für ein adäquates Management getroffen werden können.

Beurteilung

Zur Beurteilung gehört das schnelle Erkennen solch gefährlicher Verletzungen in Kombination mit der Einschätzung der Symptomatik des Patienten bei einer Herzbeuteltamponade. Die **Beck-Trias** beschreibt das klinische Bild, das auf eine Herzbeuteltamponade hinweist:

1. Gedämpft oder weit entfernt klingende Herztöne (die Flüssigkeit im Herzbeutel erschwert die Auskultation der Klappentätigkeit)
2. Gestaute Halsvenen (durch den erhöhten Druck im Herzbeutel staut sich das Blut in die Halsgefäße zurück)
3. Hypotension

Ein weiteres beschriebenes Symptom der Perikardtamponade ist ein paradoxer Puls (➤ Kasten 12.4).

12.4 Paradoxer Puls

Der **paradoxe Puls**, auch als Pulsus paradoxus bezeichnet, ist der leichte Rückgang des systolischen Blutdrucks (SBP) bei der Inspiration. Während sich die Lungen weiten, dominieren die Füllung und die Auswurfleistung des rechten Herzens auf Kosten der Schlagkraft des linken Ventrikels und der Blutdruck fällt physiologisch, in der Regel weniger als 10 bis 15 mmHg. Ein stärkerer Abfall des systolischen Blutdrucks ist der sogenannte paradoxe Puls.

Das Erkennen dieser Symptome ist präklinisch sehr schwierig, insbesondere die abgeschwächten Herztöne und der paradoxe Puls. Außerdem ist hinzuzufügen, dass bei einer Perikardtamponade die Komponenten der Beck-Trias nur in 22–77 % der Fälle vorliegen.[35, 36] Besteht aufgrund der verletzten Körperregion und einer Hypotension der kleinste Verdacht einer Perikardtamponade, so ist der Patient sofort dementsprechend während der präklinischen Versorgungsphase zu therapieren.

Management

Die Behandlung umfasst den schnellen Transport des Patienten unter Monitorüberwachung in die nächstgelegene Klinik, in der eine sofortige thoraxchirurgische Versorgung durchgeführt werden kann.[13, 16, 37–41] Das Rettungsdienstteam muss zunächst das wahrscheinliche Vorliegen einer Herzbeuteltamponade erkennen und das Zielkrankenhaus darüber in Kenntnis setzen, damit die Vorbereitungen für die Notoperation getroffen werden können. Die hochdosierte Sauerstoffgabe und der intravenöse Zugang gehören zum Standard in der präklinischen Versorgung. Die Volumensubstitution ist von großer Bedeutung, da dadurch der zentrale Venendruck erhöht und so die kardiale Füllung vorübergehend verbessert werden kann. Bei hypotensiver Kreislaufsituation sollten umgehend die endotracheale Intubation und PEEP-Beatmung in Erwägung gezogen werden.[18, 39, 40]

Die entscheidende Behandlung liegt in einer Entlastung der Tamponade und der operativen Versorgung der Herzverletzung. Ein Patient mit Verdacht auf eine Perikardtamponade sollte direkt in ein Zentrum mit thoraxchirurgischer Interventionsmöglichkeit gebracht werden. Die Entlastung durch eine **Perikardiozentese** (Punktion der Perikardhöhle) und Ableiten der Flüssigkeit ist oftmals eine effiziente Maßnahme, um Zeit zu gewinnen. Die Risiken hierbei liegen in Verletzungen des Herzens und der Koronararterien, was wiederum eine verstärkte Tamponade zur Folge hätte, sowie in Läsionen der Lunge, großer Gefäße und der Leber. In seltenen Fällen wurde eine lebensrettende Thorakotomie (Eröffnung des Thorax zur direkten Blutungskontrolle und Versorgung intrathorakaler Verletzungen) von einem Notarzt noch an der Unfallstelle durchgeführt.[42, 43]

12.5.8 Commotio cordis

Der Begriff **Commotio cordis** beschreibt einen Notfall, bei dem es nach einem scheinbar harmlosen Schlag auf den vorderen Thoraxbereich zu einem plötzlichen Herzstillstand kommt.[44, 45] Schätzungen zufolge rühren in den USA jährlich über 20 Todesfälle von einer Commotio cordis her, vor allem bei Kindern und Jugendlichen (durchschnittliches Alter 13 Jahre). Viele Experten sind der Meinung, dass eine Commotio cordis aus einer relativ schwachen und stumpfen, dafür aber in die vulnerable Phase der elektrischen Herzaktion treffenden Krafteinwirkung auf die präkordiale Brustwand resultiert. Andere glauben, Spasmen der Koronararterien spielen eine Rolle. Unabhängig vom Mechanismus ist letztlich eine Herzrhythmusstörung mit Kammerflimmern und plötzlichem Herztod die Folge.

Derartige Schläge auf den Thorax passieren insbesondere während Amateurturnieren, wenn der Betroffene durch ein Projektil oder ein Objekt, z. B. durch einen Baseball (am häufigsten), einen Eishockeypuck, einen Lacrosse- oder Softball, in der Brustkorbmitte getroffen wird. Außerdem gibt es Berichte, dass es z. B. durch einen Karateschlag im Kampfsport, durch einen Autounfall mit geringer Geschwindigkeit oder durch das Zusammenstoßen zweier Spieler beim Versuch, einen Ball zu fangen, zu einer Commotio cordis kommen kann. Typischerweise läuft die betroffene Person nach dem Aufprall noch zwei, drei Schritte weiter und bricht dann schlagartig aufgrund des Herzstillstands zusammen. Bei der Obduktion ergeben sich weder Rippen- oder Sternumfrakturen noch lassen sich Verletzungen des Herzens erkennen. Die meisten Opfer weisen anamnestisch keine kardialen Vorerkrankungen auf. Als präventive Maßnahmen zur eventuellen Verhinderung einer Commotio cordis werden Schutzausrüstung und die Verwendung weicherer Bälle diskutiert.[46]

Beurteilung

Patienten, die eine Commotio cordis erlitten haben, weisen einen Herz-Kreislauf-Stillstand auf. Bei einigen Opfern ist eine kleine Prellmarke über dem Sternum zu erkennen. Der am häufigsten anzutreffende Rhythmus ist ein Kammerflimmern (VF), obwohl auch schon komplette AV-Blockierungen und Linksschenkelblöcke (LSB) mit den dafür typischen Veränderungen der ST-Strecken zu sehen waren.

Management

Ohne zeitliche Verzögerung wird nach Feststellung eines Herz-Kreislauf-Stillstands mit der kardiopulmonalen Reanimation (CPR) begonnen. Die Versorgung eines reanimationspflichtigen Patienten mit Commotio cordis gleicht eher der Reanimation im Rahmen eines Myokardinfarkts als der Versorgung eines traumatisch oder hämorrhagisch bedingten Herz-Kreislauf-Stillstands. Der Herzrhythmus muss schnellstmöglichst bestimmt und ein Patient im Kammerflimmern rasch defibrilliert werden. Die Prognose bei einer Commotio cordis ist mit einer Überlebenschance von 15 % oder weniger schlecht.[45] Bei praktisch allen Überlebenden hatten Zuschauer umgehend mit der Reanimation begonnen und sofort defibrilliert, oftmals mithilfe eines automatisierten externen Defibrillators (AED). Eine anhaltende Beendigung des Kammerflimmerns durch einen präkordialen Faustschlag konnte nicht beobachtet werden. Trotzdem ist im Falle eines nicht sofort verfügbaren AEDs die Terminierung der Rhythmusstörung durch einen präkordialen Faustschlag einen Versuch wert; dadurch dürfen aber keinesfalls der Beginn der Reanimation und eine Defibrillation, sofern verfügbar, verzögert werden.[47] Wenn erste Defibrillationsversuche erfolglos bleiben, werden die Atemwege gesichert, ein intravenöser Zugang gelegt und Adrenalin sowie Antiarrhythmika entsprechend den Reanimationsleitlinien verabreicht.

12.5.9 Traumatische Aortenruptur

Eine traumatische Aortenruptur entsteht durch bedeutende Brems- oder Beschleunigungskräfte,[48] z. B. bei einem Frontalzusammenstoß zweier Fahrzeuge mit hoher Geschwindigkeit oder einem Sturz aus großer Höhe.

Die Aorta entspringt aus dem oberen Bereich des Herzens in Richtung Mediastinum. Das Herz, die Aorta ascendens und der Aortenbogen liegen relativ beweglich in der Brusthöhle; erst ab der Übergangsstelle des Aortenbogens in den absteigenden Teil ist die Aorta mit der Wirbelsäule verbunden und somit unbeweglich. Wird der Körper, z. B. im Rahmen eines Frontalaufpralls bei hoher Geschwindigkeit, nun plötzlich stark abgebremst, bewegen sich das Herz und der Aortenbogen im Gegensatz zur unbeweglichen absteigenden Aorta weiter nach vorne. Diese unterschiedlichen Bewegungen und Geschwindigkeiten erzeugen Scherkräfte in der Gefäßwand am Übergang der beiden aortalen Abschnitte.[40] Die typische Stelle für eine traumatische Aortenverletzung ist distal der Abzweigung zur linken A. subclavia. Die Kräfte führen zu einem Einreißen der Aortenwand in unterschiedlichem Ausmaß (➤ Abb. 12.20). Erstreckt sich der Riss durch die komplette Gefäßwand, verblutet der Patient innerhalb weniger Sekunden. Ist dagegen nicht die gesamte Wand rupturiert und die äußere Schicht (Adventitia) intakt geblieben, kann der Verletzte für eine bestimmte Zeit überleben. Das schnelle Erkennen der Befunde und eine gezielte Behandlung sind für ein erfolgreiches Outcome des Patienten ausschlaggebend.[48]

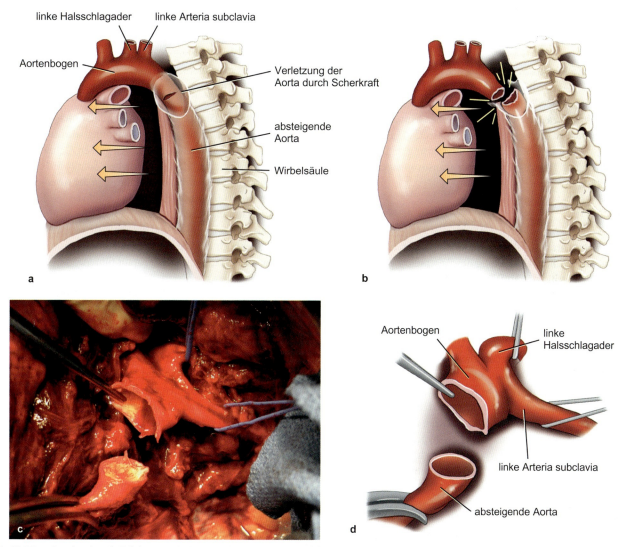

Abb. 12.20 a: Der absteigende Teil der Aorta ist, im Gegensatz zum Herzen und dem Aortenbogen, fest mit der Brustwirbelsäule verbunden. Beschleunigungen des Oberkörpers bei einem Seitenaufprall oder das schnelle Abbremsen des Oberkörpers bei einem Frontalaufprall erzeugen unterschiedliche Bewegungen zwischen dem am Herz beginnenden Aortenbogen und der absteigenden Aorta. Diese Bewegung kann durch eine Ruptur der inneren und äußeren Schicht ein Pseudoaneurysma hervorrufen.
b: Rupturen am Übergang zwischen Aortenbogen und absteigender Aorta können auch in einer kompletten Ruptur resultieren, die zu einem sofortigen Verbluten in die Brusthöhle führt.
c und d: Foto und Zeichnung der operativen Versorgung einer traumatischen Aortenruptur.
Quelle: c, d: Courtesy of Norman McSwain, MD, FACS, NREMT-P. © NAEMT; PHTLS, 8th edition, Jones & Bartlett, 2016

Beurteilung

Je nach Ausmaß einer möglichen Aortenruptur variiert die Symptomatik des Patienten. Situationen, in denen starke Brems- oder Beschleunigungskräfte gewirkt haben, erfordern zwingend den Verdacht auf eine Aortenruptur. Ironischerweise gibt es bei solch einem verheerenden Verletzungsmechanismus nur wenige äußere Anzeichen einer Thoraxverletzung, weshalb umgehend die Atemwege und die Ventilation sorgfältig beurteilt und eine genaue Auskultation und Palpation durchgeführt werden müssen. Die Pulsqualität ist möglicherweise zwischen den beiden oberen Extremitäten (im rechten Arm kräftiger als im linken) unterschiedlich bzw. es besteht eine Differenz zwischen den oberen (A. brachialis) und den unteren Extremitäten (A. femoralis). Ebenso können Blutdruckwerte – sofern diese präklinisch überhaupt gemessen werden – in den oberen Extremitäten höher als in den unteren Extremitäten sein, ähnlich den Symptomen bei einer Aortenisthmusstenose (Einengung).

Die definitive Diagnose einer traumatischen Aortenruptur erfordert eine radiologische Bildgebung in der Klinik, wobei bereits eine einfache Röntgenübersichtsaufnahme des Thorax eine Vielzahl verdächtiger Hinweise auf diese Verletzung geben kann. Das zuverlässigste Anzeichen ist die Verbreiterung des Mediastinums. Definitiv dargestellt werden kann eine derartige Verletzung mithilfe der **Arteriografie**, eines Thorax-CT und einer **transösophagealen Echokardiografie** (TEE).[48]

Management

Präklinisch beschränkt sich die Versorgung einer traumatischen Aortenruptur auf die Stabilisierung des Patienten: Handelt es sich um einen entsprechenden Unfallmechanismus, muss dringend der Verdacht auf eine derartige Schädigung bestehen. Hochdosierter Sauerstoff wird appliziert und ein i. v. Zugang gelegt. So frühzeitig wie möglich muss mit dem aufnehmenden Krankenhaus Kontakt aufgenommen und dieses über den Unfallhergang und die Verdachtsdiagnose informiert werden. Die ständige Kontrolle des Blutdrucks ist für ein gutes Outcome der Patienten mit diesen Verletzungen dringend erforderlich (➤ Kasten 12.5). Die traumatische Aortenruptur ist ein weiteres Verletzungsbild, bei dem eine ausgewogene Volumentherapie klinisch von Nutzen ist. Rasche Flüssigkeitssubstitution, die zu normotonen bis hypertonen Blutdruckwerten führt, kann zur Ruptur von bisher noch erhaltenem aortalem Gewebe und zum raschen Verbluten führen. Bei längeren Transportzeiten sollte sich das Blutdruck-Management am höchsten Blutdruck, in der Regel im rechten Arm, orientieren. Einfluss auf die kardiale Kontraktilität und damit auf den Blutdruck kann mit der Applikation von Betablockern genommen werden.[49]

12.5 Aufrechterhaltung des Blutdrucks

Vorsicht: Bei Verlegungen von Patienten mit einer vermuteten Aortendissektion ist eine aggressive Anhebung des Blutdrucks kontraindiziert, da dies zu einer lebensbedrohlichen Blutung führen könnte (➤ Kap. 9). Häufig erhalten diese Patienten Medikamente, z. B. Betablocker (Esmolol, Metoprolol), durch die der Blutdruck auf einem niedrigen Niveau, gewöhnlich einem mittleren arteriellen Druck (MAP) von maximal 70 mmHg, gehalten wird. Eine solche Therapie erfordert üblicherweise ein invasives Monitoring mit Etablierung eines arteriellen Zugangs, sodass der Blutdruck viel sorgfältiger und präziser überwacht werden kann.

12.5.10 Tracheobronchiale Ruptur

Eine tracheobronchiale Ruptur ist eine seltene, aber äußerst lebensbedrohliche Verletzung.[49] Alle Lazerationen der Lunge bringen Verletzungen der Atemwege mit sich. Ist die Trachea selbst oder einer der Haupt- oder Lappenbronchien rupturiert, dann strömen große Mengen der Atemluft in das Mediastinum oder den Pleuraspalt (➤ Abb. 12.21). Die Folge ist ein rascher Druckanstieg mit konsekutiver Entstehung eines Spannungspneumothorax oder sogar eines Spannungspneumomediastinums, wobei Letzteres mit einer Perikardtamponade vergleichbar ist, mit dem einzigen Unterschied, dass beim Spannungspneumomediastinum Luft und nicht Blut oder Flüssigkeit ursächlich für die Problematik ist. Im Gegensatz zu einem normalen Spannungspneumothorax führt eine Entlastungspunktion hier nur zu einem ständigen Fluss der Atemluft durch die Nadel und nicht zu einer Dekompression. Die Spannung wird in diesem Fall durch den anhaltenden Luftstrom aus den großen Atemwegen in den Pleuraspalt verursacht und aufrechterhalten. Somit wird die Atmung sowohl durch den verminderten Atemfluss in die Alveolen als auch durch den hohen intrathorakalen Druck stark beeinträchtigt. Eine Überdruckbeatmung verstärkt die intrathorakale Spannung zusätzlich. Penetrierende Traumata sind die häufigere Ursache solcher Verletzungen; dennoch können auch stumpfe Mechanismen mit hoher Energie zu einer Tracheobronchialruptur führen.[50]

Beurteilung

Die Beurteilung zeigt einen offensichtlich kritischen Patienten; möglicherweise ist die betroffene Person blass und kaltschweißig; die massive Atemnot geht mit typischen Anzeichen wie Einsatz der Atemhilfsmuskulatur, Ächzen und Nasenflügeln einher. Eindrückliche Hautemphyseme können vor allem an der Brust und am Hals bemerkt werden (➤ Abb. 12.22). Obwohl gestaute Halsvenen als klassischer Befund gelehrt werden, können diese durch subkutane Emphyseme verdeckt sein und auch eine Abweichung der Trachea ist eventuell nur durch Palpation der Luftröhre im Jugulum detektierbar. Die Atemfrequenz ist erhöht und die Sauerstoffsättigung im Blut vermindert. Der Patient kann – muss aber nicht – hypotensiv sein und hustet nicht selten Blut ab (Hämoptyse). Die bei penetrierenden Traumata auftretenden schweren Blutungen müssen sich im Falle eines stumpfen Verletzungsmechanismus nicht darstellen; die begleitende Entstehung eines Hämatothorax ist jedoch bei beiden Arten des Thoraxtraumas möglich.

Management

Die effiziente Versorgung der Tracheobronchialruptur erfordert die Applikation von Sauerstoff und ggf. eine angemessene Form der Be-

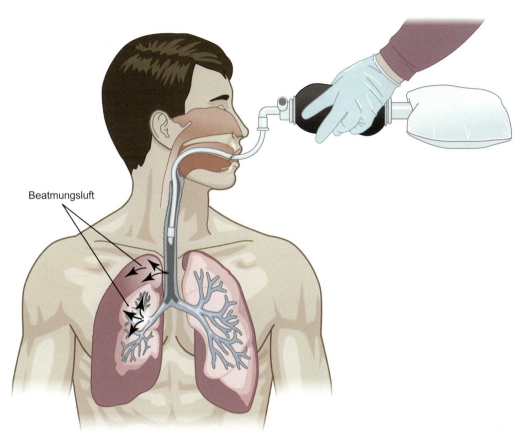

Abb. 12.21 Ruptur der Trachea oder der Bronchien: Bei der kontrollierten Beatmung (Positive-Pressure Ventilation, PPV) können große Mengen Luft durch die Trachea und die Bronchien in das Mediastinum oder den Pleuraspalt gelangen. Es entsteht rasch ein Spannungspneumothorax.

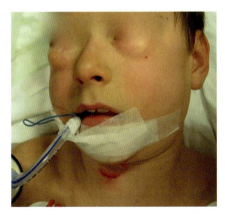

Abb. 12.22 Ein Patient mit einer durch ein Trauma der vorderen Halsregion verursachten Trachealruptur. Im Hals- und Gesichtsbereich hat sich ein ausgeprägtes subkutanes Emphysem entwickelt, besonders gut erkennbar an den Augenlidern.
Quelle: Photograph provided courtesy of J. C. Pitteloud M.D., Switzerland. © NAEMT; PHTLS, 8th edition, Jones & Bartlett, 2016

atmung. Sollte sich der Zustand des Patienten im Rahmen einer assistierten Beatmung verschlechtern, so wird nur hochdosiert Sauerstoff verabreicht und der Verletzte so schnell wie möglich in ein geeignetes Krankenhaus transportiert. Eine kontinuierliche Überwachung ist zwingend erforderlich, um Anzeichen eines Spannungspneumothorax festzustellen. Bei Persistenz einer Spannungssymptomatik sollte die Entlastungspunktion ohne Zeitverzögerung versucht werden. Komplexe Atemwegssicherungen, z. B. die einseitige Intubation in einen Hauptbronchus, sind präklinisch schwierig und bergen die Gefahr, bronchiale Verletzungen zu verschlimmern.

12.5.11 Traumatische Asphyxie

Der traumatische Erstickungstod wird als **traumatische Asphyxie** bezeichnet, da das Aussehen dieser Traumapatienten einem strangulierten Patienten gleicht. Es tritt die entsprechend bläuliche Verfärbung des Gesichts und des Halses (bei einer traumatischen Asphyxie auch im Bereich des oberen Thorax) auf, wie bei einem durch Strangulation erstickten Patienten. Im Gegensatz zum Tod durch Strangulation handelt es sich bei der traumatischen Asphyxie jedoch nicht wirklich um einen Erstickungstod; vielmehr kommt es zu einem Stillstand des Luft- und Gasaustauschs. Die klinische Ähnlichkeit resultiert aus dem bei beiden Patientengruppen behinderten venösen Rückfluss aus Kopf und Hals.

Der Auslöser einer traumatischen Asphyxie ist ein abrupter, beträchtlicher intrathorakaler Druckanstieg, verursacht durch einen Schlag auf den Oberkörper (z. B. wenn ein Auto von einem Wagenheber rutscht und auf den Brustkorb des Patienten trifft). Dadurch wird Blut aus dem Herzen und zurück in die Venen gepresst. Da die Venen der Arme und unteren Extremitäten Venenklappen haben, wird der Rückfluss in die Extremitäten begrenzt. Den venösen Gefäßen des Halses und Kopfes fehlen diese Venenklappen allerdings, sodass das Blut überwiegend in diese Areale gepresst wird. Subkutane Venolen und kleine Kapillaren rupturieren, wodurch die violette Verfärbung der Haut entsteht. Bei der Ruptur kleiner zerebra-

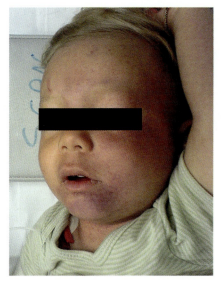

Abb. 12.23 Kind mit traumatischer Asphyxie. Sehr eindrucksvoll erkennbar sind die purpurnen Verfärbungen, insbesondere im Bereich des Kinns. Außerdem weist der kleine Patient im Gesicht und an der Stirn zahlreiche Petechien auf. *Quelle:* Photograph provided courtesy of J. C. Pitteloud M. D., Switzerland. © NAEMT; PHTLS, 8th edition, Jones & Bartlett, 2016

ler und retinaler Kapillaren und Venen können Funktionsstörungen des Gehirns und der Augen auftreten. Die traumatische Asphyxie gilt als eines der Symptome einer stumpfen Herzruptur.[51]

Beurteilung

Die Erkennungsmerkmale einer traumatischen Asphyxie sind eine starke blaurötliche Verfärbung des Gesichts und der Schleimhäute sowie Einblutungen und Schwellungen aufgrund der lokalen Volumenvermehrung (Plethora) und rupturierter Gefäße. Der Patient wirkt aufgedunsen und durch die Dehnung der Blutgefäße bekommt die Haut eine rötlich-violette Färbung. Dieses Bild ist oberhalb der Einklemmung am ausgeprägtesten (➤ Abb. 12.23), während die Hautfarbe unterhalb der Verletzung unauffällig ist. Aufgrund der zur Entstehung einer traumatischen Asphyxie nötigen enormen Krafteinwirkung auf den Thorax sind viele der in diesem Kapitel bereits beschriebenen Verletzungen koinzident zu diesem spezifischen Schädigungsbild, ebenso wie Läsionen im Bereich der Wirbelsäule und des Rückenmarks.

Management

Es werden rein stabilisierende Maßnahmen wie die Gabe von hochdosiertem Sauerstoff und die Anlage von intravenösen Zugängen eingeleitet; die Beatmung des Patienten erfolgt bei entsprechender Indikation. Die blaurötliche Hautverfärbung verschwindet normalerweise innerhalb von ein bis zwei Wochen.

12.5.12 Zwerchfellruptur

Schmale Risswunden des Diaphragmas treten nach penetrierenden Verletzungen im thorakoabdominalen Bereich auf.[1] Da sich das Diaphragma mit der Atmung nach oben und unten bewegt, birgt jede penetrierende Wunde unterhalb der Brustwarzen bzw. unterhalb der Schulterblätter das Risiko einer vorliegenden Zwerchfellverletzung. Normalerweise führen diese Läsionen des Diaphragmas

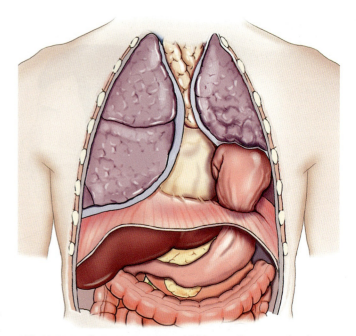

Abb. 12.24 Durch eine Ruptur im Zwerchfell können der Darm und andere intraabdominale Organe in die Brusthöhle gepresst werden und zur Einengung der Lunge sowie Atemnot führen.

nicht zu akuten Problemen; die Hernien müssen aber im Krankenhaus operativ versorgt werden, da sie im Verlauf das Risiko einer eventuellen Herniation und Strangulation intraabdominaler Strukturen erhöhen. Diese scheinbar harmlose Verletzung kann allerdings auch mit schwerwiegenden Schädigungen der intrathorakalen oder intraabdominalen Organe einhergehen.

Stumpfe Zwerchfellverletzungen entstehen durch eine massive Krafteinwirkung auf das Abdomen. Der daraus resultierende plötzliche und extreme intraabdominale Druckanstieg lässt das Diaphragma rupturieren. Im Unterschied zu den kleinen Rissen durch penetrierende Verletzungen handelt es sich beim stumpfen Trauma meist um derartig große Rupturen, dass die intraabdominalen Organe umgehend in die Brusthöhle einbrechen können (➤ Abb. 12.24).[1] Der dadurch entstehende Druck auf die Lunge erzeugt Atemnot, verhindert in gleichem Maße wie bei einer Lungenkontusion eine effektive Ventilation und versetzt den Patienten in einen lebensbedrohlichen Zustand. Zusätzlich zu der insuffizienten Ventilation wird eine Diaphragmaruptur häufig von frakturierten Rippen, Hämatothorax und Pneumothorax begleitet. Des Weiteren gehen Verletzungen der intraabdominalen Organe mit Zwerchfellläsionen einher, einschließlich Verletzungen von Leber, Milz, Magen und Darm, vor allem wenn diese Organe durch einen Riss im Zwerchfell in die Pleurahöhle gepresst werden. Diese Patienten sind akut gefährdet und benötigen eine sofortige Intervention, um überleben zu können.

Beurteilung

Die Beurteilung des Patienten ergibt eine massive Atemnot; der Betroffene ist unruhig, tachypnoeisch und blass. Möglicherweise finden sich Prellmarken im Bereich des Brustkorbs, Krepitationen über knöchernen Strukturen oder ein subkutanes Emphysem. Bei der Auskultation ergeben sich abgeschwächte Atemgeräusche auf der betroffenen Thoraxhälfte, eventuell sind auch Darmgeräusche über der Brust auskultatorisch wahrnehmbar. Sind intraabdominale Organe in ausreichender Menge in den Brustkorb verlagert, kann die Bauchdecke kahnförmig eingezogen sein.

Management

Das sofortige Erkennen einer möglichen Zwerchfellruptur ist wichtig. Wie immer sollte der Patient hochdosiert Sauerstoff erhalten, wenn nötig, beatmet und so schnell wie möglich in eine geeignete Klinik transportiert werden.

12.6 Längere Transportzeiten

Bei Patienten mit gesicherten oder vermuteten Thoraxverletzungen liegt die oberste Priorität während einer langen Transportzeit auf grundlegenden Maßnahmen wie dem Atemwegsmanagement, unterstützender Beatmung und Oxygenierung, Blutungskontrolle und angemessener Volumensubstitution. Ist von Beginn an eine lange Transportzeit zu erwarten, dann sollte die Schwelle für eine präklinische Intubation niedriger angesetzt werden. Indikationen dafür sind eine zunehmende Atemnot oder die drohende Ateminsuffizienz (trotz Ausschluss oder Entlastung eines Spannungspneumothorax) sowie der instabile Thorax, ein offener Pneumothorax und multiple Rippenfrakturen. Dem Patienten sollte Sauerstoff verabreicht werden, um eine Sauerstoffsättigung von mindestens 95 % zu erreichen.

Falls nötig, muss die Ventilation unterstützt werden. Nach einer Lungenkontusion kann sich der Zustand mit der Zeit verschlechtern; der Einsatz von CPAP oder eine maschinelle Beatmung mit positivem endexspiratorischem Druck (PEEP) sowie das Aufsetzen eines PEEP-Ventils auf den Beatmungsbeutel können die Oxygenierung verbessern. Jeder Patient mit schwerem Thoraxtrauma kann einen Spannungspneumothorax aufweisen oder entwickeln; daher muss in der weiteren Versorgung immer auf entsprechende Symptome geachtet werden. Bei Auftreten von abgeschwächten oder aufgehobenen Atemgeräuschen, zunehmender Atemnot bzw. Anstieg der Beatmungsdrücke und Hypotension sollte eine Entlastungspunktion durchgeführt werden. Nur darin ausgebildete Fachkräfte, z. B. der Notarzt, können eine Thoraxdrainage anlegen, sofern es der Patientenzustand erfordert oder ein offener Pneumothorax vorliegt. Ein intravenöser Zugang sollte gelegt und balancierte Vollelektrolytlösung in angemessener Menge infundiert werden.

Bei bestehendem Verdacht auf eine intrathorakale, intraabdominale oder retroperitoneale Hämorrhagie liegt der Zielbereich des systolischen Blutdrucks zwischen 80–90 mmHg. Eine aggressive Volumentherapie ist zu vermeiden, da dadurch eine Lungenkontusion bedeutend verschlechtert und innere Blutungen verstärkt werden können (➤ Kap. 9).

Patienten mit starken Schmerzen, z. B. bei einer Rippenserienfraktur, sollten eine intravenöse Analgesie erhalten. Durch sorgfältige, wiederholte Beurteilung des Patienten sind eventuell damit vergesellschaftete Nebenwirkungen wie Atemdepression und Hypotension sofort erkennbar und können durch zusätzliche die Ventilation unterstützende Maßnahmen und Volumensubstitution gut kontrolliert werden.

Die Gabe von Antiarrhythmika kann bei Patienten mit Herzrhythmusstörungen infolge einer stumpfen Thoraxverletzung hilfreich sein. Jede Maßnahme muss wie gewohnt sorgfältig protokolliert und der aufnehmenden Klinik bei der Übergabe mitgeteilt werden.

Zusammenfassung

- Thoraxtraumata sind insbesondere deshalb von großer Bedeutung, da sie das Atmungs- und Kreislaufsystem enorm beeinträchtigen können und dann häufig zu einem Multiorganversagen führen.
- Patienten mit Verletzungen des Brustkorbs müssen aggressiv therapiert und schnellstmöglich zur endgültigen Versorgung in eine entsprechende Zielklinik transportiert werden.
- Bei jedem bestehenden Verdacht auf ein Thoraxtrauma sollte besonders viel Wert auf die Sauerstoffapplikation und eine ggf. erforderliche Unterstützung der Atmung gelegt werden.
- Die Nutzung von Pulsoxymetrie und Kapnografie ist eine sinnvolle Ergänzung für die Beurteilung des respiratorischen Status und der entsprechend adaptierten Therapie.
- Die Symptome eines Spannungspneumothorax müssen umgehend erkannt und noch vor Ort durch eine Entlastungspunktion therapiert werden, durch welche die unbehandelt schnell lebensbedrohlich werdende Spannungssituation gelöst werden kann.
- Insbesondere bei stumpfen Thoraxverletzungen müssen wegen des hohen Risikos von Mehrfachverletzungen eine Immobilisation der Wirbelsäule erwogen und – wie bei allen Traumapatienten – weitere Blutungen ausgeschlossen werden.
- Venöse Zugänge sollten während der Fahrt in das Krankenhaus gelegt und eine Infusionstherapie entsprechend der angemessenen Zielparameter durchgeführt werden.
- Ein EKG-Monitoring kann Hinweise auf eine stumpfe Herzverletzung liefern.
- Obwohl Verletzungen der Brust häufig konservativ behandelbar sind, müssen alle Patienten mit einem Thoraxtrauma in einer dafür geeigneten Klinik untersucht und versorgt werden.

Lösung Fallbeispiel

Aufgrund der Unfalldarstellung, der durch den Patient geäußerten Beschwerden sowie durch die körperliche Untersuchung vermuten Sie ernsthafte und potenziell lebensbedrohliche Verletzungen. Der Patient ist ansprechbar und kann Auskunft geben; die Atemwege sind frei. Er zeigt allerdings eine starke Atemnot und die Lokalisation der Wunde mit Blasenbildung im Wundsekret sowie die abgeschwächten Atemgeräusche weisen auf einen Pneumothorax hin.

Ohne Zeitverzögerung versorgen Sie die Läsion in der Brustwand mit einem Okklusivverband, verabreichen dem Patienten hochdosiert Sauerstoff und unterstützen, sofern nötig, die Ventilation durch eine assistierte Maskenbeatmung. Oberste Priorität in der präklinischen Versorgung dieses Traumapatienten hat das Erkennen der Schwere dieser Verletzung, die Stabilisierung der verletzten Person und ein zügiger Transport in eine geeignete Zielklinik. Aufgrund seiner Atemnot und der Verletzungen besteht ein hohes Komplikationsrisiko. Der Transport in das nächstgelegene Traumazentrum ist notwendig, ein intravenöser Zugang sollte während der Fahrt gelegt werden.

Es besteht die Gefahr, dass sich der Patient respiratorisch verschlechtert, weshalb es einer engmaschigen Überwachung der Atmung bedarf. Bei Anzeichen einer Verschlechterung der Kreislaufsituation und Zunahme der Atemnot entfernen Sie als Erstes den Okklusivverband. Bleibt eine Verbesserung aus, nehmen Sie eine Entlastungspunktion vor. Vor allem bei längeren Strecken sollte an einen Transport per Hubschrauber gedacht werden.

QUELLENVERZEICHNIS

1. American College of Surgeons (ACS). Thoracic trauma. In: ACS Committee on Trauma. *Advanced Trauma Life Support for Doctors, Student Course Manual.* 9th ed. Chicago, IL: ACS; 2012.
2. Wall MJ, Huh J, Mattox KL. Thoracotomy. In Mattox KL, Feliciano DV, Moore EE. *Trauma.* 5th ed. New York, NY: McGraw-Hill; 2004.
3. Livingston DH, Hauser CJ. Trauma to the chest wall and lung. In: Mattox KL, Feliciano DV, Moore EE. *Trauma.* 5th ed. New York, NY: McGraw-Hill; 2004.
4. Howes DS, Bellazzini MA. Chronic obstructive pulmonary disease. In: Wolfson AB, Hendey GW, Ling LJ, et al., eds. *Harwood-Nuss' Clinical Practice of Emergency Medicine.* 5th ed. Philadelphia, PA: Wolters Kluwer/Lippincott, Williams & Wilkins; 2010.
5. Wilson RF. Pulmonary physiology. In: Wilson RF. *Critical Care Manual: Applied Physiology and Principles of Therapy.* 2nd ed. Philadelphia, PA: Davis; 1992.
6. American College of Surgeons (ACS). Initial assessment. In: ACS Committee on Trauma. *Advanced Trauma Life Support for Doctors.* 9th ed. Chicago, IL: ACS; 2012.
7. Silverston P. Pulse oximetry at the roadside: a study of pulse oximetry in immediate care. *BMJ.* 1989;298:711.
8. Pressley CM, Fry WR, Philip AS, et al. Predicting outcome of patients with chest wall injury. *Am J Surg.* 2012;204(6):900–904.
9. Flagel BT, Luchette FA, Reed RL, et al. Half-a-dozen ribs: the breakpoint for mortality. *Surgery.* 2005;138:717–725.
10. Jones KM, Reed RL, Luchette FA. The ribs or not the ribs: which influences mortality? *Am J Surg.* 2011;202(5):598–604.
11. Richardson JD, Adams L, Flint LM. Selective management of fl ail chest and pulmonary contusion. *Ann Surg.* 1982;196:481.
12. Di Bartolomeo S, Sanson G, Nardi G, et al. A population-based study on pneumothorax in severely traumatized patients. *J Trauma.* 2001;51(4):677.
13. Regel G, Stalp M, Lehmann U, et al. Prehospital care: importance of early intervention outcome. *Acta Anaesthesiol Scand Suppl.* 1997;110:71.
14. Barone JE, Pizzi WF, Nealon TF, et al. Indications for intubation in blunt chest trauma. *J Trauma.* 1986;26:334.
15. Mattox KL. Prehospital care of the patient with an injured chest. *Surg Clin North Am.* 1989;69(1):21.
16. Simon B, Ebert J, Bokhari F, Capella J, Emhoff T, Hayward T 3rd, Rodriguez A, Smith L, Eastern Association for the Surgery of Trauma. Management of pulmonary contusion and flail chest: an Eastern Association for the Surgery of Trauma practice management guideline. *J Trauma Acute Care Surg.* 2012 Nov;73(5 Suppl 4):S351–61.
17. Cooper C, Militello P. The multi-injured patient: the Maryland Shock Trauma Protocol approach. *Semin Thorac Cardiovasc Surg.* 1992;4(3):163.
18. Barton ED, Epperson M, Hoyt DB, et al. Prehospital needle aspiration and tube thoracostomy in trauma victims: a six-year experience with aeromedical crews. *J Emerg Med.* 1995;13:155.
19. Kheirabadi BS, Terrazas IB, Koller A, et al. Vented vs. unvented chest seals for treatment of pneumothorax (PTx) and prevention of tension PTx in a swine model. *J Trauma Acute Care Surg.* 2013;75:150–156.
20. Butler FK, Dubose JJ, Otten EJ, et al. Management of open pneumothorax in tactical combat casualty care: TCCC guidelines change 13–02. *J Special Ops Med.* 2013;13(3):81–86.
21. Eckstein M, Suyehara DL. Needle thoracostomy in the pre-hospital setting. *Prehosp Emerg Care.* 1998;2:132.
22. Holcomb JB, McManus JG, Kerr ST, Pusateri AE. Needle versus tube thoracostomy in a swine model of traumatic tension hemopneumothorax. *Prehosp Emerg Care.* 2009;13(1):18–27.
23. Butler KL, Best IM, Weaver WL, et al. Pulmonary artery injury and cardiac tamponade after needle decompression of a suspected tension pneumothorax. *J Trauma.* 2003;54:610.
24. Inaba K, Ives C, McClure K, et al. Radiologic evaluation of alternative sites for needle decompression of tension pneumothorax. *Arch Surg.* 2012;147(9): 813–818.
25. Inaba K, Branco BC Exkstein M, et al. Optimal positioning for emergent needle thoracostomy: a cadaver-based study. *J Trauma.* 2011;71:1 099–1 103.
26. Netto FA, Shulman H, Rizoli SB, et al. Are needle decompressions for tension pneumothoraces being performed appropriately for appropriate indications? *Am J Em Med.* 2008;26;597–602.
27. Riwoe D, Poncia H. Subclavian artery laceration: a serious complication of needle decompression. *Em Med Aust.* 2011;23:651–653.
28. Beckett A, Savage E, Pannell D, et al. Needle decompression for tension pneumothorax in tactical combat casualty care: do catheters placed in the midaxillary line kink more often than those in the midclavicular line? *J Trauma.* 2011;71:S408–S412.
29. Martin M, Satterly S, Inaba K, Blair K. Does needle thoracostomy provide adequate and effective decompression of tension pneumothorax? *J Trauma.* 2012;73(6):1 410–1 415.
30. Davis DP, Pettit K, Rum CD, et al. The safety and effi cacy of prehospital needle and tube thoracostomy by aeromedical personnel. *Prehosp Emerg Care.* 2005;9:191.
31. Etoch SW, Bar-Natan MF, Miller FB, et al. Tube thoracostomy: factors related to complications. *Arch Surg.* 1995;130:521.
32. Newman PG, Feliciano DV. Blunt cardiac injury. *New Horizons.* 1999;7(1):26.
33. Ivatury RR. The injured heart. In: Mattox KL, Feliciano DV, Moore EE. *Trauma.* 5th ed. New York, NY: McGraw-Hill; 2004:555.
34. Symbas NP, Bongiorno PF, Symbas PN. Blunt cardiac rupture: the utility of emergency department ultrasound. *Ann Thorac Surg.* 1999;67(5):1 274.
35. Demetriades D. Cardiac Wounds. *Ann Surg.* 1986;203(3): 315–317.
36. Jacob S, Sebastian JC, Cherian PK, et al. Pericardial effusion impending tamponade: a look beyond Beck's triad. *Am J Em Med.* 2009;27:216–219,

37. Ivatury RR, Nallathambi MN, Roberge RJ, et al. Penetrating thoracic injuries: in-field stabilization versus prompt transport. *J Trauma.* 1987;27:1,066.
38. Bleetman A, Kasem H, Crawford R. Review of emergency thoracotomy for chest injuries in patients attending a UK accident and emergency department. *Injury.* 1996;27(2):129.
39. Durham LA III, Richardson RJ, Wall MJ Jr, et al. Emergency center thoracotomy: impact of prehospital resuscitation. *J Trauma.* 1992;32(6):775.
40. Honigman B, Rohweder K, Moore EE, et al. Prehospital advanced trauma life support for penetrating cardiac wounds. *Ann Emerg Med.* 1990;19(2):145.
41. Lerer LB, Knottenbelt JD. Preventable mortality following sharp penetrating chest trauma. *J Trauma.* 1994;37(1):9.
42. Wall MJ Jr, Pepe PE, Mattox KL. Successful roadside resuscitative thoracotomy: case report and literature review. *J Trauma.* 1994;36(1):131.
43. Coats TJ, Keogh S, Clark H, et al. Prehospital resuscitative thoracotomy for cardiac arrest after penetrating trauma: rationale and case series. *J Trauma.* 2001;50(4):670.
44. Zangwill SD, Strasburger JF. Commotio cordis. *Pediatr Clin North Am.* 2004;51(5):1 347–1 354.
45. Perron AD, Brady WJ, Erling BF. Commodio cordis: an underappreciated cause of sudden cardiac death in young patients: assessment and management in the ED. *Am J Emerg Med.* 2001;19(5):406–409.
46. Madias C, Maron BJ, Weinstock J, et al. Commotio cordis – sudden cardiac death with chest wall impact. *J Cardiovasc Electrophysiol.* 2007;18(1):115–122.
47. 2010 American Heart Association Guidelines for Cardiopulmonary Resuscitation and Emergency Cardiovascular Care Science. *Circulation.* 2010;122;S745–S746.
48. Mattox KL, Wall MJ, Lemaire SA. Injury to the thoracic great vessels. In: Mattox KL, Feliciano DV, Moore EE. *Trauma.* 5th ed. New York, NY: McGraw-Hill; 2004.
49. Fabian TC. Roger T. Sherman Lecture: advances in the management of blunt thoracic aortic injury: Parmley to the present. *Am Surg.* 2009;75(4):273–278.
50. Riley RD, Miller PR, Meredith JW. Injury to the esophagus, trachea, and bronchus. In: Mattox KL, Feliciano DV, Moore EE. *Trauma.* 5th ed. New York, NY: McGraw-Hill; 2004.
51. Rogers FB, Leavitt BJ. Upper torso cyanosis: a marker for blunt cardiac rupture. *Am J Emerg Med.* 1997;15(3):275.
52. Deutsche Gesellschaft für Unfallchirurgie. S3-Leitlinie Polytrauma/Schwerverletzten-Behandlung. AWMV Registernummer 012–019, 2011. www.awmf.org/leitlinien/detail/ll/012-019.html. Zugriff 23.3.2015.
53. Duggal A, Perez P, Golan E et al. Safety and efficacy of noninvasive ventilation in patients with blunt chest trauma: a systematic review. *Critical Care.* 2013;17:R142.
54. Pettiford BL, Luketich JD, Landreneau RJ. The management of flail chest. *Thorac Surg Clin.* 2007;17(1):25–33.

WEITERFÜHRENDE LITERATUR

Bowley DM, Boffard KD. Penetrating trauma of the trunk. *Unfallchirurg.* 2001;104(11):1 032.
Brathwaite CE, Rodriguez A, Turney SZ, et al. Blunt traumatic cardiac rupture: a 5-year experience. *Ann Surg.* 1990;212(6):701.
Helm M, Schuster R, Hauke J. Tight control of prehospital ventilation by capnography in major trauma victims. *Br J Anaesth.* 2003;90(3):327.
Lateef F. Commotio cordis: an underappreciated cause of sudden death in athletes. *Sports Med.* 2000;30:301.
Papadopoulos IN, Bukis D, Karalas E, et al. Preventable prehospital trauma deaths in a Hellenic urban health region: an audit of prehospital trauma care. *J Trauma.* 1996;41(5):864.
Rozycki GS, Feliciano DV, Oschner MG, et al. The role of ultrasound in patients with possible penetrating cardiac wounds: a prospective multicenter study. *J Trauma.* 1999;46:542.
Ruchholtz S, Waydhas C, Ose C, et al. Prehospital intubation in severe thoracic trauma without respiratory insufficiency: a matched-pair analysis based on the Trauma Registry of the German Trauma Society. *J Trauma.* 2002;52(5):879.
Streng M, Tikka S, Leppaniemi A. Assessing the severity of truncal gunshot wounds: a nation-wide analysis from Finland. *Ann Chir Gynaecol.* 2001;90(4):246.

12.7 Besondere Kenntnisse

12.7.1 Fertigkeiten bei einem Thoraxtrauma

Entlastungspunktion

Prinzip: Entlastung des intrathorakalen Drucks, der bei einem Spannungspneumothorax die Atmung, Ventilation und Zirkulation beeinträchtigt

Bei Patienten mit einer intrathorakalen Drucksteigerung durch einen entstehenden Spannungspneumothorax sollte die betroffene Seite des Thorax entlastet werden. Ein erhöhter Druck beeinträchtigt zunehmend die Atmung und hat einen verminderten venösen Rückfluss zur Folge, was wiederum ein insuffizientes kardiales Output und den Tod des Patienten verursacht.

Wurde ein offener Pneumothorax mit einem Okklusionsverband versorgt, kann bei der Entstehung eines Spannungspneumothorax eine Dekompression über die Wunde erfolgen, durch die eine Öffnung in der Brusthöhle ja bereits besteht. Dafür wird der Wundverband einige Sekunden lang entfernt, damit der im Pleuraspalt möglicherweise erhöhte Druck über die Verletzung ausströmen kann.

Sofort nach Entweichen der Luft wird der offene Pneumothorax erneut verklebt, um wieder eine angemessene Belüftung der Alveolen zu erreichen und das „Ansaugen" von Außenluft durch die Wunde zu unterbinden. Ein sorgfältiges Monitoring ist unabdingbar. Bei der kleinsten wiederkehrenden Symptomatik eines Spannungspneumothorax wird die Maßnahme wiederholt, um den intrathorakalen Druck erneut zu entlasten.

Die Dekompression eines geschlossenen Spannungspneumothorax erfordert eine Punktion des Thorax – eine Thorakozentese – auf der betroffenen Seite. Es gibt unterschiedliche Methoden, von denen die Entlastungspunktion (Nadeldekompression, -thorakozentese) präklinisch am besten geeignet ist.

Die Nadeldekompression geht schnell, erfordert keine spezielle Ausrüstung und birgt das geringste Risiko, verbunden mit einem enormen Nutzen für den Patienten durch die verbesserte Oxygenierung und Zirkulation. Eine Entlastungspunktion sollte bei Auftreten folgender Symptome durchgeführt werden:

- Zunehmende Atemnot oder Schwierigkeiten bei der Beatmung
- Einseitig abgeschwächtes oder fehlendes Atemgeräusch
- Dekompensiertes Schockgeschehen (systolischer Blutdruck < 90 mmHg)

Das dafür erforderliche Equipment besteht aus einer Nadel, einer Spritze, einem Fixierpflaster und Desinfektionsspray. Die Kanüle sollte möglichst großlumig, zwischen 10 und 14 Gauge, und mindestens 8 cm lang sein. Zur Not kann aber auch eine 16-G-Venenverweilkanüle verwendet werden.

Die Lunge wird auf abgeschwächte oder aufgehobene Atemgeräusche hin auskultiert, um so die vom Spannungspneumothorax betroffene Thoraxhälfte zu bestimmen.

1. Bei sicherem Vorliegen eines Spannungspneumothorax wird die Punktionsstelle anhand anatomischer Orientierungspunkte auf der entsprechenden Seite des Brustkorbs lokalisiert (im 2. oder 3. Interkostalraum in der Medioklavikularlinie; ➤ Abb. 12.25).

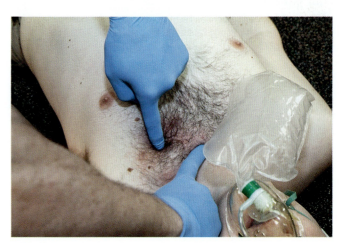

Abb. 12.25

12.7 Besondere Kenntnisse   **353**

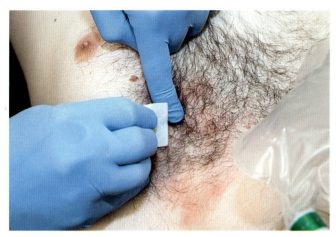
Abb. 12.26

2. Das zu punktierende Hautareal wird desinfiziert (➤ Abb. 12.26).

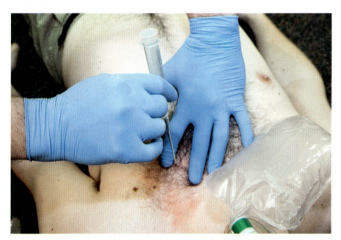
Abb. 12.27

3. Die Haut wird mit den Fingern der zweiten Hand unter Spannung gesetzt und die Nadel mit aufgesetzter Spritze am oberen Rand der Rippe für die Punktion platziert (➤ Abb. 12.27).

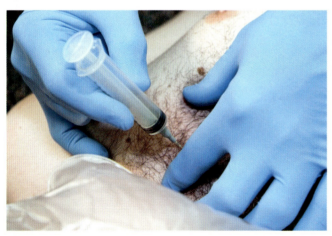
Abb. 12.28

4. Sobald die Brusthöhle erreicht wird, entweicht Luft in die Spritze und die Kanüle sollte nicht mehr weiter vorgeschoben werden (➤ Abb. 12.28).

5. Die Nadel wird vorsichtig zurückgezogen, wobei darauf zu achten ist, dass die Kunststoffkanüle nicht verrutscht oder abknickt. Jetzt sollte ein Luftstrom aus der Brusthöhle durch das Röhrchen nach außen zu hören sein. Entweicht kein Druck, wird die Kunststoffkanüle trotzdem an ihrem Platz belassen, um eine versuchte Entlastungspunktion nachweisen zu können (➤ Abb. 12.29).

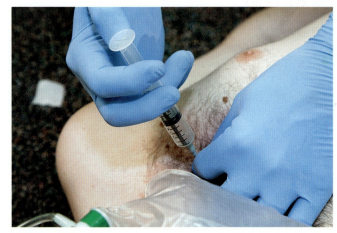

Abb. 12.29

6. Nach dem Zurückziehen des Stahl-Mandrins wird die Kunststoffkanüle mit einem Klebestreifen an ihrem Platz fixiert und die Lunge auf eine Zunahme der Atemgeräusche hin auskultiert (➤ Abb. 12.30). Der Patient wird unter Monitorüberwachung in ein geeignetes Krankenhaus transportiert; es darf beim Anbringen eines Einwegventils auf die Punktionskanüle keine Zeit verloren gehen. Eine Wiederholung der Entlastungspunktion kann nötig werden, wenn das Röhrchen z. B. durch einen Blutpfropf verlegt ist und sich erneut ein Spannungspneumothorax entwickelt.

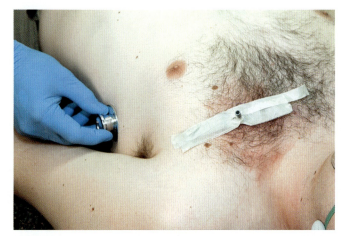

Abb. 12.30

KAPITEL 13

Abdominales Trauma

13.1 Anatomie 356	13.4 Management 364
13.2 Pathophysiologie 358	13.5 Spezielle Überlegungen 365
	13.5.1 Pfählungsverletzungen 365
13.3 Beurteilung 359	13.5.2 Prolaps 365
13.3.1 Kinematik 359	13.5.3 Schwangerschaft 366
13.3.2 Anamnese 360	13.5.4 Urogenitale Verletzungen 368
13.3.3 Körperliche Untersuchung 361	
13.3.4 Spezielle Untersuchungen und Schlüsselindikatoren 362	

Lernzielübersicht

Nach dem Durcharbeiten dieses Kapitels sollte der Leser in der Lage sein:

- Aus der Beurteilung des Notfallortes die Wahrscheinlichkeit eines abdominalen Traumas abzuleiten
- Die Befunde der physischen Untersuchung, die auf eine abdominale Blutung hinweisen, zu erkennen
- Äußere Zeichen einer abdominalen Verletzung mit dem Potenzial spezifischer abdominaler Organschäden in Bezug zu setzen
- Die richtigen pathophysiologischen Auswirkungen eines stumpfen oder penetrierenden abdominalen Traumas vorherzusagen
- Die Indikationen für eine schnelle Intervention und sofortigen Transport im Zusammenhang mit einem abdominalen Trauma zu nennen
- Die richtige Behandlungsstrategie bei Patienten mit Verdacht auf ein abdominales Trauma nachzuvollziehen, einschließlich Pfählungsverletzungen, Ausweidungen und externen Genitalverletzungen
- Die anatomischen und physiologischen Veränderungen in der Schwangerschaft mit der Pathophysiologie und dem Traumamanagement in Beziehung zu setzen
- Die Auswirkungen eines mütterlichen Traumas auf den Fetus und die Prioritäten des Managements zu beschreiben

Fallbeispiel

Sie erreichen eine Baustelle, wo Sie ein etwa 25-jähriger Mann um Hilfe bittet. Er ist vor 3 Stunden gestürzt und klagt nun über einen stärker werdenden Schmerz im Bauch. Als er auf ein Holzbrett trat, stürzte er und landete mit dem Bauch auf einem Holzstapel. Der Patient hat bei tiefen Atemzügen Schmerzen im Bereich der linken unteren Rippen und Schwierigkeiten beim Atmen. Seine Kollegen wollten nach dem Sturz den Rettungsdienst alarmieren, aber zu diesem Zeitpunkt waren die Schmerzen nicht so schlimm, sodass der Gestürzte sie davon abhielt. Er gibt an, dass sich die Schmerzen seitdem verschlimmerten und er sich schwindelig und schwach fühle.
Der Patient sitzt auf dem Boden und fühlt sich sichtlich unwohl. Er hält die Hand auf der linken Seite des Oberbauchs. Die Atemwege sind frei und er hat eine Atemfrequenz von 28 Atemzügen/min, eine Herzfrequenz von 124 Schlägen/min sowie einen Blutdruck von 94/58 mmHg. Seine Haut ist blass und kaltschweißig. Sie bitten den Patienten, sich hinzulegen. Bei der körperlichen Untersuchung klagt er über Druckschmerz im Bereich der Rippen ohne spürbare Krepitationen. Sein Abdomen ist weich und unauffällig, aber er hat Schmerzen und reagiert sehr empfindlich im oberen linken Quadranten. Es sind keine äußeren Blutungen oder subkutane Emphyseme sichtbar.

- **Was sind mögliche Verletzungen des Patienten?**
- **Welche Prioritäten müssen Sie setzen?**
- **Gibt es Anzeichen für eine Peritonitis?**

Eine übersehene Verletzung des Abdomens ist eine der häufigsten Todesursachen bei Traumapatienten. Aufgrund der begrenzten Diagnosemöglichkeiten sollten Patienten mit Verdacht auf eine abdominale Verletzung für eine optimale Versorgung unverzüglich in die nächstgelegene geeignete Klinik transportiert werden.

Ein früher Tod bei schweren abdominalen Traumata resultiert meist aus einem massiven Blutverlust durch penetrierende oder stumpfe Traumata. Bei jedem Patienten mit unerklärlichen Schockzeichen sollte eine abdominale Blutung vermutet werden, bis das Gegenteil (im Krankenhaus) bewiesen wurde. Komplikationen bis hin zum Tod können eintreten, wenn Verletzungen von Leber, Milz, Dickdarm, Dünndarm, Magen und Bauchspeicheldrüse nicht frühzeitig erkannt werden. Das Fehlen lokaler Zeichen oder Symptome schließt die Möglichkeit einer Verletzung der inneren Organe nicht aus, vor allem wenn das Bewusstsein durch Alkohol, Drogen oder Verletzungen des Gehirns (SHT) eingeschränkt ist. Die Einbeziehung der Kinematik in die Beurteilung des Patienten kann den Rettungsdienstmitarbeiter auf die Möglichkeit eines abdominalen Traumas oder einer intraabdominalen Blutung hinweisen. Es sollte nicht zu viel Zeit mit der Einschätzung des Ausmaßes des abdominalen Traumas verbracht werden, sondern zügig die Verletzungswahrscheinlichkeit abgeschätzt und mit der Behandlung begonnen werden.

13.1 Anatomie

Im Abdomen liegen die wichtigsten Organe des Verdauungssystems und des endokrinen Systems sowie wichtige Gefäße des Blutkreislaufs. Die Bauchhöhle erstreckt sich unter dem Zwerchfell; ihre Grenzen bilden die vordere Bauchwand, die Beckenknochen, die Wirbelsäule sowie die Bauch- und Flankenmuskulatur. Die Bauchhöhle ist in zwei Regionen unterteilt:

- Das **Peritoneum** (die „echte" Bauchhöhle) beinhaltet Milz, Leber, Gallenblase, Magen, Teile des Dickdarms (Colon transversum und Colon sigmoideum), den größten Teil des Dünndarms (Jejunum und Ileum) sowie die weiblichen Geschlechtsorgane (Gebärmutter und Eierstöcke) (➤ Abb. 13.1).
- Der **Retroperitonealraum** (der Raum hinter der „echten" Bauchhöhle) enthält Nieren, Harnleiter, untere Hohlvene, Bauchaorta, Bauchspeicheldrüse, den größten Teil des Zwölffingerdarms, auf- und absteigenden Dickdarm und Mastdarm (➤ Abb. 13.2).

Die Harnblase und die männlichen Geschlechtsorgane (Penis, Hoden und Prostata) liegen unterhalb des Peritonealraums.

Ein Teil des Abdomens reicht bis in den unteren Teil des Thorax. Grund ist die Kuppelform des Zwerchfells, die es den oberen abdominalen Organen erlaubt, sich bis in den unteren Brustkorb auszudehnen. Dieser obere Teil des Abdomens – von den Unfallchirurgen als Thorakoabdomen bezeichnet – wird vorne und seitlich durch die Rippen und im hinteren Bereich durch die Wirbelsäule

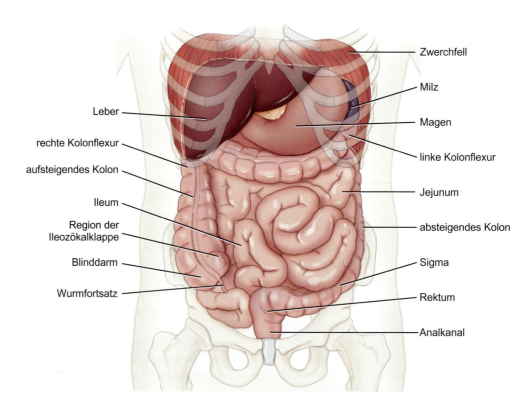

Abb. 13.1 Die intraperitoneal liegenden Organe lösen bei einer Verletzung sehr häufig eine Peritonitis aus. Im Peritoneum liegen die soliden Organe wie Milz und Leber, die Hohlorgane des Gastrointestinaltrakts (Magen, Dünndarm, Dickdarm) sowie die Fortpflanzungsorgane.

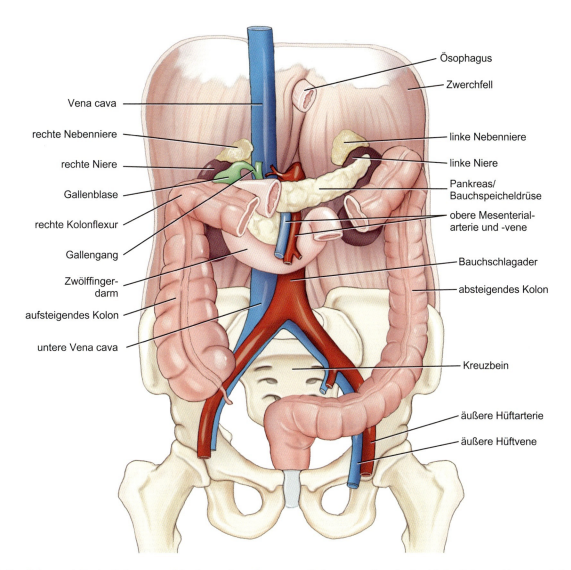

Abb. 13.2 Das Abdomen wird in das Peritoneum und den Retroperitonealraum unterteilt. Letzterer umfasst den Bereich des Abdomens hinter dem Peritoneum. Da die retroperitoneal liegenden Organe nicht vom Peritoneum umschlossen sind, verursachen sie keine Peritonitis; allerdings lösen Verletzungen der großen Blutgefäße und der soliden Organe sehr schnell massive Blutungen aus.

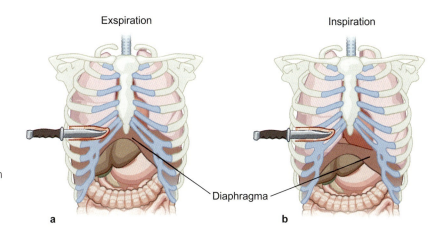

Abb. 13.3 Lage der abdominalen Organe im Thorax in verschiedenen Atemphasen bei einem Patienten mit Messerstichverletzung.
a: Exspiration.
b: Inspiration.

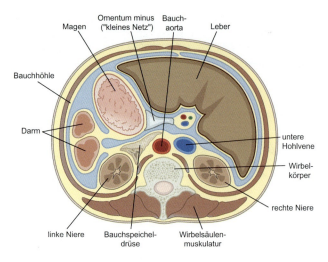

Abb. 13.4 Dieser transversale Schnitt durch das Abdomen zeigt die Position der Organe in anteroposteriorer Richtung.

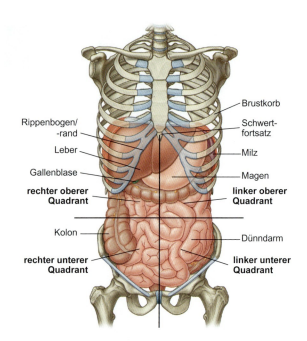

Abb. 13.5 Je genauer die Beschreibung des Schmerzes, der Spannung oder der Beschwerden ist, umso genauer fällt die Diagnose aus. Aus diesem Grund wird das Abdomen üblicherweise in vier Quadranten unterteilt: rechts oben, links oben, links unten und rechts unten.

geschützt. Das Thorakoabdomen enthält die Leber, die Gallenblase, die Milz, den vorderen Magen und im hinteren Bereich die unteren Lungenlappen, abgetrennt durch das Zwerchfell. Aufgrund ihrer Lage können dieselben Kräfte, die eine Rippenverletzung verursachen, auch die darunter liegenden Lungenanteile, die Leber und die Milz verletzen.

Die Position dieser Organe im unteren Thorax verändert sich unter Einfluss der Atmung. Zum Zeitpunkt der maximalen Ausatmung steigt das nun entspannte Diaphragma hoch bis zum 4. Zwischenrippenraum (Höhe der Mamillen beim Mann) und bietet den abdominalen Organen durch die Rippen mehr Schutz. Umgekehrt sinkt das Diaphragma bei der Einatmung bis zum 6. Zwischenrippenraum. Da die Lunge nun den gesamten Thorax ausfüllt, werden die abdominalen Organe nach unten verdrängt und nicht mehr durch die Rippen geschützt. Damit hängt eine potenzielle Verletzung der thorakoabdominalen Organe bei einem penetrierenden Trauma auch von der Atemphase im Moment der Verletzung ab (➤ Abb. 13.3).

Der unterste Teil des Abdomens wird von allen Seiten durch die Beckenknochen geschützt. Dieser Bereich enthält den Mastdarm, einen Teil des Dünndarms (vor allem, wenn der Mensch aufrecht sitzt), die Harnblase und bei Frauen die Geschlechtsorgane. Retroperitoneale Blutungen aufgrund von Beckenfrakturen stellen das größte Problem in diesem Bereich des Abdomens dar.

Das Abdomen zwischen Brustkorb und Becken wird nur von den Bauchmuskeln und dem vorderen und seitlichen Weichteilgewebe geschützt. Nach hinten bieten die Lendenwirbelsäule sowie die dicken paraspinalen und Psoas-Muskeln („Lendenmuskeln") Schutz (➤ Abb. 13.4).

Zur Beurteilung des Patienten wird die Oberfläche des Abdomens in vier **Quadranten** unterteilt. Diese werden durch zwei Linien markiert: Eine verläuft mittig von der Spitze des Schwertfortsatzes bis zum Schambein, die andere senkrecht dazu auf Höhe des Bauchnabels (➤ Abb. 13.5). Die Kenntnis der anatomischen Orientierungspunkte (Landmarks) ist wegen des engen Zusammenhangs zwischen Organlage und Schmerzreaktion sehr wichtig. Der rechte obere Quadrant (ROQ) enthält Leber und Gallenblase, der linke obere Quadrant (LOQ) Milz und Magen. Der Darm, die Ureter sowie die weiblichen Ovarien befindet sich im rechten (RUQ) und linken unteren Quadranten (LUQ). Teile des Darms kommen in allen vier Quadranten vor. Die Harnblase und bei Frauen der Uterus liegen etwa auf der Mittellinie zwischen den unteren Quadranten.

13.2 Pathophysiologie

Die Einteilung der abdominalen Organe in Hohlorgane, feste Organe und Gefäße hilft, die Auswirkungen von Verletzungen dieser Strukturen zu verstehen. Verletzte feste Organe (Leber, Milz) und Blutgefäße (Aorta, V. cava) bluten, während Hohlorgane (Darm, Gallenblase Harnblase) ihren Inhalt in die Peritonealhöhle oder in den Retroperitonealraum ausschütten. Obwohl diese Organe ebenfalls bluten, sind die Auswirkungen selten so dramatisch wie bei soliden Organen. Eine Blutung in die Bauchhöhle kann ungeachtet der Herkunft zur Entwicklung eines hypovolämischen Schocks beitragen oder sogar die Hauptursache sein. Bei Freisetzung von Säure, Verdauungsenzymen oder Bakterien aus dem Gastrointestinaltrakt in die Peritonealhöhle entstehen eine **Peritonitis** (Entzündung des Peritoneums oder der Auskleidung der Bauchhöhle) und eine **Sepsis** (systemische Infektion), wenn nicht unverzüglich chirurgisch interveniert wird. Da Urin und Gallenflüssigkeit grundsätzlich steril sind und keine Verdauungsenzyme enthalten, führt eine Perforation von Harnblase oder Gallenblase nicht so schnell zu einer Peritonitis, als wenn sich Darminhalt in der Bauchhöhle verteilt. Ähnlich verhält es sich mit Blutungen in die Bauchhöhle. Da Blut keine

Säuren, Verdauungsenzyme oder Bakterien enthält, wird selbst nach einigen Stunden keine Peritonitis ausgelöst. Blutungen durch Darmverletzungen sind normalerweise gering, es sei denn, die großen Mesenterialgefäße sind betroffen.

Verletzungen des Abdomens können durch stumpfe oder penetrierende Traumata entstehen. Penetrierende Traumata wie Schusswunden und Stichwunden sind viel leichter zu erkennen als stumpfe Traumata. Durch penetrierende Traumata können mehrere Organe gleichzeitig verletzt werden. Die Wahrscheinlichkeit dafür ist bei Schusswunden größer als bei Stichwunden, da bei Schusswunden abhängig vom Projektil deutlich mehr Energie übertragen wird als bei Stichwunden und die Länge der Stichwaffe begrenzt ist. Die Rekonstruktion der Flugbahn einer Pistolenkugel oder des Stichkanals eines Messers kann dabei helfen, die möglicherweise verletzten Organe zu identifizieren.

Das Zwerchfell dehnt sich bei maximaler Exspiration unterschiedlich weit nach oben aus (➤ Abb. 13.3): an der Vorderseite bis zum 4., an den Seiten bis zum 6. und an der Rückseite bis zum 8. Interkostalraum. Patienten mit einer penetrierenden Verletzung unterhalb dieser Linie können somit auch eine abdominale Verletzung erlitten haben. Stichwunden und Schussverletzungen in die Seiten oder in das Gesäß können ebenfalls Organe aus der Bauchhöhle treffen. Diese Wunden können Blutungen aus den großen Blutgefäßen oder einem soliden Organen sowie Perforationen eines Darmsegments verursachen. Letzteres ist das am häufigsten verletzte Organ bei einem penetrierenden Trauma.

Stumpfe Traumata stellen die größere Lebensbedrohung für den Patienten dar, weil mögliche Verletzungen schwieriger zu identifizieren sind als bei penetrierenden Verletzungen. Diese Verletzungen der Bauchorgane können entweder durch Kompression oder durch Scherkräfte entstehen:

- Bei einer **Kompression** werden die Organe zwischen festen Objekten gequetscht, etwa zwischen Lenkrad und Wirbelsäule.
- **Scherkräfte** verursachen aufgrund der Kräfte, die an den Haltebändern zerren, ein Zerreißen von festen Organen oder eine Ruptur von Blutgefäßen in der Bauchhöhle.

Leber und Milz können leicht abreißen und sehr schnell einen großen Blutverlust verursachen. Der durch eine Kompression erhöhte intraabdominale Druck kann zu einer Zwerchfellruptur führen, wodurch Bauchorgane in den Pleuraraum gedrückt werden (➤ Kap. 5 und ➤ Kap. 12). Die in den Thorax gedrückten Abdominalorgane können die Lungenausdehnung und damit die Funktion von Lunge und Herz beeinträchtigen (➤ Abb. 13.6). Obwohl eine Ruptur des Zwerchfells eigentlich auf beiden Seiten gleich oft auftritt, wird häufiger ein Riss der linken Zwerchfellhälfte diagnostiziert, da die Leber auf der rechten Seite die Herniation abdominaler Organen in den rechten Thorax verhindert und somit die Diagnostik erschwert.

Beckenfrakturen sind häufig mit großem Blutverlust verbunden, weil viele kleinere Arterien und Venen an das Becken angrenzen. Andere Verletzungen im Zusammenhang mit Beckenfrakturen sind Verletzungen von Harnblase, Mastdarm, Harnröhre beim Mann und Vagina bei der Frau.

13.3 Beurteilung

Die Beurteilung abdominaler Verletzungen kann aufgrund der wenigen diagnostischen Möglichkeiten, die dem Rettungsdienst zur Verfügung stehen, sehr schwierig sein. Der Verdacht auf eine Verletzung abdominaler Organe ergibt sich aus einer Reihe von Informationen, z. B. der Kinematik, der körperlichen Untersuchung und aus Angaben des Patienten oder von Beteiligten.

13.3.1 Kinematik

Genau wie bei anderen Arten von Traumata spielt auch bei abdominalen Verletzungen die Kenntnis über das Unfallereignis eine wichtige Rolle, um auf diese Verletzungsform aufmerksam zu werden.

Penetrierendes Trauma

Die meisten penetrierenden Verletzungen im zivilen Umfeld entstehen durch Messerstiche oder Schusswunden aus Handfeuerwaffen, manchmal auch bei Pfählungsverletzungen mit einem oder auf ein Objekt, z. B. wenn jemand auf ein Stück Holz oder Metall stürzt. Diese Kräfte besitzen eine niedrige bis mittlere kinetische Energie und zerreißen oder zerschneiden die Organe auf ihrem Weg durch den Körper. Hochgeschwindigkeitsverletzungen durch Gewehre oder Sturmgewehre verursachen deutlich schwerere Verletzungen aufgrund der größeren temporären Wundhöhle, wenn das Projektil das Peritoneum durchquert. Projektile können auf Knochen (Rippen, Wirbelsäule, Becken) treffen und diese zertrümmern. Diese

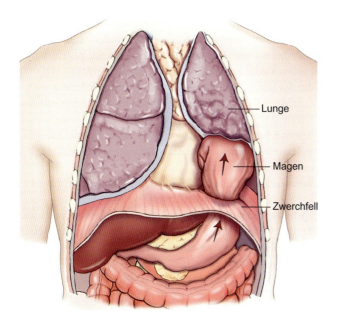

Abb. 13.6 Bei steigendem intraabdominalem Druck kann das Zwerchfell rupturieren und abdominale Organe wie Magen oder Dünndarm können in den Thorax eindringen.

Fragmente können wiederum Organe verletzen. Stichwunden schaffen es seltener, in die Bauchhöhle einzudringen, als es bei Projektilen aus Schusswaffen der Fall ist.

Wenn ein Messer bis in die Bauchhöhle vordringt, werden am häufigsten die folgenden Organe verletzt: Leber (40 %), Dünndarm (30 %), Zwerchfell (20 %) und Dickdarm (15 %). Schusswunden verletzen am häufigsten den Dünndarm (50 %), den Dickdarm (40 %), die Leber (30 %) und abdominale Gefäße (25 %).[1] Aufgrund der dicken Muskulatur des Rückens führen penetrierende Traumata in den Rücken seltener zu einer Verletzung intraperitonealer Organe als Wunden durch die Bauchwand. Alles in allem benötigen nur 15 % aller Patienten mit Stichwunden eine chirurgische Versorgung, dagegen 85 % aller Patienten mit Schusswunden. Streifschüsse können das Subkutangewebe verletzen, treten aber nicht in die Bauchhöhle ein. Bei Explosionen entsteht eine Vielzahl von Fragmenten, die in die Bauchhöhle eindringen und dort die Organe verletzen können.

Stumpfes Trauma

Viele Mechanismen können durch Kompressions- oder Scherkräfte abdominale Organe schädigen. Ein einzelner Patient kann mehrere Beschleunigungsvorgänge oder Kompressionen erleiden, wenn er an einem Verkehrsunfall mit einem Auto oder Motorrad beteiligt ist, von einem Fahrzeug überfahren wird oder aus großer Höhe fällt. Obwohl Verletzungen abdominaler Organe am häufigsten bei Unfällen mit hoher kinetischer Energie, wie Unfälle mit plötzlicher starker Abbremsung oder massiver Kompression, auftreten, werden viele abdominale Verletzungen durch weniger spektakuläre Mechanismen wie Treppenstürze oder Zusammenstöße beim Sport verursacht. Jede Art von Sicherungssystem, das der Patient nutzte, sollte beachtet werden, einschließlich Sicherheitsgurte, Airbags, Helme oder Schutzkleidung.

Eine starke Kompression eines soliden Organs kann es zum Bersten bringen (z. B. Leberruptur). Der gleiche Druck auf ein Hohlorgan (z. B. Darmschlinge, Harnblase) dagegen kann zu einem Riss mit der Folge, dass der Inhalt des Organs in das Abdomen ausgeschüttet wird, führen. Scherkräfte reißen bewegliche Strukturen an Stellen ab, wo sie mit fixierten Strukturen verbunden sind, z. B. dort, wo der bewegliche Dünndarm mit dem am Retroperitoneum fixierten aufsteigenden Dickdarm verbunden ist. Am häufigsten von einem stumpfen Trauma betroffen sind Milz (40–55 %), Leber (35–45 %) und Dünndarm (5–10 %). Nicht alle Verletzungen solider Organe bedürfen einer chirurgischen Intervention (➤ Kasten 13.1). Viele dieser Verletzungen werden mittlerweile in den Krankenhäusern sehr engmaschig kontrolliert, weil die Blutung sehr häufig von alleine sistiert.

13.1 Konservative Therapie bei Verletzungen solider Organe

Vermutete Verletzungen der Milz, Leber oder der Nieren bedürfen nicht mehr zwangsläufig eines chirurgischen Eingriffs. Erfahrungen haben gezeigt, dass viele dieser Verletzungen aufhören zu bluten, bevor es zu Schockzeichen kommt, und dann von selbst heilen. Die Forschung hat in den letzten 20 Jahren nachgewiesen, dass Verletzungen selbst an wichtigen soliden Organen konservativ behandelt werden können, vorausgesetzt, der Patient befindet sich nicht im Schock oder zeigt Zeichen einer Peritonitis. Die Patienten werden im Krankenhaus sehr engmaschig überwacht. Die Vitalzeichen und der Hämoglobin-Wert werden kontrolliert und das Abdomen wird untersucht, üblicherweise auf der Intensivstation. Der Vorteil dieser Behandlung ist der Schutz vor einem unnötigen chirurgischen Eingriff. Die Milz z. B. spielt eine wichtige Rolle in der Bekämpfung von Infektionen. Ihre Entfernung (Splenektomie) erhöht die Anzahl der bakteriellen Infektionen, vor allem bei Kindern.

Die konservative Therapie bei Milzverletzungen wurde zunächst bei Kindern angewendet, findet aber immer häufiger auch bei Erwachsenen ihre Anwendung, ebenso bei Verletzungen der Leber und der Nieren. Aktuelle Daten deuten darauf hin, dass nach einem stumpfen Trauma bis zu 50 % der Milzverletzungen und 67 % der Leberverletzungen nach diesem Prinzip behandelt werden können und dabei eine Erfolgsquote von 70–90 % erreicht wird.[13]

Die Gefahr des Scheiterns dieser Methode (Nachblutungen mit Entwicklung eines Schocks, die einen chirurgischen Eingriff benötigen) ist innerhalb der ersten 7–10 Tage nach dem Unfallgeschehen am größten. Der Rettungsdienst sollte sich dieser Gefahr bewusst sein, weil er zu Patienten mit Nachblutungen gerufen werden kann, nachdem sie bereits aus dem Krankenhaus entlassen wurden.

13.3.2 Anamnese

Die Anamnese sollte durch die Befragung des Patienten, eines Angehörigen oder eines Unfallzeugen erhoben und als Teil des Notfallprotokolls dokumentiert werden, das im Krankenhaus übergeben wird. Zusätzlich zu den Fragen anhand des SAMPLE-Schemas (**S**ymptome, **A**llergien, **M**edikamente, **p**ersönliche medizinische und chirurgische Vorgeschichte, **l**etzte Mahlzeit, **E**reignis, das zum jetzigen Zustand führte) sollten einige Fragen zur Art der Verletzung und zu eventuell vorliegenden Komorbiditäten, die potenziell die Morbidität und Mortalität erhöhen könnten, gestellt werden. Bei einem Verkehrsunfall könnte z. B. gefragt werden:

- Art des Unfalls und Position des Patienten im Fahrzeug
- Geschätzte Geschwindigkeit des Fahrzeugs zum Zeitpunkt des Unfalls
- Ausmaß des Fahrzeugschadens, inkl. Schäden an der Fahrgastzelle wie Deformierung der Lenksäule, sowie die Umstände einer aufwendigen Rettung
- Benutzung von Sicherheitseinrichtungen, wie Sicherheitsgurte, ausgelöste Airbags, Kindersitze

Bei penetrierenden Verletzungen bieten sich folgende Fragen an:

- Art der Waffe (Pistole oder Gewehr, Kaliber, Länge des Messers)
- Anzahl der Schuss- oder Stichwunden
- Entfernung des Patienten zum Schützen
- Blutmenge an der Einsatzstelle (lässt sich allerdings schwer abschätzen)

13.3.3 Körperliche Untersuchung

Primary Assessment

Die meisten abdominalen Verletzungen wirken sich auf Kreislauf und Atmung aus und fallen im Primary Assessment bei der Bewertung dieser Körperfunktionen auf. Sofern keine zusätzlichen Verletzungen vorliegen, haben Patienten mit abdominalem Trauma normalerweise freie Atemwege. Die Veränderungen der Atmung, des Kreislaufs und des Bewusstseins stehen meist in direktem Zusammenhang zum vorliegenden Schockstadium. Bei Patienten mit leichtem, kompensiertem Schock ist die Atemfrequenz leicht erhöht, während ein Patient im tiefen Schock eine deutliche Tachypnoe zeigt. Ein einseitige Riss im Zwerchfell beeinträchtigt häufig die Atemtätigkeit und über dem Thorax sind Darmgeräusche zu hören, wenn die Atemgeräusche auskultiert werden. Die Symptome eines durch eine abdominale Blutung hervorgerufenen Schocks reichen von einer leichten Tachykardie in Verbindung mit wenigen anderen Befunden bis hin zur schweren Tachykardie mit deutlicher Hypotension und blasser, kalter, feuchter Haut.

Sicherstes Zeichen einer abdominalen Blutung ist ein hypovolämischer Schock, der sich nicht anders erklären lässt.[1] Bei der neurologischen Untersuchung zeigt ein Patient mit kompensiertem Schock nur schwache Symptome wie leichte Angst oder Agitiertheit, während ein Patient mit lebensbedrohlichen Blutungen deutliche Bewusstseinsstörungen aufweist. Ergeben sich bei diesen Untersuchungen größere Abweichungen, sollte noch während der Transportvorbereitung das Abdomen freigemacht und auf Anzeichen eines Traumas wie Hämatome und offene Wunden untersucht werden.

Secondary Assessment

Während des Secondary Assessments wird das Abdomen systematisch untersucht. Dies schließt die visuelle Untersuchung und Palpation des Abdomens ein.

Visuelle Untersuchung

Das Abdomen wird auf eine Weichteilverletzung oder Auftreibung untersucht. Bei Weichteilverletzungen über dem Abdomen, den Flanken oder am Rücken ist eine Verletzung der inneren Organe zu vermuten. Dazu gehören Prellungen, Hautabschürfungen, Stich- oder Schusswunden, deutliche Blutungen und Besonderheiten wie heraustretende Organe, Aufspießungen oder Reifenspuren. Das „Sicherheitsgurtzeichen" (Hautblutungen oder Abschürfungen über dem Bauch, die mit Form und Position des Gurtes übereinstimmen) deutet auf eine massive Abbremsung und damit massive Krafteinwirkung auf die Organe hin (➤ Abb. 13.7). Obwohl die Inzidenz eines intraabdominalen Traumas bei Erwachsenen nur bei 20 % liegt, beträgt sie bei Kindern bis zu 50 %. Die Verletzungen, die mit einem Gurt assoziiert sind, betreffen meistens den Darm und die zugehörigen Mesenterien, da diese zwischen dem Gurt und der vorderen Bauchwand sowie der Wirbelsäule posterior einge-

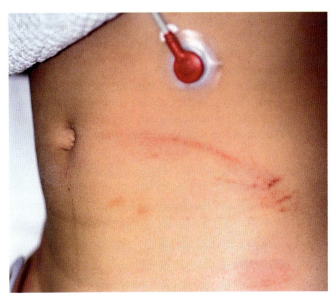

Abb. 13.7 Gurtabdruck bei einem Patienten, hervorgerufen durch eine massive Abbremsung durch den Beckengurt.
Quelle: Courtesy of Peter T. Pons, MD, FACEP. © NAEMT; PHTLS, 8th edition, Jones & Bartlett, 2016

quetscht werden und erst mit Verspätung auffallen. Das **Grey-Turner-Zeichen** (Hautblutungen an der Flanke) und das **Cullen-Zeichen** (Hautblutungen rund um den Bauchnabel) deuten auf eine Blutung im retroperitonealen Raum hin. Allerdings sind diese Zeichen erst Stunden nach dem Unfallereignis sichtbar.

Der Bauch des Patienten sollte darauf untersucht werden, ob er aufgetrieben oder eben ist. Eine Auftreibung des Abdomens kann auf eine innere Blutung hinweisen. Allerdings kann die Bauchhöhle eines Erwachsenen etwa 1,5 l Flüssigkeit aufnehmen, ohne sich deutlich sichtbar zu wölben. Ein aufgetriebenes Abdomen ist jedoch kein eindeutiges Zeichen für eine innere Blutung; sie kann auch durch Luft im Magen bei einer Beutel-Masken-Beatmung entstehen. Obwohl diese Symptome auf eine intraabdominale Blutung hindeuten, gibt es auch Patienten mit massiven inneren Blutungen, bei denen diese Symptome komplett fehlen.

Palpation

Durch das Palpieren des Abdomens soll eine schmerzhafte Spannung der Bauchmuskulatur lokalisiert werden. Idealerweise beginnt der Rettungsdienstmitarbeiter mit der Palpation in einem Quadranten, in dem der Patient keine Schmerzen verspürt. Beim Palpieren eines schmerzhaften Quadranten spannt der Patient die Muskulatur willkürlich an. Diese Reaktion wird als **Abwehrspannung** bezeichnet, dient dem Schutz des Patienten und soll vor dem Schmerz durch das Palpieren schützen. Das absichtliche Anspannen oder Verkrampfen der Bauchmuskulatur ist eine Reaktion auf das Palpieren. Eine **unabsichtliche Anspannung** stellt eine Starre oder einen Krampf abdominalen Wandmuskulatur als Reaktion auf eine Peritonitis dar. ➤ Kasten 13.2 listet einige Befunde der körperlichen Untersuchung auf, die für eine Peritonitis sprechen. Anders als bei der absichtlichen Anspannung bleibt die **unabsichtliche Anspannung** erhalten, wenn der Patient durch ein Gespräch abgelenkt oder die Palpation nur indirekt durchführt wird, indem mit dem Stethoskop die Darmgeräusche abgehört und dabei etwas fester auf den Kopf des Stethoskops gedrückt wird. Obwohl der **Loslassschmerz** lange als wichtiger Hinweis für eine Peritonitis galt, sind heute viele Chirurgen der Meinung, dass dieses Manöver – tiefes Pressen in den Bauch und schnelles Loslassen – übermäßige Schmerzen auslöst. Tritt ein Loslassschmerz auf, wird der Patient nach dem Loslassen über deutlich stärkere Schmerzen klagen.

13.2 Befunde der körperlichen Untersuchung, die für eine Peritonitis sprechen

- Signifikante abdominale Abwehrspannung bei Palpation oder Husten (lokal oder generalisiert)
- Unfreiwillige Schutzhaltung
- Druckempfindlichkeit
- Gedämpfte oder fehlende Darmgeräusche

Tiefes und aggressives Palpieren sollte bei einem offensichtlich verletzten Abdomen unterbleiben, da sich neben den dadurch ausgelösten Schmerzen Gerinnsel lösen und vorhandene Blutungen verstärken können. Zusätzlich kann weiterer Darm- und Mageninhalt austreten, falls diese Organe verletzt sind. Bei einer Pfählungsverletzung des Abdomens muss der Rettungsdienstmitarbeiter besonders vorsichtig vorgehen. In der Tat liefert die Palpation des Abdomens bei einem Patienten mit einer Pfählungsverletzung kaum zusätzliche Informationen.

Obwohl die Abwehrspannung der Bauchmuskulatur ein wichtiger Indikator für eine intraabdominale Verletzung ist, können einige Faktoren die Beurteilung erschweren. Ein eingeschränkter Bewusstseinszustand, z. B. bei einem Schädel-Hirn-Trauma oder unter dem Einfluss von Drogen und Alkohol, kann das **Untersuchungsergebnis verfälschen:** Der Patient reagiert nicht auf den Schmerz oder die Untersuchung, obwohl eine ernste innere Verletzung vorliegt. Kinder oder ältere Patienten zeigen aufgrund einer verminderten Schmerzwahrnehmung häufiger unzuverlässige Befunde. Andererseits können Patienten mit einer tiefen Rippen- oder einer Beckenfraktur eine Abwehrspannung aufweisen, die entweder aus der Fraktur oder einer inneren Verletzung resultiert. Hat ein Patient zusätzlich Schmerzen in den Extremitäten oder der Wirbelsäule, kann er dadurch abgelenkt werden und empfindet eventuell keine Schmerzen bei der Palpation des Abdomens.

Die Palpation des Beckens im präklinischen Setting liefert dem Untersucher nur wenige Informationen, die sich auf die weitere Behandlung des Patienten auswirken. Steht genügend Zeit für diese Untersuchung zur Verfügung, sollte diese nur ein einziges Mal durchgeführt werden, damit keine mögliche Selbsttamponade zunichte gemacht und weitere Blutungen ausgelöst werden. Das Becken wird in drei Schritten behutsam auf Instabilität und Schmerzen untersucht:

- Nach innen ausgerichteter Druck auf die Crista iliaca
- Nach außen ausgerichteter Zug auf die Crista iliaca
- Nach hinten ausgerichteter Druck auf die Symphyse

Bei Instabilität sollte keine weitere Palpation des Beckens erfolgen (➤ Kap. 7.2.4 und ➤ Kap. 7.4.3).

Auskultation

Blutungen oder Austritt von Darminhalt in die Bauchhöhle können zu einem **Ileus** führen, einem Darmverschluss, bei dem die Peristaltik des Darms unterbrochen ist. Daraus resultiert ein „stilles" Abdomen, da die Darmgeräusche vermindert sind oder fehlen. Das Auskultieren der Darmgeräusche ist in der Präklinik keine hilfreiche Untersuchungsmethode. Da das Fehlen oder das Vorhandensein von Darmgeräuschen die präklinischen Maßnahmen nicht beeinflusst, sollte damit keine Zeit vergeudet werden. Sind allerdings Darmgeräusche während der Auskultation der Atemgeräusche hörbar, ist von einer Zwerchfellruptur auszugehen.

Perkussion

Die Perkussion kann hohl oder dumpf klingende Geräusche im Abdomen hervorbringen, die jedoch die Versorgung eines Traumapatienten nicht beeinflussen. Sie kostet nur wertvolle Zeit und wird daher in der Präklinik nicht empfohlen. Eine deutliche Anspannung bei der Perkussion oder Schmerzen beim Husten sind ein eindeutiges Zeichen einer Peritonitis. Anzeichen für eine Peritonitis sind in ➤ Kasten 13.2 aufgelistet.

13.3.4 Spezielle Untersuchungen und Schlüsselindikatoren

Für die meisten abdominalen Verletzungen stellt der chirurgische Eingriff den wichtigsten Teil der Behandlung dar. Es sollte nicht zu viel Zeit vergeudet werden, um das exakte Ausmaß der Verletzung zu ermitteln. Bei vielen Patienten bleibt die genaue Verletzung der Organe unbekannt, bis sie durch eine Computertomografie (CT) oder einen chirurgischen Eingriff aufgedeckt wird.

In den Notaufnahmen ist die Sonografie die Methode der Wahl, um innere Blutungen zu diagnostizieren.[1, 3–6] Die gezielte Ultraschalluntersuchung des Traumas (**Focused Assessment With Sonography For Trauma, FAST**) umfasst drei Ansichten der Bauchhöhle sowie eine vierte des Perikards, um freie Flüssigkeit, (wahrscheinlich Blut) in der Bauchhöhle bzw. in der Herzgegend nachzuweisen (➤ Kasten 13.3). Da Flüssigkeiten die Ultraschallwellen nicht reflektieren, erscheinen flüssigkeitsgefüllte Bereiche auf dem Monitor echoarm, d. h. schwarz. Das Vorkommen freier Flüssigkeit in einem oder mehreren Bereichen ist besorgniserregend, auch wenn die Ultraschallwellen nicht unterscheiden können, ob es sich um Blut oder andere Flüssigkeiten (z. B. Aszites oder Urin aus einer rupturierten Harnblase) handelt. Im Vergleich zu anderen Untersuchungsmethoden lässt sich die FAST sehr einfach, schnell und günstig am Bett des Patienten durchführen, behindert dabei keine anderen lebensrettenden Maßnahmen wie eine Reanimation und ist deutlich preisgünstiger als eine CT. Der größte Nachteil der FAST ist, dass sie nicht eindeutig eine Verletzung nachweist, sondern nur das Vorhandensein freier Flüssigkeit, möglicherweise Blut, anzeigt. Außerdem hängt das Untersuchungsergebnis sehr von den Fähigkeiten und der Erfahrung des Durchführenden ab und liefert bei adipösen Patienten sowie bei Patienten mit Hautem-

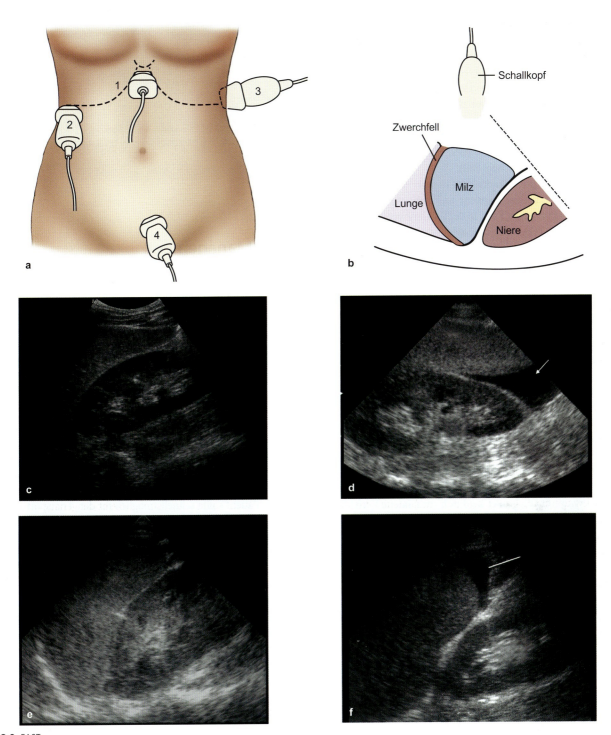

Abb. 13.8 FAST.
a: Die vier Ansichten der FAST.
b: Normale splenorenale Ultraschallansicht zur Identifizierung der Organe.
c: Normale Ansicht des rechten oberen Quadranten.
d: Abnormale Ansicht des rechten oberen Quadranten mit Nachweis von freier Flüssigkeit (Blut).
e: Normale Ansicht des linken oberen Quadranten.
f: Abnormale Ansicht des linken oberen Quadranten mit Nachweis von freier Flüssigkeit (Blut).
Quelle: c–f Courtesy of John Kendall, MD. © NAEMT; PHTLS, 8th edition, Jones & Bartlett, 2016

physemen oder früheren Operationen keine eindeutigen Befunde. Unbedingt zu beachten ist, dass ein negatives Ergebnis bei der FAST-Untersuchung eine abdominale Verletzung oder die Notwendigkeit einer chirurgischen Intervention nicht ausschließt. Es zeigt nur an, dass zum Zeitpunkt der Untersuchung keine freie Flüssigkeit im Untersuchungsgebiet vorhanden war. Dies kann entweder bedeuten, dass keine Verletzung vorliegt, oder es hat sich bis jetzt noch nicht ausreichend Flüssigkeit angesammelt, um gesehen zu werden (dies ist gerade bei schnellen Einsatzzeiten des Rettungsdienstes der wahrscheinlichere Fall).

Aufgrund der leichten Handhabung und der verbesserten Technologie haben einige bodengebundene und Luftrettungsdienste sowie das Militär den Einsatz der FAST in der Präklinik getestet. Die Durchführbarkeit in der Präklinik wurde zwar gezeigt, keine der veröffentlichten Studien konnte jedoch nachweisen, dass sich durch den Einsatz dieser Technologie das Outcome von Patienten mit abdominalem Trauma signifikant verbessert.[7–13] Die FAST mag bei einem Einsatz in der Wildnis oder bei einem Massenanfall von Verletzten hilfreich sein. Eine Empfehlung für den routinemäßigen präklinischen Einsatz der FAST im Rettungsdienst gibt PHTLS allerdings nicht, vor allem, wenn ihre Durchführung den Transport verzögert oder sie eine falsche Sicherheit über den aktuellen Patientenstatus verleiht.

Die Beurteilung abdominaler Verletzungen kann schwierig sein. Die folgenden Hinweise helfen, die Diagnose „Verdacht auf abdominale Verletzung" abzusichern:
- Offensichtliche Zeichen eines Traumas (z. B. Weichteilverletzungen, Schusswunden)
- Zeichen eines hypovolämischen Schocks ohne offensichtliche Ursache
- Schocksymptomatik größer als durch vorhandene Verletzungen (Frakturen, äußerlich blutende Wunde) erklärbar
- Abwehrspannung der Bauchmuskulatur
- Verletzungsmechanismus (z. B. verbogenes Lenkrad)

13.3 Schnelle sonografische Untersuchung bei Trauma (FAST)

➤ Abb. 13.8

Focused Assessment With Sonography For Trauma (FAST) wurde in mehreren präklinischen Systemen evaluiert.[9–12] Sie hat sich als sehr nützlich erwiesen, da die meisten signifikanten intraabdominalen Verletzungen mit einer Einblutung in die peritoneale Höhle einhergehen. Die Ultraschalluntersuchung kann nicht zwischen verschiedenen Körperflüssigkeiten differenzieren; daher wird jede Flüssigkeitsansammlung bei Traumapatienten für Blut gehalten.

Technik
- Vier Schallfenster werden dargestellt, von denen drei Ansichten das Peritoneum beurteilen:
  - Perikardial
  - Perihepatisch (Morrison-Grube)
  - Perisplenisch
  - Becken
- Akkumulierte Flüssigkeit erscheint schallfrei (schwarz).
- Flüssigkeitsansammlung in einem oder mehreren Bereichen bedeutet „Scan positiv".

Vorteile
- Schnelle Durchführung
- Durchführung auch im Bett
- Beeinträchtigt die Rettung nicht
- Nichtinvasive Maßnahme
- Kostengünstiger als CT

Nachteile
- Die Ergebnisse sind nur bedingt aussagekräftig bei adipösen Patienten, bei subkutanen Lufteinschlüssen oder bei Patienten nach früherer Bauchoperation.
- Die Qualität der Bilder ist anwenderabhängig.

13.4 Management

Entscheidend für die optimale Versorgung eines Patienten mit abdominalem Trauma durch den Rettungsdienst ist, mögliche Verletzungen zu erkennen und einen schnellen Transport in die nächstgelegene geeignete Klinik zu veranlassen.

Eine beim Primary Assessment entdeckte Verschlechterung der Vitalfunktionen wird während des Transports behandelt. Zusätzlicher Sauerstoff wird verabreicht, um eine Sättigung von 95 % oder höher zu erreichen, und die Ventilation wird, wenn nötig, assistiert unterstützt. Äußere Blutungen werden durch direkten Druck oder mit einer Wundtamponade kontrolliert. Bei Verdacht auf eine Verletzung der Wirbelsäule durch ein stumpfes Trauma wird der Patient immobilisiert. Patienten mit einer Stichwunde benötigen normalerweise keine Wirbelsäulenimmobilisation.

Der Patient sollte schnellstmöglich für den Transport vorbereitet und in die nächste geeignete Klinik transportiert werden. Patienten mit abdominalem Trauma benötigen fast immer Transfusionen und einen chirurgischen Eingriff, um die inneren Blutungen zu kontrollieren und Verletzungen der Organe zu versorgen. Deshalb sollten sie in eine Klinik mit einem chirurgischen Notfallteam (z. B. in ein Traumazentrum) gebracht werden, wenn die folgenden Befunde vorliegen: Verdacht auf ein abdominales Trauma in Verbindung mit Hypotension oder Zeichen einer Peritonitis, einem Prolaps oder bei Pfählungsverletzungen. Einen Patienten mit inneren Verletzungen in ein Krankenhaus ohne einsatzbereite Chirurgen oder Operationssäle zu transportieren, macht die durch den schnellen Transport gewonnene Zeit zunichte. In ländlichen Gegenden mit Kliniken ohne einsatzbereites OP-Team ist der direkte Transport des Patienten in ein Traumazentrum über den Land- oder Luftweg zu erwägen. Für das Überleben instabiler Patienten mit inneren Verletzungen ist der frühe chirurgische Eingriff entscheidend.

Während des Transports wird ein intravenöser Zugang gelegt. Balancierte Vollelektrolytlösungen werden je nach Patientenstatus infundiert. Das abdominale Trauma stellt eine Schlüsselsituation dar, in der eine balancierte Flüssigkeitsgabe indiziert ist. Wie in ➤ Kap. 9 diskutiert, kann die aggressive intravenöse Gabe von Flüssigkeit den Blutdruck des Patienten so weit anheben, dass sich bereits gebildete Blutkoagel wieder lösen und die Blutung erneut einsetzt, die durch Blutgerinnung und Hypotension bereits gestoppt war. Daher muss der Rettungsdienstmitarbeiter die Balance wahren, einen Blutdruckwert einzustellen, der die Perfusion der lebenswichtigen Organe gewährleistet, ohne einen normalen Blutdruck wiederherzustellen, der die Blutungen im Abdomen begünstigen würde. Wenn kein Schädel-Hirn-Trauma vorliegt, sollten der systolische Blutdruck 80–90 mmHg und der mittlere arterielle Druck 60–65 mmHg betragen. Für Patienten mit vermuteter intraabdominaler Blutung und einem SHT gilt die Empfehlung, den systolischen Blutdruck über 90 mmHg zu halten.

13.5 Spezielle Überlegungen

13.5.1 Pfählungsverletzungen

Die Entfernung eines in den Körper des Patienten eingedrungenen Gegenstands kann zusätzliche Verletzungen verursachen; gleichzeitig kann die Blutungsquelle durch das distale Ende des Fremdkörpers bereits tamponiert sein. Daher ist das Entfernen von Fremdkörpern durch den Rettungsdienst kontraindiziert (➤ Abb. 13.9). Präklinisch sollten Fremdkörper in der Wunde verbleiben und nicht bewegt werden. Im Krankenhaus werden sie erst entfernt, wenn ihre Größe und genaue Lokalisierung durch Röntgenaufnahmen bestimmt wurden und Blutkonserven sowie ein Operationsteam bereitstehen. Meist werden die Fremdkörper erst im Operationssaal entfernt.

Der Rettungsassistent sollte den Fremdkörper vor Ort manuell oder mechanisch stabilisieren, um weitere Bewegungen zu verhindern. Unter Umständen muss der Fremdkörper gekürzt werden, um den Patienten zu befreien und seinen Transport zu ermöglichen. Wenn um den Fremdkörper herum Blutungen auftreten, sollte mit der flachen Hand direkter Druck auf die Wunde ausgeübt werden.

Der Patient muss während des Transports psychologisch betreut werden, vor allem wenn der Fremdkörper für ihn sichtbar ist.

Das Abdomen sollte bei Patienten mit Pfählungsverletzungen nicht palpiert werden, weil dadurch zusätzliche Verletzungen der inneren Organe erfolgen können. Weitere Untersuchungen sind unnötig, da zur Entfernung des Fremdkörpers ein Chirurg benötigt wird.

13.5.2 Prolaps

Bei einem Prolaps dringen Teile des Darms oder andere Organe durch eine offene Wunde nach außen und ragen aus der Bauchhöhle heraus (➤ Abb. 13.10). Meistens ist das fettige **Bauchfell** sichtbar, das den Darm bedeckt. Es sollte nicht versucht werden, das ausgetretene Gewebe in die Bauchhöhle zurückzudrücken. Die **Eingeweide** sollte unverändert auf dem Bauch des Patienten belassen werden.

Die Behandlung konzentriert sich darauf, die ausgetretene Eingeweide vor weiteren Verletzungen zu schützen. Die meisten Bauchorgane benötigen eine feuchte Umgebung. Wenn Darmgewebe oder Bauchorgane austrocknen, tritt der Zelltod ein. Aus diesem Grund sollte prolabiertes Gewebe mit sauberen oder sterilen Kompressen abgedeckt werden, die mit (normaler) Kochsalzlösung angefeuchtet wurden. Die Kompressen werden regelmäßig befeuchtet, damit sie nicht austrocknen. Um ein Auskühlen des Patienten zu verhindern, werden die feuchten Kompressen mit einer großen, trockenen Kompressen abgedeckt.

Die psychologische Betreuung des Patienten ist sehr wichtig und sollte sehr sorgfältig durchgeführt werden, um den Patienten zu beruhigen. Jede Aktion, die den Druck im Abdomen erhöht, wie Weinen, Schreien oder Husten, kann weitere Eingeweide nach außen befördern. Patienten mit einem Prolaps müssen umgehend in ein Krankenhaus mit chirurgischer Versorgung transportiert werden.

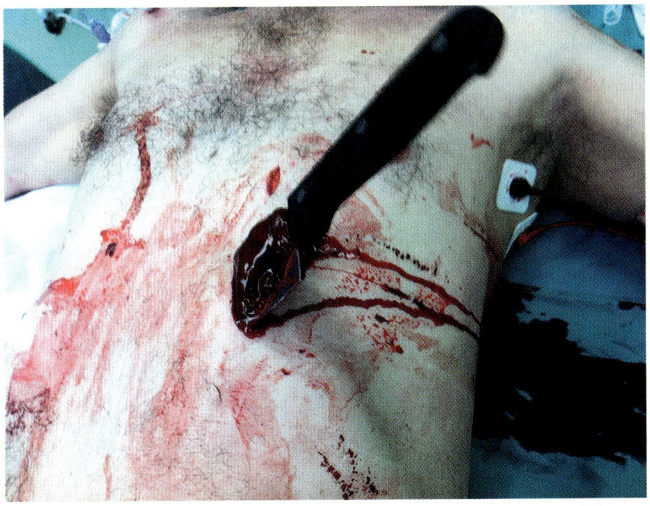

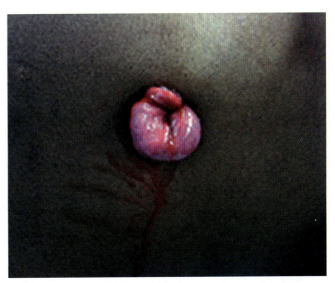

Abb. 13.9 Abdominale Messerstichverletzung.
Quelle: Courtesy of Lance Stuke, MD, MPH. © NAEMT; PHTLS, 8th edition, Jones & Bartlett, 2016

Abb. 13.10 Durch eine Wunde in der Bauchdecke ausgetretener Dünndarm.
Quelle: Courtesy of Lance Stuke, MD, MPH. © NAEMT; PHTLS, 8th edition, Jones & Bartlett, 2016

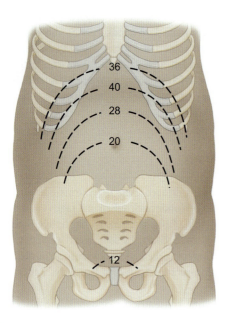

Abb. 13.11 Fundushöhe.

13.5.3 Schwangerschaft

Anatomische und physiologische Veränderungen

Eine Schwangerschaft verursacht sowohl anatomische als auch physiologische Veränderungen des Körpers. Diese Veränderungen beeinflussen die Verletzungsmuster und können die Beurteilung einer verletzten schwangeren Patientin zu einer Herausforderung machen. Der Rettungsdienstmitarbeiter hat es nicht mehr mit einem, sondern mit zwei oder mehr Patienten zu tun und muss sich dieser Veränderungen in Anatomie und Physiologie während der Schwangerschaft bewusst sein.

Eine Schwangerschaft dauert gewöhnlich etwa 40 Wochen von der Befruchtung bis zur Geburt und wird in drei jeweils etwa dreimonatige Abschnitte (Trimenon) eingeteilt: Das 1. Trimenon endet mit der 12. Schwangerschaftswoche (SSW), das 2. dauert etwas länger als die anderen beiden und dauert bis zur 28. SSW.

Nach der Befruchtung und Einnistung des Embryos vergrößert sich die Gebärmutter bis zur 38. SSW. Bis zum Ende der 12. SSW wird die wachsende Gebärmutter durch das knöcherne Becken geschützt. In der 20. SSW reicht das obere Ende der Gebärmutter (Fundus) bis auf Bauchnabelhöhe, in der 38. SSW erreicht es den Schwertfortsatz. Diese Veränderungen machen die Gebärmutter samt Fetus anfälliger für Verletzungen durch stumpfe und penetrierende Traumata (➤ Abb. 13.11). Durch Verletzungen der Gebärmutter kann es zu Rupturen, Penetrationen, Plazentaablösungen (ein Teil der Plazenta reißt von der Gebärmutterwand ab) oder einem vorzeitigen Blasensprung kommen (➤ Abb. 13.12). Die Plazenta und der gravide Uterus werden sehr stark durchblutet; deshalb können Verletzungen dieser Strukturen massive Blutungen hervorrufen. Da diese Blutungen auch in die Gebärmutter oder die Bauchhöhle erfolgen können, sind sie nicht unbedingt von außen sichtbar.

Obwohl sich der Bauch einer Schwangeren mit dem Fortschreiten der Schwangerschaft deutlich nach außen vorwölbt, bleiben die Bauchorgane bis auf die Gebärmutter im Wesentlichen unverändert. Der Darm wird in den letzten beiden Schwangerschaftsdritteln nach oben verdrängt und durch die Gebärmutter geschützt. Das höhere Gewicht der vergrößerten Gebärmutter verlagert den Körperschwerpunkt der Mutter und erhöht somit die Wahrscheinlichkeit von Stürzen. Durch die große Bauchwölbung kommt es bei Stürzen häufig zu Verletzungen des Abdomens.

Zusätzlich zu diesen anatomischen Veränderungen treten während der Schwangerschaft auch physiologische Veränderungen auf. Im 3. Trimenon erhöht sich die Herzfrequenz der Schwangeren um 15–20 Schläge/min[14], wodurch sich die Feststellung einer Tachykardie sehr schwierig gestaltet. Der systolische Blutdruck fällt üblicherweise im 2. Trimenon um 5–15 mmHg, normalisiert sich aber meist bis zur Geburt wieder.[14] Bis zur 10. SSW hat sich das Herzzeitvolumen der Mutter um 1–1,5 l/min erhöht, das Blutvolumen

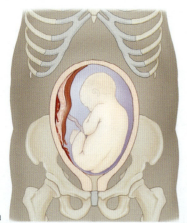
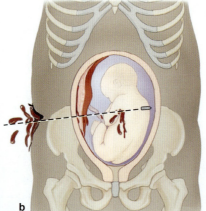
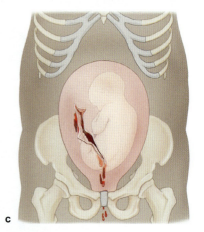

Abb. 13.12 Verschiedene Uterustraumata:
a: Vorzeitige Plazentalösung.
b: Schuss durch den Uterus.
c: Ruptur des Uterus.

am Ende der Schwangerschaft um 50 %. **Aufgrund dieser Veränderungen des Blutvolumens und der Herzauswurfleistung kann die schwangere Notfallpatientin bereits 30–35 % ihres Blutvolumens verloren haben, bevor Anzeichen und Symptome einer Hypovolämie auftreten.** Eine Hypovolämie im 3. Trimenon kann vorzeitige Wehen auslösen. Oxytocin, das in Verbindung mit dem antidiuretischen Hormon (ADH) als Reaktion auf einen Blutverlust freigesetzt wird, löst eine Kontraktion der Gebärmutter aus.

Einige Schwangere reagieren in Rückenlage mit einem deutlichen Blutdruckabfall. Dieser Abfall ist typisch für das 3. Trimenon und wird durch den Druck der Gebärmutter auf die V. cava ausgelöst.[14] Dadurch wird der venöse Rückfluss zum Herzen deutlich vermindert und durch die schlechte Füllung des Herzens sinken das Herzzeitvolumen und der Blutdruck (➤ Abb. 13.13).

Durch folgende Manöver lässt sich die Hypotension in Rückenlage verringern:
1. Die Schwangere sollte auf der linken Seite gelagert werden. Ist eine Immobilisation der Wirbelsäule erforderlich, sollte eine etwa 10–15 cm hohe Polsterung unter die rechte Seite des Spineboards gelegt werden (➤ Abb. 13.14).
2. Wenn die Patientin nicht gedreht werden kann, sollte das rechte Bein angehoben werden, um die Gebärmutter nach links zu verlagern.
3. Der Uterus kann manuell nach links verschoben werden.

Diese Manöver entlasten die V. cava, verbessern den venösen Rückfluss und erhöhen das Herzzeitvolumen.

Im 3. Trimenon wird das Zwerchfell nach oben verlagert und kann vor allem in Rückenlage eine leichte Atemnot verursachen. Die Darmperistaltik ist während der Schwangerschaft verlangsamt, sodass die Nahrung mehrere Stunden im Magen verbleibt. Damit ist eine erhöhte Gefahr von Erbrechen und Aspiration verbunden.

Die Schwangerschaftsvergiftung oder Eklampsie ist eine Spätkomplikation der Schwangerschaft. Während die **Präeklampsie** durch Ödeme und hohen Blutdruck gekennzeichnet ist, geht die **Eklampsie** mit Bewusstseinsveränderungen und Krampfanfällen einher, ähnlich wie bei einem Schädel-Hirn-Trauma. Eine sorgfältige neurologische Untersuchung und die Erhebung der Anamnese

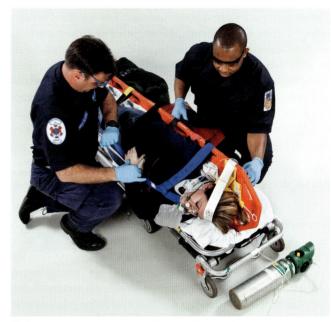

Abb. 13.14 Auf der linken Seite gelagerte und immobilisierte schwangere Patientin.

bezüglich Komplikationen in der Schwangerschaft und Vorerkrankungen wie bekannter Diabetes, Hypertension oder frühere Krampfanfälle sind erforderlich.[11, 12]

Beurteilung

Die Schwangerschaft verändert normalerweise nicht den Atemweg der Mutter; eine Schwangere im 3. Trimenon kann aber in Rückenlage in Atemnot geraten. Die verringerte Peristaltik des Magen-Darm-Trakts erhöht die Wahrscheinlichkeit von Erbrechen und Aspiration. Atemweg und Lungenfunktion sind zu beurteilen, inkl. Auskultation der Atemgeräusche und Pulsoxymetrie.

Wie beim Hämoperitoneum aufgrund einer anderen Verletzung, kann eine intraabdominale Blutung durch eine Verletzung der Gebärmutter zunächst stundenlang keine Peritonitis verursachen. Der Blutverlust kann durch das größere Blutvolumen und das erhöhte Herzzeitvolumen maskiert werden. Deshalb ist höchste Aufmerksamkeit erforderlich, und leichte Veränderungen (z. B. der Hautfarbe) sind als Hinweis auf eine mögliche Blutung zu deuten.

Der Zustand des Fetus hängt im Allgemeinen vom Zustand der Mutter ab. Allerdings kann der Fetus bereits stark gefährdet sein, während die Mutter noch keine hämodynamischen Symptome zeigt. Grund ist eine Schutzfunktion der Mutter, welche die Durchblutung der lebenswichtigen Organe der Mutter zulasten von Uterus und Fetus sicherstellt. Neurologische Veränderungen der Mutter müssen erkannt und sorgfältig dokumentiert werden, auch wenn ihre Ursache präklinisch nicht ermittelt werden kann.

Wie bei der nicht schwangeren Patientin ist das Auskultieren der Darmgeräusche präklinisch nicht sinnvoll. Außerdem ist es nicht hilfreich und kostet wertvolle Zeit, die Herztöne des Kindes zu auskultieren; denn fehlende oder vorhandene Herztöne beeinflussen die Rettungsmaßnahmen vor Ort nicht. Die äußeren Genitalien sollten auf Anzeichen für eine vaginale Blutung untersucht und die

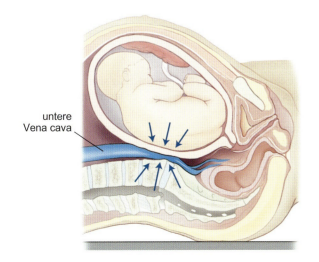

Abb. 13.13 Uterus im 3. Trimenon drückt auf die V. cava.

Mutter sollte nach Kontraktionen und nach Bewegungen des Fetus befragt werden. Kontraktionen können vorzeitige Wehen anzeigen, während fehlende Kindsbewegungen ein unsicheres Zeichen für eine fetale Notlage sein können.

Die Palpation des Abdomens kann unter Umständen eine erhöhte Schmerzempfindlichkeit ergeben. Ein praller, harter und empfindlicher Uterus könnte ein Zeichen für eine vorzeitige Plazentaablösung sein, die in 70 % der Fälle von einer sichtbaren vaginalen Blutung begleitet wird.[14]

Management

Bei einer verletzten Schwangeren ist es für den Fetus am besten, wenn sich der Rettungsdienstmitarbeiter auf den Zustand der Mutter konzentriert. Denn die Mutter muss normalerweise überleben, damit auch das werdende Kind überleben kann. Oberste Priorität hat die Sicherung der Atemwege und eine adäquate Versorgung mit Sauerstoff. Durch die Gabe von Sauerstoff sollte die Sauerstoffsättigung des Blutes auf einen Wert von 95 % oder höher gebracht oder gehalten werden. Bei Bedarf sollte assistiert beatmet werden, vor allem im letzten Teil der Schwangerschaft. Der Rettungsdienst sollte auf Erbrechen vorbereitet sein und eine Absaugung einsatzbereit halten.

Das Ziel des Schockmanagements ist das Gleiche wie bei jedem anderen Patienten und schließt eine intravenöse Flüssigkeitsgabe ein, vor allem bei Anzeichen eines dekompensierten Schocks. Jede vaginale Blutung oder Abwehrspannung der Bauchmuskulatur im 3. Trimenon kann auf eine vorzeitige Plazentaablösung oder Uterusruptur hinweisen. In beiden Fällen ist aufgrund des immensen und schnellen Blutverlusts nicht nur das Leben des Kindes gefährdet, sondern auch das der Mutter. Bisher gibt es keine gesicherten Angaben über den idealen Blutdruckwert bei verletzten Schwangeren. Die Wiederherstellung des normalen systolischen und mittleren Blutdrucks bringt zwar eine bessere Versorgung des Fetus mit sich, erhöht aber das Risiko zusätzlicher innerer Blutungen der Mutter.

Der Transport einer schwangeren Patientin sollte nicht verzögert werden. Jede schwangere Patientin sollte in die nächstgelegene geeignete Klinik transportiert werden, auch wenn die Verletzung relativ harmlos erscheint. Die ideale Zielklinik gewährleistet sowohl eine schnelle chirurgische als auch eine gynäkologische Versorgung. Eine adäquate Reanimation der Mutter ist der Schlüssel für das Überleben von Mutter und Kind.

13.5.4 Urogenitale Verletzungen

Verletzungen von Nieren, Harnleiter oder Harnblase führen häufig zur **Hämaturie** (Blut im Urin). Diese wird so lange nicht erkannt, bis ein Katheter gelegt worden ist. Da die Nieren sehr stark durchblutet werden, können stumpfe oder penetrierende Verletzungen der Nieren zu lebensbedrohlichen retroperitonealen Blutungen führen. Eine Fraktur des Beckens kann zu Rissen der Harnblase oder der vaginalen und rektalen Wände führen. Offene Beckenfrakturen mit tiefen Leistenverletzungen oder Dammriss können schwere äußere Blutungen verursachen.

Eine Verletzung der äußeren Genitalien kann durch viele Mechanismen entstehen. Die häufigsten sind Motorrad- und Arbeitsunfälle, Schusswunden und sexueller Missbrauch. Aufgrund der zahlreichen Nervenenden dieser Organe sind diese Verletzungen sehr schmerzhaft und führen häufig zu psychischen Problemen. Diese Region ist außerdem extrem gut durchblutet, sodass Verletzungen zu einem großen Blutverlust führen können. Diese Blutungen können häufig nur durch direkten Druck oder einen Druckverband kontrolliert werden. Der Verband sollte nicht vaginal oder in die Harnröhre eingelegt werden, um die Blutung zu stoppen, besonders nicht bei Schwangeren. Wenn direkter Druck nicht erforderlich und die Blutung unter Kontrolle ist, sind diese Verletzungen mit feuchter, sauberer Gaze abzudecken. Wie Amputate zu versorgen sind, wird in ➤ Kap. 14 beschrieben. Eine weitergehende Untersuchung von Genitalverletzungen sollte erst in der Klinik erfolgen.

Zusammenfassung

- Intraabdominale Verletzungen sind aufgrund starker Blutungen oder der Freisetzung von Magen-Darm-Inhalt in die Bauchhöhle häufig lebensgefährlich.
- Das Ausmaß der inneren Verletzungen kann an der Einsatzstelle nicht abgeschätzt werden; daher sollte der Unfallmechanismus in Kombination mit Zeichen eines abdominalen Traumas die Aufmerksamkeit des Rettungsdienstmitarbeiters erregen.
- Die Versorgung eines Patienten mit abdominalem Trauma beinhaltet Sauerstoffgabe, Blutungskontrolle und einen schnellen Transport. Eine Wirbelsäulenimmobilisation ist bei Stichwunden im Oberkörper nicht notwendig.
- Eine ausgewogene Infusionstherapie ermöglicht die Perfusion der Organe und reduziert gleichzeitig das Risiko verstärkter innerer Blutungen.
- Sollte ein chirurgischer Eingriff notwendig sein, sollte der Patient schnellstmöglich in eine geeignete Klinik mit chirurgischem Notdienst transportiert werden.
- Die anatomischen und physiologischen Veränderungen in der Schwangerschaft haben Einfluss auf das Verletzungsmuster, die Ausprägung der Symptome und die Behandlung schwangerer Traumapatientinnen.
- Die beste Therapie für den Fetus ist, das Leben der Mutter zu retten.

Lösung Fallbeispiel

Der Patient ist im Bereich der unteren linken Rippen und im linken oberen Quadranten sehr schmerzempfindlich. Diese Symptome können für eine Verletzung des Thorax oder intraabdominaler Organe oder beides sprechen. Die Vitalzeichen des Patienten deuten auf einen kompensierten hypovolämischen Schock hin, und ein Hämatothorax oder eine intraabdominale Blutung muss vermutet werden. Der Schmerz im Bereich der Rippen spricht eher für eine Rippenfraktur und eine Verletzung der Milz, einhergehend mit einer intraperitonealen Blutung.

Der Patient erhält Sauerstoff und wird für den Transport vorbereitet. Auf der Fahrt ins Krankenhaus wird ein venöser Zugang etabliert. Aufgrund der Blutdruckwerte des Patienten wird eine balancierte Vollelektrolytlösung vorsichtig infundiert, da eine aggressive Flüssigkeitsgabe den Blutdruck erhöhen und damit die Blutung verstärken würde.

QUELLENVERZEICHNIS

1. American College of Surgeons (ACS) Committee on Trauma. Abdominal trauma. In: ACS Committee on Trauma. *Advanced Trauma Life Support for Doctors, Student Course Manual.* 8th ed. Chicago, IL: ACS; 2008:111–126.
2. Roberts I, Blackhall K, Dickinson KJ. Medical anti-shock trousers (pneumatic anti-shock garments) for circulatory support in patients with trauma. *Cochrane Database Syst Rev.* 1999;(4):CD001856.
3. Rozycki GS, Ochsner MG, Jaffin JH, et al. Prospective evaluation of surgeons' use of ultrasound in the evaluation of trauma patients. *J Trauma Injury Infect Crit Care.* 1993;34(4):516.
4. Rozycki GS, Ochsner MG, Schmidt JA, et al. A prospective study of surgeon-performed ultrasound as the primary adjuvant modality for injured patient assessment. *J Trauma Injury Infect Crit Care.* 1995;39(3):492.
5. Rozycki GS, Ochsner MG, Feliciano DV, et al. Early detection of hemoperitoneum by ultrasound examination of the right upper quadrant: a multicenter study. *J Trauma Injury Infect Crit Care.* 1998;45(5):878.
6. Rozycki GS, Ballard RB, Feliciano DV, et al. Surgeon-performed ultrasound for the assessment of truncal injuries: lessons learned from 1540 patients. *Ann Surg.* 1998;228(4):557.
7. Polk JD, Fallon WF Jr. The use of focused assessment with sonography for trauma (FAST) by a prehospital air medical team in the trauma arrest patient. *Prehosp Emerg Care.* 2000;4(1):82.
8. Melanson SW, McCarthy J, Stromski CJ, et al. Aeromedical trauma sonography by flight crews with a miniature ultrasound unit. *Prehosp Emerg Care.* 2001;5(4):399.
9. Walcher F, Kortum S, Kirschning T, et al. Optimized management of polytraumatized patients by prehospital ultrasound. *Unfallchirurg.* 2002;105(11):986.
10. Strode CA, Rubal BJ, Gerhardt RT, et al. Wireless and satellite transmission of prehospital focused abdominal sonography for trauma. *Prehosp Emerg Care.* 2003;7(3):375.
11. Heegaard WG, Ho J, Hildebrandt DA. The prehospital ultrasound study: results of the first six months (abstract). *Prehosp Emerg Care.* 2009;13(1):139.
12. Heegard WG, Hildebrandt D, Spear D, et al. Prehospital ultrasound by paramedics: results of field trial. *Acad Em Med.* 2010;17(6):624–630.
13. Jorgensen H, Jensen CH, Dirks J. Does prehospital ultrasound improve treatment of the trauma patient? A systematic review. *Eur J Emerg Med.* 2010;17(5):249–253.
14. American College of Surgeons (ACS) Committee on Trauma. Trauma in pregnancy and intimate partner violence. In: ACS Committee on Trauma. *Advanced Trauma Life Support for Doctors, Student Course Manual.* 9th ed. Chicago, IL: ACS; 2012:288–297.

WEITERFÜHRENDE LITERATUR

Berry MJ, McMurray RG, Katz VL. Pulmonary and ventilatory responses to pregnancy, immersion and exercise. *J Appl Physiol.* 1989;66(2):857.
Coburn M. Genitourinary trauma. In: Moore EE, Feliciano DV, Mattox KL, eds. *Trauma.* 5th ed. New York, NY: McGraw-Hill; 2004:809.
Knudson MM, Rozycki GS, Paquin MM. Reproductive system trauma. In: Moore EE, Feliciano DV, Mattox KL, eds. *Trauma.* 5th ed. New York, NY: McGraw-Hill; 2004.
Raja AS, Zabbo CP. Trauma in pregnancy. *Emerg Med Clin North Am.* 2012;30:937–948.

KAPITEL 14

Trauma des Bewegungsapparates

14.1 Anatomie und Physiologie 372	14.4.2 Schmerztherapie 385
	14.4.3 Abbau von Angstzuständen (Anxiolyse) 386
14.2 Beurteilung 374	14.4.4 Amputationen 386
14.2.1 Verletzungsmechanismen (Kinematik) 374	14.4.5 Kompartmentsyndrom 388
14.2.2 Primary und Secondary Assessment 375	14.4.6 Crush-Syndrom 389
14.2.3 Begleitverletzungen 376	14.4.7 Komplexe Extremitätenverletzungen 389
	14.4.8 Verstauchungen 390
14.3 Spezielle Verletzungen des Bewegungsapparates 377	14.4.9 Generelles Management 390
14.3.1 Blutungen 377	14.5 Lange Transportzeiten 390
14.3.2 Instabilität durch Frakturen und Luxationen 379	
	14.6 Besondere Kenntnisse 393
14.4 Spezielle Überlegungen 385	14.6.1 Anlage einer Extensionsschiene bei einer Femurfraktur 393
14.4.1 Kritische Polytraumapatienten 385	

Lernzielübersicht

Nach dem Durcharbeiten dieses Kapitels sollte der Leser in der Lage sein:
- Die drei Verletzungskategorien des Bewegungsapparates aufzuzählen und in der Abfolge der Behandlung einzuordnen
- Primary und Secondary Assessment in Bezug auf Verletzungen des Bewegungsapparates zu beschreiben
- Die Bedeutung von Blutungen bei offenen und geschlossenen Frakturen der langen Röhrenknochen, des Beckens und der Rippen zu erörtern
- Die fünf wichtigsten pathophysiologischen Probleme in Verbindung mit Verletzungen des Bewegungsapparates zu nennen, die einer präklinischen Versorgung bedürfen
- Die Versorgung von Verletzungen des Bewegungsapparates sowohl als isoliertes Trauma als auch als Teil eines Polytraumas zu erklären
- Die geeignete Schiene bei Extremitätenverletzungen auszuwählen und korrekt anzuwenden
- Die Besonderheiten bei der Versorgung von Oberschenkelfrakturen zu nennen
- Die Versorgung von Amputationsverletzungen zu beschreiben

Fallbeispiel

Es ist ein wunderschöner Samstagnachmittag im Juni. Sie werden zu einer örtlichen Motorradrennstrecke gerufen, auf der sich ein Fahrer verletzt hat. Nach Ihrem Eintreffen werden Sie von Offiziellen des Rennstreckenbetreibers zu einem Streckenabschnitt unmittelbar vor der Haupttribüne begleitet, wo das medizinische Streckenpersonal (zwei Sanitäter ohne Transportkapazität) einen einzelnen Patienten versorgen, der auf dem Rücken liegt.
Einer der Helfer berichtet Ihnen, dass der Patient als Fahrer eines Motorradrennens der Klasse 350 cc mit zwei weiteren Motorrädern kollidiert ist. Die beiden anderen an dem Unfall beteiligten Fahrer wurden nicht verletzt. Der Patient war nach dem Unfallereignis nicht in der Lage, ohne starke Schmerzen im rechten Bein und Becken aufrecht zu stehen oder sich zu bewegen. Der Patient war nicht bewusstlos, andere Beschwerden neben den Schmerzen im Bein werden verneint. Die erstversorgenden Sanitäter haben den Patienten in Rückenlage belassen, unter manueller Ruhigstellung der rechten unteren Extremität.
Die Untersuchung des Patienten ergibt einen 19-jährigen männlichen Patienten, wach und bei klarem Bewusstsein, ohne medizinische Vorerkrankungen oder bereits stattgehabten Verletzungen in der Anamnese. Die initialen Vitalparameter des Patienten sind wie folgt: Der Blutdruck beträgt 104/68 mmHg, die Herzfrequenz 112 Schläge pro Minute, die Atemfrequenz 24 Atemzüge

pro Minute; die Haut ist blass und kaltschweißig. Der Patient gibt an, er sei mit einem anderen Fahrer kollidiert, als er aus der Kurve kam, und dann zu Boden gestürzt. Er berichtet außerdem, dass sein rechtes Bein von mindestens einem weiteren Motorrad überrollt worden sei. Bei der Inspektion des rechten Beins finden sich eine Verkürzung des Beins im Vergleich zur linken Seite, ein deutlicher Druckschmerz sowie ein Hämatom in der Mitte des ventralen Oberschenkels.

- **Was verrät die Kinematik des Unfallgeschehens über mögliche Verletzungen des Patienten?**
- **Welche Art von Verletzung hat der Patient und welche Prioritäten setzen Sie bei der Behandlung?**

Extremitätenverletzungen stellen, obwohl sie bei Traumapatienten häufig vorkommen, selten eine sofortige Lebensgefahr dar. Sie können jedoch bedrohlich werden, wenn sie einen schweren Blutverlust nach außen oder innen zur Folge haben.

Bei der präklinischen Versorgung von Traumapatienten mit kritischen Extremitätenverletzungen sind drei Punkte zu beachten:
- Halten Sie an den Beurteilungsprioritäten fest; lassen Sie sich nicht von dramatischen, aber nicht lebensbedrohlichen Verletzungen (➤ Abb. 14.1) fehlleiten.
- Erkennen Sie potenziell lebensgefährliche Verletzungen des Bewegungsapparates.
- Beurteilen Sie die Kinematik, die zu der Verletzung geführt hat, und suchen Sie nach weiteren lebensbedrohlichen Verletzungen, die durch die Energieübertragung hervorgerufen worden sein könnten.

Wird während des Primary Assessments ein (potenziell) lebensbedrohlicher Zustand festgestellt, darf nicht mit dem Secondary Assessment begonnen werden. Sämtliche im Primary Assessment festgestellten Probleme müssen in der Reihenfolge des ABC vor dem Secondary Assessment behoben werden. Das kann heißen, dass das Secondary Assessment erst im Fahrzeug durchgeführt oder gar bis in die Notfallaufnahme aufgeschoben wird.

Eine Möglichkeit der Schienung von Extremitätenverletzungen bei kritischen Traumapatienten kann ein Transport in Rückenlage, z. B. auf einem Spineboard, darstellen, da durch diese Maßnahme bei effizienter Arbeitsweise und korrekter Fixierung praktisch sämtliche knöchernen Strukturen und Gelenke schnell und gut geschient und so innere Blutungen und Schmerzen gemindert werden können. Außerdem ist im Verlauf eine Umlagerung ohne größere Manipulationen möglich. Dabei gilt es wie bei jedem Patienten unbedingt abzuwägen, welche Vorgehensweise im Einzelfall angemessen ist, wobei zu jeder Zeit das Erkennen und Behandeln lebensbedrohlicher Störungen oberste Priorität behalten muss und durch Schienung von Extremitätenverletzungen keine Zeit verschenkt werden darf. Manche Verletzungen sind offensichtlicher als andere. Trotzdem sollte jede schmerzhafte Verletzung des Bewegungsapparates wie eine mögliche Fraktur oder Luxation behandelt und immobilisiert werden, um das Risiko einer weiteren Schädigung zu minimieren und für den Patienten etwas Komfort und Schmerzreduktion zu erreichen.

14.1 Anatomie und Physiologie

Anatomische und physiologische Grundkenntnisse des menschlichen Körpers sind wichtig und gehören zum Grundwissen des professionellen Helfers. Anatomie und Physiologie bilden das Fundament, auf dem Patientenbeurteilung und Behandlung aufbauen. Ohne eine gute Kenntnis über den Aufbau von Muskeln und Knochen können Verletzungsmechanismus und äußerliche Verletzungen nicht mit inneren Verletzungen in Verbindung gebracht werden. Dieses Buch erläutert nicht alle Aspekte der Anatomie und Physiologie; es sollen lediglich einige wesentliche Grundlagen wiederholt werden.

Das menschliche Skelett besteht aus etwa 206 Knochen (➤ Abb. 14.2). Es werden lange Knochen, kurze Knochen, flache Knochen, irreguläre Knochen und Sesambeine unterschieden:
- **Lange Knochen** sind Femur, Humerus, Ulna, Radius, Tibia und Fibula.
- Zu den **kurzen Knochen** gehören die Mittelhandknochen (Metakarpalia), die Mittelfußknochen (Metatarsalia) und die Finger- bzw. Zehenknochen (Phalangen).
- **Flache Knochen** sind dünn und kompakt wie z. B. Brustbein (Sternum), Rippen (Costae) und Schulterblatt (Scapula).
- **Irreguläre Knochen** sind z. B. einige Schädelknochen (z. B. Siebbein, Keilbein, Felsenbein etc.).
- **Sesambeine** sind Knochen, die in Sehnen eingebettet sind; die Kniescheibe (Patella) ist das größte Sesambein des Körpers.

Das menschliche Skelett wird in zwei Hauptabschnitte unterteilt: das Achsenskelett und das Extremitätenskelett. Das Achsenskelett setzt sich aus den zentral liegenden Knochen des Körpers zusammen und umfasst den Schädel, die Wirbelsäule, das Brustbein (Sternum) und die Rippen. Das Extremitätenskelett besteht aus den Knochen der oberen und unteren Extremitäten, dem Schultergürtel und dem Becken (ohne Sakrum).

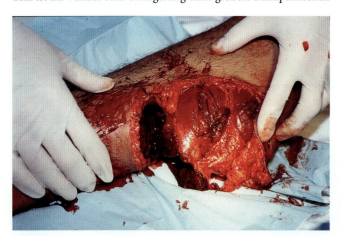

Abb. 14.1 Einige Verletzungen der Extremitäten sehen sehr dramatisch aus – sind aber nicht lebensbedrohlich.
Courtesy of Peter T. Pons, MD, FACEP. © NAEMT; PHTLS, 8th edition, Jones & Bartlett, 2016

Der menschliche Körper umfasst annähernd 650 Muskeln (> Abb. 14.3), die nach ihrer Funktion eingeteilt werden. In diesem Kapitel wird nur die willkürliche Muskulatur besprochen, die auch als Skelettmuskulatur bezeichnet wird, weil sie das Skelett willkürlich bewegt.

Außerdem werden in diesem Kapitel die Sehnen und Bänder besprochen. **Sehnen** sind starke, unelastische, faserreiche Strukturen, die Muskeln mit Knochen verbinden. Sie sind weiß und befinden sich an den Enden der Muskeln. Die Sehnen eines Muskels sind fest mit dem Knochen verbunden, den sie bewegen. **Bänder** sind ebenfalls starke, faserreiche Strukturen, die Knochen direkt miteinander verbinden und Gelenke zusammenhalten.

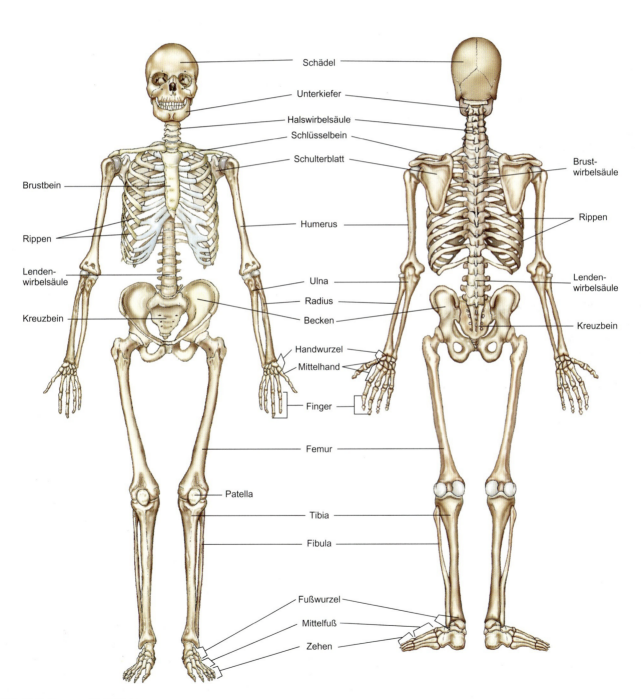

Abb. 14.2 Das menschliche Skelett.

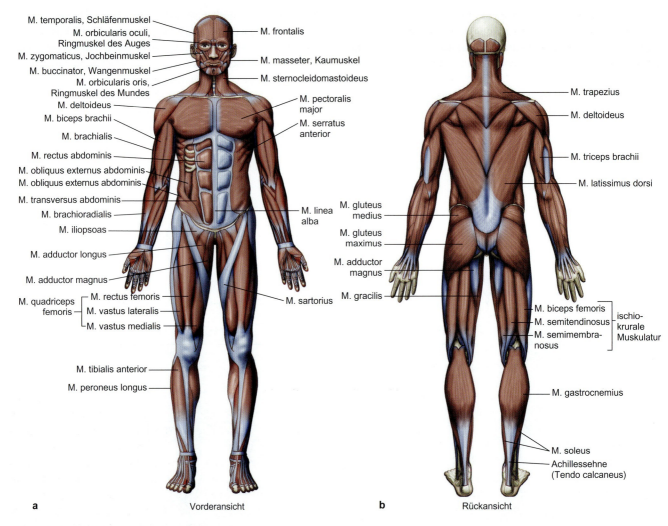

Abb. 14.3 Die wichtigsten Muskeln des Menschen.

14.2 Beurteilung

Verletzungen des Bewegungsapparates können in drei Kategorien unterteilt werden:
1. Isolierte, nicht lebensbedrohliche Verletzung des Bewegungsapparates (z. B. einfache Extremitätenfraktur)
2. Nicht lebensbedrohliche Verletzung des Bewegungsapparates in Verbindung mit einem lebensbedrohlichen Polytrauma
3. Lebensbedrohliche Verletzungen des Bewegungsapparates (z. B. Becken- oder Femurfraktur mit lebensbedrohlichem Blutverlust)

Der Sinn des Primary Assessments liegt in der Erkennung und Behandlung lebensbedrohlicher Zustände. Das Vorhandensein nicht lebensgefährlicher Verletzungen des Bewegungsapparates kann auf ein mögliches Polytrauma hinweisen und sollte den Retter nicht von einer vollständigen ersten Untersuchung abhalten. Verletzungen des Bewegungsapparates sollten zwar nicht von der Versorgung lebensbedrohlicherer Umstände ablenken, müssen aber als mögliche Indikatoren für potenziell lebensgefährliche Verletzungen angesehen werden. Die Interpretation des Verletzungsmechanismus, der zu den offensichtlichen Verletzungen geführt hat, kann dabei helfen, weniger offensichtliche Verletzungen nicht zu übersehen.

14.2.1 Verletzungsmechanismen (Kinematik)

Den Verletzungsmechanismus zu verstehen, ist eines der wichtigsten Hilfsmittel für die Beurteilung und das Management von Traumapatienten. Den Verletzungsmechanismus schnell zu bestimmen und zwischen hoher und niedriger Energieübertragung (z. B. Sturz vom Fahrrad im Vergleich zum Sturz mit einem Motorrad) zu unterscheiden, ist für den präklinischen Helfer wichtig, um kritische Verletzungen oder Zustände zu erkennen. Die beste Informationsquelle hinsichtlich des Unfallmechanismus ist der Patient selbst. Sollte dieser bewusstlos sein, können Augenzeugen Informationen über den Unfallhergang liefern. In manchen Fällen können jedoch reine Spekulationen, wie es zu dem Unfall gekommen sein mag, auch kontraproduktiv sein, wenn niemand den Unfallhergang tatsächlich beobachtet hat und die Ereignisse bezeugen kann. Sämtliche Informationen sollten der aufnehmenden Klinik zur Verfügung gestellt und auf dem Einsatzprotokoll dokumentiert werden.

Anhand des Unfallmechanismus können bereits erste Vermutungen über mögliche Verletzungen abgeleitet werden. Überlegungen in Bezug auf die Traumakinematik schärfen unter Umständen das Bewusstsein für zusätzliche Verletzungen, nach denen in Kenntnis der typischen Verletzungsmuster gezielt Ausschau gehalten werden sollte. Beispiele:

- Springt eine Person mit den Füßen voran aus dem Fenster, müssen Sie primär Frakturen des Fersenbeins (Calcaneus), der Tibia, der Fibula, des Femur, des Becken und der Wirbelsäule vermuten und an eine **Abscherverletzung** der Aorta denken. Sekundäre Verletzungen könnten darüber hinaus abdominale Verletzungen oder Kopfverletzungen durch das Vorwärtstaumeln nach dem Aufprall einschließen.
- Fährt ein Motorradfahrer gegen eine Straßenlaterne und prallt mit dem Kopf auf den Laternenmast, betreffen die primären Verletzungen den Kopf, die Halswirbelsäule und den Thorax. Sekundäre Verletzungen könnten am Femur entstehen, wenn der Patient mit dem Oberschenkel gegen die Lenkstange des Motorrads prallt.

Ein weiteres Beispiel ist der Beifahrer eines Fahrzeugs bei einem Seitenaufprall. Wie in Kap. 5 beschrieben, besagt Newtons Trägheitsprinzip, dass ein Körper so lange in gleichförmiger Bewegung bleibt, bis er durch äußere Kräfte gezwungen wird, diese Bewegungsbahn zu verlassen. Das Fahrzeug ist dieser Körper, der Unfallgegner die äußere Kraft. Die Tür des getroffenen Fahrzeugs wird eingedrückt; sie drückt gegen den Oberarm, dieser dann wiederum gegen den Brustkorb. Rippenbrüche, Lungenquetschungen und eine Humerusfraktur können die Folge sein. Die zugrunde liegende Kinematik deutet somit auf primäre Verletzungen des Bewegungsapparates – hier Frakturen von Humerus, Becken und Femur – hin. Als sekundäre Verletzungen sind Rippenbrüche und Brustwandverletzungen sowie Verletzungen von Lunge, Leber und Herz zu erwarten. Auch die Auslösung eines Airbags kann zu sekundären Verletzungen in Form von Abschürfungen führen.

Eine weitere Ursache für sekundäre Verletzungen im Rahmen eines Seitenaufpralls kann ein nicht angeschnallter Beifahrer sein, der im Fahrzeuginneren selbst zu einem Geschoss bzw. einem bewegten Objekt wird. Vom Aufprall beschleunigt, verbleibt er so lange in Bewegung, bis ihn ein anderes Objekt stoppt. Dies ist häufig der Fahrer. Die Verletzungen auf der unfallnahen Seite sind meist schwerer als die auf der unfallfernen. Für den Fahrer wird also der Beifahrer zum „Unfallmechanismus".

Die Herausforderung, die es zum vollständigen Verstehen des Unfallmechanismus und dem daraus resultierenden Verletzungsmuster zu bewältigen gilt, ist, sich das Gesamtgeschehen von der ersten Bewegung bis hin zu allen daraus resultierenden Folgebewegungen vorzustellen.

14.2.2 Primary und Secondary Assessment

Primary Assessment

Die ersten Schritte jeder Patientenbeurteilung an der Einsatzstelle sind der Eigenschutz und die Beurteilung der Lage. Sobald der Einsatzort sicher ist, kann mit der Untersuchung des Patienten begonnen werden. Beim Primary Assessment werden unmittelbar lebensbedrohliche Zustände identifiziert und behandelt. Auch wenn grob dislozierte Frakturen und Amputationsverletzungen aufgrund ihrer äußeren Erscheinung oft die Aufmerksamkeit des Helfers auf sich ziehen, hat die sofortige Behandlung lebensbedrohlicher Zustände absoluten Vorrang. Die Sicherung der Atemwege, der Atmung und des Kreislaufs, also das ABC (Airway, Breathing, Circulation), sind und bleiben die wichtigsten Punkte im Primary Assessment. Größere äußere Blutungen werden im Primary Assessment erkannt und müssen, wenn sie als lebensbedrohlich eingestuft werden, umgehend kontrolliert werden. Wenn der Patient keine lebensgefährlichen Verletzungen aufweist, kann der Rettungsdienstmitarbeiter zum Secondary Assessment übergehen.

Secondary Assessment

Die genaue Untersuchung der Extremitäten erfolgt während des Secondary Assessments. Um die körperliche Untersuchung zu ermöglichen, sollte der Rettungsdienstmitarbeiter sämtliche Kleidung entfernen, die nicht bereits während des Primary Assessments entfernt worden ist (sofern es die Umweltbedingungen zulassen). Bei unklarem Unfallmechanismus können der Patient oder Augenzeugen zum Unfallhergang befragt werden. Der Patient sollte auch nach Schmerzen in den Extremitäten gefragt werden. Die meisten Patienten mit signifikanten Verletzungen des Bewegungsapparates verspüren Schmerzen; es sei denn, es liegt gleichzeitig eine Rückenmarkverletzung oder eine Verletzung peripherer Nerven vor. Die Untersuchung der Extremitäten beinhaltet die Beurteilung von Schmerz, Durchblutung, Motorik und Sensibilität. Dabei ist besonders auf Folgendes zu achten:

Knochen und Gelenke Die Untersuchung wird vervollständigt durch die Überprüfung von Fehlstellungen (Inspektion), die Frakturen oder Luxationen anzeigen können (➤ Tab. 14.1), sowie das Abtasten der Extremität auf Druckschmerz und Krepitation (Palpation). **Krepitation** (Knochenreiben) ist ein spürbares Knirschen, das entsteht, wenn die beiden Enden eines frakturierten Knochens aneinanderreiben. Krepitationen können ausgelöst werden, indem die Fraktur selbst getastet oder indem die gesamte Extremität bewegt wird. Wenn Sie Krepitationen auslösen können, sollten Sie dies nicht wiederholen, da dies für den Patienten äußerst schmerzhaft ist und dabei Folgeschäden entstehen können. Wenn Sie einmal eine Krepitation wahrgenommen haben, werden Sie dieses Gefühl nicht wieder vergessen.

Weichteilverletzungen Der Rettungsdienstmitarbeiter schaut nach Hautfarbe, Schwellungen, Risswunden, Schürfwunden und Blutergüssen (Hämatomen). Jede Wunde in der Nähe einer Fraktur

Tab. 14.1 Häufige Fehlstellungen bei Gelenkluxationen

Gelenk	Richtung	Fehlstellung
Schulter	anterior posterior	Kontur verstrichen, abduziert, außenrotiert, Blockierung in Innenrotation
Ellenbogen	posterior	Ellenhaken (Olekranon) steht nach hinten prominent ab
Hüfte	anterior	Flexion, Abduktion, Außenrotation
	posterior	Flexion, Adduktion, Innenrotation
Knie	anteroposterior	verstrichene Kontur, Extension
oberes Sprunggelenk	meist lateral	Außenrotation, prominenter Innenknöchel (Malleolus medialis)
unteres Sprunggelenk	meist lateral	nach lateral verschobenes Fersenbein (Kalkaneus)

Tab. 14.2 Untersuchung peripherer Nerven der oberen Extremität

Nerv	Motorische Funktion	Sensibilität	Verletzung
N. ulnaris	Abduktion des Zeigefingers (Dig. II)	kleiner Finger (Dig. V)	Ellenbogenverletzung
N. medianus (distal)	Daumenballenmuskulatur (Thenar) und Opposition im Daumengrundgelenk	Zeigefinger (Dig. II)	Handgelenkluxation
N. medianus (N. interosseus anterior)	Flexion des Zeigefingerendgliedes		distale (suprakondyläre) Humerusfraktur (Kinder)
N. musculocutaneus	Flexion im Ellenbogengelenk	lateraler Unterarm	vordere Schulterluxation
N. radialis	Extension in den Fingergrundgelenken (Metacarpophalangealgelenke)	erster dorsaler Interdigitalraum	distale Humerusschaftfraktur, vordere Schulterluxation
N. axillaris	Deltamuskel (M. deltoideus)	laterale Schulter	proximale Humerusfraktur, vordere Schulterluxation

kann ein Hinweis auf das Vorliegen einer offenen Fraktur sein. Feste und gespannte Weichteile in Verbindung mit unverhältnismäßig starken Schmerzen können außerdem auf das Vorhandensein eines Kompartmentsyndroms hinweisen.

Durchblutung (Perfusion) Ob die Durchblutung einer Extremität erhalten ist, wird durch die Palpation der distalen Pulse (A. radialis und A. ulnaris an der oberen Extremität, A. dorsalis pedis und A. tibialis posterior an der unteren Extremität) überprüft. Zusätzlich kann die kapilläre Füllungszeit der Finger oder Zehen untersucht werden. Das Fehlen der distalen Pulse einer Extremität kann ein Anhaltspunkt auf die Durchtrennung einer Arterie, auf eine Kompression des Gefäßes durch ein Hämatom oder Knochenfragment oder auf ein fortgeschrittenes **Kompartmentsyndrom** sein. Große oder expandierende Hämatome können auf die Verletzung eines großen Blutgefäßes hinweisen.

Neurologische Funktion Der Retter untersucht sowohl die motorische Funktion als auch die sensible Innervation der Extremitäten. Wenn eine Fraktur eines langen Röhrenknochens vermutet wird, sollte der Patient nicht aufgefordert werden, seine Gliedmaße zu bewegen, da diese Bewegung heftige Schmerzen hervorrufen kann. Kommt es dabei zu einer Durchspießung der Weichteile von innen durch scharfkantige Knochenfragmente, wird aus einer geschlossenen Fraktur eine offene Fraktur. In der Präklinik reicht in den meisten Situationen eine grob orientierende neurologische Untersuchung aus.

Motorische Funktion Diese kann untersucht werden, indem der Rettungsdienstmitarbeiter den Patienten zunächst nach einem Kraftverlust in der betreffenden Extremität fragt. Zur Prüfung der Motorik der oberen Extremität lässt der Untersucher den Patienten die Faust öffnen und schließen; anschließend bittet er den Patienten, die Finger des Rettungsdienstmitarbeiters zu ergreifen und fest zuzudrücken. Im Bereich der unteren Extremität lässt er den Patienten mit den Zehen wackeln und fordert ihn auf, mit dem Fuß gegen die Hand des Untersuchers zu drücken bzw. diese nach oben zu ziehen.

Sensibilität Zur Untersuchung der Sensibilität fragt der Rettungsdienstmitarbeiter zunächst nach Missempfindungen oder Taubheit und berührt verschiedene Stellen der Extremität (einschließlich der Finger und Zehen), um herauszufinden, ob diese Berührungen vom Patienten wahrgenommen werden. In ➤ Tab. 14.2 und ➤ Tab. 14.3 sind Informationen über eine detailliertere neurologische Untersuchung der Extremitäten zusammengestellt.

Die neurologische Untersuchung und die Kontrolle des Pulsstatus sollten nach jeder Manipulation (z. B. Anlage einer Schiene) wiederholt werden.

14.2.3 Begleitverletzungen

Während der eingehenden körperlichen Untersuchung des Secondary Assessments können Anhaltspunkte auf den genauen Verletzungsmechanismus aufgedeckt und ein bestimmtes Verletzungsmuster vermutet werden. Dieses angenommene Verletzungsmuster kann den Rettungsdienstmitarbeiter veranlassen, nach häufig übersehenen Verletzungen zu suchen, die mit bestimmten Frakturen assoziiert sind. Beispielhaft wäre eine Thoraxverletzung zu nennen, die bei einer Verletzung der Schulter auftritt. Die gewissenhafte Un-

14.3 Spezielle Verletzungen des Bewegungsapparates

Tab. 14.3 Untersuchung peripherer Nerven der unteren Extremität

Nerv	Motorische Funktion	Sensibilität	Verletzung
N. femoralis	Extension im Kniegelenk	Knie ventral	Frakturen des Schambeins (Os pubis)
N. obturatorius	Adduktion im Hüftgelenk	medialer Oberschenkel	vordere Beckenringfraktur
N. tibialis posterior	Flexion der Zehen	Fußsohle	Kniegelenkluxation
N. peroneus superficialis	Pronation im oberen Sprunggelenk	lateraler Rückfuß	proximale Fibulafraktur, Kniegelenkluxation
N. peroneus profundus	Extension im oberen Sprunggelenk, Extension der Zehen	erster bis zweiter dorsaler Interdigitalraum	proximale Fibulafraktur, Kompartmentsyndrom
N. ischiadicus	Flexion im oberen Sprunggelenk	Fuß	hintere Hüftgelenkluxation
N. glutealis superior	Abduktion im Hüftgelenk	–	Azetabulumfraktur
N. glutealis inferior	Extension im Hüftgelenk (M. gluteus maximus)	–	Azetabulumfraktur

Tab. 14.4 Begleitverletzungen, die mit Verletzungen des Bewegungsapparates vergesellschaftet sein können

Verletzung des Bewegungsapparates	Begleitverletzung/häufig übersehene Verletzung
Klavikulafraktur, Scapulafraktur, Fraktur und/oder Luxation der Schulter	schweres Thoraxtrauma, insbesondere Rippenfrakturen und Lungenkontusion
dislozierte Fraktur der Brustwirbelsäule	thorakale Aortenruptur
Wirbelsäulenfraktur	intraabdominelle Verletzung
Fraktur/Luxation des Ellenbogengelenks	Verletzung der A. brachialis, Verletzung des N. medianus, N. ulnaris und N. radialis
schweres Beckentrauma (Fahrzeuginsasse)	Schädel-Hirn-Trauma, Thoraxtrauma, Abdominaltrauma
schweres Beckentrauma (Motorradfahrer oder Fußgänger)	Gefäßverletzung des Beckens mit innerer Blutung
Femurfraktur	Schenkelhalsfraktur hintere Hüftgelenkluxation
hintere Kniegelenkluxation	Femurfraktur hintere Hüftgelenkluxation
Kniegelenkluxation oder dislozierte Tibiakopffraktur	Verletzung der A. poplitea und des N. popliteus
Kalkaneusfraktur	Wirbelsäulenverletzung Tibiakopffraktur Fraktur/Luxation des Rückfußes
offene Fraktur	70 % Inzidenz einer Begleitverletzung außerhalb des Bewegungsapparates

tersuchung des gesamten Körpers soll sicherstellen, keine Verletzung zu übersehen. In ➤ Tab. 14.4 sind Beispiele für besonders häufige Begleitverletzungen aufgeführt.

14.3 Spezielle Verletzungen des Bewegungsapparates

Extremitätenverletzungen können zwei relevante Probleme verursachen, die in der Präklinik versorgt werden müssen: Blutungen und Instabilität durch Frakturen und Luxationen.

14.3.1 Blutungen

Blutungen können dramatische Ausmaße annehmen oder ganz gering sein. Ganz gleich, wie die Wunde aussieht – ob es sich um die kapillare Blutung einer großen Schürfung, eine dunkelrote Blutung nach einer oberflächlichen Risswunde oder um eine hellrote, spritzende Blutung einer Arterienverletzung handelt –, letztendlich entscheiden die Menge und die Geschwindigkeit des Blutverlustes darüber, ob der Patient den Verlust kompensieren kann oder ob er in einen hypovolämischen Schock fällt. Halten Sie sich dabei an die Regel: „Keine Blutung ist geringfügig, jedes rote Blutkörperchen zählt!" Sogar eine kleine, tropfende Blutung kann bedrohlich werden, wenn sie über einen längeren Zeitraum ignoriert wird.

Äußere Blutungen

Äußere arterielle Blutungen sollten während des Primary Assessments erkannt werden. Gewöhnlich sind solche Blutungen relativ leicht zu detektieren. Schwierigkeiten bei der Beurteilung entstehen lediglich, wenn sie unter dem Körper des Patienten versteckt sind oder durch schwere, dunkle Kleidung verdeckt werden. Wenn genügend Helfer vorhanden sind, wird eine äußere Blutung idealerweise kontrolliert, während gleichzeitig Atemweg und Atmungstätigkeit des Patienten geprüft werden. Ansonsten sollte eine Blutung bei der Überprüfung des Kreislaufs identifiziert werden oder wenn der Patient entkleidet wird.

Tab. 14.5 Ungefährer Blutverlust bei Frakturen

Frakturierter Knochen	Blutverlust nach innen (ml)
Rippe	125
Elle oder Speiche	250–500
Oberarm	500–750
Schien- oder Wadenbein	500–1 000
Oberschenkel	1 000–2 000
Becken	1 000 – massiv

Anmerkung: Diese Tabelle beschreibt den durchschnittlichen Blutverlust einer isolierten Fraktur. Verletzungen benachbarter Organe und Weichteile können diesen Blutverlust erheblich erhöhen. Eine Rippenfraktur, die eine Interkostalarterie verletzt oder eine Milzverletzung verursacht, kann beispielsweise eine massive Blutung in den Brustkorb oder den Bauchraum zur Folge haben.

Die Abschätzung des Blutverlusts einer äußeren Blutung ist ausgesprochen schwierig: Während Unerfahrene einen äußeren Blutverlust oft überschätzen, kann eine Blutung auch unterschätzt werden, wenn die Zeichen nicht offensichtlich sind.[1] Der Patient ist vielleicht bereits vom Unfallort entfernt worden oder das Blut wurde von den Kleidern aufgesogen; im Wasser oder bei Regen kann das Blut weggewaschen werden oder im Boden versickern.

Innere Blutungen

Innere Blutungen treten bei Verletzungen des Bewegungsapparates ebenfalls häufig auf. Sie können durch Verletzungen großer Blutgefäße (von denen einige in unmittelbarer Nähe der langen Röhrenknochen verlaufen), durch Zerreißung von Muskulatur oder aus dem Knochenmark im Rahmen von Knochenbrüchen entstehen. Eine zunehmende Schwellung einer Extremität oder kalte, blasse Extremitäten ohne Puls können auf eine innere Blutung aus größeren Arterien oder Venen hinweisen. Frakturen können mit einem starken Blutverlust einhergehen (➤ Tab. 14.5). Bei der Einschätzung eines Patienten müssen sowohl die äußeren als auch die inneren Blutverluste durch ein Extremitätentrauma berücksichtigt werden. Auf diese Weise kann das Rettungsdienstpersonal eine verminderte Perfusion und einen Schock vorhersehen, sich auf eine systemische Verschlechterung des Patienten einstellen und entsprechende Gegenmaßnahmen einleiten.

Management

Die initiale Blutungskontrolle einer äußeren Blutung beginnt mit direktem Druck auf die Wunde. Wie bereits in Kap. 9 besprochen, bringt das Anheben einer Extremität bei einer Blutung keine Verminderung des Blutverlusts und kann bei Verletzungen des Bewegungsapparates die Verletzung sogar verschlimmern. Falls die Blutung durch direkten Druck oder Anlage eines Druckverbandes nicht kontrolliert werden kann, sollte ein Tourniquet zur Abbindung entsprechend den in Kap. 9 beschriebenen Prinzipien angelegt werden. Kann die Blutung durch die Anlage des ersten Tourniquets nicht gestoppt werden, sollte unmittelbar daneben ein zweites Tourniquet angebracht werden. Ist die Anlage eines Tourniquets aus anatomischen Gründen nicht möglich, z. B. in der Leiste oder in der Achselhöhle, kann die lokale Anwendung eines geeigneten blutstillenden Mittels in Betracht gezogen werden. Solche hämostatischen Verbände können auch bei verlängerten Transportzeiten in Erwägung gezogen werden.

Der Gebrauch von Tourniquets zur Abbindung einer Extremität, der früher als obsolet betrachtet wurde, stellt heute das Standardverfahren zur präklinischen Behandlung einer lebensbedrohlichen Extremitätenblutung dar. Dieser Paradigmenwechsel beim Management von Extremitätenverletzungen basiert in erster Linie auf den Erfahrungen der US-Streitkräfte in den militärischen Konflikten in Afghanistan und im Irak. Die militärischen Daten belegen, dass die unkontrollierte Blutung nach Extremitätentrauma die häufigste potenziell verhinderbare Todesursache auf dem Gefechtsfeld darstellt.[2] Seit der Einführung einer umfassenden Ausbildung und einer zunehmenden Anwendung von Tourniquets hat sich die Sterberate bei isoliertem Extremitätentrauma signifikant verringert. Diese Erkenntnis wird auch durch eine zivile US-amerikanische Studie unterstützt, bei der 86 % aller Patienten, die nach einer penetrierenden Extremitätenverletzung an einer Blutung verstarben, am Unfallort noch Lebenszeichen aufwiesen, bei Eintreffen im Krankenhaus aber keinen tastbaren Puls oder Blutdruck mehr hatten.[3] Keinem dieser Patienten war präklinisch ein Tourniquet angelegt worden.

Früher geäußerte Bedenken hinsichtlich möglicher Komplikationen bei der Anwendung von Tourniquets, z.B. die Lähmung peripherer Nerven (Beeinträchtigung der Nervenfunktion), die Entstehung von Blutgerinnseln oder die Ischämie der Extremität, führten zu einer unbegründeten Furcht vor ihrem Gebrauch. Die pneumatische Blutsperre wird routinemäßig bei gefäßchirurgischen, unfallchirurgischen und orthopädischen Operationen eingesetzt, manchmal über mehrere Stunden, ohne nennenswerte Spätfolgen hervorzurufen. Das US-Militär hat seine im Einsatz erhobenen Daten auf diese Frage hin nachuntersucht und keine größeren Komplikationen nach Anwendung eines Tourniquets nachweisen können. Kleinere Komplikationen traten bei weniger als 1 % der Fälle auf, die sich alle nach einer gewissen Zeit wieder besserten.[4]

Bei der frühen Tourniquet-Anwendung zeigte sich dagegen ein eindeutiger Überlebensvorteil. Ziel ist es, das Tourniquet bereits vor dem Auftreten der ersten Schockzeichen anzulegen. Patienten, denen ein Tourniquet angelegt wurde, ohne dass gleichzeitig ein Schock vorlag, hatten eine Überlebenswahrscheinlichkeit von über 90 %, wohingegen Patienten, denen das Tourniquet nach der Entwicklung eines Schocks angelegt wurde, eine Überlebenswahrscheinlichkeit von unter 10 % aufwiesen.[5] Die Verzögerung der Tourniquet-Anlage bis zum Eintreffen im Krankenhaus geht ebenfalls mit einer erhöhten Letalität einher.[6] Das Tourniquet sollte – falls erforderlich und verfügbar – eventuell schon vor der Rettung aus dem Gefahrenbereich (falls erforderlich) und vor dem Abtransport von der Einsatzstelle angelegt werden.[7] Der Zeitpunkt der Anlage muss sorgfältig dokumentiert und an das Traumateam des aufnehmenden Krankenhauses übermittelt werden. Wenn möglich, sollte der Patient in ein Krankenhaus mit freien Kapazitäten zur sofortigen chirurgischen Akutversorgung gebracht werden.

Ist die lebensbedrohliche Extremitätenblutung unter Kontrolle, wird das Primary Assessment wiederholt, der Patient stabilisiert und ein rascher Transport in eine geeignete Zielklinik durchgeführt. Während des Transports sollte der Rettungsdienstmitarbeiter dem Patienten Sauerstoff verabreichen und bei Schockpatienten eine intravenöse Volumensubstitution beginnen. Dabei sollte beachtet werden, dass bei Verdacht auf eine unkontrollierte innere Blutung der systolische Zielblutdruck 80–90 mmHg (bzw. der mittlere arterielle Blutdruck 60–65 mmHg) nicht überschreiten sollte. Bei Patienten mit gleichzeitig vorliegendem Schädel-Hirn-Trauma sollte der systolische Blutdruck (wenn möglich) mindestens 90–100 mmHg betragen. Bei Patienten mit geringfügigen Blutungen ohne Schockzeichen und ohne anderweitige lebensbedrohliche Probleme kann die Blutung durch Anlage eines (Druck-)Verbandes gestillt und mit dem Secondary Assessment fortgefahren werden.

14.3.2 Instabilität durch Frakturen und Luxationen

Bei Knochenbrüchen und Verletzungen bedeutender Muskeln, Sehnen oder anderen stützenden Gelenkstrukturen kann die Stabilität des Bewegungsapparates beeinträchtigt sein. Zwei Verletzungsarten können eine Knochen- oder Gelenkinstabilität hervorrufen: Frakturen und Luxationen.

Frakturen

Ist ein Knochen gebrochen, können weitere Verletzungen und Schmerzen durch eine Ruhigstellung (Immobilisation) des betroffenen Körperteils vermindert werden. Die Bewegung der spitzen oder scharfen Enden eines gebrochenen Knochens kann Blutgefäße verletzen und zu inneren und äußeren Blutungen führen. Zusätzlich können auch Muskeln und Nerven geschädigt werden.

Allgemein werden Frakturen in **offen** oder **geschlossen** unterteilt. Bei einer geschlossenen Fraktur wurde die Haut nicht durch die Knochenstücke verletzt, bei einer offenen Fraktur ist die Integrität der Haut unterbrochen (➤ Abb. 14.4a). Orthopäden und Chirurgen unterscheiden die Frakturen unter anderem nach radiologischen Kriterien z. B. in Grünholz- oder Trümmerfrakturen. Für die präklinische Versorgung sind diese Unterscheidungen aber bedeutungslos.

Geschlossene Frakturen

Geschlossene Frakturen sind Brüche, bei denen die Haut intakt ist (➤ Abb. 14.4b). Zeichen einer geschlossenen Fraktur sind Schmerzen, Deformierungen, Hämatome, Schwellungen und Krepitationen. Distal der Fraktur müssen immer Puls, Motorik und Sensibilität geprüft werden. Den Patienten aufzufordern, seine gebrochene Extremität zu bewegen, kann aus einer geschlossenen Fraktur eine offen Fraktur machen. Eine Fraktur kann nicht ausgeschlossen werden, nur weil der Patient die Extremität willkürlich bewegen kann; bei Frakturen der unteren Extremität kann er unter Umständen sogar auf dem betroffenen Bein laufen. Verletzte Patienten stehen unter vermehrter Adrenalinausschüttung und tolerieren Dinge, die sie sonst keinesfalls dulden würden. Einige Patienten haben zudem eine extrem hohe Schmerztoleranz.

Offene Frakturen

Offene Frakturen entstehen normalerweise durch scharfkantige oder spitze Knochenstücke, welche die Haut von innen durchbohren, oder durch Verletzungen, die zu einer Verletzung des Weichteilmantels von außen führen (➤ Abb. 14.4c). Bekommt der Knochen Kontakt zur Außenwelt, können die Knochenenden durch Bakterien der Haut oder der Umgebung kontaminiert werden. Dies kann zur schwerwiegenden Komplikation einer Knocheninfektion (**Osteomyelitis**) führen, welche die Frakturheilung stark beeinträchtigen kann. Obwohl die Hautwunde bei einer offenen Fraktur meist nicht mit starken Blutungen einhergeht, kann es erheblich aus dem Knochenmark bluten oder Hämatome im Muskel können durch die Wunde nach außen entlastet werden.

Jede offene Wunde in der Nähe einer vermuteten Fraktur sollte als offene Fraktur angesehen und als solche behandelt werden. Es sollte keinesfalls versucht werden, den Knochen oder das Knochenende in die Wunde zurückzudrücken. Die Knochen kehren gelegentlich in eine annähernd normale Stellung zurück, wenn die Extremität in eine achsengerechte Position gebracht und immobilisiert wird. Unsachgemäße Schienung oder grobe Bewegungen können eine geschlossene Fraktur in eine offene Fraktur umwandeln.

Offene Frakturen sind bei Traumapatienten nicht immer einfach zu erkennen. Während Knochenfragmente, die aus einer Wunde herausragen, ziemlich eindeutig sind, können Weichteilverletzungen in der Nähe einer Fraktur oder Deformation auch durch eine Durchspießung von innen entstanden sein, bevor die Knochenenden wieder in ihre ursprüngliche Stellung zurückgekehrt sind.

Innere Blutungen

Wie bereits erwähnt, können Frakturen einen erheblichen Blutverlust in das umliegende Gewebe verursachen. Die beiden Frakturen, die am häufigsten mit schweren Blutungen einhergehen, sind Femur- und Beckenfrakturen. Eine erwachsene Person kann 1 000–2 000 ml Blut in jeden Oberschenkel verlieren. Bei beidseitigen Femurfrakturen kann ein Patient also durchaus an einem hypovolämischen Schock sterben.

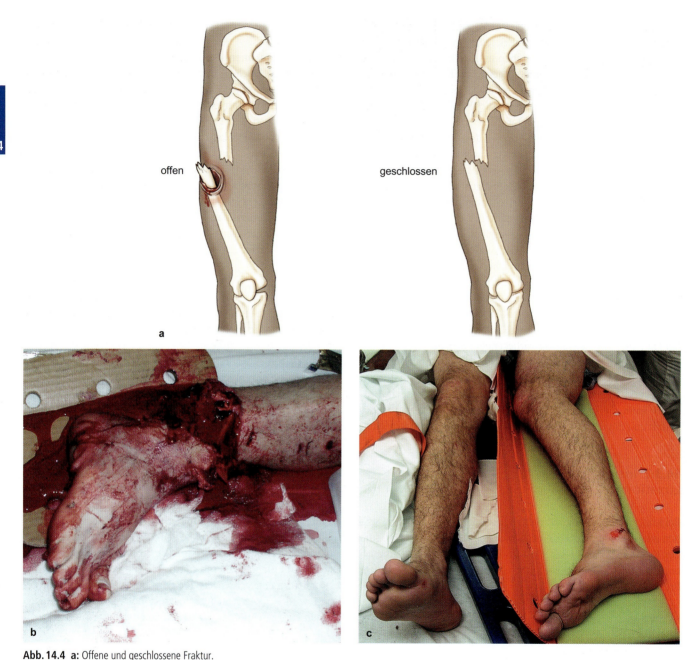

Abb. 14.4 a: Offene und geschlossene Fraktur.
b: Offene Fraktur des Schienbeins (Tibia).
c: Geschlossene Fraktur des Oberschenkels (Femur).
Quelle: b: Courtesy of Norman McSwain, MD, FA CD, NREMT-P. c: Courtesy of Peter T. Pons, MD, FACEP. © NAEMT; PHTLS, 8th edition, Jones & Bartlett, 2016

Beckenfrakturen gehen ebenfalls häufig mit einem erheblichen Blutverlust einher (➤ Abb. 14.5). Viele kleine Blutgefäße liegen direkt dem Knochen an und können durch scharfe Knochenenden verletzt werden oder durch Verschiebungen des Iliosakralgelenks einreißen. Übermäßige Manipulationen an einem instabilen Becken können den Blutverlust signifikant erhöhen. In den meisten Fällen wird die klinische Untersuchung des Beckens keine Konsequenz für das Management des Patienten haben.

Um das verletzte Becken zu beurteilen, darf es einmalig vorsichtig palpiert werden. Durch behutsamen Druck von anterior nach posterior und von beiden Seiten können eventuell eine Krepitation oder eine Instabilität festgestellt werden. Die Beckenregion kann eine große Menge an Blut aufnehmen – ein großer Blutverlust innerhalb des Beckens ist nur schwer von außen feststellbar. Offene Beckenfrakturen bei einem von einem Auto angefahrenen Passanten oder einem aus dem Fahrzeug geschleuderten Insassen sind besonders gefährlich und teils sogar tödlich. Bei einem Sturz aus großer Höhe muss ebenfalls mit einer Beckenfraktur gerechnet werden. Grundsätzlich muss bei jedem Verletzungsmechanismus, der mit einer größeren Energieübertragung auf das Becken einhergegangen ist, und bei jeder Schmerzäußerung im Bereichs des Beckens von einer Beckenfraktur ausgegangen werden. Durch Verletzungen von Rek-

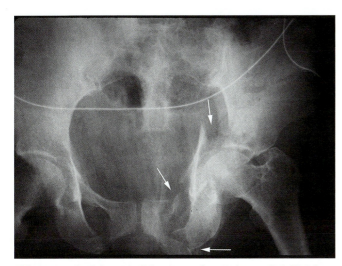

Abb. 14.5 Beckenfraktur. Die Pfeile zeigen mehrere Frakturen, die beide Schambeinäste (Rami ossis pubis) und die Hüftgelenkpfanne (Acetabulum) einbeziehen.
Quelle: Courtesy of Peter T. Pons, MD, FACEP. © NAEMT; PHTLS, 8th edition, Jones & Bartlett, 2016

tum und Vagina kann es zu schweren sekundären Infektionen kommen.

Beckenfrakturen

Beckenfrakturen reichen von leichten Verletzungen bis hin zu komplexen Frakturen mit massiven inneren und äußeren Blutungen. Frakturen des **Beckenrings** sind lediglich mit einer Mortalität von etwa 6 % verbunden. Bei offenen Beckenfrakturen steigt diese dagegen auf über 50 %. Der Blutverlust stellt die Haupttodesursache bei Patienten mit Beckenverletzungen dar; die übrigen Patienten versterben an Schädel-Hirn-Verletzungen und Multiorganversagen. Da das Becken aus stabilem Knochen besteht und eine erhebliche Gewalteinwirkung erforderlich ist, bis es bricht, sind Beckenfrakturen häufig mit Begleitverletzungen wie Schädel-Hirn-Traumata (51 %), Frakturen der großen Röhrenknochen (48 %), Thoraxverletzungen (20 %), Verletzungen der Harnröhre beim Mann (15 %), Milzverletzungen (10 %) sowie Verletzungen von Leber und Nieren (jeweils 7 %) verbunden. Es werden folgende Arten von Beckenfrakturen unterschieden:

Frakturen der Sitzbeinäste Isolierte Frakturen des oberen bzw. unteren Astes des Sitzbeins sind in der Regel harmlose Verletzungen, die keiner chirurgischen Intervention bedürfen. Bei Patienten, die mit hoher Energie auf die Genitalien aufprallen („Reitersitz-Verletzungen"), können ggf. alle vier Sitzbeinäste frakturieren. Sitzbeinast-Frakturen gehen meist nicht mit nennenswerten inneren Blutungen einher.

Azetabulumfrakturen (Einbruch der Hüftpfanne) Diese Frakturen entstehen, wenn das Femur mit hoher Energie in die Hüftpfanne (Azetabulum) des Beckens getrieben wird. Zur Wiederherstellung der vollen Beweglichkeit ist meist eine operative Versorgung notwendig. Azetabulumfrakturen können mit erheblichen inneren Blutungen einhergehen.

Beckenringfrakturen Frakturen des Beckenrings werden in drei Gruppen unterteilt. Bei vertikalen Scherfrakturen ist das Risiko von massiven Blutungen am höchsten, auch wenn alle Beckenringfrakturen mit erheblichem Blutverlust einhergehen können. Präklinisch können Krepitation und Instabilität des Beckens mit allen Formen von Beckenringfrakturen verbunden sein. Nach dem **Verletzungsmechanismus** werden unterschieden:

1. **Laterale Kompressionsfraktur:** Diese häufigste Beckenringfraktur entsteht, wenn das Becken von der Seite belastet wird (z. B. bei vom Fahrzeug angefahrenem Fußgänger). Das vom Becken umschlossene Volumen wird dabei verringert (➤ Abb. 14.6a).
2. **Anteroposteriore Kompressionsfraktur des Beckens:** Ihr Anteil beträgt etwa 15 % der Beckenringfrakturen (➤ Abb. 14.6b). Diese Verletzungen entstehen, wenn das Becken von vorne nach hinten belastet wird (z. B. Einklemmung einer Person zwischen einem Fahrzeug und einer Wand). Sie werden auch als „Open-Book"-Frakturen bezeichnet, da die Symphyse gesprengt wird und sich das vom Becken umschlossene Volumen massiv vergrößert.
3. **Vertikale Scherbrüche des Beckens:** Diese Frakturform mit dem kleinsten Anteil an den Beckenringfrakturen hat die höchste Mortalität (➤ Abb. 14.6c). Vertikale Scherbrüche entstehen, wenn vertikale Kräfte auf eine Hälfte des Beckens wirken (z. B. Sturz aus großer Höhe, wobei ein Bein zuerst aufkommt). Da eine Beckenhälfte vom Rest abgeschert wird, werden häufig Blutgefäße zerrissen, sodass erhebliche innere Blutungen resultieren.

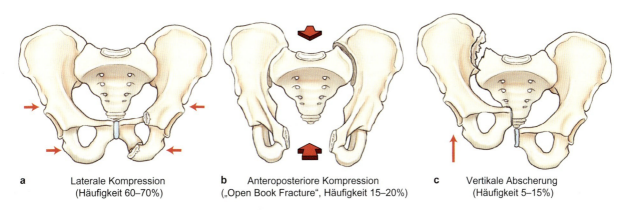

a Laterale Kompression (Häufigkeit 60–70 %)
b Anteroposteriore Kompression („Open Book Fracture", Häufigkeit 15–20 %)
c Vertikale Abscherung (Häufigkeit 5–15 %)

Abb. 14.6 Beckenringfraktur-Typen.

Management

Offene und geschlossene Frakturen

Das Management von Frakturen hat primär die Blutungskontrolle und die Schockbekämpfung zum Ziel. Durch direkten Druck und mittels Druckverbänden können die meisten äußeren Blutungen präklinisch kontrolliert werden. Offene Wunden oder Knochenenden sollten mit sterilen Tüchern abgedeckt werden. Innere Blutungen werden primär durch Immobilisation kontrolliert, die auch zur Schmerzlinderung beiträgt. Ziehen sich die Knochenstücke im Rahmen der Schienung in die Wunde zurück, muss dies auf dem Einsatzprotokoll genau dokumentiert und zusätzlich dem Personal der Notfallaufnahme mitgeteilt werden. Der Nutzen einer präklinischen intravenösen Antibiotikagabe ist eher gering, besonders bei städtischen Rettungsdiensten.

Eine verletzte Extremität sollte so wenig wie möglich bewegt werden. Primäres Ziel einer Schienung ist die Ruhigstellung der betroffenen Extremität. Dadurch werden die Schmerzen des Patienten gemindert sowie weitere Gewebeschädigungen und Blutungen verhindert. Um einen langen Knochen einer Extremität effektiv zu immobilisieren, muss die ganze Gliedmaße fixiert werden. Dazu sollte die Extremität manuell fixiert und sowohl der Knochen als auch das Gelenk proximal und distal der Verletzung immobilisiert werden. Verschiedene Schienungssysteme sind auf dem Markt erhältlich; die meisten sind sowohl zur Immobilisation geschlossener als auch offener Frakturen geeignet (Kasten 14.1). Nahezu alle Schienen erschweren die Inspektion der Extremität nach der Immobilisation, weshalb eine genaue Beurteilung der Verletzung vor dem Anlegen der Schiene erfolgen sollte.

> **14.1 Schienentypen**
>
> Diverse Schienungsmaterialien stehen zur Verfügung, unter anderem (➤ Abb. 14.7):
> - **Formstabile Schienen:** Die zu schienende Körperpartie muss auf die Schiene passen. Beispiele für solche „steifen" Schienen sind feste Holz-, Metall- oder Kunststoffschienen sowie Luftkammerschienen. Auch Spineboards und Schaufeltragen gehören in diese Gruppe. Diese Schienen können vor allem bei Frakturen großer Röhrenknochen sinnvoll sein.
> - **Anformbare Schienen** können der Fehlstellung verletzter Extremitäten angepasst werden. Zu diesen Schienen gehören Vakuumschienen und -matratzen, Drahtleiterschienen sowie anformbare und gepolsterte Aluminiumblechschienen (z. B. SAM Splint®). Schienen dieser Gruppe sind besonders für Handgelenk und Knöchel, aber auch für große Röhrenknochen geeignet.
> - **Extensionsschienen** halten mechanisch einen achsgerechten Zug aufrecht und reponieren so die Extremität. Sie werden vor allem bei Femurfrakturen eingesetzt.

Frakturen werden grundsätzlich in der Position ruhiggestellt, in der sie vorgefunden werden. Dabei sollten – wenn möglich – beide angrenzenden Gelenke ebenfalls immobilisiert werden. Eine Ausnahme bilden Frakturen mit distalem Pulsverlust und Frakturen, die sich in einer Position befinden, welche den Transport beeinträchtigen würde. In diesen Situationen sollte durch den Notarzt unter suffizienter Analgesie eine Reposition durch vorsichtigen Zug in Längsachse durchgeführt werden. Konnte die Zirkulation nach 1–2 Repositionsversuchen nicht wiederhergestellt werden, sind die Erfolgschancen eher gering. Repositionsversuche sollten unterlassen werden, wenn der Patient trotz Analgesie eine erhebliche Schmerzzunahme verspürt oder die Bewegung auf Widerstand stößt. Luxationsfrakturen des oberen Sprunggelenks sollten auf jeden Fall durch den Notarzt reponiert werden. Kann die anatomische Lage wiederhergestellt werden, wird dadurch die Immobilisation erleichtert und die Zirkulation verbessert.

Vier zusätzliche Punkte sollten bei allen Methoden der Schienung beachtet werden:

1. Starre Schienen sollten innen ausgepolstert werden, damit Druckstellen verhindert werden und der Patient möglichst bequem liegt.
2. Schmuck und Uhren sollten entfernt werden, damit die Zirkulation im Falle einer zunehmenden Schwellung nicht behindert wird. Die Anwendung von Seife, Pflegelotion oder Gleitgel kann bei der Entfernung von zu engen Fingerringen hilfreich sein.
3. Vor und nach dem Anlegen der Schiene sollten Durchblutung, Motorik und Sensibilität distal der Verletzung untersucht und anschließend regelmäßig weiter überprüft werden. Eine pulslose Extremität deutet entweder auf eine Gefäßverletzung oder auf ein Kompartmentsyndrom hin. Ein zügiger Transport in eine adäquate Zielklinik ist in diesem Fall umso wichtiger.
4. Nach der Schienung sollte die Extremität hoch gelagert werden, um eine zusätzliche Ödembildung und das pochende Schmerzempfinden zu senken. Das Kühlen der Verletzung kann eine Schwellung verringern und die Schmerzen lindern.

Femurfrakturen

Femurfrakturen stellen aufgrund der Oberschenkelmuskulatur bei der Schienung eine besondere Herausforderung dar. Das Femur bildet ein starkes Gegenlager, an dem die kräftigen Oberschenkelmuskeln fixiert sind. Bricht der Oberschenkelknochen im mittleren Schaftbereich, versagt dieses Gegenlager und die Muskeln ziehen sich zusammen. Dadurch bohren sich die Knochenstücke in die Muskeln, was zu Blutungen und Schmerzen führt und ggf. offene Frakturen verursacht. Wenn kein lebensbedrohlicher Zustand vorliegt, sollte eine im mittleren Bereich lokalisierte Oberschenkelfraktur mittels einer Extensionsschiene stabilisiert werden. Manuell oder durch Hilfsmittel ausgeübter Zug an der Extremität hilft, innere Blutungen zu verringern und die Schmerzen des Patienten zu lindern. Eine präklinische Studie zum Gebrauch von Traktionsschienen hat jedoch gezeigt, dass diese in 40 % der Fälle entweder mit Komplikationen behaftet oder sogar kontraindiziert sind.[7] Kontraindikationen für die Anwendung von Traktionsschienen sind:

- Verdacht auf Beckenfraktur
- Verdacht auf Oberschenkelhalsfraktur
- Traumatische Amputation von Knöchel oder Fuß
- Verdacht auf Frakturen im Bereich der Kniegelenke

Weist ein Patient mit einer Oberschenkelschaftfraktur andere lebensbedrohliche Verletzungen auf, darf keine Zeit mit der Anlage einer Traktionsschiene verloren werden. In einer solchen Situation

14.3 Spezielle Verletzungen des Bewegungsapparates

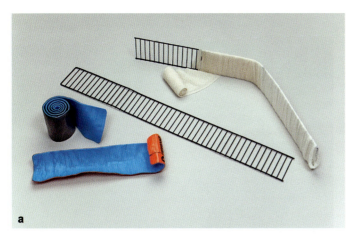
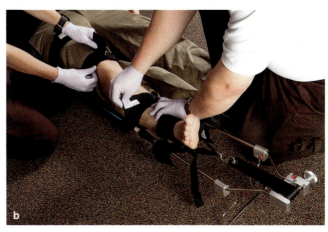
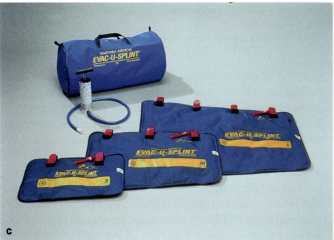
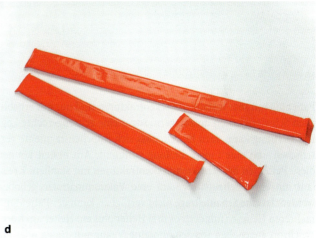

Abb. 14.7 a: Anformbare Schiene.
b: Extensionsschiene.
c: Vakuumschiene.
d: Formstabile Schienen (hier: Board Splint).
Quelle: b: © Jones & Bartlett Learning. Foto: Darren Stahlman. c: Courtesy of Hartwell Medical. © NAEMT; PHTLS, 8th edition, Jones & Bartlett, 2016

muss sich das Rettungsdienstpersonal auf die vitalen Probleme des Patienten konzentrieren. Der Oberschenkel wird durch die Fixierung des Patienten auf einem Spineboard ausreichend stabilisiert.

Beckenfrakturen

Schwere Beckenfrakturen stellen den Rettungsdienstmitarbeiter vor eine Reihe von Schwierigkeiten. Die erste ist das Erkennen einer instabilen Beckenfraktur. In den meisten Fällen ist eine Röntgenuntersuchung des Beckens erforderlich, um das genaue Ausmaß und die Schwere der Fraktur zu diagnostizieren. Die größte Bedrohung bereitet der innere Blutverlust, der oft nur schwer zu beherrschen ist. Eine Möglichkeit zur Stabilisierung des Beckens besteht darin, ein Leinentuch (z. B. Stecklaken) auf Höhe der Trochanteren eng um das Becken zu binden. Dabei sollten die unteren Extremitäten in Adduktion und Innenrotation fixiert und stabilisiert werden. Mehrere Hersteller bieten Beckengurte (Pelvic Binders) an, die dazu dienen, entsprechende Beckenfrakturen zu stabilisieren. Die Anwendung eines Beckengurtes kann bei entsprechender Frakturmorphologie dazu führen, einen offenen Beckenring zu schließen und das Volumen des kleinen Beckens zu reduzieren (➤ Kasten 14.2). Erläuterungen zur klinischen Untersuchung des Beckens finden sich in ➤ Kap. 7.2.4. Bisher wurden keine Studien über die Anwendung von Beckengurten im präklinischen Bereich veröffentlicht.

14.2 Beckengurte und -schlingen

Mindestens drei Beckenschlingen bzw. -gurte sind kommerziell erhältlich: Pelvic Binder (PelvicBinder Inc.), Sam Sling (Sam Products) und Trauma Pelvic Orthotic Device (TPOD; BioCybernetics International).

Grundlage
Ein Teil der Beckenringfrakturen ist mit einer Vergrößerung des vom Becken umschlossenen Volumens assoziiert und erlaubt so einen erheblichen Blutverlust in das kleine Becken. Durch die Volumenvergrößerung kann dieser Raum eine deutlich größere Blutmenge aufnehmen, bevor sich die Blutung durch das umgebende Gewebe **tamponiert.** Vor der Einführung von Beckengurten wurden hämodynamisch instabile Patienten mit Beckenringfrakturen innerklinisch mit Beckenzwingen oder anderen externen Fixationen versorgt, um das Volumen des Beckens und damit den Raum für Blutungen zu verkleinern. Obwohl die Anlage eines Beckenfixateurs den Transfusionsbedarf zu senken scheint, existieren nur wenige

wissenschaftliche Daten, die einen Zusammenhang zwischen externer Fixation und einer niedrigeren Mortalität nahelegen.

Probleme
Bei der präklinischen Anwendung von Beckengurten gibt es eine Reihe potenzieller Probleme:
- Die Diagnose „Beckenfraktur" ist ohne Röntgen schwierig. Es ist nicht erwiesen, dass Rettungspersonal zuverlässig Beckenfrakturen nur aufgrund der körperlichen Untersuchung erkennt. Hinzu kommt, dass nicht alle Arten von Beckenfrakturen von einer Kompression profitieren. Laterale Kompressionsfrakturen haben bereits ein reduziertes Volumen.
- Über die Effizienz liegen kaum Daten vor. Lediglich einige retrospektive Fallbeschreibungen nach innerklinischem Einsatz von Beckengurten sind veröffentlicht worden. Auch wenn diese eine erhebliche Verkleinerung des vom Becken umschlossenen Volumens zeigen, so wird nur selten auf die notwendige Transfusionstherapie eingegangen. Ein Zusammenhang zwischen dem Einsatz von Beckengurten und einer Verringerung der Mortalität ist nicht erwiesen.
- Es gibt für den Einsatz von Beckengurten und -schlingen keine präklinischen Daten – somit auch keine nachgewiesene Verbesserung für den Patienten.
- Die Kosten für die Einmalsysteme sind nicht unerheblich.

Patienten mit sehr instabilen Beckenfrakturen sind nur mit erheblichen Schwierigkeiten umzulagern. Sogar eine achsengerechte Log-roll-Drehung kann dazu führen, dass sich Knochenfragmente verschieben und eine innere Blutung zunimmt. Am besten können diese Patienten bei schweren Beckenfrakturen mit stabilem Kreislauf mit einer Schaufeltrage auf eine Vakuummatratze gehoben werden. Ist eine Schaufeltrage nicht verfügbar, kann der Patient mit mehreren Helfern (mindestens drei Helfer plus ein Helfer am Kopf) synchron angehoben werden, um eine Vakuummatratze oder ein Spineboard unter ihm zu platzieren. Um das achsengerechte Anheben des Patienten zu koordinieren, sind klare Absprachen im Team und eindeutige Kommandos, meist durch den Helfer am Kopf, erforderlich.

Luxationen

Gelenke werden durch Bänder zusammengehalten. Die Knochen, die ein Gelenk bilden, sind durch Sehnen mit den Muskeln verbunden. Die eigentliche Bewegung der Extremitäten entsteht durch Kontraktion (Verkürzung) von Muskeln. Diese Verkürzung der Muskeln führt zu einem Zug an den Sehnen, die am Knochen angeheftet sind und die Extremität im Gelenk bewegen. Bei einer Luxation werden beide gelenkbildenden Knochen voneinander getrennt (so springt z. B. der Gelenkkopf aus der Gelenkpfanne). Dabei kommt es zu einer Zerreißung der Bänder, die das Gelenk normalerweise stabilisieren (➤ Abb. 14.8 und ➤ Abb. 14.9). Eine Luxation bewirkt also eine Instabilität ähnlich wie bei einer Fraktur, die präklinisch immobilisiert werden muss. Luxationen können starke Schmerzen verursachen und sind nur schwer von Frakturen zu unterscheiden; gelegentlich sind sie mit Frakturen assoziiert (Luxationsfrakturen).

Bänder von Patienten, die bereits eine Luxation erlitten haben, sind meist gedehnt und instabiler und neigen daher zu wiederholten Luxationen, solange keine chirurgische Korrektur vorgenommen wird. Diese Patienten sind nicht selten mit ihrer Verletzung vertraut und können dann bei der Beurteilung und Stabilisierung helfen.

Management

Generell sollten Luxationen in der vorgefundenen Lage ruhiggestellt werden. Sanfte Gelenkbewegungen sind sinnvoll, um die Zirkulation zu verbessern, wenn der Puls initial fehlt oder schwach ist. Bei kurzem Transportweg sollten jegliche Manipulationen unterlassen werden, um keine Zeit zu verlieren. Manipulationen sind für den Patienten äußerst schmerzhaft, weshalb dieser auf jegliche Bewegungen der Extremitäten vorbereitet werden sollte. Die meisten Gelenkluxationen können mit Schienen ruhiggestellt werden; bei der Schulterluxation eignet sich am besten eine Armtrageschlinge. Die initiale Gelenkstellung, durchgeführte Maßnahmen, Puls, Sensibilität und Hautfarbe vor und nach Anlage der Schiene müssen dokumentiert werden. Während des Transports können durch Kühlung Schmerzen gelindert und stärkere Schwellungen vermieden werden. Zur weiteren Schmerzlinderung sollten Analgetika verabreicht werden.

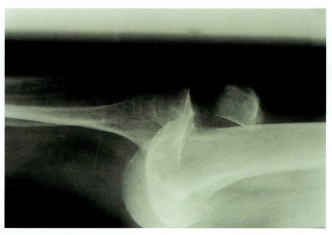

Abb. 14.9 Luxation des rechten Kniegelenks nach vorn, die Tibia ist vor den Femur geschoben.
Quelle: © Wellcome Image Library/Custom Medical Stock Photo

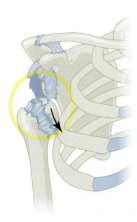

Abb. 14.8 Bei einer Luxation springt ein Knochen aus dem Gelenk.

Die präklinische Reposition einer Gelenkluxation ist nur selten erforderlich und sollte ausschließlich durch ausgebildetes ärztliches Personal durchgeführt werden. Eine Ausnahme stellt die Luxationsfraktur des oberen Sprunggelenks dar, die bereits präklinisch unter suffizienter Analgesie reponiert werden sollte. Sämtliche Repositionen und Repositionsversuche sind sorgfältig zu dokumentieren.

14.4 Spezielle Überlegungen

14.4.1 Kritische Polytraumapatienten

Bei Patienten, die ein Polytrauma erlitten haben, am Primary Assessment festzuhalten, bedeutet nicht, die Extremitätenverletzung zu ignorieren oder eine Progredienz der Verletzung in Kauf zu nehmen. Allerdings gilt bei Patienten, die eine nicht vital bedrohlich blutende Verletzung des Bewegungsapparates haben, der Grundsatz „Life Before Limb", also **Überleben geht vor Erhalt von Gliedmaßen.** In diesen Fällen sollte sich das Rettungsdienstpersonal auf die Vitalfunktionen konzentrieren und sich erst nachgeordnet um die verletzte Extremität kümmern, unabhängig davon, wie dramatisch diese aussehen mag. Wenn der Patient vollständig auf einem Spineboard oder einer Vakuummatratze immobilisiert wurde, sind auch alle Extremitäten in anatomischer Lage ruhiggestellt und der Patient lässt sich rasch umlagern. Ein Secondary Assessment ist nachrangig, solange ein lebensbedrohlicher Zustand weiterhin eine Behandlung erfordert oder die Transportzeit nur kurz ist. Wird kein Secondary Assessment durchgeführt, sollten die Gründe hierfür aus der Einsatzdokumentation klar hervor gehen.

14.4.2 Schmerztherapie

Bei Patienten mit Extremitäten- oder Beckenfraktur sollte eine suffiziente Analgesie erwogen werden.[8] Primär sind sämtliche Basismaßnahmen wie Immobilisation, Kühlung und Hochlagerung durchzuführen; weiterhin ist eine gute Kommunikation mit dem Patienten von Bedeutung, um dessen Angst zu mindern. Protokolle mit genauen Indikationen und Kontraindikationen der Analgetika sollten erstellt werden. Geeignete Medikamente sind z. B. Morphin, Fentanyl, Ketamin, Piritramid, Tramadol und nichtsteroidale Antiphlogistika (NSAID).

Der Patient muss vor, während und nach der Medikamentengabe überwacht werden. Dies ist genau zu dokumentieren. Das Monitoring beinhaltet neben der Pulsoxymetrie sämtliche Vitalfunktionen wie Puls, EKG, Blutdruck und Atemfrequenz. Die kontinuierliche Kapnometrie kann Frühwarnzeichen für eine Überdosierung liefern.[9] Bei der Anwendung von Opiaten sollte Naloxon zur Antagonisierung bereitgehalten werden.

Analgetika werden für isolierte Gelenk- oder Gliedmaßenverletzungen empfohlen, sollten aber bei polytraumatisierten Patienten zurückhaltend angewendet werden. Sobald die Fraktur oder Luxation ruhiggestellt ist, sollte der Patient eine merkliche Schmerzlinderung erfahren. Die Ruhigstellung der betroffenen Extremität verhindert weitere Bewegungen und lindert somit auch die Beschwerden. Falls der Patient trotz schwerer Verletzungen nur geringe Schmerzen verspürt, sollte nach Hinweisen einer Alkohol- oder Drogeneinnahme gesucht werden.

Analgetika sollten vorsichtig verabreicht und nach ihrer Wirkung titriert werden. Atem- und kreislaufdepressive Schmerzmedikamente sollten vermieden werden, wenn

- der Patient Schockzeichen aufweist,
- durch Stabilisierung und Schienung eine signifikante Schmerzreduktion erreicht werden kann oder
- der Patient unter Alkohol- oder Drogeneinfluss steht.

Medikamente sollten nicht verabreicht werden, wenn ihre Nebenwirkungen nicht bekannt sind.

Starke Schmerzen werden häufig mit Narkotika (Opiaten) behandelt. Morphin, Fentanyl und Piritramid (Dipidolor®) werden im Rettungsdienst häufig angewendet. Die Atemdepression – bis hin zum Atemstillstand – ist dabei die gefährlichste Komplikation. Ein anderer Nachteil ist die Vasodilatation, welche diese Substanzen auslösen. Dies ist besonders bei Patienten im kompensierten Schockstadium (Klasse II) wichtig, da die Hypovolämie durch die Narkotika demaskiert werden kann und der Patient dann massiv hypoton wird. Bei Patienten mit einem möglichen kompensierten Schock sollten Analgetika intravenös in der niedrigsten Dosierung angewendet und langsam titriert werden, bis der gewünschte Effekt eintritt. Narkotika sollten bei Traumapatienten intravenös verabreicht werden, da die Aufnahme in die Blutbahn nach intramuskulärer Gabe aufgrund der verminderten Durchblutung der Muskulatur nicht vorhersehbar ist. Weitere generelle Nebenwirkungen von Narkotika sind Übelkeit und Erbrechen, Schwindel, Sedierung und Euphorie. Daher sollten Narkotika bei Patienten mit Kopfverletzungen nur mit Vorsicht eingesetzt werden, weil eine Steigerung des intrakranialen Drucks möglich ist. Wie Studien zeigen, sind die analgetischen und unerwünschten Wirkungen von Morphin und Fentanyl vergleichbar.[10]

Morphin

Morphin wird bei Patienten mit moderaten bis schweren Schmerzen angewendet. Die Dosierung sollte nach Wirkung titriert werden und richtet sich nach der Reaktion des Patienten auf die Schmerzen und dessen physiologischem Zustand. Morphin kann intravenös, intramuskulär oder subkutan verabreicht werden. Erwachsene benötigen normalerweise zwischen 2,5 und 15 mg (bzw. 0,05–0,1 mg/kg), appliziert über mehrere Minuten und unter ständiger Kontrolle von Wirkung und Komplikationen. Intramuskulär und subkutan werden Dosen von 10 mg/70 kg KG verabreicht.

Fentanyl

Fentanyl besitzt einige Vorteile, die es für den präklinischen Einsatz attraktiv machen. Es zeigt einen schnellen Wirkungseintritt und erhöht nicht wie Morphin die Histaminfreisetzung, was bei hypovolämischen Patienten eine Hypotonie verschlimmern könnte. Wie bei allen Narkotika sollte die Dosierung titriert werden. Typische Dosen für Erwachsene sind 50–100 µg, für Kinder 1–2 µg/kg. Das Nebenwirkungsprofil ist ähnlich wie bei Morphin; spezifische Kontraindikationen sind Allergien auf Fentanyl, Kreislauf- oder Atemdepression sowie fehlende Kontrolle der Atemwege.

Ketamin

Ketamin, in höheren Dosen ein dissoziatives Narkotikum und in niedrigeren Dosen ein Analgetikum, hat wenig Einfluss auf den Atemantrieb und verursacht keine Hypotonie.[11] Der Gebrauch von Ketamin ist in Europa weit verbreitet und erfährt auch in den Vereinigten Staaten eine zunehmende Akzeptanz, wenngleich es dort nicht als Analgetikum zugelassen ist (Off-Label-Use). Das Committee on Tactical Combat Casualty Care (CoTCCC) empfahl kürzlich Ketamin als eine Option zur Schmerzbekämpfung auf dem Gefechtsfeld und nahm es in den Lehrstoffplan des Tactical-Combat-Casualty-Care-Kurses auf. Ketamin kann auf verschiedenen Wegen verabreicht werden: intravenös, intramuskulär, intraossär, intranasal, oral und rektal. Die Standard-Anfangsdosis beträgt 15–30 mg i.v., 50 mg intranasal (über einen Nasenapplikator) oder 50–75 mg intramuskulär zur Schmerzkontrolle. Zur Narkoseeinleitung werden höhere Dosen benötigt. Da es keine Hypotonie induziert und Herzfrequenz und Blutdruck sogar ansteigen, kann Ketamin zur Analgesie bei Patienten mit niedrigem Blutdruck (z.B. infolge eines hämorrhagischen Schocks) angewendet werden, wenn Opiat-Analgetika ungeeignet sind. Es gibt vereinzelt Hinweise, dass Ketamin den intrakranialen Druck und den Augeninnendruck erhöhen könnte, weshalb die Anwendung bei Patienten mit dem Verdacht auf ein Schädel-Hirn-Trauma oder penetrierenden Augenverletzung derzeit nicht empfohlen wird. Beide Kontraindikationen werden jedoch durch aktuelle Studien infrage gestellt[12–14], zumal gerade bei Patienten mit einem Schädel-Hirn-Trauma die Aufrechterhaltung eines adäquaten Blutdrucks – und damit eines adäquaten zerebralen Perfusionsdrucks – von besonderer Bedeutung ist. Die präklinische Gabe von Ketamin zur Analgesie und Narkoseeinleitung kann als sicher und effektiv angesehen werden.[15, 16]

14.4.3 Abbau von Angstzuständen (Anxiolyse)

Eine Schmerzbehandlung bei Traumapatienten richtet sich einerseits gegen die körperlichen Schmerzen und andererseits gegen die Angst, die mit den Schmerzen und der Gesamtsituation einhergeht, in der sich der Patient gerade befindet. Analgetika dämpfen die Schmerzen, Sedativa wirken angstlösend (anxiolytisch). Benzodiazepine wie Midazolam, Diazepam, Lorazepam oder Alprazolam sind am besten untersucht und haben durch die vermittelte anterograde Amnesie einen zusätzlichen Nutzen. Nach Anwendung dieser Medikamente können sich die Patienten nicht mehr an zurückliegende Details erinnern. Besondere Vorsicht gilt, wenn Benzodiazepine und Narkotika kombiniert werden, da die Auswirkungen auf Atmung und Kreislauf zu einer Atemdepression und Hypotonie führen können.

14.4.4 Amputationen

Werden Gewebeteile von einer Extremität komplett abgetrennt, so werden sie nicht mehr mit Nährstoffen und Sauerstoff versorgt. Diese Verletzungen werden als Amputation oder Ablederung bezeichnet. Unter **Amputation** wird das komplette Abtrennen einer Gliedmaße verstanden, unter **Ablederung** (Décollement) das Abreißen bzw. Abscheren von Haut und darunter liegenden Weichteilen. Anfangs sind die Blutungen im Rahmen solcher Verletzungen häufig schwer; durch Kontraktion der Gefäße und die Gerinnung nimmt der Blutverlust aber wieder ab. Bei Bewegungen kann die Verletzung erneut zu bluten beginnen, wenn sich dadurch Blutgerinnsel lösen. Auch partielle Amputationen können von schweren Blutungen begleitet sein.

Amputationsverletzungen sind am Einsatzort meist sofort erkennbar (➤ Abb. 14.10). Sie erregen bei Ersthelfern großes Aufsehen; die Patienten wissen z.T. gar nicht, dass ihnen eine Extremität fehlt. Der professionelle Helfer sollte psychologisch sehr behutsam mit einer solchen Verletzung umgehen (Kasten 14.3). Der Patient ist unter Umständen noch nicht bereit, eine solche Information zu verarbeiten, und sollte deshalb erst nach einer medizinischen Beurteilung und initialen Behandlung informiert werden. Die abgetrennte Extremität sollte gesucht und mitgenommen werden, damit sie ggf. replantiert werden kann. Selbst wenn eine vollständige Wiederherstellung der Funktion nicht immer möglich ist, so kann doch oft eine Teilfunktion wiedererlangt werden. Vor der Suche nach einem Amputat sollte das Primary Assessment durchgeführt werden, es sei denn, es sind genügend Helfer an der Einsatzstelle. Amputationsverletzungen mögen grausam anzusehen sein, doch solange der Patient keinen gesicherten Atemweg hat oder nicht atmet, ist der Verlust einer Extremität sekundär. Amputationen sind häufig sehr schmerzhaft. Sobald lebensbedrohliche Zustände im Rahmen des Primary Assessment ausgeschlossen worden sind, sollte daher eine suffiziente analgetische Therapie erfolgen (➤ Abb. 14.11).

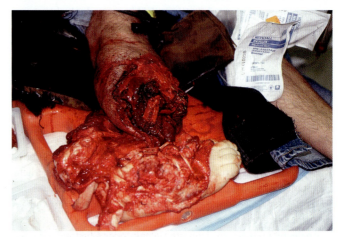

Abb. 14.10 Komplette Amputation des rechten Beines im Rahmen eines Arbeitsunfalls.
Quelle: Courtesy of Peter T. Pons, MD, FACEP. © NAEMT; PHTLS, 8th edition, Jones & Bartlett, 2016

14.4 Spezielle Überlegungen

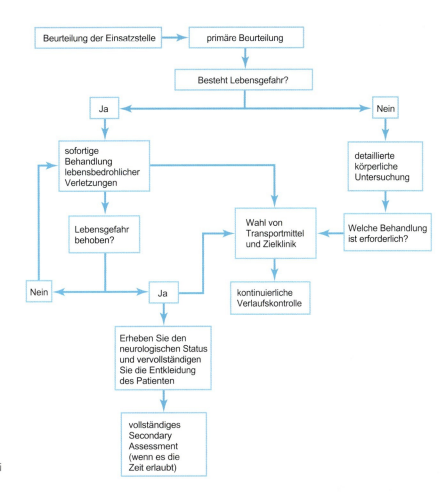

Abb. 14.11 Algorithmus des Primary Assessments bei muskuloskeletalem Trauma.

14.3 Phantomschmerzen

Manchmal beklagen die Patienten Schmerzen distal der Amputation. Diese sogenannten Phantomschmerzen bezeichnen das Gefühl, Schmerzen in der fehlenden Extremität zu empfinden. Wie dieses Schmerzempfinden entsteht, ist noch nicht genau geklärt, aber das Gehirn scheint noch nicht zu realisieren, dass die Extremität nicht mehr vorhanden ist. Phantomschmerzen treten jedoch gewöhnlich noch nicht zum Zeitpunkt der Verletzung auf.

Management

Bei der Amputatversorgung sind folgende Punkte zu beachten:[17]
- Reinigen Sie das Amputat durch sanftes Spülen mit einer sterilen Kochsalz- oder Vollelektrolytlösung.
- Umwickeln Sie das Amputat mit sterilen, angefeuchteten Tüchern und legen Sie es in einen Plastikbeutel oder -behälter.
- Beschriften Sie den Beutel oder Behälter und legen Sie ihn in einen zweiten, mit Eiswasser gefüllten Beutel.
- Frieren Sie das Amputat nicht ein, vermeiden Sie direkten Kontakt mit Eis oder den Zusatz anderer Kühlmittel wie Trockeneis.
- Transportieren Sie den Patienten zusammen mit dem Amputat in das nächstgelegene geeignete Krankenhaus.

Je länger das Amputat ohne Sauerstoffversorgung ist, desto geringer sind die Chancen einer erfolgreichen Replantation. Durch das Kühlen – ohne zugleich Erfrierungen zu verursachen – wird der Metabolismus des Amputats verlangsamt und das Zeitfenster zur Replantation verlängert. Dennoch ist dies keine Garantie für eine erfolgreiche Replantation. Da Prothesen der unteren Extremitäten heute eine fast normale Funktion erlauben, werden Replantationsversuche nicht immer durchgeführt. Zudem werden oft nur sauber abgetrennte Gliedmaßen von ansonsten gesunden, jungen Nichtraucherpatienten replantiert. Patienten mit abgetrennten Fingern (insbesondere Daumen) oder Händen/Unterarmen sollten in ein Traumazentrum transportiert werden, das über die notwendigen Spezialisten und die erforderliche Ausrüstung (Gefäßmikrochirurgie) verfügt.

Der Transport des Patienten sollte nicht durch die Suche nach dem Amputat verzögert werden. Falls das Amputat nicht innerhalb kurzer Zeit gefunden werden kann, können Polizeibeamte oder andere Helfer vor Ort die Suche fortsetzen. Es muss darauf geachtet werden, dass die Helfer das Amputat richtig versorgen und das richtige Zielkrankenhaus anfahren. Wenn das Amputat gefunden ist, sollte das Zielkrankenhaus sofort informiert werden und der Transport zügig erfolgen.

Notfallamputation an der Einsatzstelle

Im Allgemeinen können die meisten Extremitäten, die hoffnungslos eingeklemmt erscheinen, mithilfe zusätzlicher technischer Expertise befreit werden. Wenn ein Patient z. B. eine Extremität in einer Maschine eingeklemmt hat, so kann derjenige als Experte helfen, der die Maschine normalerweise wartet. Dieser kann manchmal Maschinenteile entfernen, um die Gliedmaße zu befreien. In seltenen Fällen ist eine Extremität so eingeklemmt, dass die Amputation vor Ort die einzige vernünftige Option darstellt. Für diese Fälle sollte der Ärztliche Leiter des Rettungsdienstes ein geeignetes Notfallamputationsset zusammenstellen (Kasten 14.4). Obwohl diese Materialien extrem selten eingesetzt werden, können sie im Notfall Leben retten.[18] Manche eingeklemmten Extremitäten sind nur noch über eine kleine Gewebebrücke mit dem Körper verbunden, die ohne größeren Aufwand durchtrennt werden kann. Ist eine vollständige Amputation erforderlich, sollte sie im Idealfall durch einen Chirurgen durchgeführt werden, der über die entsprechenden anatomischen Kenntnisse und technischen Fertigkeiten verfügt. Hierzu ist selbstverständlich eine Intubationsnarkose erforderlich.

14.4 Notfallamputationsset

Ein Set zur Durchführung einer Notfallamputation kann durch den Ärztlichen Leiter zusammengestellt und im arztbesetzten Rettungsmittel vorgehalten werden. Die nachfolgende Liste stellt nur ein Beispiel für die Zusammensetzung eines solchen Amputationssets dar.

Instrumente:
- Mayo-Schere, gebogen   1 EA
- Halsted-Arterienklemme   4 EA
- Kelly-Klemme   2 EA
- Nadelhalter   2 EA
- Backhaus-Tuchklemme   4 EA
- Pinzette, chirurgisch   2 EA
- Volkmann-Wundhaken, scharf, 4- oder 6-zinkig   2 EA
- Gigli-Drahtsäge, T-Handgriff   2 EA
- Gigli-Drahtsäge, Draht   3 EA
- Amputationsmesser   1 EA
- Knochenschneider   1 EA

Verbrauchsmaterial:
- Kittel, steril
- Handschuhe, steril
- Skalpell (10er Klinge)
- Kompressen, steril

Nahtmaterial:
- 2–0 Vicryl Ligatur
- 0 Vicryl Ligatur
- 2–0 Vicryl, GI-Nadel, Multipack
- 3–0 Vicryl, GI-Nadel, Multipack

Verbandmaterial:
- Mullbinde oder saugfähiger Verbandmull (z. B. Kerlix®)
- Saugkompressen, groß
- elastische Binde, 10 cm
- elastische Binde, 15 cm
- ebenfalls gut geeignet: Haftbinde (z. B. Elastomull® haft)

14.4.5 Kompartmentsyndrom

Beim Kompartmentsyndrom kommt es infolge einer Erhöhung des Gewebedrucks zur Beeinträchtigung der Blutversorgung einer Gliedmaße (beginnend mit einer Störung des venösen Abstroms), wodurch diese gefährdet wird. Die Muskeln einer Extremität sind von dichtem Bindegewebe umgeben, der sogenannten **Faszie.** Diese Faszien unterteilen eine Extremität in verschiedene Kompartimente (Muskellogen), in denen die Muskeln liegen. Der Unterarm hat drei Kompartimente, der Unterschenkel vier. Die Faszien sind nur geringfügig dehnbar, sodass jede Druckerhöhung im Innern der Kompartimente zu einem Kompartmentsyndrom führen kann.

Die zwei häufigsten Ursachen für ein Kompartmentsyndrom sind Blutungen durch eine Fraktur oder eine Gefäßverletzung und interstitielle Ödeme, die entstehen können, wenn ein ischämischer Körperteil nach einer gewissen Zeit reperfundiert wird. Aber auch eine zu eng angelegte Schiene kann ein Kompartmentsyndrom erzeugen. Wenn der Druck in einem Kompartiment über den Kapillardruck (30 mmHg) ansteigt, werden der Blutfluss in den Kapillaren und der venöse Abstrom beeinträchtigt. Der Druck kann dadurch weiter ansteigen und schließlich sogar die arterielle Versorgung einschränken.

Die beiden frühesten Zeichen eines Kompartmentsyndroms sind Schmerzen und Parästhesien (Missempfindungen wie Kribbeln, Brennen oder Stechen). Die Schmerzen werden im Vergleich zur vorliegenden Verletzung häufig als unverhältnismäßig stark beschrieben. Sie können durch passive Bewegungen der Finger oder Zehen der betroffenen Extremität noch erheblich verstärkt werden. Da insbesondere die Nerven von der Blutversorgung abhängig sind, entstehen bei jeder Einschränkung der Blutversorgung unmittelbar Parästhesien. Die Tatsache, dass diese Symptome auch normalerweise im Rahmen einer Fraktur auftreten können, unterstreicht die Bedeutung einer genauen Untersuchung, Dokumentation und regelmäßigen Kontrolle von Durchblutung, Motorik und Sensibilität. Nur so können Veränderungen festgestellt werden.

Pulslosigkeit, Blässe und Lähmung (Paralyse) sind späte Zeichen und weisen bereits auf ein fortgeschrittenes Kompartmentsyndrom hin, bei dem die Extremität durch das Absterben des Muskels (Nekrose) gefährdet ist. Der vollständige Verlust des peripheren Pulses kommt beim Kompartmentsyndrom selten vor und deutet entweder auf eine Gefäßverletzung oder auf einen extrem hohen Kompartmentdruck hin, der den systolischen Blutdruck bereits übersteigt und somit als ein sehr spätes Zeichen angesehen werden muss. Obwohl sich die Kompartimente von außen oft fest und gespannt anfühlen, kann es schwierig sein, ein Kompartmentsyndrom allein durch Palpation zu beurteilen.

Management

Ein Kompartmentsyndrom kann nur im Krankenhaus definitiv behandelt werden. Hier werden die Muskelfaszien in einer Operation eröffnet (Fasziotomie) und so die betroffenen Kompartimente dekomprimiert.

In der Präklinik können nur grundlegende Maßnahmen ergriffen werden, um ein vorhandenes oder drohendes Kompartmentsyndrom zu lindern. Sämtliche eng anliegenden Schienen und Verbände sollten entfernt und die distale Durchblutung, Motorik und Sensibilität überprüft werden. Durch Hochlagerung der betroffenen Extremität können die Ödembildung vermindert und das Risiko für ein Kompartmentsyndrom verringert werden. Da ein Kompartmentsyndrom auch erst während eines längeren Transportes entstehen kann, sollten Durchblutung, Motorik und Sensorik regelmäßig reevaluiert werden.

14.4.6 Crush-Syndrom

Das Crush-Syndrom wird auch als **traumatische Rhabdomyolyse** bezeichnet und ist durch Nierenversagen nach schwerem Muskelschaden gekennzeichnet. Erstmals wurde es im Ersten Weltkrieg bei deutschen Soldaten beschrieben, die aus eingebrochenen Schützengräben gerettet worden waren. Im Zweiten Weltkrieg wies das Crush-Syndrom eine Mortalität von 90 % auf. Im Koreakrieg betrug die Sterblichkeit noch 84 %, sank nach Einführung der Hämodialyse aber auf 53 %. Im Vietnamkrieg blieb sie etwa gleich hoch bei 50 %.

Etwa 3–20 % der Überlebenden nach einem Erdbeben und etwa 40 % der Überlebenden nach einem Hauseinsturz weisen ein Crush-Syndrom auf.[19, 20] Bei einem Erdbeben nahe Peking wurden 1978 über 300 000 Menschen verletzt, 242 769 starben. Über 48 000 Tote erlagen einem Crush-Syndrom.

Ein Crush-Syndrom entsteht, wenn durch eine ausgedehnte Muskelquetschung in großen Mengen Myoglobin freigesetzt wird. **Myoglobin** ist ein Protein in den Muskelzellen, das dem Muskel seine charakteristische rote Farbe verleiht. Es dient dem Muskel als intrazellulärer Sauerstoffspeicher. Gelangt es aus einem verletzten Muskel in die Blutbahn, kann es die Nieren schädigen und zu einem akuten Nierenversagen führen. Folgende Hinweise legen den Verdacht auf ein Crush-Syndrom nahe:
- Einklemmung über längere Zeit
- Ausgedehnte Verletzungen der Muskulatur
- Eingeschränkte Durchblutung in der verletzten Körperregion

Durch den traumatischen Muskelschaden wird nicht nur Myoglobin freigesetzt, sondern auch Kalium. Sobald der Patient befreit ist, wird die betroffene Extremität sofort mit frischem Blut reperfundiert. Dadurch wird das Blut mit einem hohen Gehalt an Myoglobin und Kalium ausgewaschen und in den restlichen Körper geschwemmt. Erhöhte Kaliumwerte können zu lebensbedrohlichen Herzrhythmusstörungen führen. Das freie Myoglobin färbt den Urin wie Tee oder Cola (sogenannter „fleischfarbener Urin") und kann zu einem Nierenversagen führen.

Eine traumatische Rhabdomyolyse kann auch bei meist älteren Patienten auftreten, die stürzen, sich dabei möglicherweise die Hüfte brechen und nicht in der Lage sind aufzustehen, oder Patienten, die im Bad hinfallen und sich zwischen Badewanne und Toilette verkanten. Diese Patienten werden unter Umständen Stunden oder sogar Tage später aufgefunden, in derselben Position liegend, oft auf hartem Untergrund. Allein ihr Körpergewicht, das über einen langen Zeitraum auf ihren Muskeln lastet, kann zu einem Untergang von Muskelgewebe und Symptomen einer traumatischen Rhabdomyolyse führen.

Management

Die wichtigste Maßnahme bei der Therapie des Crush-Syndroms besteht in einer frühen und intensiven Flüssigkeitsgabe. Da sich die Toxine in eingeklemmten Gliedmaßen ansammeln, sollte die Flüssigkeitsgabe bereits begonnen werden, bevor die Gliedmaßen befreit werden, um die toxische Wirkung von Myoglobin und Kalium möglichst gering zu halten.[21] Eine Verzögerung der Flüssigkeitstherapie führt in 50 % der Fälle zu einem Nierenversagen; wird die Flüssigkeitsgabe um 12 Stunden verzögert, so kommt es in 100 % der Fälle zum akuten Nierenversagen. Einige Autoren schlugen vor, eine eingeklemmte Extremität erst dann zu befreien, wenn der Patient genügend intravenös hydriert worden ist.[22] Ein eingeklemmter Patient kann bei unzureichender Hydrierung während des Rettungsvorgangs einen Herz-Kreislauf-Stillstand erleiden, da nach der Befreiung der eingeklemmten Gliedmaßen innerhalb kürzester Zeit große Mengen Kaliumionen und saure Metaboliten in den Blutkreislauf eingeschwemmt werden.[23]

Als Flüssigkeit sollten etwa 1 500 ml isotone Kochsalzlösung pro Stunde verabreicht werden, um eine adäquate Urinproduktion von 150 bis 200 ml pro Stunde zu gewährleisten. Vollelektrolytlösungen sollten wegen ihres Kaliumgehalts solange vermieden werden, bis eine adäquate Urinproduktion etabliert werden konnte. Der Zusatz von 50 mmol Natriumbikarbonat und 10 g Mannitol pro Liter Infusionslösung kann während der technischen Rettungsphase dabei helfen, die Inzidenz eines akuten Nierenversagens zu senken. Sobald der Patient befreit wurde, kann die Flüssigkeitsmenge auf 500 ml pro Stunde reduziert werden, abwechselnd mit 5-prozentiger Glukoselösung, angereichert mit 50 mmol Natriumbikarbonat pro Liter.[24]

Sobald der Blutdruck stabilisiert und der Flüssigkeitshaushalt ausgeglichen worden ist, muss sich der Rettungsdienstmitarbeiter um die Prophylaxe einer **Hyperkaliämie** und die toxische Wirkung des Myoglobins kümmern. Eine Hyperkaliämie kann unter präklinischen Bedingungen am ehesten an spitzen, hohen T-Wellen im EKG erkannt werden. Die Therapie der Hyperkaliämie erfolgt nach den üblichen Richtlinien und beinhaltet die intravenöse Gabe von Natriumbikarbonat, die Inhalation von Beta-2-Sympathomimethika (z. B. Salbutamol), die Gabe von Glukoselösung und Insulin (falls verfügbar) sowie bei lebensbedrohlichen Herzrhythmusstörungen die intravenöse Gabe von Kalziumglukonat. Eine Alkalisierung des Urins bietet einen gewissen Nierenschutz. Die wichtigste nierenprotektive Maßnahme ist jedoch die Aufrechterhaltung einer adäquaten Urinausscheidung, üblicherweise 50–100 ml pro Stunde.

14.4.7 Komplexe Extremitätenverletzungen

Komplexe Extremitätenverletzungen sind die Folge eines hohen Energietransfers, wobei signifikante Verletzungen an zwei oder mehr der folgenden Strukturen entstehen: Haut, Muskeln, Sehnen, Knochen, Blutgefäße und Nerven (➤ Abb. 14.12). Verletzungen dieser Art treten häufig bei Verkehrsunfällen auf. Die Patienten werden oft im Schock angetroffen, der entweder durch den äußeren Blutverlust oder durch Blutungen aus anderen Verletzungen verursacht wurde. Die meisten dieser Verletzungen gehen mit offenen Frakturen einher, in 50–75 % der Fälle ist eine Amputation notwendig. Der Erhalt der Gliedmaße ist im Einzelfall möglich und erfor-

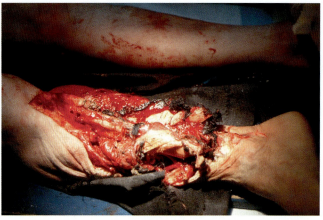

Abb. 14.12 Komplexe Extremitätenverletzung nach Einklemmung zwischen zwei Fahrzeugen. Der Patient weist multiple Frakturen und ausgedehnte Weichteilverletzungen auf.
Quelle: Courtesy of Peter T. Pons, MD, FACEP. © NAEMT; PHTLS, 8th edition, Jones & Bartlett, 2016

dert in der Regel viele Operationen. Der Erfolg hängt in hohem Maße von der Erfahrung der Unfallchirurgen und Orthopäden ab.

Management

Trotz dieser gravierenden Verletzungen liegt der Schwerpunkt auf dem Primary Assessment, um lebensbedrohliche Zustände zu identifizieren und zu beheben. Oft ist eine Blutungskontrolle, ggf. unter Einsatz einer Abbindung, notwendig. Falls es der Zustand des Patienten erlaubt, sollte die verletzte Extremität geschient werden. Das Zielkrankenhaus sollte entsprechend der Verletzung gewählt werden.

14.4.8 Verstauchungen

Bei einer Verstauchung werden Bänder gezerrt oder zerrissen. Ursache ist eine plötzliche Verrenkung eines Gelenks über den normalen Bewegungsumfang hinaus. Erhebliche Schmerzen, Schwellung und möglicherweise Hämatome charakterisieren eine solche Verletzung. Von außen betrachtet, gleichen Verstauchungen Frakturen und Luxationen. Eine definitive Diagnose kann nur mittels Röntgenbild gestellt werden. Aus diesem Grund ist es sinnvoll, eine Verstauchung präklinisch zu schienen, falls sich später eine Fraktur oder Luxation herausstellt. Kühlung und Analgetika helfen dabei, die Schmerzen zu mindern.

14.4.9 Generelles Management

Die Versorgung bei Verdacht auf eine Extremitätenverletzung erfolgt in sieben Schritten:
1. Primary Assessment komplett durchführen und alle lebensbedrohlichen Probleme adäquat versorgen.
2. Blutungen stoppen, Schock bekämpfen.
3. Neurologie und Durchblutung distal der Extremitätenverletzung prüfen.
4. Verletzten Bereich manuell ruhigstellen.
5. Verletzung unter Einbeziehung der beiden benachbarten Gelenke immobilisieren.
6. Neurologie und Durchblutung distal der Extremitätenverletzung erneut prüfen.
7. Gegebenenfalls adäquate Analgesie durchführen.

14.5 Lange Transportzeiten

Patienten mit einer Extremitätenverletzung weisen häufig weitere Verletzungen auf. Andauernder innerer Blutverlust kann durch abdominale oder thorakale Verletzungen entstehen, weshalb der Primary Assessment regelmäßig wiederholt werden muss, um eine bestehende oder sich entwickelnde Lebensbedrohung zu erkennen und zu behandeln. Die Vitalfunktionen müssen regelmäßig überprüft werden. Während des Transports werden balancierte kristalloide (Voll-)Elektrolytlösungen zur Aufrechterhaltung eines normalen Blutdrucks gegeben, sofern keine nennenswerten inneren Blutungen in Thorax, Abdomen oder Becken vermutet werden.

Insbesondere bei längeren Transporten sollte auf die Durchblutung der Extremitäten geachtet werden. Eine anatomisch korrekte Lagerung kann bei beeinträchtigter Blutversorgung hilfreich sein und die Perfusion verbessern. Bei Dislokationen mit verminderter distaler Durchblutung ist eine Reposition vor Ort zu erwägen. Die distale Perfusion sowie Puls, Hautfarbe, Hauttemperatur, Motorik und Sensibilität sollten regelmäßig reevaluiert werden. Die Kompartimente sollten palpiert werden, mit der Idee, die Entstehung eines Kompartmentsyndroms frühzeitig erkennen zu können.

Dem Patienten sollte möglichst viel Komfort geboten werden. Schienen sollten bequem sitzen und bei Bedarf ausgepolstert werden. Mögliche Druckstellen an der Extremität sollten festgestellt werden, um einen Dekubitus insbesondere bei eingeschränkter Perfusion zu vermeiden. In regelmäßigen Zeitabständen sollten Analgetika intravenös verabreicht werden, unter ständiger Überwachung von Atemfrequenz, Puls, Blutdruck und Sauerstoffsättigung. Sofern qualifiziertes Personal vor Ort ist, kann eine Leitungsanästhesie dem Patienten weitere Schmerzen ersparen, z. B. durch eine Blockade des N. femoralis in der Leiste bei einer Schaftfraktur des Femur.

Kontaminierte Wunden werden gereinigt, indem mit steriler Lösung grobe Verschmutzungen wie Gras oder Erde ausgespült werden. Falls der Transport länger als 120 Minuten dauert und lokale Handlungsanweisungen dies vorsehen, kann bei offenen Frakturen die Gabe von Antibiotika in Erwägung gezogen werden. Bei offenen Frakturen Grad I und II nach Gustilo sollte die systemische Antibiotikaprophylaxe gegen ein grampositives Keimspektrum gerichtet sein, z. B. mit einem Cephalosporin der zweiten Generation.[25–29] Bei Allergie gegen Penicillin oder Cephalosporin eignet sich Clindamycin als Ausweichpräparat.[30] Eine zusätzliche Abdeckung des gramnegativen Spektrums sollte bei höhergradig offenen Frakturen ab Gustilo III erfolgen.[31, 32] Dabei kann die hochdosierte Einmalgabe eines Aminoglykosids (z. B. Gentamicin) als sehr effektiv und sicher empfohlen werden.[33, 34] Im Falle einer Amputationsverletzung sollte das Amputat regelmäßig darauf kontrolliert werden, dass es zwar kühl gelagert ist, ohne jedoch zu gefrieren oder durch die Lagerung in Wasser aufzuquellen.

Zusammenfassung

- Bei mehrfach verletzten oder polytraumatisierten Patienten liegt der Schwerpunkt auf der prioritätenorientierten Untersuchung und Behandlung lebensbedrohlicher Verletzungen (einschließlich innerer und äußerer Blutungen) während des Primary Assessments.
- Dabei sollte sich der Rettungsdienstmitarbeiter nicht von dramatisch aussehenden, aber an sich nicht lebensbedrohlichen Verletzungen des Bewegungsapparates ablenken lassen, auch wenn der Patient um die Versorgung dieser Verletzungen bittet.
- Sobald der Patient vollständig untersucht wurde und sich herausstellt, dass es sich um eine isolierte Verletzung des Bewegungsapparates ohne Beteiligung des Gesamtorganismus handelt, sollte diese nichtkritische Verletzung versorgt werden.
- Sämtliche Verletzungen des Bewegungsapparates sollten, in der Reihenfolge ihres Schweregrades, immobilisiert werden, um Folgeschäden zu vermeiden, einen schonenden Transport zu ermöglichen und dem Patienten Schmerzen zu nehmen.
- Sofern der Unfallmechanismus auf eine plötzliche, gewaltsame Beschleunigung oder Abbremsung (Akzeleration oder Dezeleration), Polytrauma oder Verletzungen der Wirbelsäule schließen lässt, muss das Rettungsdienstpersonal unter Berücksichtigung von Alter, Allgemeinzustand und Vorerkrankungen des Patienten mit einer systemischen Verschlechterung des Patienten rechnen.

Lösung Fallbeispiel

Mithilfe ihres Kollegen legen Sie eine Traktionsschiene am rechten Bein an, um die Femurschaftfraktur zu immobilisieren. Der Patient wird auf ein Spineboard gelagert und für den Transport ins Krankenhaus in den Rettungswagen verbracht. Im Rettungswagen erhält der Patient Sauerstoff über Maske, außerdem wird ein i. v. Zugang gelegt. Der Patient gibt an, dass sich die Schmerzen erheblich gebessert hätten, nachdem die Schiene angelegt wurde, und dass er im Moment keine Schmerzmittel benötige. Während des Transportes bleiben die Vitalzeichen unverändert.

QUELLENVERZEICHNIS

1. Williams B, Boyle M. Estimation of external blood loss by paramedics: is there any point? *Prehosp Disaster Med.* 2007;22(6):502–506.
2. Beekley AC, Sebesta JA, Blackbourne LH, et al. Prehospital tourniquet use in Operation Iraqi Freedom: effect on hemorrhage control and outcomes. *J Trauma.* 2008;64:S28–S37.
3. Dorlac WC, DeBakey ME, Holcomb JB, et al. Mortality from isolated civilian penetrating extremity injury. *J Trauma.* 2005;59:217–222.
4. Kragh JF, Walters TJ, Baer DG, et al. Practical use of emergency tourniquets to stop bleeding in major limb trauma. *J Trauma* 2008;64:S38–S50.
5. Kragh JF, Walters TF, Baer DG, et al. Survival with emergency tourniquet use to stop bleeding in major limb trauma. *Ann Surg* 2009;249:1–7.
6. Kragh JF, Littrel ML, Jones JA, et al. Battle casualty survival with emergency tourniquet use to stop limb bleeding. *J Emerg Med* 2011;41(6):590–597.
7. Wood SP, Vrahas M, Wedel S. Femur fracture immobilization with traction splints in multisystem trauma patients. *Prehosp Emerg Care.* 2003;7:241.
8. Alonso-Serra HM, Wesley K. Prehospital pain management. *Prehosp Emerg Care.* 2003;7:842.
9. Hatlestad D. Capnography in sedation and pain management. *J Emerg Med Serv.* 2005;34:65.
10. Galinski M, Dolveck F, Borron SW, et al. A randomized, double-blind study comparing morphine with fentanyl in prehospital analgesia. *Am J Emerg Med.* 2005;23:114.
11. Schmid RL, Sandler AN, Katz J. Use and efficacy of low-dose ketamine in the management of acute postoperative pain: a review of current techniques and outcomes. *Pain.* 1999;82:111–125.
12. Green SM, Roback MG, Kennedy RM, Krauss B. Clinical practice guideline for emergency department dissociative sedation: 2011 update. *Ann Emerg Med.* 2011;57:449–461.
13. Drayna PC, Estrada C, Wang W, Saville BR, Arnold DH. Ketamine sedation is not associated with clinically meaningful elevation of intraocular pressure. *Am J Emerg Med.* 2012;30:1215–1218.
14. Halstead S, Deakyne S, Bajaj L, et al. The effect of ketamine on intraocular pressure in pediatric patients during procedural sedation. *Acad Emerg Med.* 2012;19:1145–1150.
15. Bredmose PP, Lockey DJ, Grier G, et al. Pre-hospital use of ketamine for analgesia and procedural sedation. *Emerg Med J.* 2009;26:62–64.
16. Sibley A, Mackenzie M, Bawden J, et al. A prospective review of the use of ketamine to facilitate endotracheal intubation in the helicopter emergency medical services (HEMS) setting. *Emerg Med J.* 2011;28:521–525.
17. Seyfer AE, American College of Surgeons (ACS) Committee on Trauma. *Guidelines for Management of Amputated Parts.* Chicago, IL: ACS; 1996.
18. Sharp CF, Mangram AJ, Lorenzo M, Dunn EL. A major metropolitan "field amputation" team: a call to arms … and legs. *J Trauma.* 2009;67(6):1158–1161.
19. Pepe E, Mosesso VN, Falk JL. Prehospital fluid resuscitation of the patient with major trauma. *Prehosp Emerg Care.* 2002;6:81.
20. Better OS. Management of shock and acute renal failure in casualties suffering from crush syndrome. *Ren Fail.* 1997;19:647.
21. Michaelson M, Taitelman U, Bshouty Z, et al. Crush syndrome: experience from the Lebanon war, 1982. *Isr J Med Sci.* 1984;20:305.
22. Pretto EA, Angus D, Abrams J, et al. An analysis of prehospital mortality in an earthquake. *Prehosp Disaster Med.* 1994;9:107.
23. Collins AJ, Burzstein S. Renal failure in disasters. *Crit Care Clin.* 1991;7:421.
24. Sever MS, Vanholder R, Lameire N. Management of crush-related injuries after disasters. *N Engl J Med.* 2006;354:1052.
25. Bergman B. Antibiotic prophylaxis in open and closed fractures: a controlled trail. *Acta Orthop Scand.* 1982;53:57–62.
26. Dellinger EP, Caplan ES, Weaver LD et al. Duration of preventive antibiotic administration for open extremity fractures. *Arch Surg.* 1988;123:333–339.
27. Patzakis MJ, Harvey JP, Ivler D. The role of antibiotics in the management of open fractures. *J Bone Joint Surg [Am].* 1974;56:532–541.

28. Patzakis MJ, Wilkins J. Factores influencing infection rate in open fracture wounds. *Clin Orthop Relat Res.* 1989;243:36–40.
29. Robinson D, On E, Hadas N et al. Microbiological flora contaminating open fractures: its significance in the choice of primary antibiotic agents and the liklihood of deep wound infection. *J Orthop Trauma.* 1989;3:283–286.
30. Vasenius J, Tulikoura I, Vainionpää S, Rokkanen P. Clindamycin versus cloacillin in the treatment of 240 open fractures. A randomized prospective study. *Ann Chir Gynaecol.* 1998;87:224–228.
31. Gustilo RB. Use of antimicrobials in the management of open fractures. *Arch Surg.* 1979;114:805–808.
32. Gustilo RB, Mendoza RM, Williams DN. Problems in the management of type III (severe) open fractures: a new class of type III open fractures. *J Trauma.* 1984;24:742–746.
33. Sangha KS, Miyagawa CI, Healy DP, Bjornson HS. Pharmacokinetics of once-daily dosing gentamycin in surgical intensive care unit patients with open fractures. *Ann Pharmacother.* 1995;29:117–119.
34. Sorger JI, Kirk PG, Ruhnke CJ et al. Once daily, high dose versus divided, low dose gentamicin for open fractures. *Clin Orthop Relat Res.* 1999;366:197–204.

WEITERFÜHRENDE LITERATUR

American College of Surgeons (ACS) Committee on Trauma. Musculoskeletal trauma. In: ACS Committee on Trauma. *Advanced Trauma Life Support.* 9th ed. Chicago, IL: ACS; 2012:206–229.

Ashkenazi I, Isakovich B, Kluger Y, et al. Prehospital management of earthquake casualties buried under rubble. *Prehosp Disast Med.* 2005;20:122.

Coppola PT, Coppola M. Emergency department evaluation and treatment of pelvic fractures. *Emerg Med Clin North Am.* 2003;18(1):1.

Deutsche Gesellschaft für Unfallchirurgie (federführend). S3-Leitlinie Polytrauma/Schwerverletzten-Behandlung, AWMF online. www.awmf.org/leitlinien/detail/ll/012-019.html. Stand: 1. Juli 2011. Zugriff 13. November 2015.

14.6 Besondere Kenntnisse

14.6.1 Anlage einer Extensionsschiene bei einer Femurfraktur

Prinzip: Immobilisation von Femurfrakturen, um anhaltende innere Blutungen des Oberschenkels zu minimieren

Extensionsschienen werden vor allem bei Femurfrakturen eingesetzt. Durch die Anwendung von Zug und Immobilisation werden Muskelspasmen und Schmerzen reduziert, während gleichzeitig das Risiko gesenkt wird, dass die frakturierten Knochenenden weitere Gewebeverletzungen verursachen und die Blutung verstärken. Traktionsschienen sollten nur angelegt werden, wenn der Patient stabil ist und genügend Zeit zur Verfügung steht. Sie sollten nicht verwendet werden, wenn zugleich begleitende Frakturen oder Verletzungen von Knie oder Tibia vorliegen. Zur Illustration wird auf den Fotos die Hare Extensionsschiene gezeigt. Andere Extraktionsschienen, z.B. von Sager, können in Übereinstimmung mit lokalen Protokollen ebenso verwendet werden.

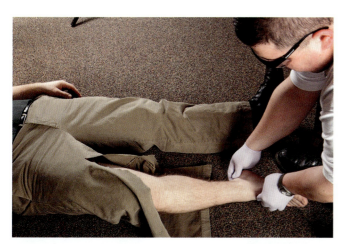

Abb. 14.13 Jones & Bartlett Learning. Photographed by Darren Stahlman

1. Der Rettungsdienstmitarbeiter entkleidet das Bein und erhebt einen neurovaskulären Status, sowohl vor als auch nach jeder Manipulation. Er erklärt dem Patienten jeden seiner Schritte, bevor er handelt (➤ Abb. 14.13).

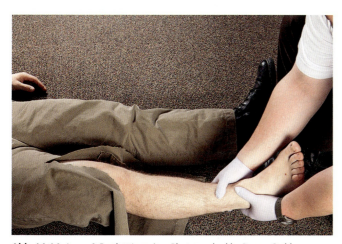

Abb. 14.14 Jones & Bartlett Learning. Photographed by Darren Stahlman

2. Wenn die frakturierte Extremität eine erhebliche Deformität aufweist, ergreift der zweite Helfer Knöchel und Unterschenkel und zieht vorsichtig achsengerecht am Bein, um die Fraktur gerade zu richten und die Länge des Beins wiederherzustellen (➤ Abb. 14.14).

3. Die korrekte Länge der Traktionsschiene wird am unverletzten Bein eingestellt (ca. 20–25 cm über die Ferse hinaus) (➤ Abb. 14.15).

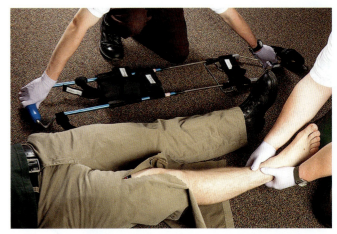

Abb. 14.15 Jones & Bartlett Learning. Photographed by Darren Stahlman

4. Das Knöchelband wird am verletzten Bein angelegt. Das Band kann verwendet werden, um die Traktion soweit wie nötig aufrechtzuerhalten (➤ Abb. 14.16).

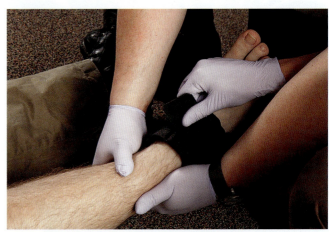

Abb. 14.16 Jones & Bartlett Learning. Photographed by Darren Stahlman

5. Alle Klettbänder werden geöffnet (➤ Abb. 14.17).

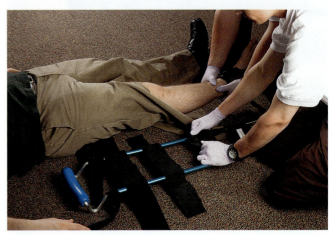

Abb. 14.17 Jones & Bartlett Learning. Photographed by Darren Stahlman

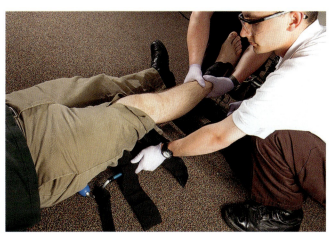

Abb. 14.18 Jones & Bartlett Learning. Photographed by Darren Stahlman

6. Das betroffene Bein wird unter achsengerechtem Zug angehoben und das proximale Ende der Traktionsschiene unter dem Sitzbeinhöcker (Tuber ischiadicum) platziert (➤ Abb. 14.18).

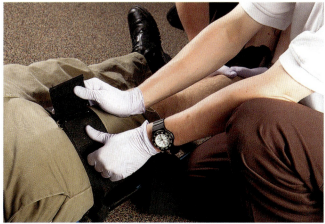

Abb. 14.19 Jones & Bartlett Learning. Photographed by Darren Stahlman

7. Das proximalste Klettband wird um den proximalen Oberschenkel gelegt und geschlossen (➤ Abb. 14.19).

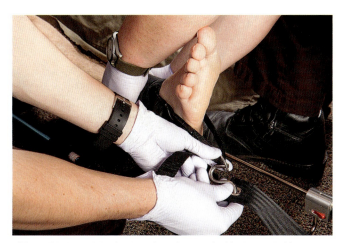

Abb. 14.20 Jones & Bartlett Learning. Photographed by Darren Stahlman

8. Das Knöchelband wird an der Aufhängung am distalen Ende der Schiene befestigt (➤ Abb. 14.20).

9. Unter manueller Aufrechterhaltung des achsengerechten Zuges wird langsam der Aufhängemechanismus betätigt, um den Zug zu übernehmen. Sobald die Länge des betroffenen Beins die Länge des unverletzten Beins erreicht hat, wird der Traktionsmechanismus nicht mehr betätigt (➤ Abb. 14.21).

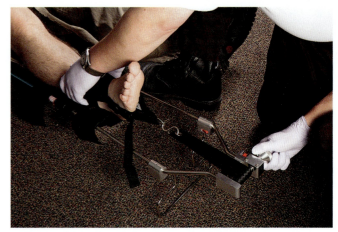

Abb. 14.21 Jones & Bartlett Learning. Photographed by Darren Stahlman

10. Der Rettungsdienstmitarbeiter befestigt nun alle verbliebenen Klettbänder, um das Bein an der Traktionsschiene zu fixieren (➤ Abb. 14.22).

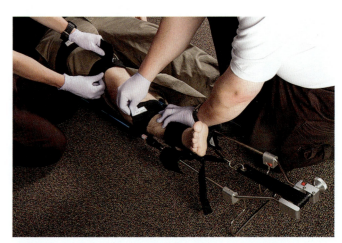

Abb. 14.22 Jones & Bartlett Learning. Photographed by Darren Stahlman

11. Abschließend wird erneut der neurovaskuläre Status der verletzten Extremität kontrolliert (➤ Abb. 14.23).

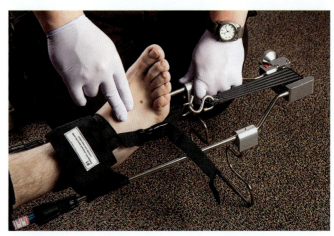

Abb. 14.23 Jones & Bartlett Learning. Photographed by Darren Stahlman

KAPITEL 15

Verbrennungen

15.1	Anatomie ... 398		15.4	Management ... 405
			15.4.1	Erstversorgung von Verbrennungsopfern ... 405
15.2	Charakteristika von Verbrennungen ... 399		15.4.2	Flüssigkeitssubstitution ... 406
15.2.1	Verbrennungsgrade ... 399		15.4.3	Analgesie ... 408
15.3	Beurteilung und Behandlung von Verbrennungen ... 402		15.5	Spezielle Überlegungen ... 408
			15.5.1	Verbrennungen durch elektrischen Strom ... 408
15.3.1	Primary Assessment und Sofortmaßnahmen ... 402		15.5.2	Umlaufende (zirkuläre) Verbrennungen ... 409
15.3.2	Secondary Assessment ... 403		15.5.3	Rauchgasinhalation/Inhalationstrauma ... 409
			15.5.4	Kindesmisshandlung ... 411
			15.5.5	Verbrennungen durch Strahlung ... 413
			15.5.6	Verätzungen ... 413

Lernzielübersicht

Nach dem Durcharbeiten dieses Kapitels sollte der Leser in der Lage sein:
- Verschiedene Verbrennungstiefen zu definieren
- Die verschiedenen Zonen einer Verbrennung zu definieren
- Zu erklären, wie durch Eisbehandlung die Verbrennungstiefe zunehmen kann
- Die verbrannte Körperoberfläche durch Gebrauch der Neunerregel abzuschätzen
- Den Flüssigkeitsbedarf mithilfe der Parkland-Formel zu berechnen
- Den Flüssigkeitsbedarf mithilfe der 10er-Regel (Rule Of Ten) zu berechnen
- Den zusätzlichen Flüssigkeitsbedarf bei Kindern mit Verbrennungen zu definieren
- Die adäquate präklinische Wundbehandlung bei Verbrennungen zu beschreiben
- Die Besonderheiten von Verbrennungen durch elektrischen Strom zu erklären
- Die Überlegungen bei Patienten mit umlaufenden (zirkulären) Verbrennungen zu diskutieren
- Die drei Elemente eines Inhalationstraumas zu beschreiben
- Die Grundsätze der verschiedenen Zonen bei Gefahrgutunfällen anzuwenden
- Die Kriterien zur Verlegung eines Verbrennungspatienten in ein Verbrennungszentrum zu diskutieren

---

Fallbeispiel

Sie werden zu einem Wohnhausbrand gerufen. Als Sie mit Ihrem Rettungswagen an der Einsatzstelle ankommen, sehen Sie, wie das zweistöckige Gebäude vollständig in Flammen steht und dicker schwarzer Rauch aus dem Dach und den Fenstern aufsteigt. Sie werden zu einem Verletzten geführt, der bereits durch First Responder versorgt wird. Diese berichten, der Patient sei wieder in das Gebäude zurückgegangen, um seinen Hund zu retten, und dann von Einsatzkräften der Feuerwehr bewusstlos aus dem Haus getragen worden.

Sie sehen einen schätzungsweise Mitte 30-jährigen männlichen Patienten, dessen Kleidung fast vollständig verbrannt ist. Er weist offensichtliche Verbrennungen des Gesichtes auf, seine Haare sind versengt. Er ist bewusstlos. Der Patient atmet spontan, aber mit deutlich hörbaren Atemgeräuschen. Die First Responder haben bereits mit der hochdosierten Sauerstoffgabe über Maske begonnen. Nachdem Sie den Unterkiefer mit dem Esmarch-Handgriff nach vorne gezogen haben, sind die Atemwege frei und der Patient atmet ohne Probleme. Beide Ärmel seines Hemdes sind verbrannt. An seinen Armen zeigen sich umlaufende (zirkuläre) Verbrennungen, der Puls ist jedoch radial gut zu tasten. Die Herzfrequenz beträgt 118 Schläge pro Minute, der Blutdruck 148/94 mmHg, die Atemfrequenz 22 Atemzüge pro Minute; das Pulsoxymeter zeigt 92 % an. Bei der klinischen Untersuchung stellen Sie fest, dass der Patient am gesamten Kopf

verbrannt ist und vorne an Brustkorb und Bauch Blasen aufweist. Außerdem hat er drittgradige Verbrennungen am gesamten rechten und linken Arm einschließlich beider Hände.
- Wie groß ist das Ausmaß der Verbrennungen dieses Patienten?
- Welche initialen Schritte unternehmen Sie, um diesen Patienten zu behandeln?
- Woran erkennt der Rettungsdienstmitarbeiter ein Inhalationstrauma?

Viele Menschen betrachten Verbrennungen als die gefürchtetsten und schmerzhaftesten Verletzungen. Fast jeder hatte schon mal eine kleinere oder größere Verbrennung und kennt den intensiven Schmerz und die Angst, die selbst mit kleineren Verbrennungen verbunden sind. Verbrennungen sind sowohl in Industrienationen als auch in überwiegend landwirtschaftlich geprägten Ländern weit verbreitet, in zivilen Gesellschaften genauso wie unter militärischen Bedingungen. Verbrennungen reichen von kleinen Verletzungen der Haut bis hin zu Verletzungen katastrophalen Ausmaßes, die große Körperregionen betreffen können.

Es gibt eine ganze Reihe von Ursachen, die zu Verbrennungen führen können. Die häufigste Ursache ist ohne Zweifel die Exposition mit Hitze (thermisch), sei es durch Feuer oder durch heiße Flüssigkeiten. Weitere Ursachen umfassen Elektrizität und Strahlung. Im angloamerikanischen Sprachgebrauch werden auch Verätzungen (Chemical Burns) zu den Verbrennungen gezählt, da sie die Haut in ähnlicher Weise schädigen. Die Berücksichtigung der Verbrennungsursache wird dem Retter helfen, sich selbst zu schützen und den Verletzten optimal zu behandeln.

Ein weitverbreitetes Missverständnis ist die Annahme, Verbrennungen seien nur auf die Haut beschränkt. Ganz im Gegenteil, ausgedehnte Verbrennungen können als Multisystemverletzungen auch lebensbedrohliche Auswirkungen auf das Herz, die Lungen, die Nieren, den Verdauungstrakt oder das Immunsystem haben. Die häufigsten Todesursachen von Verbrennungsopfern sind nicht direkte Komplikationen der Verbrennungswunden, sondern Komplikationen aufgrund einer Ateminsuffizienz.

Obgleich Verbrennungen als eine Form des Traumas betrachtet werden, sind einige signifikante Unterschiede zu berücksichtigen. Nach Verletzungen, die z. B. im Rahmen eines Verkehrsunfalls oder eines Sturzes entstehen, nimmt der Körper verschiedene physiologische Anpassungen vor, um das Überleben zu sichern. Als Reaktion kann es zu einer Zentralisation des Blutkreislaufs kommen, um die lebenswichtigen Organe mit Blut zur versorgen, das Herzzeitvolumen wird gesteigert oder die Produktion von schützenden Serumproteinen wird erhöht. Im Gegensatz dazu versucht der Körper im Falle einer Verbrennung, die physiologischen Vorgänge zu minimieren; der Patient fällt in einen Schock und stirbt. Ein Großteil der frühen Verbrennungsbehandlung zielt darauf ab, diesen initialen Schock zu verhindern. Bei Patienten, die neben einer Verbrennung auch ein mechanisches Trauma erlitten haben, ist die Mortalität dieser Kombinationsverletzung höher als die Mortalität jeder einzelnen Verletzung für sich genommen.

Eine Rauchgasinhalation ist eine häufige und lebensbedrohliche Begleiterscheinung einer Verbrennung und oft sogar gefährlicher als die Verbrennung an sich. Die Inhalation giftiger Rauchgase hat dabei einen höheren Vorhersagewert in Bezug auf die Mortalität als das Alter des Patienten oder die verbrannte Körperoberfläche.[1] Die Opfer müssen dabei nicht einmal große Mengen Rauch inhalieren, um lebensbedrohliche Komplikationen zu erleiden; diese treten oft erst nach einigen Tagen auf.

Rettungsdienstmitarbeiter sollten auch auf die Umstände achten, unter denen eine Verbrennung auftrat, da es sich bei einer großen Prozentzahl von Verbrennungen bei Kindern und Erwachsenen um vorsätzlich herbeigeführte Verletzungen handelt. Etwa 20 % aller Verbrennungsopfer sind Kinder und bei 20 % davon handelt es sich um Kindesmisshandlung.[2,3] Die meisten Rettungsdienstmitarbeiter sind überrascht, wenn sie erfahren, dass Verbrennungen die zweithäufigste Ursache der Kindesmisshandlung darstellen, nur noch überboten durch direkte körperliche Gewalt gegen Kinder. Misshandlungen in Form von Brandwunden sind nicht nur bei Kindern zu finden, sondern kommen auch bei Frauen und älteren, pflegebedürftigen Menschen in Form von häuslicher Gewalt und Missbrauch vor.

15.1 Anatomie

Die Haut erfüllt verschiedene komplexe Aufgaben, wie z. B. die Schutzfunktion vor äußeren Umwelteinflüssen, Regulation des Flüssigkeitshaushalts, Wärmeregulation, Sinneswahrnehmung und Anpassung des Stoffwechsels (➤ Abb. 15.1). Die Haut eines erwachsenen Menschen bedeckt durchschnittlich eine Oberfläche von 1,5–2 m². Sie besteht aus drei Schichten, der Epidermis (Ober-

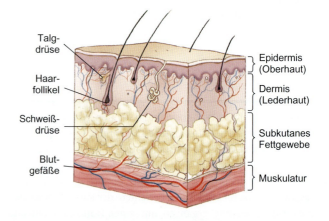

Abb. 15.1 Normale Haut. Die Haut setzt sich aus drei Gewebeschichten zusammen, der Epidermis (Oberhaut), der Dermis (Lederhaut) und der Subkutis (Unterhautfettgewebe). Einige dieser Schichten enthalten Hautanhangsgebilde wie Drüsen, Haarfollikel, Blutgefäße und Nerven. Alle diese Strukturen stehen mit der Aufrechterhaltung, dem Verlust und der Gewinnung der Körpertemperatur in Verbindung.

haut), der Dermis (Lederhaut) und der Subkutis (Unterhaut). Die **Epidermis** ist in einigen Regionen (z.B. den Augenlidern) nur ca. 0,05 mm dick und kann an den Fußsohlen eine Dicke von 1 mm erreichen. Die tiefer gelegene **Dermis** ist durchschnittlich 10-mal dicker als die Epidermis. Die **Subkutis** besteht aus Fettgewebe und Bindegewebe, das die äußeren Hautschichten mit den darunter liegenden Strukturen verbindet. Das Subkutangewebe enthält außerdem größere Blutgefäße und Nerven.

Männerhaut ist dicker als die Haut von Frauen und die Haut von Kindern und Älteren ist dünner als diejenige von durchschnittlichen Erwachsenen. Dieser Umstand erklärt, weshalb die gleiche Verbrennungsquelle zu einer unterschiedlichen Verbrennungstiefe führen kann, je nachdem, wer betroffen ist. Ein Kind erleidet unter Umständen bei gleicher Hitzeexposition eine tiefere Verbrennung als ein Erwachsener und ein älterer Mensch eine tiefere Verbrennung als ein junger Erwachsener.

15.2 Charakteristika von Verbrennungen

Verbrennungen können mit dem Braten von Eiern verglichen werden. Wird ein Ei in eine heiße Pfanne geschlagen, ist es zunächst dünnflüssig und klar. Wird das Ei nun hohen Temperaturen ausgesetzt, wird es undurchsichtig und fest. Die Proteine des Eis verändern ihre Struktur und werden zerstört, was als **Denaturierung** bezeichnet wird. Auch bei thermischer Schädigung der Haut, sei es durch hohe Temperatur (Verbrennung) oder durch besonders niedrige Temperatur (Erfrierung) – analog auch bei Schädigungen durch Strahlung oder Einwirkung chemischer Agenzien –, kommt es zu strukturellen Veränderungen der Biomoleküle, die zu einer Denaturierung der Proteine führen.

Die Schädigung der Haut kann in zwei Phasen erfolgen: sofort oder verzögert. Der sofortige Schaden entsteht im Moment der Hitzeeinwirkung, wohingegen der verzögerte Schaden durch inadäquate Erstversorgung, inadäquate Behandlung, z.B. die Anwendung von Eis, und das Fortschreiten des Verbrennungsprozesses entsteht. Die Haut kann kurzzeitig Temperaturen von 40 °C tolerieren; bei länger andauernder Einwirkung steigt jedoch das Ausmaß der Gewebezerstörung logarithmisch an.[4]

Eine drittgradige Verbrennung weist drei Zonen der Gewebeschädigung auf, die in konzentrischen Kreisen angeordnet sind (➤ Abb. 15.2).[5] Die zentrale Zone wird als **Koagulationszone** bezeichnet. In dieser Region findet die größte Zerstörung statt. Die Haut wird nekrotisch und eine Gewebeheilung ist nicht möglich.

Daran grenzt eine Zone mit geringerer Schädigung, die **Stasezone** genannt wird, da in dieser Region der Blutfluss unmittelbar nach der Verletzung zum Stillstand kommt. Die Zellen in dieser Zone sind zwar geschädigt, aber nicht irreversibel zerstört. Wird die Sauerstoff- oder Blutversorgung dieser Zellen nachhaltig gestört, so sterben diese Zellen ab und werden ebenfalls nekrotisch. Eine zeitgerechte und angemessene Behandlung dieser Haut ermöglicht die Wiederherstellung von Blutversorgung und Sauerstofftransport der geschädigten Zellen. Bei inadäquater Behandlung des Patienten

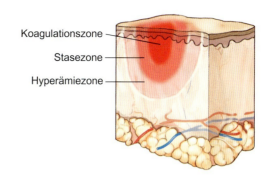

Abb. 15.2 Drei Zonen einer Verbrennung.

sterben die Zellen der Stasezone ab und die oberflächliche Wunde wird zu einer tiefen Brandwunde.

Stellen wir uns für einen Moment einen Patienten vor, der einen Herzinfarkt oder einen Schlaganfall erlitten hat. Eine Verringerung des Blutflusses entzieht dem Myokard oder dem Hirngewebe den Sauerstoff, der für das Überleben der Zellen notwendig ist. In dem Modell einer Verbrennungswunde ist das Gewebe in der Stasezone ebenfalls einer unzureichenden Sauerstoffzufuhr ausgesetzt. Wird das Gewebe zu lange von der Blutversorgung und damit von der Sauerstoffzufuhr abgeschnitten, sterben die Zellen ab. Gelingt es dagegen, den Blutfluss in dieser Region zu erhalten oder wiederherzustellen, wird das vulnerable Gewebe in der Stasezone am Leben erhalten.

Ein häufiger Fehler, der zu einer Schädigung in der Stasezone führt, ist die Eisanwendung durch Ersthelfer oder Rettungsdienstmitarbeiter. Wenn Eis appliziert wird, um den Verbrennungsprozess zu stoppen, kommt es zu einer Vasokonstriktion, die eine Wiederherstellung des Blutflusses verhindert. Durch die Anwendung von Eis werden zwar die Schmerzen gelindert, aber es besteht die Gefahr einer zusätzlichen Gewebezerstörung. Aus diesem Grund sollte auf Eis verzichtet werden und die Kühlung mit lauwarmem Wasser (Raumtemperatur) und die Analgesie mit parenteralen oder oralen Schmerzmitteln erfolgen.

Die äußerste Zone ist die **Hyperämiezone**. In dieser Zone entsteht nur ein minimaler Zellschaden; sie ist charakterisiert durch einen gesteigerten Blutfluss aufgrund einer sekundär auf die Verbrennung folgenden Entzündungsreaktion.

15.2.1 Verbrennungsgrade

Die Verbrennungstiefe abzuschätzen, kann selbst für erfahrene Rettungsdienstmitarbeiter schwierig sein. Eine Wunde, die initial wie eine Verbrennung **zweiten Grades** aussieht, kann sich innerhalb von 24–48 Stunden als eine **drittgradige** Verbrennungswunde herausstellen. Auf den ersten Blick kann eine Brandwunde erst- oder zweitgradig erscheinen; wird die Wunde später débridiert (chirurgisch gesäubert), löst sich die oberflächliche Epidermis vollständig ab und es kommt drittgradiger Verbrennungsschorf (**Eschar**) zum Vorschein. Deshalb sollte die endgültige Diagnose erst nach 48 Stunden gestellt werden. Oft ist es daher das Beste, den Patienten zu sagen, dass es sich entweder um eine oberflächliche oder um eine tiefe

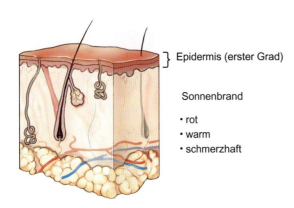

Abb. 15.3 Verbrennung 1. Grades.

Verbrennung handelt, dass die Bestimmung der genauen Verbrennungstiefe aber Zeit brauche. Der Rettungsdienstmitarbeiter sollte daher nicht versuchen, den genauen Verbrennungsgrad zu bestimmen, bevor nicht im Krankenhaus eine chirurgische Säuberung (**Débridement**) der Verbrennungswunde durchgeführt wurde.

Verbrennungen 1. Grades

Bei erstgradigen Verbrennungen ist nur die Epidermis betroffen, die Wunde ist gerötet und schmerzhaft (> Abb. 15.3). Solche Wunden sind selten von klinischer Relevanz, mit Ausnahme von großflächigen Sonnenbränden, bei denen der Patient über starke Schmerzen klagt und die Gefahr einer Dehydratation besteht, falls der Patient oral nicht genügend Flüssigkeit aufnimmt. Davon können besonders kleine Kinder und ältere Menschen betroffen sein. Diese Wunden heilen typischerweise innerhalb einer Woche ohne Narbenbildung ab. Verbrennungen 1. Grades werden bei der Berechnung der verbrannten Körperoberfläche, z. B. zur Ermittlung des Flüssigkeitsbedarfs, nicht mit eingerechnet.

Verbrennungen 2. Grades

Bei Brandwunden 2. Grades sind sowohl die Epidermis als auch unterschiedliche Anteile der darunter liegenden Dermis betroffen (> Abb. 15.4). Verbrennungen 2. Grades werden weiter in oberflächliche (Grad 2a) und tiefe (Grad 2b) zweitgradige Läsionen unterteilt. Dies ist von großer klinischer Bedeutung, da oberflächliche zweitgradige Verbrennungen mit konservativer Therapie folgenlos ausheilen, während tiefe zweitgradige Verbrennungen oft eine Operationsindikation darstellen und nicht ohne Narbenbildung abheilen. Zweitgradige Verbrennungswunden bilden typischerweise **Blasen** aus (> Kasten 15.1) und sind äußerst schmerzhaft. Wenn das Blasendach abgetragen wurde, haben die Wunden einen glänzenden oder feuchten Grund. Da nicht die gesamte Dermis zerstört ist, besteht häufig die Möglichkeit einer Heilung innerhalb von zwei bis drei Wochen.

Die Koagulationszone umfasst die ganze Epidermis und Teile der oberflächlichen Dermis mit unterschiedlicher Eindringtiefe. Wenn solche Wunden nicht adäquat versorgt werden, kann der Zelluntergang in der Stasezone fortschreiten, wodurch sich die Brandwunde vergrößert und ggf. in eine drittgradige Verbrennung übergeht. Es wird hier auch vom „Abtiefen" einer Verbrennung gesprochen. Eine oberflächliche Verbrennung zweiten Grades (2a) heilt unter sorgfältiger Wundpflege aus. Tiefe Verbrennungen zweiten Grades (2b) erfordern oftmals eine chirurgische Behandlung, um die Narbenbildung zu verringern und Funktionseinschränkungen vorzubeugen, besonders in funktionell hoch beanspruchten Körperregionen wie der Hand.

15.1 Brandblasen

Über die Behandlung von Verbrennungsblasen ist in der Vergangenheit eine lebhafte Diskussion entfacht, insbesondere über die Frage, ob Blasen eröffnet werden sollten oder nicht. Blasen entstehen, wenn sich die Epidermis von der darunter liegenden Dermis ablöst, Flüssigkeit aus den angrenzenden Gefäßen einsickert und die Blase füllt. Innerhalb der Blasen gibt es **onkotisch aktive** Proteine, die zusätzliche Flüssigkeit anziehen und die Blasen weiter anschwellen lassen. Der dadurch im Wundgebiet entstehende Druck verstärkt die Schmerzen.

Viele denken, dass die Blasenhaut eine Schutzwirkung aufweist und eine Wundkontamination verhindert. Die Haut einer Blase ist jedoch nicht mehr intakt und kann somit auch nicht als Schutzbarriere dienen. Außerdem kann bei intakter Blase keine lokale Behandlung mit antiseptischen Lösungen oder Salben erfolgen. Aus diesen Gründen sollten die Blasen in der Klinik unter sterilen Bedingungen geöffnet und débridiert werden, nicht jedoch im Rettungsdienst.[6]

In der Präklinik sollten Brandblasen am besten nicht eröffnet werden, da es meist nur einer kurzen Zeitspanne des Transportes bedarf, bis die Brandverletzung im Krankenhaus unter sterilen Bedingungen behandelt werden kann. Wunden, bei denen die Verbrennungsblasen bereits eröffnet sind, sollten mit einem trockenen und sterilen Verband abgedeckt werden.

Verbrennungen 3. Grades

Verbrennungen 3. Grades können verschiedene Erscheinungsformen aufweisen (> Abb. 15.5). Meistens treten solche Wunden als dicke, trockene, weiße, lederartige Wunden auf, unabhängig von Rasse oder Hautfarbe (> Abb. 15.6). Diese dicke, lederartige, zerstörte Haut wird als Verbrennungsschorf oder Eschar bezeichnet. In schweren Fällen haben die Wunden ein verkohltes Aussehen und thrombosierte Gefäße sind erkennbar (> Abb. 15.7). Da die Nervenendigungen in der Haut vollständig zerstört sind, ist die Sensibilität aufgehoben.

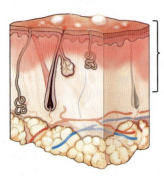

Abb. 15.4 Verbrennung 2. Grades.

15.2 Charakteristika von Verbrennungen

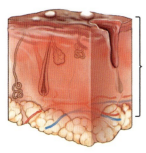

Epidermis und komplette Dermis (dritter Grad)
- lederartig
- weiß bis verkohlt
- totes Gewebe
- Patienten haben Schmerzen von angrenzenden zweitgradigen Bezirken

Abb. 15.5 Verbrennung 3. Grades.

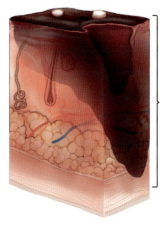

Verkohlung mit Zerstörung tiefer liegender Gewebeschichten (vierter Grad)

Abb. 15.8 Verbrennung 4. Grades.

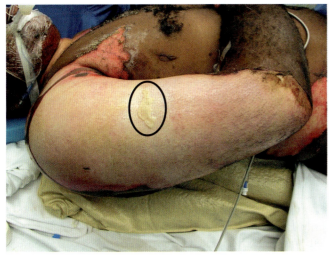

Abb. 15.6 Dieser Patient hat neben einem kleinen zweitgradig verbrannten Areal (Kreis) eine großflächige drittgradige Verbrennung erlitten, die durch das weiße, lederartige Aussehen charakterisiert ist.
Courtesy of Jeffrey Guy, MD. © NAEMT; PHTLS, 8th edition, Jones & Bartlett, 2016

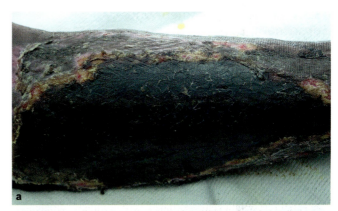

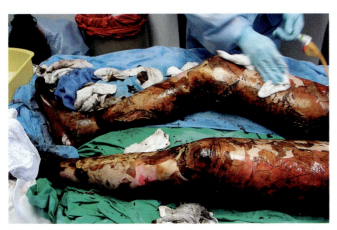

Abb. 15.7 Beispiel einer tiefen drittgradigen Verbrennung mit Verkohlung der Haut und sichtbarer Thrombosierung oberflächlicher Blutgefäße.
Courtesy of Jeffrey Guy, MD. © NAEMT; PHTLS, 8th edition, Jones & Bartlett, 2016

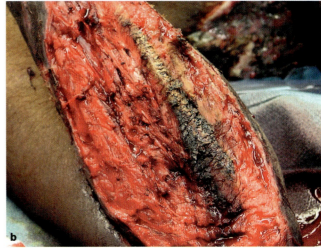

Abb. 15.9 Viertgradige Verbrennung (Verkohlung) des Armes. Hier ist nicht nur die Haut verbrannt, sondern auch das darunter liegende subkutane Fettgewebe, Muskeln und Knochen.
Courtesy of Jeffrey Guy, MD. © NAEMT; PHTLS, 8th edition, Jones & Bartlett, 2016

Es ist jedoch ein weit verbreitetes Missverständnis, dass Patienten mit drittgradigen Verbrennungen keine Schmerzen empfänden. Diese Patienten haben unterschiedlich starke Schmerzen, da die drittgradigen Verbrennungen normalerweise von zweitgradigen Arealen umgeben sind. Verbrennungen dieser Tiefe können lebensbedrohlich sein und zu bleibenden Behinderungen führen. Sie erfordern die prompte chirurgische Entfernung der nekrotischen Haut und eine intensive Rehabilitation in einem speziellen Verbrennungszentrum.

Verbrennungen 4. Grades

Bei Verbrennungen 4. Grades sind nicht nur alle Schichten der Haut betroffen, sondern auch das subkutane Fettgewebe sowie Muskeln, Knochen oder Organe verbrannt (> Abb. 15.8, > Abb. 15.9). Diese Verletzungen können wegen der erheblichen Zerstörung von Haut und angrenzender Strukturen extrem entstellend sein. Das ausgedehnte chirurgische Débridement, das erforderlich ist, um das avitale und nekrotische Gewebe zu entfernen, führt häufig zu ausgedehnten Weichteildefekten, Funktionseinschränkungen und Amputationen.

15.3 Beurteilung und Behandlung von Verbrennungen

15.3.1 Primary Assessment und Sofortmaßnahmen

Das Ziel der Erstuntersuchung (Primary Assessment) ist es, den Patienten systematisch zu untersuchen und lebensbedrohliche Störungen nach ihrer Priorität zu behandeln. Das ABCDE-Schema des Traumamanagements (Airway, Breathing, Circulation, Disability, Exposure/Environment) wird bei der Versorgung von Verbrennungsopfern gleichermaßen angewendet, auch wenn Verbrennungspatienten den Helfer bei jedem Behandlungsschritt vor große Herausforderungen stellen.

Schwere Verbrennungen sind häufig letale Verletzungen. Trotzdem sind Verbrennungen an sich, von verbrennungsbedingten Beeinträchtigungen der Atemwege und Bronchien abgesehen, nicht sofort lebensbedrohliche Verletzungen. Das gesamte Erscheinungsbild kann sich dramatisch und sogar grotesk darstellen. Der Rettungsdienstmitarbeiter sollte jedoch stets daran denken, dass der Patient zusätzlich auch noch ein mechanisches Trauma erlitten haben könnte und dass innere Verletzungen zwar weniger offensichtlich sind, dafür aber schneller zum Tod führen können.

Airway

Das Freihalten der Atemwege hat höchste Priorität bei der Behandlung von Verbrennungsopfern. Die Hitze eines Feuers kann oberhalb der Stimmbänder ein Ödem hervorrufen, das die Atemwege verschließen kann. Daher ist eine gründliche und wiederholte Beurteilung der Atemwege notwendig. Es wäre ein Fehler zu glauben, nur weil der Helfer nach Abschluss der ABC-Untersuchung einen Haken hinter das A gemacht hat, sei nun mit den Atemwegen alles in Ordnung. Die Beurteilung der Atemwege muss besonders sorgfältig erfolgen, wenn mit verlängerten Transportzeiten zu rechnen ist. Ein Verbrennungspatient kann bei der ersten Untersuchung sehr wohl suffiziente Atemwege aufweisen. Mit fortschreitender Zeitdauer ist es wahrscheinlich, dass das Gesicht sowie die Atemwege anschwellen. Dadurch können die Atemwege, die initial zufriedenstellend offen waren, nach 30 bis 60 Minuten kritisch verengt sein. Das Lumen der Atemwege kann so stark verkleinert sein, dass keine Luft mehr die Trachea passieren kann.

Viel wahrscheinlicher ist jedoch, dass die Atemwege nicht komplett verschlossen werden, sondern durch die Schwellung der Schleimhaut der Atemwegswiderstand beim Einatmen erhöht wird. Die Erhöhung des Atemwegswiderstandes führt dazu, dass der Patient eine größere Atemarbeit aufbringen muss, wodurch er sich nach einer Weile erschöpft. Geschwollene Atemwege können also zu einer respiratorischen Insuffizienz bis hin zum Atemstillstand führen, ohne dass die Atemwege im eigentlichen Sinne verschlossen sind.

Um eine dramatische Atemwegsverlegung zu vermeiden, sollten die Atemwege frühzeitig gesichert werden. Die Intubation dieser Patienten ist häufig sehr schwierig und riskant. Wiederholte erfolglose Intubationsversuche führen zu einer Zunahme der Schwellung und können die Situation zusätzlich verschlechtern.

Ist die Intubation aufgrund der Verletzungsschwere indiziert, wird die sogenannte Rapid-Sequence-Induction oder Rapid-Sequence-Intubation (RSI) empfohlen, bei der verschiedene Medikamente zur Sedierung und Relaxation des Patienten verwendet werden. Da diese Medikamente allerdings dem Patienten durch ihre atemdepressive Wirkung die Möglichkeiten nehmen, seine Spontanatmung aufrechtzuerhalten, muss **vorher** für den Fall eines Scheiterns der Intubation eine alternative Methode zur Atemwegssicherung vorbereitet werden.

Die Patienten können oftmals ihren Atemweg noch selbst offenhalten, wenn sie eine Position einnehmen, die ihnen die Atmung erleichtert. Wird dennoch eine Intervention erforderlich, sollte die Atemwegssicherung durch das Personal mit der größten Erfahrung erfolgen.

Ist der Patient intubiert, muss der Tubus besonders sorgfältig gesichert werden, damit er nicht disloziert. Bei Verbrennungen im Gesichtsbereich ist es nicht sinnvoll, den Tubus mittels Klebeband zu befestigen. In solchen Fällen muss der Tubus durch zwei Bänder fixiert werden, von denen das eine oberhalb, das andere unterhalb der Ohren um den Kopf herum geführt wird. Kommerziell erhältliche Befestigungssysteme mit Klettverschluss haben sich dabei ebenfalls bewährt.

Breathing

Wie bei allen Traumapatienten kann die Atmung durch gebrochene Rippen, einen Pneumothorax oder andere offene oder geschlossene Thoraxverletzungen beeinträchtigt sein. Bei zirkulär um den gesamten Thorax verlaufenden Verbrennungen kann die Dehnbarkeit des Thorax (und damit die Compliance der Lunge) soweit abnehmen, dass der Patient nicht einmal mehr einatmen kann. Die verbrannte Haut kontrahiert und wird härter, während gleichzeitig die darunter liegenden Weichteile anschwellen. Dadurch wird der Thorax eingeengt, als würden mehrere Ledergürtel um den Oberkörper des Patienten festgezogen werden. Die Thoraxexkursion wird massiv eingeschränkt und die Atmung behindert. Versucht der Rettungsdienstmitarbeiter, einen Patienten mit zirkulären Verbrennungen des Thorax zu beatmen, kann sich die Beutel-Masken-Beatmung schwierig gestalten oder sogar unmöglich werden. Bei der maschinellen Beatmung treten deutlich ansteigende Beatmungsdrücke auf. In solchen Fällen ist eine sofortige Notfall-Escharotomie (Entlastungsschnitt) der Thoraxwand erforderlich, um eine adäquate Ventilation zu ermöglichen. Bei der **Escharotomie** werden die verbrannten, oberflächlichen Hautschichten (**Eschar** = Verbrennungsschorf) mit dem Skalpell durchtrennt. Dadurch können sich das Gewebe und der Brustkorb ausdehnen, wodurch die Atembewegungen wieder ermöglicht werden.

Circulation

Die Beurteilung des Kreislaufs umfasst neben der Bestimmung des Blutdrucks auch die Beurteilung zirkulärer Verbrennungen der Extremitäten (➤ Kap. 15.5.2) und das Legen von intravenösen Zugängen. Eine exakte Blutdruckmessung kann bei Verbrennungen der Extremitäten schwierig oder unmöglich sein. Der ermittelte Blutdruck sollte stets mit Vorsicht interpretiert werden, da er bei höhergradigen Verbrennungen mit Ödembildung an den Extremitäten nicht immer den systemischen Blutdruck widerspiegelt. Auch wenn ein adäquater Blutdruck gemessen werden kann, kann die periphere Durchblutung der Extremität durch eine zirkuläre Verbrennung eingeschränkt sein. Eine verbrannte Extremität sollte während des Transportes hoch gelagert werden, um die Schwellung der betroffenen Extremität zu verringern.

Bei Verbrennungen von mehr als 20 % der Körperoberfläche sind zwei großlumige Venenverweilkanülen notwendig, um die erforderliche Flüssigkeitstherapie durchführen zu können. Idealerweise sollten sie durch unversehrte Haut gelegt werden; falls dies unmöglich ist, kann ein Zugang aber auch durch verbrannte Haut gelegt werden. Der Venenverweilkatheter ist dabei mit besonderer Vorsicht zu fixieren, damit er nicht aus Versehen herausgezogen wird. Am besten wird der Zugang zusätzlich durch einen (Adhäsiv-)Verband gesichert. Gelingt es nicht, einen i. v. Zugang zu etablieren, können Flüssigkeit und Medikamente auch durch einen intraossären (i. o.) Zugang verabreicht werden.

Verbrennungspatienten sind als Traumapatienten anzusehen und haben vielleicht neben ihren Brandwunden auch noch andere (mechanische) Verletzungen erlitten. Verbrennungen sind offensichtliche Verletzungen, die dem Helfer sofort ins Auge stechen und ihn manchmal auch beeindrucken. Es ist dennoch essenziell, nach anderen, weniger offensichtlichen inneren Verletzungen zu suchen, die eine weitaus größere und unmittelbare Lebensgefahr für den Patienten darstellen können als die Verbrennungen. Versuchte ein Patient z. B. dem Feuer zu entkommen, ist er vielleicht aus einem Fenster gesprungen. Teile eines brennenden Gebäudes können eingestürzt und auf den Patienten gefallen sein. Oder der Patient war nach einem Verkehrsunfall in einem brennenden Fahrzeug eingeschlossen. In all diesen Fällen wird der Patient neben seinen Verbrennungen sehr wahrscheinlich auch noch andere Verletzungen erlitten haben. Die unmittelbare Lebensgefahr geht von einer traumabedingten Blutung aus und nicht von der Verbrennung.

Disability

Ein Ursache für eine lebensbedrohliche neurologische Störung, die bei Verbrennungspatienten häufig anzutreffen ist, ist die Inhalation von Kohlenmonoxid und Zyaniden. Diese Toxine können zu einer Asphyxie führen (➤ Kap. 15.5.3).

Untersuchen Sie den Patienten auf neurologische und motorische Ausfälle, wie Sie es bei jedem anderen Traumapatienten auch tun. Erkennen und schienen Sie Frakturen langer Röhrenknochen, nachdem Sie die Brandwunden der Extremität mit einem sauberen Tuch oder einem Verband abgedeckt haben. Immobilisieren Sie die Wirbelsäule, wenn Sie eine Wirbelsäulenverletzung vermuten.

Expose And Environment

Entkleiden Sie den Patienten vollständig. Untersuchen Sie jeden Quadratzentimeter des Patienten. Sämtlicher Schmuck sollte umgehend entfernt werden, da dieser bei zunehmender Schwellung von verbrannten Arealen diese einschnüren und die distale Durchblutung beeinträchtigen kann. Lässt der Unfallhergang ein mechanisches Trauma möglich erscheinen, sollte der Patient vollständig entkleidet werden, um keine Verletzung zu übersehen. Bei Verbrennungspatienten kann die Entfernung der Kleidung auch einen therapeutischen Benefit haben. Kleidung und Schmuck können Restwärme enthalten, welche die Verbrennung weiter verschlimmert. Bei Verätzungen kann die Kleidung mit Chemikalien durchtränkt sein, die zu der Verätzung geführt haben. Demzufolge kann die unsachgemäße Handhabung der kontaminierten Kleidung zu weiteren Verletzungen sowohl des Patienten als auch des Helfers führen.

Ein besonders wichtiger Punkt bei großflächigen Verbrennungen ist der Wärmeerhalt: Verbrennungsopfer verlieren die Möglichkeit, sich selbst vor Auskühlung zu schützen, und sind daher besonders hypothermiegefährdet. Die Verbrennung führt zu einer Vasodilatation in der Haut, was wiederum zu einem vermehrten Wärmeverlust führt. Wenn offene Verbrennungswunden nässen und sezernieren, steigert die Verdunstung der Wundflüssigkeit den Wärmeverlust zusätzlich. Tun Sie alles, um den Patienten vor weiterem Wärmeverlust zu schützen. Verwenden Sie mehrere Lagen von Tüchern. Heizen Sie den Innenraum des Rettungswagens oder des Hubschraubers auf, ganz gleich zu welcher Jahreszeit. Generell gilt, dass es erst dann warm genug ist, wenn die Rettungsdienstmitarbeiter selbst schwitzen.

15.3.2 Secondary Assessment

Nachdem die Erstuntersuchung (Primary Assessment) abgeschlossen wurde, wird die weiterführende Untersuchung (Secondary Assessment) begonnen. Diese unterscheidet sich bei Verbrennungspatienten nicht von der anderer Traumapatienten. Der Rettungsdienstmitarbeiter führt eine vollständige Kopf-bis-Fuß-Untersuchung durch und sucht nach weiteren Verletzungen oder Gesundheitsstörungen. Verbrennungswunden können dramatisch aussehen, sind aber normalerweise nicht unmittelbar lebensbedrohlich. Eine gewissenhafte und systematische Untersuchung sollte daher bei Verbrennungspatienten genauso erfolgen wie bei jedem anderen Traumapatienten, sofern es die Situation ermöglicht, ein Secondary Assessment durchzuführen.

Abschätzung der Verbrennungsfläche

Die Abschätzung der Verbrennungsfläche ist für eine adäquate Flüssigkeitssubstitution und zur Vorbeugung der durch den hypovolämischen Schock bedingten Komplikationen notwendig. Am weitesten verbreitet ist die **Neunerregel nach Wallace.** Diese Methode geht davon aus, dass größere Körperregionen bei Erwachsenen ungefähr 9 % der Körperoberfläche ausmachen (➤ Abb. 15.10). Perineum (Damm) oder Genitalregion umfassen 1 %.

Kinder weisen andere Proportionen auf als Erwachsene, weshalb die Neunerregel bei Kindern angepasst werden muss. Kinder haben proportional einen größeren Kopf und kleinere Beine als Erwachsene. Da diese Proportionen in den verschiedenen Altersgruppen variieren können, lässt sich die Neunerregel bei kindlichen Patienten nicht anwenden. Zur genaueren Abschätzung der verbrannten Körperoberfläche sind schematische Zeichnungen und Körperskizzen verfügbar.

Das **Lund-Browder-Diagramm** berücksichtigt auch altersabhängige Proportionen bei Kindern. Die Verbrennungsfläche kann anhand von Körperskizzen und einer Referenztabelle ermittelt werden (➤ Abb. 15.11). Hierzu werden die verbrannten Areale auf der Körperskizze eingezeichnet und mit den Prozentangaben der Tabelle korreliert. Für den präklinischen Bereich ist diese Methode allerdings etwas umständlich.

Kleinere Verbrennungen können auch mithilfe der **Handflächenregel** bestimmt werden (➤ Abb. 15.12). Die Zuhilfenahme der Handfläche des Patienten zur Flächenbestimmung wird seit Langem allgemein akzeptiert und angewendet. Kontrovers wurde hingegen diskutiert, wie die Handfläche zu definieren ist und wie groß (im Verhältnis zur Körperoberfläche) sie tatsächlich ist.[7] Die durchschnittliche Fläche der Handfläche alleine (ohne die Finger) beträgt 0,5 % der Körperoberfläche (KOF) bei Männern und 0,4 % bei Frauen. Werden alle fünf ausgestreckten Finger mit eingeschlossen, erhöht sich die Fläche auf 0,8 % KOF bei Männern und 0,7 % KOF bei Frauen.[7] Neben dem geschlechtsspezifischen Unterschied variiert die Fläche der Hand auch in Abhängigkeit vom Gewicht des Patienten. Mit steigendem Body-Mass-Index (BMI) nimmt die Hautoberfläche des Körpers insgesamt zu, der prozentuale Anteil der Handfläche nimmt im Vergleich hierzu ab.[8] Aus diesem Grund kann in den meisten Fällen angenommen werden, dass die Handfläche des Patienten einschließlich der ausgestreckten Finger ungefähr 1 % der Körperoberfläche beträgt.

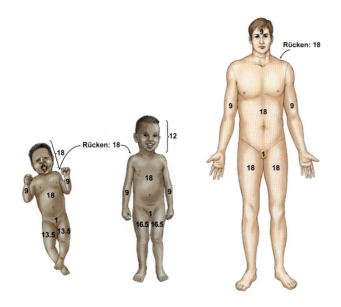

Abb. 15.10 Neunerregel nach Wallace.

Region	%
Kopf	
Nacken	
Rumpf vorne	
Rumpf hinten	
rechter Arm	
linker Arm	
Gesäß	
Genitalien	
rechtes Bein	
linkes Bein	
Gesamt	

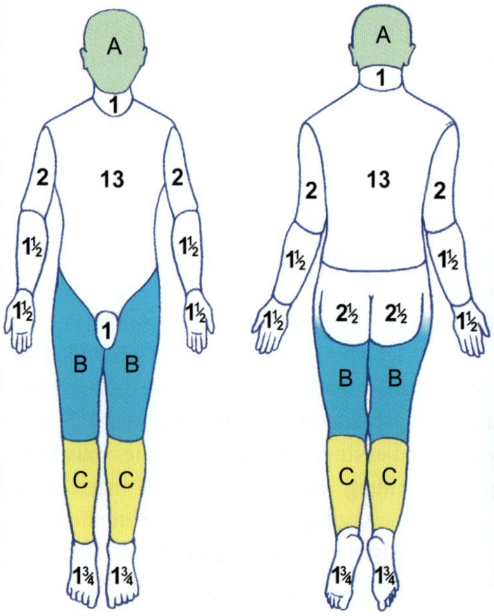

Prozentualer Anteil der verbrannten Körperoberfläche in Abhängigkeit vom Alter

Alter (Jahre)	A (½ Kopf)	B (½ Oberschenkel)	C (½ Bein)
0	9½	2¾	2½
1	8½	3¼	2½
5	6½	4	2¾
10	5½	4¼	3
15	4½	4½	3¼
Erwachsener	3½	4¾	3

Abb. 15.11 Lund-Browder-Diagramm.
Quelle: Adapted from Lund, C. C., and Brower, N. C. *Surg Gynecol Obstet.* 1944–79:352–358. © NAEMT; PHTLS, 8th edition, Jones & Bartlett, 2016

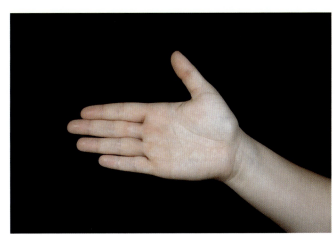

Abb. 15.12 Die Handflächenregel geht davon aus, dass die Handfläche des Patienten inklusive der Finger ungefähr 1 % der Körperoberfläche beträgt. Sie wird verwendet, um die Fläche kleinerer Verbrennungsareale abzuschätzen.
Quelle: © Jones & Bartlett Learning, Photographed by Kimberly Potvin

Verbände

Vor dem Transport sollten die Wunden verbunden werden. Zweck der Verbände ist es, einer weiteren Kontamination der Wunden vorzubeugen und außerdem den (schmerzhaften) Luftzug über den Wunden zu vermeiden.

Trockene, sterile Verbände in Form von sterilen Tüchern oder Wundauflagen reichen völlig aus. Darüber werden mehrere Schichten von Rettungsdecken gelegt, um einen Wärmeverlust zu verhindern. Lokale Antibiotika und Brandsalben sollten präklinisch nicht angewendet werden.

Transport

Verbrennungspatienten, die neben ihren Verbrennungen multiple mechanische Verletzungen aufweisen (sogenannte thermomechanische Kombinationsverletzungen), sollten initial in ein Traumazentrum transportiert werden, in dem zunächst die lebensgefährlichen Verletzungen diagnostiziert und chirurgisch versorgt werden können. Nach Stabilisierung des Patienten kann dieser dann zur weiteren Behandlung und Rehabilitation sekundär in ein spezielles Verbrennungszentrum verlegt werden (➤ Kasten 15.2, ➤ Kasten 15.3).

15.2 Indikationen für die stationäre Behandlung in Zentren für Brandverletzte nach den Leitlinien der Deutschen Gesellschaft für Verbrennungsmedizin (DGV)

Patienten mit schweren Verbrennungen sollten in Zentren mit besonderer Expertise und Ausstattung behandelt werden. Der unmittelbare Transport oder die frühe Verlegung in ein Verbrennungszentrum sollten mit einer niedrigeren Mortalitätsrate und weniger Komplikationen einhergehen. Einige Verbrennungszentren behandeln ausschließlich Erwachsene, andere ausschließlich Kinder und einige behandeln sowohl Erwachsene als auch Kinder.

- Erwachsene
  - Verbrennungen 2. Grades von 15 % und mehr der Körperoberfläche
  - Verbrennungen 3. Grades von 10 % und mehr der Körperoberfläche
- Kinder
  - Verbrennungen 2. Grades von 10 % und mehr der Körperoberfläche
  - Verbrennungen 3. Grades von 5 % und mehr der Körperoberfläche
- alle Patienten mit Verbrennungen an Gesicht/Hals, Händen, Füßen, Anogenitalregion, Achselhöhlen, Bereichen über großen Gelenken oder sonstiger komplizierter Lokalisation
- Patienten mit Inhalationstrauma
- Patienten mit mechanischen Begleitverletzungen
- Patienten mit Vorerkrankungen oder Alter unter 8 Jahren bzw. über 60 Jahren
- alle Patienten mit Verletzungen durch elektrischen Strom.

Deutsche Gesellschaft für Verbrennungsmedizin (DGV), Langenbeck-Virchow-Haus, Luisenstr. 58–59, 10117 Berlin, www.verbrennungsmedizin.de

---

15.3 Zentrale Anlaufstelle für die Vermittlung von Krankenhausbetten für Schwerbrandverletzte

Die Aufgaben der Zentralen Anlaufstelle für die Vermittlung von Betten für Schwerbrandverletzte (ZA-Schwerbrandverletzte) in der Bundesrepublik Deutschland werden seit September 1999 von der Rettungsleitstelle der Feuerwehr Hamburg durchgeführt.

Aufgabe der ZA-Schwerbrandverletzte ist es, auf telefonische Anfrage die dem Schadensort am nächsten gelegene geeignete Einrichtung mit freien Kapazitäten und den dortigen Ansprechpartnern zu benennen. Die Einzelheiten des Transports und der Aufnahme sind dann zwischen den beteiligten Ärzten/Krankenhäusern eigenverantwortlich zu regeln.

Die Zentrale Anlaufstelle steht für die Vermittlung von Betten für Schwerbrandverletzte unter den **Telefonnummern**
040/4 28 51–39 98
040/4 28 51–39 99
und unter der
Telefaxnummer
040/4 28 51–42 69
sowie der **E-Mail-Adresse**
leitstelle@feuerwehr.hamburg.de
24 Stunden am Tag und an allen 7 Tagen der Woche zur Verfügung.
Internet: www.hamburg.de/feuerwehr/108006/brandbettenvermittlung-feuerwehr-hamburg/

15.4 Management

15.4.1 Erstversorgung von Verbrennungsopfern

Der erste Schritt in der Behandlung von Patienten mit Verbrennungen ist die Unterbrechung des Verbrennungsprozesses. Die effektivste und am besten geeignete Methode, um den Verbrennungsprozess zu beenden, ist die Spülung mit großen Mengen Wasser mit Raumtemperatur. Kaltes Wasser oder Eis sind kontraindiziert. Die Anwendung von Eis stoppt zwar die Verbrennung und lindert die Schmerzen, gleichzeitig nimmt jedoch der Gewebeschaden in der Stasezone zu (➤ Kasten 15.4). Entfernen Sie alle Kleidungs- und Schmuckstücke; diese können die Hitze speichern und den Verbrennungsprozess fortsetzen. Zusätzlich können Finger und Extremitäten bei zunehmender Schwellung durch Ringe oder andere Schmuckstücke eingeschnürt werden.

> **15.4 Kühlung von Verbrennungen**
>
> Ein kontrovers diskutiertes Thema ist die Kühlung von Brandwunden. In verschiedenen experimentellen Studien wurde der Effekt unterschiedlicher Kühlungsmethoden auf das verbrannte Gewebe und auch auf die Wundheilung mikroskopisch untersucht. In einer Studie kamen die Wissenschaftler zu dem Ergebnis, dass die Kühlung einen positiven Effekt auf die experimentellen Brandwunden habe.[9] Die Verbrennungswunden, die gekühlt worden waren, wiesen geringere Zellschäden auf als die ohne Kühlung behandelten Wunden.
> Untersuchungen konnten den Einfluss der Kühlung auf die Temperatur der verbrannten Dermis, die mikroskopische Struktur des Gewebes und die Wundheilung direkt nachweisen. Eine Studie untersuchte das Outcome der verschiedenen Kühlungsmethoden. Verglichen wurden Brandwunden, die mit 15 °C warmem Leitungswasser gekühlt worden waren, mit Brandwunden nach Anwendung eines kommerziell erhältlichen Hydrogels. Beide Methoden wurden sowohl unmittelbar nach der Verbrennung als auch mit einer Verzögerung von 30 Minuten angewendet. Dabei konnte die sofortige Kühlung mit Leitungswasser die Temperatur im verbrannten Gewebe doppelt so effektiv reduzieren. In diesen Versuchen zeigten die gekühlten Wunden drei Wochen nach dem Trauma ein besseres mikroskopisches Erscheinungsbild und eine bessere Wundheilung.[10]
> Eine zu aggressive Kühlung mit Eis dagegen ist schädlich und führt zu einer weiteren Zerstörung des bereits durch die Verbrennung geschädigten Gewebes. Dies konnte im Tierversuch nachgewiesen werden. Die sofortige Kühlung mit Eis war schädlicher als die Kühlung mit Leitungswasser oder überhaupt keine Behandlung.[11] Die Anwendung von Eiswasser mit einer Temperatur von 1–8 °C resultierte in einer größeren Gewebezerstörung als gar keine Kühlung. Im Gegensatz dazu waren bei den Verbrennungen, die mit Leitungswasser mit einer Temperatur von 12–18 °C gekühlt wurden, weniger Gewebenekrosen und eine schnellere Wundheilungsrate zu verzeichnen als bei den ungekühlten Wunden.[12]
> Dabei ist zu berücksichtigen, dass sämtliche Studien zum Thema Kühlung an Versuchstieren durchgeführt wurden und die Brandwunden nicht gerade sehr ausgedehnt waren. Die größte Verbrennung, die untersucht wurde, betrug 10 % der Körperoberfläche.
> Zusammenfassend kann gesagt werden, dass nicht alle Methoden der Kühlung gleichwertig sind. Eine zu aggressive Kühlung schädigt das Gewebe. Die zeitverzögerte Kälteanwendung hat vermutlich keinen Nutzen mehr. Bei Patienten mit großflächigen Verbrennungen besteht zudem die Gefahr der Auskühlung (Hypothermie). Bei Patienten, die neben ihrer Verbrennung ein mechanisches Trauma erlitten haben, weist die generalisierte Hypothermie darüber hinaus einen negativen Einfluss auf die Blutgerinnung auf.

Die effektivste Art der Wundversorgung nach einer Verbrennung ist die Anwendung von trockenen, sterilen und nicht klebenden Verbänden. Wenn keine Verbände vorhanden sind, können auch sterile chirurgische Abdecktücher oder saubere Leinentücher verwendet werden. Der trockene Verband verhindert einerseits die weitere Kontamination der Wunde und lindert andererseits die Schmerzen, da er die freiliegenden und empfindlichen Nervenendigungen in der verletzten Haut vor dem Luftstrom schützt (➤ Kasten 15.5).

> **15.5 Luftzug über verbrannter Haut verhindern**
>
> Die meisten Menschen kennen den Schmerz, der mit einem Loch im Zahn einhergeht. Strömt beim Einatmen Luft über den freiliegenden Nerv,

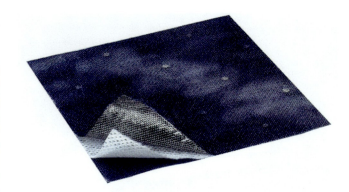

Abb. 15.13 Acticoat®-Wundauflage.
Quelle: Courtesy of Smith & Nephew. © NAEMT; PHTLS, 8th edition, Jones & Bartlett, 2016

> nimmt der Schmerz erheblich zu. Bei einer zweitgradigen Verbrennung liegen tausende von Nervenendigungen frei. Wenn die Luftströmung der Umgebung die freiliegenden Nervenendigungen des Wundgrundes berührt, verursacht dies ebenfalls starke Schmerzen. Das Abdecken einer Verbrennungswunde wird also die Schmerzen des Patienten lindern.

Helfer im Rettungsdienst waren oft unzufrieden und frustriert mit der Anwendung eines einfachen sterilen Verbandes bei Verbrennungen. Dennoch sollten keine Salben oder topischen Antibiotika verwendet werden, da dies eine spätere Wundinspektion erschwert. Bei Aufnahme in einem Verbrennungszentrum werden sämtliche Salben entfernt, um eine unverfälschte Darstellung der Wunden und damit die Beurteilung des Schweregrades zu ermöglichen. Außerdem können manche topischen Medikamente die Anwendung von künstlichen Hautersatzverfahren verkomplizieren.

In Verbrennungszentren sind mit hochkonzentrierten antimikrobiellen Substanzen beschichtete Verbände (z. B. Silverlon® oder Acticoat®) Standard (➤ Abb. 15.13). Diese Verbände sind mit Silber beschichtet, das nach und nach über mehrere Tage in die offene Wunde abgegeben wird. Das freigesetzte Silber bekämpft die Mikroorganismen schnell und deckt das übliche Keimspektrum ab. Inzwischen wurden diese Verbände von den Verbrennungszentren auch in den präklinischen Bereich übernommen. Die großflächigen antiseptischen Verbandtücher können schnell auf die Verbrennungswunden aufgebracht werden und eliminieren dort sämtliche Mikroorganismen. Diese Art der Wundversorgung erlaubt die Anwendung eines nichtmedikamentösen Hilfsmittels, das die Kontamination von Brandwunden innerhalb von 30 Minuten signifikant reduziert.[13–15] Weitere Vorteile solcher Verbände, vor allem bei Outdoor-Aktivitäten und im militärischen Bereich, sind ihre kompakte Größe und das geringe Gewicht.

15.4.2 Flüssigkeitssubstitution

Große Mengen intravenöser Flüssigkeit sind nötig, um einen drohenden hypovolämischen Schock abzuwenden. Nach einer Verbrennung verlieren die Patienten große Mengen an intravasalem Volumen durch das obligate Ganzkörperödem und den Verdunstungseffekt (Evaporation) der Verbrennungswunde. Obwohl die

Gesamtflüssigkeitsmenge im Körper gleich bleiben kann, entstehen große Flüssigkeitsverschiebungen. Insbesondere die Verluste durch Evaporation können beträchtlich sein. Allerdings ist eine übermäßige Flüssigkeitsgabe schädlich. Obwohl große Flüssigkeitsmengen zur Behandlung des hypovolämischen Schocks bei Verbrennungen benötigt werden, verkompliziert ein Zuviel an Flüssigkeit das Management des Patienten und verschlimmert seine Wunden.

Ziel der Flüssigkeitssubstitution bei Verbrennungspatienten ist nicht allein der Ausgleich der bereits stattgefundenen Verluste, sondern auch der zu erwartenden Flüssigkeitsverluste, sodass sich innerhalb der ersten 24 Stunden eine ausgeglichene Bilanz einstellt (➤ Kasten 15.5). Das Legen eines i. v. Zugangs sollte in Betracht gezogen werden, wenn mit längeren Transportzeiten gerechnet werden muss. Im städtischen Bereich mit relativ kurzen Transportzeiten orientiert sich die Entscheidung zur Anlage eines i. v. Zugangs nicht alleine an der Verbrennung, sondern an der Gesamtsituation und am Zustand des Patienten.

15.5 Volumensubstitution bei Verbrennungspatienten

Die Volumensubstitution bei einem Verbrennungspatienten kann mit dem Befüllen eines undichten Eimers verglichen werden. Der Eimer verliert eine gleich bleibende Menge Wasser. Im Innern des Eimers ist in der Nähe der Oberkante eine Linie angezeichnet. Die Aufgabe des Rettungsdienstmitarbeiters besteht darin, den Wasserstand stets auf Höhe dieser Linie zu halten. Anfangs ist die Wassertiefe sehr niedrig. Je länger der Eimer unbemerkt Wasser verloren hat, desto niedriger ist der Wasserstand und desto mehr Flüssigkeit muss ersetzt werden. Der Behälter verliert weiterhin Wasser; hat also der Wasserstand die angezeigte Füllhöhe erreicht, muss dennoch kontinuierlich Flüssigkeit nachgefüllt werden, um die gewünschte Füllhöhe aufrechtzuerhalten.
Je mehr Zeit vergeht, ohne dass der Verbrennungspatient einen ausreichenden Flüssigkeitsersatz erhält, desto hypovolämischer wird er. Es sind daher größere Mengen Flüssigkeit notwendig, um eine Homöostase (Ausgewogenheit des inneren Milieus) zu erreichen. Sobald der Patient mit Flüssigkeit „aufgefüllt" wurde, verliert er über das Leck im Gefäßsystem („Capillary Leak") kontinuierlich Volumen, in derselben Weise wie der Eimer. Um ein Gleichgewicht auf homöostatischem Niveau aufrechtzuerhalten, ist die Gabe zusätzlicher Flüssigkeit nötig, um die anhaltenden Verluste auszugleichen.

Erwachsene

Initial ist die intravenöse Flüssigkeitsgabe, vor allem von balancierter kristalloider (Voll-)Elektrolytlösung, am besten geeignet, um den Verlust zu kompensieren. Die verabreichte Menge an Flüssigkeit liegt innerhalb der ersten 24 Stunden üblicherweise bei 2–4 ml/kg KG/% verbrannter Körperoberfläche (vKOF; wobei ausschließlich zweit- und drittgradige Verbrennungen berechnet werden). Es existieren in den verschiedenen Verbrennungszentren unterschiedliche Formeln zur Errechnung des Flüssigkeitsbedarfs von Verbrennungspatienten. Die gebräuchlichste Methode ist die **Parkland-Formel,** die von einem Bedarf von 4 ml Flüssigkeit pro Kilogramm Körpergewicht pro Prozent verbrannter Körperoberfläche (4 ml/kg KG/% vKOF) ausgeht. Die Hälfte der errechneten Menge sollte in den ersten 8 Stunden verabreicht werden, die andere Hälfte in den nachfolgenden 16 Stunden.

Wichtig ist, dass sich die ersten 8 Stunden auf die Zeit nach der Verbrennung beziehen und nicht erst ab dem Beginn der Flüssigkeitsgabe gezählt werden. Dies ist besonders wichtig, wenn sich die Behandlung aufgrund einer protrahierten Rettungsphase verzögert (z. B. im Rahmen militärischer oder katastrophenmedizinischer Szenarien). Wird die notfallmedizinische Versorgung z. B. 3 Stunden nach der Verletzung begonnen, in denen keine oder nur eine geringe Flüssigkeitsgabe durchgeführt wurde, so wird die erste Hälfte der errechneten Flüssigkeitsmenge in den nächsten 5 Stunden verabreicht. Auf diese Weise hat der Patient 8 Stunden nach der Verletzung die gewünschte Flüssigkeitsmenge erhalten.

Balancierte kristalloide Vollelektrolytlösungen (z. B. Ringer-Acetat-Lösung) werden bei Verbrennungspatienten einer 0,9 % Kochsalzlösung oder Ringer-Lösung vorgezogen, da diese Patienten typischerweise große Flüssigkeitsmengen benötigen und durch die Gabe großer Mengen Kochsalzlösung eine **hyperchlorämische Azidose** hervorgerufen werden kann.

Berechnung des Flüssigkeitsbedarfs

Beispiel: Ein 80 kg schwerer Patient hat sich eine drittgradige Verbrennung von 30 % seiner Körperoberfläche zugezogen. Der Rettungsdienst erreicht kurz nach dem Ereignis die Unfallstelle. Nach der Parkland-Formel würde sich die erforderliche Flüssigkeitsmenge wie folgt berechnen:

$$\text{24-Stunden-Flüssigkeitsbedarf} =$$
$$4\,\text{ml/kg} \times \text{Gewicht in kg} \times \%\,\text{vKOF} =$$
$$4\,\text{ml/kg} \times 80\,\text{kg} \times 30\,\%\,\text{vKOF} = 9\,600\,\text{ml}$$

Die Hälfte dieses 24-Stunden-Flüssigkeitsbedarfs wird in den ersten 8 Stunden verabreicht:

$$\text{Flüssigkeitsbedarf in den ersten 8 Stunden nach der Verbrennung}$$
$$= 9\,600\,\text{ml}/2 = 4\,800\,\text{ml}$$

Um die Flüssigkeitsmenge pro Stunde für die ersten 8 Stunden zu bestimmen, wird die Gesamtmenge durch 8 geteilt:

$$\text{Flussrate in den ersten 8 Stunden} = 4\,800\,\text{ml}/8\,\text{Stunden} = 600\,\text{ml/h}$$

Der Flüssigkeitsbedarf der folgenden 16 Stunden wird wie folgt berechnet:

$$\text{Flüssigkeitsbedarf in den folgenden 16 Stunden } 9\,600\,\text{ml}/2 = 4\,800\,\text{ml}$$

Um die Flüssigkeitsmenge pro Stunde für die folgenden 16 Stunden zu bestimmen, wird die Gesamtmenge durch 16 geteilt:

$$\text{Flussrate in den restlichen 16 Stunden} = 4\,800\,\text{ml}/16\,\text{Stunden} = 300\,\text{ml/h}$$

Nach 8 Stunden wird die Flussrate also auf 300 ml/h reduziert.

Die Zehner-Regel

Um die Berechnung des initialen Flüssigkeitsbedarfs bei Verbrennungspatienten im präklinischen Bereich zu vereinfachen, haben Wissenschaftler des U. S. Army Institute of Surgical Research die sogenannte „Zehner-Regel" (englisch „Rule Of Tens") entwickelt.[16]

Die Prozentzahl der verbrannten Körperoberfläche wird auf den nächstgelegenen 10er-Betrag auf- oder abgerundet. Eine Verbrennung von 37 % Körperoberfläche wird z. B. auf 40 % aufgerundet. Diese Prozentzahl wird dann mit 10 multipliziert, um die Flüssigkeitsmenge in ml kristalloider Infusionslösung zu erhalten. In dem zuvor genannten Beispiel würde diese Rechnung (40 × 10) eine Flüssigkeitsmenge von 400 ml pro Stunde ergeben. Diese Formel gilt für erwachsene Patienten mit einem Körpergewicht von 40–70 kg. Für jede weiteren 10 kg Körpergewicht (über 70 kg) werden zusätzliche 100 ml pro Stunde hinzuaddiert.

Wird die Zehner-Regel mit der Parkland-Formel verglichen, stellt sich heraus, dass sich die errechneten Flüssigkeitsmengen geringfügig voneinander unterscheiden. Ganz gleich, welche Methode zur Berechnung des Flüssigkeitsbedarfs verwendet wird: Das errechnete Volumen ist lediglich eine Schätzung des Flüssigkeitsbedarfs, d. h., das tatsächlich verabreichte Volumen muss an die klinische Reaktion des Patienten (z. B. die Urinausscheidung oder das hämodynamische Monitoring) angepasst werden.

Kinder

Kinder benötigen relativ gesehen größere Mengen an Flüssigkeit als erwachsene Patienten bei gleicher Ausdehnung der Verbrennung. Zudem weisen sie weniger Glykogen-Reserven in der Leber auf, um während der Flüssigkeitssubstitution einen adäquaten Blutzuckerspiegel aufrechterhalten zu können. Aus diesem Grund benötigen Kinder 5-prozentige Glukoselösungen mit normaler Flussrate (niedrige Tropfgeschwindigkeit) zusätzlich zu der eigentlichen Flüssigkeitssubstitution.

Rauchgasinhalation – Überlegungen zum Volumenmanagement

Ein Patient, der neben seinen Verbrennungen eine Rauchgasinhalation erlitten hat, benötigt eine größere Menge an Flüssigkeit als ein Patient ohne Inhalationstrauma.[17] Die Inhalation von Rauchgasen verursacht eine toxische Schädigung der Lunge. Häufig wird zur Lungenprotektion weniger Flüssigkeit verabreicht als errechnet, um eine Überinfusion zu vermeiden, was allerdings für die Lunge schädlicher ist.

15.4.3 Analgesie

Verbrennungen sind extrem schmerzhaft. Es ist daher notwendig, bereits in der Präklinik ein besonderes Augenmerk auf die Schmerztherapie zu richten. Zur suffizienten Analgesie sind Opioid-Analgetika wie Fentanyl (1–2 µg pro kg KG) oder Esketamin (0,25 mg pro kg KG) in adäquater Dosis erforderlich, d. h. bis zur Schmerzfreiheit.

15.5 Spezielle Überlegungen

15.5.1 Verbrennungen durch elektrischen Strom

Verbrennungen durch elektrischen Strom sind verheerende Verletzungen, die vom Rettungspersonal oft unterschätzt werden. In vielen Fällen spiegelt die sichtbare Gewebeschädigung nicht das ganze Ausmaß der Verletzung wider. Die größten Gewebezerstörungen entstehen im Körperinneren, nachdem der Strom durch den Patienten geflossen ist. Die Patienten zeigen äußere Brandwunden an der Ein- und Austrittstelle des Stromes, häufig an den Kontaktstellen mit der Stromquelle oder an den Erdungspunkten. Im Vergleich zu den relativ klein erscheinenden Verletzungen an der Oberfläche werden auf dem Weg des elektrischen Stroms durch den Körper auch tiefe Gewebeschichten zerstört (➤ Abb. 15.14).

Elektrische Verletzungen und sog. Crush-Verletzungen (z. B. ausgedehnte Quetschverletzungen, Einklemmungen, Kontusionen, Verschüttungen) haben viele Gemeinsamkeiten. Bei beiden Verletzungen kommt es zu einem massiven Untergang von Muskelgewebe mit anschließender Freisetzung von Kalium und Myoglobin (➤ Kap. 14). Die Freisetzung von Kalium aus dem Muskel führt zu einem signifikanten Anstieg des Serum-Kaliumspiegels, der Herzrhythmusstörungen auslösen kann. Der erhöhte Kaliumspiegel kann eine Kontraindikation für den Gebrauch des depolarisierenden Muskelrelaxans Succinylcholin darstellen.[18] Ist eine medikamentöse Relaxierung erforderlich, z. B. im Rahmen einer Rapid-Sequence-Intubation, kann stattdessen das nichtdepolarisierende Muskelrelaxans Rocuronium verwendet werden. **Myoglobin** ist ein Molekül, das im Stoffwechsel der quer gestreiften Skelettmuskulatur als Sauerstoffträger dient (ähnlich wie das Hämoglobin im Blut). Wird Myoglobin in größeren Mengen in den Blutkreislauf freigesetzt, kommt es zur **Myoglobinurie,** wodurch die Nieren geschädigt werden können (bis hin zum akuten Nierenversagen). Kennzeichnend für eine Myoglobinurie ist ein tee- oder fleischfarbener Urin (➤ Abb. 15.15).

Der Rettungsdienst wird nach Stromunfällen häufig für Verlegungsfahrten hinzugezogen. Patienten mit Verbrennungen durch elektrischen Strom sollten idealerweise mit liegendem Blasenkatheter transportiert werden. Patienten mit Myoglobinurie erfordern eine

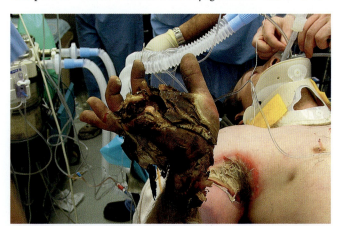

Abb. 15.14 Patient mit Stromverletzung durch eine Hochspannungsleitung.
Courtesy of Jeffrey Guy, MD. © NAEMT; PHTLS, 8th edition, Jones & Bartlett, 2016

15.5 Spezielle Überlegungen

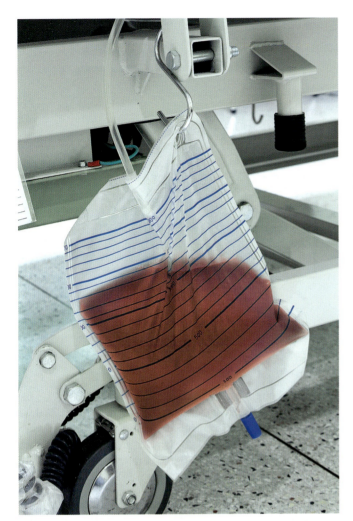

Abb. 15.15 Urin eines Patienten nach Stromverletzung durch eine Hochspannungsleitung. Der Patient hat eine Myoglobinurie nach ausgedehntem Untergang von Muskelgewebe.
Suphatthra China/Shutterstock, Inc. © NAEMT; PHTLS, 8th edition, Jones & Bartlett, 2016

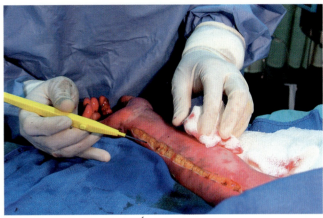

Abb. 15.16 Escharotomie zur Entlastung des konstriktiven Effektes einer zirkulären Verbrennung.
Courtesy of Jeffrey Guy, MD. © NAEMT; PHTLS, 8th edition, Jones & Bartlett, 2016

aggressive Flüssigkeitstherapie, um bei Erwachsenen eine Urinausscheidung von mindestens 100 ml/h und bei Kindern von mindestens 1 ml/kg/h aufrechtzuerhalten und so einem akuten Nierenversagen vorzubeugen. In einigen Fällen wird Natriumbikarbonat verabreicht, um die Ausscheidung des Myoglobins zu erleichtern und damit die Wahrscheinlichkeit eines Nierenversagens zu reduzieren. Der tatsächliche Benefit dieser Maßnahme bei der Prävention eines akuten Nierenversagens wird nach wie vor kontrovers diskutiert.

Patienten können nach einem Stromunfall auch Begleitverletzungen aufweisen.[19] Trommelfelle können einreißen, was zu einem Hörverlust führt. Intensive, anhaltende Muskelkontraktionen (Tetanie) können zu Schulterdislokationen, Kompressionsfrakturen der Wirbelsäule und Frakturen der langen Röhrenknochen führen. Nach einem Stromunfall sollte deshalb die Wirbelsäule des Patienten immobilisiert werden. Bei Verdacht oder Hinweis auf Frakturen der langen Röhrenknochen sollten diese geschient werden. Auch intrakraniale Blutungen und Herzrhythmusstörungen können auftreten.

Verbrennungen durch Einwirkung von Lichtbögen entstehen infolge elektrischen Spannungsausgleichs durch die Luft, verbunden mit der Bildung von energiereichen Funken, Flammbögen oder Plasma. Dennoch sollten Rettungsdienstmitarbeiter wegen der katastrophalen und nicht sichtbaren Wirkung von Leitungsverletzungen stets mit einem weitergeleiteten Schaden rechnen.

15.5.2 Umlaufende (zirkuläre) Verbrennungen

Zirkuläre Verbrennungen am Körperstamm oder an den Extremitäten können infolge ihres dicken, unelastischen Verbrennungsschorfs (Eschar) eine lebens- oder extremitätenbedrohende Situation darstellen. Sie sind imstande, wie ein Stauband einzuschnüren und den Blutfluss in die Extremität zu unterbrechen. Zirkuläre Verbrennungen am Thorax können die Brustwand so weit komprimieren, dass der Patient nicht mehr einatmen kann. Deshalb sollten alle zirkulären Verbrennungen als absolute Notfälle behandelt und sofort in ein Verbrennungszentrum transportiert werden. Eine Escharotomie ist eine chirurgische Inzision der verbrannten, lederartigen Haut, damit sich das darunter liegende Gewebe ausdehnen und somit eine Entlastung der verengten, oftmals verschlossenen Gefäße erfolgen kann (➤ Abb. 15.16).

15.5.3 Rauchgasinhalation/Inhalationstrauma

Die führenden Todesursachen bei Bränden sind nicht die thermischen Verletzungen, sondern die Folgen von Rauchgasinhalationen. Jeder Patient mit der Anamnese einer Rauchexposition in einem geschlossenen Raum muss als Risikopatient für eine Rauchgasinhalation angesehen werden. Jeder Patient mit Verbrennungen im Gesicht oder rußigem Sputum ist ganz sicher ein Risikopatient. Fehlen diese Anzeichen, ist eine Rauchgasinhalation jedoch nicht ausgeschlossen (➤ Kasten 15.6). An eine Rauchgasinhalation zu denken, kann lebenswichtig sein, da sich die Symptome noch Tage nach dem Trauma entwickeln können.

Die drei Elemente einer Rauchgasinhalation sind thermische Verletzung (Inhalationstrauma), Erstickung (Asphyxie) und verspätete toxininduzierte Lungenschädigung (toxisches Lungenödem). Trockene Luft ist ein schlechter Wärmeleiter. Die Inhalation heißer, trockener Luft führt selten zu thermischen Verletzungen unterhalb der Stimmbänder. Die große Oberfläche des Nasopharynx funktioniert als Wärmeaustauscher und kühlt die inhalierte heiße Luft auf Körpertemperatur ab, bevor sie die Stimmbandebene erreicht. Wenn 300 °C heiße trockene Luft inhaliert wird, so weist sie auf Höhe der Trachea bereits eine Temperatur von etwa 50 °C auf.[20] Die Stimmbänder dienen als weiterer Schutz, da sie reflexartig eine Adduktionsstellung einnehmen und so den Kehlkopf verschließen.[21] Anders verhält es sich bei der Inhalation von Dampf. Dampf hat eine 4 000-mal höhere Wärmebindungskapazität als trockene Luft und kann zu Verletzungen der unteren Atemwege bis zu den Bronchiolen führen, wenn er eingeatmet wird.[20]

15.6 Zeichen und Symptome eines Inhalationstraumas
- Verbrennungen, die sich der Patient in einem geschlossenen Raum zugezogen hat
- Verwirrtheit oder Agitiertheit
- Verbrennungen des Gesichtes und des Brustkorbs
- angesengte Augenbrauen oder Nasenhaare
- Ruß im Sputum
- Heiserkeit, Verlust der Stimme, Stridor

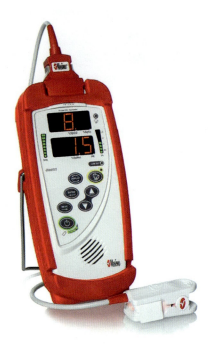

Abb. 15.17 Tragbares Kohlenmonoxid-Pulsoxymeter. *Quelle:* Courtesy of Masimo Corporation. © NAEMT; PHTLS, 8th edition, Jones & Bartlett, 2016

Erstickungsgase

Zwei Gase sind als Erstickungsgifte von klinischer Bedeutung: **Kohlenmonoxid** (CO) und **Zyanid** (CN, Blausäure). Beide Gase führen zu einer zellulären Hypoxie oder Asphyxie. Patienten verfügen nach der Inhalation von Rauch, der ein oder beide Gase enthält, trotz regelrechter Blutdruckwerte und normaler Pulsoxymetrie über keinen adäquaten Sauerstofftransport ins Gewebe.

Kohlenmonoxid bindet mit einer ca. 250-mal höheren Affinität an Hämoglobin als Sauerstoff. Die Symptome einer Kohlenmonoxidvergiftung sind abhängig von Dauer und Schweregrad der Intoxikation und den daraus resultierenden Serumkonzentrationen. Die Symptome können von Kopfschmerzen bis hin zum Koma reichen (➤ Kasten 15.7). Die typischerweise auftretende rosige (kirschrote) Gesichtsfarbe ist allerdings ein sehr spätes klinisches Zeichen und sollte daher nicht zur Diagnosestellung herangezogen werden.

15.7 Symptome einer Kohlenmonoxidvergiftung
- Mild
  - Kopfschmerzen
  - Müdigkeit
  - Übelkeit
- Moderat
  - Schwere Kopfschmerzen
  - Erbrechen
  - Verwirrtheit
  - Antriebslosigkeit/Schläfrigkeit
  - Erhöhte Herzfrequenz und Atemfrequenz
- Schwer
  - Krampfanfälle
  - Bewusstlosigkeit
  - Herz-Kreislauf-Stillstand
  - Tod

Tragbare Kohlenmonoxid-Pulsoxymeter (➤ Abb. 15.17), die nichtinvasiv den Kohlenmonoxidgehalt des Blutes messen, sind für den präklinischen Bereich erhältlich. Diese CO-Pulsoxymeter sehen so ähnlich aus wie normale Pulsoxymeter und funktionieren auch ähnlich. Bei einem Gehalt von 10–20 % Carboxyhämoglobin (COHb) klagen die Patienten üblicherweise über milde Symptome einer Kohlenmonoxidvergiftung. Nimmt der Gehalt von Kohlenmonoxid im Blut zu, verschlechtern sich die Symptome zunehmend. Überschreitet der Kohlenmonoxid-Anteil 50–60 %, kommt es zu Krampfanfällen, Koma und schließlich zum Tod des Patienten.

Normale Pulsoxymeter können nicht zur Diagnostik oder Verlaufskontrolle einer Kohlenmonoxidvergiftung verwendet werden. Die Pulsoxymetrie wird eine falsch hohe Sauerstoffsättigungsrate anzeigen, da der Fotosensor des Pulsoxymeters die charakteristische Lichtabsorption des sauerstoffhaltigen Hämoglobins (Oxyhämoglobin) misst und das Kohlenmonoxid-gesättigte Hämoglobin eine ähnliche Wellenlänge aufweist.

Die Behandlung einer Kohlenmonoxidvergiftung besteht in der Entfernung der Noxe und der hochdosierten Gabe von Sauerstoff. Unter Raumluftinhalation (21 % Sauerstoff) eliminiert der Körper die Hälfte der CO-Menge innerhalb von 250 Minuten.[22] Wenn der Patient 100-prozentigen Sauerstoff einatmet, verringert sich die Halbwertszeit des CO-Hämoglobins auf 40–60 Minuten.[23] Viele Jahre war die hyperbare Sauerstofftherapie die Behandlung der Wahl bei moderaten bis schweren Kohlenmonoxidvergiftungen. Die Anwendung von reinem Sauerstoff unter einem erhöhten Luftdruck in einer speziellen Druckkammer verkürzt die Halbwertszeit des Kohlenmonoxids auf 20–30 Minuten und es wurde davon ausgegangen, dadurch das Auftreten von Langzeitfolgen einer Kohlenmonoxidvergiftung zu minimieren. Der Nutzen der hyperbaren Sauerstofftherapie gegenüber einer Therapie mit 100-prozentigem Sauerstoff wurde in jüngster Zeit allerdings infrage gestellt.[24] Wenn der Patient schwere Verbrennungen und vielleicht auch noch andere Verletzungen erlitten hat, ist die notwendige Versorgung in einer Druckkammer extrem schwierig. In der Mehrzahl der Fälle ist daher die Behandlung in einem Verbrennungszentrum oder in einem Traumazentrum vorrangig, auch wenn dort keine Druckkammer vorgehalten wird.

Zyanid (Blausäure) entsteht bei der Verbrennung von Kunststoffen oder Polyurethanen (Kunstharze). Es blockiert die Sauerstoffbindungsstelle in der Atmungskette der Körperzellen und verhindert so die Verwertung von Sauerstoff in der Zelle. Der Patient stirbt an einer „inneren Erstickung", obwohl das Blut adäquat mit Sauerstoff gesättigt ist. Symptome einer Zyanidvergiftung sind Bewusstseinstrübung, Schwindel, Kopfschmerzen sowie Tachykardie oder Tachypnoe. Die Behandlung besteht neben der Gabe von 100 % Sauerstoff via Atemmaske in der schnellen Verabreichung eines Antidots. In Europa wird **4-Dimethylaminophenol** (4-DMAP) als Antidot bei Zyanidvergiftung eingesetzt. Dieses wandelt Fe(II) in Fe(III) um, was zur Bildung von Methämoglobin führt. Das Methämoglobin bindet die Zyanidionen. Gemessen am gesamten Hämoglobin genügt schon eine geringe Menge an Methämoglobin, um einen großen Teil des Zyanids zu binden. Anschließend wird eine 10-prozentige Natriumthiosulfat-Lösung verabreicht. Bei Rauchgasinhalation muss allerdings beachtet werden, dass durch eine gleichzeitig vorliegende Kohlenmonoxidvergiftung größere Mengen Hämoglobin bereits gebunden sind und keinen Sauerstoff mehr transportieren können. Dies birgt bei der Behandlung mit 4-DMAP, das bis zu einem Drittel des Hämoglobins umwandelt, die Gefahr einer tödlichen Hypoxie.

Speziell für diese Fälle wird **Hydroxocobalamin** verwendet, das unter dem Handelsnamen Cyanokit® in der EU seit 2007 zugelassen ist. Die Wirkung des Hydroxocobalamins besteht darin, dass es mit Zyanidionen starke Komplexe eingeht und somit das Zyanid bindet. Die neu entstandene Verbindung ist eine natürliche Form des Vitamin B_{12} und wird über die Nieren ausgeschieden. Cyanokit® erlaubt die Behandlung einer Zyanidvergiftung bereits an der Einsatzstelle. Zu beachten ist jedoch, dass eine Lebensrettung nur in völlig nüchternem Zustand (auch kein Restalkohol im Blut) Chancen auf Erfolg verspricht. Hydroxocobalamin ist sowohl in Europa als auch in den USA im Rettungsdienst verfügbar.

In den USA ist traditionell das sogenannte „Lilly Kit" in Gebrauch. Die Methode wurde 1930 entwickelt und nutzt drei verschiedene Substanzen, die teilweise inhaliert und teilweise intravenös verabreicht werden: Isoamylnitrit, Natriumnitrit und Natriumthiosulfat.[25–27]

Toxisches Lungenödem

Thermische und asphyktische Komponenten eines Inhalationstraumas sind üblicherweise zum Zeitpunkt der Rettung bereits ersichtlich. Im Gegensatz dazu manifestieren sich toxininduzierte Lungenschäden erst nach Tagen. Die ersten Tage nach einer Rauchgasinhalation werden daher oft als „Honeymoon-Periode" („Flitterwochen-Zeit") bezeichnet. Während dieser Zeitspanne sind die Patienten stabil und zeigen keine oder nur geringe Lungenfunktionsstörungen. Der Schweregrad solcher Lungenverletzungen hängt weitgehend von zwei Faktoren ab: der Zusammensetzung des inhalierten Rauches und der Expositionsdauer.[28]

Vereinfacht ausgedrückt, ist Rauch das Produkt einer inkompletten Verbrennung, also chemischer Staub. Verbindungen wie Ammoniak, Chlorwasserstoff und Schwefeldioxid bilden ätzende Säuren und Laugen, wenn sie eingeatmet werden und mit Wasser reagieren.[32] Die Chemikalien im Rauch wirken auf die Zellen ein, die Trachea und Lungen auskleiden, und schädigen diese bis hin zur Zellnekrose.[29–31] Normalerweise besitzen diese Epithelzellen winzige Flimmerhärchen, die Zilien genannt werden. Über diesen Zilien liegt wie eine Decke Schleim, der inhalierte Partikel bindet und durch die Bewegung der Zilien in Richtung Oropharynx transportiert. Mehrere Tage nach dem Inhalationstrauma gehen diese Zilien zugrunde. Die Zelltrümmer der nekrotischen Zellen und die Ablagerungen des Schleims, den die Zellen typischerweise tragen, verbleiben in der Lunge. Die Folge ist eine Zunahme der Sekretion, eine Verstopfung der Atemwege mit Schleim und Zelltrümmern sowie ein vermehrtes Vorkommen lebensbedrohlicher Lungenentzündungen.

Präklinisches Management

Das erste und auch wichtigste Element bei der Behandlung eines Patienten mit Inhalationstrauma oder Rauchgasinhalation ist die Entscheidung, ob eine endotracheale Intubation notwendig ist oder nicht. Eine regelmäßige Kontrolle der Atemwege ist notwendig, um Zeichen einer sich entwickelnden Atemwegsobstruktion zu erkennen. Veränderungen der Stimme des Patienten (z. B. Heiserkeit), Atemnebengeräusche (Stridor) sowie Schwierigkeiten mit Sekreten oder Speichel sind Zeichen einer drohenden Atemwegsverlegung. Sind die Atemwege nicht zweifelsfrei offen, sollte die Indikation zur definitiven Atemwegssicherung mittels endotrachealer Intubation großzügig gestellt werden.[33, 34]

Patienten mit einem Inhalationstrauma sollten auch ohne Oberflächenverbrennungen in ein Verbrennungszentrum transportiert werden. Verbrennungszentren betreuen eine wesentlich größere Zahl von Patienten mit Inhalationstraumata und haben daher eine größere Erfahrung in der Behandlung dieser Patienten sowie eine erweiterte technische Ausstattung zur maschinellen Beatmung.

15.5.4 Kindesmisshandlung

Ungefähr 20 % aller misshandelten Kinder weisen Verbrennungen oder Verbrühungen auf. Die meisten vorsätzlich verbrannten Kinder sind zwischen ein und drei Jahren alt.[35]

Besteht der begründete Verdacht auf eine Kindesmisshandlung, muss dies dem aufnehmenden Klinikarzt unbedingt mitgeteilt werden. Nur so kann eine fortgesetzte Kindesmisshandlung, oft mit schwerwiegenden Folgen und über mehrere Jahre, verhindert werden. In Deutschland gibt es keine Meldepflicht für Ärzte bei Kindesmisshandlung oder bei dem Verdacht auf Kindesmisshandlung. Somit unterliegen alle erhobenen Diagnosen und Befunde der ärztlichen Schweigepflicht. Wird die Rechtsprechung des Bundesgerichtshofs zugrunde gelegt, kann die ärztliche Schweigepflicht

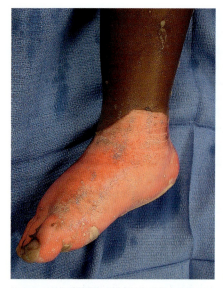

Abb. 15.18 Strumpfförmige Verbrühung eines kindlichen Fußes, die einen Hinweis auf eine vorsätzliche Verletzung bei Kindesmisshandlung gibt. Courtesy of Jeffrey Guy, MD. © NAEMT; PHTLS, 8th edition, Jones & Bartlett, 2016

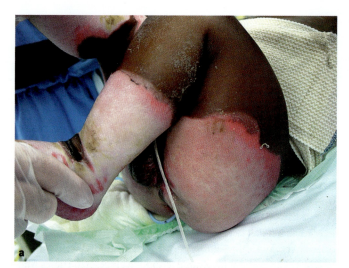

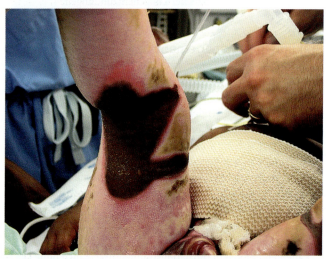

Abb. 15.19 Die geraden Linien des Verbrennungsmusters und die Abwesenheit von Spritzmarken legen den Verdacht einer Kindesmisshandlung nahe. Courtesy of Jeffrey Guy, MD. © NAEMT; PHTLS, 8th edition, Jones & Bartlett, 2016

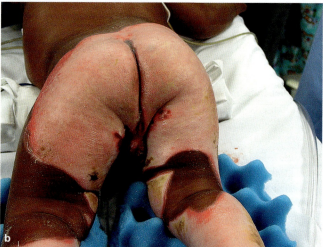

Abb. 15.20 Die Aussparung der Kniekehle und die scharfen Begrenzungslinien zwischen verbrannter und unverbrannter Haut zeigen, dass sich das Kind zum Zeitpunkt der Verletzung vermutlich in einer eng gebeugten Abwehrhaltung befand. Solche Haltungen legen den Verdacht nahe, dass es sich nicht um eine versehentliche Verbrühung handelt. Courtesy of Jeffrey Guy, MD. © NAEMT; PHTLS, 8th edition, Jones & Bartlett, 2016

grundsätzlich dann gebrochen werden, wenn „Gefahr in der Zukunft" besteht (rechtfertigender Notstand).[53]

Die häufigste Form von thermischen Verletzungen bei Kindesmisshandlung entsteht durch gewaltsames Eintauchen in heißes Wasser. Oft findet dies als Strafe im Rahmen der „Reinlichkeitserziehung" statt. Faktoren, die den Schweregrad einer solchen Verletzung beeinflussen, sind das Alter des Patienten, die Wassertemperatur und die Dauer der Exposition. Die Kinder erleiden tiefe zweit- oder drittgradige Verbrennungen an Händen oder Füßen, oft handschuh- oder strumpfförmig. Verdächtig sind vor allem symmetrische Verbrennungen ohne Spritzer[37] (➤ Abb. 15.18 und ➤ Abb. 15.19). Bei absichtlichem Verbrühen beugt das Kind vor Angst oder Schmerz seine Arme und Beine in einer schützenden Abwehrhaltung. Das daraus resultierende Verbrennungsmuster zeigt Aussparungen in den Beugefalten der Kniekehlen, Ellenbeugen und Leisten. Scharfe Demarkationslinien zwischen verbrannter und gesunder Haut sind ein weiterer Hinweis auf Kindesmisshandlung; sie entstehen, wenn ein Kind in heißes Wasser getaucht wird (➤ Abb. 15.20).[38, 39]

Bei unabsichtlichen Verbrühungen weisen die Verletzungen unterschiedliche Verbrennungstiefen auf und sind unregelmäßig begrenzt. Von den größeren Arealen verbrühter Haut gehen häufig kleinere Verletzungen aus, was auf Spritzer hindeutet.[40]

Kontaktverbrennungen

Kontaktverbrennungen – absichtlich oder versehentlich – sind bei Kindern die zweithäufigste Verbrennungsart. Jede Körperoberfläche weist ein gewisses Maß an Krümmung auf. Bei unabsichtlichen Verbrennungen sind die Wunden an den gekrümmten Stellen lokalisiert. Entweder wird der heiße Gegenstand von der gekrümmten Oberfläche abgelenkt oder das Opfer zieht den Körperteil sofort zurück. Die resultierenden Wunden sind unregelmäßig begrenzt und weisen unterschiedliche Tiefen auf. Erfolgt eine Kontaktverbrennung absichtlich, wird der schädigende Gegenstand auf die Haut des Kindes gedrückt. In diesem Fall ist die Wunde scharf begrenzt und gleichmäßig tief.[39] Gegenstände, durch die Kontaktverbrennungen herbeigeführt werden können, sind Bügeleisen, Lockenstäbe, Heizkörper, Wärmestrahler sowie heiße Töpfe und Pfannen.

15.5.5 Verbrennungen durch Strahlung

Der Schweregrad einer Strahlenverletzung ist abhängig von der im Zielgewebe absorbierten Energie. Es werden zwei Strahlenarten unterschieden: elektromagnetische Strahlung (Mikrowellen, Röntgenstrahlung, Gammastrahlung) und Teilchen- oder Korpuskularstrahlung (Elektronenstrahlung, Neutronenstrahlung, Ionenstrahlung). Die verschiedenen Strahlenarten geben unterschiedlich viel Energie in das Gewebe ab. Manche Strahlen können den Körper durchdringen, ohne Schaden anzurichten (z. B. Radiowellen). Neutronenstrahlung hingegen wird vom Zielgewebe absorbiert und verursacht beträchtlichen Schaden. Es ist die Absorption der Strahlung, die das Gewebe zerstört. Die Absorptionskapazität beeinflusst das Schadensausmaß, nicht die eigentliche Strahlendosis. Äquivalente Dosen unterschiedlicher Strahlenarten haben unterschiedliche Wirkungen auf ein Individuum.

Der typische Strahlenunfall entsteht im Rahmen von Industrieunfällen. Mit zunehmender terroristischer Bedrohung ist jedoch auch die Detonation einer unkonventionellen Sprengvorrichtung, die radioaktive Substanzen enthält (sogenannte „schmutzige Bombe"), nicht mehr unmöglich (➤ Kap. 20). Solche radiologischen Waffen sind auf eine möglichst hohe radioaktive Kontamination ausgerichtet. Da bei der Explosion keine Kernspaltung oder Kernfusion stattfindet, handelt es sich nicht um Kernwaffen. Während durch die Explosion einer schmutzigen Bombe sehr wahrscheinlich Menschen in unmittelbarer Nähe verletzt oder getötet würden, ist das Risiko, das von dem radioaktiven Material ausgeht, in Wirklichkeit relativ gering. Es ist unwahrscheinlich, eine ausreichend hohe Strahlendosis aufzunehmen, um daran klinisch signifikant zu erkranken.

Die Detonation einer Atomwaffe in einer Stadt würde durch drei Mechanismen Verletzungen und Tod herbeiführen: thermische Verletzungen durch das Feuer zu Beginn der Detonation, stumpfe und penetrierende Verletzungen durch die Druckwelle und schließlich die Strahlung. Die Mortalität durch eine Kombination von thermischen Verbrennungen und Strahlenschäden ist größer als durch die einzelnen Verletzungen. Es entfalten sich dabei synergistische Effekte.[41]

Grundsätzlich geht durch strahlendes Material auch für den Helfer eine Gefahr aus. Viele Erstmaßnahmen gleichen Unfällen mit Chemikalien. Zuallererst müssen alle Helfer geeignete Schutzkleidung tragen. Der Patient muss von der Strahlenquelle entfernt werden, kontaminierte Kleidung ausgezogen und der Patient mit viel Wasser abgespült werden. Alle verseuchten Kleidungsstücke müssen als strahlenaktiv betrachtet und dementsprechend sorgfältig behandelt werden. Die Spülung mit Wasser muss vorsichtig erfolgen, um alle radioaktiven Partikel zu entfernen und von nicht kontaminierten Körperteilen fernzuhalten. Die Spülung sollte solange erfolgen, bis die Kontamination auf ein gleich bleibendes Maß abgenommen hat; dies kann mit einem Geigerzähler gemessen werden.[42] Patienten mit Verbrennungen sollten die gleiche intravenöse Flüssigkeitstherapie erhalten wie andere Verbrennungsopfer. Verstrahlte Patienten können zusätzlich an Erbrechen und Durchfall erkranken, was das Flüssigkeitsdefizit nochmals vergrößert.

Die pathophysiologischen Folgen einer Ganzkörperbestrahlung werden als **akute Strahlenkrankheit (ASK)** bezeichnet. Akute Strahlenschäden manifestieren sich klinisch entsprechend der Strahlenempfindlichkeit und Regenerationsgeschwindigkeit der jeweiligen Organsysteme als hämatopoetisches Syndrom, Strahlenpneumonie, gastrointestinales, kutanes oder neurovaskuläres Syndrom. Bei Patienten mit ASK erfolgt nach dem Abklingen der Prodromi (vorangegangene Symptome) eine scheinbare Besserung. Dieses symptomarme oder -freie Intervall (je nach Strahlendosis Stunden, Tage bis Wochen anhaltend) wird als **Latenzphase** bezeichnet.

Abhängig von Umfang und Schweregrad der strahleninduzierten Schädigungen, entscheidet sich das Schicksal des Patienten in der folgenden **Manifestationsphase** der ASK. Die ersten Symptome entstehen gewöhnlich innerhalb von Stunden nach der Exposition. Die Körperzellen mit der größten Teilungsrate reagieren am empfindlichsten auf Strahlung. Sie finden sich in der Haut, im Gastrointestinaltrakt und im Knochenmark. Diese Zellen zeigen also auch am schnellsten Symptome. Einige Stunden nach der Exposition verspürt der Patient Übelkeit, Erbrechen und Bauchschmerzen. Ein aggressives Flüssigkeitsmanagement ist erforderlich, um ein Nierenversagen zu verhindern. Über die nächsten Tage entwickelt der Patient blutige Durchfälle, Darmischämien und fulminante Infektionen, an denen er ggf. auch stirbt. Das Knochenmark ist extrem empfindlich gegenüber Strahlung. Die Produktion der weißen Blutkörperchen und der Blutplättchen kommt zum Erliegen. Die daraus resultierenden Infektions- und Blutungskomplikationen sind fatal.

Im Falle einer nuklearen Katastrophe könnten Infusionen und Infusionspumpen ausgehen. Wenn die Patienten nicht mit genügend intravenöser Flüssigkeit versorgt werden können, besteht die Möglichkeit der oralen Substitution. Ein kooperativer Patient sollte dazu ermutigt werden, viel isotonische Salzlösung zu trinken, um eine große Urinausscheidung aufrechtzuerhalten. Alternativ können Flüssigkeiten auch über eine Magensonde verabreicht werden. Als orale Substitutionslösung bietet sich die WHO-Lösung an. Diese Lösung, die von der Weltgesundheitsorganisation (World Health Organisation, WHO) empfohlen wird, besteht aus 3,5 g Kochsalz, 1,5 g Kaliumchlorid, 2,5 g Natriumhydrogenkarbonat und 20 g Zucker (Glukose) auf einen Liter Wasser. Studien an Tieren haben erfolgversprechende Resultate bei Verbrennungen bis 40 % der Körperoberfläche gezeigt. Die orale Gabe von 20 ml/kg KG entspricht der standardisierten intravenösen Flüssigkeitstherapie.[43]

15.5.6 Verätzungen

Die Grundlagen der Behandlung von Verätzungen muss jeder Rettungsdienstmitarbeiter beherrschen. Während in städtischen Gebieten Chemieunfälle eher in der Industrie vorkommen, können in ländlichen Gebieten Unfälle mit Chemikalien aus der Landwirt-

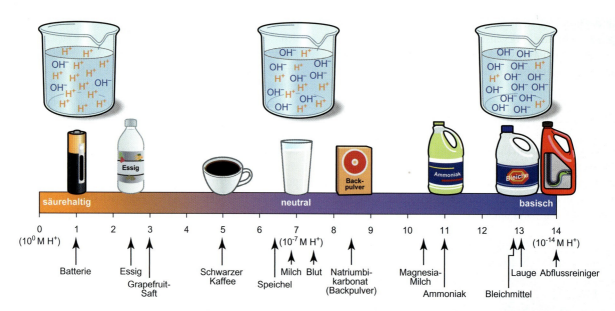

Abb. 15.21 Chemische Stoffe werden nach ihrem Gehalt an Wasserstoff- (Protonen) oder Hydroxid-Ionen in sauer, neutral und basisch unterteilt. Viele Haushaltsartikel sind basisch oder sauer und erfordern besondere Vorsicht bei der Handhabung.

schaft (z. B. Pflanzenschutzmittel, Düngemittel etc.) auftreten. Jeden Tag werden Tonnen von gefährlichen Gütern auf der Straße und mit der Bahn durch das Land transportiert.

Verätzungen sind häufig das Ergebnis einer länger andauernden Exposition mit der schädigenden Substanz, im Gegensatz zu thermischen Verletzungen, die bereits nach einer relativ kurzen Kontaktzeit entstehen. Der Schweregrad einer Verätzung wird von vier Faktoren beeinflusst: von den Eigenschaften der Chemikalie, von der Konzentration, von der Dauer der Exposition und vom Wirkungsmechanismus der Chemikalie.

Chemische Stoffe werden in Säuren und Basen sowie in organisch und anorganisch unterteilt. **Säuren** sind Chemikalien mit einem pH-Wert zwischen 7 (neutral) und 0 (stark sauer). **Basen** weisen einen pH-Wert zwischen 7 und 14 (stark basisch) auf (➤ Abb. 15.21). Säuren schädigen das Gewebe durch eine **Koagulationsnekrose**. Dabei verwandelt sich das betroffene Gewebe in eine Barriere und verhindert dadurch das weitere Eindringen der Säure in die Tiefe. Im Gegensatz dazu zerstören alkalische Stoffe das Gewebe durch eine **Kolliquationsnekrose**. Das Gewebe wird verflüssigt, wodurch die Chemikalie tiefer in das Gewebe eindringen und in der Tiefe eine erhebliche Gewebezerstörung verursachen kann.

Management

Oberste Priorität bei der Versorgung von Patienten mit Verätzungen hat die Sicherheit des Rettungsdienstpersonals an der Einsatzstelle. Falls Unklarheiten über die Gefährlichkeit einer chemischen Substanz bestehen, fragen Sie Spezialisten, ob der Einsatzort sicher ist und ob ggf. zusätzliche Schutzmaßnahmen wie das Tragen von Schutzanzügen oder Atemschutzgeräten notwendig sind. Vermeiden Sie die Kontamination von Rettungsmaterial und Fahrzeugen, um Ihr Team keinem Gesundheitsrisiko auszusetzen. Versuchen Sie, die vorliegende Substanz so schnell wie möglich zu identifizieren.

Entfernen Sie die Kleidung des Patienten vollständig, da diese mit Flüssigkeiten oder Pulver kontaminiert sein kann. Die Kleidung sollte vorsichtig ausgezogen werden. Alle pulverförmigen chemischen Stoffe auf der Haut sollten abgebürstet werden. Spülen Sie danach den Patienten mit großen Mengen Wasser ab. Durch die Spülung wird die chemische Substanz verdünnt und Reste der Substanz werden weggewaschen. Die Menge der Spüllösung sollte mehr als 1–2 l Wasser betragen, damit die Chemikalien nicht nur auf dem Körper des Patienten verteilt werden.[44, 45] Dadurch können Sekundärschäden an unversehrten Hautstellen vermieden werden. Eine einfache Möglichkeit, das Abfließen der Spüllösung zu gewährleisten, ist es, den Patienten auf einem Spineboard, einer Schaufeltrage oder einer Rettungstrage zu fixieren und die Kopfseite aufzurichten. Legen Sie unter die Fußseite einen Müllsack, um das kontaminierte Wasser aufzufangen.

Neutralisierende Substanzen sollten präklinisch vermieden werden. Häufig werden bei der Neutralisation große Mengen an Hitze durch eine exotherme Reaktion freigesetzt, wodurch thermische Verletzungen entstehen können. Die meisten im Handel erhältlichen Neutralisationslösungen sind nur zur Dekontamination von Gegenständen zugelassen, nicht aber von Menschen.

Verätzungen der Augen

Gelangt eine alkalische Substanz in die Augen, ist auch bei nur geringer Exposition das Augenlicht massiv gefährdet. Die Augen sollten sofort mit großen Mengen Flüssigkeit ausgespült werden. Hierzu wird der Kopf des Patienten zur Seite des verletzten Auges gerichtet, die Lider des betroffenen Auges werden mit zwei Fingern geöffnet und die Flüssigkeit wird aus ca. 10 cm Höhe in den inneren (medialen) Augenwinkel gegossen. Zur kontinuierlichen Spülung kann eine

15.5 Spezielle Überlegungen

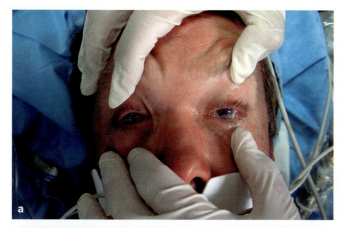
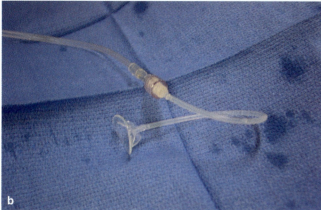
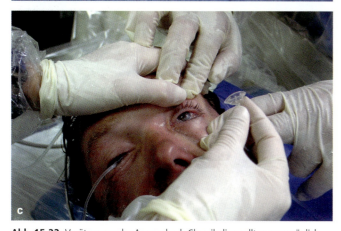

Abb. 15.22 Verätzungen der Augen durch Chemikalien sollten unverzüglich ausgiebig mit Kochsalzlösung gespült werden. Für eine suffiziente Augenspülung kann z. B. eine sog. Morgan-Linse auf das Auge aufgebracht werden.
Quelle: Courtesy of Jeffrey Guy, MD. © NAEMT; PHTLS, 8th edition, Jones & Bartlett, 2016

sogenannte Morgan-Linse verwendet werden. Durch die Anwendung anästhesierender Augentropfen (z. B. Proparakain, Oxybuprocain) wird die Behandlung erleichtert (➤ Abb. 15.22). Steht eine solche Morgan-Linse nicht zur Verfügung, kann die kontinuierliche Augenspülung auch manuell mithilfe eines i.v.-Infusionssystems durchgeführt werden, das an eine Infusionslösung angeschlossen wird. In Deutschland sind außerdem verschiedene Augenspülflaschen mit sterilen Spüllösungen (z. B. Isogutt®, Tima oculav®) in Gebrauch, die auf das verletzte Auge aufgesetzt werden können.

Kontakt mit speziellen Chemikalien

Zement ist ein alkalischer Stoff, der an den Kleidern des Patienten haften kann. Zement in Pulverform reagiert mit dem Hautschweiß, gibt Hitze ab und trocknet die Haut des Patienten extrem aus. Dadurch können noch Stunden später thermische Verbrennungen entstehen. Die Erstbehandlung besteht darin, das Zementpulver abzubürsten und danach die Haut mit reichlich Wasser abzuspülen.

Kraftstoffe wie Benzin oder Kerosin können nach einer langen Expositionszeit Kontaktverbrennungen verursachen. Die organischen Stoffe zersetzen die Zellmembranen, was zu Hautnekrosen führt.[47] Eine lange Expositionszeit kann eine systemische Vergiftung auslösen. Die Dekontamination des Patienten erfolgt mit großen Mengen an Wasser. Der Kontakt mit Benzin kann zu tiefen Hautschäden führen, wie sie bei drittgradigen Verbrennungen auftreten. Bei länger andauernder Exposition kann durch die Absorption der Schadstoffe durch die Hautwunden eine systemische Vergiftung hervorgerufen werden, die kardiovaskuläre, renale, pulmonale, neurologische und hepatische Komplikationen zur Folge haben kann. In solchen Fällen kann ein promptes chirurgisches Débridement angezeigt sein, wenn eine anhaltende Absorption über die Haut vermutet wird.

Fluorwasserstoff ist eine gefährliche Säure, die im Haushalt, in der Industrie und beim Militär verwendet wird. Sie ist primär bei der Herstellung von Kühlmittel anzutreffen, aber auch bei der Produktion von Herbiziden, Arzneimitteln, Benzin mit hoher Oktanzahl, Aluminium, Kunststoffen, elektronischen Bauteilen und Leuchtstoffröhren. Durch das Fluor-Ion können gefährliche Elektrolytveränderungen entstehen, vor allem von Kalzium und Magnesium.[48] Bereits kleine Mengen Fluorwasserstoff können zu einer schweren, potenziell tödlichen Hypokalzämie (niedriger Serumkalziumspiegel) führen. Unbehandelt werden die Gewebe verflüssigt und das Kalzium aus den Knochen freigesetzt. Die Behandlung besteht initial aus der Spülung mit Wasser, gefolgt von der Applikation von Kalzium-Glukonat-Gel in der Notfallaufnahme. Diese Patienten sollten sofort in eine Verbrennungsklinik transportiert werden.

Verletzungen mit **Phosphor** kommen überwiegend im militärischen Bereich vor. Weißer Phosphor wird zur Herstellung von Munition verwendet. Er brennt sofort, wenn er mit Luft in Kontakt kommt, und erzeugt eine strahlende Flamme und dichten Rauch. Er brennt so lange weiter, bis die gesamte Substanz aufgebraucht ist oder der Sauerstoff entzogen wurde. Kommt weißer Phosphor mit der Haut in Berührung, verursacht er Verätzungen und tiefe Verbrennungen. Der erste Behandlungsschritt ist, die Sauerstoffzufuhr zu stoppen. Alle Kleidungsstücke müssen sofort entfernt werden, denn sie könnten weiteres Phosphorpulver enthalten. Die betroffenen Hautstellen sollten sogleich mit reichlich Wasser gespült und mit Kochsalzlösung angefeuchteten Verbänden abgedeckt werden. Die betroffenen Regionen sollten auch während des Transportes stets feucht gehalten werden, da sich Reste des weißen Phosphors bei Kontakt mit Sauerstoff jederzeit wieder entzünden und zu weiteren Verbrennungen führen können, wenn die Verbände trocknen.

Hypochlorid wird zur Herstellung von Bleichmitteln und in industriellen Reinigern verwendet. Diese Lösungen sind stark alkalisch; sie werden normalerweise in Konzentrationen von 4–6 % verkauft und sind in dieser Konzentration nur dann gefährlich, wenn große Teile des Körpers kontaminiert sind. In höheren Konzentrationen sind bereits geringe Mengen tödlich. 30 ml einer 15-prozentigen Lösung gelten als letal.

Sulfur und **Senfgas** sind Komponenten, die zu den Blasenbildnern gezählt werden. Diese Substanzen wurden in chemischen Waffen verwendet. Bei Hautkontakt entstehen Verbrennungen und Blasen. Auch Augen und Lungen können betroffen sein. Nach einer Exposition klagen die Patienten über ein Brennen in den Augen und im Hals. Auf der Haut entstehen nach einigen Stunden Rötungen, gefolgt von Blasenbildung in den Achselhöhlen und im Leistenbereich. Nach einer intensiven Exposition entwickelt das Opfer tiefe Nekrosen und einen Atemstillstand.[49–51] Präklinisch besteht die Behandlung in erster Linie aus der Dekontamination, um einer versehentlichen Ausbreitung und der Kontamination Unbeteiligter vorzubeugen.

Bei der Versorgung solcher Patienten muss sich das Rettungsdienstpersonal durch das Tragen von geeigneten Handschuhen, Kleidern und Atemschutzgeräten schützen (➤ Kasten 15.8). Die Patienten müssen mit Wasser oder NaCl gespült werden. In den spezialisierten Notfallzentren werden weitergehende Maßnahmen eingeleitet.

Reizstoffe wie **Tränengas** (gasförmige Augenreizstoffe wie 2-Chlorbenzylidenmalonsäuredinitril) oder Pfefferspray (Oleoresin Capsicum) führen bei Kontakt schnell zu Irritationen von Haut, Schleimhäuten, Atemwegen und Augen. Das Ausmaß der Verletzungen wird durch die Menge des applizierten Reizstoffes bestimmt. Die Beschwerden dauern üblicherweise zwischen 30 und 60 Minuten an. Die Behandlung besteht aus dem Entfernen der Noxe, dem Ausziehen der kontaminierten Kleidung und der ausgiebigen Spülung von Augen und Haut.

> **15.8 Schutz vor Kontamination**
>
> Die Kontamination mit chemischen Stoffen stellt eine beträchtliche Gefahr für das Rettungspersonal dar. Wie in ➤ Kap. 6 näher ausgeführt, werden bei Gefahrgutunfällen verschiedene Sicherheitszonen eingerichtet, um das Risiko einer Kontamination und die Ausbreitung von Gefahrstoffen zu minimieren. Die Zonen bestehen aus drei konzentrischen Kreisen (➤ Abb. 6.6). Der innerste Kreis wird als heiße Zone bezeichnet. Diese Zone ist unmittelbar betroffen und umschließt direkt den Ort des Gefahrgutunfalls. Das Betreten der heißen Zone ist ausschließlich den hierfür speziell ausgebildeten Einsatzkräften der Feuerwehr vorbehalten. Aufgabe der Rettungskräfte in der heißen Zone ist es, Verletzte ohne Dekontamination oder medizinische Versorgung aus dem Gefahrenbereich zu evakuieren. In der warmen Zone findet die Dekontamination von kontaminierten Patienten, Personal und Material statt. Hier gelten immer noch besondere Schutzmaßnahmen. Die medizinische Versorgung ist auf die orientierende Erstuntersuchung und die Wirbelsäulen-Immobilisation beschränkt. In der äußersten kalten Zone kann das Rettungspersonal die Patienten ohne zusätzliche Schutzmaßnahmen behandeln.
> Wenn ein Patient, der mit chemischen oder radioaktiven Gefahrstoffen in Kontakt gekommen ist und nicht durch die Feuerwehr dekontaminiert wurde, im Krankenhaus eintrifft, sollte nach den gleichen Sicherheitsprinzipien das Konzept dieser Gefahrgutzonen angewendet werden.

Zusammenfassung

- Alle Verbrennungen sind ernste Verletzungen, unabhängig von ihrer Größe.
- Potenziell lebensbedrohliche Verbrennungen umfassen großflächige Verbrennungen, Verbrennungen durch elektrischen Strom und Verätzungen.
- Im Gegensatz zum mechanischen Trauma (z. B. stumpfe oder penetrierende Verletzungen) verfügt der Körper bei Verbrennungsverletzungen über wenige bis gar keine Kompensationsmechanismen, die sein Überleben sichern.
- Verbrennungen sind keine isolierten Verletzungen der Haut. Es handelt sich um eine systemische Verletzung von einzigartigem Ausmaß. Patienten mit schweren Verbrennungen erleiden häufig Störungen des Herz-Kreislauf-Systems, der Lungen, des Magen-Darm-Trakts, der Nieren und des Immunsystems.
- Im Gegensatz zu der Körperantwort nach stumpfem oder penetrierendem Trauma stellen bei Patienten mit schweren Verbrennungen durch das Auftreten eines hypovolämischen Schocks die meisten Organsysteme ihre Funktion ein. In dieser initialen Phase ist eine adäquate und aggressive Flüssigkeitstherapie erforderlich.
- Ein Versagen der initialen Flüssigkeitstherapie führt unweigerlich zu einem therapieresistenten Schock, Multiorganversagen und sogar zu einer Zunahme der Verbrennungstiefe. Die Rolle des Rettungsdienstes ist daher entscheidend, um die Überlebenswahrscheinlichkeit nach einer Verbrennung zu verbessern. Die frühe und adäquate präklinische Versorgung entscheidet häufig über den Behandlungserfolg der folgenden Tage und Wochen.
- Obwohl oft kompliziert und gefährlich, sind Verbrennungen nur sehr selten sofort tödlich. Es dauert unter Umständen mehrere Stunden, bis ein Patient mit einem schweren Inhalationstrauma und großflächigen Verbrennungen verstirbt. Verbrennungspatienten haben außerdem häufig weitere (mechanische) Begleitverletzungen.
- Dramatische Verbrennungswunden lenken nicht selten die Aufmerksamkeit des Rettungsdienstpersonals von anderen, potenziell lebensbedrohlichen Verletzungen ab. Die schrittweise Durchführung einer standardisierten Erstuntersuchung (Primary Assessment) und einer eingehenden körperlichen Untersuchung (Secondary Assessment) soll helfen, die Wahrscheinlichkeit übersehener Verletzungen (z. B. Pneumothorax, Perikardtamponade, Milzruptur) zu reduzieren.
- Bei der Versorgung von Verbrennungspatienten ist ständige Aufmerksamkeit angezeigt, um nicht selbst ein Opfer zu werden. Bei der präklinischen Behandlung von Brandverletzten (wie auch bei Verletzungen durch chemische Stoffe, Rauch, Elektrizität oder Strahlung) sind häufig Gefahrenquellen vorhanden, die auch für den Helfer ein Verletzungsrisiko bergen.
- Verbrennungen kleiner Flächen können in Körperregionen mit hoher Funktionalität (z. B. Hände, Gesicht, Gelenke, Perineum)

durch Narbenbildung zu lang andauernden Beeinträchtigungen führen. Dies ist bei der Behandlung solcher Verbrennungen zu berücksichtigen, um für den Patienten ein optimales Ergebnis zu erzielen.
- Verbrennungszentren sind nicht ausschließlich für Patienten mit großflächigen, lebensbedrohlichen Verbrennungen da; sie verfügen meist auch über eine besondere plastisch-chirurgische Expertise im Umgang mit Verbrennungen und Verbrennungsfolgen. Die Kenntnis der Verlegungskriterien in ein Verbrennungszentrum hilft sicherzustellen, dass alle Patienten die maximale funktionelle Wiederherstellung nach einer Verbrennung erreichen.
- Die häufigsten Todesursachen bei Verbrennungsopfern sind Komplikationen eines Inhalationstraumas: Erstickung, Rauchgasvergiftung, thermische Schädigung der Atemwege und ein zeitlich verzögertes toxisches Lungenödem. Häufig entwickeln die Patienten in den ersten 48 Stunden oder länger keine Symptome einer Ateminsuffizienz. Ein Inhalationstrauma ist daher auch ohne äußerlich sichtbare Verbrennungen der Haut eine Indikation für den Transport in ein Verbrennungszentrum.
- Patienten, die mit chemischen oder radioaktiven Gefahrstoffen in Kontakt gekommen sind, müssen dekontaminiert werden, um eine Ausbreitung der gefährlichen Stoffe und eine Gefährdung der Helfer zu vermeiden.

Lösung Fallbeispiel

Der Patient hat sich kritische Verletzungen zugezogen. Aufgrund der Tatsache, dass er regungslos in einem brennenden Gebäude aufgefunden wurde, mit Verbrennungen des Gesichtes und angestrengter Atmung, muss davon ausgegangen werden, dass er große Mengen Rauch inhaliert hat.

Schauen Sie also immer wieder nach einer ödematösen Schwellung der oberen Atemwege und nach Anzeichen eines Inhalationstraumas. Der Sicherung der Atemwege gilt ein besonderes Augenmerk; trotzdem ist der Patient im Moment in der Lage, seine Atemwege selbst offenzuhalten. Angesichts der Tatsache, dass der Patient seinen Atemweg häufig am besten selbst freihalten kann, muss die voraussichtliche Transportzeit gegen die Schwierigkeiten einer invasiven Atemwegssicherung bei einem Patienten mit möglicherweise ödematös angeschwollenem Atemweg abgewogen werden. Handelt es sich um einen langen Transportweg oder verzögert sich der Transport aus irgendeinem Grund, sichern Sie die Atemwege durch eine endotracheale Intubation. Aufgrund der Rauchgasexposition und einer fraglichen Asphyxie benötigt der Patient auf jeden Fall 100% Sauerstoff. Nach Intubation ist der Tubus sorgfältig zu fixieren. Der tragbare CO-Monitor, den Sie an den Patienten angeschlossen haben, zeigt einen Carboxyhämoglobinanteil von 16%. Die Kohlenmonoxidvergiftung des Patienten wird bereits durch die Gabe von 100-prozentigem Sauerstoff therapiert. Da Sie den Verdacht auf eine Zyanidvergiftung haben, verabreichen Sie zusätzlich ein Antidot (entsprechend der Handlungsanweisung Ihres Rettungsdienstbereichs).

Beide oberen Extremitäten weisen tiefe, drittgradige Verbrennungen auf. Sie können an den Armen keine Vene identifizieren, die sich zur Anlage eines i. v. Zugangs eignen würde. Die Beine sind nicht verbrannt und zeigen auch keinen Anhalt für eine Fraktur. Sie legen daher einen intraossären Zugang in die linke Tibia und schließen eine Infusion mit balancierter kristalloider (Voll-)Elektrolytlösung an.

Der Patient hat Verbrennungen am gesamten Kopf, an beiden Armen und am vorderen Oberkörper erlitten. Die Körperoberfläche der oberen Extremitäten beträgt jeweils 9%, die des vorderen Oberkörpers 18% und die des Kopfes 9%. Daraus ergibt sich eine geschätzte verbrannte Körperoberfläche (vKOF) von ungefähr 45%. Der Patient wiegt ca. 80 kg. Der Flüssigkeitsbedarf des Patienten wird mithilfe der Parkland-Formel ermittelt:

$$45\% \text{ vKOF} \times 80 \text{ kg} \times 4 \text{ ml/kg/vKOF} = \\ 14\,400 \text{ ml Flüssigkeitsbedarf in den ersten 24 Stunden}$$

Die Hälfte dieser Flüssigkeitsmenge sollte in den ersten 8 Stunden nach der Verbrennung verabreicht werden.

$$14\,400 \text{ ml}/2 = 7\,200 \text{ ml Flüssigkeitsbedarf in den ersten 8 Stunden}$$

Daraus ergibt sich folgende Flussrate pro Stunde:

$$7\,200 \text{ ml}/8 \text{ h} = 900 \text{ ml/h in den ersten 8 Stunden}$$

QUELLENVERZEICHNIS

1. Tredget EE, Shankowsky HA, Taerum TV, et al. The role of inhalation injury in burn trauma: a Canadian experience. *Ann Surg.* 1990;212:720.
2. Herndon D, Rutan R, Rutan T. Management of the pediatric patient with burns. *J Burn Care Rehabil.* 1993;14(1):3.
3. Rossignal A, Locke J, Burke J. Pediatric burn injuries in New England, USA. *Burns.* 1990;16(1):41.
4. Mortiz AR, Henrique FC Jr. Studies of thermal injury: the relative importance of time and surface temperature in the causation of cutaneous burn injury. *Am J Pathol.* 1947;23:695.
5. Robinson MC, Del Becarro EJ. Increasing dermal perfusion after burning by decreasing thromboxane production. *J Trauma.* 1980;20:722.
6. Heggers JP, Ko F, Robson MC, et al. Evaluation of burn blister fluid. *Plast Reconstr Surg.* 1980;65:798.
7. Rossiter ND, Chapman P, Haywood IA. How big is a hand? *Burns.* 1996;22(3):230–231.
8. Berry MG, Evison D, Roberts AH. The influence of body mass index on burn surface area estimated from the area of the hand. *Burns.* 2001;27(6):591–594.
9. de Camara DL, Robinson MC. Ultrastructure aspects of cooled thermal injury. *J Trauma.* 1981;21:911–919.
10. Jandera V, Hudson DA, de Wet PM, Innes PM, Rode H. Cooling the burn wound: evaluation of different modalities. *Burns.* 2000;26:265–270.
11. Sawada Y, Urushidate S, Yotsuyanagi T, Ishita K. Is prolonged and excessive cooling of a scalded wound effective? *Burns.* 1977;23(1):5558.
12. Venter TH, Karpelowsky JS, Rode H. Cooling of the burn wound: the ideal temperature of the coolant. *Burns.* 2007;33:917–922.

13. Dunn K, Edwards-Jones VT. The role of Acticoat with nanocrystal-line silver in the management of burns. *Burns.* 2004;30(suppl):S1.
14. Wright JB, Lam K, Burrell RE. Wound management in an era of increasing bacterial antibiotic resistance: a role for topical silver treatments. *Am J Infect Control.* 1998;26:572.
15. Yin HQ, Langford R, Burrell RE. Comparative evaluation of the antimicrobial activity of Acticoat antimicrobial dressing. *J Burn Care Rehabil.* 1999;20:195.
16. Chung KK, Salinas J, Renz EM, et al. Simple derivation of the initial fluid rate for the resuscitation of severely burned adult combat casualties: in silico validation of the rule of 10. *J Trauma.* 2010;69:S49–S54.
17. Navar PD, Saffl e JR, Warden GD. Effect of inhalation injury on fluid resuscitation requirements after thermal injury. *Am J Surg.* 1985;150:716.
18. RxList. Anectine: warnings. www.rxlist.com/anectine-drug/warnings-precautions.htm. Review 31. Januar 2011. Zugriff 1. September 2013.
19. Layton TR, McMurty JM, McClain EJ, Kraus DR, Reimer BL. Multiple spine fractures from electrical injuries. *J Burn Care Rehabil.* 1984;5:373–375.
20. Moritz AR, Henriques FC, McClean R. The effects of inhaled heat on the air passages and lungs. *Am J Pathol.* 1945;21:311.
21. Peters WJ. Inhalation injury caused by the products of combustion. *Can Med Assoc J.* 1981;125:249.
22. Forbes WH, Sargent F, Roughton FJW. The rate of carbon monoxide uptake by normal men. *Am J Physiol.* 1945;143:594.
23. Mellins RB, Park S. Respiratory complications of smoke inhalation in victims of fires. *J Pediatr.* 1975;87:1.
24. Buckley NA, Juurlink DN, Isbister G, Bennett MH, Lavonas EJ. Cochrane Summaries. There is insufficient evidence to support the use of hyperbaric oxygen for treatment of patients with carbon monoxide poisoning. http://summaries.cochrane.org/CD002041/. Veröffentlicht 13. April 2011. Zugriff 1. September 2013.
25. Chen KK, Rose CL, Clowes GH. Comparative values of several antidotes in cyanide poisoning. *Am J Med Sci.* 1934;188:767.
26. Feldstein M, Klendshoj NJ. The determination of cyanide in biological fluids by microdiffusion analysis. *J Lab Clin Med.* 1954;44:166.
27. Vogel SN, Sultan TR. Cyanide poisoning. *Clin Toxicol.* 1981;18:367.
28. Crapo R. Smoke inhalation injuries. JAMA. 1981;246:1694.
29. Herndon DN, Traber DL, Niehaus GD, et al. The pathophysiology of smoke inhalation in a sheep model. *J Trauma.* 1984;24:1044.
30. Till GO, Johnson KJ, Kunkel R, et al. Intravascular activation of complement and acute lung injury. *J Clin Invest.* 1982;69:1126.
31. Thommasen HV, Martin BA, Wiggs BR, et al. Effect of pulmonary blood flow on leukocyte uptake and release by dog lung. *J Appl Physiol Respir Environ Exerc Physiol.* 1984;56:966.
32. Trunkey DD. Inhalation injury. *Surg Clin North Am.* 1978;58:1133.
33. Haponik E, Summer W. Respiratory complications in the burned patient: diagnosis and management of inhalation injury. *J Crit Care.* 1987;2:121.
34. Cahalane M, Demling R. Early respiratory abnormalities from smoke inhalation. *JAMA.* 1984;251:771.
35. Hight DW, Bakalar HR, Lloyd JR. Inflicted burns in children: recognition and treatment. *JAMA.* 1979;242:517.
36. U. S. Department of Justice, Office of Justice Programs, Office of Juvenile Justice and Delinquency Prevention. Burn Injuries in Child Abuse. 2001. https://www.ncjrs.gov/pdffiles/91190-6.pdf. Zugriff 17. Dezember 2013.
37. Chadwick DL. The diagnosis of inflicted injury in infants and young children. *Pediatr Ann.* 1992;21:477.
38. Adronicus M, Oates RK, Peat J, et al. Nonaccidental burns in children. *Burns.* 1998;24:552.
39. Purdue GF, Hunt JL, Prescott PR. Child abuse by burning: an index of suspicion. *J Trauma.* 1988;28:221.
40. Lenoski EF, Hunter KA. Specific patterns of inflicted burn injuries. *J Trauma.* 1977;17:842.
41. Brooks JW, Evans EI, Ham WT, Reid JD. The influence of external body radiation on mortality from thermal burns. *Ann Surg.* 1953;136:533.
42. American Burn Association (ABA). Radiation injury. In: *Advanced Burn Life Support Course.* Chicago, IL: ABA; 1999:66.
43. Michell MW, Oliveira HM, Vaid SU, et al. Enteral resuscitation of burn shock using intestinal infusion of World Health Organization oral rehydration solution (WHO ORS): a potential treatment for mass casualty care. *J Burn Care Rehabil.* 2004;25:S48.
44. Bromberg BF, Song IC, Walden RH. Hydrotherapy of chemical burns. *Plast Reconstr Surg.* 1965;35:85.
45. Leonard LG, Scheulen JJ, Munster AM. Chemical burns: effect of prompt first aid. *J Trauma.* 1982;22:420.
46. Alam M, Moynagh M, Orr DS, Lawlor C. Cement burns – the Dublin national burns experience. *J Burns Wounds.* 2007;7:33–38.
47. Mozingo DW, Smith AD, McManus WF, et al. Chemical burns. *J Trauma.* 1998;28:64.
48. Mistry D, Wainwright D. Hydrofluoric acid burns. *Am Fam Physician.* 1992;45:1748.
49. Willems JL. Clinical management of mustard gas casualties. *Ann Med Milit Belg.* 1989;3S:1.
50. Papirmeister B, Feister AJ, Robinson SI, et al. The sulfur mustard injury: description of lesions and resulting incapacitation. In: Papirmeister B, Feister A, Robinson S, Ford R. *Medical Defense Against Mustard Gas.* Boca Raton, FL: CRC Press; 1990:13.
51. Sidell FR, Takafuji ET, Franz DR. *Medical Aspects of Chemical and Biological Warfare.* Washington, DC: Office of the Surgeon General; 1997.
52. Centers for Disease Control and Prevention. NIOSH/OSHA/USCG/EPA recommended zones. http://wonder.cdc.gov/wonder/prevguid/p0000018/p0000018.asp#Figure_5. Zugriff 2. September 2013.
53. Bockholdt B, Phillip K. Kindesmisshandlung: Möglichkeiten der Diagnostik, Verhaltensstrategien. *Allgemein- und Viszeralchirurgie up2date.* 2010;4(5):261–276.

KAPITEL 16
Pädiatrisches Trauma

16.1	Das Kind als Traumapatient	420	16.4	Management	430
16.1.1	Statistische Angaben	420	16.4.1	Airway	430
16.1.2	Kinematik	420	16.4.2	Breathing	431
16.1.3	Häufige Verletzungsmuster	420	16.4.3	Circulation	432
16.1.4	Thermische Regulation	421	16.4.4	Schmerzbehandlung	433
16.1.5	Psychosoziale Aspekte	421	16.4.5	Transport	433
16.1.6	Genesung und Rehabilitation	422			
			16.5	Spezifische Verletzungen	434
16.2	Pathophysiologie	422	16.5.1	Traumatische Hirnverletzungen	434
16.2.1	Hypoxie	422	16.5.2	Wirbelsäulenverletzungen	435
16.2.2	Hämorrhagie	422	16.5.3	Thoraxverletzungen	435
16.2.3	Verletzungen des zentralen Nervensystems	423	16.5.4	Abdominaltrauma	435
			16.5.5	Extremitätentrauma	436
16.3	Beurteilung	424	16.5.6	Thermische Verletzungen	436
16.3.1	Primary Assessment	424			
16.3.2	Airway	424	16.6	Prävention von Verletzungen bei Verkehrsunfällen	438
16.3.3	Breathing	426			
16.3.4	Circulation	427			
16.3.5	Disability	428	16.7	Misshandlung und Vernachlässigung	438
16.3.6	Expose And Environment	428			
16.3.7	Pädiatrischer Trauma-Score	428	16.8	Lange Transportzeiten	439
16.3.8	Secondary Assessment – Detaillierte körperliche Untersuchung	430			

Lernzielübersicht

Nach dem Durcharbeiten dieses Kapitels sollte der Leser in der Lage sein:
- Die anatomischen und physiologischen Besonderheiten von Kindern zu kennen, die für die besonderen pädiatrischen Verletzungsmuster verantwortlich sind
- Die Bedeutung des Atemwegsmanagements und der Wiederherstellung einer adäquaten Gewebeoxygenierung bei pädiatrischen Patienten zu erklären
- Die Vitalzeichen eines Kindes einzuschätzen
- Die speziellen Maßnahmen für unterschiedliche Verletzungen bei pädiatrischen Patienten anzuwenden
- Den Pädiatrischen Trauma-Score (PTS) zu berechnen
- Die Verletzungszeichen eines misshandelten Kindes zu beschreiben

---

Fallbeispiel

Sie werden zu einem Verkehrsunfall auf einer stark befahrenen Straße gerufen. Zwei Fahrzeuge sind an einem Frontalzusammenstoß beteiligt. Einer der Insassen ist ein Kind, das sich schlecht gesichert in einem Kindersitz befindet. Das Wetter stellt an diesem durchschnittlichen Frühlingsnachmittag keine weitere Belastung dar. Beim Eintreffen am Einsatzort bemerken Sie, dass die Polizei die Unfallstelle schon abgesichert hat. Während Ihr Partner und die anderen mittlerweile eingetroffenen Einsatzkräfte die Patienten sichten, gehen Sie zu dem Kind. Sie sehen einen ungefähr zweijährigen Jungen, der zur Seite geneigt in seinem

Kindersitz sitzt. Sie bemerken Blut auf der Rückseite der Kopfstütze des Sitzes vor dem Jungen. Das Kind erscheint sehr ruhig und Ihnen fallen mehrere kleine Schürfverletzungen sowie kleinere Blutungen an Kopf, Gesicht und Hals des Jungen auf.
Ihr Primary und Secondary Assessment ergibt einen zweijährigen Jungen, der schwach „Ma-ma, Ma-ma" wiederholt. Seine Pulsfrequenz beträgt 180/min; der Radialispuls ist schwächer als der Karotispuls. Der Blutdruck des Kindes liegt bei 50 mmHg palpatorisch, die Atemfrequenz bei 18/min, leicht unregelmäßig, aber ohne auffällige Atemgeräusche. Während Sie den Jungen weiter beurteilen, bemerken Sie, dass er nichts mehr sagt und nur noch in die Luft starrt. Seine Pupillen sind leicht dilatiert, seine Haut ist blass und feucht. Eine Frau, die sich als Tagesmutter der Familie vorstellt, berichtet, dass die Mutter auf dem Weg zur Unfallstelle ist. Sie bittet Sie, auf die Mutter zu warten.

- **Welche Behandlungsprioritäten setzen Sie für diesen Patienten?**
- **Was sind die wahrscheinlichsten Verletzungen?**
- **Welches Zielkrankenhaus ist das beste für dieses Kind?**

Unfälle sind die häufigste Todesursache US-amerikanischer Kinder. Jährlich werden 8,5 Millionen Kinder verletzt und etwa alle 30 Minuten stirbt ein Kind an Unfallfolgen.[1, 2] Tragischerweise wären 80 % dieser Todesfälle unter Umständen zu verhindern gewesen – entweder durch effektive Maßnahmen zur Unfallverhütung oder durch eine adäquate Versorgung in der akuten Unfallphase.[3] Um verletzte Kinder korrekt behandeln zu können, sind gute Kenntnisse der kindlichen Entwicklung, der Anatomie und Physiologie, aber auch des speziellen Unfallmechanismus notwendig.

Der Spruch „Kinder sind keine kleinen Erwachsenen" gilt weiterhin. Kinder weisen andere Verletzungsmechanismen auf, zeigen andere physiologische Reaktionen und benötigen eine spezielle Behandlung, basierend auf ihrem psychischen und physischen Entwicklungsstand.

Dieses Kapitel beschreibt zunächst die Besonderheiten pädiatrischer Traumapatienten und im Anschluss deren optimale Versorgung. Obwohl es wichtig ist, die Besonderheiten pädiatrischer Verletzungen zu kennen, sind die Grundlagen des Advanced und des Basic Life Support, die im Primary und Secondary Assessment angewandt werden, für Kinder und Erwachsene gleich – unabhängig vom Alter des Patienten.

16.1 Das Kind als Traumapatient

16.1.1 Statistische Angaben

Die Besonderheiten und Bedürfnisse des pädiatrischen Traumapatienten erfordern während der Beurteilung eine erhöhte Aufmerksamkeit. Die Inzidenz stumpfer Verletzungen (im Gegensatz zu penetrierenden) ist bei Kindern am größten. Nationale Statistiken des US-amerikanischen Chirurgenverbands ACS bestätigen weiterhin stumpfe Traumata als das häufigste Verletzungsmuster; nur 10 % aller Fälle weisen penetrierende Verletzungsmuster auf. Während die Folgen einer penetrierenden Verletzung meistens vorhersehbar sind und sich oft auf ein Organsystem beschränken, gehen stumpfe Verletzungsmechanismen eher mit Multisystemverletzungen einher.

Stürze und Verkehrsunfälle als Fußgänger oder Fahrzeuginsasse sind die häufigsten Ursachen kindlicher Verletzungen in den USA. Allein durch Stürze entstehen mehr als 2,5 Millionen Verletzungen pro Jahr.[2] Die Weltgesundheitsorganisation (WHO) geht weltweit von 950 000 kindlichen Todesfällen infolge eines Traumas aus.[4] Die Ursachen sind auch bei diesen Datenerhebungen in erster Linie Verkehrsunfälle, gefolgt von Verbrennungen, tätlichen Angriffen und Stürzen. Mehrere zehn Millionen Kinder werden jährlich mit weniger dramatischen Verletzungen klinisch behandelt. Aufgrund verschiedener Faktoren sind bei schwerwiegenderen Kinderunfällen Polytraumata eher die Regel als die Ausnahme. Obwohl die Kinder von außen häufig nur leicht verletzt erscheinen, können potenziell lebensbedrohliche innere Verletzungen vorliegen und müssen in einem spezialisierten Traumazentrum beurteilt werden.

16.1.2 Kinematik

Der kindliche Körper bietet ein kleineres Ziel, auf das die linearen Kräfte von Stoßstangen, Kotflügeln oder bei Stürzen einwirken. Weniger dämpfendes Körperfett, elastischeres Gewebe und innere Organe, die vergleichsweise oberflächennäher liegen als beim Erwachsenen, führen dazu, dass beim Kind mehr Energie direkt auf die Organe übertragen wird. Außerdem ist das kindliche Skelett noch nicht vollständig kalzifiziert, enthält zahlreiche Wachstumsfugen und ist nachgiebiger als das eines Erwachsenen. Daher können erhebliche innere Verletzungen ohne Zeichen eines externen Traumas auftreten.

16.1.3 Häufige Verletzungsmuster

Die besonderen anatomischen und physiologischen Eigenschaften des kindlichen Körpers führen in Verbindung mit den altersspezifischen Unfallmechanismen zu unterschiedlichen, aber vorhersagbaren Verletzungsmustern (➤ Tab. 16.1). Durch unsachgemäße Anwendung von Sicherheitsgurten oder eine falsche Platzwahl im Auto kann ein auslösender Airbag zu erheblichen Verletzungen eines Kindes führen (➤ Kasten 16.1). Ein Trauma ist in der Regel eine zeitkritische Erkrankung und Kenntnisse der typischen Verletzungsmuster unterstützen die Einsatzkräfte dabei, die richtigen Entscheidungen für die Behandlung des verletzten Kindes zu treffen. Zum Beispiel führt bei einem Kind ein stumpfes Trauma mit Kopfverletzung gewöhnlich viel häufiger zu Apnoe, Hypoventilation und Hypoxie als zu Hypovolämie und Hypotonie. Daher muss die Behandlung solche Faktoren berücksichtigen und größeren Wert auf ein gezieltes Management der Atemwege (Airway) und der Ventilation (Breathing) legen.

> **16.1 Pädiatrische Notfälle in Verbindung mit Sicherheitsgurten und Airbags**
>
> Obwohl in allen 50 US-Bundesstaaten Kindersitze oder -rückhaltesysteme vorgeschrieben sind, sind Kinder bei fast jedem zweiten Autounfall gar nicht oder nur unzureichend angeschnallt.[5] Sitzt das Kind in einem Auto mit Seitenairbags auf dem Beifahrersitz, besteht die Gefahr, dass es im Falle eines Unfalls schwerwiegende Verletzungen davonträgt, unabhängig davon, ob es angeschnallt ist oder nicht.[6] Das Risiko schwerwiegender Verletzungen ist in einem Auto mit Seitenairbags doppelt so hoch wie in einem Fahrzeug ohne einen solchen Airbag.[7]
>
> Für Kinder mit Beckengurt oder unsachgemäßer Position des Sicherheitsgurtes besteht bei Autounfällen wahrscheinlich ein erhöhtes Risiko für Verletzungen der inneren Organe. Die Inzidenz dafür ist schwierig zu ermitteln; allerdings wurden in einer Studie bei 20 % der verletzten Kinder Abdrücke des Sicherheitsgurtes gefunden; jedes Zweite dieser Kinder hatte signifikante intraabdominale Verletzungen, etwa 25 % von ihnen erlitten Darmperforationen.[8] Andere Studien zeigten ein erhöhtes Risiko, jedoch nicht in diesem Ausmaß: Nur 5 % der Kinder wiesen einen Abdruck des Sicherheitsgurtes und 13 % von diesen Kindern Darmverletzungen auf.[9] Daher ist es sinnvoll, bei jedem Kind, das nur mit einem Beckengurt gesichert wurde und Hämatome im Abdominalbereich aufweist, bis zum Beweis des Gegenteils von einer intraabdominalen Verletzung auszugehen.
>
> Bei ca. 1 % der Verkehrsunfälle mit beteiligten Kindern wurden diese von einem ausgelösten Airbag getroffen. Von diesen Kindern erlitten 14 % schwerwiegende Verletzungen im Vergleich zu 7,5 % der angeschnallten Kinder auf Beifahrersitzen ohne Airbag. Das Gesamtrisiko für eine Verletzung betrug 86 % im Vergleich zu 55 % in der Kontrollgruppe (ohne Airbag).[7] Leichte Verletzungen durch Airbags beinhalteten Verbrennungen des oberen Brustkorbs und des Gesichts sowie Platzwunden in diesen Bereichen. Zu den schweren Airbag-Verletzungen gehörten signifikante Brust-, Nacken- und Gesichtsverletzungen sowie Traumata der oberen Extremitäten.[10] Ein Fallbericht dokumentierte die Enthauptung eines Kindes durch einen Airbag.[2]

16.1.4 Thermische Regulation

Das Verhältnis zwischen Körperoberfläche und -masse ist bei der Geburt am größten und nimmt während der Kindheit kontinuierlich ab. Relativ ist bei Kindern also mehr Körperoberfläche vorhanden, über die Wärme schnell verloren gehen kann. Dies stellt nicht nur eine zusätzliche Belastung für das Kind dar; vielmehr beeinträchtigt der Wärmeverlust die physiologische Reaktionsfähigkeit auf Stoffwechselstörungen oder einen Schock. Eine schwere Hypothermie führt zu einer schweren **Koagulopathie** und schlimmstenfalls zu einem irreversiblen kardiovaskulären Kollaps. Da viele Zeichen der Hypothermie denen des Schocks ähneln, macht dies die präklinische Beurteilung schwieriger.

16.1.5 Psychosoziale Aspekte

Die psychologischen Auswirkungen eines Traumas auf ein Kind können eine maßgebliche Herausforderung sein. Vor allem bei Kleinkindern können Stress, Schmerzen und andere erlebte Gefahren die Fähigkeiten einschränken, diese angsteinflößenden Erlebnisse zu verarbeiten. Die Fähigkeit eines Kindes, mit fremden Personen in einer fremden Umgebung zu kommunizieren, sind begrenzt und machen Anamnese und Behandlung zu einer herausfordernden Aufgabe. Werden diese Umstände berücksichtigt und ist der Rettungsdienstmitarbeiter in der Lage, das verletzte Kind zu trösten und es zu beruhigen, hat er die besten Chancen, effektiv eine Anamnese zu erheben und das nun kooperative Kind zu untersuchen.

Die Eltern oder Betreuer des Kindes haben ebenfalls besondere Bedürfnisse und Fragen, z. B. nach den Verletzungen und dem Zustand des Kindes sowie geplanten Behandlungen. Diese zu erkennen und anzusprechen, unterstützt das Rettungsdienstpersonal dabei, das Kind erfolgreich zu versorgen. Werden die Bedürfnisse der

Tab. 16.1 Übliche Verletzungsmuster bei pädiatrischen Traumata

Art des Traumas	Verletzungsmuster
Autounfall (Kind ist Insasse)	**unangeschnallt:** multiple Verletzungen (inkl. Brust- und Bauchbereich), Trauma an Kopf und Nacken, Risswunden am Schädel und im Gesicht **angeschnallt:** Brust- und Bauchverletzungen, Verletzungen der unteren Wirbelsäule **seitlicher Aufprall:** Kopf-, Nacken- und Brustverletzungen, Frakturen der Extremitäten **entfalteter Airbag:** Kopf-, Nacken- und Brustverletzungen, Frakturen der oberen Extremitäten
Autounfall (Kind ist Fußgänger)	**geringe Geschwindigkeit:** Frakturen der unteren Extremitäten **hohe Geschwindigkeit:** multiple Verletzungen (inkl. Brust- und Bauchbereich), Kopf- und Nackenverletzungen, Frakturen der unteren Extremitäten
Höhensturz	**niedrig:** Frakturen der oberen Extremitäten **mittel:** Kopf- und Nackenverletzungen, Frakturen der oberen und unteren Extremitäten **hoch:** multiple Verletzungen (inkl. Brust- und Bauchbereich), Kopf- und Nackenverletzungen, Frakturen der oberen und unteren Extremitäten
Fahrradsturz	**ohne Helm:** Risswunden an Kopf, Nacken, Schädel und Gesicht, Frakturen der oberen Extremitäten **mit Helm:** Frakturen der oberen Extremitäten **Kollision mit dem Lenker:** intraabdominale Verletzungen

Modifiziert nach: American College of Surgeons Committee on Trauma: Extremes of Age: pediatric trauma. Aus: *Advanced trauma life support for doctors, student course manual*, 9. Aufl., Chicago 2012, ACS

Bezugspersonen ignoriert, können sich weitere Probleme entwickeln, die in Wut und Aggression umschlagen können. Die Eltern oder Betreuer sind bei jedem kindlichen Unfall oder schweren Erkrankung genauso betroffen und sollten ebenfalls als Patienten angesehen werden. Gute kommunikative Fähigkeiten sind die Voraussetzung für jeden Patientenkontakt; sie werden allerdings ganz besonders bei diesen „Elternpatienten" gefordert. Viele benötigen nur einfache Worte des Mitgefühls, andere fordern Ihre ganze Geduld. Wenn Sie diesen individuellen Bedürfnissen nicht ignorant gegenüberstehen, können Sie die Eltern häufig in die Behandlung mit einbinden und sie so zu einem wertvollen Teil der Rettungsmannschaft machen. Außerdem kann die Einbindung der Eltern ein Signal für das betroffene Kind darstellen, dass von dem Rettungsdienstpersonal keine Gefahr ausgeht, und die Wahrscheinlichkeit für ein kooperatives Kind deutlich erhöhen.

16.1.6 Genesung und Rehabilitation

Ein weiterer spezieller Aspekt bei pädiatrischen Traumapatienten ist, dass selbst kleine Verletzungen Auswirkungen auf das Wachstum und die kindliche Entwicklung haben können. Anders als beim Erwachsenen muss sich das Kind nicht nur von dem Ereignis erholen, sondern gleichzeitig auch noch normal weiterwachsen und sich weiterentwickeln. Die aus den Verletzungen entstehenden Folgen wie dauerhafte Behinderungen oder Wachstums- und Entwicklungseinschränkungen sind nicht zu unterschätzen. Auch leichte Schädel-Hirn-Traumata können bleibende zerebrale Funktionseinschränkungen, psychische Probleme oder Organschäden verursachen. 60 % der polytraumatisierten Kinder weisen Persönlichkeitsveränderungen auf, 50 % sind kognitiv oder physisch beeinträchtigt. Diese Verletzungen oder Behinderungen können auch weitreichenden Einfluss auf die Eltern und Geschwister haben. Dies kann eine Familienstruktur stark belasten oder sogar zerstören.

Eine inadäquate Primärversorgung eines traumatisierten Kindes kann weitreichende Folgen haben, die nicht nur das unmittelbare Überleben des Kindes betreffen, sondern seine Lebensqualität ein Leben lang einschränken können. Daher bedarf es eines guten medizinischen „Menschenverstandes" sowie eines klinischen Spürsinnes für kindliche Verletzungen, wenn Sie ein Kind versorgen und Transportentscheidungen treffen.

16.2 Pathophysiologie

Das endgültige Outcome des verletzten Kindes kann sich durch die Versorgungsqualität in den ersten Momenten nach der Verletzung entscheiden. Während dieser kritischen ersten Phase ist ein systematisches und organisiertes Vorgehen im Rahmen des Primary Assessment die beste Vorbeugung gegen das Übersehen eines lebensbedrohlichen Zustands. Wie bei Erwachsenen sind die drei häufigsten unmittelbaren Todesursachen bei Kindern Hypoxie, massive Blutungen und dramatische Verletzungen des ZNS. Eine zielführende Beurteilung, stabilisierende und lebensrettende Maßnahmen sowie die Wahl eines geeigneten Zielkrankenhauses können die Möglichkeit einer erfolgreichen Genesung erhöhen.

16.2.1 Hypoxie

Erste Priorität bei der präklinischen Behandlung hat der Erhalt durchgängiger Atemwege, ob durch einfache, unterstützende Maßnahmen oder durch ein erweitertes Atemwegsmanagement. Offene und funktionierende kindliche Atemwege schließen die Sauerstoffgabe und eine assistierte Beatmung nicht aus, insbesondere bei ZNS-Verletzungen, Hypoventilation oder Hypoperfusion. Auch stabil erscheinende verletzte Kinder können sich jederzeit vom Zustand milder Tachypnoe bis hin zur vollkommenen Erschöpfung oder Apnoe verschlechtern. Sind die Luftwege einmal gesichert, müssen Atemfrequenz und Atemminutenvolumen aufmerksam evaluiert werden, um eine adäquate Ventilation zu gewährleisten. Bei inadäquater Ventilation kann auch eine massive Erhöhung der Sauerstoffkonzentration eine fortschreitende Hypoxie nicht verhindern.

Die Effekte selbst **kurzfristiger Hypoxie** auf ein traumatisiertes Gehirn verdienen eine besondere Aufmerksamkeit. Wenn eine zerebrale Hypoxie vermieden wird, kann auch ein tief bewusstloses Kind eine Chance auf einen guten Verlauf haben. Pädiatrische Patienten, die eine erweiterte Atemwegssicherung benötigen, sollten vorher präoxygeniert werden. Bereits durch diese Basismaßnahme kann die Hypoxie verbessert werden und die Sicherheitsgrenzen während der Durchführung der Maßnahmen des erweiterten Atemwegmanagements werden deutlich erhöht. Schon eine Phase der Hypoxie im Rahmen mehrerer oder zeitintensiver Intubationsversuche kann deutlich nachteiliger sein als eine unmittelbare Beutel-Masken-Beatmung und ein schneller Transport.[11–13] Angesichts der aktuellen Datenlage ist ein erweitertes Atemwegsmanagement nicht erforderlich und möglicherweise sogar schädigend, solange das Kind mithilfe von Basismaßnahmen wie einer Beutel-Masken-Beatmung angemessen ventiliert und oxygeniert werden kann.

16.2.2 Hämorrhagie

Die wenigsten pädiatrischen Verletzungen verursachen ein umgehendes Verbluten des Patienten. Dennoch sterben Kinder, die einen massiven Blutverlust erleiden, entweder sofort oder sind tot, wenn sie in der Notaufnahme eintreffen. Diese fatalen Verläufe weisen multiple Organverletzungen auf, von denen mindestens eine mit einer starken Blutung vergesellschaftet ist. Die Blutung kann gering (Lazerationen, Kontusionen) oder potenziell lebensbedrohlich sein (Milz- oder Leberruptur, Nierenverletzungen).

Erwachsene wie Kinder kompensieren eine Blutung durch Erhöhung des systemischen Gefäßwiderstandes auf Kosten der peripheren Durchblutung. Tatsächlich können Kinder dies viel besser als Erwachsene, da ihre Fähigkeit zur Vasokonstriktion nicht durch bereits bestehende Gefäßerkrankungen eingeschränkt ist. Die Betrachtung allein des Blutdrucks ist somit eine unzureichende Strategie, um frühe Schockzeichen zu erkennen. Eine Tachykardie kann durch Schmerz oder Angst ausgelöst sein; dennoch gilt sie bis zum Beweis des Gegenteils immer als Zeichen einer Blutung oder einer Hypovolämie. Auch ein sinkender Pulsdruck und eine ansteigende Tachykardie können frühe Schockzeichen darstellen.

Darüber hinaus sollte frühzeitig auf Symptome der Minderperfusion von Organen geachtet werden. Diese umfassen z. B. eine Erhöhung der Atemtätigkeit, ein vermindertes Bewusstsein oder eine eingeschränkte Hautperfusion (kalte Haut, blasse Farbe, verlängerte Rekapillarisierungszeit). Im Gegensatz zu Erwachsenen sind diese frühen Zeichen einer Blutung bei Kindern nur gering ausgeprägt und schwierig zu identifizieren, was zu einem verspäteten Erkennen des Schocks führen kann. Erkennt der professionelle Helfer die frühen Schockzeichen nicht, kann das Kind genug zirkulierendes Blutvolumen verlieren, dass seine Kompensationsmechanismen versagen. In diesem Fall sinkt das Herzzeitvolumen, die Organperfusion wird weiter reduziert und das Kind gerät in einen dekompensierten und oftmals tödlichen Schockverlauf. Daher sollten Kinder nach stumpfen Traumata stets engmaschig überwacht werden, um die subtilen Frühzeichen eines Schocks zu erkennen, lange bevor es zu deutlichen Abweichungen in den Vitalparametern kommt.

Ein Hauptgrund für den schnellen Übergang in einen dekompensierten Schock ist der Verlust von roten Blutkörperchen und der damit verbundene Verlust von Sauerstofftransportkapazität. Die Gabe kristalloider Infusionen kann vorübergehend einen Blutdruckanstieg erzeugen, aber das zirkulierende Volumen nimmt aufgrund der Flüssigkeitsverschiebung in den interstitiellen Raum schnell wieder ab. Aufgrund dieser Verschiebungen müsste ein erlittener Blutverlust mit Kristalloiden in dreifacher Menge ersetzt werden, um das verlorene Volumen zu kompensieren. Werden die verlorenen roten Blutkörperchen durch kristalloide Infusionen ersetzt, so wird die Konzentration der verbleibenden Blutzellen verdünnt, was zu einer verminderten Sauerstofftransportkapazität führt. Daher sollte davon ausgegangen werden, dass Kinder, die mehr als einen Bolus von 20 ml/kg Infusion benötigen, sich rapide verschlechtern werden und Bluttransfusionen benötigen, um das intravasale Volumen sowie die Sauertransportkapazität wiederherzustellen.

Sobald ein intravenöser Zugang etabliert wurde, besteht die Tendenz, verletzte Kinder auch ohne offensichtliche Schockzeichen mit zu viel Volumen zu versorgen. Bei nur moderaten Blutungen, keinem Hinweis auf eine Minderperfusion und normalen Vitalzeichen dürfen nicht mehr als 1–2 Bolusgaben von 20 ml/kg verabreicht werden. Die intravaskuläre Komponente eines Bolus entspricht etwa 25 % des kindlichen Blutvolumens. Sollte mehr als dieses Volumen benötigt werden, muss sich der professionelle Helfer umgehend auf die Suche nach bisher unentdeckten Blutungsquellen machen.

Liegt ein Schädel-Hirn-Trauma vor, wird eine Volumengabe zur Vermeidung einer Hypotension eingeleitet. Die Hypotension stellt einen bekannten und vermeidbaren Faktor für Sekundärschäden des verletzten Gehirns dar.[14, 15] Der zerebrale Perfusionsdruck (CPP) ergibt sich aus der Differenz des mittleren arteriellen Blutdrucks (MAP; die Kraft, die das Blut in den Schädel treibt) und dem Druck innerhalb des Schädels (ICP). Viele Schädel-Hirn-Traumata gehen mit einem Anstieg des intrakranialen Drucks einher, sodass es sogar bei gut oxygeniertem Blut zu einem hypoxischen Hirnschaden kommen kann, wenn dieses Blut das Gehirn aufgrund von Blutdruckabfällen nicht perfundiert. Forschungsergebnisse zeigten sogar, dass eine einzige hypotone Phase die Sterblichkeitsrate um 150 % ansteigen lassen kann.[16] Ebenso gilt es aber auch, eine übermäßige Infusionstherapie zu vermeiden, um das Entstehen eines Hirnödems nicht zu begünstigen.

Zur Flüssigkeitsgabe sollten bei Kindern mit Hirnverletzungen balancierte kristalloide (Voll-)Elektrolytlösungen Mittel der Wahl sein, da **hypotone** Flüssigkeiten (z. B. glukosehaltige Lösungen) bekanntlich ein mögliches Hirnödem verstärken. Obwohl hypertone kristalloide Lösungen zur Behandlung von Hirnödemen unter Anwendung eines umfangreichen Monitorings auf pädiatrischen Intensivstationen verwendet werden, gibt es zurzeit keine Daten, die für eine Verbesserung des klinischen Resultats sprechen, wenn solche Infusionen bereits präklinisch verabreicht werden.

16.2.3 Verletzungen des zentralen Nervensystems

Die pathophysiologischen Veränderungen nach einem ZNS-Trauma beginnen innerhalb von Minuten. Die frühe und adäquate Behandlung ist der Schlüssel zum Erfolg bei hirnverletzten Kindern. Obwohl ein gewisser Prozentsatz von ZNS-Verletzungen einen unmittelbar tödlichen Verlauf zeigt, haben viele Kinder mit scheinbar verheerenden Hirnverletzungen ein gutes Genesungspotenzial, wenn eine koordinierte und wohlüberlegte Behandlung darauf ausgelegt ist, sekundäre Hirnschäden zu vermeiden. Diese erfolgreichen Verläufe werden durch die Verhinderung von Hypoperfusion, Hypo- und Hyperventilation sowie ischämischen Episoden erreicht. Adäquate, normofrequente Ventilation und Oxygenierung sind ebenso wichtig in der Behandlung eines Schädel-Hirn-Traumas wie das Verhindern einer Hypotonie.[15]

Kinder haben im Vergleich zu Erwachsenen mit Verletzungen gleichen Schweregrades eine geringere Mortalität und bessere Überlebenschancen. Dennoch verringern sich die Überlebenschancen, wenn weitere Verletzungen hinzukommen. Für das Kind mit Hirnverletzungen bedeutet dies, dass jede weitere Begleitverletzung oder ein Schock negative Auswirkungen auf das Outcome haben kann.

Kinder mit einem Schädel-Hirn-Trauma präsentieren sich häufig mit wechselnden Bewusstseinszuständen oder einer zurückliegenden Bewusstlosigkeit, die während der ersten Untersuchung nicht mehr erfasst werden konnte. Das Auftreten einer Bewusstlosigkeit ist einer der wichtigsten prognostischen Indikatoren einer möglichen Hirnverletzung und sollte in jedem Fall erfasst und dokumentiert werden. Bei einem unbeobachteten Unfallhergang wird eine vorliegende Amnesie einer Bewusstlosigkeit gleichgestellt. Die komplette Dokumentation des orientierenden neurologischen Status ist wichtig und sollte folgende Punkte beinhalten:
- Glasgow Coma Scale (GCS)
- Pupillenreaktion
- Reaktion auf sensorische Stimulation
- Motorische Funktion

Dies sind essenzielle Schritte bei der ersten Beurteilung der pädiatrischen Verletzung. Bei fehlender initialer neurologischer Beurteilung ist keine weitere Verlaufskontrolle möglich sowie die Bewertung der Effektivität jeglicher Interventionen schwierig und ungenau.

Bei Patienten mit einer möglichen Halswirbelsäulenverletzung ist eine detaillierte Anamneseerhebung besonders wichtig. Das kindliche Skelett ist nur unvollständig kalzifiziert und weist zahlreiche Wachstumsfugen auf, was eine radiologische Diagnose von Verletzungen der Wirbelsäule bei Überdehnungen, Prellungen oder stumpfen Traumata des Rückenmarks schwierig macht. Dieser Zustand einer Rückenmarkverletzung ohne radiologische Auffälligkeiten wird als Spinal Cord Injury Without Radiographic Abnormality (SCIWORA) bezeichnet. Ein vorübergehendes neurologisches Defizit ist möglicherweise der einzige Hinweis auf eine signifikante Rückenmarkverletzung. Trotz einer schnellen Besserung der neurologischen Symptome besteht bei einem Kind mit SCIWORA das Risiko, dass sich innerhalb von vier Tagen ein Ödem des Rückenmarks ausbilden kann. Wird dieses nicht erkannt und entsprechend behandelt, kann es zu verheerenden neurologischen Beeinträchtigungen kommen.

16.3 Beurteilung

16.3.1 Primary Assessment

Durch die geringe Größe von Kindern (> Tab. 16.2), die kleinen Blutgefäße, das geringe zirkulierende Blutvolumen und die anatomischen Charakteristika der Atemwege ist das Management verletzter Kinder anspruchsvoll und technisch schwierig. Eine fachgerechte Versorgung von verletzten Kindern erfordert die Vorhaltung von Material (z. B. passende Endotrachealtuben, Laryngoskopspatel, Magensonden, Blutdruckmanschetten, Sauerstoffmasken, Beatmungsbeutel) in den entsprechenden Größen. Der Versuch, eine zu große intravenöse Kanüle zu legen oder mit unpassendem Material die Atemwege zu sichern, kann mehr Schaden anrichten als helfen. Dies umfasst aber nicht nur die möglichen mechanischen Schäden, sondern insbesondere eine unnötige Verzögerung des Transports. Aus diesem Grund ist ein farbcodiertes, längenadaptiertes Notfallband, das entsprechende Medikationen und Materialgrößen vorgibt, entwickelt worden. Dieses Hilfsmittel wird im Verlauf dieses Kapitels vorgestellt.[17]

16.3.2 Airway

Wie bei erwachsenen Patienten hat das Atemwegmanagement auch bei Kindern allererste Priorität. Kinder weisen allerdings verschiedene anatomische Besonderheiten auf, welche die Versorgung der Atemwege besonders kompliziert machen. Dies betrifft nicht nur die Größe der Zunge und die anteriore Lage der Atemwege, sondern auch den relativ großen Hinterkopf, der zu einer passiven Flexion der Halswirbelsäule führen kann. Darüber hinaus sind dies alles Faktoren, die ein höheres Risiko für anatomische Atemwegobstruktionen bei Kindern darstellen (> Abb. 16.1). Wenn kein Trauma vorliegt, so ist der kindliche Atemweg in der sogenannten

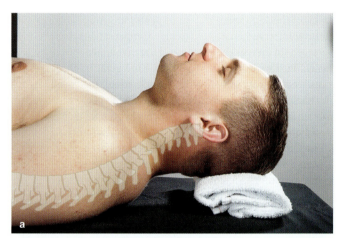
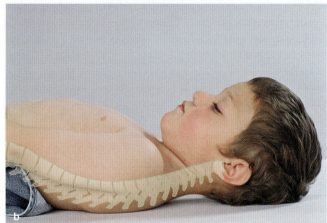

Abb. 16.1 Im Vergleich zum Erwachsenen **(a)** hat das Kind einen größeren Hinterkopf und weniger Schultermuskulatur. Bei der Lagerung auf einer flachen Oberfläche führen diese Faktoren zu einer Flexion des Nackens **(b)**.
Quelle: a: Jones & Bartlett Learning, Foto: Darren Stahlman

Tab. 16.2 Größe und Gewicht pädiatrischer Patienten

Gruppe	Alter	Durchschnittsgröße (cm)	Durchschnittsgewicht (kg)
Neugeborenes	Geburt bis 6 Wochen	51–63	3–5
Säugling	6 Wochen bis 1 Jahr	56–80	4–11
Kleinkind	1–2 Jahre	77–91	11–14
Vorschulkind	2–6 Jahre	91–122	14–25
Schulkind	6–13 Jahre	122–165	25–63
Heranwachsender	13–16 Jahre	165–182	62–80

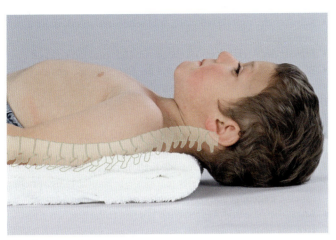

Abb. 16.2 Schnüffelposition.

Schnüffelposition am besten geschützt (leicht superior-anteriore Position des Mittelgesichts; ➤ Abb. 16.2). Besteht im Falle eines Traumas die Indikation zu einer Immobilisation, so sollen die Halswirbelsäule und der Atemweg am besten in der **Neutralposition** gesichert werden, wobei diese Neutralposition bei kindlichen Traumapatienten der Schnüffelstellung entspricht und durch Unterpolsterung des Torsos mithilfe eines 2–3 cm hohen Tuches oder Pads erreicht wird. Hierdurch können sowohl die Flexion (insbesondere eine Hyperflexion von C5/C6) als auch die Extension (C1/C2) der Halswirbelsäule vermieden werden. Außerdem wird das Offenhalten der Atemwege in dieser Schnüffelposition unterstützt; bei Bedarf kann zusätzlich der Esmarch-Handgriff angewendet werden, um die Atemwege zu öffnen, ohne eine Manipulation der Halswirbelsäule zu unternehmen.

Diese manuelle Stabilisierung wird auch während des Atemwegsmanagements durchgeführt und so lange aufrechterhalten, bis die Halswirbelsäule durch weitere geeignete Maßnahmen, z. B. einer Zervikalstütze in Kombination mit einer Ganzkörper-Immobilisation, vollständig ruhig gestellt ist. Dabei ist zu beachten, dass die Immobilisation bei pädiatrischen Traumapatienten häufig alternative Lösungen erfordert; exemplarisch an dieser Stelle zu nennen ist die Verwendung von Handtuchrollen anstelle eines HWS-Stützkragens, insbesondere auch bei begleitendem symptomatischem Schädel-Hirn-Trauma.

Eine Beutel-Masken-Beatmung mit 100 % Sauerstoff ist am besten geeignet, wenn ein verletztes Kind eine assistierte Ventilation benötigt.[11] Ist das Kind bewusstlos, kann die Platzierung eines oropharyngealen Luftwegs (Guedel-Tubus) erwogen werden. Aufgrund des Risikos, dass das Kind bei der Platzierung erbrechen könnte, ist der Guedel-Tubus bei erhaltenem Würgereflex nicht anzuwenden. Gleiches gilt auch für die Larynxmaske (LMA) oder den Larynx-Tubus, beides supraglottische Hilfsmittel, die bei korrekter Anwendung einen guten alternativen Atemweg beim kindlichen Traumapatienten darstellen können. Gerade bei Kindern, die mit der einfachen Beutel-Masken-Beatmung nicht adäquat ventiliert werden können, sollte die Anwendung dieser alternativen Atemwegsmittel erwogen werden. Bei sehr jungen Kindern, vor allem bei einem Körpergewicht unter 20 kg, besteht bei der Anlage dieser Hilfsmittel das Risiko einer oberen Atemwegsverlegung, die durch ein Verdrängen der relativ großen Epiglottis in die Atemwege verursacht werden kann.

Aufgrund der geringen Größe und der besonderen anatomischen Lage des kindlichen Kehlkopfs ist es schwer, mit einem Laryngoskop unter Sicht zu intubieren (➤ Abb. 16.3). Trotzdem ist die endotracheale Intubation für Kinder mit beeinträchtigten Atemwegen die sicherste Methode der Ventilation, sollte aber für Situationen vorgehalten werden, bei denen die Maskenbeatmung ineffektiv ist oder supraglottische Atemwegmethoden gescheitert sind. Die nasotracheale Intubation wird in der präklinischen Situation nicht empfohlen, da sie einerseits einen spontan atmenden Patienten erfordert und blind erfolgen muss. Andererseits besteht durch den engen nasopharyngealen Winkel eine große Verletzungsgefahr mit starken Blutungen. Hinzu kommt ein weiteres Risiko bei Patienten mit einer Schädelbasisfraktur, da es hier zu einer unbeabsichtigten Penetration des Gehirnschädels kommen kann.

Bei Kindern mit Gesichtsschädelverletzungen, die zu einer Obstruktion der oberen Atemwege führen, kann die perkutane transtracheale Jet-Ventilation mit einem großen Venenkatheter erwogen werden. Diese Methode sollte aber nur von erfahrenen Helfern durchgeführt werden, da die weiche und biegbare kindliche Trachea leicht verletzt werden kann und somit weitere Komplikationen ausgelöst werden. Diese Maßnahme ist jedoch nur eine temporäre Methode, um eine vorübergehende Sauerstoffversorgung sicherzu-

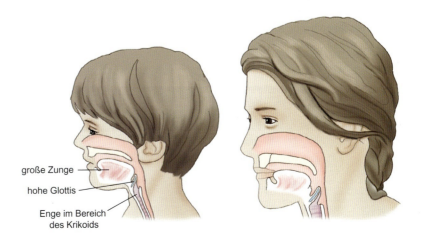

Abb. 16.3 Vergleich der Atemwege des Kindes und des Erwachsenen.

stellen. Die entstehende Hyperkapnie und die Tatsache, dass diese Art der Oxygenierung keinen Ersatz für eine Beatmung darstellt, erzwingen einen Austausch dieser Maßnahme, sobald dies sicher möglich ist. Die chirurgische Koniotomie ist nicht für pädiatrische Traumapatienten vorgesehen und sollte daher erst bei älteren Kindern (ab 12 Jahren) durchgeführt werden.[18]

16.3.3 Breathing

Wie alle Traumapatienten benötigt auch das schwer verletzte Kind gewöhnlich Sauerstoff in einer Konzentration von 85–100 % (FiO_2 0,85–1,0). Dieser kann über eine transparente Sauerstoffmaske mit Reservoir in korrekter Größe zugeführt werden. Kleinkinder mit Hypoxie versuchen, den Mangel durch eine Erhöhung der Atemfrequenz (Tachypnoe) und vermehrte Atemarbeit (stärkere Thoraxexkursionen, Gebrauch der Atemhilfsmuskulatur) zu kompensieren. Diese Anstrengungen können zu schweren Erschöpfungszuständen und sogar zu Atemversagen führen, da ein steigender Anteil des Herzzeitvolumens zur Aufrechterhaltung dieser Atemarbeit benötigt wird. Die Atemnot kann innerhalb kurzer Zeit von einem kompensierten Zustand in ein Atemversagen mit Atemstillstand bis hin zu einem Herzstillstand übergehen. Die zentrale Zyanose ist ein spätes und oftmals unbeständiges Zeichen eines sich entwickelnden Atemversagens und sollte für diese Beurteilung nicht herangezogen werden.

Die Beurteilung der kindlichen Atmung, ein frühes Erkennen der Zeichen von Atemnot sowie die assistierte Ventilation sind wichtige Faktoren bei der Versorgung pädiatrischer Traumapatienten. Die normale Atemfrequenz von unter Vierjährigen ist 2- bis 3-mal so hoch wie bei Erwachsenen (➤ Tab. 16.3).

Eine Tachypnoe mit Zeichen erhöhter Atemarbeit kann das erste Symptom von Atemnot und Schock sein. Wenn der Atemstress zunimmt, kommen weitere Zeichen und Symptome wie oberflächliche Atmung oder minimale Thoraxbewegungen hinzu. Die Atemgeräusche werden leiser und unregelmäßig und der Luftaustausch an Nase oder Mund wird stark reduziert. Die Atemarbeit wird schwerfälliger, wobei folgende Symptome auftreten können:
- Kopfwippen mit jedem Atemzug
- Luftschnappen und Grunzen
- Nasenflügeln
- Stridor oder schnarchende Atemgeräusche
- Substernale, supraklavikulare, subkostale und interkostale Einziehungen
- Einsatz der Atemhilfsmuskulatur von Hals und Bauchwand
- Blähung des Abdomens während der Exspiration (Schaukelatmung/thorakoabdominale paradoxe Atmung)

Die Effektivität der kindlichen Atmung sollte anhand folgender Punkte evaluiert werden:
- Atemfrequenz, -tiefe und -arbeit zeigen die Angemessenheit der Atmung auf.
- Rosa Hautfärbung lässt eine adäquate Ventilation erkennen.
- Eine graue, zyanotische oder marmorierte Hautfärbung spricht für eine ungenügende Oxygenierung und Perfusion.
- Angst, Unruhe und Aggressivität können frühe Zeichen einer Hypoxie sein.
- Lethargie und ein verminderter Bewusstseinszustand können Zeichen einer fortgeschrittenen Hypoxie sein.
- Atemgeräusche bestätigen die Tiefe des Atemgasaustauschs.
- Giemen, Rasseln und Brummen weisen auf eine ineffiziente alveoläre Oxygenierung hin.
- Abnehmende Werte der Pulsoxymetrie oder der Kapnografie können auf ein Atemversagen hinweisen.

Eine schnelle Evaluation der Ventilation beinhaltet die Beurteilung von Atemfrequenz (insbesondere Tachypnoe), Atemarbeit (Anstrengungen, Nasenflügeln, Atemhilfsmuskulatur, Einziehungen und Schaukelatmung), Hautfärbung, des mentalen Status sowie die Auskultation der Lunge.

Bei einem Kind, das sich initial tachypnoisch und mit vermehrter Atemarbeit zeigt, kann eine Normalisierung der Atemfrequenz und der Atemarbeit auf eine Zustandsverschlechterung hinweisen und darf nicht unmittelbar als eine Verbesserung interpretiert werden. Um festzustellen, ob sie eine Verbesserung des Zustands anzeigt oder aber Zeichen der Erschöpfung und eines bevorstehenden Atemversagens ist, muss das Kind regelmäßig neu beurteilt werden, sobald sich der klinische Eindruck ändert.

Kinder mit Zeichen einer beeinträchtigten Atmung müssen assistiert beatmet werden. Da das Hauptproblem eher im Atemzugvolumen als in der Sauerstoffkonzentration liegt, sollte eine assistierte Beatmung am besten über einen Beatmungsbeutel mit Reservoir und hochdosiertem Sauerstoff erfolgen. Da die Atemwege von Kindern schmal und somit anfällig für Verlegungen mit Schleim, Blut oder Fremdkörpern sind, ist eventuell ein frühes und periodisches Absaugen notwendig. Säuglinge sind obligate Nasenatmer; daher müssen auch die Nasenlöcher abgesaugt werden.

Tab. 16.3 Atemfrequenz pädiatrischer Patienten

Gruppe	Alter	Atemfrequenz (min^{-1})	Atemfrequenz (min^{-1}), die eine Masken-Beutel-Beatmung notwendig macht
Neugeborenes	Geburt bis 6 Wochen	30–50	< 30 oder > 50
Säugling	6 Wochen bis 1 Jahr	20–30	< 20 oder > 30
Kleinkind	1–2 Jahre	20–30	< 20 oder > 30
Vorschulkind	2–6 Jahre	20–30	< 20 oder > 30
Schulkind	6–13 Jahre	12–25	< 12 oder > 25
Heranwachsender	13–16 Jahre	12–20	< 12 oder > 20

Das Abdichten der Beatmungsmaske muss bei Säuglingen sehr vorsichtig erfolgen, um die Weichteile unterhalb des Kinns nicht zu komprimieren, da durch die Kompression die Zunge an den weichen Gaumen gedrückt würde und den Atemweg verlegen könnte. Auch Druck auf die noch nicht kalzifizierte, weiche Trachea sollte vermieden werden. Abhängig von Größe und Alter des Kindes kann die Maske mit einer oder mit zwei Händen abgedichtet werden.

Die Verwendung der korrekten Maskengröße ist essenziell, um eine gute Abdichtung der Maske und das Verabreichen des angemessenen Atemzugvolumens zu erreichen und so das Risiko einer Überblähung und eines Barotraumas zu minimieren. Zu kräftiges Beatmen mit zu hohem Volumen kann eine **Magenüberblähung** hervorrufen. Diese wiederum kann zu Regurgitation und Aspiration führen sowie durch die Limitierung der Zwerchfellbewegungen eine adäquate Ventilation verhindern. Ein weiteres Risiko der hohen Beatmungsvolumina ist das Provozieren eines Barotraumas mit möglichem Spannungspneumothorax. Dieser kann zu schwerer Atemnot und einem plötzlichen Herz-Kreislauf-Kollaps führen, da Kinder ein viel beweglicheres Mediastinum aufweisen als Erwachsene. Diese Beweglichkeit schützt Kinder auf der einen Seite vor Aortenverletzungen, macht sie auf der anderen Seite aber anfälliger für Komplikationen eines Spannungspneumothorax. Das Mediastinum wird schneller komprimiert, sodass Beeinträchtigungen der Atmung sowie ein Herz-Kreislauf-Kollaps früher auftreten können als bei einem erwachsenen Patienten mit Thoraxtrauma.

Veränderungen der kindlichen Atmung können subtil sein; die Atmung kann sich allerdings rapide verschlechtern, inadäquat werden und in eine Hypoxie münden. Die Atmung des Patienten sollte im Rahmen des Primary Assessment evaluiert und regelmäßig nachkontrolliert werden. Die Pulsoxymetrie sollte überwacht und eine Sauerstoffsättigung (SpO$_2$) von ≥ 95 % angestrebt werden.

Ebenso wichtig ist die Überwachung der Atemfrequenz, wenn ein Kind manuell beatmet werden muss. Eine Hyperventilation des Kindes führt zu sinkenden CO$_2$ Werten im Blut und somit zu einer Vasokonstriktion von Gehirngefäßen. Dies kann ein schlechteres Outcome bei Kindern mit einem Schädel-Hirn-Trauma zur Folge haben. Des Weiteren können überhöhte Beatmungsdrücke zu einer Überblähung des Magens und in Folge zu einem Druck auf das Zwerchfell führen, mit dem Risiko einer Beeinträchtigung des Atemzugvolumens.

16.3.4 Circulation

Die Überlebensrate ist bei Kindern nach einer massiven Blutung eher gering. Glücklicherweise sind solche Verletzungen im Kindesalter relativ selten. Äußere Blutungen sollten im Rahmen des Primary Assessment erkannt und durch direkte, manuelle Kompression behandelt werden. Verletzte Kinder haben gewöhnlich ein bereits reduziertes zirkulierendes Blutvolumen, reagieren aber gut auf Volumengabe.

Auch der Kreislauf kann nicht anhand eines einzelnen Blutdruckwertes und einer einzigen Pulsmessung beurteilt werden. Regelmäßige Messungen und Änderungen der Vitalparameter sind entscheidend für die Evaluation der kindlichen Hämodynamik. Engmaschige Kontrollen der Vitalparameter sind absolut essenziell, um eine Hypotonie oder einen sich entwickelnden Schock zu erkennen und rechtzeitig angemessene Maßnahmen durchzuführen, die eine weitere Verschlechterung verhindern. ➤ Tab. 16.4 und ➤ Tab. 16.5 zeigen die normalen Puls- und Blutdruckwerte in Abhängigkeit vom Alter des pädiatrischen Patienten.

Tab. 16.4 Pulsfrequenz pädiatrischer Patienten

Gruppe	Alter	Puls	Pulsfrequenz (min^{-1}), die auf ernste Probleme* hinweist
Neugeborenes	Geburt bis 6 Wochen	120–160	< 100 oder > 160
Säugling	6 Wochen bis 1 Jahr	80–140	< 80 oder > 150
Kleinkind	1–2 Jahre	80–130	< 60 oder > 140
Vorschulkind	2–6 Jahre	80–120	< 60 oder > 130
Schulkind	6–13 Jahre	60–110	< 60 oder > 110
Heranwachsender	13–16 Jahre	60–100	< 60 oder > 100

* Bradykardie oder Tachykardie

Tab. 16.5 Blutdruck pädiatrischer Patienten

Gruppe	Alter	Blutdruck (mmHg): systolischer Bereich	diastolischer Bereich	Untere Grenze des systolischen Blutdrucks
Neugeborenes	Geburt bis 6 Wochen	74–100	50–68	< 60
Säugling	6 Wochen bis 1 Jahr	84–106	56–70	< 70
Kleinkind	1–2 Jahre	98–106	50–70	< 70
Vorschulkind	2–6 Jahre	98–112	64–70	< 75
Schulkind	6–13 Jahre	104–124	64–80	< 80
Heranwachsender	13–16 Jahre	118–132	70–82	< 90

Werden im Primary Assessment Zeichen einer Hypotension gefunden, ist die häufigste Ursache ein größerer äußerer Blutverlust, der leicht erkennbar ist (z. B. große Kopfwunden, offene Femurfrakturen), eine intrathorakale Wunde (erkennbar an der verminderten Atemmechanik und durch Auskultation) oder eine große intraabdominale Verletzung. Da Blut nicht komprimierbar ist, kann eine intraabdominale Blutung das Abdomen aufwölben und zu einer Umfangsvergrößerung führen. Allerdings ist eine Vergrößerung des abdominalen Umfangs bei kleinen Kindern gewöhnlich durch eine Magenblähung aufgrund kräftigen Weinens mit Luftschlucken bedingt. Die Einlage einer Magensonde lässt zwischen den beiden Ursachen differenzieren, obwohl in der Präklinik sicherheitshalber davon ausgegangen werden sollte, dass ein gebläntes Abdomen aufgrund einer ernsthaften abdominalen Verletzung entstanden ist.

Ein wichtiger Faktor bei der Beurteilung von Kindern ist das Erkennen eines kompensierten Schockstadiums. Aufgrund der größeren physiologischen Reserven zeigen sich Kinder mit einer hämorrhagischen Verletzung häufig nur mit gering abweichenden Vitalparametern. Eine Tachykardie kann nicht nur durch eine Hypovolämie hervorgerufen werden, sondern auch durch Stress, Angst und Schmerzen. Alle verletzten Kinder müssen engmaschig hinsichtlich Herzfrequenz, Atemfrequenz und Neurologie überwacht werden. Die Blutdruckmessung kann bei Kindern präklinisch schwierig sein; daher sollte der Fokus auf anderen Zeichen der Perfusion liegen. Wird die Messung dennoch erhoben, können die Werte für einen Erwachsenen alarmierend niedrig sein, sich aber innerhalb der normalen Bandbreite für ein gesundes Kind bewegen (> Tab. 16.5).

Ein Kind mit Blutverlust kann seinen Kreislauf aufrechterhalten, indem es den peripheren Gefäßwiderstand erhöht und dadurch den mittleren arteriellen Druck konstant halten kann. Klinische Zeichen dieses Kompensationsmechanismus sind eine verlängerte Rekapillarisierungszeit, blasse oder marmorierte periphere Haut, niedrige Hauttemperatur und ein schwacher peripherer Puls. Bei Kindern entstehen Zeichen einer schweren Hypotonie ab einem Volumenverlust von etwa 30 %. Wenn die initiale Volumenzufuhr nicht ausreichend war, kann das Kind den arteriellen Blutdruck durch eine weitere Erhöhung des peripheren Widerstands nicht dauerhaft aufrechterhalten und der Blutdruck beginnt zu sinken Das Erkennen des Schocks beim verletzten Kind gehört zu den vorrangigen Anliegen, um die Transportpriorität in eine entsprechende Einrichtung festlegen zu können.

16.3.5 Disability

Nach der Beurteilung von Atemweg, Atmung und Kreislauf muss im Rahmen des Primary Assessment eine neurologische Beurteilung erfolgen. Obwohl das **AVPU-Schema** (wach, Reaktion auf verbale Stimuli, Reaktion auf Schmerzreiz, keine Antwort) einen schnellen und einfachen Überblick über den Bewusstseinsgrad des Kindes gibt, ist es deutlich weniger aussagekräftig als die Glasgow Coma Scale (GCS) und sollte durch eine Untersuchung der Pupillen (Form, Isokorie, Reaktion auf Licht) ergänzt werden. Wie bei Erwachsenen liefert die Glasgow Coma Scale auch bei Kindern einen

Tab. 16.6 Pädiatrische Spracheinschätzung (Verbal Score)

Verbale Antwort	Verbal Score
adäquate Worte oder „soziales" Lächeln, Kind fixiert und folgt	5
Kind weint, lässt sich trösten	4
Kind beharrlich reizbar, leicht nervös, nicht zu trösten	3
rastlos, agitiert	2
keine Antwort	1

umfassenderen Überblick über den neurologischen Status und ihr Score sollte deshalb bei jedem pädiatrischen Traumapatienten berechnet werden. Die Punktevergabe für die verbale Reaktion muss bei Kindern unter vier Jahren aufgrund der limitierten Kommunikationsmöglichkeiten modifiziert und ersatzweise das Verhalten des Kindes aufmerksam beobachtet werden (> Tab. 16.6).

Die GCS sollte regelmäßig erhoben und zur Verlaufsdokumentation des neurologischen Status genutzt werden (> Kap. 7.2.5 und > Kap. 10.4.2 für weitere Informationen zur GCS). Eine weitergehende neurologische Untersuchung mit der Prüfung motorischer und sensorischer Funktionen sollte, falls die Zeit dies erlaubt, im Secondary Assessment erfolgen.

16.3.6 Expose And Environment

Kinder sollten auf weitere potenziell lebensbedrohliche Verletzungen hin untersucht werden, obwohl sie unter Umständen verängstigt auf das Ausziehen ihrer Kleider reagieren. Aufgrund der relativ großen Körperoberfläche sind Kinder anfälliger für die Entwicklung einer Hypothermie. Daher sollten sie nach der Untersuchung sofort wieder zugedeckt werden, um die Körperwärme zu erhalten und einen weiteren Wärmeverlust zu vermeiden.

16.3.7 Pädiatrischer Trauma-Score

Die Entscheidung, welches Kind welche Behandlung benötigt, muss anhand einer vorsichtigen, aber schnellen Gesamtbeurteilung des Kindes fallen. Das Übersehen lebensgefährlicher Zustände und ein inadäquates Patientenmanagement sind zwei häufige Probleme in der präklinischen und klinischen Umgebung. Aus diesem Grund wurde der **Pädiatrische Trauma-Score** (PTS) entwickelt, der als zuverlässiges und einfaches Protokoll zur Beurteilung pädiatrischer Patienten dient und Vorhersagen über das klinische Ergebnis ermöglicht. Um den PTS zu berechnen, werden sechs Komponenten pädiatrischer Verletzungen jeweils mit Punkten bewertet und zu einem Gesamtwert addiert, der Vorhersagen bezüglich Schweregrad und Mortalität erlaubt (> Tab. 16.7). Diese sechs Komponenten sind Körpergröße, Atemwege, Bewusstseinslage, systolischer Blutdruck sowie das Vorhandensein von Frakturen und Hautverletzungen. Das System basiert auf der Analyse pädiatrischer Verletzungsmuster und dient als Checkliste, um alle Faktoren, die für den Verlauf der Verletzung von Relevanz sind, in die initiale Beurteilung mit einzubeziehen. Der PTS unterscheidet sich vom Revised

Tab. 16.7 Der Pädiatrische Trauma-Score (PTS) wurde vor allem als Checkliste entworfen. Jeder Parameter kann durch einfache Untersuchungen bestimmt werden. Die Bewertung der Atemwege dient dazu, die Behandlung auf ihre Effektivität hin zu reflektieren. Eine offene Fraktur wird mit −1 für die Fraktur und −1 für die Hautverletzung bewertet. Durch die fortgesetzte klinische Untersuchung und Beobachtung kann ein Trend in Bezug auf die Schwere der Verletzung und den möglichen klinischen Verlauf abgeleitet werden. [F296-003]

Parameter	+2	+1	−1
Größe	Kind/Heranwachsender > 20 kg	Kleinkind 11–20 kg	Säugling < 10 kg
Atemwege	normal	assistiert: O$_2$-Maske, alternativ über Trachealkanüle	intubiert: ET oder Krikothyreotomie (Koniotomie)
Bewusstsein	wach	abflachend, verliert Bewusstsein	Koma, nicht ansprechbar
systolischer Blutdruck	90 mmHg peripherer Puls und Perfusion gut	51–90 mmHg Karotis-, Femoralispuls palpabel	< 50 mmHg schwacher oder kein Puls
Fraktur	kein Verdacht oder nicht sichtbar	einzelne geschlossene Fraktur	offene oder multiple Frakturen
Haut	keine sichtbare Verletzung	Kontusion, Abschürfung, Ablederung, Schnitt, < 7 cm, ohne Faszienbeteiligung	Gewebeverlust, jede Schusswunde und Verletzungen der Faszie

Trauma Score (RTS), der nur Blutdruck, Atemfrequenz und die GCS heranzieht.

Die Körpergröße ist die erste, leicht zu ermittelnde Komponente und berücksichtigt die erschwerte Situation von verletzten Säuglingen und Kleinkindern. Als Nächstes werden die Atemwege evaluiert, da der funktionelle Status und der notwendige Versorgungsgrad zur Sicherung von Ventilation und Oxygenierung betrachtet werden müssen.

Der wichtigste Faktor bei der primären Beurteilung des zentralen Nervensystems ist der Bewusstseinsverlust. Häufig verlieren Kinder bei Verletzungen nur vorübergehend das Bewusstsein. Der Wert +1 wird immer vergeben, wenn ein Kind bewusstlos war, auch wenn dies nur kurzzeitig der Fall war. Der Wert −1 kennzeichnet Kinder mit potenziell tödlichen, aber häufig behandelbaren intrakraniellen Verletzungen, die zu schweren sekundären Hirnschäden führen können.

Der Blutdruck gibt Hinweise darauf, ob ein Kind einen Schock entwickelt, der eventuell noch vermeidbar ist (systolischer RR 51–90 mmHg: +1). Unabhängig von der Größe ist ein Kind mit einem systolischen Blutdruck unter 50 mmHg (−1) in Lebensgefahr (➤ Kasten 16.2). Ein Kind mit einem systolischen Blutdruck über 90 mmHg (+2) fällt in eine bessere Outcome-Kategorie. Ist keine altersentsprechende Blutdruckmanschette verfügbar, wird der Wert +2 bei einem tastbaren Radialis- oder Fußpuls vergeben. Der Wert +1 wird vergeben, wenn nur der Karotis- oder Femoralispuls tastbar ist, −1, wenn kein Puls tastbar ist.

16.2 Pädiatrische Vitalzeichen und quantitative Normen

Die Bandbreite der physischen Entwicklung, emotionalen Reife und Körpergröße von Kindern ist enorm. Der Umgang mit dem Patienten und die Auswirkungen von Verletzungen können beim Säugling und beim Jugendlichen sehr unterschiedlich sein.
Bei den meisten Überlegungen zu Medikamentendosierungen, zu größenspezifischen Materialien sowie kindlichen Vitalzeichen ist das Körpergewicht (oder die genaue Körpergröße) ein wichtigerer Bezugswert als das Alter des Kindes.[17] ➤ Tab. 16.2 zeigt die durchschnittliche Körperlänge und das Durchschnittsgewicht gesunder Kinder unterschiedlichen Alters. Die akzeptablen Werte der Vitalzeichen variieren für die verschiedenen Altersgruppen. Erwachsenennormen dürfen für kleine Kinder nicht angewendet werden. Eine Atemfrequenz von 30/min bei Erwachsenen ist tachypnoisch und eine Herzfrequenz von 120/min tachykard. Beide gelten bei Erwachsenen als alarmierend hoch und sind signifikant pathologisch. Bei Säuglingen liegen diese Werte im Normbereich.
Die Normwerte können nicht bei allen pädiatrischen Patienten bedenkenlos angewendet werden. Bei einem verletzten Kind, das bereits in der Vorgeschichte von den Normwerten abgewichen ist, können grenzwertige Vitalwerte im Einzelfall als akzeptabel angesehen werden. Die Richtlinien in ➤ Tab. 16.3, ➤ Tab. 16.4 und ➤ Tab. 16.5 können bei der Evaluation der Vitalparameter bei pädiatrischen Patienten helfen. Diese Tabellen enthalten statistisch festgelegte Normwerte, die auf die meisten Kinder zutreffen.
Diverse Gegenstände dienen als schnelle Referenz für pädiatrische Normwerte und die Größe von Hilfsmitteln. Dazu gehören das längenbasierte Rettungsband (Broselow-Band) und verschiedene Plastikdrehscheiben.
Die folgenden Formeln dienen ebenfalls zur Berechnung altersabhängiger Werte für Kinder von 1–10 Jahren:

$$\text{Gewicht (kg)} = 8 + (2 \times \text{Alter des Kindes in Jahren})$$

$$\text{niedrigster akzeptabler systolischer Blutdruck (mmHg)} = 70 + (2 \times \text{Alter des Kindes in Jahren})$$

$$\text{Gesamt-Blutvolumen (ml)} = 80\,\text{ml} \times \text{Gewicht des Kindes (kg)}$$

Quantitative Vitalwerte sind bei Kindern zwar nicht unwichtig, aber letztlich nur eine Zusatzinformation bei der Untersuchung. Ein Kind kann zügig in eine respiratorische Insuffizienz oder einen dekompensierten Schock geraten. Die Vitalwerte sollten immer im Zusammenhang mit dem Unfallmechanismus und weiteren klinischen Auffälligkeiten gewertet werden.

Aufgrund der hohen Inzidenz skelettaler Verletzungen bei Kindern und deren negativem Einfluss auf Morbidität und Mortalität werden Frakturen von langen Röhrenknochen ebenfalls vom Pädiatrischen Trauma-Score erfasst. Abschließend wird die Haut auf offene Wunden und penetrierende Verletzungen untersucht.

Der PTS dient als unkomplizierte Checkliste, um alle Parameter zu bewerten, die für die Identifizierung kritisch kranker Kinder wichtig sind. Als statistischer Vorhersagewert für Verletzungen korreliert er direkt linear mit dem Injury Severity Score (ISS) und negativ linear mit der Mortalität. Unter einem Schwellenwert von 8 sollte der Patient in ein geeignetes pädiatrisches Traumazentrum gebracht werden, da dieses das größte Potenzial hat, Morbidität und Mortalität zu senken. Obwohl andere Scores wie RTS, AVPU und GCS die Mortalität ähnlich gut vorhersagen wie der PTS, bezieht nur dieser knöcherne Verletzungen und offene Wunden mit ein. Obwohl er ein leicht verfügbares Triage-Werkzeug ist, hat er noch keine flächendeckende Akzeptanz gefunden.

16.3.8 Secondary Assessment – Detaillierte körperliche Untersuchung

Das Secondary Assessment des pädiatrischen Patienten folgt dem Primary Assessment nur, wenn die dort erkannten lebensbedrohlichen Zustände behoben wurden. Kopf und Hals werden auf Deformitäten, Prellungen, Schürfungen, Lazerationen, Schwellungen, Verbrennungen und Druckempfindlichkeit untersucht. Der Thorax muss erneut untersucht werden. Eine Lungenkontusion kann sich nach einer Flüssigkeitssubstitution verspätet mit Atemnot oder pathologischen Atemgeräuschen manifestieren. Traumapatienten sind in der Regel nicht nüchtern, was die Einlage einer Magensonde erfordern kann.

Die Untersuchung des Abdomens konzentriert sich auf Aufblähungen, Druckempfindlichkeiten, Farbveränderungen, Hauteinblutungen und das Vorhandensein von Resistenzen. Die vorsichtige Palpation der Beckenschaufeln könnte Hinweise auf eine instabile Beckenfraktur geben. Dennoch sollte sie vermieden werden, da die Wahrscheinlichkeit, Instabilitäten festzustellen, sehr gering ist und das Risiko gegeben ist, durch diese Untersuchung mögliche vorhandene Verletzungen und Blutungen zu verstärken. Dieses geht häufig mit weiteren retroperitonealen und urogenitalen Verletzungen sowie größeren, nicht sichtbaren Blutungen einher. Vielmehr sollte der Patient angemessen immobilisiert und für den Transport vorbereitet werden.

Jede Extremität sollte auf Schmerzempfindlichkeit, Deformierungen, periphere Durchblutung und neurologische Auffälligkeiten untersucht und palpiert werden. Aufgrund der zahlreichen noch nicht kalzifizierten Wachstumsfugen bei Kindern sollten alle Ödeme, Schmerzen oder Bewegungseinschränkungen wie eine Fraktur behandelt werden, bis sie radiologisch ausgeschlossen wurde. Bei Kindern wie bei Erwachsenen hat eine übersehene Extremitätenverletzung keinen Einfluss auf die Mortalität, unter Umständen aber auf Langzeitschäden oder Behinderungen.

16.4 Management

Kernpunkte, um das Überleben von pädiatrischen Traumapatienten zu sichern, sind eine schnelle kardiopulmonale Beurteilung, eine altersangepasste, offensive Behandlung sowie der Transport in eine geeignete Zielklinik. Ein farbcodiertes, längenbasiertes Rettungsband wurde entwickelt, um die Patientengröße mit den entsprechenden Versorgungsmaterialien sowie angepassten Medikamentendosierungen abzugleichen. Darüber hinaus wird in einigen Rettungssystemen eine Leitlinie eingesetzt, welche die Auswahl der geeigneten pädiatrischen Traumazentren unterstützt.

16.4.1 Airway

Ventilation, Oxygenierung und Perfusion sind bei verletzten Kindern genauso wichtig wie bei Erwachsenen. Folglich ist das primäre Ziel der initialen Behandlung eines verletzten Kindes, möglichst schnell die Sauerstoffversorgung der Gewebe wiederherzustellen. Oberste Priorität haben dabei die Beurteilung und das Management der Atemwege.

Die Atemwege sollten mittels Absaugen, manueller Techniken und Hilfsmitteln offen gehalten und gesichert werden. Wie bei Erwachsenen beinhaltet das initiale Management die achsengerechte Stabilisierung der Halswirbelsäule. Wenn kein spezielles pädiatrisches Spineboard vorhanden ist, das eine Vertiefung im Bereich des Kopfes aufweist, sollte der Torso mit einem 2–3 cm dicken Polster unterlegt werden, damit die Halswirbelsäule in einer Linie zu liegen kommt und nicht aufgrund des ausgeprägten Hinterkopfs flektiert wird (➤ Abb. 16.4). Bei der Sicherung der Atemwege sollte eine Kompression der Weichteile oder der Trachea vermieden werden.

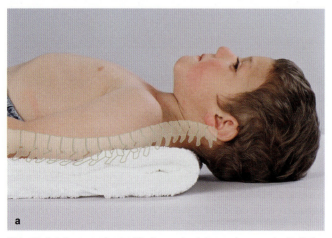 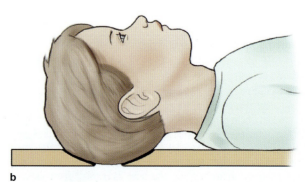

Abb. 16.4 Achsengerechte Positionierung durch Unterpolsterung des kindlichen Oberkörpers (a) oder Anwendung von Spineboards, die eine Aussparung im Bereich des Hinterkopfs aufweisen (b).

Sobald die Atemwege manuell unter Kontrolle sind, kann bei fehlendem Würgereflex ein oropharyngealer Luftweg platziert werden. Dieses Hilfsmittel sollte vorsichtig und sanft parallel zur Zunge, ohne die 90°- oder 180°-Drehung, die beim Erwachsenen durchgeführt wird, in den posterioren Oropharynx eingeführt werden. Ein Mundspatel kann hilfreich sein, um die Zunge nach unten zu drücken.

Die endotracheale Intubation unter Sicht ist die beste Methode, um einen Atemweg für einen längeren Transport zu sichern (➤ Kasten 16.3). Diese Maßnahme sollte aber nur von erfahrenen Personen durchgeführt werden und nur in den Fällen, in denen keine ausreichende Ventilation mittels Beutel-Masken-Beatmung sichergestellt werden kann. Es liegen bisher keine Daten vor, die eine verbesserte Überlebensrate oder ein besseres neurologisches Outcome zeigen, wenn pädiatrische Patienten bereits präklinisch intubiert wurden, anstatt suffizient mit dem Beatmungsbeutel ventiliert zu werden. Tatsächlich gibt es eher Hinweise, die auf ein schlechteres Outcome hinweisen.[16] Eine neuere Studie in einer ländlichen Umgebung ergab, dass wiederholte Intubationsversuche mit signifikanten Komplikationen assoziiert waren (➤ Kasten 16.4).[19, 20]

16.3 Pädiatrische endotracheale Intubation

Bei der endotrachealen Intubation eines verletzten Kindes sollte die Halswirbelsäule besonders vorsichtig behandelt werden. Ein Helfer sollte die HWS des Patienten in Neutralposition halten, während der zweite Helfer intubiert.

Die engste Stelle des kindlichen Atemwegs ist das Krikoid; daher wurden bisher bei Kindern unter acht Jahren Endotrachealtuben ohne Cuff benutzt. Aktuelle Empfehlungen befürworten aber die Anwendung von blockbaren Endotrachealtuben in allen Altersgruppen. Durch den Cuff ist es möglich, einen individuellen Verschlussdruck herzustellen. Dennoch sollten die Komplikationen, wie Verletzungen an den Stimmbändern und der Schleimhaut des Krikoids oder Drucknekrosen an der Trachealschleimhaut, bekannt sein. Letzteres lässt sich verhindern, indem der Cuffdruck 25 cmH$_2$O nicht übersteigt. Die richtige Größe des blockbaren Tubus kann anhand des Durchmessers des kindlichen kleinen Fingers oder Nasenlochs ermittelt werden. Auch die folgende Formel kann bei der Wahl des Tubus behilflich sein:

$$\text{Tubusgröße} = \text{Alter des Kindes}/4 + 3{,}5$$

Ein leichter Krikoiddruck bringt die vorderen Strukturen des kindlichen Larynx in eine bessere Position. Allerdings sind die kindlichen Trachealringe sehr weich und biegsam, sodass ein zu kräftiger Krikoiddruck die Atemwege komplett verschließen kann.

Ein häufiger Fehler bei der Intubation von Kindern in Notfallsituationen ist das zu tiefe Vorschieben des Tubus in den rechten Hauptbronchus. Der Tubus darf nie weiter als die dreifache Zentimeterlänge der entsprechenden Größe vorgeschoben werden. Beispielsweise bedeutet dies für einen Endotrachealtubus in Größe 3,0 (= Innendurchmesser 3,0 mm) eine maximale Einführtiefe von 9,0 cm.

Der Thorax und das Epigastrium sollten nach jeder Intubation auskultiert werden; wenn vorhanden, sollte zusätzlich eine Kapnografie genutzt werden. Die Tubuslage sollte wiederholt kontrolliert werden, insbesondere wenn der Patient bewegt wurde. Zusätzlich zur Verifizierung der Tubuslage können bei der Auskultation Verletzungen der Lunge festgestellt werden.

Ein Kind mit eingeschränkten Atemwegen und einer pulmonalen Verletzung, das erfolgreich intubiert wurde, ist aufgrund der positiven Druckbeatmung eher gefährdet, einen Spannungspneumothorax zu entwickeln.

16.4 Präklinische pädiatrische Intubation: die große Debatte

Es wirkt fast intuitiv, dass die frühzeitige Intubation eines Kindes mit einer traumatischen Hirnschädigung von Vorteil ist. Eine retrospektive Studie zeigte eine höhere Überlebensrate bei erwachsenen Patienten mit traumatischer Hirnschädigung, die vor dem Eintreffen im Krankenhaus intubiert wurden.[24] Spätere Studien evaluierten die Rapid-Sequence-Intubation und belegten ihre verbesserte Effizienz und Erfolgsrate bei Intubationen von Kindern und Erwachsenen.[25, 26] Dennoch ergaben mehrere prospektive und retrospektive Studien, dass die präklinische Intubation im Vergleich zur Maske-Beutel-Beatmung die Überlebensrate und das neurologische Outcome nicht verbesserte, sondern eher verschlechterte.[12, 27, 28] Eine prospektive, randomisierte Studie, die in städtischer Umgebung mit kurzen Transportzeiten die Maske-Beutel-Beatmung bei Kindern mit der Intubation verglich, zeigte keine Unterschiede im neurologischen Outcome oder in der Überlebensrate. In der Gruppe der intubierten Patienten traten jedoch mehr Komplikationen auf.[11]

Intubationsversuche sind häufig mit verlängerten Hypoxiezeiten vergesellschaftet. Hinzu kommt oftmals eine zu aggressive Beatmung nach der Intubation auf dem Weg ins Traumazentrum.[13]

Daten, die eine präklinische Intubation von Kindern unterstützen, sind begrenzt und mehrdeutig. Bei einem spontan atmenden Kind wird eine medikamentenunterstützte oder eine ohne Medikamente durchgeführte Intubation nicht empfohlen. Ausbildungsprogramme, welche die präklinische Intubation von Kindern durchführen, sollten zumindest die folgenden Punkte beinhalten:[29]

- Enge ärztliche Führung und Überwachung
- Training und wiederholte Ausbildung inkl. Praktika in der Anästhesie
- Möglichkeiten zum Patientenmonitoring, zur Medikamentenlagerung und Lagekontrolle des Tubus
- Standardisierte Leitlinien für die Rapid-Sequence-Intubation
- Verfügbarkeit von alternativen Atemwegshilfen zur Intubation (LMA oder Larynx-Tubus)
- Qualitätssicherung und -kontrolle, Einsatzbesprechung

Auch wenn der Combitubus eine bewährte Alternative für die Atemwegversorgung des Erwachsenen darstellt,[21, 22] ist er für kleine Kinder (unter 120 cm) aufgrund der fehlenden Größen nicht geeignet. Die Larynxmaske (LMA) sowie die kleineren Größen des Larynx-Tubus stellen aber in bestimmten Situationen eine vernünftige Alternative zur endotrachealen Intubation dar.[23] Dieses gilt vor allem für Kinder über 8 Jahren, wenn die Anatomie der Atemwege derjenigen der Erwachsenen schon sehr ähnelt. Daher sollten vor dem Hintergrund der Risiken einer endotrachealen Intubation supraglottische Atemwegshilfen vorgehalten und die Anwendung erlernt werden. Folglich ist jede individuelle Einsatzsituation eine Risiko-Nutzen-Abwägung, insbesondere dann, wenn das Kind mittels Beutel-Masken-Beatmung adäquat ventiliert und oxygeniert werden kann.

16.4.2 Breathing

Das Atemminutenvolumen und die Atemleistung eines pädiatrischen Traumapatienten sollten sorgfältig beurteilt werden. Bei Dyspnoe oder einer erhöhten Atemarbeit sollte assistiert ventiliert werden, da jederzeit die Möglichkeit einer rapiden Verschlechterung von der Hypoxie bis hin zum Atemstillstand besteht. Dabei sollten ein Beatmungsbeutel mit korrekter Maske, ein Reservoir und hoch dosierter Sauerstoff verwendet werden, um eine Konzentration von 85–100 % (FiO$_2$ 0,85–1,0) zu erreichen. Die kontinuierliche Pulsoxymetrie dient der Kontrolle von Atemweg und Atmung. Der SpO$_2$-Wert sollte 95 % nicht unterschreiten.

Wurde das Kind endotracheal intubiert, sollten mehrere Methoden zur Lagekontrolle des Tubus genutzt werden. Diese umfassen z. B. die Intubation unter Sicht, beidseitige Atemgeräusche sowie fehlende Geräusche über dem Epigastrium während der Beatmung. Wenn vorhanden, sollte die Kapnografie zur Anwendung kommen. Diese bestätigt auf der einen Seite eine kontinuierliche, korrekte Tubuslage, auf der anderen Seite hilft sie, eine Hyperkapnie sowie eine Hypokapnie zu vermeiden. Der CO$_2$-Wert in der Ausatemluft sollte zwischen 30 und 40 mmHg gehalten werden, denn Abweichungen können für den Patienten genauso schwerwiegende Folgen haben wie eine Hypoxie.[13]

Spannungspneumothorax

Kinder haben im Falle eines Spannungspneumothorax ein höheres Risiko, einen Herz-Kreislauf-Stillstand zu erleiden. Die meisten Kinder präsentieren sich mit einer kardialen Dekompensation aufgrund eines erniedrigten venösen Rückflusses, bevor Veränderungen der Oxygenierung oder Ventilation zu beobachten sind. Jedes akut dekompensierende Kind muss, insbesondere nach Beginn einer positiven Druckbeatmung, umgehend auf einen Spannungspneumothorax untersucht werden.

Eine Halsvenenstauung ist aufgrund einer möglichen Hypovolämie und bei angelegter Zervikalstütze unter Umständen schwer zu erkennen. Die Trachealverschiebung ist ein Spätzeichen des Spannungspneumothorax und kann möglicherweise nur durch eine Palpation der Trachea in der Drosselgrube festgestellt werden. In einem solchen Fall sind einseitig abgeschwächte Atemgeräusche in Kombination mit kardialen Einschränkungen eine Indikation für eine Nadeldekompression. Bei einem intubierten Kind können abgeschwächte Atemgeräusche über der linken Thoraxhälfte Zeichen einer einseitigen Intubation des rechten Hauptbronchus sein. In Kombination mit einer kardialen Dekompensation kann dieser Auskultationsbefund aber ebenso einen Spannungspneumothorax anzeigen. Eine wiederholte und sorgfältige Beurteilung der Atemwege und des Ventilationsstatus hilft, diese subtilen Unterschiede zu erkennen.

Für die Entlastungspunktion wird der anteriore Zugangsweg nach Monaldi wie beim Erwachsenen gewählt. Die Dekompression wirkt bei Kindern aber häufig effektiver, da das Mediastinum sich rasch in seine normale Position zurückbewegt und der venöse Rückstrom zum Herzen schnell wiederhergestellt ist.

16.4.3 Circulation

Sobald äußere Blutungen unter Kontrolle sind, sollte die Perfusion eingeschätzt werden. Die Kontrolle äußerer Blutungen geschieht durch direkten manuellen Druck, die Anwendung lokaler hämostatischer Wundverbände sowie in extremen Fällen, wenn die Blutung anders nicht gestoppt werden kann, durch das Anbringen eines Tourniquets. Sind angebrachte Verbände mit Blut vollgesogen, sollten sie nicht ersetzt werden, sondern es sollten zusätzliche Verbände angebracht werden, um bereits entstandene Blutkoagel nicht zu entfernen. Parallel hierzu müssen zusätzliche Maßnahmen der Blutungskontrolle eingeleitet werden.

Das kindliche Kreislaufsystem kann gewöhnlich lange einen normalen Blutdruck aufrechterhalten, bis ein schwerer Kreislaufkollaps eintritt. An diesem Punkt bringt häufig auch eine Flüssigkeitssubstitution keine Reaktion mehr. Deshalb muss bereits bei Patienten mit Zeichen eines kompensierten hypovolämischen Schocks eine Flüssigkeitstherapie begonnen werden. Balancierte kristalloide (Voll-)Elektrolytlösungen können in Bolusgaben von 20 ml/kg Körpergewicht verabreicht werden. Für pädiatrische Patienten mit einem hämorrhagischen Schock oder einer Hypovolämie sind die Schlüsselfaktoren eine angemessene Flüssigkeitssubstitution und ein schneller Transport in eine geeignete Zielklinik. Der Transport darf nicht durch prolongierte Punktionsversuche und Flüssigkeitsgabe verzögert werden.

Gefäßzugang

Beim pädiatrischen Patienten mit schwerer Hypotension oder Zeichen eines Schock müssen ausreichende Flüssigkeitsmengen verabreicht werden, damit keine weitere Reduktion der kardialen Vorlast eintritt. Primäre Punktionsstellen sind die Ellenbeugen und die V. saphena am Fußgelenk. Ein Zugang mittels Punktion der V. jugularis externa ist möglich, eventuell aber durch die HWS-Immobilisation oder das Atemwegsmanagement erschwert. Bei einem instabilen oder potenziell instabilen Kind dürfen die Punktionsversuche nicht mehr als 90 Sekunden in Anspruch nehmen. Wenn diese erfolglos verlaufen, sollte bei kleinen Kindern eine intraossäre Punktion in Betracht gezogen werden (➤ Kasten 16.5). Eine Punktion der V. subclavia oder der V. jugularis interna sollte nur unter kontrollierten Bedingungen im Krankenhaus durchgeführt werden und nicht im präklinischen Umfeld erfolgen.

Die Entscheidung, ob ein Kind einen intravenösen Zugang benötigt, hängt von der Transportzeit, dem Verletzungsgrad und letztendlich von der Erfahrung des beteiligten Personals ab.

16.5 Pädiatrische intraossäre Punktion

Der intraossäre Zugang stellt eine sehr gute Alternative für den Flüssigkeitsersatz bei verletzten Kindern aller Altersgruppen dar. Er ist ein effektiver Zugangsweg für die Gabe von Medikamenten, Blut oder für die Flüssigkeitstherapie.

Die beste Stelle für eine intraossäre Punktion ist die Vorderseite der Tibia etwas unterhalb und medial der Tuberositas tibiae. Nach Hautdesinfektion und Fixierung des Beines wird ein Punkt auf der vorderen Fläche der Tibia 1–2 cm unterhalb und medial der Tuberositas tibiae aufgesucht. Spezielle Intraossärnadeln eignen sich am besten für die Durchführung der Punktion. Spinalnadeln oder Nadeln für Knochenmarkpunktionen können ebenfalls genutzt werden. Spinalnadeln der Größe 18–20 Gauge funktionieren gut, da sie einen Trokar besitzen, der die Nadel beim Gleiten in das Knochenmark vor Obstruktion schützt. Im Notfall kann jede 14- bis

20-Gauge-Nadel für eine intraossäre Punktion verwendet werden. Mittlerweile sind verschiedene mechanische Systeme zur intraossären Punktion verfügbar, die den Vorgang erleichtern. Beispielsweise nutzt ein System einen Hochgeschwindigkeitsbohrer, der eine spezielle IO-Nadel einbringt. Ein anderes System basiert auf einem Federmechanismus. Für alle Techniken gilt, dass die Nadel in einem 90°-Winkel auf die Tibia aufgesetzt wird und durch die Kortikalis im Knochenmarkraum platziert wird. Nachweise für den richtigen Sitz der Nadel sind:
- Ein leichtes Ploppgeräusch und der Verlust des Widerstands beim Eindringen in das Mark
- Aspiration von Knochenmark in die Nadel
- Freier Fluss von Flüssigkeit in das Knochenmark ohne Hinweise auf eine subkutane Infiltration
- Sicher liegende Nadel, die nicht locker oder instabil erscheint

Ein intraossärer Zugang sollte während der initialen Behandlung erwogen werden, wenn die venöse Punktion fehlgeschlagen ist. Da die Durchflussrate des i. o. Zugangs beschränkt ist, sollte die Gabe von Infusionen und Medikamenten unter Druck erfolgen und nach der primären Versorgung durch weitere venöse Zugangswege ergänzt werden.

Eine fehlerfreie Identifizierung der Punktionsstelle ist gerade bei pädiatrischen Patienten von großer Bedeutung. Eine Fehllage der intraossären Nadel kann zu Verletzungen der knöchernen Wachstumsfugen mit der Folge einer möglichen Einschränkung des Längenwachstums führen.

Flüssigkeitstherapie

Balancierte kristalloide (Voll-)Elektrolytlösungen sind die Flüssigkeiten der Wahl bei hypovolämischen Kindern. Wie bereits in ➤ Kap. 9 beschrieben, verbleiben kristalloide Flüssigkeiten nur kurze Zeit im intravasalen Raum und der Blutverlust muss dementsprechend im Verhältnis 3:1 ersetzt werden. Ein erster Bolus sollte etwa 25 % des normal zirkulierenden Blutvolumens betragen, was in etwa 20 ml/kg KG entspricht. Daher können 40–60 ml/kg notwendig sein, um eine schnelle und adäquate Volumensubstitution bei signifikantem Blutverlust zu erreichen. Wenn traumatisierte Kinder auf einen Bolus von 20 ml/kg nicht mit wenigstens einer minimalen Verbesserung ihres hämodynamischen Zustands reagieren und sich mit einem weiteren Bolus nicht stabilisieren lassen, so benötigen sie eine Bluttransfusion. Der Bolus aus kristalloider Flüssigkeit kann das Gefäßsystem kurzfristig auffüllen und vorübergehend kardiovaskulär stabile Verhältnisse schaffen. Solange jedoch die verlorenen roten Blutkörperchen nicht ersetzt werden, wird der hypoxische Schaden voranschreiten, da die Sauerstofftransportkapazität des Blutes begrenzt ist.

16.4.4 Schmerzbehandlung

Bei Kindern sollte eine präklinische analgetische Therapie genauso wie bei Erwachsenen erwogen werden. Die Indikationen für eine Analgesie schließen isolierte Extremitäten- sowie vermutete Wirbelkörperfrakturen ein. Kleine Dosen eines Analgetikums, die titriert verabreicht werden, schränken eine neurologische oder abdominale Untersuchung nicht ein. Morphin und Fentanyl sind geeignete Mittel, sollten aber nur nach den lokalen Standards und entsprechend den Kompetenzen des Rettungsdienstmitarbeiters angewendet werden. Aufgrund der Nebenwirkungen dieser Opioide (Hypotonie und Atemdepression) müssen die Vitalfunktionen und die Sauerstoffsättigung kontinuierlich überwacht werden. Grundsätzlich sollten Benzodiazepine nicht mit Opioiden kombiniert werden, da ihre Wechselwirkungen eine Atemdepression bis hin zu einem Atemstillstand verstärken können.

Trotz der Vorhaltung geeigneter Analgetika kann ein Trend zur Unterversorgung von pädiatrischen Patienten mit Schmerzen in der Erstversorgung beobachtet werden. Eine Studie belegt, dass bei Kindern mit Frakturen langer Röhrenknochen nur 10 % eine Analgesie in der präklinischen Umgebung erhielten.[30]

16.4.5 Transport

Da der Zeitfaktor und die Wahl des geeigneten Zielkrankenhauses eine wichtige Rolle für das Überleben des Patienten spielen, kommt der Transportentscheidung eine wichtige Funktion zu. Dass pädiatrische traumatische Todesfälle vermeidbar sind, belegen mehrere Studien in den letzten 30 Jahren. Es wird geschätzt, dass etwa 80 % der traumatischen Todesfälle von Kindern hätten verhindert werden können. Diese Zahlen stellten die Hauptmotivation dar, pädiatrische Traumazentren zu etablieren, um eine kontinuierliche, anspruchsvolle und hochqualitative Versorgung von traumatisierten Kindern zu gewährleisten.

Viele städtische Räume verfügen nicht nur über Traumazentren für Erwachsene, sondern auch für Kinder. Idealerweise wird das traumatisierte Kind aufgrund der Spezialisierung von einer Versorgung in einer pädiatrischen Klinik profitieren. Folglich ist ein Umgehen einer Notaufnahme für Erwachsene, um eine Kinderklinik zu erreichen, gerechtfertigt. Vielerorts sind diese spezialisierten Kinderkliniken jedoch weit entfernt. In diesem Fall sollte das Kind in das nächstgelegene Traumazentrum für Erwachsene transportiert werden; dort können initiale Maßnahmen durchgeführt werden, bevor der Weitertransport in eine Spezialklinik erfolgt, was insgesamt die Überlebenschance verbessern kann.[31]

In Gebieten, in denen keine pädiatrischen Traumazentren zur Verfügung stehen, sollte das Personal der Notfallstationen auch traumatisierte Kinder versorgen können. In Gegenden, in denen gar kein Traumazentrum in unmittelbarer Nähe liegt, muss gemäß den regionalen Gegebenheiten das nächste geeignete Krankenhaus angefahren werden. Ein Lufttransport sollte in ländlichen Gegenden in Betracht gezogen werden, um die Transportzeit zu verkürzen. Es gibt keine Hinweise auf Vorteile eines luftgebundenen Transports gegenüber einem bodengebundenen Transport, wenn dadurch keine Zeit verloren geht.[32] Vielmehr sollte das immer deutlicher zutage tretende Risiko eines Lufttransports für die Besatzung und den Patienten genau abgewogen werden, bevor diese Ressource genutzt wird.

Wie eine Analyse von 15 000 US-amerikanischen traumatologischen Notfällen von Kindern zeigt, sind etwa 25 % aller Patienten so schwer verletzt, dass eine spezialisierte Klinik angefahren werden muss. Der Gebrauch des Pädiatrischen Trauma-Scores hilft bei der Triage. Je nach Region kommen unterschiedliche Bewertungssysteme zur Anwendung. Alle Rettungsdienstmitarbeiter sollten sich mit ihren lokalen Richtlinien vertraut machen, um im Notfall die richtigen Entscheidungen zu treffen.

16.5 Spezifische Verletzungen

16.5.1 Traumatische Hirnverletzungen

Traumatische Hirnverletzungen stellen die häufigste Todesursache im Kindesalter dar. Das US-amerikanische pädiatrische Traumaregister (NPTR) weist unter den ersten 40 000 Patienten 89 % aus, die primär oder sekundär an den Folgen eines Schädel-Hirn-Traumas (SHT) verstorben sind. Obwohl die meisten schweren Verletzungen allein durch präventive Maßnahmen verhindert werden könnten, lassen sich durch initiale Notfallmaßnahmen sekundäre Hirnschäden und somit weitreichende Konsequenzen für das verletzte Kind abmildern. Eine adäquate Ventilation, Oxygenierung und Perfusion sind notwendig, um sekundären Todesfällen vorzubeugen. Kinder, die eine traumatische Hirnschädigung erleiden, haben gewöhnlich ein besseres Outcome als Erwachsene, obwohl es Belege dafür gibt, dass auch bei Kindern häufig eine Vielzahl verschiedener Beeinträchtigung besteht bleibt. Diese umfassen z. B. Einschränkungen der funktionalen und kognitiven Fähigkeiten sowie Auffälligkeiten im Verhalten.

Die Ergebnisse der ersten neurologischen Beurteilung sind hilfreich für eine Prognose. Auch mit einem anfänglich normalen neurologischen Status sind Kinder, die eine schwere Kopfverletzung erlitten haben, anfällig für die Entwicklung eines Hirnödems, einer Hypoperfusion und eines Sekundärschadens (➤ Kasten 16.6). Besonders relevant ist dieser Zusammenhang bei Kindern, die Misshandlungen erleiden mussten. Diese zeigen häufig nur geringe äußere Hinweise auf ein Trauma, obwohl sie eine erhebliche intrakraniale Verletzung erlitten haben. Die GCS sollte am Anfang erhoben und während des Transports regelmäßig wiederholt werden. Sauerstoff sollte verabreicht und das Kind, wenn möglich, mittels Pulsoxymetrie überwacht werden. Obwohl Erbrechen nach einer Gehirnerschütterung nicht ungewöhnlich ist, muss ein kontinuierliches, schwallartiges Erbrechen weiter abgeklärt werden.

> **16.6 Gehirnerschütterung bei Sportlern im Kinder- und Jugendalter**
>
> Der Aspekt der Gehirnerschütterung bei pädiatrischen Patienten, besonders im Zusammenhang mit sportlichen Aktivitäten, gewinnt immer mehr an Bedeutung.[33] In der Vergangenheit wurde eine Gehirnerschütterung oftmals als Bagatellverletzung betrachtet; mittlerweile wurde aber erkannt, dass jede Gewalteinwirkung auf den Kopf und somit auf das Gehirn zu Langzeitproblemen wie kognitiven und funktionalen Einschränkungen sowie Verhaltensauffälligkeiten führen kann.
>
> Das Erkennen einer Gehirnerschütterung ist das Schlüsselelement dieser Überlegungen. Die Annahme, dass eine Gehirnerschütterung mit einer leichten Bewusstseinseinschränkung einhergeht, ist in der modernen Betrachtung irrelevant, um die Diagnose zu stellen. Vielmehr zeigt sich bei der Gehirnerschütterung eine große Bandbreite von Symptomen und Beschwerden. Diese umfassen z. B. Kopfschmerzen, Übelkeit, Gleichgewichtsprobleme, Benommenheit, Verwirrung und Amnesien mit wiederkehrenden, stereotypen Fragen. Es wird empfohlen, bei Sportveranstaltungen mit Kindern medizinisches Personal einzusetzen, das diese Symptome kennt, geeignete Beurteilungskriterien anwenden sowie eine neurologische Untersuchung durchführen kann. Kommt es während der sportlichen Aktivität zu einer Gehirnerschütterung, sind diese Kinder für den Verlauf der Veranstaltung zu sperren.
>
> Die Erholung nach einem leichten Schädel-Hirn-Trauma kann Wochen, in seltenen Fällen Monate andauern. Eine Wiederaufnahme des Sports sollte erst bei einer vollständigen Genesung und bei Beschwerdefreiheit erfolgen. Aber auch in diesen Fällen sollte der junge Sportler schrittweise und unter genauer Beobachtung wieder an die Aktivität herangeführt werden. Ein Wiederauftreten von Symptomen ist mit einer unzureichenden Genesung gleichzustellen und bedingt ein weiteres Pausieren und Erholen des Sportlers.

Ähnlich wie eine Hypoxie kann auch eine Hypovolämie die traumatische Hirnverletzung dramatisch verschlechtern. Äußere Blutungen müssen kontrolliert und Frakturen immobilisiert werden, um mögliche innere Blutungen möglichst gering zu halten. Das Rettungsdienstteam sollte versuchen, betroffene Kinder durch eine Infusionstherapie in einem normotensiven Zustand zu halten. In seltenen Fällen können Kinder jünger als sechs Monate durch intrakraniale Blutungen hypovolämisch werden, da ihre Fontanellen und Schädelnähte noch offen sind und der Schädel somit einen relevanten Blutungsraum darstellt. Kinder mit offenen Fontanellen tolerieren raumfordernde intrakraniale Blutungen besser; sie zeigen dabei wenig Symptome und dekompensieren danach rapide. Eine vorgewölbte Fontanelle ist verdächtig und weist auf eine schwere intrakraniale Verletzung hin.

Bei Kinder mit einem GCS ≤ 8 sollte das primäre Ziel immer eine adäquate Oxygenierung und Ventilation sein und nicht die Intubation selbst. Lang andauernde Intubationsversuche verlängern die Hypoxieperiode und können einen zügigen Transport ins Krankenhaus verhindern. Der beste Atemweg für einen pädiatrischen Patienten ist immer derjenige, der sicher und effektiv ist. Die Beutel-Masken-Beatmung mit einer für den Fall des Erbrechens einsatzbereiten Absaugeinheit stellt oft das beste Atemwegsmanagement bei Kindern mit traumatischen Hirnverletzungen dar.[11–13]

Kinder mit Zeichen einer intrakranialen Hypertension oder erhöhtem Hirndruck – wie schwach oder nicht reagierende Pupillen, systemische Hypertonie, Bradykardie und abnormale Atemmuster – können von einer vorübergehenden milden Hyperventilation profitieren, da diese den Hirndruck vorübergehend senkt. Dieser Effekt der Hyperventilation ist allerdings nur kurzfristig wirksam, senkt aber gleichzeitig den zerebralen Blutfluss und somit die generelle Sauerstoffversorgung des ZNS und kann einen zusätzlichen Sekundärschaden auslösen.[34] Es wird dringend empfohlen, diese Strategie nicht anzuwenden, es sei denn, das Kind zeigt eindeutige Zeichen einer Einklemmung oder Lateralisation (distale neurologische Auffälligkeiten z. B. kontralaterale Paresen). Das Management sollte kapnografisch auf einen Ziel-CO_2-Wert von 35 mmHg ausgerichtet sein. Eine Hyperventilation mit CO_2-Werten < 25 mmHg hat ein schlechteres neurologisches Outcome zur Folge.[13] Steht keine Kapnografie zur Verfügung, wird bei Kindern eine Atemfrequenz von 25/min, bei Kleinkindern von 30/min angestrebt.[35]

Während langer Transporte profitieren Kinder mit nachgewiesenem erhöhtem Hirndruck eventuell von Mannitol (0,5–1 g/kg KG). Bei instabilen Kreislaufverhältnissen kann dessen Anwendung aber zu einer Hypovolämie und einem sich verschlechternden Schock führen. Mannitol sollte präklinisch nur verabreicht werden, wenn dies mit dem aufnehmenden Krankenhausarzt abgesprochen worden ist und die Kompetenzen diesbezüglich genau geregelt sind. Kurze Krampfanfälle treten häufig unmittelbar nach einer Hirnverletzung auf und bedürfen, neben dem Schutz des Patienten sowie der Sicherung der Ventilation, präklinisch meist keiner speziellen Therapie. Wiederkehrende Krampfanfälle sind jedoch beunruhigend und erfordern die intravenöse Gabe von Benzodiazepinen wie Diazepam (0,1–0,2 mg/kg/Dosis). Die Gabe von Midazolam oder Lorazepam ist ebenso denkbar. Sie sollten aber, wie alle Benzodiazepine, nur mit größter Vorsicht angewendet werden, da sie eine Atemdepression und eine Hypotonie auslösen sowie die neurologische Untersuchung verschleiern können.

16.5.2 Wirbelsäulenverletzungen

Die Indikation zur Wirbelsäulen-Immobilisation eines pädiatrischen Patienten muss wie bei jedem Traumapatienten differenziert gestellt werden. Beispiele, bei denen eine Immobilisation erwogen werden sollte, sind das Vorhandensein weiterer schwerer Verletzungen, gewaltsame oder sonstige plötzliche Bewegungen von Kopf, Hals oder Torso sowie spezifische Schädigungen im Bereich der Wirbelsäule (Deformierungen, Schmerzen oder neurologische Ausfälle). Zu jeder Zeit ist aber zu bedenken, dass die Immobilisation niemals das Erkennen und Behandeln vitalbedrohender Zustände behindern oder verzögern darf. Wie beim Erwachsenen ist das korrekte präklinische Vorgehen bei möglichen instabilen spinalen Verletzungen die initiale manuelle Stabilisation. Dieser folgen eine korrekt angelegte Zervikalstütze oder alternative, die Halswirbelsäule immobilisierende Methoden (die Mundöffnung muss weiterhin möglich sein!) in Kombination mit einer Ganzkörper-Immobilisation (z. B. Vakuummatratze oder Spineboard).

Die Studienlage zur kindlichen Wirbelsäulen-Immobilisation ist unzureichend und ohne Evidenz; spezielle für die Pädiatrie ausgelegte Algorithmen zur Indikationsstellung existieren nicht. Die Schwelle zur Durchführung der Immobilisation liegt bei kleinen Kindern aber sicher niedriger, da sie verbal noch nicht ausreichend kommunizieren und die Untersuchung weniger unterstützen können. Gleichzeitig kann ein Kleinkind verängstigt sein und jegliche Kooperation verweigern. Das Rettungsdienstpersonal muss bedenken, dass ein sich vehement gegen die Immobilisationsmaßnahmen wehrendes Kind ein erhöhtes Risiko hat, die vorliegenden spinalen Verletzungen noch zu verschlimmern. In einem solchen Fall kann es besser sein, auf eine Fixation zu verzichten, wenn das Kind überzeugt werden kann, ruhig liegen zu bleiben. Wird wegen der Patientensicherheit auf die Immobilisation verzichtet, müssen die Gründe genau dokumentiert und die Erhebung des neurologischen Status während und nach dem Transport wiederholt durchgeführt werden.

Eine Lagerung von kleinen Kindern auf einer starren Unterlage kann aufgrund des großen Hinterhauptes zu einer passiven Flexion der Halswirbelsäule führen. Daher sollte ein spezielles Spineboard für Kinder mit einer Einmuldung auf Höhe des Kopfes genutzt oder der Oberkörper bei Kleinkindern um 2–3 cm unterpolstert werden, damit der Kopf nicht flektiert wird, sondern in Neutralstellung bleibt (➤ Abb. 16.4). Das Polster muss flach sein, durchgehend von der Schulter bis zum Becken reichen sowie seitlich über die Grenzen des Oberkörpers hinausragen, damit Brust-, Lendenwirbelsäule und Steißbein auf einer flachen und stabilen Fläche aufliegen. Das Kind sollte auch seitlich zwischen Oberkörper und der äußeren Kante des Spineboard abgepolstert werden, damit keine Mobilisation auftritt, wenn das Spineboard bewegt oder bei Erbrechen auf die Seite rotiert werden muss, um eine Aspiration zu verhindern.

Diverse neue Hilfsmittel zur Immobilisation pädiatrischer Traumapatienten sind auf dem Markt erhältlich, wobei diese jeweiligen Systeme dem präklinischen Personal aber vor Verwendung gut bekannt sein müssen und ein regelmäßiges Üben unabdingbar ist. Ebenso wichtig ist es, die Adaptation der normalen Immobilisationsmaterialen auf die kindliche Anatomie zu beherrschen. Werden westenähnliche Fixierungsmittel verwendet, muss auf jeden Fall eine Behinderung der Atmung verhindert werden. In der Vergangenheit wurde empfohlen, Kleinkinder in der vorgefundenen Position in ihrem Kindersitz zu stabilisieren. [36, 37] Durch diese Technik der aufrecht sitzenden Immobilisation verstärkt sich aber aufgrund des Gewichts des Kopfes die axiale Belastung der Wirbelsäule. Daher wird diese Herangehensweise nicht weiter empfohlen, sondern die Kinder sind nach Möglichkeit mit größenangepassten Immobilisationsmaterialien zu versorgen. [38]

16.5.3 Thoraxverletzungen

Durch die äußerst nachgiebigen Rippen ist der Thorax weniger anfällig für Verletzungen der knöchernen Strukturen; allerdings besteht ein größeres Risiko für Lungenverletzungen wie Lungenkontusionen, Pneumo- oder Hämatothorax. Obwohl Rippenfrakturen im Kindesalter sehr selten auftreten, sind sie gleichzeitig mit einem hohen Risiko für intrathorakale Verletzungen verbunden. Krepitationen müssen beachtet werden und können Hinweise auf einen Pneumothorax darstellen. Die Sterblichkeitsrate bei Thoraxverletzungen steigt mit der Anzahl der frakturierten Rippen. Der Schlüssel, diese Verletzungen zu entdecken, besteht darin, sich ihr mögliches Vorhandensein stets bewusst zu machen. Jeder pädiatrische Patient, der ein Trauma im Bereich des Thorax oder des Körperstamms erlitten hat, muss sorgfältig auf Zeichen von Atemnot und Schock überwacht werden. Kontusionen oder Schürfwunden am Oberkörper eines Kindes können die einzigen Hinweise auf eine intrathorakale Verletzung sein.

Wenn ein Kind ein stumpfes Thoraxtrauma mit hoher Energie erlitten hat, sollte während des Transports der Herzrhythmus engmaschig überwacht werden. In jedem Fall muss auf eine gute Oxygenierung und Ventilation geachtet und der Transport in eine geeignete Zielklinik ohne Verzögerungen durchgeführt werden.

16.5.4 Abdominaltrauma

Zeichen einer stumpfen Gewalteinwirkung im Bereich des Abdomens, ein instabiles Becken, eine posttraumatische abdominale Umfangszunahme, eine Abwehrspannung oder ein anderweitig

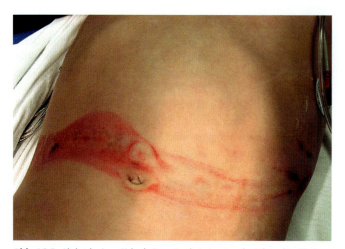

Abb. 16.5 Abdruck eines Sicherheitsgurtes bei einem sechs Jahre alten Patienten mit rupturierter Milz. Ein deutlicher Abdruck des Sicherheitsgurtes geht oft mit schweren intraabdominalen Verletzungen einher.
Quelle: Courtesy of Jeffrey Guy, MD. © NAEMT; PHTLS, 8th edition, Jones & Bartlett, 2016

nicht erklärbarer Schockzustand können mit einer intraabdominalen Blutung assoziiert sein. Der Abdruck des Sicherheitsgurtes über dem Bauch eines Kindes ist häufig Zeichen einer schweren inneren Verletzung (> Abb. 16.5). Die entscheidenden Maßnahmen bei der präklinischen Versorgung abdominaler Verletzungen sind angepasste Flüssigkeitssubstitution, Gabe von hochkonzentriertem Sauerstoff sowie ein umgehender Transport mit kontinuierlicher Überwachung in ein geeignetes Zielkrankenhaus. Darüber hinaus gibt es für den Helfer keine weiteren Maßnahmen für die Beherrschung dieser intraabdominalen Verletzungen. Daher sollten alle Bemühungen darauf ausgerichtet sein, das Kind schnellstmöglich in die nächstgelegene geeignete Einrichtung zu transportieren.

16.5.5 Extremitätentrauma

Verglichen mit dem eines Erwachsenen, weist das Skelett eines Kindes aktive Wachstumszonen auf und besteht zum großen Teil aus Knorpelgewebe und metabolisch aktiven Epiphysenfugen. Die Bänder, die das kindliche Skelett zusammenhalten, sind stärker und halten mechanischen Belastungen besser stand als die Knochen, an denen sie befestigt sind. Deshalb ist der Bewegungsapparat von Kindern oft großen Kräften ausgesetzt, bis Frakturen, Deformitäten oder Luxationen auftreten. Inkomplette (Grünholz-)Frakturen sind bei Kindern häufiger; Symptome sind Knochen- oder Bewegungsschmerzen der betroffenen Extremität.

Primäre Frakturen von Gelenken sind außer bei penetrierenden Verletzungen eher selten im Vergleich zu Verletzungen von Diaphyse (Knochenschaft) und Epiphyse (Gelenkende). Frakturen im Bereich der Wachstumszonen müssen vorsichtig behandelt werden, um eine gute Knochenheilung zu erreichen und nachfolgende Verschiebungen und Deformierungen des Knochens im weiteren Wachstum zu verhindern. Bei orthopädischen Verletzungen muss immer an begleitende Verletzungen der Gefäße und Nerven gedacht werden. Daher sollten die distalen Pulse überprüft und eine sorgfältige neurologische Untersuchung der Extremität durchgeführt werden. Oftmals können mögliche Verletzungen nur mittels Röntgenuntersuchung diagnostiziert werden. Wenn der geringste Verdacht auf eine eingeschränkte Perfusion besteht, muss eine Arteriografie (radiologische Darstellung von Blutgefäßen mithilfe von Kontrastmitteln) durchgeführt werden.

Auch schwerwiegende Deformierungen von Extremitäten dürfen nicht von anderen potenziell lebensbedrohlichen Zuständen ablenken. Eine unkontrollierte Blutung ist die wichtigste lebensbedrohende Situation im Rahmen einer Extremitätenverletzung. Wie bei Erwachsenen darf bei polytraumatisierten Kindern nach dem Primary Assessment, einer Flüssigkeitssubstitution und einer raschen Rettung nichts einem schnellen Transport in eine geeignete Zielklinik im Wege stehen, um die Mortalität zu senken. Wenn die Möglichkeit besteht, Extremitätenverletzungen zu schienen, ohne die Behandlung weiterer lebensbedrohlicher Zustände und den Transport zu behindern, kann dieses Blutungen und Schmerzen zusätzlich mindern.

16.5.6 Thermische Verletzungen

Unter den traumatologisch bedingten Todesfällen von Kindern rangieren Verbrennungen hinter Auto- und Ertrinkungsunfällen an dritter Stelle.[1] Die Versorgung von verletzten Kindern stellt für die Helfer immer eine enorme psychische und emotionale Herausforderung dar; dies gilt im Besonderen für Verbrennungsunfälle. Die Atemwege können durch Ödembildung verlegt sein, die Venenpunktion kann durch die Verbrennungen erschwert werden und die Kinder sind unter Umständen hysterisch vor Schmerzen.

Das Primary Assessment wird unverändert durchgeführt, wobei jeder Schritt dieser ersten Beurteilung bei Verbrennungsopfern komplizierter sein kann. Die meisten Todesfälle bei Haus- oder Wohnungsbränden ereignen sich nicht direkt aufgrund von Verbrennungen, sondern sekundär im Rahmen von Rauchgasinhalation. Kinder flüchten bei Feuer oft unter ein Bett oder in einen Schrank. Diese Kinder versterben ohne Anzeichen einer Verbrennung häufig an einer Kohlenmonoxid- oder Zyanidvergiftung und Hypoxie. Mehr als 50 % der unter 9-Jährigen erleiden bei einem Hausbrand ein Inhalationstrauma.

Ein hitzebedingtes Ödem im Bereich der Atemwege kann bei jedem Verbrennungsopfer vorkommen; bei Kindern ist dies aber besonders häufig. Je kleiner der Durchmesser der Trachea, desto stärker obstruktiv wirkt sich selbst ein geringes Ödem aus. Ein Kind mit einem Atemwegsödem wird oft speichelnd in sitzender, nach vorn geneigter Position mit einer heiseren, veränderten Stimme angetroffen. Diese Symptome müssen frühzeitig erkannt und daraufhin ein sofortiger Transport vorbereitet und durchgeführt werden. Die Atmung des Kindes wird durch Sauerstoffgabe unterstützt. Sollten sich die Symptome weiter verschlechtern oder ein Atemstillstand auftreten, muss alles für die Durchführung eines erweiterten Atemwegsmanagements vorbereitet sein.

Wurde eine endotracheale Intubation durchgeführt, muss der Tubus sorgsam fixiert werden, um eine Dislokation oder eine unbeabsichtigte Entfernung zu vermeiden. Eine versehentliche Extubation kann weitreichende Konsequenzen zur Folge haben. Es könnte fatale Folgen haben, wenn das Kind aufgrund der fortschreitenden Schwellung der Atemwege nicht nochmals intubiert werden kann. Klebebänder sollten bei Verbrennungen oder feuchten Wunden im Gesichtsbereich vermieden und der Tubus mit speziellem Material gesichert werden. Wenn die Tubussicherung auf diesem Wege nicht möglich ist, sollte ein Helfer dafür bestimmt werden, ausschließlich den Endotrachealtubus manuell zu fixieren.

Flüssigkeitstherapie

Die schnelle Anlage eines venösen Zugangs ist unverzichtbar, um die Entwicklung eines Schocks zu verhindern. Eine verzögerte Flüssigkeitszufuhr bei pädiatrischen Patienten mit Verbrennungen ist eng assoziiert mit einem signifikant schlechteren Outcome sowie einer höheren Sterblichkeitsrate.

Nach der Sicherung der Atemwege und der Ventilation sollte unmittelbar ein Gefäßzugang gelegt werden. Kinder haben ein relativ geringes intravasales Volumen und erleiden bei verzögerter Infusionstherapie schneller einen hypovolämischen Schock. Um die notwendigen Flussraten zu erreichen, müssen zwei periphere Venenkatheter gelegt werden. Verbrennungen an den Extremitäten erschweren oftmals das Legen der Zugänge, die nötig wären, um das Flüssigkeitsdefizit auszugleichen. Sowohl bei pädiatrischen als auch bei erwachsenen Verbrennungsopfern wird der Flüssigkeitsbedarf ab dem Zeitpunkt der Verbrennung berechnet. Somit reicht schon eine Verzögerung der Flüssigkeitszufuhr von 30 Minuten aus, um einen hypovolämischen Schock auszulösen. Eine übermäßige Flüssigkeitszufuhr kann zu respiratorischen Komplikationen oder großen Ödemen führen; beides erschwert die weitere Versorgung.

Die Flüssigkeitsmenge, die einem Verbrennungsopfer üblicherweise verabreicht werden sollte, ist abhängig von der betroffenen Körperoberfläche und kann mithilfe der Neunerregel errechnet werden. Die Neunerregel stellt eine schnelle Methode zur groben Abschätzung des Flüssigkeitsbedarfs eines Erwachsenen dar. Die Prämisse dieser Methode ist, dass die Hauptregionen des Körpers (z. B. Kopf, Arm, vorderer Torso) jeweils 9 % der gesamten Körperoberfläche umfassen. Die kindliche Anatomie unterscheidet sich jedoch deutlich von der Anatomie Erwachsener. Kinder haben relativ gesehen einen größeren Kopf und kleinere Extremitäten. Daher sollte die Einschätzung einer Verbrennung anhand altersentsprechender Listen (z. B. Lund-Browder-Diagramm; > Abb. 15.11) vorgenommen werden und nicht nach der Neunerregel. Sind diese Listen nicht verfügbar, kann die Handflächenregel angewandt werden. Die kindliche Handinnenfläche inkl. der Finger entspricht 1 % der Körperoberfläche. Die notwendige Flüssigkeitsmenge wird anschließend aufgrund dieser geschätzten verbrannten Körperoberfläche bestimmt (> Kap. 15.3.2).

Zwei weitere Umstände beim kindlichen Verbrennungspatienten verdienen besondere Aufmerksamkeit. Erstens haben kleine Kinder begrenzte Glykogenreserven. Glykogen ist die Speicherform von Kohlenhydraten, die in Stresssituationen mobilisiert werden kann. Sind diese Glykogenreserven aufgebraucht, entwickelt das Kind schnell eine Hypoglykämie. Zweitens haben Kinder ein größeres Körpervolumen relativ zur Körperoberfläche – der Körper eines Erwachsenen ähnelt eher einem Zylinder, der eines Kindes eher einer Kugel. Die klinische Folge ist, dass ein Kind relativ mehr Flüssigkeit benötigt. Um den begrenzten Glykogenreserven und dem größeren Volumenbedarf gerecht zu werden, wird Kindern mit Verbrennungen zusätzlich zur errechneten Flüssigkeitsmenge kontinuierlich 5-prozentige Glukoselösung infundiert. Während eines längeren Transports eines Kindes mit Blasenkatheter sollte die verabreichte Flüssigkeit so titriert werden, dass eine Urinausscheidung von 1 ml/kg/h erreicht wird. Ist die Urinausscheidung nicht adäquat, wird ein Bolus von 20 ml/kg KG verabreicht und die Infusionsrate erhöht, damit diese Ausscheidungsrate erreicht wird.

Sobald ein Gefäßzugang vorhanden ist, muss dieser gut vor Dislokation und unbeabsichtigtem Entfernen geschützt werden. Dabei muss auf eine adäquate Fixierung geachtet werden, insbesondere wenn der Gefäßzugang in der Nähe oder direkt in verbrannten Bereichen gelegt wurde.

Falls kein periphervenöser Zugang gelegt werden kann, sollte bei dem instabilen pädiatrischen Patienten eine intraossäre Punktion durchgeführt werden. Obwohl früher nur für Kinder unter drei Jahren befürwortet, werden intraossäre Infusionen heute auch bei älteren Kindern und Erwachsenen eingesetzt.

Misshandlung

Jedes Jahr werden weltweit etwa 1,5 Millionen Kinder misshandelt, indem ihnen Verbrennungen zugefügt werden; das entspricht etwa 20 % aller Kindesmisshandlungen.[21, 39] Ungefähr 20–25 % aller Kinder, die in Verbrennungszentren eingeliefert werden, sind Opfer einer Misshandlung.[40, 41] Ein wachsendes Bewusstsein der Rettungsdienstmitarbeiter für diese Problematik kann mithelfen, diese Misshandlungen aufzudecken. Eine sorgfältige Dokumentation der Situation sowie des Unfallhergangs können die Strafverfolgungsbehörden unterstützen, die Täter zu belangen.[42]

Die beiden häufigsten Verbrennungsarten im Rahmen von Misshandlungen sind Verbrühungen und Kontaktverbrennungen. Die Mehrzahl der Kinder erleidet hierbei Verbrühungen.

- **Verbrühungen** werden oft Kleinkindern in der Phase des Toilettentrainings zugefügt. Wenn das Kind in die Hosen oder Windeln macht, wird es in heißes Wasser getaucht. Diese Verbrennungswunden sind durch scharfe Abgrenzungen gegenüber gesundem Gewebe und anhand der Aussparungen in den Beugezonen gekennzeichnet (> Kap. 15.5.4).
- **Kontaktverbrennungen** sind der zweithäufigste Verbrennungsmechanismus. Die gebräuchlichsten Gegenstände, um diese Verletzungen zuzufügen, sind Lockenstäbe, Bügeleisen und Zigaretten. Verbrennungen durch Zigaretten zeigen sich als runde Wunden mit etwas über 1 cm Durchmesser. Um solche Wunden zu verbergen, werden sie oft an verdeckten Stellen – unter Kleidern, in den Haaren oder in den Achseln – zugefügt. Unabsichtliche Verbrennungswunden weisen unregelmäßige Ränder auf und sind unterschiedlich tief. Im Gegensatz dazu sind absichtlich zugefügte Wunden scharf begrenzt und gleichmäßig tief, da die heißen Gegenstände auf den Körper des Kindes gedrückt werden (> Kap. 15.5.4).

Das Rettungsdienstpersonal sollte immer auf Hinweise für Kindesmisshandlungen achten und alle Verdachtsfälle melden. Am Einsatzort sollte auf spezielle Hinweise wie Bügeleisen oder kochende Flüssigkeiten in der Nähe geachtet werden. Die Namen aller am Einsatzort anwesenden Personen sollten notiert werden. Alle Kinder, bei denen der Verdacht auf Kindesmisshandlung durch Verbrennungen besteht, müssen unabhängig vom Ausmaß der Verbrennungen in ein spezielles Verbrennungszentrum transportiert werden. Kindesmisshandlung und -vernachlässigung werden in ➤ Kap. 16.7 weiter thematisiert.

16.6 Prävention von Verletzungen bei Verkehrsunfällen

Die optimale Sicherung von Kindern in Kraftfahrzeugen wurde durch die American Academy of Pediatrics (Organisation von Pädiatern in den Vereinigten Staaten) definiert. Kinder sollten immer auf der Rücksitzbank platziert werden, mit Blickrichtung nach hinten bis zu einem Alter von zwei Jahren. Bis zu einem Alter von vier Jahren sollten Kinder immer in Sicherheitssitzen transportiert werden. Bis zum 10. Lebensjahr (abhängig von der Körpergröße) müssen Kinder auf Sitzerhöhungen gesichert werden, die auf den fahrzeugeigenen Sicherheitsgurt zurückgreifen. Ab diesem Alter kann der Standard-Dreipunktgurt des Fahrzeuges genutzt werden.

Ein Zweipunkt-Beckengurt allein sollte niemals verwendet werden.

Eine schlechte Sicherung des Kindes ist dementsprechend, wenn für Kinder unter acht Jahren kein Kindersitz oder eine Sitzerhöhung genutzt oder ab acht Jahren kein Dreipunktgurt angelegt wird (➤ Kasten 16.1).[43] Aus einer aktuellen Untersuchung geht hervor, dass bei Beachtung dieser Richtlinien optimal gesicherte Kinder ein 3,5-fach geringeres Risiko für abdominale Verletzungen haben als schlecht gesicherte.[44] Werden die Kinder auf der Rücksitzbank gesichert, haben sie ein 30 % geringeres Risiko, nach Verkehrsunfällen zu versterben. Dies gilt sogar dann, wenn sie nur mit dem Beckengurt gesichert werden, verglichen mit einer Dreipunkt-Sicherung auf dem Vordersitz.[45]

16.7 Misshandlung und Vernachlässigung

Kindesmisshandlungen (Misshandlung oder nicht unfallbedingte Verletzungen) sind häufige Ursachen für Verletzungen im Kindesalter. Wie bereits beschrieben, sind fast 20 % aller Verbrennungen bei Kindern Folge von Kindesmisshandlung oder Vernachlässigung.[42] Professionelle Helfer müssen an die Möglichkeit einer Kindesmisshandlung denken, wenn sie diesbezügliche Hinweise oder eine der folgenden Situationen vorfinden.

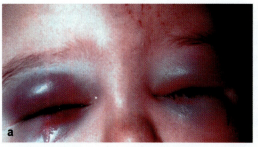
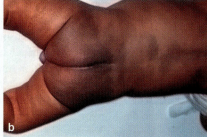
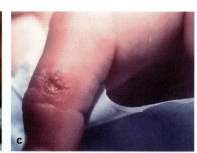
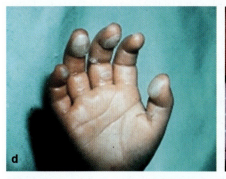
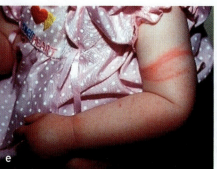
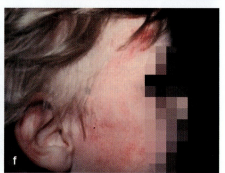

Abb. 16.6 Körperliche Anzeichen möglicher Kindesmisshandlungen:
a: Waschbärenaugen – periorbitale Einblutungen als mögliches Zeichen einer frontalen Schädelbasisfraktur.
b: Blaue Mongolenflecken auf dem Rumpf und dem Gesäß eines asiatischen Neugeborenen, die leicht mit Hämatomen verwechselt werden können.
c: Scharf abgegrenzter, blasiger Hautdefekt, ausgelöst durch eine Verbrennung mit einer Zigarette.
d: Verbrennungen auf den Fingerspitzen, nachdem die Hände gewaltsam gegen einen Elektroherd gepresst wurden.
e: Schürfungen nach einer Abbindung.
f: Hämatome nach einem Schlag ins Gesicht. Der Handabdruck ist noch zu erkennen.
Quelle: Taylor S, Raffles A: Diagnosis in color: Pediatrics, London; 1997; Mosby Wolfe. © NAEMT; PHTLS, 8th edition, Jones & Bartlett, 2016

- Diskrepanzen zwischen der Geschichte des Unfallhergangs und den vorliegenden Verletzungen oder häufig wechselnde Details der Geschichte
- Inadäquate Reaktion der Familie
- Zeitverzögerung zwischen Unfallereignis und dem Hilferuf
- Beschreibung eines Unfallhergangs, der nicht zum Entwicklungsstand des Kindes passt. Beispielsweise ist die Schilderung, ein neugeborenes Kind sei aus dem Bett gerollt, auffällig, da Neugeborene in der Regel noch nicht in der Lage sind, sich zu drehen.

Bestimmte Verletzungsmuster lassen ebenfalls an eine Kindesmisshandlung denken (➤ Abb. 16.6):
- Multiple Hämatome in unterschiedlichen Heilungsstadien (außer an den Handflächen, Unterarmen, Schienbeinen und frontal am Kopf, wo sich gehfähige Kinder häufig im Rahmen von normalen Stürzen verletzen). Unfallbedingte Hämatome entstehen normalerweise über Knochenvorsprüngen.
- Bizarre Verletzungen wie Bisswunden, Zigaretten-Verbrennungswunden, Abdrücke von Gürteln oder Riemen etc.
- Scharf abgegrenzte Verbrennungswunden oder Verbrühungsverletzungen an ungewöhnlichen Stellen (➤ Kap. 15.5.7).

Vielerorts ist es gesetzlich vorgeschrieben, auffällige Verdachtsmomente einer Kindesmisshandlung zu melden. Grundsätzlich sind Rettungsdienstmitarbeiter von Gesetzes wegen vor juristischen Schritten der Gemeldeten geschützt, wenn die Meldung in guter Absicht und im Interesse des Kindes erfolgt ist. Dieses gilt bereits für dringende Verdachtsfälle und wurde 2013 in Deutschland richterlich bestätigt. In der verhandelten Strafsache konnte dem behandelnden Arzt kein Fehlverhalten im Sinne einer Verletzung seiner ärztlichen Schweigepflicht nachgewiesen werden. Die Meldewege zu Jugendämtern und Ermittlungsbehörden sind regional unterschiedlich. Daher sollten sich die Rettungsdienstmitarbeiter mit ihren lokalen Gegebenheiten vertraut machen. Die Notwendigkeit solcher Meldungen wird durch die Tatsache hervorgehoben, dass 50 % der misshandelten Kinder nach der Behandlung in die Hände ihrer Peiniger zurückgegeben werden, da eine Misshandlung entweder gar nicht vermutet oder nicht dokumentiert, nachgewiesen und verfolgt wurde (➤ Kasten 16.7).

16.7 Dokumentation von Kindesmisshandlung

Die Einsatzkräfte in der Notfallmedizin sind oft die Einzigen, die direkt am möglichen Tatort mit den Kindesmisshandlungen konfrontiert werden. Obwohl sie an der Einsatzstelle unter immensem Druck stehen, sind sie dennoch in einer einzigartigen Lage, um die notwendigen Informationen zu sammeln, die Aufschluss über den Hergang der Verletzung und die Identität des Misshandelnden geben. Die Einsatzkräfte sollten bei einem Verdacht idealerweise die folgenden zehn Informationen sammeln:
1. Dokumentieren Sie alle anwesenden Kinder und Erwachsenen namentlich.
2. Dokumentieren Sie sämtliche Äußerungen und das Verhalten aller Anwesenden unter Beachtung folgender Punkte, damit die Aussagen bei einem Gerichtsverfahren Bestand haben:
   - Identifizieren und dokumentieren Sie denjenigen, der die Äußerung getätigt hat.
   - Dokumentieren Sie alles im offiziellen Protokoll.
   - Dokumentieren Sie wichtige Aussagen im Wortlaut und markieren Sie diese.
   - Dokumentieren Sie den Zeitpunkt der Äußerungen.
   - Dokumentieren Sie das Auftreten/Verhalten desjenigen, der die Äußerung gemacht hat.
   - Erklären und dokumentieren Sie Ihre Aufgaben/Tätigkeiten.
   - Stellen Sie offene Nachfragen; setzen Sie sich jedoch keinem Risiko aus, falls diese Fragen Aggressionen auslösen.
   - Dokumentieren Sie Ihre Fragen; nur dann kann auch die Antwort nachvollzogen werden.
   - Dokumentieren Sie alle Zeugen, die eine Äußerung gehört haben.
3. Beschreiben Sie die Umgebung/Wohnung. Der Rettungsdienst erreicht oft die Einsatzstelle, bevor Beweise vernichtet, verändert oder weggeräumt wurden.
4. Sammeln Sie wichtige Informationen. Die schlüssige Dokumentation des möglichen Unfallhergangs ist wichtig, um eine mögliche verdächtige Situation abzuleiten.
5. Identifizieren und dokumentieren Sie das Alter des Kindes und seine Entwicklungsstufe.
6. Erkennen und dokumentieren Sie die Zeichen der Misshandlung oder der Vernachlässigung:
   - Zeichen der physischen Misshandlung: unerklärliche Frakturen, auffällige Hämatome, Schwellungen, Schnitte, Verbrennungen oder Bissmarken; antisoziales Verhalten, Angst vor Erwachsenen; Zeichen der Apathie, Depressionen, Aggressivität, Stress oder Essstörungen
   - Zeichen sexuellen Missbrauchs: Schwierigkeiten beim Gehen oder Sitzen, „Überbefolgung", exzessive Aggressivität, Albträume, Bettnässen, drastischer Wechsel beim Appetit, unpassendes Interesse oder Kenntnisse bezüglich sexueller Handlungen und Vorgänge, Angst vor einer bestimmten Person
   - Zeichen der Vernachlässigung: unpassende, schmutzige Kleidung, mangelnde Hygiene, starker Körpergeruch, schwerer Windelausschlag, Untergewicht, Mangel an Nahrung, Spielzeug, medizinischer Versorgung, Alkohol- oder Drogenkonsum der Eltern und/oder Kinder, unpassende Wohnverhältnisse, dauerhaftes Fehlen einer Aufsichtsperson oder eines Erziehungsberechtigten.
7. Notrufinhalt und Untersuchungsergebnis des Kindes sind unstimmig.
8. Untersuchen Sie behinderte Erwachsene und Kinder genau.
9. Führen Sie alle Informationen zu einem genauen Bericht zusammen.
10. Nehmen Sie Kontakt zu den zuständigen Behörden und Institutionen auf.

Fälle von Kindesmisshandlung oder -vernachlässigung sind mit schwerwiegenden Anschuldigungen verbunden. Um die Täter zur Verantwortung zu ziehen, bedarf es einer präzisen Dokumentation, einer koordinierten und gründlichen Untersuchung und Teamwork. Die Einsatzkräfte befinden sich in einer einmaligen, nicht wiederkehrenden Situation, in der sie bei Verdacht auf Kindesmisshandlung wichtige Informationen sammeln und dokumentieren müssen.

Modifiziert nach: Roger LL: Emergency medical professionals: assisting in identifying and documenting child abuse and neglect. *NCPCA Update Newslett,* 17(7):1, 2004.

16.8 Lange Transportzeiten

Gelegentlich kommt es vor, dass der Transport aufgrund der Lage des Einsatzortes, von Umwelteinflüssen oder Entscheidungen der Triage verzögert oder verlängert wird. In diesen Situationen muss das Rettungsteam selbst die fortlaufende Versorgung des verletzten Kindes durchführen. Obwohl dies eine suboptimale Situation ist, weil z. T. die Ressourcen (z. B. Blutkonserven) fehlen und nicht alle diagnostischen oder therapeutischen Hilfsmittel zur Verfügung stehen, kann der Patient bis zur Ankunft in einem Traumazentrum sicher versorgt werden, wenn die oben besprochenen Prinzipien konsequent angewendet werden. Besteht eine Funk- oder Telefonverbindung zum aufnehmenden Traumazentrum, kann das Rettungsdienstteam die Versorgung mit dem klinischen Traumateam absprechen, was für beide Seiten hilfreich ist.

Das Management sollte aus einer kontinuierlichen Patientenbeurteilung im Rahmen des Primary Assessments bestehen. Sofern die Indikation für eine Immobilisation vorliegt, sollte diese korrekt und schonend mit den geeigneten Hilfsmitteln durchgeführt werden. Bei Verwendung eines Spineboard sollte bedacht werden, dass insbesondere bei längerer Transportzeit Schmerzen und Druckgeschwüre entstehen; durch eine adäquate Unterpolsterung kann dieser Problematik etwas entgegengewirkt werden. Wenn die Atemwege gefährdet sind, sollte eine endotracheale Intubation vorgenommen werden, wenn das Team genügend Erfahrung mit der Intubation von Kindern hat. Ansonsten ist auch weiterhin eine gewissenhafte Beutel-Masken-Beatmung eine geeignete Maßnahme, vorausgesetzt, es wird dadurch eine ausreichende Ventilation und Oxygenierung erreicht.

Die Sauerstoffsättigung sollte mittels Pulsoxymetrie und der CO_2-Gehalt in der Ausatmenluft mittels Kapnografie überwacht werden, insbesondere wenn das Kind eine Schädelverletzung aufweist. Bei Schockzeichen werden Flüssigkeitsboli von 20 ml/kg (balancierte kristalloide [Voll-]Elektrolytlösung) verabreicht, bis die Symptome zurückgehen oder der pädiatrische Patient in einem Traumazentrum übergeben wird.

Der GCS-Wert sollte frühzeitig und wiederholt im Verlauf des Einsatzes bestimmt werden. Der Rettungsdienstmitarbeiter sollte nach weiteren Verletzungen suchen und auf einen adäquaten Wärmeerhalt achten. Frakturen werden geschient und stabilisiert; dabei muss auf neurovaskuläre Beeinträchtigungen geachtet werden. Dieser Zyklus einer kontinuierlichen Patientenbeurteilung im Sinne des Primary Assessments sollte so lange wiederholt werden, bis das Kind sicher transportiert werden kann oder im Zielkrankenhaus eintrifft.

Jede klinische Veränderung erfordert sofort eine erneute Beurteilung des Kindes. Folgende Fragestellungen sollten beurteilt werden, falls z. B. die Sauerstoffsättigung abfällt: Ist der Tubus noch korrekt platziert? Falls ja, hat das Kind einen Spannungspneumothorax entwickelt oder ist der Tubus nun in den rechten Hauptbronchus abgerutscht? Falls der Patient laut Einschätzung genügend Flüssigkeit erhalten hat, aber immer noch Schockzeichen aufweist, sind möglicherweise Zeichen einer Perikardtamponade oder einer Herzkontusion vorhanden oder es liegt intraabdominal oder im Kopfbereich eine bislang nicht entdeckte Blutung vor. Hat sich die GCS verändert? Zeigen sich jetzt Lateralisationszeichen als Hinweis auf eine progressive Gehirnschädigung, die eine erweiterte Behandlung erfordert? Weisen die Extremitäten noch normale neurovaskuläre Verhältnisse auf und ist das Kind normotherm?

Indem sich das Rettungsdienstteam an diese Grundprinzipien hält und die Beurteilung wiederholt durchführt, kann es eine adäquate Behandlung durchführen, bis der pädiatrische Patient einem geeigneten Zielkrankenhaus übergeben wird.

Zusammenfassung

- Das Primary Assessment und die Versorgung pädiatrischer Patienten bedarf der Anwendung standardisierter Prinzipien, die an die Besonderheiten von Kindern angepasst sind.
- Schädel-Hirn-Verletzungen sind die häufigste Todesursache bei traumatisierten Kindern und die häufigste Verletzung, bei der ein Atemwegsmanagement benötigt wird.
- Kinder können Volumenverluste länger als Erwachsene kompensieren. Umso plötzlicher und schwerer dekompensieren sie im fortschreitenden Schockgeschehen.
- Schwere Organ- und Gefäßschädigungen können ohne Zeichen einer äußeren Verletzung auftreten.
- Verletzte Kinder mit den folgenden Zeichen sind instabil und sollten ohne Verzögerung in ein geeignetes Krankenhaus, idealerweise in ein pädiatrisches Traumazentrum, transportiert werden:
  - Respiratorische Störungen
  - Zeichen von Schock oder Kreislaufinstabilität
  - Jeder Bewusstseinsverlust
  - Signifikantes stumpfes Trauma am Kopf, Thorax oder Abdomen
  - Rippenfrakturen
  - Beckenfraktur
- Bedenken Sie immer die Möglichkeit einer Kindesmisshandlung, wenn die geschilderten Umstände nicht mit der Symptomatik des pädiatrischen Patienten zusammenpassen.

Lösung Fallbeispiel

Sie haben das Kind richtig als polytraumatisierten Patienten identifiziert, der sich im Schock befindet und somit kritisch verletzt ist. Aufgrund des Verdachts einer Schädel-Hirn-Verletzung in Kombination mit der sich verschlechternden Bewusstseinslage müssen Sie die größte Vitalbedrohung bestimmen: das Schädel-Hirn-Trauma und weitere, noch nicht identifizierte Verletzungen. Hypotension und Tachykardie haben Sie korrekt erkannt. Beide stehen vermutlich in Verbindung mit einem hypovolämischen Schock, wahrscheinlich als Folge einer bislang unerkannten intraabdominalen Verletzung.

Einleitend unterstützen Sie die Atmung des Patienten mit hochdosiertem Sauerstoff über eine Maske mit Reservoir. Sie stellen für das Kind eine zu niedrige Atemfrequenz fest und bereiten sich auf ein weiteres Atemwegsmanagement mithilfe der Beutel-

Masken-Beatmung vor, falls sich diese Umstände weiter verschlechtern. Von Beginn an bitten Sie Ihren Partner, Kopf und Halswirbelsäule manuell zu stabilisieren.

Aufgrund des Verletzungsmusters entscheiden Sie zusammen mit dem Notarzt, dass der Transport mit einem Rettungshubschrauber einem bodengebundenen Transport vorzuziehen ist. Zielkrankenhaus ist ein pädiatrisches Traumazentrum, weil das regionale Krankenhaus nicht über die notwendigen Ressourcen wie eine pädiatrische Intensivstation oder eine neurochirurgische und orthopädische Abteilung verfügt. Da ein periphervenöser Zugang nicht möglich ist, legen Sie einen intraossären Zugang und infundieren kristalloide Flüssigkeit. Die Mutter erreicht die Einsatzstelle, als Sie das Kind an die Besatzung des Rettungshubschraubers übergeben.

QUELLENVERZEICHNIS

1. Centers for Disease Control and Prevention, National Center for Injury Prevention and Control, Web-Based Injury Statistics Query and Reporting System (WISQARS). Leading causes of death reports, 2010. http://webappa.cdc.gov/sasweb/ncipc/leadcaus10_us.html. Zugriff 5. Januar 2014.
2. Centers for Disease Control and Prevention, Web-Based Injury Statistics Query and Reporting System (WISQARS). Leading causes of nonfatal injury reports, 2012. http://webappa.cdc.gov/sasweb/ncipc/nfi lead2001.html. Zugriff 5. Januar 2014.
3. Gaines BA, Ford HR. Abdominal and pelvic trauma in children. Crit Care Med. 2002;30(11 suppl):S416.
4. World Health Organization. World Report on Child Injury Prevention. http://whqlibdoc.who.int/publications/2008/9789241563574_eng.pdf. Zugriff 4. September 2013.
5. Winston FK, Durbin DR, Kallan MJ, Moll EK. The danger of premature graduation to seat belts for young children. Pediatrics. 2000;105(6):1179.
6. Grisoni ER, Pillai SB, Volsko TA, et al. Pediatric airbag injuries: the Ohio experience. J Pediatr Surg. 2000;35(2):160.
7. Durbin DR, Kallan M, Elliott M, et al. Risk of injury to restrained children from passenger air bags. Traffic Injury Prev. 2003;4(1):58.
8. Bensard DD, Beaver BL, Besner GE, Cooney DR. Small bowel injury in children after blunt abdominal trauma: is diagnostic delay important? J Trauma Injury Infect Crit Care. 1996;41(3):476.
9. Allen GS, Moore FA, Cox CS Jr, et al. Hollow visceral injury and blunt trauma. J Trauma Injury Infect Crit Care. 1998;45(1):69.
10. Durbin DR, Kallan M, Elliott M, et al. Risk of injury to restrained children from passenger air bags. Annu Proc Assoc Adv Auto Med. 2002;46:15.
11. Gausche M, Lewis R J, Stratton S J, et al. Effect of out-of-hospital pediatric endotracheal intubation on survival and neurological outcome: a controlled clinical trial. JAMA. 2000;283(6):783.
12. Davis DP, Hoyt DB, Ochs M, et al. The effect of paramedic rapid sequence intubation on outcome in patients with severe traumatic brain injury. J Trauma Injury Infec Crit Care. 2003;54(3):444.
13. Davis DP, Dunford JV, Poste JC, et al. The impact of hypoxia and hyperventilation on outcome after paramedic rapid sequence intubation of severely head-injured patients. J Trauma Injury Infect Crit Care. 2004;57(1):1.
14. York J, Arrillaga A, Graham R, Miller R. Fluid resuscitation of patients with multiple injuries and severe closed-head injury: experience with an aggressive fluid resuscitation strategy. J Trauma Injury Infect Crit Care. 2000;48(3):376.
15. Manley G, Knudson MM, Morabito D, et al. Hypotension, hypoxia, and head injury: frequency, duration, and consequences. Arch Surg. 2001;136(10):1118.
16. Chesnut RM, Marshall LF, Klauber MR, et al. The role of secondary brain injury in determining outcome from severe head injury. J Trauma. 1993;34(2):216–222.
17. Luten R. Error and time delay in pediatric trauma resuscitation: addressing the problem with color-coded resuscitation aids. Surg Clin North Am. 2002;82(2):303.
18. American College of Surgeons (ACS) Committee on Trauma. Pediatric trauma. In: ACS Committee on Trauma. Advanced Trauma Life Support for Doctors, Student Course Manual. 8th ed. Chicago, IL: ACS; 2008:225–245.
19. National Vital Statistics System, Centers for Disease Control and Prevention. Deaths: final data for 1997. MMWR. 1999; 47(19):1.
20. Ehrlich PF, Seidman PS, Atallah D, et al. Endotracheal intubation in rural pediatric trauma patients. J Pediatr Surg. 2004;39:1376.
21. Heins M. The "battered child" revisited. JAMA. 1984;251:3295.
22. Davis DP, Valentine C, Ochs M, et al. The Combitube as a salvage airway device for paramedic rapid sequence intubation. Ann Emerg Med. 2003;42(5):697.
23. Martin SE, Ochsner MG, Jarman RH, et al. Use of the laryngeal mask airway in air transport when intubation fails. J Trauma Injury Infect Crit Care. 1999;47(2):352.
24. Winchell RJ, Hoyt DB. Endotracheal intubation in the field improves survival in patients with severe head injury. Arch Surg. 1997;132(6):592.
25. Davis DP, Ochs M, Hoyt DB, et al. Paramedic-administered neuromuscular blockade improves prehospital intubation success in severely head-injured patients. J Trauma Injury Infect Crit Care. 2003;55(4):713.
26. Pearson S. Comparison of intubation attempts and completion times before and after the initiation of a rapid sequence intubation protocol in an air medical transport program. Air Med J. 2003;22(6):28.
27. Stockinger ZT, McSwain NE Jr. Prehospital endotracheal intubation for trauma does not improve survival over bag-valve-mask ventilation. J Trauma Injury Infect Crit Care. 2004;56(3):531.
28. Murray JA, Demetriades D, Berne TV, et al. Prehospital intubation in patients with severe head injury. J Trauma Injury Infect Crit Care. 2000;49(6):1065.
29. Davis BD, Fowler R, Kupas DF, Roppolo LP. Role of rapid sequence induction for intubation in the prehospital setting: helpful or harmful? Curr Opin Crit Care. 2002;8(6):571.
30. Dong L, Donaldson A, Metzger R, Keenan H. Analgesic administration in the emergency department for children requiring hospitalization for longbone fracture. Pediatr Emerg Care. 2012;28:109.
31. Larson JT, Dietrich AM, Abdessalam SF, Werman HA. Effective use of the air ambulance for pediatric trauma. J Trauma Injury Infect Crit Care. 2004;56(1):89.
32. Eckstein M, Jantos T, Kelly N, Cardillo A. Helicopter transport of pediatric trauma patients in an urban emergency medical services system: a critical analysis. J Trauma Injury Infect Crit Care. 2002;53(2):340.
33. Halstead ME, Walter KD, Council on Sports Medicine and Fitness. Clinical report – sport-related concussion in children and adolescents. Pediatrics. 2010;126;597.
34. Carmona Suazo JA, Maas AI, van den Brink WA, et al. CO_2 reactivity and brain oxygen pressure monitoring in severe head injury. Crit Care Med. 2000;28(9):3268.
35. Adelson PD, Bratton SL, Carney NA, et al. Guidelines for the acute medical management of severe traumatic brain injury in infants, children, and adolescents. Chapter 4. Resuscitation of blood pressure and oxygenation and prehospital brain-specific therapies for the severe pediatric traumatic brain injury patient. Pediatr Crit Care Med. 2003;4(3 suppl):S12.
36. De Lorenzo RA. A review of spinal immobilization techniques. J Emerg Med. 1996;14(5):603.
37. Valadie LL. Child safety seats and the emergency responder. Emerg Med Serv. 2004;33(7):68.
38. U. S. Department of Transportation, National Highway Traffic Safety Administration. Working group best-practice recommendations for the safe transportation of children in emergency ground ambulances. DOT HS 811 677. September 2012.

39. Weimer CL, Goldfarb IW, Slater H. Multidisciplinary approach to working with burn victims of child abuse. *J Burn Care Rehabil.* 1988;9:79.
40. Feldman KW, Schaller RT, Feldman JA, McMillon M. Tap water scald burns in children. *Pediatrics.* 1978;62:1.
41. Montrey JS, Barcia PJ. Nonaccidental burns in child abuse. *South Med J.* 1985;78:1324.
42. Hight DW, Bakalar HR, Lloyd JR. Infl icted burns in children: recognition and treatment. *JAMA.* 1979;242:517.
43. American Academy of Pediatrics Committee on Injury and Poison Prevention. Selecting and using the most appropriate car safety seats for growing children: guidelines for counseling parents. *Pediatrics.* 2002;109(3):550.
44. Nance ML, Lutz N, Arbogast KB, et al. Optimal restraint reduces the risk of abdominal injury in children involved in motor vehicle crashes. *Ann Surg.* 2004;239(1):127.
45. Braver ER, Whitfi eld R, Ferguson SA. Seating positions and children's risk of dying in motor vehicle crashes. *Injury Prev.* 1998;4(3):181.

WEITERFÜHRENDE LITERATUR

EMSC Partnership for Children/National Association of EMS Physicians model pediatric protocols: 2003 revision [no authors listed]. *Prehosp Emerg Care.* 2004;8(4):343.

KAPITEL 17
Geriatrisches Trauma

17.1	**Anatomie und Physiologie** 445		**17.3**	**Management** 454
17.1.1	Einfluss chronischer medizinischer Probleme 445		17.3.1	Airway 454
17.1.2	Hals, Nase, Ohren 446		17.3.2	Breathing 454
17.1.3	Atmungssystem 446		17.3.3	Circulation 454
17.1.4	Kardiovaskuläres System 447		17.3.4	Immobilisation 455
17.1.5	Nervensystem 447		17.3.5	Temperaturkontrolle 455
17.1.6	Sinnesorgane 448			
17.1.7	Nieren 448		**17.4**	**Rechtliche Aspekte** 455
17.1.8	Muskel- und Skelettsystem 448			
17.1.9	Haut 449		**17.5**	**Misshandlung und Vernachlässigung** 456
17.1.10	Ernährung und Immunsystem 449		17.5.1	Profil eines Misshandlungsopfers 456
			17.5.2	Profil eines Misshandelnden 456
17.2	**Beurteilung** 449		17.5.3	Kategorien von Misshandlung 456
17.2.1	Verletzungsmechanismen 450		17.5.4	Wichtige Punkte 457
17.2.2	Primary Assessment 450			
17.2.3	Expose And Environment 451		**17.6**	**Zielklinik** 457
17.2.4	Secondary Assessment – Detaillierte Anamnese und körperliche Untersuchung 452		**17.7**	**Lange Transportzeiten** 457

Lernzielübersicht

Nach dem Durcharbeiten dieses Kapitels sollte der Leser in der Lage sein:
- Die Epidemiologie des Traumas beim älteren Patienten zu erläutern
- Die anatomischen und physiologischen Effekte des Alterns als ursächliche Faktoren für Traumata zu erklären
- Die Interaktion verschiedener vorbestehender Erkrankungen mit traumatischen Verletzungen bei älteren Patienten zu erläutern, die Unterschiede in der Pathophysiologie und Manifestation eines Traumas verursachen
- Die physiologischen Effekte von verschiedenen Medikamenten in Bezug auf die Pathophysiologie und das Trauma bei älteren Patienten zu beschreiben
- Die Behandlungstechniken und Überlegungen bei geriatrischen Patienten mit denen bei jüngeren Patienten zu vergleichen
- Modifikationen der spinalen Stabilisierung zu demonstrieren, die bei hoher Sicherheit und Stabilität bestmöglichen Komfort bieten
- Die Versorgung geriatrischer Patienten mit der jüngerer Patienten zu vergleichen
- Den Einsatzort und den Patienten auf Zeichen von Misshandlung oder Verwahrlosung hin zu prüfen

---

Fallbeispiel

Ihr Einsatzstichwort lautet „Häuslicher Sturz". Beim Eintreffen sehen Sie eine 78-jährige Frau am Fuße einer Treppe liegend. Ihre Tochter berichtet, dass sie vor ca. 15 Minuten mit ihr telefoniert habe und dass sie gerade auf dem Weg zu ihrer Mutter war, um einige Besorgungen für sie zu tätigen. Als sie am Haus der Mutter ankam, fand sie ihre Mutter am Boden vor.

Bei Ihrem ersten Eindruck finden Sie die Patientin am Fuß der Treppe liegend vor. Es ist eine ältere Dame, deren äußeres Erscheinungsbild ihrem Alter entspricht. Während Sie für Inline-Stabilisierung der Wirbelsäule der Patientin sorgen, reagiert die Patientin nicht auf Ihre Ansprache. Sie hat eine Platzwunde an

der Stirn und eine Fehlstellung des linken Handgelenks. Die Patientin trägt einen Notfallausweis für Diabetiker bei sich.
- Verursachte der Sturz die Bewusstseinsstörung oder wurde diese durch ein vorhergehendes Ereignis ausgelöst?
- Wie beeinflussen Alter, Anamnese und Medikation die zugezogenen Verletzungen, sodass sie zu einer anderen Pathophysiologie und anderen Manifestationen als bei jüngeren Patienten führen?
- Ist das Alter allein ein zusätzliches Kriterium für den Transport in ein Traumazentrum?

Die ältere Bevölkerung ist zahlenmäßig die am schnellsten wachsende Altersgruppe in den Industrienationen. Geriater (Fachärzte für ältere Patienten) unterteilen Menschen ab 60 Jahren folgendermaßen (Einteilung der Weltgesundheitsorganisation):
- **Ältere** – 60- bis 75-Jährige
- **Alte** – 75- bis 90-Jährige
- **Hochbetagte** – über 90-Jährige
- **Langlebige** – über 100-Jährige

Physiologische Alterungsprozesse setzen sehr viel früher ein und variieren individuell stark. Die Erholungsfähigkeit nach einer Kopfverletzung sinkt bereits ab einem Alter von Mitte 20 und die Gesamtüberlebensrate nach einem Trauma nimmt ab den späten Dreißigern ab. Zusätzlich ist das Alter häufig mit multiplen vorbestehenden medizinischen Problemen assoziiert, welche die Erholung nach einem Trauma weiter erschweren. Dies ist zu bedenken, wenn ältere Patienten beurteilt werden, obwohl auch Jüngere verschiedene Komorbiditäten aufweisen können.

Mehr als 41 Millionen US-Amerikaner (13,3 % der Bevölkerung) sind 65 Jahre alt oder älter. Diese Altersgruppe hat innerhalb der letzten 100 Jahre dramatisch zugenommen.[1] Gleichzeitig sind die Geburtenraten gesunken, wodurch die unter 65-Jährigen, welche die Kosten der Älteren mittragen, immer weniger werden. Bis zum Jahr 2050 wird die Population der über 85-Jährigen von 5,5 auf 19 Millionen anwachsen.[2] Die Vereinten Nationen geben die Zahl der über 60-Jährigen weltweit heute mit knapp unter 800 Millionen (11 % der Weltbevölkerung) an; bis 2050 wird diese Zahl vermutlich auf über 2 Milliarden ansteigen (22 % der Weltbevölkerung).[3]

Der verletzte ältere Patient stellt besondere Anforderungen an das präklinische und klinische Management, ähnlich wie pädiatrische Patienten. Plötzliche Erkrankungen und Traumata bei Älteren stellen eine ganz andere präklinische Dimension dar als bei Jüngeren. Studiendaten von mehr als 3 800 Patienten im Alter von 65 Jahren und älter wurden mit den Daten von 43 000 unter 65-jährigen Patienten verglichen. Die Mortalitätsrate steigt zwischen 45 und 55 Jahren und verdoppelt sich bei den 75-Jährigen.[4] Das altersabhängige Mortalitätsrisiko besteht unabhängig von der Schwere einer Verletzung und deutet darauf hin, dass Verletzungen, die von jüngeren Menschen leicht toleriert werden, bei Älteren zu einer erhöhten Mortalität führen.

Da ältere Menschen anfälliger für kritische Krankheiten und Verletzungen sind als der Rest der Bevölkerung, muss bei der Patientenbeurteilung und dem Management an zusätzliche Komplikationen gedacht werden. Da ältere Patienten häufiger den Notdienst in Anspruch nehmen, unterscheidet sich die zu erbringende Hilfeleistung von der bei Jüngeren. Ältere Menschen können die verschiedensten Behinderungen aufweisen und die Beurteilung am Einsatzort dauert deshalb unter Umständen länger als bei jüngeren Patienten. Schwierigkeiten können durch sensorische Ausfälle wie Hör- oder Seheinschränkungen, Senilität oder physiologische Veränderungen entstehen.

Prozentual hat die Population der über 65-Jährigen aufgrund der Fortschritte der Medizin und eines gesünderen Lebensstils innerhalb der letzten Dekaden signifikant zugenommen. Obwohl die meisten Verletzungen jüngere Patienten betreffen und die Älteren häufiger an medizinischen Problemen leiden, nimmt die Zahl der traumatisch bedingten Notrufe bei älteren Menschen zu. Verletzungen sind die vierthäufigste Todesursache bei Patienten zwischen 55 und 64 Jahren und die neunthäufigste Todesursache in der Altersklasse > 65 Jahre. Etwa 15 % der verletzungsbedingten Todesfälle älterer Patienten sind Folge eines Tötungsdelikts. Todesfälle durch Trauma in dieser Altersgruppe stellen 25 % aller Traumatoten der USA.[6]

Spezifische Verletzungsmuster sind für die ältere Population typisch.[7] Während Autounfälle altersübergreifend für die meisten traumatischen Todesfälle verantwortlich sind, haben Sturzereignisse bei den über 75-Jährigen den höchsten Anteil. Wie bei Kleinkindern zählen bei den über 65-Jährigen Verbrühungen zu den am häufigsten vorkommenden Verbrennungsverletzungen.

Die Fortschritte der letzten Jahre haben nicht nur die Lebenserwartung der Älteren erhöht, sondern auch die Lebensqualität verbessert, sodass die älteren Leute heute körperlich aktiver sind. Wenn mehr Leute länger leben und im Alter über eine gute Gesundheit verfügen, wird auch eine größere Anzahl davon reisen, Auto fahren und sportlichen Aktivitäten nachgehen, was die Unfallgefahr im Alter deutlich erhöht. Viele Personen im Pensionsalter arbeiten trotz medizinischer Probleme weiter.

Durch die sozialen Veränderungen leben heute mehr ältere Leute im eigenen Haus, in Wohngemeinschaften oder Wohnheimen mit wenig Betreuung als in voll betreuten Altersheimen. Das führt dazu, dass sich mehr Unfälle als Stürze im Haushalt ereignen. Mehr alte Menschen werden Opfer von Gewaltdelikten zu Hause oder auf der Straße. Ältere werden gern als wehrlos betrachtet und erleiden häufig schwere Verletzungen, auch wenn es sich um kleinere Delikte wie Handtaschendiebstahl handelt.

Mit der steigenden Zahl älterer Traumapatienten muss das Rettungsdienstpersonal die speziellen Anforderungen dieser Bevölkerungsgruppe kennen. Insbesondere die Auswirkungen der begleitenden medizinischen Probleme dieser Population auf ein Trauma und dessen Management müssen beachtet werden. Die Empfehlungen dieses Kapitels sollten bei jeder Behandlung eines Traumapatienten, der 65 Jahre oder älter ist oder physisch älter erscheint, beachtet werden.

17.1 Anatomie und Physiologie

Der Alterungsprozess verursacht Veränderungen der körperlichen Strukturen, des Körperbaus und der Organfunktionen und kann im Rahmen der präklinischen Versorgung zu spezifischen Problemen führen. Er beeinflusst zudem die Mortalitäts- und Morbiditätsrate.

Altern oder **Seneszenz** ist ein natürlicher biologischer Prozess und beginnt bereits in den Jahren des jungen Erwachsenseins. In dieser Phase sind alle Organsysteme ausgereift und ein physiologisches Optimum ist erreicht oder bereits überschritten. Dem Körper fällt es allmählich schwerer, die **Homöostase** – das innere physiologische Gleichgewicht – aufrechtzuerhalten, und die Vitalität nimmt über die Jahre bis zum Tod hin ab.

Der fundamentale Prozess des Alterns spielt sich auf zellulärer Ebene ab und zeigt sich in Form von Veränderungen molekularer, zellulärer und schließlich anatomischer Strukturen sowie physiologischer Funktionen. Das späte Lebensalter ist häufig assoziiert mit Gebrechlichkeit, verlangsamten kognitiven Fähigkeiten, Verschlechterung der psychologischen Funktionen, verminderter Energie, chronischen und degenerativen Erkrankungen und sich verschlechternden Sinnesleistungen. Die Körperfunktionen lassen nach und die bekannten äußeren Zeichen des Alterns – wie Hautalterung, Änderung von Haarfarbe und -fülle, Arthrose und Verlangsamung der Reaktionsfähigkeit und der Reflexe – treten auf (➤ Abb. 17.1).

17.1.1 Einfluss chronischer medizinischer Probleme

Alternde Menschen erleben die physiologischen Alterungsprozesse, die manchmal mit medizinischen Problemen vergesellschaftet sind. Obwohl manche ohne relevante Erkrankungen alt werden, entwickeln ältere Menschen statistisch häufiger medizinische Probleme (➤ Tab. 17.1). Derzeit verursachen die Senioren in den USA ca. ein

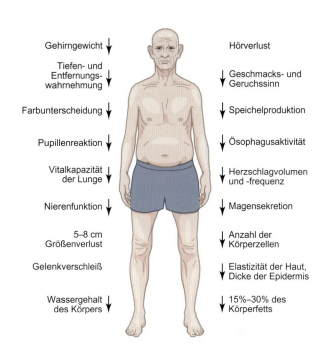

Abb. 17.1 Altersbedingte körperliche Veränderungen.

Drittel der gesamten Gesundheitskosten.[8] Gewöhnlich kann eine gute Gesundheitsversorgung diese Probleme kontrollieren und wiederholte lebensgefährliche Exazerbationen (Verschlimmerungen) vermeiden oder vermindern. Einige Senioren haben so gut wie keine gesundheitlichen Probleme, während andere auf die moderne medizinische Versorgung angewiesen sind. Der Gesundheitszustand der letztgenannten Gruppe kann sich in Notfallsituationen schneller verschlechtern.

Wiederholte akute Exazerbationen oder eine einzige signifikante Verschlimmerung können zu chronischen körperlichen Symptomen führen. Ein Patient, der einen Herzinfarkt erlitten hat, behält einen dauerhaften Herzmuskelschaden. Die resultierende Verminderung der kardialen Kapazität bleibt für den Rest des Lebens bestehen, betrifft das Herz und aufgrund der verminderten Herzleistung gleichzeitig auch andere Organe.

Wenn das Alter fortschreitet, treten vermehrt medizinische Probleme auf. Keines davon ist isoliert, da der Einfluss auf den Körper kumulativ ist. Der kumulative Effekt ist meistens größer als die Summe der Einzelprobleme. Wenn dieser Zustand zunimmt und die körperlichen Funktionen abnehmen, kann der Körper auch geringen anatomischen und physiologischen Belastungen kaum mehr standhalten.

Tab. 17.1 Anteil der Patienten mit vorbestehenden chronischen Erkrankungen

Alter (Jahre)	Anteil der chronisch Kranken (%)
13–39	3,5
40–64	11,6
65–74	29,4
75–84	34,7
≥ 85	37,3

Tab. 17.2 Anzahl chronischer Vorerkrankungen und Outcome nach Trauma

Anzahl der Vorerkrankungen	Überlebende	Verstorbene	Mortalitätsrate (%)
0	6341	211	3,2
1	868	56	6,1
2	197	36	15,5
≥ 3	67	22	24,7

Tab. 17.3 Prävalenz von Vorerkrankungen und assoziierte Mortalitätsrate

Vorerkrankung	Anzahl der Patienten	Anteil mit Vorerkrankung (%)	Gesamtanteil (%)	Mortalitätsrate (%)
Hypertonie	597	47,9	7,7	10,2
Lungenerkrankung	286	23	3,7	8,4
Herzerkrankung	223	17,9	2,9	18,4
Diabetes	198	15,9	2,5	12,1
Adipositas	167	13,4	2,1	4,8
maligner Tumor	80	6,4	1	20
neurologische Erkrankung	45	3,6	0,6	13,3
Nierenerkrankung	40	3,2	0,5	37,5
Lebererkrankung	41	3,3	0,5	12,2

Die Versorgungsprioritäten, die notwendigen Behandlungen und die lebensbedrohlichen Zustände aufgrund eines Traumas sind altersunabhängig. Dennoch sterben ältere Patienten wegen vorbestehender körperlicher Einschränkungen aufgrund geringerer Verletzungen und schneller als junge Patienten. Die Mortalität ist umso größer, je mehr Begleiterkrankungen ein Patient aufweist (➤ Tab. 17.2). Bestimmte Zustände ziehen eine größere Mortalität nach sich, da sie die Kompensationsfähigkeit der Patienten beeinflussen (➤ Tab. 17.3).[9]

17.1.2 Hals, Nase, Ohren

Zahnkaries, Zahnfleischerkrankungen und Zahnverletzungen erfordern das Tragen von Zahnprothesen. Brüchige Zähne sowie feste und herausnehmbare Brücken stellen ein spezielles Problem dar, da sie aspiriert werden können und die Atemwege verlegen können.

Die Konturen des Gesichts können sich aufgrund des alters- und zahnstatusabhängigen Knochenabbaus der Kiefer verändern, wobei insbesondere fehlende Zähne knöcherne Veränderungen auslösen. Die äußeren Zeichen sind ein eingefallener und geschrumpfter Mund. Diese Veränderungen können auch die Abdichtung bei Maskenbeatmung sowie die Sicht während einer endotrachealen Intubation beeinträchtigen. Die nasopharyngealen Gewebe werden zunehmend brüchig, wodurch die Patienten verletzungsanfälliger werden und unvorsichtige Interventionen im nasopharyngealen Bereich schneller diffuse Blutungen auslösen können.

17.1.3 Atmungssystem

Die Atemfunktion nimmt mit zunehmendem Alter ab, teils weil sich der Brustkorb nicht mehr so gut ausdehnen und kontrahieren kann, teils aufgrund der zunehmend steifer werdenden Atemwege. Die zunehmende Versteifung der Brustwand ist assoziiert mit der Reduktion der Expansionsfähigkeit des Thorax und mit dem Versteifen der Knorpelverbindungen der Rippen. Als Resultat dieser Veränderungen ist der Brustkorb weniger biegsam. Deshalb und wegen der damit nachlassenden Atemleistung müssen sich die älteren Leute mehr anstrengen, um die Aktivitäten des täglichen Lebens auszuführen.

Die Oberfläche der Alveolen nimmt mit zunehmendem Alter ab, nach dem 30. Lebensjahr vermutlich mit jeder Dekade um 4 %. Ein 70-Jähriger hat also 16 % weniger alveolare Oberfläche. Jede Änderung der ohnehin reduzierten Alveolaroberfläche verringert die Sauerstoffaufnahme. Zusätzlich sinkt mit fortschreitendem Alter die Fähigkeit, das Hämoglobin mit Sauerstoff zu sättigen, was eine geringere Sauerstoffsättigung und somit weniger Atemreserven zur Folge hat.[10] Wegen der beeinträchtigten mechanischen Ventilation und der verminderten Oberfläche für den Gasaustausch können ältere Patienten die physiologischen Verluste im Rahmen eines Traumas weniger gut kompensieren.

Veränderungen der Atemwege und Lungen sind nicht immer mit dem Alterungsprozess zu erklären. Im Laufe des Lebens sind die Menschen Umweltgiften und Toxinen wie Tabakrauch ausgesetzt. Verminderte Husten- und Würgereflexe, geringe Kraft beim Hustenstoß und ein niedrigerer ösophagealer Sphinktertonus erhöhen das Risiko einer **Aspirationspneumonie.** Die Reduktion der bronchialen **Flimmerhärchen** prädisponiert ältere Menschen für Probleme durch inhalierte Partikel.

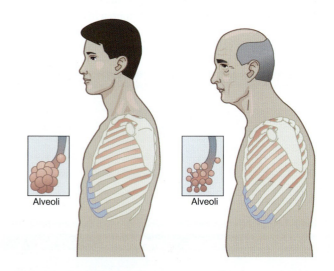

Abb. 17.2 Die Wirbelsäulenverformung kann zu einem anteroposterioren Buckel führen, der Atemprobleme hervorruft oder verstärkt. Die Abnahme der Oberfläche der Alveolen (Einschaltbilder) kann ebenfalls den Sauerstoffaustausch in der Lunge einschränken.

Ein weiterer Faktor, der das Atemsystem betrifft, ist die Krümmung der Wirbelsäule. Die Ausbildung einer **Kyphose** im Brustwirbelbereich („Buckel", oft im Rahmen einer Osteoporose) engt die Atemorgane ein und beeinträchtigt die Atmung (➤ Abb. 17.2). Auch Veränderungen des Diaphragmas können zu Atemproblemen führen. Die Versteifung der Rippen führt zu vermehrter Zwerchfellatmung. Dadurch werden die Patienten sehr empfindlich für Änderungen des intraabdominellen Drucks. Somit kann im Liegen oder durch eine große Mahlzeit eine Ateminsuffizienz ausgelöst werden. Ebenso kann Übergewicht zu einer Einschränkung der Diaphragmafunktion führen, wenn eine zentrale Fettverteilung vorliegt.

17.1.4 Kardiovaskuläres System

Kardiovaskuläre Krankheiten sind der Hauptgrund für Todesfälle im Alter. Sie sind für mehr als 3 000 Todesfälle pro 100 000 Personen älter als 65 Jahre verantwortlich. Im Jahre 2010 war der Herzinfarkt für 27 % der Todesfälle in den USA ursächlich; dazu kommen 6 % aufgrund von Schlaganfällen.[5]

Die altersabhängige Abnahme der Elastizität von Arterien führt zu einem Anstieg des peripheren Widerstands. Myokard und Gefäße sind von deren Dehnungs- und Retraktionsfähigkeit abhängig. Mit dem Alter nehmen diese Fähigkeiten ab und das Herz-Kreislauf-System kann die Zirkulation von Flüssigkeiten mit immer geringerer Effizienz erledigen. Das Herzzeitvolumen nimmt zwischen dem 20. und dem 80. Lebensjahr um etwa 50 % ab. Etwa 10 % aller über 75-Jährigen weisen eine asymptomatische Herzinsuffizienz auf.

Im Rahmen der **Arteriosklerose** werden die Gefäße immer enger, indem sich die innere Gefäßwand durch Fettablagerungen verdickt. Diese Ablagerungen oder Plaques vermindern zunehmend den Innendurchmesser der Gefäße. Diese Einengung betrifft auch die Koronargefäße. Fast 50 % der 65-jährigen US-Amerikaner weisen Koronarstenosen auf.[5]

Eine Folge der Gefäßeinengung ist der **Bluthochdruck (Hypertonie)**, der jeden 6. US-Amerikaner betrifft. Wegen der Verkalkung verlieren die Arterien zunehmend die Fähigkeit, auf endokrine oder zentralnervöse Stimuli hin ihren Durchmesser zu verändern. Der eingeschränkte Kreislauf kann jedes vitale Organ negativ beeinflussen. Insbesondere ist dies eine häufige Ursache von Herzerkrankungen. Von besonderem Interesse ist die Erhöhung der Blutdrucknormwerte bei älteren im Vergleich zu jüngeren Patienten. Was bei Jüngeren als normoton gilt, kann beim älteren Patienten bereits auf einen hypovolämischen Schock hindeuten, wenn eine arterielle Hypertonie vorbesteht.[11]

Mit zunehmendem Alter wird das kardiale Gewebe fibröser und nimmt an Größe zu: **myokardiale Hypertrophie.** Die Atrophie von Zellen des kardialen Reizleitungssystems führt zu einer höheren Inzidenz von Arrhythmien. Im Besonderen nimmt die Fähigkeit des Herzens ab, auf physiologische Stimuli wie eine Hypotonie adäquat zu reagieren, wodurch die älteren Patienten ihre Herzfrequenz bei Belastung nicht mehr angemessen steigern können. Die maximale Herzfrequenz nimmt ab dem 40. Lebensjahr ab, berechnet nach der Formel 220 minus Lebensalter in Jahren. Patienten mit einem Herzschrittmacher haben unter Umständen eine festgelegte Herzfrequenz und können den vermehrten myokardialen Sauerstoffbedarf bei Stress infolge eines Traumas nicht mehr mit einer Steigerung des Herzzeitvolumens decken. Patienten die einen Beta-Blocker einnehmen, können ebenfalls nicht mit einem Anstieg der Herzfrequenz reagieren, um eine Hypovolämie zu kompensieren.

Bei älteren Patienten trägt die eingeschränkte Zirkulation zur zellulären Hypoxie bei. Als Folge treten kardiale Arrhythmien, akutes Herzversagen oder sogar plötzlicher Herztod auf. Der Körper von älteren Personen kann einen Blutverlust oder andere Schockursachen nicht mehr so gut kompensieren, weil die Kontraktilität des Herzmuskels durch **Katecholamine** nicht mehr adäquat gesteigert werden kann. Zusätzlich nimmt das zirkulierende Blutvolumen ab, wodurch weniger physiologische Reserve im Falle eines Volumenverlusts vorhanden ist. Eine diastolische Dysfunktion macht die Patienten zur Steigerung des Herzzeitvolumens zunehmend von der atrialen Füllung abhängig, die bei einem hypovolämischen Schock vermindert ist.

Durch das verminderte zirkulierende Volumen und die eingeschränkten Kompensationsmöglichkeiten ist das Schockmanagement des älteren Traumapatienten erschwert. Die Auswirkungen einer Flüssigkeitsgabe müssen Sie wegen der verminderten Compliance des kardiovaskulären Systems und des oftmals steifen rechten Ventrikels engmaschig kontrollieren. Das Rettungsdienstpersonal muss darauf achten, dass im Rahmen einer Flüssigkeitstherapie bei Hypotonie oder Schock keine Volumenüberladung mit den entsprechenden Komplikationen entsteht.[11]

17.1.5 Nervensystem

Während des Alterungsprozesses nehmen Hirnmasse und Neuronenzahl ab. Das Gewicht des Gehirns erreicht im 20. Lebensjahr mit etwa 1 400 g den Maximalwert. Mit 80 Jahren ist das Hirn 10 % leichter und zunehmend atrophisch.[12] Der Volumenverlust des Gehirns wird durch eine Vermehrung des Liquors kompensiert. Obwohl das Gehirn dadurch besser vor Kontusionen geschützt ist, wird es anfälliger für Bewegungen bei Beschleunigungstraumata. Der vermehrte Raum um das Gehirn erklärt auch, warum sich bei älteren Leuten eine signifikante Menge Blut symptomfrei um das Gehirn ansammeln kann.

Die Nervenleitgeschwindigkeit nimmt ab, mit nur geringen Auswirkungen auf Verhalten und Denkfähigkeit. Die Reflexe verlangsamen sich minimal. Die Kompensationsmechanismen können, vor allem bei Parkinson-Patienten, beeinträchtigt sein, wodurch die Gefahr von Stürzen zunimmt. Auch das periphere Nervensystem ist von der Abnahme der Nervenleitgeschwindigkeit betroffen: Es entstehen Tremor und ein unsicherer Gang.

Intellektuelle Fähigkeiten wie Wortverständnis, arithmetische Fähigkeiten, Ideenfluss und Allgemeinwissen nehmen bei den über 60-Jährigen zu, wenn sie die Lernaktivitäten aufrechterhalten. Eine Ausnahme bilden Patienten mit seniler Demenz oder Alzheimer-Krankheit.

Der normale Alterungsprozess des Gehirns ist kein Anzeichen einer zerebralen Erkrankung. Trotzdem trägt die Abnahme der kortikalen Struktur wahrscheinlich zur mentalen Beeinträchtigung bei. Die Veränderungen des Gehirns können das Gedächtnis beeinträchtigen oder Persönlichkeitsveränderungen und andere Funktionsverluste zur Folge haben. Etwa 10–15 % der älteren Bevölkerung sind daher auf professionelle Hilfe angewiesen. Dennoch muss das Rettungsdienstpersonal bei der Beurteilung eines älteren Traumapatienten im Falle einer mentalen Beeinträchtigung davon ausgehen, dass diese aus dem Trauma resultiert, z. B. durch Schock, Hypoxie oder SHT.

17.1.6 Sinnesorgane

Sehen und Hören

Insgesamt haben etwa 28 % der älteren Menschen eine eingeschränkte Hörfunktion, etwa 13 % weisen eine Beeinträchtigung der Sehfähigkeit auf. Männer zeigen vermehrt Hörminderungen, bezüglich der Seheinschränkung sind beide Geschlechter gleich betroffen.

Ein Sehverlust ist für jeden eine Herausforderung, insbesondere ist dies aber ein Problem für die älteren Menschen. Die Unfähigkeit, Anweisungen zu lesen, kann katastrophale Folgen haben (Arzneimittel, Verordnungen). Ältere Patienten erleiden einen Verlust an Sehschärfe, Akkommodationsvermögen, Farbsinn und Nachtsicht.

Die Zellen der Augenlinse können ihre ursprüngliche molekulare Struktur nicht wiederherstellen. Ultraviolette Strahlung wirkt nach langjähriger Exposition besonders destruktiv. Mit der Zeit verlieren die Linsen langsam die Fähigkeit der Verformung und damit zur Anpassung der Lichtbrechungseigenschaften zum Fern- und Nahsehen (Akkommodation). Daraus resultiert die **Alterssichtigkeit** (Presbyopie) der über 40-Jährigen, die dann häufig eine Lesebrille benötigen.

Aufgrund all dieser strukturellen Veränderungen haben die Patienten oft Schwierigkeiten, in düsteren Räumen zu sehen. Durch eine Verminderung der Tränenproduktion werden die Augen trocken, beginnen zu jucken und können nur noch für kurze Perioden offen gehalten werden.

Die Augenlinsen werden mit der Zeit trüb und lassen immer weniger Licht hindurch. Daraus entwickelt sich eine sogenannte **Katarakt** oder Linsentrübung: Die Linsen werden milchig, streuen das eintretende Licht, sodass die Sicht verschwommen wird. Eine gewisse Linseneintrübung ist bei 95 % der Älteren vorhanden. Durch diese Einschränkungen des Sehvermögens entstehen mehr Autounfälle, insbesondere bei Fahrten während der Nacht.[13]

Auch eine gewisse Abnahme des Hörvermögens geht mit dem Alter einher (**Presbyakusis**). Normalerweise wird das Hören beeinträchtigt, weil die Schallwellen weniger gut auf das Innenohr übertragen werden. Hörgeräte können den Hörverlust z. T. kompensieren. Dieser macht sich vor allem dann bemerkbar, wenn viele Leute durcheinander reden oder laute Nebengeräusche vorhanden sind.

Schmerzempfindung

Im Rahmen des Alterungsprozesses und verschiedener Krankheiten wie Diabetes mellitus können viele Patienten Schmerzen nicht mehr so gut wahrnehmen, wodurch sie anfälliger für Verletzungen durch Hitze oder Kälte werden. Viele ältere Menschen leiden an Arthritis und chronischen Schmerzen. Mit Schmerzen zu leben, kann die Schmerztoleranz erhöhen, weswegen es schwierig sein kann, schmerzhafte Areale zu lokalisieren. Bei der Untersuchung älterer Patienten muss auf diese Umstände geachtet werden. Es sollte nach einer Zunahme oder Ausbreitung von Schmerzen gefragt werden und ob sich Intensität und Charakter der Schmerzen seit dem Trauma verändert haben.

17.1.7 Nieren

Im Zusammenhang mit dem Alterungsprozess nimmt die Filtrations- und Exkretionsfähigkeit der Nieren ab. Dies sollte der Rettungsdienst bedenken, wenn Medikamente mit Wirkstoffen verabreicht werden, die über die Nieren ausgeschieden werden. Eine chronische Niereninsuffizienz betrifft typischerweise ältere Leute und führt zu einer Reduktion des Allgemeinzustands und der Fähigkeit, ein Trauma zu verkraften. Beispielsweise kann eine Niereninsuffizienz Ursache einer Anämie sein, wodurch die **physiologischen Reserven** vermindert werden.

17.1.8 Muskel- und Skelettsystem

Wenn die Knochen altern, verlieren sie Mineralien. Der Verlust an Knochenmasse (**Osteoporose**) ist geschlechtsabhängig. Im jungen Erwachsenenalter ist die Knochendichte bei Frauen größer als bei Männern. Der Verlust an Knochenmasse verläuft bei Frauen jedoch schneller, insbesondere nach der Menopause. Durch die höhere Inzidenz von Osteoporose bei älteren Frauen erleiden diese häufiger Frakturen, insbesondere des Schenkelhalses. Ursachen sind die Verminderung des Östrogenspiegels, längere Perioden körperlicher Inaktivität und ungenügende oder ineffiziente Aufnahme von Kalzium. Osteoporose trägt signifikant zu Hüftfrakturen und spontanen Wirbelkörperfrakturen bei. Die jährliche Inzidenz erreicht 1 % bei Männern und 2 % bei Frauen über 85 Jahre.[14]

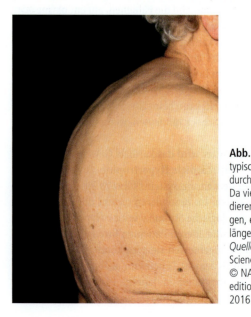

Abb. 17.3 Kyphose, typischerweise verursacht durch eine Osteoporose. Da viele Ältere dazu tendieren, die Beine zu beugen, erscheinen die Arme länger.
Quelle: © Dr. P. Marazzi/Science Source.
© NAEMT; PHTLS, 8th edition, Jones & Bartlett, 2016

Ältere Leute sind kleiner als in jungen Jahren, weil ihre Zwischenwirbelscheiben Wasser verlieren. Durch die Abflachung der Bandscheiben verlieren Personen zwischen dem 20. und dem 70. Lebensjahr etwa 5 cm Körpergröße. Eine **Kyphose** (Krümmung des Rückens) in der thorakalen Region kann ebenfalls zum Größenverlust beitragen, oft verursacht durch Osteoporose (> Abb. 17.3). Werden die Knochen poröser und fragiler, entstehen an der Wirbelkörpervorderkante Höhenminderungen und womöglich Kompressionsfrakturen. Indem sich die Brustwirbelsäule krümmt, verschieben sich Kopf und Schultern nach vorn. Durch eine chronisch obstruktive Lungenerkrankung (COPD), insbesondere ein Emphysem, wird die Kyphose wegen der stärkeren Ausbildung der Atemhilfsmuskulatur noch stärker ausgeprägt.

Die absoluten Konzentrationen der Wachstumshormone nehmen mit zunehmendem Alter ab. Gleichzeitig kann der Körper weniger auf die Ausschüttung anaboler Hormone reagieren. Daraus resultiert eine Abnahme der Muskelmasse ab dem 25. Lebensjahr um 4 % pro Dekade bis zum 50. Lebensjahr. Danach nimmt die Muskelmasse sogar um 10–35 % pro Dekade ab. Der Muskelverlust wird mikroskopisch gemessen, wobei sowohl die Zahl als auch die Größe der Muskelzellen abnehmen.

Defizite, die auf das Bewegungssystem zurückgehen (z. B. die Fähigkeit, bei unregelmäßigem Untergrund Hüfte und Knie zu beugen), erhöhen die Sturzgefahr. Änderungen der normalen Körperhaltung sind im Alter häufig und Veränderungen der Wirbelsäule führen zu einer Beugung. Osteoporose ist im Alter verbreitet. Aufgrund der zunehmenden Resorption wird der Knochen weniger biegsam, porös und brüchiger. Durch die Abnahme der Knochenfestigkeit und verminderte Muskelkraft aufgrund geringerer körperlicher Betätigung können schon durch geringe Krafteinwirkung multiple Frakturen entstehen. Brüche der langen Knochen kommen am häufigsten am proximalen Femur, an Hüfte, Humerus und Handgelenk vor. Die erhöhte Inzidenz von Stürzen resultiert in Colles-Frakturen des distalen Radius, da die Hände beim Fallen dorsoflektiert ausgestreckt werden.

Die Wirbelsäule verändert sich aufgrund von Osteoporose, **Osteophyten** (Knochensporne) und Verkalkung der stützenden Bänder. Diese Kalzifizierung verringert die Beweglichkeit und engt den Wirbelkanal ein. Dies wird als **spinale Stenose** bezeichnet und erhöht die Wahrscheinlichkeit der Rückenmarkkompression auch ohne akute Wirbelkörperfraktur. Die thorakale und lumbale Wirbelsäule degeneriert fortschreitend, sodass die Kombination aus Osteoporose und Veränderung der Haltung zu vermehrten Stürzen führt. Das Rettungsdienstpersonal sollte bei der Untersuchung verstärkt auf Rückenverletzungen achten, da bis zu 50 % der Wirbelkörper-Kompressionsfrakturen asymptomatisch verlaufen.[15]

17.1.9 Haut

Das Altern führt zu starken Veränderungen von Haut und Bindegewebe, was generell die Erholungsphase nach einem Trauma verlängert und einen negativen Einfluss auf die Wundheilung hat. Die Zellzahl nimmt ab, das Gewebe wird schwach und die Funktionen der Haut verschlechtern sich. Durch den Alterungsprozess nimmt die Anzahl von Schweiß- und Talgdrüsen ab. Daher kann die Temperatur weniger gut reguliert werden. Die Abnahme der Talgdrüsen führt zu trockener Haut. Der Abbau der Melaninproduktion bewirkt durch einen Pigmentverlust eine Farbveränderung von Haut und Haar: Sie werden blass und grau. Die Haut wird durch den zunehmenden Verlust von Bindegewebe dünn und erscheint durchsichtig. Die dünne und trockene Haut ist gegenüber Mikroorganismen weniger widerstandsfähig, was zu häufigeren Infektionen auch nach kleinen Verletzungen führt. Infolge der Abnahme der Hautelastizität wird die Haut runzelig und faltig, vor allem an Stellen großer Beanspruchung wie über den Gesichtsmuskeln. Im Rahmen von Unfällen mit relativ niedriger Energie kann es aufgrund der dünneren Haut zu massiven Gewebeverlusten oder Verletzungen kommen.

Durch den Verlust an Fettgewebe werden ältere Patienten schneller hypotherm. Die Abnahme der Hautdicke um bis zu 20 % ist zusammen mit der reduzierten Gefäßdichte verantwortlich für die eingeschränkte Thermoregulationsfähigkeit. Dennoch sollte bei einer **Hypothermie** auch an eine okkulte Sepsis, einen Schock, eine Hypothyreose oder Medikamentenintoxikation gedacht werden. Durch den Verlust an Fettgewebe werden vorstehende Körperstrukturen, wie Kopf, Schultern, Wirbelsäule, Gesäß, Hüften und Fersen, nicht mehr so gut gepolstert, wodurch bei einer längeren Immobilisierung (z. B. nach einem Sturz) die Gefahr von Drucknekrosen und Ulzera steigt.

17.1.10 Ernährung und Immunsystem

Im Alter nimmt der Kalorienbedarf aufgrund der verminderten metabolischen Aktivität ab. Dennoch kann der Proteinbedarf sogar noch ansteigen, wenn die Nahrungsverwertung ineffizienter wird. Aufgrund dieser Tatsachen sind ältere Traumapatienten oft schon vor einem Trauma unterernährt. Die finanzielle Situation von Pensionären kann die Qualität der Ernährung senken.

Wenn das Immunsystem altert, nimmt seine Funktionsfähigkeit ab. Die an der Immunabwehr beteiligten Organe – Thymus, Leber, Milz – schrumpfen. Deshalb und aufgrund von Ernährungsproblemen werden ältere Patienten anfälliger für Infektionen. **Sepsis** ist in dieser Altersgruppe eine häufige Todesursache nach einem Trauma.

17.2 Beurteilung

Die präklinische Beurteilung älterer Traumapatienten verläuft grundsätzlich so wie bei allen Traumapatienten. Dennoch kann ihre Versorgung Besonderheiten aufweisen. Wie bei allen Patienten sollte zunächst der Verletzungsmechanismus vor Augen gehalten werden. Die folgenden Abschnitte behandeln einige spezielle Aspekte der Beurteilung älterer Patienten.

17.2.1 Verletzungsmechanismen

Stürze

Stürze sind bei über 75-Jährigen die häufigste Ursache von Todesfällen und von körperlichen Behinderungen nach einem Trauma. Ungefähr ein Drittel der über 65-Jährigen stürzt einmal pro Jahr; bei den 80-Jährigen sind es bereits 50 %. Frauen und Männer stürzen etwa gleich häufig; Frauen erleiden allerdings aufgrund der Osteoporose doppelt so oft schwere Verletzungen. Stürze, selbst aus stehender Position, können bei Älteren schwere Verletzungen und lebensbedrohliche Traumata verursachen.

Die meisten Stürze sind altersbedingt und werden durch Veränderungen der Haltung und des Gangs verursacht.[16] Rückläufige Sehschärfe durch Katarakt, Glaukome und den Verlust der Nachtsicht tragen zur unsicheren Bewegungssteuerung älterer Menschen bei. Erkrankungen des zentralen und peripheren Nervensystems, des kardiovaskulären Systems und Herzprobleme fördern ebenfalls Stürze. Nicht nur die Vorerkrankungen bringen vermehrte ernste Komplikationen bei geriatrischen Patienten mit sich, sondern auch die Medikamente, mit denen diese behandelt werden (z. B. Antikoagulantien, Beta-Blocker), beeinflussen die normale Physiologie und die Kompensationsmechanismen bei einem Trauma. Dennoch sind die wichtigsten Faktoren, die das Sturzrisiko erhöhen, in der Umgebung des Patienten zu suchen: z. B. ungeeignetes Schuhwerk, Treppen, Teppiche und schlechte Lichtverhältnisse.

Frakturen der langen Röhrenknochen gehören zu den häufigsten Verletzungen; die höchste Mortalität und Morbidität resultieren aus Hüftfrakturen. Die Mortalität nach einer Oberschenkelhalsfraktur beträgt 20 % im 1. Jahr und steigt im 2. Jahr auf 33 % an. Verantwortlich sind vor allem Lungenembolien und die Folgen der eingeschränkten Mobilität.

Trauma durch Fahrzeuge

Autounfälle sind die häufigste Todesursache der 65- bis 74-Jährigen. Ein älterer Fahrzeugführer wird 5-mal häufiger schwer verletzt als ein jüngerer, obwohl überhöhte Geschwindigkeit nur selten die Unfallursache in dieser Altersgruppe ist.[17] Ältere sind oft in Unfälle verwickelt, die sich tagsüber, bei gutem Wetter und in der Nähe ihrer Wohnung ereignen.

Diese hohen Todesraten werden physiologischen Veränderungen zugeschrieben. Feine Veränderungen von Gedächtnis und Urteilsvermögen und ein beeinträchtigtes Seh- und Hörvermögen verlängern die Reaktionszeit. Ältere Autofahrer haben Mühe, sich in den Verkehr einzufügen.

Anders als bei jüngeren Fahrern ist Alkohol nur selten die Unfallursache: 5 % der tödlich verunglückten Älteren waren alkoholisiert im Vergleich zu 23 % aller anderen Altersklassen.[17] 25 % der tödlich verunglückten Fußgänger sind ältere Menschen. Viele alte Menschen können eine ampelgesicherte Straße nicht schnell genug überqueren. 45 % aller tödlichen Unfälle mit älteren Fußgängern ereignen sich in der Nähe von Fußgängerüberwegen.

Angriffe und häusliche Gewalt

Als **Misshandlung** wird das willentliche Zufügen einer Verletzung oder das Unterlassen von Maßnahmen zum Schutz vor Verletzungen sowie unzumutbares Einsperren, Einschüchterung oder grausame Bestrafung definiert. Misshandlungen führen zu physischen oder psychischen Verletzungen oder Schmerzen. Ältere Personen werden sehr leicht Opfer von Misshandlung und Verbrechen. Gewaltsame Angriffe sind für 10 % der traumabedingten Notfalleinweisungen von älteren Menschen verantwortlich. Bei Abhängigkeit von dauerhafter Pflege sind ältere Patienten prädisponiert für Missbrauch und Vernachlässigung durch ihre „Helfer". Es wird geschätzt, dass nur etwa 15 % dieser Fälle gemeldet werden (> Kap. 17.5).[18, 19]

Verbrennungen

Die älteren Patienten stellen 20 % aller Verbrennungsopfer und etwa 1 500 Todesfälle pro Jahr durch Feuerunfälle. Todesfälle ereignen sich infolge kleinflächiger und weniger schwerer Verbrennungen verglichen mit anderen Altersgruppen. Die Mortalität durch Verbrennungen ist 7-mal höher als bei Jüngeren. Durch das eingeschränkte Seh- und Hörvermögen entdecken ältere Personen Brände später. Ihre geringere Schmerzempfindlichkeit und dünnere Haut haben stärkere und oft tiefere Verbrennungen zur Folge. Aufgrund medizinischer Vorerkrankungen wie Herz-Kreislauf-Erkrankungen oder Diabetes mellitus tolerieren Patienten die nach Verbrennungen notwendige Flüssigkeitsgabe weniger gut. Kreislaufkollaps und Infektionen stellen bei älteren Patienten die häufigste Todesursache nach Verbrennungen dar.

Traumatische Hirnverletzungen

Nach 70 Lebensjahren hat sich das Gehirngewicht um 10 % reduziert. Die Dura mater haftet enger am Schädel, was zu einem gewissen Verlust an Hirnvolumen führt. Die Duravenen stehen unter vermehrtem Zug und reißen deshalb schneller. Folglich nimmt die Inzidenz der subduralen Blutungen zu und die Epiduralblutungen ab. Aufgrund der Hirnatrophie können sich subdural große Mengen Blut bei nur geringen klinischen Zeichen ansammeln. Die Kombination von Schädel-Hirn-Trauma und hypovolämischem Schock geht mit einer größeren Mortalität einher. Vorbestehende Krankheiten oder ihre Behandlung können die mentalen Funktionen zusätzlich einschränken. Bei Unsicherheit, ob eine Verwirrung akut oder chronisch ist, sollten die Betroffenen zur weiteren Untersuchung in ein Traumazentrum transportiert werden.

17.2.2 Primary Assessment

Airway

Die Untersuchung des älteren Patienten beginnt mit der Beurteilung der Atemwege. Veränderungen des Bewusstseins können mit einer Obstruktion der Atemwege durch die Zunge einhergehen. Die Mundhöhle muss auf Fremdkörper wie Zahnprothesen, die sich ggf. gelöst und verschoben haben, untersucht werden.

Breathing

Ältere Patienten, die mit einer Atemfrequenz unter 10 oder über 30 pro Minute atmen, erreichen ebenso wie jüngere Patienten kein adäquates Atemminutenvolumen und müssen mit Überdruck assistiert beatmet werden. Eine Atemfrequenz zwischen 12 und 20/min ist bei Erwachsenen normal und bestätigt, dass ein ausreichendes Atemminutenvolumen vorhanden ist. Bei älteren Patienten jedoch kann das Atemminutenvolumen durch verminderte Atemzugvolumina und Lungenkrankheiten ungenügend sein, obwohl die Atemfrequenz zwischen 12 und 20/min liegt. Daher müssen die Atemgeräusche sofort auskultiert werden, wenn die Atemfrequenz nicht im Normbereich liegt. Die Auskultation kann durch das niedrigere Tidalvolumen erschwert sein.

Die Vitalkapazität einer älteren Person ist um 50 % vermindert. Die kyphotische Veränderung der Wirbelsäule führt zu einer Einschränkung der Atmung in Ruhe. Eine Hypoxie ist bei älteren Patienten eher die Folge eines Schocks als bei jungen Patienten. Ältere Patienten haben darüber hinaus eine herabgesetzte Elastizität des Brustkorbs. Ein geringeres Atemzugvolumen und Atemminutenvolumen ist daher typisch. Oft liegt auch eine signifikante Reduzierung des Sauerstoff- und CO_2-Austauschs vor, wodurch die Hypoxie zunimmt.

Circulation

Bestimmte Zeichen können nur interpretiert werden, wenn die früheren Werte oder die „Baseline" des Patienten bekannt sind. Normwerte sind nicht bei jedem Menschen „normal" und können, insbesondere bei Älteren, abweichen. Daran muss bei der Interpretation eines Wertes immer gedacht werden.

Medikamente tragen zu dieser Variabilität ebenfalls bei. So gilt z. B. ein systolischer Blutdruck von 120 mmHg bei Erwachsenen als normal. Wird dieser Wert allerdings bei einer älteren Person mit chronischer Hypertonie gemessen, die normalerweise einen systolischen Blutdruck von 150 mmHg aufweist, können die 120 mmHg bereits Zeichen einer versteckten Blutung sein, die eine Dekompensation verursacht hat. Die Herzfrequenz ist bei älteren Traumapatienten ebenfalls ein schlechter Indikator. Einerseits kann sie durch Medikamente beeinflusst sein, andererseits kann das Herz-Kreislauf-System bei Älteren nicht mehr adäquat auf eine Katecholaminausschüttung reagieren. Quantitative Messwerte oder Zeichen sollten nie isoliert von anderen Befunden gewertet werden. Werden solche Zeichen nicht erkannt oder gar **ver**kannt, kann das für den Patienten schwerwiegende Folgen haben.

Die Rekapillarisierungszeit ist bei älteren Leuten wegen des weniger effizienten Kreislaufs (periphere arterielle Verschlusskrankheit) verzögert; deshalb ist sie ein schlechter Indikator einer akuten Kreislaufproblematik. Gewisse Einbußen der distalen motorischen, sensorischen und zirkulatorischen Fähigkeiten der Extremitäten sind nichts Ungewöhnliches.

Disability

Der Rettungsdienstmitarbeiter sollte alle Untersuchungsergebnisse im Hinblick auf den gesamten Patienten bewerten. Bei älteren Menschen können große Unterschiede der mentalen Funktionen, des Gedächtnisses und der Orientierung auftreten (in Bezug auf Gegenwart und/oder Vergangenheit). Bedeutende neurologische Traumata sollten angesichts der vorbestehenden, „normalen" Beeinträchtigungen interpretiert werden. Wenn niemand am Einsatzort den Normalzustand beschreiben kann, muss davon ausgegangen werden, dass die neurologischen Veränderungen traumatisch bedingt sind, entweder durch eine neurologische Verletzung, Hypoxie oder beides oder Hypovolämie. Die Fähigkeit, zwischen akut und chronisch zu unterscheiden, ist präklinisch wichtig, um eine adäquate Behandlung zu gewährleisten. Bewusstlosigkeit bleibt dennoch in allen Fällen ein ernsthaftes Zeichen.

Die Orientierung hinsichtlich Zeit und Ort bei älteren Patienten wird durch vorsichtige und komplette Fragen untersucht. Menschen, die fünf Tage die Woche arbeiten und am Wochenende frei haben, wissen meistens, welchen Wochentag wir gerade haben. Falls dies nicht der Fall ist, muss von einer Bewusstseinstrübung ausgegangen werden. Menschen, die nicht mehr einer geregelten Arbeit nachgehen, können vielleicht nicht den Wochentag oder gar den Monat nennen, ohne dass dies gleich pathologisch wäre.

Menschen, die nicht mehr Auto fahren, können vielleicht nicht sagen, wo sie sich gerade befinden, obwohl sie eigentlich normal orientiert sind. Konfusion und die Unfähigkeit, sich an weit Zurückliegendes zu erinnern, spricht mehr für die Ferne des Ereignisses als für die Vergesslichkeit der Person. Das wiederholte Erzählen vergangener Ereignisse und die stärkere Konzentration auf die weiter zurückliegende Vergangenheit als auf kürzlich Geschehenes deuten meist auf eine nostalgische Verbundenheit mit der eigenen Vergangenheit hin. Diese soziale und psychologische Kompensation sollten nicht mit Senilität oder verminderter mentaler Leistung verwechselt werden.

17.2.3 Expose And Environment

Ältere Personen reagieren empfindlicher auf Veränderungen ihrer Umgebung. Sie können weniger gut auf diese Veränderungen reagieren und können schlechter Wärme produzieren oder diese abgeben. Die Probleme der Thermoregulation hängen mit einem Ungleichgewicht von Elektrolyten zusammen (z. B. Kaliummangel, Hypothyreose, Diabetes mellitus). Weitere Faktoren sind eine herabgesetzte Stoffwechselrate, die verminderte Fähigkeit zu zittern, Arteriosklerose und Auswirkungen von Medikamenten und Alkohol. Die Hypothermie wird beeinflusst durch zerebrovaskuläre Insulte, die Einnahme von Diuretika, Antihistaminika oder Parkinson-Medikamenten, von Fettgewebe, der peripheren Vasokonstriktion und von einem schlechten Ernährungszustand.

17.2.4 Secondary Assessment – Detaillierte Anamnese und körperliche Untersuchung

Das Secondary Assessment beim älteren Traumapatienten wird in gleicher Weise wie bei jungen Patienten durchgeführt, nachdem lebensbedrohliche Zustände behandelt worden sind. Jedoch können einige Faktoren die Beurteilung eines geriatrischen Patienten erschweren. Daher wird der Rettungsdienstmitarbeiter wahrscheinlich mehr Zeit als üblich zur Sammlung von Informationen und zur Anamneseerhebung benötigen.

Herausforderungen bei der Kommunikation

- **Geduld ist erforderlich, wenn die Patienten schlecht hören oder sehen.** Empathie und Einfühlungsvermögen sind essenziell. Die Intelligenz eines Patienten darf nicht wegen einer erschwerten Kommunikation unterschätzt werden. Der Rettungsdienst kann Verwandte oder Bekannte mit einbeziehen, um mehr zu erfahren. Doch nicht alle älteren Patienten sind eingeschränkt. Eine laute, langsame Sprache ist nicht immer nötig und kann auch verletzend sein.
- **Die Beurteilung eines älteren Patienten erfordert unterschiedliche Fragetaktiken.** Der Rettungsdienstmitarbeiter sollte gezielte Fragen stellen, denn Patienten neigen dazu, alle allgemeinen Fragen einfach mit Ja zu beantworten. Offene Fragen zu stellen, ist meistens ein gutes Werkzeug zur Informationsgewinnung. Sollen aber bestimmte Informationen zu einem Problem eingeholt werden, sollte nach den spezifischen Details gefragt werden. Statt „Wie ist der Schmerz?" kann die Frage lauten: „Ist der Schmerz in der Hüfte stechend oder brennend?" oder „Wie bewerten Sie Ihren Schmerz auf einer Skala von 0 bis 10, wenn 0 für keinen und 10 für den schlimmsten vorstellbaren Schmerz steht?"
- **Fremdanamnese ist eventuell notwendig.** Wenn nötig, können mit dem Einverständnis des Patienten fremdanamnestische Angaben von Verwandten oder Pflegepersonen eingeholt werden, um wertvolle Informationen zu erhalten. Trotzdem ist wichtig, den Patienten nicht wie ein Kind zu behandeln. Dies ist ein häufiger Fehler von klinischem und präklinischem Personal. Das oft gut gemeinte Beantworten von Fragen durch Angehörige, ohne dabei die betroffene ältere Person ausreden zu lassen, kann dazu führen, dass hierdurch relevante Verletzungen/Erkrankungen übersehen werden. Bei der Fremdanamnese ist nicht nur die Gefahr der inkompletten oder unkorrekten Information größer, sondern die Informationen werden von den Angehörigen teils auch falsch eingeschätzt. Manche Patienten – darunter Opfer von Misshandlungen – wünschen aus verschiedensten Gründen, dass keine der Bezugspersonen anwesend bleibt, trauen sich aber oft nicht, dies zu sagen. Vielleicht fürchten sie sich vor Bestrafung, wenn die misshandelnde Person anwesend ist. Oder es gibt Probleme, für die sich die Patienten vor den Angehörigen schämen.
- **Achten Sie auf eingeschränktes Hör- und Sehvermögen, begrenztes Verständnis und Bewegungseinschränkungen.** Es sollte Augenkontakt zum Patienten hergestellt werden. Der Patient ist möglicherweise hörgeschädigt und muss von Ihren Lippen oder Ihrem Geschichtsausdruck ablesen. Geräusche, Ablenkungen und Unterbrechungen sollten vermieden werden. Der Helfer sollte Sprachfluss, unwillkürliche Bewegungen, Hirnnervenausfälle oder Atemschwierigkeiten beachten. Sind die Bewegungen des Patienten flüssig, unstetig oder unsicher?
- **Seien Sie respektvoll und vermeiden Sie eine herablassende Sprache.** Der Patient sollte mit seinem Namen angesprochen werden. Fragen wie: „Wo tut es Ihnen weh?" sollten unterlassen werden. Der Helfer sollte lieber offene Fragen wie „Wie würden Sie die Schmerzen im Unterbauch beschreiben?" stellen und Phrasen wie: „Nun wird es Ihnen wieder besser gehen …" vermeiden.

Physiologische Veränderungen

- **Der Körper reagiert unter Umständen anders als bei jüngeren Patienten.** Typische Zeichen einer schwereren Erkrankung wie Fieber und Schmerzen kommen erst später zum Vorschein, wodurch die Beurteilung älterer Patienten schwieriger ist. Zusätzlich verändern viele Medikamente die Körperfunktionen. Häufig müssen sich der Rettungsassistent und der Notarzt allein auf die Anamnese verlassen.
- **Eingeschränkte Auffassungsgabe und neurologische Störungen sind für viele Patienten ein schwerwiegendes Problem.** Diese Einschränkungen können von Verwirrtheit bis zur senilen Alzheimer-Demenz reichen. Die Patienten haben nicht nur Schwierigkeiten zu kommunizieren, sondern können auch unfähig sein, Informationen zu verstehen oder die Beurteilung zu unterstützen. Manchmal sind diese Patienten unruhig oder aggressiv.
- **Geben Sie dem Patienten beim Eintreffen die Hand und fühlen Sie die Kraft des Händedrucks, den Hautturgor und die Körpertemperatur.** Wie ist der Ernährungszustand des Patienten? Macht der Patient einen guten Eindruck, dünn oder abgemagert? Ältere Menschen haben ein herabgesetztes Durstgefühl. Ältere Patienten haben darüber hinaus eine verminderte Menge Körperfett (15–30 % weniger) und Körperwasser.
- **Ältere Patienten zeigen eine verminderte Muskelmasse, Knochenschwäche, Gelenkdegenerationen und Osteoporose.** Die Patienten erleiden schon bei geringen Traumata Frakturen, insbesondere von Wirbelkörpern, Hüften und Rippen.
- **Ältere Kranke zeigen häufiger eine Degeneration der Herzmuskelzellen und tragen oft Herzschrittmacher.** Wegen des Elastizitätsverlusts von Herz und größeren Arterien neigen sie eher zu Herzrhythmusstörungen. Die verbreitete Nutzung von Beta- und Kalziumkanalblockern sowie Diuretika führt zu weiteren Problemen. Nach einer Verletzung zeigen diese Patienten oft Symptome eines verminderten Herzzeitvolumens und einer Hypoxie, obwohl sie keine Lungenkrankheiten haben. Herzschlagvolumen und Herzfrequenz sind als Mechanismus der kardialen Reserve vermindert, was zur Morbidität und Mortalität bei älteren Traumapatienten beiträgt. Ein älterer Traumapatient mit einem systolischen Blutdruck von 120 mmHg sollte wie ein Patient mit hypovolämischem Schock behandelt werden – bis zum Beweis des Gegenteils.

Umgebung des Patienten

Halten Sie nach Verhaltensauffälligkeiten Ausschau und achten Sie auf Unstimmigkeiten am Einsatzort. Schauen Sie auf das Äußere des Patienten. Ist die äußere Erscheinung des Patienten adäquat? Ist sie mit der Situation vereinbar, in welcher der Patient angetroffen wurde? Wie leicht oder mühsam erhebt sich der Patient? Sind Zeichen der Misshandlung oder Vernachlässigung erkennbar?

Anamnese

Medikamente

Kenntnisse über die von einem Patienten eingenommenen Medikamente können präklinisch äußerst relevant sein. Die Existenz von Vorerkrankungen und die Kenntnis darüber können für die Versorgung eines älteren Traumapatienten von entscheidender Wichtigkeit sein. Die folgenden Medikamente sind von besonderem Interesse, da sie von älteren Patienten häufig eingenommen werden und die präklinische Versorgung beeinflussen können:

- **Betablocker** (Propranolol, Metoprolol) können für eine absolute oder relative Bradykardie verantwortlich sein. In dieser Situation ist ein Anstieg der Herzfrequenz als Folge eines Schocks eventuell nicht möglich. Diese Patienten können sich ohne Vorwarnung rapide verschlechtern.
- **Kalziumantagonisten** (Verapamil) können eine periphere Vasokonstriktion unterbinden und einen hypovolämischen Schock beschleunigen.
- **Nichtsteroidale Antirheumatika** (NSAR, z. B. Ibuprofen) können die Plättchenaggregation verhindern und eine Blutung verstärken.
- **Antikoagulanzien** (Clopidogrel, ASS, Warfarin) können einen Blutverlust vergrößern. Die Einnahme von Warfarin erhöht das Risiko einer isolierten Schädel-Hirn-Verletzung und verschlechtert das Outcome. Unter dieser Medikation ist jede Blutung schwerer zu stoppen. Schlimmer noch: Innere Blutungen können schneller voranschreiten und in einem Schock oder mit dem Tod des Patienten enden.
- **Blutzuckersenkende Mittel** (Insulin, Metformin, Rosiglitazon) stehen möglicherweise im Zusammenhang mit dem zugrunde liegenden Unfall und erschweren die Einstellung des Blutzuckerwertes, wenn sie unentdeckt bleiben.

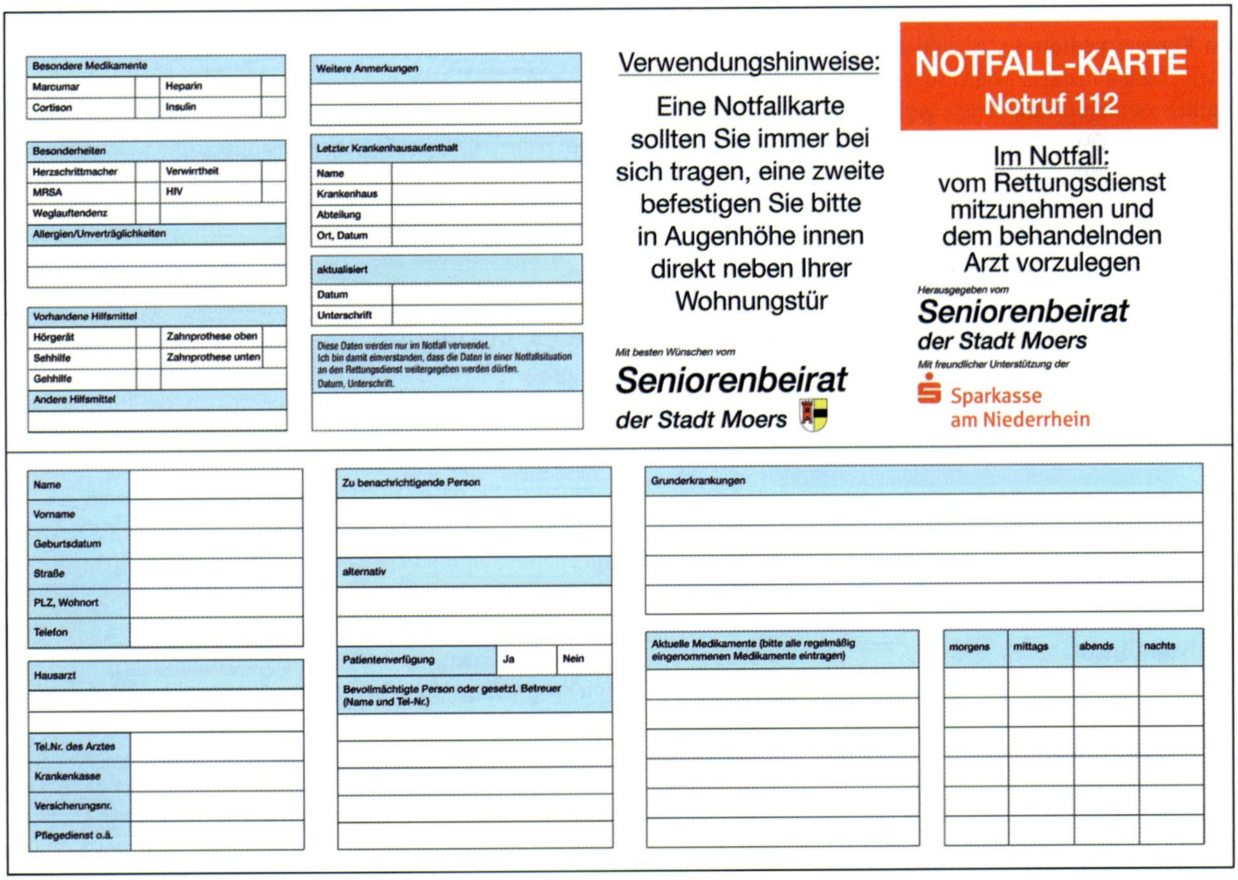

Besondere Medikamente
Marcumar | Heparin
Cortison | Insulin

Besonderheiten
Herzschrittmacher | Verwirrtheit
MRSA | HIV
Weglauftendenz
Allergien/Unverträglichkeiten

Vorhandene Hilfsmittel
Hörgerät | Zahnprothese oben
Sehhilfe | Zahnprothese unten
Gehhilfe
Andere Hilfsmittel

Weitere Anmerkungen

Letzter Krankenhausaufenthalt
Name
Krankenhaus
Abteilung
Ort, Datum

aktualisiert
Datum
Unterschrift

Diese Daten werden nur im Notfall verwendet.
Ich bin damit einverstanden, dass die Daten in einer Notfallsituation an den Rettungsdienst weitergegeben werden dürfen.
Datum, Unterschrift.

Verwendungshinweise:
Eine Notfallkarte sollten Sie immer bei sich tragen, eine zweite befestigen Sie bitte in Augenhöhe innen direkt neben Ihrer Wohnungstür

Mit besten Wünschen vom
Seniorenbeirat
der Stadt Moers

NOTFALL-KARTE
Notruf 112

Im Notfall:
vom Rettungsdienst mitzunehmen und dem behandelnden Arzt vorzulegen

Herausgegeben vom
Seniorenbeirat
der Stadt Moers
Mit freundlicher Unterstützung der
Sparkasse am Niederrhein

Name
Vorname
Geburtsdatum
Straße
PLZ, Wohnort
Telefon

Hausarzt

Tel.Nr. des Arztes
Krankenkasse
Versicherungsnr.
Pflegedienst o.ä.

Zu benachrichtigende Person

alternativ

Patientenverfügung | Ja | Nein

Bevollmächtigte Person oder gesetzl. Betreuer (Name und Tel.-Nr.)

Grunderkrankungen

Aktuelle Medikamente (bitte alle regelmäßig eingenommenen Medikamente eintragen)	morgens	mittags	abends	nachts

Abb. 17.4 Notfallkarte der Stadt Moers.
Quelle: Stadt Moers, Leitstelle Älterwerden, Geschäftsstelle Seniorenbeirat

- **Pflanzliche Mittel** werden von älteren Patienten häufig genutzt und oft verschwiegen, weshalb spezifisch nach ihnen gefragt werden muss. Sie können unvorhersagbare Nebenwirkungen erzeugen und Medikamenteninteraktionen verursachen. Komplikationen dieser Stoffe können die Verstärkung von Blutungen (Knoblauch) oder ein Herzinfarkt sein (Epinephrin/Ma-Huang). Die Interpretation von Medikamentenlisten kann präklinisch schwierig sein, wenn mehrere davon vorhanden sind oder der Patient bewusstlos ist. Daher wurde in den USA das Projekt „File of Life" (www.folife.org) gestartet: Alle relevanten individuellen medikamentenbezogenen Notfallinformationen der Teilnehmer werden immer am gleichen Ort deponiert, und zwar an der Kühlschranktür. Der Patient hinterlegt seine aktuelle Medikamentenliste und Anamnese unter einem Magnethalter an der Kühlschranktür. In Deutschland gibt es verschiedene Notfallkarten, z. B. von privaten Anbietern oder Versicherungen. Eine Notfallkarte der Stadt Moers zeigt ➤ Abb. 17.4.

Krankheiten

Zahlreiche Krankheiten können Menschen für Unfälle prädisponieren. Gerade Erkrankungen, die zu einer Veränderung der Bewusstseinslage oder anderen neurologischen Defiziten führen, müssen hierbei beachtet werden. Als Beispiele wären zu nennen: Anfallsleiden, Unterzuckerung bei Diabetikern, Synkopen bei Einnahme von blutdrucksenkenden Medikamenten, Herzrhythmusstörungen bei akutem Koronarsyndrom (ACS) und zerebrovaskuläre Ereignisse (Apoplex). Da die Inzidenz von chronischen Erkrankungen im Alter deutlich zunimmt, sind gerade geriatrische Patienten im Vergleich zu jüngeren Patienten von Verletzungen als Folge der Grunderkrankung stärker betroffen. Der Rettungsdienst sollte diese Tatsache immer im Hinterkopf behalten und Hinweise, die während der Beurteilung des Patienten auffallen, beachten:
- Zeugen geben an, der Patient sei vor dem Unfall bewusstlos geworden.
- Ein Notfallpass weist den Patienten als Diabetiker aus.
- Auf dem EKG zeigt sich eine Herzrhythmusstörung.

Diese Informationen sollten unbedingt dem aufnehmenden Krankenhaus mitgeteilt werden.

17.3 Management

17.3.1 Airway

Zahnprothesen können das Atemwegsmanagement beeinträchtigen. Gewöhnlich sollten sie dort belassen werden, wo sie hingehören, um eine bessere Abdichtung der Maske zu erreichen. Eine Teilprothese kann sich aber während der Notfallbehandlung verschieben und die Atemwege blockieren; diese sollte dann entfernt werden.

Schwaches nasopharyngeales Gewebe und eine mögliche Einnahme von Antikoagulanzien führen zu einer erhöhten Blutungsgefahr, wenn bei älteren Patienten ein Tubus nasal eingeführt wird. Eine solche Blutung beeinträchtigt die Atemwege zusätzlich und es kann sogar zur Aspiration kommen. Arthrose kann die Kiefergelenke und die Halswirbelsäule betreffen. Durch die verminderte Beweglichkeit der Gelenke wird die endotracheale Intubation erschwert.

Ziel des Atemwegsmanagements ist die Sicherung offener Atemwege und die adäquate Oxygenierung der Gewebe. Eine mechanische Beatmung mit einem Beatmungsbeutel oder mittels endotrachealer Intubation sollte bei verletzten älteren Patienten früh in Betracht gezogen werden, denn ihre physiologischen Reserven sind stark begrenzt.[19]

17.3.2 Breathing

Allen Traumapatienten sollte so früh wie möglich Sauerstoff verabreicht werden. Die Sauerstoffsättigung sollte generell über 95 % liegen. In der älteren Population ist die Inzidenz chronisch obstruktiver Lungenerkrankungen (COPD) hoch. Bei einer COPD ist der Atemantrieb einiger Patienten nicht mehr von der CO_2-Konzentration, sondern von einer erniedrigten Sauerstoffkonzentration abhängig. Dennoch sollte einem schwer verletzten Patienten aus diesem Grund niemals Sauerstoff vorenthalten werden. Wenn der Patient durch einen erhöhten CO_2-Wert somnolent wird, ist eine assistierte Maskenbeatmung oder sogar eine Intubation angezeigt.

Ältere Menschen haben einen steiferen Brustkorb als jüngere. Zusätzlich sind ihre Brustwandmuskeln schwächer und die Knorpel versteift, wodurch die Thoraxbeweglichkeit noch mehr eingeschränkt ist. Durch diese und weitere Faktoren ist das Lungenvolumen reduziert. Ältere Patienten benötigen unter Umständen früher eine assistierende Beatmung. Allenfalls müssen sie mit einem größeren Druck beatmet werden, um den erhöhten Widerstand des Thorax zu überwinden.

17.3.3 Circulation

Blutungen werden bei älteren Patienten anders kontrolliert als bei Jüngeren. Die Älteren haben geringere kardiovaskuläre Reserven. Die Vitalzeichen sind schlechte Indikatoren eines Schocks, da normalerweise hypertensive Patienten bereits mit einem systolischen Blutdruck von 110 mmHg im Schock sein können. Die Patienten tolerieren aufgrund einer Reduktion des zirkulierenden Blutvolumens, einer chronischen Anämie und einer vorbestehenden koronaren Herzkrankheit selbst einen geringen Blutverlust nur schlecht.

Eine frühzeitige Blutungskontrolle durch direkten Druck auf die offene Wunde, Stabilisierung und Immobilisation von Frakturen sowie ein schneller Transport in ein Traumazentrum sind essenziell. Die Flüssigkeitssubstitution sollte anhand der Verdachtsmomente (Unfallmechanismus) und augenfälliger Schockzeichen gesteuert werden. Die Nieren können die Folgen von Verletzungen nur bedingt kompensieren. Ihre Fähigkeit, Urin zu konzentrieren, ist herabgesetzt, was häufig zu einer Dehydration führt. Die Urinausscheidung ist daher ein ungenaues Maß, um die Perfusion bei älteren Patienten zu bewerten.

17.3.4 Immobilisation

Bei geriatrischen Traumapatienten kann die Immobilisation der Halswirbelsäule vonnöten sein, wobei auch hier eine Indikationsstellung differenziert erfolgen sollte und zusätzlich die degenerativen Prozesse sowie die veränderten anatomische Gegebenheiten bedacht werden müssen. Bei der präklinischen Versorgung älterer Personen sollte eine Protektion der Halswirbelsäule allerdings nicht nur im Rahmen eines entsprechenden Traumas erfolgen, vielmehr kann eine Immobilisation auch bei akuten medizinischen Problemen erforderlich sein, wenn ein Atemwegsmanagement notwendig wird. Ein Beispiel für eine Schädigung allein durch äußere manuelle Manipulation ohne traumatische Genese ist eine Verletzung des zervikalen Rückenmarks bei degenerativer Arthritis, ohne begleitende ossäre Verletzungen. Ein weiterer Aspekt einer unsachgemäßen Bewegung der Halswirbelsäule ist die Möglichkeit der Unterbindung des arteriellen Zuflusses, was zu Bewusstlosigkeit oder zum Hirninfarkt führen kann.

Nicht nur bei schwerer Kyphose, sondern generell bei Anlage einer Zervikalstütze ist unbedingt darauf zu achten, dass eine korrekte Abmessung und Anlage erfolgt, um weder die Atemwege noch den arteriellen Fluss der Karotiden zusätzlich zu beeinträchtigen. Bislang weniger verbreitete Methoden der HWS-Immobilisation sind die Verwendung zusammengerollter Handtücher oder sogenannter Headblocks. Beispiele für den differenzierten Einsatz von Zervikalstützen sind das symptomatische Schädel-Hirn-Trauma oder eine stark veränderte Anatomie des Skelettsystems; die hier aufgeführten Alternativen gilt es in diesen Fällen zu erwägen. Bei einer Ganzkörper-Immobilisation kann eine Unterpolsterung von Kopf und dem Bereich zwischen den Schulterblättern sinnvoll sein, wenn ein älterer Patient in Rückenlage auf einem Spineboard immobilisiert werden soll (➤ Abb. 17.5).

Eine gute Alternative zum rigiden Spineboard ist die Vakuummatratze, da diese an die Anatomie des Patienten angeformt werden und so eine angemessene Unterstützung sowie größeren Komfort bieten kann. Außerdem neigen ältere und vor allem schmächtige Personen aufgrund der dünnen Haut und der fehlenden Fettschicht in Rückenlage zur Ausbildung von Druckulzera (Dekubitus). Daher wird bei Lagerung auf einem Spineboard eine zusätzliche Polsterung der typischen Druckpunkte erforderlich. Des Weiteren sollten die Beine im Bereich der Knie unterlegt werden, da viele ältere Patienten die unteren Extremitäten nicht mehr vollständig strecken können und so mehr Komfort und Sicherheit bei der Fixierung eines geriatrischen Traumapatienten auf einem Spineboard erzielt wird.[20]

17.3.5 Temperaturkontrolle

Ein älterer Patient sollte während Behandlung und Transport engmaschig hinsichtlich Hypo- oder Hyperthermie überwacht werden. Obwohl es angemessen ist, einen Patienten zur Untersuchung zu entkleiden, sind ältere Leute sehr anfällig gegenüber Unterkühlung. Daher sollten sie im Anschluss an die Untersuchung mit einer Decke oder Ähnlichem zugedeckt werden, um die Körperwärme zu bewahren.

Durch die Wirkungen vieler Medikamente, z. B. zur Behandlung der Parkinson-Erkrankung, Depressionen, Psychosen oder Übelkeit und Erbrechen, können manche Patienten andererseits zu Hyperthermie neigen; daher können auch kühlende Maßnahmen notwendig werden, wenn der Patient nicht schnell genug in eine kühlere Umgebung gebracht werden kann (➤ Kap. 21.2.3).

Eine verzögerte oder lange andauernde Rettung bei extremen Temperaturen stellt für ältere Patienten ein großes Risiko dar und sollte deshalb schnell angegangen werden. Eine künstliche Kühlung oder Erwärmung des älteren Traumapatienten sollte aufgrund der veränderten Struktur der Haut unter Vermeidung thermischer Verletzungen im Bereich der Anwendung stattfinden. Daher sollte ein Laken oder ein Kleidungsstück des Patienten zwischen Kühl- bzw. Wärmevorrichtung und Patientenhaut platziert werden.

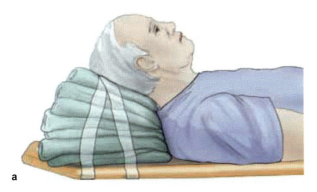
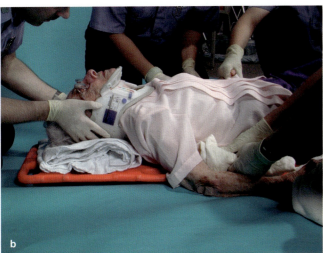

Abb. 17.5 Immobilisation eines Patienten mit Kyphose (**a** Zervikalstütze und Befestigungsbänder wurden zur besseren Verdeutlichung weggelassen). *Quelle:* b: © Jones & Bartlett Learning

17.4 Rechtliche Aspekte

Das Rettungsdienstpersonal kommt möglicherweise mit diversen rechtlichen Aspekten während der Behandlung von älteren Patienten in Kontakt. Obwohl die Mortalität mit fortschreitendem Alter zunimmt, erreichen etwa 80 % der eingewiesenen älteren Traumapatienten wieder einen guten Funktionszustand. Unter Umständen verzichten die Patienten oder ihre Angehörigen auf potenziell lebenswichtige Behandlungen und wünschen nur eine lindernde, palliative Therapie. Die individuelle geeignete Behandlung kann durch ein Testament des Patienten oder eine Patientenverfügung ermittelt werden, wenn sie am Notfallort vorliegt.

In der Bundesrepublik Deutschland haben Ehepartner, Geschwister, Kinder, Schwiegerkinder und Eltern keine rechtliche Entscheidungskompetenz für einen erwachsenen Patienten. Eine rechtlich verantwortliche Person (z. B. ein Betreuer) muss von einem Vormundschaftsgericht bestellt werden, darf aber nur in den ihm zugewiesenen Bereichen Entscheidungen treffen (muss nicht den Gesundheitsbereich betreffen). Es gibt verschiedene rechtliche Regelungen in Bezug auf medizinische Entscheidungen. Hierbei kann auch ein Gericht oder eine dritte, unabhängige Person involviert sein.

Inmitten einer Notfallsituation kann es schwierig sein, solche rechtlichen Entscheidungen zu treffen. Da der Rettungsdienst grundsätzlich zur Hilfeleistung angefordert worden ist, muss er bei bewusstlosen Patienten oder bei eingeschränkter mentaler Verfassung von stillschweigendem Einverständnis des Patienten ausgehen. Er sollte alle Entscheidungen sehr genau mit Angabe aller Anwesenden dokumentieren und Sachverhalte nochmals im Krankenhaus klären, wenn es die Zeit erlaubt.

17.5 Misshandlung und Vernachlässigung

Misshandlung älterer Menschen ist definiert als jede Handlung eines Angehörigen, einer Person, die täglich Kontakt zum Haushalt (Haushälterin, Servicekraft) hat oder von der die ältere Person im Rahmen der Versorgung mit Essen, Kleidung oder Obdach abhängig ist, oder einer professionellen Pflegekraft, die sich emotional, finanziell oder physisch gegen den älteren Menschen richtet.

Meldungen und Beschwerden über Misshandlung und Vernachlässigung älterer Menschen nehmen zu. Das exakte Ausmaß ist aus folgenden Gründen nicht bekannt:
- Misshandlung älterer Menschen ist lange tabuisiert worden.
- Misshandlung und Vernachlässigung von Älteren wird unterschiedlich definiert.
- Die Älteren haben Angst, das Problem den Behörden anzuzeigen. Das Opfer schämt sich unter Umständen oder hat Schuldgefühle, weil es den Täter selbst erzogen hat. Es ist möglicherweise von der ganzen Situation traumatisiert oder befürchtet eventuell Vergeltungsmaßnahmen.
- Mancherorts sind keine geeigneten Meldestellen oder -systeme vorhanden.

Die physischen und emotionalen Zeichen der Misshandlung, wie Vergewaltigung, Schläge, Mangelernährung oder Nahrungsentzug, werden oftmals übersehen oder falsch interpretiert. Vor allem ältere Frauen verschweigen Vorfälle von sexuellem Missbrauch. Veränderungen des mentalen Status oder der Einfluss von Medikamenten (z. B. drogeninduzierte Depression) verhindern unter Umständen eine Meldung durch das Opfer selbst.

17.5.1 Profil eines Misshandlungsopfers

Folgende Eigenschaften des Opfers begünstigen Misshandlungen:
- Alter über 65 Jahre, bei Frauen insbesondere über 75 Jahre
- Gebrechlichkeit, Schwäche
- Multiple chronische medizinische Probleme
- Demenz
- Gestörter Schlafzyklus, Schlafwandler, lautes Schreien in der Nacht
- Urin- oder Stuhlinkontinenz
- Abhängigkeit von anderen im Rahmen alltäglicher Aktivitäten oder Unfähigkeit, selbstständig zu leben

17.5.2 Profil eines Misshandelnden

Da viele ältere Leute, vor allem Frauen über 75 Jahre, in einem familiären Umfeld leben, können in diesem Milieu Hinweise gefunden werden. Der Misshandelnde ist häufig der Ehepartner des Patienten bzw. das Kind oder die Schwiegertochter im mittleren Lebensalter, die sich bereits um ihre eigenen Kinder kümmern müssen und ggf. noch einen Beruf ausüben. Diese Personen sind in der jeweiligen Pflege meistens ungeschult und haben durch die familiäre Belastung nur wenig freie Zeit.

Misshandlung ist nicht auf das Zuhause beschränkt. Andere Umgebungen wie Pflegeheime, Kurhäuser und Altersheime sind Zentren, in denen die Patienten physische, chemische oder pharmakologische Gewalt erleiden können. Pflegende in solchen Einrichtungen betrachten die Patienten möglicherweise nur als Ursache von Managementproblemen oder kategorisieren sie als stur oder unerwünscht. Das gängige Profil des Missbrauchenden weist folgende Eigenschaften auf:
- Vorhandensein eines Konflikts im Haushalt
- Erschöpfungszustand
- Arbeitslosigkeit
- Finanzielle Schwierigkeiten
- Drogen- oder Medikamentenmissbrauch
- Opfer früherer Misshandlung

17.5.3 Kategorien von Misshandlung

Misshandlungen können in folgende Gruppen eingeteilt werden:
- **Körperliche Misshandlung** beinhaltet Gewalt, Vernachlässigung, Mangelernährung, Vernachlässigung des Haushalts, mangelnde Pflege bis hin zur Verwahrlosung. Zeichen von körperlicher Misshandlung können offensichtlich oder subtil sein. Sie sind denen der Kindesmisshandlung gleichzusetzen (➤ Abb. 17.6 und ➤ Kap. 16).
- **Psychologische Misshandlung** kann eine Form von Vernachlässigung, verbaler Misshandlung, Infantilisierung oder sensorischer Deprivation (Mangel an Außenreizen) sein.

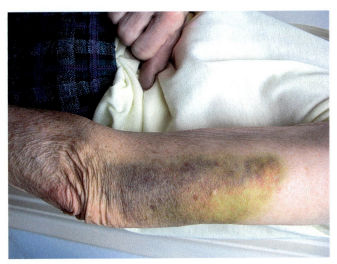

Abb. 17.6 Blutergüsse in unterschiedlichen Heilungsstadien deuten sehr auf eine Misshandlung hin. Ein 70-jähriger Mann wurde aus dem Altenheim in die Notaufnahme gebracht; er hatte verschieden alte Blutergüsse, wie im Bild dargestellt. Hier kann der Verdacht einer Misshandlung in Betracht gezogen werden.
Quelle: Libby Welch/Photofusion/Getty Images

- **Finanzielle Misshandlung** (Ausbeutung) kann sich in Form von Diebstahl, Veruntreuung oder Unterschlagung äußern.
- Sexuelle Übergriffe und/oder Missbrauch.
- Selbstmisshandlung.

In den letzten Jahren wird Misshandlung von Älteren immer häufiger festgestellt. Junge Erwachsene mit körperlichen und/oder geistigen Behinderungen sind in gleichem Maße gefährdet. Die Zeichen der Misshandlung oder Vernachlässigung sind: unerklärliche Verletzungen, widersprüchliche Aussagen zum Verletzungshergang, ein Betreuer, der den Betroffenen an der Kommunikation mit anderen hindert, Dehydration oder Mangelernährung, Depressionen, Mangel an medizinischer Versorgung, mangelhafte persönliche Hygiene, ungepflegte Wohnsituation, mangelhafte Heizung oder Belüftung der Räume.

Die zur Meldung verpflichteten Angehörigen des Rettungsdienstes sollten ihren Verdacht oder die Feststellung einer Misshandlung den zuständigen Sozialämtern umgehend melden, statt sich auf das Krankenhauspersonal zu verlassen. (Bitte beachten Sie dabei örtliche Regelungen.) Sollte sich die betroffene Person in unmittelbarer Lebensgefahr befinden oder liegt ein sexueller Übergriff vor, so ist umgehend die Polizei hinzuzuziehen. Dasselbe gilt, wenn die Person aufgrund von Misshandlung oder Vernachlässigung zu Tode gekommen ist.

Ein Rettungsdienstmitarbeiter, der eine solche Meldung unterlässt, ist mit verantwortlich für alle Folgen, die sich daraus ergeben. Im deutschsprachigen Raum empfiehlt sich daher immer eine Weitergabe der an der Einsatzstelle gesammelten Informationen an den behandelnden Arzt. Diesem ist zu empfehlen, die zuständigen Behörden einzuschalten. Die Weitergabe dieser Informationen ist durch die medizinische Schweigepflicht geschützt, da sie in unmittelbarem Zusammenhang mit der Behandlung des Betroffenen stehen. Selbstverständlich sollten alle Beobachtungen und Informationen entsprechend dokumentiert werden. Jeder Mitarbeiter des Rettungsdienstes sollte stets über die rechtlichen Grundlagen seiner Arbeit umfassend informiert sein.

17.5.4 Wichtige Punkte

Viele misshandelte Patienten werden dazu gezwungen, falsche Aussagen zu machen, weil ihnen ansonsten Vergeltungsmaßnahmen drohen. Wenn die Opfer von Familienangehörigen misshandelt werden, befürchten die Patienten oft, die familiäre Umgebung verlassen zu müssen, und lügen deshalb eher. In anderen Fällen verhindern sensorische Deprivation oder Demenz die genaue Erfassung der Misshandlung. Ein professioneller Helfer muss auf Zeichen von Misshandlung achten, diese identifizieren und melden (➤ Kasten 17.1). Dadurch können weitere Traumatisierungen verhindert werden.

> **17.1 Meldung von Misshandlungen und Vernachlässigung**
>
> In einigen US-Bundesstaaten ist das Rettungspersonal gesetzlich verpflichtet, den Verdacht auf Misshandlung, Vernachlässigung oder Ausbeutung von älteren Personen (oder Erwachsenen) zu dokumentieren und zu melden. Das Rettungsfachpersonal in Deutschland ist dazu nicht verpflichtet; es besteht auch keine gesetzliche Verpflichtung des Arztes bei Verdacht auf Misshandlung, dies den Behörden zu melden (im Gegensatz zum pädiatrischen Bereich). Es liegen in Deutschland keine rechtlichen Regelungen vor.
> - **Misshandlung** ist das absichtliche Zufügen von Schmerzen und psychischen Qualen, unverhältnismäßige Einschränkung und der sexuelle Kontakt ohne Einverständnis.
> - **Vernachlässigung** schließt die Wohnumstände mit ein, in denen Betroffene nicht die notwendige Pflege erhalten können. Die Verantwortlichen enthalten dem Älteren die Betreuung vor, die dieser für seine soziale, geistige und körperliche Gesundheit benötigt.
> - **Ausbeutung** ist die unrechtmäßige Nutzung von Ressourcen zum eigenen Vorteil.

17.6 Zielklinik

Eine große präklinische Herausforderung ist die Entscheidung, welcher Patient am meisten von der spezialisierten Behandlung in einem Traumazentrum profitieren könnte. Wie weiter oben diskutiert, sind die Triage-Kriterien bei älteren Patienten wegen physiologischer und pharmakologischer Auswirkungen weniger zuverlässig. Die aktuellen Empfehlungen besagen, dass ältere Patienten großzügig in spezialisierte Krankenhäuser transportiert werden sollten.[21] Eine zu geringe Zahl älterer Traumapatienten wird durch geeignete Fachkliniken versorgt. Die Richtlinien der Centers for Disease Control and Prevention (CDC) zur Triage bei Unfallpatienten über 55 Jahren empfehlen den Transport in ein Traumazentrum.[22] Die Mortalität älterer Traumapatienten kann durch die Versorgung in einem geriatrischen Traumazentrum reduziert werden.

17.7 Lange Transportzeiten

Der Schwerpunkt der Versorgung von älteren Traumapatienten folgt den allgemeinen Richtlinien der präklinischen Versorgung von Verletzten, wobei einige Besonderheiten bei langen Transportzeiten existieren. Diese Punkte gilt es bereits im Rahmen der Triage von weniger schwer Verletzten zu bedenken, um zu entscheiden, ob sie direkt in ein Traumazentrum transportiert werden sollen.

Während des Transports ist die regelmäßige Reevaluation des Patienten kontinuierlich durchzuführen, die Gabe von Flüssigkeit ist nach äußerer Blutungskontrolle an den Zustand des Patienten anzupassen, das intravaskuläre Volumen zu optimieren und eine Volumenüberladung zu vermeiden. Bei der Immobilisation auf einem Spineboard sollte an die Entwicklung von Druckstellen gedacht werden, da diese entsprechende Komplikationen zur Folge haben und aufgrund der dünneren Haut und der schlechteren vaskulären Versorgung schneller als erwartet entstehen. Deshalb sollte, vor allem bei längeren Transporten, auf eine gute Polsterung geachtet werden. Durch die Vorhaltung alternativer Tools auf dem Rettungsmittel und deren Einsatz insbesondere bei längeren Transporten können der ausgeübte Druck und dadurch verursachte Druckstellen vermindert werden.

Die Kontrolle der Temperatur ist bei älteren Patienten vor allem auf längeren Transporten zu beachten. Eine begrenzte Entkleidung des Patienten und ein angenehmes Fahrzeugklima vermeiden eine Hypothermie. Ein hypothermer Patient zittert und stellt auf anaeroben Metabolismus um. Dies führt zu einer Laktatazidose und verschlimmert den Schock. Daher muss der Wärmehaushalt des Patienten immer beachtet und Hypo- oder Hyperthermie müssen vermieden werden.

Ein Transport per Hubschrauber sollte ebenfalls in Betracht gezogen werden, vor allem, wenn ein langer bodengebundener Transport anstünde. Ein schneller Transport mit dem Hubschrauber limitiert die äußeren Einwirkungen und führt zu einer schnelleren definitiven Versorgung in der Klinik, inkl. chirurgischer Intervention und eventuell notwendiger Bluttransfusion.

Zusammenfassung

- Ältere Menschen leben heute gesünder, aktiver und länger als je zuvor. Deshalb ist das Trauma zu einem signifikanten Grund für Morbidität und Mortalität im Alter geworden. Die Älteren stellen eine spezielle Gruppe von Traumapatienten dar.
- Obwohl die allgemeinen Standards der Traumaversorgung bei geriatrischen Patienten unverändert bleiben, gelten einige spezielle Versorgungsansätze für diese Patientengruppe.
- Die mit Alter, chronischen Erkrankungen und Medikamenten verbundenen anatomischen und physiologischen Veränderungen machen gewisse Traumata wahrscheinlicher und erzeugen kompliziertere traumatische Verletzungen. Auch die Möglichkeit der Schockkompensation ist eingeschränkt. Ältere Patienten haben geringere physiologische Reserven und kompensieren äußere Einwirkungen schlechter als junge.
- Das Wissen um die Patientenvorgeschichte und die aktuelle Medikation ist ein wichtiger Bestandteil der Traumaversorgung älterer Menschen.
- Frühe Zeichen der Verschlechterung können bei älteren Menschen durch viele Faktoren maskiert werden; daher steigt die Wahrscheinlichkeit einer raschen Dekompensation ohne Vorwarnung.
- Einfache, isolierte Traumata können zu akuten systemischen Verschlechterungen und lebensbedrohlichen Zuständen führen.
- Ein niedriger Schwellenwert bei der Triage im Schockraum ist ebenfalls wichtig.
- Bei älteren Traumapatienten können mehr schwere Verletzungen vorliegen, als in der ersten Untersuchung festgestellt werden. Verletzungen und Zustände haben einen profunderen Effekt als bei jungen Patienten. Im Wissen um diese Besonderheiten ist der Rettungsdienstmitarbeiter vorgewarnt und kann ältere Traumapatienten vorausschauend versorgen.

Lösung Fallbeispiel

Beim Umgang mit einem älteren Traumapatienten ist es schwer, eine direkte Aussage zu treffen, ob das Trauma die initiale Ursache darstellt oder z. B. ein Schlaganfall, ein Myokardinfarkt oder eine Synkope für das Trauma verantwortlich ist. Grundsätzlich sollte eine medizinische Ursache für das Trauma nie ausgeschlossen werden.

Die initiale Beurteilung zeigt, dass die Patientin freie Atemwege und eine Atemfrequenz von 16/min hat. Es gibt keine großen sichtbaren Blutungen und die Blutung aus der Kopfplatzwunde an der Stirn kann mit Druck gestoppt werden. Die Herzfrequenz der Patientin beträgt 84 Schläge/min. Sie fixieren die Patientin auf einem Spineboard mit angemessener Polsterung. Da sie bekannte Diabetikerin ist, machen Sie einen Blutzuckertest, um festzustellen, ob hier die Ursache für ihre Bewusstseinsstörung liegt. Angesichts ihres Alters, der Kopfverletzungen und der Sturzhöhe transportieren Sie die Patientin in das nächstgelegene Traumazentrum.

QUELLENVERZEICHNIS

1. U. S. Census Bureau. State and county quickfacts. http://quickfacts.census. gov/qfd/states/00000.html. Zugriff 24. Februar 2013.
2. Scommegna P. United States growing bigger, older, and more diverse. Population Reference Bureau. www.prb.org/Publications/Articles/2004/ USGrowingBiggerOlderandMoreDiverse.aspx. Zugriff 26. Dezember 2013.
3. United Nations, Department of Economic and Social Affairs, Population Division. World population prospects: the 2012 revision. http://esa.un.org/ unpd/wpp/Excel-Data/population.htm. Zugriff 3. September 2013.
4. Champion H, Copes WS, Sacco WJ, et al. The Major Trauma Outcome Study: establishing national norms for trauma care. *J Trauma.* 1990;30(11):1356.
5. National Center for Injury Prevention and Control, Centers for Disease Control and Prevention, Web-Based Injury Statistics Query and Reporting System (WISQARS). Ten leading causes of death by age group, United States – 2010. www.cdc.gov/injury/wisqars/pdf/10LCID_All_Deaths_By_ Age_Group_2010-a.pdf. Zugriff 5. Januar 2014.
6. American College of Surgeons (ACS) Committee on Trauma. *Advanced Trauma Life Support for Doctors, Student Course Manual.* 9th ed. Chicago, IL: ACS; 2012:272–284.
7. Jacobs D. Special considerations in geriatric injury. *Curr Opin Crit Care.* 2003;9(6):535.
8. Cohen RA, Bloom B, Simpson G, Parsons PE. Access to health care. Part 3: Older adults. *Vital Health Stat 10.* 1997;(198):1–32.
9. Milzman DP, Boulanger BR, Rodriguez A, et al. Pre-existing disease in trauma patients: a predictor of fate independent of age and injury severity score. *J Trauma.* 1992;32:236.
10. Smith T. Respiratory system: aging, adversity, and anesthesia. In: *McCleskey CH, ed. Geriatric Anesthesiology.* Baltimore, MD: Williams & Wilkins; 1997.
11. Deiner S, Silverstein JH, Abrams K. Management of trauma in the geriatric patient. *Curr Opin Anaesthesiol.* 2004;17(2):165.
12. Carey J. *Brain facts: a primer on the brain and nervous system.* Washington, DC: Society for Neuroscience; 2002.
13. U. S. Department of Health and Human Services, National Institutes of Health, National Eye Institute. Facts about cataracts. www.nei.nih.gov/ health/cataract/cataract_facts.asp. Zugriff 5. Januar 2014.
14. EPOS Group. Incidence of vertebral fracture in Europe: Results from the European Prospective Osteoporosis Study (EPOS). *J Bone Miner Res.* 2002;17:716–24
15. Blackmore C. Cervical spine injury in patients 65 years old and older: epidemiologic analysis regarding the effects of age and injury mechanism on distribution, type, and stability of injuries. *Am J Roentgenol.* 2002;178:573.
16. Tinetti M. Preventing falls in elderly persons. *N Engl J Med.* 2003;348:42.
17. Centers for Disease Control and Prevention. Older adult drivers: Get the facts. 2013. www.cdc.gov/motorvehiclesafety/older_adult_drivers/adult-drivers_factsheet.html. Zugriff 5. Januar 2014.
18. U. S. Department of Health and Human Services, U. S. Administration on Aging, National Center on Elder Abuse, Elder Abuse: The Size of the Problem. www.ncea.aoa.gov/Library/Data/index.aspx. Zugriff 5. Januar 2014.
19. Heffner J, Reynolds S. Airway management of the critically ill patient. *Chest.* 2005;127:1397.
20. American Geriatric Society. *Geriatric Education for Emergency Medical Services (GEMS).* Sudbury, MA: Jones & Bartlett Publishers; 2003.
21. Eastern Association for the Surgery of Trauma. Geriatric trauma, triage of. www.east.org/tpg/geriatric.pdf. Veröffentlicht 2001. Zugriff 26. Dezember 2013.
22. Sasser SM, Hunt RC, Faul M. Guidelines for field triage of injured patients: recommendations of the National Expert Panel on Field Triage 2011. *MMWR.* 2012;61(1):1–20.

WEITERFÜHRENDE LITERATUR

American College of Surgeons (ACS) Committee on Trauma. Extremes of age: Geriatric trauma. In: *ACS Committee on Trauma. Advanced Trauma Life Support for Doctors, Student Course Manual.* 9th ed. Chicago, IL: ACS; 2012:272–284.

Callaway D, Wolfe R. Geriatric trauma. *Emer Med Clin North Am.* 2007;25(3):837–860.

Lavoie A, Ratte S, Clas D, et al. Pre-injury warfarin use among elderly patients with closed head injuries in a trauma center. *J Trauma.* 2004;56:802.

Tepas JJ III, Veldenz HC, Lottenberg L, et al. Elderly trauma: a profile of trauma experience in the sunshine (retirement) state. *J Trauma.* 2000;48:581.

Victorino GP, Chong TJ, Pal JD. Trauma in the elderly patient. *Arch Surg.* 2003;138:1093–1097.

D PHTLS-Prinzipien – Zusammenfassung

18 Goldene Prinzipien der präklinischen Versorgung von Traumapatienten 463

KAPITEL 18

Goldene Prinzipien der präklinischen Versorgung von Traumapatienten

18.1 Warum Traumapatienten sterben 464

18.2 Die goldenen Prinzipien der präklinischen Traumaversorgung 464

Lernzielübersicht

Nach dem Durcharbeiten dieses Kapitels sollte der Leser in der Lage sein:
- Die Bedeutung der „Goldenen Periode" zu erkennen
- Ursachen für den Tod von Traumapatienten zu diskutieren
- Die 15 goldenen Prinzipien der präklinischen Versorgung von Traumapatienten zu verstehen und zu diskutieren

---

In den späten 1960er-Jahren entwarf Dr. R. Adams Cowley das Konzept einer äußerst wichtigen Zeitspanne, innerhalb derer die Behandlung eines schwer verletzten Patienten stattfinden sollte. In einem Interview sagte er: *„Es gibt eine ‚goldene Stunde' zwischen Leben und Tod. Falls Sie schwer verletzt werden, bleiben Ihnen weniger als 60 Minuten, um zu überleben. Vielleicht sind Sie dann noch nicht gestorben, das kann drei Tage oder zwei Wochen später stattfinden, aber es hat etwas Unumkehrbares in Ihrem Körper stattgefunden."* [1]

Dieses Konzept wird kontrovers diskutiert. Nicht jeder Patient verfügt über den Luxus einer „goldenen Stunde". Ein Patient mit einer penetrierenden Herzverletzung mag nur wenige Minuten Zeit bis zur definitiven Versorgung haben, bevor der traumatische Schock in ein irreversibles Stadium eintritt. Ein gegensätzliches Beispiel ist ein Patient mit einer mäßigen inneren Blutung aufgrund einer isolierten Oberschenkelfraktur. Diesem Patienten verbleiben mehrere Stunden Zeit, um eine definitive Versorgung der Verletzung zu erhalten. Letztlich ist die Festlegung der Dringlichkeit immer eine Einzelfallentscheidung.

Da die „goldene Stunde" nicht zwingend einer Zeitspanne von 60 Minuten entsprechen muss, sondern verletzungsbedingt von Patient zu Patient variiert, ist es zweckmäßiger, von der „goldenen Periode" zu sprechen. Falls ein schwer verletzter Patient innerhalb dieser „goldenen Periode" eine definitive Behandlung mit Blutungskontrolle und weiteren lebensrettenden Maßnahmen erhält, steigt seine Überlebenschance beträchtlich.[2] Dieses Konzept der „goldenen Periode" wird vom unfallchirurgischen Zweig der Amerikanischen Akademie für Chirurgie (American College of Surgeons [ACS] Committee on Trauma) verwendet, um zu betonen, wie wichtig es ist, den Patienten in eine Klinik zu transportieren, in der die Versorgung durch ein erfahrenes Team unverzüglich erfolgen kann.

Kein Notruf, kein Einsatzort und kein Patient gleichen dem anderen. Stets wird die Flexibilität des Rettungsteams gefordert, in unterschiedlichen Situationen so zu agieren und zu reagieren, wie diese sich entwickeln. Das Management des Rettungsteams muss solche zufälligen Faktoren berücksichtigen. Die Ziele sind jedoch unverändert geblieben:

1. Verschaffen Sie sich einen Zugang zum Patienten.
2. Identifizieren und behandeln Sie lebensbedrohliche Verletzungen.
3. Transportieren Sie den Patienten so schnell wie möglich in die nächstgelegene geeignete Zielklinik.

Der Großteil der hier vermittelten Vorgehensweisen und Prinzipien ist nicht neu und viele davon werden bereits in der Grundausbildung des Rettungsfachpersonals vermittelt. Das PHTLS-Kurskonzept unterscheidet sich jedoch durch folgende Punkte:

1. Es vermittelt aktuelle, evidenzbasierte Kenntnisse und Vorgehensweisen für den Traumapatienten.
2. Es beinhaltet eine systematische Herangehensweise, die insbesondere beim lebensgefährlich verletzten Patienten eine prioritätenorientierte Versorgung ermöglicht.
3. Es bietet klare Abläufe und Algorithmen, welche die empfohlenen Vorgehensweisen übersichtlich präsentieren.

Das PHTLS-Kurskonzept vermittelt, dass Rettungsdienstmitarbeiter und Notärzte nur dann korrekte Entscheidungen treffen können – die zu einem guten Outcome des Patienten führen –, wenn sie über ein fundiertes Fachwissen verfügen. Die Basis des PHTLS-Kurskonzepts beinhaltet den Grundsatz, dass der Patient auf Grundlage von **sinnvollen Entscheidungen** behandelt wird. In diesem Kapitel werden die wichtigsten Aspekte der Versorgung von Traumapatienten angesprochen und die einzelnen Aspekte „zusammengeführt".

18.1 Warum Traumapatienten sterben

Studien, die sich mit den Gründen für die Sterblichkeit bei Traumapatienten befassen, fanden mehrere Gemeinsamkeiten. Eine russische Studie an über 700 Traumapatienten ergab, dass die meisten Patienten, die ihren Verletzungen rasch erliegen, zu einer der drei folgenden Kategorien gehören: massiver akuter Blutverlust (36 %), schwere Verletzungen an vitalen Organen wie z. B. dem Gehirn (30 %) sowie Atemwegsverlegungen und Atemversagen (25 %).[3] Eine Studie, die 2010 veröffentlicht wurde, dokumentierte, dass bei 76 % der Patienten, die rasch verstarben, „nicht überlebbare" Verletzungen des Kopfes, der Aorta oder des Herzens die Ursache waren.[4] In einer anderen Studie wurden 753 Patienten untersucht, die an ihren Verletzungen in einem überregionalen Traumazentrum verstorben waren. Dr. Stewart und Mitarbeiter[5] konnten zeigen, dass 51 % dieser Traumapatienten an schweren Verletzungen des zentralen Nervensystems starben (z. B. schweres SHT), 21 % an irreversiblem Schock, 25 % sowohl an schweren zerebralen Schäden als auch irreversiblem Schock sowie 3 % an Multiorganversagen.

Aber was passiert bei diesen Patienten auf zellulärer Ebene? Wie bereits in ➤ Kap. 4 beschrieben, benötigt der Organismus für die Stoffwechselvorgänge (Metabolismus) einen Kraftstoff oder Treibstoff, vergleichbar mit jeder anderen Maschine. Die Treibstoffe für unseren Körper sind Sauerstoff und Glukose; letztlich wandelt der Organismus diese in Energie um. Glukose kann vom Körper in Form von Glykogen und Fett gespeichert werden, um später darauf zurückzugreifen. Sauerstoff kann allerdings nicht gespeichert werden. Er muss den Zellen des Körpers ständig zugeführt werden, um am Ort des Geschehens zur Verfügung zu stehen. Die Umgebungsluft, die Sauerstoff enthält, wird durch die aktive Atemarbeit in die Lunge gesogen. Der Sauerstoff diffundiert dann durch die Membranen der Alveolen und Kapillaren, wird an das Hämoglobin der roten Blutkörperchen (Erythrozyten) gebunden und zu den Geweben im Organismus transportiert. Mithilfe von Sauerstoff „verbrennen" die Zellen die Glukose und es entsteht über komplexe metabolische Vorgänge (Glykolyse, Zitronensäurezyklus, Atmungskette) Energie, die für alle Funktionen im Organismus benötigt wird. Diese Energie wird in Adenosintriphosphat (ATP) umgewandelt. Ohne ausreichende Energiebereitstellung (ATP) können essenzielle metabolische Vorgänge nicht normal funktionieren; die Zellen beginnen in einem solchen Fall zu sterben und die Organe zu versagen.

Die Sensibilität verschiedener Organe gegenüber Sauerstoffmangel ist sehr unterschiedlich (➤ Kasten 18.1). Die Zellen innerhalb eines Organs können schwer geschädigt sein und dennoch für eine Weile weiter funktionieren (➤ Kap. 4 sowie ➤ Kap. 9 zu den Folgen eines anhaltenden Schockgeschehens). Der später stattfindende Zelltod, der dann zum Organversagen führt, ist das, worauf sich Dr. Cowley in seiner eingangs erwähnten Aussage bezog. Der Schock führt zum Tod des Patienten, sofern er nicht unverzüglich behandelt wird, weswegen Dr. Cowley empfahl, den Patient zügig in den Operationssaal zu transportieren, da nur dort eine innere Blutung kontrolliert werden kann.

Die „goldene Periode" bezeichnet den Zeitrahmen, in dem das Schockgeschehen zunimmt und zu einer Verschlechterung führt, aber immer noch **reversibel** ist, sofern eine adäquate Therapie durchgeführt wird. Falls die initiale Behandlung, die darauf abzielen sollte, die Oxygenierung zu verbessern und Blutungen zu kontrollieren, unzureichend ist, kann der Schock fortschreiten und wird **irreversibel.** Damit Traumapatienten die besten Chancen haben, sollten verschiedene Faktoren ineinandergreifen. Zunächst sollte der Rettungsdienst für die hilfesuchenden Bürger durch eine einheitliche Notrufnummer einfach erreichbar sein. Die Leitstellendisponenten können am Telefon Hinweise zur Behandlung des Patienten geben, z. B. wie eine Blutungskontrolle durchgeführt wird, bevor der Rettungsdienst eintrifft. Die Behandlung „vor Ort" wird dann durch das eintreffende Rettungsteam übernommen und weiterführend im Schockraum, dem Operationssaal und letztlich der Intensivstation (ICU) fortgesetzt. Traumamanagement ist ein „Teamsport" – der Patient „gewinnt", wenn alle Mitglieder, von der Präklinik bis zum Traumazentrum, mitspielen und zusammenarbeiten.

> **18.1 Schock**
>
> Wie schon erwähnt, ist die Sensibilität von verschiedenen Organen gegenüber Sauerstoffmangel sehr unterschiedlich. Allein die Tatsache, dass der Rettungsdienst einen Patienten lebend ins Krankenhaus gebracht hat, bedeutet nicht, dass nun „alles gut" wird. Warum ist das so?
> Wenn dem Herzen Sauerstoff fehlt, können die Herzmuskelzellen nicht genug Energie produzieren, um das Blut über den Kreislauf zu den Zellen zu transportieren. Betrachten wir z. B. einen Patienten, der nach einer Schussverletzung mit Beteiligung der Aorta eine erhebliche Menge Blutvolumen und damit auch eine erhebliche Menge an roten Blutkörperchen verloren hat: Das Herz schlägt noch für mehrere Minuten weiter, bevor es versagt. Wenn das Kreislaufsystem wieder aufgefüllt wird, nachdem das Herz für mehrere Minuten ohne Sauerstoffversorgung war, wird dies die Funktion der geschädigten Herzmuskelzellen nicht wiederherstellen können. Es kommt zum nekrotischen Zelltod. Dieser Prozess wird als irreversibler Schock bezeichnet.
> Obwohl eine Ischämie, wie z. B. im schweren Schock, praktisch alle Gewebe schädigen kann, werden die Folgen an den Organen nicht zur gleichen Zeit sichtbar. Während sich ein Organversagen der Lunge (ARDS) innerhalb von 48 Stunden entwickelt, kommt es erfahrungsgemäß erst einige Tage später zu einem Nierenversagen oder einem Leberversagen. Obwohl eine Sauerstoffunterversorgung in allen Zellen schädliche Folgen hat, reagieren einige Zellverbände empfindlicher auf eine Ischämie. So kann z. B. ein Patient, der ein Schädel-Hirn-Trauma erlitten hat, ein Hirnödem (Schwellung) entwickeln, das zu einem anhaltenden Hirnschaden führt. Obwohl die Hirnzellen ihre Funktion einbüßen und letztlich sterben, kann der Organismus das Ereignis überleben und noch mehrere Jahre weiter existieren.

18.2 Die goldenen Prinzipien der präklinischen Traumaversorgung

Die vorherigen Kapitel behandelten die Beurteilung und Behandlung von Patienten mit Verletzungen an bestimmten Organsystemen. Obwohl in diesem Manual die Organsysteme einzeln besprochen werden, weisen doch die meisten schwer verletzten Patienten Schädigungen mehrerer Organsysteme auf und werden daher als Mehrfachverletzte oder, bei Lebensgefahr, als Polytrauma bezeichnet. Das Rettungsfachpersonal und der Notarzt müssen Patienten mit einem Polytrauma erkennen und die Behandlung nach Prioritäten organisieren. Dabei folgen sie den „goldenen Prinzipien", die im Folgenden beschrieben sind.

1. Gewährleisten Sie die Sicherheit der Rettungskräfte und der Patienten

Die Sicherheit am Einsatzort muss bei jedem Einsatz die höchste Priorität haben (➤ Abb. 18.1). Dies beinhaltet nicht nur die Sicherheit der Patienten, sondern auch die eigene. Anhand der Informationen der Rettungsleitstelle können Sie sich bereits während der Anfahrt Gedanken über potenzielle Gefahren machen. Bei einem Verkehrsunfall (VU) können Gefahren etwa durch fließenden Verkehr, Gefahrgüter, Brände oder herabgestürzte Stromleitungen gegeben sein.

Falls das Opfer einer Schießerei zu versorgen ist, müssen die Rettungskräfte daran denken, dass sich der Täter noch in der Umgebung aufhalten kann. Falls Sie an einem Tatort tätig werden müssen, sollte die Polizei den Einsatzort als Erste betreten und absichern, sodass die Patienten anschließend sicher versorgt werden können. Wenn die Rettungskräfte ein unnötiges Risiko eingehen, können sie selbst zu Opfern werden und dem eigentlichen Patienten keine Hilfe mehr leisten. Zudem erschweren sie dadurch die Beherrschung der Situation vor Ort. Die gleichen Überlegungen sollten bei Naturereignissen, etwa bei Erdbeben oder Tornados, oder bei von Menschen verursachten Katastrophen, wie Explosionen oder Amoklagen, einbezogen werden. Die Rettungskräfte sollten nur dann in solchen Umgebungen tätig werden, wenn sie dafür entsprechend ausgebildet wurden.

Ein weiterer Aspekt der Sicherheit betrifft die persönliche Schutzausstattung (PSA). Blut und andere Körperflüssigkeiten können infektiös sein (z. B. HIV, HBV), weshalb alle Helfer dementsprechende Schutzbekleidung und Handschuhe tragen sollten. Dies gilt besonders, wenn blutende Patienten versorgt werden oder ein Kontakt mit anderen Körperflüssigkeiten möglich ist.

Sie sollten jedoch auch potenzielle Gefahren für den Patienten am Einsatzort erkennen und das Notwendige tun, um den Patienten in Sicherheit zu bringen. Auch ein Patient, der in der initialen Beurteilung (Primary Assessment) als nicht lebensbedrohlich verletzt eingeschätzt wurde, muss ggf. schnell gerettet werden, falls z. B. die Gefahr eines Feuertodes besteht oder sich das Fahrzeug in einer prekären Position befindet.

2. Beurteilen Sie die Lage, um den Bedarf an weiteren Kräften zu erkennen

Bereits während der Anfahrt sollten Sie sich Gedanken über die notwendigen Ressourcen machen und unmittelbar am Einsatzort eine Beurteilung durchführen, welche zusätzlichen und speziellen Kräfte eventuell nachgefordert werden müssen. Die nachrückenden Kräfte sollten vorausschauend und möglichst schnell alarmiert werden. Beispiele dafür wären weitere RTWs bzw. Notärzte, weil die Anzahl der Patienten dies erfordert, der Bedarf an Feuerwehrkräften, Mitarbeitern von Elektrizitätswerken, Rettungshubschraubern oder SEGs, um einen Massenanfall an Verletzten (MANV) zu bewerkstelligen. Seien Sie schon vor dem Erreichen der Einsatzstelle darauf vorbereitet, dass weitere Kräfte erforderlich sein könnten, und fordern Sie diese ggf. so rasch wie möglich an.

3. Erkennen Sie die Kinematik, die Verletzungen bewirkt hat

In ➤ Kap. 5 wird der Leser damit vertraut gemacht, wie eine Energieeinwirkung in eine Verletzung umgewandelt werden kann. Beurteilen Sie die Situation und den Patienten bezüglich der Kinematik, wenn Sie an einem Einsatzort eintreffen. Die Kenntnis typischer Verletzungsmechanismen hilft dabei, Verletzungen „vorherzusagen" und an der richtigen Stelle danach zu suchen. Die Beurteilung der Kinematik darf die Patientenbeurteilung nicht verzögern; sie kann aber trotzdem kurz im Rahmen der Lagebeurteilung durchgeführt und in die Befragung des Patienten und der Zeugen des Unfalls einbezogen werden. Aufgrund der kinematischen Hinweise mag auch die Entscheidung beeinflusst werden, welches Krankenhaus als Zielklinik geeignet ist (➤ Kasten 18.2). Ihre vor Ort getroffenen Feststellungen hinsichtlich der Kinematik, die auf den Patienten eingewirkt hat, sollten dem Schockraumteam im aufnehmenden Traumazentrum mitgeteilt werden.

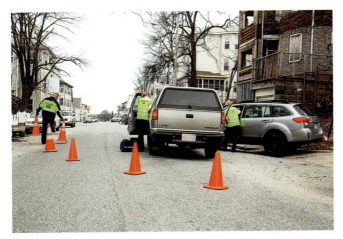

Abb. 18.1 Gewährleisten Sie die Sicherheit der Rettungskräfte und der Patienten.
© Jones & Bartlett Learning. Photographed by Darren Stahlman

> **18.2 Verletzungsmechanismen, die einen Transport in ein Traumazentrum erfordern**
>
> - Stürze
>   - Erwachsene: 6 m und höher
>   - Kinder: 3 m und höher oder das 2–3-Fache der Körperlänge
> - Riskante Kfz-Unfälle
>   - Im Bereich eines Insassen: Fahrzeug ist mehr als 30 cm eingedrückt
>   - An beliebiger Stelle: Fahrzeug ist mehr als 50 cm eingedrückt
>   - Insasse wurde herausgeschleudert (ganz oder teilweise)
>   - Tod eines Fahrzeuginsassen
>   - Unfall Pkw versus Fußgänger
>   - Unfall, bei dem ein Zweiradfahrer durch einen Pkw zu Boden geschleudert oder überfahren oder mit einer Geschwindigkeit > 35 km/h getroffen wurde

- Motorradunfall mit einer Geschwindigkeit > 35 km/h

Quelle: in Anlehnung an: Field Triage Decision Scheme: The National Trauma Triage Protocol, US Department of Health and Human Services, Centers for Disease Control and Prevention

4. Nutzen Sie das Primary Assessment (initiale Beurteilung) zur Erkennung von lebensbedrohlichen Zuständen

Die zentrale Rolle des PHTLS-Kurskonzepts besteht in der Betonung der initialen Beurteilung und Behandlung (Primary Assessment), die aus dem von der Amerikanischen Gesellschaft für Chirurgie angebotenen „Advanced-Trauma-Life-Support"-Kurs übernommen wurde. Diese Herangehensweise erlaubt es, die vitalen Funktionen rasch zu beurteilen und lebensbedrohliche Zustände durch eine systematische Evaluation nach dem ABCDE-Schema schnell zu identifizieren: **A**irway, **B**reathing, **C**irculation, **D**isability und **E**xpose/Environment (➤ Kasten 18.3). Beim Eintreffen am Einsatzort und im Rahmen der initialen Behandlung erhält das Rettungsteam von verschiedenen Sinnesorganen Informationen (Sehen, Hören, Riechen, Berühren), die sortiert und gemäß ihrer Priorität (organgefährdende bzw. lebensbedrohliche Verletzungen) geordnet werden müssen. Dies ist notwendig, um einen Plan für das richtige Vorgehen zu entwickeln.

18.3 Kritischer oder potenziell kritischer Traumapatient: Zeit an der Einsatzstelle möglichst auf 10 Minuten begrenzen

Vorliegen folgender lebensbedrohender Umstände:
- Drohendes oder bestehendes Atemwegsproblem
- Insuffiziente Atmung
  - Sehr hohe oder niedrige Atemfrequenz
  - Hypoxie (SpO$_2$ < 95 % trotz Sauerstoffgabe)
  - Atemnot
  - Offener Pneumothorax oder instabiler Thorax (Flail-Chest)
  - Verdacht auf Pneumothorax
- Starke äußere Blutung oder vermutete innere Blutung
- Schock, auch wenn kompensiert
- Abnormaler neurologischer Status
  - GCS ≤ 13
  - Krampfanfälle
  - Sensorische oder motorische Defizite
- Penetrierende Traumen an Kopf, Hals oder Torso oder proximal der Ellenbogen oder den Knien
- Amputation oder subtotale Amputation proximal der Finger oder Zehen
- Jegliches Trauma, bei dem einer der folgenden Punkte vorliegt:
  - Schwere internistische Vorerkrankungen (z. B. KHK, COPD, Gerinnungsstörungen)
  - Alter > 55 Jahre
  - Kinder
  - Hypothermie
  - Verbrennungen
  - Schwangerschaft > 20. SSW
  - Einschätzung der Rettungskräfte, dass ein hohes Risiko besteht

Das Primary Assessment beinhaltet eine sofortige Behandlung, wenn ein lebensbedrohlicher Zustand diagnostiziert wird („Treat As You Go"). Sobald lebensbedrohliche Probleme erkannt wurden, wird die Behandlung zum frühestmöglichen Zeitpunkt eingeleitet. Obwohl die Patientenbeurteilung in der Ausbildung schrittweise gelehrt wird, können in der Realität mehrere Dinge simultan durchgeführt werden. Wiederholen Sie die initiale Beurteilung (Primary Assessment) während des Patiententransports in sinnvollen Abständen, um die Erfolge der Behandlung beurteilen zu können und ggf. neue Maßnahmen einzuleiten. In diesem Kontext dient die ABCDE-Herangehensweise einer regelmäßigen Neubeurteilung.

Bei Kindern, Schwangeren und älteren Patienten sollten Sie die Verletzungen als 1. schwerer, als es von außen den Anschein macht, 2. von größerem systemischem Einfluss und 3. mit größerem Potenzial für eine schnelle Dekompensation betrachten.

Bei Schwangeren haben Sie zwei Patienten zu behandeln – die Mutter und den Fetus –, beide könnten Verletzungen erlitten haben. Wenn Sie wissen, wie eine Schwangere angemessen zu behandeln ist, erhöht dies gleichermaßen die Chancen für Mutter und Kind. Die Kompensationsmechanismen funktionieren bei Schwangeren anders und möglicherweise treten Veränderungen erst auf, wenn die Patientin bereits in einem schlechten Zustand ist (➤ Kap. 13.5.3).

Die initiale Beurteilung (Primary Assessment) bietet auch eine gute Vorgehensweise, um die Behandlungsprioritäten bei mehreren Verletzten festzulegen. Bei einem Unfall mit mehreren Beteiligten wird es z. B. so sein, dass diejenigen mit Atemwegproblemen, beeinträchtigter Atmung oder Kreislaufproblemen vor denjenigen behandelt und transportiert werden, die lediglich eine veränderte Neurologie aufweisen. In ➤ Kap. 19 werden die Einzelheiten zu diesem Thema ausführlich beschrieben.

5. Führen Sie ein adäquates Atemwegsmanagement unter gleichzeitiger HWS-Stabilisierung durch

Das Atemwegsmanagement hat die höchste Priorität in der Behandlung von kritisch verletzten Patienten. Es sollte so durchgeführt werden, dass Kopf und Hals in einer neutralen Inline-Position fixiert werden, sofern der Verletzungsmechanismus eine Indikation hierfür beinhaltet. Die essenziellen Fertigkeiten im Atemwegsmanagement müssen von allen im Rettungsdienst Tätigen sicher beherrscht werden (manuelles Freimachen und Offenhalten der Atemwege, z. B. durch einen Esmarch-Handgriff, Absaugen und Gebrauch von z. B. Guedel- oder Wendl-Tubus).

Der Einsatz von erweiterten bzw. anspruchsvolleren Techniken im Airwaymanagement (z. B. endotracheale Intubation, Videolaryngoskopie) und die Wahl der Methode zur Atemwegssicherung hängen auch von einer gut durchdachten Entscheidung des Anwenders ab. Diese Entscheidung sollte Faktoren wie den individuellen Trainingsgrad und die Fertigkeit bei der angestrebten Technik genauso berücksichtigen wie z. B. anatomische Gegebenheiten des Patienten, seinen Zustand und die voraussichtliche Transportzeit zur aufnehmenden Klinik.

Viele Jahre galt die endotracheale Intubation im präklinischen Setting als der Goldstandard im Atemwegsmanagement für schwer verletzte Patienten. Diese auf ATLS-Standards beruhende Empfehlung wird umso mehr kontrovers diskutiert, je mehr Daten aus dem

Bereich der präklinischen Atemwegssicherung gewonnen werden (> Kap. 8). Wie bereits erwähnt, werden folgende Bedenken im Zusammenhang mit der endotrachealen Intubation (ETI) gesehen: unerkannte Dislokation, mangelnde Fertigkeit, die Technik professionell durchzuführen, sowie widersprüchliche Daten hinsichtlich des Outcomes von Patienten, die intubiert wurden. In einer Studie wurden schwer verletzte Patienten im Rettungsdienst in zwei Gruppen unterteilt. In der einen Gruppe wurde endotracheal intubiert, in der anderen Gruppe fand lediglich eine Beutel-Masken-Beatmung bis zur Krankenhausaufnahme statt. In beiden Gruppen war das Outcome identisch.[6] **Unter gewissen Umständen kann es sinnvoll sein, sich auf einfache Techniken zur Sicherung der Atemwege zu beschränken, etwa dann, wenn die Entfernung zur nächstgelegenen geeigneten Klinik sehr gering ist.** Die Beutel-Masken-Beatmung ist jedoch ebenfalls anspruchsvoll und bedarf Übung. Es ist sicherlich schwierig, diese Technik adäquat in einem fahrenden Rettungswagen durchzuführen. Bei fehlender Übung in der endotrachealen Intubation bzw. bei gescheiterten Intubationsversuchen ist in der Regel eine Larynxmaske oder ein Larynx-Tubus die geeignete Alternative.

In folgenden Fällen sollte eine Intubationsnarkose durch ausreichend trainiertes Personal (im notarztbasierten Rettungssystem durch den Notarzt) durchgeführt werden:
- GCS-Wert ≤ 8 Punkte
- Hochkonzentrierte Sauerstoffgabe erforderlich, um die periphere Sauerstoffsättigung (SpO_2) > 95 % zu halten
- Assistierte Beatmung aufgrund einer Bradypnoe oder eines ungenügenden Atemminutenvolumens erforderlich
- Thermisches Inhalationstrauma
- Patient kann aufgrund eines verminderten Bewusstseinsstatus die Position der Zunge nicht kontrollieren

Obwohl eine endotracheale Intubation im Rettungsdienst sinnvoll erscheint, gibt es keine eindeutigen Daten dafür, dass eine Intubation zu niedrigeren Morbiditäts- oder Mortalitätsraten bei Traumapatienten führt. Studien aus den USA zeigten, dass Patienten im Anschluss an die Intubation häufig hyperventiliert wurden, was mit einem schlechten Outcome bzw. verringertem Überleben assoziiert war.[7, 8] Der Grund war jedoch nicht etwa ein technischer Mangel am Beatmungsgerät, sondern vielmehr Probleme bei der korrekten Durchführung der Beatmung im Anschluss an die Intubation seitens der Anwender. Aufsehenerregend war eine Studie von Timmermann und Kollegen, in der die Intubation durch bodengebundene Notärzte im deutschen Rettungsdienst untersucht wurde.[10] Das Ergebnis war, dass in 10,7 % der Fälle zu tief in den rechten Hauptbronchus „fehl"intubiert wurde, und bei 6,7 % der Patienten fand sich eine unerkannte Fehlintubation in die Speiseröhre! Bernhard und Kollegen untersuchten, welcher Lernerfolg sich bei Assistenzärzten beim Intubieren im ersten Jahr ihrer Anästhesieweiterbildung einstellt.[11] Auch nach 150 Intubationen mussten die Assistenzärzte in 9 % der Fälle das Laryngoskop an den erfahrenen Facharzt abgeben. Dies zeigt, dass sogar 150 Intubationen möglicherweise als Qualifizierung für den Notarztdienst nicht ausreichen. Die Notwendigkeit eines erweiterten Atemwegsmanagements muss daher sorgfältig gegen einige andere Faktoren abgewogen werden; dazu gehören die Ausbildung und das Training der Anwender, das verfügbare Material, der Zustand des Patienten sowie die Entfernung zur aufnehmenden Klinik.

Nach Durchführung der endotrachealen Intubation muss stets eine Kombination aus klinischen und apparativen Methoden zur Verifizierung der Tubuslage zum Einsatz kommen. Insbesondere die Kapnografie ist zur Lageverifizierung, jedoch auch im Verlauf zur Beatmungsüberwachung, unverzichtbar. Bestätigen Sie die korrekte Tubuslage jedes Mal, wenn bei den Messergebnissen der Kapnografie oder der Sauerstoffsättigung plötzliche Veränderungen auftreten, außerdem vorsorglich nach jeder (Um)lagerung des Patienten.

Falls eine Sicherung der Atemwege indiziert ist, stehen bei fehlender Übung mehrere Alternativen zur endotrachealen Intubation zur Verfügung, z. B. der Larynx-Tubus bzw. die Larynxmaske. Diese Hilfsmittel werden ebenfalls eingesetzt, wenn die Durchführung der endotrachealen Intubation gescheitert ist (> Abb. 8.11). Sofern vorhanden, ist die Videolaryngoskopie eine Option, um den Atemweg definitiv zu sichern. Sollte der Patient sich nicht beatmen lassen, ist die perkutane transtracheale Ventilation (PTV) eine akzeptable Option, für den Erfahrenen auch die chirurgische Notkoniotomie (mit Skalpell) bzw. eine sog. Punktions-Notkoniotomie. Machen Sie sich bewusst, dass der Patient nicht am fehlenden Tubus, sondern am fehlenden Sauerstoff stirbt, und setzen Sie dies angemessen um.

6. Verabreichen Sie Sauerstoff und unterstützen Sie die Atmung, um eine SpO_2 > 95 % zu erreichen

Die Beurteilung der Atmung und die erforderlichen Maßnahmen zum Erreichen einer adäquaten Ventilation sind weitere Schlüsselkriterien in der Versorgung von schwer verletzten Traumapatienten. Die normale Atemfrequenz eines Erwachsenen beträgt etwa 12 bis 20 Atemzüge pro Minute. Eine niedrigere Atemfrequenz beeinträchtigt häufig signifikant die Beladung der Erythrozyten mit Sauerstoff und die Elimination des im Gewebe produzierten Kohlendioxids in den Lungenkapillaren. Diese bradypnoeischen Patienten benötigen bei entsprechender Klinik mindestens eine assistierte oder auch kontrollierte Maskenbeatmung (Beutel mit Reservoir) und Sauerstoff (FiO_2 0,85–1,0).

Wenn die Patienten tachypnoeisch sind (Erwachsene > 20/min), sollten Sie deren Atemminutenvolumen abschätzen (Atemzugvolumen multipliziert mit der Atemfrequenz). Bei Patienten mit vermindertem Atemminutenvolumen (schnelle oberflächliche Atmung) sollte eine assistierte Beatmung mit Sauerstoff (FiO_2 0,85–1,0) begonnen werden. Falls vorhanden, kann eine Kapnografie hilfreich sein, um eine adäquate Beatmung zu gewährleisten. Ein plötzlicher Abfall des endtidalen Kohlendioxids kann eine Dislokation des Tubus oder eine plötzliche Kreislaufverschlechterung anzeigen (starker Blutdruckabfall oder Herz-Kreislauf-Stillstand).

Verabreichen Sie jedem Traumapatienten Sauerstoff, bei dem eine gesicherte oder vermutete Lebensgefahr besteht. Falls vorhanden, kann die Pulsoxymetrie eingesetzt werden, um den Sauerstoff so zu titrieren, dass ein SpO_2 von mehr als 95 % gehalten wird. Falls die Zuverlässigkeit der Messergebnisse angezweifelt wird oder ein Pulsoxymeter nicht verfügbar ist, kann Sauerstoff beim spontan atmenden Patienten über eine Maske mit Reservoir und Nichtrückatmungsventil verabreicht werden. Patienten, die eine assistierte oder kontrollierte Beatmung benötigen, können per Beatmungsbeutel mit zusätzlichem Sauerstoff (FiO_2 0,85–1,0) beatmet werden.

Vermeiden Sie im Rahmen der Beatmung jedoch eine Hyperventilation. Wird ein Patient mit Schädel-Hirn-Trauma hyperventiliert, obwohl keine Anzeichen eines erhöhten Hirndrucks (Einklemmungszeichen) vorliegen, kann die zerebrale Durchblutung durch eine Vasokonstriktion herabgesetzt werden und dadurch zu einem schlechteren Outcome für den Patienten führen.

7. Kontrollieren Sie jegliche starke äußere Blutung

Bei jedem Traumapatienten stellen signifikante äußere Blutungen einen bedrohlichen Befund dar und müssen sofort behandelt werden. Da Blutkonserven im Rettungsdienst normalerweise nicht verfügbar sind, ist die Blutungskontrolle für die Rettungskräfte von überragender Bedeutung, weil sie dadurch dazu beitragen, dass dem Patienten eine ausreichende Menge roter Blutkörperchen erhalten bleibt. **Jedes rote Blutkörperchen zählt!** Extremitätenverletzungen und Kopfwunden, wie Riss- oder Platzwunden, können mit einem lebensbedrohlichen Blutverlust einhergehen.

Die meisten äußeren Blutungen können adäquat durch direkten Druck auf die blutende Stelle kontrolliert werden. Wenn die personellen Ressourcen beschränkt sind, kann auch ein provisorischer Druckverband mittels Kompresse und elastischer Binde angelegt werden. Zusätzlich kann es hilfreich sein, die Wunde mit entsprechender Gaze „auszustopfen" (sog. Woundpacking). Das Ziel eines korrekt durchgeführten „Woundpacking" besteht darin, dass direkter Druck auf die verletzten Blutgefäße ausgeübt wird. Hierbei muss die Gaze fest in die Wunde eingebracht werden, sodass sie mit der blutenden Fläche in Kontakt kommt. Nach festem Einbringen der Gaze in die Wunde muss ein kräftiger Druck auf das „Packing" erfolgen, damit dieses wiederum ausreichend fest auf die blutende Stelle drückt. Dies wird normalerweise mit der Hand für 5–6 Minuten oder länger durchgeführt, um sicherzustellen, dass die Blutung stoppt. Falls der Patient jedoch gerinnungshemmende Medikamente einnimmt (dazu gehört auch Aspirin®), ist mehr Zeit erforderlich. Es reicht prinzipiell nicht aus, die Gaze nur auf die Wunde aufzulegen.

Falls beide Methoden bei der Blutungskontrolle an einer Extremität versagen, besteht der nächste Schritt darin, den Blutfluss in die Extremität zu verhindern, indem eine Abbindung (Tourniquet) angelegt wird. Der Einsatz dieses wichtigen Hilfsmittels im Rahmen der militärischen Konflikte im Irak und in Afghanistan hat gezeigt, dass es effektiv ist und nur minimale Komplikationen auftreten. Gelegentlich kann es vorkommen, dass die Anwendung eines einzelnen Tourniquets die Blutung nicht zu stoppen vermag. In diesen Fällen wird ein zweites Tourniquet erforderlich sein, das direkt proximal des ersten angelegt wird (Einzelheiten siehe ➤ Kap. 9).

Falls äußere Blutungen in Körperregionen auftreten, wo ein Tourniquet nicht angelegt werden kann, um ein blutendes Gefäß zu komprimieren (Brustkorb, Hals, Leiste oder im körperstammnahen Bereich einer Extremität), kann das Rettungspersonal den Einsatz eines topischen Hämostatikums (lokal blutstillendes Mittel, Anm. d. Übers.) erwägen. Ähnlich wie beim „Woundpacking" muss das Hämostatikum direkt in die Wunde gedrückt werden. Danach wird ein mindestens 3 Minuten andauernder Druck ausgeübt.

Bei einem Patienten, der sich wegen einer äußeren Blutung offensichtlich im Schock befindet, sollten Sie lebensrettende Maßnahmen (z. B. die Verabreichung von Infusionslösungen) zurückstellen, bis die Blutung kontrolliert ist. **Jegliche Rettungsversuche werden scheitern, solange eine anhaltende Blutung besteht.** Durch die Kontrolle nach außen gerichteter Blutungen und das Erkennen einer vermutlichen inneren Blutung, kombiniert mit einem raschen Transport in die nächstgelegene geeignete Klinik, können die Rettungskräfte großen Einfluss auf das Outcome des Patienten nehmen und viele Leben retten.

8. Führen Sie eine Schocktherapie inkl. Erhalt bzw. Wiederherstellung der normalen Körpertemperatur durch und schienen Sie muskuloskeletale Verletzungen

Am Ende der initialen Beurteilung (Primary Assessment) wird der Patient entkleidet, um rasch nach zusätzlichen lebensbedrohlichen Verletzungen zu suchen. Decken Sie den Patienten wieder zu, nachdem Sie ihn untersucht haben, da eine Hypothermie dramatische Auswirkungen auf Traumapatienten haben kann. Nützliche Hilfsmittel sind z. B. Decken, die sich nach Kontakt mit Luft selbst erwärmen (z. B. Ready-Heat®). Der Patient im Schock ist ohnehin vorbelastet, da seine Energieproduktion durch die inadäquate Gewebeperfusion beeinträchtigt ist. Falls die Körpertemperatur des Patienten nicht erhalten wird, weil der Patient unnötig lange entblößt bleibt, kann daraus eine schwere Hypothermie resultieren. In dem Zusammenhang wird gelegentlich von der tödlichen Trias (Triad Of Death, Lethal Triad) gesprochen; dazu gehören die Hypothermie, Azidose und Koagulopathie (herabgesetzte Fähigkeit, Blutgerinnsel zu bilden). Die tödliche Trias ist Ausdruck einer reduzierten Energieproduktion und eines anaeroben Metabolismus.[12, 13] Ein kühler, zitternder Patient befindet sich bereits in der Abwärtsspirale. Wenn Sie die Temperatur im Rettungswagen trotz Dienstbekleidung als angenehm empfinden, ist es für den Patienten sehr wahrscheinlich zu kalt.

Die Hypothermie hindert das Gerinnungssystem in erheblicher Weise daran, die Blutung zu stoppen. Die Blutgerinnung (Gerinnselbildung) ist das Resultat einer komplexen Serie von enzymatischen Reaktionen, die dazu führt, dass sich ein Fibrinnetz bildet. In den Fasern des Fibrins verfangen sich die festen Bestandteile des Blutes und die Blutung wird somit gestoppt. Diese Enzyme funktionieren uneingeschränkt nur in einem engen Temperaturbereich. Ein Temperaturabfall auf unter 35 °C begünstigt die Entstehung einer Koagulopathie (herabgesetzte Fähigkeit des Blutes zu gerinnen). Aus diesen Gründen ist es wichtig, die Körpertemperatur zu erhalten bzw. wiederherzustellen. Dazu tragen die Verwendung von Decken, angewärmte Infusionslösungen und ein aufgeheizter Patientenraum im Rettungsmittel bei.

Wenn ein großer Röhrenknochen bricht, werden häufig die umliegenden Gewebe inkl. Muskeln zerrissen. Durch diese Verletzungen, hervorgerufen durch die Bruchenden des frakturierten Knochens, können starke innere Blutungen entstehen. Der Blutverlust kann von etwa 500 ml (Humerusfraktur) bis hin zu 1–2 Liter (Femurfraktur) reichen. Jedes unvorsichtige Bewegen eines Bruchs kann den Gewebeschaden verschlimmern und die Blutung verstärken. Aus diesem Grund und zur Linderung der Schmerzen werden Frakturen immobilisiert, sofern es der Gesamtzustand des Patienten zeitlich erlaubt.

Bei einem schwer verletzten Traumapatienten haben Sie nicht die Zeit, jede einzelne Fraktur zu schienen. Vielmehr sollten diese Patienten auf einem Spineboard oder einer Vakuummatratze immobilisiert werden, wodurch praktisch alle Frakturen in anatomisch korrekter Lage fixiert sind. Neue Untersuchungen zeigen, dass gerade bei längeren Transportwegen die Vakuummatratze dem Spineboard überlegen ist, da aufgrund der Härte des Spineboards die Entwicklung von Schmerzen und Druckstellen ein Problem darstellen kann. Andererseits ist das Spineboard durch seine Form und glatte Beschaffenheit für Rettungsmaßnahmen (aus Fahrzeugen, Wasser und Gruben) der Schaufeltrage überlegen. Das Rettungsdienstpersonal sollte die jeweiligen Vor- und Nachteile der Hilfsmittel kennen und dann je nach Situation das am besten geeignete Tool einsetzen (➤ Kap. 11.4). Einen Sonderfall stellt die Femurschaftfraktur dar. Im Oberschenkel befinden sich sehr kräftige Muskeln, die bei einer Fraktur kontrahieren und dazu führen, dass die Frakturenden sich überlagern. Dadurch kommt es zu einer weiteren Gewebeschädigung. Diese Frakturen können gut mit einer Traktionsschiene versorgt werden. Bei den allermeisten Einsätzen, bei denen Traumapatienten behandelt werden, besteht keine Lebensgefahr. In diesen Fällen kann eine sorgfältige Schienung jeder Extremitätenverletzung vorgenommen werden.

9. Halten Sie die manuelle Stabilisierung der Halswirbelsäule aufrecht, bis der Patient komplett immobilisiert wurde (z. B. auf dem Spineboard oder der Vakuummatratze)

Bei der Versorgung eines Traumapatienten sollte die initial manuell begonnene Stabilisierung der Halswirbelsäule solange aufrechterhalten werden, bis der Patient entweder komplett immobilisiert ist (z. B. auf einem Spineboard oder der Vakuummatratze) oder nach differenzierter Entscheidung feststeht, dass keine Indikation für eine Ruhigstellung der Wirbelsäule besteht (➤ Abb. 18.2). Eine vollständige Immobilisation der Halswirbelsäule ist nur durch eine Ganzkörper-Immobilisation vom Hals bis zum Becken zu erzielen. Zu keinem Zeitpunkt darf eine Immobilisation die Atmung beeinträchtigen oder das Öffnen des Mundes verhindern.

Die Indikation zur Wirbelsäulen-Immobilisation sollte für jeden Patienten differenziert erfolgen. Hierfür ist die Abarbeitung eines entsprechenden Algorithmus hilfreich (➤ Abb. 11.12): Bei Patienten mit einem stumpfen Trauma ist die Immobilisation indiziert, wenn der Bewusstseinsgrad herabgesetzt ist (GCS-Wert < 15), neurologische Ausfälle oder Nacken- bzw. Rückenschmerzen bestehen, die Anatomie durch das Trauma verändert wurde oder sonstige sensorische bzw. motorische Defizite bei der körperlichen Untersuchung entdeckt wurden. Ebenso sollte die Immobilisation erfolgen, wenn der Unfallmechanismus an die Notwendigkeit einer Wirbelsäulen-Immobilisation denken lässt, ebenso wenn Hinweise auf Alkohol- bzw. Drogenkonsum, eine relevante ablenkende Verletzung oder Kommunikationsbarrieren (alters- oder sprachlich bedingt) vorliegen.

Opfer eines penetrierenden Traumas werden ausschließlich immobilisiert, wenn neurologische Ausfälle auf eine Rückenverletzung zurückgeführt werden können oder sonstige sensorische bzw. motorische Defizite bei der körperlichen Untersuchung entdeckt wurden. Der zeitliche Aspekt ist unbedingt zu bedenken. Eine Studie zeigte, dass Patienten mit penetrierendem Trauma, die während der präklinischen Versorgung unnötig immobilisiert wurden, ein schlechteres Outcome aufweisen.[9]

10. Beginnen Sie idealerweise den Transport von kritischen Patienten ins nächstgelegene geeignete Traumazentrum innerhalb von 10 Minuten nach Ankunft am Einsatzort

Diverse Studien konnten nachweisen, dass Verzögerungen im Abtransport von Patienten die Mortalität erhöhen (➤ Abb. 18.3). Obwohl die Rettungskräfte Techniken wie die endotracheale Intubation, Beatmung oder eine intravenöse Volumentherapie beherrschen, ist ein Teil der Patienten in einem hämorrhagischen Schock und benötigt vor allem zwei Dinge, die vor Ort nicht geleistet werden können: 1. Verabreichung von Blutkomponenten (insbesondere Erythrozyten für den Sauerstofftransport und Plasma für die Gerinnung) und 2. Kontrolle der inneren Blutungen. Da menschliches Blut nur begrenzt haltbar ist, ist die Verabreichung unter präklinischen Bedingungen meistens nicht praktikabel. Dazu kommen Anwendungsschwierigkeiten hinsichtlich einer AB0-Inkompatibilität. Kristalloide Infusionslösungen ersetzen zeitweise das intravaskuläre Volumen, nicht aber die verlorene Sauerstofftransportkapazität, die durch den Verlust roter Blutkörperchen entstanden ist. Gleichzeitig kann durch die Infusionstherapie ebenfalls nicht der Verlust von Gerinnungsfaktoren ersetzt werden. Weiterhin kommt es rasch zu einem Shift der kristalloiden Infusionslösungen in das Interstitium, wodurch der Sauerstoffaustausch zusätzlich erschwert wird. Einige Rettungsdiensteinheiten verwenden heutzutage nicht gefrorenes, sogenanntes „Liquid Plasma" (LQP) für längere Transportzeiten. Dieses Plasma muss nicht aufgetaut werden und kann für

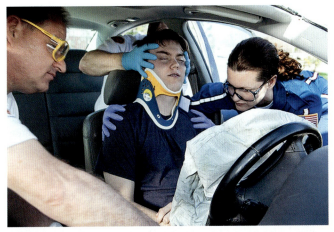

Abb. 18.2 Halten Sie die manuelle Stabilisierung der Halswirbelsäule aufrecht, bis der Patient komplett immobilisiert wurde (z. B. auf dem Spineboard oder der Vakuummatratze).
Quelle: Courtesy of Rick Brady. © NAEMT; PHTLS, 8th edition, Jones & Bartlett, 2016

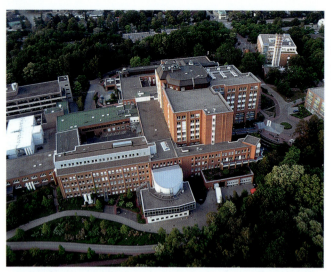

Abb. 18.3 Beginnen Sie den Transport von kritischen Patienten ins nächstgelegene geeignete Zielkrankenhaus idealerweise innerhalb von 10(–20) Minuten nach Ankunft am Einsatzort, hier als Beispiel für ein Traumazentrum das BG Klinikum Hamburg. (Foto: Stephan Dönitz, Schwarzenbek)

einen Zeitraum bis etwa 30 Tagen gelagert werden. In Europa setzen einige Rettungsdiensteinheiten derzeit lyophilisiertes Plasma (gefriergetrocknet) ein, das nicht fortführend gekühlt werden muss und eine lange Lagerzeit aufweist. Es wird vor Applikation mit kristalloiden Lösungen aufbereitet.

Zudem erfordert die Kontrolle innerer Blutungen fast immer einen chirurgischen Notfalleingriff und dieser erfolgt am besten im OP. Eine nachhaltige Rettung kann nicht durchgeführt werden, solange die inneren Blutungen anhalten. Das Ziel ist deshalb, beim kritischen Patienten so wenig Zeit wie möglich am Einsatzort zu verbringen.

Dieser Appell an eine begrenzte Zeit vor Ort sollte aber nicht als „Einladen-und-Abfahren-Mentalität" (Scoop And Run; ohne Versuch, lebensnotwendige Interventionen vor Abfahrt/Abflug durchzuführen) ausgelegt werden. Das PHTLS-Kurskonzept verfolgt vielmehr die Philosophie einer „kurzen Zeit vor Ort". Der Fokus liegt dabei auf einer schnellen Patientenbeurteilung, die darauf abzielt, Lebensgefahren zu erkennen und Maßnahmen einzuleiten, von denen **angenommen wird,** dass sie das Outcome verbessern. Diese Strategie wird auch als „Treat As You Go" bezeichnet. Beispiele sind das Atemwegsmanagement und die Beatmung, die Kontrolle von äußeren Blutungen und die Wirbelsäulen-Immobilisation nach differenzierter Indikationsstellung. Kritisch verletzte Patienten (➤ Kasten 18.2) sollten, wann immer möglich, innerhalb von 10(–20) Minuten abtransportiert werden (die „platinen 10 Minuten" der „goldenen Periode"). Sinnvolle Ausnahmen davon sind eine lange Rettung, z. B. bei eingeklemmter Person, oder eine zeitaufwendige Sicherung des Einsatzortes, weil etwa die Polizei sicherstellen muss, dass der Täter nicht mehr am Tatort verweilt.

Das **nächstgelegene** Krankenhaus ist für Traumapatienten unter Umständen nicht das **am besten geeignete.** Bestimmte Patienten profitieren davon, wenn sie direkt in ein überregionales Traumazentrum gebracht werden, weil dort Expertenwissen und besondere Erfahrungen im Umgang mit Traumapatienten vorliegen. Idealerweise sollten die Patienten, deren Verletzungsmuster dies nahelegt, direkt in ein überregionales Traumazentrum gebracht werden, sofern die Distanz dorthin angemessen ist. Auch ein Rettungshubschraubereinsatz kann sehr sinnvoll sein, sofern die Wartezeit auf den RTH zuzüglich der Flugzeit in die Klinik und des Transports vom Landeplatz in den Schockraum nicht länger dauert als der bodengebundene Transport. Bei entsprechendem erstem Eindruck sollte der RTH **frühzeitig** nachgefordert werden, um die Zeiten zu minimieren (die Sichtbedingungen bzw. das Wetter können den RTH-Einsatz limitieren).

Jeder Rettungsdienstbereich sollte durch einen Konsens zwischen den Traumazentren und dem Ärztlichen Leiter Rettungsdienst festlegen, welche Patienten in welche Einrichtung transportiert werden sollten. Diese Empfehlungen sollten in Protokollen festgehalten werden, welche die besten Einrichtungen bestimmen – die nächstgelegene **geeignete** Klinik. In einigen Fällen kann es sinnvoll sein, an Kliniken niedriger Versorgungsstufen vorbeizufahren, um ein höherwertiges Traumazentrum zu erreichen. Auch wenn sich dadurch die Transportzeit etwas erhöht, wird unter dem Strich die Zeit bis zur definitiven Versorgung kürzer sein. Idealerweise trifft der Traumapatient in städtischen Gebieten innerhalb von 25–30 Minuten nach dem Trauma in einem Traumazentrum ein. Im Krankenhaus muss dann genauso effektiv weitergearbeitet werden, um die Rettungskette aufrechtzuerhalten, und der Patient, falls erforderlich, zügig in den OP gebracht werden, um Blutungen zu beherrschen und den Eintritt in das irreversible Stadium des Schocks zu verhindern (all dies innerhalb der „goldenen Periode").

11. Verabreichen Sie warme Infusionslösungen während des Transports in die aufnehmende Klinik

Der Transport von kritischen Patienten sollte niemals verzögert werden, um noch einen weiteren Gefäßzugang zu legen und eine Infusionstherapie zu beginnen. Obwohl kristalloide Infusionslösungen das verlorene Blutvolumen ersetzen und somit die Gewebeperfusion verbessern, können sie keinen Sauerstoff transportieren. Dazu kommt, dass der Flüssigkeits- bzw. Volumenersatz zu einer Anhebung des Blutdrucks führen kann. Dies wiederum kann beschädigte Gefäße, die zuvor bereits durch Gerinnsel verschlossen wurden, wieder eröffnen und somit die Blutung unterhalten. Dies kann die Sterblichkeit beim Traumapatienten erhöhen.

Der Patient sollte zwei großlumige intravenöse Zugänge erhalten. Es wird dann eine Infusionstherapie mit vorgewärmten balancierten Vollelektrolytlösungen (39 °C) begonnen. Beachten Sie dabei unbedingt das Zeitmanagement. Die Anlage der Zugänge muss rasch erfolgen; im Extremfall kann auch einmal ein Zugang genügen. Alternativ bietet sich hier der intraossäre Zugang an. Durch Verwendung angewärmter Lösungen soll eine Unterkühlung vermieden werden. Die Volumengabe richtet sich nach der Klinik und dem Verletzungsmuster. Sie sollte einen Kompromiss zwischen der Erfordernis der Organperfusion und der Gefahr der Verstärkung von Blutungen durch Blutdruckanhebung darstellen (➤ Abb. 9.8b).

Bei erwachsenen Patienten mit vermuteten unkontrollierbaren Blutungen in Thorax, Abdomen oder im retroperitonealen Raum sollten Sie die Volumengabe so titrieren, dass ein mittlerer arterieller Blutdruck (MAP) von 60–65 mmHg (systolischer Blutdruck von 80–90 mmHg) erreicht wird. Eine Ausnahme davon sind ZNS-Verletzungen (SHT oder Rückenmarkverletzung). In diesen Fällen sollten Sie einen systolischen Blutdruck von mindestens 90 mmHg anstreben. Falls Sie die Blutung unter Kontrolle haben (z. B. durch Tourniquet-Anlage bei einer Amputationsverletzung), sollte die Infusion angewärmter Lösungen so gesteuert werden, dass normale Vitalwerte erreicht werden; es sei denn, der Patient entwickelt erneut einen Schock der Klasse III oder IV. In dieser Situation sollten Sie einen mittleren arteriellen Blutdruck von 60–65 mmHg (entspricht 80–90 mmHg systolisch) anstreben. Die Anlage von i. v. Zugängen und der Beginn der Infusionstherapie können z. B. während der Rettung aus dem Fahrzeug oder während der Wartezeit auf einen Rettungshubschrauber durchgeführt werden. Sie sollten zügig erfolgen. Zusätzlich kann bereits präklinisch bei Verdacht auf schwere Blutungen die Gabe von Tranexamsäure (TXA, Cyklokapron®) erfolgen. Dies sollte mit dem aufnehmenden Traumazentrum und dem Ärztlichen Leiter Rettungsdienst abgestimmt sein. Der präklinische Einsatz von Fibrinogen ist derzeit Bestandteil multizentrischer Studien, deren Ergebnisse aktuell noch ausstehen.

12. Führen Sie die Patientenanamnese und das Secondary Assessment erst durch, wenn die lebensbedrohlichen Probleme behoben oder ausgeschlossen sind

Wenn Sie im Rahmen des Primary Assessments lebensbedrohliche Zustände identifizieren, dann sind diese sofort zu behandeln und der Patient ist innerhalb kürzestmöglicher Zeit auf den Transport vorzubereiten, im Idealfall innerhalb von 10–20 Minuten. Wenn keine lebensgefährlichen Probleme vorliegen, gehen Sie zum Secondary Assessment über. Beim Secondary Assessment handelt es sich um eine systematische Von-Kopf-bis-Fuß-Untersuchung, bei der alle Verletzungen erkannt werden sollen. Zeitgleich wird der Patient nach dem SAMPLE-Schema befragt (**S**ymptome, **A**llergien, **M**edikamente, **P**atientenvorgeschichte, **l**etzte Mahlzeit und **E**reignisse vor dem Unfall).

Bei kritischen Patienten wird das Secondary Assessment nur durchgeführt, wenn es die Zeit erlaubt und alle lebensbedrohlichen Probleme erfolgreich behandelt worden sind. In einigen Fällen, in denen das nächstgelegene geeignete Krankenhaus sehr rasch erreichbar ist, kann es sein, dass Sie das Secondary Assessment nie abschließen werden. Diese Vorgehensweise soll sicherstellen, dass sich die Aufmerksamkeit des Rettungsfachpersonals und der Notärzte auf die ernsthaftesten Probleme richtet – diejenigen, die zum Tod führen können, sofern sie nicht angemessen behandelt werden – und nicht auf weniger ernsthafte Verletzungen. Reevaluieren Sie den Patienten regelmäßig, denn es kann sich auch bei Patienten, die anfangs keine lebensbedrohlichen Umstände aufweisen, jederzeit eine Verschlechterung des Zustands ergeben.

13. Führen Sie eine adäquate Schmerztherapie bei Traumapatienten durch

Patienten die ein schweres Trauma erlitten haben, benötigen sehr häufig eine adäquate Analgesie. Hierbei ist darauf zu achten, dass durch die Schmerzbehandlung mit potenten Analgetika eine weitere Verschlechterung von Atmung und Kreislauf herbeigeführt werden kann. Dies muss stets berücksichtigt werden. Es ist aus heutiger Sichtweise inakzeptabel, Patienten ohne ausreichende Analgesie in ein Traumazentrum zu transportieren. Protokolle des Ärztlichen Leiters Rettungsdienst sollten hierfür entwickelt werden. Mit Esketamin steht eine Substanz zur Verfügung, die in entsprechender Dosierung (z. B. 0,125–0,25 mg/kg KG i. v.) die Atmung und die Schutzreflexe nicht beeinträchtigt und keine Kreislaufdepression hervorruft. Je nach lokalem Protokoll kann aber auch Fentanyl (z. B. 1–2 µg/kg KG i. v.) zur adäquaten Analgesie beim Trauma eingesetzt werden. Beide hier aufgeführten Medikamente können zudem nasal appliziert werden (z. B. bei pädiatrischen Patienten).[14] In manchen Fällen reicht eine Analgesie nicht aus und es wird eine Intubationsnarkose durchgeführt. Hierzu wurde in Deutschland aktuell eine Handlungsempfehlung der DGAI veröffentlicht.[15] Darin wird die Durchführung der präklinischen Notfallnarkose im Erwachsenenalter behandelt. Sie kann kostenlos im Internet heruntergeladen werden.

14. Teilen Sie der aufnehmenden Klinik alle relevanten Informationen über den Patienten und seine Verletzungen mit

Die auf einen Traumapatienten bezogene Kommunikation beinhaltet drei Aspekte:
1. Informationen vor dem Erreichen der Einsatzstelle
2. Rückmeldung beim Erreichen der Einsatzstelle
3. Das sorgfältig ausgefüllte Rettungsdienst- oder Notarzteinsatzprotokoll

Die Versorgung des Traumapatienten basiert auf einer Teamleistung. Sie beginnt mit dem Rettungsteam und wird im Krankenhaus fortgesetzt. Aus diesem Grunde ist eine gute Voranmeldung mit Weitergabe aller relevanten Informationen wichtig. Sie erlaubt dem aufnehmenden Krankenhaus die Mobilisierung aller erforderlichen Ressourcen, sodass bei Aufnahme des Patienten alles bestens vorbereitet ist. Beim Erreichen der Klinik, idealerweise einem zertifizierten Traumazentrum, erfolgt an das aufnehmende Team zunächst eine mündliche Übergabe durch den Rettungsdienst. Diese Übergabe sollte kurz, bündig und exakt sein und das Aufnahmeteam über das Folgende informieren:
- Derzeitiger Zustand des Patienten
- Traumakinematik
- Untersuchungsbefunde
- Ergriffene Maßnahmen
- Reaktion des Patienten auf die Maßnahmen

Da die Einsatzkräfte vor Ort die Möglichkeit haben, Familienangehörige oder Zeugen zu befragen, und da sich der Bewusstseinsgrad des Patienten während des Transports verschlechtern kann, ist es möglich, dass das Rettungsfachpersonal und die Notärzte über wichtige Informationen verfügen, welche die Krankenhausmitarbeiter nicht erlangen können. Eine direkte Kommunikation zwischen den Mitarbeitern von Rettungsdienst und Klinik gewährleistet eine Behandlungskontinuität.

Zu einer guten Patientenversorgung gehört aber auch die Abgabe eines sorgfältig und vollständig ausgefüllten Protokolls. Dieser Bericht stellt, wie andere medizinische Dokumente auch, einen Bestandteil der Patientenakte dar und reflektiert das Zusammentreffen mit dem Patienten. Er enthält alle wichtigen Informationen, die vom Patienten, Angehörigen oder Zeugen erlangt werden konnten, sowie alle Untersuchungsergebnisse. Weiterhin sind in dem Bericht alle Maßnahmen dokumentiert, die ergriffen wurden, sowie Veränderungen des Patientenzustands, die sich im Rahmen der Versorgungszeit ereignet haben.

Wenn es auch verschiedene Möglichkeiten der Dokumentation gibt, sollte der Bericht für den Leser ein „Bild entstehen lassen", wie der Patient auf das Rettungsteam gewirkt hat, und die Chronologie der Maßnahmen sollte nachvollziehbar sein. Zudem sollten solche Berichte nicht zuletzt auch aus rechtlichen Gründen vollständig sein. Außerdem enthalten sie wertvolle Informationen, die z. B. in Datenbanken wie dem Traumaregister der DGU und ähnlichen wissenschaftlichen Auswertungen Verwendung finden.

15. Vor allem: Füge keinen weiteren Schaden zu (Do Not Further Harm!)!

Das medizinische Grundprinzip „Vor allem: Füge keinen weiteren Schaden zu!" geht zurück auf den griechischen Arzt Hippokrates. Auf den Traumapatienten bezogen, kann dieses Prinzip auf vielerlei Arten angewendet werden: einen Ausweichplan bei misslungener Intubation zu haben, bevor eine Narkose eingeleitet wird, einen Patienten während einer Rettung vor herumfliegenden Teilen zu schützen oder eine äußere Blutung zu stoppen, bevor Infusionslösungen verabreicht werden. Erfahrungen haben gezeigt, dass die Rettungskräfte imstande sind, viele Maßnahmen sicher durchzuführen, die in einem Traumazentrum durchgeführt werden können. Nichtsdestotrotz ist die Kernaussage folgende: Präklinisch ist bei kritischen Patienten nicht wichtig, was die Helfer alles machen **können,** sondern was sie im konkreten Einzelfall alles machen **sollten** (➤ Abb. 18.4).

Fragen Sie sich während der Versorgung vor Ort und während des Transports, ob Ihre Maßnahmen dem Patienten nützen; wenn Sie diese Frage mit Nein beantworten oder sich nicht ganz sicher sind, hören Sie damit auf und sorgen Sie für einen zügigen Transport in die nächstgelegene geeignete Klinik. Alles, was nicht dazu dient, eine Verschlechterung zu vermeiden oder zu behandeln, sollte unterbleiben. Die Versorgung von Traumapatienten muss vorgegebenen Prioritäten folgen, aus denen ein effizienter Handlungsplan erwächst, wobei Zeitrahmen und jegliche Gefahren an der Einsatzstelle zu beachten sind. Zwischen Rettungsdienst, Schockraum und OP sollte ein abgestimmtes Vorgehen existieren, um die Maßnahmen der Stabilisierung angemessen durchzuführen. Es ist sehr wichtig, dass sich jeder Mitarbeiter, egal welchen Ausbildungs- oder Erfahrungsstands, in Übereinstimmung mit dem Rest des Teams befindet.

Ein weiterer wichtiger Aspekt des medizinischen Grundprinzips „Vor allem: Füge keinen weiteren Schaden zu!" bezieht sich auf den **Sekundärschaden.** Es wurde erkannt, dass das Ausmaß an Verletzungsfolgen nicht nur mit dem auslösenden Trauma, sondern auch mit den späteren Auswirkungen des initialen Traumas zu tun hat. So bewirken insbesondere Hypoxie, Hypotension und Hypothermie eine Verschlechterung des primären Schadens. Somit müssen sich die Einsatzkräfte vor Augen halten, dass es diese Sekundärschäden gibt und es die Anzahl an Komplikationen sowie die Morbidität und

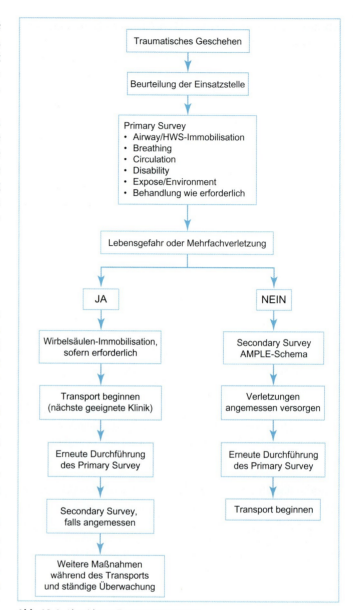

Abb. 18.4 Algorithmus Traumamanagement.

Mortalität steigern kann, wenn diese nicht in einer angemessenen Zeit bzw. Art und Weise behandelt werden.

In diesem Zusammenhang sollte zudem nicht nur an körperlichen Schaden gedacht werden, sondern auch an den „finanziellen Schaden". Es geht hier um den an sich normalen Vorgang, dass Hersteller von neuen Medikamenten oder sonstigen Behandlungsmethoden versuchen, diese auf dem Markt zu etablieren oder bereits existierende Verfahren „abzulösen". Bevor solche neuen Medikamente oder Verfahren eingeführt werden, sollten vorher unbedingt folgende Grundsätze einbezogen werden:
- Wie groß ist die medizinische Evidenz, dass die neue Behandlungsmethode wirklich effektiv ist?
- Ist die neue Technik genauso gut oder besser als das, was wir schon haben?
- Wie sind die Kosten der neuen Behandlungsmethode im Vergleich zu den bereits existierenden Möglichkeiten?

Als Grundsatz sollte gelten, dass die neuen Behandlungsmethoden nachgewiesenermaßen genauso gut oder vorzugsweise besser sind als die existierenden, bevor sie eingeführt werden. Da neue Verfahren häufig viel teurer als die bereits vorhandenen sind, erzeugt ein Mangel an Evidenz für ihre Überlegenheit „finanzielle Schäden".

Wie bereits in ➤ Kap. 1 diskutiert, kann es vorkommen, dass kritisch verletzte Patienten ein schlechteres Outcome haben, wenn sie mit dem RTW anstatt mit einem Privatfahrzeug in ein Traumazentrum gebracht werden. Ein Faktor, der möglicherweise zu der erhöhten Mortalität beiträgt, sind die gut gemeinten Maßnahmen der Rettungskräfte, die es nicht verstanden haben, dass es sich beim Trauma um einen **chirurgischen** Notfall handelt. Die meisten schwerstverletzten Patienten benötigen eine umgehende chirurgische Versorgung, um ihr Leben zu retten. Jede Verzögerung der chirurgischen Behandlung führt zu vermehrten Blutungen, progredientem Schock und letztlich zum Tod.

Selbst mit der bestmöglich geplanten und durchgeführten Rettung kann nicht jeder Traumapatient gerettet werden. Wenn wir uns jedoch bewusst machen, was die Gründe für ein rasches Versterben nach Trauma sind, so können wir durch eine gute Behandlung „vor Ort" dazu beitragen, dass ein viel größerer Prozentsatz an Traumapatienten überlebt und die verbleibende Morbidität gesenkt werden kann. **Die wesentlichen Grundsätze, die im PHTLS-Kurskonzept gelehrt werden – rasche Untersuchung, die wesentlichen Maßnahmen ergreifen und einen schnellen Transport in die nächstgelegene geeignete Klinik durchführen –, konnten zeigen, dass das Outcome beim schwer verletzten Traumapatienten verbessert werden kann.**

Zusammenfassung

Dies sind die „goldenen Prinzipien der präklinischen Versorgung von Traumapatienten":

1. Gewährleisten Sie die Sicherheit der Rettungskräfte und der Patienten.
2. Schätzen Sie die Situation an der Einsatzstelle ein, um zu erkennen, ob weitere Kräfte erforderlich sind.
3. Erkennen Sie die Kinematik, welche die Verletzungen herbeigeführt hat.
4. Benutzen Sie das Primary Assessment (initiale Beurteilung), um lebensgefährliche Situationen zu erkennen.
5. Führen Sie ein adäquates Atemwegsmanagement unter gleichzeitiger HWS-Stabilisierung durch, sofern indiziert.
6. Unterstützen Sie die Atmung und verabreichen Sie Sauerstoff, um eine $SpO_2 > 95\,\%$ zu erreichen.
7. Kontrollieren Sie jede starke äußere Blutung.
8. Führen Sie eine Schocktherapie inkl. Erhalt bzw. Wiederherstellung der normalen Körpertemperatur durch und schienen Sie muskuloskeletale Verletzungen.
9. Halten Sie die manuelle Stabilisierung der Halswirbelsäule aufrecht, bis der Patient komplett immobilisiert wurde (z. B. auf dem Spineboard oder der Vakuummatratze).
10. Beginnen Sie den Transport von kritischen Patienten ins nächstgelegene geeignete Zielkrankenhaus idealerweise innerhalb von 10 Minuten nach Ankunft am Einsatzort.
11. Verabreichen Sie warme Infusionslösungen während des Transports in die aufnehmende Klinik.
12. Führen Sie die Patientenanamnese und das Secondary Assessment erst durch, wenn die lebensbedrohlichen Probleme behoben oder ausgeschlossen sind.
13. Führen Sie eine adäquate Schmerztherapie bei Traumapatienten durch.
14. Teilen Sie der aufnehmenden Klinik alle relevanten Informationen über den Patienten und seine Verletzungen mit.
15. Vor allem: **Fügen Sie keinen weiteren Schaden zu!**

QUELLENANGABEN

1. University of Maryland Medical Center. History of the Shock Trauma Center: tribute to R Adams Cowley, MD. http://umm.edu/programs/shock-trauma/about/history. Update 16. Dezember 2013. Zugriff 2. Januar 2014.
2. Lerner EB, Moscati RM. The Golden Hour: scientific fact or medical "urban legend"? *Acad Emerg Med.* 2001;8:758.
3. Tsybuliak GN, Pavlenko EP. Cause of death in the early posttraumatic period. *Vestn Khir Im I I Grek.* 1975;114(5):75.
4. Gunst M, Ghaemmaghami V, Gruszecki A, Urban J, Frankel H, Shafi S. Changing epidemiology of trauma deaths leads to a bimodal distribution. *Proc (Bayl Univ Med Cent).* 2010;23(4):349–354.
5. Stewart RM, Myers JG, Dent DL, et al. 753 Consecutive deaths in a level 1 trauma center: the argument for injury prevention. *J Trauma.* 2003;54:66.
6. Stockinger ZT, McSwain NE Jr. Prehospital endotracheal intubation for trauma does not improve survival over bag-valve-mask ventilation. *J Trauma.* 2004;56(3):531–536.
7. Davis DP, Dunford JV, Hoyt DB, et al. The impact of hypoxia and hyperventilation on outcome following paramedic rapid sequence intubation of patients with severe traumatic brain injury. *J Trauma.* 2007;62:1330–1338.
8. Davis DP, Peay J, Sise MJ, et al. Prehospital airway and ventilation management: a trauma score and injury severity score-based analysis. *J Trauma.* 2010;69:294–301.
9. Haut ER, Kalish BT, Efron DT, et al. Spine immobilization in penetrating trauma: more harm than good? *J Trauma.* 2010;68(1): 115–120.
10. Timmermann A et al. The out-of-hospital esophageal and endobronchial intubations performed by emergency physicians. *Anaesth Analg.* 2007;104:619–623.
11. Bernhard M et al. Developing the skill of endotracheal intubation: implication for emergency medicine. *Acta Anaesthesiol Scand.* 2012;56:164–171.
12. Lier H. Hypothermie und die tödliche Triade, Vermeidung und Therapie in Präklinik und Schockraum. *Notfall Rettungsmed.* 2008;11:377–380.
13. Fries D et al. Gerinnungsmanagement bei traumatisch bedingter Massivblutung. *Anästhesiol Intensivmed Notfallmed Schmerzther.* 2010; 45: 552–561.
14. Dönitz S. *Narkose im Rettungsdienst.* 2. Aufl. Edewecht: SK-Verlag; 2014.
15. Bernhard M et al. Arbeitsgruppe „Prähospitale Notfallnarkose" des Wissenschaftlichen Arbeitskreises (WAK) Notfallmedizin der Deutschen Gesellschaft für Anästhesiologie und Intensivmedizin (DGAI). Handlungsempfehlung: Prähospitale Notfallnarkose beim Erwachsenen. www.ak-notfallmedizin.dgai.de/downloads-links/empfehlungen/129-dgai-handlungsempfehlung-notfallnarkose/file.html. Zugriff: 20.11.2015.

E Massenanfall von Verletzten & Terrorismus

19 Katastrophenmanagement 477

20 Massenvernichtungswaffen – CBRN(E) 499

KAPITEL 19
Katastrophenmanagement

19.1	Katastrophenzyklus 479	19.4.8	Dekontamination 491
19.1.1	Umfassendes Notfall- und Gefahrenmanagement ... 480	19.4.9	Behandlungsplatz (BHP) 491
19.1.2	Persönliche Notfallplanung 480		
		19.5	Psychologisches Krisenmanagement 491
19.2	Bewältigung von Katastrophen und Großschadensereignissen 481	19.5.1	Charakteristika psychisch belastender Katastrophen 492
19.2.1	Der kommunale Krisenstab 482	19.5.2	Psychische Faktoren 492
		19.5.3	Posttraumatische Folgen 492
19.3	Katastrophenschutz in Deutschland 483	19.5.4	Interventionen 492
19.3.1	Feststellung der Katastrophe 483	19.5.5	Folgen für die Helfer 492
19.3.2	Führungsebenen bei Großschadensereignissen und im Katastrophenfall 483	19.6	Aus- und Weiterbildung im Katastrophenschutz 493
19.3.3	Sanitätsdienstliche Organisation der Großschadenslage 485	19.7	Problemfelder im Katastrophenschutz 494
		19.7.1	Vorbereitung 494
19.4	Medizinisches Vorgehen im Katastrophenfall 485	19.7.2	Kommunikationsstrukturen 494
19.4.1	Erstmaßnahmen 485	19.7.3	Sicherheit an der Einsatzstelle 494
19.4.2	Suchen und Retten 486	19.7.4	Unkoordinierte Hilfeleistung 494
19.4.3	Sichtung (Triage) 486	19.7.5	Materialversorgung 495
19.4.4	Behandlung 489	19.7.6	Versäumnisse bei der Benachrichtigung der Krankenhäuser 495
19.4.5	Transport 489		
19.4.6	Schnelleinsatzgruppen (SEG) 490	19.7.7	Medien 495
19.4.7	Terrorismus und Massenvernichtungswaffen 490		

Lernzielübersicht

Nach dem Durcharbeiten dieses Kapitels sollte der Leser in der Lage sein:
- Die fünf Phasen des Katastrophenzyklus zu beschreiben
- Den Prozess des umfassenden Notfall- und Gefahrenmanagements zu erklären
- Häufige Fallstricke des Katastrophenmanagements zu diskutieren
- Faktoren aufzulisten, welche die medizinische Versorgung im Katastrophenfall beeinträchtigen
- Abzuschätzen, in welchem Maße die Arbeit im Katastrophenschutz die psychische Integrität der Rettungsdienstmitarbeiter beeinflussen kann

---

Fallbeispiel

Sie werden zu einer örtlichen Schule alarmiert, die nach einer großen Überschwemmung durch ein starkes Unwetter vielen Menschen als Zufluchtsort dient. Der Bürgermeister und weitere Amtsinhaber sind in der Schule zugegen, um die Sorgen und Anliegen der Gemeindebewohner bezüglich unpassierbarer Straßen und fehlender Elektrizität entgegenzunehmen. Noch auf der Anfahrt erhalten Sie durch den Disponenten der Rettungsleitstelle die neue Information, dass aktuell viele Meldungen über eine große Anzahl an Verletzten eingehen, nachdem in der Turnhalle die als Sitzplatz dienende Tribüne während eines erneuten

Sturms eingestürzt ist. Polizei und Feuerwehr sind ebenfalls auf der Anfahrt zur Einsatzstelle, wobei die Ressourcen aufgrund von Vorfällen im Bereich der öffentlichen Sicherheit durch den anhaltenden Sturm allerdings nur begrenzt verfügbar sind.

- Welche Problematiken bezüglich der Sicherheit erwarten Sie?
- Welches Triagesystem sollte genutzt werden?
- Wie sollte der Ablauf der Krisenintervention organisiert werden?

Anders als bei einem einzigen Traumapatienten, der eine definierte Zeitspanne der Diagnostik, Behandlung und Genesung in Anspruch nimmt, ist die Reaktion auf eine Katastrophe und der Wiederaufbau nach einer Katastrophe langwierig, umfasst viele verschiedene Behörden und schließt neben medizinischen und psychologischen Belangen auch Fragen der Wiederherstellung des öffentlichen Gesundheitssystems, der physischen Sicherheit, soziologischer Ressourcen und der Infrastruktur ein.

Bei einem **Massenanfall von Verletzten oder Erkrankten (MANV)** überfordert die Zahl der Patienten die zur Verfügung stehenden Einsatzkräfte und die medizinischen Ressourcen des betroffenen Gemeinwesens. Neben der Zahl der Opfer sind Art und Schweregrad der Verletzungen wichtige Faktoren, ob Ressourcen und Hilfen von außerhalb der betroffenen kommunalen Strukturen benötigt werden. Die deutsche Norm DIN 13050 (Begriffe im Rettungsdienst) definiert den Massenanfall von Verletzten oder Erkrankten (MANV) als *„einen Notfall mit einer größeren Anzahl von Verletzten oder Erkrankten sowie anderen Geschädigten oder Betroffenen, der mit der vorhandenen und einsetzbaren Vorhaltung des Rettungsdienstes aus dem Rettungsdienstbereich nicht versorgt werden kann"*.[19]

In Deutschland ist eine entsprechende MANV-Stufeneinteilung der „Planungsplattform des Deutschen Städtetages" geläufig.[16] Die MANV-Stufe 1 kann mit eigenen Verstärkungskräften (z. B. Schnelleinsatzgruppen) und Hilfe aus benachbarten Rettungsdienstbereichen abgearbeitet werden. Als Anzahl der Betroffenen werden dabei 5 bis 50 Personen angenommen. Typische Beispiele sind Verkehrsunfälle mit Reisebussen oder Brände in Wohnanlagen.

Bei der MANV-Stufe 2 sind überregionale Ressourcen notwendig, die weit über die übliche nachbarschaftliche Hilfe hinausgehen. Die Betroffenenanzahl wird hierbei auf ca. 50 bis 500 Personen geschätzt. Klassische Beispiele dafür sind Eisenbahnunglücke, z. B. das ICE-Unglück von Eschede (1998) oder das Zugunglück von Brühl (2000). Die MANV-Stufe 3 erfordert bereits länderübergreifende und internationale Hilfe. Dies wird bei einer Betroffenenzahl von mehr als 500 Personen angenommen. Ein Beispiel für ein Großschadensereignis dieser Größenordnung war die Flugzeugkatastrophe während einer militärischen Flugschau in Ramstein 1988. Die höchste MANV-Stufe 4 ist gekennzeichnet durch eine zerstörte Infrastruktur, die trotz massiver externer Hilfe die Bewältigung des Ereignisses erheblich erschwert. Prägende Ereignisse für den Katastrophenschutz waren in diesem Zusammenhang die Hamburger Sturmflut von 1962 und das Elbehochwasser 2002.

Die Weltgesundheitsorganisation (WHO) definiert eine **Katastrophe** als ein plötzliches Umweltphänomen von so großem Ausmaß, dass externe Hilfe notwendig ist:

„Eine schwerwiegende Störung der Funktionstüchtigkeit einer Gemeinschaft oder der Gesellschaft, die weitreichende Verluste an Menschenleben sowie materielle, ökonomische oder ökologische Schäden verursacht und die Bewältigungsmöglichkeiten durch Ausnutzung der eigenen Ressourcen des betroffenen Gemeindewesens oder der Gesellschaft weit übersteigt."[1]

Aus medizinischer Sicht könnte ergänzt werden, dass eine Katastrophe ein Ereignis darstellt, bei dem in einer bestimmten Zeit und an einem bestimmten Ort eine derart große Zahl von Patienten anfällt, dass diese von den zur Verfügung stehenden Helfern nicht ohne externe Hilfe versorgt werden können.[2]

Diese Beschreibung trifft für alle Abschnitte der medizinischen Versorgung zu – also sowohl für die Kliniken als auch für den Rettungsdienst. Diese Definition einer Katastrophe beinhaltet zwei Kernaussagen:
1. Eine Katastrophe ist unabhängig von einer bestimmten Zahl von Verletzten.
2. Das Ausmaß des Schadensereignisses übersteigt die verfügbaren medizinischen Ressourcen.

In der deutschen Norm DIN 13050 (Begriffe im Rettungsdienst) wird die Katastrophe charakterisiert als *„ein Schadensereignis mit einer Zerstörung der örtlichen Infrastruktur, das mit den Mitteln und Einsatzstrukturen des Rettungsdienstes alleine nicht bewältigt werden kann"*.[19] Das Ausrufen einer Katastrophe obliegt den Verwaltungsstrukturen des Landkreises oder der kreisfreien Stadt. Katastrophen können auch ausgerufen werden, ohne dass primär eine Vielzahl Verletzter oder Erkrankter vorliegt, wenn z. B. die Infrastruktur einer Region zerstört ist (z. B. durch Hochwasser).

Häufig wird angenommen, dass Katastrophen keinen Regeln folgen, da niemand die Zeit, den Ort oder den Umfang der nächsten Katastrophe voraussagen kann. Lange Zeit wurde davon ausgegangen, dass alle Katastrophen unterschiedlich ablaufen, besonders Katastrophen durch Terroranschläge. Ungeachtet dessen scheinen alle Katastrophen, unabhängig von ihrem Auslöser, ähnliche Auswirkungen auf die medizinische Versorgung und das öffentliche Gesundheitssystem zu haben, wobei sie sich nur in dem Grad unterscheiden, in dem diese Auswirkungen auftreten und in dem die Infrastruktur des öffentlichen Gesundheitswesens am Ort der Katastrophe beeinträchtigt wird.

Während die Individualmedizin stets das Ziel hat, die bestmögliche Versorgung für jeden einzelnen Patienten zu gewährleisten, besteht das Schlüsselprinzip der Katastrophenmedizin darin, die beste Versorgung für eine möglichst große Zahl von Patienten zu erreichen.

Das Spektrum der möglichen Bedrohungen umfasst Naturkatastrophen ebenso wie durch Menschen verursachte Katastrophen und Terroranschläge. Von all diesen Szenarien stellen Katastrophen

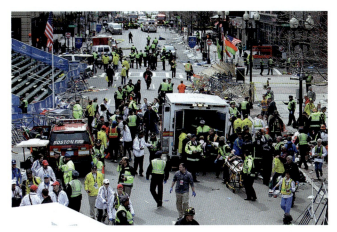

Abb. 19.1 Präklinische MANV-Versorgung beim Bombenanschlag auf den Boston Marathon.
Quelle: © Charles Krupa/aP images

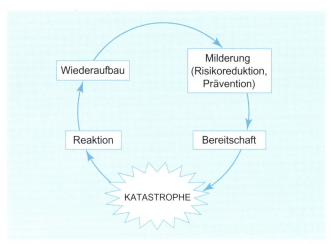

Abb. 19.2 Der Katastrophenzyklus: Die Ruhephase umfasst die Bereiche Schadensbegrenzung (Milderung) und vorbeugende Katastrophenplanung (Bereitschaft). Direkt daran anschließend liegt die Vorwarnphase – und zwar unmittelbar vor dem Eintreten des Ereignisses. Darauf folgen die Rettungs-(Reaktion) und die Wiederaufbauphase.

durch **Massenvernichtungswaffen** die größte Herausforderung dar, da sie eine riesige Zahl von Opfern hervorrufen und die Umwelt erheblich verseuchen können (➤ Kap. 20).

Weltweit etabliert sich ein einheitlicher Zugang zu Katastrophen, der auf den Erkenntnissen ihrer Gemeinsamkeiten und der beim Katastrophenmanagement erforderlichen Fachkenntnisse basiert. Diese Strategie wird **Mass-Casualty Incident (MCI) Response** genannt. Das medizinische Vorgehen im Katastrophenfall kann und soll aufgrund der typischen Eigenheiten und Kennzeichen von Katastrophen geübt werden. Ziel ist es, die Morbidität und Mortalität im Rahmen einer Katastrophe zu senken (➤ Abb. 19.1).

19.1 Katastrophenzyklus

Noji[3] und Kollegen definierten ein theoretisches Konstrukt, anhand dessen die Abfolge der Ereignisse in einer Katastrophe in Phasen eingeteilt und analysiert wird. Dadurch bietet sich die Möglichkeit, Zusammenhänge im Prozess katastrophaler Ereignisse zu verstehen und eine adäquate Antwort auf eine Katastrophe zu entwickeln.[3,4] Die folgenden fünf Phasen werden darin unterschieden:

1. Die **Ruhephase** (Interdisaster Period) ist die Zeit, in der Risikoanalysen durchgeführt und Katastrophenpläne für wahrscheinliche Szenarien entwickelt, erprobt und implementiert werden sollten.
2. Die nächste Phase ist die **Vorwarnphase** (Prodrome Phase). Sie beschreibt den Zeitpunkt, in dem ein unvermeidbares Ereignis erkannt worden ist. Dies kann eine Unwetterwarnung (z. B. das drohende Auftreten eines Wirbelsturms) oder die Aufdeckung feindlicher oder potenziell gewaltsamer Situationen sein. In dieser Phase können Maßnahmen getroffen werden, um das Ausmaß der darauf folgenden Ereignisse abzuschwächen. Die Abwehrmaßnahmen bestehen z. B. in besonderen baulichen Vorbereitungen (Verstärken von Fenstern und Türen, Ausbessern von Staudämmen), der Aktivierung von Evakuierungsplänen und der Mobilisierung von Ressourcen des öffentlichen Gesundheitswesens. Dabei muss berücksichtigt werden, dass nicht jede Katastrophe diese zweite Phase beinhaltet. So kann z. B. ein Erdbeben ohne jegliche Vorwarnung ablaufen.
3. Die dritte Phase ist die **Aufprall- oder Eintrittsphase** (Impact Phase), in der das Ereignis geschieht. Während dieser Phase kann oft nur wenig unternommen werden, um die Auswirkungen der Ereignisse zu beeinflussen.
4. Die vierte Phase ist die **Rettungsphase** (Rescue Phase), die Zeit unmittelbar nach dem Ereignis, in der durch adäquate Maßnahmen und Interventionen Leben gerettet werden können. Die Fähigkeiten der Ersthelfer, der Rettungsmannschaften und der unterstützenden medizinischen Dienste werden eingesetzt, um die Zahl der Überlebenden zu erhöhen.
5. Die fünfte Phase ist die **Erholungs-** oder **Wiederaufbauphase** (Recovery Phase). Während dieser Phase ist die Gemeinschaft gefordert, durch koordinierte Maßnahmen (öffentliches Gesundheitswesen, Infrastruktur, Politik) den Wiederaufbau zu gestalten. Diese Phase ist bei Weitem die längste; es kann Monate und manchmal sogar Jahre dauern, bis sich die betroffene Gemeinschaft vollständig von den Ereignissen erholt hat.

Das Verständnis des Katastrophenzyklus (➤ Abb. 19.2) erlaubt es dem Rettungsdienstpersonal, die Vorbereitungen abzuschätzen, die in Annahme der wahrscheinlichsten Gefahren und Ereignisse getroffen wurden. Nachdem eine Katastrophe oder ein Großschadensereignis stattgefunden hat, kann eine kritische Analyse der eigenen und der externen Verantwortlichkeiten erfolgen, um die Effizienz des Krisenmanagements zu bestimmen und Bereiche zu identifizieren, in denen in Zukunft eine Verbesserung möglich ist. Die Grundprinzipien dieses Konzepts treffen auf alle Katastrophen zu, unabhängig von ihrer Größe.

Die Dauer der einzelnen Phasen dieses Katastrophenzyklus ist unterschiedlich lang und hängt davon ab, wie häufig diese Ereignisse in einer bestimmten Gegend vorkommen, um welche Art von Schadensereignis es sich handelt und wie die Region auf dieses Schadensereignis vorbereitet war. Die Ruhephase zwischen zwei

Katastrophen kann z. B. in manchen Gegenden extrem lange andauern, während in anderen Gegenden nur Monate bis zur nächsten Katastrophe vergehen. Die südöstlichen Staaten der USA bereiten sich jedes Jahr auf Hurrikans vor, mit einer Ruhephase von ungefähr 6–8 Monaten. Im Gegensatz dazu sind Hurrikans in den Staaten an der Ostküste der USA (New England) eine Seltenheit, die Ruhephase bis zum Auftreten eines Hurrikans beträgt hier Jahre. Während die Bewältigung nach einem Flugzeugabsturz einige Tage in Anspruch nimmt, kann das Krisenmanagement einer Flutkatastrophe mehrere Wochen bis Monate dauern.

19.1.1 Umfassendes Notfall- und Gefahrenmanagement

Das Wissen über die Entstehung und den Zyklus einer Katastrophe kann genutzt werden, um die nötigen Schritte für ein adäquates Krisenmanagement zu implementieren (➤ Kasten 19.1). Dies kann durch einen Prozess erreicht werden, den man als **Umfassendes Notfall- und Gefahrenmanagement** (Comprehensive Emergency Management) bezeichnet. Es besteht aus vier Komponenten: Schadensbegrenzung, vorbeugende Katastrophenplanung, akute Katastrophenhilfe und Wiederaufbau.

Schadensbegrenzung Dieses Element findet während der Ruhephase (Interdisaster Period) statt. Potenzielle Gefahren oder wahrscheinliche Ursachen von Großschadensereignissen werden identifiziert und analysiert. Schließlich werden Maßnahmen getroffen, die im Falle eines unvorhersehbaren Ereignisses verhindern sollen, dass aus diesen Gefahren ein tatsächliches Großschadensereignis entsteht, und die den daraus resultierenden Schaden vermindern.

Vorbeugende Katastrophenplanung Durch diese Maßnahmen sollen vor Auftreten einer Katastrophe oder eines Großschadensereignisses spezielles Material, Ausrüstung und Personal identifiziert werden, die zur Krisenbewältigung notwendig sind. Die Katastrophenschutzbehörden haben Katastrophenschutzpläne zu erstellen und fortzuschreiben, in denen vor allem das Alarmierungsverfahren, die Vorbereitungsmaßnahmen und alle für die Katastrophenhilfe in Betracht kommenden Behörden, Organisationen und Einrichtungen auszuweisen sind.

Akute Katastrophenhilfe In dieser Phase werden sämtliche Kräfte aktiviert und zum Einsatz gebracht, die in der Phase der vorbeugenden Katastrophenplanung identifiziert worden sind, um das stattgehabte Schadensereignis zu bewältigen.

Wiederaufbau Diese Komponente des umfassenden Notfall- und Gefahrenmanagements beschäftigt sich mit allen Maßnahmen des Wiederaufbaus, die zur Wiederherstellung des Gemeinwesens erforderlich sind.

Während dieser Prozess typischerweise für das Katastrophenmanagement gilt, können dieselben Schritte auch für die individuelle Notfallplanung der einzelnen Helfer genutzt werden.

19.1 Notfallplanung und Notfallvorsorge

Für den Fall außergewöhnlicher Gefahren- und Schadenslagen müssen in Deutschland neben regionalen und landesweiten auch nationale Risikoanalysen durchgeführt werden. Hierzu sollen für Deutschland standardisierte und EDV-gestützte Routinen entwickelt werden, die zuverlässig und schnell angewendet werden können und eine kontinuierliche Aktualisierung der Gesamtlage sicherstellen. Die flächendeckende nationale Vorsorgeplanung soll dadurch wesentlich verbessert werden.

In diesem Bereich sind primär folgende Aufgaben zu erfüllen:
- Kontinuierliche Evaluierung des integrierten deutschen Bevölkerungsschutzsystems (u. a. Entwicklung eines praxistauglichen Referenzsystems, Entwicklung eines langfristig fortführbaren systematischen Ansatzes)
- Erarbeitung und Fortschreibung eines mehrstufigen Planungs-, Schutz- und Versorgungskonzepts für den Bevölkerungsschutz
- Risikoanalysen (u. a. Zusammenführung regionaler und sektoraler Analysen zu einer bundesweiten Gesamtanalyse, Defizitanalysen, kontinuierliche Aktualisierung)
- Entwicklung von Gefährdungskatastern
- Weiterentwicklung der Zusammenarbeit von Bund, Ländern, Kommunen und privaten Hilfsorganisationen (u. a. Kooperationsmechanismen, Unterstützungsleistungen des Bundes bei Schadenslagen von nationaler Bedeutung)
- Kontinuierliche Weiterentwicklung des deutschen Bevölkerungsschutzsystems unter Berücksichtigung der europäischen Integrationsdynamik und der bilateralen Kooperationsansätze vor allem mit den Anrainerstaaten (u. a. konzeptionelle Anpassung = „Systemkonfiguration", Weiterentwicklung der grenzüberschreitenden Hilfeleistung bei Großschadensfällen, Anpassung der Rechtsgrundlagen)
- Durchführung von Krisenabwehrplanungen
- Entwicklung eines übergeordneten systematischen Ansatzes auf der Grundlage der Evaluierung
- Zivile Alarmplanung
- Intensivierung und Weiterentwicklung der zivil-militärischen Zusammenarbeit (ZMZ) unter besonderer Berücksichtigung der Zusammenarbeit mit der Polizei
- Auswertung nationaler und internationaler Großschadensereignisse
- Bearbeitung von Rechtsfragen des Bevölkerungsschutzes

Bundesamt für Bevölkerungsschutz und Katastrophenhilfe (BBK)
Provinzialstraße 93
53127 Bonn
Telefon: 022899-550-0
Telefax: 022899-550-1620
E-Mail: poststelle@bbk.bund.de

19.1.2 Persönliche Notfallplanung

Genauso wie es für jedes Gemeinwesen und jede Organisation entscheidend ist, eine umfassende Notfall- und Katastrophenplanung vorzunehmen, um die Herausforderungen bei der Bewältigung einer Katastrophe meistern zu können, ist es auch für jeden einzelnen Helfer wichtig, sich mit den unterschiedlichen Problemfeldern auseinanderzusetzen, die eine Katastrophe mit sich bringen kann. Insbesondere Personen, die beruflich im Rettungsdienst arbeiten, sollten sich mit den potenziellen Gefahrenmomenten auskennen, die mit einem Katastrophenschutzeinsatz verbunden sein können, um die notwendigen Maßnahmen zum Schutz vor diesen Gefahren ergreifen zu können.

Tab. 19.1 Zwei-Wochen-Vorrat

Lebensmittel-gruppe	Menge	Beispiel	
Getreideprodukte Brot Kartoffeln	4,7 kg	Vollkornbrot Zwieback Knäckebrot Nudeln Reis Hafer-/Getreideflocken Kartoffeln	1 000 g 250 g 1 000 g 400 g 250 g 750 g 1 000 g
Gemüse Hülsenfrüchte	5,6 kg	Bohnen in Dosen Erbsen/Möhren in Dosen Rotkohl in Dosen/Gläsern Sauerkraut in Dosen Spargel in Gläsern Mais in Dosen Pilze in Dosen Saure Gurken im Glas Rote Bete Zwiebeln, frisch	800 g 900 g 700 g 700 g 400 g 400 g 400 g 400 g 400 g 500 g
Obst	3,6 kg	Kirschen im Glas Birnen in Dosen Aprikosen in Dosen Mandarinen in Dosen Ananas in Dosen Rosinen Haselnusskerne Trockenpflaumen Obst, frisch (Äpfel, Birnen, Bananen, Zitrusfrüchte)	700 g 250 g 250 g 350 g 350 g 200 g 200 g 250 g 1 000 g

Tab. 19.2 Hausapotheke

Was ist bereits vorhanden?	Ja	Nein
DIN-Verbandkasten		
Vom Arzt verordnete Medikamente		
Schmerzmittel		
Hautdesinfektionsmittel		
Wunddesinfektionsmittel		
Mittel gegen Erkältungskrankheiten		
Fieberthermometer		
Mittel gegen Durchfall		
Insektenstich- und Sonnenbrandsalbe		
Splitterpinzette		

Tab. 19.3 Hygieneartikel

Was ist bereits vorhanden?	Vorhanden	Beschaffen
Seife (Stück), Waschmittel (kg)		
Zahnbürste, Zahnpasta (Stück)		
Sets Einweggeschirr und Besteck (Stück)		
Haushaltspapier (Rollen)		
Toilettenpapier (Rollen)		
Müllbeutel (Stück)		
Campingtoilette, Ersatzbeutel (Stück)		
Haushaltshandschuhe (Paar)		
Desinfektionsmittel, Schmierseife (Stück)		

Quelle: Bundesamt für Bevölkerungsschutz und Katastrophenhilfe: *Katastrophenalarm: Ratgeber für Notfallvorsorge und richtiges Handeln in Notsituationen*. Bonn, 2013

Viele Katastrophen erstrecken sich über einen langen Zeitraum. Die Helfer sollten sich ihrer Rolle und ihrer Verantwortung bewusst sein, welche auch eine längere Abwesenheit von der Familie zur Folge haben kann. Dies bedeutet, dass auch die Familie im Voraus auf das Verhalten im Katastrophenfall vorzubereiten ist. Auf einen ausreichenden Notvorrat sollte ebenfalls geachtet werden (➤ Kasten 19.2).

Weiterführende Quellen für Informationen rund um persönliche Vorbereitungen für den Katastrophenfall sind im Internet verfügbar. Beispiele hierfür sind die in ➤ Kasten 19.2 aufgeführte Adresse des Bundesministeriums für Ernährung, Landwirtschaft und Verbraucherschutz sowie die Internetpräsenz der sogenannten „Ready Campaign", die durch die U.S. Bundesagentur für Katastrophenschutz (FEMA = Federal Emergency Management Agency) gesponsert wird und online unter www.ready.gov abrufbar ist.

19.2 Für den Notfall vorgesorgt

Lebensmittel und Getränke
Die folgenden Empfehlungen finden Sie auch unter www.ernaehrungsvorsorge.de. Sie entsprechen denen des Bundesministeriums für Ernährung, Landwirtschaft und Verbraucherschutz (www.bmelv.de).
➤ Tab. 19.1 zeigt ein Beispiel für einen 14-tägigen Grundvorrat, zusammengestellt für eine Person. Dieser entspricht ca. 2 200 kcal pro Tag und deckt damit im Regelfall den Gesamtenergiebedarf ab. Ihr persönlicher Lebensmittelvorrat kann sich je nach Vorlieben oder diätetischen Bedürfnissen anders zusammensetzen. Beachten Sie bei Ihrer Planung jedoch auch, dass mit bestimmten Notfallsituationen auch ein Stromausfall verbunden sein kann. Aus diesem Grund berücksichtigt das Beispiel nicht die Möglichkeit tiefgekühlter Vorräte.

Medikamente
Ein Beispiel für den Inhalt einer Hausapotheke zeigt ➤ Tab. 19.2.

Hygieneartikel
➤ Tab. 19.3 listet Hygieneartikel auf, die vorrätig sein sollten.

19.2 Bewältigung von Katastrophen und Großschadensereignissen

Ob zur Bewältigung einer Katastrophe oder eines Großschadensereignisses Hilfe von außen benötigt wird, hängt insbesondere von der Anzahl der Verletzten und der Art und Schwere der Verletzungen ab. Die Komplexität heutiger Katastrophen, besonders wenn diese durch Terrorismus oder Massenvernichtungswaffen (atomare, biologische oder chemische Kampfstoffe) hervorgerufen wurden, führt leicht zu äußerst widrigen Rahmenbedingungen.

Widrige Rahmenbedingungen bedeuten, dass Ressourcen, Transportmittel und andere Aspekte des physischen, politischen, sozialen und ökonomischen Umfeldes die Verfügbarkeit und Effektivität der Soforthilfe für die bedürftige Bevölkerung massiv einschränken. Das medizinische Personal muss sich darüber im Klaren sein, dass in solchen Situationen die Versorgung kranker und verletzter Patienten eingeschränkt sein wird und Behandlungen, die normalerweise allen Patienten zur Verfügung stehen, nur denjenigen vorbehalten sind, die spezielle Kriterien erfüllen und gute Überlebenschancen besitzen.[5]

Medizinische Belange im Rahmen von Großschadensereignissen beinhalten folgende fünf Elemente:

Suche und Rettung (Search And Rescue) Hierunter wird die systematische Suche nach betroffenen Personen und deren Rettung aus gefährlichen Situationen verstanden. Dies bedarf häufig speziell ausgebildeter Teams, insbesondere wenn eine aufwendige technische Rettung erforderlich ist.

Sichtung (Triage) und primäre Stabilisierung Dieser Prozess bezeichnet die systematische Untersuchung von allen Patienten und deren Einteilung in verschiedene Sichtungskategorien je nach Schweregrad der Verletzung oder Erkrankung. Behandelt werden in dieser Phase nur lebens- und extremitätenbedrohende Verletzungen.

Patientenregistratur (Patient Tracking) Mit diesem System werden alle Patienten eindeutig identifiziert und ihr Verbleib wird während der ganzen Zeit ab dem initialen Kontakt mit dem Such- und Rettungsteam über Evakuierung und Transport bis hin zur Entlassung aus der definitiven medizinischen Versorgung nachverfolgt.

Definitive medizinische Versorgung Bereitstellung einer medizinischen Versorgung zur Behandlung der spezifischen Verletzungen und Erkrankungen. Diese Versorgung wird normalerweise in Krankenhäusern zur Verfügung gestellt. Sind die Krankenhäuser jedoch überlaufen oder durch das Schadensereignis direkt in Mitleidenschaft gezogen worden, können auch alternative Behandlungseinrichtungen eingespannt werden.

Evakuierung Transport von Opfern der Katastrophe oder verletzten Patienten weg vom Schadensgebiet, entweder an einen sicheren Ort oder in eine Behandlungseinrichtung zur definitiven Versorgung.

Die Belange des öffentlichen Gesundheitswesens umfassen:
- Wasser
- Nahrung
- Schutzräume/Unterkünfte
- Abwasser/Entsorgung
- Sicherheit
- Transportkapazitäten
- Kommunikation
- Seuchenhygiene und -bekämpfung
- Medizinischer ABC-Schutz

Sowohl die medizinischen als auch die öffentlich-rechtlichen Maßnahmen werden durch einen kommunalen Krisenstab koordiniert.

19.2.1 Der kommunale Krisenstab

Am Katastrophenschutz ist eine Vielzahl von Organisationen beteiligt. Um den unterschiedlichen Hilfsorganisationen und Behörden (Feuerwehr, Rettungsdienste, Polizei, THW, Bundeswehr) durch gemeinsame Organisationsstrukturen eine effektive Zusammenarbeit zu ermöglichen, wird im Katastrophenfall ein **kommunaler Krisenstab** einberufen (➤ Abb. 19.3; ➤ Kap. 6).

Der Krisenstab ist dem Hauptverwaltungsbeamten unterstellt und hat vornehmlich Bündelungs- und Koordinierungsfunktion. Er nimmt keine Fachaufgaben einzelner Ämter, sondern eine Querschnittsaufgabe der Behörde wahr. In einer Stabsdienstordnung für den Krisenstab sind die Zuständigkeiten, einzelnen Aufgaben und Arbeitsabläufe im Stab detailliert beschrieben. Aufbau und personeller Umfang der Führungsorganisation ist von der jeweiligen Ausgangslage abhängig. Die Mindestbesetzung des kommunalen Krisenstabes deckt folgende Aufgabenbereiche ab:
- Leitung des Stabes und Koordinierung aller behördlichen Maßnahmen
- Innerer Dienst
- Lage und Dokumentation
- Öffentlichkeitsarbeit

Dieser Stab tritt in der Regel bereits vor der offiziellen Übernahme der Leitung und Koordinierung durch den Kreis zusammen. Er kann auch die vorsorgliche Alarmierung weiterer Kräfte für den Krisenstab veranlassen. Der Leiter dieses „kleinen" Krisenstabes ist in dieser Phase bereits weisungsbefugt gegenüber allen Mitgliedern des Stabes sowie allen Stellen der Kreisverwaltung.

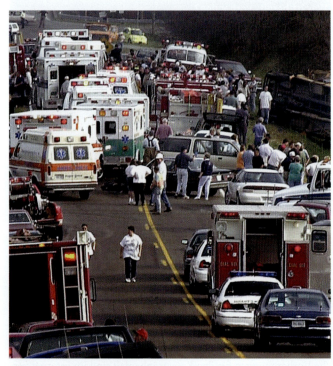

Abb. 19.3 Ein kommunaler Krisenstab erlaubt die effektive Zusammenarbeit von Polizei, Feuerwehr und Notfallrettung.
Quelle: © David Crigger, Bristol Herald Courier/AP Images

In seinem Gesamtaufbau stellt sich der Krisenstab wie folgt dar:
- Leiter des gesamten Krisenstabes
- Koordinierungsgruppe des Krisenstabes (KGS), bestehend aus den Sachgebieten:
  - Leiter der Koordinierungsgruppe
  - Innerer Dienst (ID)
  - Versorgung
  - Lage und Dokumentation (LuD)
  - Verbindung zur EL/TEL
  - Bevölkerungsinformation und Medienarbeit (BuMA)
  - Sichter
- Ständige Mitglieder des Stabes (SMS):
  - Fachbereiche und Fachdienste der Kreisverwaltung:
    - Öffentlichkeitsarbeit
    - Ordnungsrecht & Bevölkerungsschutz
    - Umweltschutz
    - Gesundheit
    - Soziales
    - Kataster
  - Externe Stellen, Behörden, Fachkundige:
    - Polizei
    - Betroffene örtliche Ordnungsbehörde
    - Fachberater von Organisationen des Katastrophenschutzes (Feuerwehr, THW, Bundeswehr, private Hilfsorganisationen)
- Ereignisbezogene Mitglieder des Stabes (EMS): Fachbereiche und Fachdienste, Beispiele:
  - Schulverwaltung
  - Bauen und Planen
  - Verkehrssicherung/-lenkung
  - Veterinärwesen

Aus medizinischer Sicht liegen diesem Führungsstab folgende Grundprinzipien zugrunde:
1. Der kommunale Krisenstab muss so schnell wie möglich seine Arbeit aufnehmen, bevor das Schadensereignis außer Kontrolle gerät.
2. Medizinische Hilfsorganisationen und öffentliche Gesundheitsbehörden, die sonst unabhängig voneinander arbeiten, müssen gemeinsame Strukturen für einen kommunalen Krisenstab schaffen, um besser auf ein Schadensereignis reagieren zu können.
3. Durch die Tätigkeiten des kommunalen Krisenstabes ist es möglich, die medizinische Versorgung in den Kontext des gesamten Managements zu integrieren.

19.3 Katastrophenschutz in Deutschland

Die Gefahrenabwehr im Katastrophenfall ist gemäß Artikel 70 des Grundgesetzes Aufgabe der Länder. Im Falle eines Angriffs auf das Bundesgebiet mit Waffengewalt oder einer entsprechenden unmittelbaren Bedrohung (Verteidigungsfall) ist der Bund gemäß Artikel 73 Abs. 1 Grundgesetz für den Schutz der Zivilbevölkerung (Zivilschutz) zuständig. Für Zwecke des Zivilschutzes stellt der Bund den Ländern Mittel bereit, die diese in ihren friedensmäßigen Katastrophenschutz (Bewältigung von Großschadenslagen liegt in der Zuständigkeit der Bundesländer) integrieren können. Außerdem erweitert und ergänzt der Bund den Katastrophenschutz der Länder durch die Aufstellung der Bundesanstalt Technisches Hilfswerk (THW).

Eine starre Unterscheidung von Zivilschutz und Katastrophenschutz als „Krieg und Frieden" findet heute nicht mehr statt. Die Innenminister und Innensenatoren der Länder haben sich zusammen mit dem Bundesinnenminister auf ein integriertes Gefahrenabwehrsystem geeinigt. Das bedeutet, dass Bund und Länder ihre Kompetenzen und Fähigkeiten in einen Bevölkerungsschutz einbringen, der alle Schadensursachen berücksichtigt. Beraten werden sie dabei von der Schutzkommission beim Bundesminister des Innern.

19.3.1 Feststellung der Katastrophe

Das Bayerische Katastrophenschutzgesetz (BayKSG) definiert die Katastrophe wie folgt: *„Eine Katastrophe im Sinn dieses Gesetzes ist ein Geschehen, bei dem Leben oder Gesundheit einer Vielzahl von Menschen oder die natürlichen Lebensgrundlagen oder bedeutende Sachwerte in ungewöhnlichem Ausmaß gefährdet oder geschädigt werden und die Gefahr nur abgewehrt oder die Störung nur unterbunden und beseitigt werden kann, wenn unter Leitung der Katastrophenschutzbehörde die im Katastrophenschutz mitwirkenden Behörden, Dienststellen, Organisationen und die eingesetzten Kräfte zusammenwirken."*

Die Feststellung einer Lage, die als Katastrophe zu bezeichnen ist, obliegt den Ländern. *„Die Katastrophenschutzbehörde stellt das Vorliegen und das Ende einer Katastrophe fest"* (BayKSG, Art. 4), wobei dies in der Regel die Kreisverwaltungsbehörde ist. Sie kann aber auch durch das Land selbst festgestellt werden. Man könnte also gewissermaßen sagen: „Eine Katastrophe tritt nicht ein – sie wird festgestellt." Es gibt demnach keine scharf umrissene Schwelle, ab der ein Ereignis zur Katastrophe wird.

Wird in einem Landkreis (oder einer kreisfreien Stadt) eine Katastrophe festgestellt, so gilt sie für den ganzen Landkreis. Erstreckt sie sich auf mehrere Landkreise; so kann das Landesinnenministerium einen für die Einsatzleitung zuständigen Landkreis benennen oder aber selbst die Einsatzleitung übernehmen.

Unterhalb der sprachgebräuchlichen „Katastrophenschwelle" wird von einem „Großschadensereignis" oder einer „Großschadenslage" gesprochen. Diese wird hinsichtlich der Verletzten durch die MANV-Stufen kategorisiert, wodurch unter anderem den anfordernden Führungskräften die Einschätzung ihres Bedarfes zur Bewältigung der Lage erleichtert wird. Der Übergang zur „Katastrophe" bedarf, wie oben erwähnt, keines expliziten äußeren Ereignisses, sondern ausschließlich der Feststellung durch den Hauptverwaltungsbeamten.

19.3.2 Führungsebenen bei Großschadensereignissen und im Katastrophenfall

Die Alarmierung des Rettungsdienstes erfolgt auch bei Großschadensereignissen und im Katastrophenfall meist über die örtliche

Rettungsleitstelle. Sie muss entscheiden, welche Kräfte des Regelrettungsdienstes unmittelbar an den Einsatzort geschickt werden können, welche Einsatzkräfte zur Abdeckung des übrigen Einsatzgebietes verbleiben müssen und welche zusätzlichen Kräfte (lokal, regional und überregional) alarmiert werden müssen.[17]

Während bei normalen Rettungseinsätzen üblicherweise die Leitstelle die übergeordnete Führungsebene darstellt, so liegt bei weiträumigen und länger andauernden Großschadensereignissen und im Katastrophenfall die unmittelbare Leitung bei einem **politisch Gesamtverantwortlichen**. Die politische Gesamtverantwortung liegt für Großschadensereignisse und Katastrophen

- auf der Ebene der Kreise und kreisfreien Städte bei dem Hauptverwaltungsbeamten,
- auf der Ebene der Bezirksregierungen bei dem Regierungspräsidenten und
- auf der Landesebene bei den fachlich betroffenen Ressorts der Landesregierung.

Der **Hauptverwaltungsbeamte** (z. B. Bürgermeister, Oberbürgermeister oder Landrat) bedient sich hierbei einer **operativ-taktischen Komponente** (z. B. Führungsstab, Technische Einsatzleitung, Örtliche Einsatzleitung) und einer **administrativ-organisatorischen Komponente** (z. B. Leitungsstab, Leitungs- und Koordinierungsgruppe).[18]

Operativ-taktische Komponente

Um zeitnah eine effektive Führung unter Einbeziehung aller beteiligten Einsatzverbände sicherzustellen, wird zunächst eine Einsatzleitung vor Ort installiert, die häufig auch als Technische Einsatzleitung (TEL) oder Örtliche Einsatzleitung (ÖEL) bezeichnet wird. Diese setzt sich, wie auch bei einem Massenanfall von Verletzten unterhalb der Katastrophenschwelle, wie folgt zusammen:

- Gesamteinsatzleiter (GEL)
- Leitender Notarzt (LNA)
- Organisatorischer Leiter Rettungsdienst (OrgL)
- Kräfte zur Führungsorganisation.

Die **Technische Einsatzleitung (TEL)** führt alle Einsatzkräfte am Gefahren- und Schadensort. Der **Gesamteinsatzleiter (GEL)** führt und koordiniert alle an der Schadensbekämpfung beteiligten Einsatzkräfte unabhängig ihrer Organisationszugehörigkeit.

Der **Leitende Notarzt (LNA)** übernimmt Leitungsaufgaben im medizinischen Bereich; er hat alle medizinischen Maßnahmen am Schadensort zu leiten, zu koordinieren und zu überwachen.[19] Verfügt der betreffende Rettungsdienstbereich über eine Leitende Notarztgruppe (LNG), so stellt diese den diensthabenden Leitenden Notarzt. Existiert keine Leitende Notarztgruppe, wird der Leitende Notarzt durch den Einsatzleiter bestimmt. Bis zum Eintreffen des LNA übernimmt der zuerst eintreffende Arzt eines arztbesetzten Rettungsmittels die Aufgaben des LNA.

Der **Organisatorische Leiter Rettungsdienst (OrgL)** unterstützt den LNA und übernimmt organisatorische Führungs- und Koordinierungsaufgaben.[19] Dazu gehören u. a.:

- Rettungsdienstliche Lagebeurteilung und Raumordnung in Abstimmung mit dem Einsatzleiter und dem LNA

- Sicherstellung der Kommunikation vor Ort und zur Rettungsleitstelle sowie zu anderen Rettungseinheiten
- Kontaktaufnahme mit der Einsatzführung von Polizei und Feuerwehr und Abstimmung der beabsichtigten Maßnahmen
- Betreiben von Patientenablage, Behandlungsplatz und Bereitstellungsraum
- Anlage und Betrieb eines Krankenwagenhalteplatzes
- Personalplanung und -einsatz im Bereich Rettungsdienst
- Erfassen der Behandlungskapazitäten der Krankenhäuser
- Registrierung der Patienten (Eingangs- und Ausgangsdokumentation) und Transportorganisation

Bei Eintreffen weiterer Führungskräfte wird die TEL, abhängig vom Ausmaß der Schadenslage, um einen Führungsstab erweitert. Wer Einsatzleiter ist, regeln die jeweiligen Feuerwehr- und Rettungsdienstgesetze oder im Katastrophenfall die Katastrophenschutzgesetze der Länder. Der Aufbau und die Zusammensetzung der Einsatzleitung erfolgen üblicherweise nach den Vorgaben der Feuerwehrdienstvorschrift 100 (FwDV 100).[18] Danach gliedert sich der Führungsstab in die Sachgebiete

- Personal: Sachgebiet 1 (S 1)
- Lage: Sachgebiet 2 (S 2)
- Einsatz: Sachgebiet 3 (S 3)
- Versorgung: Sachgebiet 4 (S 4).

Bei Bedarf können darüber hinaus weitere Sachgebiete eingerichtet werden. Insbesondere sind dies:

- Presse- und Medienarbeit: Sachgebiet 5 (S 5)
- Informations- und Kommunikationswesen: Sachgebiet 6 (S 6)

Außerdem können Fachberater und Verbindungspersonen in den Führungsstab integriert werden. Die Wahrnehmung der Aufgaben der Einsatzleitung muss nicht auf eine Befehlsstelle an der Einsatz-

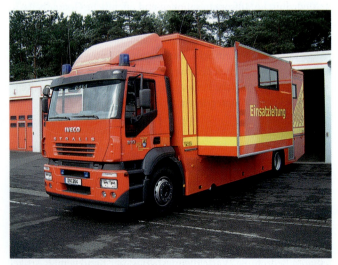

Abb. 19.4 Einsatzleitwagen 3 (ELW 3), Feuerschutztechnisches Zentrum (FTZ) des Kreises Düren in Kreuzau-Stockheim (Foto: Kreisverwaltung Düren, Hermann-Josef Cremer).
Quelle: Kreisverwaltung Düren, Amt für Feuerschutz und Rettungswesen

stelle beschränkt sein; die Aufgaben einzelner Sachgebiete (insbesondere S 1, S 4 und S 6) können auf rückwärtige Einrichtungen, z. B. die Leitstelle, ganz oder teilweise übertragen werden. Um eine möglichst große Mobilität der Einsatzleitung zu gewährleisten, unterhalten viele Landkreise und kreisfreie Städte speziell ausgerüstete Einsatzleitwagen (ELW) (➤ Abb. 19.4). In Abhängigkeit von den räumlichen Gegebenheiten, dem Ausmaß des Schadens und der Anzahl der eingesetzten Kräfte können durch den Einsatzleiter zusätzlich Abschnittsführer benannt werden (z. B. Einsatzabschnitt Feuerwehr, Rettungsdienst, THW, Einsatzsicherheit). Auch diese Einsatzabschnitte können ihrerseits in Teilbereiche unterteilt werden. So wird z. B. der Einsatzabschnitt Rettungsdienst in die folgenden Teilbereiche unterteilt:

- Unfallort
- Verletzten- bzw. Patientenablage
- Behandlungsplatz (BHP)
- Betreuung
- Transport
- Krankenhäuser
- Auskunftsstelle

Administrativ-organisatorische Komponente

Die administrativ-organisatorische Komponente ist eine nach Landesrecht festgelegte Verwaltungseinheit, in der alle zur Bewältigung der vorliegenden Schadenslage benötigten bzw. zuständigen Ämter und Behörden mitarbeiten. Ziel ist es, unter den zeitkritischen Bedingungen eines Einsatzes alle wichtigen Entscheidungen, die aufgrund rechtlicher Vorgaben, finanzieller Zuständigkeiten oder politischer Rahmenbedingungen nicht durch das Führungspersonal der Einsatzkräfte (operativ-taktische Komponente) getroffen werden können, schnell und unter Beachtung aller notwendigen Gesichtspunkte herbeizuführen. Beispiele sind: Entscheidung über die Evakuierung von Wohngebieten, Betreuung der betroffenen Bevölkerung, Einrichtung von Notunterkünften, Ersatzvornahme nach Verwaltungsrecht, Gesundheits- und Hygienevorsorge und Eigentumssicherung.[18]

19.3.3 Sanitätsdienstliche Organisation der Großschadenslage

Durch die Kräfte des Teilbereichs Unfallort werden die Verletzten aus dem unmittelbaren Gefahrenbereich gerettet und in einem geschützten Bereich abgelegt (Verletztenablage). Dabei müssen die Einsatzkräfte oftmals besonders geschützt sein, sodass diese Aufgabe häufig durch Kräfte der Feuerwehr oder des THW übernommen wird, die dabei durch speziell ausgebildete und ausgestattete Rettungskräfte (z. B. Höhenrettungszug, Rettungshundestaffeln, Schnelleinsatzgruppen) unterstützt werden können. Am Ort der Verletzten- bzw. Patientenablage findet eine erste Sichtung durch rettungsdienstliches Fachpersonal statt. Im Idealfall kann die Verletztenablage direkt zum Behandlungsplatz (BHP) ausgebaut werden. Hier werden die Patienten entsprechend ihrer Sichtungskategorie behandelt und auf den weiteren Transport vorbereitet. In unmittelbarer Nähe zum Behandlungsplatz wird mit verkehrsgünstiger Anbindung ein Krankenwagenhalteplatz eingerichtet.

19.4 Medizinisches Vorgehen im Katastrophenfall

Die effektive Reaktion auf ein Großschadensereignis oder eine Katastrophe hängt von einer ganzen Reihe von Maßnahmen ab, die zusammengenommen dabei helfen sollen, die Zahl der Opfer zu verringern. Obwohl diese Maßnahmen in diesem Kapitel nacheinander dargestellt werden, ist es wichtig, sich klarzumachen, dass diese Maßnahmen während des eigentlichen Schadensereignisses simultan ablaufen (➤ Kasten 19.3).

19.3 Grundlegende Schritte bei der medizinischen Bewältigung einer Katastrophe

1. Aktivierung des Rettungsdienstes
2. Erstmaßnahmen
3. Eintreffen des Rettungsdienstes am Schadensort
4. Lagebeurteilung
   a. Ursache
   b. Anzahl der Verletzten
   c. Weitere Ressourcen
      i. Medizinische
      ii. Andere
5. Kommunikation der Lage und der Erfordernisse
6. Aktivierung des Gesundheitswesens
   a. Benachrichtigung der aufnehmenden Kliniken
7. Suchen und Retten
8. Triage (einschließlich Freimachen der Atemwege und Blutungskontrolle)
9. Zusammenführen der Verletzten
10. Behandlung
11. Transport
12. Erneute Triage

19.4.1 Erstmaßnahmen

Der erste Schritt im Katastrophenfall ist die Aktivierung des Rettungssystems. Dies geschieht meist durch Augenzeugen, die das Ereignis beobachtet haben und nun die örtliche Rettungsleitstelle alarmieren, um Polizei, Feuerwehr und Rettungsdienste anzufordern.

Die ersten Rettungskräfte am Einsatzort haben viele wichtige Aufgaben zu erfüllen und stellen damit die Weichen für den gesamten weiteren Ablauf der medizinischen Bewältigung einer Katastrophe. Wichtig ist, dass sie nicht versuchen, die am schwersten verletzten Patienten zu identifizieren und zu behandeln. Bevor mit der Versorgung von Patienten begonnen werden kann, sollten sich die ersten Helfer vor Ort Zeit nehmen, um am Einsatzort ein möglichst genaues Lagebild zu gewinnen.

Ziel ist es,
1. die Anzahl möglicher Verletzter abzuschätzen,
2. zu bestimmen, welche zusätzlichen Kräfte notwendig sind, und
3. herauszufinden, ob spezielle Ausrüstung oder spezialisiertes Personal, z. B. Such- und Rettungsteams, benötigt werden.

In Abhängigkeit der Art einer Katastrophe muss das erste Team vor Ort außerdem entscheiden, inwiefern Gefahren für die eingesetzten Helfer drohen.

Ist das Lagebild vollständig, sind die gewonnen Informationen so schnell wie möglich an die Leitstelle zu übermitteln, damit die notwendigen Maßnahmen eingeleitet werden können. Anschließend müssen geeignete Orte für Verletztenablage und Triage festgelegt werden, Anfahrtswege und Abstellplätze für die Rettungsfahrzeuge sind zu erkunden. Weiterhin müssen die An- und Abfahrtswege definiert, gekennzeichnet und frei gehalten werden. Nun muss die Rettungsleitstelle die entsprechenden Krankenhäuser informieren, damit dort die vorhandenen Katastrophenpläne ausgelöst werden können.

19.4.2 Suchen und Retten

Jetzt kann der Prozess der Patientenversorgung an der Einsatzstelle beginnen. Am Anfang stehen grundsätzlich die Suche und Rettung, um Opfer zu finden und aus dem Gefahrenbereich zu evakuieren. Häufig haben die ortsansässige Bevölkerung sowie Überlebende einer Katastrophe, sofern es ihnen körperlich möglich ist, bereits mit der Suche nach vermissten Personen begonnen, lange bevor öffentliche Kräfte eintreffen.[6] Zusätzlich wurden in zahlreichen Ländern und Gemeinden spezialisierte Such- und Rettungsmannschaften aufgebaut, die in nationale oder regionale Katastrophenpläne integriert sind. Diese verfügen über eine spezielle Ausbildung und Ausrüstung und können im Bedarfsfall zusammengezogen werden.

Die Such- und Rettungsmannschaften bestehen üblicherweise aus:
- Einer Stammmannschaft von medizinischen Fachleuten
- Technischen Spezialisten mit Kenntnissen im Umgang mit gefährlichen Materialien sowie spezieller Ausrüstung und schwerem Gerät zur Suche und Rettung von verschütteten Opfern (z. B. akustische Spürgeräte, ferngesteuerte Kameras)
- Rettungshundestaffeln

Auch lokale Baufirmen können unter Umständen schwere Maschinen und Geräte zur Suche und Rettung von Verschütteten zur Verfügung stellen, um Schutt und schwere Trümmerteile zu beseitigen.

19.4.3 Sichtung (Triage)

Die Verletzten werden aus dem Schadensgebiet gerettet und auf eine Verletztenablage verbracht, wo sie registriert, untersucht und einer Sichtungskategorie zugeordnet werden (➤ Abb. 19.5). Unter Sichtung (Triage = franz.: Auswahl) wird die Einteilung der Patienten in bestimmte Kategorien anhand des Schweregrades ihrer Verletzungen verstanden. Diese Herangehensweise wurde erstmalig im frühen 19. Jahrhundert von Baron Dominique Larrey beschrieben, dem leitenden Chirurgen unter Napoleon, der für die Entwicklung eines leichten, mobilen Wagens zum Abtransport von Verletzten

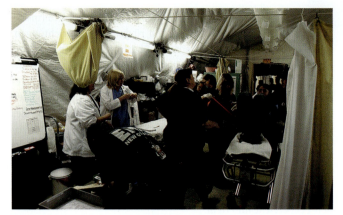

Abb. 19.5 Triage und erste Stabilisierung in einem behelfsmäßigen medizinischen Behandlungszentrum – Hurrikan Katrina, Louisiana, 2005.
Quelle: © Bill Haber/AP Images

während der napoleonischen Kriege Berühmtheit erlangte, der als Prototyp heutiger Rettungsfahrzeuge angesehen werden kann. Larrey konstatierte:

„Schwer verletzten Patienten sollte die erste Aufmerksamkeit gehören, unabhängig ihrer Auszeichnung oder Rang. Die Leichtverletzten müssen warten, bis ihre schwer verletzen Waffenbrüder operiert und verbunden sind, ansonsten würden Letztere keine Stunden mehr überleben; kaum bis zum nächsten Tag."[7]

Dieses Konzept wurde seit der Einführung durch Larrey weiterentwickelt und dient dazu, die Priorität für die medizinische Behandlung und die Dringlichkeit des Transportes festzulegen.

Die Sichtung ist eine der wichtigsten medizinischen Aufgaben in der Katastrophenmedizin und wird immer dann notwendig, wenn ein extremes Missverhältnis zwischen der Zahl der Betroffenen und dem zur Verfügung stehenden medizinischen Personal und/oder Material besteht. Diese Situation tritt üblicherweise bei Großschadensereignissen und Katastrophen auf. Die Sichtung ist dabei stets eine Notmaßnahme; durch den optimalen Einsatz der vorhandenen Ressourcen sollen die Überlebenschancen möglichst vieler Hilfsbedürftiger gewahrt werden. Die Notwendigkeit der Sichtung endet, wenn es aufgrund einer reduzierten Zahl von Verletzten oder hinzugekommener Ressourcen wieder möglich ist, jeden Patienten nach den Grundsätzen der Individualmedizin zu versorgen. Die Sichtung ist stets eine ärztliche Aufgabe und sollte durch einen erfahrenen Notarzt durchgeführt werden. Notfallsanitäter müssen jedoch in der Lage sein, die Organisation der Maßnahme vor, während und nach der Sichtung durchzuführen und zu begleiten.

Es gibt verschiedene systematische Methoden, um Patienten zu sichten.[10] Der **START-Algorithmus** (Simple Triage And Rapid Treatment) prüft Gehfähigkeit, Atmung, Kreislauf und Bewusstsein, um für die Patienten Transportprioritäten festzulegen (➤ Kap. 6).[9, 11]

1. Zuerst werden alle gehfähigen Patienten aufgefordert, sich an einen Sammelpunkt zu begeben. Die Patienten, die sich selbst aus der Gefahrenzone retten können („gehfähige Verletzte"), werden in die Sichtungskategorie T3 („Minor") eingeteilt. Einige davon, die der Helfer für geeignet hält, werden im weiteren Verlauf zur Mithilfe angeleitet.

2. Ein Patient, der nach dem Freimachen der Atemwege einen Atemstillstand aufweist, gilt als verstorben („Deceased").
3. Prüfen der Atmung: Eine Atemfrequenz über 30/min wird als dringend bewertet, der Patient wird in die Sichtungskategorie T1 („Immediate") eingeordnet.
4. Prüfen des Kreislaufs: Bei einer starken Blutung wird ein Helfer zur Blutstillung angeleitet (Druckverband). Mit der Nagelbettprobe wird die Rekapillarisierungszeit bestimmt. Beträgt sie mehr als 2 Sekunden, wird dies als Hinweis für ein Kreislaufproblem (Blutdruck < 90 mmHg) gewertet und der Patient wird der Sichtungskategorie T1 („Immediate") zugeordnet.
5. Prüfen des mentalen Status: Bei Bewusstlosigkeit oder inadäquater Reaktion auf Ansprache wird der Patient in die Sichtungskategorie T1 („Immediate") eingeteilt.
6. Alle anderen Patienten werden der Sichtungskategorie T2 („Delayed") zugeordnet.

Diese strukturierte Vorgehensweise soll maximal 60 Sekunden pro Patient benötigen und dennoch eine umfassende und relativ genaue Evaluation ermöglichen. Das START-Schema ist zur Anwendung durch geübte Rettungskräfte und medizinisches Personal aller Qualifikationsstufen geeignet. Da es für Erwachsene konzipiert ist, lässt es Besonderheiten bei Kindern außer Acht. Für ein- bis achtjährige Kinder wurde daher im Miami Children's Hospital der **JumpSTART-Algorithmus** entwickelt. Das modifizierte START-Schema **(mSTART)** verbindet die Erkenntnisse aus dem JumpSTART und dem ursprünglichen START-Schema zu einem umfassenden Prozess, der sowohl für Erwachsene als auch für Kinder geeignet ist. In Deutschland wurde es 2004 von der Berufsfeuerwehr München in Zusammenarbeit mit der Ludwig-Maximilians-Universität München für deutsche Wertungskategorien adaptiert.

Um den Prozess der Triage in den USA zu vereinheitlichen und landesweite Leitlinien einzuführen, beauftragten die Centers for Disease Control (CDC) in den Vereinigten Staaten eine interdisziplinäre Expertenkommission, ein konsensbasiertes Triagesystem zu entwickeln, das sogenannte SALT.[9] Die Einstufung der Patienten erfolgt hier anhand ihrer Gehfähigkeit sowie der Notwendigkeit lebenserhaltender Sofortmaßnahmen, welche dann durchgeführt werden, sowie bezüglich Behandlung und Transport.

Unabhängig von der konkreten Methodik der Sichtung teilen die meisten Triage-Systeme die Patienten in eine von (meistens) vier Kategorien ein (T1–T4). Die höchste Priorität haben Patienten mit lebensbedrohlichen Verletzungen, die durch sofortige Behandlung zu beheben sind. Sie werden der Sichtungskategorie T1 (Sofortbehandlung) zugeordnet und mit der Farbe **rot (Immediate)** gekennzeichnet. Patienten der Sichtungskategorie T2 (aufgeschobene Behandlungsdringlichkeit) sind zwar ebenfalls schwer bis mittelschwer verletzt, es besteht allerdings keine unmittelbare Lebensgefahr und eine kurze Zeitverzögerung bis zur Behandlung ist möglich. Sie werden mit der Farbe **gelb (Delayed)** markiert. Patienten mit weniger gravierenden Verletzungen, oft noch gehfähig und daher auch als „Walking Wounded" bezeichnet, werden in die Sichtungskategorie T3 (spätere [ambulante] Behandlung) eingeteilt und durch die Farbe **grün (Minor)** codiert. Patienten, die aufgrund ihrer Verletzungsschwere und unter Beachtung der Gesamtlage nur eine geringe Überlebenswahrscheinlichkeit haben, werden der Kategorie T4 (betreuende [abwartende] Behandlung) zugeteilt und erhalten die Farbmarkierung **blau (Expectant).**

Die Farben beziehen sich auf Kunststoffmarkierungskarten, die den bereits gesichteten Patienten umgehängt werden können. Optisch ist somit die Sichtungsgruppe leicht erkennbar. Einige Verletztenanhängekarten können darüber hinaus zur Patientendokumentation genutzt werden (> Abb. 19.6).
- Rote Karte (T1): Sofortige Behandlung (Immediate Treatment)
- Gelbe Karte (T2): Aufgeschobene Behandlung (Delayed Treatment)
- Grüne Karte (T3): Spätere Behandlung (Minor Treatment)
- Blaue Karte (T4): Betreuende (abwartende) Behandlung (Exspectant Treatment)

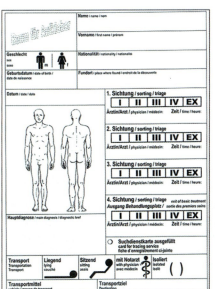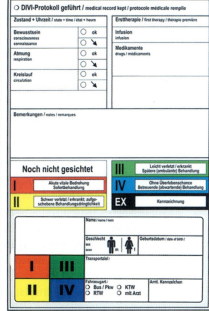

Abb. 19.6 Patientenanhängetasche NRW (exemplarisch) zur Kennzeichnung der Sichtungskategorie und Dokumentation (Feuerwehramt, Abt. Rettungsdienst Bielefeld).

Die quantitative und qualitative Ausprägung der einzelnen Sichtungskategorien hängt entscheidend von der Art und Größe des Schadensereignisses und den zur Verfügung stehenden Ressourcen ab. Außerdem handelt es sich bei der Einstufung der Verletzten in die verschiedenen Sichtungskategorien um einen dynamischen Prozess. Sowohl plötzliche Veränderungen des Gesundheitszustands einzelner Patienten als auch eventuell hinzugekommene Rettungskräfte (Zuwachs von Ressourcen) können zu einer Änderung der Sichtungskategorie führen. Geschädigte der Sichtungskategorie T4 können unter den gegebenen Umständen nicht adäquat versorgt werden, sind aber nicht immer definitiv hoffnungslos. Es kann z. B. eine minimale ärztliche Versorgung eingeleitet werden, die sich meist auf Lagerung, Analgesierung und Sedierung beschränken wird. Ein sogenanntes „Nachtriagieren" der Gruppe T4 in bestimmten Zeitabständen, z. B. nach einigen Stunden, scheint vereinzelt vertretbar und notwendig.

Auch Verstorbene sollten zweifelsfrei gekennzeichnet werden (z. B. durch Anhängen einer schwarzen Karte oder einer entsprechenden Aufschrift), um Rettungskräfte nicht durch wiederholte Sichtung unnötig zu binden. Aus ethischen Gründen und um eine Demoralisierung von Patienten und Rettungskräften zu vermeiden, sollte außerdem ein Ablageraum für Verstorbene festgelegt werden. Dies kann ggf. an Dritte (z. B. Polizei, Notfallseelsorge) delegiert werden.

Das Triagepersonal sollte sich stets bewusst machen, dass die Sichtung auf keinen Fall durch Maßnahmen zur Behandlung kritisch verletzter Personen unterbrochen werden darf. Wie zuvor bereits erwähnt, ist es ein grundlegendes Prinzip der Katastrophenmedizin, einer möglichst großen Zahl von Patienten die bestmögliche Behandlung zuteilwerden zu lassen. In dieser frühen Phase einer Katastrophe sind die medizinischen Maßnahmen auf einfache und schnell durchführbare Handlungen wie das manuelle Freimachen der Atemwege, eine Entlastungspunktion des Thorax, Antidotgabe oder die äußerliche Blutungskontrolle beschränkt. Aufwendige und personalintensive Maßnahmen wie die Beutel-Masken-Beatmung oder Herzdruckmassage sind obsolet.

Sobald die Patienten gesichtet sind, werden sie entsprechend ihrer Sichtungskategorie zu einem dafür vorgesehenen und speziell gekennzeichneten **Behandlungsplatz** getragen. Beim Einrichten eines solchen Behandlungsplatzes sollte darauf geachtet werden, dass dieser nah genug am Ort der Katastrophe liegt, um einen zügigen Transport sowie eine schnelle Versorgung der Patienten gewährleisten zu können, sich jedoch weit genug entfernt von der Unfallstelle befindet, um vor weiteren Gefahren geschützt zu sein. Folgende Grundsätze sollten bei der Errichtung und Arbeitsorganisation von Verbandsplätzen an Großschadenstellen berücksichtigt werden (> Kasten 19.4):

- Nähe zum Ort der Katastrophe
- Sicherheit vor Gefahren und kontaminiertem Material (bei chemischen Gefahrstoffen auch auf die Windrichtung achten)
- Schutz vor den herrschenden Wetterbedingungen
- Sichtbar und gut erreichbar für Opfer und Personal
- Geeignete Zu- und Abfahrtswege für Rettungsfahrzeuge, Landeplätze für Hubschrauber und bei Bedarf Anlegestellen für Boote der Wasserrettung
- Ausreichender Abstand zum Warteplatz der Rettungsfahrzeuge, um deren Abgasen nicht ausgesetzt zu sein

---

19.4 Weitere Anforderungen an einen Verbandsplatz

(nach Mitschke/Peter, 1994)
- Bevorzugung geeigneter fester Gebäude vor Zelten
- Aus Gründen des Persönlichkeitsschutzes der Verletzten Verhinderung des unberechtigten Zugangs Dritter (z. B. Presse)
- Anlegen des Verbandsplatzes außerhalb des unmittelbaren Schadengebietes
- Absicherung des Verbandsplatzes durch Sicherheitskräfte
- Deutliche Kennzeichnung des Personals, insbesondere der Führungskräfte und Ärzte
- Exakte Kennzeichnung des Verbandsplatzes
- Eindeutige Vereinbarungen von Übergabepunkten für Verletzte zwischen den Rettungskräften und dem Personal des Verbandsplatzes

---

Auf dem Behandlungsplatz finden die ärztliche Versorgung der Patienten in Abhängigkeit ihrer Sichtungskategorie und die weitere Registrierung/Patientendokumentation statt. Der Aufbau eines Behandlungsplatzes richtet sich nach den örtlichen Gegebenheiten und sollte nach Möglichkeit in einem geschützten Raum erfolgen. Steht in unmittelbarer Nähe des Schadensereignisses kein geeignetes festes Gebäude zur Verfügung, sollten hierfür mehrere Zelte (z. B. Luftkammerzelte mit kurzer Aufbauzeit) bereitgestellt werden.

Folgende Probleme treten bei der Errichtung eines Verbandsplatzes häufig auf:
- Ungeregelter Zustrom von Hilfsbedürftigen, insbesondere von Leichtverletzten
- Unzureichende Registrierung von Verletzten
- Unkoordinierter Abtransport der Patienten
- Inkorrekte Wahl eines geeigneten Zielkrankenhauses

Wenn weitere Rettungsmittel eintreffen, werden die Patienten nach entsprechender Behandlung vor Ort schließlich in der Reihenfolge ihrer Dringlichkeit abtransportiert (> Abb. 19.7). Kritische Patienten sollten niemals zur weiteren Behandlung vor Ort zurückgehalten werden, wenn eine Transportmöglichkeit zur Verfügung steht (> Abb. 19.8). Benötigte medizinische Interventionen sollten ggf. während des Transports durchgeführt werden.

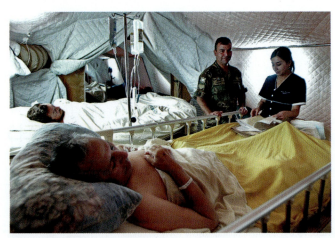

Abb. 19.7 Definitive Patientenbehandlung, US Feldhospital, Bam, Iran, Erdbeben 2005.
Quelle: Cristobel Fuentes/AP Images

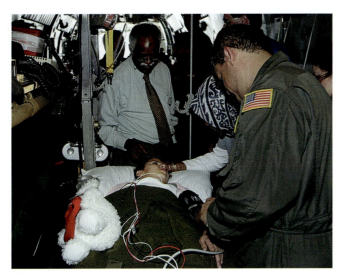

Abb. 19.8 Im Inneren eines militärischen Transportflugzeugs, das für den Patiententransport umgerüstet wurde
Quelle: Evan Vucci/AP Images

Sind bei den Opfern schwerste Verletzungen sichtbar, haben Rettungsdienstmitarbeiter oft das Bestreben, diese Patienten in der Behandlung und beim Transport vorzuziehen und somit den Triageprozess zu umgehen. Dies muss unbedingt vermieden werden, damit die Opfer mit den lebensbedrohlichsten Verletzungen zuerst behandelt werden und für die Mehrzahl der Opfer eine optimale Versorgung sichergestellt werden kann. Trotzdem kann es in gewissen Situationen angebracht sein, den Triageprozess zu umgehen. Dazu gehören:

1. Wetterbedingte Risiken (z. B. bei Naturkatastrophen)
2. Bevorstehender Einbruch der Dunkelheit, wenn keine Ressourcen zur Beleuchtung vorhanden sind
3. Ein weiterhin bestehendes Verletzungsrisiko durch natürliche oder unnatürliche Gefahr
4. Fehlende Möglichkeit, eine Sichtungs- und Registrierungsstelle sofort vor Ort einzurichten
5. In gewissen taktischen Situationen, z. B. im Rahmen eines Polizeieinsatzes, bei dem die Opfer schnellstmöglich vom Tatort direkt zu einer Verletztensammelstelle verbracht werden müssen, um schnellstmöglichst abtransportiert werden zu können[11, 12]

Die Sichtung ist kein statischer Prozess. Es handelt sich vielmehr um ein sehr dynamisches Geschehen, bei dem sich die Handelnden jederzeit auf eine Änderung der Lage einstellen müssen. Die Untersuchung eines Patienten und seine Zuordnung zu einer Sichtungskategorie bedeuten somit nicht, dass dieser Patient im gesamten Verlauf der medizinischen Versorgung dieser Gruppe zugehörig bleibt. Ändert sich der Zustand eines Patienten, so kann sich auch die Sichtungskategorie entsprechend verändern. Beispielsweise kann ein Patient, der aufgrund einer starken äußeren Blutung initial rot (T1 bzw. Immediate) triagiert wurde, nach erfolgreicher Blutungskontrolle durch einen Druckverband bei einer erneuten Sichtung als gelb (T2 bzw. Delayed) kategorisiert werden. Umgekehrt kann es passieren, dass sich ein initial als rot triagierter Patient mit sofortiger Behandlungspriorität im Verlauf enorm verschlechtert und bei einer erneuten Beurteilung nur noch die Zuteilung zur blauen Gruppe mit betreuender Behandlung möglich ist.

Die Triage sollte im Verlauf mehrmals wiederholt werden, ebenso vor Abtransport des Verletzten sowie bei Aufnahme in der Klinik und bei der Priorisierung bezüglich einer operativen Versorgung.

19.4.4 Behandlung

Da die Zahl der Verletzten in der Anfangsphase die verfügbaren personellen Ressourcen übersteigen wird, beschränkt sich die Behandlung an der Einsatzstelle auf das Freimachen der Atemwege, die Entlastung eines Spannungspneumothorax, die Blutungskontrolle sowie die Gabe von Antidoten. Erst wenn weitere Einsatzkräfte in ausreichender Zahl am Schadensort eingetroffen sind oder während des Transports ins Krankenhaus werden erweiterte Maßnahmen ergriffen, z. B. die Anlage eines venösen Zugangs oder das Schienen von Frakturen.

19.4.5 Transport

Der Transport der Patienten vom Schadensort zu den aufnehmenden Krankenhäusern bedarf einer erheblichen Koordination, um die Vielzahl der zur Verfügung stehenden Fahrzeuge effizient einzusetzen. Kritisch verletzte oder erkrankte Patienten werden entweder bodengebunden mit Rettungsfahrzeugen oder (sofern verfügbar) luftgestützt mit Rettungshubschraubern ins Krankenhaus transportiert. Bei Ereignissen, die mit einer riesigen Zahl überwiegend Leichtverletzter einhergehen, kann es erforderlich sein, unkonventionelle Transportmittel wie Busse oder Kleinbusse einzusetzen. Eventuell sollte dieses Patientenkollektiv zur weiteren Beurteilung und Behandlung leichter Verletzungen an einen entsprechend ausgewählten und medizinisch eingerichteten Ort außerhalb der Kliniken gebracht werden. Hierbei sollte jedoch darauf geachtet werden, dass die Patienten in diesen improvisierten Rettungsmitteln und Behandlungszentren durch qualifizierte Rettungskräfte begleitet werden, die mit adäquaten medizinischen Geräten und ausreichend Material ausgestattet sind. Dabei müssen Transport und Unterbringung eines jeden Betroffenen zu jeder Zeit genau dokumentiert und nachvollziehbar sein.

Ein weiterer wichtiger Aspekt für die angemessene Reaktion auf ein Großschadensereignis betrifft den Entscheidungsprozess, in welches Zielkrankenhaus der Patient zu transportieren ist.[13] Bisherige Ereignisse haben gezeigt, dass sich Patienten mit nicht lebensbedrohlichen Verletzungen oftmals selbstständig von der Unfallstelle entfernen und auf eigene Faust den eigenen Transport in irgendein Krankenhaus organisieren.[6] Dies führt nicht selten zu einer Überlastung der am nächsten gelegenen Kliniken durch die sogenannten gehfähigen Verletzten („Walking Wounded"). Abhängig vom Ausmaß der Katastrophe, der Zahl der Verletzten und dem Schweregrad der Verletzungen, werden ungefähr 70–80 % der Opfer das Krankenhaus ohne Transport durch den Rettungsdienst erreichen.

Für das eingesetzte Rettungspersonal ist es daher wichtig zu bedenken, dass Krankenhäuser, die in unmittelbarer Nähe zum Ort der Katastrophe liegen, häufig schon überlastet sind, bevor überhaupt das erste Rettungsfahrzeug eintrifft. Die Rettungsfahrzeuge sollten diese Kliniken erst dann anfahren, nachdem deren Aufnahmekapazität über die Leitstelle abgefragt wurde. Die Patienten sollten auf möglichst viele umliegende Häuser verteilt werden. Trotz längerer Transportzeiten wird die Versorgungsqualität in einem entfernteren Krankenhaus, das nicht durch eine übermäßig hohe Zahl von Verletzten überfordert ist, höher sein.

Selbst wenn das nächstgelegene Krankenhaus nicht mit Patienten überlaufen ist, die mit privaten Transportmitteln dorthin gebracht wurden, darf der Rettungsdienst auf keinen Fall dieses nahe liegende Klinikum mit Patienten überlasten. Oft ist es ein verständlicher Wunsch, den Patienten in das nächstgelegene Krankenhaus zu transportieren, damit das Rettungsmittel und die eingesetzten Rettungskräfte möglichst schnell wieder an den Schadensort zurückkehren und erneut einen Patienten aufnehmen und transportieren können. Den Massenanfall von Verletzten jedoch vom Schadensort in das nächstgelegene Krankenhaus zu verlagern, wird allerdings die Fähigkeit des Krankenhaus einschränken, die beste Versorgung für eine möglichst große Zahl von Patienten sicherzustellen. Trotzdem wird der Rettungsdienst in Regionen, die über eine sehr begrenzte Anzahl von Krankenhäusern verfügen, keine andere Möglichkeit haben, als das nächstgelegene Krankenhaus anzufahren.

19.4.6 Schnelleinsatzgruppen (SEG)

Ist eine Katastrophe von so großem Ausmaß, dass die Kräfte des regulären Rettungsdienstes nicht ausreichen und auf auswärtige Einsatzkräfte zurückgegriffen werden muss (➤ Abb. 19.9), halten viele Städte und Gemeinden sogenannte Schnelleinsatzgruppen vor. Diese können sowohl im eigenen Zuständigkeitsbereich zur Unterstützung der lokalen Rettungsdienste als auch zur Unterstützung regionaler und überregionaler Einsatzkräfte bei räumlich entfernteren Großschadenslagen eingesetzt werden.

In den Schnelleinsatzgruppen (SEG) der Hilfsorganisationen sind ehren- und hauptamtliche Rettungsdienstmitarbeiter sowie weitere ehrenamtliche Helfer organisiert, um bei einer Großschadenslage oder im Katastrophenfall
1. den Regelrettungsdienst durch zusätzliche Rettungsmittel personell und materiell zu verstärken,
2. durch spezialisierte Züge bei der technischen Rettung, Bergung oder Versorgung von Patienten an unwegsamen Orten zu unterstützen.

Die Aufgaben der SEG sind wie folgt definiert:[20]
- Hilfe bei der schnellen rettungsdienstlichen Versorgung der Patienten vor Ort
- Versorgung von Patienten an unwegsamen Orten, die mit regulären Einheiten des Rettungsdienstes nur schwer erreichbar sind
- Transport von Patienten in Krankenhäuser bei Überlastung von Rettungsmitteln
- Einsatz bei Evakuierungsmaßnahmen
- Unterbringung von Betroffenen
- Verpflegung von Betroffenen und Einsatzkräften

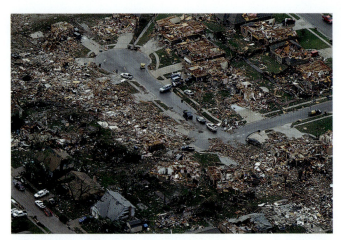

Abb. 19.9 Luftaufnahme der Verwüstung durch einen Tornado in Oklahoma, 2013.
Quelle: © Tony Gutierrez/AP Images

Die SEG unterscheiden sich demzufolge in ihrer personellen und materiellen Ausstattung je nach Spezialisierung und Tätigkeitsprofil (SEG-Sanitätsdienst, SEG-Betreuung, SEG-Verpflegung).

19.4.7 Terrorismus und Massenvernichtungswaffen

Der Terrorismus stellt eine große Herausforderung für den Katastrophenschutz dar. Das Spektrum terroristischer Bedrohungen ist uneingeschränkt, es reicht von Sprengstoffanschlägen über Selbstmordattentate bis hin zu militärischen Waffen und Massenvernichtungswaffen (atomar, biologisch, chemisch). Von allen durch die Menschheit verursachten Katastrophen haben terroristische Anschläge das größte Potenzial, eine enorme Zahl von Toten und Verletzten zu erzeugen (➤ Kap. 20).

Terroristen haben bereits unter Beweis gestellt, dass ihr Einfallsreichtum und ihr zerstörerisches Potenzial nicht auf konventionelle Technologien und Waffen beschränkt sind. Bei den terroristischen Angriffen des 11. September 2001 nutzten die Terroristen mit Kerosin voll beladene Passagierflugzeuge als „fliegende Bomben" und erzeugten dadurch eine massive Vernichtung von Leben und Eigentum.

Eine einzigartige Eigenschaft eines Terroranschlages, insbesondere wenn Massenvernichtungswaffen verwendet werden, ist die erhebliche psychische Traumatisierung der Opfer. Terroristen brauchen keine große Anzahl von Menschen zu töten, um ihre Ziele zu erreichen; sie müssen nur ein Klima aus Angst und Panik schaffen, um die medizinische Infrastruktur zu überlasten. Nach den Sarin-Anschlägen in Tokio im März 2005 suchten 5 000 Patienten ein Krankenhaus auf, weniger als 1 000 hatten tatsächlich körperliche Symptome des Saringases. Die übrigen litten überwiegend an psychischem Stress. Nach den Anthrax-Vorfällen 2001 in den USA stellte sich eine große Anzahl von Patienten mit respiratorischen Problemen in den Notfallaufnahmen vor, ohne je mit Anthrax in Kontakt gekommen zu sein.

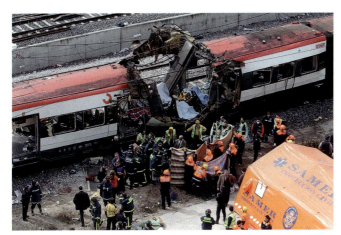

Abb. 19.10 Terroristenbombe, Madrid, 2004.
Quelle: © Paul White/AP Images

Explosionen und Sprengstoffanschläge werden auch in Zukunft zu den häufigsten Ursachen eines Massenanfalls von Verletzten bei durch Terroristen bedingten Katastrophen zählen. Die Mehrzahl dieser Sprengstoffanschläge besteht aus relativ kleinen Sprengsätzen, die mit einer geringen Mortalitätsrate einhergehen. Werden diese allerdings in Gebäuden, an Pipelines oder mit bewegten Fahrzeugen taktisch eingesetzt, so kann die Wirkung wesentlich größer sein (➤ Abb. 19.10). Die hohe Mortalität und Morbidität ist nicht alleine durch die Intensität der Explosion bedingt, sondern auch durch die nachfolgenden Gebäudeschäden, die dann zum Einsturz des Gebäudes führen. Eine noch größere Bedrohung sind Katastrophen, die durch die Kombination von konventionellen Sprengmitteln mit atomaren, biologischen oder chemischen Stoffen hervorgerufen werden, z. B. sogenannte „schmutzige Bomben" (Dirty Bombs), die konventionellen Sprengstoff mit radioaktivem Material kombinieren.

Massenvernichtungswaffen, welche die gesamte Umgebung eines Gebietes kontaminieren, könnten die größte jemals aufgetretene Herausforderung für den Katastrophenschutz darstellen. Die Patienten können aufgrund der Kontamination nicht in die Krankenhäuser transportiert werden. Das Rettungsdienstpersonal sollte ausgebildet und ausgerüstet sein, um eine Sichtung mit doppeltem Fokus durchführen zu können: Zum einen muss die Bestimmung der Verletzungsschwere mit entsprechenden ersten Stabilisierungsmaßnahmen erfolgen, zum anderen muss unbedingt das potenzielle Risiko einer Kontamination mit der Notwendigkeit einer Dekontamination erkannt werden. Gleichzeitig muss das Rettungsdienstpersonal geeignete Schritte unternehmen, um sich selbst vor einer Kontamination zu schützen.

19.4.8 Dekontamination

Die Dekontamination ist bei allen Katastrophen, die Gefahrstoffe oder ABC-Kampfstoffe beinhalten, von großer Bedeutung (➤ Abb. 19.11). Terroristische Ereignisse können mit ihrer großen

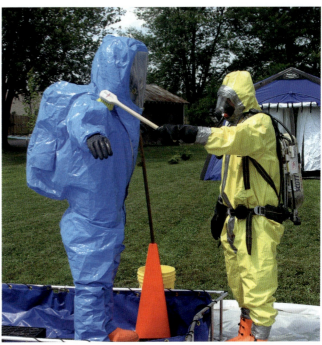

Abb. 19.11 Dekontamination in der „warmen Zone" durch Rettungsdienstmitarbeiter in Schutzanzügen der Klasse B (➤ Kap. 20.1.3).
Quelle: © Jones & Bartlett Learning

Zahl von Patienten, unbekannten Substanzen und einer großen Zahl von „besorgten Unverletzten" („Worried Well") die Möglichkeit von tatsächlich Kontaminierten und potenziell Kontaminierten signifikant erhöhen (➤ Kap. 20). Generell gilt, dass Patienten vor einem Transport in einem Rettungsmittel dekontaminiert werden sollten, um eine weitere Kontamination zu verhindern.

19.4.9 Behandlungsplatz (BHP)

Ereignet sich eine Katastrophe mit gefährlichen Materialien, so müssen die Behandlungsplätze mindestens 300 m entfernt eingerichtet werden. Der Ort des Behandlungsplatzes sollte sich bergauf und entgegen der Windrichtung von der Unglücksstelle befinden.

19.5 Psychologisches Krisenmanagement

Psychische Traumatisierung und andere negative **psychische Spätfolgen** sind häufige Begleiterscheinungen von Katastrophen, die durch Naturgewalt oder unabsichtlich durch Menschenhand verursacht wurden.[14] Diesen begleitenden Nebeneffekten gegenüber steht die Tatsache, dass das erklärte Ziel terroristischer Anschläge die Erzeugung von psychischem Leid, Trauma und politischer Instabilität ist. Daher ist die Erhaltung psychischer wie auch physischer Gesundheit für alle Rettungskräfte von enormer Bedeutung.

19.5.1 Charakteristika psychisch belastender Katastrophen

Nicht alle Katastrophen üben denselben psychologischen Einfluss auf die Bevölkerung aus. Die größten psychologischen Folgen weisen Katastrophen mit folgenden Charakteristika auf:
- Keine oder nur geringe Vorwarnung
- Ernsthafte Bedrohung der eigenen Sicherheit
- Unklare Auswirkungen auf die eigene Gesundheit
- Unklare Dauer des Ereignisses
- Menschliches Versagen oder böswillige Absicht
- Symbolik des Terrorziels

19.5.2 Psychische Faktoren

Jeder, der eine Katastrophe miterlebt, entweder als Opfer oder als Helfer, wird durch das Erlebte in gewisser Art und Weise psychisch beeinträchtigt. Glücklicherweise bedeutet dies jedoch nicht, dass alle Personen eine psychische Störung entwickeln. Es bedeutet, dass alle Beteiligten irgendeine psychische oder emotionale Reaktion auf das Ereignis zeigen. Im schlimmsten Fall kann dies das Ende der beruflichen Laufbahn in diesem Sektor bedeuten.

Eine Katastrophe bewirkt immer eine Reaktion, bei dem einzelnen Individuum wie auch bei der Gemeinschaft insgesamt. Zu den das Individuum beeinflussenden Faktoren zählen:
- Psychische und physische Nähe zum Ereignis
- Konfrontation mit grausamen oder grotesken Situationen
- Eingeschränkte Gesundheit vor oder wegen der Katastrophe
- Ausmaß des Verlustes
- Traumata in der Anamnese

Faktoren, welche die Reaktion der Gemeinschaft beeinflussen:
- Ausmaß der Störung (Zerrüttung) des Gemeinwesens
- Stabilität der Familien und der Gemeinde vor der Katastrophe
- Gemeindeführung
- Kulturelle Sensibilität der Wiederaufbaumaßnahmen

19.5.3 Posttraumatische Folgen

Die psychischen Folgen nach einer Katastrophe umfassen ein weites Spektrum und reichen von einer milden Stressreaktion bis hin zum Vollbild einer **posttraumatischen Belastungsstörung (PTBS)** oder einer schweren Depression.[14] Die PTBS wird durch ein psychisches Trauma ausgelöst, bei dem grausame oder furchterregende Situationen erlebt wurden, und ist durch Flashbacks, Albträume, Angst und unkontrollierbare Gedanken an das Ereignis gekennzeichnet. Obwohl viele Personen Anzeichen und Symptome von psychischem Stress aufweisen, entwickeln nur wenige eine die Diagnosekriterien erfüllende psychische Störung (15–20 %).

19.5.4 Interventionen

Eine Reihe relativ einfacher Maßnahmen kann Menschen dabei helfen, die negativen psychischen Folgen eines Großschadensereignisses oder einer Katastrophe zu reduzieren und in normale Reaktionen umzuwandeln.
1. So schnell wie möglich Rückkehr der Betroffenen zu alltäglichen Tätigkeiten.[21]
2. Personen ohne diagnosefähige psychische Störung kann es helfen zu verstehen, welche Situation die Betroffenen und ihre Familien gerade erleben, wenn ihnen Informationsmaterial an die Hand gegeben wird.
3. Die Betroffenen sollten eine Beratung zur individuellen Krisenintervention erhalten und bei Therapiebedarf zu einem Spezialisten (Psychiater oder Psychotherapeut) überwiesen werden.
4. Bei Diagnose einer psychischen Störung kann eine spezielle Therapie helfen, einschließlich einer kognitiven Verhaltenstherapie oder einer medikamentösen Therapie.

19.5.5 Folgen für die Helfer

Die Helfer können sekundär zu Opfern werden, wenn sie die Katastrophe nicht verarbeiten können und psychisch erkranken. Dies kann ihre tägliche Arbeit und Leistungsfähigkeit während, aber insbesondere auch nach einem solchen Ereignis stark beeinträchtigen und negative, extrem belastende Auswirkungen sowohl auf das persönliche Wohlbefinden als auch auf ihr Berufs- und Familienleben mit sich bringen.

Kollegen und Vorgesetzte sollten wachsam sein, ob sich bei Mitarbeitern Anzeichen einer akuten psychischen Belastungsreaktion oder eines posttraumatischen Stresssyndroms entwickeln oder manifestieren. Um psychischem Stress und Überforderung nach einem Großschadensereignis vorzubeugen, wird im Rahmen der Einsatznachbereitung eine Reihe von Einzel- und Gruppengesprächstechniken angewendet (Debriefing, Defusing, Demobilization, One-On-One). Diese von Jeffrey T. Mitchell entwickelte Methode wird auch als **Critical Incident Stress Management (CISM)** bezeichnet.[22, 23]

In Deutschland wird unter dem Begriff „Krisenintervention im Rettungsdienst" die Betreuung unverletzter Beteiligter und Angehöriger bei akut psychisch traumatisierenden Unfällen, Notfällen und Katastrophen verstanden. Die speziell zur Krisenintervention ausgebildeten Helfer sind erfahrene Einsatzkräfte des Rettungsdienstes und werden als sogenannte **Kriseninterventionsteams (KIT)** direkt über die Rettungsleitstelle alarmiert. Der Begriff der **Notfallseelsorge** (durch kirchliche Organisationen) ist eng verwandt, wird aber nicht nur im Bereich der Betroffenenbetreuung, sondern auch bei der Einsatzkräfte-Nachsorge verwendet. Die **Stressbearbeitung nach belastenden Einsatzereignissen (SbE)** ist dagegen für Einsatzkräfte gedacht. Allerdings sind viele Krisenhelfer zusätzlich in SbE geschult; mancherorts werden beide Dienste gemeinsam angeboten. Die SbE soll den Teilnehmern die Möglichkeit geben, das Erlebte zu verarbeiten, und die Entwicklung einer posttraumatischen Belastungsstörung (PTBS) verhindern.

Stresszeichen bei Helfern

Die Zeichen von Stress bei Helfern umfassen physiologische, emotionale, kognitive und behaviorale Elemente (Verhaltenselemente):

Physiologische Zeichen
- Müdigkeit und Erschöpfung, auch nach Ruhephasen
- Übelkeit
- Feinschlägiger Tremor
- Motorische Ticks
- **Parästhesien**
- Schwindel
- Verdauungsprobleme
- Herzstolpern (Palpitationen)
- Erstickungsgefühle oder erdrückende Gefühle

Emotionale Zeichen
- Angst
- Reizbarkeit
- Gefühl der Überforderung
- Unrealistische Erwartung von Unheil für die eigene Person oder für andere

Kognitive Zeichen
- Gedächtnisverlust (Amnesie)
- Schwierigkeiten, eine Entscheidung zu treffen
- Unfähigkeit, bekannte Gegenstände oder vertraute Personen zu benennen
- Konzentrationsschwierigkeiten
- Reduzierte Aufmerksamkeit
- Rechenschwierigkeiten

Behaviorale Zeichen (Verhaltensauffälligkeiten)
- Schlafstörungen
- Hypervigilanz (erhöhter Wachheitsgrad, „Aufgedrehtheit")
- Affektlabilität
- Inadäquater Humor, Sarkasmus
- Ritualisiertes Verhalten

Stressmanagement an der Einsatzstelle

Folgende Maßnahmen können vor Ort getroffen werden, um den Stress der Helfer zu reduzieren:
- Begrenzte Exposition mit traumatisierenden Reizen
- Zumutbare Anzahl von Arbeitsstunden
- Genügend Ruhe und Schlaf (➤ Abb. 19.12)
- Angemessene Ernährung
- Regelmäßige sportliche Aktivitäten

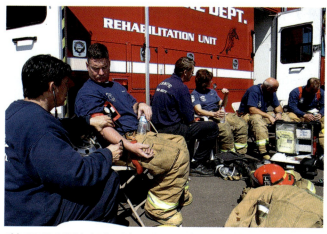

Abb. 19.12 Müdigkeit trägt viel zum Stress an der Einsatzstelle bei.
Quelle: © Jones and Bartlett Learning. Mit freundlicher Genehmigung von MIEMSS

- Zeit für Privatsphäre
- Gespräche mit Personen, die Verständnis haben
- Auf Zeichen von Stress achten
- Helfer nur begrenzte Zeit einsetzen

19.6 Aus- und Weiterbildung im Katastrophenschutz

Die Entwicklung und Einführung einer formellen Aus- und Weiterbildung auf dem Gebiet des Katastrophenschutzes verbessert die Fähigkeiten des Rettungsdienstpersonals, angemessen auf Großschadensereignisse zu reagieren. Die Bereitschaft zur Weiterbildung und zum Lernen kann durch eine Vielzahl strukturierter und unstrukturierter Lernmethoden erreicht werden. Jede Methode hat ihre individuellen Vor- und Nachteile. Um einen optimalen Lernerfolg zu erzielen, ist es wichtig, dass alle am Katastrophenschutz beteiligten Organisationen und Behörden miteinander üben.

Selbstständiges Lernen ist das Fundament einer effektiven Katastrophenvorsorge. Eine Vielzahl von Quellen ist sowohl als Printmedien als auch im Internet erhältlich. Die Schutzkommission beim Bundesministerium des Innern, die Ständige Konferenz für Katastrophenvorsorge und Katastrophenschutz (SKK), Rettungsdienste und Hilfsorganisationen sowie das Bundesamt für Bevölkerungsschutz und Katastrophenhilfe stellen im Internet Publikationen und Lernmaterialien zur Verfügung.[21, 24–26]

Gruppentraining richtet sich an spezielle Einheiten des Katastrophenschutzes und soll die Teamarbeit fördern. Feuerwehren und Rettungsdienstschulen bieten Lehrgänge und Ausbildungsprogramme an. Anhand von **Simulationen** und groß angelegten Katastrophenschutzübungen sollen Ernstfallsituationen trainiert werden. Die Voraussetzung für eine adäquate Aus- und Weiterbildung im Bereich des Katastrophenmanagements sind Regelmäßigkeit und Interdisziplinarität.

19.7 Problemfelder im Katastrophenschutz

Zahlreiche Studien, die nach Großschadensereignissen durchgeführt wurden, konnten einige Schwachstellen im Ablauf der Schadensabwehr aufzeigen. Die identifizierten Problemfelder waren das Ergebnis umfangreicher Risiko- und Vulnerabilitätsanalysen, die unter dem Eindruck aktueller Katastrophen durch die verantwortlichen Regierungsbehörden in Auftrag gegeben wurden, um die Infrastruktur des Katastrophenschutzes nachhaltig zu verbessern.[27]

19.7.1 Vorbereitung

Das Rettungsdienstpersonal bereitet sich auf die Zerstörungen vor, die bei einem Großschadensereignis auftreten können, und plant für solche Ereignisse auf vielfältige Weise. Sogenannte Planübungen sind zwar eine Methode der Vorbereitung; damit ist allerdings die Fähigkeit, die Aufgabenbereiche zu erfüllen und gleichzeitig Ressourcen und Rettungsmittel effizient und zeitgerecht an die Einsatzstelle zu bringen, nicht realistisch überprüfbar. Ebenso müssen auch medizinische Einrichtungen realistische Katastrophenübungen in der Praxis durchführen, in denen Opfer über die Notfallaufnahmen in die jeweiligen Krankenhäuser gebracht und real in die Fachabteilungen aufgenommen werden, um die erforderliche internistische, chirurgische und intensivmedizinische Kapazität zu überprüfen. Die Fähigkeit, bei einem plötzlichen Ansturm Kapazitäten freizusetzen und eine derart große Zahl von Betten und medizinischem Material zur Verfügung zu stellen, muss vom öffentlichen Gesundheitswesen in ausreichendem Umfang vorgehalten werden.

Leider haben nur wenige Krankenhäuser den tatsächlichen Ansturm einer derart großen Patientenzahl je unter Realbedingungen getestet und verlassen sich lieber auf Planübungen als Maß für ihre Reaktionsfähigkeit. Nur durch kommunal angelegte Großübungen, welche die Opfer von der Schadenstelle durch die gesamte medizinische Versorgung schleusen, von der Triagierung an der Einsatzstelle über die präklinische medizinische Versorgung und die stationäre Aufnahme bis zur Entlassung aus dem Krankenhaus, kann die tatsächliche Reaktionsfähigkeit einer Kommune abgeschätzt werden.

19.7.2 Kommunikationsstrukturen

Viele Ereignisse haben gezeigt, dass im Ernstfall das Fehlen einheitlicher Kommunikationsstrukturen die Fähigkeit einer koordinierten Antwort auf eine Katastrophe herabsetzt. Individuelle Kommunikationssysteme sind zwar effektiv; sich im Katastrophenfall aber auf ein einziges System zu verlassen, ist zum Scheitern verurteilt. Die Benutzung von Mobiltelefonen war während der Katastrophe vom 11. September 2001 unmöglich, da das zentrale Kommunikationszentrum mit Sitz im World Trade Center plötzlich nicht mehr existierte. Auch können Polizei, Feuerwehr und Rettungsdienste nicht miteinander kommunizieren, wenn sie unterschiedliche Funksysteme oder Frequenzen benutzen. Redundanz innerhalb eines Systems ist von entscheidender Bedeutung, ganz gleich, welches Kommunikationsmittel primär gewählt wird. Festnetztelekommunikation, Mobilfunk, Satellitentelefonie oder BOS-Funk besitzen alle verschiedene Schwächen. Die folgenden zwei Prinzipien sind daher essenziell:

1. Einheitliches Kommunikationssystem, auf das alle relevanten Einheiten Zugriff haben.
2. Redundanz der Systeme: Falls ein Kommunikationsmittel zusammenbricht oder ausfällt, kann auf ein anderes funktionierendes System als Ausweichmöglichkeit zurückgegriffen werden.

Um die Kommunikation der beteiligten Hilfsorganisationen und Behörden untereinander zu erleichtern und Missverständnissen vorzubeugen, sollte auf die Verwendung von Abkürzungen und internen „Codes" verzichtet und stattdessen ausschließlich Klartext gesprochen werden. Die Verwendung gleicher Begrifflichkeiten mit verschiedener Bedeutung zwischen den verschiedenen Hilfsorganisationen führt zu enormer Verwirrung. Im internationalen Umfeld wird die Kommunikation im Rahmen des Katastrophenmanagements in einfachem Englisch empfohlen.

19.7.3 Sicherheit an der Einsatzstelle

Die Sicherheit an der Einsatzstelle ist bei Großschadensereignissen ein immer ernster werdendes Problem. Die Sicherheit an der Einsatzstelle ist aus folgenden Gründen wichtig:

1. Schutz der Rettungstrupps vor sekundären Anschlägen oder Folgeereignissen, die zu weiteren Opfern führen können
2. Bereitstellung von Zufahrts- und Abfahrtswegen für Helfer und Opfer, ohne durch Schaulustige behindert zu werden
3. Absperrung der Einsatzstelle und Sicherung von Beweismaterial am Einsatzort

Die Sicherheit an der Einsatzstelle ist im Katastrophenfall aufgrund der Ressourcenknappheit nicht einfach herzustellen. Eine Koordination aller beteiligten Helfer mit der Polizei und anderen Sicherheitsorganen ist notwendig, um Sicherheit für alle Beteiligten zu schaffen.

19.7.4 Unkoordinierte Hilfeleistung

Oft beteiligen sich auswärtige Teams (ebenso wie medizinisches Personal aller Art) an der Katastrophenhilfe, ohne durch die örtliche Einsatzleitung angefordert worden zu sein oder ohne sich bei der örtlichen Einsatzleitung anzumelden.[5] Durch diese unkoordinierte Hilfeleistung, obwohl gut gemeint, kann eine ohnehin chaotische Situation noch unübersichtlicher und komplizierter werden (keine einheitlichen Kommunikationsmittel, erschwerte Koordination der Einsätze etc.).

Idealerweise sollten auswärtige Rettungskräfte nur dann in das Geschehen am Ort der Katastrophe eingreifen, wenn sie von der Einsatzleitung explizit angefordert wurden und ihr Einsatz durch diese koordiniert wird.[15] Darüber hinaus kann es extrem hilfreich sein, den Zugang zum Schadensort zu kontrollieren und so schnell wie möglich einen Bereitstellungsraum für nachrückende Einsatzkräfte und freiwillige Helfer einzurichten, um diese bestmöglich in den Einsatzablauf einzubinden.

19.7.5 Materialversorgung

Ereignisse ab einer gewissen Größe brauchen die vorhandenen Ressourcen schnell auf. Im Katastrophenplan muss festgelegt sein, wie und wo Medikamente, medizinische Verbrauchsgüter und andere Notfallmaterialien vorsorglich gelagert und wie sie im Katastrophenfall in einer angemessenen Zeit verteilt werden. Das Rettungsdienstpersonal darf nicht an der Verteilung beteiligt sein, da es bereits im Rahmen der Notfallversorgung gebunden ist.

19.7.6 Versäumnisse bei der Benachrichtigung der Krankenhäuser

In den Wirren des initialen Krisenmanagements wird häufig vergessen, die Krankenhäuser frühzeitig zu informieren und deren innerklinische Katastrophenpläne zu aktivieren. Zahlreiche Ereignisse der jüngeren Vergangenheit haben gezeigt, dass viele Krankenhäuser selbst herausfinden mussten, dass ein Großschadensereignis stattgefunden hat, weil Patienten selbstständig im Krankenhaus eingetroffen sind oder Rettungskräfte bei der Übergabe von Patienten von dem Ereignis berichteten. Es ist essenziell, dass die Rettungsleitstelle oder der Krisenstab die Krankenhäuser in ihre Einsatzplanung mit einbeziehen, damit eine reibungslose innerklinische Anschlussversorgung sichergestellt werden kann. Eine Übermittlung des aktuellen Lagebildes von der Einsatzleitung an die aufnehmenden Krankenhäuser ist genauso wichtig wie die Rückmeldung von Aufnahme-, Intensivbetten- und Operationskapazitäten der Krankenhäuser an die Einsatzleitung vor Ort.

19.7.7 Medien

Die Medien werden in der Einsatztaktik und -organisation des Katastrophenschutzes häufig als Störfaktor angesehen. Dabei sollte jedoch der potenzielle Nutzen nicht außer Acht gelassen werden, z. B. im Katastrophenfall wertvolle Informationen über das allgemeine Verhalten der Bevölkerung über Funk und Fernsehen zu verbreiten. Es ist unvermeidbar, dass die Medien Informationen an die Öffentlichkeit ausstrahlen. Die Verantwortlichen der Rettungskräfte, z. B. der Einsatzleiter einer örtlichen Einsatzleitung oder der Pressesprecher eines kommunalen Krisenstabes, haben die Pflicht, mit den Medien zusammenzuarbeiten, um sicherzustellen, dass die gelieferten Informationen einerseits sachlich richtig und andererseits den Rettungsarbeiten dienlich sind.

Zusammenfassung

- Viele Katastrophen sind das Resultat natürlicher klimatischer oder geologischer Ereignisse; sie können aber auch von Menschenhand herbeigeführt werden, gewollt oder ungewollt.
- Obwohl Katastrophen nicht vorhersagbar sind, kann durch eine adäquate Vorbereitung ein unvorstellbares Ereignis in eine kontrollierbare Situation verwandelt werden.
- Die Einführung eines Katastrophenschutzplans erlaubt den verschiedenen Organisationen und Behörden, bei der Gefahrenabwehr effektiv zusammenzuarbeiten.
- Trotz der Tatsache, dass Katastrophen in unterschiedlichem Ausmaß stattfinden und viele verschiedene Ursachen haben können, wurden häufige Fehlerquellen identifiziert, die das Management eines solchen Ereignisses erschweren. Dazu gehören z. B.:
  – Inadäquate Vorbereitung
  – Kommunikationsfehler
  – Unzureichende Sicherheitsmaßnahmen vor Ort
  – Unkoordinierter Einsatz oder Alleingänge von Einsatzkräften
  – Ungenügende Bereitstellung von Hilfskräften und Materialien
  – Schlechte Zusammenarbeit mit den Medien
- Die Arbeit im Katastrophenschutz kann allen Beteiligten einen schweren psychologischen Tribut abverlangen.
- Das beste Ergebnis bei der Bewältigung eines Großschadensereignisses wird durch die Schaffung eines wohldurchdachten Katastrophenschutzplans erreicht, der erprobt, geprüft und validiert wurde, um Schwachstellen aufzuzeigen und zu verbessern.

Lösung Fallbeispiel

Noch auf der Anfahrt zur Einsatzstelle werden weitere Kräfte nachgefordert und das örtliche Krankenhaus wird vorab über den Massenanfall von Verletzten informiert. Als ersteintreffendes Rettungsmittel melden Sie der Einsatzleitstelle, an welchem Ort eine technische Einsatzleitung (TEL) eingerichtet werden soll, und beginnen mit der Lagebeurteilung. Alle wichtigen Informationen melden Sie umgehend an die Leitstelle zurück. Sichtungsteams beginnen mit der Sichtung der Verletzten. In sicherer Entfernung zum Schadensort werden eine Patientenablage und ein Behandlungsplatz eingerichtet. Verletzte, die im Sichtungsbereich der Patientenablage eintreffen, werden entsprechend ihrer Verletzungsschwere einer Sichtungskategorie zugeordnet. Die Rettungskräfte führen alle notwendigen medizinischen Maßnahmen durch und wiederholen die Sichtung, um ggf. Behandlungs- und Transportprioritäten dem veränderten Gesundheitszustand nach erfolgter Behandlung anzupassen. Nachrückende Einsatzkräfte werden den Patienten nach Dringlichkeit zugeteilt. Eintreffende Transportmittel werden nach Ankunft im Bereitstellungsraum gesammelt, gegliedert und eingesetzt, um die Patienten zur definitiven Versorgung in ein geeignetes Krankenhaus zu transportieren. Die persönlichen Daten der Patienten sowie das zugeordnete Zielkrankenhaus werden registriert und sämtliche Behandlungsschritte dokumentiert.

Sobald alle Patienten versorgt und abtransportiert sind, beginnen Feuerwehr, Polizei und Ermittler, die Ursache des Einsturzes der Tribüne zu untersuchen.

QUELLENANGABEN

1. World Health Organization. Definitions: emergencies. www.who.int/hac/about/definitions/en/index.html. Zugriff 26. Januar 2013.
2. Noji EK. *The Public Health Consequences of Disasters.* New York, NY: Oxford University Press; 1997.
3. Noji EK, Siverston KT. Injury prevention in natural disasters: a theoretical framework. *Disasters.* 1987;11:290.
4. Cuny SC. Introduction to disaster management. Lesson 5: technologies of disaster management. *Prehosp Disaster Med.* 1993;6:372.
5. U. S. Department of Health and Human Services, Agency for Healthcare Research and Quality. Mass medical care with scarceresources: a community planning guide. AHRQ Publication No. 07–0001, Februar 2007. www.ahrq.gov/research/mce/. Zugriff 4. Januar 2014.
6. Auf der Heide E. The importance of evidence-based disaster planning. *Ann Emerg Med.* 2006;47:34–49.
7. Larrey DJ. *Memoires de Chirurgie Militaire, et Campagnes.* Vols 1–4. Paris, France: J. Smith, Publisher; 1812–1817.
8. Burkle FM, ed. *Disaster Medicine: Application for the Immediate Management and Triage of Civilian and Military Disaster Victims.* New Hyde Park, NY: Medication Examination Publishing; 1984.
9. Burkle FM, Hogan DE, Burstein JL. *Disaster Medicine.* Philadelphia, PA: Lippincott, Williams & Wilkins; 2002.
10. Lerner EB, Schwartz RB, Coule PL, et al. Mass casualty triage: an evaluation of the data and development of a proposed national guideline. *Disaster Med Public Health Preparedness.* 2008;2(suppl 1):S25-S34.
11. Super G. *START: A Triage Training Module.* Newport Beach, CA: Hoag Memorial Hospital Presbyterian; 1984.
12. Burkle FM, Newland C, Orebaugh S, et al. Emergency medicine in the Persian Gulf. Part II. Triage methodology lessons learned. *Ann Emerg Med.* 1994;23:748.
13. Bloch YH, Schwartz D, Pinkert M, et al. Distribution of casualties in a mass-casualty incident with three local hospitals in the periphery of a densely populated area: lessons learned from the medical management of a terrorist attack. *Prehosp Disast Med.* 2007;22:186–192.
14. Hick JL, Ho JD, Heegaard WG, et al. Emergency medical services response to a major freeway bridge collapse. *Disaster Med Public Health Preparedness.* 2008; 2(suppl 1):S17-S24.
15. Asaeda G, Cherson A, Richmond N, Clair J, Guttenberg M. Unsolicited medical personnel volunteering at disaster scenes. A joint position paper from the National Association of EMS Physicians and the American College of Emergency Physicians. *Prehosp Emerg Care.* 2003;7:147–148.
16. Deutscher Städtetag. *Reform des Zivil- und Katastrophenschutzes in der Bundesrepublik Deutschland, Teil B.* Köln; 2002.
17. Leuchleuthner A. Massenanfall von Verletzten. In Scholz J, Sefrin P, Böttiger BW, Dörges V, Wenzel V. *Notfallmedizin.* 3. Aufl. Stuttgart: Georg Thieme Verlag; 2012: 653–662.
18. Feuerwehrdienstvorschrift 100 (FwDV 100). *Führung und Leitung im Einsatz.* https://verwaltung.hessen.de/irj/servlet/prt/portal/prtroot/slimp.CMReader/HMdI_15/HLFS_Internet/med/a9f./a9f01699-1c43-611a-eb6d-f144e9169fcc,22222222-2222-2222-222222222222. Zugriff 18. September 2015.
19. *DIN 13050 – Begriffe im Rettungswesen. Deutsche Norm.* Berlin: Deutsches Institut für Normung e. V.; 1996.
20. Heinrichs W, Lipp R, Hartje H, Vogel U, Stallmann A, Müller J. Ausrüstung einer Schnelleinsatzgruppe. *Notfallmed.* 1992;18:378–382.
21. Bundesamt für Bevölkerungsschutz und Katastrophenhilfe. www.bbk.bund.de. Zugriff 17. September 2015.
22. Everly GS, Mitchell JT. *CISM – Stressmanagement nach kritischen Ereignissen – ein neuer Versorgungsstandard bei Notfällen, Krisen und Katastrophen.* Wien: Facultas-Univ.-Verl.; 2002.
23. Mitchell JT, Everly GS, Müller-Lange J. *Handbuch Einsatznachsorge.* Edewecht: Stumpf&Kossendey; 2005.
24. Deutsches Notfallvorsorge-Informationssystem – deNIS. www.denis.bund.de. Zugriff 17. September 2015.
25. Ständige Konferenz für Katastrophenvorsorge und Katastrophenschutz (SKK). www.katastrophenvorsorge.de. Zugriff 17. September 2015.
26. Schutzkommission beim Bundesminister des Innern. www.schutzkommission.de/. Zugriff 17. September 2015.
27. Bundesverwaltungsamt – Zentralstelle für Zivilschutz, Akademie für Krisenmanagement, Notfallplanung und Zivilschutz (AKNZ). *Neue Strategie zum Schutz der Bevölkerung in Deutschland.* Bonn, 2003.

WEITERFÜHRENDE LITERATUR

Briggs SM, Brinsfield KH. *Advanced Disaster Medical Response: Manual for Providers.* Boston, MA: Harvard Medical International; 2003.
De Boer J, Dubouloz M. *Handbook of Disaster Medicine: Emergency Medicine in Mass Casualty Situations.* Utrecht, The Netherlands: Van der Wees; 2000.
Eachempati SR, Flomenbaum N, Barie PS. Biological warfare: current concerns for the health care provider. *J Trauma.* 2002;52:179.
Feliciano DV, Anderson GV Jr., Rozycki GS, et al. Management of casualties from the bombing at the centennial olympics. *Am J Surg.* 1998;176(6):538.
Hirshberg A, Holcomb JB, Mattox KL. Hospital trauma care in multiple-casualty incidents: a critical view. *Ann Emerg Med.* 2001;37(6):647.
Hogan DE, Burstein, JL, eds. *Disaster Medicine.* 2nd ed. Philadelphia, PA: Lippincott, Williams & Wilkins; 2007.
Levitin HW, Siegelson HJ. Hazardous materials. Disaster medical planning and response. *Emerg Med Clin North Am.* 1996;14(2):327–348.
Slater MS, Trunkey DD. Terrorism in America: an evolving threat. *Arch Surg.* 1997;132(10):1059.
Stein M, Hirshberg A. Medical consequences of terrorism: the conventional weapon threat. *Surg Clin North Am.* 1999;79(6):1537.
U. S. Department of Homeland Security, Federal Emergency Management Agency. www.fema.gov. Zugriff 7. Januar 2014.
Adams HA, Vogt PM, Binscheck T, Lange C: Neue Szenarien beim Großschaden – Anwendung und Adaptation bestehender Konzepte zur Schadenabwehr, *AINS – Anästhesiologie Intensivmedizin Notfallmedizin Schmerztherapie.* 2002;37(09):509–581.
Beneker J. Ü-MANV – Überörtliche Hilfe beim Massenanfall von Verletzten. *Notfallmedizin up2date.* 2007;2(3):237–252.
Bittger J, Hellwig HH, Paschen HR et al. Massenanfall von Verletzten. In Kühn D, Luxem J, Runggaldier K. *Rettungsdienst heute.* 5. Aufl. München: Elsevier/Urban&Fischer; 2010:845–868.
Bittger J. *Großunfälle und Katastrophen, Einsatztaktik und -organisation.* Stuttgart: Schattauer; 1996.
Bundesministerium des Innern. *Katastrophenmedizin, Leitfaden für die ärztliche Versorgung im Katastrophenfall.* 6. Aufl. Berlin, 2013.
Ferch H, Melioumis M. *Führungsstrategie: Großschadenlagen beherrschen (Kohlhammer Fachbuchreihe Brandschutz).* Stuttgart: Kohlhammer; 2005.
Glass W. *Übungs-Handbuch für Katastrophenschutzeinheiten: Für Feuerwehren, Technisches Hilfswerk, Hilfsorganisationen, Zivil-Militärische Zusammenarbeit und Behörden.* 3. Aufl. Regensburg: Walhalla U. Praetoria; 2006.
Hossfeld B, Helm M, Lampl L. Die Notaufnahme im Massenanfall, Entscheidende Schnittstelle zwischen Präklinik und Klinik. *Der Notarzt.* 1999;15(5):111–118.

Hüls E, Oestern HJ. *Die ICE-Katastrophe von Eschede. Erfahrungen und Lehren. Eine interdisziplinäre Analyse.* Berlin, Heidelberg, New York, Barcelona, London: Springer; 1999.

Jatzko H et al. *Das durchstoßene Herz – Ramstein 1988. Beispiel einer Katastrophen-Nachsorge.* Edewecht: Stumpf & Kossendey; 1995.

Mitschke T, Peter H (Hrsg.). *Handbuch für Schnell-Einsatz-Gruppen.* 3. Aufl. Edewecht: Stumpf & Kossendey; 2001.

Moecke H, Wirtz S, Schallhorn J, Oppermann S, Rechenbach P. Notfallmedizinische Vorbereitung auf Terroranschläge. *Notfallmedizin up2date.* 2006;1:69–88.

Rosolski T, Matthes, N. Notfallmanagement – Organisation der medizinische Versorgung beim Massenanfall von Verletzten oder Erkrankten. *AINS – Anästhesiologie Intensivmedizin Notfallmedizin Schmerztherapie.* 2006;41(6):370–375.

Schauwecker HH, Schneppenheim U, Bubser HP. Organisatorische Vorbereitungen im Krankenhaus für die Bewältigung eines Massenanfalls von Patienten. *Notfall & Rettungsmedizin.* 2003;6:596–602.

Sefrin P, Kuhnigk H. Großschadensereignisse – Behandlungskapazitäten und Zuweisungsstrategien. *AINS – Anästhesiologie Intensivmedizin Notfallmedizin Schmerztherapie.* 2008;43(3):232–313.

Ständige Konferenz für Katastrophenvorsorge und Katastrophenschutz. *Wörterbuch für den Zivil- und Katastrophenschutz.* Köln; 2003.

Stein M, Hirshberg A, Gerich T. Der Massenanfall an Verletzten nach Explosion. *Unfallchirurg.* 2003;106:802–810.

KAPITEL 20
Massenvernichtungswaffen – CBRN(E)

20.1	Allgemeine Überlegungen 500		20.4	Chemische Kampf- und Gefahrstoffe 512
20.1.1	Lagebeurteilung 500		20.4.1	Physikalische Eigenschaften 512
20.1.2	Führungsstrukturen 502		20.4.2	Persönliche Schutzausrüstung 513
20.1.3	Persönliche Schutzausrüstung 502		20.4.3	Lagebeurteilung und -bewältigung 513
20.1.4	Kontrollbereiche/Zonen der Versorgung .. 504		20.4.4	Transportüberlegungen 514
20.1.5	Sichtung der Patienten 504		20.4.5	Ausgewählte chemische Kampf- und Gefahrenstoffe 514
20.1.6	Prinzipien der Dekontamination 505			
20.2	Explosionen und Sprengstoffe 505		20.5	Biologische Waffen 517
20.2.1	Kategorien von Sprengstoffen 506		20.5.1	Konzentrierter biologischer Gefahrstoff oder infizierter Patient 518
20.2.2	Verletzungsmechanismen 507		20.5.2	Ausgewählte Beispiele 520
20.2.3	Verletzungsmuster 510			
20.2.4	Lagebeurteilung und -bewältigung 511		20.6	Strahlenunfälle, nukleare und radiologische Waffen 524
20.2.5	Transportüberlegungen 511		20.6.1	Medizinische Folgen einer Strahlenkatastrophe 525
20.3	Brandsätze 512		20.6.2	Persönliche Schutzausrüstung 527
			20.6.3	Evaluation und Behandlung 528
			20.6.4	Transportüberlegungen 528

Lernzielübersicht

Nach dem Durcharbeiten dieses Kapitels sollte der Leser in der Lage sein:
- Die grundsätzlichen Überlegungen hinsichtlich der Schadensminimierung nach einem Einsatz von Massenvernichtungswaffen nachzuvollziehen:
  – Lagebeurteilung
  – Etablierung einer Führungsstruktur nach einem Anschlag bzw. Unfall
  – Persönliche Schutzausstattung
  – Triage
  – Prinzipien der Dekontamination
- Verletzungsmechanismen, Lagebeurteilung und -bewältigung sowie Erwägungen hinsichtlich des Transports bezogen auf die spezifischen Kategorien der verschiedenen Massenvernichtungswaffen zu verstehen:
  – Explosivstoffe
  – Brandsätze
  – Chemische Kampfmittel (und Gefahrstoffe)
  – Biologische Waffen (und Gefahren durch Erreger übertragbarer Krankheiten)
  – Nukleare oder radiologische Kampfstoffe (und Gefahren)
- Weitere Informationsmöglichkeiten über CBRN(E)-Waffen zu kennen

Fallbeispiel

Es ist ein warmer Sommerabend und die Leitstelle schickt Sie zu einem beliebten Café, in dem eine Explosion stattgefunden haben soll. Sie wissen, dass das Café gewöhnlich gut besucht ist und sich meistens zahlreiche Gäste sowohl im Café als auch auf der Terrasse aufhalten. Die Leitstelle informiert Sie, dass die Zahl der Opfer unbekannt sei, aber zahlreiche Notrufe eingegangen seien. Feuerwehr und Polizei seien ebenfalls bereits auf dem Weg zur Einsatzstelle.

Bei Ankunft an der Einsatzstelle registrieren Sie, dass Sie die erste medizinische Fachkraft vor Ort sind. Bisher gibt es keine Einsatzleitung vor Ort. Dutzende von Personen laufen herum, einige schreien um Hilfe oder versuchen, Sie zu offensichtlich blutenden Opfern zu bringen. Andere Personen liegen reglos am Boden.

- **Was tun Sie zuerst?**
- **Welche Prioritäten setzen Sie bei Ihrem weiteren Vorgehen?**
- **Wie werden Sie die Versorgung dieser großen Anzahl von betroffenen Personen sicherstellen?**

Die Vorbereitungen für die Bewältigung eines Massenanfalls von Verletzten im Zusammenhang mit Massenvernichtungswaffen[1] – im weiteren Sinn CBRN(E)-Stoffe – stellen eine enorme Herausforderung für den Rettungsdienst dar. Ein Grund, warum Ereignisse dieser Art immer häufiger werden, ist, dass sie durch unterschiedlichste Substanzen ausgelöst werden können. Offensichtlich müssen eine Person oder Gruppe, die vorhaben, viele Menschen gleichzeitig zu verletzen oder zu töten, nicht allzu lange suchen, um eine effektive Waffe zu finden.

Die jüngste Vergangenheit hat gezeigt, dass solche Ereignisse jederzeit und an jedem Ort auftreten können.

- Der Bombenanschlag auf das World Trade Center am 26. Februar 1993 verursachte zwar nur 6 Tote, war jedoch für 548 Verletzte verantwortlich; mehr als 1 000 Opfer benötigten die Hilfe der Rettungsdienste. Bei den Helfern kam es ebenfalls zu zahlreichen Verletzten, unter anderem gaben 105 Feuerwehrleute Verletzungen an.
- 1995 führte die Explosion des Murrah Federal Building in Oklahoma zu 168 Toten und 700 (registrierten) Verletzten. Ein Drittel der Verletzten in einem Krankenhaus in Oklahoma City wurde vom Rettungsdienst gebracht; dabei handelte es sich um die schwerwiegenderen Fälle. 64 % dieser Patienten mussten stationär behandelt werden, während von den Patienten, die selbstständig das Krankenhaus erreichten, nur 6 % stationär aufgenommen werden mussten.
- Die Angriffe auf das World Trade Center 2001 hatten über 1 100 verletzte Überlebende zur Folge, von denen ein Drittel durch den Rettungsdienst in die Krankenhäuser gebracht wurde. 29 % der verletzten Opfer waren Rettungskräfte.
- Die Anschläge auf mehrere Vorort-Züge im Jahr 2004 in Madrid resultierten in 190 Toten und 2 051 Verletzten.
- Die Anschläge auf die Londoner U-Bahn im Jahr 2005, bei denen drei Bomben in U-Bahn-Waggons und eine weitere in einem Doppeldeckerbus explodierten, töteten 52 Menschen und verletzten 779 weitere.
- Beim Boston Marathon wurden durch die Anschläge 2013 7 Menschen getötet und etwa 264 verletzt.

Obwohl konventionelle Sprengstoffe am häufigsten für terroristische Großschadensereignisse verantwortlich sind, stellen auch Anschläge mit chemischen und biologischen Waffen das Rettungswesen vor Herausforderungen. Das 1994 verübte Attentat mit Saringas auf die U-Bahn in Matsumoto, Japan, tötete 7 Menschen und verletzte mehr als 300. Der bekanntere Saringas-Anschlag 1995 auf die U-Bahn in Tokio tötete 12 Menschen; mehr als 5 000 Opfer mussten medizinisch behandelt werden. Die Feuerwehr in Tokio setzte 1 364 Feuerwehrleute an den 13 betroffenen U-Bahn-Stationen ein; 135 von ihnen waren von direkter oder indirekter Exposition betroffen.

Keiner der lebensbedrohlichen Bioterrorismus-Anschläge in den Vereinigten Staaten verursachte eine größere Anzahl von Opfern. Dies bedeutet jedoch nicht, dass der Rettungsdienst nicht herausgefordert wurde, sich auf derartige Bedrohungen vorzubereiten. Zwischen 1998 und 1999 waren nahezu 6 000 Personen in den gesamten USA durch 200 vermeintliche Anschläge bzw. Falschmeldungen im Zusammenhang mit Anthrax betroffen. Die Anthraxbriefe, die im Herbst 2001 ausgeliefert wurden, führten in lediglich 22 Fällen zu klinischen Behandlungen, verursachten aber zahllose Alarmierungen des Rettungsdienstes aufgrund verdächtiger Päckchen und Pulver.

Auch wenn es sich dabei nicht um einen Anschlag, sondern um eine natürlich aufgetretene biologische Gefährdung handelte, stellte SARS (Severe Acute Respiratory Syndrome) eine ernsthafte Herausforderung des Rettungsdienstes in Toronto dar. Während der Epidemie mussten 526 Rettungsdienstmitarbeiter unter Quarantäne gestellt werden, der größte Teil von ihnen aufgrund möglicher ungeschützter Exposition gegenüber dem Virus. Die Fähigkeit des Rettungsdienstes, die Krise zu bewältigen, wurde dadurch ernsthaft gefährdet.

Die Wahrscheinlichkeit wächst, dass der Rettungsdienst eines Tages auf ein Attentat mit einer nuklearen oder radiologischen Waffe reagieren muss. Befürchtungen, dass Terroristen eine „schmutzige Bombe" zünden könnten, um damit sowohl Verletzungen zu verursachen als auch eine Panik wegen möglicher radioaktiver Kontamination auszulösen, nehmen zu.

20.1 Allgemeine Überlegungen

20.1.1 Lagebeurteilung

Die Fähigkeit des professionellen Helfers, eine zutreffende Lagebeurteilung vorzunehmen, ist sowohl für seine eigene Sicherheit als auch die der anderen Helfer entscheidend. Außerdem kann nur so die bestmögliche Versorgung der Patienten gewährleistet werden.

Attentate mit Massenvernichtungswaffen bedeuten in der Folge immer auch Bedrohungen für die Rettungskräfte.

- Im Fall einer Explosion können Feuer entfacht und gesundheitsgefährdende Substanzen freigesetzt worden sein, beschädigte Stromleitungen können Gefahren darstellen, und es können Ri-

---

[1] Dieses Kapitel betrachtet unter dem Oberbegriff Massenvernichtungswaffen (MVW) auch konventionelle Sprengwaffen, die gerade in den USA meistens den „Weapons Of Mass Destruction" (WMD) zugerechnet werden. Im klassischen Sinn werden nur die CBRN-Waffen als Massenvernichtungswaffen bezeichnet (früher ABC – atomar, biologisch, chemisch –, heute Aufteilung der atomaren Waffen in radiologische und nukleare Waffen; E steht für explosiv). Es existiert keine international einheitliche Definition zu diesem Oberbegriff, lediglich die Unterkategorien werden im internationalen Recht näher definiert und klassifiziert. Großschadensereignisse und terroristische Anschläge mit konventionellen Sprengstoffen sowie CBRN-Waffen und (Gefahr-)Stoffen verursachen eine ähnliche Rahmenlage und erfordern eine in vielen Punkten analoge Reaktion, sodass sie in diesem Kapitel gemeinsam dargestellt werden. Diese unklare Abgrenzung wird in der zunehmenden Verwendung der Abkürzung CBRN(E) deutlich (z. B. Arbeitsgruppe im Bayerischen Roten Kreuz). Die schwere Abgrenzbarkeit zeigt sich auch darin, dass die Ausbringung von chemischen und nuklearen sowie radiologischen Waffen meist über Sprengmittel erfolgt (Anm. d. Übers.).

siken durch einsturzgefährdete Gebäude, andere destabilisierte Strukturen oder Trümmer bestehen.
- Beim Bombenanschlag in Oklahoma City wurde ein Helfer durch herabfallende Trümmer getötet.[1] Beim Anschlag auf das World Trade Center starben zahlreiche Rettungskräfte beim Einsturz der Gebäude. Insgesamt kamen 343 Feuerwehrleute, 15 Rettungsassistenten und 3 Polizeibeamte ums Leben.
- Helfer können chemischen Kampf- oder Gefahrstoffen nicht nur durch ihre unmittelbare Wirkung bei der eigentlichen Freisetzung, sondern auch durch Kontamination beim Berühren von Haut, Bekleidung oder anderen persönlichen Dingen der Opfer ausgesetzt werden.
- Biologische Waffen können, abhängig von der Art ihrer Ausbringung, ebenfalls unmittelbar durch die eingesetzte Substanz wirksam werden, z. B. durch direkte Infektion aufgrund der Konzentration von Anthraxsporen oder sofortige Vergiftung durch Botulinustoxin, oder indirekt über die Ansteckung mit einer übertragbaren Krankheit, z. B. nach Kontakt mit einem an Pocken erkrankten Patienten.
- Eine weitere Bedrohung sowohl für anrückende Rettungskräfte als auch für die Betroffenen eines Attentats ist die Gefahr eines Sekundäranschlags. Ein Beispiel dafür ist die Platzierung eines weiteren Sprengsatzes am Ort des ersten Anschlags, der erst nach Eintreffen der Hilfskräfte gezündet wird, um sowohl die Anzahl der Opfer zu erhöhen als auch weitere Verwirrung und Panik auszulösen.

Die eintreffenden Hilfskräfte müssen all diese Faktoren im Hinterkopf haben, wenn sie eine Lagebeurteilung vornehmen, und sie müssen insbesondere ihre Relevanz abwägen, um die richtigen Maßnahmen einzuleiten. Da die meisten bedrohlichen Substanzen das Risiko einer Inhalation beinhalten, sollte die Annäherung aller Kräfte der verschiedenen Behörden und Organisationen mit Sicherheitsaufgaben (BOS) aus der Windrichtung („mit dem Wind im Rücken") erfolgen. Außerdem müssen das Vorgehen „bergab" und insbesondere der Aufbau von Strukturen oberhalb der Einsatzstelle erfolgen, wenn flüssige Gefahrstoffe involviert sein können.

Die erste Beurteilung sollte aus ausreichendem Abstand, möglichst mit einem Fernglas, vorgenommen werden. Dabei sollte in besonderem Maße auf mögliche Hinweise für eine Gefahrstofflage geachtet werden: Pfützen auf dem Boden, Dämpfe, Sprühvorrichtungen oder andere Indikatoren für eine erfolgte oder anhaltende Ausbringung. Auch auffälliges Verhalten, verdächtige Symptome wie Krampfanfälle oder eine ähnliche Symptomatik mehrerer Patienten sollten als Hinweis auf eine mögliche Freisetzung chemischer oder biologischer Gefahrstoffe gewertet werden. Die Beobachtungen und Schlussfolgerungen des Rettungsdienstmitarbeiters vor Ort müssen der Leitstelle übermittelt werden, damit diese adäquate Maßnahmen einleiten kann.

An- und Abfahrt vom Schadensort müssen kontrolliert und möglichst dokumentiert werden. Unbeteiligte und Schaulustige

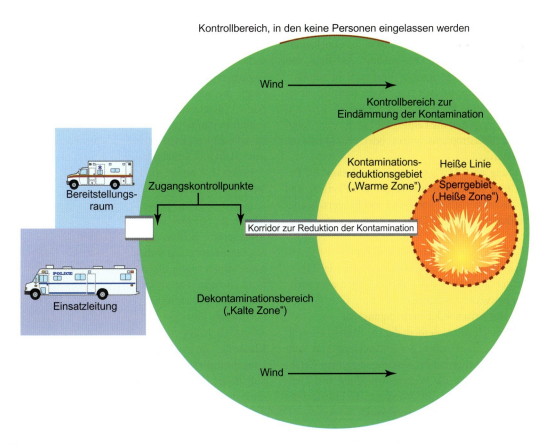

Abb. 20.1 Die Einsatzstelle eines Gefahrgut- oder Massenvernichtungswaffenunfalls wird normalerweise in eine heiße, eine warme und eine kalte Zone eingeteilt.

müssen unbedingt durch Information und Absperrmaßnahmen daran gehindert werden, sich der Einsatzstelle zu nähern, um weitere potenzielle Opfer und die Verschleppung einer Dekontamination zu verhindern. Ebenso sollte aus dem gleichen Grund das unkontrollierte Entfernen von Betroffenen vom Schadensort unterbunden werden. Analog zur Vorgehensweise bei einem Gefahrstoffunfall (> Kap. 6) werden verschiedene Kontrollbereiche (heiße, warme, kalte Zone) mit kontrollierten Zugangspunkten und definierten Bewegungskorridoren eingerichtet (> Abb. 20.1). Auch dabei ist es das Ziel, die Verschleppung von Kontaminationen und den unbeabsichtigten Kontakt fernab der Schadensstelle zu vermeiden. Außerdem können so möglichst sichere Bereiche für die Sichtung und Behandlung der Patienten eingerichtet werden. Weitere Erklärungen folgen in > Kap. 20.1.3.

20.1.2 Führungsstrukturen

Bei einem Großschadensereignis wird nach der anfänglichen Koordination durch die Leitstelle schnellstmöglich eine örtliche Einsatzleitung, meist in Form einer technischen Einsatzleitung (TEL), gebildet. Die medizinische Einsatzleitung liegt in den Händen des **Leitenden Notarztes** (LNA) und des **Organisatorischen Leiters Rettungsdienst** (OrgL). Gegebenenfalls erfolgt die Koordination der unterschiedlichen eingesetzten Kräfte bzw. Einsatzabschnitte durch einen Gesamteinsatzleiter (> Kap. 19).

Neben dieser operativ-taktischen Führungsorganisation in räumlicher Nähe zum Einsatzort werden abhängig vom Ausmaß eines Ereignisses ggf. weitere Führungsstäbe bzw. Führungsunterstützungsstäbe zur Bewältigung der Lage gebildet. Abhängig von der Dimension bzw. der Art des Ereignisses, liegt auch die administrativ-organisatorische Leitung bei den Trägern des Rettungsdienstes und der Feuerwehr oder es finden Begriffe wie Krisen- bzw. Katastrophenstab Anwendung und die Leitung fällt in die Zuständigkeit des Zivil- und Katastrophenschutzes oder einer anderen Dienststelle oder Behörde.

Seit seiner Gründung am 1. Mai 2004 ist das **Bundesamt für Bevölkerungsschutz und Katastrophenhilfe** für die Planung und Vorbereitung der Zusammenarbeit von Bund und Ländern bei besonderen Gefahrenlagen zuständig. Dazu betreibt es unter anderem:
- Gemeinsames Lage- und Meldezentrum (GLMZ)
- Deutsches Notfallvorsorge- und Informationssystem (deNIS) zur Information der unterschiedlichen Bedarfsträger, aber auch der Bevölkerung (www.denis.bund.de)
- Warnzentrale für den Krisen- oder Verteidigungsfall

In seinen Aufgabenbereich fällt außerdem der medizinische Bevölkerungsschutz. Dieser umfasst neben der Entwicklung von Rahmenkonzepten die Koordination bei der Bewältigung großer Gefahren- und Schadenslagen sowie die Weiterentwicklung von Zivilschutzforschung, ABC-Schutz und ABC-Vorsorge. Die Entwicklung angepasster Ausrüstung steht dabei im Mittelpunkt.

Entscheidend bei einem Großschadensereignis ist die Kommunikation bzw. das Informations- und Kommunikationsmanagement (IuK) zwischen den Kräften vor Ort und den übergeordneten Führungsstrukturen. Die zwingende Notwendigkeit, eine gemeinsame Einsatzleitung zu bilden, ergibt sich aus:
- Der nicht vereinheitlichten Terminologie der verschiedenen Behörden und Hilfskräfte
- Den eingeschränkten Möglichkeiten der regionalen Strukturen, weitere Kräfte zu mobilisieren
- Den nicht standardisierten Kommunikationsmitteln
- Dem Fehlen erprobter Notfallpläne
- Dem Fehlen von – ausreichend spezialisierten – (Behandlungs-)Einrichtungen

Eine (technische) Einsatzleitung oder ein speziell gebildeter Krisenstab stellt die Organisationsstruktur dar, die alle vorhandenen Ressourcen koordiniert, um eine möglichst effektive Reaktion auf das Ereignis zu ermöglichen.

Alle Ereignisse, unabhängig von ihrer Größe oder Komplexität, benötigen einen Einsatzleiter. Diese Funktion muss unter Umständen vom ersten eintreffenden Rettungsdienstmitarbeiter wahrgenommen werden, bis er z. B. von einem eintreffenden Leitenden Notarzt (LNA) und seinem Organisatorischen Leiter Rettungsdienst (OrgL) abgelöst wird. Daher ist es entscheidend, dass sich alle Kräfte des Rettungsdienstes mit den erforderlichen Organisationsstrukturen beschäftigen und die Möglichkeit haben, in diesen zu üben.

20.1.3 Persönliche Schutzausrüstung

Wenn auf einen möglichen CBRN-Einsatz reagiert wird, muss eine angepasste persönliche Schutzausrüstung (PSA) mitgeführt und rechtzeitig angelegt werden. Die persönliche Schutzausrüstung kann von der regulären medizinischen Schutzbekleidung bis hin zu Anzügen der Schutzklasse bzw. PSA-Kategorie 3 oder Körperschutz Form 3 (Bezeichnung unter anderem bei der Feuerwehr) mit einem **umluftunabhängigen Atemgerät** reichen. Die Schutzausstattung ist so konzipiert, dass sie in unterschiedlichem Ausmaß die Atemorgane, Haut und Schleimhäute der Hilfskräfte schützen soll.

In den USA erfolgt die Einteilung der Schutzanzüge in vier Klassen (> Abb. 20.2):

Klasse A Dichter Vollschutzanzug mit **umluftunabhängigem Atemgerät** – Schutz des Respirationstrakts durch ein Atemgerät mit Versorgung über Druckluftflaschen und der Haut und Schleimhäute durch einen chemikaliendichten Ganzkörper-Schutzanzug (inkl. chemikalienresistenter Handschuhe und Stiefel).

Klasse B Anzug mit (Spritz-)Schutzwirkung gegen Kontamination durch Flüssigkeiten und von der Außenluft unabhängiges Atemgerät analog zu Klasse A.

Klasse C Spritzschutzanzug analog zu B mit **Atemgerät, das die Umgebungsluft filtert.** Das Atemgerät kann dabei dem Träger die Luft batteriebetrieben aktiv durch einen Filter zuführen oder er muss die Luft unter nicht unerheblicher Anstrengung selbstständig durch einen Filter „ansaugen". Es gibt Formen mit Gesichtsmasken oder Kopfhauben.

Klasse D Normale Arbeitskleidung mit Schutzhandschuhen und einer chirurgischen Gesichtsmaske.

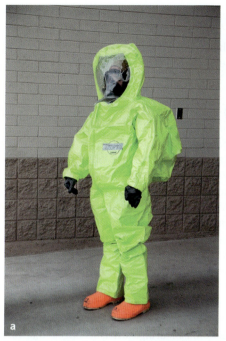
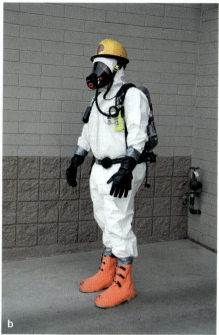
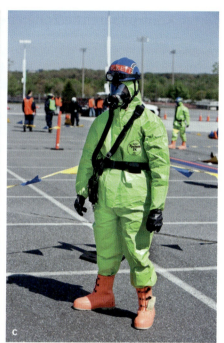
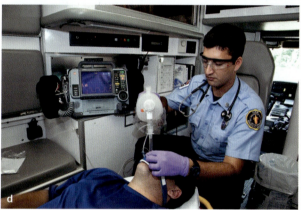

Abb. 20.2 Persönliche Schutzausrüstung.
a: Klasse A.
b: Klasse B.
c: Klasse C.
d: Klasse D.
Courtesy of Rick Brady. © NAEMT; PHTLS, 8th edition, Jones & Bartlett, 2016

In Deutschland wird die persönliche Schutzausrüstung in verschiedene Kategorien eingeteilt, die den Schutz gegen die Höhe des Risikos beschreiben (geringfügig, mittel und potenziell tödlich). Diese Klassen beziehen sich jedoch nicht primär auf CBRN-Bedrohungen, sondern beschreiben z. B. auch Geräte zur Absturzsicherung. Atemschutzgeräte fallen generell in PSA-Kategorie III.

Für den Bereich von CBRN-Stoffen unterscheidet z. B. die Feuerwehr (FwDV 500) Körperschutz unterschiedlicher Formen, der zur persönlichen Sonderausstattung gehört:

- Körperschutz **Form 1** schützt gegen feste Stoffe und bietet einen eingeschränkten Spritzschutz. Er ist weder flüssigkeits- noch gasdicht, bietet jedoch Schutz gegen thermische Belastungen, den die anderen Formen/Klassen meist nicht leisten.
- Körperschutz **Form 2** schützt (begrenzt) gegen flüssige Stoffe, ist aber nur eingeschränkt gasdicht. Je nach Gefahr wird zwischen Kontaminations-, Infektions- und Flüssigkeitsschutzanzug unterschieden.
- Körperschutz **Form 3** schützt gegen eine Kontamination mit festen, flüssigen und gasförmigen Stoffen und wird auch als Chemikalienschutzanzug (CSA) bezeichnet. Die weitere Unterteilung in **Typ 1a und 1b** beschreibt,
  – ob die Atemluftversorgung im CSA (1a) oder
  – außerhalb des CSA (1b) getragen wird.

Die Typen 1a und 1b können dementsprechend mit umluftunabhängigen Pressluftatmern betrieben werden. 1b ermöglicht auch die Atemluftversorgung über Schlauchsysteme oder die Nutzung von Regenerationsatmern; Letztere mit dem Nachteil, dass solche Geräte mit allen Komponenten die gleichen Anforderungen an die Dichtigkeit erfüllen müssen und ebenfalls vollständig kontaminiert werden.

20.1.4 Kontrollbereiche/Zonen der Versorgung

Die Schutzausrüstung richtet sich nach der jeweiligen Gefahr und der Distanz zum Gefahrenherd. Der Bereich um den Gefahrenherd wird dabei in verschiedene Zonen eingeteilt (> Kap. 6, > Abb. 20.1):

- Die **heiße Zone** ist das Gebiet, in dem eine unmittelbare Gefahr für Gesundheit und Leben besteht. Dies kann eine Belastung mit gesundheitsschädlichen Gasen, Dämpfen, Aerosolen, Flüssigkeiten oder Stäuben bedeuten. Die PSA muss entsprechend vor den unterschiedlichen Expositionsmöglichkeiten schützen. In dieser Zone wird oftmals eine Schutzausrüstung Form 3 (Klasse A in den USA) getragen.
- Die **warme Zone** ist dadurch charakterisiert, dass die Konzentration des schädlichen Agens bereits geringer ist. Nach Einsatz von CBRN-Stoffen ist dieser Bereich auch dadurch gekennzeichnet, dass in diese Zone verletzte Personen gebracht werden, um die Dekontamination durchzuführen. Hier besteht für die Rettungskräfte unverändert das Risiko, durch gefährliche Stoffe, die den Opfern, anderen Hilfskräften oder der Ausrüstung anhaften, kontaminiert zu werden. Die PSA muss den möglichen Expositionswegen angepasst werden.
- Die **kalte Zone** ist nicht kontaminiert und es besteht keine Gefahr, gesundheitsgefährdenden Substanzen ausgesetzt zu werden. Deshalb muss darin auch keine spezielle Schutzausrüstung getragen werden.

Es ist wichtig, sich bewusst zu sein, dass diese Zonen oft nicht klar abzugrenzen und nicht statisch sind, sondern sich abhängig von anderen Einflüssen verändern können. Faktoren, die zu derartigen Veränderungen beitragen können, sind sowohl die Aktivitäten der Opfer und Helfer als auch Veränderungen der Umgebungsbedingungen. Falls sie nicht vollständig bewegungsunfähig sind, werden sich die Opfer in die Richtung potenzieller Hilfe und damit der „kalten Zone" bewegen oder sich sogar vollständig vom Ort des Ereignisses entfernen – in Panik oder mit dem Gedanken, selbstständig Hilfe in einer nahe gelegenen Klinik oder z. B. bei ihrem Hausarzt zu suchen.

Abhängig von möglichen Ausbreitungsmechanismen werden die warme und kalte Zone auf der windabgewandten Seite der heißen Zone liegen. Eine Änderung der Windrichtung kann jedoch jederzeit gefährdende Stoffe auch in den Bereich dieser Zonen transportieren, sodass die Möglichkeit, sich zügig zurückzuziehen oder PSA auszugeben, eingeplant werden muss. Die unterschiedlichen Reaktionen auf mögliche Lageänderungen müssen in den Eventualfall-Planungen für Rettungsmaßnahmen nach einem CBRN(E)-Anschlag berücksichtigt werden, damit die erforderlichen Schritte bei einer tatsächlichen Alarmierung möglichst routinemäßig ablaufen.

Es könnte geschlussfolgert werden, dass die sicherste Vorgehensweise bei der Reaktion auf einen möglichen CBRN-Anschlag darin besteht, unabhängig von der wahrscheinlichen Bedrohung immer in der höchsten Schutzausrüstungsklasse auszurücken. Der gebotene Schutz ist natürlich prinzipiell am besten, jedoch werden Beweglichkeit und Reaktionsgeschwindigkeit der Helfer massiv eingeschränkt. Der Träger der Schutzausrüstung unterliegt immer dem zusätzlichen Risiko schneller körperlicher Erschöpfung, was insbesondere durch die Hitzeentwicklung beschleunigt wird. Die Kommunikation zwischen Helfern und Opfern wird außerdem deutlich erschwert. Dementsprechend ist eine angepasste PSA zu empfehlen, die sowohl die zu erwartende Bedrohung als auch die operationalen Erfordernisse (z. B. die durch den Helfer zu erfüllenden Aufgaben) berücksichtigt.

20.1.5 Sichtung der Patienten

Für Details > Kap. 6.4 und > Kap. 19.4.3

Nach einem Einsatz von MVW werden die Rettungskräfte potenziell mit einer überwältigenden Zahl von Opfern konfrontiert, die untersucht und behandelt werden müssen. Daher muss jedes Rettungsdienst-System Verfahren ermitteln und einüben, die eine zügige Sichtung der Patienten ermöglichen. Ziel der Sichtung oder Triage ist, das bestmögliche Behandlungsergebnis für eine größtmögliche Anzahl von Patienten zu erreichen. Die Triage basiert im Regelfall auf der Beurteilung physiologischer Kriterien, welche die Einteilung in verschiedene Behandlungskategorien ermöglichen. Das Primärziel besteht darin, jene Patienten zu identifizieren, welche die Behandlung und (im zweiten Schritt) den schnellstmöglichen Transport in die Klinik am dringendsten benötigen[2] und voraussichtlich davon profitieren werden.

Unterschiedliche Triageverfahren werden diskutiert.[3] Derzeit wird das START-System (**S**imple **T**riage **A**nd **R**apid **T**reatment) auch in Deutschland (etwas modifiziert = mSTART) zunehmend favorisiert.[4] Die Zuordnung zu einer Triage-Kategorie wird in einem Algorithmus durch die Feststellung der Gehfähigkeit („Ableitung" gehfähiger Opfer als nicht unmittelbar behandlungsbedürftig) und Anwendung des klassischen ABC-Algorithmus – die Beurteilung der Freiheit der Atemwege, stabiler Atmung, des Kreislaufs und des neurologischen Status (Orientiertheit) – vorgenommen.

Dabei werden die Patienten einer von vier bzw. fünf Kategorien zugeordnet:

- **Nicht dringende/gehfähige** Patienten (grün; T3 bzw. auch Sichtungskategorie [SK] 3) haben keine lebensbedrohlichen Verletzungen und werden wahrscheinlich auch durch eine mehrstündige Verzögerung der Behandlung keinen weiteren Schaden erleiden; Bezeichnung in Deutschland (D) auch: „leicht verletzt/erkrankt" – spätere (ambulante) Behandlung (in den USA: „Non-urgent/Ambulatory" bzw. „Minor").
- **Dringende** Patienten (gelb; T2) haben eine schwerwiegende Verletzung, aber werden sich voraussichtlich nicht unmittelbar verschlechtern oder vital bedroht sein, wenn sich die Versorgung etwas verzögert. D: schwer verletzt/erkrankt – dringende Behandlung (USA: „Urgent" bzw. „Delayed").
- **Kritische** Patienten (rot; T1) sind unmittelbar vital bedroht und benötigen eine sofortige Versorgung. D: akute, vitale Bedrohung – Sofortbehandlung (USA: „Emergent" bzw. „Immediate").
- Mit den momentan vorhandenen Kräften und Mitteln **nicht rettbare** Patienten (blau; T4) werden in der Behandlung zurückgestellt; D: derzeit ohne Überlebenschance – betreuende (abwartende) Behandlung (USA: „Expectant").

Die letzte Triage-Kategorie findet nur bei einem Massenanfall Anwendung, wenn aufgrund begrenzter Ressourcen keine individualmedizinische Betreuung aller Opfer möglich ist.

Bei allen Triage-Kategorien ist eine engmaschige Kontrolle/Re-Evaluation erforderlich, was bei frei werdenden oder neu eintreffenden Ressourcen für T4-Patienten, die bis dahin überlebt haben, die Neueinstufung als T1 zur Folge haben kann. Die blaue Kennzeichnung wurde in den USA teilweise auch für kontaminierte Patienten eingesetzt. Dies sollte aber unbedingt vermieden werden, damit keine potenziell dramatischen Verwechslungen auftreten. Tote werden mit schwarzen Triage-Karten gekennzeichnet.

Unabhängig vom verwendeten Triage-System ist es ausschlaggebend, dieses regelmäßig zu üben und nach Möglichkeit auch in die Routineabläufe einzubinden. Dieses Training muss alle Rettungsdienstkräfte und das übernehmende Personal in den Behandlungseinrichtungen einbeziehen. Nur so kann eine ausreichende Implementierung und effektive Nutzung gewährleistet werden.

20.1.6 Prinzipien der Dekontamination

Siehe hierzu auch ➤ Kap. 6. Patienten können ebenso wie die Hilfskräfte eine Dekontamination benötigen, wenn sie festen oder flüssigen Gefahrenstoffen ausgesetzt wurden, die eine anhaltende Bedrohung für sie oder weitere Helfer darstellen. Wenn Opfer nur gasförmigen Substanzen ausgesetzt waren, besteht keine Gefahr der sekundären Kontamination. Dennoch sollten auch bei diesen Patienten zumindest die äußeren Bekleidungsschichten entfernt werden.

Patienten und betroffene Helfer sollten vor Ort innerhalb der bezeichneten Dekontaminationszone dekontaminiert werden. Eine Dekontaminationszone liegt typischerweise entgegen der Windrichtung und höher als die Gefahrenzone, wenn dies die Gegebenheiten ermöglichen. Die Dekontamination ist ein Prozess aus zwei Schritten:

- Zuerst werden alle Kleidungsstücke, Schmuck und Schuhe ausgezogen und in einem beschrifteten Sack verstaut, um die spätere Rückgabe zu ermöglichen. Dadurch kann bereits eine Dekontamination von 70–90 % erreicht werden. Außerdem werden feste Substanzen vorsichtig abgebürstet sowie flüssige Kontaminationen abgetupft.
- Im zweiten Schritt wird die Haut des Patienten sorgfältig mit Wasser und ggf. mit milder Seife gewaschen bzw. abgeduscht. Starke Waschmittel oder bleichende Substanzen müssen ebenso wie mechanische Irritation (z. B. starkes Schrubben) vermieden werden, da dadurch die Hautbarriere gestört wird und die schädlichen Substanzen vermehrt absorbiert werden. Achten Sie beim Waschen besonders auf die Hautfalten, Achselhöhlen, die Leistengegend, die Gesäßspalte und die Füße.

Die Dekontamination sollte systematisch durchgeführt werden, damit keine kontaminierten Stellen übersehen werden. Die Augen sollten nach Entfernung eventueller Kontaktlinsen möglichst lange mit Wasser oder Kochsalzlösung ausgespült werden, insbesondere wenn der Patient Symptome zeigt. Gehfähige bzw. leicht verletzte Patienten sollten in der Lage sein, bei ihrer eigenen Dekontamination zu helfen bzw. diese unter Anleitung selbst vorzunehmen. Schwerer verletzte oder erkrankte Patienten müssen vom Rettungsdienstpersonal in ausreichender Schutzbekleidung ggf. auf ihrer Trage dekontaminiert werden. Entscheidend ist hier die Übergabe und Umlagerung aus dem kontaminierten („Schwarzbereich") in den „sauberen" Bereich („Weißbereich").

Möglichst rasche Dekontamination zahlt sich durch die Verringerung der Expositionszeit gegenüber potenziell lebensbedrohlichen, jedoch in jedem Fall gesundheitsschädlichen Substanzen immer aus. Daher sollten alle Rettungsdienstkräfte über Grundkenntnisse bezüglich CBRN-Bedrohungen verfügen und Möglichkeiten kennen, um wenigstens eine improvisierte Dekontamination durchzuführen, insbesondere weil sich das Eintreffen spezialisierter Kräfte verzögern kann. Dabei sollten auch Aspekte betrachtet werden wie:

- Sicherstellung eines bestmöglichen Schutzes der Intimsphäre der Patienten – Berücksichtigung bereits bei der Wahl der Dekontaminationsbereiche oder durch ggf. improvisierten Sichtschutz
- Verfügbarkeit von warmem Wasser für die Säuberung und insbesondere Spülungen
- Verfügbarkeit eines (hinsichtlich Bedeckung und Wärme) sinnvollen Kleidungsersatzes nach Abschluss der Dekontamination
- Versicherung der Patienten, dass ihre Habseligkeiten möglichst sicher gelagert und an sie zurückgegeben werden
- Separate Sammlung des kontaminierten Abwassers, falls möglich

Nachdem das Opfer dekontaminiert wurde, muss dies nach einem einheitlichen Verfahren dokumentiert werden. Die Patienten bleiben dennoch unter weiterer Beobachtung, um die verzögerte Entwicklung oder das erneute Auftreten von Symptomen einer möglichen Vergiftung zu erkennen. Dies kann auch die unvollständige Entfernung von schädigenden Agenzien signalisieren, sodass die Dekontamination im Zweifel erneut durchgeführt werden sollte.

20.2 Explosionen und Sprengstoffe

Kenntnisse über Explosionsverletzungen sind für alle Mitarbeiter des Rettungsdienstes unverzichtbar. Für den militärischen Sanitätsdienst sind sie noch wichtiger, aber auch der zivile Rettungsdienst muss die Pathophysiologie der Verletzungen kennen, die durch Explosionen in der Industrie oder im häuslichen Umfeld (von Feuerwerkskörpern bis zu Heizungsanlagen), aber insbesondere durch terroristische Anschläge (Briefbomben, [Personen-]Minen, konventionelle Sprengwaffen, improvisierte Sprengvorrichtungen) verursacht werden können. Eine Untersuchung der 36 110 Sprengstoffzwischenfälle, die zwischen 1983 und 2002 von der „Behörde für Alkohol, Tabak und Waffen" (Bureau of Alcohol, Tobacco and Firearms, ATF) erfasst wurden, schließt mit den Worten: *„Die Erfahrungen in den USA zeigen, dass die Materialien, die für die Durchführung von Sprengstoffanschlägen erforderlich sind, leicht verfügbar sind [und] der Rettungsdienst darauf vorbereitet sein muss."*[5]

Explosionen kommen in Privathaushalten vor (vor allem als Folge von Gaslecks oder im Zusammenhang mit Bränden) und sind ein betriebsbedingtes Risiko in zahlreichen Industriezweigen. Diese umfassen z. B. den Bergbau, Abrissunternehmen, die chemische Industrie, Raffinerien oder wenn bei der Produktion, Bearbeitung oder Lagerung (Fein-)Stäube auftreten können. Explosionen im industriellen Bereich entstehen durch unbeabsichtigte Freisetzung chemischer Substanzen, Feuer, mangelhafte Wartungsarbeiten sowie aufgrund von elektrischen bzw. anderen maschinellen Funktionsstörungen. Daraus können zusätzlich der Einsturz oder die Destabilisierung von Gebäuden, herabstürzende Trümmer, die Entstehung oder Freisetzung von giftigen Gasen, sekundäre Explosionen und eine große Anzahl von Verletzten resultieren. Eine weitere häufige Ursache für Explosionen ist das Bersten von Behältern, die unter Druck stehen, z. B. Boiler, wenn durch eine Fehlfunktion der Druck im Gefäß die Belastbarkeit der Hülle übersteigt oder wenn diese beschädigt wird. Trotz dieser Möglichkeiten sind Explosionen im betrieblichen oder häuslichen Bereich insbesondere im Vergleich mit terroristischen Anschlägen nur für relativ wenig Verletzungen und Todesfälle verantwortlich (z. B. 150 in den Vereinigten Staaten im Jahre 2004).[6]

Terroristen nutzen außerdem in zunehmendem Maße vor allem unkonventionelle Spreng- und Brandvorrichtungen (USBV bzw. Improvised Explosive Devices, IED) für Anschläge gegen zivile Ziele. Einerseits sind diese Mittel einfach und mit geringem finanziellem Aufwand herzustellen, andererseits können sie bereits Zerstörungen in einem Ausmaß verursachen, das der jeweiligen Tätergruppierung die angestrebte internationale Aufmerksamkeit zuteilwerden lässt. Die Wahrscheinlichkeit, dass der Rettungsdienst mit den Folgen eines konventionellen Anschlages konfrontiert wird, ist tausendfach wahrscheinlicher als ein Anschlag mit chemischen, biologischen oder radioaktiven Stoffen. Verschiedene Datenbanken werten Meldungen über terroristische Anschläge aus. In einer dieser Datenbanken wurde festgestellt, dass nur bei 56 von 23 000 Ereignissen chemische, biologische oder radiologische Waffen verwendet wurden, in einer anderen Datenbank waren es 41 von 69 000.[7]

Eine Betrachtung der vom US State Department erhobenen Daten über terroristische Anschläge zwischen 1961 und 2003 weltweit zeigt einen signifikanten Anstieg der Ereignisse seit 1996 und einen exponentiellen Anstieg seit den Angriffen vom 11. September 2001.[8] In den vergangenen Jahrzehnten haben sich die Anschläge von einigen besonders betroffenen Regionen wie Nordirland (in den 1970er-Jahren) und Paris (in den 1980er-Jahren) auf die ganze Welt ausgedehnt und betreffen auch Städte wie Atlanta, Nairobi oder Jerusalem. Dennoch gibt es Gebiete mit einer deutlich höheren Wahrscheinlichkeit für Anschläge, allen voran der Irak, wo 2007 60 % aller Todesfälle infolge von Terroranschlägen (und damit eine Gesamtzahl von 13 606 Menschen) auftraten, sowie Afghanistan, Pakistan und Syrien.[9]

Tab. 20.1 Ereignisse im Zusammenhang mit Sprengstoffen in den USA

Jahr	Anzahl der Sprengstoffunfälle	Anzahl der Verletzten	Anzahl der Todesopfer
2012	4 033	37	1
2011	5 219	36	5
2010	4 897	99	22
2009	3 886	57	4
2008	3 558	118	23
2007	2 772	60	15
2006	3 445	135	14
2005	3 722	148	18
2004	3 790	263	36

Obwohl die USA nicht zu den Ländern gehört, die in der Liste der betroffenen Länder ganz oben steht, wurden 2012 insgesamt 4 033 Ereignisse im Zusammenhang mit Sprengstoff erfasst, die aber z. B. auch deren Diebstahl, Sprengstofffunde oder unbeabsichtigte Umsetzungen einschließen. Es wurden dabei 37 Menschen verletzt, einer verstarb. Außerdem traten weitere Ereignisse auf, die mit solchen Anschlägen zusammenhängen, wie Diebstahl oder Auffinden von Sprengstoffen, unbeabsichtigte Explosionen etc. (➤ Tab. 20.1).[10]

Weltweit wurden im Jahr 2011 10 283 terroristische Anschläge verzeichnet, die 25 903 Verletzte und 12 533 Tote zur Folge hatten. Dies entspricht einem Rückgang von 5 bzw. 18 % im Vergleich zu 2010.[11, 12] Die meisten Opfer waren Zivilisten (70 %).[13] In Weiterführung des Trends der Vorjahre setzte sich die Verschiebung von großen, aufwendig geplanten Anschlägen zu guerillakriegsähnlichen Angriffen von einzelnen Terroristen mit Bomben oder Handfeuerwaffen fort.[13] Insbesondere die Anschläge durch Selbstmordattentäter werden immer häufiger. Ein Beispiel für komplexere Anschläge im Jahr 2007 stellen koordinierte Angriffe mit gegen die eintreffenden Hilfskräfte gerichteten USBV-Zweitanschlägen dar, deren Wirksamkeit durch Chlorgas gesteigert wurde, das durch die Explosionen als Giftgaswolken freigesetzt wurde. Dennoch sind die Zahlen der Angriffe, Todesopfer und Verletzten in den letzten Jahren rückläufig (➤ Tab. 20.2).[14]

20.2.1 Kategorien von Sprengstoffen

Rettungsdienstmitarbeiter, welche die Opfer nach einem Sprengstoffanschlag beurteilen, sollten sowohl die Art bzw. Kategorie des Sprengsatzes als auch den Ort des Geschehens berücksichtigen.[15]

Tab. 20.2 Terroranschläge weltweit und durch sie verursachte Tote und Verletzte: 2007–2011

	2007	2008	2009	2010	2011
Terroranschläge weltweit	14 415	11 663	10 968	11 641	10 283
durch Terroranschläge getötete Personen weltweit	22 720	15 709	15 311	13 193	12 533
durch Terroranschläge verletzte Personen weltweit	44 103	33 901	32 660	30 684	25 903

Quelle: www.state.gov/j/ct/rls/crt/2011/195555.htm#footnote1. Letzter Zugriff: 7. März 2013

Nach der Geschwindigkeit der Energiefreisetzung können zwei Kategorien von Sprengstoffen unterschieden werden:

Hochexplosive, brisante Sprengstoffe (High-Order Explosives, HE) Sie wurden so entwickelt, dass sie ihre Energie mit hoher Geschwindigkeit freisetzen und damit eine Druckwelle („Shock Wave") erzeugen, die durch den erzeugten **Überdruck** bereits primäre Verletzungen hervorrufen kann. Diese durch den unmittelbaren maximalen Druckanstieg der initialen Explosion verursachte Schockwelle hat eine Ausbreitungsgeschwindigkeit von 1 400–9 000 m/s.[16] Die Schockwelle ist die führende Ausbreitungsfront und integraler Bestandteil der gesamten Druckwelle („Blast Wave"), die durch die schlagartige Freisetzung von Energie verursacht wird und dann Fragmente des Sprengkörpers wegschleudert, sekundäre Fragmente aus der Umgebung mobilisiert und zusätzlich eine extreme thermische Strahlung generiert (> Kasten 20.1). Beispiele sind TNT (Trinitrotoluol), Semtex, Nitroglyzerin, Dynamit und Ammoniumnitrat-Treibstoffe. Vertreter einer jüngeren Entwicklungsgeneration sind polymergebundene Sprengstoffe mit der 1,5-fachen Sprengkraft von TNT (z. B. Gelignite) sowie die weitverbreiteten Plastiksprengstoffe (z. B. Semtex). Die HE haben einen abrupten, zerschmetternden Effekt (**Brisanz**), der Knochen und Weichteile pulverisieren, Überdruckverletzungen verursachen (**Barotrauma**) sowie Schrapnelle und Trümmer mit ballistischen Geschwindigkeiten wegschleudern (**Fragmentierung**) kann. Es muss trotzdem bedacht werden, dass auch HE mit langsamer Energiefreisetzung umsetzen können, wenn sie überaltert (Semtex) oder feucht geworden sind (Dynamit).

> **Übersicht 20.1: Terminologie von Explosionen**
>
> **Detonationsdruckwelle („Blast Wave")** Sie resultiert aus der Umsetzung eines HE-Sprengstoffes mit Übergang aus dem festen (oder flüssigen) in den gasförmigen Zustand. Dadurch wird ein schlagartiger Anstieg des Umgebungsdrucks bewirkt, der wiederum Luftmoleküle komprimiert, die sich dann mit mehr als Schallgeschwindigkeit fortbewegen. Diese Druckwelle wird sich mit zunehmender Entfernung und Zeit rasch abbauen.
> **Detonationsfront/Schockwelle („Shock Wave")** Sie ist die führende Ausbreitungsfront der gesamten Druckwelle („Blast Wave"). Die Schockwelle breitet sich mit Überschallgeschwindigkeit (bis 9 000 m/s) aus. Sie verfügt über genug Energie, um Objekte im Weg ihrer Ausbreitung zu zerstören oder wegzuschleudern.
> **Fortschreitende Stoßwellen („Stress Waves")** Hochfrequente, longitudinale Überschall-Druckwellen, die eine hohe lokale Energieübertragung zur Folge haben. Es resultieren kleinere, aber extrem schnelle Verschiebungen des Gewebes in der Ausbreitungsrichtung der Welle, die mikrovaskuläre Verletzungen verursachen. Die Stoßwellen werden an Gewebeübergängen reflektiert, was ihr Verletzungspotenzial insbesondere in gasgefüllten Organen, wie Lunge, Darm und Ohr, weiter erhöht. Die resultierende Schädigung basiert auf den Druckunterschieden, die auf empfindliche Strukturen wie den Lungenbläschen wirken, der rapiden Kompression und Wiederentfaltung von Hohlorganen und der Reflexion am Gas-Gewebe-Übergang.
> **Scherwelle („Shear Wave")** Niedrigfrequente Transversalwelle, bei der die Schwingung und damit die Verdrängung von Gewebe senkrecht zu ihrer Ausbreitungsrichtung erfolgt. Sie bewegt sich mit geringerer Geschwindigkeit, dauert jedoch länger an. Transversalwellen verursachen eine asynchrone Verschiebung von Gewebe. Das Ausmaß der Gewebezerstörung hängt wiederum davon ab, ob das Ausmaß ihrer Auslenkung die Elastizität der betroffenen Gewebe überschreitet und diese damit zerreißt oder von Versorgungssträngen oder Anhangsorganen reißt.
> **Explosionswind („Blast Wind")** Nach der Detonation eines HE-Sprengstoffes wird durch den Überdruck der Explosion die umgebende Luft abrupt verdrängt, was ein kurzzeitiges Vakuum erzeugt. Nachdem sich die Energie dieser Überdruckwirkung verbraucht hat, zieht es die verdrängte Luft zurück. Dies resultiert in teilweise orkanartigen Winden, die Objekte und Trümmer in Richtung des Explosionsortes mitreißen.

Langsame Sprengstoffe (Low-Order Explosives, LE) Sie wechseln nach ihrer Zündung relativ langsam von einem festen oder flüssigen in einen gasförmigen Zustand. Bei ihnen wird von Deflagration statt von Detonation gesprochen. Aufgrund der langsameren Energiefreisetzung erzeugen LE-Sprengstoffe eine geringere Druckwelle (weniger als 2 000 m/s). Beispiele sind Rohrbomben, Schwarzpulver und rein petroleumbasierte Bomben wie Molotow-Cocktails.[17] Explosionen, die durch das Bersten von Behältern oder die Entzündung flüchtiger Substanzen entstehen, fallen ebenfalls in diese Kategorie. LE sind nicht in der Lage, Überdruckverletzungen zu verursachen.

Art und Menge des Sprengstoffes bedingen unmittelbar die Stärke und damit Reichweite der resultierenden Explosion, wenn der Sprengsatz gezündet wird. Diese Tatsache macht aus der Einschätzung der Einsatzstelle des Ortes für die Positionierung und den Aufbau von Einsatzmitteln eine kritische Entscheidung. Bei der Annäherung an einen Einsatzort, der sowohl ein verdächtiges Objekt oder einen potenziellen sekundären Sprengsatz einschließt, müssen alle Rettungsdienstmitarbeiter in einer sicheren Distanz vom Explosionsort bleiben (> Kap. 6). > Tab. 20.3 stellt Anhaltswerte für eine sichere Entfernung in Abhängigkeit von der Größe des potenziellen Sprengsatzes dar.

20.2.2 Verletzungsmechanismen

Traumatische Verletzungen nach Explosionen werden in drei Kategorien eingeteilt: primäre, sekundäre und tertiäre Verletzungen.[18] Neben diesen unmittelbar durch die Sprengwirkung verursachten Folgen werden mit quartären und quintären Explosionsverletzungen weitere Kategorien beschrieben, die durch Sekundärfolgen und Komplikationen sowie durch toxische Effekte im Zusammenhang mit der Explosion charakterisiert sind. Auch wenn alle Kategorien separat dargestellt werden, resultieren im Allgemeinen Kombinationsverletzungen bei den Opfern. In > Tab. 20.4 werden die unterschiedlichen Unfallmechanismen und Verletzungen im Überblick dargestellt.

Primäre Explosionsverletzungen

Primäre Explosionsverletzungen (Primary Blast Injury, PBI) werden durch den rapiden und extremen Druckanstieg und die durch

Tab. 20.3 Anhaltswerte für sichere Entfernungen bei IED-Bedrohungen

Potenzielle Bedrohung		Sprengstoffmenge[1]	Evakuierungsentfernung für Gebäude[2]	Evakuierungsentfernung im Freien[3]
	Rohrbombe	2,3 kg	21 m	259 m
	Selbstmordweste	9 kg	34 m	415 m
	Kofferbombe	23 kg	46 m	564 m
	Mittelklassewagen	227 kg	98 m	457 m
	SUV/Van	454 kg	122 m	534 m
	kleiner Lieferwagen	4 536 kg	263 m	1 143 m
	Lastwagen	13 608 kg	375 m	1 982 m
	Truck mit Aufleger	27 216 kg	475 m	2 134 m
Potenzielle Bedrohung		**Flüssiggas-Masse/-Volumen**	**Durchmesser des Feuerballs**	**Sichere Distanz**
kleiner Flüssiggastank		9 kg/19 l	12 m	48 m
großer Flüssiggastank		45 kg/95 l	21 m	84 m
stationärer Flüssiggastank		907 kg/1 893 l	56 m	224 m
kleiner Tanklastwagen		3 630 kg/7 570 l	89 m	356 m
Tanklastzug		18 144 kg/37 850 l	152 m	608 m

[1] Diese Angaben basieren auf dem maximalen Gewicht des Sprengstoffes, der in einem Behältnis analoger Größe möglicherweise untergebracht werden könnte.
[2] Personen sind in Gebäuden deutlich besser vor schweren, potenziell tödlichen Verletzungen geschützt. Dennoch können durch zerberstende Scheiben oder Sekundärgeschosse aus der Gebäudehülle Verletzungen verursacht werden.
[3] Wenn Personen keine ausreichend schützenden Gebäude aufsuchen können, müssen sie mindestens in eine diesen Angaben entsprechende Entfernung gebracht werden.
Quelle: Courtesy of U.S. Department of Homeland Security. © NAEMT; PHTLS, 8th edition, Jones & Bartlett, 2016

Tab. 20.4 Explosionsverletzungen

Effekt	Wirkung	Verletzungsmechanismus	Typische Verletzungen
primäre Explosionsverletzungen	direkte Druckwirkung (Über- und Unterdruck)	• Durch den Kontakt der Stoßwelle mit dem Körper • Druckeinwirkung und Scherbewegungen in Geweben • Verstärkung und Reflexion der Wellen an Gewebeübergängen • Gasgefüllte Organe am schwersten betroffen	• Trommelfellverletzungen • Lungenkontusion • Augenverletzungen • Hirnkontusion
sekundäre Explosionsverletzungen	Projektile, die durch die Explosion erzeugt/weggeschleudert werden	ballistische Verletzungen durch: • Primäre Fragmente (Bruchstücke des explodierenden Sprengkörpers) • Sekundäre Fragmente (sekundär mobilisierte, kleinere Objekte aus der Umgebung, z. B. Glassplitter)	• Penetrierende Verletzungen (cave: Spannungspneumothorax!) • Traumatische Amputationen • Lazerationen
tertiäre Explosionsverletzungen	Schleudern des Opfers gegen ein Objekt oder auf eine harte Oberfläche oder Schleudern von Objekten gegen das Opfer	• Stumpfe Krafteinwirkung auf Weichteile und Knochen • Großflächige Weichteilquetschung oder Verschüttung	• Stumpfe Verletzungen • Frakturen • Kompartmentsyndrom • Crush-Syndrom • Hirnkontusion

Tab. 20.4 Explosionsverletzungen *(Forts.)*

Effekt	Wirkung	Verletzungsmechanismus	Typische Verletzungen
quartäre Explosionsverletzungen	Hitze oder heiße Dämpfe	• Verbrennungen und Toxidrome durch die Inhalation von Dämpfen • Wundverunreinigung durch Umgebungspartikel	• Verbrennungen • Inhalationstrauma • Vergiftungen • Infektionen/Sepsis
quintäre Explosionsverletzungen	Zusatzstoffe der Bombe, insbes. radioaktives oder chemisches Material („Dirty Bomb")	Kontamination der Wunde durch: • Bakterien, Strahlung oder Chemikalien • Allogene Knochenfragmente	Verschiedenste pathogene Effekte, abhängig von der Substanz

Quelle: Department of Defense Directive: Medical Research for Prevention, Mitigation, and Treatment of Blast Injuries. Number 6025.21E. www.dtic.mil/whs/directives/corres/html/602521p.pdf. Zugriff: 19. April 2014

ihn ausgelöste Stoß- und Scherwellen verursacht, die nach der Detonation von brisantem Sprengstoff entstehen. Damit ist nicht der nach einer Explosion (sekundär) entstehende Wind gemeint. Die Stoßwelle ist Folge und Fortsetzung der unmittelbaren Kompression der den Sprengstoff umgebenden Luft. Der entstehende Überdruck kann bis zu 4 Millionen psi (1 psi ~ 7 000 Pa) betragen und damit den Atmosphärendruck (14,7 psi) um das 270 000-Fache übersteigen. Die entstehenden longitudinalen Wellen übertragen in der Interaktion mit Gewebe eine hohe Energie, erzeugen lokale Druck- und Scherkräfte, verursachen insbesondere Kapillarverletzungen und werden an Gewebeübergängen sowohl verstärkt als auch reflektiert. Dieser Effekt ist an gasgefüllten Organen ausgeprägter.[19, 20] Die Stoßwelle breitet sich von ihrem Entstehungsort konzentrisch aus und verliert langsam an Energie. Je nach Distanz zwischen Opfer und Explosionsort, den dazwischen liegenden Hindernissen sowie den Ausbreitungsmöglichkeiten der Druckwelle ist der Schweregrad der primären Explosionsverletzungen zu erwarten. Dramatische Unterschiede sind daher z. B. zwischen den Opfern einer Explosion auf einem offenen Platz und Personen, die wie z. B. die Passagiere eines Busses von der Zündung eines Sprengsatzes in einem geschlossenen Raum betroffen sind, zu erwarten.

Die primären Verletzungen durch eine Detonation betreffen vor allem die gasgefüllten Hohlorgane wie Lungen, Magen-Darm-Trakt und Mittelohr. Parenchymatöse Organe sind gewöhnlich nicht oder geringer betroffen. Die Verletzung des Organs wird dadurch verursacht, dass durch die rasche Kompression des Gases innerhalb des Organs dieses zuerst kollabiert, um dann im Zuge der folgenden rapiden Expansion massive Gewebezerstörungen bis zur Ruptur zu erleiden. Lungenschädigungen manifestieren sich daher als Lungenkontusion oder auch Hämatopneumothorax mit entsprechender Hypoxämie, wenn der Patient nicht unmittelbar seinen Verletzungen erliegt (➤ Kasten 20.1). Die Ruptur von Alveolen und Lungengefäßen kann zu Gasembolien führen, die wiederum zerebrale oder kardiale Infarkte verursachen können. Darmschädigungen können Einblutungen in die Darmwand, aber auch Perforationen einschließen. Das Trommelfell kann einreißen und es können die Gehörknöchelchen dislozieren. Dies resultiert in einem temporären oder anhaltenden Hörverlust.

20.1 Lungenkontusion durch Explosionsbarotrauma – was Rettungskräfte wissen sollten

Die derzeitigen Aktivitäten terroristischer Gruppen haben weltweit die Wahrscheinlichkeit erhöht, bei Anschlägen mit Explosivstoffen konfrontiert zu werden. Dennoch ist die diesbezügliche Erfahrung im zivilen Rettungsdienst bisher sehr begrenzt. Insbesondere die **Lungenkontusion** im Rahmen der primären Explosionsverletzung **(Blast Lung Injury, BLI)** erfordert eine spezifische Triage und beinhaltet diagnostische und therapeutische Herausforderungen. Sie ist die unmittelbare Folge der Einwirkung der durch die Detonation ausgelösten Druckwelle auf den Körper. Der Schweregrad steigt im Regelfall mit größerer Nähe zum Ort der Explosion. Personen, die einer Explosion in geschlossenen Räumen ausgesetzt waren, haben ebenfalls ein erhöhtes Risiko für schwerere Verletzungen. Die Lungenkontusion manifestiert sich klinisch mit progredienter Atemnot und Hypoxie. Sie kann, wenn auch eher selten, ohne sichtbare äußere Verletzungen des Brustkorbs auftreten.

Klinisches Erscheinungsbild
- Symptome können Atemnot, Bluthusten, Husten und thorakale Schmerzen umfassen.
- Weitere Anzeichen können Tachykardie, Hypoxie, Zyanose, Atemstillstand, Keuchen, abgeschwächtes Atemgeräusch sowie hämodynamische Instabilität sein.
- Opfer mit Verbrennungen von mehr als 10 % der Körperoberfläche, Schädelfrakturen und offene Brustkorbverletzungen weisen wahrscheinlich auch eine Lungenkontusion auf.
- Im Verlauf können sowohl Pneumo- als auch Hämatothorax auftreten.
- Aufgrund von Einrissen des Bronchialsystems und der versorgenden Blutgefäße ist es möglich, dass Luft in das arterielle Gefäßsystem übertritt und im ZNS, den Nieren- oder Koronararterien eine Embolie verursacht.
- Im Regelfall sind bereits zum Zeitpunkt der Untersuchung richtungweisende Symptome feststellbar, aber es ist möglich, dass Symptome mit einer zeitlichen Verzögerung von bis zu 48 Stunden auftreten.
- Häufig geht die Lungenkontusion mit zahlreichen weiteren Verletzungen einher.

Überlegungen zum präklinischen Vorgehen
Auch wenn die Eigensicherung eigentlich höchste Priorität haben sollte, wird es bei solchen Ereignissen häufig dazu kommen, dass der Rettungsdienst sich dem Einsatzort nähert, ohne dass gesichert feststeht, dass keine Bedrohung mehr vorliegt. Daher muss der Rettungsdienst in besonderem Maße auf seine Umgebung (verdächtige Objekte, weitere Sprengsätze?) und auf Gefahren achten, die als Folge der Explosion auftreten können (Einsturzgefahr, Gasaustritt etc.). Die weiteren organisatorischen und medizinischen Schritte sehen folgendermaßen aus:
- Die erste Triage, Erstbehandlung und der Transport der Patienten sollten den gleichen Prinzipien wie bei einem Massenanfall anderer Ursache folgen.

- Achten Sie auf den Auffindeort des Patienten und seine Umgebung. Bei Explosionen in geschlossenen Räumen besteht ein deutlich höheres Risiko, dass primäre Explosionsverletzungen einschließlich Lungenkontusion verursacht wurden.
- Alle Patienten mit Verdacht auf oder bestätigter Lungenkontusion sollten hochdosiert Sauerstoff erhalten, um das Risiko einer Hypoxie zu senken.
  - Eine drohende Atemwegsverlegung muss frühzeitig angegangen werden.
  - Wenn zunehmende Atemprobleme auftreten oder unmittelbar bevorstehen, muss die Indikation zur Intubation großzügig gestellt werden. Dennoch muss dabei auch beachtet werden, dass mechanische Beatmung und Überdruck zügiger zur Ruptur von Alveolen, zu Pneumothorax und Luftembolien führen können.
  - Wenn eine Luftembolie vorliegen könnte, sollte weiterhin Sauerstoff gegeben und der Patient in einer Linksseitenlage gelagert werden.
- Bei klinischem Verdacht oder Anzeichen für einen Pneumo- oder Hämatothorax muss eine engmaschige Kontrolle erfolgen. Bei Zeichen für einen Spannungspneumothorax muss umgehend eine Entlastungspunktion (oder Thoraxdrainage) durchgeführt werden. Dies gilt umso mehr, wenn die Evakuierung im Lufttransport erfolgen soll.
- Volumengabe sollte zurückhaltend erfolgen, da eine großzügige Volumengabe die Bildung eines Lungenödems forcieren kann.
- Patienten mit Lungenkontusion sollten schnellstmöglich in die nächstgelegene, geeignete Einrichtung transportiert werden.

Quelle: Centers for Disease Control and Prevention, Atlanta

Die Folgen primärer Explosionsverletzungen werden meistens bei Patienten festgestellt, die wenige Minuten nach der Explosion an ihren Verletzungen sterben; trotzdem sind die dargestellten Verletzungen häufig auch bei den Überlebenden von Explosionen innerhalb umschlossener Räume zu finden.[21–23] Oft treten sie auch gemeinsam mit anderen schweren Verletzungen auf und werden daher als Anhalt für eine zu erwartende höhere Mortalität betrachtet. Als Beispiel hatten nach einer Explosion auf einem offenen Platz in Beirut nur 0,6 % der Überlebenden Anzeichen für primäre Explosionsverletzungen – von denen wiederum 11 % später doch verstarben[13] –, während nach einer Explosion in einem geschlossenen Raum in Jerusalem 38 % der primär Überlebenden spezifische Symptome aufwiesen, deren Folgemortalität mit 9 % jedoch in ähnlicher Höhe lag.[24] Auch bei den Anschlägen in der Londoner U-Bahn kam es bei den beiden Explosionen in relativ weiten Tunneln zu 6 bzw. 7 Toten, während die dritte Bombe in einem engeren Tunnelabschnitt gezündet wurde und 26 Tote zur Folge hatte. Einer der Hauptgründe für den Unterschied in der Letalität liegt in der Reflexion der Druckwelle.

Sekundäre Explosionsverletzungen

Sekundäre Explosionsverletzungen werden durch herumfliegende Trümmer und Sprengkörperfragmente verursacht. Im militärischen Bereich werden sogenannte Splitterbomben derart produziert, dass sie sich bei der Detonation in multiple Einzelteile zerlegen. Im Bereich improvisierter Bomben werden die Explosivstoffe gezielt z. B. mit Nägeln, Schrauben und Muttern versetzt, die bei der Explosion als Geschosse fungieren. Obwohl die Fragmente Anfangsgeschwindigkeiten von bis zu 1 800 m/s erreichen können, deuten die Wunden bei Überlebenden darauf hin, dass Geschwindigkeiten von weniger als 600 m/s ursächlich waren. Im Gegensatz zu Schusswunden liegen meist multiple Verletzungen vor.

Außerdem entstehen durch die Druckänderungen im Rahmen einer Explosion **Winde (Blast Wind),** die Trümmer oder anderes loses Material mitreißen können. Explosionen, die genug Überdruck erzeugen, um etwa 50 % der Trommelfelle der Betroffenen zu schädigen, lösen Winde aus, die kurzzeitig eine Geschwindigkeit von 250 km/h erreichen können. Reicht die Energiefreisetzung einer Detonation aus, um ein primäres Explosionstrauma zu verursachen, treten Explosionswinde auf, die 1 300 km/h übersteigen können.[18] Auch wenn diese Windgeschwindigkeiten nur kurz andauern, können durch sie größere Trümmer beschleunigt werden, die zu schwersten Verletzungen führen, wenn sie ein Opfer treffen. Sekundäre Explosionsverletzungen sind für die meisten Verletzungen der Weichteile und Knochen (insbesondere der Extremitäten) verantwortlich. Sie sind vor allem im urbanen Umfeld die häufigste Verletzungsursache. Eine weitere Dimension bei sekundären Explosionsverletzungen ergibt sich aus der zunehmenden Zahl von Selbstmordattentaten. Insbesondere Knochenfragmente der Attentäter werden zu Sekundärgeschossen, die neben der Infektionsgefahr die Problematik der Reaktion auf allogenes (genetisch fremdes) Material mit sich bringen.

Tertiäre Explosionsverletzungen

Tertiäre Verletzungen entstehen, wenn die Opfer selbst aufgrund der Druckwelle oder der beschriebenen Explosionswinde stürzen oder gegen Hindernisse geschleudert werden. Dies kann zum gesamten Spektrum stumpfer oder penetrierender Verletzungen wie Schädel-Hirn-Traumata und Pfählungsverletzungen führen.

Quartäre und quintäre Explosionsverletzungen

Weitere Verletzungen, die bei Explosionen auftreten, sind thermische Verletzungen, Inhalationstraumata, Verletzungen durch einstürzende Strukturen und septische Syndrome durch die Kontamination mit Erde oder anderen Substanzen aus der Umgebung. Diese werden auch als **quartäre Explosionsverletzungen** bezeichnet (➤ Kap. 3). Die zunehmende Bedrohung durch Sprengmittel, die mit radioaktiven, chemischen oder biologischen Substanzen versetzt wurden („Dirty Bombs"), führte zur Benennung einer fünften Kategorie (**quintäre Explosionsverletzungen**), welche die Verletzungen durch Strahlung, chemische oder biologische Agenzien umfasst, aber auch die Kontamination durch Knochenfragmente, die aufgrund des Mechanismus bereits bei den sekundären Verletzungen genannt wurde.[25, 26]

20.2.3 Verletzungsmuster

Die Helfer können entsprechend den oben geschilderten Mechanismen mit einer Kombination aus penetrierenden, stumpfen und thermischen Verletzungen sowie mit den Folgen primärer Explosionsverletzungen konfrontiert werden.[27] Die Zahl der Opfer und die Art der Verletzungen hängen von unterschiedlichen Faktoren wie Explosionsstärke, Zusammensetzung des Sprengkörpers, Umgebung, Aufenthaltsort und Anzahl der Personen im von der Explosion betroffenen Bereich ab.

Verschiedene Bombenarten führen zu unterschiedlichen Mortalitätsraten. Eine Studie, in der 29 terroristische Bombenanschläge untersucht wurden, zeigte, dass bei Explosionen, die zur Zerstörung eines Gebäudes führten, 25 % der Opfer unmittelbar getötet wurden. Bei Explosionen in geschlossenen Räumen starben etwa 8 % und auf offenen Plätzen 4 % der Opfer.[15, 28] Weitere Studien fanden eine höhere Mortalität bei Explosionen in geschlossenen Räumen.[29, 30] Unter den Überlebenden überwogen Weichteil- und knöcherne Verletzungen sowie Schädel-Hirn-Traumata (➤ Kasten 20.2).

> **20.2 Verletzungsmuster nach terroristischen Anschlägen**
> - Die meisten Wunden sind nichtkritische Weichteil- oder Knochenverletzungen.
> - Kopfverletzungen überwiegen bei den Patienten, die versterben (50–70 %).
> - Die meisten der Patienten mit Kopfverletzungen, die überleben, haben keine kritischen Verletzungen (98,5 %).
> - Die meisten Opfer mit Lungenkontusionen („Blast Lung") versterben unmittelbar.
> - Die Überlebenden haben eine geringe Inzidenz für Bauch- oder Brustkorbverletzungen, Verbrennungen, traumatische Amputationen und Lungenkontusionen, obwohl die spezifische Mortalität jeweils hoch ist (10–40 %).
>
> Quelle: Frykberg ER, Tepas JJ III: Terrorist bombings: lessons learned from Belfast to Beirut, *Ann Surg* 208: 569, 1988

Beim Bombenanschlag in Oklahoma City hatten z. B. von den 592 Überlebenden 85 % Weichteilverletzungen (Lazerationen, Kontusionen, penetrierende Wunden und Abschürfungen), 25 % Verstauchungen, 14 % Kopfverletzungen, 10 % Frakturen oder Luxation, 10 % Augenverletzungen (davon 9 Patienten mit Bulbusrupturen) und 2 % Verbrennungen.[10] Bei den Weichteilverletzungen waren die Extremitäten mit 74 % am häufigsten betroffen, gefolgt von Kopf und Nacken (48 %), Gesicht (45 %) und Brustkorb (35 %). Achtzehn Opfer hatten schwerste Weichteilverletzungen, einschließlich Zerreißung der A. carotis und der V. jugularis, der A. facialis und poplitea sowie zerstörter Nerven, Sehnen und Bänder. Siebzehn Überlebende hatten schwere Verletzungen der inneren Organe, einschließlich partieller Zerreißung des Darms, Einrissen von Nieren, Milz und Leber, Pneumothorax und Lungenkontusion. Bei den Patienten mit Knochenbrüchen hatten 37 % multiple Frakturen. Von den Opfern mit Kopfverletzungen mussten 44 % stationär aufgenommen werden.[30]

20.2.4 Lagebeurteilung und -bewältigung

Die allgemein bekannten Mechanismen sind auch auf die Opfer eines Anschlags mit CBRN(E)-Waffen anwendbar und werden in anderen Kapiteln eingehender behandelt. Einige Besonderheiten der Explosionsverletzungen müssen jedoch bedacht werden. Insbesondere die primären Explosionsverletzungen werden oft unterschätzt. Ihre Problematik ist die unter Umständen verzögerte Feststellung der Schäden, das verzögerte Auftreten bis zu 48 Stunden nach dem Ereignis und die potenziell schnelle Verschlechterung der Patienten.[31–33] Bedrohliche Verletzungen wie Lungenkontusion, Pneumo- oder Spannungspneumothorax und Gasembolien treten mit höherer Wahrscheinlichkeit auf.[37–39] Intrapulmonale Blutungen und alveoläre Ödeme resultieren in schaumig-blutigem Sputum und einem Missverhältnis zwischen Ventilation und Perfusion, intrapulmonalen Shunts und verringerter Compliance. Daraus resultiert eine Hypoxie mit vermehrter Atemarbeit analog zu anderen Lungenkontusionen, wie sie auch bei anderen stumpfen Thoraxtraumata entstehen können.[34]

Die Wahrscheinlichkeit, auf Patienten mit einem Polytrauma zu treffen, ist bei Opfern eines Bombenanschlages ebenfalls deutlich erhöht.[35] Die Behandlungsprinzipien unterscheiden sich nicht von denen bei anderen Unfallhergängen. Das Monitoring umfasst vor allem die erhöhte Aufmerksamkeit hinsichtlich blutigem Sputum und Atemnot sowie engmaschige Messungen der Sauerstoffsättigung. Ein Abfall der SpO_2 ist ein mögliches Frühzeichen für eine Lungenkontusion („Blast Lung"), noch bevor der Patient symptomatisch wird. Die Sauerstoffgabe sollte frühzeitig und großzügig erfolgen. Die Gabe von Volumen sollte im Hinblick auf die mögliche Verstärkung des Lungenödems zurückhaltend erfolgen.

Die Bedeutung von Sekundäranschlägen und die Konsequenzen für das Vorgehen werden in ➤ Kap. 6.3.2 dargestellt.

20.2.5 Transportüberlegungen

Patienten, die so schwer betroffen sind, dass sie in einem Krankenhaus weiter untersucht oder behandelt werden müssen, sollten in ausreichend ausgestattete Kliniken bzw. Traumazentren gebracht werden. Die Rettungsdienstkräfte sollten sich über die Besonderheiten des Patienten im Zusammenhang mit einem CBRN(E)-Ereignis im Klaren sein. Das Eintreffen der Patienten im Krankenhaus erfolgt in der Regel in zwei Schüben:
- Die weniger schwer verletzten, noch gehfähigen Patienten erreichen die Kliniken meist selbstständig in einer ersten Welle.
- Die schwerer verletzten Patienten werden verzögert durch den Rettungsdienst eingeliefert.

Dies zeigte sich auch beim Attentat von Oklahoma City: Die Patienten begannen innerhalb von 5–30 Minuten nach dem Anschlag in den umliegenden Notfallaufnahmen einzutreffen. Die Patienten, die tatsächlich stationär aufgenommen werden mussten, erreichten die Kliniken eher später. Außerdem zeigte sich, wie bei anderen Großschadensereignissen oder Katastrophen, dass der überwiegende Anteil der Patienten in den nächstgelegenen Kliniken erstbehandelt wurde. Nahe gelegene Krankenhäuser können von der ersten Welle der eintreffenden Patienten so überwältigt werden, dass sie Schwierigkeiten haben, die kritischen Patienten der zweiten Welle zu behandeln. In Oklahoma City wurde die höchste Aufnahmerate mit 220 Patienten pro Stunde erst nach 60–90 Minuten erreicht,

64 % suchten Kliniken in einem Umkreis von 2,5 km auf. Gerade diesen Umstand müssen Rettungsdienstkräfte bei der Wahl der Zielklinik unbedingt berücksichtigen.[1]

20.3 Brandsätze

Brandsätze werden vor allem im militärischen Bereich verwendet und wurden entwickelt, um Ausrüstung, Fahrzeuge oder Bauwerke zu vernichten. Die drei am häufigsten verwendeten Substanzen sind Thermit (Verbindung aus Aluminium und Eisenoxid), Magnesium und weißer Phosphor. Alle diese Chemikalien sind hochentzündlich und verbrennen mit extrem hoher Temperatur.

Thermit

Thermit ist pulverisiertes Aluminium und Eisenoxid. Es verbrennt in einer heftigen Reaktion mit Temperaturen bis zu 2500 °C und setzt dabei Aluminiumoxid und flüssiges Eisen frei, das insbesondere bei Kontakt mit Wasser explosionsartig weggeschleudert werden kann.[36] Primäre Verletzungsmuster sind zweit- und drittgradige Verbrennungen. Erste Beurteilung und Behandlungsmaßnahmen erfolgen analog zu regulären Verbrennungen. Auch durch Thermit verursachte Wunden sollten nach Entfernung verbleibender Partikel mit reichlich Wasser gespült werden.

Magnesium

Magnesium ist ebenfalls ein Metall in pulverisierter oder fester Form, das mit sehr hoher Temperatur verbrennt. Neben normalen Verbrennungen kann Magnesium Verätzungen verursachen, wenn es mit Gewebeflüssigkeit reagiert. Bei dieser chemischen Reaktion entsteht Wasserstoffgas, das eine Gasbildung in der Wunde bis hin zur Entwicklung eines subkutanen Emphysems verursachen kann. Die Inhalation von Magnesiumstaub führt zu respiratorischen Symptomen wie Husten, Tachypnoe, Hypoxie, Pfeifen und Giemen, Pneumonie und Inhalationsverbrennungen. In der Wunde verbleibende Partikel reagieren mit Wasser, sodass Spülungen vermieden werden sollten, bis eine Entfernung der Reste oder eine Wundreinigung erfolgt ist. Wenn die Spülung aus anderen Gründen, etwa zur Dekontamination anderer verdächtiger Substanzen, erforderlich ist, sollte versucht werden, Magnesiumreste provisorisch zu entfernen oder diese mit der Spülflüssigkeit wegzuspülen.[36]

Weißer Phosphor

Weißer Phosphor (WP) ist eine feste Substanz, die sich spontan entzündet, wenn sie mit Luft in Kontakt kommt. Sie verbrennt mit gelber Flamme und weißem Rauch. Bei Hautkontakt verursacht WP umgehend schwere Verbrennungen. WP kann bei Verwendung in Sprengmunition durch die hohe Beschleunigung in die Haut eingesprengt werden. Dort brennen die Partikel bei Luftkontakt weiter, sodass diese Reaktion durch Eintauchen des betroffenen Körperteils in Wasser oder Abdecken mit NaCl-getränkten Verbänden gestoppt oder verlangsamt werden kann. Salbenverbände sollten vermieden werden, da WP fettlöslich ist und solche Verbände daher die systemische Toxizität erhöhen können. Kupfersulfat wurde früher eingesetzt, um WP zu neutralisieren und seine Entfernung zu erleichtern, weil die Reaktion zu einer schwarz gefärbten Verbindung führte, die in der Haut leichter identifiziert werden kann. Kupfersulfat wird heute aufgrund der möglichen Komplikationen, insbesondere intravaskulärer Hämolyse (insbesondere durch Schädigung oder Zerstörung von Erythrozyten), meist nicht mehr verwendet.[37]

20.4 Chemische Kampf- und Gefahrstoffe

Ein Rettungsdienstmitarbeiter kann in vielen Situationen mit chemischen Gefahrstoffen konfrontiert werden, z. B. im Rahmen eines Einsatzes in einer Chemiefabrik, beim Unfall eines Tanklastwagens, bei der Freilegung eines Blindgängers oder bei einem Terroranschlag (> Kasten 20.3). Der Industrieunfall 1984 bei Union Carbide in Bhopal, Indien, und der Anschlag mit Saringas 1995 in Tokio sind Beispiele für solche Ereignisse.

> **20.3 Klassifikation chemischer Kampf- und Gefahrstoffe**
>
> Chemische Kampf- bzw. Gefahrstoffe werden in folgende **Klassen** eingeteilt:
> - Zyanide: Blausäure (Zyanwasserstoff) und Chlorzyan (CK); sie werden auch als Blutkampfstoffe bezeichnet
> - Nervenkampfstoffe: Tabun (GA), Sarin (GB), Soman (GD), Zyklosarin (GF) und VX
> - Lungengifte: Chlorgas, Phosgen (CG), Diphosgen (DP), Chlorpikrin (PS)
> - Hautkampfstoffe: Senfgas (S-Lost, HD), N-Lost (HN-3) und Lewisit (L)
> - Psychokampfstoffe: Chinuklidinylbenzilat (BZ)
> - Reizgase/Tränengase: CN, CS, Oleoresin Capsicum (OC oder Pfefferspray)
> - Erbrechen auslösende Stoffe: Adamsit

20.4.1 Physikalische Eigenschaften

Die Eigenschaften von Chemikalien werden durch Parameter wie chemische Struktur, Temperatur und Umgebungsdruck beeinflusst. Diese Faktoren bestimmen den **Aggregatzustand** einer chemischen Substanz, ob sie also fest, flüssig oder gasförmig ist. Für Rettungskräfte sind Grundkenntnisse über das Verhalten dieser Stoffe notwendig, um die möglichen Wege der Exposition, Transmission und Kontamination einer Chemikalie zu verstehen.

Eine **feste** chemische Substanz ist volumen- und formkonstant, Pulver ist ein Beispiel. Wenn sie über den Schmelzpunkt erhitzt wird, so wird sie **flüssig**. Flüssigkeiten können bis zum Siedepunkt erhitzt werden, dann werden sie **gasförmig**. Feste und flüssige Teilchen können jeweils in der Luft fein verteilt werden und ein **Aerosol** bilden.

Als **Dampf** wird eine chemische Substanz in gasförmigem Zustand bezeichnet, die unter Normalbedingungen, also bei Standardtemperatur und -druck (0 °C, 1 bar), fest oder flüssig ist. (Die gasförmige Phase – der „Dampf" – steht mit der flüssigen oder festen Phase meist in einem dynamischen Gleichgewicht.) Durch **Sublimation** wandeln sich feste Stoffe direkt in einen gasförmigen Zustand um. Die Tendenz, wie leicht feste oder flüssige Substanzen verdampfen, also in den gasförmigen Zustand übergehen, wird **Flüchtigkeit** (Volatilität) genannt. Sehr **flüchtige** Substanzen gehen bereits bei Raumtemperatur in den gasförmigen Zustand über.

Diese physikalischen Faktoren haben großen Einfluss auf die primäre und sekundäre Kontamination und mögliche Expositionswege:

- Die **primäre Kontamination** ist definiert als Folge der Exposition gegenüber dem chemischen Stoff am Ort seines Entstehens, also vor allem in der „heißen Zone" (Wirkzone). Gase, Flüssigkeiten und Aerosole können alle bei der primären Kontamination eine Rolle spielen.
- Als **sekundäre Kontamination** wird die Exposition bezeichnet, die nicht am Entstehungsort stattfindet, sondern nachdem die Substanzen durch ein Opfer, eine Hilfskraft oder z. B. durch Ausrüstungsgegenstände in den entfernteren Bereich transportiert wurden. Sie kommt daher vor allem in der „warmen Zone" (Sicherheitszone) vor. In der Regel tragen vor allem flüssige und feste Substanzen zur sekundären Kontamination bei. Gase oder Dämpfe schädigen bei Inhalation, werden sich aber nicht auf der Haut ablagern oder Substanzen bilden oder freisetzen, die eine anhaltende Kontamination verursachen. Es ist jedoch möglich, dass Dämpfe von der Bekleidung absorbiert werden.

Die Flüchtigkeit spielt eine entscheidende Rolle für die Gefahr der sekundären Kontamination. Flüchtigere Substanzen führen aufgrund der stärkeren Tendenz zu verdampfen mit geringerer Wahrscheinlichkeit zu einer anhaltenden Kontamination. Weniger flüchtige Substanzen persistieren entsprechend länger und werden daher kontaminieren. Diese Substanzen verdampfen nicht oder nur sehr langsam. Daher bleiben sie auf den kontaminierten Oberflächen lange erhalten und erhöhen das Risiko sekundärer Kontamination. Der Nervenkampfstoff Sarin ist z. B. im Gegensatz zu VX eine nicht persistierende Substanz.[38]

20.4.2 Persönliche Schutzausrüstung

Die persönliche Schutzausrüstung richtet sich nach der Gefahrenlage und dem jeweiligen Agens. Körperschutz Form 3 (Chemikalienschutzanzug; USA: Level A) schützt Atemwege und Haut vor Gasen, flüssigen und festen Substanzen sowie Aerosolen. Weil eine externe aktive Luftzufuhr sichergestellt wird, ist diese Ausstattung auch für sauerstoffarme Umgebungen geeignet. Körperschutz Form 2 (Level B) gewährleistet denselben Schutz für die Atemwege wie Form 3, der Schutzanzug bietet jedoch nur einen Haut- und Spritzschutz für feste und flüssige Substanzen. Level C schützt die Atemwege nur vor bestimmten Gasen und Aerosolen und bietet einen Hautschutz analog zu B. Körperschutz Form 1 (Level D) bietet keinen spezifischen Schutz gegen chemische Gefahrenstoffe.

20.4.3 Lagebeurteilung und -bewältigung

Nach Sicherung des Einsatzortes muss die Dekontamination der Patienten sichergestellt werden. Patienten mit einer Hautexposition gegenüber einer flüssigen Chemikalie müssen mit Wasser dekontaminiert werden. Ein Detergens ist sinnvoll, jedoch genügen auch reichliche Mengen Wasser im Allgemeinen aus. Die Exposition gegenüber einem gasförmigen Schadstoff erfordert insbesondere die Rettung aus der heißen Zone und die Unterbrechung weiterer möglicher Exposition durch Entfernung der Bekleidung, da sich Reservoirs in der Bekleidung gebildet haben können. Nach der sorgfältigen Dekontamination können bei den Patienten die unterschiedlichsten Symptommuster festgestellt werden. Zu diesem Zeitpunkt ist die genaue chemische Zusammensetzung der auslösenden Substanzen meistens noch nicht bekannt. Opfer, die mit chemischen Stoffen in Kontakt gekommen sind, weisen häufig Symptome auf, welche die folgenden Organsysteme betreffen und entsprechende Beeinträchtigungen nach sich ziehen:

- Respirationstrakt – Störung der Oxygenierung und Ventilation
- Schleimhäute – vor allem Reizung bzw. Verletzung der Augen und oberen Atemwege
- Nervensystem – neurologische Beeinträchtigungen bis hin zu Krampfanfällen und Koma
- Gastrointestinaltrakt – resultierend in Erbrechen und Durchfall
- Haut – Verbrennungen und Blasenbildung

Es folgt eine orientierende Erstuntersuchung (Primary Assessment), um die lebensbedrohlichen Zustände zu erkennen und unmittelbar zu behandeln. Bei fortschreitender Symptomatik muss auch erwogen werden, dass die Dekontamination unzureichend erfolgt sein könnte, und sie sollte ggf. wiederholt werden. In einer zweiten vollständigen Untersuchung wird nach Hinweisen gesucht, die bei der Identifizierung des auslösenden Agens helfen, um möglicherweise ein spezifisches Antidot verabreichen zu können. Die Konstellation von Zeichen und Symptomen, welche die Exposition gegenüber einer spezifischen Chemikalie bzw. einem Giftstoff nahelegen, nennt sich **Toxidrom**. Anhand des Toxidroms können Rückschlüsse auf die verursachende Substanz gezogen werden:[39]

- Das **Reizgastoxidrom** beinhaltet Brennen und Entzündungen der Schleimhäute, Husten und Atembeschwerden. Auslöser können Chlor, Phosgen oder Ammoniak sein.
- Das **asphyxische Toxidrom** wird durch einen zellulären Sauerstoffmangel verursacht. Es kann durch einen zu geringen Gehalt an Sauerstoff in der eingeatmeten Luft entstehen, durch einen inadäquaten Sauerstofftransport zu den Zellen (Kohlenmonoxidvergiftung) oder durch einen gestörten Sauerstoffmetabolismus auf Zellebene (Zyanidvergiftung). Zeichen und Symptome sind Atemnot, Brustschmerzen, Arrhythmien, Synkopen, Krampfanfälle, Koma und Tod.

- Das **cholinerge Toxidrom** ist charakterisiert durch Husten, vermehrten Speichelfluss, Atembeschwerden, Übelkeit, Erbrechen, Durchfall, starkes Schwitzen, verengte Pupillen, Veränderungen des Bewusstseinszustands, Krampfanfälle und Koma. Pestizide und Nervengifte können diese cholinergen Zeichen und Symptome erzeugen.[40, 41]

Meistens leiten die Rettungsdienstmitarbeiter stabilisierende Maßnahmen ein, ohne das auslösende Agens zu kennen. Sobald die betreffende Substanz identifiziert ist oder ein charakteristisches Toxidrom ihr Vorliegen äußerst wahrscheinlich macht, beginnen sie eine spezifische Therapie. Zyanide und Nervengifte sind Beispiele für Toxine, bei denen die Patienten von einer spezifischen Therapie profitieren können.

20.4.4 Transportüberlegungen

Kontaminierte Opfer sollten nicht transportiert werden, bevor sie dekontaminiert wurden. Die sonst mögliche Verschleppung der Kontamination würde dazu führen, dass der betroffene RTW ebenfalls dekontaminiert werden müsste und für den weiteren Transport von Patienten ausfiele. Dies muss unbedingt vermieden werden, da sich, angesichts der in einer solchen Lage wahrscheinlich sowieso unzureichenden Ressourcen, die Folgeversorgung der Betroffenen noch weiter verzögern würde.

Die Patienten müssen für die weitere Untersuchung und Behandlung zu einer geeigneten medizinischen Behandlungseinrichtung gebracht werden. Die Rettungsdienstbereiche sollten Kliniken definieren, die auf die Behandlung von Vergiftungspatienten vorbereitet sind. Diese Einrichtungen sollten besser befähigt sein, solche Patienten zu behandeln, indem sie einerseits ihr Personal entsprechend weiterbilden und andererseits ausreichend Antidote und Intensivbehandlungsbetten vorhalten. Bei der Wahl einer spezialisierten Zielklinik sollte bedacht werden, dass einige der toxischen Effekte bis zu 24 Stunden verzögert auftreten können.

Bei der Transportsteuerung sollten ähnliche Überlegungen hinsichtlich des zu erwartenden Verhaltens der Opfer und Hilfskräfte angestellt werden wie bei den bereits beschriebenen Anschlägen mit Explosivstoffen. Dass nahe gelegene Notaufnahmen durch die gehfähigen Patienten blockiert sein können, zeigte sich auch in Tokio nach dem Saringas-Anschlag: Von den 640 Patienten, die in einem einzigen Krankenhaus nach dem Anschlag eintrafen, kamen 541 nicht mit dem Rettungsdienst.[42]

20.4.5 Ausgewählte chemische Kampf- und Gefahrenstoffe

Zyanide

Rettungsdienstkräfte können auf Zyanide treffen, wenn bestimmte Kunststoffe (z. B. Kunstharze, Acrylfasern, PU-Schaum) brennen. Zyanide kommen in großen Mengen auch in der Industrie vor, wo sie für chemische Syntheseprozesse, Galvanisierung, Ausfällung bestimmter Mineralien, Färbeprozesse, Druck und Fotografie sowie bei der Herstellung von Papier, Textilien und Plastik verwendet werden. In der Landwirtschaft sind sie z. B. Bestandteil bestimmter Düngemittel. Zyanide wurden auch für militärische Zwecke bevorratet und auf terroristischen Webseiten waren Anleitungen verfügbar, wie Vorrichtungen zur Ausbringung hergestellt werden können.

Zyanwasserstoff bzw. **Hydrogenzyanid** (Blausäure, Zyklon; chemische Formel HCN) ist eine sehr flüchtige Flüssigkeit und wird daher meistens als Dampf oder Gas vorliegen. Aus diesem Grund ist das Risiko für die Auslösung eines Massenanfalls in einem geschlossenen Raum mit schlechter Belüftung höher als bei der Freisetzung im Außenbereich. Obwohl der Geruch von bitteren Mandeln als klassisch beschrieben wird, handelt es sich nicht um einen verlässlichen Indikator für eine Zyanidexposition. Es wird geschätzt, dass 40–50 % der Bevölkerung nicht in der Lage sind, den charakteristischen Geruch wahrzunehmen.

Der Wirkmechanismus von Zyanid ist die Blockade der Zellatmung (über die Hemmung des Enzyms Cytochrom-c-Oxidase in der Atmungskette) und damit Auslösung eines zügigen Zelltodes. Patienten, die noch spontan atmen, werden mit einer azyanotischen Hypoxie auffallen. Die am meisten betroffenen Organe sind ZNS und Herz. Symptome einer leichten Zyanidvergiftung sind unter anderem Kopfschmerzen, Schwindel, Benommenheit, Übelkeit und Erbrechen sowie Schleimhautreizungen. Schwere Vergiftungszeichen schließen Bewusstseinstrübung, Herzrhythmusstörungen und Hypotension ein und können innerhalb weniger Minuten nach der Inhalation zum Tod führen.

Management

Frühzeitige stabilisierende Maßnahmen sind entscheidend. Sie müssen die Gabe von hochkonzentriertem Sauerstoff, Korrektur des Blutdrucks über Volumengabe oder Vasopressoren und die Prävention bzw. Behandlung von Krampfanfällen einschließen. Es gibt Zyanid-Antidot-Sets, die bei gesichertem oder hochgradigem Verdacht auf eine Zyanidvergiftung eingesetzt werden. Heute wird bei Zyanidvergiftungen als Antidot intravenös 4-Dimethyl-Aminophenol (4-DMAP, 3–5 mg/kg KG) gegeben, insbesondere wenn es sich um eine nicht brandrauchbedingte Vergiftung handelt. Die Wirkung beruht auf einer Methämoglobin-Bildung. Die Wirksamkeit dieser Maßnahme hängt von der Hämoglobinkonzentration im Blut ab. Daher muss die Gabe von 4-DMAP bei Opfern von Rauchgasinhalation mit zusätzlich möglicher Kohlenmonoxidvergiftung zurückhaltend betrachtet werden. Die Gabe von inhalativem Amylnitrit war früher eine Therapieoption (ebenfalls Auslösung einer Methämoglobinämie, die durch die Bildung von Zyanomethämoglobin die Toxizität herabsetzt). Problematisch war allerdings der dadurch mögliche starke Blutdruckabfall. Im Anschluss an die Gabe von 4-DMAP wird zusätzlich Natriumthiosulfat gegeben, um die weitere Umwandlung und Ausscheidung des Zyanidderivats zu erleichtern.

Seit 2007 ist Hydroxocobalamin als Antidot zugelassen, welches das Zyanid durch eine Komplexbildung neutralisiert. Das gebildete Cyanocobalamin ist eine natürliche Vitamin-B_{12}-Form, die über die Nieren ausgeschieden wird. Hydroxocobalamin (50 mg/kg KG) kommt primär bei brandrauchbedingten Zyanidvergiftungen zum Einsatz.

Nervenkampfstoffe

Nervenkampfstoffe wurden ursprünglich als Insektizide entwickelt, jedoch in unterschiedlichsten Formen weiterentwickelt, nachdem ihre Wirkung auf Menschen festgestellt wurde. Derzeit existieren sie primär in militärischen Beständen zahlreicher Nationen. Der bisher letzte Einsatz in einem militärischen Konflikt erfolgte im Syrischen Bürgerkrieg 2013. Nervenkampfstoffe wurden außerdem bereits von terroristischen Organisationen hergestellt. Die berüchtigtsten Freisetzungen erfolgten in Japan, Matsumoto (1994) und Tokio (1995). Weitverbreitete Pflanzenschutzmittel (z. B. E605, Malathion und Carbaryl) und Arzneimittel (z. B. Physostigmin und Pyridostigmin) teilen Eigenschaften mit den Nervenkampfstoffen und können ähnliche Symptome erzeugen.

Nervenkampfstoffe sind bei Raumtemperatur im Allgemeinen flüssig. **Sarin** ist die flüchtigste Substanz der Gruppe, **VX** ist am stabilsten und liegt meist als ölige Flüssigkeit vor. Die Hauptintoxikation erfolgt durch Inhalation des Dampfes und Absorption über die Haut. Nervenkampfstoffe schädigen oder töten bereits in sehr geringen Mengen. Ein kleiner Tropfen VX, des potentesten Nervenkampfstoffes, könnte bei Hautkontakt bereits einen Menschen töten. Weil Nervenkampfstoffe als Flüssigkeiten vorliegen, beinhalten sie das Risiko sekundärer Kontamination über Bekleidung, Haut oder andere Objekte.

Der primäre Wirkmechanismus der Nervenkampfstoffe ist die Inhibition der Acetylcholinesterase (AChE). Dieses Enzym ist für die Hemmung des Neurotransmitters **Acetylcholin** (ACh) an den cholinergen Nervenrezeptoren verantwortlich. Die ACh-Rezeptoren werden in nikotinische (nAChR; vor allem im Skelettmuskel vorkommende) und muskarinische ACh-Rezeptoren (mAChR) unterschieden. **Nikotinerge** Rezeptoren finden sich vor allem in der quergestreiften (Skelett-)Muskulatur und im ZNS, während die **muskarinergen** Typen insbesondere in der glatten Muskulatur, den meisten sekretorischen Drüsen und im ZNS vorkommen.

Stark vereinfacht (da die Wirkung auf die ganglionäre Signalübertragung dosisabhängig ist) sind muskarinische Effekte eines Nervenkampfstoffes folgende Symptome: Diarrhö, Miosis, Bradykardie, verstärkte Bronchialsekretion, Bronchospasmus, Erbrechen, Tränenfluss, Speichelbildung und Schwitzen. Die Symptome aufgrund der nikotinischen Wirkung umfassen Mydriasis, Tachykardie, Schwäche, Hypertension, Hyperglykämie und Faszikulationen. Die durch beide Rezeptoren gleichermaßen ausgelösten ZNS-Effekte schließen Verwirrung, Krämpfe und Koma ein.

Die klinischen Effekte hängen sowohl von der Dosis als auch vom primären Übertragungsweg, also Atemwege oder (Schleim-)Hautkontamination, ab:

- Exposition gegenüber geringen Mengen gasförmigen Nervenkampfstoffes wird primär eine Irritation der Schleimhäute der Atemwege sowie der Augen verursachen. Größere Mengen Nervengas können zügig zu Bewusstlosigkeit, Krämpfen, Atemstillstand und muskulärer Erschlaffung führen. Miosis ist das sensitivste Symptom für eine Exposition gegenüber Nervengasen.
- Die Symptome nach Hautkontamination und die Geschwindigkeit ihres Auftretens hängen ebenfalls von der Dosis ab. Bei geringen Mengen können die Symptome mit mehrstündiger Verzögerung auftreten. Primär können Faszikulationen und lokal verstärkte Schweißbildung vorkommen, dann erst kommt es zu gastrointestinalen Symptomen wie Übelkeit, Erbrechen und Diarrhö. Große Hautdosen können bereits innerhalb von Minuten Symptome analog zu denen nach der Exposition gegenüber Nervenkampfstoffen in gasförmigem Zustand verursachen.

Klinische Symptome treten in Form von Rhinorrhö, thorakalem Engegefühl, Miosis (stecknadelkopfgroße Pupillen und Klage über verschwommenes, getrübtes Sehen), Kurzatmigkeit, massivem Speichelfluss und Schwitzen, Übelkeit, Erbrechen, abdominalen Krämpfen, unwillkürlichem Stuhl- und Urinabgang, Faszikulationen, Verwirrung, Krämpfen, schlaffer Lähmung, Koma, Atemversagen und Tod auf.

Management

Das Management einer möglichen Nervenkampfstoff-Vergiftung schließt die Dekontamination, die erste, orientierende Untersuchung, die eventuelle Gabe von Antidoten und eine stabilisierende Therapie ein (> Abb. 20.3). Beatmung und Oxygenierung des Patienten können aufgrund der Bronchokonstriktion und massiv gesteigerten Speichelbildung erschwert sein. Der Patient muss immer wieder abgesaugt werden. Die Symptome sind im Allgemeinen nach der Gabe des Antidots rückläufig. Die drei medikamentösen Therapieoptionen sind Atropin, Pralidoxim und Diazepam:

- **Atropin** kontrolliert über die anticholinerge Wirkung primär die muskarinergen Effekte des Nervenkampfstoffes, während die nikotinergen Wirkungen nur geringfügig beeinflusst werden. Die Gabe von Atropin ist insbesondere für Opfer mit pulmonalen Beschwerden indiziert. Das Vorliegen einer Miosis allein rechtfertigt noch nicht die Atropingabe. Atropin wird bis zur klinischen Verbesserung der pulmonalen Symptome titriert. Bei mittelgradigen bis schweren Vergiftungen ist eine Gabe von 10–20 mg im Verlauf mehrerer Stunden nicht ungewöhnlich.
- **Pralidoxim** oder 2-PAM(-Chlorid) gehört zur Stoffgruppe der Oxime. Seine Wirkung beruht auf einer Reaktivierung der Acetylcholinesterase und damit auf einer Verringerung der Wirkung insbesondere an nikotinergen Rezeptoren. Die Bindung zwischen dem Nervenkampfstoff und der Acetylcholinesterase

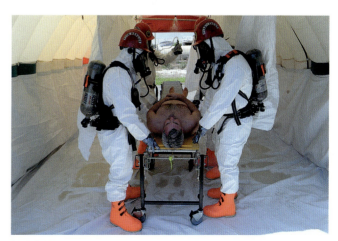

Abb. 20.3 Nervengas-Dekontamination.
Quelle: © Jones & Bartlett Learning. Photographed by Glen E. Ellman

wird durch eine Umphosphorylierung getrennt. Da die Bindung jedoch zunehmend beständiger wird („Aging"), muss die Antidotgabe möglichst kurz nach Exposition und spätestens innerhalb der ersten Stunden erfolgen. Bei Sarin wird die Bindung mit einer Halbwertszeit von fünf Stunden, bei Soman bereits innerhalb weniger Minuten irreversibel, sodass der Nutzen von Pralidoxim entsprechend begrenzt ist. In Deutschland ist primär Obidoxim (Toxogonin®) in Verwendung; es gelten die gleichen Prinzipien und Einschränkungen. Der in der Bundeswehr bei C-Kampfstoff-Bedrohung ausgegebene sogenannte Combopen enthält 2 mg Atropin und 220 mg Obidoxim. Derzeit wird durch das Bundesamt für Bevölkerungsschutz und Katastrophenhilfe an einem „zeitgemäßen ABC-Selbsthilfe-Set" gearbeitet (Forschungsvorhaben 176).

- **Diazepam** (Valium®) ist ein Benzodiazepin. Wenn ein Patient nach einer signifikanten Nervengasexposition Krampfanfälle entwickelt, wird die Behandlung mit Benzodiazepinen eingeleitet, um das Krampfen zu durchbrechen und damit das Risiko einer Hirnschädigung und anderer lebensbedrohlicher Begleiterscheinungen des Status epilepticus zu verringern.

In den USA kommt das „Mark-1 kit" zum Einsatz, das aus zwei Autoinjektoren besteht, einer mit Atropin (2 mg), der andere mit Pralidoxim (600 mg). Der Zweck ist die umgehende intramuskuläre Injektion nach Nervengasexposition. Die Dosierung – ggf. Wiederholung der Gabe – wird einerseits durch Protokolle empfohlen, andererseits erfolgt die Titration aufgrund der klinischen Wirksamkeit. Der Autoinjektorsatz wird durch das Militär und andere Regierungsstellen vorgehalten. Ein neu entwickelter Autoinjektor enthält sowohl Atropin als auch Pralidoxim in einem einzigen Pen (➤ Abb. 20.4).

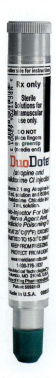

Abb. 20.4 DuoDote™.
Quelle: Courtesy of Pfizer, Inc. © NAEMT; PHTLS, 8th edition, Jones & Bartlett, 2016

Lungenkampfstoffe und Reizgase

Reizgase, einschließlich Chlorgas (Cl_2), Phosgen ($COCl_2$), Ammoniak (NH_3), Schwefeldioxid (SO_2) und Stickstoffdioxid (NO_2), sind in der industriellen Fertigung allgegenwärtig. Phosgen wurde für den militärischen Einsatz in großen Mengen produziert (aufgrund der Kennzeichnung der Granaten unter dem Namen Grünkreuz bekannt) und war im Ersten Weltkrieg gemeinsam mit Chlorgas für die meisten der durch chemische Kampfstoffe Getöteten verantwortlich. Lungenkampfstoffe können sowohl Gase bzw. Dämpfe als auch Aerosole sein.

Die physikalischen Eigenschaften der Substanz beeinflussen auch das Ausmaß der potenziellen Gesundheitsschädigung. Maximal 2 µm große aerosolisierte Partikel können bis in die Lungenalveolen vordringen, während Partikel > 2 µm bereits in den Bronchien ausgefiltert werden. Die Wasserlöslichkeit einer Chemikalie beeinflusst ebenfalls das Verletzungsmuster:

- Symptome der Chemikalien mit hoher Wasserlöslichkeit sind Brennen der Augen, der Nase und des Mundes, Tränenfluss, nasale Sekretion. Außerdem sind aufgrund der Irritation der Glottis Husten sowie Atembeschwerden bis hin zu einem Laryngospasmus möglich. Ammoniak und Schwefeldioxid, die beide sehr gut wasserlöslich sind, verursachen z. B. Reizungen oder Verletzungen der Augen, Schleimhäute und oberen Atemwege.
- Substanzen mit geringer Wasserlöslichkeit können bei stärkerer Exposition unmittelbar das Alveolarepithel zerstören und auf diese Weise zu akutem Lungenversagen führen. Bei geringerer Menge können die Symptome abhängig von der Expositionsdauer von verzögert auftretender Atemnot aufgrund eines geringfügigeren Lungenödems bis zu einem fulminanten Atemnotsyndrom (ARDS) reichen. Phosgen und Stickoxide, die kaum wasserlöslich sind, werden aufgrund der nur geringen Irritation der Opfer deutlich später wahrgenommen, was meist zu einer langen Einwirkzeit führt. Eine lange Expositionszeit macht es wahrscheinlicher, dass auch die Alveolen geschädigt werden, sodass nicht nur die oberen Atemwege lädiert werden, sondern aufgrund kollabierender Alveolen ein toxisches Lungenödem resultiert.
- Mittelgradig wasserlösliche Agenzien wie Chlorgas können sowohl die oberen Atemwege schädigen als auch eine alveoläre Reizung verursachen.

Die Wirkmechanismen und daraus resultierende Verletzungen der einzelnen Reizstoffe sind unterschiedlich. Ammoniak z. B. reagiert mit der Feuchtigkeit der Schleimhäute und bildet dadurch Ammoniumhydroxid, eine starke Base. Chlorgas wiederum verursacht Gewebeschäden durch die Bildung von Salzsäure. Reizgase werden nicht systemisch aufgenommen, beeinträchtigen die Betroffenen jedoch durch eine Schädigung des gesamten pulmonalen Systems.

Management

Die Maßnahmen nach einer Reizgasinhalation schließen Evakuierung der Opfer bzw. Beseitigen der Expositionsquelle, Dekontamination (bei festen Partikeln, Flüssigkeiten oder Aerosolen), die erste orientierende Untersuchung und eine stabilisierende Therapie ein.

In den meisten Fällen wird eine Unterstützung der Atmung und Oxygenierung sinnvoll oder sogar erforderlich sein. Auf eine Beteiligung der Augen sollte mit ausgiebiger Spülung mit Kochsalzlösung reagiert werden. Kontaktlinsen müssen in jedem Fall entfernt werden. Außerdem sollte aufgrund der massiv gesteigerten Sekretion eine Absaugung bereitgehalten werden. Der möglicherweise auftretende Bronchospasmus reagiert meist auf Betasympathomimetika. Eine persistierende Hypoxie muss durch Sauerstoffgabe und ggf. Beatmung behoben werden. Die Rettungskräfte müssen sich aufgrund der Hypersekretion, Entzündung der glottischen Strukturen und Laryngospasmus auf eine potenziell schwierige Intubation einstellen. Alle Opfer, die möglicherweise mit Phosgen in Kontakt kamen, sollten stationär überwacht werden, da die Symptome verzögert auftreten können.

Hautkampfstoffe (blasenbildende Agenzien)

Zu den Hautkampfstoffen gehören S-Lost (HD, Synonyme: Senfgas, Yperit), Stickstofflost (N-Lost, HN-3) und Lewisit (L). Diese Stoffe wurden ebenfalls für den militärischen Einsatz produziert und in großen Mengen gelagert. Senfgas wurde erstmalig im Ersten Weltkrieg eingesetzt. Durch den Irak wurde es sowohl im Krieg gegen den Iran (1980) als auch gegen die kurdische Minderheit im Irak eingesetzt. Es ist einfach und billig herzustellen.

Senfgas ist eine ölige, klare bis gelb-bräunliche Flüssigkeit, die durch die Druckwelle einer Explosion oder Absprühvorrichtungen aerosoliert werden kann. Seine Flüchtigkeit ist gering, wodurch es für eine Woche oder länger auf Oberflächen haften kann. Dies erhöht das Risiko einer Sekundärkontamination. Die Substanz wird über die Haut oder Schleimhäute aufgenommen und verursacht unmittelbare Zellschäden. Die dosisabhängigen klinischen Symptome treten 1–12 Stunden nach dem Kontakt auf. Das verzögerte Auftreten der Symptome erhöht ebenfalls die Wahrscheinlichkeit einer Sekundärexposition, da der Betroffene selbst eine Exposition unter Umständen erst sehr spät bemerkt. Die Aufnahme erfolgt im Bereich warmer und feuchter Haut beschleunigt, sodass Achsel- und Leistenregion besonders empfänglich sind. Augen, Haut und obere Atemwege bieten ein breites Spektrum von Symptomen, das von Erythem und Ödem bis zu Blasenbildung und Nekrose reichen kann. Die oberen Atemwege können auf den Kontakt mit Husten und Bronchospasmus reagieren. Die Exposition gegenüber hohen Dosen kann Übelkeit und Erbrechen auslösen sowie eine Knochenmarksuppression verursachen.

Die Erstmaßnahmen beinhalten wiederum die Dekontamination mit Wasser und Seife, die erste orientierende Untersuchung und eine stabilisierende Therapie. Es existiert kein spezifisches Antidot für Senfgas. Allerdings kann mit 5- bis 10-prozentiger Chloramin-T-Lösung flüssiges Lost auf der Haut oxidiert und auf diese Weise unschädlich gemacht werden. Sobald die Exposition bemerkt wird, werden Augen und Haut durch reichlich Spülflüssigkeit dekontaminiert, um die weitere Aufnahme sowie Sekundärkontaminationen zu verhindern. Wenn Chloramin-T-Lösung in ausreichender Menge zur Verfügung steht, sollte sie auch zur vollständigen Waschung genutzt werden (dann allerdings 0,2-prozentig).

Bei Einsatz innerhalb von 20 Minuten kann Natriumthiosulfat (500 mg/kg KG i. v.) die resorptive Lostwirkung aufheben. Bereits aufgenommenes Senfgas kann danach nicht mehr dekontaminiert werden und verursacht dementsprechend Zellschäden. Die Flüssigkeit in den entstehenden Vesikeln und Blasen kann keine Sekundärkontamination verursachen. Eine Bronchokonstriktion kann auf Betasympathomimetika ansprechen. Offene Wunden bzw. Blasen sollten wie Verbrennungen mit dem Schwerpunkt auf Wundpflege und Verhinderung von Sekundärinfektionen behandelt werden.

Lewisit verursacht ähnliche Symptome, jedoch ist das Auftreten der Symptome deutlich schneller als bei Senfgas, was in unmittelbaren Schmerzen und Irritation der Augen, Haut und Atemwege resultiert. Außerdem ist ein schlagartiger, intravaskulärer Volumenverlust aufgrund der erhöhten Kapillarpermeabilität, der sogenannte „Lewisit-Schock", für diese Substanz einzigartig. „British Anti-Lewisite" (BAL; Dimercaprol) steht zur Behandlung nach signifikanter Exposition zur Verfügung. Es wird Patienten mit hypovolämischem Schock oder pulmonalen Symptomen intramuskulär gegeben. BAL-Salbe, die eine Progredienz der Hautschäden verhindern sollte, wird derzeit nicht mehr hergestellt.

20.5 Biologische Waffen

Biologische Stoffe in Form von ansteckenden Krankheiten bilden eine alltägliche Gefahr für das medizinische Personal. Auch im Rahmen der täglichen Arbeit müssen Schutzmaßnahmen getroffen werden, um nicht mit Tuberkulose, Influenza, HI-Virus, MRSA, SARS sowie zahlreichen anderen Infektionskrankheiten angesteckt zu werden.

Die Vorbereitungen auf einen möglichen bioterroristischen Anschlag erhöhen die Komplexität der Eventualfallplanung im Rettungsdienst erheblich. Patienten mit Erkrankungen, die heutzutage typischerweise nicht mehr vom Rettungsdienst gesehen werden, wie Pest, Anthrax oder Pocken, können in großer Zahl auftreten und erfordern gezielte Schutzmaßnahmen und Schutzausrüstung.

Im Regelfall werden die bekannten Infektionsschutzmaßnahmen beim Umgang mit diesen potenziell ansteckenden Patienten ausreichen. Ein gezielter terroristischer Anschlag mit gefährlichen Erregern wird jedoch darauf abzielen, einen gefährlichen Krankheitserreger möglichst in der Fläche auszubringen und damit auch Rettungskräfte primär oder sekundär zu kontaminieren. Beispiele dafür sind aerosolierte Anthraxsporen, lebende Organismen oder ein biologisches Toxin. Wenn Hilfskräfte auf einen möglichen Anschlag dieser Art reagieren müssen, sollten die Vorgehensweisen und Vorsichtsmaßnahmen hinsichtlich der persönlichen Schutzausstattung sowie der Dekontamination der Opfer analog zu anderen Gefahrstofflagen praktiziert werden.

Die Liste in ➤ Kasten 20.4 enthält die „klassischen B-Kampfstoffe", das heißt, dass sie am wahrscheinlichsten für einen Biowaffenanschlag infrage kommen und von den Centers for Disease Control (CDC) als solche gelistet werden. Prinzipiell gibt es zahlreiche weitere Krankheitserreger, die für einen Einsatz als B-Waffe infrage kommen.

> **20.4 Klassifikation biologischer Kampfstoffe**
>
> Die biologischen Agenzien werden in folgende Klassen eingeteilt:
> - Bakterien
>   - Anthrax
>   - Brucellose
>   - Pest
>   - Q-Fieber
>   - Tularämie
>   - Rotz/Pseudorotz
> - Viren
>   - Pocken
>   - Venezuela-Pferdeenzephalitis
>   - Virale hämorrhagische Fieber
> - Biologische Toxine
>   - Rizin
>   - Botulinustoxin
>   - Staphylokokken-Enterotoxin B
>   - T-2-Mykotoxine

20.5.1 Konzentrierter biologischer Gefahrstoff oder infizierter Patient

Als professioneller Helfer können Sie dem Bioterrorismus in zwei Formen begegnen:
- Eine Umgebung oder ein Patient kann mit einem biologischen Stoff bzw. einer verdächtigen Substanz kontaminiert sein. Die Anthraxanschläge 2001 bzw. die angeblich Sporen enthaltenden Briefe 1998, 1999 und 2001 in den USA sowie in geringerem Umfang z. B. auch in Deutschland sind gute Beispiele für eine solche Situation. Der Rettungsdienst bzw. spezialisierte Kräfte wurden in zahllosen Fällen alarmiert, in denen Briefe mit weißem Pulver auftauchten und teilweise auch bereits „kontaminierte" Personen betroffen waren. Rettungskräfte werden meist primär oder zusätzlich zu Sicherheitskräften alarmiert, wenn z. B. verdächtige Substanzen in Lieferungen auftauchen. Der Grad einer tatsächlichen Bedrohung kann meistens nicht genauer bestimmt werden, sodass im Zweifelsfall eher potenziell übertriebene Schutzmaßnahmen eingeleitet werden sollten. Der Verdacht auf das Vorliegen eines biologischen Gefahrstoffes sollte bis zur sicheren Entwarnung als tatsächliche Bedrohung behandelt werden. Schutzausrüstung und mögliche Dekontaminationsmaßnahmen sollten dem im ungünstigsten Fall möglichen „B-Kampfstoff" angepasst werden. Es wird sich also nicht um einen bereits infizierten Patienten handeln, sondern der Rettungsdienst wird sich um Personen kümmern müssen, die fraglich mit einem biologischen, infektiösen Gefahrstoff auf Bekleidung oder der Haut kontaminiert sind. Jede Person, bei der eine solche Kontamination möglich ist, sollte die Bekleidung vollständig entfernen und die möglicherweise betroffene Haut mit Seife und Wasser reinigen.[45] Eine signifikante erneute Aerosolbildung von der Bekleidung oder der Haut des Opfers ist klinisch sehr unwahrscheinlich und demzufolge ist das Risiko für einen Helfer auch gering.[46] Um die Gefahr einer Inhalation der Substanz weiter zu verringern, sollte dennoch Bekleidung als Routinemaßnahme nicht über den Kopf ausgezogen, sondern weggeschnitten werden. Daran ist ebenfalls die Dekontamination mit Seife und Wasser anzuschließen. Schließlich muss durch die Gesundheitsbehörden über eine mögliche Antibiotikaprophylaxe entschieden werden.
- Das zweite Szenario ist die Versorgung eines Patienten, der möglicherweise Opfer einer Exposition, z. B. durch einen versteckten Anschlag, wurde. Dabei können die Patienten mit einer zeitlichen Verzögerung nach der Infektion mit einem biologischen Agens erkranken und symptomatisch werden. Ein Beispiel wäre, dass die Exposition gegenüber Anthraxsporen bereits vor Tagen am Arbeitsplatz stattgefunden hat und das Opfer jetzt, Tage später, Symptome von Lungenmilzbrand entwickelt. Ein anderes Szenario läge vor, wenn sich ein Terrorist beim Transport von Pockenviren selbst infiziert hat. Sie werden alarmiert, nachdem er mit einem verdächtigen Ausschlag bewusstlos in seiner Wohnung aufgefunden wurde.

In beiden Fällen kann die Sicherheit der Bevölkerung und das eigene Wohlergehen nur gewährleistet werden, wenn Sie die Sicherheitsmaßnahmen inkl. notwendiger Schutzausrüstung sowie Ihre korrekte Handhabung kennen (➤ Kasten 20.5 und ➤ Kasten 20.6). Eine Dekontamination ist nicht erforderlich, da der Kontakt mit dem Gefahrstoff bereits einige Tage zurückliegt. Alle Rettungsdienstkräfte sollten im Umgang mit den unterschiedlichen Schutzausrüstungen geübt sein. Verschiedene Schutzklassen der PSA werden empfohlen und hängen von der Kontagiosität (Übertragungsfähigkeit) sowie dem möglichen Übertragungsweg des Erregers ab. Die **übertragungswegadaptierte PSA** wird zusätzlich zu den regulären Maßnahmen des Infektionsschutzes, die bei der Behandlung aller Patienten beachtet werden sollten, genutzt. Die Sicherheitsmaßnahmen werden in drei Stufen unterteilt: Schutz vor Kontaktinfektion, Tröpfcheninfektion und Aerosolinfektion.

> **20.5 Anleitung für das Anlegen der persönlichen Schutzausstattung (Infektionsschutz)**
>
> Der genaue Typ der Schutzausstattung muss dem möglichen Infektionsrisiko angepasst werden und kann von Standardschutzmaßnahmen bis zum Schutz gegen Kontakt-, Tröpfchen- oder aerogen übertragenen Infektionen reichen.
> - Schutzkittel/-anzug:
>   - Komplette Bedeckung des Körpers muss sichergestellt sein: Nacken bis Knöchel, Arme bis zu den Handgelenken, auch am Rücken dicht schließend.
>   - Am Nacken und um die Hüfte sorgfältig verschließen.
> - Maske oder Atemgerät:
>   - Verschließen Sie die Schnüre oder elastischen Bänder im Nacken und am Hinterkopf.
>   - Passen Sie die Verstärkung an den Nasenrücken an.
>   - Stellen Sie einen dichten Abschluss am Gesicht und unter dem Kinn sicher.
>   - Sitz- und Funktionsüberprüfung (auch bei starker Atmung).
> - Schutzbrille oder Gesichtsschild:
>   - Überprüfen Sie Sitz und gute Sicht.
> - Handschuhe:
>   - Achten Sie auf vollständigen Anschluss an die Ärmel des Schutzkittels/-anzugs.

Arbeiten Sie sorgfältig und vermeiden Sie eine Kontamination der Umgebung:
- Fassen Sie sich mit den Händen nicht ins Gesicht.
- Berühren Sie so wenige Oberflächen wie möglich/nur wenn nötig.
- Wechseln Sie die Handschuhe, wenn sie deutliche Gebrauchsspuren aufweisen, oder sofort, wenn sie beschädigt sind.
- Desinfizieren Sie die Hände sorgfältig.

Quelle: Centers for Disease Control and Prevention, Atlanta

20.6 Anleitung für das Ablegen der persönlichen Schutzausstattung (Infektionsschutz)

Abgesehen von Maske/Atemschutz, legen Sie die Schutzausstattung im Bereich des Ausgangs bzw. in der Schleuse ab. Legen Sie die Maske erst nach Verlassen des Raums und Schließen der Tür ab.

1. Handschuhe:
   Die Außenseite der Handschuhe ist kontaminiert!
   a. Greifen Sie die Außenseite eines Handschuhs mit der anderen Hand, ziehen Sie ihn von der Hand und halten Sie ihn weiter fest.
   b. Schieben Sie die Finger der jetzt unbehandschuhten Hand am Handgelenk in den verbleibenden Handschuh.
   c. Ziehen Sie ihn über den 1. Handschuh und entsorgen Sie beide in den infektiösen Abfall.
2. Schutzbrille oder Gesichtsschild:
   Die Außenseite der Schutzbrille ist kontaminiert!
   a. Greifen Sie beim Entfernen an das Kopfband oder die Ohrenbügel und entfernen Sie die Brille nach vorne.
   b. Werfen Sie sie in den dafür vorgesehenen Behälter oder ebenfalls in den infektiösen Abfall.
3. Schutzkittel/-anzug:
   Vorderseite und Ärmel des Schutzkittels sind kontaminiert!
   a. Öffnen Sie die Verschnürung des Schutzkittels.
   b. Lockern Sie den Kittel am Nacken und ziehen Sie ihn von den Schultern.
   c. Drehen Sie die Innenseite nach außen.
   d. Rollen Sie ihn in ein Bündel und entsorgen Sie ihn ebenfalls.
4. Maske oder Atemgerät:
   Die Vorderseite der Maske ist kontaminiert – auf keinen Fall berühren!
   a. Lösen Sie zuerst die Nackenbänder, greifen Sie dann das Band am Hinterkopf und entfernen Sie die Maske nach vorn.
   b. Entsorgen Sie sie ebenfalls.

Nachdem die PSA abgelegt wurde, sollte eine sorgfältige Reinigung der Hände erfolgen.

Quelle: Centers for Disease Control and Prevention, Atlanta

Schutzmaßnahmen vor Kontaktinfektion

Diese Schutzstufe wird empfohlen, um die Wahrscheinlichkeit einer Übertragung von Mikroorganismen durch direkten oder indirekten Kontakt zu vermeiden. Als Schutz werden Handschuhe und Schutzkittel getragen. Die folgenden Organismen oder Infektionskrankheiten können bereits im klinischen Alltag angetroffen werden und erfordern Schutzmaßnahmen gegen ihre unmittelbare Übertragung: virale Konjunktivitis, methicillinresistente Staphylokokken (MRSA), Skabies, Herpes-simplex- und -Zoster-Viren etc. Weitere Erkrankungen können als Folge eines bioterroristischen Anschlags auftreten: (Beulen-)Pest sowie virales hämorrhagisches Fieber wie Marburg-Fieber oder Ebola. Der einfache Kontaktschutz ist hier allerdings nur ausreichend, solange der Patient keine pulmonalen Symptome oder diffuses Erbrechen und Diarrhö zeigt.

Schutzmaßnahmen vor Tröpfcheninfektion

Diese Schutzstufe wird angewendet, um Infektionen durch Mikroorganismen zu verhindern, die durch Tröpfchen mit einem Durchmesser > 5 µm übertragen werden. Solche Mikroorganismen können durch Husten, Sprechen, Niesen oder durch das Absaugen eines Patienten übertragen werden. Die Tröpfchen infizieren einen Menschen, wenn sie in Kontakt mit dessen Augen- oder Mundschleimhaut kommen. Weil die Tröpfchen groß sind, haben sie nur eine geringe Reichweite. Eine Übertragung kann nur in unmittelbarer Umgebung (Abstand vermutlich < 1 m) erfolgen. Infektionsschutzmaßnahmen umfassen Handschuhe, Schutzkittel, chirurgischen Mundschutz sowie Schutzbrille. Aufgrund der geringen Reichweite sind weitere Maßnahmen wie zusätzliche Atemfilter oder eine Filterung der Luft nicht notwendig.

Mikroorganismen dieser Kategorie sind typischerweise Influenzaerreger, Mykoplasmen, invasive *Haemophilus-influenzae-* (nur bei Kindern) oder *Neisseria-meningitidis*-Erreger (lösen Sepsis oder Meningitis aus). Theoretisch ist Lungenpest ein Beispiel für ein bioterroristisches Agens dieser Kategorie. Allerdings müssen aufgrund der geringen Infektionsdosis (10–100 Erreger) und der hohen Letalität stärkere Schutzmaßnahmen ergriffen werden.

Schutzmaßnahmen vor Aerosolen

Schutzmaßnahmen dieser Klasse müssen angewendet werden, wenn sich die Mikroorganismen durch die Luft als Aerosol übertragen lassen. Diese Partikel weisen einen Durchmesser < 5 µm auf und verbleiben als Aerosol in der Luft. Durch Luftströmungen in unmittelbarer Nähe der Quelle, aber auch in größerer Entfernung (z. B. durch Klimaanlagen verursacht) können sich diese Mikroorganismen weit verbreiten. Patienten mit einer solchen Infektion werden isoliert und die Abluft aus den Isolationszimmern wird gefiltert. Schutzmaßnahmen dieser Kategorie sind Handschuhe, Überzüge, Augenschutz sowie eine geprüfte, gut sitzende Maske mit Schwebstoff-(HEPA-)Filter (➤ Kasten 20.7).

20.7 Schutz gegen biologische Gefahrenstoffe

Bedenken Sie, dass bei vielen Erkrankungen im Zusammenhang mit biologischen Gefahrenstoffen die Schutzmaßnahmen nicht über den regulären Infektionsschutz hinausgehen müssen, wenn kein Risiko einer unmittelbaren Exposition gegenüber einem konzentriert ausgebrachten Agens besteht. Beispiele dafür sind Kontakte zu mit Lungenmilzbrand infizierten oder durch Botulinustoxin vergifteten Patienten. In den meisten Fällen kann es jedoch Tage dauern, bis die Ursache einer Erkrankung oder die Ausbringung eines B-Gefahrenstoffes überhaupt erkannt wird. Also auch wenn einige Agenzien, wie Anthrax, nicht von Mensch zu Mensch übertragen werden, sollten die Rettungskräfte im Zweifel von einer hohen Infektiosität ausgehen und die erforderlichen Maßnahmen, einschließlich der Schutzmaßnahmen gegen Aerosole, einleiten.

Mikroorganismen dieser Klasse können die Erreger von Tuberkulose, Masern, Windpocken und SARS sein. Pocken oder virale hämorrhagische Fieber mit pulmonaler Beteiligung sind Beispiele für aerosolübertragene Erkrankungen, die im Zusammenhang mit einem bioterroristischen Anschlag auftreten können. Bei Verdacht auf bzw. Vorliegen dieser Erkrankungen muss der Patient jedoch unbedingt in einer Unterdruck-Isoliereinheit behandelt werden. Das betreuende Personal sollte einen ventilatorunterstützten HEPA-Schutzanzug tragen.

Gegen einen großen Anteil der Infektionen im Zusammenhang mit bioterroristischen Anschlägen müssen die Schutzmaßnahmen nicht über den regulären Infektionsschutz hinausgehen. Dies gilt jedoch nicht für die gerade genannten Beispiele sowie im Fall einer Exposition gegenüber einem hochkonzentrierten Wirkmittel. Beispiele für Letzteres sind Lungenmilzbrand oder biologische Toxine wie Botulinustoxin.

Die Gefährlichkeitseinstufung biologischer Arbeitsstoffe und dabei insbesondere von Mikroorganismen wird durch die EU-Richtlinie 2004/54/EG vorgenommen und für Deutschland in der Biostoffverordnung geregelt. Sie definiert vier Risikogruppen, denen wiederum Schutzstufen zugeordnet werden. Sie berücksichtigen nicht nur Ausbreitungsweg, Infektionsweg und -risiko, sondern auch die Schwere der Erkrankung und die Möglichkeit der Behandlung. Pocken und die durch Ebola-, Lassa- und Marburg-Virus hervorgerufenen hämorrhagischen Fieber werden zur höchsten Risikogruppe 4 gerechnet.

20.5.2 Ausgewählte Beispiele

Anthrax

Anthrax oder Milzbrand wird durch das sporenbildende Bakterium *Bacillus anthracis* verursacht. Die Krankheit tritt auch natürlich auf: Meist infizieren sich Personen durch den Kontakt mit infizierten Tieren bzw. vor allem mit anthraxkontaminierten Tierprodukten, z. B. Tierhäuten in Gerbereien (Zoonose). Das Bakterium wurde schon früh als biologischer Kampfstoff eingesetzt und soll noch immer von einigen Staaten für diese potenzielle Nutzung gelagert werden. Die Freisetzung aerosolisierter Anthraxsporen bei einem Betriebsunfall in einer sowjetischen B-Waffen-Forschungseinrichtung in der Nähe von Jekaterinburg (früher Swerdlowsk) führte 1977 zur Infektion von 79 Menschen, von denen 68 starben. Mit Anthraxsporen kontaminierte Briefe wurden 2001 in den USA an Regierungsstellen, prominente Politiker, Journalisten und Juristen verschickt. Obwohl nur 22 Fälle (11 Fälle von Lungen- und 11 Fälle von Hautmilzbrand) bekannt wurden und 5 Menschen aufgrund der Infektion verstarben, war bei Tausenden eine prophylaktische Antibiotikagabe indiziert. Die effiziente Ausbringung von 100 kg waffenfähigen Anthraxsporen mit einem Flugzeug über Washington, DC, würde nach Schätzungen des Office of Technology Assessment abhängig von den Wetterbedingungen zwischen 130 000 und 3 Millionen Todesfälle verursachen.[47]

Bacillus anthracis ist ein grampositives, sporenbildendes Bakterium, das sowohl als vegetativer Erreger als auch als Spore vorkommen kann. Die vegetative Form kann nur innerhalb eines Wirtsorganismus überleben, während die Sporen in der Umwelt (vor Sonne geschützt, z. B. im Erdreich) über Jahrzehnte lebensfähig bleiben können. Mögliche Infektionswege bzw. Eintrittspforten sind die Atemwege, der Gastrointestinaltrakt sowie die – nicht intakte – Haut. Abhängig vom Infektionsweg kommt es zu Inhalations- oder Lungenmilzbrand, Darm- oder Hautmilzbrand.

Darmmilzbrand ist selten und tritt z. B. nach Verzehr infizierter Milchprodukte oder von infiziertem Fleisch auf. Die Symptomatik der Patienten umfasst unspezifische Symptome wie Übelkeit, Erbrechen, Unwohlsein, blutigen Durchfall bis zum akuten Abdomen. Die Letalität beträgt über 80 %, da sehr hohe Erregermengen beim Verzehr aufgenommen werden können.

Hautanthrax tritt auf, wenn Sporen oder aktive Erreger die Haut – primär im Bereich vorbestehender Läsionen – durchdringen. Es bildet sich ein Bläschen, das in der Folge ulzeriert und meist durch eine zentrale, schwarze Nekrose auffällt. Der Randbereich ist ödematös geschwollen und kann kleinere Bläschen aufweisen. Wenn die Infektion nicht mit Antibiotika behandelt wird, kann die Letalität bis zu 20 % erreichen, bei Behandlung mit Antibiotika liegt sie bei unter 1 %.

Um die größte Effektivität zu erzielen, würde Anthrax als B-Waffe mit großer Wahrscheinlichkeit in Sporenform eingesetzt werden. Anthraxsporen haben einen Durchmesser von ca. 1–5 µm, sodass sie sich prinzipiell zur Ausbringung als Aerosol eignen. Aerosolisierte Sporen werden eingeatmet und in den Alveolen abgelagert. Sie werden dort von Makrophagen aufgenommen und zu den mediastinalen Lymphknoten transportiert. Dort keimen sie und produzieren Toxine, die eine tödlich verlaufende **akute hämorrhagische Mediastinitis** auslösen können. Die Symptome des **Lungenmilzbrands** treten dosisabhängig mit einer Verzögerung von meist 1–7 Tagen nach Sporeninhalation auf; auch eine Latenzperiode von bis zu 60 Tagen ist möglich. Sie sind unspezifisch und schließen anfangs meist Fieber, Schüttelfrost, Atemnot, Husten, thorakale Schmerzen, Kopfschmerzen und Erbrechen ein. Nach einigen Tagen bessern sich die Symptome kurzzeitig, um sich dann rapide mit erneutem Fieber, Atemnot, Schweißausbrüchen bis zu Schock und Tod zu verschlechtern.[45, 48, 49] Vor den Anthraxattentaten 2001 wurde von einer Letalität von 90 % ausgegangen. Durch frühzeitige Antibiotikagabe und intensivmedizinische Betreuung konnte sie auf unter 50 % gesenkt werden.[50]

Lungenmilzbrand ist nicht ansteckend; deshalb besteht für die Rettungsdienstmitarbeiter kein Risiko. Nur die Exposition gegenüber den aerosolisierten Sporen selbst beinhaltet ein hohes Infektionsrisiko. Bei der Betreuung von Milzbrandpatienten sind die üblichen Infektionsschutzmaßnahmen ausreichend. Ein Milzbrandpatient sollte nach stabilisierenden Maßnahmen zügig in ein Krankenhaus mit intensivmedizinischer Betreuungsmöglichkeit gebracht werden. Rettungsdienstmitarbeiter werden jedoch selten zu einem erkrankten Patienten gerufen, sondern eher zu einer möglicherweise mit Sporen auf Bekleidung oder Haut kontaminierten Person.

Management

Eine Antibiotikaprophylaxe ist nur für Personen erforderlich, die Sporen unmittelbar ausgesetzt waren. Da dies jedoch unter Umständen schwierig beurteilbar ist, sollten Antibiotika großzügig angeboten werden. Auswahl des Antibiotikums und Therapiedauer sollten einheitlich durch eine spezialisierte Institution entschieden werden. Die derzeitige Empfehlung sieht die orale Gabe von Doxycyclin oder eines Chinolons für eine Dauer von 60 Tagen vor. Es existiert ein Impfstoff gegen Anthrax, der vom US-Militär 1998 in sein Impfprogramm aufgenommen wurde. Die Grundimmunisierung besteht beim US-Impfstoff aus sechs Einzelimpfungen (beim britischen Impfstoff aus vier Impfungen); jährlich ist eine Auffrischung erforderlich. Die Impfempfehlung gilt in Deutschland nur für Laborpersonal, in den USA außer für das Militär auch für betroffene Berufsgruppen (z. B. bei Verarbeitung von Tierhäuten).

Pest

Die Pest wird durch das gramnegative Bakterium *Yersinina pestis* verursacht. Es tritt auch natürlich auf und lässt sich in Endemiegebieten insbesondere in Flöhen und Ratten nachweisen. Sticht ein infizierter Floh einen Menschen, kann dieser eine **Beulenpest** entwickeln. Wird diese Lokalinfektion nicht behandelt, erkrankt der Patient systemisch, was schließlich zu Sepsis und Tod führen kann. Ein Teil der Patienten entwickelt pulmonale Symptome **(Lungenpest)**. Die Pest war für den „Schwarzen Tod" von 1346–1353 verantwortlich, dem 20–30 Millionen Menschen in Europa zum Opfer fielen, etwa ein Drittel der damals lebenden Gesamtbevölkerung. *Y. pestis* wurde für die B-Waffen-Produktion vermehrt: Dazu wurden auch Verfahren entwickelt, bei denen zur Krankheitsübertragung der bakterielle Organismus selbst als infektiöses Agens aerosolisiert wird, sodass kein Vektor in Form von Flöhen oder Ratten mehr erforderlich ist. Die WHO stellte im Rahmen eines möglichen Worst-Case-Szenarios fest, dass bei der Ausbringung von 50 kg *Y. pestis* als Aerosol über einer Stadt mit 5 Millionen Einwohnern (in einem wirtschaftlich entwickelten Land) schätzungsweise 150 000 Menschen an Lungenpest erkranken und 36 000 Todesfälle eintreten würden.[51]

Die natürlich auftretende Pest, die durch den Biss eines infizierten Flohs ausgelöst wird, verursacht innerhalb von 2–8 Tagen Symptome wie Fieber, Schüttelfrost, Mattigkeit und akuten Lymphknotenschwellungen (Bubonen) in Nacken, Leiste und Achsel. Bei unbehandelten Patienten kann die Erkrankung systemisch werden und zum Tod führen. Etwa 12 % der Patienten entwickeln eine tödlich verlaufende Lungenpest mit Brustschmerz, Atemnot und Bluthusten.

Pest als Folge eines B-Waffen-Anschlags wird mit größter Wahrscheinlichkeit das Ergebnis einer Infektion durch als Aerosol ausgebrachte Bakterien sein. Aus diesem Grund werden diese Patienten mit einem anderen klinischen Bild auffallen. Wird ein *Y.-pestis*-Aerosol inhaliert, treten die Symptome bereits nach 1–6 Tagen auf. Als Symptome sind Fieber, Husten mit blutigem Auswurf und Atemnot zu erwarten. Typischerweise werden keine Lymphknotenschwellungen auftreten. Ohne antibiotische Behandlung wird der Tod 2–6 Tage nach Auftreten der Atemwegssymptome eintreten.[52]

Derzeit ist keine Impfung gegen Lungenpest verfügbar. Die Behandlung besteht aus antimikrobieller und unterstützender Therapie – häufig dürfte eine intensivmedizinische Betreuung erforderlich werden. Eine Antibiotikagabe wird auch als prophylaktische Maßnahme für Personen empfohlen, die ohne Schutzbekleidung Kontakt mit einem Lungenpestpatienten hatten.

Patienten mit Pest stellen ein Übertragungsrisiko dar. Wenn Patienten nur mit Hautsymptomen auffallen (Bubonenpest), sind Schutzmaßnahmen gegen eine Kontaktinfektion ausreichend. Bei Patienten mit Verdacht auf Lungenpest (als Folge eines terroristischen Anschlags wahrscheinlicher) müssen die Rettungskräfte eine PSA einsetzen, die vor Tröpfcheninfektion schützt. Das schließt eine FFP3-Maske, eine Schutzbrille, Handschuhe und einen Schutzkittel ein. Rettungsdienstmitarbeiter, die zu einem Einsatzort gerufen werden, bei dem der Einsatz von *Y. pestis* als biologischer Kampfstoff in Aerosolform möglich ist (ohne dass dies meist zu diesem Zeitpunkt bereits gewiss sein dürfte), sollten die PSA entsprechend einer Gefahrstofflage mit Einsatz in der heißen oder warmen Zone wählen.

Management

Pestinfizierte werden stabilisiert und in eine geeignete Zielklinik gebracht. Die vorherige Kommunikation mit dieser ist zwingend erforderlich, um sicherzustellen, dass sowohl räumlich (Isolierstation) als auch personell (Ausbildungsstand hinsichtlich PSA, ausreichend PSA vorhanden) die Aufnahme des Patienten möglich ist. Wenn der Zustand des Patienten es erlaubt, sollte auch er einen chirurgischen Mundschutz tragen, was die Übertragungswahrscheinlichkeit weiter verringert.

Die Dekontamination von Fahrzeugen und Geräten entspricht den regulären Maßnahmen nach dem Transport eines infektiösen Patienten. Die Oberflächendesinfektion muss mit einem zugelassenen Desinfektionsmittel erfolgen, die Schlussdesinfektion mit einer Formaldehyd-Vernebelung. Es gibt bisher keinen Anhalt dafür, dass *Y. pestis* eine längere Umweltbeständigkeit aufweist, nachdem sich das primäre Aerosol aufgelöst hat.[52] Der Organismus ist gegenüber Hitze und Sonnenlicht empfindlich und kann außerhalb eines Wirtsorganismus nur kurzzeitig überleben. *Y. pestis* bildet keine Sporen.

Pocken

Pocken werden auch als **Variola major** und **Variola minor** bezeichnet. Diese früher ebenfalls natürlich auftretende Erkrankung wurde 1977 vollständig ausgerottet. Die Erreger sind jedoch noch in mindestens zwei Laboratorien vorhanden: in dem Russischen Institut für Virale Forschungen (VECTOR in Nowosibirsk) sowie den US-amerikanischen Centers for Disease Control and Prevention in Atlanta. Es wurde gemutmaßt, dass die sowjetische Regierung 1980 ein Programm startete, um sowohl große Mengen Pockenviren für den potenziellen Einsatz mit Raketensystemen zu produzieren als auch virulente Stämme des Virus für den Kampfstoffeinsatz zu züchten. Es gibt Befürchtungen, dass nach dem Zerfall der ehemaligen Sowjetunion Pockenviren in andere Hände geraten sind.[53]

Das Pockenvirus infiziert seine Opfer über die Schleimhäute des Rachens oder der Atemwege. Nach einer Inkubationszeit von 12–14 Tagen entwickelt der Patient Fieber, allgemeines Krankheitsgefühl, Kopf- und Rückenschmerzen. Darauf folgt ein **makulopapulöser Hautausschlag** mit charakteristischen Papeln und Bläschen, der im Bereich der Mundschleimhaut beginnt, aber rasch generalisiert.

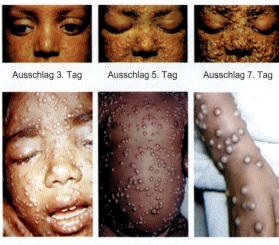

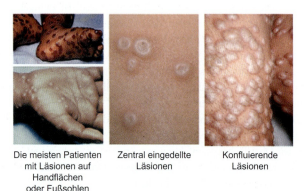

Abb. 20.5 Pocken.
Quelle: mit freundlicher Genehmigung der Centers for Disease Control and Prevention, Atlanta. © NAEMT; PHTLS, 8th edition, Jones & Bartlett, 2016

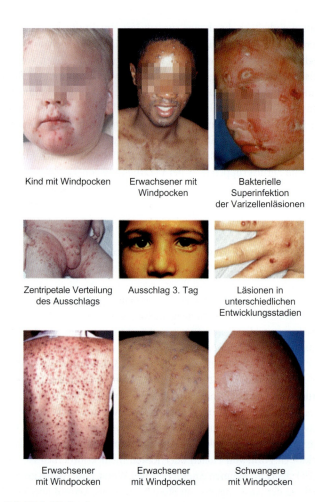

Abb. 20.6 Windpocken.
Quelle: mit freundlicher Genehmigung der Centers for Disease Control and Prevention, Atlanta. © NAEMT; PHTLS, 8th edition, Jones & Bartlett, 2016

Das Exanthem ist charakterisiert durch runde, gespannte Papeln, die im Bereich der Extremitäten und des Kopfes (zentrifugal) in größerer Dichte auftreten als am Körperstamm und ein einheitliches Bild bieten (➤ Abb. 20.5).

Dies unterscheidet die Pocken von **Varizellen** oder Windpocken (➤ Kasten 20.8), die auf dem Rumpf beginnen, dort auch enger stehen (zentripetal) und ein uneinheitliches Bild bieten, da verschiedene Entwicklungsstadien der Bläschen gleichzeitig vorliegen: frisch aufgetretene Papeln neben älteren, offenen, ggf. verkrusteten Läsionen – „Sternenhimmelbild" (➤ Abb. 20.6). Die Sterblichkeit bei natürlich auftretenden Pocken lag bei etwa 30 %. Es gibt nur wenige Kenntnisse über den Verlauf der Erkrankung bei immungeschwächten Patienten, z. B. mit AIDS.

20.8 Unterscheidung zwischen Windpocken und Pocken

Das klinische Erscheinungsbild der Windpocken (Varizellen) kann am leichtesten mit Pocken verwechselt werden. Für Windpocken gilt:
- Der eigentlichen Erkrankung gehen keine oder mildere Symptome voraus (Prodromi).
- Die Läsionen sind oberflächlich(er).
- Die Läsionen treten in Gruppen auf; in allen Bereichen des Körpers finden sich unterschiedliche Entwicklungsstadien gleichzeitig: „sternhimmelförmiges Bild".
- Zentripetale Verteilung: Die größte Dichte der Läsionen findet sich am Stamm, die geringste an den Extremitäten. Die Läsionen können auch im Gesicht und im Bereich der behaarten Haut auftreten; gelegentlich ist der gesamte Körper gleichmäßig betroffen.
- Die ersten Läsionen treten meist im Gesicht oder am Stamm auf.
- Die Patienten sind selten sehr schwer erkrankt.
- Rapide Entwicklung: Die Läsionen entwickeln sich schnell von Hautflecken zu Papeln zu Bläschen zu Pusteln zu Krusten (meist in weniger als 24 Stunden).
- Handflächen und Fußsohlen sind selten betroffen.
- Erkrankte haben keine Windpockenimpfung erhalten oder können dazu keine Angaben machen.
- 50–80 % der Patienten erinnern sich daran, innerhalb der letzten 10–21 Tage Kontakt mit einem Patienten mit Windpocken oder Herpes zoster (Gürtelrose) gehabt zu haben.

Quelle: Centers for Disease Control and Prevention, Atlanta

Pocken sind eine ansteckende Erkrankung, deren Infektionsweg insbesondere die Tröpfchen- und die Schmierinfektion bei unmittelbarem Patientenkontakt ist. Kontaminierte Bekleidung kann ebenso wie z. B. Bettwäsche das Virus verbreiten. Die Patienten sind mit Beginn des Ausschlags ansteckend. Dies muss aber nicht immer offensichtlich sein, da der Ausschlag anfangs nur im Oropharynx vorliegen kann. Wenn Rettungskräfte einen Pockenpatienten behandeln und transportieren, muss die PSA gegen Kontakt-, Tröpfchen- und Aerosolübertragung schützen. Dies beinhaltet mindestens eine FFP3-Maske, ggf. ABC-Schutzmaske oder filterventilierte Kopfhaube, Schutzbrille und Schutzanzug. Idealerweise sollten die Rettungskräfte geimpft sein.[54]

Das frühere Routine-Pocken-Impfprogramm wurde bereits 1972 eingestellt. Die verbleibende Immunität durch den Impfschutz ist unklar, aber es ist zu vermuten, dass Personen, die vor über 40 Jahren geimpft wurden, keinen ausreichenden Infektionsschutz mehr haben. In Deutschland wurde das Robert Koch-Institut (RKI) beauftragt, koordinierend ein Rahmenkonzept zu erarbeiten, das sowohl Diagnostik, seuchenhygienische Maßnahmen, Organisation von Schutzimpfungen als auch die Behandlung planen und weiterentwickeln soll. Basierend auf einem Phasenmodell, wird eine abgestufte Reaktion und Impfung der Bevölkerung im jeweils erforderlichen Umfang empfohlen. Die Impfung ist in Deutschland zurzeit weder erhältlich noch empfohlen.

In den USA ist die Impfung derzeit nur für bestimmte Angehörige des Verteidigungs- und des Außenministeriums zugänglich. Außerdem wird sie im Rahmen eines Programms des Gesundheitsministeriums eingesetzt, um kleine Pocken-Notfallteams aufzustellen. Für die Öffentlichkeit ist die Immunisierung derzeit nur im Rahmen klinischer Studien erhältlich. Die deutsche und die US-Regierung bevorraten große Mengen des Impfstoffs für eventuelle Massenimpfungen im Falle einer Gefährdung der Bevölkerung. Die Impfung bietet einen gewissen Schutz gegen den Ausbruch der Erkrankung und verhindert tödliche Verläufe wahrscheinlich sicher, wenn sie innerhalb von vier Tagen nach der Exposition erfolgt.[53]

Management

Die Rettungsdienstkräfte führen eine stabilisierende Therapie der Betroffenen durch. Sie müssen die empfohlene Schutzausstattung durchgängig tragen. Es ist zwingend erforderlich, dass es keine Lücken in den Infektionsschutzmaßnahmen gibt. Im Rahmen von Notfallplänen sind lokale Krankenhäuser zu definieren, die ausreichende Mittel (Isolierstation, geschultes Personal) zur Verfügung haben, um diese Patienten zu betreuen. Die Zielklinik muss vor dem Transport unbedingt über den bestätigten oder vermuteten Pockenfall informiert werden, damit sie geeignete Maßnahmen einleiten kann, um eine Ausbreitung des Virus zu verhindern. Die Feststellung eines Pockenfalls würde für das Gesundheitssystem einen Notfall höchster Priorität darstellen und umfassende nationale und internationale Maßnahmen nach sich ziehen.

Das korrekte Ablegen der PSA, ohne den Infektionsschutz zu durchbrechen, ist für die Sicherheit des Retters von höchster Bedeutung. Der gesamte potenziell kontaminierte medizinische Abfall muss entsprechend den Vorschriften verpackt, gekennzeichnet und entsorgt werden. Wiederverwendbare medizinische Ausrüstung muss gemäß den Standardprotokollen gereinigt werden – entweder autoklaviert oder mit zugelassenen Substanzen (vorzugsweise formaldehydbasiert) desinfiziert. Umgebende Oberflächen müssen nur mit einem vom RKI geprüften Desinfektionsmittel gereinigt werden. Personen, die diese Maßnahmen durchführen, müssen unbedingt geimpft sein.

In Deutschland muss ein RTW (anders als in den USA[55]) nach Behandlung oder Transport eines Pockenkranken durch Formaldehydbegasung dekontaminiert werden.

Botulinustoxin

Botulinustoxin wird von dem Bakterium *Clostridium botulinum* produziert und ist das stärkste bekannte Gift. Es ist 15 000-mal giftiger als VX und 100 000-mal giftiger als Sarin.[56] Die für den Anschlag auf die U-Bahn in Tokio verantwortliche Aum-Shinrykyo-Sekte versuchte 1995 erfolglos, ein Botulinustoxin-Aerosol auszubringen. Botulinustoxin wurde als chemischer Kampfstoff hergestellt und „waffenfähig" gelagert. Trotz der bekannten Schwierigkeiten, die Substanz zu konzentrieren und für die Ausbringung zu stabilisieren, wird vermutet, dass punktuelles terroristisches Ausbringen eines Botulinustoxin-Aerosols 10 % der Menschen im Abwindbereich bis in etwa 500 m Entfernung invalidisieren oder töten könnte. Das Toxin könnte in die Lebensmittelversorgung eingebracht werden und auf diesem Weg eine große Zahl von Menschen vergiften.

Die ersten drei der nachfolgend aufgelisteten Formen von Botulismus kommen in der Natur vor:
- **Wundbotulismus** entsteht, wenn Toxine aus verunreinigten oder nekrotischen Wunden, die mit *C. botulinum* besiedelt sind, aufgenommen werden.
- **Nahrungsmittelbedingter Botulismus** tritt auf, wenn Lebensmittelkonserven unsauber befüllt wurden, sodass sich *C. botulinum* während der Lagerung vermehren kann.
- **Intestinaler Botulismus** wird ausgelöst, wenn das Botulinustoxin im Gastrointestinaltrakt produziert und in den Blutkreislauf aufgenommen wird.
- Die vom Menschen verursachte vierte Form tritt als **Inhalationsbotulismus** nach Inhalation eines Botulinustoxin-Aerosols auf.

Unabhängig von der Art der Aufnahme wird das Botulinustoxin zur neuromuskulären Synapse transportiert, wo es irreversibel gebunden wird. Dabei blockiert es die Bindung des Neurotransmitters Acetylcholin und verursacht eine absteigende, schlaffe Lähmung. Die Symptome werden nach einigen Stunden bis wenigen Tagen auftreten. Alle Patienten fallen mit Sehstörungen (Doppelbilder) und vielfältigen zentralen neurologischen Ausfällen, insbesondere Sprach- und Schluckstörungen, auf. Die Ausprägung und Geschwindigkeit des Auftretens der absteigenden Lähmung sind abhängig von der aufgenommenen Dosis. Die Patienten werden müde, verlieren die Kontrolle über die Kopfmotorik, können ihren Würgereflex verlieren oder Atemversagen entwickeln, sodass Intubation und teilweise monatelange Beatmung erforderlich werden. Unbehandelte Patienten sterben meist aufgrund einer Obstruktion der oberen Atemwege oder unzureichender Atmung. Die klassische Trias einer Botulinusvergiftung umfasst:
- Absteigende, symmetrische schlaffe Lähmung mit Defiziten der Hirnnerven

- Fieber
- Unbeeinträchtigtes Empfindungsvermögen

Nach Wochen bis Monaten können sich Patienten wieder erholen, wenn sich neue Axone ausbilden, welche die Muskeln reinnervieren.

Management

Die Behandlung der Patienten besteht aus stabilisierenden Maßnahmen und einer schnellen Gabe eines Antitoxins (polyvalentes Antitoxin, Fa. Behring). Die frühe Gabe des Antitoxins kann zwar das weitere Fortschreiten der Lähmung verhindern oder reduzieren, bereits bestehende Lähmungserscheinungen sind jedoch irreversibel.

Rettungsdienstpersonal, das Opfer einer Botulinusvergiftung behandelt, muss jederzeitig mit einer Verschlechterung der Atmung oder einer Verlegung der Atemwege rechnen. Die Patienten sind aufgrund der Schluckstörungen unter Umständen nicht in der Lage, ihre Atemwege offen zu halten. Die Lähmung des Zwerchfells verhindert möglicherweise eine ausreichende Ventilation. Durch die Rückenlage oder eine halbsitzende Position wird diese Problematik eventuell verschlimmert. Patienten mit progredienter Atemnot sollten intubiert und suffizient beatmet werden.

Standard-Vorsichtsmaßnahmen im Umgang mit den Patienten sind ausreichend, da es sich nicht um eine ansteckende Erkrankung handelt. Botulinustoxin zerfällt in der Umwelt zügig – zwei Tage nach Ausbringen von Botulinustoxin sollte dieses nahezu vollständig inaktiviert sein. Rettungskräfte, die wegen eines offensichtlichen Botulinustoxin-Anschlags alarmiert werden, benötigen die entsprechende Schutzausstattung, um in der heißen oder warmen Zone eines mit gesundheitsgefährdenden Stoffen kontaminierten Gebietes arbeiten zu können. Da das Aerosol unter durchschnittlichen Wetterbedingungen zwei Tage persistieren kann, müssen Opfer, die potenziell Botulinustoxin ausgesetzt waren, durch vollständige Entkleidung und Wäsche mit Seife und Wasser dekontaminiert werden. Die Ausrüstung kann mit 0,1-prozentiger Hypochloritlauge dekontaminiert werden.[58] Die Patienten müssen im Krankenhaus nicht isoliert werden; intensivmedizinische Betreuung bzw. Beatmung wird jedoch wahrscheinlich erforderlich sein oder werden.

20.6 Strahlenunfälle, nukleare und radiologische Waffen

Nach den Anschlägen vom 11. September 2001 begann man sich mit der Möglichkeit auseinanderzusetzen, der Rettungsdienst könnte in die Lage kommen, die Folgen eines Anschlags mit nuklearen oder radiologischen Waffen zu bewältigen. Früher dachte man, Strahlenunfälle könnten am ehesten im Rahmen eines Nuklearkriegs oder bei Unfällen in zivilen Kernkraftwerken entstehen. Heutzutage steigt das Bewusstsein, dass eine improvisierte Nuklearwaffe oder „schmutzige Bombe" durch Terroristen eingesetzt werden könnte. Bei einer „schmutzigen Bombe" wird eine konventionelle Bombe gezündet, die ein sie umgebendes radioaktives Material in der Umgebung verbreitet.

Obwohl Unfälle mit Strahlenquellen selten sind, gab es seit 1944 243 Strahlenunfälle mit 1342 Opfern, welche die Kriterien für eine signifikante Exposition erfüllten. Weltweit gab es 403 Unfälle mit 133 617 Opfern, davon 2965, die einer signifikanten Strahlendosis ausgesetzt waren, von denen 120 verstarben. Die Tschernobyl-Katastrophe war für 116 500 bis 125 000 Strahlengeschädigte und mit Stand 2005 nahezu 50 Todesfälle verantwortlich. Es wird jedoch befürchtet, dass die Anzahl der Todesopfer durch einen Anstieg der Krebserkrankungen auf bis zu 4000 steigen kann.[59, 60] Im Zuge eines Erdbebens mit nachfolgendem Tsunami wurden mehrere Reaktorblöcke des Kernkraftwerkes in Fukushima zerstört, was eine größere Freisetzung radioaktiver Substanzen in die Umwelt zur Folge hatte. Es wird Jahre bis Jahrzehnte dauern, bis der volle Umfang der ökologischen und der gesundheitlichen Folgen für die Bevölkerung in der Region beurteilt werden kann.

Radioaktive Unfälle können Angst und Verunsicherung nicht nur bei der Bevölkerung, sondern auch bei den professionellen Helfern verbreiten. Das Sichvertrautmachen mit den Abläufen und routinemäßiges Üben der Bewältigung radioaktiver Unfälle sowie das Training der Verfahren im Umgang mit radioaktivem Material können helfen, diese Angst zu reduzieren, um im Katastrophenfall adäquat reagieren zu können (➤ Kasten 20.9).

Die Freisetzung ionisierender Strahlung und eine radioaktive Kontamination können Folge verschiedener Szenarien sein:
- Detonation einer nuklearen Waffe, z.B. einer modernen Kernwaffe oder eines improvisierten nuklearen Sprengkörpers mit geringerer Energie
- Detonation einer „schmutzigen Bombe", das heißt einer konventionellen, nicht nuklearen Bombe, die assoziiertes radioaktives Material verteilt
- Sabotage oder ein Unfall in einem Kernkraftwerk
- Falscher Umgang mit radioaktivem Material, insbesondere auch mit radioaktiven Abfällen

> **20.9 Prinzipien für die Reaktion auf eine Strahlenkatastrophe**
>
> 1. Stellen Sie zuerst die Gefahrenlage am Unfallort fest.
> 2. Alle Patienten werden zuerst hinsichtlich ihrer (dringend behandlungsbedürftigen) traumatologischen Probleme versorgt, bevor Überlegungen hinsichtlich des Vorliegens einer Strahlenbelastungen und Kontamination angestellt werden.
> 3. Eine äußerliche Strahlenbelastung kann Gewebeschäden verursachen, macht den Patienten aber nicht radioaktiv. Selbst Patienten mit lebensbedrohlichen Strahlenschäden stellen kein Risiko für das behandelnde Personal dar.
> 4. Patienten können mit radioaktivem Material kontaminiert werden, das sich auf ihrer Haut oder Bekleidung absetzt. Mehr als 90 % dieser Oberflächenkontaminationen können durch die Entfernung der Bekleidung beseitigt werden. Verbleibende Kontaminationen können mit Seife und Wasser abgewaschen werden.
> 5. Schützen Sie sich selbst gegen radioaktive Kontamination, indem Sie die grundsätzlichen Schutzmaßnahmen beachten: Tragen von Helm, Handschuhen, Maske etc.
> 6. Patienten, die innerhalb der ersten 4 Stunden Übelkeit und Erbrechen oder eine deutliche Hautrötung aufweisen, sind wahrscheinlich mit hohen Strahlendosen konfrontiert gewesen.

7. Radioaktive Kontaminationen in Wunden sollten als Verunreinigung betrachtet und als solche auch zügig weggespült werden. Vermeiden Sie es, metallische Fremdkörper mit der Hand zu entfernen.
8. Die Gabe von Kaliumiodid ist nur sinnvoll, wenn vermutlich radioaktives Iod freigesetzt worden ist. Kaliumiodid ist kein generelles Antidot nach Bestrahlung.
9. Zeit/Entfernung/Abschirmung bilden das Schlüsselkonzept in der Prävention von unerwünschten Strahlenexpositionen: Strahlenbelastungen werden vermieden bzw. reduziert, indem die **Arbeitszeit** in der betroffenen (heißen bzw. warmen) Zone **reduziert**, die **Entfernung** zu einer Strahlenquelle möglichst **groß** gehalten und nach Möglichkeit eine **Abschirmung** aus Metall oder Beton genutzt wird.

Quelle: Department of Homeland Security Working Group on Radiological Dispersion Device Preparedness/Medical Preparedness and Response Subgroup, 2004, www1.va.gov/emshg/docs/Radiologic_Medical_Countermeasures_051403.pdf

20.6.1 Medizinische Folgen einer Strahlenkatastrophe

Die Verletzungen und Gefährdungen im Rahmen einer nuklearen Katastrophe dürften vielfältige Ursachen haben. Bei einer nuklearen Detonation können die Opfer unmittelbar durch die Sprengkraft und die Druckwelle primäre, sekundäre und tertiäre Explosionsverletzungen erleiden. Zusätzlich kommt es zu einem hohen Anteil an Verbrennungen (insbesondere durch Initial- und Hitzestrahlung). Einstürzende Gebäude sorgen für weitere Verletzungen bzw. Verletzte. Die Betroffenen können unmittelbare **Strahlenschäden** erleiden; weitere Strahlenbelastungen erfolgen durch die Rückstandsstrahlung (überwiegend Beta- und Gammastrahlung aus Fallout) und die spätere Freisetzung von Radioaktivität aus äußeren oder innerlichen Kontaminationen. Eine fortschreitende äußere Strahleneinwirkung würde vorwiegend von Ablagerungen auf Haut und Bekleidung ausgehen, während eine innerliche Kontamination durch Inhalation radioaktiver Partikel, Aufnahme verseuchter Nahrung, Freisetzung aus und Resorption von eingedrungenen Fremdkörpern oder Ablagerung radioaktiven Materials in Wunden entsteht.

Reaktorunfälle in einem Kernkraftwerk können ohne nukleare Detonation große Mengen ionisierender Strahlen freisetzen. Diese Gefahr besteht vor allem, wenn die Kalkulationen oder die Kontrolle der kritischen Masse fehlerhaft sind. „Konventionelle" Explosionen, Feuer oder Gasaustritte können ebenfalls radioaktive Gase und Feinstäube freisetzen, die ein Expositions- und Kontaminationsrisiko für Hilfskräfte darstellen.

Radiologische (nicht nukleare) Waffen (**Radiation Dispersion Devices,** RDD) können aller Wahrscheinlichkeit nach nicht genug Radioaktivität freisetzen, um schwerwiegende akute Strahlenschäden zu verursachen. Trotzdem wird die durch sie verbreitete radioaktive Kontamination der Opfer – und Helfer – (primär in Form von Feinstäuben) die Versorgung der „konventionellen" Explosionsverletzungen erschweren und in jedem Fall den Ablauf der Versorgung verzögern. „Schmutzige Bomben" können auch bei Hilfskräften Verunsicherung und Panik aufgrund möglicher Strahlenexposition hervorrufen und so ebenfalls die Behandlung verzögern.

Ionisierende Strahlung verursacht Verletzungen auf zellulärer Ebene durch Interaktionen mit den Atomen und die Abgabe von Energie. Durch diese **Ionisation** werden entweder die Zellkerne direkt geschädigt, was zu Zelltod oder Fehlfunktionen führt, oder die Zellen werden indirekt geschädigt, indem toxische Moleküle (durch die Interaktion mit Wasser) entstehen. Eine akute Exposition gegenüber großen Strahlenmengen (Gammastrahlen und Neutronen) innerhalb kurzer Zeit führt zur akuten Strahlenkrankheit. Ionisierende Strahlung umfasst Alphateilchen, Betateilchen, Gammastrahlung und Neutronen.

- **Alphateilchen** sind relativ groß und können die Haut nicht durchdringen. Eine intakte Haut oder die Kleidung bieten adäquaten Schutz vor ihnen. Ionisierende Strahlung von Alphateilchen wird erst dann zu einer Gefahr, wenn sie durch Inhalation oder Einnahme in den Körper gelangen. In diesem Fall können sie massive innere Verletzungen durch direkte Zellschädigung erzeugen.
- **Betateilchen** sind kleine geladene Teilchen, die eine höhere Eindringtiefe als Alphateilchen haben und tiefere Hautschichten bis in die Unterhaut verletzen, was zu „Beta-Verbrennungen" führt. Strahlung durch diese Teilchen findet sich hauptsächlich im nuklearen Fallout. Betateilchen können auch zu einer lokalen Strahlenverletzung führen.
- **Gammastrahlen** verhalten sich ähnlich wie Röntgenstrahlen und können Gewebe leicht durchdringen. Sie werden bei einer nuklearen Detonation und später durch den Fallout freigesetzt. Gammastrahlen werden außerdem von bestimmten Radionukliden emittiert, die möglicher Bestandteil schmutziger Bomben sind. Sie verursachen die sogenannte **Ganzkörperexposition.** Eine ausreichend hohe Dosis kann zur akuten Strahlenkrankheit führen (➤ Kasten 20.10).
- **Neutronen** durchdringen das Gewebe sehr leicht und weisen die 20-fache Energie von Gammastrahlen auf, sodass sie unmittelbar große Gewebeschäden verursachen können. Auch Neutronen werden bei nuklearen Detonationen freigesetzt, stellen jedoch kein Falloutrisiko dar. Sie tragen zur Ganzkörperexposition bei und können ebenfalls die akute Strahlenkrankheit hervorrufen. Neutronen können Metalle in radioaktive Isotope umwandeln. Das ist für Patienten relevant, die metallische Gegenstände am Körper tragen oder zum Zeitpunkt der Exposition trugen.

> **20.10 Allgemeine Hinweise zu terroristischen Anschlägen mit ionisierenden Strahlen**
>
> **Diagnose**
> Diese Angaben erheben keinen Anspruch auf Vollständigkeit, sondern dienen der schnellen Orientierung. Rechnen Sie mit Folgendem:
> - Die akute Strahlenkrankheit folgt je nach Expositionsmenge einem vorhersagbaren Verlauf (➤ Tab. 20.5).
> - Personen erkranken durch eine Kontaminationsquelle in ihrer Umgebung, können jedoch erst deutlich später aufgrund ihres spezifischen Symptomenkomplexes (➤ Tab. 20.6) identifiziert bzw. diagnostiziert werden.

- Spezifische Symptome, die Anlass zur Besorgnis geben, insbesondere wenn eine etwa 2- bis 3-wöchige vorausgegangene Episode mit Übelkeit und Erbrechen angegeben wird, sind:
  - Hautveränderungen wie bei Sonnenbrand bzw. geringgradigen Verbrennungen, ohne dass ein auslösendes Ereignis ermittelt/erinnert werden kann
  - immunologische Abwehrschwäche mit Sekundärinfektionen
  - Blutungsneigung: Nasen- oder Zahnfleischbluten, Petechien
  - Knochenmarksuppression: Neutro-, Lympho- und Thrombozytopenie
  - Haarausfall

Verständnis einer möglichen Exposition

Die Exposition kann bewusst oder unbemerkt erfolgen durch:
- Große, offensichtliche Strahlenquellen wie eine nukleare Bombe oder einen schweren Störfall in einem Kernkraftwerk
- Eine kleine Strahlenquelle, die kontinuierlich Gammastrahlung abgibt und damit eine intermittierende Exposition für Einzelpersonen oder Gruppen darstellt (z. B. radioaktive Isotope aus der Nuklearmedizin oder kontaminiertes Trinkwasser oder Lebensmittel)
- Internalisierte Strahlung durch absorbiertes, eingeatmetes oder verschlucktes radioaktives Material (innere Kontamination)

Quelle: Department of Veterans Affairs, pocket guide produced by Employee Education System for Office of Public Health and Environmental Hazards. Diese Information erhebt keinen Anspruch auf Vollständigkeit, sondern soll eine schnelle Orientierung bieten. Zur genaueren Information sollten unbedingt weitere Quellen konsultiert werden.

Tab. 20.5 Akute Strahlenkrankheit – Wirkungen akuter kurzzeitiger Ganzkörperexposition nach äußerer Strahleneinwirkung oder -inkorporation

Dosis	0–1 Gy	1–2 Gy	2–6 Gy	6–8 Gy	8–30 Gy	> 30 Gy
Klinische Frühsymptomatik						
Übelkeit, Erbrechen	keine	5–50 %	50–100 %	75–100 %	90–100 %	100 %
Zeit nach Exposition	–	3–6 h	2–4 h	1–2 h	< 1 h	Minuten
Dauer	–	< 24 h	< 24 h	< 48 h	48 h	entfällt
Lymphozytenzahl pro µl	> 1500	< 1500	< 1000 nach 24 h	< 500 nach 24 h	Abnahme innerhalb von Stunden (< 200)	geht gegen 0 binnen Stunden
ZNS-Funktion	keine Einschränkung	keine Einschränkung	einfache Routineaufgaben lösbar, kognitive Einschränkung für 6–20 h	einfache Routineaufgaben lösbar, kognitive Einschränkung für > 24 h	rasche Handlungsunfähigkeit, evtl. klares Intervall (einige Stunden)	
Latenzphase						
symptomfreie Latenzphase	> 2 Wochen	7–15 Tage	0–7 Tage	0–2 Tage	keine	keine
Manifeste Erkrankung						
Zeichen und Symptome	keine	leichte Leukopenie	schwere Leukopenie, Purpura, Blutungen, Pneumonie, Haarausfall ab > 3 Gy		Diarrhö, Fieber, Elektrolytstörungen	Krämpfe, Ataxie, Tremor, Lethargie
Zeit bis Auftreten	–	> 2 Wochen	2 Tage bis 4 Wochen		1–3 Tage	1–3 Tage
kritische Phase	–	keine	4–6 Wochen – größtes Potenzial für medizinische Maßnahmen		2–14 Tage	1–46 Stunden
Organsystem	keins	–	hämatopoetisches und Atemsystem (Mukosa)		Gastrointestinaltrakt Schleimhäute	ZNS
Krankenhausaufenthalt	0 %	< 5 % 45–60 Tage	90 % 60–90 Tage	100 % 100 Tage	100 % Wochen bis Monate	100 % Tage bis Wochen
Mortalität	keine	gering	niedrig bei zügiger Behandlung	hoch	sehr hoch, signifikante neurologische Symptome weisen auf tödliche Dosis hin	

Modifiziert nach: *Medizinische Versorgung verstrahlter Patienten*, Armed Forces Radiobiology Institute, Bethesda, Md, 2003

Tab. 20.6 Symptomkomplexe als verzögerte Wirkungen nach Strahlenexposition

1	2	3	4
• Kopfschmerzen • Müdigkeit • Schwächegefühl	• Magersucht • Übelkeit • Erbrechen • Durchfall	• Verbrennungen 2. und 3. Grades • Haarausfall • Ulzerationen	• Lymphopenie • Neutropenie • Thrombozytopenie • Purpura • Opportunistische Infektionen

Modifiziert nach: *Medizinische Versorgung verstrahlter Patienten*, Armed Forces Radiobiology Institute, Bethesda, Md, 2003

Die Stärke der Ganzkörperexposition wird in **Gray** (Gy) angegeben. Das rad (Radiation Absorbed Dose) war die früher gebräuchliche Einheit; 1 Gy entspricht 100 rad. Die Einheit rem (Radiation Equivalent Man) steht für die „tatsächliche Strahlenbelastung" und wird berechnet, indem die Dosis in rad mit einem Qualitätsfaktor multipliziert wird, der die unterschiedliche Ionisationsfähigkeit berücksichtigt und daher für die unterschiedlichen Strahlungsarten spezifisch ist. Die Einheit rem wurde durch **Sievert** (Sv) ersetzt; 1 Sv entspricht 100 rem.

Radioaktive Strahlung betrifft vor allem Zellen mit einer hohen Teilungsrate. Dies führt insbesondere zur Schädigung von Knochenmark und Gastrointestinaltrakt. Höhere Dosen können das zentrale Nervensystem direkt schädigen. Die Gesamtdosis der Ganzkörperexposition bestimmt auch das Ausmaß der medizinischen Folgen. Patienten, die von bis zu 1 Gy Ganzkörperexposition betroffen wurden, zeigen gewöhnlich keine Anzeichen für eine akute Schädigung. Zwischen 1 und 2 Gy entwickelt etwa die Hälfte der Patienten Erbrechen und Übelkeit und in der Folge eine Leukopenie; nur wenige sterben an den Strahlenfolgen. Die meisten Opfer, die über 2 Gy Ganzkörperexposition erhalten, werden krank und benötigen eine stationäre Behandlung. Bei über 6 Gy ist bereits eine hohe Letalität zu erwarten. Bei Dosen über 30 Gy sind neurologische Schäden offensichtlich und die meisten Patienten sterben in weniger als drei Tagen.[19]

Die **akute Strahlenkrankheit** weist eine Prodromalphase mit Mattigkeit, Übelkeit und Erbrechen auf. Danach folgt eine Latenzphase, in der die Patienten nahezu asymptomatisch sind. Die Dauer dieser Phase hängt davon ab, wie viel radioaktive Strahlung absorbiert wurde. Danach manifestiert sich die Krankheit an dem Organsystem, das am stärksten betroffen ist. Je nach absorbierter Menge an Strahlung sind unterschiedliche Organsysteme betroffen:

- Bereits bei 0,7–4,0 Gy ist das Knochenmark betroffen: Die weißen Blutkörperchen nehmen in ihrer Zahl ab, woraus eine über einige Tage bis Wochen anhaltende Immunschwäche resultiert. Aufgrund der verminderten Anzahl an Thrombozyten sind die Patienten anfällig für Hämatome und Blutungen. Die Schädigung der roten Blutkörperchen führt zu einer Anämie.
- Bei 6–8 Gy ist auch der Gastrointestinaltrakt betroffen, sodass die Patienten mit Diarrhö und entsprechendem Volumenverlust sowie blutigem Stuhlgang auffallen.
- Ab 30 Gy werden Symptome des neurovaskulären Syndroms manifest und der Patient leidet initial an Übelkeit und Erbrechen; nach einer Latenzphase von wenigen Stunden wird er langsam eintrüben. Infolge zunehmender hämodynamischer Instabilität wird er schließlich komatös und stirbt. Dosen in dieser Größenordnung können bei Kernwaffenexplosionen auftreten; mit hoher Wahrscheinlichkeit erliegen die Opfer jedoch bereits den Verletzungen im Zusammenhang mit der Druckwelle. Ähnlich hohen Dosen können Patienten auch bei einem Reaktorunfall ausgesetzt werden.[19]

Nicht alle Strahlenunfälle oder terroristischen Anschläge dürften zu einer Exposition gegenüber hohen Strahlungsdosen führen. Gerade bei der Explosion einer „schmutzigen Bombe" ist durch die freigesetzte Strahlenmenge nicht mit schwerwiegenden akuten Schädigungen zu rechnen. Abhängig von der aufgenommenen Dosis steigt jedoch die Wahrscheinlichkeit, eine Krebserkrankung zu entwickeln. Der unmittelbare Effekt eines Anschlags mit einer „schmutzigen Bombe" wird neben den Explosionsverletzungen durch den „konventionellen Anteil" des Sprengsatzes überwiegend psychologischer Natur sein. Neben Stress- und Angstreaktionen sowie akuter Depression treten psychosomatische Erkrankungen auf, welche die Hauptbelastung des Gesundheitssystems darstellen dürften.

Patienten können durch Stoffe kontaminiert werden, die Alpha-, Beta- oder Gammastrahlen emittieren. Eine längere Emission von Gammastrahlen wird vermutlich die Ausnahme sein. Die akute Strahlenkrankheit kann jedoch nur durch Gammastrahlung verursacht werden. Patienten, die Alpha- oder Betastrahlung ausgesetzt waren, weisen aufgrund der geringen Eindringfähigkeit dieser Strahlen vor allem oberflächlich lokale Gewebeschäden auf. Sie können durch Entkleiden und Waschen leicht dekontaminiert werden. Strahlenopfer können durch Alpha- oder Betateilchen nicht so stark kontaminiert werden, dass sie selber eine Gefahr für Helfer darstellen. Daher sollte die Behandlung lebensbedrohlicher Verletzungen nicht verzögert werden, auch wenn noch keine Dekontamination durchgeführt wurde.[19]

Wie beschrieben, können radioaktive Partikel inhaliert, verschluckt oder über Wunden aufgenommen werden. Diese Art der Exposition erzeugt nur geringe akute Effekte, Spätfolgen können aber auftreten. Daher sollten nicht nur die Opfer, sondern auch Helfer, die ohne bzw. mit unzureichender Schutzausstattung (kein Atemschutz gegen radioaktive Substanzen) in Gebieten gearbeitet haben, in denen das Risiko einer Kontamination mit radioaktiven Stoffen bestand, routinemäßig nachuntersucht werden. Insbesondere geht es um die Feststellung einer möglichen inneren Kontamination, deren Effekte durch eine medizinische Behandlung verhindert oder wenigstens reduziert werden können.

20.6.2 Persönliche Schutzausrüstung

Rettungskräfte werden nach einem Einsatz nuklearer oder radiologischer Waffen oder einem Strahlenunfall wahrscheinlich in einem Bereich arbeiten müssen, in dem sie ionisierender Strahlung ausgesetzt sind. Das Risiko einer Schädigung durch diese Strahlung wird sich abhängig von der Ursache der Freisetzung stark unterscheiden. PSA für Rettungskräfte, die für die Nutzung bei biologischen oder chemischen Gefahrenstoffen vorgesehen ist, wird auch einen gewissen Schutz gegen eine Kontamination durch radioaktive Stoffe bieten. Sie wird jedoch nicht vor hochenergetischer Strahlung schützen, wie sie bei Reaktorunfällen oder einem Kernwaffeneinsatz auftreten kann. Radioaktivität kann von festen Stoffen, Gasen, Aerosolen oder Flüssigkeiten ausgehen. Wenn radioaktive Gase vorhanden sind, bietet eine Schutzmaske mit umluftunabhängigem Atemgerät den besten Schutz. Wenn Aerosole vorliegen, reicht ein Atemgerät, das die Umgebungsluft filtert („ABC-Schutzmaske"), aus, um eine innere Kontamination durch die Inhalation radioaktiver Partikel zu verhindern. Eine FFP3-Maske bietet nur einen geringen Schutz gegen die Inhalation von Partikeln.

Ein einfacher Spritzschutzanzug schützt gegen Alphastrahlen und begrenzt gegen Betastrahlen, hemmt jedoch nicht die Wirkung von Gammastrahlen oder Neutronen. Derartige Schutzanzüge sollen die Dekontamination von radioaktiven Partikeln erleichtern, bieten jedoch keinen Schutz gegen das Risiko einer akuten Strahlenkrankheit, wenn die Person hochenergetischer radioaktiver Strahlung ausgesetzt wird. Keine der typischen Schutzanzüge für den Rettungsdienst schützt vor dieser Form der radioaktiven Strahlung. Sie tritt primär innerhalb der ersten Minute nach einer nuklearen Explosion, in der Nähe eines instabilen Reaktorkerns oder durch eine hochenergetische Strahlenquelle wie Cäsium-137 auf, deren Einsatz allerdings auch in einer schmutzigen Bombe denkbar ist. Der beste Schutz vor radioaktiver Strahlung ist generell eine möglichst kurze Expositionszeit, möglichst großer Abstand von der Quelle und eine bauliche oder fahrzeuggestützte strahlensichere Abschirmung. Derzeit laufen Untersuchungen mit weiterentwickelten Schutzausstattungen, die aufgrund neuer Materialien auch einen gewissen Schutz vor Gammastrahlung bieten sollen.

Im Gegensatz zu chemischen Gefahrstoffen dürfte die Inhalation, Aufnahme oder Hautabsorption radioaktiver Gase oder Aerosole aufgrund einer unzureichenden Schutzausstattung ein Anschlagsopfer oder einen Helfer nicht unmittelbar handlungsunfähig machen. Alle Rettungskräfte, die in einer potenziell mit radioaktivem Material verseuchten Umgebung gearbeitet haben, müssen einer Untersuchung unterzogen werden, um festzustellen, ob eine innere Kontamination möglich und eine Behandlung erforderlich ist.

Falls vorhanden, sollten individuell Alarmdosimeter getragen werden bzw. wiederholte Kontrollen mit Dosisleistungsmessgeräten erfolgen, um vorhandene Strahlung bzw. einen akuten Dosisanstieg frühzeitig zu bemerken. Einfache Dosimeter helfen nicht bei der Beurteilung der aktuellen Situation, sind aber sinnvoll, um die erfolgte Exposition schon vor Auftreten der entsprechenden Symptomatik einschätzen zu können. Es gibt Empfehlungen zur tolerablen Dosis unter normalen Einsatzbedingungen und unter Notfallbedingungen.[20]

Die Dosisleistung der ionisierenden Strahlung wird gemessen, um zu verhindern, dass sich Hilfskräfte einem erhöhten Risiko akuter Strahlenerkrankung oder einer inakzeptablen Erhöhung des Risikos einer späteren Krebserkrankung aussetzen. Der Einsatzleiter muss eine entsprechende Lagebeurteilung treffen. Die Hilfskräfte sollten zur Auswertung etwaiger Messungen und für Empfehlungen zu den tolerablen Grenzwerten der akuten Belastung ständig Kontakt zu ihm halten.

20.6.3 Evaluation und Behandlung

Bei Opfern nuklearer oder radiologischer Waffen oder eines Strahlenunfalls sollten die erste, orientierende (Primary Assessment) und die vollständige Untersuchung (Secondary Assessment) so erfolgen, wie es die vorliegenden Verletzungen erfordern. Die Rettungskräfte treffen im Falle einer Kernwaffenexplosion auf Opfer mit Explosions- und Brandverletzungen sowie unmittelbaren Strahlenschäden; nach der Detonation einer „schmutzigen Bombe" dürften primär die Explosionsverletzungen des konventionellen Anteils der Bombe zu behandeln sein (➤ Kasten 20.11). Die Dekontamination der Opfer ist erforderlich, um radioaktive Partikel zu entfernen. Sie sollte jedoch dringend erforderliche Behandlungsmaßnahmen nicht verzögern. Wenn der Patient keine Anzeichen für unmittelbar behandlungsbedürftige Verletzungen hat, sollte zuerst dekontaminiert werden.

Wurde Radioiod freigesetzt, etwa in einem Kernreaktor, nach einem Reaktorunfall, einem Unfall beim Transport verbrauchter Brennstäbe oder einem Kernwaffeneinsatz, lässt sich durch Gabe von Kaliumiodid (KI) an Opfer und Helfer eine weitere Anreicherung von Radioiod in der Schilddrüse, wo Radioiod das Krebsrisiko deutlich erhöht, verhindern. Andere Therapien zur Elimination oder Blockade der Wirkung inkorporierter Radionuklide können im Krankenhaus ggf. auf staatliche Empfehlung durchgeführt werden, wenn mehr Informationen über die Katastrophe vorliegen.

20.11 Behandlung und Dekontamination nach Strahlenexposition

Überlegungen zur Behandlung
- Wenn ein Trauma vorliegt, behandeln Sie es.
- Wenn eine äußerliche, radioaktive Kontamination vorliegt, dekontaminieren Sie (nach der Behandlung lebensbedrohlicher Zustände).
- Wenn Radioiod vorliegen könnte (z. B. nach einem Reaktorunfall), erwägen Sie die prophylaktische Kaliumiodidgabe (Lugol-Lösung) innerhalb der ersten 24 Stunden (später ineffektiv).
- Weitere Informationen unter www.afrri.usuhs.mil oder www.orau.gov/reacts/guidance.htm.

Überlegungen zur Dekontamination
- Strahlenexposition ohne Kontamination erfordert keine Dekontaminationsmaßnahmen.
- Exposition mit Kontamination erfordert allgemeine Schutzmaßnahmen, Entfernen der Bekleidung des Patienten und Dekontamination mit Wasser.
- Innere Kontaminationen können erst im Krankenhaus behandelt werden.
- Behandeln Sie kontaminierte Patienten, bevor die Behandlungseinrichtung durch die Dekontamination kontaminiert wird; planen Sie die Dekontamination **vor** dem Eintreffen.
- Patienten in lebensbedrohlichem Zustand: Behandeln Sie erst und dekontaminieren Sie anschließend.
- Patienten mit nicht akut lebensbedrohlichen Verletzungen: Dekontaminieren Sie zuerst und behandeln Sie anschließend.

Modifiziert nach: Armed Forces Radiobiology Institute, *Medical management of radiological casualties*, Bethesda, Md, 2003

20.6.4 Transportüberlegungen

Patienten sollten zur nächstgelegenen für die Behandlung von Traumapatienten und Strahlenschäden geeigneten Behandlungseinrichtung transportiert werden. Alle Krankenhäuser sollten einen Plan für radiologische oder nukleare Notfälle haben. In kommunalen oder regionalen Notfallplänen sind für solche Ereignisse eventuell ausgewählte Einrichtungen vorgesehen, die:
- Dekontaminationsvorrichtungen haben bzw. aufbauen können,
- zur Versorgung spezifischer Traumata besonders geeignet sind,
- Personal so ausgebildet haben, dass es effektiv mögliche äußere oder innere Kontaminationen behandeln und auf von der jeweiligen Ganzkörperdosis abhängige Bild einer Strahlenkrankheit reagieren kann.

Zusammenfassung

- Obwohl Massenvernichtungswaffen, die durch einige Staaten oder auch Terroristen hergestellt werden, eine ernst zu nehmende Bedrohung darstellen, dürften Rettungskräfte eher mit Explosionen oder der Freisetzung chemischer oder radiologischer Substanzen infolge von Industrieunfällen konfrontiert werden.
- Die Sicherheit der Hilfskräfte ist von höchster Bedeutung, kann aber nur gewährleistet werden, wenn sie ein fundiertes Wissen über Schutzausstattungen und die Grundlagen der Dekontamination haben.
- Bei den allermeisten Terroranschlägen der letzten Jahrzehnte wurden konventionelle Explosivstoffe verwendet. Hochexplosive Stoffe verursachen vor allem primäre Explosionsverletzungen bei Personen in unmittelbarer Nähe der Explosion und sekundäre Verletzungen durch Fragmente sowie weggeschleuderte Trümmer u. Ä.
- Chemische Gefahrenstoffe schädigen vor allem Haut und Atemorgane, können aber auch systemische Wirkungen hervorrufen. Diese werden als spezifisches Toxidrom manifest, das Hinweise auf die auslösende Substanz gibt. Zur Behandlung der Vergiftungen durch einige chemische Stoffe stehen Antidote zur Verfügung.
- Biologische Agenzien können hochvirulente Bakterien oder Viren sowie von lebenden Organismen produzierte Toxine sein. Mögliche Vorsorgemaßnahmen hängen vom spezifischen Erreger ab.
- Es existieren unterschiedliche Strahlungsformen. Die Exposition gegenüber Strahlungsquellen kann in akuter Strahlenkrankheit resultieren, deren Ausprägung von Strahlenart und Dauer der Exposition abhängt.

Lösung Fallbeispiel

Höchste Priorität hat die Sicherung der Einsatzstelle und der Einsatzkräfte. Stellen Sie eine Lagebeurteilung an. Suchen Sie nach Anhaltspunkten für einen geplanten zweiten Anschlag, der gegen die Rettungskräfte gerichtet ist. Gibt es weitere Bedrohungen? Achten Sie z. B. auf instabile, hängende Trümmer, umgestürzte oder tief hängende Stromleitungen, möglicherweise freigesetzte Gefahrstoffe. Beobachten Sie kurz die Betroffenen, ob es Anzeichen für ein Toxidrom gibt: Haben mehrere Personen Atemnot? Sehen Sie Opfer, die erbrechen oder krampfen? Gibt es einen Anhalt für die Ausbreitung eines Stoffes zusätzlich zur konventionellen Wirkung der Explosion? Geben Sie die für die vorliegende Lage geeignete Schutzausstattung aus.

Kommunizieren Sie mit Ihrer Leitstelle oder anderen Führungsstrukturen. Die nachgeordneten Führungs- oder Koordinationsstrukturen sind auf Ihre Meldungen und möglichst vollständigen Lageinformationen angewiesen. Beschreiben Sie die relevanten Details der Lage, festgestellte Gefährdungen, Anzahl der Opfer und geben Sie Ihre erste Einschätzung betreffs aller wahrscheinlich zur Lagebewältigung benötigten Ressourcen ab. Auf der Basis Ihrer Lagemeldung kann die Leitstelle bzw. der Führungsstab die Einweisung nachgeforderter Einheiten und anderer beteiligter Stellen vornehmen und diese – ggf. mit spezieller Ausrüstung – zu Ihrer Unterstützung an die Einsatzstelle schicken. Unter Umständen wird ein vorbereiteter Katastrophenplan aktiviert. Nachdem Sie für die Sicherheit Ihrer Kräfte an der Einsatzstelle gesorgt und Informationen an übergeordnete Stellen weitergegeben haben, stellen Sie sich darauf ein, als Einsatzleiter zu fungieren, bis Sie ggf. nach Eintreffen weiterer Kräfte durch einen entsprechenden Spezialisten abgelöst werden.

Sobald durchführbar, nähern Sie sich den Opfern und führen Sie zuerst eine Sichtung (nach mSTART-Algorithmus) durch, um Behandlungs- und Transportprioritäten festzulegen. Ohne die Individualbehandlung zu beginnen, teilen Sie die Patienten in die Kategorien sofort (Immediate; T1 = akute, vitale Bedrohung), dringend (Urgent; T2 = schwer verletzt), verzögert (Delayed; T3 = spätere, ambulante Behandlung = leicht verletzt) und ggf. ohne Überlebenschance (Expectant; T4 = betreuende Behandlung bzw. zurückgestellt) ein. Sobald Unterstützung eintrifft, teilen Sie diese zur Behandlung oder ggf. zur Unterstützung der Einsatzleitung (z. B. als Abschnittsleiter) ein, bis diese von eintreffenden spezialisierten Kräften aus diesen Funktionen herausgelöst werden.

QUELLENANGABEN

1. Hogan DE, Waeckerle JF, Dire DJ, et al. Emergency department impact of the Oklahoma City terrorist bombing. *Ann Emerg Med.* 1999;34:160.
2. Kennedy K, Aghababian R, Gans L, et al. Triage: techniques and applications in decision making. *Ann Emerg Med.* 1996;28(2):136.
3. Garner A, Lee A, Harrison K. Comparative analysis of multiple-casualty incident triage algorithms. *Ann Emerg Med.* 2001;38:541.
4. Lerner EB, Schwartz RB, Coule PL, et al. casualty triage: an evaluation of the data and development of a proposed national guideline. *Disaster Med Public Health Preparedness.* 2008;2(suppl 1):S25–S34.
5. Kapur GB, Hutson HR, Davis MA, Rice PL. The United States twenty-year experience with bombing incidents: implications for terrorism preparedness and medical response. *J Trauma.* 2005;59:1436–1444.
6. Hall JR Jr. *Deaths due to unintentional injury from explosions.* Quincy, MA: National Fire Protection Association, Fire Analysis and Research Division; 2008.
7. Mohtadi H, Murshid A. A global chronology of incidents of chemical, biological, radioactive and nuclear attacks: 1950–2005. www.ncfpd.umn.edu/Ncfpd/assets/File/pdf/GlobalChron.pdf. Zugriff 21. September 2013.
8. U. S. Department of State, Office of the Historian, Bureau of Public Affairs. *Significant terrorist incidents, 1961–2003: a brief chronology,* Washington, DC: U. S. Department of State; 2004.
9. National Counterterrorism Center. 2007 Report on Terrorism: 30.4.2008. www.fbi.gov/stats-services/publications/terror_07.pdf. Zugriff 10. Januar 2014.
10. U. S. Bomb Data Center (USBDC). *Explosive incidents 2007.* 2007 USBDC explosives statistics. Washington, DC: USBDC; 2007.
11. U. S. Department of State. Country Reports on Terrorism 2011. www.state.gov/j/ct/rls/crt/2011/195555.htm. Zugriff 25. Februar 2013.
12. National Counterterrorism Center. 2006 Report on Terrorist Incidents: 30.4.2007. www.fbi.gov/stats-services/publications/terror_06.pdf. Zugriff 10. Januar 2014.

13. Frykberg ER, Tepas JJ, Alexander RH. The 1983 Beirut Airport terrorist bombing: injury patterns and implications for disaster management. *Am Surg.* 1989;55:134.
14. U. S. Department of State. Bureau of Counterterrorism. Country Reports on Terrorism 2011. www.state.gov/documents/organization/195768.pdf. Zugriff 10. Januar 2014.
15. Arnold J, Halpern P, Tsai M. Mass casualty terrorist bombings: a comparison of outcomes by bombing type. *Ann Emerg Med.* 2004;43:263.
16. DePalma RG, Burris DG, Champion HR, et al. Blast injuries. *N Engl J Med.* 2005; 352(13):1w335–1w342.
17. Centers for Disease Control and Prevention. Explosions and blast injuries: a primer for clinicians. www.bt.cdc.gov/masscasualties/explosions.asp. Update 9. Mai 2003. Zugriff 10. Januar 2014.
18. Wightman JM, Gladish JL. Explosions and blast injuries. *Ann Emerg Med.* 2001;37:664.
19. Armed Forces Radiobiology Research Institute. (AFRRI). *Medical management of radiological casualties.* Bethesda, MD: AFRRI; 2003.
20. U. S. Department of Veterans Affairs. Department of Homeland Security Working Group on Radiological Dispersion Device Preparedness/Medical Preparedness and Response Subgroup. www.acr.org/~/media/ACR/Documents/PDF/Membership/Legal%20Business/Disaster%20Preparedness/Counter%20Measures. Zugriff 10. Januar 2014.
21. Almogy G, Mintz Y, Zamir G, et al. Suicide bombing attacks: can external signs predict internal injuries? *Ann Surg.* 2006;243(4):541–546.
22. Garner MJ, Brett SJ. Mechanisms of injury by explosive devices. *Anesthesiol Clin.* 2007;25(1):147–160.
23. Avidan V, Hersch M, Armon Y, et al. Blast lung injury: clinical manifestations, treatment, and outcome. *Am J Surg.* 2005;190(6):927–931.
24. Katz E, Ofek B, Adler J, et al. Primary blast injury after a bomb explosion in a civilian bus. *Ann Surg.* 1989;209:484.
25. Kluger Y, Nimrod A, Biderman P, et al. Case report: the quinary pattern of blast injury. *J Emerg Mgmt.* 2006;4(1):51–55.
26. Sorkine P, Nimrod A, Biderman P, et al. The quinary (Vth) injury pattern of blast (Abstract). *J Trauma.* 2007;56(1):232.
27. Nelson TJ, Wall DB, Stedje-Larsen ET, et al. Predictors of mortality in close proximity blast injuries during Operation Iraqi Freedom. *J Am Coll Surg.* 2006;202(3):418–422.
28. Mallonee S, Shariat S, Stennies G, et al. Physical injuries and fatalities resulting from the Oklahoma City bombing. *JAMA.* 1996;276:382.
29. Arnold JL, Tsai MC, Halpern P, et al. Mass-casualty, terrorist bombings: epidemiological outcomes, resource utilization, and time course of emergency needs (Part I). *Prehosp Disaster Med.* 2003;18(3):220–234.
30. Halpern P, Tsai MC, Arnold JL, et al. Mass-casualty, terrorist bombings: implications for emergency department and hospital emergency response (Part II). *Prehosp Disaster Med.* 2003;18(3): 235–241.
31. Caseby NG, Porter MF. Blast injury to the lungs: clinical presentation, management and course. Injury. 1976;8:1.
32. Leibovici D, Gofrit ON, Shapira SC. Eardrum perforation in explosion survivors: is it a marker of pulmonary blast injury? *Ann Emerg Med.* 1999;34:168.
33. Coppel DL. Blast injuries of the lungs. *Br J Surg.* 1976;63:735.
34. Cohn SM. Pulmonary contusion: review of the clinical entity. *J Trauma.* 1997;42:973.
35. Peleg K, Limor A, Stein M, et al. Gunshot and explosion injuries: characteristics, outcomes, and implications for care of terror-related injuries in Israel. *Ann Surg.* 2004;239(3):311.
36. Tappan J. Magnesium and thermite poisoning. http://emedicine.medscape.com/article/833495-overview. Zugriff 10. Januar 2014.
37. Irizarry L. White phosphorus exposure. http://emedicine.medscape.com/article/833585-overview. Zugriff 10. Januar 2014.
38. Sidell FR, Takafuji ET, Franz DR, eds. *Medical aspects of chemical and biological warfare,* TMM series, Part 1, Warfare, weaponry and the casualty, Washington, DC: Office of the Surgeon General, TMM Publications; 1997.
39. Walter FG, ed. *Advanced HAZMAT Life Support.* 2nd ed. Tucson, AZ: Arizona Board of Regents; 2000.
40. U. S. Army, Medical Research Institute of Chemical Defense. *Medical Management of Chemical Casualties Handbook.* 3rd ed. Aberdeen Proving Ground, MD: US Army Research Institute; 2000.
41. Greenfield RA, Brown BR, Hutchins JB, et al. Microbiological, biological and chemical weapons of warfare and terrorism. *Am J Med Sci.* 2002;323(6):326.
42. Okumura T, Takasu N, Ishimatsu S, et al. Report on 640 victims of the Tokyo subway sarin attack. *Ann Emerg Med.* 1996;28(2):129.
43. Rotenberg JS, Newmark J. Nerve-agent attacks on children: diagnosis and management. *Pediatrics.* 2003;112:648.
44. McDonough JH, Capacio BR, Shih TM. Treatment of nerve-agent-induced status epilepticus in the nonhuman primate. In: *U. S. Army Medical Defense – Bioscience Review,* June 2–7. Hunt Valley, MD: U. S. Army Medical Research Institute; 2002.
45. Ingelsby TV, Henderson DA, Bartlett JG, et al. Anthrax as a biological weapon: medical and public health management. *JAMA.* 1999;281(18):1735.
46. Keim M, Kaufmann AF. Principles for emergency response to bioterrorism. *Ann Emerg Med.* 1999;34(2):177.
47. U. S. Congress, Office of T echnology Assessment. *Proliferation of weapons of mass destruction,* Pub No OTA-ISC-559. Washington, DC: U. S. Government Printing Office.
48. Inglesby TV, O'Toole T, Henderson DA, et al. Anthrax as a biological weapon, 2002: updated recommendations for management. *JAMA.* 2002;287:2 236–2 252.
49. Kman NE, Nelson RN. Infectious agents of bioterrorism: a review for emergency physicians. *Emerg Med Clin North Am.* 2008;26:517–547.
50. Bell DM, Kozarsky PE, Stephens DS. Conference summary: clinical issues in the prophylaxis, diagnosis and treatment of anthrax. *Emerg Infect Dis.* 2002;8(2):222.
51. World Health Organization (WHO). *Health Aspects of Chemical and Biological Weapons.* Geneva: WHO; 1970.
52. Inglesby TV, Dennis DT, Henderson DA. Plague as a biological weapon: medical and public health management. *JAMA.* 2000;283(17):2,281.
53. Henderson DA, Inglesby TV, Bartlett JG. Smallpox as a biological weapon: medical and public health management. *JAMA.* 1999;281(22):2,127.
54. Centers for Disease Control and Prevention (CDC). *Smallpox Response Plan and Guidelines.* Version 3.0, Guide C, Part 1. Atlanta: CDC; 2008:1–13.
55. Centers for Disease Control and Prevention (CDC). *Smallpox Response Plan and Guidelines.* Version 3.0, Guide F. Atlanta: CDC; 2003:1–10.
56. Franz DR, Jahrling PB, Friedlander AM, et al. Clinical recognition and management of patients exposed to biological warfare agents. *JAMA.* 1997;278(5):399.
57. Arnon SS, Schechter R, Inglesby TV, et al. Botulinum toxin as a biological weapon. Medical and public health management. *JAMA.* 2001;285:1059–1070.
58. Arnon SS, Schechter R, Inglesby TV, et al. Botulinum toxin as a biological weapon: medical and public health management. *JAMA.* 2001;285(8):1059.
59. Hogan DE, Kellison T. Nuclear terrorism. *Am J Med Sci.* 2002;323(6):341.
60. World Health Organization, International Atomic Energy Agency, United Nations Development Programme. Chernobyl: the true scale of the accident. www.who.int/mediacentre/news/releases/2005/pr38/en/index.html. Zugriff 10. Januar 2014.

WEITERFÜHRENDE LITERATUR

Centers for Disease Control and Prevention Emergency Preparedness and Response Site: www.bt.cdc.gov/
U. S. Army Medical Research Institute of Infectious Diseases: www.usamriid.army.mil/
U. S. Army Public Health Command: http://phc.amedd.army.mil/home/

F Spezielle Einsatzlagen/-gebiete & Trauma durch Umwelteinflüsse

21 Trauma durch Hitze und Kälte 533

22 Trauma durch Ertrinken und Blitzschlag,
   Tauch- und Höhentrauma 565

23 Notfallmedizin in der Wildnis 599

24 Taktische Notfallmedizin im Polizeieinsatz 619

25 Taktische Verwundetenversorgung 631

F

Spezielle Einsatzlagen, -gebiete & Trauma durch Umwelteinflüsse

KAPITEL 21

Trauma durch Hitze und Kälte

21.1	Epidemiologie	534	21.7	Lagerung der Notfallmedikamente 546
21.1.1	Verletzung durch Hitze	534		
21.1.2	Verletzung durch Kälte	534	21.8	Verletzungen durch Kälte 547
			21.8.1	Dehydrierung 547
21.2	Anatomie der Haut	534	21.8.2	Geringgradige Funktionsstörungen durch Kälte 547
			21.8.3	Gravierende Funktionsstörungen durch Kälte 548
21.3	Physiologie	534		
21.3.1	Thermoregulation	534	21.9	Behandlungsrichtlinien für kältebedingte Erkrankungen 556
21.3.2	Homöostase	536		
			21.9.1	Basic and Advanced Lifesaving Guidelines 556
21.4	Risikofaktoren bei Verletzungen durch Hitze	536	21.9.2	BLS-Richtlinien zur Hypothermiebehandlung 556
			21.9.3	ACLS-Leitlinien zur Hypothermiebehandlung 556
21.5	Erkrankungen durch Hitze	538	21.10	Prävention kältebedingter Verletzungen 558
21.5.1	Geringgradige Funktionsstörungen	538		
21.5.2	Gravierende Funktionsstörungen	540	21.11	Lange Transportzeiten 559
			21.11.1	Hitzebedingte Erkrankungen 559
21.6	Prävention hitzebedingter Erkrankungen	545	21.11.2	Kältebedingte Erkrankungen 560

Lernzielübersicht

Nach dem Durcharbeiten dieses Kapitels sollte der Leser in der Lage sein:
- Zu erklären, wann ein Hitzschlag lebensbedrohlich ist
- Einen Hitzschlag und eine Hyponatriämie zu unterscheiden
- Zwei effektive Kühlungsmethoden bei Hitzschlag und -erschöpfung zu beschreiben
- Die aktuellen Richtlinien zur Flüssigkeitstherapie bei Dehydrierung in kalter und warmer Umgebung zu nennen
- Zwischen einer leichten und einer schweren Hypothermie zu unterscheiden
- Die Zeichen einer leichten, mittelschweren und schweren Erfrierung zu nennen und deren Fortschreiten zu verhindern
- Die aktive Erwärmung von Patienten nach Kreislaufstillstand (ROSC) zu erklären

Fallbeispiel

Es ist ein heißer Sommernachmittag mit ca. 39 °C. In den letzten 30 Tagen war es sehr schwül bei Temperaturen um ca. 38 °C. Die hohe Umgebungstemperatur hatte viele hitzebedingte Notfälle zur Folge, die es notwendig machten, dass der Rettungsdienst eine Vielzahl an Patienten in die Notaufnahme transportierte. Sie werden um 17 Uhr mit Ihrem Rettungswagen zu einem nicht auskunftsfähigen männlichen Patienten gerufen, der in einem Pkw sitzt. An der Einsatzstelle finden Sie einen 76-jährigen Mann in einem Fahrzeug vor, das auf einem Parkplatz des Einkaufszentrums steht. Ihre Erstbeurteilung der Atemwege, der Belüftung und des Kreislaufs (ABC) sowie die Beurteilung des Bewusstseins ergeben, dass der Patient zwar sprechen kann, seine Aussagen jedoch inhaltlich unlogisch und verwirrend sind.

- **Was sind die möglichen Gründe für die Bewusstseinsstörung des Patienten?**
- **Welche Leitsymptome bekräftigen die Diagnose eines hitzebedingten Notfalls?**
- **Wie würden Sie diesen Patienten an der Einsatzstelle und während der Fahrt zur Notaufnahme behandeln?**

Dieses Kapitel beschäftigt sich mit der Erkennung und Behandlung hitze- und kältebedingter Traumata. Die höchste Morbidität und Mortalität aller umweltbedingten Traumata in den USA werden von thermischen Traumata verursacht.[1–5]

Temperaturextreme im Sommer und Winter können Menschen verletzen oder sogar töten. Die Mortalität steigt signifikant, wenn ein Patient die Klinik hypothermisch (Körperkerntemperatur unter 36 °C) oder hyperthermisch (Körperkerntemperatur über 38 °C) erreicht. Personengruppen mit erhöhter Empfindlichkeit gegenüber hohen und tiefen Temperaturen sind sehr junge Menschen, die ältere Population, Obdachlose, Personen mit spezifischer Vormedikation, chronisch Kranke und Alkoholiker.[3–5, 7–10] Meistens werden Sie in städtischen Gebieten zu Patienten mit einer **Hypothermie** oder einer **Hyperthermie** gerufen. Mehr und mehr Menschen halten sich aber mit steigendem Interesse bei extremen Umweltbedingungen in der Wildnis auf und werden dabei Opfer extremer Temperaturen.[11–14]

21.1 Epidemiologie

21.1.1 Verletzung durch Hitze

Zwischen 1979 und 1999 wurden in den USA 8015 Todesfälle gezählt, die im Zusammenhang mit Hitzeeinwirkung standen.[2] Aktuell sterben in den USA durchschnittlich 1300 Menschen pro Jahr an hitzebedingten Notfällen. Diese Zahl wird am Ende des Jahrhunderts aufgrund der Klimaveränderungen auf durchschnittlich 4500 Menschen pro Jahr ansteigen. 2012 wurde in den Vereinigten Staaten als das bislang heißeste Jahr in der Geschichte seit Aufzeichnung der Temperaturen durch die U.S. National Oceanic and Atmospheric Administration registriert. Es starben mehr Menschen durch Hitze als durch Hurrikane, Blitzschlag, Tornados, Flutkatastrophen und Erdbeben zusammen. 48 % davon standen im Zusammenhang mit hohen Außentemperaturen. Das sind durchschnittlich 182 hitzebedingte Todesfälle in den vier wärmsten Monaten des Jahres. Die größte Altersgruppe der Toten waren die über 65-Jährigen. Morbidität und Mortalität können noch viel höher sein, wenn saisonale Hitzeperioden auftreten (≥ 32 °C an mehr als drei aufeinanderfolgenden Tagen).

21.1.2 Verletzung durch Kälte

Leichte oder schwere Kälte verursacht durchschnittlich 689 Todesfälle pro Jahr in den USA. Fast die Hälfte dieser Todesfälle trat bei Personen auf, die 65 Jahre oder älter waren. Männer starben etwa 2,5-mal häufiger an Kälte als Frauen. Die Armut in den Städten, sozioökonomische Faktoren, Alkoholabusus, schlechte Ernährung und das Alter tragen wesentlich dazu bei.[4, 8]

Während Hypothermie üblicherweise mit kaltem oder frostigem Wetter in Verbindung gebracht wird, kann sie auch unter Bedingungen auftreten, die gewöhnlich nicht als kalt betrachtet werden, die aber die Körpertemperatur unter 35,6 °C sinken lassen können. So können z. B. ältere Menschen oder Kleinkinder im Sommer eine Hypothermie entwickeln, wenn die Klimaanlage für ihre begrenzten Anpassungsmöglichkeiten zu kalt eingestellt ist. Schwimmer und Surfer können im Sommer ebenfalls hypothermisch werden, wenn sie sich zu lange in kaltem Wasser aufhalten. Hypothermie ist nicht nur eine Kaltwetter-Erkrankung.

21.2 Anatomie der Haut

Die Haut, das größte Organ unseres Körpers, dient als Schnittstelle zur äußeren Umgebung und als Schutzschicht. Sie schützt vor der Invasion durch Mikroorganismen, hält das Flüssigkeitsgleichgewicht aufrecht und reguliert die Temperatur. Die Haut besteht aus drei Schichten: Epidermis, Dermis und Subkutis (➤ Abb. 21.1):
- Die äußerste Schicht, die **Epidermis,** besteht hauptsächlich aus Epithelzellen und enthält keine Gefäße.
- Darunter folgt die dickere **Dermis** (oder Lederhaut). Sie ist 20- bis 30-mal dicker als die Epidermis und bildet ein Gerüst aus Bindegewebe, das Blutgefäße, Blutprodukte, Nerven, Talgdrüsen und Schweißdrüsen enthält.
- Die innere Schicht, die **Subkutis,** besteht aus elastischem und fibrösem Gewebe und Fettzellen. Darunter liegt die Muskulatur. Haut, Nerven, Blutgefäße und andere anatomische Strukturen spielen eine große Rolle bei der Regulation der Hauttemperatur.

21.3 Physiologie

21.3.1 Thermoregulation

Menschen sind **Warmblüter** mit der Fähigkeit, ihre Temperatur unabhängig von unterschiedlichen Umgebungstemperaturen zu regulieren. Der Körper ist unterteilt in eine warme **Kernzone** (mit dem Ge-

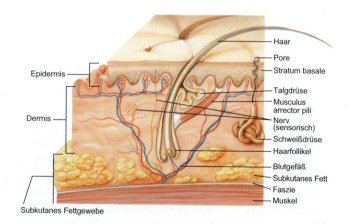

Abb. 21.1 Die menschliche Haut besteht aus drei Schichten: Epidermis, Dermis und subkutanes Fettgewebe sowie dazugehörenden Muskelschichten. Die oberen Schichten enthalten Schweißdrüsen, Haarfollikel, Blutgefäße und Nerven. All diese Strukturen sind gemeinsam verantwortlich für die Wärmeregulierung.

hirn und den Organen von Thorax und Abdomen) und einer **Außenhülle** mit der Haut und dem subkutanen Fettgewebe. Die Außenhülle spielt eine wesentliche Rolle bei der Regulation der Kerntemperatur. Die **Kerntemperatur** wird durch ein Gleichgewicht von Wärmeproduktion und -abgabe reguliert. Die Temperatur der Haut und die Dicke der äußeren Hautschichten sind abhängig von der **Umgebungstemperatur,** das heißt, dass die Haut bei kälteren Temperaturen dicker und bei wärmeren Temperaturen dünner wird. Dieser Vorgang beruht darauf, dass der Haut Blut zugeführt oder entzogen wird. Diese Gewebeisolierung, induziert durch Vasokonstriktion, hat etwa die gleiche Schutzwirkung wie das Tragen eines leichten Anzugs. Gute Winterkleidung erzeugt eine 6- bis 8-fach bessere Isolation.

Die metabolische Wärmeproduktion hängt vom Aktivitätsgrad ab. Unabhängig von den Außentemperaturen funktioniert der Körper nur in einem engen Kerntemperaturbereich von 37,0 ± 0,6 °C normal (Steady-State-Metabolismus). Die normale Körpertemperatur wird durch einen homöostatischen Mechanismus in engen Grenzen gehalten, der über den **Hypothalamus** reguliert wird. Das **Thermoregulationszentrum** funktioniert als Thermostat des Körpers und steuert die neurologischen und endokrinen Regulationsmechanismen. Wie bereits beschrieben, kann diese Hirnregion durch ein Trauma verletzt werden, was zu einem Temperaturungleichgewicht führt.

Der Mensch verfügt über zwei Systeme, welche die Körpertemperatur regulieren: **verhaltensgesteuerte und physiologische Thermoregulation.** Die verhaltensgesteuerte Regulation basiert auf dem individuellen Temperaturempfinden, indem der Mensch durch eine bewusste Handlung das thermische Unbehagen korrigiert, z. B. durch Anziehen einer Jacke bei kalten Temperaturen. Die Prozesse dieses sensorischen Feedbacks thermischer Informationen an das Gehirn sind nicht vollkommen erforscht, aber das Feedback-System reagiert schneller auf Temperaturänderungen als die physiologischen Regulationsmechanismen.[17]

Wärmeproduktion und -abgabe

Die **metabolische Wärmeproduktion** ist ein Nebenprodukt des Stoffwechsels, das vor allem durch die großen Organe im Inneren und die Muskelkontraktionen entsteht. Die produzierte Wärme wird durch das zirkulierende Blut im ganzen Körper verteilt. Wärmeproduktion und -fortleitung durch das kardiopulmonale System sind wichtig im Rahmen der Patientenbeurteilung und des Managements bei Hitzekrankheiten, die weiter unten näher besprochen werden.

Maximales Zittern erhöht die metabolische Rate – maximal um das 5- bis 6-Fache[18, 19] – durch Steigerung der Muskelspannung, was zu einer wiederholten Abfolge von Kontraktion und Entspannung führt. Die individuellen Unterschiede, wann der Mensch zu zittern beginnt und wieder damit aufhört, sind sehr groß. Typischerweise beginnt das Zittern bei einer Kerntemperatur zwischen 34,4 und 36,0 °C und hält bis zu einer Kerntemperatur von 31 °C an.[15] Durch das Zittern wird auch der Blutfluss in den Muskeln gesteigert, wodurch der isolierende Effekt der Außenschale im Rahmen der Vasokonstriktion verloren geht. Dadurch verliert der Körper die Wärme durch zunehmende Konvektion, Wärmeleitung, -strahlung und Verdunstung. Maximales Zittern kann zudem mit den koordinierten Muskelaktivitäten interagieren.

Wärmegleichgewicht

Die physiologischen Systeme zur Thermoregulation sind gut erforscht.[17, 19, 20] Zwei Prinzipien sind zum Verständnis der Temperaturregulation wichtig: der thermische Gradient und der thermische Ausgleich. Der **thermische Gradient** ist der Temperaturunterschied zwischen zwei Gegenständen, der **thermische Ausgleich** der Wärmetransfer von einem wärmeren zu einem kälteren Objekt, bis es zu einem Temperaturausgleich zwischen den beiden kommt.

Wenn die Temperatur steigt, beginnt der Körper zu schwitzen und die Haut wird vermehrt durchblutet. Der größte Teil der Körperwärme wird an der Oberfläche durch Wärmeleitung, -strahlung, Konvektion und Verdunstung abgegeben. Der Rettungsdienstmitarbeiter muss diese Mechanismen der Wärmeübertragung verstehen, um eine Hypo- oder Hyperthermie adäquat behandeln zu können (➤ Abb. 21.2):

- **Wärmestrahlung** ist elektromagnetische Strahlung im Infrarotbereich des Lichtspektrums. Der Energietransfer erfolgt stets vom wärmeren zum kälteren Objekt. Abstrahlung von Wärme benötigt kein Medium wie Luft oder Wasser. Durch Wärmestrahlung wärmt die Sonne die Erde auf.
- **Wärmeleitung** (Konduktion) ist der direkte Transfer von kinetischer Energie (ohne Materialtransfer) zwischen zwei Objekten, die sich dazu berühren müssen, z. B. wenn ein Patient auf dem

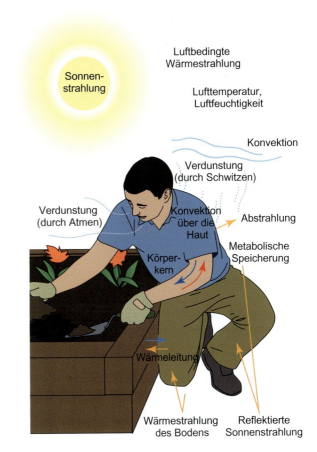

Abb. 21.2 Wärmeaustausch des Körpers mit der Umgebung.

kalten Boden liegt. Patienten verlieren die Wärme schneller, wenn sie auf kaltem Boden liegen, als in kalter Luft.
- **Konvektion** oder **Wärmeströmung** ist der Energietransfer zwischen einem festen Objekt und einem Medium, das den festen Gegenstand umströmt. Ein warmer Körper in kaltem Wasser oder kalter Luft verliert Energie durch Konvektion. In kaltem Wasser verliert ein Mensch seine Wärme 25-mal schneller als in kalter Luft. Daher sollte der Rettungsdienstmitarbeiter präklinisch die nasse Kleidung eines Patienten schnell entfernen und diesen möglichst trocken halten.
- **Verdunstung** (Evaporation) über den Schweiß und die Atmung ist eine sehr effektive Methode, Wärme abzugeben. Sie ist stark abhängig von der relativen Luftfeuchtigkeit. Grundsätzlich verliert der Körper Wasser und Wärme durch die ausgeatmete Luft, über die Haut und die Schleimhäute (Perspiratio insensibilis). Normalerweise werden ca. 10 % der Körperwärme über Verdunstung an die Umgebung abgegeben. Diese Menge kann sich in kalter, trockener und windiger Umgebung drastisch erhöhen.

Konvektion und Verdunstung sind die wichtigeren Formen des Wärmetransfers, da sie durch den Körper reguliert werden, um die Kerntemperatur des Körpers zu kontrollieren.[5]

Ein Anstieg (**Hyperthermie**) und ein Absinken (**Hypothermie**) der Körpertemperatur außerhalb des Kerntemperaturbereichs von 37,0 ± 0,6 °C kann verschiedene interne und externe Ursachen haben und die Wiederherstellung der normalen Kerntemperatur kann ohne weitere Komplikationen erfolgen.[20] Eine **Hyperthermie** entsteht hauptsächlich durch eine der folgenden drei Ursachen:
- Als normale Antwort auf eine körperliche Anstrengung, wobei die produzierte Wärme die Kerntemperatur erhöht und dadurch die Wärmeabgabe etwa durch Schwitzen und verstärkte Hautdurchblutung auslöst
- Wenn die Summe aus körperlicher Wärmeproduktion und externer Wärmeaufnahme größer ist als die Menge der abgegebenen Wärme
- Durch Fieber

Anders als bei den ersten beiden Varianten entsteht Fieber im Rahmen einer Entzündung aufgrund einer Änderung des **Soll-Wertes der Thermoregulation** in einem Bereich von 38–41 °C. Die Wärmeproduktion wird nur temporär bis zur Erreichung des neuen Sollwerts erhöht, um infektiösen Keimen eine möglichst unwirtliche Umgebung zu bieten.[20]

21.3.2 Homöostase

Alle anatomischen und physiologischen Systeme interagieren miteinander, damit der Körper adäquat auf eine Temperaturveränderung reagieren kann. Es findet ein ständiges neurologisches Feedback von peripheren und internen Regionen zum Thermoregulationszentrum und weiteren Hirnregionen statt, um konstante stabile innere Bedingungen (**Homöostase**) für die Körperfunktionen zu schaffen. Dies erklärt bei einer Störung in der Thermoregulation den massiven Verlust von Wärme und Körperflüssigkeit und die Ausbildung von Symptomen einer Dehydrierung.

21.4 Risikofaktoren bei Verletzungen durch Hitze

Menschen tolerieren Hitze ganz unterschiedlich.[21] Diese Unterschiede können einerseits durch körperliche, andererseits durch medizinische Faktoren erklärt werden (➤ Kasten 21.1). **Vorübergehende** Umstände können die Flugreise von einem kälteren Gebiet in ein wärmeres sein. Jetlag, Alkoholkonsum, Dehydrierung, unangemessene Ernährung und wenig Schlaf während der Reise können insbesondere in den ersten Tagen nach der Reise dazu beitragen. Andere begleitende Faktoren können gewöhnliche Krankheiten sein, wie eine fiebrige Erkältung oder Diarrhö mit ungenügender Flüssigkeitsaufnahme.[24, 25] **Chronische** Faktoren, die im Zusammenhang mit einem höheren Risiko für eine hitzebedingte Krankheit stehen, sind körperliche Fitness, Körpergröße, Alter, medizinische Gegebenheiten und Medikamente.

21.1 Risikofaktoren einer Hitzeerkrankung

Erkrankungsfördernde Umstände
- Kardiovaskuläre Erkrankungen
- Dehydrierung
- Autonome Neuropathien (nervale Dysfunktion bezieht sich auf das sympathische, das parasympathische oder beide Systeme)
- Parkinson-Krankheit
- Dystonie (abnormale, unwillkürliche Muskelzuckungen oder Krämpfe)
- Hautveränderungen: Schuppenflechte, Sonnenbrand, Verbrennungen
- Endokrine Funktionsstörungen (Hyperthyreoidismus, Phäochromozytom)
- Fieber
- Delirium tremens (Alkoholentzug)
- Psychosen
- Neugeborene und ältere Personen
- Vorgeschichte eines **Hitzschlags**
- Fettsucht
- Geringe Fitness

Toxine/Drogen
- Hitzetreibende Substanzen
  - Schilddrüsenhormone
  - Zyklische Antidepressiva
  - Halluzinogene wie LSD
  - Kokain
  - Amphetamine
- Durstmindernde Substanzen
  - Haloperidol
  - ACE-Hemmer
- Die Schweißproduktion vermindernde Substanzen
  - Antihistaminika
  - Anticholinergika
  - Phenothiazine
  - Glutethimid
  - Betablocker
- Den Wasserverlust steigernde Substanzen
  - Diuretika
  - Ethanol
  - Nikotin

Erkrankungsförderndes Verhalten
- Unangemessene Anstrengungen in heißer Umgebung
- Unangepasste Kleidung
- Schlechte Akklimatisierung

- Zu geringe Flüssigkeitsaufnahme
- Zu wenig Überwachung
- Hohe Motivation (z. B. schwere körperliche Arbeit in heißer Umgebung)
- Athlet
- Militärangehörige

Modifiziert nach: Tek D, Olshaker JS: Heat illness, *Emerg Med Clin North Am* 10(2):299, 1992

Fitness und Body-Mass-Index

Schlechte körperliche Fitness durch genetische Faktoren oder falschen Lebenswandel mit nur geringer täglicher körperlicher Aktivität reduzieren die Toleranz gegenüber Hitze. Wer körperlich fit ist, hat eine kardiovaskuläre Reserve, um das Herzschlagvolumen im Rahmen der Thermoregulation aufrechtzuerhalten. Übergewichtige reagieren auf Hitze mit einer Vasodilatation der Hautgefäße und vermehrtem Schwitzen. Durch die Kombination von geringer Fitness, Mangel an Hitzeakklimatisierung und hohem Body-Mass-Index benötigen sie mehr Energie für Bewegungen, wodurch sie einem größeren Risiko für die Hitzekrankheit ausgesetzt sind.

Alter

Thermoregulationsfähigkeit und Hitzetoleranz nehmen besonders bei Personen ab dem 65. Lebensjahr und älter ab. Dies kann durch gute Fitness und einen normalen Body-Mass-Index verbessert werden.

Säuglinge und Kleinkinder müssen besonders berücksichtigt werden, da ihre Körperoberfläche im Verhältnis zum Körpergewicht verglichen mit einem Erwachsenen deutlich größer ist. Ihr Risiko für hitzebedingte Notfälle ist deshalb höher. Darüber hinaus ist die Thermoregulation im Säuglingsalter noch nicht ausgereift, weshalb sie bei Hitzeexposition die Kerntemperatur nicht adäquat aufrechterhalten können.

Geschlecht

Wie neuere Studien zeigen, sind Frauen ebenso hitzetolerant wie Männer. Entscheidend ist also nicht das Geschlecht, sondern körperliche Fitness und **Hitzeakklimatisierung.**

Vorerkrankungen

Eine leichte Form von Hitzekrankheit bei Menschen ist der Hitzeausschlag, der zu einer verminderten Hitzetoleranz führt. Weitere medizinische Zustände können die Hitzeverträglichkeit verschlechtern: Diabetes mellitus, Schilddrüsenerkrankungen und Nierenkrankheiten. Herz-Kreislauf-Erkrankungen werden durch Hitzeexposition verschlimmert.

Medikamente

Bestimmte rezeptfreie und rezeptpflichtige Medikamente können das Risiko für eine Hitzekrankheit erhöhen (➤ Kasten 21.1). Bestimmte Medikamente erhöhen die metabolische Hitzeproduktion, unterdrücken kühlende Mechanismen, reduzieren die kardiale Reserve und verändern über die Nieren den Elektrolyt- und Wasserhaushalt. Symptome kardialer und pulmonaler Erkrankungen können bei extremer Hitzeexposition weitaus gravierender sein. Sedierende Medikamente und Narkotika beeinflussen den mentalen Status und können das logische Denken und die Entscheidungsfähigkeit im Rahmen einer Hitzeexposition einschränken.

Dehydrierung

Der menschliche Körper besteht zu 45–70 % aus Wasser. Ein 70 kg schwerer Mann z. B. enthält 45 l Wasser (60 %). Exzessive Veränderungen der normalen Wasserbalance des Körpers (**Euhydratation**) durch eine übermäßige Einnahme von Wasser (**Hyperhydratation**) oder durch einen Flüssigkeitsverlust (Hypohydratation) können diese Homöostase verändern und entsprechende Zeichen und Symptome auslösen. Akute Dehydrierung (**Hypohydratation** ist eine chronische Form der Dehydrierung) kann eine schwerwiegende Folge von Hitze- oder Kälteeinwirkung oder eine gefährliche Nebenwirkung von Diarrhö, Erbrechen und Fieber sein.

Eine Dehydratation findet sich häufig, wenn die Hitzekrankheit über mehrere Tage andauert, verbreitet in Altenheimen oder bei körperlicher Aktivität. Grundsätzlich konsumieren Betroffene keine oder geringe Flüssigkeitsmengen während der täglichen Aktivitäten, sodass das verlorene Körperwasser nicht ersetzt wird. Besonders Kinder unter 15 Jahren und Menschen über 65 Jahren sind anfällig gegenüber Dehydrierung. Der Mensch verliert Körperwasser durch die Ausatmung, Schwitzen, Tränen, Urin und Stuhl. Normalerweise wird das Körperwasser durch Trinken und Essen wieder ersetzt. Wenn eine Person aber erkrankt und an Fieber, Diarrhö oder Erbrechen leidet, kann sich eine Dehydratation entwickeln. Gelegentlich können auch Medikamente wie Diuretika, die über eine vermehrte Harnbildung die Ausscheidung von Wasser und Elektrolyten fördern, eine Dehydratation hervorrufen.

Während der Hitzeexposition geht das Wasser vor allem durch Schwitzen verloren. Ein Mensch kann pro Stunde zwischen 0,8 und 1,4 l Flüssigkeit durch Schwitzen verlieren. Hochleistungssportler, die hitzeakklimatisiert sind, können bei Spitzenleistungen pro Stunde bis zu 3,7 l ausschwitzen.[26] Um den Beginn einer Hitzekrankheit zu vermeiden, muss während der täglichen Aktivitäten das Flüssigkeitsgleichgewicht aufrechterhalten und die Dehydratation minimiert werden. Ein Mensch verspürt normalerweise keinen Durst, wenn bis zu 2 % des Körperwassers durch Schwitzen verloren gehen.[26] Durst ist also ein schlechter Indikator eines Defizits von Körperflüssigkeit in Ruhe oder bei Anstrengung.

Bei einer leichten bis moderaten akuten Dehydratation (2–6 % des Körperwassers) wird der Betroffene müde, weniger hitzetolerant und erleidet eine Verschlechterung der kognitiven Funktionen sowie einen Kräfteverlust.[28, 29] Ohne Anleitung und die konsequente Einnahme eines festen Flüssigkeitsvolumens pro Stunde bleiben die Patienten dauerhaft dehydriert (zumindest zu 1–2 %).

Das Volumen an Flüssigkeit, die oral ersetzt werden kann, ist wegen der Frequenz der Magenentleerung und der Flüssigkeitsabsorptionsrate des Dünndarms limitiert. Getrunkene Flüssigkeiten gelangen mit einer Frequenz von etwa 1–1,2 l pro Stunde in den Dünndarm, wo die Absorption ins Blut erfolgt.[29] Außerdem wird die Magenentleerung um etwa 20–25 % reduziert, wenn durch Schwitzen ein Verlust von 5 % des Körpergewichts erfolgt ist.[31] Die Folge ist, dass es bei bestehender Dehydratation umso schwerer wird, diese durch Trinken zu behandeln. Ziel ist, mit der Flüssigkeitsaufnahme bereits vor der Hitzeexposition zu beginnen und sie danach aufrechtzuerhalten.

Symptome und Zeichen einer Dehydratation

Die folgenden Zeichen und Symptome einer Dehydrierung sind besonders häufig:
- Selteneres Wasserlassen
- Durst
- Trockene Haut
- Müdigkeit
- Benommenheit
- Kopfschmerzen
- Schwindel
- Verwirrtheit
- Trockener Mund und Schleimhäute
- Erhöhte Herz- und Atemfrequenz

Kinder weisen zusätzlich folgende Symptome auf:
- Trockener Mund und Zunge
- Keine Tränen beim Weinen
- Keine nassen Windeln nach mehr als drei Stunden
- Abdomen, Augen oder Wangen eingefallen
- Hohes Fieber
- Antriebslosigkeit
- Reizbarkeit
- Stehende Hautfalten

21.5 Erkrankungen durch Hitze

Hitzebedingte Erkrankungen beginnen mit leichten Symptomen wie einem Hitzekrampf und reichen bis zu schweren Symptomen wie einem Hitzschlag.[23, 33] Zu beachten ist, dass präklinisch oft keine Progression der Symptome, sondern nur ein bestimmtes Stadium einer hitzebedingten Krankheit zu beobachten ist. In den meis-

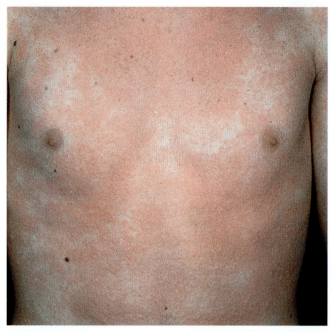

Abb. 21.3 Hitzeausschlag.
Quelle: Wellcome Images Library/Custom Medical Stock Photo. © NAEMT; PHTLS, 8th edition, Jones & Bartlett, 2016

ten Fällen kann der Körper die Körperwärme abgeben und die Kerntemperatur im normalen Bereich halten (➤ Tab. 21.1).

21.5.1 Geringgradige Funktionsstörungen

Hitzebedingte Krankheitsbilder mit geringgradigen Funktionsstörungen stellen zwar kein lebensbedrohliches Problem dar, erfordern jedoch eine Beurteilung und Behandlung des Patienten.

Hitzeausschlag

Der Hitzeausschlag ist ein roter, juckender, papulöser Ausschlag der Haut, normalerweise im Bereich eng sitzender Kleidung und bei starkem Schwitzen (➤ Abb. 21.3). Verursacht wird dies durch eine Entzündung der Schweißdrüsen, die den Drüsengang blockiert. Die betroffenen Areale können nicht mehr richtig schwitzen.

Management
Die Behandlung besteht aus Kühlen und Trocknen der betroffenen Hautstellen und Vermeidung von weiterem Schwitzen. Bringen Sie den Patienten aus der Hitze in eine kühle und trockene Umgebung.

Tab. 21.1 Hitzebedingte körperliche Störungen

	Grund	Symptome	Behandlung
Muskelkrämpfe	• NaCl, das durch Schwitzen ausgeschieden wurde, kann nicht mehr ersetzt werden • Elektrolyt- und Muskelprobleme	schmerzhafte Muskelkrämpfe in Beinen oder Abdomen	• Kühlen Platz aufsuchen • Massage der Muskeln • Isotonische Getränke • Bei weiteren Symptomen aus dieser Liste Transport in eine Klinik

21.5 Erkrankungen durch Hitze

Tab. 21.1 Hitzebedingte körperliche Störungen *(Forts.)*

	Grund	Symptome	Behandlung
Dehydrierung	durch Schwitzen verursachter Wasserverlust kann nicht ausgeglichen werden	• Durst • Übelkeit • Ermüdung • Hypovolämie • Veränderte Thermoregulation • Reduzierter physischer und mentaler Status	• Verlorene Flüssigkeit mit salzhaltigen Lösungen ausgleichen • Ausruhen an kühlem Platz, bis der Wasserverlust ausgeglichen wurde • Wenn erforderlich, i. v. Rehydration
Hitzeerschöpfung	• Exzessive Hitzeanstrengung mit inadäquater Wasserzufuhr • Probleme mit venösem Pooling, reduzierte Herzfüllzeit, reduziertes Herzzeitvolumen • Kann unbehandelt zum Hitzschlag führen	• Geringe Urinproduktion • Tachykardie • Schwäche, unsicherer Gang • Extreme Übelkeit • Feuchte Haut • Kopfschmerzen • Erschöpfung, Kollaps	• Patienten an kühlen Ort bringen • Körper kühlen • Salzhaltige (z. B. isotonische) Getränke verabreichen • Ggf. balancierte kristalloide (Voll-)-Elektrolytlösungen i. v. infundieren
Hitzschlag	• Körperkerntemperatur > 40,6 °C • Zellzerstörung und Multiorganversagen • Neurologische Fehlfunktionen inkl. Verlust der zentralen Temperaturkontrolle	• Mentale Veränderungen, irrationales Verhalten oder Delir • Zittern • Initiale Tachykardie, im weiteren Verlauf Bradykardie • Hypotension • Schnelle, flache Atmung • Trockene oder feuchte heiße Haut • Bewusstlosigkeit • Krämpfe • Koma	**Notfall:** • Schnelles Kühlen des Patienten mit Wasser oder nassen, kalten Tüchern, bis Körpertemperatur < 39 °C • Ggf. Schockbehandlung • Schneller Transport in die Notaufnahme
Hyponatriämie	• Geringe Na^+-Plasmakonzentration • Typisch bei Personen mit anhaltender Aktivität in heißer Umgebung • Ausgleich des Wasserverlusts durch Schwitzen mit vermehrter Flüssigkeitszufuhr (> 1 l/h), aber kein Ersatz des verlorenen Na^+	• Übelkeit, Erbrechen • Missstimmung • Verwirrtheit, Ataxie • Kopfschmerzen • Wechselnde Bewusstseinszustände • Polyurie • Zeichen von Hirndruck • Krämpfe • Koma • Kerntemperatur < 39 °C • Täuscht Zeichen einer Hitzeerkrankung vor	• Wasserzufuhr einschränken • Salziges Essen, salzige Getränke • Bewusstlose nach ABC-Schema versorgen • 15 l/min O_2 über Maske • Über i. v. Zugang langsam balancierte Vollelektrolytlösung oder 0,9 % NaCl infundieren • Umgehend Transport in Klinik

Hitzeödem

Das Hitzeödem ist ein leichtes Ödem an den Extremitäten wie Händen, Füßen und Knöcheln, das häufig im Rahmen der frühen Akklimatisierung auftritt. Es entsteht durch eine Ausdehnung des Plasmavolumens im Rahmen der vermehrten Zirkulation bei der Thermoregulation. Das Hitzeödem hat keine klinische Bedeutung und ist selbstlimitierend. Es wird häufiger bei Frauen beobachtet.

Management
Behandelt wird das Hitzeödem durch Lockern der Kleidung und Entfernen von Schmuck sowie Hochlagerung der betroffenen Extremität(en). Diuretika sind nicht indiziert.

Hitzetetanie

Die Hitzetetanie ist eine seltene, selbstlimitierende Krankheit. Sie tritt auf, wenn eine Person für kurze Zeit intensiver Hitze ausgesetzt ist. Die Hyperventilation bei Hitzeexposition ist der Hauptgrund für die sich entwickelnden Symptome Taubheit, Kribbeln, Verkrampfung der Hände, Finger und Zehen sowie Muskelkrämpfe.

Management
Die Behandlung besteht darin, die Hitzequelle zu meiden und die Hyperventilation zu kontrollieren. Eine Dehydrierung entsteht nicht durch eine kurze Hitzeexposition.

Hitzekrampf

Muskelhitzekrämpfe sind kurze, schmerzhafte Muskelkontraktionen, oft in den Waden- oder Bauchmuskeln. Sie entstehen bei Anstrengungen mit übermäßigem Schwitzen oder während der folgenden Erholungsphase. Glatte Muskulatur, Herzmuskel, Zwerchfell und bulbäre Muskeln, die am Kau-, Schluck- und Sprechvorgang beteiligt sind, sind nicht betroffen. Die Krämpfe können idiopathisch oder im Rahmen einer Hitzeerschöpfung auftreten. Die genauen Ursachen sind unklar; es wird jedoch davon ausgegangen, dass eine Elektrolytstörung verantwortlich ist. Eine Substitution von Salz kann eine Linderung der Beschwerden bewirken. Salzhaltige Nahrungsergänzung im Rahmen der Ernährung kann die Häufigkeit des Auftretens von Muskelkrämpfen verringern.

Management
Behandeln Sie die Krämpfe durch Wechseln in eine kühlere Umgebung und Dehnen des betroffenen Muskels. Verabreichen Sie salzhaltige Flüssigkeiten. Intravenöse Flüssigkeitsgaben sind selten notwendig; lange und schwere Muskelkrämpfe können jedoch durch eine Infusion mit Kochsalzlösung gelöst werden. Verabreichen Sie keine Salztabletten, da diese den Magen-Darm-Trakt überlasten.

Hitzesynkope

Hitzesynkopen entstehen bei längerem Stehen in warmer Umgebung und werden durch einen niedrigen Blutdruck verursacht. Die Hitze führt zu einer Vasodilatation mit vermehrtem venösem Pooling. Die Effekte sind die gleichen wie bei einem schnellen Lagewechsel aus dem Sitzen in den Stand (orthostatische Synkope).

Management
Bringen Sie den Patienten in eine kühlere Umgebung, lagern Sie seine Beine hoch und verabreichen Sie oral oder intravenös Flüssigkeit. Falls der Patient gestürzt ist, untersuchen Sie ihn auf weiterer Verletzungen. Patienten mit neurologischen oder kardialen Problemen in der Vorgeschichte sollten im Hinblick auf weitere Synkopenursachen in einem Krankenhaus untersucht werden.

21.5.2 Gravierende Funktionsstörungen

Hitzebedingte Krankheitsbilder mit gravierenden Funktionsstörungen stellen unbehandelt ein akute Lebensbedrohung für die Patienten dar.

Überanstrengung

Diese Krankheit kommt vor, wenn jemand nach einer starken Anstrengung kollabiert.[34–39] Während einer Anstrengung unterstützen die Muskelkontraktionen der Beine den venösen Rückstrom zum Herzen. Nach der Anstrengung fehlen diese und der venöse Rückstrom nimmt signifikant ab. Daraus resultiert ein vermindertes Herzzeitvolumen mit einer konsekutiven Unterversorgung des Gehirns mit Blut.

Beurteilung
Symptome sind Übelkeit, Benommenheit, Kollaps oder Synkope. Die Patienten fühlen sich in liegender Position besser (**orthostatische Hypotonie**). Übermäßiges Schwitzen ist nicht ungewöhnlich. Die Patienten sind tachypnoeisch und haben einen schnellen Puls. Die Kerntemperatur ist nicht oder nur leicht erhöht. Eigentliche Ursache ist nicht eine Hypovolämie; aber die Patienten müssen unbedingt weiter abgeklärt werden, wenn ein synkopales Ereignis während einer körperlichen Anstrengung eintritt (Ausschluss kardiovaskulärer Probleme).

Management
Bringen Sie den Patienten in eine kühlere Umgebung und legen Sie ihn hin. Beginnen Sie, falls notwendig, eine orale oder intravenöse Rehydrierung. Da sich der Kollaps bei vielen Patienten wegen des verminderten venösen Rückstroms und nicht wegen einer Dehydrierung ereignet hat, sollten Sie initial mit einer intravenösen Flüssigkeitsgabe eher zurückhaltend sein. Wie bei jedem Kollaps müssen die Patienten weiter untersucht werden, um neurologische oder kardiale Ursachen auszuschließen.

Hitzeerschöpfung

Eine Hitzeerschöpfung treffen die präklinischen Helfer am häufigsten an. Dieses Krankheitsbild kann sich über mehrere Tage entwickeln, z. B. bei Älteren in schlecht klimatisierten Räumen oder akut bei Athleten. Es entsteht, wenn das Herzzeitvolumen den erhöhten Volumenbedarf des Kreislaufs nicht mehr decken kann, weil die Thermoregulationsmechanismen mit diesem konkurrieren; durch den erhöhten Blutfluss in der Haut, das reduzierte Plasmavolumen und den vasodilatationsbedingt verminderten venösen Rückstrom sowie den Verlust von Elektrolyten und Wasser durch Schwitzen steht dem Herz zu wenig Volumen zur Verfügung. Patienten mit einer Hitzeerschöpfung weisen meistens eine rektale Temperatur < 40 °C auf, was aber kein zuverlässiges Zeichen ist.[38]

Eine weitere Form der Hitzeerschöpfung wird als Belastungshitzeerschöpfung bezeichnet. Sie tritt bei zu intensiver körperlicher Anstrengung in einem heißen Klima auf. Diese Art der Hitzeerschöpfung wird als Unfähigkeit, die Anstrengung fortzusetzen, definiert und kann mit einem physischen Kollaps verbunden sein.[23] Prädisponierende Faktoren sind Dehydratation und hoher Body-Mass-Index.

Die Unterscheidung zwischen einer schweren Hitzeerschöpfung und einem Hitzschlag ist nicht immer einfach, aber durch eine kurze Erhebung des mentalen Status kann das Ausmaß der neurologischen Beteiligung festgestellt werden. Wenn eine Hitzeerschöpfung nicht adäquat therapiert wird, kann sich das lebensbedrohliche Zustandsbild des Hitzschlags entwickeln. Hitzeerschöpfung ist eine **Ausschlussdiagnose,** wenn keine Zeichen eines Hitzschlags gefunden werden.

Beurteilung

Zeichen und Symptome sind geringe Flüssigkeitsaufnahme, verminderte Urinausscheidung, frontale Kopfschmerzen, Schwindel, Euphorie, Übelkeit, Verwirrtheit, Angst, Müdigkeit und Apathie. Die Patienten fühlen sich in liegender Position meistens wohler. Starkes Schwitzen ist nicht ungewöhnlich. Die Betroffenen sind tachypnoeisch und haben einen schnellen Puls. Ihr systolischer Blutdruck ist normal oder leicht erniedrigt. Die Körperkerntemperatur ist normal oder leicht erhöht, aber meistens < 40 °C. Eine genaue Anamneseerhebung betreffend Hitzeerschöpfung in der Vorgeschichte und der genauen Dauer und Art der Hitzeexposition ist wichtig.

Management

Bringen Sie den Patienten schnellstmöglich in eine kühlere Umgebung (z. B. in den Schatten oder den klimatisierten Rettungswagen). Lagern Sie ihn flach und entfernen Sie alles, was die Wärmeabgabe behindern könnte (beengende Kleidung, Kopfbedeckungen). Beurteilen Sie die Herzfrequenz, den Blutdruck, die Atemfrequenz und die rektal bzw. im Ohr gemessene Temperatur des Patienten. Beachten Sie insbesondere Vigilanzänderungen als Ausdruck zentralnervöser Störungen, die ein früher Indikator für einen lebensbedrohlichen Hitzschlag darstellen.

Eine orale Rehydrierung kann erwogen werden, wenn der Patient trinken kann und kein Aspirationsrisiko besteht. Verwenden Sie isotonische Sportlergetränke, zur Hälfte verdünnt mit Wasser. Zu große Trinkmengen können den Magen überblähen und zu Übelkeit und Erbrechen führen. Solange Puls, Blutdruck und die rektale Körpertemperatur des Patienten normal sind, ist eine intravenöse Infusionstherapie in der Regel nicht notwendig. Wenn eine intravenöse Therapie erforderlich ist, verwenden Sie Vollelektrolytlösung oder isotonische Kochsalzlösung. Vermeiden Sie die Gabe größerer Infusionsmengen bei Patienten, die im Rahmen sportlicher Aktivitäten sehr intensive und lange Trainingseinheiten absolviert haben (länger als 4 Stunden), bei Patienten, die keine eindeutigen Zeichen einer Dehydratation zeigen, sowie bei kollabierten Athleten mit vermuteter Hitzeerschöpfung, die größere Mengen Wasser getrunken haben. Bei Letzteren kann die anstrengungsinduzierte Hyponatriämie eine bedrohliche Diluationshyponatriämie verursachen.

Da die Hitzeerschöpfung schlecht vom Hitzschlag unterschieden werden kann und Letzterer durch Kühlen behandelt wird, sollten Sie alle Patienten mit Hitzeerschöpfung kühlen. Eine gute Kühlung wird erreicht, wenn Sie Kopf und Thorax mit Wasser besprühen und danach den Patienten befächern, um die Wärmeabgabe durch **Konvektion** zu erhöhen. Transportieren Sie alle Patienten, die bewusstlos sind, sich nur schlecht erholen oder eine medizinische Vorgeschichte haben, in eine geeignete Klinik. Kontrollieren Sie dabei die Umgebungstemperatur und überwachen Sie stets die Vitalfunktionen.

Hitzschlag

Der Hitzschlag ist eine lebensbedrohliche Hitzekrankheit. Er ist definiert als eine abnormale Form der Hyperthermie mit Totalausfall der Thermoregulationssysteme. Die Körperkerntemperatur steigt auf über 40 °C, und es treten zentralnervöse Ausfälle wie Delirium, Krampfanfälle und Koma auf.[31, 36, 42]

Der größte Unterschied zur Hitzeerschöpfung sind **neurologische Ausfälle,** die sich als Veränderung des mentalen Status äußern. Die Schwere der Komplikationen ist nicht gänzlich von der Erhöhung der Körpertemperatur abhängig, da pathophysiologische Veränderungen zu einem Multiorganversagen führen können.[30, 43] Die pathophysiologischen Veränderungen treten auf, wenn die Temperatur der Organgewebe einen kritischen Punkt überschreiten. Die Zellmembranen werden geschädigt und verursachen einen intrazellulären Zusammenbruch der Volumenverteilung, des Stoffwechsels und des Säure-Basen-Haushalts. Die gestörte Zellmembranpermeabilität verursacht eine Dysfunktion von Zellen und Organen, die am Ende zu Zelltod und Organversagen führen.[23] Das Ausmaß der Komplikationen bei Patienten mit Hitzschlag ist nicht alleine abhängig von der Höhe des Kerntemperaturanstiegs.

Die globalen pathophysiologischen Veränderungen im Körper begründen die Notwendigkeit, dass das Rettungsdienstpersonal den Hitzschlag frühzeitig erkennt. Durch die frühzeitige Erkennung und die daraus resultierende schnelle und aggressive Ganzkörperkühlung können die Körperkerntemperatur rasch gesenkt und die Folgen des Hitzschlags hinsichtlich Morbidität und Mortalität reduziert werden.

Der Hitzschlag kann nur klinisch durch eine weitere Evaluation im Krankenhaus von der Hitzeerschöpfung unterschieden werden. Morbidität und Mortalität hängen direkt von der Dauer der Erhöhung der Körperkerntemperatur ab. Das Outcome der Patienten ist mit einer raschen Absenkung der Kerntemperatur unter 39 °C verbunden. Trotz schneller und adäquater präklinischer Behandlung kann ein Hitzschlag tödlich enden oder bleibende neurologische Schäden verursachen.

Der Hitzschlag präsentiert sich klinisch auf zwei Arten (> Tab. 21.2):

- Der **klassische Hitzschlag** betrifft vor allem Kleinkinder, fiebrige Kinder, Arme, Ältere, Alkoholiker und Kranke mit verschiedenen Risikofaktoren (> Kasten 21.1). Der klassische Patient hält sich über mehrere Tage in einem unbelüfteten, zu warmen und zu feuchten Raum auf, was zu Dehydrierung und erhöhter Körperkerntemperatur führt. Oft haben die Patienten aufgehört zu schwitzen (**Anhidrose**). Dieser Zustand tritt häufig in Großstädten während sommerlicher Hitzewellen auf, wenn die Wohnung nicht ausreichend gelüftet wird.[15] Die Beurteilung des Notfallortes liefert deutliche Hinweise für dieses Krankheitsbild.
- Der **anstrengungsabhängige Hitzschlag** ist eine vermeidbare Krankheit, die oft junge, schlecht hitzeakklimatisierte Personen während einer kurzen, heftigen körperlichen Aktivität bei erhöhter Umgebungstemperatur und hoher Luftfeuchtigkeit betrifft (z. B. Industriearbeiter, Sportler, Militärrekruten, Feuerwehrleute und andere Mitarbeiter der öffentlichen Sicherheit). Unter diesen Bedingungen steigt die Wärmeproduktion des Körpers rapide an, was die Wärmeabgabemechanismen überfordert. Die Patienten schwitzen meist sehr stark, sodass sie mit Hitzeerschöpfungspatienten verwechselt werden können.[5] Wird die Kerntemperatur idealerweise innerhalb der ersten 10 Minuten nach Auftreten des anstrengungsabhängigen Hitz-

Tab. 21.2 Klassischer vs. anstrengungsbedingter Hitzschlag

	Klassischer Hitzschlag	Anstrengungsbedingter Hitzschlag
Hauptbetroffene	Ältere	männlich, 15–45 Jahre
Gesundheitsstatus	chronisch krank	gesund
entsprechende Aktivitäten	sitzend	hochaktiv
Medikamente	Diuretika, Antidepressiva, Anticholinergika, Antipsychotika	meist keine
Schwitzen	meist nicht vorhanden	normalerweise vorhanden
Laktatazidose	liegt normalerweise nicht vor; schlechte Prognose wenn vorhanden	üblich
Hyperkaliämie	normalerweise nicht	oft möglich
Hypokaliämie	unüblich	häufig
Hypoglykämie	unüblich	üblich
Kreatinin	leicht erhöht	stark erhöht
Rhabdomyolyse	leicht	teilweise stark

Modifiziert nach: Knoches JP, Reed G: Disorder of heat regulation. In Kleeman CR, Maxwell MH, Narin RG, Hrsg. In: *Clinical disorder of fluids and electrolyte metabolism*, New York, 1987, McGraw-Hill

schlags gesenkt, hat der Patient eine deutlich bessere Überlebenschance (> Kasten 21.2). Das Motto „Erst kühlen, dann transportieren" unterstreicht diese Forderung.

21.2 Häufige Gründe für einen Tod durch anstrengungsinduzierten Hitzschlag

Ungenaue Beurteilung der Temperatur oder Fehldiagnose Das ist ein häufig auftretendes Problem, wenn andere Differenzialdiagnosen nicht sicher ausgeschlossen werden können. Die orale, axillare und tympanografische Temperaturmessmethoden können dazu führen, dass das tatsächliche Ausmaß des Temperaturanstiegs unterschätzt wird. Deshalb sollte sich das Rettungsdienstpersonal zur Bestimmung des Temperaturanstiegs nur auf die rektale Messung verlassen.

Fehlende Behandlung oder Behandlungsverzögerung Das Nichterkennen eines potenziellen anstrengungsinduzierten Hitzschlags und die daraus resultierende Verzögerung einer notwendigen effektiven Behandlung kann für den Patienten zu einem desaströsen Ergebnis führen.

Inadäquate Techniken zur Ganzkörperkühlung Bei Körperkerntemperaturen > 40 °C ist die Absenkung innerhalb von 30 Minuten entscheidend. Dieses Verfahren ist als „die goldene halbe Stunde der Hitzschlagbehandlung" anerkannt und stellt den Standard der schnellen Ganzkörperkühlung dar.

Schneller Transport Beim anstrengungsinduzierten Hitzschlag ist es entscheidend, die Ganzkörperkühlung zur Absenkung der Körperkerntemperatur bereits vor Ort zu beginnen und den Transport keinesfalls vor Einleitung dieser lebensrettenden Maßnahme durchzuführen. Die Kühlung sollte während des Transports unter rektaler Temperaturkontrolle beibehalten werden, um eine Körperkerntemperatur unter 40 °C sicherzustellen.

Beurteilung

Hitzschlagpatienten weisen häufig eine heiße, gerötete Haut auf. Zum Teil schwitzen sie, in Abhängigkeit von den Umgebungsbedingungen und der Entstehung der Krankheit. Ihr Blutdruck kann erhöht oder erniedrigt sein, ihr Puls ist schnell und schwach. Die Patienten können leicht eingetrübt bis völlig bewusstlos sein; während der kühlenden Therapie entstehen oft Krampfanfälle. Die rektale Temperatur liegt meist zwischen 40 und 47 °C.[33, 44]

Die Kriterien zur Unterscheidung von Hitzeerschöpfung und Hitzschlag sind die Körperkerntemperatur und der mentale Status. Jeder Patient, der sich warm anfühlt und Veränderungen des mentalen Status aufweist (verwirrt, desorientiert, aggressiv, bewusstlos), gilt als Hitzschlagpatient und sollte zur raschen Senkung der Kerntemperatur intensiv behandelt werden.

Management

Der Hitzschlag ist ein ernsthafter Notfall. Die Kühlung des Patienten sollte bereits während der Patientenbeurteilung beim Primary Assessment beginnen. Verwenden Sie, was immer vorhanden ist. Früher wurde angenommen, dass Kühlung mit Eiswasser zu peripherer Vasokonstriktion und Zittern führt, wodurch die Wärmeabgabe erschwert wäre und zusätzliche Wärme produziert würde. Neuere Studien zeigten aber, dass diese Maßnahme die Senkung der Körpertemperatur nicht behindert.[35, 45–47] **Wichtigste präklinische Maßnahme ist (neben den ABCs) das Kühlen des ganzen Körpers, um die Körperkerntemperatur zu senken.**

Die Kühlmaßnahmen sollten schon vor dem Transport beginnen. Transportieren Sie den Patienten in einem vorbereiteten, gekühlten Rettungswagen. Entfernen Sie alle Kleidungsstücke, bedecken Sie den Patienten nur mit einem Tuch, das Sie mit Wasser befeuchten und befächern. Eispackungen werden in der Leistengegend, in den Achseln und im vorderen und seitlichen Halsbereich platziert. Sie allein können die Kerntemperatur nicht genügend senken und sollten nur als zusätzliche Maßnahme betrachtet werden. Messen Sie alle 5–10 Minuten die rektale Temperatur, um eine erfolgreiche Kühlung sicherzustellen und eine Hypothermie zu vermeiden. Unterbrechen Sie die aktive Kühlung, wenn die Rektaltemperatur 39 °C beträgt. Verabreichen Sie Sauerstoff, beatmen Sie, falls notwendig, assistiert und überwachen Sie den Herzrhythmus.

Hitzschlagpatienten benötigen normalerweise keine ausgedehnte Flüssigkeitstherapie. Verabreichen Sie 500 ml Kochsalzlösung und beobachten Sie die Vitalfunktionen. Die Flüssigkeitsmenge sollte in der 1. Stunde 1–2 l nicht überschreiten. Messen Sie den Blutglukosewert, denn diese Patienten sind hypoglykämiegefährdet und benötigen oftmals Glukose. Krampfanfälle behandeln Sie mit 5–10 mg Diazepam.

Anstrengungsinduzierte Hyponatriämie

Die anstrengungsinduzierte Hyponatriämie, früher Wasservergiftung genannt, ist ein lebensbedrohliches Zustandsbild, das zunehmend bei Freizeitkletterern, Marathonläufern, Triathleten und militärischem Infanteriepersonal auftritt.[48–52] Aufgrund der hohen Popularität der Aktivitäten speziell im Outdoorbereich ist das Auftreten von leichten bis schweren anstrengungsinduzierten Hyponatriämien seit Beginn der Dokumentation Mitte der 1980er-Jahre kontinuierlich gestiegen. Sie stellen eine der häufigsten medizinischen Komplikationen bei Ausdauersportarten dar und bilden eine bedeutende Ursache für Todesfälle bei Veranstaltungen.[40, 41]

Die anstrengungsinduzierte Hyponatriämie ist häufig mit exzessivem Wasserkonsum (> 1,4 Liter pro Stunde) während einer ausdauernden Aktivität verbunden.[52] Zwei pathophysiologische Mechanismen sind hauptsächlich für die Entwicklung verantwortlich:
1. Exzessiver Wasserkonsum
2. Verminderte Urinausscheidung aufgrund gesteigerter oder anhaltender ADH-Sekretion

In Abhängigkeit von den vorhandenen Symptomen kann die anstrengungsinduzierte Hyponatriämie in einer leichten und einer schweren Form auftreten. Die niedrige Na^+-Konzentration im Plasma bei der schweren Verlaufsform stört das osmotische Gleichgewicht an der Blut-Hirn-Schranke und verursacht einen schnellen Einstrom von Wasser in das Gehirn, sodass ein Hirnödem entsteht.[40, 41, 51, 52] Vergleichbar mit den Zeichen eines erhöhten Hirndrucks durch ein Schädeltrauma entstehen bei der Hyponatriämie voranschreitende neurologische Symptome wie Kopfschmerzen, Übelkeit und Erbrechen, Missstimmung, Verwirrtheit, Krampfanfälle bis hin zum Koma, permanenter Hirnschaden und Herniation des Hirnstammes. Nicht selten steht am Ende der Tod. Bei diesen Patienten wird von einer **anstrengungsinduzierten hyponatriämischen Enzephalopathie** gesprochen.[40, 41, 51] Betroffene haben meistens eine Serum-Na^+-Konzentration < 125 mmol/l (normal 135–145 mmol/l), die sich sehr schnell (innerhalb von weniger als 48 Stunden) entwickelt hat, häufig im Rahmen von Ausdauersportarten.[52] Untersuchungen zufolge erlitten 29 % der Ironman-Teilnehmer auf Hawaii eine anstrengungsinduzierte Hyponatriämie.[38, 43–56]

Eine anstrengungsinduzierte Hyponatriämie kann in den folgenden Situationen auftreten:
1. Ausgedehnter Natrium- und Wasserverlust durch Schwitzen während eines Ausdauer-Ereignisses mit konsekutiver Dehydrierung und Natriumverlust
2. Rehydrierung nur mit Wasser, während die Natriumkonzentration gleich bleibt; durch Verdünnung entwickelt sich die Hyponatriämie
3. Eine Kombination aus exzessivem Natrium- und Wasserverlust durch Schwitzen und einer übermäßigen Hydrierung mit Wasser

Es gibt Hinweise, dass eine anstrengungsinduzierte Hyponatriämie aus einer Flüssigkeitsretention im extrazellulären Raum resultiert und weniger daraus, dass Flüssigkeit im Darm nicht resorbiert wird.[48] Typischerweise haben Betroffene keine Sport-Elektrolytgetränke eingenommen, sondern Sportlernahrung konsumiert, die nur ungenügend Salze enthält. Damit können sie den Salzverlust durch Schwitzen oder den Verdünnungseffekt durch übermäßiges Trinken von Wasser nicht ausgleichen.

Als mögliche Risikofaktoren für die Entwicklung einer anstrengungsinduzierten Hyponatriämie sind identifiziert worden:[34, 35, 58]
1. Dauer der Anstrengung (über 4 Stunden) oder langsames Lauf-/Übungstempo
2. Weibliches Geschlecht (möglicherweise aufgrund des niedrigeren Körpergewichts)
3. Niedriger oder hoher Body-Mass-Index
4. Exzessive Flüssigkeitsaufnahme (mehr als 1,5 l/h) während einer Sportveranstaltung
5. Einnahme nichtsteroidaler Antirheumatika (NSAR) während der Aktivität, welche die glomeruläre Filtrationsrate der Nieren senken

Die Symptome einer anstrengungsinduzierten Hyponatriämie sind unspezifisch und ähneln denen einer hitzespezifischen Krankheit. Viele Ausdauer- und Abenteuersportarten spielen sich im Freien bei warmen oder heißen Temperaturen ab. Daher werden die Symptome und Zeichen einer anstrengungsinduzierten Hyponatriämie oft als hitzebedingte Erkrankung betrachtet und so (falsch) behandelt. Kühlung und intravenöse Infusionen verstärken jedoch den Verdünnungseffekt und setzen den Patienten einem größeren Risiko für Krampfanfälle und Koma aus. Flüssigkeitszufuhr und Ruhe verschlechtern anders als beim hitzeerschöpften Patienten den Zustand des Behandelten. Durch Weiterbildung werden diese Krankheiten heutzutage besser erkannt und richtig behandelt (➤ Kasten 21.3). Denken Sie bei Notfällen mit Ausdauersportlern immer an die anstrengungsinduzierte Hyponatriämie und deren potenzielle Gefahren.[58]

> **21.3 Richtlinien für das Management einer anstrengungsinduzierten Hyponatriämie und einer anstrengungsinduzierten hyponatriämischen Enzephalopathie**
>
> Kürzlich veröffentlichte die Wilderness Medical Society Richtlinien zur Behandlung der anstrengungsinduzierten Hyponatriämie und anstrengungsinduzierten hyponatriämischen Enzephalopathie. Ein Schwerpunkt liegt auf der präklinischen Behandlung von Patienten bei Ausdauerveranstaltungen durch ärztliches und rettungsdienstliches Personal.[59]

Beurteilung

Bei Ausdauerathleten mit anstrengungsinduzierter Hyponatriämie findet sich eine Vielzahl an Symptomen (➤ Tab. 21.1). Die Körperkerntemperatur liegt meistens im normalen Bereich, kann aber abhängig von Umgebungstemperatur, Wärmeabgabe und Intensität des Trainings leicht erhöht oder erniedrigt sein. Der Blutdruck kann aufgrund medizinischer Faktoren ebenfalls normal, erhöht oder erniedrigt sein. Die Atemfrequenz liegt im normalen bis leicht erhöhten Bereich. Hyperventilation im Zusammenhang mit an-

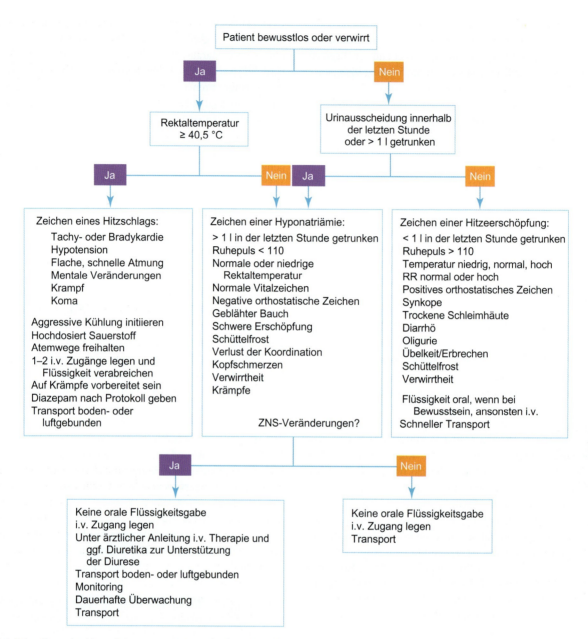

Abb. 21.4 Behandlungsalgorithmus bei vermuteter Hitzeerschöpfung, Hitzschlag oder Hyponatriämie.

strengungsinduzierter Hyponatriämie kann zu Sehstörungen, Schwindel, Kribbeln in den Händen und Parästhesien in den Extremitäten führen. Die entscheidenden typischen Kennzeichen sind Veränderungen des mentalen Status, Müdigkeit, Mattigkeit, Kopfschmerzen und Übelkeit. Andere Formen neurologischer Ausfälle sind verlangsamte Sprache, Ataxie und kognitive Veränderungen wie unvernünftiges Verhalten, Streitlust und Angst. Oft berichten die Patienten von einem Gefühl des nahenden Untergangs.

Management

Der erste Schritt der Behandlung ist das Erkennen der Krankheit und die Bestimmung des Schweregrades (➤ Abb. 21.4). Leichte Symptome können konservativ behandelt werden, indem der Patient überwacht und abgewartet wird, bis die übermäßige Flüssigkeit wieder ausgeschieden ist. Symptomatische Patienten bringen Sie am besten in eine aufrechte Position, um die Atmung zu erleichtern und lagebedingte Auswirkung auf den Hirndruck zu minimieren. Diese Patienten können bekanntermaßen während des Transports im Schwall erbrechen. Positionieren Sie den Patienten in Seitenlage und überwachen Sie ihn hinsichtlich eines Krampfanfalls, den Sie mit Midazolam gut behandeln können. Legen Sie einen Gefäßzugang und infundieren Sie isotonische Kochsalzlösung in geringen Mengen, sodass der Gefäßzugang gerade offenbleibt. Da die Patienten bereits zu viel Flüssigkeit im Körper haben, ist eine schnelle Infusion kontraindiziert. Bei Patienten mit Zeichen eines Hirnödems muss die Natriumkonzentration erhöht werden. Dies geschieht mittels hypertonischer (3%) Kochsalzlösung in der Notfallstation oder auf der Intensivstation.

21.6 Prävention hitzebedingter Erkrankungen

Durch präventive Maßnahmen kann die Inzidenz hitzebedingter Erkrankungen minimiert werden (➤ Kasten 21.4). Als professioneller Rettungsdienstmitarbeiter werden Sie je nach Region mit heißen Umweltbedingungen in Kontakt kommen, weshalb Sie sich auf solche Situationen durch Verbesserung Ihrer körperlichen Fitness, Akklimatisierung, richtige Ernährung und genügende Flüssigkeitsaufnahme vorbereiten sollten.

21.4 Prävention thermischer Notfälle für Rettungsdienstpersonal

Durch körperliche Fitness und Hitzeakklimatisierung können schwere Konsequenzen thermischer Notfälle vermieden werden. Die Aufrechterhaltung eines hohen Fitnesslevels ist deshalb der beste Weg, sich vor hitzebedingten Störungen zu schützen. Gut trainiertes Personal im Rettungsdienst hat ein gutentwickeltes Kreislaufsystem und ein erhöhtes Blutvolumen. Beide Mechanismen sind wichtig zur Regulation der Körpertemperatur.
Die Hitzeakklimatisierung dauert unter Hitzebelastung etwa 5 bis 10 Tage und beinhaltet:
- Gesteigerte Schweißproduktion
- Verbesserte Verteilung des Blutvolumens
- Senkung der Herzfrequenz
- Verringerung der Haut- und Körpertemperatur

Während der Arbeit
Wenn Hitzebelastungen bestehen, müssen Sie ihre Arbeitsweise entsprechend modifizieren. Lassen Sie es ruhig angehen! Es bestehen individuelle Unterschiede in körperlicher Fitness, Akklimatisation und Hitzetoleranz. Bei Überbelastung können Sie selbst ein Kandidat für einen thermischen Notfall werden!
Wenn möglich, sollten Sie:
- Das Arbeiten in heißer Umgebung vermeiden
- Harte körperliche Arbeit in den frühen Morgenstunden oder späten Abendstunden verrichten
- Arbeitsmittel und Arbeitsmethoden wechseln, um Erschöpfung zu vermeiden
- Ihre Arbeit häufig unterbrechen

Am wichtigsten jedoch ist, dass Sie Ihren Wasserhaushalt aufrechterhalten, indem Sie verlorene Flüssigkeiten durch ausreichendes Trinken ersetzen.

Trinken
Die Aufrechterhaltung des Flüssigkeitshaushalts ist essenziell, um durch Schwitzen die durch Arbeit produzierte Körperwärme abgeben zu können. Um eine Dehydratation und das Risiko möglicher Hitzeschäden zu minimieren, müssen Sie vor, während und nach körperlicher Arbeit ausreichend trinken. Individuelle Charakteristika wie Körpergewicht, genetische Disposition, Grad der Akklimatisation oder Stoffwechseleigenschaften beeinflussen das Ausmaß des Schwitzens nach körperlicher Aktivität. Diese Faktoren führen zu unterschiedlich großen Mengen an Schweiß, die abgegeben werden. Bei Langstreckenläufen in den Sommermonaten beträgt die Schweißrate beispielsweise 1,4 bis 1,9 Liter pro Stunde. Footballspieler hingegen verlieren durch die größere Körpermasse und die Schutzkleidung mehr als 1,9 Liter pro Stunde bzw. bis zu 8,5 Liter pro Tag. Mineralhaltige Flüssigkeiten sind die am besten geeigneten Getränke zur Aufrechterhaltung des Wasserhaushalts. Stark zuckerhaltige Getränke sollten vermieden werden, da sie die Wasserresorption im Darm hemmen.

Kleidung
Die persönliche Schutzkleidung behindert das Gleichgewicht zwischen notwendiger Sicherheit und Komfort. Australische Forscher stellten fest, dass die Aufgabe persönlicher Schutzkleidung nicht darin besteht, Wärme von außen abzuhalten, sondern innere Wärme abzuführen. Etwa 70 % der Wärmebelastung entsteht dabei von innen, durch schwere Arbeit, und nur rund 30 % durch äußere Wärmebelastung. Tragen Sie locker sitzende Kleidung, um die Luftzirkulation aufrechtzuerhalten. Baumwoll-T-Shirts und -Unterwäsche helfen bei der Verdunstung von Schweiß. Vermeiden Sie zusätzliche Kleidung, die eine Luftzirkulation verhindert und dadurch die Gefahr thermischer Notfälle erhöht.

Individuelle Unterschiede
Personen unterscheiden sich in ihrer Reaktion auf Hitze. Einige Retter, wie beispielsweise Feuerwehrleute, haben durch ihre spezielle Tätigkeit ein höheres Risiko für thermische Notfälle. Weitere Gründe können genetisch bedingte Differenzen in der Hitzetoleranz und dem Ausmaß des Schwitzens, Übergewicht, Krankheit, unerlaubte Drogen oder eine bestehende Dauermedikation sein.
Sie sollten generell mit einem Partner trainieren und arbeiten, der Ihnen im Falle eines Problems hilfreich zur Seite steht. Erinnern Sie sich gegenseitig daran, ausreichend zu trinken, und achten Sie stets aufeinander. Sollte Ihr Partner eine Hitzeerkrankung entwickeln, beginnen Sie unverzüglich mit der Behandlung.

Quelle: modifiziert nach US Department of Agriculture, US Forest Service. Heat stress brochure, www.fs.fed.us/fire/safety/fitness/heat_stress/hs_pg1.html. Zugriff 11. Januar 2014. Siehe auch: American College of Sports Medicine, Sawka MN, Burke LM et al. American College of Sports Medicine position stand: exercise and fluid replacement. *Med Sci Sports Exerc.* 2007;39(2):377

Umwelt

Präklinische Helfer setzen sich bei Einsätzen in heißer Umgebung, etwa bei einem Verkehrsunfall in der prallen Sonne, verbunden mit dem Tragen von Schutzausrüstung, einer großen Belastung durch Hitze aus. Die **persönliche Schutzausrüstung** beeinträchtigt die Wärmeabgabe des Körpers und verhindert die Verdunstung des Schweißes. Durch starkes Schwitzen aufgrund der eigenen Wärmeproduktion sind Sie in einer heißen Umgebung einem höheren Risiko der Dehydrierung und Hitzekrankheit ausgesetzt.

Es gibt verschiedene Methoden, die Hitzebelastung zu bestimmen.[21, 65] Eine Methode ist der sogenannte **Hitzeindex** (HI) oder Hitzestressindex (➤ Abb. 21.5). Dieser Index verknüpft die Werte der Lufttemperatur und der relativen Luftfeuchtigkeit mathematisch in einer Weise, dass die subjektiv wahrgenommene („gefühlte") Temperatur ermittelt wird. Das Ergebnis wird in Grad Celsius angegeben. Anhand des Hitzeindex kann das Entstehen einer hitzebedingten Krankheit besser vorhergesagt werden als mit der Lufttemperatur allein. Wird in der prallen Sonne oder mit schwerer Schutzbekleidung gearbeitet, müssen zur Lufttemperatur etwa 6 °C addiert werden, um die gefühlte Außentemperatur zu erhalten.

Flüssigkeitsaufnahme

Eine ausreichende Flüssigkeitszufuhr ist eine der wichtigsten Maßnahmen. Studien zeigten, dass viele Menschen vor, während und nach der Arbeit oder einer Anstrengung nicht genug Flüssigkeit zu sich nehmen, um die durch Schwitzen verlorene Körperflüssigkeit

21 Trauma durch Hitze und Kälte

Lufttemperatur (°C)	Relative Luftfeuchtigkeit					
	90%	80%	70%	60%	50%	40%
26,7	29,4	28,9	27,8	27,2	26,7	26,1
29,4	38,3	35,6	33,3	32,2	30,0	28,9
32,2	49,4	45,0	40,6	37,2	34,4	32,2
35,0		56,1	50,0	45,0	40,6	36,7
37,8			61,1	53,9	47,8	42,8
40,6				64,4	56,1	49,1
43,3						57,2

Lufttemperatur (°C)	Mögliche Hitzeschäden
27 – 32	Erschöpfung möglich bei anhaltender Exposition und körperlicher Tätigkeit
32 – 41	Sonnenstich, Hitzekrämpfe und Erschöpfung möglich
41 – 54	Sonnenstich, Hitzekrämpfe und Erschöpfung wahrscheinlich, Hitzeschlag möglich
≥ 54	Hitzeschlag bei fortschreitender Exposition sehr wahrscheinlich

Abb. 21.5 Hitzeindex. Aufgrund der Berechnungsmethode haben die Werte einen statistischen Fehler von ± 0,7 °C.
Quelle: mit freundlicher Genehmigung des National Weather Service, Pueblo, Colo, www.crh.noaa.gov/pub/heat.htm. © NAEMT; PHTLS, 8th edition, Jones & Bartlett, 2016

auszugleichen. Dies geschieht, obwohl jeder annimmt, genügend zu trinken. Hierzu hat z. B. das American College of Sport Medicine (ACSM) eine entsprechende Richtlinie veröffentlicht.[58]

Fitness

Um ihre Hitzetoleranz zu steigern, können Rettungsdienstmitarbeiter sich durch individuelles Ausdauertraining körperlich fit halten.[65] Dadurch kann die kardiale Reserve gesteigert werden, um das Herzzeitvolumen aufrechtzuerhalten, das benötigt wird, damit die konkurrierenden Anforderungen der Muskelarbeit und der Wärmeabgabemechanismen (Thermoregulation) in einer heißen Umgebung erfüllt werden können.[66, 67] Tägliche körperliche Betätigung wird allgemein empfohlen.[67]

Akklimatisierung

Hitzeakklimatisierung kann durch ein tägliches Training von 60–90 Minuten Dauer über 7–14 Tage in der heißen Umgebung erreicht werden.[69] Dadurch wird die Arbeitsleistung gesteigert, die Hitzetoleranz verbessert und die physiologische Belastung nimmt ab. Die Anpassungen beinhalten ein gesteigertes Blutvolumen, ein erhöhtes Herzauswurfvolumen, eine verminderte Herzfrequenz bei einer bestimmten Belastung, eine verminderte Natriumkonzentration im Schweiß und ein **erhöhtes** Schweißvolumen (➤ Kasten 21.5). Diese Veränderungen verbessern den Wärmetransfer vom Körperkern zur Oberfläche und somit die Abgabe an die Umgebung. Obwohl die Hitzetoleranz verbessert wird, verlieren die Personen durch vermehrtes Schwitzen mehr Flüssigkeit, was zur Dehydrierung führt. Deshalb muss der Flüssigkeitsverlust durch konsequentes Trinken ausgeglichen werden.

21.5 Vorteile einer Hitzeakklimatisierung

1. Thermisches Wohlbefinden: verbessert
2. Körperkerntemperatur: reduziert
3. Hautdurchblutung: früher
4. Herzfrequenz: niedriger
5. Salzverlust (Schweiß, Urin): reduziert
6. Leistungsfähigkeit: verbessert
7. Schwitzen: früher und stärker
8. Körperwärmeproduktion: niedriger
9. Durst: verbessert
10. Organschutz: verbessert

21.7 Lagerung der Notfallmedikamente

Rettungsdienstmitarbeiter arbeiten in Regionen, in denen die jährlichen Wetterextreme von Temperaturen im Frostbereich bis hin zu großer Hitze und Feuchtigkeit reichen. Auch die Medikamente in den Rettungsfahrzeugen und -hubschraubern sind diesen Temperaturextremen ausgesetzt, wenn sie nicht in klimatisierten Behältern gelagert werden. Die Medikamente sollten gemäß den Richtlinien der Hersteller unter kontrollierten Temperaturen gelagert werden.

Die Hersteller garantieren die Stabilität, Qualität und Wirksamkeit eines Medikaments nur, solange dieses innerhalb des empfohlenen Temperaturbereichs gelagert wird. In Rettungsfahrzeugen können diese Bedingungen oft nicht eingehalten werden.[74–77] Unklar ist, welche Auswirkungen dieser Umstand auf die Bioverfügbarkeit der Medikamente hat. Laborstudien zeigten, dass die meisten Medikamente stabil bleiben, mit Ausnahme von Adrenalin, das seine Wirkung in extremer Kälte oder Hitze verliert.

Die US-amerikanische pharmakologische Kontrollbehörde **United States Pharmacopeia** (USP) hat vorgeschlagen, dass die Medikamente in klimatisierten Behältern gelagert und Minimal- wie Maximaltemperaturen aufgezeichnet werden müssen. Jeder Rettungsdienst soll eine Strategie entwickeln, um die Medikamente vor extremen Temperatureinflüssen zu schützen. Dies kann z. B. mittels einer Art Medikamentenrotation geschehen, wenn extreme Temperaturen herrschen.[74, 78, 79]

21.8 Verletzungen durch Kälte

21.8.1 Dehydrierung

In einer kalten Umgebung tritt eine Dehydrierung sehr leicht auf, insbesondere bei körperlicher Aktivität. Drei Gründe sind dafür hauptverantwortlich:
- Schweißverdunstung
- Vermehrter Verlust von Wärme und Flüssigkeit durch die Atemluft wegen der Trockenheit der kalten Luft
- Kälteinduzierte Diurese

Die **kälteinduzierte Diurese** ist ein normaler physiologischer Prozess, der aus der Vasokonstriktion der Haut resultiert. Er stellt die Antwort des Körpers auf Kälte dar, um den Wärmeverlust zu minimieren, indem Blut aus der Körperperipherie ins Zentrum verlagert wird. Daraus resultiert ein Anstieg des mittleren arteriellen Drucks, des Schlagvolumens und des Herzzeitvolumens. Das expandierte Blutvolumen produziert die kälteinduzierte Diuresesteigerung, erkennbar am häufigeren Wasserlassen. Das Plasmavolumen kann dadurch um 7–15 % vermindert werden, was zu Hämokonzentration und Dehydrierung führt. Ähnlich wie bei der Hitzeexposition muss gemäß den Richtlinien für Infusionstherapien eine Dehydrierung auch in einer kalten Umgebung bekämpft werden, um die damit verbundenen Symptome wie Erschöpfung, physische und psychische Veränderungen zu bekämpfen. Da der Durst in kalter Umgebung unterdrückt wird, ist die Dehydration ein nicht zu unterschätzendes Risiko.

21.8.2 Geringgradige Funktionsstörungen durch Kälte

Kontaktverletzungen

Wenn sehr kaltes Material mit ungeschützter Haut in Kontakt kommt, können sofort lokale Frostbeulen entstehen. Berühren Sie deshalb bei tiefen Außentemperaturen keine Metalloberflächen, Alkohol, Benzin, Frostschutzmittel oder Schnee mit bloßen Händen (weitere Angaben siehe Abschnitt Frostbeule).

Frostriss

Ein Frostriss ist der Vorläufer einer Frostbeule und ruft eine reversible lokale Schädigung des oberflächlichen Gewebes hervor. Es tritt am häufigsten im Gesicht, der Nase und den Ohren auf. Ein Frostriss ist selbstlimitierend und bedarf keiner weiteren Versorgung, wenn die Kälte nicht weiter einwirkt.

Kälteurtikaria

Kälteurtikaria ist ein Krankheitsbild, bei dem die Patienten innerhalb von Minuten Juckreiz, Rötung und Schwellung der Haut nach Kälteexposition zeigen. Hauptmerkmal kann ein brennendes Gefühl sein. Dieser durch lokale Histaminausschüttung hervorgerufene Zustand kann gelegentlich auch bei lokaler Eisanwendung im Rahmen von Verstauchungen eintreten. Personen mit einer bekannten Vorgeschichte bezüglich Kälteurtikaria sollten das Eintauchen in kaltes Wasser vermeiden, weil dadurch eine systemische anaphylaktische Reaktion ausgelöst werden kann. Die Behandlung besteht in der Vermeidung von Kälte und allenfalls der Gabe eines Antihistaminikums.

Frostbeule

Frostbeulen sind kleine, juckende, sehr empfindliche, rötliche Hauterhebungen, die durch chronische Kälteeinwirkung an kälteexponierten Stellen, vor allem an den Fingern, entstehen können. Sie bilden sich einige Stunden nach der Kälteexposition. Teilweise können sie durch Sonnenlicht verschlimmert werden. Die Kälte induziert eine Vasokonstriktion in den kleinen Arterien und Venen der Haut; wenn die Hautstellen wieder erwärmt werden, sickert Blut durch die Gefäßwand ins Gewebe und die Haut schwillt an.

Frostbeulen entwickeln sich vor allem bei Personen mit einer schlechten peripheren Zirkulation. Prädisponierende Faktoren sind eine familiäre Vorgeschichte, periphervaskuläre Krankheiten wie Diabetes mellitus, Rauchen, Hyperlipidämie, schlechte Ernährung, Bindegewebe- und Knochenmarkerkrankungen. Frostbeulen entwickeln sich innerhalb weniger Stunden und klingen nach 7–14 Tagen wieder ab. In schweren Fällen können sich Blasen, Krusten und Ulzerationen bilden. Gelegentlich sind diese Läsionen ringförmig. Sie können sich verdicken und über Monate bestehen bleiben.

Die Symptome klingen ab, wenn der Betroffene der Kälte nicht mehr ausgesetzt ist. Das Management besteht in einem Schutz vor Kälte mit entsprechender Kleidung und Handschuhen.

Schneeblindheit

Ohne Schutz vor der trockenen Luft und dem Sonnenlicht, das vom Schnee stark reflektiert wird, ist das Risiko deutlich erhöht, durch ultraviolette Strahlung eine Verletzung an Haut oder Augen zu erleiden. Das Risiko ist in höheren Regionen bedeutend stärker. Die Schneeblindheit ist eine heimtückische Erkrankung, da sie innerhalb einer Stunde entstehen kann, aber erst nach 6–12 Stunden symptomatisch wird.

Das Management richtet sich nach den Symptomen (ausgeprägter Tränenfluss, Schmerzen, Rötungen, Schwellungen der Augenlider, Photophobie, Kopfschmerzen, Gefühl von „Sand in den Augen" und eingeschränktes, trübes Sehen). Der Rettungsdienstmitarbeiter muss betroffene Augen abdecken, wenn keine andere Möglichkeit (z. B. Sonnenbrille) zum Schutz vor den ultravioletten Strahlen zur Verfügung steht. Wenn verfügbar, können Augentropfen die Schmerzen des Patienten lindern. Wichtig ist, den Schweregrad zu ermitteln und, falls notwendig, Analgetika und Antibiotika zu verabreichen.

21.8.3 Gravierende Funktionsstörungen durch Kälte

Lokalisierte Kälteverletzungen der Haut

Kälteverletzungen treten in der Körperperipherie auf und werden gewöhnlich in frostinduzierte (z. B. Frostbeule) und nicht frostinduzierte Verletzungen (z. B. Eintauchen in kaltes Wasser) eingeteilt. Lokale Verletzungen können verhindert oder reduziert werden, indem man sich gut auf die Kälteexposition vorbereitet, die beginnende Schädigung früh erkennt sowie adäquat gegensteuert und behandelt. Frostbeulen beinhalten das Risiko des Verlusts eines Körperteils und müssen deshalb unbedingt versorgt werden.

Es ist zwingend erforderlich, Kälteverletzungen zu erkennen, zu behandeln und eine Eskalation von einer leichten zu einer schweren Verletzung zu verhindern. Nikotinabusus, Alkoholintoxikation, Obdachlosigkeit und schwere psychiatrische Störungen sind prädisponierende Risikofaktoren.[81] Afroamerikaner haben ein höheres Risiko, kälteinduzierte Verletzungen zu erleiden, da pigmentierte Hautzellen empfindlicher auf Kälte reagieren als nicht pigmentierte.[82, 83] Enge oder einschnürende Kleidung, mehrere Lagen Socken und enges Schuhwerk können die Entstehung von Frostbeulen begünstigen. Durch eine Zunahme von Abenteuersportarten und anderen Aktivitäten, die im Winter durchgeführt werden, sind lokale Kälteschäden häufiger zu finden.

Rettungsdienstmitarbeiter müssen bei Patienten, die über längere Zeit der Kälte ausgesetzt waren, den Verlust von Körperwärme verhindern und exponierte Hautpartien vor Frostbeulen schützen.

Nicht frostinduzierte Verletzungen

Nicht frostinduzierte Verletzungen entstehen durch eine Schädigung der peripheren Gewebe aufgrund von Stunden bis Tage anhaltender Kälte- und Feuchtigkeitsexposition.[84–86] Sie können zusätzlich zu einer frostinduzierten Verletzung wie einer Frostbeule auftreten. Sie betreffen vor allem die Füße und sind in zwei Varianten bekannt:
- **Fußbrand** kommt vor allem bei Soldaten im Rahmen langer Infanterieübungen vor und entsteht durch anhaltende Kälteexposition mit eingeschränkter Zirkulation in den Füßen.[84]
- Der **Immersionsfuß** wird durch anhaltende Exposition mit Nässe und Kälte verursacht. Betroffen sind häufig Obdachlose, Alkoholiker und Ältere, Wanderer und Jäger, Ausdauerathleten (nach mehreren Tagen) oder Schiffbrüchige.[84, 87, 88] Oft wird das Krankheitsbild im Rahmen einer Patientenbeurteilung übersehen, da das medizinische Personal keine Erfahrungen mit diesem Krankheitsbild hat.[84]

Das Syndrom entsteht, wenn die unteren Extremitäten während Stunden kühlen Temperaturen (0–18 °C) ausgesetzt sind. Die Haut an den Füßen erleidet Verletzungen, die als **Mazerationen** bezeichnet werden. Dadurch besteht eine erhöhte Gefahr von Infektionen. Die Verletzungen betreffen vor allem die peripheren Nerven und Blutgefäße, verursacht durch sekundäre ischämische Schäden. Leichte, nicht frostinduzierte Verletzungen sind initial selbstlimitierend, werden aber durch anhaltende Kälteexposition irreversibel.

Wenn die Füße nass und kalt sind, ist das Risiko dieses Krankheitsbildes erhöht und der Verletzungsmechanismus wird beschleunigt, da nasse Socken schlecht isolieren und Wasser wirksamer kühlt als Luft gleicher Temperatur. Alle Faktoren, welche die Zirkulation einschränken, wie enge Kleidung, Schuhe, wenig Bewegung, Hypothermie und kauernde Stellung, fördern die Entstehung der Krankheit.

Nicht frostinduzierte Verletzungen werden in vier Schweregrade eingeteilt:

Minimal Hyperämie durch vermehrten Blutfluss zu den Füßen und leichte sensorische Veränderungen bleiben 2–3 Tage bestehen. Der Zustand ist selbstlimitierend: Nach 7 Tagen sind keine Zeichen mehr sichtbar. Gelegentlich bleibt eine Kälteempfindlichkeit bestehen.

Leicht Ödeme, Hyperämie und leichte sensorische Veränderungen bleiben 2–3 Tage nach der Verletzung bestehen. Sieben Tage nach der Verletzung entsteht eine Gefühllosigkeit an den Fußsohlen und an den Zehenspitzen, die 4–9 Wochen bestehen bleibt. Blasen oder Hautverlust werden nicht beobachtet. Eine ambulante Behandlung ist möglich, wenn durch das Gehen keine Schmerzen verursacht werden.

Moderat Ödeme, Hyperämie, Blasen und eine Marmorierung sind über 2–3 Tage präsent. Nach sieben Tagen werden Plantar- und Dorsalflächen der Füße und die Zehen gefühllos. Die Ödeme persistieren nach 2–3 Wochen, Schmerz und Hyperämie bleiben ungefähr 14 Wochen bestehen. Tiefes Gewebe geht nicht verloren. Bei manchen Patienten bleibt die Verletzung dauerhaft erhalten.

Schwer Ausgeprägte Ödeme, **Extravasation** (Blutaustritt in umliegende Gewebe) und Gangrän sind 2–3 Tage nach der Verletzung zu beobachten. Eine komplette Gefühllosigkeit des gesamten Fußes bleibt 7 Tage bestehen, mit Paralyse und Muskelverfall der betroffenen Extremitäten. Die Verletzung dehnt sich vom Fuß in proximale Gewebe der unteren Extremität aus. Sie richtet beträchtlichen Gewebeschaden an und es kommt zu einer Autoamputation. Es besteht ein hohes Risiko der Entstehung einer Gangrän, bis das verletzte Gewebe komplett verloren geht. Die Patienten haben meist eine lange Rehabilitation vor sich und bleiben häufig permanent behindert.

Beurteilung

Da der Patient der Kälte ausgesetzt war, müssen eine Hypothermie und eine Dehydrierung ausgeschlossen werden. Nicht frostinduzierte und frostinduzierte Verletzungen sind heimtückisch, da die Extremität so kühl ist, dass während des Entstehens der Verletzungen eine Anästhesie besteht.

Schlüsselpunkt im Management ist das Erkennen des Krankheitsbildes während der Beurteilung. Im Rahmen der initialen Beurteilung erscheint das verletzte Gewebe mazeriert, ödematös, blass, gefühllos, pulslos und immobil, aber nicht gefroren. Den Patienten fällt das Gehen schwer und sie stolpern. Nach dem Erwärmen nimmt der periphere Blutfluss wieder zu und das ischämische Gewebe wird reperfundiert. Die Extremität wechselt die Farbe von blass zu marmoriert-blassblau, bleibt dabei jedoch kalt und gefühllos. Die Diagnose kann meistens gestellt werden, wenn sich diese Zeichen nach der Erwärmung nicht verbessern. 24–36 Stunden nach dem Erwärmen treten eine Hyperämie und starkes Brennen auf; die Sensibilität kehrt proximal der Läsion wieder zurück, nicht aber distal. Dies wird durch die venöse Vasodilatation verursacht. Es bilden sich Ödeme und Blasen, wenn das Gewebe reperfundiert wird. Die Haut bleibt schlecht durchblutet, nachdem die Hyperämie aufgetreten ist, und beginnt sich im Rahmen der Ausbreitung der Verletzung abzulösen. Jede Pulslosigkeit nach 48 Stunden spricht für eine schwere Verletzung mit der großen Gefahr eines Gewebeverlusts.

Management

Sobald eine nicht frostinduzierte Verletzung erkannt worden ist, muss eine weitere Kühlung vermieden, weitere Verletzungen verhindert und der Patient abtransportiert werden. Erlauben Sie dem Patienten nicht, die betroffene Extremität zu belasten. Entfernen Sie vorsichtig Schuhe und Socken. Bedecken Sie die verletzte Extremität locker mit trockenen, sterilen Verbänden, schützen Sie sie vor Kälte, und beginnen Sie mit einer passiven Erwärmung während des Transports. Ein aktives Wiedererwärmen ist nicht notwendig. Massieren Sie das betroffene Gewebe nicht, denn dadurch kann das Ausmaß der Verletzung zunehmen. Behandeln Sie eine augenscheinliche Dehydrierung mit intravenöser Flüssigkeit. Initiieren Sie eine adäquate analgetische Therapie.

Frostinduzierte Verletzungen

Wird peripheres Gewebe dauerhaft der Kälte ausgesetzt, entstehen dabei Frostrisse, Frostbeulen mit geringer bis schwerer Schädigung des Gewebes und möglichem Verlust der Geweberegion.[8, 9, 13] Die gegenüber Frostbeulen empfindlichsten Körperteile weisen ein großes Verhältnis von Oberfläche zu Volumen auf, wie Ohren und Nase, und sind weit vom Körperkern entfernt, wie Hände, Finger, Füße, Zehen und die männlichen Genitalien. Diese Regionen sind besonders anfällig, weil sie eine große Anzahl von arteriovenösen **Kapillaranastomosen** enthalten, die das Blut im Rahmen einer Vasokonstriktion bevorzugt umgeht. Die normale Reaktion des Körpers auf eine zu niedrige Umgebungstemperatur besteht darin, den Blutfluss in die Haut zu reduzieren, damit der Wärmeaustausch mit der Umgebung gesenkt wird. Der Körper erreicht dies, indem er die peripheren Gefäße verengt, damit das warme Blut vermehrt im Körperzentrum zirkuliert und die Körperkerntemperatur aufrechterhält. Durch die Reduktion des Blutflusses in der Peripherie wird auch weniger Wärme dorthin transportiert.

Je länger die Kälteexposition, desto mehr ist der Blutfluss in der Peripherie reduziert. Der Körper konserviert die Kerntemperatur auf Kosten der peripheren Temperatur und der Hauttemperatur. Die Wärmeabgabe wird in diesen peripheren Geweben größer als ihre Wärmezufuhr.

Wenn eine Extremität auf 15 °C herabkühlt, wird ihre Vasokonstriktion maximal und der Blutfluss minimal. Wenn die Temperatur auf 10 °C abnimmt, wird die Vasokonstriktion durch Perioden **kälteinduzierter Vasodilatation** unterbrochen. Die kälteinduzierte Vasodilatation tritt zyklisch etwa alle 5–10 Minuten auf, um die Extremitäten durch den vermehrten Blutfluss einigermaßen vor der Kälte zu schützen. Individuen reagieren unterschiedlich auf Frostbeulen; wahrscheinlich ist dies durch das unterschiedliche Ausmaß der kälteinduzierten Vasodilatation zu erklären.

Gewebe gefriert bei 0 °C nicht, da die Zellen Elektrolyte und andere gelöste Stoffe enthalten, die ein Gefrieren verhindern, bis die Hauttemperatur etwa −2 °C erreicht. Bei dieser Temperatur gefriert die Flüssigkeit intra- und extrazellulär. Dabei entstehen Eiskristalle. Diese verursachen lokale Gewebeschäden. Auch Blutklumpen können sich bilden, welche die Zirkulation im betroffenen Gebiet weiter einschränken.

Das Ausmaß frostinduzierter Verletzungen wird vor allem durch die Dauer der Exposition und die Art der Kälte bestimmt. Frostbeulen werden durch die Tiefe der Verletzung und die klinische Präsentation klassifiziert.[13] Das Ausmaß der meisten Verletzungen wird erst nach 24–72 Stunden ersichtlich. Eine kurze, aber sehr intensive Kälteexposition erzeugt eine oberflächliche Verletzung, während Frostbeulen bei anhaltender Exposition eine ganze Extremität betreffen können. Direkte Kälteverletzungen sind gewöhnlich reversibel, aber permanenter Gewebeschaden droht während der Erwärmung. In schweren Fällen können sich trotz korrekter Erwärmung mikrovaskuläre Thrombosen entwickeln, die zu Gangrän und Nekrose führen. Wenn die verletzten Extremitäten auftauen und erneut einfrieren, entwickelt sich eine noch schwerere Thrombose mit vaskulärem Schaden und Gewebeuntergang. Der Rettungsdienstmitarbeiter muss aufgetaute Extremitäten beim Transport auf jeden Fall vor einem erneuten Erfrieren schützen. Frostbeulen werden anhand des initialen Erscheinungsbildes nach dem Erwärmen (➤ Abb. 21.6 und ➤ Abb. 21.7) eingeteilt:

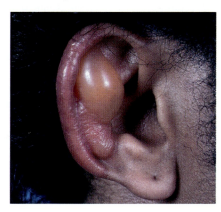

Abb. 21.6 Ödem und Blasenbildung 24 Stunden nach einer Erfrierungsverletzung.
Quelle: © J. Barabe/Custom Medical Stock Photo. © NAEMT; PHTLS, 8th edition, Jones & Bartlett, 2016

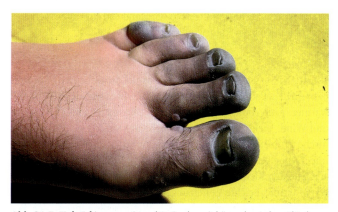

Abb. 21.7 Tiefe Erfrierungen 2. und 3. Grades mit hämorrhagischen Bläschen einen Tag nach dem Auftauen.
Quelle: © ANT Photo Library/Science Source. © NAEMT; PHTLS, 8th edition, Jones & Bartlett, 2016

Frostbeule 1. Grades Verletzung der Epidermis, wobei die Haut nur kurzen Kontakt mit kalter Luft oder kaltem Metall hatte. Die Haut erscheint weiß oder gelblich, ohne Blasenbildung oder Gewebeuntergang. Sie taut schnell auf, fühlt sich taub an und ist gerötet mit umgebender Ödembildung. Die Wunde heilt innerhalb von 7–10 Tagen ab.

Frostbeule 2. Grades Involviert sind die gesamte Epidermis und die oberen Teile der Dermis. Erscheint initial gleich wie eine Verletzung 1. Grades, aber auch tieferes Gewebe gefriert. Das Auftauen erfolgt schnell. Nach einigen Stunden entstehen Blasen mit klarem oder milchigem Inhalt, umgeben von einer Hautrötung mit Ödem. Es bleibt kein permanenter Gewebeschaden bestehen; die Läsion heilt innerhalb von 3–4 Wochen ab.

Frostbeule 3. Grades Involviert sind Epidermis und Dermis. Die gefrorene Haut ist steif und nur wenig beweglich. Wenn sie auftaut, schwillt sie an, und es entstehen blutgefüllte Blasen, die auf vaskuläre Schäden und tiefe Verletzungen hinweisen. Die Haut mumifiziert und löst sich ab; die Wunde heilt nur sehr langsam.

Frostbeule 4. Grades Die Haut inkl. kompletter Dermis gefriert, auch Muskeln und Knochen sind betroffen. Solange die Extremität gefroren ist, kann sie nicht bewegt werden; nach dem Auftauen sind nur passive Bewegungen ohne jegliche Muskelfunktion möglich. Die Hautperfusion ist schlecht. Blasen oder Ödeme entwickeln sich nicht. Es entstehen frühe Zeichen einer Gewebenekrose; die Haut mumifiziert langsam und löst sich ab. Nicht lebensfähiges Gewebe wird autoamputiert.

Obwohl Frostbeulen in vier Schweregrade eingeteilt werden, ist es für den Rettungsdienstmitarbeiter einfacher, nur zwischen tief und oberflächlich zu unterscheiden:[89–91]

- **Oberflächliche** Läsionen betreffen die Haut und das subkutane Gewebe; nach dem Erwärmen entstehen klare Blasen.
- **Tiefe** Frostbeulen betreffen die Haut, Muskeln und Knochen; die Haut weist nach dem Erwärmen blutige Blasen auf.[92]

In bestimmten Situationen entstehen Frostbeulen auch ganz schnell:

- Kohlenwasserstoffverbindungen spritzen auf die Haut. Beispielsweise kann Benzin durch schnelle Verdunstung und Wärmeleitung Temperaturen unter dem Gefrierpunkt erzeugen.
- Der Patient berührt mit der bloßen Hand extrem kaltes Metall.
- Durch intensiven Rotorwind eines Hubschraubers.

Beurteilung

Beurteilen Sie während des Eintreffens die Sicherheit vor Ort und danach den Patienten hinsichtlich ABC. Bringen Sie ihn in eine wärmere Umgebung und schützen Sie ihn vor Feuchtigkeit, Kälte und Wind. Viele Patienten mit Frostbeulen weisen weitere medizinische Probleme auf, wie Dehydrierung, Hypovolämie, Hypothermie, Hypoglykämie und traumatische Schädigungen. Entfernen Sie alle feuchten Kleidungsstücke. Im Zweifel behandeln Sie zuerst die Hypothermie. Leichte Verletzungen durch Unterkühlung erkennen Sie anhand der Kombination der Wetterbedingungen, der Beschwerden des Patienten und der Suche nach Hautverfärbungen. Die Umgebungstemperatur muss während der Exposition unter Null gelegen haben, damit eine Frostbeule entstehen kann.

Frostbeulen sind heimtückisch, da der Patient manchmal gar keine Schmerzen verspürt, wenn die Haut gefroren und durch Handschuhe oder Schuhe bedeckt ist. Das Entdecken solcher Läsionen erfordert die direkte Inspektion der empfindlichen Regionen. Durch sanfte Palpation können Sie feststellen, ob das Gewebe weich oder hart ist. Stellen Sie sicher, dass die betroffene Stelle nicht gerieben oder massiert wird, da das gefrorene Gewebe dadurch noch mehr geschädigt wird. Patienten mit oberflächlichen Erfrierungen klagen gewöhnlich über leichte Schmerzen während der Manipulation der betroffenen Gebiete. Tiefe Erfrierungen sind schmerzlos. Nach Inspektion der betroffenen Region erwärmen Sie das Hautareal.

Management

Positionieren Sie Patienten mit oberflächlichen Erfrierungen so, dass die betroffene Region mit einem warmen Körperteil in Kontakt kommt; z. B. können Ohren mit den warmen Händen des Patienten bedeckt werden, betroffene Finger kann der Patient in die Achselhöhlen oder die Leistengegend stecken. Oberflächliche Frostbeulen wärmen Sie mit normaler Körpertemperatur auf. Das präklinische Management tiefer Erfrierungen umfasst folgende Punkte:[92]

1. Führen Sie unterstützende Maßnahmen durch und schützen Sie den Patienten vor weiterem Wärmeverlust.
2. Erlauben Sie dem Patienten nicht, eine betroffene Extremität zu belasten, z. B. mit ihr aufzutreten. Schützen Sie fragiles Gewebe vor weiteren Verletzungen durch Bewegungen des Patienten
3. Untersuchen Sie das geschädigte Areal und entfernen Sie Kleidung und Schmuck.
4. Sollte eine Frostbeule distal einer Fraktur auftreten, versuchen Sie, die Fraktur zu versorgen und, falls notwendig, zu reponieren, wenn kein Widerstand auftritt. Schienen Sie die Fraktur so, dass die distale Durchblutung nicht beeinträchtigt wird.
5. Lufttrocknen Sie die betroffenen Flächen und reiben Sie das Gewebe nicht. Decken Sie die betroffenen Stellen lose mit trockenen, sterilen Verbänden ohne Kompression oder Verklebungen ab.
6. Finger und Zehen sollten mit Gaze separiert und mit sterilen Baumwolltüchern geschützt werden.
7. Eröffnen Sie keine Blasen.
8. Hände und Füße werden geschient und hoch gelagert, damit keine Ödeme entstehen.
9. Normalerweise sind intravenöse Opiate zur Analgesie erforderlich. Geben Sie diese vor dem Auftauen.
10. Verabreichen Sie einen intravenösen Bolus von 250 ml isotonischer Kochsalzlösung, um eine Dehydrierung zu behandeln und die Blutviskosität zu reduzieren.
11. Schützen Sie empfindliche Gewebe, damit auf dem Transport kein weiterer Schaden entsteht.
12. Verwenden Sie keine Wärmequelle, die wärmer als 39 °C ist.
13. Verhindern Sie, dass einmal aufgetautes Gewebe wieder einfriert.
14. Leiten Sie einen zügigen Transport in eine geeignete Klinik ein. Je nach Bewusstseinszustand und weiteren Verletzungen kann der Patient warme, nichtalkoholische Getränke zu sich nehmen. Nikotinkonsum sollten Sie unterbinden, damit keine zusätzliche Vasokonstriktion entsteht.

Versuchen Sie nie, eine tiefe Erfrierung vor Ort zu erwärmen, da der Schaden dadurch massiv verstärkt werden kann (Ausnahme: verzögerter Transport).

Unfallbedingte Hypothermie

Bei einer Hypothermie liegt die Körperkerntemperatur unter 35 °C (rektal gemessen; 15 cm ab Anus).[14] Hypothermie ist eine Erniedrigung der Körperkerntemperatur, sodass der Betroffene unfähig ist, ausreichend Wärme zu erzeugen, um die Homöostase aufrechtzuerhalten und eine normale Funktion des Körpers zu gewährleisten. Sie kann durch kalte Luft, Ein- oder Untertauchen in kaltes Wasser (z. B. Beinahe-Ertrinken) entstehen; sie kann auch absichtlich im Rahmen einer Operation herbeigeführt werden.[14, 94, 95] Zu einer Immersionshypothermie (Eintauchen in Wasser bis zum Hals) kommt es z. B., wenn ein Opfer unvorbereitet in kaltes Wasser fällt. Dabei ist der Patient in unmittelbarer Gefahr unterzutauchen, da der Kälteschock zu einem Verlust der Motorik, zu Hypothermie und zum Ertrinken führt (➤ Kap. 22).

Die Entwicklung einer Hypothermie in kalter Luft oder Wasser kann verzögert sein, solange die Wärmeproduktion des Körpers den Wärmeverlust kompensiert.[96, 97] Viele Faktoren beeinflussen das Überleben einer Kälteexposition, etwa Alter, Geschlecht, Körperzusammensetzung (Verhältnis von Körperoberfläche und Körpergewicht), Beginn und Intensität des Zitterns, körperliche Fitness, Ernährungszustand und Alkoholkonsum. Hypoglykämie tritt bei zunehmender Kälte auf und ist am häufigsten bei Hypothermien durch Eintauchen zu beobachten. Ausgelöst durch das Kältezittern, verbrauchen die Muskeln Unmengen an Glukose. Durch den Verbrauch der Glukose entsteht ein weiteres Problem, denn der Hypothalamus als Thermoregulationszentrum benötigt einen optimalen Blutzuckerspiegel. Alkoholisierte Personen sind größeren Risiken in der Kälte ausgesetzt, da der Alkohol die Glukoneogenese und damit maximales Zittern zur Wärmeproduktion verhindert.[14] Daher gehört zur Versorgung eines hypothermen Patienten auch die Blutzuckerkontrolle und bei Bedarf die Glukosegabe.

Im Gegensatz zu Frostbeulen kann eine Hypothermie auch bei Temperaturen über dem Gefrierpunkt entstehen. Eine **primäre Hypothermie** entwickelt sich, wenn sich gesunde Personen unvorbereitet einer sehr kalten Umgebung aussetzen. Als direkte Folge der primären Hypothermie kann auch der Tod eintreten.[13]

Sekundäre Hypothermie ist die normale Konsequenz einer systemischen Krankheit wie Hypothyreose, Trauma, Krebs und Sepsis. In ➤ Kasten 21.6 sind verschiedene Ursachen aufgelistet, die eine Hypothermie auslösen können. Wenn dieser Zustand nicht erkannt oder inadäquat behandelt wird, kann die Hypothermie innerhalb von zwei Stunden tödlich sein. Die Mortalität kann bis zu 50 % betragen, wenn die Hypothermie sekundär durch Komplikationen anderer Erkrankungen entstanden oder sehr schwer ist (Körperkerntemperatur < 32 °C).[14]

21.6 Mögliche Ursachen einer sekundären Hypothermie

- Beeinträchtigte Thermoregulation
  - Zentrales Versagen
  - Anorexia nervosa
  - Zerebrovaskulärer Unfall
  - ZNS-Trauma
  - Hypothalamische Dysfunktion
  - Metabolisches Versagen
  - Neoplasma
  - Morbus Parkinson
  - Pharmakologische Effekte
  - Subarachnoidalblutung
  - Toxine
  - Peripheres Versagen
  - Akute Durchtrennung des Rückenmarks
  - Reduzierte Wärmeproduktion
  - Neuropathie
  - Endokrinologisches Versagen
  - Alkoholische oder diabetische Ketoazidose
  - Hypoadrenalismus
  - Hypopituitarismus
  - Laktazidose
  - Insuffiziente Energie
  - Extreme physische Belastung
  - Hypoglykämie
  - Mangelernährung
  - Neuromuskuläre Beeinträchtigung
  - Neugeborenes oder fortgeschrittenes Alter mit Inaktivität
  - Beeinträchtigtes Zittern
- Verstärkter Wärmeverlust
  - Dermatologische Störung
  - Verbrennungen
  - Medikamente, Toxine
  - Iatrogene Ursachen
  - Notgeburt
  - Kalte Infusionen
  - Behandlung eines Hitzschlags
  - Andere assoziierte klinische Zustände
  - Karzinose
  - Kardiopulmonale Erkrankung
  - Infektion (Bakterien, Viren, Parasiten)
  - Polytrauma
  - Schock

Zügiger Wärmeerhalt ist besonders wichtig bei Traumapatienten, die bei allen Wetterbedingungen leicht unterkühlen. Daher sollte der Patient möglichst schnell vom kalten Boden in den warmen RTW verbracht werden. Die hohe Temperatur im RTW soll dem Patienten helfen, nicht weiter auszukühlen, und dient nicht dazu, dem Rettungsdienst eine angenehme Arbeitsumgebung zu schaffen. Warme Infusionen können zusätzlich helfen, die Temperatur des Patienten zu halten.

Hypothermie und Trauma

Eine Hypothermie betrifft viele Traumaopfer, die in der Notaufnahme eintreffen.[98, 99] Die Kombination von Polytrauma und Hypothermie hat signifikanten Einfluss auf das Überleben. Die Entwicklung einer Hypothermie beruht auf dem Einfluss des Traumas auf die Thermoregulation sowie auf der Hemmung des Zitterns.[100] Bei vielen Patienten setzt sich der Wärmeverlust selbst in der Notaufnahme fort, da der Patient in kühlen Behandlungsräumen entkleidet wird, zu kalte Infusionen erhält, das Abdomen oder der Thorax eröffnet werden und Anästhetika und Relaxanzien den Wärmeerhalt verhindern.[101]

Tab. 21.3 Schweregrade der Hypothermie: Trauma versus unfallbedingte Hypothermie

Klassifikation	Traditionell	Trauma
leichte Hypothermie	35–32 °C	36–34 °C
moderate Hypothermie	32–28 °C	34–32 °C
schwere Hypothermie	28–20 °C	< 32 °C
tiefe Hypothermie	20–14 °C	
sehr tiefe Hypothermie	< 14 °C	

Quelle: Gentillo LM et al. Advances in management of hypothermia. *Surg Clin North Am,* 1995;75(2):243–256. Copyright Elsevier 1995

Ein Grund für die hohe Mortalität bei unterkühlten Patienten ist die Kombination von **Hypothermie, Azidose und Koagulopathie** (Störung der Blutgerinnung), die sogenannte letale Trias des Traumapatienten.[103] Deshalb ist es außerordentlich wichtig, die Verletzungen und die Hypothermie zu behandeln, da eine Koagulopathie durch Erwärmen reversibel ist.[99] In einer Studie wurde ermittelt, dass 57 % der Traumapatienten im Rahmen der weiteren Behandlung unterkühlt wurden. Die Mortalität bei einem Traumapatienten erreicht 100 %, wenn die Körperkerntemperatur unter 32 °C fällt, im Gegensatz zu einer Mortalität von 20 % bei internistischen Patienten mit einer Körperkerntemperatur von 28–32 °C.[102] Die Mortalität steht daher bei Traumapatienten in direkter Korrelation zur Körperkerntemperatur (➤ Tab. 21.3).[103, 104]

Die Verbindung zwischen einem Trauma, Hypothermie und einer erhöhten Sterblichkeitsrate ist schon seit Längerem bekannt.[105] In einigen Studien wurde festgestellt, dass Hypothermie kein unabhängiger Faktor ist, der die Mortalität erhöht, aber in enger Verbindung zur Schwere der Verletzung und zum multiplen Organversagen steht.[106–109] Eine Studie berichtete, dass der Rettungsdienst die Schwere der Hypothermie bei Traumapatienten beeinflussen kann. Dies kann durch einfache Maßnahmen erreicht werden, wie unnötiges Entkleiden von Patienten vermeiden, häufige Temperaturkontrollen, Vorheizen des Rettungswagens und die Verabreichung warmer Infusionslösungen.[108] Die möglichen Erfolge einer therapeutischen Hypothermie werden derzeit in Studien untersucht (➤ Kasten 21.7).

21.7 Therapeutische Hypothermie

Nachweislich erhöht eine Unterkühlung als Bestandteil der tödlichen Trias bei Traumapatienten die Mortalität. Allerdings wird vermehrt gezeigt, dass sich eine therapeutische Hypothermie bei Schock, Organtransplantationen, nichttraumatischem Herzstillstand und der Kontrolle des Hirndrucks bei Schädel-Hirn-Traumata vorteilhaft auswirkt.[104, 110] Am häufigsten wird die therapeutische Hypothermie in der Präklinik zurzeit bei der Behandlung des plötzlichen Herzstillstands eingesetzt.[104, 111, 112] Die Überlebenschance eines plötzlichen Herzstillstands beträgt nur 3–27 % bei der Entlassung aus dem Krankenhaus. Basierend auf dem Nachweis steigender Überlebenschancen aufgrund einer therapeutischen Hypothermie in den letzten 10 Jahren empfahlen das International Liaison Committee on Resuscitation und andere Organisationen (2003) sowie Nolan (2008) und Nolan et al. (2010) die Anwendung beim nichttraumatischen Herzstillstand. Diese Empfehlungen raten, den bewusstlosen Patienten mit Spontankreislauf nach nichttraumatischem Herzstillstand für 12 bis 24 Stunden auf eine Temperatur von 32 °C bis 34 °C zu kühlen.[110, 112, 113] Derzeit gibt es keine Evidenz, dass sich eine therapeutische Hypothermie bei einem Traumapatienten positiv auswirkt.

Immersionshypothermie

Verliert der Eingetauchte keine Wärme, ist das Wasser **thermoneutral**. In diesem Fall hat es eine Temperatur von 33–35 °C, bei der eine unbekleidete Person bis zum Hals im Wasser stehend rund eine Stunde lang die Körperkerntemperatur aufrechterhalten kann.[102, 114] Das Risiko eines Kälteschocks oder einer Hypothermie ist für Personen in thermoneutralem Wasser gleich Null.[115]

Wenn die Wassertemperatur niedriger als thermoneutral ist, beginnen sofort die physiologischen Veränderungen wie Senkung der Hauttemperatur, periphere Vasokonstriktion, Zittern, erhöhte Stoffwechselrate, Steigerung von Atem- und Herzfrequenz, Herzschlagvolumen und mittlerem arteriellem Blutdruck. Um den Wärmeverlust auszugleichen, muss ein Mensch aktiv werden, unwillkürlich zittern oder beides. Geschieht dies nicht, nimmt die Körperkerntemperatur kontinuierlich ab und das Zittern hört wieder auf. Die physiologischen Funktionen nehmen proportional zur Reduktion der Kerntemperatur ab.[95]

Das größte Risiko einer Immersionshypothermie besteht bei Wassertemperaturen unter 25 °C.[116] Da die Wärmeleitfähigkeit des Wassers 24-mal höher ist als die der Luft, ist die Gefahr einer Hypothermie im Wasser viel größer. Die ständige körperliche Aktivität im kalten Wasser kann sich im Verlauf nachteilig auswirken, denn der Wärmeverlust durch Konvektion nimmt zu und beschleunigt die Hypothermie. Zur Minimierung des Wärmeverlusts wird empfohlen, die in ➤ Abb. 21.8 gezeigten Positionen einzunehmen.[116]

Die tiefste Kerntemperatur eines Kindes im Rahmen einer unfallbedingten Hypothermie mit intakter Neurologie nach Genesung betrug 15 °C.[117] Bei Erwachsenen war die tiefste gemessene Kerntemperatur 13,7 °C. Betroffen war eine 29-jährige Frau, die sich 40 Minuten aktiv zu retten versuchte, bis ihre Muskeln kältebedingt versagten.[97] Sie trieb dann weitere 80 Minuten im kalten Wasser, bevor ein Rettungsteam eintraf und eine Herz-Lungen-Wiederbelebung begann. Nach drei Stunden kontinuierlichen Erwärmens war die Körperkerntemperatur wieder normal und die Patientin überlebte ohne Folgeschaden.

Dieser Fall einer akzidentellen Hypothermie illustriert, warum präklinisch die Behandlungsversuche von Hypothermie-Opfern nie eingestellt und diese für tot erklärt werden dürfen, bis sie auf eine Körperkerntemperatur von 35 °C erwärmt worden und dann immer noch keine Lebenszeichen vorhanden sind. Es gibt viele Beispiele für Patienten, die unterkühlt waren, an der Einsatzstelle reanimiert wurden und das Krankenhaus ohne neurologische Defizite verließen. Daher gilt der Satz: **„Niemand ist tot, solange er nicht warm und tot ist."**

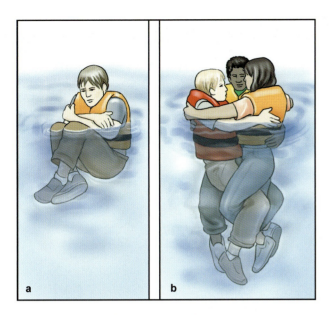

Abb. 21.8 Techniken, um das Auskühlen im Wasser zu verringern.
a: Position, die den Wärmeverlust einer einzelnen Person im Wasser verringert.
b: Technik, sich als Gruppe im Wasser eng zu umschlingen.

Ob absichtlich oder nicht, kommt es häufiger zu einem starken Absinken der Körperkerntemperatur. Wenn die Person bei einem Sturz ins Wasser die ersten Momente überlebt und nicht ertrinkt, besteht eine hohe Gefahr für die Entwicklung einer Hypothermie, je nachdem, wie hoch die Wassertemperatur ist. Gewöhnlich wird die Zeit unterschätzt, die benötigt wird, um hypotherm zu werden. Die meisten Menschen glauben, es geht sehr schnell und endet sofort tödlich. Schnell enden jedoch die meisten Fälle, weil das Opfer panisch wird und Wasser aspiriert. Das Prinzip wird klar, wenn verstanden wird, dass der Kälteschock die erste und direkte Gefahr darstellt und sich das Opfer auf den Schluckreflex und die Atmung konzentrieren sollte. Die Körperreaktionen bei der Immersionshypothermie laufen in vier Phasen ab, wobei es in allen vier Phasen zu Todesfällen kommen kann:

1. Phase Diese Phase beginnt mit einem kardiovaskulären Schock, als „Kälteschock" bezeichnet, der sich innerhalb von 2–4 Minuten entwickelt. Er beginnt mit raschem Auskühlen der Haut, peripherer Vasokonstriktion, dem „Keuchreflex" – der Unfähigkeit, den Atem anzuhalten –, mit Hyperventilation und Tachykardie. Der Keuchreflex kann unter Umständen zu Aspiration und Ertrinken führen.[81, 94] Diese Körperantworten können sofort oder innerhalb von Minuten nach Immersion über Synkope, Krampfanfall, Erlöschen des Vagotonus oder Kammerflimmern zum Tode führen.[95, 118–120]

2. Phase Falls das Opfer den Kälteschock überlebt, erfolgt eine starke Abkühlung der peripheren Gewebe innerhalb der ersten 30 Minuten der Immersion. Diese hat schädliche Auswirkungen auf Grob- und Feinmotorik der Extremitäten und führt zu steifen Fingern, schlechter Koordination und einem Kräfteverlust. Dies macht es praktisch unmöglich, zu schwimmen, eine Rettungsleine zu ergreifen oder selbst Rettungsversuche zu unternehmen.[95, 116]

3. Phase Wer die Phasen 1 und 2 überlebt, ohne zu ertrinken, ist einem großen Risiko der Hypothermie ausgesetzt. Wenn sich das Opfer wegen Müdigkeit oder Hypothermie nicht mehr über Wasser halten kann, kommt es zur Eintauch- oder Submersionsverletzung (Kopf unter Wasser) mit Aspiration und Ertrinken.[81, 98] Wie lange eine untergetauchte Person überleben kann, hängt von verschiedenen Faktoren ab. Es wird geschätzt, dass ein Submersionsopfer in 0 °C kaltem Wasser nicht länger als eine Stunde überleben kann. Bei 15 °C Wassertemperatur wird von einer Überlebenszeit von sechs Stunden ausgegangen.[121]

4. Phase Bei Patienten in dieser Phase wurden Todesfälle in allen Stadien der Rettung (vor, während und danach) beobachtet. Die Symptome variieren von Bewusstlosigkeit bis Kreislaufstillstand. Todesfälle von Patienten wurden bis zu 90 Minuten nach der Rettung, während des Transports und auch noch 24 Stunden nach der Rettung berichtet.
Die vermuteten Ursachen dafür liegen in
1. einem weiteren Abfall der Körperkerntemperatur,
2. einem Abfall des arteriellen Blutdrucks und
3. Veränderungen wie Hypoxie, Azidosen und schnellen pH-Wert-Verschiebungen, welche Kammerflimmern auslösen.

Bis zu 20 % der lebend geretteten Patienten versterben in der vierten Phase.[116]

Pathophysiologische Effekte der Hypothermie auf den Körper

Hypothermie beeinflusst alle größeren Organsysteme des Körpers, insbesondere Herz, Nieren und zentrales Nervensystem. Wenn die Kerntemperatur 35 °C erreicht, treten maximale Vasokonstriktion, Zittern und maximaler Stoffwechselumsatz verbunden mit Tachykardie, Tachypnoe und erhöhtem Blutdruck ein. Der Sauerstoffbedarf des zerebralen Metabolismus nimmt um 6–10 % pro gesunkenem Grad Körperkerntemperatur ab und der zerebrale Metabolismus wird geschont.

Bei einer Kerntemperatur zwischen 30 und 35 °C verringern sich kognitive Funktionen, Herzfunktion, Stoffwechselrate, Atemfrequenz und Zittern signifikant oder werden komplett unterbunden. An diesem Punkt verhindern die limitierten physiologischen Schutzmechanismen den Verlust von Körperwärme nicht und die Kerntemperatur fällt rapide. Bei einer Kerntemperatur von 29,5 °C sind Herzzeitvolumen und Metabolismus um etwa 50 % reduziert. Ventilation und Perfusion sind inadäquat und können den Bedarf des Stoffwechsels nicht mehr decken; es kommt zu zellulärer Hypoxie, Laktatansammlung sowie zu metabolischer und respiratorischer Azidose. Oxygenierung und Blutfluss werden im Kern und im Gehirn aufrechterhalten.

In den meisten Fällen tritt nun eine Bradykardie ein, da die Schrittmacherzellen und das Reizleitungssystem kälteanfällig sind. Wichtig ist hierbei, dass das Herz ineffektiv auf Atropin und andere Herzmedikamente reagiert, wenn die Myokardzellen kalt sind.[8] Wenn die Kerntemperatur unter 30 °C fällt, wird das Myokard erregbar. Die PR-, QRS- und QTC-Intervalle werden länger. Veränderungen der ST-Strecken und T-Wellen sowie eine J-Welle (Osborn) treten auf und können weitere EKG-Veränderungen imitieren, z. B.

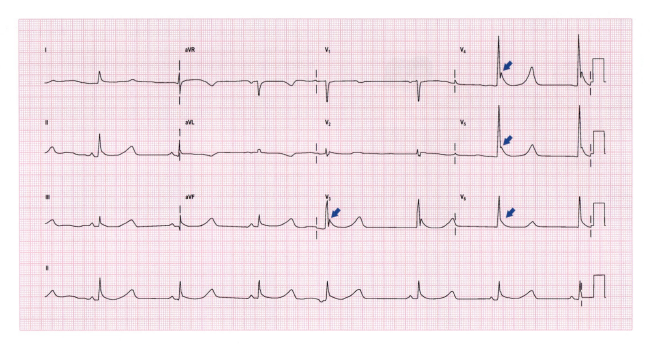

Abb. 21.9 J- oder Osborne-Welle bei Hypothermie.
Quelle: Danzl DF: Accidental hypothermia. In Auerbach PS: *Wilderness medicine: management of wilderness and environmental emergencies,* 4. Aufl., St Louis, 2001, Mosby. © NAEMT; PHTLS, 8th edition, Jones & Bartlett, 2016

einen akuten Myokardinfarkt. Die J-Welle ist eine auffällige EKG-Erscheinung in hypothermen Patienten und zeigt sich bei etwa einem Drittel der Patienten mit schwerer Hypothermie (< 32 °C). Sie wird als Buckel zwischen dem QRS-Komplex und dem Beginn des ST-Segments beschrieben.[126] Am besten ist sie in aVL-, aVF- und linkslateralen Ableitungen zu erkennen (➤ Abb. 21.9).

Vorhofflimmern und extreme Bradykardien entstehen und bleiben unter Umständen auch bei Kerntemperaturen zwischen 32 und 28 °C bestehen. Wenn die Kerntemperatur zwischen 28 und 26,7 °C liegt, können alle Stimulationen des Herzens Kammerflimmern auslösen. Ein grober Umgang mit dem Patienten (Beurteilung, Management, Bewegungen) genügt, um Kammerflimmern auszulösen. Bei diesen extrem tiefen Kerntemperaturen sind Puls und Blutdruck nicht mehr detektierbar und die Gelenke sind steif. Die Pupillen sind lichtstarr und dilatiert. Dennoch gilt: Niemand ist tot, bis er warm und tot ist.

Im Rahmen einer akuten Kälteexposition nimmt der renale Blutfluss wegen der peripheren Vasokonstriktion zu. Bei 27–30 °C ist er um etwa 50 % reduziert. Bei dieser moderaten bis schweren Hypothermie verursacht die Abnahme des Herzzeitvolumens eine Verminderung der renalen Durchblutung und der glomerulären Filtrationsrate, was zu einem akuten Nierenversagen führt.

Beurteilung

Beim Eintreffen am Unfallort ist eine Beurteilung der Sicherheit vor Ort zwingend. Jeder präklinische Helfer muss sicher sein und sich vor der Kälte schützen. Denken Sie an eine Hypothermie, auch wenn die Umgebung (Wind, Feuchtigkeit, Temperatur) nicht unbedingt verdächtig wirkt. Einige Patienten beklagen sich vielleicht nur über Müdigkeit, Übelkeit, Erbrechen und Schwindel. Bei schwer verletzten und kritischen Patienten müssen Sie bereits bei der Beurteilung von einer Hypothermie ausgehen und den Patienten vor der kalten Umgebung schützen. Die Beurteilung beginnt mit dem ABC. Die neurologischen Funktionen sollten Sie regelmäßig überprüfen. Schwer hypotherme Patienten weisen gewöhnlich eine Tachypnoe, Stupor und Koma auf. Die Rektaltemperatur wird normalerweise präklinisch nicht gemessen und meistens auch nicht den Vitalzeichen zugeordnet. Thermometer für den präklinischen Einsatz haben meist eine Untergrenze von 35,5 °C. Elektronische Thermometer sind bei solch tiefen Temperaturen zu ungenau.

➤ Tab. 21.4 zeigt die physiologischen Merkmale der Hypothermie in Abhängigkeit von der Kerntemperatur.

Zittern und Veränderungen des mentalen Status sind wichtige Hinweise für eine Hypothermie. Menschen mit leichter Hypothermie (> 32 °C) schlottern und zeigen eine leichte Einschränkung des Bewusstseins (Verwirrtheit, verwaschene Sprache, veränderter Gang, Schwerfälligkeit). Sie sind stark verlangsamt und werden meist nicht stehend, sondern sitzend oder liegend angetroffen. Präklinische Helfer können den Zustand mit einer Drogen- oder Alkoholintoxikation verwechseln oder als Hirninfarkt-Folgezustand missdeuten. Ein eingeschränktes Bewusstsein ist kein guter Indikator für den Grad der Hypothermie. Einige Patienten sind noch bei Bewusstsein, auch wenn ihre Körperkerntemperatur nur 27 °C beträgt.

Wenn die Kerntemperatur unter 32 °C gefallen ist, wird von einer moderaten Hypothermie gesprochen, wobei sich der Patient unter Umständen nicht über ein Kältegefühl beklagt. Zittern ist nicht vorhanden, das Bewusstsein ist eingeschränkt, ggf. bis hin zum Koma. Die Pupillen reagieren sehr langsam oder sind dilatiert und lichtstarr. Die Pulse sind entweder sehr schwach oder fehlen; der systolische Blutdruck ist tief oder nicht messbar. Die Atemfre-

Tab. 21.4 Physiologische Merkmale der Hypothermie

Stadium	°C	Merkmale
leicht	37,6	normale rektale Temperatur
	37,0	normale orale Temperatur
	36,0	erhöhte Kreislaufwerte und Beginn des Kältezitterns
	35,0	Urintemperatur 34,8 °C; maximales Muskelzittern
	34,0	Amnesie und beginnende neurologische Defizite; normaler Blutdruck; Tachykardie, dann zunehmende Bradykardie
	33,3	Ataxie und Apathie; Abnahme des zerebralen Metabolismus; Tachypnoe, dann abnehmendes Atemminutenvolumen; kalte Diurese
moderat	32,0	Stupor; 25 % weniger Sauerstoffverbrauch
	31,0	Kältezittern wird eingestellt
	30,0	Vorhofflimmern und Herzrhythmusstörungen entwickeln sich; Herzauswurfleistung sinkt auf ⅔; Insulin wird ineffektiv
	29,0	weiterer Verlust der Bewusstseinsebene, Pulsfrequenz und Atemfrequenz; Pupillen erweitert; paradoxes Entkleiden
schwer	28,0	erhöhte Gefahr des Kammerflimmerns; 50 % verminderter Sauerstoffverbrauch und Puls; Hypoventilation
	27,0	Verlust der Reflexe
	26,0	Störung des Säure-Basen-Haushalts; keine Reaktion auf Schmerzreize
	25,0	zerebrale Perfusion sinkt auf ⅓; Verlust der zerebralen Autoregulation; Herzauswurfleistung nur noch 45 %; eventuell Lungenödeme
	24,0	deutliche Hypotension und Bradykardie
	23,0	keine Pupillenreaktionen; keine Reflexe
	22,0	höchste Gefahr für Kammerflimmern; nur noch 25 % Sauerstoffverbrauch
tief greifend	20,0	niedrigste kardiale elektromechanische Aktivität; Puls sinkt auf 20 %
	19,0	elektroenzephalografische Stille
	18,0	Asystolie
	15,0	tiefste gemessene Temperatur eines überlebenden Kindes
	13,7	tiefste gemessene Temperatur eines überlebenden Erwachsenen
	10,0	92 % weniger Sauerstoffverbrauch
	9,0	niedrigste therapeutische Hypothermie

Quelle: modifiziert nach Danzl DF: Accidental hypothermia. In Auerbach PS: *Wilderness medicine,* 5. Aufl., St Louis, 2007, Mosby

quenz ist auf bis zu zwei Atemzüge pro Minute verlangsamt. Ein EKG kann Vorhofflimmern anzeigen, die häufigste Form der Arrhythmie. Wenn das Myokard bei ungefähr 28 °C immer kühler und erregbarer wird, kann Kammerflimmern häufig beobachtet werden. Wegen der Veränderungen des Hirnmetabolismus kann es vorkommen, dass sich die Patienten paradoxerweise im Zuge ihres Verlusts der Thermoregulation entkleiden, bevor sie das Bewusstsein verlieren.

Das klinische Management entsprechend den Empfehlungen der American Heart Association basiert auf der folgenden Einteilung der Hypothermie entsprechend der Körperkerntemperatur:[127]
- **Leichte Hypothermie** > 34–36 °C
- **Moderate Hypothermie** 30–34 °C
- **Schwere Hypothermie** < 30 °C

Management

Die präklinische Behandlung besteht aus der Vermeidung eines weiteren Wärmeverlusts, sanfter Behandlung, Vorbereitung eines zügigen Abtransports und Beginn der Wiedererwärmung. Dies beinhaltet, den Patienten von der Kältequelle zu entfernen und in das warme Rettungsfahrzeug zu bringen. Nasse Kleider sollten Sie mit der Rettungsschere entfernen, um keine unnötigen Bewegungen des Patienten zu verursachen. Bedenken hinsichtlich des Auslösens ventrikulärer Arrhythmien durch die Behandlung dürfen notwendige Interventionen nicht verzögern. Bedecken Sie Kopf und Körper des Patienten mit warmen Decken; darüber legen Sie winddurchlässiges Material, um Wärmeverlust durch Konvektion und Verdunstung zu vermeiden.

Falls der Patient bei Bewusstsein und wach ist, denken Sie an eine Hypoglykämie und verabreichen Sie warme, hochkalorische Flüssigkeit oder Glukoselösung. Vermeiden Sie Alkohol oder koffeinhaltige Getränke. Hypotherme Patienten benötigen hochkonzentrierten Sauerstoff, da ihr Gewebe nur ungenügend mit Sauerstoff versorgt wird. Die Oxyhämoglobin-Dissoziationskurve verschiebt sich nach links, wenn die Kerntemperatur abnimmt. Am meisten profitiert der Patient, wenn Sie den Sauerstoff auf 42–46 °C anwärmen und befeuchten.

Bei bewusstlosen hypothermen Patienten genügt passives Erwärmen nicht, um die Kerntemperatur zu erhöhen. Solche Patienten benötigen eine Atemwegssicherung, die abhängig von der Steifigkeit des Kiefers gewählt wird. Falls eine endotracheale Intubation nicht erfolgversprechend ist, müssen Sie mit der Maskenbeatmung fortfahren und ein anderes Mittel der Atemwegssicherung in Betracht ziehen (Kombitubus, Larynxmaske, nasale Intubation). Setzen Sie während der Maskenbeatmung zumindest ein orales oder nasales Hilfsmittel ein.

Intravenöse Kochsalzlösung, idealerweise mit 5 % Glukose, sollte auf 43 °C erwärmt und ohne Bewegung des Patienten appliziert werden. **Verabreichen Sie einem hypothermen Patienten nie raumtemperierte Flüssigkeiten,** da dies das Erwärmen verhindern oder verzögern könnte. Falls keine Kochsalzlösung vorhanden ist, können Sie irgendeine kristalloide Lösung verabreichen. Geben Sie 500–1 000 ml Flüssigkeit. Sie müssen selbst entscheiden, ob bei der oralen Gabe von Flüssigkeiten ein Risiko für Aspiration, Husten oder einen schmerzhaften Stimulus besteht. Heiße Packungen oder Massagen der Extremitäten sind nicht empfehlenswert. Typischerweise erfolgt eine aktive Erwärmung nur in der Thoraxgegend und nicht an den Extremitäten. Dadurch wird eine vermehrte periphere Zirkulation vermieden, sodass kein kaltes Blut ins Zentrum gelangt. Wenn vermehrt peripheres Blut ins Zentrum gelangt, kann dies die Azidose und Hyperkaliämie verstärken und somit die Kerntemperatur senken („Afterdrop"). Dies könnte die Rettung des Patienten verkomplizieren und Kammerflimmern auslösen.

21.9 Behandlungsrichtlinien für kältebedingte Erkrankungen

21.9.1 Basic and Advanced Lifesaving Guidelines

Richten Sie sich nach den aktuellen Richtlinien der American Heart Association (AHA), welche die AHA im Magazin *Circulation* im November 2010 veröffentlichte.[127]

21.9.2 BLS-Richtlinien zur Hypothermiebehandlung

Lagern Sie hypotherme Patienten stets flach, um eine Hypotonie zu vermeiden, denn diese Patienten haben durch die Kältediurese häufig einen Volumenmangel. Es kann schwierig sein, die Atmung zu fühlen und den Puls zu palpieren. Beurteilen Sie zuerst die Atmung und dann für etwa 60 Sekunden den Puls, um einen der folgenden Zustände zu bestätigen:
- Atemstillstand
- Pulsloser Herzstillstand (Asystolie, ventrikuläre Tachykardie, Kammerflimmern)
- Bradykardie (CPR-bedürftig)

Beatmen Sie den Patienten unverzüglich, falls keine Atmung vorhanden ist. Beginnen Sie bei hypothermen Patienten sofort mit CPR, wenn kein Puls fühlbar ist und keine Zeichen eines Kreislaufs ersichtlich sind.[127] Falls Sie hinsichtlich des Pulses im Zweifel sind, beginnen Sie mit der CPR. Enthalten Sie Hypothermiepatienten niemals BLS-Maßnahmen vor, bis sie wiedererwärmt sind. Befolgen Sie hinsichtlich des BLS-Algorithmus die aktuell gültigen Richtlinien.

Ein automatischer externer Defibrillator (AED) sollte verwendet werden, wenn eine pulslose ventrikuläre Tachykardie oder Kammerflimmern vorliegen. Führen Sie fünf Zyklen CPR (Ein Zyklus umfasst 30 Kompressionen auf 2 Beatmungen) über zwei Minuten durch, bevor Sie die erste Analyse initiieren.[128] Wenn der Defibrillator einen Schock empfiehlt, sollten Sie diesen unverzüglich auslösen. Achten Sie hierbei besonders auf Ihre und die Sicherheit Ihres Kollegen. Nach der Schockauslösung fahren Sie umgehend mit fünf Zyklen CPR fort. Wenn der Patient nicht auf den ersten Schock mit einem Rhythmus und einem fühlbaren Puls reagiert, sollten weitere Defibrillationen verschoben werden. Der Schwerpunkt liegt dann auf einer effektiven Herzdruckmassage und der Erwärmung auf über 30 °C.[128] Wenn Sie einen hypothermen Patienten reanimieren, müssen Sie mehr Kraft für die Thoraxkompressionen aufwenden, da der Thorax steifer ist als normal.[129] Wenn die Körperkerntemperatur des Patienten unter 30 °C liegt, ist ein Umschalten in einen geregelten Sinusrhythmus eher unwahrscheinlich, bis die Kerntemperatur über diesen Schwellenwert angestiegen ist.[130]

Die Bedeutung, unterkühlte Patienten nicht für tot zu erklären, bis sie wiedererwärmt wurden, ist heutzutage noch größer. Immer mehr Studien zeigen den protektiven Effekt der Kälte auf die vitalen Organe des Patienten.[130, 131]

21.9.3 ACLS-Leitlinien zur Hypothermiebehandlung

Die Behandlung einer schweren Hypothermie am Einsatzort wird kontrovers diskutiert.[127] Die Advanced-Cardiac-Life-Support- oder ACLS-Leitlinien unterscheiden sich bei hypo- und normothermen Patienten. Bewusstlose hypotherme Patienten benötigen einen Atemwegsschutz und sollten deshalb intubiert werden. Zögern Sie eine Intubation nicht aus Angst vor Kammerflimmern hinaus. Wenn ein schockbarer Rhythmus festgestellt wird, defibrillieren Sie einmalig mit 120–200 J biphasisch oder 360 J monophasisch und fahren Sie sogleich mit der CPR fort. Verschieben Sie danach die Gabe von Herzmedikamenten und weitere Defibrillationen, bis die Körperkerntemperatur 30 °C überschreitet. Wenn möglich, sollten Sie eine aktive Wiedererwärmung einleiten, indem Sie erwärmten, angefeuchteten Sauerstoff und erwärmte Infusionen verabreichen.

Die Herausforderung besteht darin, dass das Herz eines hypothermen Patienten ggf. nicht auf ACLS-Medikamente, eine Schrittmachertherapie und Defibrillationen anspricht.[132] Außerdem können die Medikamente im Kreislauf bis hin zu toxischen Konzentrationen akkumulieren, wenn sie wiederholt verabreicht werden; dies gilt vor allem dann, wenn der Patient erwärmt wird.[127] Konsequenterweise wird empfohlen, intravenöse Medikamente erst ab einer Kerntemperatur von 30 °C zu applizieren. Bei hypothermen Patienten sind längere Intervalle zwischen den Medikamentengaben angezeigt als im Normalfall. Wenn die Kerntemperatur über 30 °C liegt, so können Sie gemäß aktuellen ACLS-Richtlinien weiterverfahren.[127]

Die Maßnahmen des BLS bzw. ACLS dürfen nur eingestellt werden, wenn der hypotherme Patient nicht mit dem Leben vereinbare Verletzungen aufweist, sein Thorax so „steif gefroren" ist, dass eine Herz-Lungen-Wiederbelebung nicht möglich ist oder wenn Mund und Nase durch Eis blockiert sind.[14, 127] ➤ Abb. 21.10 zeigt einen Algorithmus für die Versorgung von Patienten mit leichter, moderater und schwerer Hypothermie.[108]

21.9 Behandlungsrichtlinien für kältebedingte Erkrankungen

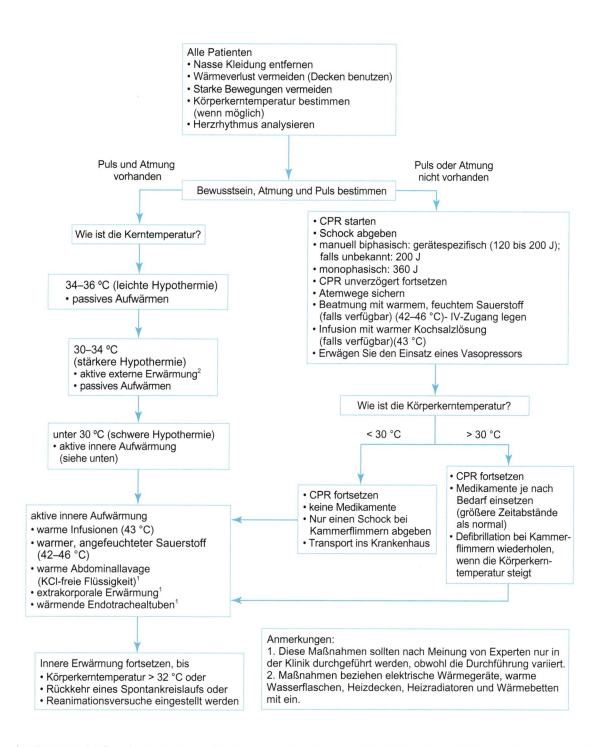

Abb. 21.10 Algorithmus zur Behandlung der Hypothermie, modifiziert von der American Heart Association (AHA) nach den 2005 Cardiopulmonary Resuscitation And Emergency Cardiovascular Care Guidelines und den 2012 American Heart Association Guidelines For Cardiopulmonary Resuscitation And Emergency Cardiovascular Care. **Hinweis:** Peritoneallavage, extrakorporale Erwärmung und ösophageale Wiedererwärmungstuben gehören zu den klinischen Methoden und werden im Rettungsdienst nicht eingesetzt.
Quelle: Data from: American Heart Association: *Handbook of emergency cardiovascular care for healthcare providers.* Chicago, 2006, AHA. © NAEMT; PHTLS, 8th edition, Jones & Bartlett, 2016

21.10 Prävention kältebedingter Verletzungen

Schutz des Patienten und der präklinischen Helfer vor kältebedingten Verletzungen ist am Einsatzort sehr wichtig. Folgende Punkte werden allgemein empfohlen:

- Beachten Sie die allgemein anerkannten Risikofaktoren:
  - Müdigkeit
  - Dehydrierung
  - Unterernährung/Hypoglykämie
  - Wenig Erfahrung mit kaltem Wetter
  - Afroamerikanische oder afrikanische Herkunft
  - Nikotinabusus
  - Frostiger Wind
- Unterbrechen Sie die Rettung und suchen baldmöglichst Schutz, wenn Sie in sehr kalter, feuchter und windiger Umgebung nicht trocken bleiben können.
- Denken Sie daran, dass Patienten mit einer Vorgeschichte von kälteinduzierten Verletzungen einem größeren Risiko ausgesetzt sind, ein zweites Mal zu erkranken.
- Vermeiden Sie eine Dehydrierung.

Windchill-Tabelle

Windgeschwindigkeit (km/h) \ Temperatur (°C)	10	5	0	-5	-10	-15	-20	-25	-30	-35	-40	-45
Windstille	10	5	0	-5	-10	-15	-20	-25	-30	-35	-40	-45
5	10	5	0	-5	-10	-15	-20	-25	-30	-35	-40	-45
10	8	2	-3	-9	-14	-20	-25	-31	-31	-42	-48	-53
15	5	-1	-7	-13	-19	-25	-31	-37	-43	-49	-55	-61
20	3	-3	-10	-16	-22	-29	-35	-42	-48	-55	-61	-68
25	2	-5	-12	-18	-25	-32	-39	-45	-52	-59	-66	-73
30	1	-6	-13	-20	-27	-34	-41	-48	-55	-62	-69	-77
35	0	-7	-15	-22	-29	-36	-44	-51	-58	-65	-73	-80
40	-1	-8	-16	-23	-31	-38	-45	-53	-60	-68	-75	-83
45	-2	-9	-17	-24	-32	-39	-47	-55	-62	-70	-77	-85
50	-2	-10	-18	-25	-33	-41	-48	-56	-64	-71	-79	-87
55	-3	-11	-18	-26	-34	-42	-49	-57	-65	-73	-80	-88
60	-3	-11	-19	-27	-35	-42	-50	-58	-66	-74	-82	-89
65	-3	-11	-19	-27	-35	-43	-50	-58	-67	-75	-83	-90
70	-4	-12	-20	-28	-35	-43	-51	-59	-67	-75	-83	-91
75	-4	-12	-20	-28	-36	-44	-52	-60	-68	-76	-84	-92
80	-4	-12	-20	-28	-36	-44	-52	-60	-68	-76	-84	-92

Zeit bis zu auftretenden Frostschäden: ☐ 30 min ☐ 10 min ☐ 5 min

Windchill-Temperatur (°C) = $0{,}045 \times (5{,}27 \times V^{0,5} + 10{,}45 - 0{,}28 \times V^{0,5}) \times (T - 33) + 33$
T = Lufttemperatur (°C) V = Windgeschwindigkeit (km/h)

- Frostschäden nur bei sehr langer Exposition
- Frostschäden innerhalb von 30 Minuten
- Frostschäden innerhalb von 10 Minuten
- Frostschäden innerhalb von 5 Minuten

Abb. 21.11 Windchill-Tabelle.
Quelle: Courtesy of the National Weather Service. © NAEMT; PHTLS, 8th edition, Jones & Bartlett, 2016

- Meiden Sie Alkohol in kalter Umgebung.
- Suchen Sie engen Körperkontakt, wenn Sie in kaltem Wasser verunglücken (durch enges Zusammendrängen, ➤ Abb. 21.8). Ihre Überlebenschancen sind größer, wenn Sie sich in kaltem Wasser (< 20 °C) ruhig verhalten; versuchen Sie nicht, an Land zu schwimmen, außer wenn dieses sehr nahe ist.
- Ihre Überlebenschancen steigen weiter durch:
  – Aufrechterhaltung des Überlebenswillens
  – Anpassungsfähigkeit und Improvisation
  – Optimismus
  – Vernunftgesteuertes Verhalten statt Panik
- Kalte oder fast gefrorene Extremitätenteile können mithilfe der Körperwärme erwärmt werden; platzieren Sie die Finger in den Achselhöhlen oder in der Leistengegend; halten Sie die Füße an den Bauch einer anderen Person.
- Halten Sie während der kalten Monate für alle Fälle Schutzkleidung im Auto bereit (Schuhe, Socken, Handschuhe, Mütze, Hosen und Jacken mit Windschutz).
- Frostbeulen können sehr schnell entstehen, wenn Sie kaltes Metall ohne Handschuhe anfassen. Tragen Sie deshalb immer Handschuhe. Fausthandschuhe halten die Finger effektiver warm als Fingerhandschuhe.
- Bedenken Sie, dass Wind die gefühlte Temperatur bei niedrigen Umgebungstemperaturen (nahe oder unter dem Gefrierpunkt) deutlich absenkt. Dies liegt am starken konvektiven Wärmeverlust der windexponierten Haut, sodass Erfrierungen bei windigem Frostwetter wesentlich schneller auftreten (➤ Abb. 21.11).
- Halten Sie Ihre Füße mit Socken trocken, die Feuchtigkeit gut nach außen transportieren.
- Gehen Sie nicht durch Schnee, wenn Sie keine hohen Schuhe tragen. Liegen oder ruhen Sie nie direkt auf dem Schnee, legen Sie immer eine Schlafmatte oder eine dicke Jacke unter. Verwenden Sie draußen einen Schlafsack.
- Tragen Sie keine Kleidung, die Schweiß absorbiert und zurückhält; der aufgenommene Schweiß vergrößert den Wärmeverlust und verursacht Zittern.
- Lotionen auf Wasserbasis an Gesicht, Händen oder Ohren erhöhen das Risiko einer Frostbeule. Verwenden Sie Cremes auf Ölbasis.
- Die meisten Menschen schützen zwar ihre Beine, nicht aber die Genitalregion. Tragen Sie Trainingshosen, lange Unterhosen oder Goretex-Unterwäsche, um sich effektiv gegen niedrige Temperaturen zu schützen.
- Beugen Sie Frostbeulen vor:
  – Tragen Sie keine zu engen Kleider oder Handschuhe, um die Zirkulation nicht zu behindern.
  – Bewegen Sie regelmäßig Finger, Zehen und Gesicht, um diese Körperregionen warm zu halten.
  – Arbeiten oder trainieren Sie mit einem Kollegen, der auf Zeichen einer Hypothermie oder Kälteverletzung achtet.
  – Tragen Sie gut wärmeisolierende Kleidung und halten Sie sich trocken.
  – Achten Sie auf gefühllose oder kribbelnde Stellen.[133]

21.11 Lange Transportzeiten

Unabhängig von der Lage des Einsatzortes und der Entfernung zur Zielklinik sind die ersten Prioritäten immer die Sicherheit am Einsatzort und das ABCDE. Wenn eine CPR begonnen wurde, empfiehlt die Wilderness Medical Society, sie fortzuführen, bis die Reanimation erfolgreich ist, die Retter erschöpft sind oder sich in Gefahr begeben oder wenn nach etwa 30 Minuten immer noch keine Wirkung ersichtlich ist.[134]

21.11.1 Hitzebedingte Erkrankungen

Hitzschlag

- Kühlen Sie den ganzen Körper des Patienten so schnell wie möglich. Befeuchten Sie den Patienten mit irgendeiner Wasserquelle und befächern Sie ihn.
- Halten Sie möglichst Rücksprache mit dem ärztlichen Leiter, um das weitere Vorgehen zu besprechen.
- Stoppen Sie die kühlenden Maßnahmen, wenn die Kerntemperatur 39 °C erreicht hat. Schützen Sie danach den Patienten vor Hypothermie und Zittern.
- Intubieren Sie den bewusstlosen Patienten während der kühlenden Maßnahmen und beatmen Sie ihn mit 100-prozentigem Sauerstoff. Legen Sie einen Gefäßzugang und verabreichen Sie 500 ml isotonische Kochsalzlösung; beurteilen Sie danach erneut die Vitalfunktionen (nach jedem 500-ml-Bolus). Verabreichen Sie insgesamt nicht mehr als 1–2 l Flüssigkeit innerhalb der ersten Stunde. Bei längerem Transport können Sie während der zweiten Stunde einen weiteren Liter infundieren.
- Achten Sie auf Zeichen eines Krampfanfalls und Symptome einer Hypoglykämie; behandeln Sie beide Zustandsbilder nach Ihrem Protokoll.
- Lagern Sie den Patienten in stabiler Seitenlage und fahren Sie mit der Beurteilung fort inkl. Bewusstsein (AVPU), Vitalzeichen, Rektaltemperatur, Blutglukose.

Anstrengungsinduzierte Hyponatriämie

- Korrigieren Sie die vermutete niedrige Natriumkonzentration im Blut. Falls der Patient oral Nahrung aufnehmen kann, verabreichen Sie Kartoffelchips oder andere gesalzene Nahrungsmittel, Sportlerdrinks oder zwei Esslöffel Salz aufgelöst in etwa 500 ml Wasser. Legen Sie einen Gefäßzugang und infundieren Sie 250–500 ml isotone Kochsalzlösung pro Stunde. Verabreichen Sie keine hypotonische Kochsalzlösung, da dies das Hirnödem verstärken könnte.
- Bei Patienten mit schweren Symptomen (Krampfanfall oder Koma) müssen Sie die Gabe von Furosemid in Betracht ziehen, um das Wasser im extrazellulären Raum zu reduzieren, bei gleichzeitiger intravenöser Gabe von Kochsalzlösung.

- Beurteilen Sie den Patienten hinsichtlich eines Hirnödems und eines intrakranialen Druckanstiegs. Bestimmen Sie einen GCS-Basiswert und wiederholen Sie die GCS-Bestimmung periodisch.
- Achten Sie auf Übelkeit; die Patienten können im Schwall erbrechen.
- Bereiten Sie sich auf die vermehrte Diurese nach Gabe von Furosemid vor.
- Verabreichen Sie lethargischen Patienten Sauerstoff. Intubieren Sie bewusstlose Patienten.
- Messen Sie die Blutglukose und korrigieren Sie ggf. eine Hypoglykämie.
- Achten Sie auf Krampfanfälle und behandeln Sie diese, falls notwendig, medikamentös.
- Lagern Sie bewusstlose Patienten in Linksseitenlage.

21.11.2 Kältebedingte Erkrankungen

Frostbeule

- Beginnen Sie vor der Aufwärmbehandlung mit der intravenösen Flüssigkeitsgabe. Wenn kein venöser Zugang etabliert werden kann, ziehen Sie einen intraossären Zugang in Betracht.
- Wenn sich der Transport signifikant verzögert, sollten Sie aktives Erwärmen erwägen. Schnelles aktives Erwärmen kann die direkten Verletzungen durch Eiskristallbildung im Gewebe stoppen, aber nicht den Schweregrad der Verletzungen verändern. Einmal aufgetautes Gewebe darf nicht mehr einfrieren. Wann, wo und ob überhaupt mit dem aktiven Erwärmen begonnen wird, ist also eine kritische Entscheidung.
- Eine Standardmethode des aktiven Erwärmens ist das Eintauchen der betroffenen Extremität in 37–39 °C warmes Wasser. Noch wärmeres Wasser könnte Verbrennungen verursachen. Vermeiden Sie aktives Erwärmen mit starken Hitzequellen. Fahren Sie mit dem Erwärmen fort, bis das Gewebe weich und nachgiebig ist – dies kann bis zu 30 Minuten dauern. Aktive Bewegungen sind dabei hilfreich; reiben oder massieren Sie die betroffene Extremität aber nicht.
- Im Rahmen des Auftauens können stärkste Schmerzen entstehen. Behandeln Sie diese mit einem Opiat oder Ibuprofen. Aspirin kann verabreicht werden, wenn Ibuprofen nicht verfügbar ist; allerdings wurde bisher noch keine optimale Dosis für Aspirin ermittelt. (Aspirin ist bei Kindern wegen der Gefahr des Reye-Syndroms kontraindiziert.)
- Eine Normalisierung von Hautfarbe, -wärme und -sensibilität ist ein gutes Zeichen. Trocknen Sie die betroffenen Körperteile ab. Reiben Sie sie mit Aloe-vera-haltigen Cremes topisch ein, legen Sie sterile Gaze zwischen Finger und Zehen, verbinden Sie die betroffenen Stellen, immobilisieren Sie sie und lagern Sie sie hoch. Bedecken Sie die Extremität mit isolierendem, wind- und wasserfestem Material.

Hypothermie

- Beginnen Sie mit aktivem Erwärmen.
- Verglichen mit externen Methoden ist Zittern die beste Methode, um Patienten mit einer leichten Hypothermie präklinisch zu erwärmen. Hypotherme Patienten, die maximal zittern, erhöhen die Kerntemperatur um 3–4 °C pro Stunde.
- Externe Wärmequellen werden oft angewandt, helfen aber nur minimal.[84] Für den moderat bis schwer unterkühlten Patienten werden diese Methoden im Rahmen einer erweiterten Behandlung eingesetzt.
- Während elektrische Wärmekissen keinen zusätzlichen Nutzen zeigen, könnten folgende externe Wärmequellen sinnvoll sein:
  - Warmer, angefeuchteter Sauerstoff.
  - Direkter Körperkontakt (nur bei leichter Hypothermie).
  - Mobile elektrische Heizdecken bringen nur wenig zusätzliche Vorteile.
  - Beheizte Luft ist bei leichter Hypothermie etwa ebenso effektiv wie Zittern.
- Schützen Sie einen unterkühlten Patienten, indem Sie ihn in warme Tücher wickeln. Bedecken Sie auch seinen Kopf und belassen Sie eine Öffnung über dem Gesicht, um die weitere Beurteilung zu ermöglichen.
- Messen Sie den Blutglukosewert und verabreichen Sie Glukose, falls notwendig. (Durch das Zittern verbrauchen die Muskeln mehr Glukose.) Bewusstseinsklare Patienten können warme, zuckerhaltige Getränke zu sich nehmen.

Zusammenfassung

- Rettungsdienstmitarbeiter werden unvermeidlich mit widrigen Umwelteinflüssen und extremen Wetterbedingungen, wie in diesem Kapitel beschrieben, konfrontiert.
- Das Wissen um die üblichen umweltbedingten Notfälle ist elementar für eine schnelle Notfallversorgung.
- Da aber solche Notfälle nur selten und vor allem unregelmäßig auftreten, ist es wichtig, immer die grundlegenden Versorgungsprinzipien zu berücksichtigen.
- Bei hitzebedingten Erkrankungen ist eine schnelle Kühlung vor allem zur Senkung der Kerntemperatur notwendig.
- Bei den kältebedingten Krankheitsbildern ist es wichtig, moderat bis schwerwiegend Betroffene vorsichtig zu behandeln, sie langsam aus der Kälte zu holen und passiv zu erwärmen, wobei die Körpertemperatur ständig überwacht wird. Wichtig ist, weiteren Wärmeverlust zu verhindern.
- Denken Sie daran, dass Medikamente und die Defibrillation bei einer Körpertemperatur unter 30 °C ineffektiv sind.
- Niemand ist tot, bevor er nicht warm und tot ist.
- Denken Sie generell immer erst an Ihre Sicherheit, denn es sind schon zu viele Retter bei einer versuchten Rettung ums Leben gekommen.

31. Neufer PD, Young AJ, Sawka MN. Gastric emptying during exercise: effects of heat stress and hypohydration. *Eur J Appl Physiol.* 1989;58:433.
32. American College of Sports Medicine. Position stand: exertional heat illness during training and competition. *Med Sci Sports Exerc.* 2007;39(3):556.
33. Bouchama A, Knochel JP. Medical progress: heatstroke. *N Engl J Med.* 2002;346(25):1978–1988.
34. Adams T, Stacey E, Stacey S, Martin D. Exertional heat stroke. *Br J Hosp Med (London).* 2012;73(2):72–78.
35. Case DJ, Armstrong LE, Kenny GP, O'Connor FG, Huggins RA. Exertional heat stroke: new concepts regarding cause and care. *Curr Sports Med Rep.* 2012;11(3):115–123.
36. Casa DJ, McDermott BP, Lee E, Yeargin SW, Armstrong LE, Maresh CM. Cold-water immersion: the gold standard for exertional heat stroke treatment. *Exerc Sport Rev.* 2007;35(3):141–149.
37. Holtzhausen LM, Noakes TD. Collapsed ultra-endurance athlete: proposed mechanisms and an approach to management. *Clin J Sport Med.* 1997;7(4):292.
38. Gardner JW, Kark JA. Clinical diagnosis, management and surveillance of exertional heat illness. In: Pandolf KB, Burr RE, eds. *Medical Aspects of Harsh Environments.* Vol 1. Washington, DC: Office of the Surgeon General, Borden Institute/TMM Publications; 2001:231–279.
39. Asplune CA, O'Connor FG, Noakes TD. Exercise-associated collapse: an evidence-based review and primer for clinicians. *Br J Sports Med.* 2011;45:1157–1162.
40. Rosner MH. Exercise-associated hyponatremia. *Semin Nephrol.* 2009;29(3):271–281.
41. Rosner M, Bennett B, Hoffman M, Hew-Butler T. Exercise induced hyponatremia. In: Simon E, ed. *Hyponatremia: Evaluation and Treatment.* New York, NY: Springer; 2013.
42. Leon LR, Helwig BG. Heat stroke: role of the systemic inflammatory response. *J Appl Physiol.* 2010;109(6):1980–1988.
43. Gaffin SL, Hubbard RW. Pathophysiology of heatstroke. In: Pandolf KB, Burr RE, eds. *Medical Aspects of Harsh Environments.* Vol 1. Washington, DC: Office of the Surgeon General, Borden Institute/TMM Publications; 2001:161–208.
44. Knochel JP, Reed G. Disorders of heat regulation. In: Narins RE, ed. *Maxwell & Kleenman's Clinical Disorders of Fluid and Electrolyte Metabolism.* 5th ed. New York, NY: McGraw-Hill; 1994.
45. Armstrong LE, Crago AE, Adams R, et al. Whole-body cooling of hyperthermic runners: comparison of two field therapies. *Am J Emerg Med.* 1996;14:335.
46. Costrini A. Emergency treatment of exertional heatstroke and comparison of whole-body cooling techniques. *Med Sci Sports Exerc.* 1984;22:15.
47. Gaffin SL, Gardner J, Flinn S. Current cooling method for exertional heatstroke. *Ann Intern Med.* 2000;132:678.
48. Speedy DB, Noakes TD. Exercise-associated hyponatremia: a review. *Emerg Med.* 2001;13:17.
49. Backer HD, Shopes E, Collins SL, Barkan H. Exertional heat illness and hyponatremia in hikers. *Am J Emerg Med.* 1999;17(6):532.
50. Gardner JW. Death by water intoxication. *Mil Med.* 2002;164(3):432.
51. Noakes TD, Goodwin N, Rayner BL, et al. Water intoxication: a possible complication during endurance exercise. *Med Sci Sports Exerc.* 1985;17:370.
52. Rosner MH, Kirven J. Exercise-associated hyponatremia. *Clin J Am Soc Nephrol.* 2007;2:151.
53. Adrogue HJ, Madias NE. Hyponatremia. *N Engl J Med.* 2000;342(21):1581.
54. Hiller WDB. Dehydration and hyponatremia during triathlons. *Med Sci Sports Exerc.* 1989;21:S219.
55. Speedy DB, Noakes TD, Rodgers IR. Hyponatremia in ultra-distance triathletes. *Med Sci Sports Exerc.* 1999;31:809.
56. Laird RH. Medical care at ultra-endurance triathlons. *Med Sci Sports Exerc.* 1989;21:S222.
57. Collins S, Reynolds B. The other heat-related emergency. *JEMS.* July 2004.
58. American College of Sports Medicine. Position stand on exercise and fluid replacement. *Med Sci Sports Exerc.* 2007;39(2):377.
59. Bennett BL, Hew-Butler T, Hoffman M, Rogers I, Rosner M. Wilderness Medicine Society practice guidelines for treatment of exercise-associated hyponatremia. *Wilderness Environ Med.* 2013;24(3):228–240.
60. Hew-Bulter T, Ayus JC, Kipps C, et al. Statement of Second International Exercise-Associated Hyponatremia Consensus Development Conference, New Zealand, 2007. *Clin J Sport Med.* 2008;18:111.
61. U. S. Fire Administration. Fire fighter fatalities in the United States in 2011. Federal Emergency Management Agency. July 2012. www.usfa.fema.gov/downloads/pdf/publications/ff_fat11.pdf. Zugriff 24. Januar 2014.
62. Ayus JC, Arieff A, Moritz ML. Hyponatremia in marathon runners. *N Engl J Med.* 2005;353:427.
63. U. S. Department of Agriculture, U. S. Forest Service. Heat stress brochure. www.fs.fed.us/fire/safety/fitness/heat_stress/hs_pg1.html. Zugriff 24. Januar 2014.
64. Montain SJ, Latzka WA, Sawka MN. Fluid replacement recommendations for training in hot weather. *Mil Med.* 1999; 164(7):502.
65. Parson KC. International standards for the assessment of the risk of thermal strain on clothed workers in hot environments. *Ann Occup Hyg.* 1999;43(5):297.
66. American College of Sports Medicine. Position stand on the recommended quantity and quality of exercise for developing and maintaining cardiorespiratory and muscular fitness, and flexibility in adults. *Med Sci Sports Exerc.* 1998;30(6):975.
67. Haskell WL, Lee IM, Pate RR, et al. Physical activity and public health: updated recommendation for adults from the American College of Sports Medicine and the American Heart Association. *Med Sci Sports Exerc.* 2007;39(8):1423.
68. Heat acclimatization guide. www.usariem.army.mil/assets/docs/partnering/HeatAcclimatizationGuide.pdf. Zugriff 24. Januar 2014.
69. Eichna LW, Park CR, Nelson N, et al. Thermal regulation during acclimatization in a hot, dry (desert type) environment. *J Appl Physiol.* 1950;163:585.
70. McEnvy M. Making a rehab a requirement: NFPA 1584. FireRescue1. www.firerescue1.com/firerehab/articles/327047-Making-Rehab-a-Requirement-NFPA-1584/. Veröffentlicht 10. Dezember 2007. Zugriff 13. Januar 2014.
71. Hostler D. First responder rehab: good, better, best. *JEMS.* 2007;32(12).
72. Federal Emergency Management System, U. S. Fire Administration. Emergency Incident Rehabilitation. www.usfa.fema.gov/downloads/pdf/publications/fa_314.pdf. Veröffentlicht Februar 2008. Zugriff 24. Januar 2014.
73. *U. S. Pharmacopeia, National Formulary (USP-25/NF-20).* Rockville, MD: U. S. Pharmacopeia Convention; 2000.
74. Brown LH, Krumperman K, Fullagar CJ. Out of hospital medical storage temperature. *Prehosp Emerg Care.* 2004;8:200.
75. Mehta SH, Doran JV, Lavery RF, Allegra JR. Improvements in prehospital medication storage practices in response to research. *Prehosp Emerg Care.* 2002;6:319.
76. Allegra JR, Brennan J, Lanier V. Storage temperatures of out-of-hospital medications. *Acad Emerg Med.* 1999;6:1098.
77. Palmer RG, Zimmerman J, Clawson JJ. Altered states: the influence of temperature on prehospital drugs. *J Emerg Med Serv.* 1985;10(12):29.
78. Johansen RB, Schafer NC, Brown PI. Effects of extreme temperature on drugs for prehospital ACLS. *Am J Emerg Med.* 1993;11:450.
79. Church WH, Hu SS, Henry AJ. Thermal degradation of injectable drugs. *Am J Emerg Med.* 1994;12:306.
80. New Jersey Department of Health and Senior Services. Suppl Section 8:41–43.12, paragraph (f), 17. August 1998.
81. Ulrich AS, Rathlev NK. Hypothermia and localized injuries. *Emerg Med Clin North Am.* 2004;22:281.
82. Chandler W, Ivey H. Cold weather injuries among U. S. soldiers in Alaska: a five-year review. *Mil Med.* 1997;162:788.
83. DeGroot DW, Castellani JW, Williams JO, Amoroso PJ. Epidemiology of U. S. Army cold-weather injuries, 1980–1999. *Mil Med.* 2003; 74:564.

Lösung Fallbeispiel

Der 76-jährige Patient hatte längere Zeit in seinem Auto auf die Rückkehr seiner Frau aus dem Einkaufszentrum gewartet. In dieser Zeit verlor er eine große Menge Flüssigkeit durch Schwitzen und ist nun dehydriert. Sein BMI ist über 30, wodurch die Risiken für hitzebedingte Erkrankungen deutlich erhöht sind.

Als seine Frau zurückkehrt, berichtet sie, dass ihr Mann Diuretika gegen Bluthochdruck, Betablocker gegen die koronare Herzkrankheit und anticholinerge Medikamente gegen Morbus Parkinson einnimmt. Alle drei Medikamente gelten als Risikofaktoren bei hitzebedingten Erkrankungen. Der Patient benötigt eine schnelle Untersuchung mittels ABC und eine Feststellung seines neurologischen Zustands. Aufgrund der Umgebung, seiner verwirrten Antworten und seines Alters vermuten Sie einen Hitzeschlag.

Bei der Suche nach stumpfen oder penetrierenden Verletzungen werden Sie nicht fündig. Geriatrische Patienten müssen außerdem auf eine zugrunde liegende Erkrankung, z. B. einen Infarkt oder einen Schlaganfall, hin untersucht werden. Da die drei Medikamente des Patienten die Mortalität bei hitzebedingten Erkrankungen erhöhen, entscheiden Sie sich zur sofortigen Kühlung des Patienten.

Sie entfernen überschüssige Kleidung und holen den Patienten aus der direkten Sonneneinstrahlung. Zusätzlich benetzen Sie den Körper des Patienten von oben bis unten mit Wasser und schalten die Belüftung ein. Nachdem der Patient in den RTW verbracht wurde, nutzen Sie kalte, feuchte Tücher, um die Körperoberfläche weiter zu kühlen.

Er erhält Sauerstoff, wird mittels EKG-Monitor überwacht und ein periphervenöser Zugang wird etabliert. Bestimmen Sie die Körpertemperatur und verabreichen Sie einen Bolus von 500 ml Kochsalzlösung, wenn die Temperatur über 40 °C liegt. Informieren Sie das zuständige Krankenhaus, dass Sie einen 76-jährigen Patienten mit Hitzeschlag bringen.

QUELLENANGABEN

1. National Center for Health Statistics. *Compressed Mortality File.* Hyattsville, MD: U. S. Department of Health and Human Services, Centers for Disease Control and Prevention; 2002.
2. Centers for Disease Control and Prevention. Heat-related deaths – Chicago, Illinois, 1996–2001, and United States, 1979–1999. *MMWR.* 2003;52(26):610.
3. Centers for Disease Control and Prevention. Heat-related deaths – United States, 1999–2003. *MMWR.* 2006;55(29):796.
4. Centers for Disease Control and Prevention. Hypothermia-related deaths – Utah, 2000, and United States, 1979–1998. *MMWR.* 2002;51(4):76.
5. Centers for Disease Control and Prevention. Hypothermia-related deaths – United States, 2003. *MMWR.* 2004;53(08);172.
6. Wade CE, Salinas J, Eastbridge BJ, et al. Admission hypo- or hyperthermia and survival after trauma in civilian and military environments. *Int J of Emerg Med.* 2011;4:35.
7. Lugo-Amador NM, Rothenhaus T, Moyer P. Heat-related illness. *Emerg Med Clin North Am.* 2004;22:315.
8. Ulrich AS, Rathlev NK. Hypothermia and localized injuries. *Emerg Med Clin North Am.* 2004;22:281.
9. Centers for Disease Control and Prevention. Hypothermia-related deaths – United States, 2003. *MMWR.* 2004;53(8):172.
10. Brown DJA, Brugger H, Boyd J, et al. Accidental hypothermia. *N Engl J Med.* 2012;367(20);1930.
11. Leon LR, Kenefick RW. Pathophysiology of heat-related illnesses. In: Auerbach PS, ed. *Wilderness Medicine.* 6th ed. St. Louis, MO: Mosby Elsevier; 2012.
12. O'Brien KK, Leon LR, Kenefick RW. Clinical management of heat-related illnesses. In: Auerbach PS, ed. *Wilderness Medicine.* 6th ed. St. Louis, MO: Mosby Elsevier; 2012.
13. Freer L, Imray CHE. Frostbite. In: Auerbach PS, ed. *Wilderness Medicine.* 6th ed. St. Louis, MO: Mosby Elsevier; 2012.
14. Danzl, DF. Accidental hypothermia. In: Auerbach PS, ed. *Wilderness Medicine.* 6th ed. St. Louis, MO: Mosby Elsevier; 2012.
15. Semenza JC, Rubin CH, Flater KH, et al. Heat-related deaths during the July 1995 heat wave in Chicago. *N Engl J Med.* 1996;335(2):84.
16. Centers for Disease Control and Prevention. Heat related mortality – Chicago, July 1995. *MMWR.* 1995;44 (21):577.
17. Hardy JD. Thermal comfort: skin temperature and physiological thermoregulation. In Hardy JD, Gagge AP, Stolwijk JAJ, eds. *Physiological and Behavioral Temperature Regulation.* Springfield, IL: Charles C. Thomas; 1970.
18. Pozos RS, Danzl DF. Human physiological responses to cold stress and hypothermia. In: Pandolf KB, Burr RE, eds. *Medical Aspects of Harsh Environments.* Vol 1. Washington, DC: Office of the Surgeon General, Borden Institute/TMM Publications; 2001: 351–382.
19. Stocks JM, Taylor NAS, Tipton MJ, Greenleaf JE. Human physiological responses to cold exposure. *Aviat Space Environ Med.* 2004;75:444.
20. Wenger CB. The regulation of body temperature. In Rhoades RA, Tanner GA, eds. *Medical Physiology.* Boston, MA: Little, Brown; 1995.
21. Nunnelely SA, Reardon MJ. Prevention of heat illness. In: Pandolf KB, Burr RE, eds. *Medical Aspects of Harsh Environments.* Vol 1. Washington, DC: Office of the Surgeon General, Borden Institute/TMM Publications; 2001:209–230.
22. Yeo T. Heat stroke: a comprehensive review. *AACN Clin Issues.* 2004;15:280.
23. Wenger CB. Section I: human adaption to hot environments. In: Pandolf KB, Burr RE, eds. *Medical Aspects of Harsh Environments.* Vol 1. Washington, DC: Office of the Surgeon General, Borden Institute/TMM Publications; 2001:51–86.
24. Sonna LA. Practical medical aspects of military operations in the heat. In: Pandolf KB, Burr RE, eds. *Medical Aspects of Harsh Environments.* Vol 1. Washington, DC: Office of the Surgeon General, Borden Institute/TMM Publications; 2001:293–309.
25. Tek D, Olshaker JS. Heat illness. *Emerg Med Clin North Am.* 1992;10(2):299.
26. Armstrong LE, Hubbard RW, Jones BH, Daniels JT. Preparing Alberto Salazar for the heat of the 1984 Olympic marathon. *Phys Sportsmed.* 1986;14:73.
27. Hubbard RW, Sandick BL, Matthew WT. Voluntary dehydration and alliesthesia for water. *J Appl Physiol.* 1984;57:868.
28. Johnson RF, Kobrick JL. Psychological aspects of military performance in hot environments. In: Pandolf KB, Burr RE, eds. *Medical Aspects of Harsh Environments.* Vol 1. Washington, DC: Office of the Surgeon General, Borden Institute/TMM Publications; 2001.
29. Sawka MN, Pandolf KB. Physical exercise in hot climates: physiology, performance, and biomedical issues. In: Pandolf KB, Burr RE, eds. *Medical Aspects of Harsh Environments.* Vol 1. Washington, DC: Office of the Surgeon General, Borden Institute/TMM Publications; 2001.
30. Dutchman SM, Ryan AJ, Schedl HP, et al. Upper limits of intestinal absorption of dilute glucose solution in men at rest. *Med Sci Sport Exerc.* 1997;29:482.

84. Thomas JR, Oakley EHN. Nonfreezing cold injury. In: Pandolf KB, Burr RE, eds. *Medical Aspects of Harsh Environments.* Vol 1. Washington, DC: Office of the Surgeon General, Borden Institute/TMM Publications; 2001:467–490.
85. Montgomery H. Experimental immersion foot: review of the physiopathology. *Physiol Rev.* 1954;34:127.
86. Francis TJR. Nonfreezing cold injury: a historical review. *J R Nav Med Serv.* 1984;70:134.
87. Wrenn K. Immersion foot: a problem of the homeless in the 1990s. *Arch Intern Med.* 1991;151:785.
88. Ramstead KD, Hughes RB, Webb AJ. Recent cases of trench foot. *Postgrad Med J.* 1980;56:879.
89. Biem J, Koehncke N, Classen D, Dosman J. Out of cold: management of hypothermia and frostbite. *Can Med Assoc J.* 2003;168(3):305.
90. Vogel JE, Dellon AL. Frostbite injuries of the hand. *Clin Plast Surg.* 1989;16:565.
91. Mills WJ. Clinical aspects of freezing injury. In: Pandolf KB, Burr RE, eds. *Medical Aspects of Harsh Environments.* Vol 1. Washington, DC: Office of the Surgeon General, Borden Institute/TMM Publications; 2001.
92. McIntosh SE, Hamonko M, Freer L, et al. Wilderness Medical Society Practice guidelines of the prevention and treatment of frostbite. *Wilderness Environ Med.* 2011;22;156–166.
93. Gilbertson J, Mandsager R. State of Alaska cold injuries guidelines. Department of Health and Social Services, Juneau, Alaska, 2005 (revision). dhss.alaska.gov/dph/Emergency/Documents/ems/assets/Downloads/AKColdInj2005.pd. Zugriff 13. Januar 2014.
94. Sessler DI. Mild preoperative hypothermia. *N Engl J Med.* 1997;336:1730.
95. Giesbrecht GG. Cold stress, near drowning and accidental hypothermia: a review. *Aviat Space Environ Med.* 2000;71:733.
96. Stocks JM, Taylor NAS, Tipton MJ, Greenleaf JE. Human physiological responses to cold exposure. *Aviat Space Environ Med.* 2004;75:444.
97. Gilbert M, Busund R, Skagseth A, et al. Resuscitation from accidental hypothermia of 13.7 °C with circulatory arrest. *Lancet.* 2000;355:375.
98. Danzl DF, Pozos RS, Auerbach PS. Multicenter hypothermia survey. *Ann Emerg Med.* 1987;16:1042.
99. Tsuei BJ, Kearney PA. Hypothermia in the trauma patient. *Injury Int J Care Injured.* 2004;35:7.
100. Stoner HB. Effects of injury on the responses to thermal stimulation of the hypothalamus. *J Appl Physiol.* 1972;33:665.
101. Ferrara A, MacArthur J, Wright H. Hypothermia and acidosis worsen coagulopathy in the patient requiring massive transfusion. *Am J Surg.* 1990;160:515.
102. Epstein M. Renal effects of head-out immersion in man: implications for understanding volume homeostasis. *Physiol Rev.* 1978; 58:529.
103. Jurkovich G. Hypothermia in the trauma patient. *Adv Trauma.* 1989;4:111.
104. Jurkovich GJ. Environmental cold-induced injury. *Surg Clin N Am.* 2007;87:247.
105. Arthurs Z, Cuadrado D, Beekley A, Grathwohl K. The impact of hypothermia on trauma care at the 31st combat support hospital. *Am J Surg.* 2006;191(5):610–614.
106. Beilman GJ, Blondett JJ, Nelson AB. Early hypothermia in severely injured trauma patients is a significant risk factor of multiple organ dysfunction syndrome but not mortality. *Ann Surg.* 2009;249:845–850.
107. Mommsen P, Andruszkow H, Fromke C, et al. Effects of accidental hypothermia on posttraumatic complications and outcome in multiple trauma patients. *Injury.* 2013;44(1):86–90.
108. Lapostolle F, Sebbah JL, Couvreur J. Risk factors for the onset of hypothermia in trauma victims: the Hypotrauma study. *Crit Care.* 2012;16(4):R142.
109. Trentzsch H, Huber-Wagner S, Hildebrand F, et al. Hypothermia for prediction of death in severely injured blunt trauma patients. *Shock.* 2012;37(2):131.
110. Nolan JP, Morley PT, Vanden Hoek TL, et al. Therapeutic hypothermia after cardiac arrest. An advisory statement by the Advance Life Support Task Force of the international liaison committee on resuscitation, *Circulation.* 2003;108:118.
111. Alzaga AG, Cerdan M, Varon J. Therapeutic hypothermia. *Resuscitation.* 2006;70:369.
112. Nolan JP, Neumar RW, Adrie C, et al. Post-cardiac arrest syndrome: epidemiology, pathophysiology, treatment, and prognostication. A scientific statement from the International Liaison Committee on Resuscitation; the American Heart Association Emergency Cardiovascular Care Committee; the Council on Cardiovascular Surgery and Anesthesia; the Council on Cardiopulmonary, Perioperative, and Critical Care; the Council on Clinical Cardiology; the Council on Stroke. *Resuscitation.* 2008;79:350.
113. Nolan JP, Hazinski MF, Billi JE, et al. Part 1: executive summary: 2010 International Consensus on Cardiopulmonary Resuscitation and Emergency Cardiovascular Care Science With Treatment Recommendations. *Resuscitation.* 2010;81S:e1–e25.
114. Carlson LD. Immersion in cold water and body tissue insulation. *Aerospace Med.* 1958;29:145.
115. Wittmers LE, Savage M. Cold water immersion. In: Pandolf KB, Burr RE, eds. *Medical Aspects of Harsh Environments.* Vol 1. Washington, DC: Office of the Surgeon General, Borden Institute/TMM Publications; 2001:531–552.
116. Giesbrecht GG, Steinman AM. Immersion into cold water. In: Auerbach PS, ed. *Wilderness Medicine.* 6th ed. St. Louis, MO: Mosby Elsevier; 2012.
117. Nozaki R, Ishibashi K, Adachi N, et al. Accidental profound hypothermia. *N Eng J Med.* 1986;315:1680 (letter).
118. Tipton MJ. The initial responses to cold-water immersion in man. *Clin Sci.* 1989;77:581.
119. Keatinge WR, McIlroy MB, Goldfien A. Cardiovascular responses to ice-cold showers. *J Appl Physiol.* 1964;19:1145.
120. Mekjavic IB, La Prairie A, Burke W, Lindborg B. Respiratory drive during sudden cold water immersion. *Respir Physiol.* 1987; 70:21.
121. Cushing TA, Hawkins SC, Sempsrott J, Schoene RB. Submersion injuries and drowning . In: Auerbach PS. *Wilderness Medicine.* 6th ed. St. Louis, MO: Mosby Elsevier; 2012.
122. Wissler EH. Probability of surviving during accidental immersion in cold water. *Aviat Space Environ Med.* 2003;74:47.
123. Tikuisis P. Predicting survival time at sea based on observed body cooling rates. *Aviat Space Environ Med.* 1997;68:441.
124. Hayward JS, Errickson JD, Collis ML. Thermal balance and survival time prediction of man in cold water. *Can J Physiol Pharmacol.* 1975;53:21.
125. Ducharme MB, Lounsbury DS. Self-rescue swimming in cold water: the latest advice. *Appl Physiol Nutr Metab.* 2007;32:799.
126. Van Mieghem C, Sabbe M, Knockaert D. The clinical vales of the ECG in noncardiac conditions. *Chest.* 2004;125:1561.
127. Vanden Hoek TL, Morrison LJ, Shuster M, et al. Part 12.9: cardiac arrest in special situations: accidental hypothermia. In: 2010 American Heart Association Guidelines for Cardiopulmonary Resuscitation and Emergency Cardiovascular Care. *Circulation.* 2010;122:S829–S861.
128. Morrison LJ, Kierzek G, Diekema DS, et al. Part 3: Ethics. In: 2010 American Heart Association Guidelines for Cardiopulmonary Resuscitation and Emergency Cardiovascular Care. *Circulation.* 2010;122:S665–S675.
129. Danzl DF, Lloyd EL. Treatment of accidental hypothermia. In: Pandolf KB, Burr RE, eds. *Medical Aspects of Harsh Environments.* Vol 1. Washington, DC: Office of the Surgeon General, Borden Institute/TMM Publications; 2001:491–529.
130. Southwick FS, Dalglish PH. Recovery after prolonged asystolic cardiac arrest in profound hypothermia: a case report and literature review. *JAMA.* 1980;243:1250.
131. Bernard MB, Gray TW, Buist MD, et al. Treatment of comatose survivors of out-of-hospital cardiac arrest with induced hypothermia. *N Engl J Med.* 2002;346(8):557.
132. Reuler JB. Hypothermia: pathophysiology, clinical setting, and management. *Ann Intern Med.* 1978;89:519.
133. Armstrong LE. Cold, windchill, and water immersion. In: *Performing in Extreme Environments.* Champaign, IL: Human Kinetics; 2000.
134. Wilderness Medical Society. Myocardial infarction, acute coronary syndromes, and CPR. In: Forgey WW, ed. *Practice Guidelines for Wilderness Emergency Care.* 5th ed. Guilford, CT: Globe Pequot Press; 2006.

135. Siegel AJ, d'Hemecourt P, Adner MM, Shirey T, Brown JL, Lewandrowski KB. Exertional dysnatremia in collapsed marathon runners: a critical role for point-of-care testing to guide appropriate therapy. *Am J Clin Pathol.* 2009;132(3):336–340.
136. Position paper of the National Association of EMS Physicians: termination of resuscitation in nontraumatic cardiac arrest. *Prehosp Emerg Care.* 2011;15:545.

WEITERFÜHRENDE LITERATUR

Auerbach PS, ed. *Wilderness Medicine.* 6th ed. St. Louis, MO: Mosby Elsevier; 2012.

Pandolf KB, Burr RE, eds. *Medical Aspects of Harsh Environments.* Vol 1. Washington, DC: Office of the Surgeon General, Borden Institute/TMM Publications; 2001.

KAPITEL 22

Trauma durch Ertrinken und Blitzschlag, Tauch- und Höhentrauma

22.1	**Verletzungen durch Blitzschlag** 566	**22.3**	**Tauchunfälle** 577
22.1.1	Epidemiologie 566	22.3.1	Epidemiologie 578
22.1.2	Verletzungsmechanismen 566	22.3.2	Mechanische Druckwirkungen 579
22.1.3	Verletzungen durch Blitzschlag 567	22.3.3	Barotrauma 580
22.1.4	Beurteilung 569	22.3.4	Beurteilung 585
22.1.5	Management 569	22.3.5	Management 585
22.1.6	Prävention 569	22.3.6	Prävention 586
22.2	**Ertrinken** 571	**22.4**	**Höhenbedingte Erkrankungen** 588
22.2.1	Epidemiologie 571	22.4.1	Epidemiologie 589
22.2.2	Faktoren, die Untertauchen beeinflussen .. 571	22.4.2	Hypoxämische Hypoxie 589
22.2.3	Unfallmechanismus 572	22.4.3	Die Höhenkrankheit beeinflussende Faktoren 589
22.2.4	Wasserrettung 574	22.4.4	Berg- oder Höhenkrankheit 591
22.2.5	Prognose für das Überleben 574	22.4.5	Prävention 593
22.2.6	Beurteilung 575	**22.5**	**Lange Transportzeiten** 593
22.2.7	Management 575	22.5.1	Verletzungen durch Blitzschlag 593
22.2.8	Prävention 577	22.5.2	Ertrinken 593
		22.5.3	Tauchunfälle 594
		22.5.4	Höhenkrankheit 594

Lernzielübersicht

Nach dem Durcharbeiten dieses Kapitels sollte der Leser in der Lage sein:
- Zu erklären, warum es schwer ist, sich außerhalb von geschlossenen Gebäuden vor Blitzschlag zu schützen
- Die reverse Triage bei blitzschlagbedingten Polytraumata zu beschreiben
- Die Schlüsselrisikofaktoren für die Höhenkrankheit zu benennen
- Die neue Vorgehensweise gemäß ABC (Airway, Breathing, Circulation) während eines Ertrinkungsnotfalls zu beschreiben
- Drei typische Symptome eines Patienten nach einem Beinahe-Ertrinken zu nennen
- Fünf Methoden zur Verhinderung eines Ertrinkungsunfalls zu nennen
- Die Symptome einer Typ-I- und einer Typ-II-Dekompressionskrankheit zu unterscheiden
- Zwei primäre Behandlungsinterventionen bei Typ-II-Dekompressionskrankheit und arterieller Embolie zu erläutern
- Die Ähnlichkeiten und Unterschiede zwischen akuter Bergkrankheit und höhenbedingtem zerebralem Ödem zu diskutieren

---

Fallbeispiel

An einem schönen Wintertag geht eine vierköpfige Familie mit ihrem Hund am Strand spazieren. Der Sohn wirft den Ball Richtung Wasser und der Hund rennt hinterher. Als er das Wasser erreicht, wird er von einer Welle überrollt. Sofort rennt der 17-jährige Sohn in die Wellen, um den Hund aus dem Wasser zu retten. Allerdings wird auch er von einer Welle erfasst und vor den Augen seiner Eltern und seiner Schwester ins eiskalte Wasser gezogen.

Sofort eilen die Eltern dem Sohn zur Hilfe. Währenddessen alarmiert die Tochter über ihr Mobiltelefon den Rettungsdienst und die Feuerwehr. Der Hund kämpft sich zurück ans Ufer. Der Sohn ist bereits untergegangen und nicht mehr bei Bewusstsein. Seine

Eltern können ihn aus dem kalten Wasser ziehen. Der RTW erreicht 7 Minuten nach Meldung die Einsatzstelle.

Als Sie den RTW verlassen, sehen Sie einen bewusstlosen Teenager mit dem Gesicht teilweise im Sand liegen, unweit des Wassers. Er befindet sich immer noch in der Brandungszone und kann jederzeit von einer Welle erfasst werden. Zeitgleich trifft die Feuerwehr an der Einsatzstelle ein.

- Wie gehen Sie bei diesem Notfall vor?
- Wie ist das weitere Vorgehen, falls der Patient pulslos ist und nicht atmet?
- Was ist hinsichtlich der Sicherheit für Patient und Rettungsteam zu beachten?

Jedes Jahr sterben oder verunfallen Menschen infolge von Umwelteinflüssen wie Ertrinken und Beinahe-Ertrinken, Blitzschlag, Tauchunfällen und Höhenkrankheit (➤ Kap. 21). Aufgabe des Rettungsfachpersonals ist es daher, die Umwelteinflüsse zu verstehen, kleinere und größere Schädigungen zu erkennen und die dazugehörige Pathophysiologie zu begreifen. Das Rettungsdienstpersonal sollte die Patienten adäquat einschätzen und dementsprechend versorgen können; auch Aspekte des Eigenschutzes sind zu berücksichtigen.

22.1 Verletzungen durch Blitzschlag

Bei den Todesfällen aufgrund von Unwettern steht der Tod durch Blitzschlag gleich nach Flutschäden an zweiter Stelle.[1] In den USA ereignen sich jedes Jahr etwa 100 000 Gewitter, immer verbunden mit Blitzen. Pro Jahr werden zirka 75 000 Waldbrände durch Blitzeinschläge entfacht.[2] Die größte Zerstörungskraft haben Blitze, die sich auf dem Erdboden entladen (➤ Abb. 22.1). Solche Blitze treten pro Jahr etwa 20 Millionen Mal auf, an einem Sommernachmittag zirka 50 000 pro Stunde.[3–9]

Jedes Jahr sterben in den USA 50–300 Menschen an Blitzschlag und zirka 1 000 werden durch Blitze verletzt.[2, 10] Die größten Gefahren stellen neurologische und kardiopulmonale Verletzungen dar.[11, 12]

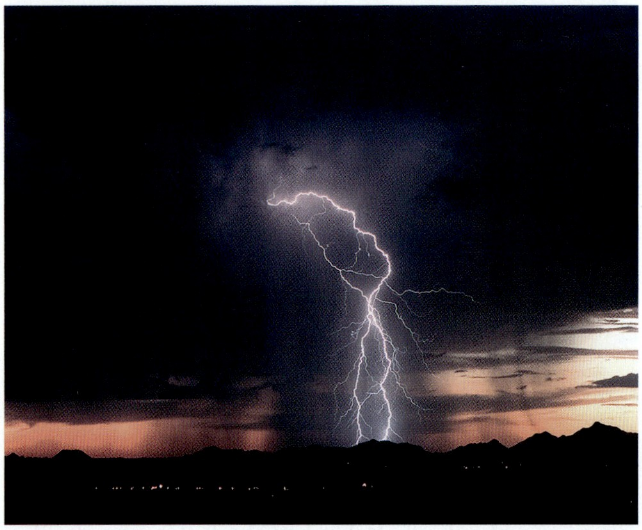

22.1.1 Epidemiologie

Basierend auf den Daten der nationalen Wetterbehörde der USA (NOAA), wurden in einem Zeitraum von 35 Jahren (1959–1994) 3 529 Todesfälle (im Durchschnitt 98 Todesfälle pro Jahr), 9 818 Verletzte sowie 19 814 Schäden an Gebäuden durch Blitzschlag verursacht.[1]

Zwischen 1980 und 1995 verursachten Blitzschläge 1 318 Todesfälle.[13] Von den Personen, die innerhalb dieses 16-Jahres-Zeitraums verstarben, waren 85 Prozent männlich, 68 Prozent waren 15 bis 44 Jahre alt. Die höchste Todesrate durch Blitzschlag trat in der Altersgruppe 15–19 Jahre auf. Auswertungen ergaben, dass 30 Prozent der Betroffenen sterben und 74 Prozent der Überlebenden bleibende Schäden zurückbehalten. Außerdem weisen Opfer mit Verbrennungen am Kopf und an den Extremitäten ein höheres Todesrisiko auf.[12] Von den aufgrund eines Blitzschlags Verstorbenen hielten sich 52 Prozent außerhalb von Gebäuden auf (davon 25 Prozent Arbeitsunfälle). Bei 63 Prozent der Verletzten trat der Tod innerhalb einer Stunde nach dem Blitzschlag ein.[6]

22.1.2 Verletzungsmechanismen

Verletzungen durch Blitzschlag können durch fünf Mechanismen entstehen:[11, 12]

- **Direkter Blitzschlag** tritt auf, wenn sich das Opfer in einer offenen Umgebung ohne Schutz aufhält. Dies betrifft nur etwa 3–5 % der Unfälle durch Blitzeinschlag.
- **Überspringende Blitze** ereignen sich, wenn die Blitze auf ein Objekt (Gebäude, Baum) treffen und auf ein oder mehrere Opfer übertreten. Sie können von Person zu Person, von Baum zu Person oder auch von einem Telefon auf eine Person überspringen.
- **Kontakt** entsteht, wenn eine Person in direktem Kontakt mit dem getroffenen Objekt steht oder wenn der Blitz überspringt.
- **Schrittspannung** entsteht, wenn der Boden oder ein nahe gelegenes Objekt von einem Blitz getroffen wird. Der Strom breitet sich radial aus. Menschliches Gewebe bietet dem Strom weniger Widerstand als der Boden, weshalb der Strom z. B. das eine Bein hinauf- und das andere wieder hinunterfließen kann. Schrittspannung ist für über 50 % der Verletzungen durch Blitzschlag verantwortlich.

Abb. 22.1 Blitzschlag aus den Wolken in den Boden, hier ein sog. Fächerblitz. *Quelle:* © Jhaz Photography/Shutterstock, Inc. © NAEMT; PHTLS, 8th edition, Jones & Bartlett, 2016

- Wenn sich der Blitz (negativ geladen) auf etwa 50 Metern einer positiven Ladung nähert, steigt ein sogenannter (positiv geladener) **Streamer** zu ihm auf. Dieser Streamer kann durch eine Person fließen und Verletzungen verursachen. Seine Energie ist geringer als die eines Blitzes und ist für etwa 1–15 % der Verletzungen durch Blitzschlag verantwortlich. Streamer bilden eine erst kürzlich entdeckte Form des Blitzkontakts.

Ein stumpfes Trauma kann durch die von einem Blitz erzeugte Druckwelle entstehen. Diese kann eine Person 9–10 Meter durch die Luft schleudern. Verletzungen können auch durch Waldbrände, Hausbrände und Explosionen nach Blitzschlag verursacht werden.[2, 14, 15]

Sechs Faktoren beeinflussen den Schweregrad einer Verletzung durch Strom oder Blitzschlag:
- Art des Stromkreises
- Dauer der Exposition
- Spannung
- Stromstärke
- Gewebewiderstand
- Weg des Stroms

Die Hitze, die bei Kontakt mit dem Strom im Körper generiert wird, ist direkt proportional zur Stromstärke, zum Gewebewiderstand und zur Dauer des Kontakts. Wenn sich der Widerstand von einem Gewebe zum nächsten erhöht (von Nerven auf Muskeln und Knochen), so nimmt auch die freigesetzte Hitze zu, wenn der Strom hindurchfließt.

Wie ➤ Tab. 22.1 zeigt, bestehen zwischen dem Verletzungsmechanismus bei einem Blitzschlag und bei Hochspannungsunfällen große Unterschiede. Ein Blitzschlag generiert Millionen von Volt und die Exposition ist extrem kurz (Zehntel- bis Tausendstelsekunde). Die Temperatur eines Blitzes liegt durchschnittlich bei ungefähr 8 000 °C.[10] Im Gegensatz dazu ist eine Person bei Hochspannungsunfällen einer viel kleineren elektrischen Spannung ausgesetzt. Aber der Hauptunterschied zwischen Blitzschlag und einer Hochspannungsverletzung ist die Dauer der Exposition.[14]

Blitze, die bis zu 0,5 Sekunden einwirken, können allerdings Verletzungen verursachen, die denen einer Hochspannungsverletzung ähnlich sind. Ein solcher „heißer Blitzschlag" kann tiefe Verbrennungen hervorrufen, Bäume explodieren lassen und Brände entfachen. Blitze können Ein- und Austrittswunden erzeugen. Meist breiten sie sich aber über den ganzen Körper aus. Dies wird als Funkenüberschlag bezeichnet. Dabei kann der Strom auch durch die Augen, Ohren, Nase oder Mund eintreten. Durch Funkenüberschlag kann Schweiß verdampfen und Teile von Kleidern oder die Schuhe können von einem Blitzschlagopfer weggeschleudert werden. Der immense Strom eines Funkenüberschlags generiert großflächige Magnetfelder, die wiederum sekundäre Stromflüsse im Körper induzieren können und möglicherweise einen Herz-Kreislauf-Stillstand und andere innere Verletzungen verursachen.[16, 17]

22.1.3 Verletzungen durch Blitzschlag

Verletzungen durch Blitzschlag reichen von kleinen, oberflächlichen Wunden bis zu Polytrauma und Tod. Um eine Aussage zu Erholung und Prognose machen zu können, werden die Verletzungen in drei Schweregrade eingeteilt: geringfügig, moderat, schwer (➤ Tab. 22.2).[11, 18]

Geringfügige Verletzungen

Die Patienten sind ansprechbar und berichten über ein unangenehmes Missempfinden (**Dysästhesie**) in der betroffenen Extremität. In schweren Fällen berichten sie, von einer Explosion getroffen worden zu sein, da sie sich der eigentlichen Ursache nicht bewusst sind. Die Betroffenen weisen folgende Symptome auf:
- Verwirrtheit (kurzzeitig oder für Stunden bis Tage)
- Amnesie (kurzzeitig oder für Stunden bis Tage)
- Trommelfellruptur
- Vorübergehende Taubheit
- Erblindung
- Vorübergehende Bewusstlosigkeit
- Vorübergehende Parästhesien
- Muskelschmerzen
- Hautverbrennungen (selten)
- Vorübergehende Lähmung

Die Opfer weisen normale Vitalfunktionen oder eine milde Hypotonie auf und erholen sich gewöhnlich gut und vollständig.

Tab. 22.1 Vergleich von Blitzschlag- und Starkstromverletzungen

Parameter	Blitzschlag	Hochspannungsunfall
Energie	30 000 000 Volt, 50 000 Ampere	meist deutlich geringer
Expositionszeit	kurz, schlagartig	ausgedehnt
Weg des Stroms	Lichtbogen, Austrittsverletzung	in der Tiefe, im Körper
Verbrennungen	oberflächlich, gering	in der Tiefe, im Körper
Kreislauf	sofortiger oder auch verzögerter Kreislaufstillstand, Asystolie	Kammerflimmern
Niere	selten Myoglobin oder Blut im Urin	häufig Nierenversagen mit Myoglobin im Urin
Fasziotomie	selten notwendig	häufig, früh und ausgedehnt nötig
Ursache stumpfer Traumata	explosionsartige Wirkung des Donners	Stürze, Abstoßung durch die Stromquelle

Quelle: modifiziert nach: Cooper MA, Andrews CJ, Holle RL, Lopez RE: Lightning injuries. In: Auerbach P: *Wilderness medicine*, 6. Aufl., St Louis, 2012, Mosby, Elsevier

Tab. 22.2 Blitzschlagverletzungen: häufige Symptome und Therapien

Verletzungsgrad	Symptome	Behandlung
geringfügig	Missempfindungen in den Extremitäten, Verwirrtheit, Amnesie, kurze Bewusstlosigkeit, Taubheit und/oder Blindheit; Riss des Trommelfells	Eigenschutz, ABCDE, Anamneseerhebung und Untersuchung, EKG-Monitor, Sauerstoffgabe und Transport zur Überwachung
moderat	desorientiert, aggressiv, gelähmt, Frakturen, stumpfe Traumata, fehlende Pulse in den unteren Extremitäten, spinaler Schock, Krampfanfälle, kurzfristiger Kreislaufstillstand, Bewusstlosigkeit	Eigenschutz, ABCDE, Anamneseerhebung und Untersuchung, ggf. Reanimation, EKG-Monitor, Sauerstoffgabe und Transport zur Überwachung
schwer	alle oben genannten, zusätzlich Flüssigkeit aus dem Gehörgang, Kammerflimmern oder Asystolie	Reanimation inkl. erweiterter Maßnahmen, bei mehreren Patienten „reverse" Triage

Quelle: *Wilderness medicine*, 6. Aufl., St Louis, 2012, Mosby, Elsevier

Moderate Verletzungen

Opfer mit moderaten Verletzungen haben progressive, einzelne oder Multisystemverletzungen, von denen einige lebensbedrohend sind. Einige Patienten dieser Kategorie weisen bleibende Schäden auf. Folgende Symptome können vorhanden sein:

- Sofortige Symptome
  - Neurologische Symptome
  - Krampfanfälle
  - Schwindel
  - Verwirrung
  - Herz-Kreislauf-Stillstand, Herzverletzungen
  - Lungenverletzungen
  - Desorientiertheit, Amnesie
  - Erblindung
  - Schwindel
  - Prellung durch Schockwelle
  - Stumpfe Verletzungen (z. B. Frakturen)
  - Brustschmerzen, Muskelschmerzen
  - Trommelfellriss
  - Kopfschmerzen, Übelkeit, Post-Concussion-Syndrom
- Langzeitfolgen
  - Neurologische Symptome und Zeichen
  - Gedächtnisstörungen
  - Aufmerksamkeitsstörungen
  - Neuropsychologische Veränderungen
  - Zerstreutheit
  - Reizbarkeit
  - Chronische Schmerzen
  - Persönlichkeitsveränderungen
  - Krämpfe

Je nach Lokalisation des Blitzeinschlags treten verschiedene Symptome auf. Wenn der Blitz das Atemzentrum im Gehirn beeinträchtigt, kann ein anhaltender Atemstillstand mit konsekutivem Herz-Kreislauf-Stillstand resultieren.[12] Opfer dieser Kategorie können unter Umständen einen unmittelbaren Herz-Kreislauf-Stillstand erleiden, wobei das Herz spontan wieder einen Sinusrhythmus generieren kann.[12] Da ein unmittelbarer Herz-Kreislauf-Stillstand die größte Gefahr bei Blitzunfällen darstellt, muss das Rettungsdienstpersonal sofort die ABCs durchführen und mittels EKG nach sekundären kardialen Ereignissen suchen.

Schwere Verletzungen

Opfer mit schweren (kardiovaskulären und neurologischen) Verletzungen durch Blitzschlag oder mit verzögertem CPR haben eine schlechte Prognose. Sie werden oft mit Asystolie oder Kammerflimmern angetroffen.[16] Blitzschlag bewirkt eine gleichzeitige Depolarisation des gesamten Myokards. Die American Heart Association empfiehlt konsequente Reanimationsbemühungen für Patienten, die primär einen Kreislaufstillstand erlitten haben. Dies beruht auf sehr positiven Ergebnissen nach durchgeführten Reanimationen, da diese Patienten meist jung sind und keine kardialen Vorerkrankungen bestehen.[15]

Es ist nicht ungewöhnlich, dass der anfängliche Herzstillstand in eine spontane Erholung der elektrischen Aktivität mündet; jedoch kann jeder anhaltende Atemstillstand eine sekundäre Hypoxie mit Herzstillstand nach sich ziehen.[15, 19] Wenn es zu einer längeren Ischämiezeit gekommen ist, wird es sehr schwer, diese Patienten zu reanimieren.[10] Andere typische Verletzungen sind Trommelfellverletzungen mit Liquor- und Blutaustritt in den Gehörgang, Augenverletzungen sowie verschiedene Arten von stumpfen Traumata durch Stürze, z. B. Weichteilverletzungen, Schädel- und Rippenfrakturen, Extremitäten- oder Wirbelsäulenfrakturen. Viele Verletzte weisen keinerlei Verbrennungen auf. Bei den Patienten mit Hautverbrennungen durch Blitzschlag sind meist weniger als 20 % der Körperoberfläche betroffen.

Verletzungen des zentralen Nervensystems sind bei Blitzschlagverletzungen häufig und lassen sich in vier Gruppen unterteilen:[12]

Gruppe 1 ZNS-Effekt (sofort und transient) Verlust des Bewusstseins (75 %), Parästhesien (80 %), Schwäche (80 %), Verwirrung, Amnesie, Kopfschmerzen

Gruppe 2 ZNS-Effekt (sofort und länger anhaltend) Hypoxische/ischämische Neuropathie, intrakraniale Blutung, zerebraler Infarkt

Gruppe 3 ZNS-Effekt (mögliche verzögerte neurologische Symptome) Erkrankungen der Motoneurone und Bewegungsstörungen

Gruppe 4 ZNS-Effekt (Sturz oder Verletzung durch Druckwellen) Subdurales und epidurales Hämatom sowie Subarachnoidalblutung

22.1.4 Beurteilung

Wie immer ist der erste Schritt die Beurteilung der Sicherheit am Einsatzort. Blitzschlag stellt im Umkreis von 16 Kilometern um ein Gewitter immer noch eine gewisse Gefahr dar.[12] Der Verletzungsmechanismus ist ohne Augenzeugen nicht immer klar, denn auch an einem als schön wahrgenommenen Tag kann sich ein Blitzschlag ereignen. Die Patienten sind nicht elektrisch geladen und können problemlos berührt werden. Beurteilen Sie den Herzrhythmus mittels EKG; gewöhnlich sind ein unspezifisches ST-Segment und Veränderungen der T-Welle zu erkennen. Spezifischere Zeichen eines Myokardinfarkts werden selten beobachtet.[20]

Sobald der Patient stabil ist, muss eine Kopf-bis-Fuß-Untersuchung nach Verletzungen stattfinden. Beurteilen Sie das Bewusstsein und untersuchen Sie alle vier Extremitäten auf neurologische Veränderungen, da eine transiente (vorübergehende) Lähmung (**Keraunoparalyse**) vorhanden sein kann. Opfer eines Blitzschlags zeigen oft eine Dysfunktion des autonomen Nervensystems mit dilatierten Pupillen, was als Schädel-Hirn-Trauma fehlinterpretiert werden könnte.[19] Untersuchen Sie die Augen – 55 % der Opfer erleiden okuläre Schädigungen. Suchen Sie Blut oder Liquor in den Gehörgängen; etwa die Hälfte der Opfer weist ein- oder beidseitige Trommelfellrupturen auf. Die Wahrscheinlichkeit, dass die Patienten ein stumpfes Trauma erlitten haben, ist groß. Ein Schutz der Halswirbelsäule während der Patientenbeurteilung ist daher erforderlich, um weitere Verletzungen zu verhindern.

Untersuchen Sie die Haut auf Verbrennungswunden. Verbrennungen durch Blitzschlag können sich innerhalb der ersten Stunden entwickeln, daher sind sie präklinisch nicht immer zu sehen. Häufig werden sogenannte **Lichtenberg-Figuren**, gefiederte Hautzeichnungen, gefunden; diese sind keine Verbrennungen und verschwinden nach 24 Stunden wieder (➤ Abb. 22.2). Verbrennungen werden eher sekundär im Rahmen von entzündeten Kleidern oder heißem Schmuck beobachtet.

Wenn mehrere Patienten von einem Blitzschlag getroffen wurden, so müssen Sie triagieren. Hierbei gilt allerdings die Regel, „die Toten zu reanimieren", da diese entweder einen Atemstillstand oder einen Herz-Kreislauf-Stillstand aufweisen und die Wahrscheinlichkeit für eine Erholung groß ist.[12, 21] Der Zustand von Patienten dagegen, die einen Blitzschlagunfall überlebt haben, wird sich höchstwahrscheinlich nicht verschlechtern, solange er nicht mit weiteren Traumata und okkulten Blutungen einhergeht.

22.1.5 Management

Priorität im Management von Blitzschlagopfern haben die Eigensicherung sowie die Sicherung und Stabilisierung der Atemwege, der Atmung und des Kreislaufs. Bei fehlender Spontanatmung oder im Falle eines Kreislaufstillstandes starten Sie die CPR mit 5 Zyklen (2 Minuten); danach evaluieren Sie den Herzrhythmus mittels AED und verfahren gemäß den aktuellen Leitlinien der AHA und des ERC.[15] Leiten Sie ggf. eine Schockbehandlung ein und achten Sie auf Hypothermie. Verabreichen Sie moderat und schwer verletzten Patienten hochdosiert Sauerstoff. Infusionsraten sollten bei Blitzschlagverletzten gering gehalten werden, da Blitzschlagopfer im Gegensatz zu Opfern von Hochspannungsunfällen keine ausgedehnten Weichteilverletzungen und meist keine großen Verbrennungen aufweisen und daher nicht dieselbe Menge Flüssigkeit benötigen.

Stabilisieren Sie Frakturen und führen Sie bei gegebener Indikation eine komplette Immobilisation der Wirbelsäule durch. Auch Leichtverletzte sollte vorsorglich in ein Krankenhaus zur weiteren Untersuchung und Beobachtung transportiert werden.

Wie bereits erwähnt, ist die Wahrscheinlichkeit für ein positives Outcome bei Opfern eines Blitzunfalls deutlich größer, wenn die Reanimation früh und effektiv begonnen wurde. Allerdings gibt es wenig Anhaltspunkte dafür, dass eine Reanimationszeit über 20–30 Minuten noch zu einem Reanimationserfolg führt.[2] Bevor Sie Ihre Maßnahmen abbrechen, sollten alle Anstrengungen unternommen werden, um die Atemwege offen zu halten, die Ventilation zu unterstützen und ggf. eine Hypovolämie, Hypothermie oder Azidose zu korrigieren.

22.1.6 Prävention

Aufgrund der zahlreichen Gewitter im Laufe eines Jahres treten Blitzeinschläge relativ häufig auf. Sowohl die Rettungsdienstmitarbeiter als auch die allgemeine Bevölkerung müssen in der Prävention eines Blitzschlags geschult und über die verschiedenen Mythen und Missverständnisse über Blitzschläge aufgeklärt werden (➤ Kasten 22.1). Es existieren verschiedene Richtlinien und Leitfäden zur Vorbeugung und Behandlung von Verletzungen nach Blitzschlägen (➤ Kasten 22.2).

Eine allgemeine Regel zu Gewitter und Blitzschlag ist die 30–30-Regel. Wenn zwischen Blitz und Donner weniger als 30 Se-

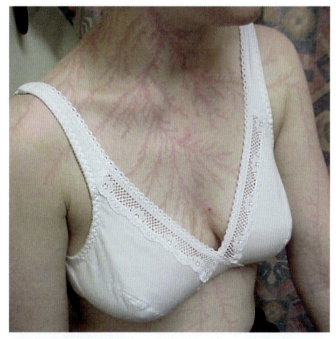

Abb. 22.2 Lichtenberg-Figuren.
Quelle: © Reprivited from: Mahgan et al.: Lichtenberg figures: cutaneous manifestation of phone electrocution from lithning, Journal of Plastic, Reconstrictive & Aesthetic Surgery, 61:11–113, 2008; with permission from Elsevier.

kunden verstreichen, müssen Sie Schutz suchen. Warten Sie dann 30 Minuten nach dem letzten Blitzschlag, bis Sie wieder nach draußen gehen.[26, 27] Eine weitere Methode, um den Abstand zu einem Gewitter zu schätzen, ist, die Sekunden zwischen Blitz und nachfolgendem Donner zu zählen: Pro Sekunde legt der Schall etwa 340 m zurück, d. h., die Zeit zwischen dem Blitz und dem nachfolgenden Donner in Sekunden geteilt durch 3 gibt in etwa die Entfernung zum Gewitter in Kilometern an.

In ➤ Kasten 22.3 sind einige Sicherheitsmaßnahmen zur Vermeidung eines Blitzschlags zusammengestellt.

22.1 Mythen und Missverständnisse über Blitzschlag

Allgemeine Mythen

Die folgenden allgemeinen Annahmen über Blitzschläge sind **falsch**:
- Blitzschlagverletzungen sind immer tödlich.
- Der Hauptgrund für tödliche Ausgänge nach Blitzschlag sind Verbrennungen.
- Ein Betroffener, der von einem Blitz getroffen wird, steht in Flammen und verbrennt zu Asche.
- Verletzte sind elektrisch geladen, nachdem sie vom Blitz getroffen wurden.
- Personen sind nur gefährdet, wenn Gewitterwolken direkt über ihnen stehen.
- Ein Gebäude schützt immer zu 100 % vor Blitzschlag.
- Ein Blitz trifft niemals denselben Punkt zweimal.
- Das Tragen von Gummistiefeln und eines Regenmantels schützt vor Blitzschlägen.
- Autoreifen schützen vor Verletzungen im Kfz.
- Das Tragen von Metallschmuck erhöht das Risiko für einen Blitzschlag.
- Der Blitz schlägt immer im höchsten Objekt ein.
- Solange es regnet, schlägt kein Blitz ein.
- Blitzschlag tritt auch ohne Donner auf.

Missverständnisse bezüglich der Patientenversorgung

Einige Mythen und Missverständnisse der Rettungsdienstmitarbeiter können die Versorgung und das Outcome des Patienten negativ beeinflussen:
- Wenn der Verletzte nicht vom Blitz getötet wurde, geht es ihm gut.
- Wenn keine sichtbaren äußeren Verletzungen vorliegen, kann die Schädigung nicht so schlimm gewesen sein.
- Blitzschlagverletzungen sollten genauso wie andere Hochspannungsverletzungen versorgt werden.
- Blitzschlagverletzte können auch nach mehrstündigen Reanimationsversuchen noch ein gutes Outcome haben.

Quelle: modifiziert nach O'Keefe GM, Zane RD: Lightning injuries, *Emerg Med Clin North Am* 22: 369, 2004 und Cooper MA, Andrews CJ, Holle RL, Lopez RE: Lightning injuries. In: Auerbach P: *Wilderness medicine*, 6. Aufl., St Louis, 2012, Mosby Elsevier

---

22.2 Vorsichtsmaßnahmen für Rettungsdienstpersonal in Gebirgsregionen:

Rettungsdienstmitarbeiter in Gebirgsregionen laufen ebenso wie dort tätige Personen wie Forstmitarbeiter, Jäger etc. eher Gefahr, von einem Blitz getroffen zu werden. Einige allgemeine Vorsichtsmaßnahmen sind hier zusammengestellt:
- Informieren Sie sich über die aktuelle Wetterlage. Gewitter mit Blitz und Donner treten im Gebirge vornehmlich in den Sommermonaten am späten Nachmittag und nachts auf.
- Der beste Platz, um sich im Gebirge vor einem Gewitter zu schützen, ist eine Schutzhütte. Halten Sie sich von Fenstern und Türen fern.
- Zelte bieten wenig bis keinen Schutz; vermeiden Sie den Kontakt zu Metallstangen und nassen Gegenständen.
- Große Höhlen bieten ebenfalls Schutz. Meiden Sie den Eingang und die Seitenwände und halten Sie sich möglichst in der Mitte auf.
- Nasse Flussbetten sind wesentlich gefährlicher als offenes Gelände.
- Meiden Sie Bergkämme und -gipfel, elektrische Leitungen und Skilifte.
- Halten Sie sich von großen Bäumen fern. Stellen Sie sich im Wald in eine Gruppe kleiner Bäume.
- Ziehen Sie im Freien die Beine an den Körper und versuchen Sie, mit einer möglichst kleinen Kontaktfläche den Boden zu berühren, um Verletzungen durch Schrittspannung zu minimieren. Rettungsdienstmitarbeiter sollten versuchen, sich auf isolierendes Material wie einen Rucksack zu setzen oder zu knien.
- Wenn Sie als Gruppe unterwegs sind, halten Sie Abstand voneinander, behalten Sie aber Blickkontakt, um Funkenüberschlag zu vermeiden.
- Nutzen Sie, wenn möglich, kleine portable Frühwarnsysteme.

22.3 Sicherheitsmaßnahmen zur Vermeidung eines Blitzschlags

Einige Regeln für die Vermeidung von Blitzschlagverletzungen, wenn sich ein Gewitter entwickelt:
- Suchen Sie ein blitzsicheres Gebäude oder Fahrzeug auf.[22, 26]
  - Ein Kfz mit einer Metallkarosserie ist der beste Schutz vor Blitzschlag. Andere Fahrzeuge aus Metall, wie Flugzeuge, Busse, Vans u. a., sind ebenfalls sicher. Allerdings muss darauf geachtet werden, dass der äußere „Metall-Schild" nicht unterbrochen ist. Das bedeutet:
    – Die Fenster müssen geschlossen sein.
    – Vermeiden Sie den Kontakt zu metallenen Objekten im Fahrzeuginneren, z. B. Radioknöpfe, metallene Türgriffe, Zwei-Wege-Funkgeräte.
    – Alle Objekte, die von innen nach außen reichen, sollten gemieden werden.
  - Fahrzeuge, die z. B. aus Fiberglas hergestellt sind, oder offene Kfz wie Traktoren, Motorroller, Golfkarren o. Ä. bieten keinen Schutz.
  - Große metallene Gebäude wie Werkhallen o. Ä. bieten ebenfalls Schutz vor Blitzen, ebenso Bauwerke aus Mauerwerk oder Holz. Auch hier sollte der Kontakt zu Schaltern, Fenstern und allem, was Strom leiten kann, unterlassen werden. Offene Unterstände wie Buswartehäuschen o. Ä. sind nicht geeignet.

Einige Regeln für die Vermeidung von Blitzschlagverletzungen innerhalb von Gebäuden:
- Suchen Sie ein Gebäude auf und halten Sie Abstand zu Fenstern, offenen Türen, Feuerstellen (Kaminen), Bad und Dusche sowie Metallobjekten.
- Schalten Sie das Radio und den Computer aus und halten Sie Abstand zu schnurgebundenen Telefonen. Telefonieren Sie nur im Notfall.
- Drehen Sie vor dem Gewitter alle Wasserhähne zu und schalten Sie alle elektronischen Geräte aus.

Einige Regeln für die Vermeidung von Blitzschlagverletzungen im Freien:
- Benutzen Sie, wenn möglich, keine tragbaren Radios, Mobiltelefone oder andere elektronische Signal-/Kommunikationsgeräte.
- Meiden Sie metallene Objekte wie Fahrräder, Traktoren oder Zäune.
- Meiden Sie große Objekte, z. B. Bäume, und machen Sie sich möglichst klein.
- Meiden Sie Fernleitungen, Strommasten und Skiliftmasten.
- Meiden Sie offenes Gelände.
- Meiden Sie offene Unterstände wie Wartehäuschen oder Carports, da je nach deren Größe ein Funkenüberschlag auftreten könnte.
- Lassen Sie Skistöcke und Golfschläger fallen.
- Suchen Sie bei großen öffentlichen Veranstaltungen im Freien Busse oder Vans auf.

- Versuchen Sie, die Kontaktfläche zum Boden möglichst klein zu halten. Nehmen Sie eine adäquate Haltung ein, indem Sie sich hinkauern, die Füße zusammendrücken und die Ohren mit den Händen bedecken; hocken Sie sich auf isolierendes Material wie einen Rucksack. Eine andere geeignete Position ist der Schneidersitz.
- Halten Sie sich nicht unter oder in der Nähe von großen Bäumen auf; suchen Sie nach flachem Gelände mit kleinen Bäumen oder Schösslingen.
- Suchen Sie ein trockenes Bachbett auf.
- Wenn Sie sich im oder auf dem Wasser aufhalten, begeben Sie sich sofort an Land; schwimmen Sie nicht und meiden Sie Boote sowie alle aus dem Wasser ragenden, hohen Objekte.[1, 10]

22.2 Ertrinken

Notfälle durch Ertrinken sind in den Vereinigten Staaten jährlich für ca. 3 900 Todesfälle verantwortlich.[28] Ertrinken ist die dritthäufigste Ursache eines unbeabsichtigten Todes weltweit. In allen Altersgruppen stellt es die Hauptursache für vermeidbare Todesfälle dar, insbesondere aber bei Kindern.[28–31] Nach Einschätzung der Weltgesundheitsorganisation erfolgen ca. 400 000 Todesfälle jährlich durch unbeabsichtigtes Ertrinken, wobei Todesfälle durch Ertrinken aufgrund von Überflutungen, Suizid oder Totschlag nicht mitgezählt sind.[32] Schwimmunfälle sind ein erheblicher Kostenfaktor für die Gesellschaft; geschätzte 3,25 Mrd. USD und mehr werden allein in den Vereinigten Staaten für diese Patienten aufgebracht.[33]

Alle Vorfälle, bei denen der Verletzte in das Wasser ein- oder untertaucht, ohne eine respiratorische Beeinträchtigung davonzutragen, gelten als Wasserrettungseinsatz und nicht als Notfall durch Ertrinken. Ältere bzw. historische Begrifflichkeiten wie Beinahe-Ertrinken, trockenes Ertrinken, nasses Ertrinken oder sekundäres Ertrinken sind inzwischen überholt.[34–36] Nach Vorgabe der Weltgesundheitsorganisation[37] werden heute folgende Definitionen verwandt:
- **Ertrinken:** die Beeinträchtigung der Atmung durch Ein- oder Untertauchen in Flüssigkeiten. Der Verletzte kann dieses Ereignis anschließend überleben oder daran sterben. Der Vorgang des Ertrinkens beginnt mit der respiratorischen Beeinträchtigung, wenn die Atemwege durch Wassereintritt verlegt werden oder Wasser durch Wellen über das Gesicht gespült wird.[38]
- **Untertauchen (Submersion):** Der gesamte Körper inkl. der Atemwege gerät unter die Wasseroberfläche.
- **Eintauchen (Immersion):** Wasser gerät durch z. B. Wellen in die Atemwege und führt dadurch zu Aspiration und nachfolgend zum Ertrinken.

22.2.1 Epidemiologie

Unabsichtliches Ertrinken ist die siebthäufigste Todesursache über alle Altersgruppen, die führende Todesursache in der Altersgruppe der 1–4-Jährigen, die zweithäufigste Todesursache in der Altersklasse der 4–14-Jährigen und die dritthäufigste Todesursache bei Kindern unter einem Jahr.[29] Kinder sind besonders gefährdet, in Badewannen, Wassereimern oder Toiletten zu ertrinken.[39] Notfälle durch Untertauchen sind 500- bis 600-mal häufiger als Notfälle durch Ertrinken.[40]

Für jedes Kind, das ertrinkt, überleben drei weitere Kinder und benötigen eine Notfallversorgung nach ihrem Ertrinkungsunfall. Jede Woche sterben ungefähr 40 Kinder durch Ertrinken, 115 benötigen stationäre Behandlung und 12 erleiden irreversible Hirnschädigungen (➤ Tab. 22.3).[31]

Tab. 22.3 Tote durch Ertrinken im Jahr 2013 in Deutschland

Alter (Jahre)	Todesfälle
0–5	13
6–15	21
> 15	412
Gesamt	446

Quelle: Todesfälle durch Ertrinken, www.statista.com

22.2.2 Faktoren, die Untertauchen beeinflussen

Aufgrund verschiedener Faktoren sind einzelne Personengruppen einem größeren Ertrinkungsrisiko ausgesetzt.[34, 35, 39, 41, 42] Durch Kenntnis dieser Faktoren können die Rettungsdienstmitarbeiter besser auf präventive Maßnahmen hinweisen. Bei Kleinkindern ist der größte Risikofaktor eine fehlende Beaufsichtigung, bei Erwachsenen das Risikoverhalten oder der Gebrauch von Drogen oder Alkohol.[39] Zu den Faktoren, die das Untertauchen beeinflussen, gehören:

Schwimmfähigkeit Die Fähigkeit zu schwimmen stimmt statistisch nicht immer mit den Ertrinkungsfällen überein. Weiße Männer ertrinken häufiger als weiße Frauen, obwohl sie meist angeben, besser schwimmen zu können.[34] Nichtschwimmer oder Anfänger sind für 73 % der Ertrinkungsfälle in Schwimmbädern und für 82 % der Unfälle in Kanälen, Teichen oder Seen verantwortlich.[43]

Bewusstlosigkeit in flachem Wasser Einige Schwimmer hyperventilieren vor dem Tauchen, damit der partielle arterielle CO_2-Druck sinkt. Dadurch nimmt im Atemzentrum im Hypothalamus aber das Feedback und somit der Atemantrieb während des Luftanhaltens ab.[44] Diese Personen werden unter Wasser ohne Vorwarnung bewusstlos. Der arterielle Sauerstoffpartialdruck nimmt während des Hyperventilierens nicht zu; es kommt zur zerebralen Hypoxie während des Tauchens.

Akzidentelle Kaltwasserimmersion Durch Kaltwasserimmersion (Kopf über Wasser) kann das Opfer durch einen kardiovaskulären Kollaps innerhalb von Minuten sterben. Hierbei spielen sowohl die Vagusdominanz als auch kardiovaskuläre Ursachen eine Rolle. Weiterhin können die physiologischen Änderungen durch das kalte Wasser entweder die Überlebenchancen verbessern oder für ein schlechteres Outcome sorgen. Dies hängt von vielen Umständen ab. Gewöhnlich führen der kardiovaskuläre Kollaps und ein plötzlicher Tod innerhalb von Minuten nach dem Eintauchen in das kalte Wasser zu einem fatalen Ausgang (➤ Kap. 21).

Alter Ertrinkungsunfälle ereignen sich vor allem bei jüngeren Personen, am häufigsten bei Kleinkindern, die sehr neugierig sind

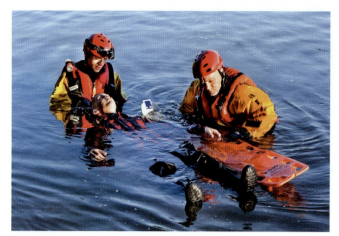

Abb. 22.3 Wirbelsäulen-Immobilisation im Wasser I.
Quelle: Courtesy of Rick Brady. © NAEMT; PHTLS, 8th edition, Jones & Bartlett, 2016

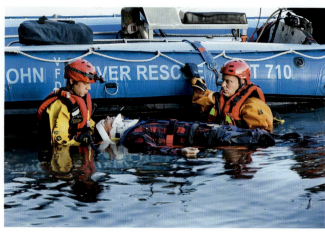

Abb. 22.4 Wirbelsäulen-Immobilisation im Wasser II.
Quelle: Courtesy of Rick Brady. © NAEMT; PHTLS, 8th edition, Jones & Bartlett, 2016

und oftmals von den Eltern zu wenig beaufsichtigt werden. Kinder unter einem Jahr weisen die höchste Ertrinkungsrate auf.[29, 45]

Geschlecht Mehr als die Hälfte der Ertrinkungsunfälle betreffen Männer. Die höchste Inzidenz weisen 2-jährige Jungen auf; danach nimmt sie bis zum 10. Lebensjahr ab und erreicht einen weiteren Höhepunkt bei 18-Jährigen. Ältere Männer besitzen allenfalls ein höheres Risiko, weil sie mehr Wasseraktivitäten betreiben, mehr Alkohol in Wassernähe konsumieren und ein risikoreicheres Verhalten zeigen.[34, 46]

Rasse Durch die Rassentrennung in den USA wurde vielen alten Afroamerikanern der Zugang zu Swimmingpools und zum Schwimmunterricht verweigert. Wenn also der Großvater oder die Großmutter nicht schwimmen konnten, hatte der Schwimmunterricht in der Familie keine hohe Priorität. In den USA ertrinken afroamerikanische Kinder häufiger als weiße. Afroamerikanische Kinder ertrinken überwiegend in Teichen, Seen und anderen natürlichen Gewässern.[28] Die Ertrinkungsrate von afroamerikanischen männlichen Kindern ist schätzungsweise dreimal so hoch wie die von weißen Kindern.[47]

Ort Ertrinkungsunfälle ereignen sich typischerweise in häuslichen Schwimmbecken und im Meer, kommen aber auch in Wassereimern vor.[35] Häuser in städtischen Gebieten mit offenen Schächten oder Brunnen erhöhen das Ertrinkungsrisiko von Kindern um das 7-Fache.[34] Andere gefährliche Orte sind Wasserfässer, Springbrunnen und unterirdische Zisternen.

Alkohol und Drogen Alkohol ist die Droge, die am häufigsten mit Ertrinken in Zusammenhang steht;[48, 49] sie vermindert die Urteilsfähigkeit.[46] Bis zu 30 % der Ertrinkungsunfälle von Erwachsenen ereignen sich im Rahmen von Bootsunfällen; oftmals werden unter Alkohol- oder Drogeneinfluss die Verhältnisse und Bedingungen unterschätzt und es werden keine Schwimmwesten getragen.[34, 50]

Vorbestehende Krankheiten oder Traumata Hypoglykämie, Herzinfarkt, Herzrhythmusstörungen, Depression, Suizidgedanken und Synkopen können einen Ertrinkungsunfall hervorrufen.[39] Epilepsiekranke sind einer Studie zufolge 15–19-mal häufiger betroffen.[51] Bei unbeobachtet ertrunkenen Patienten sollte das Vorliegen eines Wirbelsäulen- oder Schädel-Hirn-Traumas unbedingt im Hinterkopf behalten und beim Management bedacht werden, wobei zu erwähnen ist, dass die Inzidenz von HWS-Verletzungen bei Ertrinkungsunfällen mit 0,5 % sehr gering ist.[127] Explizit zu bedenken sind insgesamt begleitende Verletzungen bei Surfern und Wasserskifahrern aufgrund von Unterwasserhindernissen wie Felsen oder Bäumen (➤ Abb. 22.3 und ➤ Abb. 22.4). Insbesondere bei stabilen Ertrinkungsopfern kann die Wirbelsäule durch den Einsatz eines Spineboards immobilisiert werden; der große Vorteil dabei ist die Schwimm- und Auftriebsfähigkeit der Spineboards. Bei kritischen und bewusstlosen Patienten darf keine Zeitverzögerung entstehen; außerdem ist darauf zu achten, dass bei komatösen Patienten inkorrekt angelegte Zervikalstützen zusätzlich negative Effekte wie eine Verlegung der Atemwege mit sich bringen können.[128]

Kindesmisshandlung Ertrinkungsunfälle bei Kindern im Rahmen von Kindesmisshandlung (➤ Kap. 16) sind nicht selten, vor allem Ertrinken in der Badewanne. Eine Studie, die zwischen 1982 und 1992 Kinder untersuchte, die das Untertauchen in der Badewanne überlebten, ergab bei 67 % der untersuchten Fälle einen Hinweis auf Vernachlässigung oder Kindesmisshandlung.[42] Wichtig ist deshalb, alle verdächtigen Badewannen-Ertrinkungsunfälle von Kindern den entsprechenden Stellen zu melden. Hierbei muss mit viel Feingefühl vorgegangen werden!

Hypothermie Ertrinken kann direkte Folge einer Hypothermie im Rahmen anhaltender Immersion sein (➤ Kap. 21). Hypothermie ist definiert als Körperkerntemperatur unter 36 °C. Das Eintauchen in Wasser führt zu einem rapiden Verlust der Körperwärme an das gewöhnlich kältere Wasser und damit zur Entwicklung einer Hypothermie.

22.2.3 Unfallmechanismus

Ein Unfall im Wasser beginnt häufig mit einer Panikreaktion, die zum Anhalten der Luft, Lufthunger und vermehrter körperlicher Aktivität führt, um an der Wasseroberfläche zu bleiben. Gemäß Augenzeugenberichten rufen oder winken Ertrinkungsopfer nur selten um Hilfe, während sie sich über Wasser zu halten versuchen.

Eher werden sie an der Oberfläche treibend gesehen, oder sie tauchen unter und schaffen es nicht mehr an die Oberfläche. Wenn sie länger unter Wasser tauchen, atmen sie reflexbedingt Wasser ein, was zu einem Hustenanfall und zu einem Laryngospasmus führt. Der Laryngospasmus ist der erste Schritt des Erstickens; danach werden die Betroffenen bewusstlos.[38]

Im Laufe der Jahre wurde die Pathophysiologie des Ertrinkens kontrovers diskutiert, insbesondere der Unterschied zwischen Süß- und Salzwasserertrinken und ob Wasser in die Lungen eindringt oder nicht.[35, 37, 39] Ungefähr 15 % der Ertrinkungsopfer erleiden ein sogenanntes **trockenes Ertrinken,** bei dem der schwere Laryngospasmus das Eindringen von Wasser in die Lungen verhindert. Die übrige 85 % der Ertrinkungsfälle werden als **feuchtes/nasses Ertrinken** bezeichnet: Bei ihnen erschlafft der Laryngospasmus, die Glottis öffnet sich und sie aspirieren Wasser in die Lungen.[52]

Theoretisch hat die Aspiration von Süßwasser (hypotonisch) eine andere Wirkung auf das Atemsystem als die Aspiration von Salzwasser (hypertonisch): Bei Süßwasserunfällen dringt die hypotonische Flüssigkeit durch die Alveolen in die Gefäße ein, führt zu einem vermehrten Volumen und verdünnt Serumelektrolyte und andere Serumbestandteile. Salzwasser in den Lungen bewirkt einen Übertritt von Flüssigkeit aus dem intravaskulären Bereich in die Lungen. Dadurch entstehen ein Lungenödem und eine hohe Konzentration von Elektrolyten im Serum.

Allerdings hat sich gezeigt, dass es keinen echten Unterschied zwischen nassem oder trockenem Ertrinken sowie Süß- oder Salzwasseraspiration gibt.[39, 53, 54] Für den präklinischen Helfer sind diese Faktoren irrelevant. Die Hypoxie wird entweder durch einen Laryngospasmus oder durch Aspiration von Wasser hervorgerufen. Der gesamte Ertrinkungsprozess vom Ein- bzw. Untertauchen bis zu Hypoxie, Apnoe und Bewusstlosigkeit, der zu Herzstillstand, pulsloser elektrischer Aktivität und Asystolie führt, dauert gewöhnlich nur einige Sekunden oder Minuten.[38] Das Management am Einsatzort hat zum Ziel, die Hypoxie möglichst schnell zu behandeln, um einen Herzstillstand zu vermeiden.

Überleben von Untertauchen in kaltes Wasser

Vier Phasen beschreiben die Reaktionen des Körpers auf das Eintauchen in kaltes Wasser bis hin zum Tod. Diese Phasen korrelieren mit dem 1-10-1-Prinzip:[55]

1. **Initiales Eintauchen und die Reaktion auf den Kälteschock:** Der Betroffene hat 1 Minute Zeit, um seine Atmung unter Kontrolle zu bekommen.
2. **Kurzes Eintauchen in kaltes Wasser und Kraftverlust:** Der Betroffene hat 10 Minuten Zeit, um aus eigener Kraft das Wasser zu verlassen.
3. **Langer Aufenthalt in kaltem Wasser und voranschreitende Hypothermie:** Der Betroffene hat in Abhängigkeit von der Wassertemperatur bis zu 1 Stunde Zeit, bis er aufgrund der Hypothermie bewusstlos wird.
4. **Kreislaufkollaps direkt vor, während oder nach der Rettung:** Hat der Betroffene die ersten drei Phasen überlebt, tritt in bis zu 20 % der Fälle ein Kollaps während dieser Phase ein.

In jeder dieser Phasen gibt es große individuelle Unterschiede, die u. a. von der Körpergröße, der Wassertemperatur und dem Körperanteil, der eingetaucht ist, abhängen. Jede Phase wird von einer spezifischen Gefährdung des einzelnen Ertrinkungsopfers begleitet, die wiederum von einer Reihe pathophysiologischer Mechanismen beeinflusst wird. Der Tod kann in allen vier Phasen eintreten.

In seltenen Fällen eines langanhaltenden Untertauchens – in einem Fall 66 Minuten – haben die Patienten mit nur teilweisem neurologischem Defizit oder sogar voller neurologischer Funktion überlebt.[56, 57] In diesen Fällen betrug die tiefste dokumentierte Kerntemperatur einer erwachsenen Frau 13,7 °C.[58] In einem anderen Fall überlebte ein Kind ohne neurologisches Defizit 40 Minuten in Eiswasser mit einer Kerntemperatur von 23,9 °C. Nach einer Stunde Reanimation setzte die Zirkulation spontan wieder ein.[59]

Es gibt keine Erklärung für solche Ergebnisse, jedoch hat Hypothermie einen schützenden Effekt. Das Eintauchen in kaltes Wasser kann innerhalb einer Stunde in Abhängigkeit von den unten genannten Faktoren aufgrund des steigenden Wärmeverlusts über die Oberfläche und der Abkühlung des Körperkerns zu Hypothermie führen. Das Schlucken oder die Aspiration von kaltem Wasser unterstützen die Abkühlung zusätzlich. Das rasche Einsetzen einer Hypothermie beim Süßwasserertrinken scheint die Folge eines schnellen Abfalls der Körperkerntemperatur zu sein, der durch Aspiration und schnelle Absorption des kalten Wassers in der Lunge mit nachfolgender Kühlung des Gehirns verursacht wird.

Ein weiterer Faktor, warum vor allem Kinder einen Ertrinkungsunfall überleben, ist der **Tauchreflex von Säugetieren.** Dieser Reflex verlangsamt die Herzfrequenz, leitet Blut zum Gehirn um und verschließt die Atemwege. Es gibt jedoch Hinweise, dass nur etwa 15–30 % der Menschen über diesen Reflex verfügen. Daher kann er nicht die alleinige Erklärung für das Überleben einiger Kinder sein.[34]

Folgende Faktoren scheinen das Resultat eines Ertrinkungsunfalls im kalten Wasser zu beeinflussen:

Alter Viele erfolgreiche Reanimationen von Kinder und Erwachsenen sind in den USA und Europa dokumentiert worden. Die kleinere Masse eines Kindes kühlt schneller aus als der Körper eines Erwachsenen, sodass weniger schädliche Nebenprodukte des anaeroben Stoffwechsels gebildet und geringere irreversible Schäden angerichtet werden (> Kap. 4).

Untertauchzeit Je kürzer die Zeit des Untertauchens, desto geringer das Risiko von Zellschäden durch Hypoxie. Reanimationsversuche sollten bis zu einer Untertauchzeit von einer Stunde eingeleitet werden.

Wassertemperatur Wassertemperaturen ≤ 21 °C können eine Hypothermie verursachen. Je kälter das Wasser, desto größer sind die Überlebenschancen, möglicherweise in Abhängigkeit davon, wie schnell Gehirntemperatur und Stoffwechsel gesunken sind, wenn der Körper rasch wiedererwärmt wird.

Anstrengung Ertrinkungsopfer, die sich weniger stark anstrengen, haben eine bessere Chance, erfolgreich wiederbelebt zu werden. Weniger körperliche Anstrengung heißt geringere Ausschüttung von Hormonen (Adrenalin), weniger Muskelaktivität und damit geringere Wärmeproduktion und Vasodilatation. Dadurch verbrauchen die Muskeln weniger Sauerstoff, das Sauerstoffdefizit ist kleiner und es werden geringere Mengen CO_2 und Laktat gebildet. Die Auskühlung findet schneller statt.

Wasserqualität Die Überlebenschancen stehen besser in sauberem Wasser als in schmutzigen, kontaminierten Gewässern.

Qualität der Wiederbelebung Patienten, die adäquat wiederbelebt, erwärmt und nach ACLS-Richtlinien behandelt werden, haben bessere Chancen zu überleben. Sofortiger Beginn der CPR ist ein Schlüssel in der Behandlung hypothermer Patienten nach einem Ertrinkungsunfall. Eine schlechte CPR-Technik ist gleichbedeutend mit einer schlechten Erfolgsquote (➤ Kap. 21).[60, 61]

Begleitverletzungen oder Krankheiten Patienten mit einer vorbestehenden Verletzung oder einer Erkrankung haben schlechtere Überlebenschancen.

22.2.4 Wasserrettung

Die Wasserrettungsorganisationen fordern für die Rettung am Wasser speziell ausgebildetes und regelmäßig trainiertes Personal. Wenn dieses nicht zur Verfügung steht, muss auch der Rettungsdienst entsprechende Maßnahmen durchführen. Folgende Maßnahmen sollen die Durchführung einer Wasserrettung erleichtern und sicherer machen:

- Reichen Sie dem Betroffenen Hilfsmittel wie Paddel o. Ä. und bleiben Sie dabei an Land oder in einem Boot. Achten Sie darauf, dass Sie nicht versehentlich selbst ins Wasser gezogen werden.
- Wenn dies nicht möglich ist, versuchen Sie, dem Betroffenen ein Hilfsmittel wie einen Rettungsring oder ein Seil zuzuwerfen.
- Hat der Betroffene eine Rettungsleine, schleppen Sie ihn damit in Sicherheit.
- Wenn es nötig ist, selbst ins Wasser zu gehen, tragen Sie möglichst eine entsprechende Sicherung wie eine Schwimmweste.[34] Benutzen Sie ein Boot oder ein Paddleboard [eine Art Surfbrett, Anm. d. Übers.], mit denen Sie den Betroffenen erreichen können.

Schwimmende Rettungsversuche werden nicht empfohlen, wenn der Rettungsdienstmitarbeiter nicht speziell dafür ausgebildet wurde, mit einem Ertrinkungsopfer umzugehen, das aus Panik gewalttätig wird. Viele gut gemeinte Rettungsversuche von Ersthelfern führten zu weiteren Verletzten, weil die eigene Sicherheit vernachlässigt wurde. ➤ Abb. 22.5 zeigt einige Hilfsmittel zur Wasserrettung.

22.2.5 Prognose für das Überleben

Die folgenden Punkte sind wichtige Faktoren und Prädiktoren für das Outcome der Erstversorgung von Ertrunkenen:[38]
1. Frühe BLS- und ACLS-Maßnahmen sind entscheidend.
2. Während des Ertrinkens senkt die Reduktion der Gehirntemperatur um 10 °C den ATP-Verbrauch um ca. 50 %. Dies kann die Überlebenszeit des Gehirns verdoppeln.
3. Je länger die Zeit des Untertauchens, je größer ist das Risiko für den Eintritt des Todes oder schwerer neurologischer Schäden:

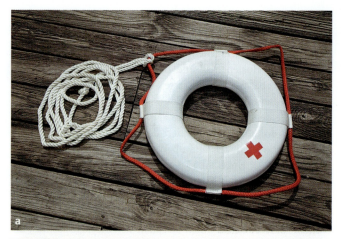
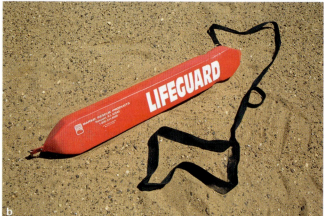
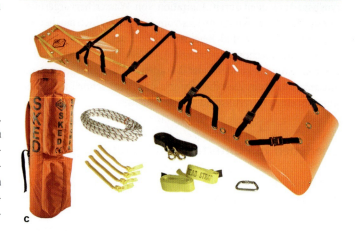

Abb. 22.5 Hilfsmittel zur Wasserrettung und zur Versorgung eines Traumapatienten:
a: Rettungsring mit Leine.
b: Abschleppmöglichkeit.
c: Wasserrettungssystem.
a–c: Courtesy of Rick Brady. © NAEMT; PHTLS, 8th edition, Jones & Bartlett, 2016

– 0–5 Minuten = 10 %
– 6–10 Minuten = 56 %
– 11–25 Minuten = 88 %
– Mehr als 25 Minuten = 100 %

4. Anzeichen für eine Stammhirnverletzung weisen auf Tod oder schwere neurologische Schäden und Ausfälle hin.

22.2.6 Beurteilung

Die initialen Prioritäten sind:[34, 38]
1. Beugen Sie Verletzungen des Patienten und des Rettungspersonals vor.
2. Planen Sie die Rettungsaktion aus dem Wasser schnell und führen Sie den Transport zügig aus.
3. Führen Sie die Rettung sicher aus. (Denken Sie an einen möglichen Sprung in seichtes Gewässer und die Notwendigkeit einer HWS-Immobilisation.)
4. Beurteilen Sie die ABCs.
5. Behandeln Sie Hypoxie und Azidose.
6. Stellen Sie die kardiovaskulären Funktionen wieder her und halten Sie diese aufrecht.
7. Verhindern Sie weiteren Wärmeverlust des Körpers.

Am sichersten wird initial davon ausgegangen, das der Patient hypoxisch und hypotherm ist, bis das Gegenteil bewiesen ist. Unternehmen Sie daher alle Anstrengungen, um während der Rettung eine effektive Atmung herzustellen, da ein Herzstillstand beim Ertrinken in erster Linie die Folge eines Sauerstoffmangels ist. Gewöhnlich reagieren Ertrinkungsopfer schon auf einige wenige Beatmungen. Ist das Wasser zu tief, um darin stehen zu können, sind Thoraxkompressionen ineffektiv; sie sollten erst an Land durchgeführt werden.

Holen Sie den Patienten vorsichtig aus dem Wasser. An Land sollte er ausgestreckt mit Kopf und Rumpf in der gleichen Position parallel zum Ufer gelagert werden. Prüfen Sie seine Ansprechbarkeit und setzen Sie, wenn nötig, die Beatmung fort.

Wenn der Patient atmet, überwachen Sie Respiration und Puls. Untersuchen Sie den Patienten kurz an Rumpf und Extremitäten auf lebensbedrohliche Verletzungen und suchen Sie nach Schädel- und Wirbelsäulenverletzungen insbesondere dann, wenn ein Trauma als Ursache des Unfalls nicht ausgeschlossen ist (z. B. Stürze, Bootsunfälle, Sprung ins Wasser). Allerdings spielt eine traumatische Schädigung bei den wenigsten Ertrinkungsunfällen eine Rolle.[63] Bestimmen Sie die Vitalfunktionen und beurteilen Sie die Ventilation der Lungen; achten Sie auf Kurzatmigkeit, Rasselgeräusche, Brummen und Giemen. Diese Patienten können initial ohne Symptome sein, sich dann aber rapide verschlechtern und ein Lungenödem entwickeln.

Messen Sie die Sauerstoffsättigung mittels Pulsoxymetrie. Suchen Sie nach Herzrhythmusstörungen; Ertrinkungsopfer weisen häufig sekundäre Arrhythmien im Rahmen von Hypoxie und Hypothermie auf. Beurteilen Sie den mentalen Status und die neurologischen Funktionen aller Extremitäten, denn Ertrinkungsopfer können neurologische Schäden erleiden. Messen Sie den Blutzucker, um eine Hypoglykämie als Ursache auszuschließen, evaluieren Sie den GCS-Wert und wiederholen Sie dies regelmäßig, um Veränderungen festzustellen. Entfernen Sie alle nassen Kleidungsstücke und messen Sie die Rektaltemperatur, um den Schweregrad der Hypothermie zu bestimmen. Leiten Sie Schritte ein, um einen weiteren Wärmeverlust zu minimieren (➤ Kap. 21).

Folgende Faktoren haben einen günstigen Vorhersagewert auf den weiteren Verlauf:
- Alter ≥ 3 Jahre
- Weibliches Geschlecht
- Wassertemperatur < 10 °C
- Dauer des Untertauchens < 10 Minuten
- Keine Aspiration
- Zeit bis zum effektiven BLS < 10 Minuten
- Schnelle Normalisierung des Herzzeitvolumens
- Körperkerntemperatur < 35 °C
- Kein Koma und GCS > 6 bei der Ankunft des Rettungsteams
- Pupillenreaktionen vorhanden

22.2.7 Management

Patienten, die nach einem Ertrinkungsunfall vor Ort keinerlei Symptome zeigen, müssen trotzdem in einem Notfallzentrum untersucht werden. Gewöhnlich werden alle symptomatischen Patienten mindestens 24 Stunden in einem Krankenhaus behandelt und überwacht. Viele asymptomatische Patienten werden nach 6–8 Stunden wieder entlassen, je nach klinischem Befund. Wichtig ist, eine genaue Anamnese mit Angaben zum exakten Unfallhergang und der Zeit unter Wasser sowie der medizinischen Vorgeschichte zu erheben.

Alle vermutlichen Ertrinkungsopfer sollten mit 12–15 l Sauerstoff pro Minute behandelt werden, unabhängig von ihrem klinischen Ersteindruck. Die Sauerstoffsättigung sollte über 90 % liegen. Legen Sie ein EKG an, um den Herzrhythmus zu beobachten. Legen Sie einen Gefäßzugang und infundieren Sie balancierte kristalloide (Voll-)Elektrolytlösungen. Bei Vorliegen einer Hypotension geben Sie einen Bolus von 500 ml und reevaluieren danach den Patienten.

Transportieren Sie alle Ertrinkungsopfer zur weiterführenden Untersuchung in eine Klinik. Asymptomatische Patienten verweigern unter Umständen den Transport, weil sie keine unmittelbaren Beschwerden aufweisen. Nehmen Sie sich Zeit und erläutern Sie die Folgen des sekundären Ertrinkens. Überzeugen Sie die Patienten, sich in der Klinik untersuchen und weiter überwachen zu lassen.

Bei einem symptomatischen Patienten nach Ertrinkungsereignis mit Zeichen von Angst, schneller Atmung, Atemproblemen und Husten müssen Sie von einer Lungenproblematik ausgehen, bis im Krankenhaus das Gegenteil bewiesen wird. Achten Sie auf Anzeichen für eine Hypoxie, Azidose und Hypothermie und behandeln Sie entsprechend. Auch bei der präklinischen Versorgung von Ertrinkungsopfern sollte initial die manuelle Immobilisation der Halswirbelsäule bedacht werden, da nicht selten ein Trauma vorausgegangen ist und trotz der bereits erwähnten geringen Inzidenz von HWS-Verletzungen beim Ertrinkungsunfall der Unfallhergang zu Beginn einer Versorgung nicht immer unbedingt klar ist. Auch für dieses Patientenkollektiv gilt im Verlauf der Versorgung die differenzierte Indikationsstellung für oder gegen eine Wirbelsäulenimmobilisation. Bei Anzeichen schwerer Verletzungen sowie bei entsprechendem Unfallhergang sollte die Ganzkörper-Immobilisation durchgeführt werden. Ein Sprung in seichtes Wasser, Ertrinken nach Nutzung einer Rutsche ins Wasserbecken oder offensichtlich vorliegende Traumata gelten ebenso wie die begleitende Alkoholintoxikation zu den Kriterien,[129] die eine Immobilisation indizieren, sofern der Allgemeinzustand des Patienten diese Maßnahme erlaubt und das Erkennen und Behandeln lebensbedrohlicher Zustände dadurch nicht verzögert wird.

Achten Sie auf das Freihalten der Atemwege, evtl. unter Zuhilfenahme von Absaugpumpe und Naso- oder Oropharyngealtuben. Hypoxie und Azidose können durch eine adäquate Ventilation korrigiert werden. Ziehen Sie die Intubation bei apnoischen oder zyanotischen Patienten bereits früh in Betracht, denn Ertrinkungsopfer haben häufig große Mengen Wasser geschluckt und das Risiko von Erbrechen mit Aspiration ist groß. Legen Sie ein EKG-Monitoring an und suchen Sie nach Hinweisen für ein kardiales Ereignis, das dem Unfall vorausging.

Wiederbelebung

Ein rascher Beginn einer Herz-Lungen-Wiederbelebung nach ACLS-Richtlinien bedeutet für Patienten mit Herz-Kreislauf-Stillstand nach einem Ertrinkungsunfall die beste Überlebenschance.[35] Die Opfer können eine Asystolie, pulslose elektrische Aktivität, eine pulslose ventrikuläre Tachykardie oder Kammerflimmern aufweisen. Befolgen Sie diesbezüglich die aktuell geltenden Richtlinien.[62, 65] Derzeit wird empfohlen, therapeutische Hypothermie bei Patienten mit Kreislaufstillstand durch Kammerflimmern einzusetzen (➤ Kap. 21). Dies scheint auch bei anderen Formen des Kreislaufstillstands wirksam zu sein. Es gibt jedoch keinen Beleg für einen Benefit bei Ertrinkungspatienten.[65]

Bei reanimationspflichtigen Patienten dürfen die notwendige Rettung aus dem Wasser und die Wiederbelebungsmaßnahmen nicht durch eine routinemäßige HWS-Immobilisation verzögert werden. Sind Anzeichen einer möglichen zervikalen Schädigung erkennbar, so sollte so schonend wie möglich gearbeitet werden, wobei dadurch jedoch zu keiner Zeit Verzögerungen der für eine erfolgreiche Wiederbelebung obligat wichtigen Thoraxkompression und Beatmung resultieren dürfen.[129]

CPR noch im Wasser ist aufgrund des fehlenden Widerstands ineffektiv. Achten Sie im Wasser vielmehr auf offene Atemwege und beatmen Sie apnoische Patienten bereits dort. Die Rettungsversuche sind am erfolgreichsten, wenn der Patient in Flachlagerung ausreichend beatmet wird und eine adäquate Thoraxkompression erfolgt. Es gibt keine Beweise dafür, dass Manöver zur Drainage der Lungen (Kopftieflage, um Wasser ablaufen zu lassen) effektiv sind.

Unlängst wurde empfohlen, das Heimlich-Manöver bei Ertrinkungspatienten anzuwenden. Dieses ist aber weder für die Entfernung von Wasser aus den Lungen gedacht noch dazu, Erbrechen auszulösen, sodass das Risiko der Aspiration steigt. Aktuell rät die American Heart Association vom Heimlich-Manöver ab, es sei denn, ein Fremdkörper verlegt die Atemwege.[66] Wenn der Patient wieder spontan zu atmen beginnt, bringen Sie ihn in Seitenlagerung, um das Risiko einer Aspiration nach Erbrechen zu minimieren (➤ Kap. 21; ➤ Abb. 21.10).

Befolgen Sie hinsichtlich des Abbruchs der Rettungsmaßnahmen und der Feststellung des Todes die lokalen Richtlinien. Generelle Richtlinien dafür sind ein Patient mit normaler Rektaltemperatur und Asystolie, Apnoe, Totenflecken, Totenstarre oder mit dem Leben nicht zu vereinbarenden Verletzungen. Patienten, die aus warmem Wasser gerettet wurden und trotz korrekter und suffizienter Wiederbelebungsmaßnahmen nach 30 Minuten immer noch keine Vitalzeichen zeigen, werden unter Umständen bereits vor Ort für tot erklärt.[34, 67] Bei Ertrinken im kalten Wasser richten sich die Rettungsmaßnahmen nach der Rektaltemperatur (gemäß ACLS-Leitlinien).

➤ Tab. 22.4 fasst Beurteilung und Management von Ertrinkungsopfern zusammen.

Tab. 22.4 Ertrinkungsopfer: Zusammenfassung von Beurteilung und Management

Vorgeschichte	Untersuchung	Maßnahme
Asymptomatischer Patient		
Zeit unter Wasser	Aussehen	8–10 l/min Sauerstoff
Unfallgeschehen	Vitalparameter	periphervenösen Zugang etablieren und offenhalten
Beschwerden	Kopf- oder Halstrauma, Auskultation aller Lungenquadranten	Untersuchung bei Bedarf wiederholen
Patientengeschichte	EKG	Transport in die Notaufnahme
Symptomatischer Patient		
Unfallgeschehen	allgemeiner Eindruck	12–15 l/min Sauerstoff über Maske
Zeit unter Wasser, Wassertemperatur, Wasserqualität, Erbrechen, Art der Rettung	Bewusstseinsstatus (AVPU, GCS)	periphervenösen Zugang legen und offenhalten; bei Bedarf frühe Intubation
Symptome	Vitalparameter, EKG	Transport in die Notaufnahme
Wiederbelebung vor Ort	ABCDE beurteilen, Vitalparameter, automatischer externer Defibrillator (AED) oder EKG/Defibrillator	mit Herz-Lungen-Wiederbelebung beginnen; ggf. frühe Intubation; 100 % Sauerstoff über Beutel-Maske und Reservoir; Magensonde erwägen, um den Magen zu entlasten; ACLS/ALS-Richtlinien bei Kammerflimmern und Asystolie beachten; ACLS/ALS-Hypothermie-Richtlinien beachten

Quelle: modifiziert nach Schoene RB, Nachat A, Gravatt AR, Newmann AB: Submersion incidents. In Auerbach PS: *Wilderness medicine*, 6. Aufl., St Louis, 2012, Mosby Elsevier

22.2.8 Prävention

Präventionsstrategien zielen darauf ab, die Zahl der Ertrinkungsfälle zu reduzieren. Es wird geschätzt dass 85 % aller Ertrinkungsfälle durch Beaufsichtigung, Schwimmkurse, technische Regeln und Aufklärung der Bevölkerung verhindert werden könnten.[38, 41] Auch die Anwendung von CPR-Maßnahmen von Augenzeugen, bevor der Rettungsdienst eintrifft, geht mit einer verbesserten Patientenprognose einher.[40]

Eine allgemeine Belehrung zur Verhinderung von Ertrinkungsunfällen sollte die folgenden Punkte beinhalten:

- **Verhalten am Strand**
  - Schwimmen Sie, wenn möglich, immer in der Nähe einer Rettungsstation.
  - Fragen Sie einen Rettungsschwimmer, wo das Schwimmen sicher ist.
  - Schwimmen Sie niemals allein.
  - Überschätzen Sie Ihre Fähigkeiten als Schwimmer nicht.
  - Achten Sie immer auf Ihre Kinder und lassen Sie diese nicht aus den Augen.
  - Schwimmen Sie nicht in der Nähe von Stegen, Steinen und Pfeilern.
  - Vermeiden Sie Alkoholkonsum und schwere Mahlzeiten vor dem Schwimmen.
  - Bringen Sie aufgefundene, offenbar verloren gegangene Kinder zur nächsten Rettungsstation.
  - Denken Sie daran, dass 80 % der Ertrinkungsunfälle im Meer im Rahmen von ablandigen Strömungen geschehen.
  - Versuchen Sie nie, jemanden zu retten, wenn Sie nicht genau wissen, was Sie machen; viele sind bei solche Rettungsversuchen gestorben.
  - Achten Sie auf den Wellengang, wenn Sie am Ufer auf Felsen fischen.
  - Springen Sie nicht mit dem Kopf voran in untiefes Wasser; Sie könnten sich eine Halswirbelverletzung zuziehen.
  - Halten Sie Abstand zu größeren oder giftigen Meerestieren.
  - Beachten Sie die Flaggen und Hinweistafeln am Strand.
- **Verhalten am Schwimmbecken**
  - Die Beaufsichtigung durch eine erwachsene Person, die alle Kinder beobachtet, ist notwendig.
  - Lassen Sie Kinder niemals in der Nähe eines Schwimmbeckens oder einer sonstigen Wasserfläche allein.
  - Bringen Sie einen etwa 1,2 m hohen schützenden Zaun um ein Wasserbecken an; das Zugangstor sollte von allein zufallen und sich automatisch verschließen.
  - Verbieten Sie den Kindern den Gebrauch aufblasbarer Schwimmhilfen. Bringen Sie ihnen das Schwimmen bei!
  - Lernen Sie den Umgang mit einer Schwimmweste.
  - Vermeiden Sie attraktive Spielsachen in der Nähe von Schwimmbecken, die Kinder anziehen könnten.
  - Schalten Sie die Filterpumpen aus, wenn Sie baden.
  - Verwenden Sie schnurlose Telefone oder Mobiltelefone, wenn Sie am Schwimmbecken sind, damit Sie bei einem Telefonanruf das Becken nicht unbeaufsichtigt zurücklassen müssen.
  - Halten Sie Rettungsausrüstung und ein Telefon in Beckennähe bereit.
  - Hyperventilieren Sie nicht, um länger unter Wasser bleiben zu können.
  - Springen Sie nicht mit dem Kopf voran in untiefes Wasser.
  - Sorgen Sie dafür, dass alle vierjährigen Kinder Schwimmkurse machen.[68]
  - Sichern Sie das Schwimmbecken nach dem Verlassen, sodass kein Kind an das Wasser gelangen kann.
  - Alle Familienmitglieder, die auf Kinder aufpassen, sollten in CPR unterwiesen werden.[12]

22.3 Tauchunfälle

Gemessen an der großen Anzahl von Tauchsportlern, gibt es relativ wenige Tauchunfälle. Sorgen bereitet aber die körperliche Fitness, denn es tauchen immer mehr ältere Leute, Personen mit schlechter Kondition und vorbestehenden Krankheiten.[70-74]

Verletzungen unter Wasser drohen Tauchern durch verschiedene Gefahrenstellen wie Schiffswracks oder Korallenriffe, aber auch durch das Berühren gefährlicher Meerestiere. Der Rettungsdienst wird allerdings meistens im Rahmen von Tauchkrankheiten gerufen, die durch die Änderung des Umgebungsluftdrucks verursacht werden und für die meisten ernsten Erkrankungen verantwortlich sind. Die Verletzungsmechanismen lassen sich mithilfe der Gasgesetze erklären, wenn die Taucher unter Druck stehende Gase (Sauerstoff, Kohlendioxid, Stickstoff) in verschiedenen Tiefen einatmen.

Die wesentlichen Gründe für Tauchunfälle haben sich in der Vergangenheit nicht entscheidend geändert. Die häufigsten Ursachen sind eine mangelhafte Luftqualität oder fehlende Luftreserve. Andere Unfallfaktoren beinhalten Eingeschlossensein, Festhängen, mangelhafte Tarierung, fehlerhafte Bedienung oder Probleme mit der Ausrüstung, raue See sowie den Notaufstieg. Zu den wesentlichen Gründen für Verletzungen oder Todesfälle gehören Ertrinken mit Inhalation von Wasser, Luftembolie und kardiale Probleme. Ältere Taucher haben ein höheres Risiko für kardiale Ursachen, wobei Männer stärker betroffen sind als Frauen. Ab einem Alter von 65 Jahren gleicht sich das Risiko jedoch an.[75]

Die meisten Symptome nach einem Tauchunfall treten sofort oder innerhalb von 60 Minuten auf. Andere Zeichen können sich aber auch erst 48 Stunden nach dem Tauchen entwickeln. Gleichzeitig fliegen heutzutage viele Taucher zu angesagten Tauchgebieten, sodass die Wahrscheinlichkeit steigt, dass Tauchkrankheiten weit entfernt vom Tauchplatz auftreten. Daran sollte der Rettungsdienstmitarbeiter denken, wenn der Einsatzort nicht in der Nähe eines Tauchgebiets liegt. Durch die Zunahme des technischen Tauchens mit Mischgasen steigen außerdem die Tiefen der Sporttaucher an. Wo bei Sporttauchern die Grenze unter Luft bei 40 Metern liegt, kann diese beim technischen Tauchen bis zu 80 Meter und mehr betragen. Wichtig sind die genaue Anamneseerhebung (welche Gase in welcher prozentualen Zusammensetzung) und, wenn möglich, die Mitnahme des Tauchcomputers. Hierdurch kann die maximale Tiefe des Tauchganges sicher festgestellt werden.

22.3.1 Epidemiologie

In der Zeit von 2007 bis 2010 registrierte der Verband deutscher Sporttaucher (VDST) 191 Tauchunfälle. Davon waren 152 Männer und 39 Frauen betroffen. Etwa die Hälfte der Unfälle wurde in Deutschland gemeldet, die andere Hälfte im Ausland. Das Durchschnittsalter der Verunglückten lag bei 41 Jahren; die durchschnittliche Tauchtiefe betrug 29,28 Meter. Auch zeigte die Statistik, dass überproportional erfahrene Taucher betroffen waren. Im Mittel konnten die Betroffenen 300 Tauchgänge und mehr nachweisen.[130]

Zwischen 1970 und 2006 schwankte die Zahl der tödlichen Tauchunfälle in den USA zwischen 66 und 147 pro Jahr.[75] Todesursachen waren Ertrinken (50–70 %), kardiovaskuläre Faktoren (6–14 %), arterielle Gasembolien (5–14 %) und Dekompressionskrankheiten (0–2 %) (➤ Abb. 22.6 und ➤ Abb. 22.7). Unklar ist, welcher Mechanismus genau zum Ertrinken geführt hat (Panik, Ausrüstung, Hypothermie, Desorientierung, Herzinfarkt). Tod durch Ertrinken im Rahmen der Tauchaktivität ist häufig sekundär durch arterielle Gasembolien bedingt.[75] Panik oder panikartige Attacken sind ein Grund für viele Tauchzwischenfälle und Tauchunfälle (➤ Kasten 22.4).

22.4 Taucher-Panik

In der „Tauchmedizin für Taucher"* untersuchten die Autoren über 2500 Todesfälle beim Sporttauchen über einen Zeitraum von 20 Jahren. Die Fälle beinhalten Daten aus den USA, Australien und Neuseeland. Das Durchschnittsalter der Taucher lag bei 33 Jahren, 10 % waren über 50 Jahre alt. Relevant ist, dass 90 % der Taucher ihren Bleigurt nicht abgeworfen und 50 % von ihnen ihre Tarierweste nicht aufgeblasen hatten. Bei 25 % von ihnen entwickelte sich die Panik an der Wasseroberfläche und 50 % verstarben an der Wasseroberfläche.

Am wichtigsten ist jedoch, dass mindestens 39 % der Todesfälle im Zusammenhang mit Panik standen. Andere Autoren berichten, dass diese Zahl bis auf 80 % steigen kann. In einer Paniksituation hat der Taucher in der Regel nur einen Gedanken im Hinterkopf: so schnell wie möglich an die Oberfläche zu gelangen! Unter diesen Umständen wird der Taucher wahrscheinlich vergessen, normal zu atmen, was in der Folge zu einer Gasembolie führen kann.

In unserer schnelllebigen Welt mit Angst und Stress treten Panikattacken immer häufiger auf. Die Gründe für die Taucher-Panik sind ähnlich: Übermäßige Angst führt zum Verlust der Selbstkontrolle. Der Taucher könnte das Gefühl haben, die Kontrolle über die Situation zu verlieren und sich nicht selbst befreien zu können. Dies löst den Beginn des Panikzyklus aus – steigende Besorgnis und Furcht führen zu weiterem Stress, der noch mehr Angst hervorruft. Dies kann zur irrationalen Entscheidung eines schnellen Aufstiegs an die Wasseroberfläche, ohne Rücksicht auf die Folgen, führen. Einige unmittelbare Anzeichen von Stress sind z. B. schnelle Atmung, weit aufgerissene Augen, häufige ruckartige Bewegungen oder wie vor Angst erstarrt zu sein.

Eine Reihe von Stressoren kann den Panikzyklus auslösen. Hierzu gehören schlechter körperlicher Zustand, Müdigkeit, starke Strömung. Panik kann auftreten, wenn der Taucher das Boot nicht findet und der Luftvorrat knapp wird. Begünstigende Faktoren können auch schlechte Wartung der Ausrüstung oder zu viel Blei, was zu schlechter Tarierung und zur Ermüdung führt, sein. Auch der Verlust von Ausrüstungsteilen wie Flossen, Maske oder Computer kann Stress auslösen.

Außerdem dürfen Umwelteinflüsse wie hoher Seegang, schlechte Sicht und Strömung nicht unterschätzt werden. Faktoren wie der erste Nacht- oder Tieftauchgang sowie der Tauchpartner sind ebenfalls zu berücksichtigen. Drogen und Alkoholkonsum können erheblichen Einfluss auf die Stressentwicklung haben.

Wie kann der Panikzyklus verhindert werden? Zunächst durch gute Ausbildung und Vorbereitung sowie körperliche Fitness. Tauchen Sie nur im Rahmen Ihrer persönlichen Erfahrung und Leistungsfähigkeit. Wenn das Gefühl einer Panik aufkommt: Stoppen Sie den Tauchgang, machen Sie eine Pause und atmen Sie ruhig! Denken Sie darüber nach, was geschehen ist und warum es aufgetreten ist. Dann entscheiden Sie, was zu tun

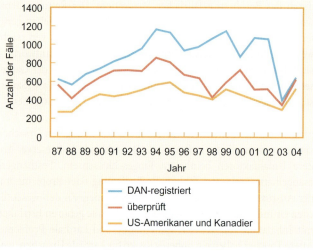

Abb. 22.6 Jährliche Tauchunfälle.
Quelle: Data courtesy of Divers Alert Network® (DAN®). © NAEMT; PHTLS, 8th edition, Jones & Bartlett, 2016

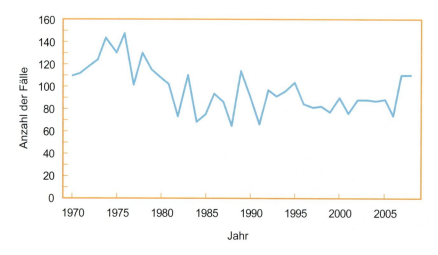

Abb. 22.7 Jährliche Anzahl tödlicher Tauchunfälle in den USA und Kanada. Die Anzahl der Ereignisse hat sich zwischen 1970 und 2007 von Jahr zu Jahr wesentlich verändert.
Quelle: Data courtesy of Divers Alert Network® (DAN®). © NAEMT; PHTLS, 8th edition, Jones & Bartlett, 2016

ist. Wenn Sie den Tauchgang abbrechen, tauchen Sie langsam höher und behalten Sie den Tiefenmesser im Auge! Atmen Sie ruhig und regelmäßig. An der Wasseroberfläche blasen Sie Ihre Tarierhilfe auf und werfen den Bleigurt ab. Im Notfall haben Sie dann viel Auftrieb und sind besser in der Lage, zum Boot zurückzuschwimmen.
Wenn Sie glauben, eine Neigung zur Panik zu haben, vermeiden Sie Tauchgänge, bei denen Sie in Stress geraten könnten. Tauchen Sie mit Partnern, die Sie gut kennen und die Ihnen helfen können.
Was immer passiert – keine Panik!
Quelle: modifiziert nach Bennet BP: Don't Panic – Whatever happens, try to keep a cool head in a hot situation. *Alert Diver,* Januar/Februar, 1998
*Edmonds C, McKenzie B, Thomas R, Pennefather J, *Diving Medicine for Scuba Divers.* 3. Aufl. Karl Edmonds-Publisher, Manly, Australia, 2010

22.3.2 Mechanische Druckwirkungen

Tauchverletzungen durch Druckveränderungen werden in zwei Typen unterteilt:
- Eine Druckänderung führt zu einem Gewebe- oder **Barotrauma** in einem geschlossenen Hohlraum innerhalb des Körpers (Ohren, Nasennebenhöhlen, Darm, Lungen).
- Probleme durch Einatmen komprimierter Gase bei erhöhtem Umgebungsdruck, z. B. Dekompressionskrankheit.

Auf Meereshöhe herrscht ein Luftdruck von etwa 760 mmHg (temperaturabhängig), das entspricht 1 atm (1,013 bar). Pro 10 m Wassertiefe nimmt der hydrostatische Druck um 1 bar zu (1 bar = 100 000 Pa = 10^5 Pa ~ 1 atm). In 10 m Tiefe herrscht also ein Wasserdruck von 2 bar (➤ Tab. 22.5).

Wenn ein Taucher bei einem bestimmten Luftdruck und zunehmendem hydrostatischem Druck abtaucht, wirken sich die Kräfte abhängig von den Gewebekompartimenten unterschiedlich auf den Körper aus. Außer bei luftgefüllten Kompartimenten üben sie auf die festen Gewebe die gleichen Effekte aus wie auf ein flüssiges Medium und der Taucher bemerkt sie gar nicht. Luftgefüllte Kompartimente hingegen werden bei zunehmendem Druck (beim Abstieg) komprimiert und dehnen sich während des Aufstiegs wieder aus. Die Gesetze von Boyle und Henry erklären die Auswirkungen von Druck auf den Körper unter Wasser.

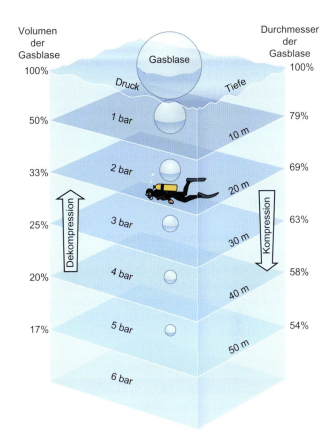

Abb. 22.8 Gesetz von Boyle: Das Volumen einer bestimmten Gasmenge ist bei gleichbleibender Temperatur umgekehrt proportional zum Druck.

Gesetz von Boyle

Das Gesetz von Boyle sagt aus, dass der Druck idealer Gase bei gleichbleibender Temperatur und gleichbleibender Stoffmenge umgekehrt proportional zum Volumen ist. Das heißt, dass ein Volumen bei zunehmendem Druck kleiner wird und umgekehrt (➤ Abb. 22.8). Dieses Prinzip steht hinter dem Barotrauma und der arteriellen Gasembolie.

Tab. 22.5 Gebräuchliche Einheiten des hydrostatischen Drucks

Wassertiefe (m)	Atmosphären (atm)	mmHg	Kilopascal (kPa)
0	1	760	100
10	2	1 520	200
20	3	2 280	300
30	4	3 040	400
40	5	3 800	500
50	6	4 560	600
60	7	5 320	700

Gesetz von Henry

Das Gesetz von Henry beschreibt das Löslichkeitsverhalten von Gasen in Wasser. Es besagt z. B., dass die Konzentration eines Gases in einer Flüssigkeit direkt proportional zum Partialdruck des entsprechenden Gases über der Flüssigkeit ist. Wenn der Taucher abtaucht, löst sich der Stickstoff wegen des erhöhten Partialdrucks im Gewebe auf. Steigt er wieder auf, bilden sich in den Geweben Blasen. So lässt sich die Dekompressionskrankheit erklären.

22.3.3 Barotrauma

Das Barotrauma ist die häufigste Tauchverletzung.[78] Obwohl verschiedene Formen des Barotraumas Schmerzen erzeugen, lösen sich viele spontan auf und erfordern keine Notfallbehandlung. Allerdings sind einige Lungenverletzungen durch Überdruck sehr gefährlich. Während des Tauchens entsteht ein Barotrauma innerhalb einer nicht komprimierbaren, gasgefüllten Körperhöhle (z. B. in einer Nasennebenhöhle). Wenn sich der Druck innerhalb dieser Räume nicht angleichen kann, während der Umgebungsdruck zunimmt, schwellen im Rahmen des abnehmenden Luftvolumens die Gefäße an, es kommt zu Blutungen und zu einem Mukosaödem. Wenn der Taucher aufsteigt, nimmt das Luftvolumen zu und es kommt zu einer Geweberuptur. ➤ Tab. 22.6 listet Symptome und Behandlung des Barotraumas auf.

Barotrauma beim Abtauchen

Maskendruck

Dieses Problem tritt meistens bei unerfahrenen oder nachlässigen Tauchern auf, die es verpassen, den Druck innerhalb der Maske an den zunehmenden Außendruck anzupassen.

Beurteilung Untersuchen Sie die Region um das Auge sowie die Konjunktiven nach Kapillarrupturen. Symptome sind Ekchymosen und Blutungen der Bindehaut des Auges.

Tab. 22.6 Barotrauma – Symptome und Therapie

Art des Barotraumas	Symptome	Therapie*
Druckstellen durch Taucherbrille	Einblutungen in Lederhaut und Bindehäute	spontan heilend, Kühlung, Schmerzmedikation, Ruhe
Druck auf den Nebenhöhlen	Schmerzen, Blut im Nasensekret	Schmerzmittel, Schleimlöser, ggf. Antihistaminika
Druck im Mittelohr	Schmerz, Schwindel, Riss des Trommelfells, Hörsturz, Übelkeit, Erbrechen	Schmerzmittel, Schleimlöser, ggf. Antihistaminika, ggf. Antibiotika; weitere Tauchgänge und Flüge vermeiden
Barotrauma des Innenohrs	Tinnitus, Schwindel, Gangunsicherheit, Hörsturz	Bettruhe; Oberkörper erhöht lagern, laute Geräusche meiden, Abführmittel, kein Tauchen oder Fliegen für mehrere Monate
Barotrauma des äußeren Ohrs	Schwierigkeiten beim Druckausgleich, Ohrenschmerzen, blutiger Ausfluss, ggf. Riss des Trommelfells	Gehörgang trocken halten; bei Infektion: Antibiotika
Druck im Zahn	Zahnschmerzen beim Tauchen	spontan heilend, ggf. Schmerzmedikation
Schwindel bei Druckveränderungen	Druckgefühl und Schmerzen im betroffenen Ohr, Schwindel, Tinnitus	meist nur kurze Beschwerdedauer, Schleimlöser; keine Tauchgänge, bis Problem nicht mehr besteht
Barotrauma der Lunge	Schmerzen unter dem Brustbein, Veränderungen der Stimme, Atemnot, Hautemphyseme	ABC prüfen, neurologischen Status erheben, 10–15 l Sauerstoff über Maske; Patienten in flacher Lage zum Ausschluss einer AGE in Klinik bringen
Hautemphysem	Schmerzen unter dem Brustbein, krepitationsartige Geräusche, „mechanische" Stimmlage, Schwellungen des Halses, Atemnot, Blut im Speichel	Ruhe, kein Tauchen oder Fliegen, Sauerstoff und hyperbare Sauerstofftherapie (HBO) nur in schweren Fällen indiziert
Pneumothorax	stechender Brustschmerz, Atemnot, verminderte Atemgeräusche	100 % Sauerstoff über Maske (12–15 l/min), SpO_2 überwachen, Transport in Wunschlage, auf Zeichen eines Spannungspneumothorax überwachen
Spannungspneumothorax	Zyanose, gestaute Halsvenen, Verlagerung der Luftröhre	Nadelentlastung, 100 % Sauerstoff über Maske (12–15 l/min), SpO_2 überwachen
arterielle Gasembolie (AGE)	bewusstseinsgetrübt bis bewusstlos, Kopfschmerzen, Sehstörungen, Krampfanfälle	ABC beurteilen, BLS/ALS beginnen, Krämpfe durchbrechen, 100 % Sauerstoff über Maske (12–15 l/min), Patienten flach lagern, glukosefreie Vollelektrolytlösung i. v. (1–2 ml/kg KG pro h); EKG-Monitor; Transport in nächstgelegen Druckkammer (Primärtherapie)

* Eine gute Schulung der Taucher ist sehr wichtig: Leichte Barotraumata sind selbstlimitierend, andere sollten zwar einem Arzt vorgestellt werden, ziehen aber nicht zwingend einen Rettungsdiensteinsatz nach sich.
Quelle: From Van Hoesen KB, Bird NH: Diving medicine. In: Auerbach PS: *Wilderness medicine,* 6. Aufl., St Louis, 2012, Mosby Elsevier

Management Ein Maskenbarotrauma ist eine selbstlimitierende Verletzung. Der Betroffene sollte auf das Tauchen verzichten, solange das Gewebe geschädigt ist. Behandeln Sie lokal mit kalten Kompressen und verabreichen Sie analgetische Medikamente, falls notwendig.

Druck in den Zähnen

Diese eher seltene Form des Barotraumas entsteht, wenn Luft im Inneren eines Zahnes eingeschlossen ist, z. B. in Zahnfüllungen, nach kürzlich erfolgten Zahnextraktionen oder Wurzelbehandlungen. Während des Abstiegs kann sich der Zahn mit Blut füllen oder mit steigendem Umgebungsdruck implodieren. Während des Aufstiegs expandiert die in den Zahn gedrückte Luft; dies führt zu Schmerzen oder zu einer Zahnexplosion. Um dies zu verhindern, sollte während 24 Stunden nach einer Zahnbehandlung grundsätzlich nicht getaucht werden.

Beurteilung Untersuchen Sie, ob der betroffene Zahn intakt oder gebrochen ist. Symptome sind Schmerzen.
Management Verabreichen Sie Schmerzmittel und schicken Sie den Patienten zum Zahnarzt.

Druck im Mittelohr

Dieser Druck kommt bei 40 % aller Taucher vor.[79] Er entsteht vor allem nahe der Wasseroberfläche, wo sich während des Abstiegs die größten Druckänderungen ereignen. Die Taucher müssen schon zu Beginn des Abstiegs den Druck im Mittelohr ausgleichen, sodass sich über dem Trommelfell kein Druckunterschied ausbildet, der zu einer Trommelfellruptur führen könnte. Ein Druckausgleich erfolgt, wenn der Taucher Luft durch die Eustachi-Röhre ins Mittelohr drückt (Valsalva-Manöver). Falls ein Trommelfell reißt und Wasser in das Mittelohr eindringt, verspürt der betroffene Taucher Schmerzen und Schwindel. Taucher mit einer Infektion der oberen Atemwege oder Allergien können Schwierigkeiten bekommen und sollten schon nahe der Oberfläche ausprobieren, ob sie den Druckausgleich durchführen können.

Beurteilung Untersuchen Sie den Gehörgang auf Blut. Symptome sind Schmerzen, Schwindel, Hörverlust und Erbrechen.
Management Druckunterschiede sind nicht erlaubt (kein Tauchen oder Fliegen). Die Patienten benötigen abschwellende Medikamente, wenn keine Trommelfellruptur vorliegt. Nach einer Ruptur sind ggf. Antibiotika nötig. Transportieren Sie den Patienten in aufrechter Position und lassen Sie ihn durch einen HNO-Arzt audiometrisch abklären.

Druck in den Nasennebenhöhlen

Normalerweise gleicht sich der Druck in einer Nasennebenhöhle während des Ab- oder Aufstiegs automatisch aus. Ein Problem mit dem Druckausgleich entsteht durch die gleichen Mechanismen wie im Mittelohr. Während eines Abstiegs entsteht ein Unterdruck im Sinus mit Schmerzen, Mukosarissen und Blutungen in die Sinushöhle. Der Druck kann aufgrund einer Schwellung, Sinusitis, Mukosahypertrophie, Rhinitis oder Nasenpolypen entstehen.[78] Während des Aufstiegs kann sich ein Umkehrdruck bilden (siehe weiter unten).

Beurteilung Achten Sie auf Ausfluss aus der Nase. Symptome sind starke Schmerzen über dem betroffenen Sinus oder blutiger Ausfluss, gewöhnlich aus den Stirnhöhlen.
Management Am Einsatzort sind außer bei starken Blutungen keine spezifischen Maßnahmen notwendig. Transportieren Sie den Patienten in einer Position, in der er sich wohlfühlt.

Innenohrbarotrauma

Obwohl viel seltener als der Druck im Mittelohr, ist dies die gefährlichste Form des Ohrbarotraumas, da es zu bleibender Taubheit führen kann.[79] Ein Innenohrbarotrauma kann sich bilden, wenn der Taucher während des Abstiegs den Druckausgleich im Mittelohr nicht herstellt. Bei energischen Druckausgleichsversuchen können große Mittelohrdrücke entstehen, die das runde Fenster (Eingang zum Innenohr) zerstören können.

Beurteilung Untersuchen Sie den Gehörgang auf Ausfluss. Symptome sind Tinnitus, Schwindel, Hörverlust, Gefühl der Ohrverstopfung, Nausea, Erbrechen, Blässe, Schweißausbrüche, Desorientiertheit und Ataxie.
Management Der Patient sollte jegliche Anstrengungen und laute Geräusche sowie Druckveränderungen vermeiden (kein Tauchen oder Fliegen). Transportieren Sie ihn in aufrechter Position. Kontaktieren Sie frühzeitig das Divers Alert Network (DAN) Europe oder eine andere Notfallstation für Tauchunfälle (> Kasten 22.7), um das weitere Vorgehen, insbesondere die mögliche Notwendigkeit einer Druckkammerbehandlung, zu besprechen.

Barotrauma beim Auftauchen

Alternobarischer Schwindel

Dies ist eine ungewöhnliche Form des Barotraumas, die entsteht, wenn sich ausdehnendes Gas durch die Eustachi-Röhre strömt und sich im Mittelohr eine Druckdifferenz bildet. Obwohl die Symptomatik nur von kurzer Dauer ist, kann der Schwindel den Taucher in Panik versetzen und so einen Tauchunfall verursachen.

Beurteilung Untersuchen Sie den Gehörgang auf Ausfluss und testen Sie die Hörfähigkeit des Patienten. Die Symptome mit transientem Schwindel, Druck im betroffenen Ohr, Tinnitus und Hörverlust dauern nur kurz an.
Management Es sind keine spezifischen Maßnahmen notwendig. Tauchen sollte vermieden werden, bis die Hörfähigkeit wiederhergestellt ist. Verabreichen Sie abschwellende Medikamente, falls nötig. Es muss kein Transport erfolgen, wenn sich die Symptomatik spontan rückbildet.

Barotrauma der Nasennebenhöhlen

Diese Form von Druck in den Nasennebenhöhlen entsteht, wenn die Öffnungen zu den Nasennebenhöhlen während des Aufstiegs blockiert sind und die sich ausdehnende Luft nicht ausströmen kann. Der zunehmende Druck verletzt die Mukosa im Sinus, und es kommt zu Blutungen und Schmerzen. Barotraumata der Nasennebenhöhlen ereignen sich vor allem bei Tauchern mit einem Infekt des oberen Respirationstrakts oder mit Allergien. Manche Taucher nehmen vor einem Tauchgang abschwellende Nasentropfen, um Komplikationen mit dem Druckausgleich zu verhindern. Doch mit zunehmender Tauchtiefe kann deren vasokonstriktorische Wirkung abnehmen, die Schleimhäute schwellen an und blockieren die Sinusöffnungen.

Beurteilung Untersuchen Sie die Nase auf Ausfluss. Die Symptome sind starke Schmerzen im Bereich des betroffenen Sinus und blutiger Ausfluss, gewöhnlich aus den Stirnhöhlen.

Management Wenn keine starke Blutung auftritt, sind keine spezifischen Maßnahmen notwendig. Bei starkem Nasenbluten können Sie auf die weichen Teile der Nase drücken, um die Löcher zu verschließen. Transportieren Sie den Patienten in einer Position, in der er sich wohlfühlt.

Druck im Gastrointestinaltrakt

Dieses Problem entsteht beim Aufsteigen des Tauchers, wenn Gas im Darm eingeschlossen ist. Dieses Barotrauma kommt vor allem bei Tauchneulingen vor, die in Kopftieflage mehrfach Valsalva-Manöver durchführen und dadurch Luft in den Magen pressen. Es kann auch sein, dass Taucher vor dem Tauchgang kohlensäurehaltige Getränke oder blähendes Essen zu sich genommen haben oder während des Tauchgangs Kaugummi kauen.

Beurteilung Untersuchen Sie alle vier Quadranten des Abdomens. Symptome sind ein geblähtes Abdomen, Aufstoßen und Darmwind.

Management Die Symptome verschwinden meistens spontan. Rufen Sie einen Arzt hinzu, wenn dies nicht der Fall sein sollte. Nur in ganz schweren Fällen ist eine Behandlung in der Druckkammer notwendig.

Lungenüberblähungsbarotrauma

Ein Lungenüberblähungsbarotrauma (Pulmonary Overpressurization Syndrome, POPS) ist eine ernsthafte Form des Barotraumas, die sich beim Aufstieg ereignet, wenn sich die Luft in den Lungen ausdehnt. Normalerweise eliminiert der Taucher die sich ausdehnende Luft, indem er während des Aufstiegs normal atmet. Wenn die Luft aber nicht entweichen kann, dann rupturieren die Alveolen, wodurch Folgeverletzungen entstehen, je nachdem wie viel und wohin die Luft austritt. Üblicherweise betroffen sind Taucher, die schnell und unkontrolliert aufsteigen. Nachdem die Luft ausgegangen ist, kommt Panik auf oder der Bleigurt wird abgeworfen. Die fünf Formen der POPS sind:

1. Überblähung mit lokal begrenzter Verletzung
2. Mediastinales Emphysem
3. Subkutanes Emphysem
4. Pneumothorax
5. Arterielle Gasembolie (AGE)

Überblähung mit lokalen Verletzungen

Dies ist die leichteste Form des POPS, die ein geringes, isoliertes Barotrauma der Lungen zur Folge hat.

Beurteilung Untersuchen Sie die Lungenfelder hinsichtlich abgeschwächter oder fehlender Atemgeräusche. Brustschmerzen können – müssen aber nicht – vorhanden sein. Das Sputum ist oftmals blutig (Hämoptyse).

Management Beruhigen Sie den Patienten und behandeln Sie symptomorientiert. Überwachen Sie die Vitalzeichen und messen Sie die Sauerstoffsättigung mittels Pulsoxymetrie. Geben Sie 2–4 l Sauerstoff über die Nasensonde. Transportieren Sie den Patienten zur weiteren Abklärung in ein Krankenhaus. Weiteres Tauchen oder Fliegen sollte unterlassen werden.

Mediastinales Emphysem

Dies ist die häufigste Form des Lungenüberblähungsbarotraumas. Das Emphysem wird durch Luft verursacht, die wegen der rupturierten Alveolen in den interstitiellen Raum des Mediastinums austritt.

Beurteilung Dieses Krankheitsbild ist meist weniger dramatisch. Untersuchen Sie die Lungenfelder auf abgeschwächte Lungengeräusche. Symptome sind Heiserkeit, Halsschwellung und geringe retrosternale Thoraxschmerzen. Oft verspüren die Patienten beim tiefen Einatmen oder Husten einen dumpfen Schmerz. Untersuchen Sie den Halsbereich und den Thorax auf ein subkutanes Emphysem. In schweren Fällen beklagen sich die Opfer über Brustschmerzen und Dyspnoe und haben Schluckbeschwerden.

Management Beruhigen Sie den Patienten. Überwachen Sie die Vitalzeichen und messen Sie die Sauerstoffsättigung mittels Pulsoxymetrie. Verabreichen Sie über die Nasensonde 2–4 l Sauerstoff. Normalerweise erfordert ein Mediastinalemphysem keine spezifische Behandlung oder Rekompressionstherapie. In seltenen schwereren Fällen müssen andere Ursachen von Thoraxschmerzen oder einer schweren Form dieses Barotraumas medizinisch ausgeschlossen werden. Transportieren Sie den Patienten in Rückenlage. Setzen Sie den Patienten keinem weiteren Druck mehr aus (kein Tauchen, kein Fliegen).

Subkutanes Emphysem

Die aus den Alveolen austretende Luft expandiert in den Halsbereich und in die Region der Schlüsselbeine.

Beurteilung Untersuchen Sie die Lungenfelder auf abgeschwächte Atemgeräusche. Die Symptomatik umfasst Schwellung, Krepitation, Heiserkeit, Halsschmerzen und Schluckbeschwerden.

Management Außer Ruhe ist keine spezifische Therapie notwendig. Überwachen Sie die Vitalzeichen und messen Sie die Sauerstoffsättigung. Verabreichen Sie Sauerstoff. Diese Patienten benötigen eine weitere medizinische Abklärung, um schwerere Formen eines Lungenbarotraumas auszuschließen. Der Transport sollte in Rückenlage erfolgen. Vermeiden Sie weitere Druckexposition (kein Tauchen, kein Fliegen).

Pneumothorax

Ein Pneumothorax tritt nur bei 10 % der Barotraumata der Lungen auf, da die Luft die Pleura visceralis durchdringen muss. Diese bietet einen bedeutend größeren Widerstand, als wenn die Luft nur in den interstitiellen Raum zwischen Lunge und Pleura visceralis eindringt. Wenn sich die Alveolenruptur in der Tiefe ereignet, kann sich während des weiteren Aufstiegs ein Spannungspneumothorax entwickeln.

Beurteilung Auskultieren Sie die Lunge und suchen Sie ein abgeschwächtes Atemgeräusch. Die Zeichen und Symptome eines Pneumothorax hängen von dessen Größe ab und beinhalten scharfe Thoraxschmerzen, verminderte Atemgeräusche und Dyspnoe. Achten Sie darauf, ob sich im weiteren Verlauf ein Spannungspneumothorax entwickelt.

Management Sorgen Sie dafür, dass der Patient beruhigt wird und sich nicht bewegt. Überwachen Sie die Vitalfunktionen und messen Sie die Sauerstoffsättigung mittels Pulsoxymetrie. Verabreichen Sie Sauerstoff. Beginnen Sie mit dem standardmäßigen Management eines Spannungspneumothorax gemäß ALS-Richtlinien und führen Sie eine Entlastungspunktion durch. Transportieren Sie den Patienten in ein Krankenhaus, damit er weiter untersucht werden kann, um eine schwerere Form eines Lungenbarotraumas auszuschließen. Der Patient darf keinem Druck mehr ausgesetzt werden (kein Tauchen oder Fliegen). Eine Rekompressionstherapie ist gewöhnlich nicht notwendig.

Arterielle Gasembolie

Die arterielle Gasembolie (AGE) ist die meistgefürchtete Komplikation eines Lungenbarotraumas und nach Ertrinken mit einem Anteil von 30 % die häufigste Todesursache bei Tauchern.[80] Sie kann sich aus jeder Form der beschriebenen Lungenüberdruckstörungen entwickeln und ist die Folge einer Luftembolie. Eine arterielle Gasembolie entsteht typischerweise, wenn ein Taucher unkontrolliert zur Oberfläche aufsteigt und dabei nicht adäquat ausatmet. Dadurch kommt es zu einer Überblähung der Lungen. Die Gasembolie kann aber auch nach einem langsamen Aufstieg und ohne Lungenpathologie auftreten. Wenn während des Aufstiegs die Alveolen reißen, gelangt gasförmige Luft über die pulmonalvenösen Kapillaren in Form von Bläschen in den linken Vorhof. Von dort erreicht sie über die Aorta das Gehirn, die Koronarien und andere Gefäßsysteme. Die Gasblasen können in die Koronararterien gelangen, diese verstopfen und Herzrhythmusstörungen, einen Herzinfarkt oder einen Herzstillstand verursachen.[81] Wenn die Luftblasen das Gehirn erreichen, zeigt der Taucher Symptome wie bei einem Schlaganfall.

Die Symptome der arteriellen Gasembolie treten nicht – wie bei einer Dekompressionskrankheit – um Stunden verzögert, sondern innerhalb von 2 Minuten nach dem Auftauchen auf. Jede Bewusstlosigkeit eines Tauchers ist bis zum Beweis des Gegenteils eine arterielle Gasembolie.[81] Die primäre Therapie erfolgt in der Druckkammer.

Bis vor Kurzem wurden diese Patienten in Trendelenburg-Lagerung transportiert, im Glauben, einen Blaseneintritt in die systemische Zirkulation verhindern zu können. Heute ist bekannt, dass dies durch Kopftieflage nicht verhindert werden kann; zudem wird die Oxygenierung des Patienten schwieriger und es kann sich ein Hirnödem entwickeln.[82] Die Patienten sollten deshalb in flacher Rückenlage transportiert werden. In dieser Position werden auch mehr Stickstoffblasen aus dem Kreislauf entfernt.[83, 84]

Dekompressionskrankheit

Die Dekompressionskrankheit (Decompression Sickness, DCS) lässt sich direkt vom Henry-Gesetz ableiten. Wenn ein Taucher komprimierte Luft aus Sauerstoff (21 %), Kohlendioxid (0,03 %) und Stickstoff (78 %) einatmet, so ist die Konzentration eines Gases in einer Flüssigkeit direkt proportional zum Partialdruck des entsprechenden Gases über der Flüssigkeit. Sauerstoff wird im Körper im Rahmen des Stoffwechsels verbraucht, wenn er in Lösung ist, und bildet keine Gasblasen während des Aufstiegs aus der Tiefe.

Stickstoff, ein inertes Gas, das nicht verstoffwechselt wird, ist das Hauptproblem bei der Dekompressionskrankheit. Das Gas ist in Fett 5-mal besser löslich als in Wasser und tritt gelöst ins Gewebe über, proportional zum steigenden Umgebungsdruck. Je tiefer und je länger ein Taucher taucht, desto mehr Stickstoff geht im Gewebe in Lösung. Wenn der Taucher auftaucht, muss der gelöste Stickstoff wieder eliminiert werden. Reicht die Zeit während des Aufstiegs dafür nicht aus, bildet sich noch im Gewebe gasförmiger Stickstoff in Form von intravaskulären Gasblasen; die Folgen sind Obstruktionen im Gefäß- und Lymphsystem, Aufblähung der Gewebe und eine Entzündungsreaktion.[85]

Bei den meisten Tauchern treten die Symptome innerhalb einer Stunde nach dem Tauchgang auf, bei anderen erst nach 6 Stunden. Etwa 2 % aller Taucher leiden erst nach 24–48 Stunden an der Dekompressionskrankheit. Eingeteilt werden die Symptome in den Typ I, einer leichten Form mit Beteiligung der Haut, des lymphatischen und muskuloskeletalen Systems, und den Typ II, einer schweren Form, bei der Nerven- und kardiovaskuläres System involviert sind (➤ Kasten 22.5). Leichte Symptome der Dekompressionskrankheit sind Müdigkeit bis Missstimmung. Allerdings können sie auch Vorboten einer schweren Symptomatik sein, wie Gefühllosigkeit, Schwäche und Lähmungserscheinungen.

22.5 Dekompressionskrankheit
Unter dem Begriff Dekompressionskrankheit werden die Typen I und II sowie die arterielle Gasembolie zusammengefasst.[86, 87]

Aktuelle Studien schlagen vor, die Dekompressionskrankheit klinisch anhand der betroffenen Körperregionen und nicht nach Typen zu beschreiben.[70] Dieser Vorschlag stellt sicher, dass auch Patienten mit leichten Symptomen einer Dekompressionskrankheit aggressiv mit 100 % Sauerstoff behandelt werden und frühzeitig

Kontakt zu einem Zentrum mit einer Druckkammer aufgenommen wird. Viele Taucher mit einer leichten Form der Dekompressionskrankheit nehmen keine medizinische Hilfe in Anspruch. Da diese Krankheit bei Tauchern weit verbreitet ist, suchen Tauer möglicherweise erst nach bis zu 32 Stunden einen Arzt auf.[88]

Verschiedene Faktoren prädisponieren einen Taucher für die Dekompressionskrankheit.[89, 90] Einige Risikofaktoren erhöhen bekanntermaßen die Aufnahme von Stickstoff in die Gewebe während des Abtauchens und verlangsamen seine Abgabe beim Auftauchen. Diverse körperlich-medizinische und Umweltfaktoren sowie Probleme mit der Tauchausrüstung und Fehlverhalten erhöhen das Risiko, eine Dekompressionskrankheit zu erleiden (➤ Kasten 22.6).

22.6 Faktoren, welche die Dekompressionskrankheit (DCS) begünstigen

Körperliche und medizinische Faktoren
- Mangelnde Fitness
- Höheres Alter
- Weibliches Geschlecht
- Unterkühlung
- Alkohol- oder Drogenkonsum
- Defekt der Herzscheidewand
- Übergewicht
- Schlafmangel
- Dehydrierung
- Unangemessene Ernährung
- Körperliche Erschöpfung oder Überanstrengung in der Tiefe
- Sonstige Vorerkrankungen (z. B. Asthma)
- DCS-Vorgeschichte

Umweltfaktoren
- Extreme Temperaturen
- Raue See
- Flüge nach Tauchgängen
- Schwere Arbeit unter Wasser
- Stickstoffnarkose (Verwirrtheit/Euphorie ähnlich wie bei einer Alkoholintoxikation, ausgelöst durch Stickstoff, der unter Druck in die Blutgefäße gepresst wird)
- Erhöhter pCO_2
- Niedrige Wassertemperatur

Probleme mit Tauchausrüstung, Fehlverhalten
- Nichtbeachten der Dekompressionstabellen
- Schwierigkeiten beim Tarieren
- Schnelles Auftauchen
- Luftvorrat zu gering
- Ausfall oder Störung des Lungenautomaten
- Unbekannte oder nicht ausreichende Ausrüstung

Quelle: aus Barratt DM, Harch PG, Van Meter K: Decompression illness in divers: a review of the literature, *Neurologist* 8: 186, 2002. Abdruck mit Genehmigung von Lippincott Williams & Wilkins

Gliedmaßenbeteiligung (DCS Typ I)

Diese Form der Dekompressionskrankheit entsteht aufgrund einer Blasenbildung im muskuloskeletalen System, typischerweise in einem oder mehreren Gelenken. Am häufigsten sind Schultern und Ellenbogen betroffen, außerdem die Knie, Hüfte, Handgelenke, Hände und Knöchel. Die Schmerzen sind stark und werden durch Bewegung verstärkt. Sie beginnen allmählich und sind tief und dumpf. Obwohl diese Erkrankung nicht lebensbedrohend ist, sind die Symptome ein Hinweis, dass sich Gasblasen im venösen Kreislauf gebildet haben. Wenn sie unbehandelt bleiben, können sich schwerere Formen der Krankheit entwickeln.

Tab. 22.7 Zeichen, Symptome und Therapie der Dekompressionskrankheit (DCS)

Zustand	Symptome	Therapie
DCS Typ 1		
Hautirritationen	starker Juckreiz, rötlicher Ausschlag an Schultern und Dekolleté, vor dem Brennen und Jucken der Haut sind Hautmazerierungen möglich, lokale Zyanose und Ödeme	selbstheilend, auf Zeichen einer spät auftretenden Gliedmaßenschmerz-DCS überwachen
DCS mit Gliedmaßenschmerzen	Druckempfindlichkeit der großen Gelenke, leichte bis schwerste Gelenk- oder Extremitätenschmerzen, meist gleich bleibende Schmerzen, in 75 % aber auch pochend, Verschlimmerung durch Bewegung; Typ 1 kann Vorbote von Typ 2 sein	bei nur leichten Beschwerden oft selbstheilend, Patienten für 24 h überwachen bei mittleren bis starken Schmerzen: 100 % Sauerstoff über Maske (12–15 l/min), Vollelektrolytlösung i. v. (1–2 ml/kg KG pro h), Transport in Rückenlage in die nächste geeignete Druckkammer
DCS Typ 2		
kardiopulmonales „Ersticken"	Schmerzen in der Brust, leichter trockener Husten, Zyanose, Tachypnoe, Tachykardie, Schock bis Kreislaufstillstand	ABC, je nach Symptomen BLS oder ALS, 100 % Sauerstoff über Maske (12–15 l/min), Vollelektrolytlösung i. v. (1–2 ml/kg KG pro h), Transport in Rückenlage in die nächste geeignete Druckkammer
Neurologische Ausfälle		
Gehirn	Sehstörungen, Kopfschmerz, Verwirrung, Orientierungsverlust, Übelkeit und Erbrechen	
Rückenmark	Rückenschmerzen, Schwäche, Taubheitsgefühl, Lähmung, Urin- und Stuhlkontinenz	
Innenohr	Schwindel, Gangunsicherheit	

Quelle: aus Barratt DM, Harch PG, Van Meter K: Decompression illness in divers: a review of the literature, *Neurologist* 8: 186, 2002 und Kizer KW, Van Hoesen KB: Diving medicine. In Auerbach PS: *Wilderness medicine*, 6. Aufl., St Louis, 2012, Mosby Elsevier

Beteiligung von Haut und Lymphsystem (DCS Typ I)

Diese Krankheitsform ist ungewöhnlich. Sie ist Zeichen einer ungenügenden Elimination der Gasblasen in Haut und Lymphsystem. Symptome sind intensive Rötungen der Haut, die sich zu roten Flecken oder bläulichen Verfärbungen ausweiten. Eine Marmorierung der Haut ist ein eher schlechtes Zeichen und kann Vorbote eines neurologischen Problems sein.[61] Die Obstruktion des Lymphsystems führt zu Schwellungen und Orangenhaut.

Kardiopulmonale Beteiligung (DCS Typ II)

Diese schwere Form der Dekompressionskrankheit resultiert aus einer Überfrachtung des pulmonalen Kapillarsystems mit venösen Gasblasen. Es kann zu einer Hypotonie kommen. Symptome sind unproduktiver Husten, retrosternale Thoraxschmerzen, Zyanose, Dyspnoe, Schock und Herz-Kreislauf-Stillstand. Dieses Beschwerdebild ähnelt dem eines akuten Atemnotsyndroms (ARDS) (➤ Kap. 8).[91]

Rückenmarkbeteiligung (DCS Typ II)

Die weiße Substanz des ZNS ist durch Blasenbildung sehr verletzlich. Stickstoff löst sich sehr gut im Myelin des Rückenmarks. Am häufigsten kommt diese Krankheitsform im Bereich des thorakalen Rückenmarks vor, gefolgt von den lumbal-sakralen und zervikalen Bereichen.[88] Symptome sind Rückenschmerzen und das Gefühl von schweren Beinen. Die Patienten beschreiben oft ein merkwürdiges Gefühl in den Beinen oder Parästhesien (Schwäche, Gefühllosigkeit oder Lähmung), die progredient sein können. Auch über Darm- und Blasenstörungen mit Harnverhalt wurde berichtet.[92]

➤ Tab. 22.7 listet Symptome und Behandlung der Dekompressionskrankheit auf.

22.3.4 Beurteilung

Um eine gleichbleibende Versorgungsqualität zu gewährleisten, sollte nach einem standardisierten Verfahren vorgegangen werden. Bei allen Tauchunfällen sollte nach Zeichen einer arteriellen Gasembolie oder einer Dekompressionskrankheit gesucht werden, denn die lebensrettende Behandlung ist in beiden Fällen die Druckkammer.

Arterielle Gasembolisation

Etwa 5 % aller Patienten mit einer Gasembolie präsentieren sich mit einer unmittelbaren Apnoe, Bewusstlosigkeit und Herzstillstand. Andere zeigen Symptome wie bei einem Hirnschlag mit Bewusstlosigkeit, Stupor, Verwirrtheit, Hemiparese, Krampfanfall, Schwindel, Sehstörungen, sensorischen Veränderungen und Kopfschmerzen.

Dekompressionskrankheit

Typ I präsentiert sich mit tiefen Gelenkschmerzen, Juckreiz der Haut und Obstruktion der Lymphgefäße (Lymphödem). Typ II ist charakterisiert durch ZNS-Symptome wie Gefühllosigkeit und Schwäche bis hin zu Lähmungen. Versuchen Sie, ein Tauchprofil zu erhalten, und fragen Sie bei Tauchkollegen nach dem genauen Hergang einschließlich folgender Detailinformationen:

- Beginn der Symptome
- Eingeatmetes Medium, z. B. Luft, Nitrox
- Tauchprofil: Aktivität, Tiefe, Dauer, Häufigkeit, Oberflächenpausen, Intervalle zwischen den Tauchgängen
- Tauchort und Wasserbedingungen
- Risikofaktoren
- Probleme unter Wasser während des Ab- oder Aufstiegs: medizinische Probleme, Ausrüstung
- Nullzeiten- oder Dekompressionstauchgang
- Aufstiegsgeschwindigkeit
- Dekompressionsstopps
- Aktivitäten nach dem Tauchgang
- Flug nach dem Tauchen (Typ und Dauer)
- Medizinische Vorerkrankungen
- Medikamente
- Alkohol- oder Drogenkonsum[93]

22.3.5 Management

Führen Sie das ABC durch, sichern Sie die Atemwege und beginnen Sie je nach Bedarf mit BLS- oder ALS-Maßnahmen. Verabreichen Sie 100 % Sauerstoff (12–15 l/min), infundieren Sie balancierte kristalloide (Voll-)Elektrolytlösung (keine Glukoselösung) (1–2 ml/kg/h). Überwachen Sie die Vitalzeichen, Pulsoxymetrie und das EKG. Behandeln Sie, falls nötig, Krampfanfälle. Schützen Sie den Patienten vor Hypothermie. Nehmen Sie so früh wie möglich mit dem Divers Alert Network (DAN) oder einer vergleichbaren Organisation Kontakt auf, um die Behandlung in einer Druckkammer abzuklären (➤ Kasten 22.7). Transportieren Sie den Patienten in Rückenlage. Falls ein Transport oder eine Rettung mit dem Hubschrauber erforderlich ist, muss dieser so tief wie möglich – nicht höher als 300 m – fliegen, um eine weitere Ausdehnung der Gasblasen (Boyle-Gesetz) zu verhindern.

22.7 Taucherverbände und Notrufnummern

Divers Alert Network (DAN) Europe
DAN Europe ist für Fragen und bei Notfällen erreichbar. Erster Ansprechpartner ist immer die Leitstelle! Bei Tauchunfällen im Heimatland bzw. in Deutschland und in Österreich erreichen Sie den DAN-Europe-Taucherarzt unter der für DAN-Mitglieder kostenfreien Rufnummer:
Hotline: 00800–32 66 68 783 (00800-DANNOTRUF)
Diese Hotline-Nummer kann **nur** in Deutschland und Österreich angewählt werden, aus dem Telefonfestnetz, von Mobiltelefonen und von öffentlichen Fernsprechgeräten.

> **Verband Deutscher Sporttaucher (VDST)**
> In Deutschland steht außerdem der VDST für Fragen und Informationen rund um den Tauchsport zur Verfügung. Für Mitglieder wird eine 24-Stunden-Notfall-Hotline für medizinische Anliegen zum Thema Tauchen angeboten.
> Verband Deutscher Sporttaucher (VDST)
> Berliner Str. 312
> 63067 Offenbach
> www.vdst.de
> **Notfall-Hotline: +49–69 800 88 616**
>
> **aqua med**
> aqua med gehört zur Medical Helpline Worldwide (MHW) und ist eine international tätige Notrufzentrale mit dem Schwerpunkt Tauch- und Notfallmedizin.
> Medical Helpline Worldwide GmbH/aqua med
> Am Speicher XI 11
> 28217 Bremen
> www.aqua-med.eu
> **Notrufhotline: +49–700 34 83 54 63 (+49–700-diveline)**

Die definitive Behandlung eines Barotraumas ist die Gabe von 100 % Sauerstoff mit 2- bis 3-fachem Atmosphärendruck in einer Druckkammer.[94] Der Patient profitiert sehr schnell – basierend auf dem Gesetz von Boyle – von dem höheren Umgebungsdruck, den verkleinerten Gasblasen und der steigenden Sauerstoffkonzentration in den Geweben. ➤ Kasten 22.8 beschreibt die Rekompression und die Therapie mit hyperbarem Sauerstoff.

> **22.8 Dekompressionstherapie zur Behandlung von Tauchverletzungen**
>
> Die Ziele der Dekompressionstherapie für tauchspezifische Krankheiten wie Barotrauma und Dekompressionskrankheit (DCS) sind eine Verkleinerung der Luftblasen und die Erhöhung des Sauerstoffanteils im Gewebe. Eine Rekompressionstherapie umfasst die folgenden Mechanismen:
> - Reduzierung der Gasbläschen, die in den pulmonalen Kapillaren zirkulieren
> - Unterstützung der Reabsorption der Blasen ins Blut
> - Erhöhung der Sauerstoffabgabe ins Gewebe
> - Korrektur der Hypoxie
> - Erhöhung des Diffusionsgradienten für Stickstoff
> - Reduktion von Ödemen
> - Reduktion der Permeabilität der Blutgefäße
>
> Alle Taucher mit arterieller Gasembolie (AGE) und Dekompressionskrankheit (DCS) müssen frühzeitig in ein Zentrum für hyperbare Therapie gebracht werden, da eine Behandlung innerhalb von 6 Stunden nach Symptombeginn am erfolgreichsten ist. Die betroffenen Taucher halten sich nicht immer in der Nähe einer Druckkammereinrichtung auf; daher sollte frühzeitig Kontakt zu einer der Notrufzentralen für Tauchunfälle aufgenommen werden, um die nächste verfügbare Druckkammer zu ermitteln und einen geeigneten Transport zu Wasser, Land oder Luft zu organisieren (➤ Kasten 22.7).
>
> *Quelle:* modifiziert nach: Tibbles PM, Edelsberg JS: Hyperbaric oxygen therapy. *N Engl J Med* 1996;334(25):1642, von Barratt DM, Harch PG, Van Meter K: Decompression illness in divers: A review of the literature. *Neurologist* 2002;8:186 und von Van Hoesen KB, Bird NH: Diving medicine. In Auerbach PS: *Wilderness medicine*, 6. Aufl., St. Louis, 2012, Mosby Elsevier

22.3.6 Prävention

Millionen ausgebildeter Taucher benötigen regelmäßige Auffrischungslehrgänge zur Vorbeugung und Erkennung von Tauchkrankheiten. Vor allem professionelle Taucher, z. B. Rettungsschwimmer oder Angehörige der Küstenwache, sind auf den lokalen Rettungsdienst angewiesen, um Patienten adäquat retten und versorgen zu können sowie den Transport in die nächste geeignete Klinik bzw. in eine Dekompressionskammer zu organisieren.

Gesundheit und Tauchen

Alle Personen, die mit dem Tauchen beginnen wollen, sollten sich auf ihre Tauchtauglichkeit tauchärztlich untersuchen lassen. Fünf allgemeine Empfehlungen, die dabei helfen, Personen mit einem erhöhten Risiko für Tauchprobleme zu identifizieren, sind im Folgenden aufgelistet. Diese Empfehlungen entsprechen dem Konsens medizinischer Tauchspezialisten.[70, 95] In ➤ Tab. 22.8 sind absolute, relative und temporäre Kontraindikationen für das Tauchen zusammengestellt.[70] Die allgemeinen Empfehlungen sind:

- Unfähigkeit, den Druck in einer Körperhöhle auszugleichen.
- Medizinische oder psychiatrische Probleme können sich ggf. unter Wasser manifestieren und den Taucher in Gefahr bringen, weil sich das Problem im Wasser ereignet oder keine adäquate Hilfe zur Verfügung steht.
- Beeinträchtigungen der Gewebeperfusion oder die Diffusion inerter Gase können das Risiko einer Dekompressionskrankheit erhöhen.
- Schlechte Kondition oder anstrengungsabhängige körperliche Probleme erhöhen das Risiko. Die betreffenden Faktoren können physiologischer oder pharmakologischer Natur sein.
- Bei schwangeren Frauen ist der Fetus unter Umständen einem höheren Risiko überdruckabhängiger Störungen oder Verletzungen ausgesetzt.

Die Untersuchungen sollten von einem zertifizierten Taucherarzt durchgeführt werden. Hilfreiche Information hierzu gibt die Deutsche Gesellschaft für Tauch- und Überdruckmedizin (GTÜM; www.gtuem.org/).

Seit vielen Jahren fragen Diabetiker die Tauchärzteschaft, ob es möglich ist, mit einer eingestellten Diabeteserkrankung zu tauchen. Im Juni 2005 wurde in den USA von Tauchexperten ein internationaler Workshop abgehalten. Dort erstellten Tauchärzte Richtlinien für das Tauchen mit Diabetes.[96] Nach diesen Richtlinien müssen Diabetiker, die orale Hypoglykämiemedikamente oder Insulin einnehmen, für das Tauchen sehr gut vorbereitet sein. In ➤ Kasten 22.9 sind die Voraussetzungen für Diabetiker zur Teilnahme am Tauchsport zusammengefasst.

Tab. 22.8 Richtlinien für die Tauchtauglichkeit von Freizeittauchern

System	Klare Kontraindikation	Relative Kontraindikation	Temporäre Kontraindikation
neurologisch	• Krämpfe • TIA, zerebraler Insult • Dekompressionsunfall mit Spätschäden	• starke Migräne • SHT mit Folgebeschwerden • Bandscheibenvorfall • periphere Neuropathie • Multiple Sklerose • Wirbelsäulen- oder Hirnverletzungen • intrakraniale Tumoren oder Aneurysmen	arterielle Gasembolisation ohne Spätfolgen, mit ausgeschlossenem Air Trapping und geringer Wiederholungswahrscheinlichkeit
kardiovaskulär	• Rechts-Links-Shunt, (Septumdefekt) • hypertrophe Kardiomyopathie • Herzklappenstenose	• Koronararterienbypass • PTCA, Koronararterienverschluss • Myokardinfarkt • kongestives Herzversagen • Bluthochdruck • unbehandelte Herzrhythmusstörungen • Herzklappenfehler	Herzschrittmacher: wenn nicht druckgetestet!
pulmonal	• Spontanpneumothorax • Lungenfunktionsbeeinträchtigungen verschiedener Genese, z. B. COPD	• Asthma • Atemwegsprobleme anderer Genese • Bronchospasmen • solide, zystische oder kavernenbildende Läsionen • Pneumothorax durch Operation, Trauma, frühere Lungenüberblähung • Lungenödem • Lungenemphysem	
gastrointestinal	• Magenausgangsverengung • chronische Darmverengung • starker gastroösophagealer Reflux • paraösophageale Hernie	• entzündliche Darmerkrankung • funktionelle Einschränkung der Darmtätigkeit	• nicht korrigierte Hernien im Bauchraum • Magengeschwüre mit Reflux oder Verengung
metabolisch und endokrin	Schwangerschaft	insulinpflichtiger oder nicht insulinpflichtiger Diabetes mellitus	
HNO	• Trommelfellperforation • eingesetzte Ohrröhrchen • Mittelohr- oder Innenohroperationen • Tracheostoma	• wiederholte Otitis externa, media oder Sinusitis • Fehlfunktion der Eustachi-Röhre • Trommelfellschaden, Trommelfellplastik oder -rekonstruktion, Mastoidektomie (Entfernung des Warzenfortsatzes) • starker sensoneuraler Hörverlust oder Schallleitungsverlust • Ruptur des runden oder ovalen Fensters in der Vorgeschichte	• akute Infektion des oberen Respirationstrakts • akute Sinusitis • akute Otitis media
orthopädisch		• Amputation • Skoliose mit respiratorischer Beeinträchtigung • aseptische Nekrose	Rückenschmerzen
hämatologisch		• Sichelzellanämie • Leukämie • Hämophilie • Polyzythämie	
verhaltensbedingt	• unangebrachte Motivation zu tauchen • Klaustrophobie • akute Psychosen • unbehandelte Panikattacken	• Einnahme von Psychopharmaka • psychische Störungen	

Quelle: aus Van Hoesen, KB, Bird NH: Diving Medicine. In Auerbach PS: *Wilderness medicine*, 6. Aufl., St Louis, 2012, Mosby Elsevier

22.9 Richtlinien für das Tauchen mit Diabetes

Auswahl und Überwachung
- Alter über 18 Jahre (über 16 Jahre mit speziellem Training)
- Verzögertes Tauchen nach Start/Änderung der Medikation
  - 3 Monate mit oralen Antidiabetika
  - 1 Jahr nach Beginn der Insulintherapie
- Keine stattgefundenen Hypo- oder Hyperglykämien mit anschließend notwendiger Hilfeleistung Dritter im letzten Jahr
- Keine Hypoglykämie-Wahrnehmungsstörung
- Profunde Kenntnisse im Umgang mit Diabetes
- HbA1c-Werte ≤ 9 % nicht mehr als einen Monat vor der ersten Beurteilung und jeder jährlichen Überprüfung (Werte > 9 % machen eine weitere Abklärung und mögliche Therapieänderung wahrscheinlich)
- Keine signifikanten Folgeerkrankungen durch Diabetes
- Der Taucherarzt/Diabetologe muss von dem besonderen Verständnis des Tauchers über seine Erkrankung überzeugt sein
- Einschätzung einer stillen Ischämie bei Tauchern über 40 Jahre (nach erster Auswertung regelmäßige Überwachung nach den nationalen gültigen Leitlinien für die Bewertung von Diabetikern)
- Dokumentation aller unerwünschten Ereignisse während des Tauchens und deren Besprechung mit dem Arzt

Geltungsbereich
- Tauchen sollte immer geplant werden, um Folgendes zu vermeiden:
  - Tauchtiefen über 30 Meter
  - Tauchzeit über 60 Minuten
  - Nichteinhalten der obligatorischen Dekompressionsstopps
  - Höhlen- und Wracktauchgänge
  - Anstrengende Tauchgänge, die eine Hypoglykämie verursachen können
- Der Tauchpartner muss über die Erkrankung und die Hilfemaßnahmen informiert sein.
- Der Tauchpartner sollte kein Diabetiker sein.

Glukosemanagement am Tauchtag
- Selbstbeurteilung der Tauchfitness
- Blutzucker ≥ 150 mg/dl, stabil oder steigend, vor dem Tauchgang
  - Durchführung von mindestens drei Messungen 60 Minuten, 30 Minuten und unmittelbar vor dem Tauchgang
  - Ggf. Dosierungsänderung des Insulins am Vorabend oder am Tauchtag
- Verschiebung des Tauchganges, wenn Blutzucker < 150 mg/dl oder > 300 mg/dl
- Notfallmedikation während des Tauchganges mitführen
- Wenn während des Tauchganges eine Hypoglykämie auftritt, mit Partner auftauchen, an der Wasseroberfläche Glukose zuführen und den Tauchgang beenden
- Mehrfache Blutzuckerkontrolle für 12–15 Stunden nach dem Tauchgang
- Ausreichende Flüssigkeitszufuhr an den Tauchtagen
- Alle Tauchgänge inklusive der Blutzucker-Messergebnisse protokollieren

Quelle: mit freundlicher Genehmigung des Divers Alert Network® (DAN®)

Fliegen nach dem Tauchen

Da die Tauchgebiete in allen Teilen der Welt liegen, tauchen die Menschen vielleicht noch am Tag vor einem Flug. Wegen des Gesetzes von Boyle besteht während oder nach dem Flug ein erhöhtes Risiko für eine Dekompressionskrankheit (reduzierter Atmosphärendruck), wenn zu früh nach dem Tauchen geflogen wird. ➤ Kasten 22.10 listet die aktuellen Empfehlungen des Divers Alert Network für sicheres Fliegen nach dem Tauchen auf.

22.10 Aktuelle DAN-Empfehlungen für sicheres Fliegen nach dem Tauchen

Die folgenden Guidelines resultieren aus dem Workshop „Fliegen nach dem Tauchen" des DAN aus dem Jahr 2002. Sie betreffen Flüge in einer Höhe von 610 bis 2438 Metern für Taucher, die keine Symptome einer Dekompressionskrankheit aufweisen. Die empfohlenen Wartezeiten zwischen letztem Tauchgang und Flug garantieren nicht, dass dadurch ein Auftreten einer DCS sicher vermieden werden kann. Längere Wartezeiten reduzieren das Risiko einer DCS erheblich.
- Für einen einzelnen Tauchgang ohne Dekompression wird eine Wartezeit von 12 Stunden vor dem Flug empfohlen.
- Bei mehrfachen Tauchgängen pro Tag oder mehreren Tauchtagen wird eine Wartezeit von mindestens 18 Stunden empfohlen.

Für Tauchgänge, die mehrere Dekompressionsstopps benötigen, wird mit geringer Evidenz empfohlen, die Wartezeit länger als 18 Stunden auszudehnen.

Quelle: mit freundlicher Genehmigung des Divers Alert Network® (DAN®)

22.4 Höhenbedingte Erkrankungen

In den USA begeben sich jährlich mehr als 40 Millionen Menschen in Höhen von mehr als 2500 m, um diverse Freizeitaktivitäten, z. B. Snowboarden, Skifahren, Bergsteigen, auszuüben, ohne jedoch an diese Höhe akklimatisiert zu sein.[97] Entsprechend setzen sich diese Personen dem Risiko aus, innerhalb von Stunden oder Tagen nach ihrer Ankunft höhenbedingt zu erkranken. Rettungsdienstmitarbeiter und Notaufnahmepersonal in den entsprechenden Regionen sollten daher mit entsprechenden Einsätzen vertraut sein. ➤ Kasten 22.11 zeigt eine Übersicht über die möglichen Beschwerdebilder.

22.11 Medizinische Beschwerden in großer Höhe

Flachlandbewohner beim Aufstieg in große Höhen
- Akute Hypoxie
- Höhenbedingte Kopfschmerzen
- Akute Bergkrankheit (AMS)
- Höhenbedingtes Hirnödem (HACE)
- Zerebralvaskuläres Syndrom
- Höhenbedingtes Lungenödem (HAPE)
- Symptomatische pulmonale Hypertension
- Höhenbedingte Verschlechterung des Allgemeinzustands
- Organisches Psychosyndrom
- Periphere Ödeme
- Retinopathie (Netzhautschädigung)
- Schlafstörungen
- Störungen der Atmung während des Schlafens
- Höhenbedingte Pharyngitis, Bronchitis und Husten
- Schneeblindheit
- Verschlechterung der „medizinischen Fitness"

Personen, die in großen Höhen leben
- Chronische Höhenkrankheit (chronische Polyzythämie)
- Symptomatische höhenbedingte pulmonale Hypertension mit oder ohne Herzversagen
- Probleme in der Schwangerschaft: Präklampsie, Hypertension, Geburt untergewichtiger Kinder
- Verschlechterung von vorhandenen Lungen- und Herzerkrankungen

Quelle: modifiziert nach Hackett PH, Roach RC: High-altitude medicine. In Auerbach PS: *Wilderness Medicine*, 6. Aufl., St. Louis, 2012, Mosby Elsevier

22.4.1 Epidemiologie

Der Begriff Berg- oder Höhenkrankheit beschreibt zwei zerebrale und eine pulmonale Erkrankung:
- Akute Berg- oder Höhenkrankheit
- Höhenbedingtes Hirnödem
- Höhenbedingtes Lungenödem

Obwohl das Erkrankungsrisiko gering ist, kann die Berg- oder Höhenkrankheit einen fatalen Ausgang haben.[98, 99]

Akute Berg- oder Höhenkrankheit (Acute Mountain Sickness, AMS) AMS ist eine milde Form der Höhenkrankheit und kommt nur selten unterhalb von 2 000 m vor. Die Inzidenz nimmt von 1,4 % bei 2 060 m auf 25 % bei 2 440 m zu. Auf 3 123 m beträgt sie bereits 40–50 % und überschreitet 90 %, wenn der Aufstieg innerhalb von Stunden gegenüber Tagen erfolgt.[99]

Höhenbedingtes Hirnödem (High-Altitude Cerebral Edema, HACE) Etwa 5–10 % der Patienten mit AMS erleiden im Anschluss ein HACE. HACE ist eine schwere neurologische Form der Höhenkrankheit und hat in der allgemeinen Bevölkerung auf 2 500 m Höhe eine Inzidenz von 0,01 %. Diese steigt auf 1–2 % bei Personen, die in dieser Höhe körperlich aktiv sind.[97]

Höhenbedingtes Lungenödem (High-Altitude Pulmonal Edema, HAPE) Ein HAPE tritt selten auf, ist aber für die meisten Todesfälle durch Höhenkrankheiten verantwortlich. Wenn es früh erkannt und richtig behandelt wird, kann es leicht behoben werden. Die Inzidenz beträgt in 2 500 m Höhe 0,01–0,1 % und steigt auf 2–6 % bei Kletterern über 4 000 m. Die Gesamtmortalität durch HAPE liegt bei 11 %. Erfolgt keine Behandlung, steigt sie auf 44 %.[99, 103, 104]

22.4.2 Hypoxämische Hypoxie

Es gibt drei definierte Höhenlagen:
- **Große Höhe** ist definiert als Bereich zwischen 1 500 und 3 500 m.[104]
- **Sehr große Höhe** ist definiert als Bereich zwischen 3 500 und 5 500 m.[105]
- Von **extremer Höhe** wird ab 5 500 m gesprochen.[99]

Mit zunehmender Höhe wird die Umgebung aufgrund der abnehmenden Sauerstoffkonzentration für nicht akklimatisierte Menschen immer unwirtlicher (**hypobare** oder **hypoxämische Hypoxie**).

In großer Höhe steht weniger Sauerstoff für die Atmung zur Verfügung, was zu einer zellulären Hypoxie führt (Gesetz von Boyle). Im Vergleich zum Meeresniveau (1 bar) herrscht auf 5 500 m nur noch ein Luftdruck von 0,5 bar. Obwohl die Sauerstoffkonzentration der Luft in jeder Höhe mit 21 % konstant bleibt, ist der Sauerstoffpartialdruck wegen des geringeren Luftdrucks niedriger (160 mmHg auf Meereshöhe [1 bar] und 80 mmHg auf 5 500 m Höhe [0,5 bar]). Dadurch steht dem Körper während der Atmung weniger Sauerstoff zur Verfügung (> Tab. 22.9). Die Sauerstoffsättigung beträgt bei gesunden, akklimatisierten Menschen in Höhen bis 2 810 m über 91 %. Verabreichen Sie unbedingt 100 % Sauerstoff bei allen symptomatischen Patienten mit einer Sauerstoffsättigung von ≤ 91 %, da dies ein Indikator für eine moderate Hypoxie (86–91 %) sein könnte.

Der Zusammenhang zwischen zunehmender Höhe und progressiver Hypoxie bildet die Basis für die akuten physiologischen Anpassungen der Atemfrequenz und des Herzzeitvolumens sowie der biochemischen Veränderungen. Infolgedessen sind es die hypoxämische Hypoxie und Hypoxämie, die bei nicht akklimatisierten Personen die Höhenkrankheit auslösen.[106]

22.4.3 Die Höhenkrankheit beeinflussende Faktoren

Die Entwicklung einer Höhenkrankheit hängt von vielen höhenspezifischen Faktoren ab (> Tab. 22.10). Die Schlüsselfaktoren sind:
- Schneller Aufstieg
- Schlechte Akklimatisation
- Physische Anstrengung in der Höhe
- Junge Patienten
- Bereits durchgemachte Höhenkrankheit in der Vorgeschichte

Höhe und Aufstiegsgeschwindigkeit Entstehung und Schweregrad einer Höhenkrankheit hängen primär von der Aufstiegsgeschwindigkeit, der erreichten Höhe und der Dauer des Aufenthaltes ab. Diese drei Faktoren erhöhen den hypoxischen Stress im Körper.[98, 106]

Tab. 22.9 Zusammenhang von Höhe, Luftdruck (p_b), Blutgaspartialdrücken und Sauerstoffsättigung (Durchschnittswerte für 20- bis 40-Jährige)

Höhe über Meeresniveau (m)	Luftdruck p_b (mmHg)	Arterieller Sauerstoffpartialdruck p_aO_2 (mmHg)	Arterielle Sauerstoffsättigung SaO_2 (%)	Arterieller CO_2-Partialdruck p_aCO_2 (mmHg)
0	760	100,0	98,0	40,0
1646	630	73,0	95,1	35,6
2810	543	60,0	91,0	33,9
3660	489	47,6	84,5	29,5
4700	429	44,6	78,0	27,1
5340	401	43,1	76,2	25,7
6140	356	35,0	65,6	22,0

Quelle: modifiziert nach Hackett PH, Roach RC: High-altitude medicine. In Auerbach PS: *Wilderness medicine*, 6. Aufl., St. Louis, 2012, Mosby Elsevier

Tab. 22.10 Vorerkrankungen, die sich in großen Höhen ohne zusätzlichen Sauerstoff verschlechtern können

Wahrscheinlich unproblematisch	Besondere Vorsicht geboten	Kontraindikationen für Aufenthalt in großen Höhen
• Alter • Fitnessgrad • Übergewicht • Diabetes • Zustand nach Bypass-Operation ohne fortbestehende Angina pectoris • leichte COPD • Asthma • normale Schwangerschaft • eingestellter Bluthochdruck • eingestelltes Krampfleiden • psychische Erkrankungen • Krebs • entzündliche Erkrankungen	• mittelschwere COPD • kompensierte Herzinsuffizienz • Schlafapnoe • symptomatische Arrhythmien • KHK, stabile Angina pectoris • Risikoschwangerschaft • Sichelzellanämie • zerebrovaskuläre Erkrankungen • Störungen der Lungenperfusion • unbehandeltes Krampfleiden • radiale Keratotomie	• Sichelzellanämie mit vergangenen akuten Krisen • schwere COPD • pulmonaler Bluthochdruck • dekompensierte Herzinsuffizienz

Quelle: aus Hackett PH, Roach RC: High-altitude medicine. In: Auerbach PS: *Wilderness Medicine*, 5. Aufl., St Louis, 2007, Mosby Elsevier

Tab. 22.11 Risikokategorien für die Entwicklung der Höhenkrankheit

Risikokategorie	Beschreibung
gering	• Personen ohne Höhenkrankheit in der Vorgeschichte (2 800 m) • Personen die über mehr als 2 Tage bis zu einer Höhe von 2 500–3 000 Metern aufsteigen, mit jeweils anschließender Übernachtung in weniger als 500 Meter ansteigenden Höhen pro Tag
mittel	• Personen mit einer AMS in der Vorgeschichte und einem Aufstieg von 2 500–2 800 Metern an einem Tag • keine AMS in der Vorgeschichte, jedoch Aufstiegsgeschwindigkeit von mehr als 2 800 Metern pro Tag • alle Personen mit Aufstiegsgeschwindigkeiten von 500 Metern pro Tag in Höhen von mehr als 3 000 Metern
hoch	• AMS in der Anamnese und Aufstieg in Höhen von mehr als 2 800 Metern in einem Tag • alle Personen mit HAPE oder HACE in der Anamnese • alle Personen, die auf über 3 500 Meter an einem Tag aufsteigen • alle Personen, die mehr als 500 Meter pro Tag in Höhen von mehr als 3 500 Metern aufsteigen • sehr schnelle Aufstiege

Quelle: modifiziert nach LuK AM, Mc Intosh SE, Grissom et al. Wilderness Medical Society consensus guidelines for the Prevention and treatment of acute altitude illness. *Wilderness Environ Med.* 21:146–155; 2010

Vorgeschichte einer Höhenkrankheit Die Anamnese einer vorherigen Höhenkrankheit erhöht die Wahrscheinlichkeit für weitere Episoden dieser Erkrankung in gleicher Höhe und nach gleicher Aufstiegsgeschwindigkeit. Die Inzidenz eines HAPE steigt von 10 auf 60 % für Menschen, die bereits einmal ein HAPE erlitten haben, wenn sie schnell auf 4 560 m aufsteigen.[108]

Vorakklimatisierung Wer permanent oberhalb von 900 m wohnt, ist gewissermaßen vorakklimatisiert und weniger gefährdet, bei einem Aufstieg in größere Höhen an schwerer Höhenkrankheit zu erkranken. Bei großen Höhen und schnellen Aufstiegsgeschwindigkeiten ist dieser Gewöhnungsfaktor aber limitiert.[106, 107]

Alter und Geschlecht Das Alter, nicht aber das Geschlecht, ist ein Faktor hinsichtlich der Entwicklung einer AMS; die Inzidenz ist niedriger bei Personen über 50 Jahren. HAPE tritt häufiger und gravierender bei Kindern und jungen Erwachsenen auf; die Häufigkeit ist in dieser Altersgruppe unabhängig vom Geschlecht.[98, 109]

Körperliche Fitness und Anstrengung Beginn und Schweregrad einer Höhenkrankheit sind unabhängig von der körperlichen Fitness; durch gute körperliche Verfassung kann die Akklimatisierung nicht beschleunigt werden. Eine gute körperliche Fitness erlaubt einer Person größeren Anstrengungen, aber eine starke körperliche Belastung kurz nach dem Aufstieg verstärkt die höheninduzierte Hypoxie und beschleunigt die Entstehung der Höhenkrankheit.[104, 110]

Medikamente und Drogen Alle Substanzen, die eine Atemdepression hervorrufen können oder den Schlaf beeinträchtigen, sollten vermieden werden, weil diese die höhenbedingte Hypoxie weiter verstärken können. Dazu gehören Alkohol, Barbiturate und Opiate.[99, 111]

Kälte Kalte Umgebungstemperaturen erhöhen das Risiko für ein HAPE, da die Kälte den pulmonalarteriellen Druck erhöht.[112]

Vorbestehende medizinische Probleme beeinflussen ebenfalls die Entstehung einer Höhenkrankheit. Es ist wichtig zu beachten, dass klinische Studien zur Dosierung von Medikamenten für die Höhenkrankheit in der Regel nur gesunde Personen ohne zugrunde liegende medizinische Probleme einschließen. Heutzutage jedoch weisen viele Personen, die dem Bergsport nachgehen oder in höheren Lagen wohnen, bereits Vorerkrankungen wie Diabetes, Bluthochdruck, Herzerkrankungen oder Depressionen auf. Die derzeitigen Dosisempfehlungen für die Höhenkrankheit sind bei Patienten mit Nieren- oder Leberfunktionsstörungen nicht geeignet. Ein Übersichtsartikel diskutiert die Dosierungen zur Vermeidung und Behandlung der Höhenkrankheit für gesunde Patienten sowie die

Auswahl und Dosierung für Patienten mit chronischen Erkrankungen.[112] In ▶ Tab. 22.11 sind Vorerkrankungen aufgelistet, die durch die Höhe verschlechtert werden können. Weitere spezifische medizinische Probleme, welche die Empfindlichkeit gegenüber einer Höhenkrankheit verstärken, sind:
- Angeborene kardiopulmonale Anomalien: fehlende Pulmonalarterie, primär pulmonale Hypertonie, angeborene Herzfehler
- Operationen an der A. carotis: Bestrahlung oder Operation am Glomus caroticum

22.4.4 Berg- oder Höhenkrankheit

Akute Berg- oder Höhenkrankheit

Die AMS (Acute Mountain Sickness) ist ein selbstlimitierendes, unspezifisches Syndrom, das aufgrund der unspezifischen Symptome leicht mit einer Reihe anderer Krankheiten wie Erkältung, „Kater" nach Alkoholkonsum, Erschöpfung und Dehydrierung verwechselt werden kann. Die AMS ist definiert als Kopfschmerz bei einer nicht akklimatisierten Person in einer Höhe von mindestens 2 500 m Höhe mit einem oder mehreren AMS-Symptomen.[114] Sie kann aber auch schon in 2 000 m Höhe auftreten. Die AMS wird als leichtes Hirnödem betrachtet und ist oftmals Vorläufer eines HACE oder HAPE. HACE gilt als schwere Form der AMS.[115, 116] Die meisten AMS-Fälle zeigen keine Progredienz in ein schwereres Zustandsbild, außer wenn sich der Patient weiterhin in der Höhe aufhält.

Leitsymptom der AMS sind leichte bis schwere Kopfschmerzen, wahrscheinlich verursacht durch eine hypoxieinduzierte zerebrale Vasodilatation.[117] Die Schmerzen sind pochend, in der Okzipitalregion oder temporal lokalisiert und verstärken sich in der Nacht oder beim Aufwachen. Weitere Symptome sind Übelkeit, Erbrechen, Schwindel, Abgeschlagenheit, Müdigkeit und Schlafstörungen oder Schlaflosigkeit. Missstimmung und Appetitlosigkeit können zusammen mit einer verminderten Urinausscheidung auftreten. Wichtig ist, die frühen Symptome der AMS zu erkennen, um eine Progression in das schwere Krankheitsbild des HACE zu verhindern.

Die Symptome einer AMS können schon nach einer Stunde in der Höhe auftreten, entwickeln sich gewöhnlich aber erst nach 6–10 Stunden. Sie erreichen ihren Höhepunkt nach 24–72 Stunden und klingen nach 3–7 Tagen wieder ab. Wenn die Beschwerden erst nach drei Tagen beginnen, nicht mit Kopfschmerzen einhergehen und die Gabe von Sauerstoff keine Linderung bringt, liegt wahrscheinlich keine AMS vor.[98]

Beurteilung
Wenn die Patienten ansprechbar sind, ist es wichtig, eine fundierte Anamnese mit Angaben zu Beginn und Schweregrad der Symptome, Aufstiegsrate, Dauer der Exposition und Anstrengungen zu erheben. Messen Sie die Vitalfunktionen und die Sauerstoffsättigung. Untersuchen Sie den Patienten auch hinsichtlich vorbestehender Erkrankungen.

Da Kopfschmerzen das häufigste Symptom einer AMS ist, sollten Sie nach Lokalisation und Qualität fragen. Eine Cheyne-Stokes-Atmung findet sich häufig bei Patienten, die eine Höhe von 3 000 m überschritten haben. Trockener Husten und Anstrengungsdyspnoe sind in bestimmten Höhen normal und eher unspezifisch. Beurteilen Sie die neurologischen Funktionen, speziell hinsichtlich Ataxie und Lethargie; diese Symptome weisen auf ein HACE hin.

Management
Ein Abstieg von 500–1 000 m wird die Symptome am schnellsten abklingen lassen. Eine leichte AMS bessert sich von allein; die Patienten sollten einen weiteren Aufstieg oder Anstrengungen vermeiden, bis die Symptome abgeklungen sind. Verabreichen Sie Analgetika gegen die Kopfschmerzen und Antiemetika bei Nausea. Bei moderaten Symptomen ist ein Abstieg in geringere Höhen angezeigt und Sie sollten 2–4 l Sauerstoff verabreichen. Bei Patienten mit neurologischen Symptomen gehen Sie gemäß Management des HACE vor. Patienten mit einer vorbestehenden Krankheit, die aufgrund der Höhe verstärkt wurde, sollten unter Sauerstoffgabe zur weiteren medizinischen Abklärung der primären Erkrankung und der sekundären Entwicklung der Höhenkrankheit transportiert werden. ▶ Tab. 22.12 fasst die Symptomatik, Behandlung und Vorbeugung der AMS zusammen.

Höhenbedingtes Hirnödem

HACE (High-Altitude Cerebral Edema) ist ein schwerwiegendes neurologisches Syndrom, das sich aus einer AMS oder einem HAPE entwickeln kann. Ab einer Höhe von etwa 2 400 m nimmt der zerebrale Blutfluss wegen einer hypoxieinduzierten Vasodilatation zu. Der Verletzungsmechanismus scheint auf einer Kombination aus zerebraler Vasodilatation, erhöhter Kapillarpermeabilität der Blut-Hirn-Schranke und der Unfähigkeit, das Hirnödem zu kompensieren, zu beruhen.[118]

Ein HACE kann sich innerhalb von 3–5 Tagen nach Ankunft in einer Höhe von 2 750 m entwickeln; gewöhnlich tritt es aber erst ab einer Höhe von 3 600 m auf. Die Symptome entwickeln sich innerhalb von Stunden. Es können Symptome einer moderaten AMS vorliegen. Die Leitsymptome der HACE sind allerdings Bewusstseinsstörungen und Ataxie in Verbindung mit Benommenheit, Stupor und irrationalem Verhalten bis hin zum Koma. Der Tod ist die Folge einer Herniation des Gehirns.[119]

Beurteilung
Wenn die Patienten ansprechbar sind, ist es wie beim AMS wichtig, eine fundierte Anamnese zu erheben, einschließlich Beginn und Schwere der Symptome, Aufstiegsgeschwindigkeit, Aufenthaltsdauer und Ausmaß der Belastung. Messen Sie die Vitalfunktionen und die Sauerstoffsättigung. Führen Sie eine auskultatorische Kontrolle der Lungen durch, denn HACE und HAPE sind eng miteinander verknüpft.

Management
Verzögern Sie die Behandlung und einen Transport in geringere Höhen nicht, wenn Symptome eines HACE auftreten. Höchste Priorität hat der Abstieg, zusammen mit einer Therapie mit 100 % Sauerstoff (15 l/min) über eine Maske mit Reservoir. Ziel ist eine

Tab. 22.12 Zeichen, Symptome, Therapie und Vorbeugung höhenbedingter Erkrankungen

Symptome	Therapie	Prävention
Akute Höhenkrankheit (AMS)		
leicht: Kopfschmerz, Übelkeit, Schwindel und Abgeschlagenheit in den ersten 12 Stunden	• 1–2 l/min Sauerstoff über Nasensonde • Abstieg um 500–1 000 m, kein weiterer Aufstieg bis symptomfrei • ggf. Acetazolamid (125–250 mg), zusätzlich ggf. Analgesie und Antiemetika	• langsamer Aufstieg, auf mittlerer Höhe übernachten, Kräfte einteilen, kein direkter Transport auf Höhen über 2 750 m • ggf. 2-mal täglich 125–250 mg Acetazolamid, am Tag vor Aufstieg beginnend für 2 Tage
moderat: stärkere Kopfschmerzen, erhebliche Übelkeit, Erbrechen, Appetitlosigkeit, Schwindel, Schlaflosigkeit, Anurie für 12 oder mehr Stunden	• Abstieg • ggf. Dexamethason 4 mg alle 6 h und/oder Acetazolamid 125–250 mg • wenn Abstieg nicht möglich, engmaschige Beobachtung, O_2 1–2 l und/oder transportable hyperbare Therapie, wenn verfügbar	• wie oben • Dexamethason 2 mg/6 h oder 4 mg/12 h, beginnend am Tag des Aufstiegs und vorsichtig absetzend 2 Tage nach Erreichen der Maximalhöhe • ggf. *Ginkgo biloba* 120–180 mg/Tag in mehreren Dosen, beginnend 1–5 Tage vor dem Aufstieg
Höhenbedingtes Hirnödem (HACE)		
AMS für ≥ 24 h, Gangschwäche, Verwirrtheit, bizarres Verhalten, extreme Abgeschlagenheit	• sofort um ≥ 1 000 m absteigen oder evakuieren • 2–4 l/min Sauerstoff, bis SpO_2 ≥ 90 % • Dexamethason 8 mg initial, dann 4 mg alle 6 Stunden • hyperbare Therapie, wenn kein Abstieg möglich	wie AMS
Höhenbedingtes Lungenödem (HAPE)		
Ruhedyspnoe, produktiver Husten, brodelndes Atemgeräusch, massiv eingeschränkte Belastbarkeit, Zyanose, Benommenheit, Tachypnoe, Tachykardie, niedrige Sauerstoffsättigung	• 4–6 l/min Sauerstoff, bis SpO_2 ≥ 90 % • körperliche Anstrengung minimieren, Körper warm halten, um 500–1 000 m absteigen oder evakuieren • ggf. Nifedipin 10 mg initial, dann 30 mg über 12–24 h, wenn kein HACE vorliegt • ggf. Betaagonisten-Inhalat • ggf. EPAP-Maske, Dexametason nur, wenn sich HACE entwickelt	• langsamer Aufstieg, Kräfte gut einteilen • bei Personen mit wiederholten HAPE-Episoden ggf. Nifedipin (20–30 mg Retardkapsel alle 12 h), beginnend am Tag vor Aufstieg, bis 2 Tage nach Erreichen der maximalen Höhe

Quelle: modifiziert nach Luk AM, McIntosh SE, Grissom et al. Wilderness Medical Society consensus guidelines for the prevention and treatment of acute altitude illness. Wilderness Environ Med 21:146–155; 2010

Sauerstoffsättigung ≥ 90 %. Bewusstlose Patienten sollten Sie wie Patienten mit Schädel-Hirn-Trauma (➤ Kap. 10) behandeln und dabei die aktuellen ALS-Richtlinien befolgen.[111]

➤ Tab. 22.12 fasst die Symptomatik, Behandlung und Vorbeugung des höhenbedingten Hirnödems zusammen.

Höhenbedingtes Lungenödem

Ein HAPE (High-Altitude Pulmonary Edema) entwickelt sich ähnlich wie AMS und HACE. Das höhenbedingte Lungenödem weist aber einen anderen Verletzungsmechanismus auf als AMS und HACE, denn es wird durch eine hypoxämische Hypoxie induziert. HAPE ist ein nichtkardiogenes Lungenödem, assoziiert mit pulmonaler Hypertonie und erhöhtem Kapillardruck.[107] Mehr als 50 % der Patienten mit HAPE leiden auch an AMS, 14 % zusätzlich an HACE.[120] Die Symptome entstehen meistens während der zweiten Nacht (Beginn nach 1–3 Tagen), selten erst vier Tage nach der Ankunft.[121] Die Entstehung des HAPE und dessen Progression werden durch Kälte-Exposition, große Anstrengungen und einen kontinuierlichen Aufstieg beschleunigt. Im Vergleich zu den beiden anderen Höhenkrankheiten führt das HAPE zu den meisten Todesfällen.

Beurteilung

Die Patientenbeurteilung, inkl. Vitalzeichen, Lungenauskultation und Anamnese, ist wichtig für die Ermittlung eines HAPE. Dieses wird definiert durch

- mindestens zwei Symptome wie Ruhedyspnoe, Husten, Schwäche, geringe Anstrengungstoleranz, Engegefühl in der Brust oder Wallungen und
- mindestens zwei Zeichen wie Knistern oder Giemen, zentrale Zyanose, Tachypnoe, Tachykardie.[122]

Meistens sind Rasselgeräusche vorhanden, oft in der rechten Axilla beginnend und im Verlauf beidseitig. Stellen Sie fest, ob der Patient Fieber hat, was beim HAPE häufig zu beobachten ist. Spätzeichen sind Ruhetachykardie, Tachypnoe und blutiges Sputum. Wenn keine Behandlung erfolgt, nehmen die Symptome über Stunden bis Tage zu, bis ein Gluckern zu hören ist, der Patient Atemnot hat und schlussendlich stirbt.

Management

Ein Abstieg um 500–1 000 m bessert die Beschwerden am schnellsten; initial zeigen die Patienten aber einen guten Verlauf mit Ruhe und Sauerstoff. Halten Sie den Patienten warm und verhindern Sie jede Anstrengungen. Die Betroffenen müssen ihre Oxygenierung verbessern; verabreichen Sie deshalb 4–6 l Sauerstoff/min (Ziel:

SpO$_2$ ≥ 90 %). Beurteilen Sie die Vitalfunktionen erneut, denn nach Beginn der Sauerstoffgabe sollten die Herz- und die Atemfrequenz wieder abnehmen.

Da HAPE eine Form des nichtkardiogenen Lungenödems darstellt, sind Diuretika nicht hilfreich. Fallberichte zeigen positive Ergebnisse beim Einsatz von CPAP bei schweren Formen der HAPE; jedoch fehlen dazu eindeutige Studien. Außerdem ist die entsprechende Ausrüstung häufig nicht verfügbar.[123, 124]

➤ Tab. 22.12 fasst die Symptomatik, Behandlung und Vorbeugung des höhenbedingten Lungenödems zusammen.

22.4.5 Prävention

Die akute Höhenkrankheit bei nicht akklimatisierten Personen ist vermeidbar. Gewöhnlich ist der schnelle Aufstieg der Auslösefaktor für eine AMS, ein HACE oder ein HAPE. Generelle Richtlinien für die Prävention einer Höhenkrankheit bei Personen, die sich in Höhen über 2 500 m aufhalten, sind in ➤ Kasten 22.12 und ➤ Kasten 22.13 zusammengestellt.

22.12 Höhenakklimatisierung

Grundlegende Verhaltensweisen, um sich an große Höhen zu akklimatisieren, sind:
- Steigen Sie hoch genug auf, um eine Anpassung zu induzieren, aber nicht so hoch, dass die Höhenkrankheit ausgelöst wird.
- Nicht akklimatisierte Personen sollten nicht über 2 400 m aufsteigen.
- Halten Sie sich für 7–14 Tage in einer Höhe von 1 400–2 000 m auf.
- Halten Sie sich für 4–6 Tage in einer Höhe von 2 000–2 400 m auf.
- Ein Zwischenstopp reduziert die Inzidenz einer AMS für Höhen von 1 000–2 000 m oberhalb der Höhe des Zwischenstopps.
- Oberhalb von 2 400 m sollten Sie nicht mehr als 300 m/Tag aufsteigen.
- Legen Sie jeweils nach einem Aufstieg von mehr als 300 m einen Ruhetag ein.
- Vermeiden Sie große Anstrengungen in den ersten 3 Tagen.
- Trinken Sie ausreichend Wasser.
- Vermeiden Sie Alkohol, Schlafmittel und andere Sedativa.
- Achten Sie auf eine kohlenhydratreiche Ernährung.
- Vermeiden Sie Überanstrengung.
- Vermeiden Sie Nikotinkonsum.
- Körperliches Training wirkt sich **nicht** präventiv auf die Entwicklung einer Höhenkrankheit aus.

22.13 Goldene Regeln bei Höhenkrankheit

Die goldenen Regeln im Falle einer Höhenkrankheit sind:
1. Wenn Sie in der Höhe krank sind, so sind diese Symptome bis zum Beweis des Gegenteils durch die Höhe verursacht.
2. Wenn sich Symptome einer Höhenkrankheit zeigen, steigen Sie nicht noch höher.
3. Wenn Sie sich krank fühlen, sich die Symptome verschlimmern oder wenn Sie nicht mehr Fuß vor Fuß auf einer Linie balancieren können, sollten Sie unverzüglich absteigen.
4. Eine Person, die an der Höhenkrankheit leidet, darf nur in Begleitung einer zweiten Person absteigen, die keine Erkrankungszeichen aufweist und vollständig handlungsfähig ist.[111]

Medikamentöse Prophylaxe

Personen, die auf Meereshöhe leben und innerhalb eines Tages auf 3 000 m Höhe aufsteigen, um dort zu schlafen, oder Personen mit einer AMS-Vorgeschichte sollten prophylaktisch Medikamente einnehmen, um einer AMS und einem HACE vorzubeugen. Das Medikament der Wahl ist Diamox™ (Acetazolamid) in einer Dosierung von 125–250 mg 2-mal täglich. Die Medikation beginnt am Tag vor dem Aufstieg und wird zwei Tage auf maximaler Höhe fortgesetzt. Eine Alternative ist Dexamethason, 4 mg oral oder intramuskulär alle 6 Stunden kontinuierlich für zwei Tage in maximaler Höhe. Die kombinierte Einnahme beider Medikamente steigerte einer Studie zufolge die Wirkung.[111, 112] Aspirin in einer Dosierung von 325 mg 4-stündlich in drei Dosen kann die Inzidenz von Kopfschmerzen von 50 auf 7 % senken.[115]

Eine aktuelle Studie belegte den Nutzen des prophylaktischen Einsatzes von Ibuprofen 600 mg 3-mal täglich, beginnend 6 Stunden vor dem Aufstieg von 1 250 m auf 3 800 m im Vergleich zu einer Placebobehandlung.[125] Der Nutzen von Ibuprofen besteht darin, dass es ein Zweite-Wahl-Medikament mit keinen oder wenigen Nebenwirkungen im Vergleich zur traditionellen Behandlung mit Acetazolamid zur Vorbeugung einer AMS darstellt.[125]

Bei Personen mit einer HAPE-Vorgeschichte wird eine Prophylaxe mit 20–30 mg Nifedipin (Retardpräparat) oral alle 12 Stunden empfohlen. Derzeit sollte eine prophylaktische Behandlung bei Kindern aufgrund fehlender klinischer Studien vermieden werden.[126]

22.5 Lange Transportzeiten

22.5.1 Verletzungen durch Blitzschlag

Beginnen Sie unmittelbar mit CPR. Wenden Sie in einer Situation mit mehreren Verletzten die „umgekehrte (reverse) Triage" an: Reanimieren Sie zuerst Patienten, die keine Lebenszeichen aufweisen. Dennoch haben ausgedehnte Wiederbelebungsversuche ein schlechtes Outcome. Bevor Sie die Wiederbelebungsmaßnahmen aufgeben, sollten Sie Maßnahmen zur Korrektur einer Hypoxie, Hypovolämie, Hypothermie und Azidose getroffen haben.[2]

Beurteilen Sie den Patienten hinsichtlich eines Hirnödems und eines erhöhten intrakranialen Drucks. Bestimmen Sie die GCS und wiederholen Sie dies alle 10 Minuten, um den Verlauf beurteilen zu können.

22.5.2 Ertrinken

Asymptomatische Patienten können im späteren Verlauf symptomatisch werden. Messen Sie die Sauerstoffsättigung mittels Pulsoxymetrie vor und nach Gabe von Sauerstoff. Verabreichen Sie 12–15 l über eine Maske mit Reservoir.

Jeder Patient mit einer Sauerstoffsättigung ≤ 90 %, vermindertem Bewusstsein, Apnoe oder Koma sollte frühzeitig intubiert werden, um eine Aspiration zu verhindern. Jeder Patient, der trotz Sauerstoffgabe hypoxisch (Sauerstoffsättigung ≤ 85 %) bleibt, ist ein Kandidat für eine Rapid-Sequence-Intubation. Großzügiges Absaugen durch den endotrachealen Tubus ist notwendig, um Sekrete und aspiriertes Wasser aus der Lunge zu entfernen. Je nach lokalem Protokoll und Kompetenzen sollten Sedativa und Muskelrelaxanzien verwendet werden, um eine erfolgreiche Intubation, Oxygenierung und Ventilation sicherzustellen.

Eine weitere effektive Methode bei apnoischen Patienten ist die Beatmung mit PEEP. Dadurch wird der Durchmesser der kleinen und großen Atemwege vergrößert und das Ventilations-Perfusions-Verhältnis sowie die arterielle Oxygenierung werden verbessert.[34, 39]

Bestimmen Sie den GCS-Wert und wiederholen Sie dies regelmäßig; anhand des Verlaufs können Aussagen zum klinischen Ergebnis gemacht werden. Messen Sie die Rektaltemperatur. Bei allen komatösen Patienten sollte der Blutzucker bestimmt werden; ist dies nicht möglich, sollte Glukose intravenös gegeben werden. Legen Sie ggf. eine Magensonde zur Entlastung des Magens.

22.5.3 Tauchunfälle

Die Standardbehandlung eines Patienten mit tauchbedingten Verletzungen im Rahmen eines Lungenüberblähungssyndroms ist die Gabe von 12–15 l/min Sauerstoff und die Therapie in einer Druckkammer (HBO). Untersuchen Sie den Patienten regelmäßig neurologisch und achten Sie auf eine mögliche Verschlechterung der Symptome. Verabreichen Sie Analgetika zur Schmerzkontrolle. Beachten Sie, dass Aspirin (325–650 mg) die Blutgerinnung hemmt.[70]

Kontaktieren Sie so früh wie möglich das Divers Alert Network (DAN) und den lokalen Rettungsdienst, sodass eine Druckkammertherapie vermittelt werden kann. Nehmen Sie zur Bestätigung der Verfügbarkeit vor dem Transport direkten Kontakt mit dem Druckkammerzentrum auf. Falls der Patient mit einem Hubschrauber oder Flugzeug transportiert wird, sollte der Kabineninnendruck dem auf Meereshöhe entsprechen. Flugzeuge ohne Druckkabine dürfen eine Flughöhe von etwa 300 m nicht überschreiten.

22.5.4 Höhenkrankheit

Eine leichte bis moderate AMS kann mit 2–4 l/min Sauerstoff (Zielsättigung > 90 %) kombiniert mit einem Analgetikum (z. B. Aspirin 650 mg; Paracetamol 650–1 000 mg; Ibuprofen 600 mg) und einem Antiemetikum behandelt werden. Weitere Medikamente sind Diamox™ (125–250 mg 2-mal pro Tag) und Dexamethason (4 mg oral alle 6 Stunden) bis zur Besserung der Symptome.

Behandeln Sie das HACE mit Sauerstoff (2–4 l/min), um eine Sättigung von mindestens 90 % aufrechtzuerhalten, und mit Dexamethason (initial 8 mg oral, i. v. oder i. m., dann 4 mg alle 6 Stunden). Bei Verzögerungen bis zum Abstieg können Sie auch Diamox™ (125–250 mg 2-mal pro Tag) in Betracht ziehen. Wenn sich ein schweres HACE entwickelt und der Patient komatös ist, behandeln Sie gemäß den Empfehlungen beim Hirnödem (> Kap. 9).

Das Management des HAPE besteht primär aus der Gabe von Sauerstoff (4–6 l/min) mit einer Zielsättigung > 90 %; bei Besserung der Symptomatik kann auf 2–4 l reduziert werden. Falls kein Sauerstoff vorhanden ist, können Sie Nifedipin oral geben (initial 10 mg, dann 30 mg als Retardform alle 12–24 Stunden). Falls der Patient zusätzlich ein HACE entwickelt, verabreichen Sie zusätzlich Dexamethason (8 mg oral oder i. m. alle 6 Stunden).

Nutzen Sie portable Überdruckkammern. Damit kann mit oder ohne Sauerstoff oder zusätzliche Medikamente ein Abstieg von 1 600 m simuliert werden (mittels Handpumpe wird ein Druck von 100 mmHg erzeugt). Der Einsatz dieser Kammer für 2–3 Stunden kann die Symptome bereits lindern.[99]

Zusammenfassung

Rettungsfachpersonal wird unvermeidlich mit besonders widrigen Umwelteinflüssen konfrontiert. Aufgrund des geringen Einsatzaufkommens in diesem Bereich ist es schwer, alle Details präsent zu haben. Jedoch sollten die folgenden Grundprinzipien immer Beachtung finden.

- **Ertrinkungsunfälle** Gehen Sie auch bei jedem Beinahe-Ertrinken von Einschränkungen der Lungenfunktion aus, bis das Gegenteil bewiesen ist. Behandeln Sie Hypoxie, Azidose und Hypothermie nach den jeweiligen Bedürfnissen des Patienten.
- **Tauchunfälle** Patienten mit schwerer Dekompressionskrankheit oder arterieller Gasembolie benötigen hochdosierten Sauerstoff sowie eine schnelle hyperbare Therapie. Binden Sie Ihre Leitstelle frühzeitig zur Suche nach einem geeigneten Zielkrankenhaus ein. Weiterhin muss geklärt werden, wo eine Therapie in einer Überdruckkammer möglich ist.
- **Blitzschlag** Eine schnelle Beurteilung des kardialen und respiratorischen Status des Patienten ist notwendig. Bei mehreren Betroffenen sollte eine „umgekehrte (reverse) Beurteilung" erfolgen. Ein schneller Beginn der Wiederbelebung ist entscheidend.
- **Höhenkrankheit** Schlüsseltherapie ist die Sauerstoffgabe, der Abstieg um mindestens 500–1 000 m sowie Ruhe.

In allen Fällen jedoch geht die Sicherheit des Rettungsdienstpersonals vor. Nicht selten werden Rettungskräfte verletzt oder sogar getötet, während sie versuchen, einen Patienten zu retten.

Lösung Fallbeispiel

Nach Eintreffen der Feuerwehr achtet ein Feuerwehrmann auf die Wellen, während die anderen den Verletzten schnell aus der Gefahrenzone in Sicherheit bringen.

Als Teamleiter weisen Sie Ihr Team an, den Verletzen parallel zum Ufer flach zu lagern, damit Kopf und Rumpf auf einer Ebene liegen. Dann prüfen Sie sofort seine Ansprechbarkeit. Die übrigen Rettungsdienstmitarbeiter etablieren inzwischen die medizinische Notfallausrüstung neben dem Patienten, während Sie die ABCs überprüfen. Der Patient könnte apnoisch sein und nur Beatmung brauchen oder aber eine komplette CPR benötigen. Sie wissen, dass nach den aktuellen Leitlinien nun 5 Beatmungen, gefolgt von 30 Thoraxkompressionen erforderlich sind. Dies wird wiederholt, bis der Patient Lebenszeichen zeigt.

Die erste Überprüfung der ABCs bei Ertrinkungsopfern ist essenziell, um die Hypoxie anzugehen. Sie verabreichen hochdosierten Sauerstoff über eine Beatmungsmaske. Zwischenzeitlich legt Ihr Partner einen venösen Zugang mit balancierter kristalloider (Voll-)Elektrolytlösung. Eine Immobilisation ist zu diesem Zeitpunkt nicht nötig, weil der Verletzungsmechanismus nicht auf ein spinales Trauma hindeutet. Eine frühe Sicherung der Atemwege ist wichtig, wenn sich der Zustand des Patienten mit einer Sauerstoffsättigung unter 90 % verschlechtert. Sie transportieren den Patienten und seine Eltern zur weiteren Behandlung in das nächstgelegene geeignete Krankenhaus.

QUELLENANGABEN

1. Curran EB, Holle RL, Lopez RE. Lightning fatalities, injuries and damage reports in the United States, 1959–1994. *NOAA Tech Memo NWS SR-193*, 1997.
2. Gatewood MO, Zane RD. Lightning injuries. *Emerg Med Clin North Am.* 2004;22:369.
3. Huffins GR, Orville RE. Lightning ground flash density and thunderstorm duration in the contiguous United States. *J Appl Meteorol.* 1999;38:1013.
4. Cummins KL, Krider EP, Malone MD. A combined TOA/MDF technology upgrade of the U.S. National Lightning Detection Network. *J Geophys Res.* 1998;103:9035.
5. MacGorman, DR, Rust WD. Lightning strike density for the contiguous United States from thunderstorm duration records, Pub No NUREG/CR03759. Washington, DC: Office of Nuclear Regulatory Research; 1984.
6. Dulcos PJ, Sanderson LM, Klontz KC. Lightning-related mortality and morbidity in Florida. *Pub Health Rep.* 1990;105:276.
7. National Oceanic and Atmospheric Administration. Severe Weather 101. Lightning. www.nssl.noaa.gov/education/svrwx101/lightning/faq/. Zugriff 24. Januar 2014.
8. Holle R. Annual rates of lightning fatalities by country, 2008. Tucson, AZ: International Lighting Detection Conference; 2008. www.vaisala.com/Vaisala%20Documents/Scientific%20papers/Annual_rates_of_lightning_fatalities_by_country.pdf. Zugriff 17. Januar 2014.
9. Cherington M, Walker J, Boyson M, Glancy R, Hedegaard H, Clark S. *Closing the gap on the actual numbers of lightning casualties and deaths.* 11th Conference on Applied Climatology. Dallas, TX: American Meterological Society; 1999:379–380.
10. Cooper MA, Holle RL, Andrews CJ, Blumenthal R. Lightning injuries. In: Auerbach PS, ed. *Wilderness Medicine.* 6th ed. St. Louis, MO: Mosby Elsevier; 2012.
11. Davis C, Engeln A, Johnson E, et al. The Wilderness Medical Society practice guidelines for the prevention and treatment of lightning injuries. *Wilderness & Environ Med.* 2012;23:260–269.
12. Cooper MA. Lightning injuries: prognostic signs of death. *Ann Emerg Med.* 1980;9:134.
13. Centers for Disease Control and Prevention. Lightning associated deaths: 1980–1995. *MMWR.* 1998;47(19):391.
14. Andrews CJ, Darveniza M, Mackerras D. Lightning injury: a review of the clinical aspects, pathophysiology and treatment. *Adv Trauma.* 1989;4:241.
15. Vanden Hoek TL, Morrison LJ, Shuster M, et al. 2010 American Heart Association guidelines for cardiopulmonary resuscitation and emergency cardiovascular care: Part 12.12: Cardiac arrest associated with electric shock and lightning strikes. *Circulation.* 2010;122:848.
16. Ritenour AE, Morton MJ, McManus JG, Barillo DJ, Cancio LC. Lightning injury: a review. *Burns.* 2008;34:585.
17. Beir M, Chen W, Bodnar E, Lee RC. Biophysical injury mechanisms associated with lightning injury. *Neurorehabilitation.* 2005;20(1):53.
18. Cooper MA. Electrical and lightning injuries. *Emerg Med Clin North Am.* 1984;2:489.
19. Casten JA, Kytilla J. Eye symptoms caused by lightning. *Acta Ophthalmol.* 1963;41:139.
20. Kleiner JP, Wilkin JH. Cardiac effects of lightning stroke. *JAMA.* 1978240:2757.
21. Taussig HB. Death from lightning and the possibility of living again. *Ann Intern Med.* 1968;68:1345.
22. Zimmerman C, Cooper MA, Holle RL. Lightning safety guidelines. *Ann Emerg Med.* 2002;39:660.
23. National Lightning Safety Institute. Personal lightning safety. www.lightningsafety.com/nlsi_pls.html. Zugriff 17. Januar 2014.
24. National Weather Service. Lightning risk reduction outdoors. www.lightningsafety.noaa.gov/outdoors.htm. Zugriff 17. Januar 2014.
25. Zafren K, Durrer B, Henry JP, Brugger H. Lightning injuries: prevention and on-site treatment in mountains and remote areas – official guidelines of the International Commission for Mountain Emergency Medicine and Medical Commission of the International Mountaineering and Climbing Federation (ICAR and UIAA MEDCOM). *Resuscitation.* 2005;65:369.
26. National Oceanic and Atmospheric Administration. Lightning safety myths and truths. www.lightningsafety.noaa.gov/myths.htm. Zugriff 24. Januar 2014.
27. National Oceanic and Atmospheric Administration. Lightning risk reduction outdoors. www.lightningsafety.noaa.gov/outdoors.htm. Zugriff 24. Januar 2014.
28. Peden M, Oyegbite K, Ozanne-Smith J, et al., eds. *World report on child injury prevention.* Geneva, Switzerland: World Health Organization; 2008.
29. Centers for Disease Control and Prevention. Nonfatal and fatal drowning in recreational water settings – United States, 2005–2009. *MMWR.* 2012;61(19):345.
30. Centers for Disease Control and Prevention. Drowning – United States, 2005–2009. *MMWR.* 2012;61(19):344–347.
31. Zuckerman GB, Conway EE Jr. Drowning and near-drowning. *Pediatr Ann.* 2000;29:6.
32. World Health Organization. Facts about injuries: drowning. www.who.int/violence_injury_prevention/publications/other_injury/en/drowning_factsheet.pdf. Zugriff 17. Januar 2014.
33. University of Minnesota. Unintentional drowning. http://blog.lib.umn.edu/spon0024/unintentional_drowning/01-introduction.html. Zugriff 18. September 2013.
34. Cushing TA, Hawking SC, Sempsrott J, Schoene RB. Submersion injuries and drowning. In: Auerbach PS, ed. *Wilderness Medicine.* 6th ed. St. Louis, MO: Mosby Elsevier; 2012.

35. DeNicola LK, Falk JL, Swanson ME, Kissoon N. Submersion injuries in children and adults. *Crit Care Clin.* 1997;13(3):477.
36. Olshaker JS. Near-drowning. *Emerg Med Clin North Am.* 1992;10(2):339.
37. Van Beeck EF, Branche CM, Szpilman D, et al. A new definition of drowning: towards documentation and prevention of a global public health program. *Bull World Health Organ.* 2005;83:853–856.
38. Szpilman D, Bierens JLM, Handley A, Orlowshi JP. Drowning. *New Engl J Med.* 2012;366:2102–2110.
39. Olshaker JS. Submersion. *Emerg Med Clin North Am.* 2004;22:357.
40. Kyriacou DN, Arcinue EL, Peek C, Kraus JF. Effect of immediate resuscitation on children with submersion injury. *Pediatrics.* 1994;94:137.
41. Moran K, Quan L, Franklin R, Bennett E. Where the evidence and expert opinion meet: a review of the open-water recreational safety messages. *Int J Aquatic Res Educ.* 2011;5:251–270.
42. Lavelle JM. Ten-year review of pediatric bathtub near-drownings: evaluation for child abuse and neglect. *Ann Emerg Med.* 1995;25:344.
43. Rowe MI, Arango A, Allington G. Profile of pediatric drowning victims in a water-oriented society. *J Trauma.* 1977;17:587.
44. Craig AB Jr. Underwater swimming and loss of consciousness. *JAMA.* 1961;176:255.
45. Jensen LR, Williams SD, Thurman DJ, Keller PA. Submersion injuries in children younger than 5 years in urban Utah. *West J Med.* 1992;157:641.
46. Howland J, Smith GS, Mangione TW, et al. Why are most drowning victims men? Sex differences, aquatic skills and behaviors. *Am J Public Health.* 1996;86:93.
47. Schuman SH, Rowe JR, Glazer HM, et al. The iceberg phenomenon of near-drowning. *Crit Care Med.* 1976;4:127.
48. Howland J, Mangione T, Hingson R, et al. Alcohol as a risk factor for drowning and other aquatic injuries. In: Watson RR, ed. *Alcohol and Accidents: Drug and Alcohol Abuse Reviews.* Vol 7. Totowa, NJ: Humana Press, Inc; 1995.
49. Howland J, Hingson R. Alcohol as a risk factor for drownings: a review of the literature (1950–1985). *Accid Anal Prev.* 1988;20(1):19–25.
50. Howland J, Smith GS, Mangione T, et al. Missing the boat on drinking and boating. *JAMA.* 1993;270:91.
51. Bell GS, Gaitatzis A, Bell CL, Johnson AL, Sander JW. Drowning in people with epilepsy. *Neurology.* 2008;71:578.
52. Karch KB. Pathology of the lung in near-drowning. *Am J Emerg Med.* 1986;4(1):4.
53. Orlowski JP. Drowning, near-drowning, and ice water submersion. *Pediatr Clin North Am.* 1987;34(1):75.
54. Modell JH, Moya F. Effects of volume of aspirated fluid during chlorinated fresh-water drowning. *Anesthesiology.* 1966;27:663.
55. Giesbrecht GG, Steinman AM. Immersion into cold water. In: Auerbach PS, ed. *Wilderness Medicine.* 6th ed. St. Louis, MO: Mosby Elsevier; 2012.
56. Bolte RG, Black PG, Bowers RS. The use of extracorporeal rewarming in a child submerged for 66 minutes. *JAMA.* 1988;260:377.
57. Lloyd EL. Accidental hypothermia. *Resuscitation.* 1996;32:111.
58. Gilbert M, Busund R, Skagseth A. Resuscitation from accidental hypothermia of 13.7 °C with circulatory arrest. *Lancet.* 2000;355:375.
59. Siebke H, Breivik H, Rod T, et al. Survival after 40 minutes submersion without cerebral sequelae. *Lancet.* 1975;1:1275.
60. Abella BS, Alvarado JP, Myklebust H, et al. Quality of cardiopulmonary resuscitation during in-hospital cardiac arrest. *JAMA.* 2005;293(3):305.
61. Wik L, Kramer-Johansen J, Myklebust H, et al. Quality of cardiopulmonary resuscitation during out-of-hospital cardiac arrest. *JAMA.* 2005;293(3):299.
62. Sayre MR, Koster RW, Botha M, et al. Part 5: adult basic life support. In: 2010 International Consensus on Cardiopulmonary Resuscitation and Emergency Cardiovascular Care Science With Treatment Recommendations. *Circulation.* 2010;122:S298–S324.
63. Hwang V, Frances S, Durbin D, et al. Prevalence of traumatic injuries in drowning and near-drowning in children and adolescents. *Arch Pediatr Adolesc Med.* 2003;157(1):50–53.
64. Pratt FD, Haynes BE. Incidence of "secondary drowning" after saltwater submersion. *Ann Emerg Med.* 1986;15(9):1084.
65. Berg RA, Hemphill R, Abella BS, et al. Part 5: adult basic life support. In: 2010 American Heart Association Guidelines for Cardiopulmonary Resuscitation and Emergency Cardiovascular Care. *Circulation.* 2010;122:S685–S705.
66. Rosen P, Stoto M, Harley J. The use of the Heimlich maneuver in near-drowning: Institute of Medicine report. *J Emerg Med.* 1995;13:397.
67. Wilderness Medical Society. Submersion injuries. In: Forgey WW. *Practice Guidelines for Wilderness Emergency Care.* 5th ed. Helena, MT: Globe Pequot Press; 2006.
68. www.aap.org/en-us/about-the-aap/aap-press-room/Pages/AAP-Gives-Updated-Advice-on-Drowning-Prevention.aspx. Zugriff 24. Januar 2014.
69. Melamed Y, Shupak A, Bitterman H. Medical problems associated with underwater diving. *N Engl J Med.* 1992;326:30.
70. Van Hoesen KB, Bird NH. Diving medicine. In: Auerbach PS, ed. *Wilderness Medicine.* 6th ed. St. Louis, MO: Mosby Elsevier; 2012.
71. Salahuddin M, James LA, Bass ES. SCUBA medicine: a first-responder's guide to diving injuries. *Curr Sports Med Rep.* 2011;10(3):134–139.
72. Lynch JA, Bove AA. Diving medicine: a review of the current evidence. *J Am Board Fam Med.* 2009;22:399–407.
73. Strauss MB, Borer RC Jr. Diving medicine: contemporary topics and their controversies. *Am J Emerg Med.* 2001;19:232.
74. Morgan WP. Anxiety and panic in recreational scuba divers. *Sports Med.* 1995;20(6):398.
75. Divers Alert Network (DAN). Eleven-year trends (1987–1997) in diving activity: the DAN annual review of recreational SCUBA diving injuries and fatalities based on 2000 data. In: *Report on Decompression Illness, Diving Fatalities and Project Dive Exploration.* Durham, NC: Divers Alert Network; 2000:17–29.
76. Divers Alert Network. Annual Diving Report. Durham, NC: Divers Alert Network; 2008.
77. Divers Alert Network (DAN). *Report on Diving Fatalities: 2008 Edition.* Durham, NC: Divers Alert Network; 2008.
78. Hardy KR. Diving-related emergencies. *Emerg Med Clin North Am.* 1997;15(1):223.
79. Green SM. Incidence and severity of middle-ear barotraumas in recreational scuba diving. *J Wilderness Med.* 1993;4:270.
80. Kizer KW. Dysbaric cerebral air embolism in Hawaii. *Ann Emerg Med.* 1987;16:535.
81. Cales RH, Humphreys N, Pilmanis AA, Heilig RW. Cardiac arrest from gas embolism in scuba diving. *Ann Emerg Med.* 1981;10(11):589.
82. Butler BD, Laine GA, Leiman BC, et al. Effect of Trendelenburg position on the distribution of arterial air emboli in dogs. *Ann Thorac Surg.* 1988;45(2):198.
83. Moon RE. Treatment of diving emergencies. *Crit Care Clin.* 1999;15:429.
84. Van Meter K. Medical field management of the injured diver. *Respir Care Clin North Am.* 1997;5(1):137.
85. Francis TJ, Dutka AJ, Hallenbeck JM. Pathophysiology of decompression sickness. In: Bove AA, Davis JC, eds. *Diving Medicine.* 2nd ed. Philadelphia, PA: Saunders; 1990.
86. Neuman TS. DCI/DCS: does it matter whether the emperor wears clothes? *Undersea Hyperb Med.* 1997;24:2.
87. Bove AA. Nomenclature of pressure disorders. *Undersea Hyperb Med.* 1997;24:1.
88. Spira A. Diving and marine medicine review. Part II. Diving diseases. *J Travel Med.* 1999;6:180.
89. Clenney TL, Lassen LF. Recreational scuba diving injuries. *Am Fam Physician.* 1996;53(5):1761.
90. Kizer KW. Women and diving. *Physician Sportsmed.* 1981;9(2):84.
91. Francis TJ, Dutka AJ, Hallenbeck JM. Pathophysiology of decompression sickness. In: Bove AA, Davis JC, eds. *Diving Medicine.* 2nd ed. Philadelphia, PA: Saunders; 1990.
92. Greer HD, Massey EW. Neurologic injury from undersea diving. *Neurol Clin.* 1992;10(4):1031.
93. Kizer KW. Management of dysbaric diving casualties. *Emerg Med Clin North Am.* 1983;1:659.

94. Department of the Navy. *U.S. Navy Diving Manual.* Vol 1, Rev 4. Washington, DC: U. S. Government Printing Office; 1999.
95. Davis JC. Hyperbaric medicine: critical care aspects. In: Shoemaker WC, ed. *Critical Care: State of the Art.* Aliso Viejo, CA: Society of Critical Care Medicine; 1984.
96. Pollock NW, Uguccioni DM, Dear GdeL, eds. *Diabetes and recreational diving: guidelines for the future.* Proceedings of the Undersea and Hyperbaric Medical Society/Divers Alert Network. June 19, 2005, Workshop. Durham, NC: Divers Alert Network; 2005.
97. Gallagher SA, Hackett PH. High-altitude illness. *Emerg Med Clin North Am.* 2004;22:329.
98. Hackett PH, Roach RC. High-altitude illness. *N Engl J Med.* 2001;345(2):107.
99. Hackett PH, Roach RC. High-altitude medicine. In: Auerbach PS, ed. *Wilderness Medicine.* 6th ed. St. Louis, MO: Mosby Elsevier; 2012.
100. Houston CS. High-altitude illness disease with protean manifestations. *JAMA.* 1976;236:2193.
101. Montgomery AB, Mills J, Luce JM. Incidence of acute mountain sickness at intermediate altitude. *JAMA.* 1989;261:732.
102. Gertsch JH, Seto TB, Mor J, Onopa J. Ginkgo biloba for the prevention of severe acute mountain sickness (AMS) starting day one before rapid ascent. *High Alt Med Biol.* 2002;3(1):29.
103. Tso E. High-altitude illness. *Emerg Clin North Am.* 1992;10(2):231.
104. Honigman B, Theis MK, Koziol-McLain J, et al. Acute mountain sickness in a general tourist population at moderate altitudes. *Ann Intern Med.* 1993;118(8):587.
105. Zaphren K, Honigman B. High-altitude medicine. *Emerg Clin North Am.* 1997;15(1):191.
106. Hultgren HN. High-Altitude Medicine. Stanford, CA: Hultgren Publications; 1997.
107. Schneider M, Bernasch D, Weymann J, et al. Acute mountain sickness: influence of susceptibility, pre-exposure, and ascent rate. *Med Sci Sports Exerc.* 2002;34(12):1886.
108. Bartsch P. High-altitude pulmonary edema. *Med Sci Sports Exerc.* 1999;31(suppl 1):S23.
109. Roach RC, Houston CS, Honigman B. How well do older persons tolerate moderate altitude? *West J Med.* 1995;162(1):32.
110. Roach RC, Maes D, Sandoval D, et al. Exercise exacerbates acute mountain sickness at simulated high altitude. *J Appl Physiol.* 2000;88(2):581.
111. Roeggla G, Roeggla H, Roeggla M, et al. Effect of alcohol on acute ventilation adaptation to mild hypoxia at moderate altitude. *Ann Intern Med.* 1995;122:925.
112. Luks AM, Swenson ER. Medication and dosage considerations in the prophylaxis and treatment of high-altitude illness. *Chest.* 2008;133:744.
113. Luk AM, McIntosh SE, Grissom CK, et al. Wilderness Medical Society consensus guidelines for the prevention and treatment of acute altitude illness. *Wilderness Environ Med.* 2010;21:1146–1155.
114. Roach RC, Bartcsh P, Oelz O, Hackett PH, Lake Louise Scoring Committee. The Lake Louise Acute Mountain Sickness Scoring System. In: Sutton JR, Houston CS, Coates G, eds. *Hypoxia and Molecular Medicine.* Burlington, VT: Charles S. Houston; 1993.
115. Muza SR, Lyons TP, Rock PB. Effect of altitude on exposure on brain volume and development of acute mountain sickness (AMS). In: Roach RC, Wagner PD, Hackett PH, eds. *Hypoxia: Into the Next Millennium: Advances in Experimental Medicine and Biology.* Vol 474. New York, NY: Kluwer Academic/Plenum; 1999.
116. Hacket PH. High-altitude cerebral edema and acute mountain sickness: a pathological update. In: Roach RC, Wagner PD, Hackett PH, eds. *Hypoxia: Into the Next Millennium: Advances in Experimental Medicine and Biology.* Vol 474. New York, NY: Kluwer Academic/Plenum; 1999.
117. Sanchez del Rio M, Moskkowitz MA. High-altitude headache: lessons from aches at sea level. In: Roach RC, Wagner PD, Hackett PH, eds. *Hypoxia: Into the Next Millennium: Advances in Experimental Medicine and Biology.* Vol 474. New York, NY: Kluwer Academic/Plenum; 1999.
118. Hackett PH. The cerebral etiology of high-altitude cerebral edema and acute mountain sickness. *Wilderness Environ Med.* 1999;10(2):97.
119. Yarnell PR, Heit J, Hackett PH. High-altitude cerebral edema (HACE): the Denver/Front Range experience. *Semin Neurol.* 2000;20(2):209.
120. Hultgren HN, Honigman B, Theis K, Nicholas D. High-altitude pulmonary edema at ski resort. *West J Med.* 1996;164:222.
121. Stenmark KR, Frid M, Nemenoff R, et al. Hypoxia induces cell-specific changes in gene expression in vascular wall cells: implications for pulmonary hypertension. In: Roach RC, Wagner PD, Hackett PH, eds. *Hypoxia: Into the Next Millennium: Advances in Experimental Medicine and Biology.* Vol 474. New York, NY: Kluwer Academic/Plenum; 1999.
122. The Lake Louise Consensus on the Definition and Quantification of Altitude Illness. In: Sutton JR, Coates G, Houston C, eds. *Hypoxia and Mountain Medicine.* Burlington, VT: Queen City Press; 1992.
123. Luks AM. Do we have a "best practice" for treating high-altitude pulmonary edema? *High Alt Med Biol.* 2008;9:111–114.
124. Koch RO, Burtscher M. Do we have a "best practice" for treating high-altitude pulmonary edema? Letter to the Editor. *High Alt Med Biol.* 2008;9:343–344.
125. Lipman G. Ibuprofen prevents altitude illness: randomized controlled trial for prevention of altitude illness with nonsteroidal anti-inflammatories. *Ann Emerg Med.* 2012;59(6):484–490.
126. Pollard AJ, Niermeyer S, Barry PB, et al. Children at high altitude: an international consensus statement by an ad hoc committee of the International Society for Mountain Medicine. *High Alt Med Biol.* 2001;2:389.
127. Watson RS, Cummings P, Quan L et al. Spine injuries among submersion victims. *J Trauma.* 2001;51:658–662.
128. Dodd FM, Simon E, McKeown D, Patrick MR. The effect of a cervical collar on the tidal volume of anaesthetised adult patients. *Anaesthesia.* 1995;50:961–963.
129. Soar J, Perkins GD, Abas G, et al. Kreislaufstillstand unter besonderen Umständen: Elektrolytstörungen, Vergiftungen, Ertrinken, Unterkühlung, Hitzekrankheit, Asthma, Anaphylaxie, Herzchirurgie, Trauma, Schwangerschaft, Stromunfall. *Notfall Rettungsmed.* 2010;13:679–722.
130. Verband Deutscher Sporttaucher e. V. VDST-Tauchunfallstatistik 2007–2010. www.ltvt.net/fileadmin/Ausbildung/2011/TMWB/Tauchunfallstatistik 2010_Halle.pdf. Zugriff 7. Oktober 2015.

WEITERFÜHRENDE LITERATUR
Auerbach PS, ed. *Wilderness Medicine.* 6th ed. St. Louis, MO: Mosby Elsevier; 2012.
Bennett P, Elliott D. *The Physiology and Medicine of Diving.* 4th ed. Philadelphia, PA: Saunders; 1993.
Bove AA. *Bove and Davis' Diving Medicine.* 5th ed. Philadelphia, PA: Saunders; 2003.
Sutton JR, Coates G, Remmers JE, eds. *Hypoxia: The Adaptations.* Philadelphia, PA: BC Dekker; 1990.

KAPITEL 23
Notfallmedizin in der Wildnis

23.1	Richtige Patientenversorgung ist kontextabhängig 600	23.4	Patientenversorgung in der Wildnis 605
		23.4.1	Ausscheidungsbedürfnisse 605
		23.4.2	Schmerzhafte harte Tragen 605
23.2	Was ist Wildnis-(Notfall-)Medizin? 601	23.4.3	Nahrungs- und Flüssigkeitsgabe 606
23.2.1	Verletzungsmuster in der Wildnis 602	23.4.4	Sonnenschutz 606
23.2.2	Sicherheit 602		
23.2.3	Wildnis ist überall 603	23.5	Spezielle Notfallmedizin in der Wildnis 607
		23.5.1	Wundversorgung 607
23.3	Entscheidungsfindung: Abwägen von Risiko und Nutzen 603	23.5.2	Luxationen 609
		23.5.3	Kardiopulmonale Wiederbelebung 610
23.3.1	Improvisierte Evakuierung 604	23.5.4	Bisse und Stiche 611
		23.6	Rahmenlage der Wildnis-Medizin 614

Lernzielübersicht

Nach dem Durcharbeiten dieses Kapitels sollte der Leser in der Lage sein:
- Vier Faktoren zu nennen, welche die Versorgung unter den Rahmenbedingungen der „Wildnis" von der Situation des Rettungsdienstes unterscheiden
- Fünf ausschlaggebende Kriterien zu nennen, die als Entscheidungsgrundlage dienen, sich unter den Bedingungen der „Wildnis-Medizin" für oder gegen eine Immobilisation der Wirbelsäule zu entscheiden
- Methoden einer improvisierten Rettung aus unwegsamem Gelände zu beschreiben
- Den Merksatz zu erläutern, dass jeder Patient in diesem Umfeld solange als unterkühlt, unterzuckert und hypovolämisch zu betrachten ist, bis das Gegenteil feststeht
- Die aktuellen Verfahren zur Blutstillung in abgelegenen Gebieten zu beschreiben
- Anzeichen und Symptome für Insektenstiche und (Schlangen-)Bissverletzungen sowie ihre medizinische Versorgung in der Wildnis zu kennen
- Zu erklären, wann im Rahmen der Notfallmedizin in der Wildnis Maßnahmen zur Herz-Lungen-Wiederbelebung angebracht sind und wann nicht

Fallbeispiel

Sie werden mit Ihrer Suchmannschaft der Bergrettung um 21:30 Uhr gemeinsam mit der örtlichen freiwilligen Feuerwehr alarmiert, um die Rettung eines Unfallopfers in einer abgelegenen Gegend zu unterstützen. Nach ersten Berichten ist ein 31-jähriger Mann als Mitglied einer 3-Personen-Klettergruppe gegen 20:30 Uhr an einer Felskante abgerutscht und etwa 24 m tiefer auf den felsigen Untergrund gestürzt. Dabei habe er sich mehrere Extremitätenfrakturen zugezogen. Ein Mitglied der Gruppe hat aus seinem Fahrzeug bereits einen Schlafsack für den Verletzten geholt, während der andere den Notruf abgesetzt hat. Zum Team der freiwilligen Feuerwehr gehören ein Rettungsassistent und ein Krankenpfleger. Sie treffen um etwa 22:30 Uhr am Sammelpunkt für die Rettungsmannschaft ein. Nach einer Einweisung fährt das initiale Rettungsteam, das aus sechs Personen besteht, mehrere Kilometer auf einer unbefestigten Straße zu einem Wanderparkplatz, um von dort aus 60 Minuten mit ihrer Ausrüstung durch ein Bachbett zum Verletzten aufzusteigen. Bei der Ankunft ist es Mitternacht, es regnet leicht und die Umgebungstemperatur beträgt etwa 10 °C. Sie finden den Verletzten am Fuße des Steilhanges sitzend an den Felsen gelehnt.

- Wie würden Sie mit Ihren begrenzten Ressourcen den Patienten in dieser Umgebung versorgen?
- Welche Hauptgefahren müssen Sie bei der Versorgung dieses Patienten beachten?
- Was wird das beste Verfahren für die Evakuierung des Patienten sein?

23.1 Richtige Patientenversorgung ist kontextabhängig

Obwohl sich unser medizinisches Wissen, das Verständnis und die eingesetzten Technologien von Monat zu Monat weiterentwickeln, ändern sich die **Prinzipien** der medizinischen Versorgung im Verlauf von Jahren nur geringfügig. „*Der kritisch verletzte Patient muss so schnell wie möglich transportiert werden, ohne detaillierte Untersuchung und ohne Behandlung nicht kritischer Verletzungen.*"[1] Der Umfang einer **angemessenen** Versorgung ist allerdings kontextabhängig und der Umfang der Maßnahmen, die mit „detaillierter Untersuchung" und „Behandlung nicht kritischer Verletzungen" bzw. Zustände gemeint sind, variiert abhängig von den Umgebungsbedingungen. Das Ausmaß der Maßnahmen wird bei gleichem Befund bei der Versorgung im Rahmen der Höhlenrettung deutlich von dem im Rahmen der innerstädtischen Rettung abweichen (➤ Abb. 23.1). Dieses Konzept wurde bereits in ➤ Kap. 3 vorgestellt: Die jeweilige Situation, der Ausbildungsstand und das Wissen der Helfer, die Bedingungen am Unfallort und die verfügbare Ausrüstung beeinflussen die Versorgung des Patienten.[1]

Stellen Sie sich einen Patienten mit einer luxierten, komplexen Schulterfraktur vor. Was wäre die korrekte Versorgung im Operationssaal? In den meisten Fällen wird sie eine offene Korrektur der Fehlstellung und eine osteosynthetische Versorgung mit einem Fixateur interne umfassen. Die korrekte Versorgung in einem Operationssaal entspricht nicht den Maßnahmen in der Notaufnahme. Es wäre nicht angemessen, dort eine offene, operative Versorgung anzustreben. In der Notaufnahme werden Röntgenaufnahmen erstellt, um das Ausmaß der Fraktur zu beurteilen, und eine kurz wirksame Schmerztherapie eingeleitet, um ggf. eine geschlossene Reposition durchzuführen. Dies erfolgt mit dem Ziel, die Schmerzen und die Schwellung zu reduzieren, die Knochen wieder achsengerecht zu stellen und damit den Druck auf Nerven und Blutgefäße zu verringern. Die definitive Versorgung wird dann wie oben beschrieben verzögert erfolgen.

Diese in der Notaufnahme angemessene Versorgung entspricht wiederum nicht den Maßnahmen, die am Unfallort durchgeführt werden. Das Rettungspersonal wird wahrscheinlich nicht den Vorteil eines geschützten, warmen, trockenen Bereichs haben. Unter Umständen versorgt es einen Patienten, der noch in seinem Fahrzeug eingeklemmt ist, erst einmal im Regen oder bei Schneefall. Der Verletzte kann schwer zugänglich sein oder um den Rettungsdienst herum ist die Feuerwehr gerade mit der technischen Rettung beschäftigt. In dieser Situation werden die Beurteilung der Sicherheit der Einsatzstelle, die Rettung aus der unmittelbaren Gefahr, die Suche nach weiteren Verletzungen, das Ermitteln des neurovaskulären Status des Armes, dessen Ruhigstellung, die Gabe von Schmerzmedikamenten und ein zügiger Transport in die nächstgelegene geeignete Klinik im Vordergrund stehen. Es wäre sicher nicht adäquat, auf der Straße eine offene Reposition zur Versorgung der dislozierten Fraktur anzustreben.

Schließlich entspricht eine adäquate Versorgung durch den Rettungsdienst im städtischen Umfeld sicher nicht einer adäquaten Versorgung in der Wildnis (➤ Abb. 23.2). Welche Maßnahmen sind möglich und sinnvoll, wenn der Patient bei einer Höhlenbegehung abgestürzt ist, nachdem er sich bereits 1 km von ihrem Eingang entfernt hat? Es ist ein mehrstündiger Transport innerhalb der Höhle zu erwarten, an den sich dann noch die Fahrt in das nächstgelegene, vielleicht mehrere Stunden entfernte Krankenhaus anschließt.

In den meisten Fällen ist eine korrekte Versorgung unabhängig vom Ort, an dem sie durchgeführt wird. Unterschiede und Begrenzungen sind vor allem durch das verfügbare Material und den Ausbildungsstand des Helfers bedingt.

Für eine kleine, jedoch nicht zu vernachlässigende Zahl von Situationen bestehen allerdings deutliche Unterschiede zwischen den

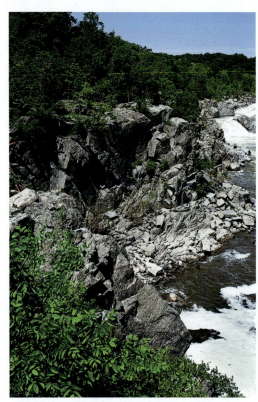

Abb. 23.1 Wildnis.
Courtesy of Rich Brady. © NAEMT; PHTLS, 8th edition, Jones & Bartlett, 2016

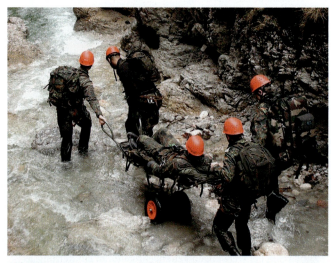

Abb. 23.2 Die Versorgung von Unfällen wird in der Wildnis oft durch widrige Umweltbedingungen und schwieriges Gelände behindert – Rettungsmittel müssen an diese Lage angepasst werden (Foto: Karsten Ladehof).

Notfallmaßnahmen, die im besiedelten Gebiet bzw. in der Wildnis jeweils als angepasst und sinnvoll zu bezeichnen sind. Dies führt zu den folgenden wichtigen Fragen, die im weiteren Verlauf dieses Kapitels beantwortet werden sollen:

- Wann sind welche der für die reguläre notfallmedizinische Versorgung im städtischen Umfeld vorgesehenen Maßnahmen auch in der Wildnis sinnvoll?
- Welche Verfahren sollen angewendet werden, wenn in der Wildnis von den regulären Vorgehensweisen abgewichen werden muss? Gibt es dazu schriftliche Grundlagen?
- Wie reagiert das Rettungsdienstpersonal in Situationen, in denen es sich betreffs Art und Ausmaß der Verletzung unsicher ist? Wie sollen die Rettungsdienstmitarbeiter z. B. in den beschriebenen Fällen feststellen, ob es sich um eine dislozierte Fraktur handelt, wenn sie den Patienten kaum erreichen können, sei es in einem deformierten Fahrzeug oder in einer Höhle an einem Seil über eine Steilkante hängend?
- Wie entscheidet der Rettungsdienstmitarbeiter für einen bestimmten Patienten in einer spezifischen Situation, ob er eher notfallmedizinische Standards anwendet oder ob eine Behandlung, die den Aspekt der verzögerten Versorgung berücksichtigt, also „Wildnis-Medizin", besser geeignet ist?
- Welche Kriterien ermöglichen die Zuordnung zu einem dieser Systeme und wie reagiert das Rettungsdienstpersonal auf das Spektrum der Fälle, die nicht eindeutig zugeordnet werden können?

Denken Sie an den Patienten mit der dislozierten Schulterfraktur, wenn Sie weiterlesen. Eindeutige Antworten können in vielen dieser Fälle nicht gegeben werden; oft ist „abhängig von weiteren Rahmenbedingungen" die korrekte Antwort. Trotzdem sollen hier wenigstens gute Hintergrundinformationen und Entscheidungshilfen dargestellt werden, auf deren Basis der Helfer dann seine Entscheidung für die Behandlungsmaßnahmen im Einzelfall fällen kann. Die Philosophie von PHTLS ist auch sonst, dass dem Anwender das Grundlagenwissen und die Prinzipien vermittelt werden, die ihm helfen, im konkreten Fall begründete Entscheidungen für eine möglichst optimale Versorgung des individuellen Patienten fällen zu können.

Dieses Kapitel beleuchtet mehrere Probleme, die im Zusammenhang mit „Wildnis-Medizin" entweder für die Versorgung des Patienten unter diesen Bedingungen entscheidend sind oder die häufig vorkommen und bei denen die Vorgehensweise vom regulären Vorgehen abweicht. Es bietet aber vor allem einen Überblick über all die verschiedenen Bereiche, die durch Notfälle in der Wildnis berührt werden. Rettungsdienstmitarbeiter, die häufig zu Notsituationen in der Wildnis zum Einsatz kommen, sollten ein spezifisches Training für diese Lagen absolvieren (➤ Kasten 23.1). Außerdem sollte die medizinische Beratung durch einen in diesem Bereich erfahrenen Arzt als integraler Bestandteil aller Aktivitäten im Bereich der „Wildnis-Medizin" vorgesehen sein.[2]

23.1 Ausbildung im Bereich Wildnis-Medizin

Wer häufig in unwegsamem Gelände unterwegs ist oder in diesem Bereich Erste Hilfe bzw. notfallmedizinische Versorgung leisten will, sollte an einem spezialisierten Kurs teilnehmen.

23.2 Was ist Wildnis-(Notfall-)Medizin?

Zahlreiche Begriffe werden für Gebiete verwendet, die entfernt von der Zivilisation liegen: Hinterland, Einöde, abgeschiedenes, wegloses Gelände, Wildnis, Einsamkeit. Im Rettungsdienst hat sich der Name „Wilderness Medicine" etabliert. Merriam-Webster's Collegiate Dictionary definiert „*Wilderness*" folgendermaßen:[5]

1a.	I. Unbewohnte, unkultivierte Region
	II. Vom Menschen unbeeinflusste Region mit ursprünglicher Vegetation und Fauna
1b.	Unbewohntes oder unwegsames Gebiet
1c.	Teil eines Gartens mit natürlichem Bewuchs
2.	Wilder oder unkultivierter Zustand
3a.	Verwirrende Vielfalt oder Menge: unbestimmte große Anzahl oder Menge
3b.	Verwirrende Situation

Unsere Verwendung des Begriffs „Wildnis" weicht allerdings von dieser Lexikon-Definition ab, da wir primär den Gesichtspunkt der *Patientenversorgung* betrachten. Unsere Definition ist tatsächlich die Antwort auf die Frage: „Wann sollten wir an ‚Wildnis-Rettungsmedizin' denken?" Genauer gesagt: „Wann sollten wir abweichend von den Prinzipien der regulären Rettungsmedizin denken und handeln?" Die Antwort auf diese Frage geht über eine einfache geografische Zuordnung hinaus und berücksichtigt die folgenden Faktoren:

- Zugangswege zum Einsatzort
- Wetter
- Tageslicht
- Geländebeschaffenheit
- Spezielle Ausrüstung für Rettung, Behandlung und Transport des Patienten
- Zugangsmöglichkeiten, Rettungs- und Transportzeiten
- Verfügbares Personal
- Kommunikationsmittel und -wege
- Eventuell vorhandene Gefahrstoffe
- Verfügbares medizinisches und technisches Equipment
- Verletzungsmuster in der jeweiligen speziellen Umgebung

Neben Lagen in Gebieten, auf die der Begriff „Wildnis" im ursprünglichen Sinn zutrifft, gibt es zahlreiche weitere Beispiele, in denen die Versorgung sinnvollerweise nach den gleichen Prinzipien erfolgt:

1. In einer Stadt, die von einem Erdbeben getroffen wurde, kann der Zugang zu den verschütteten und verletzten Opfern erschwert sein. Es können sowohl die Infrastruktur – einschließlich der Verkehrswege – zerstört als auch der lokale Rettungsdienst aus unterschiedlichsten Gründen handlungsunfähig sein. Beides führt dazu, dass Verletzte wahrscheinlich für einen län-

geren Zeitraum am Ort des Unfalls verbleiben müssen. Folglich sind die gleichen Bedürfnisse und Erfordernisse zu erwarten wie im Beispiel des Verletzten in den Bergen, der weitab vom nächstgelegenen Krankenhaus verunglückt ist.
2. Eine Person, die spät abends während eines Schneegestöbers den Hang einer städtischen Deponie hinunterstürzt, ist den gleichen Risiken ausgesetzt wie in der Wildnis. Dieser Patient wird ebenfalls eine Rettungsmannschaft mit entsprechender Ausrüstung einschließlich Seilen, möglicherweise Eisäxten und Steigeisen benötigen, die über ausreichend Erfahrung im Umgang mit Hypothermie, Aspekten der verlängerten präklinischen Versorgung wie Ernährung und Flüssigkeitsgabe sowie deren Ausfuhr (oder Ausscheidung), Dekubitusprophylaxe und Wundversorgung verfügt.

Wir sprechen oft von „Wildnis-Notfallmedizin", aber in Wirklichkeit verbirgt sich hinter der gesamten notfallmedizinischen Versorgung ein überaus breites Spektrum: Ein Extrem ist der Unfall in wenigen Metern Entfernung von einem Traumazentrum, das andere sind mögliche Unfallorte wie die Spitze des Mount Everest oder die tiefsten Bereiche des Mammoth-Flint-Ridge-Tropfsteinhöhlensystems in Kentucky. Daher kann die Frage „Wo endet der reguläre Rettungsdienst und wo beginnt die Wildnis-Medizin?" nur beantwortet werden mit: „Es hängt ganz davon ab." Insbesondere von der Entfernung zum Rettungsmittel und letztendlich zum nächsten Schockraum, vom Wetter und von der Geländebeschaffenheit. Noch wichtiger sind jedoch die Art der Verletzung oder Erkrankung und die Fähigkeiten des Rettungsdienstpersonals bzw. der Ersthelfer vor Ort.

23.2.1 Verletzungsmuster in der Wildnis

Wie bereits in ➤ Kap. 1 beschrieben, lassen sich die Todesfälle nach einem Trauma in einer dreigipfeligen Verteilungskurve darstellen:
- Der **1. Gipfel** liegt innerhalb der ersten Sekunden bis Minuten nach dem Trauma. Der Tod in diesem Zeitraum tritt vor allem aufgrund von Verletzungen des Gehirns, des Hirnstamms, des oberen Rückenmarks, des Herzens, der Aorta oder anderer großer Gefäße auf und kann nur teilweise durch präventive Maßnahmen wie Schutzhelm oder Sicherheitsgurt vermieden werden. Nur ganz wenige dieser Patienten können gerettet werden und meist auch nur in der Nähe eines Traumazentrums und bei schneller Transportmöglichkeit.
- Der **2. Gipfel** tritt Minuten bis Stunden nach dem Ereignis auf. Todesfälle während dieses Zeitraums ereignen sich aufgrund von sub- und epiduralen Hämatomen, Hämato- bzw. Pneumothorax, Milzrupturen, Lazerationen der Leber, Beckenfrakturen oder multiplen Verletzungen mit starkem Blutverlust. **Vor allem diese Patienten können von den fundamentalen Prinzipien der präklinischen Traumaversorgung profitieren.**
- Der **3. Gipfel** erscheint einige Tage bis Wochen nach dem initialen Ereignis; dabei handelt es sich meistens um Komplikationen wie Sepsis oder Organversagen.

In der „Wildnis" haben die meisten Patienten den 1. und oft sogar den 2. Gipfel bereits überstanden, wenn das Rettungsdienstpersonal sie lebend antrifft. Die Frage in der Wildnis ist also viel eher: „Was können wir **jetzt** tun, um ihren Tod morgen zu verhindern?" Wir müssen uns darauf konzentrieren, dass die Patienten nicht an Folgeproblemen sterben: Nierenversagen aufgrund von unzureichender Flüssigkeitsgabe; Infektionen, die von durch Fehllagerung verursachten Dekubituswunden ausgehen, oder aufgrund der durch einen Nahrungsmangel verursachten schlechten Immunitätslage; Lungenembolien aufgrund einer tiefen Beinvenenthrombose etc.

23.2.2 Sicherheit

Auch oder gerade in der Wildnis hat die Sicherheit am Einsatzort oberste Priorität. Ein verletzter oder toter Retter hat noch nie jemandem geholfen. Die Überlegungen, die der Rettungsdienstmitarbeiter auch bei einem Unfall in der Großstadt anstellen sollte, können ebenfalls zutreffend sein – ein abgestürztes Flugzeug birgt ähnliche Gefahren wie ein Autounfall –, aber es sind noch ganz andere Faktoren, die Risiken verursachen. Die Gefahren in der Wildnis entwickeln sich meist nicht so schnell und werden häufig übersehen.

Raues Wetter, Wetterumschläge, giftige Tiere oder Pflanzen, schwieriges Gelände, Steinschlag, Lawinen, Hochwasser und vieles mehr stellen Gefahren am Einsatzort oder auf dem Transportweg dar (➤ Abb. 23.3). Wenn sich die Rettung über Stunden hinzieht, kann durch Wasser- und Nahrungsmangel zusätzlich eine Entkräftung verursacht werden. Aus diesem Grund ist es entscheidend, dass angemessene Vorbereitungen und Vorsichtsmaßnahmen getroffen werden, um Sicherheit, Gesundheit und Einsatzfähigkeit der Rettungsmannschaft zu gewährleisten. Alle Mitglieder des Teams müssen mit den besonderen Bedingungen und Gefahren ihres speziellen Einsatzgebietes vertraut sein. Alle müssen ihre Grenzen kennen und sollten versuchen, diese nicht zu überschreiten, auch wenn es um die Rettung einer verunfallten Person geht. Jeder muss über

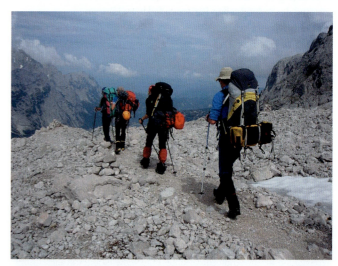

Abb. 23.3 Steile Abhänge, schwierige Wegverhältnisse und große Entfernungen zur „Zivilisation" erschweren eine Rettung aus der Wildnis (Foto: Karsten Ladehof).

angepasste Bekleidung und spezialisierte Ausrüstung verfügen. Die medizinische Betreuung der gesamten Rettungsmannschaft und die Berücksichtigung ihrer Bedürfnisse müssen als entscheidende Komponenten des Gesamteinsatzes gesehen werden.

23.2.3 Wildnis ist überall

Im weiteren Kapitel werden wir von *Wildnis-Notfallmedizin* und *Wildnis-Patient* sprechen. Denken Sie jedoch daran, dass die „Wildnis" bei schlechtem Wetter, kalten Temperaturen und Regen bereits wenige Kilometer neben einer Straße oder selbst in der Nähe einer Rettungswache beginnen kann. Bei einer Katastrophe kann dieser Notfall auch auf der Straße eintreten, wenn diese selbst zerstört oder unpassierbar sein sollte, wenn z.B. die nahegelegenen Krankenhäuser selbst betroffen sind oder bereits durch Patienten „überrannt" wurden (➤ Kap. 19).

23.3 Entscheidungsfindung: Abwägen von Risiko und Nutzen

Erfahrene Mitarbeiter aller Berufsgruppen in der Medizin wissen, dass Verfahren wie Intubation oder Wundversorgung den einfachen Teil der Medizin darstellen. Der schwierige und entscheidende Teil sind die Entscheidungen bzw. die Entscheidungsfindung, was wann und wo für den Patienten getan wird. Für die „Wildnis" trifft noch mehr als für den urbanen Notfall zu, dass alle Risiken sorgfältig gegen ihren potenziellen Nutzen abgewogen werden müssen.

Für **diesen** Patienten in **dieser** Umgebung mit **diesen** speziellen Ressourcen zu genau **diesem** Zeitpunkt hat **diese** spezifische Intervention welche Risiken und welchen Nutzen? Die Kunst besteht darin, die jeweils möglichen Risiken gegen den potenziellen Nutzen abzuwägen. Um diese Entscheidungsfindung besser darzustellen, wollen wir das folgende Beispiel näher betrachten:

Eine gesunde 22-Jährige stürzte beim Felsklettern in einer Schlucht etwa 20 m ab. Ihre Klemmkeile wurden durch den Sturz nacheinander aus ihren Verankerungen gerissen, sodass sie zwar bis zum Boden abgestürzt ist, ihr Sturz jedoch von jedem dieser Anker kurzzeitig gebremst wurde. Sie trug einen Kletterhelm, war aber nach einem Anprall mit dem Kopf an einen Felsen kurzzeitig bewusstlos. Als Sie mit Ihrem Partner nach einstündigem Anmarsch durch die Schlucht am Unfallort eintreffen, ist sie wach und orientiert, klagt nicht über Beschwerden und die neurologische Untersuchung ist unauffällig. Es ist Spätherbst, es wird langsam dunkel und die nächste Landemöglichkeit für einen Hubschrauber befindet sich auf dem Parkplatz am Eingang zur Schlucht in einer Stunde Entfernung, wo auch Ihr Rettungswagen steht. Nach der Wettervorhersage werden nachts erste Schneestürme erwartet. Muss die Patientin immobilisiert werden? Sollten Sie ein Team alarmieren, das mit einer Korbtrage und einem Spineboard oder einer Vakuummatratze zu Ihnen stößt? Oder können Sie mit ihr gemeinsam zurückmarschieren?

HWS-Beurteilung und -Stabilisierung im urbanen Kontext

Die Immobilisation der Halswirbelsäule ist seit Jahrzehnten Standard bei der Versorgung schwer verletzter Patienten. Obwohl instabile HWS-Frakturen auch bei Traumapatienten selten auftreten und selbst als keine Evidenz vorlag, dass die Fixierung beim wachen Patienten eine Lähmung verhindern kann, gab es nur wenige Gründe gegen diese nichtinvasive Maßnahme. Daher wurden in den letzten 30 Jahren präklinisch immer mehr Patienten HWS-immobilisiert. Mittlerweile gewinnt die Tatsache an Bedeutung, dass die Lagerung auf einem Spineboard zunehmende Schmerzen verursacht und Lagerungsschäden auslösen kann. In Studien wurden nach durchschnittlich 30 Minuten mäßige und nach 45 Minuten starke Schmerzen angegeben.[9]

Nachdem die medizinische Ausbildungsqualität der Such- und Rettungsteams für unwegsames Gelände gesteigert und dabei viele urbane Standards übernommen wurden, wurde jedoch in Bezug auf die routinemäßige Immobilisation festgestellt, dass diese in manchen Wildnissituationen weder sinnvoll noch notwendig ist. Dies trifft im besonderen Maße auf Extremsituationen zu, in denen z.B. die Bergrettung des Patienten während eines Schneesturms erfolgen muss und das nächstgelegene Krankenhaus 20 km entfernt und vor allem 3 000 m tiefer liegt. Such- und Rettungsmannschaften entwickelten gemeinsam mit erfahrenen Ärzten auf Grundlage der vorhandenen Literatur Leitlinien, die Kriterien festlegen und bei der Entscheidung helfen sollen, wann in unwegsamem Gelände eine Immobilisation nicht erforderlich ist.[10–12] Die „Wilderness Medical Society" veröffentlichte 2013 eine Leitlinie zur Versorgung von Wirbelsäulenverletzungen, die auf ihrer Website eingestellt ist.[13]

Schlussfolgerungen aus der NEXUS-Studie

Die große, multizentrische NEXUS-Studie (National Emergency X-Radiography Utilization Study) von 1998 zeigte, dass Patienten auch ohne Röntgenkontrolle ggf. nicht immobilisiert werden müssen, wenn die folgenden Kriterien zutreffen:[14]

- Keine Schmerzen in der posterioren Mittellinie über der Halswirbelsäule
- Keine (fokalen) neurologischen Ausfälle
- Normaler Bewusstseinszustand
- Keine Hinweise für eine Intoxikation
- Keine starken Schmerzen, die den Patienten von der Rückenverletzung ablenken könnten

Obwohl die NEXUS-Studie keine präklinische Studie war, wurden unterschiedliche Varianten dieser Kriterien von verschiedenen Rettungsdiensten verwendet. Einige Studien weisen auf Probleme im Zusammenhang mit der Nutzung der Kriterien im realen Einsatz hin. Die Formulierungen der Protokolle einiger Organisationen für die „selektive Wirbelsäulen-Immobilisation" weichen doch deutlich von den oben genannten Formulierungen ab, weshalb mancher unsicher ist, ob die Kriterien der NEXUS-Studie damit noch erfüllt sind. Es ist jedoch weitgehend akzeptiert, dass die Kriterien der NEXUS-Studie bei korrekter Anwendung eine gute Entscheidungshilfe bieten, ob der Rettungsdienst einen Patienten immobilisieren sollte oder darauf verzichten kann. Dies ist unabhängig davon, ob der Notfall in der Stadt oder im unwegsamen Gelände „fern der Zivilisation" eintritt. Dennoch sollte nicht vergessen werden, dass die NEXUS-Kriterien entwickelt wurden, um eine Entscheidung über die Notwendigkeit einer Halswirbelsäulen-Röntgendiagnostik zu fällen.

Das Problem ist jedoch im Rahmen der Wildnis-Medizin nicht ganz so einfach. Was ist, wenn der Patient die NEXUS-Kriterien nicht so ganz erfüllt? Heißt das, dass der Patient immobilisiert werden **muss?** Wie zuvor bereits diskutiert wurde, ist die Wildnis-Notfallmedizin die Kunst des Kompromisses, und nirgends wird das deutlicher als bei der Fragestellung der Wirbelsäulen-Immobilisation.

Welche Maßnahmen sind angebracht, wenn eine Rückenverletzung möglich ist und die nächste Straße nur über einen zweistündigen Marsch durch unwegsames Gelände zu erreichen ist? Welche Vorgehensweise ist die richtige, wenn keine Ausrüstung zur Immobilisation vorhanden ist? Was ist zu tun, wenn sich der Patient in einer Höhle befindet und der Wasserspiegel steigt? Besteht die Gefahr, dass der Rückweg für Patient und Retter durch das steigende Wasser abgeschnitten wird? Was ist angemessen, wenn der Patient in den Bergen liegt, weitab von der nächsten Ambulanz, und eine Sturmfront aufzieht? Wie groß ist das Risiko, wenn die Helfer und der Patient die Nacht in den Bergen verbringen müssen?

In jeder dieser Situationen haben die Helfer zwei Optionen:
- Bleiben und abwarten, bis die Ausrüstung zur Immobilisation der Wirbelsäule eintrifft
- Beginn einer improvisierten Evakuierung ohne Immobilisation

Keine dieser Optionen ist ideal und Sie als Helfer müssen sich entscheiden. Um die bestmögliche Entscheidung zu treffen, müssen Sie sich folgende Fragen stellen:
- Welche Risiken sind mit einer improvisierten Evakuation ohne Immobilisation verbunden und welche mit dem Warten auf geeignete Rettungsmittel *für diesen speziellen Patienten in dieser speziellen Situation?*
- Welchen Nutzen hat *dieser spezielle Patient in dieser speziellen Situation* davon, ohne Immobilisation evakuiert zu werden, und welche Vorteile hat er, wenn gewartet wird?

Der Nutzen hängt von der Wahrscheinlichkeit ab, dass dieser spezielle Patient wirklich eine instabile Rückenverletzung hat. In der NEXUS-Studie konnte gezeigt werden, dass bei nicht immobilisierten Patienten, bei denen eine Immobilisation notwendig gewesen wäre, das Risiko einer spinalen Verletzung trotzdem sehr niedrig ist:[14]

- Nur 2 % der Patienten, die *nicht* die NEXUS-Kriterien erfüllten und bei denen aufgrund der Anwendung der oben dargestellten Kriterien auf eine Immobilisation nicht verzichtet werden konnte, hatten „klinisch signifikante" Frakturen.
- Von diesen 2 % wiederum benötigte nur eine kleine Gruppe eine spezifische Behandlung.
- Von *dieser* kleinen Gruppe hatte wiederum nur ein geringer Anteil Frakturen, die das Rückenmark ohne Immobilisation hätten gefährden können. Betroffen waren meist Patienten mit multiplen schweren Frakturen und lebensbedrohlichen Verletzungen.

Daher dürften weniger als 1 % der Patienten, die eine Verletzung so lange überlebt haben, dass sie schließlich gerettet werden konnten, eine instabile Rückenverletzung aufweisen.

Die Retter vor Ort müssen dieses potenzielle Risiko den möglichen Risiken einer verzögerten Evakuierung gegenüberstellen und die Entscheidung über ihr Vorgehen auf dieser Basis treffen.

23.3.1 Improvisierte Evakuierung

Bei der Diskussion der Wirbelsäulenverletzung in der Wildnis wurde die Option der improvisierten Evakuierung dem Warten auf die Nachführung einer Trage und weiterer Ausrüstung zur Wirbelsäulen-Immobilisation gegenübergestellt (➤ Abb. 23.4).[15]

Patienten in unwegsamem Gelände zu tragen, ist extrem schwierig, zeitaufwendig und gefährlich für Patient und Träger. Personen ohne Erfahrung mit Such- und Rettungseinsätzen in abgeschiedenen Gegenden unterschätzen meist Zeitaufwand und Schwierigkeit einer Evakuierung um mindestens die Hälfte. Bei extremen Situationen kann diese Fehleinschätzung noch dramatischer ausfallen. Dies trifft im besonderen Maße für Höhlenrettungen zu: Wenn jemand ohne entsprechende Erfahrung für eine Rettung aus schwierigem Gelände zwei Stunden veranschlagt, kann als Faustformel dieser Zeitansatz verdreifacht und von sechs Stunden ausgegangen werden. Wenn das Team dann auch noch über eingeschränkte personelle Ressourcen verfügt, das Gelände besonders schwierig ist, es sich um eine Höhlenrettung handelt oder wenn das Wetter zunehmend schlechter wird, sollte die Zeit noch großzügiger berechnet werden.

Mit dem Patienten gehend die Ambulanz zu erreichen, ist immer deutlich schneller, selbst wenn er von mehreren Personen gestützt werden muss. Und es ist immer ein zusätzlicher Zeitgewinn, wenn der Rettungsdienstmitarbeiter **jetzt** beginnt, mit dem Patienten loszumarschieren, statt auf das Eintreffen zusätzlicher Ausrüstung

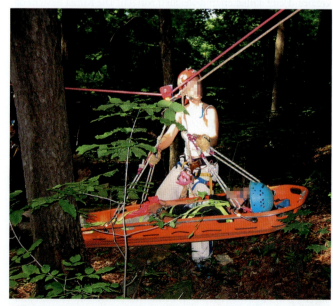

Abb. 23.4 Aufgrund des schwierigen Geländes sind für eine sichere Evakuierung oft Kreativität und Kenntnisse in der technischen (seilgestützten) Rettung erforderlich (Foto: Karsten Ladehof).

vor Ort zu warten. Wenn der Patient (z. B. aufgrund eines Unterschenkelbruchs) nicht gehfähig ist, kann der Helfer ihn auf dem Rücken tragen (z. B. mit einem Gramminger-Sitz) oder eine improvisierte Trage aus Ästen und Seilen herstellen.

23.4 Patientenversorgung in der Wildnis

23.4.1 Ausscheidungsbedürfnisse

Die in einem populären Kinderbuch[16] beschriebene Wahrheit „Jeder muss mal groß" trifft genauso auf Patienten in der Wildnis zu. Angesichts der kurzen Transportzeit bei urbanen Notfällen besteht diese Problematik dort bei den meisten Patienten nicht. Traumapatienten müssen in den seltensten Fällen den Darm entleeren oder es handelt sich um einen Hinweis auf ein spinales Trauma. Wenn der Rettungsdienst jedoch einen Patienten versorgt, der schon länger in der Wildnis unterwegs war und jetzt mehrere Stunden auf das Eintreffen des Rettungsteams warten musste, ist die Wahrscheinlichkeit entsprechend höher, dass der Patient urinieren oder defäkieren muss.

Aus diesem Grund ist es durchaus sinnvoll, Utensilien wie Einweg-Patientenunterlagen und (feuchtes) Toilettenpapier mitzuführen (➤ Abb. 23.5) und ggf. eine Pause einzulegen, um dem Patienten Stuhlgang und Wasserlassen zu ermöglichen. Für Männer und Frauen ist es durchaus möglich, zu urinieren, während sie komplett immobilisiert z. B. auf einer Vakuummatratze in einer Korbtrage (➤ Abb. 23.6) liegen. Die Bedeckung für den Wärmeerhalt muss allerdings entsprechend geplant und vorgenommen werden. Für Frauen gibt es mittlerweile von mehreren Herstellern für den Outdoor-Markt anatomisch geformte Einweg- und Mehrwegtrichter mit Schlauch, um den Urin in einen Behälter abzuleiten. Außerdem gibt es damit kombiniert oder als Einzelartikel Granulate, die im Kontakt mit Ausscheidungen aushärten und auf diese Weise ein Verschütten verhindern. Allerdings sind diese Produkte für die Patientenevakuierung zu Fuß eher nicht geeignet, da sie eine entsprechende Gewichtsbelastung verursachen.

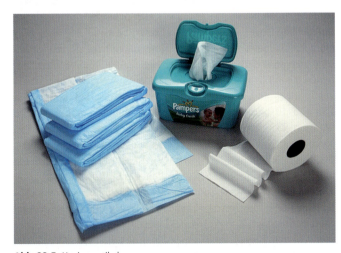

Abb. 23.5 Hygieneartikel.

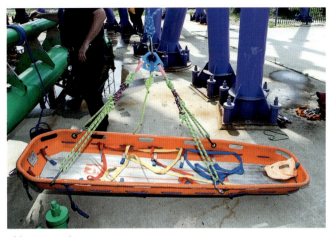

Abb. 23.6 Korbtrage.
Quelle: Courtesy of Rich Brady. © NAEMT; PHTLS, 8th edition, Jones & Bartlett, 2016

Für Personen, die längere Zeit insbesondere bei eingeschränkter Beweglichkeit auf dem Rücken liegen müssen, besteht die Gefahr des Wundliegens. Dieser Dekubitus kann bei ausgeprägtem Befund sogar eine chirurgische Versorgung erforderlich machen und verursacht in jedem Fall einen längeren Krankenhausaufenthalt. Bei komplizierten Verläufen können die Patienten aufgrund resultierender Infektionen versterben. Wenn der Patient in seinem eigenen Urin oder Stuhlgang liegen muss, erhöht sich die Wahrscheinlichkeit eines Dekubitus beträchtlich – bereits nach einigen Stunden kann er auftreten. Betreut der Helfer den Patienten nur während eines kurzen Transports in ein Krankenhaus, ist die hier geschilderte Problematik eher zu vernachlässigen. Wenn der Rettungsdienstmitarbeiter jedoch mehrere Stunden für einen Patienten verantwortlich ist, kann es nicht als ausreichende Versorgung angesehen werden, wenn er ihn in der Zielklinik in seinen eigenen Exkrementen liegend abgibt.

23.4.2 Schmerzhafte harte Tragen

Eine weitere wichtige Vorbeugungsmaßnahme für Patienten, deren Evakuierung längere Zeit beansprucht, ist das vorausschauende Verhindern eines Dekubitus, wie bereits oben angesprochen. Im Einzelnen heißt das:[15, 17]
- Erlauben Sie dem Patienten, sich auf der Trage von einer auf die andere Seite zu drehen, und helfen Sie ihm dabei.
- Halten Sie Gesäß und insbesondere den Kreuzbeinbereich des Patienten sauber und trocken.
- Sorgen Sie für eine ausreichende Unterpolsterung.

Wenn der Patient tatsächlich immobilisiert werden muss, ist es umso wichtiger, Maßnahmen zu treffen, welche die Entstehung eines Dekubitus verhindern, auch wenn es besonders schwierig ist:
- Bevorzugen Sie die Vakuummatratze gegenüber einem Spineboard, da sie ein deutlich geringeres Risiko hat, Dekubitus zu verursachen.[18–21]
- Wenn Sie keine Vakuummatratze zur Verfügung haben, polstern Sie das Spineboard umso sorgfältiger und unterstützen Sie insbesondere Lendenwirbelsäule, Knie und Nacken. Die Immo-

bilisation auf einem ungepolsterten Spineboard führt selbst bei unverletzten Personen nach etwa 45 Minuten zu nicht mehr tolerierbaren Schmerzen; erste Hautnekrosen können nach etwa 90 Minuten auftreten.[9, 22–25]

- Versuchen Sie die Trage unterschiedlich zu belasten bzw. jeweils unter Betonung einer Seite leicht schräg zu tragen, sodass der Druck auch zwischen den beiden Hüften abwechselt und nicht nahezu ausschließlich auf dem Kreuzbein ruht.

Verhindern bzw. verringern Sie mit den folgenden Maßnahmen das Risiko einer tiefen Beinvenenthrombose und einer Lungenembolie:

- Lagern Sie den Patienten so, dass er seine Beine etwas bewegen kann, und schnüren Sie ihn nicht vollständig auf der Trage fest.
- Erwägen Sie Pausen, in denen Sie dem Patienten ggf. erlauben, aufzustehen und im Rahmen der Möglichkeiten leichte Dehnübungen durchzuführen.

Wenn ein schwacher Verdacht auf eine Verletzung der Halswirbelsäule und keinerlei Anhalt für eine Beteiligung der Lendenwirbelsäule besteht, kann es angemessen sein, dem Patienten zu erlauben, die Trage mit angelegter HWS-Stabilisierung und Unterstützung durch die Retter kurzzeitig zu verlassen, um sich zu dehnen bzw. zu urinieren. Unter Umständen ist es möglich, mit einem in der Wildnis-Medizin vertrauten Arzt Kontakt aufzunehmen und sich zu vergewissern, ob diese Vorgehensweise angesichts der jeweiligen Symptomatik vertretbar ist.

23.4.3 Nahrungs- und Flüssigkeitsgabe

Alle Patienten, denen Sie in der „Wildnis" begegnen, haben Hunger, sind durstig und unterkühlt – **hypoglykämisch, hypovolämisch** und **hypotherm.**

Nahrungsmangel bedingt mehr als nur Unterzuckerung und nicht alle Patienten, die nicht ausreichend Nahrung zu sich genommen haben, müssen eine signifikante Hypoglykämie aufweisen. Dehydrierung ist mehr als ein Volumenmangel, der sich primär auf das intravasale Volumen im Blutgefäßsystem bezieht. Dehydrierte Patienten haben auch aus ihren Zellen und den Zellzwischenräumen Flüssigkeit verloren.

Im urbanen Rettungsdienst wird generell weder Flüssigkeit noch Nahrung über den Mund zugeführt. Dafür gibt es zahlreiche gute Gründe. Ein Patient wird während eines Transports von wenigen Minuten weder verhungern noch verdursten. Wenn der Patient operiert werden muss, erhöht sich jedoch die Aspirationsgefahr, wenn der Patient nicht nüchtern ist.

Muss in der Wildnis ein geretteter Patient operiert werden, wird er möglicherweise zunächst mehrere Stunden aus unwegsamem Gelände evakuiert, in die Klinik transportiert und dort untersucht. Die Wahrscheinlichkeit ist hoch, dass die tatsächliche Operationsvorbereitung weitere Stunden erfordert bzw. die Operation zurückgestellt werden muss, da sich das „Zeitfenster" für eine Akut-OP geschlossen hat und z. B. erst das Abschwellen einer Extremität abgewartet werden muss. Wie bereits eingangs erwähnt, liegt der Schwerpunkt bei Notfallpatienten in der Wildnis im Bemühen, zu verhindern, dass sie **morgen**, d. h. an Spätkomplikationen, sterben werden. Patienten im Zusammenhang mit einem Unfall hungern zu lassen, ist in den seltensten Fällen förderlich für ihre Gesundheit. Den Ernährungszustand des Patienten unmittelbar zu verbessern, wird den Verlauf meist günstig beeinflussen. Das heißt für die Praxis, einem ausreichend wachen Patienten sowohl Nahrung als auch Getränke anzubieten.[26, 27]

Erbrechen und Aspiration sind eine ständige Gefahr und die sorgfältige Überwachung der Atemwege ist immer erforderlich. Deshalb sollte z. B. ein längerer Transport ggf. in Seitenlage durchgeführt werden, selbst wenn der Patient eigentlich eine Wirbelsäulen-Immobilisation benötigt. Nichtsdestotrotz sollten die Retter im Rahmen der Wildnis-Medizin versuchen, den Patienten Flüssigkeit und Nahrung zuzuführen, solange ihre Schutzreflexe erhalten bzw. die Atemwege nicht gefährdet sind, selbst wenn sie bereits ein- oder zweimal erbrochen haben.

23.4.4 Sonnenschutz

Der ultraviolette Anteil des Sonnenlichts kann die Haut sowohl akut als auch mit einiger Verzögerung zum Teil sehr schwer schädigen. In Extremfällen kann es zu Verbrennungen 2. und 3. Grades kommen, die Schock und Tod (mit)verursachen können. Außerdem erhöht eine zu starke Sonnenexposition der Haut das Risiko für Hautkrebs beträchtlich. Die direkte Exposition gegenüber der Sonneneinstrahlung sollte vermieden werden, insbesondere wenn zwischen 10:00 Uhr und 15:00 Uhr die UV-A-Strahlung am stärksten ist. Dies reduziert das Risiko eines Sonnenbrandes deutlich, verhindert ihn aber nicht hundertprozentig.

Heutige Sonnenschutzmittel enthalten gewöhnlich eine Kombination aus verschiedenen organischen Substanzen, die ultraviolettes Licht unterschiedlicher Wellenlängen absorbieren. Ultraviolettes (UV-)Licht umfasst zwei Frequenzbereiche: UVA und UVB. Von UVA-Licht wurde in der Vergangenheit angenommen, dass es unschädlich sei, aber mittlerweile ist der synergistische Effekt bei der Verursachung von Sonnenbrand erwiesen. UVB verursacht die meisten Erytheme bei einem Sonnenbrand. UVA ist an der Entwicklung von Phototoxizität und Lichtalterung (z. B. der Haut) beteiligt.[28] Daher müssen Sonnenschutzmaterialien oder -cremes sowohl UVA- als auch UVB-Strahlung blockieren, um effektiv zu wirken.

Der Sonnenschutz wird durch den **Sonnen-** oder **Lichtschutzfaktor** (LSF) quantifiziert (> Abb. 23.7). Der Lichtschutzfaktor gibt an, um wie viel länger sich eine Person aufgrund von Bekleidung oder einer schützenden Substanz dem Sonnenlicht bzw. der UV-Strahlung aussetzen darf, bis es zu einer Hautrötung kommt. Eine Sonnencreme mit dem LSF 45 schützt z. B. den Anwender 45-mal länger vor Sonnenbrand, als es der natürliche Schutz der Haut könnte. Ein LSF von 10 blockiert 90 % der UVB-Strahlung, ein LSF von 15 blockiert 93 %, ein LSF von 30 blockiert 97 % und ein LSF von 50 blockiert 98 %. Ein LSF über 50 bringt keinen zusätzlichen Nutzen. Der Grad der Schutzwirkung vor UVA ist schwer zu quantifizieren und liegt gewöhnlich deutlich unter dem des UVB-Schutzes.[29]

Es ist empfehlenswert, sonnenprotektive Kleidung wie Sonnenhüte, Hosen oder langärmelige Hemden zu tragen und Sonnenschutzmittel aufzutragen. Um grob den Schutzfaktor von Kleidungsstücken abzuschätzen, können sie vor eine Glühbirne gehalten werden: Wenn die Birne gut durch die Kleidung sichtbar ist, liegt der LSF etwa bei

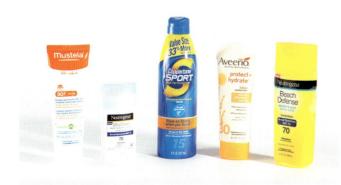

Abb. 23.7 Sonnenschutzmittel
Jones & Bartlett Learning. Photographed by Darren Stahlman

- Hautschutz
  - Kühle Umschläge und Kompressen
  - Feuchtigkeitscremes, ggf. Dexpanthenol-haltig
- Oberflächenanästhetika
  - Prilocain- oder Lidocain-haltige Cremes
  - Evtl. in Kombination mit Aloe Vera oder Campher
- Steroide
  - Topische Steroide (z. B. Hydrocortison oder Triamcinolon)
  - Systemische Steroidgabe

Quelle: Krakowski AC, Kaplan LA. Exposure to radiation from the sun. In: Auerbach PS, ed. *Wilderness Medicine.* 6th ed. Philadelphia, PA: Elsevier Mosby; 2012

15; wenn zwar das Licht sichtbar ist, der Umriss der Birne aber nicht mehr erkannt wird, liegt der LSF zwischen 15 und 60.

Schutzcremes mit mindestens LSF 15 sollten auf sonnenexponierte Haut aufgetragen werden, um eine Schädigung durch die Bestrahlung zu vermeiden. Bei langwierigen Evakuierungen sollten Produkte mit einem LSF von 30 eingesetzt und etwa alle 90 Minuten erneut aufgetragen werden. Sehr oft wird die benötigte Menge Sonnencreme unterschätzt und eine zu geringe Schicht aufgetragen. Entsprechend der Schweißproduktion sollte die Haut wiederholt mit Sonnencreme eingerieben werden. Im Allgemeinen sollte eine „wasserfeste" Sonnencreme produktabhängig etwa 40–80 Minuten schützen. Weitere Hinweise zur Anwendung von Sonnencremes werden in ➤ Kasten 23.2 und ➤ Kasten 23.3 gegeben.

23.2 Faktoren, welche die Effektivität von Sonnencremes verringern

Wind, Hitze, Feuchtigkeit und Höhe können den tatsächlichen LSF einer Sonnencreme verringern. Außerdem ist bekannt, dass die gleichzeitige Applikation von Insektenschutzmitteln, die DEET (N,N-Diethylmetatoluamid) enthalten, ebenfalls die LSF-Effektivität verringert.

23.3 Allergische Reaktionen

Einige Patienten reagieren allergisch auf Sonnencremes, insbesondere, wenn diese p-Aminobenzoesäure (PABA) enthalten. Daher sollte darauf geachtet werden, dass diese „PABA-frei" sind.

Sonnenbrand wird wie jede andere Verbrennung behandelt – die Versorgung ist im urbanen Umfeld und in der Wildnis weitgehend identisch (➤ Kasten 23.4).[30] Der Hauptunterschied besteht darin, dass sich der Rettungsdienstmitarbeiter in der Wildnis über den möglichen Flüssigkeitsverlust und dessen Behandlung bewusst sein muss. Außerdem muss er sich vergegenwärtigen, dass das Hypothermierisiko für einen Patienten mit Sonnenbrand ebenfalls erhöht ist.

23.4 Sonnenbrand-Behandlung

- Schmerzstillung
  - Acetylsalicylsäure
  - Nichtsteroidale Antirheumatika

23.5 Spezielle Notfallmedizin in der Wildnis

Dieser Abschnitt beschreibt die wichtigsten Situationen, bei denen die medizinische Versorgung in der Wildnis von den Verfahren im urbanen Umfeld abweicht. Die behandelten Themen umfassen Wundversorgung, Gelenkluxationen, Herz-Lungen-Wiederbelebung sowie Stiche und Schlangenbisse.

23.5.1 Wundversorgung

Eine Wundversorgung in der Wildnis umfasst:
- Hämostase – Blutstillung
- Antisepsis – Prävention einer Infektion
- Wiederherstellung der Schutzfunktionen der Haut und der normalen Funktion einer Extremität oder eines anderen Körperteils
- Kosmetisches Ergebnis

In der Wildnis ist sowohl die Vermeidung von Infektionen als auch die Wiederherstellung der Funktion von besonderer Bedeutung.

Hämostase

Die Kontrolle von Blutungen ist Teil der Erstuntersuchung. Auf der Straße können arterielle Blutungen tödlich sein; in der Wildnis können bereits venöse Wunden lebensgefährlich sein. Jedes rote Blutkörperchen zählt. Aus diesem Grund sind Maßnahmen der Blutungskontrolle, wie der direkte Druck auf die Wunde, in der Wildnis von noch größerer Bedeutung als beim urbanen Trauma. Wenn medizinisches Personal nicht zufällig Teil der Gruppe eines Verletzten ist, wird eine nicht durch die Ersthelfer versorgte, starke Blutung einen Patienten wahrscheinlich töten, bevor das Rettungsdienstteam eintrifft (➤ Kasten 23.5).

23.5 Aktuelle Prinzipien der Blutungskontrolle

Im Jahr 2010 hat eine von der American Heart Association einberufene internationale Konsensuskonferenz einen Katalog der Erste Hilfe-Ausbildungsinhalte, einschließlich der Blutungskontrolle, aktualisiert.[31] Es wird nun empfohlen, schwere Blutungen mit manuellem Druck, Wundauflagen und Druckverbänden, Hämostatika sowie Tourniquets zu kontrollieren. Die traditionellen Methoden der Hochlagerung und der Nutzung von Druckpunkten werden aufgrund der fehlenden Evidenz für ihre Wirksamkeit nicht länger empfohlen.

Ausbildungsprogramme für die Leistung Erster Hilfe in der Wildnis sollten folgende lebensrettende Maßnahmen einschließen:
- Direkter Druck auf die Wunde, der dann durch einen Druckverband aufrechterhalten wird.
- Hämostatika stellen eine weitere sinnvolle Option für die Kontrolle schwerer Blutungen in der Wildnis dar. Da sie zunehmende Verbreitung finden, kann es sein, dass sie bereits durch andere Gruppenmitglieder zur Versorgung des Patienten eingesetzt wurden. Obwohl sie mittlerweile auch im Internet oder durch Outdoor-Ausrüster angeboten werden, sollte nicht auf eine adäquate Schulung für den Einsatz dieser Produkte verzichtet werden. Auf keinen Fall darf vergessen werden, dass auch beim Einsatz von Hämostatika ein ausreichend langer (mindestens 3, besser 5 Minuten) direkter Druck auf die Wunde erfolgen muss.
- Tourniquets müssen unbedingt zur Anwendung kommen, wenn alle anderen Maßnahmen versagen („Last Resort") (> Kasten 23.6). Es greift der Grundsatz: „Lebensrettung hat eine höhere Priorität als der Erhalt der Extremität" („Life Before Limb"). Gerade in der Wildnis ist aber auch der bewusst nur temporäre Einsatz eines Tourniquet ebenfalls eine blutsparende Behandlungsstrategie, die bekannt sein sollte. (Weitere Informationen in > Kap. 9 und > Kap. 25)

23.6 Fehler, die bei der Tourniquet-Anwendung vermieden werden müssen

- Ein Tourniquet nicht einzusetzen, obwohl es indiziert wäre
- Ein Tourniquet für minimale Blutungen einzusetzen
- Die zu proximale Anlage, wenn es belassen werden muss
- Es nicht zu entfernen, obwohl dies möglich und sinnvoll (Transportzeit?) wäre
- Es zu entfernen, obwohl der Patient bereits im Schock ist oder das Krankenhaus schnell erreicht werden kann
- Unzureichender Druck, der zu einer Verstärkung einer venösen Blutung führt (Initiales Erfolgskriterium ist die sistierende Blutung, dann das Fehlen des distalen Pulses.)
- Kein zweites Tourniquet einzusetzen, obwohl dies erforderlich wäre
- Zu späte Anlage des Tourniquet
- Das (unkritische) periodische Öffnen, um die Reperfusion der Extremität zu ermöglichen

Quelle: modifiziert nach: Department Defense Lessons Learned from the Committee on Tactical Combat Casualty Care. *Prehospital Trauma Life Support, Military Edition.* 8th ed. Chapter 27

Infektionsprophylaxe

Nach einer Verletzung in der Wildnis kann es Stunden dauern, bis die Wunde in einer Notaufnahme definitiv versorgt wird. Die routinemäßige Wundversorgung in einer Notaufnahme schließt die sorgfältige Säuberung ein, um Infektionen zu vermeiden. Mit Schmutz verunreinigte oder durch das Eindringen eines schmutzigen Objekts verursachte Wunden werden – ggf. mit einem Hochdruck-Spülsystem – gesäubert. Nicht kontaminierte Wunden werden mit niedrigem Druck gespült.

Hochdruck-Spülsysteme verursachen zwar eine zusätzliche Schwellung des Wundgebietes, aber bei stark verschmutzten und bakteriell kontaminierten Wunden überwiegen die Vorteile der gründlichen Entfernung der Bakterien diesen Nachteil.[32, 33] Infektionen können sich rasch entwickeln. Wenn eine Wunde offen liegt, dringen Bakterien innerhalb von 8 Stunden bereits tief in die Wunde ein. Die primäre Naht einer Wunde nach einem Zeitraum von mehr als 8 Stunden beinhaltet ein hohes Risiko für eine tiefe Wundinfektion. Tiefe Wunden erhöhen den lokalen Gewebedruck und verhindern auf diese Weise, dass die weißen Blutzellen als lokale Immunabwehr aktiv werden können.

Zur routinemäßigen Wundversorgung im urbanen Umfeld gehört nicht die Wundsäuberung, für die in der vergleichsweise schnell erreichten Notaufnahme bessere Bedingungen und Möglichkeiten der weiteren Versorgung vorhanden sind. In der Notaufnahme kann zudem eine weitergehende Diagnostik erfolgen, die möglicherweise Einfluss auf die erforderliche Versorgung hat, wie die Feststellung einer Sehnen- oder Nervenverletzung, einer Knochenfraktur, einer Milzverletzung oder eines subduralen Hämatoms.

In der Wildnis ist eine verzögerte Wundreinigung nicht sinnvoll. Wenn es Stunden dauern kann, bis eine Notaufnahme erreicht wird, sollte die Wunde unmittelbar gereinigt werden. Bei besonders weit von der Anschlussversorgung entfernten Regionen, z. B. bei einer Expedition, kann sich bereits eine schwere Wundinfektion entwickelt haben, bevor der Patient das Krankenhaus erreicht.

Eine frühzeitige Wundreinigung ist unbedingt erforderlich, um Bakterien zu entfernen und das Risiko einer Wundinfektion zu reduzieren.[34–36] Es ist weder nötig noch praktikabel, sterile Lösungen in ausreichender Menge zu transportieren, um eine Wunde nachhaltig zu spülen. Es ist genauso wenig erforderlich, der Spülflüssigkeit antiseptische Substanzen hinzuzufügen.[37] Wasser, das rein genug ist, um getrunken zu werden, ist auch sauber genug, um eine Wunde zu spülen. Wasser aus Fließgewässern oder geschmolzenem Schnee kann mit den üblichen Entkeimungsmitteln behandelt werden.[32, 38–42]

Bei einer relativ sauberen Wunde, z. B. einer Platzwunde auf der Stirn, die durch den Anprall am Helm eines Kletterpartners entstanden ist, genügt es, die Wunde mit etwas fließendem Wasser zu spülen. Eine Blutung wirkt natürlich ebenfalls wundreinigend, sodass ggf. gar keine weitere Reinigung oder Spülung erforderlich ist. Einige Empfehlungen beziehen sich auf spezielle Spülsysteme, aber eine Wasserflasche erfüllt bei derartigen Wunden genauso ihren Zweck.

Ist eine Wunde verschmutzt und kontaminiert, muss sie mit ausreichend Druck gereinigt werden, um die Bakterien auszuwaschen. Eine 35-ml-Spritze mit 18-G-Nadel reicht, um den erforderlichen Druck (5–15 psi, 0,3–1,0 bar; 1 psi ~ 7000 Pa) aufzubauen.[43–45] Spritzen Sie Wasser mit diesem Druck in alle Bereiche der Wunde und berücksichtigen Sie dabei Taschen unter den Wundrändern. Da bei dieser Maßnahme durch das wegspritzende Blut eine hohe

Infektionsgefahr für blutübertragene Erkrankungen besteht, müssen Sie unbedingt Handschuhe und eine Schutzbrille tragen. Gröbere Verschmutzungen wischen Sie mit einer Kompresse oder einem möglichst sauberen Stück Stoff aus der Wunde. Unter Umständen ist vor einer intensiven Wundreinigung eine Analgesie erforderlich. Verbinden Sie die Wunde danach und wechseln Sie den Verband mindestens einmal täglich.

Eine klaffende Wunde, die sich nicht adaptieren lässt, wird mit einer feuchten Kompresse abgedeckt, damit sie nicht austrocknet. Erneuern oder benetzen Sie die Kompresse mehrmals täglich. In den meisten Fällen lässt sich die Wunde durch einen trockenen Verband ausreichend adaptieren.

Die frühzeitige Antibiotikagabe ist bei größeren Weichteilverletzungen eine sinnvolle Maßnahme in der Notaufnahme. Aufgrund der kurzen Transportzeit ist in einer urbanen Umgebung die Anwendung von Antibiotika durch das Rettungsfachpersonal nicht üblich bzw. sind diese im Regelfall gar nicht auf den Rettungsmitteln verfügbar. Wenn die definitive Versorgung bei einem Unfall fernab der Zivilisation deutlich verzögert erfolgen wird, sollte die Gabe eines Antibiotikums so früh wie möglich nach der Verletzung erfolgen. Die intramuskuläre Gabe von Penicillin konnte im Tierversuch in einem Wundinfektionsmodell erfolgreich Streptokokkeninfektionen verhindern. Bei einer Verzögerung der Gabe um mehr als 6 Stunden konnte bereist keine Effektivität mehr festgestellt werden.[46]

In einer aktuellen militärmedizinischen Studie zur Effektivität von Antibiotika auf dem Gefechtsfeld wird die Empfehlung gegeben, dass bei einer voraussichtlichen präklinischen Gesamtversorgungszeit von mehr als drei Stunden unbedingt Antibiotika verabreicht werden sollten.[47] Aus diesem Grund wird im TCCC-Kurs des US-Militärs (➤ Kap. 25) generell bei größeren, offenen Wunden die frühzeitige Antibiotikagabe gelehrt.

Wundverschluss – funktionelle und kosmetische Wiederherstellung

Aufgrund des Fehlens einer guten Beleuchtung, Röntgendiagnostik und eines trockenen, warmen Arbeitsplatzes ist es im Regelfall nicht sinnvoll, in der Wildnis einen primären Wundverschluss durchzuführen. Die oben beschriebene Wundbehandlung ermöglicht eine **verzögerte primäre Wundversorgung** auch noch nach 4 Tagen, und zwar genauso sicher wie unverzögert, vorausgesetzt, die Wunde weist keine Infektionszeichen auf. Obwohl Bakterien bereits unmittelbar nach der Verletzung beginnen, in die Wunde einzudringen, wandern zunehmend auch eigene Abwehrstoffe, z. B. weiße Blutkörperchen, in den Wundbereich ein. Dieser Effekt ist nach 4 Tagen so ausgeprägt, dass dann ein verzögerter primärer Wundverschluss erfolgreich ist. Da diese Möglichkeit des verzögerten Wundverschlusses besteht, gibt es keinen dringenden Grund, einen primären Wundverschluss unmittelbar vor Ort durchzuführen. Falls sich ein Chirurg oder ein anderer Helfer mit ausreichender Erfahrung vor Ort befindet, ist ein unmittelbarer Wundverschluss vertretbar, andernfalls ist die verzögerte primäre Wundversorgung die sinnvollste Vorgehensweise.

Nur in einer Situation ist ein primärer Wundverschluss wichtig: wenn eine Blutung anderweitig nicht zu kontrollieren ist. Diese Situation ist selten und tritt meist bei größeren Ablederungen der Kopfhaut auf. Daher wurde in den USA Rettungsfachpersonal im Bereich der Wildnis-Medizin ausgebildet, Wunden im Bereich des behaarten Kopfes mit chirurgischen Einweg-Klammergeräten zu versorgen. Nichtsdestotrotz ist die Wundversorgung eine komplexe medizinische Tätigkeit, die adäquate Ausbildung und Erfahrung erfordert.

23.5.2 Luxationen

Ein gesunder 20-jähriger Mann prallt beim Wildwasserpaddeln mit dem Ende seines Paddels heftig gegen einen tief hängenden Ast. Jetzt ist seine Schulter geschwollen, deformiert und schmerzhaft. Er kann seinen rechten Arm nicht vor seinen Brustkorb bringen. Distaler Puls, Rekapillarisierung, Sensibilität und Beweglichkeit sind intakt. Vom Rettungswagen aus mussten Sie und Ihr Kollege bereits 1,5 km bis zum Fluss marschieren bzw. sich, genauer gesagt, durch das Unterholz schlagen. Sollten Sie die Schulter in der jetzigen Auffindestellung schienen oder versuchen, sie zu reponieren?

Die Standardversorgung für Frakturen und Luxationen der Extremitäten im urbanen Umfeld besteht darin, diese in der aktuellen Stellung ruhigzustellen und den Patienten zügig zur definitiven Versorgungseinrichtung zu transportieren. Ausnahme bilden Frakturen mit distalem Pulsverlust und Frakturen, die sich in einer Position befinden, welche den Transport beeinträchtigen würde.

Während „Schienen wie aufgefunden" in den meisten Fällen eine gute Regel für den städtischen Rettungsdienst ist, lautet die Faustregel für die Wildnis: „In eine möglichst normal aussehende Position bringen". Sie ist sicherlich für Frakturen und Luxationen in der Wildnis angemessen, wenn die Anschlussversorgung nur verzögert erfolgen kann.

Es gibt zahlreiche Formen von Luxationen – Finger, Zeh, Schulter, Kniescheibe, Ellenbogen, Hüfte, Sprunggelenk und Unterkiefer – und alle wurden bereits erfolgreich unter den Bedingungen der Wildnis-Medizin reponiert; bei einigen ist es einfacher, bei anderen schwieriger. Im Allgemeinen ist es einfach, Luxationen des Sprunggelenks zu reponieren (meist handelt es sich um die Folge von Sprunggelenkfrakturen). Gleiches gilt für die Kniescheibe, Zehen und Finger. Lediglich die Grundgelenke können unter Umständen nur operativ reponiert werden. Ellenbogen-, Knie- und Hüftluxationen sind meist schwierig zu reponieren. Für alle Luxationen gilt, dass es deutlich einfacher ist, sie wieder einzurenken, wenn der Rettungsdienstmitarbeiter entsprechend ausgebildet wurde und praktische Erfahrung gesammelt hat. Er benötigt unbedingt Erfahrung, um ohne Röntgenbild beurteilen zu können, ob ein Gelenk wahrscheinlich luxiert ist und er die Reposition versuchen sollte.

Die Notfallsanitäter-Ausbildung behandelt das Thema in den seltensten Fällen. Da Luxationen in der Wildnis häufig auftreten, sind ihre Erkennung und Repositionstechniken Thema der meisten Kurse, die sich speziell mit der Wildnis-Medizin befassen (Erste Hilfe in der Wildnis, Wildnis-Ersthelfer und -Sanitäter). Auch aus diesem Grund ist es anzuraten, einen Spezialkurs zu absolvieren, wenn häufiger Patienten unter erschwerten Rahmenbedingungen, insbesondere hinsichtlich verzögerter Anschlussversorgung, versorgt werden müssen.

23.5.3 Kardiopulmonale Wiederbelebung

Ein traumatischer Herzstillstand hat selbst im urbanen Umfeld eine schlechte Prognose, auch wenn der Unfallort nur Minuten von einem Traumazentrum entfernt ist. Niemand überlebt selbst bei suffizienter CPR mehr als ein paar Minuten nach einem traumatischen Herzstillstand.[48–51] Dies wird in einigen Rettungsdienstprotokollen berücksichtigt. Bei traumatischem Herzstillstand wird der Beginn der CPR unter Schutz der Halswirbelsäule gefordert, wenn
- der Herzstillstand in Gegenwart des Rettungsdienstpersonals eingetreten ist,
- das Opfer eines penetrierenden Traumas maximal 15 Minuten vor Eintreffen des Rettungsdienstes noch Lebenszeichen gezeigt hat.

Traumatischer Herzstillstand in der Wildnis

Einige Zeichen sind grundsätzlich mit dem Leben nicht vereinbar:
- Enthauptung
- Durchtrennung des Thorax
- Extrem hypothermer/gefrorener Patient – nicht komprimierbarer Brustkorb
- Sehr niedrige, der Umgebungstemperatur entsprechende Rektaltemperatur. **Cave:** Die niedrigste überlebte Körperkerntemperatur betrug 13,7 °C.
- Fortgeschrittene Verwesung

Die folgenden mutmaßlichen Todeszeichen können Rettungsdienstkräften als Anhalt dienen, obwohl kein Zeichen allein verlässlich ist:

Totenstarre Sie ist ein bekanntes Phänomen, muss aber nicht immer vorliegen bzw. kann sich bereits wieder gelöst haben. Eine ähnliche Steifheit kann bei stark unterkühlten, somnolenten Patienten beobachtet werden.

Lageabhängige Totenflecke Bei Leichen zu erwartender Befund. Livide Hautverfärbungen können aber auch durch Drucknekrosen verursacht werden oder Erfrierungen durch sehr lange Kälteexposition entsprechen.

Verwesung Im Allgemeinen offensichtlich; aber es können z.B. selbst nekrotische Zehen mit Madenbefall bei verwahrlosten Diabetikern auftreten.

Fehlende Lebenszeichen Hypothermie kann den Tod vortäuschen; unter Umständen ist auch der Puls nicht tastbar, die Atmung nicht feststellbar, die Pupillen sind erweitert und Bewusstseinszeichen liegen nicht vor. Trotzdem können auch ernsthaft unterkühlte Patienten wiederbelebt werden, ohne neurologische Schäden davonzutragen. Derzeit hält eine Norwegerin den „Rekord": Die junge Ärztin war 1999 bei einem Skiunfall über eine Stunde unter einer Eisschicht im Wasser eingeschlossen. Sie überlebte eine Körperkerntemperatur von 13,7 °C ohne Hirnschädigung.

Aus diesem Grund ist im Rahmen der Wildnis-Medizin bei traumatischem Herzstillstand die Wiederbelebung nicht durchzuführen. Eine angemessene Vorgehensweise für die Rettungskräfte ist es, eine Untersuchung des Patienten durchzuführen und dann den Begleitern schonend, aber bestimmt mitzuteilen, dass der Patient tot ist und die Einleitung von Wiederbelebungsmaßnahmen keinen Erfolg bringen würde. Auch wenn es manchmal schwierig ist, das Wort „tot" zu verwenden, können Euphemismen zu Missverständnissen führen, die den Angehörigen auch nicht helfen.

Herzstillstand bei internistischer (Vor-)Erkrankung

Mit dieser Beschreibung ist primär der Patient gemeint, der im klassischen Fall über thorakale Schmerzen klagt und dann einen Herzstillstand erleidet. Wiederum ist in der Wildnis die Überlebenschance gering bis nicht vorhanden, wenn der Patient selbst unter Reanimationsbedingungen länger als einige Minuten von einer Defibrillationsmöglichkeit entfernt ist.[52–58] Es ist jedoch z.B. möglich, dass ein Rettungstrupp einen Patienten mit thorakalen Schmerzen bereits zur Ambulanz transportiert, wenn er einen Herzstillstand erleidet. Trotzdem ist es aufgrund der Nutzen-Gewicht-Relation unwahrscheinlich, dass ein Defibrillator von den Rettungskräften in unwegsamem Gelände mitgeführt wird.

Von der US-Vereinigung der Notärzte (National Association of EMS Physicians, NAEMSP) wurde ein Positionspapier auf ihrer Website veröffentlicht, das Grundlagen für die Entscheidung, eine Reanimation präklinisch zu beenden, bereitstellt.[57]

Es gibt zahlreiche andere Gründe für einen Herzstillstand in der Wildnis. Die auslösende Problematik bei dem eben dargestellten Patienten könnte z.B. ein Kammerflimmern als Folge einer Hypothermie oder ein Herzstillstand aufgrund einer Lungenembolie sein. Bei diesen auslösenden Faktoren ist die Überlebenswahrscheinlichkeit noch geringer als bei einem Myokardinfarkt als Ursache.

Nichtsdestotrotz kann ein nicht traumatischer Herzinfarkt in der Wildnis in den folgenden Situationen durchaus überlebt werden:
- Hypothermie[58]
- Beinahe-Ertrinken in kaltem Wasser[59–62]
- Blitzschlag[63]
- Elektrischer Schlag (Generatoren!)
- Drogen-Überdosierung
- Lawinenverschüttung[64]

In all diesen Fällen kann der Patient wie im Zustand des tatsächlichen irreversiblen Herzstillstands wirken und dennoch durch Basismaßnahmen der Wiederbelebung gerade noch ausreichend organerhaltend versorgt werden. Insbesondere bei einem hypothermen Patienten sollte der Rettungsdienstmitarbeiter immer an den Merksatz denken: „Niemand ist tot, solange er nicht warm und tot ist" (> Kap. 21). Ein kleiner, jedoch signifikanter Anteil von Patienten, die aufgrund der aufgezählten Ursachen als tot erscheinen, kann erfolgreich wiederbelebt werden. Für jeden der genannten Fälle sind besondere Überlegungen anzustellen. So ist im Fall eines Elektrounfalls unbedingt die Sicherheit der Unfallstelle in den Vordergrund zu stellen, und vor Einleitung jeglicher Maßnahmen muss zwingend sichergestellt werden, dass der Patient nicht mehr mit der Stromquelle in Verbindung steht oder diese eine Gefährdung darstellt (etwa eine herabhängende Stromleitung). Bei einer Hypothermie muss bedacht werden, dass erst durch die CPR ein Kammerflimmern ausgelöst werden kann, nachdem der Patient vor Beginn dieser Intervention noch einen – nicht feststellbaren, aber gerade noch ausreichenden – Minimalkreislauf hatte.[65–68] Diese Themen werden in einem Wildnis-Medizin-Kurs ausführlicher besprochen; dies würde jedoch den Umfang dieses Kapitels sprengen (➤ Kap. 21, ➤ Kap. 22).

Für die Wiederbelebung in der Wildnis gelten zwei Standardregeln:
1. Wenn der Patient einen Herzstillstand aufgrund einer anderen Ursache als einem Trauma erlitten hat, ist es sinnvoll, für etwa 15–30 Minuten CPR zu versuchen. Wenn dies nicht zum Erfolg führt, sollten die Wiederbelebungsmaßnahmen eingestellt und der Patient für tot erklärt werden.
2. Beginnen Sie keine Wiederbelebung, wenn dadurch die Retter oder weitere Personen einem erhöhten Risiko ausgesetzt werden. Dies betrifft insbesondere den sicheren Rückweg unter den Aspekten Dunkelheit, schwieriges Gelände, Wetter und eventuelle Zufluchtsmöglichkeiten.

23.5.4 Bisse und Stiche

Bisse und Stiche sind häufige Probleme der Wildnis-Medizin. Die genaue Form, die Ausprägung und die Folgen von Bissen und Stichen variieren regional erheblich.

Bienenstiche

Die am weitesten verbreiteten, häufigsten und mit den meisten Todesfällen verbundenen Stiche sind aufgrund der relativ hohen Anzahl allergischer Personen die Stiche der gewöhnlichen Honigbiene. Die Reaktion auf Bienenstiche sind meist starker, kurz anhaltender lokaler Schmerz und in einigen Fällen eine lokale Rötung und Schwellung über 1–2 Tage. Diese Symptome sind jedoch in der Regel eine Reaktion auf das injizierte Toxin und kein Anzeichen einer allergischen Reaktion.

Einige Patienten, die gestochen wurden, entwickeln innerhalb weniger Minuten zunehmende Symptome bis hin zu einer generalisierten allergischen Reaktion. Diese kann sich als **Urtikaria** (Nesselsucht), aber auch als ausgeprägte anaphylaktische Reaktion darstellen. Obwohl das genaue Spektrum einer generalisierten allergischen Reaktion von der Art des injizierten Toxins (das zwischen den vielen Wespen- und Bienenspezies variiert) und der individuellen Veranlagung des Patienten bzw. seiner diesbezüglichen Vorgeschichte abhängt, finden sich meist einige der folgenden Symptome:
- Urtikaria (Nesselsucht, ➤ Abb. 23.8)
- Geschwollene Lippen
- Heiserkeit oder Stridor
- Kurzatmigkeit sowie giemende oder pfeifende Atemgeräusche

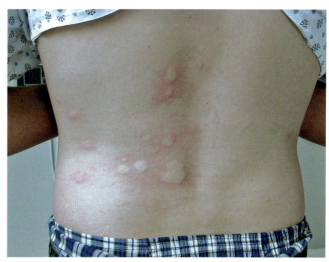

Abb. 23.8 Allergische Urtikaria (Nesselsucht).
Quelle: © Chuck Stewart, MD. © NAEMT; PHTLS, 8th edition, Jones & Bartlett, 2016

- Abdominale Krämpfe, Erbrechen oder Durchfall
- Tachykardie oder Bradykardie
- Niedriger Blutdruck
- Synkope
- Hypovolämischer Schock

Personen mit einer generalisierten allergischen Reaktion auf einen Insektenstich in der Vorgeschichte reagieren mit höherer Wahrscheinlichkeit auf den nächsten Stich erneut generalisiert. Dennoch sind die Unterschiede zwischen den Giften der unterschiedlichen Spezies groß genug, dass ein Patient trotz früherer Exposition nicht unbedingt auf einen erneuten Stich generalisiert reagieren muss.

Ein Patient mit milder Urtikaria nach einem Stich entwickelt wahrscheinlich keine größeren Probleme. Die häufigste Todesursache bei einer allergischen Reaktion auf Bienengift ist die Verlegung der Atemwege durch ein progredientes Ödem (zunehmende Schwellung). Bewegt sich ein Patient mit Nesselsucht in Richtung einer generalisierten Reaktion (Anaphylaxie), ist Heiserkeit meistens das erste Zeichen, das diesen schweren Verlauf ankündigt. Bei Erwachsenen tritt zunehmend die generalisierte Kreislaufreaktion bis zum Vollbild des anaphylaktischen Schocks in den Vordergrund. Jeder Patient mit einer generalisierten Reaktion auf einen Bienenstich muss umgehend behandelt werden.

Die Erstmaßnahmen (Basic Life Support) umfassen die Lagerung des Patienten in Rückenlage oder leichter Schocklage, Standardmaßnahmen der Atemwegssicherung und die Gabe von Sauerstoff. Eine einfache, jedoch unter Umständen entscheidende Maßnahme ist die vollständige Entfernung eines verbliebenen Stachels. Obwohl der Stachel nur bei einem kleinen Prozentsatz der Bienenstiche stecken bleibt, benötigt der Rettungsdienstmitarbeiter gute Augen, ggf. eine Lupe und gute Beleuchtung, um ihn zu erkennen. Eine unvollständige Entfernung kann entscheidend zum Tod des Patienten beitragen. Wenn der Helfer den Stechapparat beim Versuch, ihn mit Pinzette oder Klemme zu entfernen, quetscht, kann noch mehr Gift freigesetzt werden. Daher sollte er zum Entfernen des Stachels diesen mit einer Kreditkarte oder Klinge sozusagen **vorsichtig** wegwischen. Der Stachel ist schnellstmöglich zu entfernen, da die Giftdrüse kontinuierlich weiteres Gift freisetzen kann.

Die wichtigsten Medikamente zur Behandlung nach einem Bienenstich sind:
1. Adrenalin kann lebensrettend sein, obwohl es nur wenige Minuten wirkt.
2. Antihistaminikum (z. B. Diphenhydramin oder Clemastin) – jeder Patient, der aufgrund einer Bienengiftallergie Adrenalin benötigt, sollte auch ein Antihistaminikum erhalten.
3. Steroide (Kortisonpräparate wie z. B. Prednisolon). Die meisten Patienten, die auf Adrenalin angewiesen sind, benötigen ebenfalls ein Kortisonpräparat.

Einige Wildnis-Rettungsteams führen als Teil ihrer medizinischen Ausrüstung Medikamente zur Behandlung einer Bienenstichallergie mit. Die medizinischen Spezialisten des Teams werden speziell im Einsatz dieser Medikamente geschult. Außerdem tragen einige Patienten mit entsprechender Vorgeschichte selbst diese Medikamente in einem Notfall-Set bei sich.

Das wichtigste Medikament ist Adrenalin. Adrenalin wird vielen Patienten mit bekannter Überempfindlichkeit gegenüber Bienengift in Form eines Autoinjektors (Epinephrin 300 µg zur intramuskulären Injektion, z. B. AnaPen®, Fastjekt® oder Epi-Pen®) verschrieben. Diese Autoinjektoren finden sich in vielen Empfehlungen für die Zusammenstellung einer „Wildnis-Medizin-" oder Expeditionsapotheke. Problematisch sind die vergleichsweise kurze Haltbarkeit und die empfohlene Lagerung der Autoinjektoren bei Raumtemperatur.

Schlangenbisse

Es gibt zahlreiche giftige Schlangenarten; jedoch ist im Bereich der nördlicheren Breitengrade nur ein geringer Anteil von ihnen zu finden.[71, 72] Die meisten Schlangen leben in den Tropen, und der Biss vieler dieser Arten kann tödlich sein. Obwohl viele Schlangen über Giftdrüsen verfügen, kommen in Deutschland, Österreich und der Schweiz als einzige Giftschlangen die Kreuzotter sowie – seltener – die Aspis- und die Hornviper vor.

Die **Kreuzotter** (*Vipera berus*) wird 50–70 cm lang; der Kopf ist – für eine Viper untypisch – nur geringfügig vom Rumpf abgesetzt. Die Färbung ist sehr variabel und reicht von silbergrau und gelb bis schwarz (diese Farbvariante wird auch als Höllenotter bezeichnet). Das charakteristische dunkle Zickzackband auf dem Rücken kann ebenfalls unterschiedlich deutlich ausgebildet sein. Auffallend und zur Unterscheidung von ungiftigen Schlangenarten geeignet sind die leistenartig vorspringenden Schuppen über den Augen sowie die geschlitzten Pupillen. Die Tiere sind sehr scheu. Dies in Kombination mit der geringen verfügbaren Giftmenge macht Todesfälle aufgrund von Kreuzotterbissen bei Erwachsenen nahezu unmöglich. Das Gift hat vor allem gewebe- und blutschädigende Wirkungen und nur eine geringe neurotoxische Komponente. Deshalb kommt es zu einer starken, lokalen Schwellung, lokaler Hämatombildung und in geringerem Maße zu Atemnot und Herzbeschwerden.

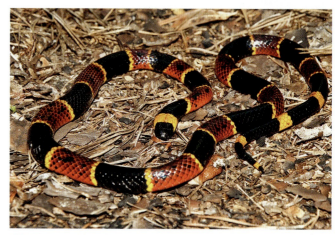

Abb. 23.9 Korallenschlange.
Quelle: Jason Ondreicka/Thinkstock. © NAEMT; PHTLS, 8th edition, Jones & Bartlett, 2016

Die **Aspisviper** (*Vipera aspis*) ist normalerweise etwas größer, meist hellgrau und ihr Kopf ist deutlicher abgesetzt. Hinsichtlich Symptomen und Therapie bestehen keine relevanten Unterschiede. (Die Antidotgabe ist aufgrund der geringeren Giftstärke in noch weniger Fällen erforderlich als bei der Kreuzotter.)

In einigen Gebieten in Kärnten und der Südsteiermark leben noch einige Europäische Hornottern (**Sandviper** oder **Sandotter**, *Vipera ammodytes*). Sie haben eine gelbbraune Färbung und ein Zickzackmuster am Rücken. Wie alle Vipern haben sie einen dreieckigen, vom Rumpf abgesetzten Kopf, an dem das namensgebende Horn sowie eine Überaugenschuppe auffallen. Sie können eine Mischung aus gewebezerstörenden und neurotoxischen Giften applizieren, gelten jedoch als träge und nicht aggressiv.

In Nordamerika existieren nur zwei Schlangenarten, deren Gift stark genug ist, um beim Menschen mehr als nur eine Irritation zu verursachen.

Die **Korallenschlange** (➤ Abb. 23.9) ist eine kleine Schlange, die im Süden der USA vorkommt. Sie produziert ein neurotoxisches Gift, das fortschreitende Lähmungen verursacht. Die Schlangen sind klein, haben entsprechend kleine Fänge und können ihr Maul im Vergleich zu größeren Schlangen nicht so weit öffnen. Beim Biss führen sie Kaubewegungen aus, um das Gift richtig eindringen zu lassen.

Grubenvipern oder Grubenottern werden in großen Teilen Nordamerikas gefunden. Zu ihnen zählen verschiedene Arten von Klapperschlangen (➤ Abb. 23.10), in Europa die Kreuzotter (➤ Abb. 23.11) und die Hornotter (➤ Abb. 23.12).

Der überwiegende Teil der Grubenotterbisse tritt in suburbanen oder sogar urbanen Gebieten und weniger fern der Zivilisation auf. Ein klassisches Beispiel ist der Betrunkene, der in die Zunge gebissen wurde, als er gerade seine zahme Klapperschlange küssen wollte. Schlangenbisse sind in Nordamerika durch derartige Unfälle häufiger, als es der natürlichen Population entspricht. Genaue Zahlen zu ermitteln, wird erschwert durch die Vielzahl der Behandlungsversuche, die bereits präklinisch von den Betroffenen selbst, von Begleitern oder von Rettungsdienstpersonal vorgenommen werden.[72]

23.5 Spezielle Notfallmedizin in der Wildnis

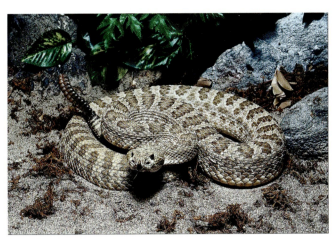

Abb. 23.10 Klapperschlange.
Quelle: Patrica Vargas/Photos.com/Thinkstock

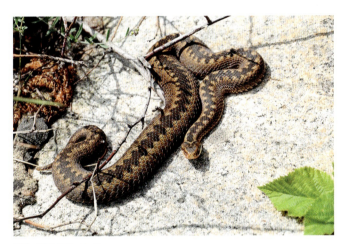

Abb. 23.11 Kreuzotter.
Quelle: Fotolia.com/Peter Eggermann

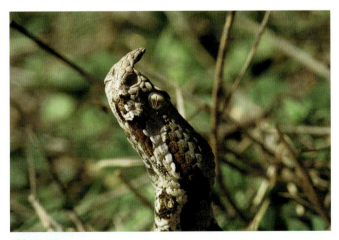

Abb. 23.12 Hornotter.
Quelle: Fotolia.com/Armin Riegler

Präklinisches Management von Schlangenbissen[73, 74]

Die einzige Behandlung, die sich nach Schlangenbissen mit Giftapplikation tatsächlich als hilfreich erwiesen hat, ist die Gabe von Antivenin (einem spezifischen Gegengift, „Schlangenserum"). Dieses ist sehr teuer – im Regelfall mehrere tausend Euro für eine einzige Behandlung – und wird daher nicht routinemäßig in Notfallausstattungen mitgeführt. Folglich hat sich als einzige Behandlungsmaßnahme der schnellstmögliche Transport in ein Krankenhaus bewährt, in dem Antivenine verfügbar sind.

Die Giftschlangen in Europa und Nordamerika injizieren dem Opfer beim Biss häufig kein Gift; dies wird als „trockener Biss" bezeichnet. Es handelt sich sozusagen nur um eine Drohgebärde, da der Mensch nicht dem Beuteschema entspricht. Vergiftungszeichen und -symptome treten gewöhnlich bereits nach wenigen Minuten auf, können aber bis zu 6–8 Stunden (in Einzelfällen noch länger) verzögert einsetzen. Ein zügiger Transportbeginn ist nach einem Schlangenbiss mit möglicher Giftübertragung deshalb unbedingt sinnvoll.

Weitere Maßnahmen – insbesondere die Antiveningabe – sollten aufgrund der relativ hohen Wahrscheinlichkeit fehlender Giftapplikation nicht übereilt durchgeführt werden, sondern der Patient sollte engmaschig auf das Auftreten von Symptomen überwacht werden. Vergiftungserscheinungen umfassen die folgenden Symptome:

- Deutliche lokale Schwellung, Schmerzen und eventuell Gewebequetschung
- Anhaltende Blutung aus der Bisswunde
- Parästhesien in Fingern und Zehen (Parästhesien sind Empfindungsstörungen durch eine Nervenschädigung oder biochemische Irritation, z. B. Kribbeln oder „Ameisenlaufen")
- Metallischer Geschmack im Mund
- Massives Angstgefühl (Todesangst)
- Übelkeit, Erbrechen und abdominale Schmerzen

Neben unspezifischen sinnvollen Allgemeinmaßnahmen wie dem frühzeitigen Entfernen von Fingerringen bei möglicher Schwellung von Geweben erfolgt eine symptomatische Therapie einschließlich der Gabe von Schmerzmedikamenten, soweit erforderlich. Dabei sollten auf keinen Fall peripher wirksame Schmerzmedikamente gegeben werden, welche die Blutungsneigung weiter erhöhen (insbesondere Acetylsalizylsäure, aber auch andere nichtsteroidale antiinflammatorische Drogen [NSAID]). Wenn sich eine anaphylaktische Reaktion abzeichnet, sollte die Therapie erfolgen, wie im entsprechenden Abschnitt beschrieben.

Die folgenden Behandlungsvorschläge werden immer wieder empfohlen, obwohl sich ihre Wirksamkeit bislang **nicht** durch wissenschaftliche Studien untermauern ließ:

1. Personen, die von Schlangen gebissen wurden, sollten jegliche **Anstrengung vermeiden.** Todesfälle durch Schlangenbisse sind in Nordamerika sehr selten.[76] Es ist unwahrscheinlich, dass die Anstrengung eines Rückmarsches aus einem unwegsamen Gelände das Opfer eines Schlangenbisses signifikant schwerer erkranken lässt. Wenn das Opfer getragen werden kann, ist das optimal. Auch eine Ruhigstellung der betroffenen Extremität kann die Verteilung des Giftes im Körper verlangsamen und

sollte daher erwogen werden. Dennoch sollte nicht darauf gewartet werden, dass weitere Kräfte eintreffen, um den Patienten zu tragen, da dies das Eintreffen im Krankenhaus verzögern würde. Stattdessen sollte der Patient mit der vorhandenen Unterstützung losmarschieren.

2. Es gibt zahlreiche Berichte über Begleiter, die versucht haben, eine **verdächtige Schlange zu fangen,** und dabei selbst gebissen wurden. Ein Digitalfoto kann durchaus hilfreich sein, aber die mögliche Identifizierung der Schlange ist nicht das Risiko wert, dass eine weitere Person gebissen wird.
3. Untersuchungen konnten keinen Nutzen des **Aussaugens der Wunde** mit oder ohne zusätzlichen Schnitt im Bereich der Bisswunde aufzeigen. Sogenannte Snakebite-Kits mit Saugvorrichtungen sollten nicht zur Anwendung kommen und aus Notfallausstattungen entfernt werden.[77, 78]
4. **Elektroschocks** haben sich weder bei der Anwendung im Bereich des Schlangenbisses noch an der Schlange als nutzbringend erwiesen und sollten daher ebenfalls unbedingt unterlassen werden.[79, 80]
5. **Kältepackungen** vergrößern den lokalen Gewebeschaden (insbesondere nach dem Biss einer Klapperschlange) nachweislich und sollen daher nicht zur Anwendung kommen.[81]
6. **Schienung, arterielle oder venöse Abbindungen, Lymphgefäßsperren** (zirkulär anzulegende Gummischläuche, die oft Bestandteil von „Snakebite-Kits" sind) oder **elastische Bandagen** werden zwar oft empfohlen, doch für keine dieser Behandlungen ist die Wirksamkeit nachgewiesen worden. Vielmehr können sie die lokale Gewebeschädigung verstärken.[81, 82]

Bei primär neurotoxischen Schlangengiften ist dagegen unbedingt die Verlangsamung der systemischen Giftausbreitung anzustreben. Dies gilt insbesondere beim Biss durch einen Vertreter der Familie der Giftnattern (Elapiden), die vor allem in Australien und Asien vorkommen. Bei der Kompressions-Immobilisations-Methode („Pressure Immobilization Technique") erfolgt eine zirkuläre Wickelung der gesamten Extremität mit definiertem Druck (ca. 55 mmHg), um das Eintreten der neurotoxischen Symptomatik zu verzögern – im Idealfall, bis ein geeignetes Antivenin zur Verfügung steht (> Abb. 23.13). Da aber die Gifte von Kobra, Krait, Seeschlangen und australischen Elapiden nicht ausschließlich aus Nervengiften bestehen, ist bei diesem Verfahren eine potenziell schwerwiegende lokale Schädigung zu erwarten, sodass von ihm in diesen Fällen doch abzuraten ist. Außerdem besteht das Risiko einer möglicherweise abrupten Freisetzung, wenn eine progrediente Schwellung dazu zwingt, den Verband zu lockern.

23.6 Rahmenlage der Wildnis-Medizin

Zu Beginn dieses Kapitels wurde die Frage gestellt, wann (Notfall-) Medizin Wildnis-Medizin ist. Wann sollen wir an Verfahrensweisen der Wildnis-Medizin denken bzw. wann sollen wir anders denken und handeln, als wir das im urbanen Rettungsdienst tun würden? Aus dem überwiegenden Teil dieses Kapitels kann der Leser wohl die kurze Antwort ableiten: „Es hängt ganz davon ab!" Denn Tages- und Jahreszeit, Entfernungen, Wetterverhältnisse und Geländebeschaffenheit beeinflussen die Entscheidung, welche Verfahren anzuwenden sind.

Ob ein bestimmter Patient mit einem bestimmten Verletzungsmuster in einer bestimmten Situation besser nach den Kriterien der Wildnis-Medizin behandelt werden sollte, ist eine medizinische Entscheidung, die der jeweilige Retter am besten treffen kann – ggf. in Absprache mit seinem Patienten. Wenn der Retter vor Ort einen erfahrenen Notarzt für Rückfragen erreichen kann, insbesondere wenn dieser selbst Erfahrungen im Bereich der Wildnis-Medizin hat, sollte seine Unterstützung möglichst gesucht werden. Dennoch liegt die Entscheidung über eine spezifische Vorgehensweise letztendlich beim verantwortlichen Retter vor Ort.

PHTLS hat schon immer die Auffassung vertreten, dass das Rettungsdienstpersonal auf der Basis soliden Grundlagenwissens und der Kenntnis der Schlüsselprinzipien in der Lage ist, eigenverantwortlich gut begründete Entscheidungen hinsichtlich einer angepassten Patientenbetreuung zu treffen.

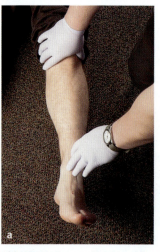 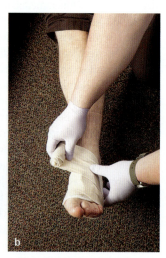 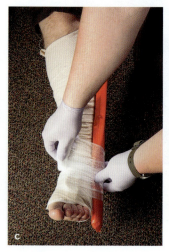 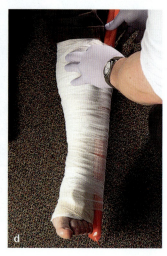

Abb. 23.13 Kompressions-Immobilisations-Methode („Pressure Immobilization Technique").
Quelle: © Jones & Bartlett Learning. Photographed by Darren Stahlman

Zusammenfassung

- Wildnis-Medizin hat viele Gemeinsamkeiten mit dem urbanen Rettungsdienst, zeigt aber auch einige entscheidende Unterschiede. Die Grundprinzipien der Traumaversorgung sind die gleichen, unabhängig vom jeweiligen Kontext.
- Die Rahmenlage in der Wildnis – und dieser Begriff kann sich auf deutlich mehr Bereiche beziehen, als er im klassischen Sinn beschreibt – bedingt also, dass sich die Standards der Patientenversorgung für bestimmte Verletzungen unter besonderen Bedingungen ändern.
- Situationen, in denen sich die Wildnis-Medizin unterscheidet, umfassen unter anderem die Vorgehensweisen hinsichtlich der HWS-Immobilisation, der Wundversorgung, insbesondere der Spülung von Wunden, des Einrenkens (der Reposition) von Luxationen und der Beendigung der Reanimation.
- Grundprinzipien der Versorgung in der Wildnis, die in dieser Form für den urbanen Rettungsdienst nicht erforderlich sind, betreffen mögliche Ausscheidungsbedürfnisse des Patienten, Vorbeugung von Lagerungsschäden und Prophylaxe von tiefen Beinvenenthrombosen und Lungenembolien.
- Die Versorgung von Patienten in der Wildnis wird in den meisten Fällen eine gute Kenntnis umweltbedingter medizinischer Probleme erfordern (> Kap. 21 und > Kap. 22).
- Ein Grundsatz lautet, dass alle Patienten in der Wildnis unterkühlt, unterzuckert, hungrig und durstig sind und diese entscheidenden Bedürfnisse von den Rettern vorausschauend und aggressiv angegangen werden sollen.
- Notfallmedizin in der „Wildnis" beinhaltet das Treffen von schwierigen Entscheidungen; es ist die Kunst, Kompromisse einzugehen sowie Nutzen und Risiken für einen individuellen Patienten in einer spezifischen Situation abzuwägen. Patienten in der Wildnis benötigen selten mehr oder unterschiedliche invasive Handlungsweisen; sie brauchen einen professionellen Helfer, der über einen wachen Verstand verfügt. Ein guter medizinischer Helfer in der Wildnis untersucht den Patienten vorsichtig, wiederholt die Untersuchungen regelmäßig, denkt darüber nach, was gerade geschieht, stellt eine oder möglicherweise mehrere Verdachtsdiagnosen und verwendet diese Informationen, um geeignete, situationsgemäße Entscheidungen zu treffen.

Lösung Fallbeispiel

Wie immer sollte die Sicherheit der Einsatzstelle als Erstes bzw. kontinuierlich im Blick behalten werden. In dieser Situation sollte ein Helfer abgestellt werden, um die Umgebung (z. B. weitere Felsen, nachrutschendes Gelände) zu beobachten, während die anderen die Ausrüstung ablegen und die evtl. notwendige Rettung in sichereres Gelände sowie die Erstbehandlung beginnen. Das Gesicht des Verletzten ist offensichtlich schwerer verletzt, der Unterkiefer auf beiden Seiten gebrochen. Bei der standardisierten Traumauntersuchung werden multiple Frakturen im Gesicht sowie an oberen und unteren Extremitäten festgestellt. Außerdem besteht der Verdacht auf eine Beckenringfraktur. Weitere Sorgen betreffen die Verhinderung einer Hypothermie, mögliche innere Blutungen sowie den drohenden Schock. Eine weitere Herausforderung stellt die Atemwegssicherung dar. Initial wird es die beste Lösung sein, ihn in der aufrecht an den Felsen gelehnten Position zu belassen. Neben dem Schafsack, mit dem er bereits zugedeckt ist, sollten zusätzliche Maßnahmen ergriffen werden, um den weiteren konduktiven Wärmeverlust in Felsen und Untergrund zu verhindern.

Der nächste Schwerpunkt sollte die Ermittlung seiner hämodynamischen Stabilität sein: Prüfung von Radialispuls, Atemfrequenz und Bewusstseinszustand. Den Patienten nach Schmerzen im Bereich der Halswirbelsäule zu fragen, wird aufgrund seiner zahlreichen anderen Verletzungen nicht in einer verlässlichen Äußerung resultieren. Trotz der Schwierigkeiten durch die bereits vorhandene Hypotension und den anhaltenden Blutverlust sollte versucht werden, einen intravenösen Zugang zu etablieren. Alternativ könnte ein Flüssigkeitsmanagement über die Anlage eines intraossären Zugangs begonnen werden, was aber aufgrund seiner zahlreichen Frakturen ebenfalls schwierig sein könnte. Bei diesem Patienten könnte bei schlechten peripheren Venen die Anlage eines Zugangs in die V. jugularis die beste Option sein.

Sie realisieren, dass der Patient aufgrund der Blutung und Gewebezerstörungen durch seine Unterkieferfrakturen nicht liegend transportiert werden kann, solange keine definitive Atemwegssicherung durchgeführt wurde. Wenn keine Blutung in den Rachenraum erfolgt, könnte ein Wendl-Tubus hilfreich sein. Aufgrund der möglichen Schädelbasisfraktur ist dieser jedoch auch nur mit Bedenken und sehr vorsichtig einzusetzen. Der Einsatz eines Endotrachealtubus oder eines supraglottischen Atemweges (bevorzugt Larynx-Tubus) ist ohne Narkose aufgrund seines derzeitigen Bewusstseinsstatus nicht möglich. Es bleiben also nur eine schnelle Trauma-Narkoseeinleitung (Rapid-Sequence-Induction) oder ein chirurgischer Atemweg. Nachdem der Atemweg gesichert wurde, kann der Patient in Rückenlage gebracht und mit – zwischenzeitlich eingetroffenen – weiteren Helfern auf ein Spineboard oder in eine Korbtrage verbracht werden. Dann wird die lange Evakuierung zu Fuß begonnen. Dabei sollte eindeutig festgelegt und kommuniziert werden, wer für die Beatmung, regelmäßige Überwachung der Vitalparameter sowie der Narkosetiefe verantwortlich ist.

QUELLENVERZEICHNIS

1. Salomone JP, Pons PT, McSwain NE, eds. The science and art of prehospital care: principles, preferences and critical thinking. In: *Prehospital Trauma Life Support*. 7th ed. St. Louis, MO: Elsevier Mosby; 2011.
2. Lifrig JR, McStay CM. Wilderness medicine education. In: Auerbach PS, ed. *Wilderness Medicine*. 6th ed. Philadelphia, PA: Elsevier Mosby; 2012.
3. Bennett BL. A time has come for wilderness emergency medical service: a new direction. *Wilderness Environ Med*. 2012;23(1):5–6.
4. Warden CR, Millin MG, Hawkins SC, et al. Medical direction of wilderness and other operational emergency services programs. *Wilderness Environ Med*. 2012;23(1):37–43.
5. *Merriam-Webster's Collegiate Dictionary*. 11th ed. Springfield, MA: Merriam-Webster; 2007.
6. Goodman T, Iserson KV, Strich H. Wilderness mortalities: a 13-year experience. *Ann Emerg Med*. 2001;37:279–283.
7. Gentile DA, Morris JA, Schimelpfenig T, Bass SM, Auerback PS. Wilderness injuries and illnesses. *Ann Emerg Med*. 1992;21:853–861.
8. Singletary E, Markenson DS. Injury prevention: decision making, safety, and accident avoidance In: Auerbach PS, ed. *Wilderness Medicine*. 6th ed. Philadelphia, PA: Elsevier Mosby; 2012.
9. Chan D, Goldberg R, Tascone A, et al. The effect of spinal immobilization on healthy volunteers. *Ann Emerg Med*. 1994;23(1):48.
10. Conover K. EMTs should be able to clear the cervical spine in the wilderness (editorial). *J Wild Med*. 1992;3(4):339.
11. Vaillancourt C, Stiell IG, Beaudoin T, et al. The out-of-hospital validation of the Canadian C-Spine Rule by paramedics. *Ann Emerg Med*. 2009;54(5):663–671.
12. Ahn H, Singh J, Nathens A, et al. Pre-hospital care management of a potential spinal cord injured patient: a systematic review of the literature and evidence-based guidelines. *J Neurotrauma*. 2011;28:1341–1361.
13. Quinn R, Williams J, Bennett BL, Stiller G, Islas A, McCord S. Wilderness Medical Society practice guidelines for spine immobilization in the austere environment. *Wilderness Environ Med*. 2013;24(3):241–252.
14. Hoffman JR, Mower WR, Wolfson AB, Todd KH, Zucker MI. Validity of a set of clinical criteria to rule out injury to the cervical spine in patients with blunt trauma. National Emergency X-radiography Utilization Study Group. *N Engl J Med*. 2000;343:94–99.
15. Zafren K, McCurley LH, Shimanski C, Smith W. Technical rescue, self-rescue, and evacuation. In: Auerbach PS, ed. *Wilderness Medicine*. 6th ed. Philadelphia, PA: Elsevier Mosby; 2012.
16. Gomi T. *Everyone Poops*. Brooklyn, NY: Kane/Miller Book Publishers; 1993.
17. Cooper DC, Mier TP. Litters and carries. In: Auerbach PS, ed. *Wilderness Medicine*. 6th ed. Philadelphia, PA: Elsevier Mosby; 2012.
18. Goldberg R, Chan D, Mason J, Chan L. Backboard versus mattress splint immobilization: a comparison of symptoms generated. *J Emerg Med*. 1996;14(3):293.
19. Hamilton RS, Pons PT. The efficacy and comfort of full-body vacuum splints for cervical-spine immobilization. *J Emerg Med*. 1996;14(5):553.
20. Johnson DR, Hauswald M, Stockhoff C. Comparison of a vacuum splint device to a rigid backboard for spinal immobilization. *Am J Emerg Med*. 1996;14(4):369.
21. Lovell ME, Evans JH. A comparison of the spinal board and the vacuum stretcher, spinal stability and interface pressure. *Injury*. 1994;25(3):179.
22. Cordell WH, Hollingsworth JC, Olinger ML, et al. Pain and tissue interface pressures during spine-board immobilization. *Ann Emerg Med*. 1995;26(1):31.
23. Delbridge TR, Auble TE, Garrison HG, Menengazzi JJ. Discomfort in healthy volunteers immobilized on wooden backboards and vacuum mattress splints. *Prehosp Disaster Med*. 1993;8(suppl 2).
24. Linares HA, Mawson AR, Suarez E. Association between pressure sores and immobilization in the immediate postinjury period. *Orthopedics*. 1987;10:571.
25. Mawson AR, Bundo JJ, Neville P. Risk factors for early occurring pressure ulcers following spinal cord injury. *Am J Phys Med Rehab*. 1988;67:123.
26. Askew W. Nutrition, malnutrition and starvation. In: Auerbach PS, ed. *Wilderness Medicine*. 6th ed. Philadelphia, PA: Elsevier Mosby; 2012.
27. Kenefick RW, Cheuvront SN, Leon LR, Obrien K. Dehydration, rehydration and hyperhydration. In: Auerbach PS, ed. *Wilderness Medicine*. 6th ed. Philadelphia, PA: Elsevier Mosby; 2012.
28. Prevention and treatment of sunburn. *Med Lett Drugs Ther*. 2004;46:45.
29. Stern RS. Clinical practice. Treatment of photoaging. *N Engl J Med*. 2004;350:1526.
30. Krakowski AC, Kaplan LA. Exposure to radiation from the sun. In: Auerbach PS, ed. *Wilderness Medicine*. 6th ed. Philadelphia, PA: Elsevier Mosby; 2012.
31. Markenson D, Ferguson JD, Chameides L. Part 17: first aid: 2010 American Heart Association and American Red Cross Guidelines for First Aid. *Circulation*. 2010;122;S934–S946.
32. Edlich RF, Rodeheaver GT, Morgan RF, et al. Principles of emergency wound management. *Ann Emerg Med*. 1988;17(12):1284.
33. Edlich RF, Thacker JG, Buchanan L, Rodeheaver GT. Modern concepts of treatment of traumatic wounds. *Adv Surg*. 1979;13:169.
34. Bhandari M, Thompson K, Adili A, Shaughnessy SG. High and low pressure irrigation in contaminated wounds with exposed bone. *Int J Surg Invest*. 2000;2(3):179.
35. Bhandari M, Adili A, Lachowski RJ. High pressure pulsatile lavage of contaminated human tibiae: an in vitro study. *J Orthop Trauma*. 1998;12(7):479.
36. Bhandari M, Schemitsch EH, Adili A, et al. High and low pressure pulsatile lavage of contaminated tibial fractures: an in vitro study of bacterial adherence and bone damage. *J Orthop Trauma*. 1999;13(8):526.
37. Anglen JO. Wound irrigation in musculoskeletal injury. *J Am Acad Orthop Surg*. 2001;9(4):219.
38. Valente JH, Forti RJ, Freundlich LF, et al. Wound irrigation in children: saline solution or tap water? *Ann Emerg Med*. 2003;41(5):609.
39. Backer HD. Field water disinfection. In: Auerbach PS, ed. *Wilderness Medicine*. 6th ed. Philadelphia, PA: Elsevier Mosby; 2012.
40. Griffiths RD, Fernandez RS, Ussia CA. Is tap water a safe alternative to normal saline for wound irrigation in the community setting? *J Wound Care*. 2001;10(10):407.
41. Moscati R, Mayrose J, Fincher L, Jehle D. Comparison of normal saline with tap water for wound irrigation. *Am J Emerg Med*. 1998;16(4):379.
42. Moscati RM, Reardon RF, Lerner EB, Mayrose J. Wound irrigation with tap water. *Acad Emerg Med*. 1998;5(11):1076.
43. Rodeheaver GT, Pettry D, Thacker JG, et al. Wound cleansing by high pressure irrigation. *Surg Gynecol Obstet*. 1975;141(3):357.
44. Edlich RF, Reddy VR. Revolutionary advances in wound repair in emergency medicine during the last three decades: a view toward the new millennium. 5th Annual David R. Boyd, MD, Lecture. *J Emerg Med*. 2001;20(2):167.
45. Singer AJ, Hollander JE, Subramanian S, et al. Pressure dynamics of various irrigation techniques commonly used in the emergency department. *Ann Emerg Med*. 1994;24(1):36.
46. Mellor SG, Cooper GJ, Bowyer GW. Efficacy of delayed administration of benzylpenicillin in the control of infection in penetrating soft tissue injuries in war. *J Trauma*. 1996;40(3 Suppl):S128–134.
47. Hospenthal DR, Murray CK, Andersen RC, et al. Guidelines for the prevention of infection after combat-related injuries. *J Trauma*. 2008;64(3 suppl):S211–S220.
48. Fulton RL, Voigt WJ, Hilakos AS. Confusion surrounding the treatment of traumatic cardiac arrest. *J Am Coll Surg*. 1995;181:209.
49. Pasquale MD, Rhodes M, Cipolle MD, et al. Defining "dead on arrival": impact on a level I trauma center. *J Trauma*. 1996;41:726.
50. Mattox KL, Feliciano DV. Role of external cardiac compression in truncal trauma. *J Trauma*. 1982;22:934.
51. Shimazu S, Shatney CH. Outcomes of trauma patients with no vital signs on admission. *J Trauma*. 1983;23(3):213.
52. Forgey WW, Wilderness Medical Society. *Practice Guidelines for Wilderness Emergency Care*. 5th ed. Guilford, CN: Globe Pequot Press; 2006.
53. Goth P, Garnett G, Rural Affairs Committee, National Association of EMS Physicians. Clinical guidelines for delayed/prolonged transport. I. Cardiorespiratory arrest. *Prehosp Disaster Med*. 1991;6(3):335.

54. Eisenberg MS, Bergner L, Hallstrom AP. Cardiac resuscitation in the community: importance of rapid provision and implications of program planning. *JAMA.* 1979;241:1905.
55. Kellermann AL, Hackman BB, Somes G. Predicting the outcome of unsuccessful prehospital advanced cardiac life support. *JAMA.* 1993;270(12):1433.
56. Bonnin MJ, Pepe PE, Kimball KT, Clark PS. Distinct criteria for termination of resuscitation in the out-of-hospital setting. *JAMA.* 1993;270(12):1457.
57. Millin MG, Khandker SR, Malki A. Termination of resuscitation of nontraumatic cardiopulmonary arrest: resource document for the National Association of EMS Physicians position statement. *Prehosp Emerg Care.* 2011;15(4):547–554.
58. Leavitt M, Podgorny G. Prehospital CPR and the pulseless hypothermic patient. *Ann Emerg Med.* 1984;13:492.
59. Keatinge WR. Accidental immersion hypothermia and drowning. *Practitioner.* 1977;219:183.
60. Olshaker JS. Near drowning. Emerg Med Clin North Am. 1992;10(2):339.
61. Bolte RG, Black PG, Bowers RS, et al. The use of extracorporeal rewarming in a child submerged for 66 minutes. *JAMA.* 1988;260(3):377.
62. Orlowski JP. Drowning, near-drowning, and ice-water drowning. *JAMA.* 1988;260(3):390.
63. Cooper MA. Lightning injuries. In: Auerbach PS, Geehr EC, eds. *Wilderness Medicine: Management of Wilderness and Environmental Emergencies.* 2nd ed. St. Louis, MO: Mosby; 1989.
64. Durrer B, Brugger H. *Recent advances in avalanche survival.* Presented at the Second World Congress on Wilderness Medicine. Aspen, CO; 1995.
65. Steinman AM. Cardiopulmonary resuscitation and hypothermia. *Circulation.* 1986;74(6, pt 2):29.
66. Zell SC. Epidemiology of wilderness-acquired diarrhea: implications for prevention and treatment. *J Wild Med.* 1992;3(3):241.
67. Lloyd EL. *Hypothermia and Cold Stress.* Rockville, MD: Aspen Systems; 1986.
68. Maningas PA, DeGuzman LR, Hollenbach SJ, et al. Regional blood flow during hypothermic arrest. *Ann Emerg Med.* 1986;15(4):390.
69. Gaudio F, Lamery J, Johnson D. Recommendations on the use of epinephrine in outdoor education and wilderness settings. *Wilderness Environ Med.* 2010;21:185–187.
70. Hawkins S, Weil C, Fitzpatrick D. Letter to the editor: epinephrine auto-injector warning. *Wilderness Environ Med.* 2012;23:371–378.
71. Paw Nation. Snake bite death statistics worldwide. http://animals.pawnation.com/snake-bite-death-statistics-worldwide-2431.html. Zugriff 15. September 2013.
72. Kasturiratne A, Wickremasinghe AR, de Silva N, et al. The global burden of snakebite: a literature analysis and modelling based on regional estimates of envenoming and deaths. *PLoS Med.* 2008;5(11):e218.
73. O'Neil ME, Mack KA, Gilchrist J, Wozniak EJ. Snakebite injuries treated in United States emergency departments, 2001–2004. *Wilderness Environ Med.* 200718(4):281–287.
74. Lavonas EJ, Ruha AM, Banner W, et al. Unified treatment algorithm for the management of crotaline snakebite in the United States: results of an evidence-informed consensus workshop. *BMC Emerg Med.* 2011;11:2.
75. Norris R, Bush S, Cohen-Smith J. Bites by Venomous Reptiles in Canada, the United States and Mexico. In: Auerbach PS, ed. *Wilderness Medicine.* 6th ed. Philadelphia, PA: Elsevier Mosby; 2012.
76. Curry SC, Kunkel DB. Death from a rattlesnake bite. *Am J Emerg Med.* 1985;3(3):227.
77. Bush SP. Snakebite suction devices don't remove venom: they just suck. *Ann Emerg Med.* 2004;43(2):187.
78. Alberts MB, Shalit M, LoGalbo F. Suction for venomous snakebite: a study of "mock venom" extraction in a human model. *Ann Emerg Med.* 2004;43(2):181.
79. Davis D, Branch K, Egen NB, et al. The effect of an electrical current on snake venom toxicity. *J Wild Med.* 1992;3(1):48.
80. Howe NR, Meisenheimer JL Jr. Electric shock does not save snakebitten rats. *Ann Emerg Med.* 1988;17(3):254.
81. Gill KA Jr. The evaluation of cryotherapy in the treatment of snake envenomation. *South Med J.* 1968;63:552.
82. Norris RL. A call for snakebite research. *Wilderness Environ Med.* 2000;11(3):149.

WEITERFÜHRENDE LITERATUR

Auerbach PS, ed. *Wilderness Medicine.* 6th ed. Philadelphia, PA: Elsevier Mosby; 2012.

Goth P, Garnett G. Clinical guidelines for delayed or prolonged transport: II. Dislocations. Rural Affairs Committee, National Association of Emergency Medical Services Physicians. *Prehosp Disaster Med.* 1993;8(1):77.

Goth P, Garnett G. Clinical guidelines for delayed or prolonged transport: IV. Wounds. Rural Affairs Committee, National Association of Emergency Medical Services Physicians. *Prehosp Disaster Med.* 1993;8(3):253.

KAPITEL 24
Taktische Notfallmedizin im Polizeieinsatz

24.1 Geschichte und Entwicklung des TEMS-Konzepts 620	24.5 Phasen der Versorgung 621
24.2 Komponenten der taktischen Notfallmedizin 620	24.5.1 Care Under Fire (Direct Threat Care) 622
	24.5.2 Tactical Field Care (Indirect Threat Care) 624
	24.5.3 Tactical Evacuation Care (Evacuation Care) 627
24.3 Hürden und Hindernisse für den konventionellen Rettungsdienst 621	24.6 Massenanfall von Verletzten 627
24.4 Einsatzbereiche 621	24.7 Gezielte medizinische Informationsgewinnung (Medical Intelligence) 627

Lernzielübersicht

Nach dem Durcharbeiten dieses Kapitels sollte der Leser in der Lage sein:
- Die Komponenten der taktischen Notfallmedizin im Polizeieinsatz zu nennen und zu beschreiben, auf welche Weise Polizeieinsätze sanitätsdienstlich unterstützt werden können
- Den Nutzen spezieller Ausbildungsprogramme für Rettungssanitäter bei der Polizei (Tactical Emergency Medical Support) zu erläutern
- Zu erklären, wie sich die notfallmedizinischen Maßnahmen in den drei verschiedenen Phasen der Versorgung unterscheiden
- Zu beschreiben, wie die Methode der Schnellen Fernbeurteilung (Rapid And Remote Assessment Methodology) im Rahmen taktischer Polizeieinsätze genutzt werden kann

---

Fallbeispiel

Sie sind Rettungssanitäter eines Spezialeinsatzkommandos (SEK) der Polizei. Ihre Einheit wird an einem kalten Wintermorgen zu einem laufenden Polizeieinsatz wegen häuslicher Gewalt gerufen. Zwei Beamte verschaffen sich vom Garten aus Zutritt zum Haus des Verdächtigen. Schüsse fallen. Ein Beamter geht im Eingangsbereich des Zielobjektes zu Boden, ein zweiter stürzt rückwärts die Treppe hinunter und bleibt hinter einer kleinen Mauer am Treppenabsatz liegen. Ein Beamter des SEK, der neben Ihnen steht, schreit: „Wir müssen die Kollegen da rausholen! Los!" Sie halten den Mann am Arm fest und schauen zum Kommandoführer.
- Wie sollten Sie sich verhalten?
- Wie können Sie in dieser gefährlichen Situation die verletzten Polizeibeamten untersuchen und behandeln?

Das Konzept des modernen **Tactical Emergency Medical Support (TEMS)** beinhaltet die umfassende und integrierte medizinische Versorgung von Verletzten, die Beratung der Einsatzleitung in sanitätsdienstlichen Fragen und das medizinische Informationsmanagement bei Spezialeinsätzen der Polizei. Ziel ist es, zur Sicherheit und zum Erfolg solcher Einsätze beizutragen. Die taktische Notfallmedizin ist ein Spezialgebiet der Notfallmedizin und geht weit über das reine Traumamanagement hinaus.[1] Sie beinhaltet auch die Prävention von Verletzungen, die Verletztenversorgung unter erschwerten Bedingungen sowie Fragen der allgemeinen Gesundheit, Ernährung und körperlichen Fitness. Kurz gesagt, handelt es sich bei TEMS um die Anwendung präklinischer Notfallmedizin mit dem Ziel, die Polizei bei ihrer Arbeit zu unterstützen und so die Erfolgsaussichten einer polizeilichen Operation zu erhöhen (➤ Abb. 24.1).

Dieses Kapitel soll einen kurzen Einblick in die Besonderheiten des TEMS geben. Die Anwendung des TEMS durch Rettungskräfte der Polizei erfordert eine spezialisierte Ausbildung und Inübunghaltung, die weit über den Inhalt dieses Kapitels hinausgeht.

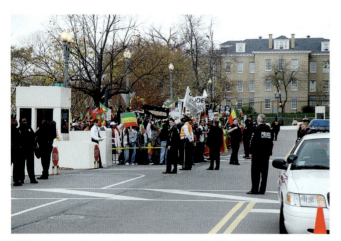

Abb. 24.1 Spezielle Fertigkeiten der taktischen Notfallmedizin werden benötigt, um die Einsatzkräfte bei Spezialeinsätzen der Polizei zu unterstützen (Karsten Ladehof).

24.1 Geschichte und Entwicklung des TEMS-Konzepts

Schon kurz nach der Aufstellung der ersten SWAT-Einheit (Special Weapons And Tactics) in Los Angeles im Jahr 1968 kam der Vorschlag auf, in dieses Team einen speziell ausgebildeten Sanitäter („Medic") zu integrieren. Das TEMS-Konzept umfasst ein breites Spektrum medizinischer Dienste, die in ihrer Struktur und ihren Einsatzverfahren spezialisiert sind, um unter den risikoreichen und temporeichen taktischen Bedingungen zu funktionieren. Seit seinem Ursprung in den 1960er-Jahren hat sich die taktische Notfallmedizin zu einem eigenen Fachgebiet entwickelt.[2-4] Heute umfasst der Begriff TEMS sämtliche Formen der medizinischen Unterstützung staatlicher Ordnungsbehörden (Law Enforcement).[5]

In Deutschland gibt es hierzu keine einheitliche Sprachregelung. Der Begriff der Einsatzmedizin ist überwiegend im Bereich der Militärmedizin gebräuchlich, hier insbesondere zur Beschreibung der medizinischen Versorgung im Rahmen von Auslandseinsätzen der Bundeswehr. Einen eigenen Begriff zur Beschreibung der medizinischen Unterstützung staatlicher Operationen und Einsätze im Innern existiert bisher nicht; es fällt schwer, einen solchen Überbegriff aus dem deutschen Sprachschatz zu schöpfen. Ohne eine differenzierte Unterscheidung der verschiedenen potenziellen Zielgruppen wird daher im Folgenden weiterhin von der „taktischen Notfallmedizin" die Rede sein.

In den Vereinigten Staaten von Amerika unterhalten die meisten Strafverfolgungsbehörden des Bundes und der Bundesstaaten spezielle Ausbildungsprogramme für taktische Notfallmedizin. In zahlreichen anderen Ländern wie z. B. Kanada und Großbritannien wurden ähnliche Programme initiiert.

Als „Spezialeinsätze" werden polizeiliche Lagen bezeichnet, die zu gefährlich, zu komplex oder zu fachspezifisch sind, um von Polizeibeamten der regulären Schutzpolizei bewältigt zu werden. In Deutschland verfügen die Polizeien aller Länder über mindestens ein Spezialeinsatzkommando (kurz SEK). Die Spezialeinheit des Bundes ist die im Jahre 1972 gegründete Spezialeinheit GSG 9 (vormals Grenzschutzgruppe 9, heute GSG 9 der Bundespolizei). Das SEK kann organisatorisch der Bereitschaftspolizei, dem Innenministerium oder auch einer großen überörtlichen Polizeidienststelle angegliedert sein. In den meisten Bundesländern sind die SEK jedoch den Landeskriminalämtern (LKA) angegliedert, häufig gemeinsam mit den Mobilen Einsatzkommandos (MEK). Die Struktur der SEK ist von Bundesland zu Bundesland verschieden.

Die Mitglieder eines SEK sind speziell ausgebildete und intensiv trainierte Polizeibeamte. Um in die Spezialeinheit aufgenommen zu werden, müssen sich die Bewerber einem schwierigen Auswahlverfahren stellen. Das Anforderungsprofil beinhaltet neben einer überdurchschnittlichen körperlichen Kondition auch Charakterstärke, hohe soziale Kompetenz, Urteilsvermögen und Stressresistenz. Bei erfolgreich bestandenem Aufnahmetest erfolgt eine mehrmonatige Spezialausbildung, in der vor allem die körperliche und psychische Belastbarkeit, aber auch das Eindringen in Gebäude, Fahr- und Klettertraining, Kampfsport sowie umfassende Schießfertigkeiten trainiert werden.

Für die sanitätsdienstliche Versorgung der Polizeieinsatzkräfte sind die Polizeiärzte der jeweiligen Landesbehörden verantwortlich. Die Spezialeinsatzkommandos bilden eigene Rettungssanitäter aus, die in ihrer Doppelfunktion als Polizeieinsatzkräfte und Sanitätspersonal Kenntnisse sowohl der taktischen Einsatzverfahren als auch der medizinischen Erstversorgung besitzen. Auch die GSG 9 der Bundespolizei verfügt über speziell ausgebildetes Sanitätspersonal. Die sanitätsdienstliche Versorgung bei militärischen Einsätzen ist in ➤ Kap. 25 beschrieben.

Die Prinzipien der taktischen Verwundetenversorgung, wie sie in den Leitlinien des Committee on Tactical Combat Casualty Care (CoTCCC) veröffentlicht und regelmäßig revidiert werden[7, 8], stellen das Fundament für die taktische Notfallmedizin im Spezialeinsatz der Polizei dar (➤ Kap. 23). Da sich jedoch die polizeilichen Lagen und Einsatzszenarien ebenso wie die Rahmenbedingungen im Inland von den militärischen unterscheiden, gilt es, diese Prinzipien und die aus den aktuellen militärischen Konflikten gewonnenen Erfahrungen bestmöglich an die Erfordernisse der Polizei und anderer Sicherheitsorgane zu adaptieren.

Unter dem Eindruck einer zunehmenden Terrorbedrohung wurde in den USA der Versuch unternommen, ein Committee on Tactical Emergency Casualty Care (C-TECC) zu etablieren, um Leitlinien für die zivile taktische Medizin zu formulieren und weiterzuentwickeln.

24.2 Komponenten der taktischen Notfallmedizin

Die taktische Notfallmedizin im Polizeidienst, die im angloamerikanischen Sprachraum Tactical Emergency Medical Support (TEMS) genannt wird, beinhaltet eine Vielzahl medizinischer und einsatztaktischer Disziplinen unter dem gemeinsamen Aspekt der optimalen Vorbereitung und Versorgung von Einsätzen.[9] Ziel ist es, Gesundheit, Sicherheit und Wohlergehen der in diesem Bereich arbeitenden Personen zu schützen. Der für diesen Bereich ausgebildete und verantwortliche Spezialist soll gewährleisten, dass die Einsatzkräfte in bestmöglicher Verfassung in einen Einsatz gehen und letztendlich wieder heil nach Hause kommen. Viele der Aspekte dieses medizinischen Spezialgebietes haben daher bei ähnlichen Rahmenbedingungen gemeinsame Zielsetzungen und inhaltliche Überschneidungen mit der Wildnismedizin, Katastrophenmedizin, humanitären Hilfe und ähnlichen Spezialbereichen. Die verbindende Problematik ist die Optimierung der medizinischen Versorgung und Verringerung der Gefährdung des Helfers angesichts ungünstiger Rahmenbedingungen mit oftmals eingeschränkten Ressourcen und verlängerten Evakuierungszeiten.

unmittelbaren Wirkungsbereichs der Zugriffskräfte – gewissermaßen in der letzten Deckung – bereitzuhalten, das dann bei Bedarf nachgezogen werden kann (➤ Kasten 24.1).

> **24.1 Sicherheit für Rettungskräfte**
>
> In Bereichen außerhalb des ausgewiesenen Sicherheitsbereichs darf sich nur Sanitätspersonal der Polizei aufhalten, das in taktischer Notfallmedizin ausgebildet ist. Genauso wie sich ein Mitarbeiter des regulären Rettungsdienstes bei einem Gefahrgutunfall nicht ohne persönliche Schutzausstattung und eine entsprechende Ausbildung im Gefahrenbereich aufhalten sollte, gilt dieser Grundsatz auch für laufende Einsätze der Polizei.

24.3 Hürden und Hindernisse für den konventionellen Rettungsdienst

Die Einsatzstelle eines polizeilichen Spezialeinsatzes bietet eine Vielzahl von Hürden und Hindernissen für den konventionellen Rettungsdienst. Der Umkreis um den Tatort ist normalerweise weiträumig abgesichert. Innerhalb dieses Sicherheitsbereichs ist allerdings selten offensichtlich, welche Bereiche so sicher sind, dass sie gefahrlos passiert oder medizinische Maßnahmen durchgeführt werden können. Weiterhin ist es eine zwingende Notwendigkeit, dass das sanitätsdienstliche Element nicht zu einer Belastung wird. Die ohnehin knappen personellen Ressourcen der Spezialeinsatzkräfte sollten nach Möglichkeit nicht für den Schutz eines sanitätsdienstlichen Elementes gebunden werden.

Das Zeitintervall vom Eintreffen des regulären Rettungsdienstes bis zum Erreichen des Patienten ist meist für den verzögerten Beginn der präklinischen Versorgung verantwortlich. In einer Studie konnte gezeigt werden, dass in 12 % aller untersuchten Rettungsdiensteinsätze Maßnahmen der Polizei, um die Sicherheit an der Einsatzstelle herzustellen, erhebliche Verzögerungen bis zum Eintreffen der Rettungskräfte beim Patienten verursachten. Die längste Verzögerung betrug 39 Minuten.[10] Ein derartiger Zeitverlust kann bei Einsätzen der Spezialeinheiten noch wesentlich größer sein. Werden dagegen Sanitätskräfte routinemäßig als integraler Bestandteil des Einsatzteams innerhalb des Sicherheitsbereichs eingesetzt, kann die Versorgung eines Verletzten ohne Verzögerung sofort beginnen.[11–14]

Es existieren verschiedene Konzepte für die vorgeschobene medizinische Versorgung von Spezialeinsätzen. In einigen Einheiten besitzt ein Angehöriger der Zugriffskräfte, die diesen Einsatz durchführen, eine spezielle medizinische Zusatzausbildung („Medic"). Dieser nimmt jedoch während des eigentlichen Polizeieinsatzes in erster Linie taktische Aufgaben im Zugriffsteam wahr. Der Angriffsschwung des Einsatzes darf nicht durch die Versorgung von Verletzten aufgehalten oder verzögert werden, da dies weitere Verletzte – auch unter den Einsatzkräften – zur Folge haben kann oder sogar den Erfolg des gesamten Einsatzes aufs Spiel setzen würde. Ein weiterer Ansatz besteht darin, ein speziell ausgebildetes und ausgerüstetes medizinisches Versorgungselement außerhalb des

24.4 Einsatzbereiche

Bei Spezialeinsätzen der Polizei werden meistens ein innerer und ein äußerer Schutzring definiert. Im inneren Ring operieren die Einsatzkräfte der Spezialeinheiten. Er umschreibt das Gebiet, auf das die Polizei die eigentliche Operation (Zugriff, Festnahme, Geiselbefreiung) beschränken wird. Der äußere Ring wird von der uniformierten Polizei abgesichert und dient als Sicherheitssektor dem Schutz von Unbeteiligten (und umgekehrt der ungestörten Einsatzdurchführung).[15] Das Konzept des inneren und äußeren Rings ist bei Spezialeinsätzen der Polizei sinnvoll, bei denen sich Entscheidungen auf eine kontrollierte und ungestörte Einsatzführung, den Schutz der Öffentlichkeit und die Gefahrenabwehr konzentrieren.

Diese Struktur des Einsatzraums ist vergleichbar mit Gefahrgutunfällen. Im Unterschied zu Gefahrgutunfällen, bei denen der Gefahrenbereich und die Sicherheitszone meist klar definiert sind, unterliegen diese Bereiche bei laufenden Polizeieinsätzen eine starken Dynamik und können sich im Verlauf des Einsatzes jederzeit ändern. Das eingesetzte Sanitätspersonal muss den Einsatzverlauf daher stets im Auge behalten und sich auf plötzliche Änderungen einstellen, um sich und die Patienten nicht zu gefährden.

24.5 Phasen der Versorgung

In der taktischen Medizin, egal ob bei der taktischen Verwundetenversorgung auf dem Gefechtsfeld (Tactical Combat Casualty Care, TCCC) oder bei der taktischen Notfallmedizin im Polizeieinsatz (Tactical Emergency Casualty Care, TECC), wird die medizinische Versorgung je nach taktischer Situation und der damit verbundenen Bedrohungslage in verschiedene Phasen unterteilt (➤ Tab. 24.1).[7] Bei überwiegend statischen Einsatzszenarien können sich diese Phasen wie Bereiche darstellen, die in konzentrischen Kreisen um ein bestimmtes Objekt angeordnet sind. In dynamischen Situationen dagegen können sich die Phasen der Versorgung sehr schnell ändern oder ineinander übergehen. Sie können in ungleichmäßig geformten Bereichen stattfinden, die anhand der vorhandenen Aufklärungser-

Tab. 24.1 Phasen der Versorgung

Taktische Situation	TCCC	TECC
direkte und unmittelbare Bedrohung	Care Under Fire – Versorgung unter Beschuss	Direct Threat Care – Versorgung unter direkter Bedrohung
potenzielle Gefahr, jedoch keine direkte oder unmittelbare Bedrohung	Tactical Field Care – Taktische Feldversorgung	Indirect Threat Care – Versorgung unter indirekter Bedrohung
keine Bedrohung	Tactical Evacuation Care – Versorgung während des Transports	Evacuation Care – Versorgung während des Transports

kenntnisse, Erreichbarkeit von Deckungen und Verstecken, eingesetzten Waffen, Geländegegebenheiten, Distanz zur Bedrohung, Sichtverhältnissen und dem Wirkungsbereich der Scharfschützen bestimmt werden. Die grundlegenden Verhaltens- und Versorgungsgrundsätze der verschiedenen Phasen sind in ➤ Kasten 24.2 aufgeführt.

24.2 Tactical Emergency Casualty Care (TECC) Guidelines

Care Under Fire (Direct Threat Care) – Versorgung unter Beschuss (Versorgung unter direkter Bedrohung)
1. Behalten Sie taktische Überlegenheit: Neutralisieren Sie die Bedrohung so schnell und effektiv wie möglich (z. B. durch direkten Beschuss, Rauch, Drohhaltung, Entschärfung gefährlicher Stoffe).
2. Deckung und Tarnung: Verhindern Sie weitere Verletzungen von Opfer und Rettern.
3. Anlage eines Tourniquets bei lebensbedrohlichen Extremitätenblutungen.
4. **Beachte:**
   – **Kein** invasives Atemwegsmanagement
   – **Keine** kardiopulmonale Reanimation
   – **Keine** HWS-Immobilisation

Tactical Field Care (Indirect Threat Care) – Taktische Feldversorgung (Versorgung unter indirekter Bedrohung)
1. Stillung lebensbedrohlicher Blutungen (Tourniquet, direkte Kompression, Druckverband, hämostatische Verbände).
2. **A**irway: Überprüfen Sie die Atemwege und sichern Sie diese mit einem Wendl-Tubus, einer supraglottischen Atemwegshilfe, einer endotrachealen Intubation oder einer chirurgischen Atemwegssicherung (Krikothyreotomie) – abhängig vom Ausbildungsstand und den lokalen Verfahrensanweisungen.
3. **B**reathing: Suchen Sie nach einer penetrierenden oder offenen Thoraxverletzung und einem Spannungspneumothorax und behandeln Sie diese.
4. **C**irculation: Schauen Sie nach Schockzeichen. Legen Sie einen i. v. Zugang oder einen i. o. Zugang und beginnen Sie mit einer Volumengabe, falls dies medizinisch indiziert ist.
5. **D**isability: Schienen Sie größere Frakturen und immobilisieren Sie die HWS, wenn aufgrund des Verletzungsmechanismus ein besonders hohes Risiko einer HWS-Verletzung besteht.
6. **E**xposure/Environment: Schützen Sie den Patienten vor Hypothermie. Hitze, Chemikalien und giftige Substanzen können für den Patienten ebenfalls eine Gefahr darstellen.

Tactical Evacuation Care (Evacuation Care) – Versorgung während des Transports
1. Sorgen Sie für Versorgung und Transport durch den regulären Rettungsdienst.
2. Sichern Sie die Zufahrtswege für die Rettungsfahrzeuge und weisen Sie diese ein.
3. Erwägen Sie die Einrichtung eines Verletztensammelplatzes.
4. Seien Sie wachsam gegenüber weiteren Gefahren (z. B. Überschwemmung, Schaulustige, Feuer etc.).

24.5.1 Care Under Fire (Direct Threat Care)

In der Phase „Care Under Fire" besteht eine direkte und unmittelbare Bedrohung. Der Schutz für den Verletzten und für den Helfer ist eingeschränkt. Einsätze innerhalb dieses Bereichs sind extrem gefährlich und sollten Aufklärungs- und Zugriffskräften vorbehalten bleiben. In der heißen Zone muss aus Sicherheitsgründen eine adäquate Schutzausrüstung (beschusshemmende Helme, Schutzbrillen, Westen, ballistische Schutzschilde etc.) getragen werden. Ein angeschossener Polizeibeamter, der verletzt im Vorgarten eines Hauses liegt, in dem sich ein Schütze verschanzt hat, wäre ein typisches Beispiel für eine „Care Under Fire"-Situation.

Die Verletztenversorgung unter Beschuss bedeutet ein enormes Risiko für die Helfer und unterscheidet sich grundlegend von den Prinzipien der konventionellen Notfallmedizin. Die Bedrohung muss sofort bekämpft und der Verletzte in Deckung gebracht werden. Je schneller die Bedrohung neutralisiert oder kontrolliert werden kann, desto schneller können weitere medizinische Rettungskräfte an den Ort des Geschehens gebracht werden. Wenn der Verletzte bei Bewusstsein ist, auf direkte Ansprache antwortet und in der Lage ist, sich zu bewegen, sollte er angeleitet werden, sich selbst in Deckung zu bringen. Ist der Verletzte nicht in der Lage, sich zu bewegen, muss gemeinsam mit dem taktischen Führer vor Ort ein Plan zur Rettung des Verletzten ausgearbeitet und mit den beteiligten Kräften abgesprochen werden. Die „medizinische Versorgung" besteht in dieser Phase des Einsatzes darin, weitere Verletzungen des Patienten zu verhindern, eine Verwundung der Rettungskräfte zu vermeiden, die Bedrohung zu neutralisieren und lebensbedrohliche Blutungen zu stillen. Bei penetrierenden Verletzungen des Halses sollte keine Zeit darauf verwendet werden, die Halswirbelsäule zu immobilisieren, Atemwegsmanagement oder „heroische" Wiederbelebungsmaßnahmen durchzuführen. Selbst- und Kameradenhilfe sind die wichtigsten Komponenten während der Phase „Care Under Fire".

Die meisten nicht letalen penetrierenden Verletzungen verursachen meist keine vollständige Handlungsunfähigkeit, sodass der Verletzte oft noch am Einsatz mitwirken kann.[16] Daten von militärischen Operationen in Vietnam, Irak und Afghanistan legen nahe, das die Ausbildung von Soldaten in Selbst- und Kameradenhilfe die Mortalität signifikant senken kann.[14, 17] Durch die Selbstanlage eines Tourniquet bei einer lebensbedrohlichen Schussverletzung der Extremität kann nicht nur der Verletzte gerettet, sondern auch verhindert werden, dass sich der Helfer unnötigerweise dem feindlichen Feuer aussetzt.

Direkte Kompression auf die Wunde und die Anlage eines Druckverbandes sind unter den taktischen Bedingungen einer „Care Under Fire"-Situation schwer durchzuführen, können zu weiterem Blutverlust führen und verzögern die Rettung des Verletzten in eine Deckung. Die Anlage eines Tourniquets zur schnellen Blutungskontrolle ist daher in der „Care Under Fire"-Phase der Goldstandard.[18] Das Tourniquet sollte dabei über der Kleidung und an der Extremität so hoch und fest wie möglich angebracht werden. Es ist unbedingt darauf zu achten, dass der arterielle Zustrom in die Extremität vollständig unterbunden wird. Stammnahe Verletzungen (Hals, Achelhöhle, Leiste) und Verletzungen, bei denen ein Tourniquet nicht angelegt werden kann, sind in dieser Phase schwierig zu behandeln. Es sollte versucht werden, direkten Druck von außen auf die Wunde auszuüben, während der Patient so schnell wie möglich in Deckung gebracht wird, um dort die erweiterten Maßnahme der taktischen Feldversorgung (Tactical Field Care) durchführen zu können.

Rettung und Evakuierung von Verletzten

Die Verbringung von Verletzten unter taktischen Bedingungen bringt eine Reihe einzigartiger Herausforderungen mit sich. Die Rettung Verletzter aus dem Gefahrenbereich ist ein körperlich anspruchsvolles Unterfangen, das den Ablauf des Einsatzes unterbricht und das Team während der Rettungsaktion einer erheblichen Gefahr aussetzen kann. Bevor also irgendein Verletzter aus dem Gefahrenbereich gerettet wird, sollte der Leiter des medizinischen Dienstes das Risiko der Rettungsaktion gegenüber der Überlebenswahrscheinlichkeit des Verletzten abwägen.[19]

Die **Zeit,** die benötigt wird, um einen Verletzten in den sicheren Bereich zu bringen, wird bestimmt durch die Tatsache, ob der Verletzte aktiv mithelfen kann, durch die Entfernung, die zurückgelegt werden muss, das Gewicht der Ausrüstung, die der Verletzte bei sich trägt, den Grad der Gefährdung des Bereichs, der durchquert werden muss, und die physische Fitness des Rettungsteams. In manchen Situationen gelingt es dem Täter, einen großen Wirkungsbereich unter seine Kontrolle zu bringen, wodurch riesige unsichere Räume entstehen. Bei vielen Polizeieinsätzen handelt es sich dagegen um einen oder zwei Täter, die sich in einem begrenzten Raum aufhalten. Der oder die Täter können meist schnell unschädlich gemacht werden. In diesen Fällen kann, sobald der Einsatzort gesichert ist, schnell zur taktischen Feldversorgung übergegangen und schließlich der reguläre Rettungsdienst eingesetzt werden.

Die zweite Komponente bei der Risikoabschätzung einer Rettungsaktion ist die **Wegstrecke,** die dabei zurückgelegt werden muss. Der Wirkungsbereich des Täters kann ein sehr unterschiedliches Geländeprofil mit einem sich ständig ändernden Gefährdungsgrad umfassen. Die Rettung macht es unter Umständen erforderlich, eine lineare Gefahrenzone zu durchqueren. In diesem Fall ist der Nutzen einer Behandlung am Ort des Geschehens gegen die Notwendigkeit sofortiger erweiterter lebensrettender Interventionen abzuwägen. Einsatzleiter müssen ihre **Ressourcen** in Betracht ziehen, bevor sie eine Rettungsaktion starten. Eine effektive Rettungsaktion erfordert viel Personal, eventuell spezielles Equipment (z. B. Tragen, Transporthilfen, Gurtzeug oder Zugseile) sowie eine aggressive, schützende Körperhaltung.[20]

Schließlich sollten Sanitäter überlegen, welche **medizinischen Maßnahmen** sie tatsächlich während des Transports aufrechterhalten können. Zum Beispiel kann es während eines schnellen Marsches mit der Feldtrage durch einen unter Beschuss liegenden Bereich nicht möglich sein, die Atemwege kontinuierlich mittels Jaw-Thrust-Manöver (Esmarch-Handgriff) freizuhalten. In einem solchen Fall wäre die Verwendung einer Atemwegshilfe (z. B. eines Wendl-Tubus) vor dem Transport wahrscheinlich klüger. Das Risiko des Transports durch das Schussfeld hängt davon ab, wie viel Zeit benötigt wird, dieses Gebiet zu durchqueren, und welche Risiken mit der Wegstrecke verbunden sind. Wie bei den meisten Entscheidungen, die unter taktischen Bedingungen getroffen werden müssen, sind hier Erfahrung und Urteilsvermögen gefragt.

Schnelle Fernbeurteilung (Rapid And Remote Assessment Methodology)

Die sogenannte **Rapid And Remote Assessment Methodology** (RAM), also die schnelle Patientenbeurteilung aus der Ferne, wurde von den Medizinischen Diensten der Anti-Drogen- und Anti-Terror-Einheiten (CONTOMS) an der Uniformed Services University of the Health Sciences in Bethesda/USA entwickelt.[20] Primäre Absicht dieses Patientenbeurteilungsalgorithmus (RAM-Algorithmus) ist es, die Chance zu erhöhen, rettenswerte Patienten zu retten und zu behandeln, und dabei gleichzeitig das Risiko für die Rettungskräfte, eine unnötige Rettungsaktion durchzuführen, zu minimieren. Der Algorithmus ist am ehesten in der „Care Under Fire"-Phase anwendbar. Es gibt zwei Arten unnötige Rettungsaktionen: die Rettung von Opfern, die sich selbst retten könnten, und von jenen, die bereits tot sind. Der RAM-Algorithmus bietet eine systematische Methode, aus einer geschützten Position heraus alle relevanten Umstände abzuwägen, bevor dem Einsatzleiter ein Rettungsversuch empfohlen wird.

Im ersten Schritt sollte beurteilt werden, ob der Bereich sicher ist. Falls dies der Fall ist, kann die Standardversorgung der kalten Zone durchgeführt werden, nachdem sichergestellt wurde, dass der Patient den Rettungskräften keinen Schaden zufügen kann. Falls der Bereich nicht sicher ist, sollten die verfügbaren Aufklärungserkenntnisse genutzt werden, um herauszufinden, ob der Verletzte ein Täter ist oder für die Helfer anderweitig eine Bedrohung darstellt. Unter solchen Umständen werden keine medizinischen Maßnahmen eingeleitet, bevor die Bedrohung nicht unter Kontrolle ist. Sich anders zu verhalten, würde die Sicherheit von Polizisten, Rettungsdienstmitarbeitern und unbeteiligten Dritten gefährden. Wenn es sich bei dem Verletzten nicht um einen Täter handelt, kann eine Patientenbeurteilung aus der Ferne vorgenommen werden.

Versuchen Sie zu beurteilen, was für ein Verletzungsmuster vorliegt und wie stabil der Verletzte ist. Die Beobachtung aus der Ferne erlaubt den Sanitätern, Informationen zu sammeln, ohne ihre Position zu verraten oder sich selbst in Gefahr zu begeben. Die zur Verfügung stehenden technischen Hilfsmittel der Spezialeinsatzkräfte erhöhen dabei die Verlässlichkeit der Lagebeurteilung. Ferngläser oder Nachtsichtgeräte können z. B. benutzt werden, um zu verifizieren, ob ein Verletzter atmet, oder um die Qualität der Atmung und die Atemfrequenz, das Vorhandensein einer lebensbedrohlichen Blutung oder eine mit dem Leben nicht vereinbare Verletzung zu erkennen. Bei kaltem Wetter kann häufig kondensierte Luft vor dem Mund des Verletzten beobachtet werden. Geräte zur akustischen Aufklärung können dazu verwendet werden, um Sprache, Stöhnen, Ächzen oder sogar Atemgeräusche zu detektieren. Wärmebildgeräte haben sich in den letzten Jahren dermaßen verbessert, dass zurzeit eine Anwendung im Rahmen der schnellen Fernbeurteilung untersucht wird.

Wenn der Verletzte stabil erscheint, sollten – falls möglich – zunächst Anweisungen zur medizinischen Selbsthilfe gegeben werden. Die Rettung wird erst vollzogen, wenn der Bereich gesichert ist. (Der Einsatzleiter kann zu jeder Zeit eine Rettungsaktion in Erwägung ziehen; dabei wird allerdings eher die taktische Situation seine Entscheidung beeinflussen als der gesundheitliche Zustand des Verletzten.) Wenn der Verletzte instabil ist, muss eine Nutzen-Risiko-Abwägung hinsichtlich einer schnellen medizinischen Versorgung und der Gefahr einer Rettung vorgenommen werden. Obwohl es sich dabei um eine Führungsentscheidung der Einsatzleitung handelt, wird sich der Einsatzleiter auf die Beurteilung des Sanitäters hinsichtlich des Zustands des Verletzten und der Dringlichkeit der Rettung stützen.

Dies mag als eine relativ selbstverständliche Vorgehensweise erscheinen; es ist aber wichtig, über eine Entscheidungsstruktur zu verfügen, die eine zuverlässige Bewertung fördert, bevor die Emotion über die Vernunft siegt und eine unnötige Rettungsaktion riskiert wird. Aus dem militärischen Bereich gibt es eine Reihe schmerzhafter Erfahrungen, wenn bei dem Versuch, einen gefallenen oder verwundeten Kameraden zu retten, zahlreiche Soldaten selbst getötet oder verwundet wurden.[21]

24.5.2 Tactical Field Care (Indirect Threat Care)

Während der „Tactical Field Care"-Phase besteht zwar eine potenzielle Gefahr, jedoch keine direkte oder unmittelbare Bedrohung. Bei der Versorgung des verletzten Polizeibeamten aus unserem Fallbeispiel, der im Vorgarten des Zielobjekts liegt, würden die Prinzipien des Tactical Field Care angewendet, sobald dieser in Deckung gebracht (z. B. hinter eine dicke Backsteinwand außerhalb der Sicht des Schützen) oder die Bedrohung unterdrückt werden konnte. Der Grad der Bedrohung innerhalb des „Tactical Field Care"-Bereichs variiert erheblich, weshalb eine flexible medizinische Versorgung erforderlich ist. Der Polizeisanitäter muss in der Lage sein, das sich ständig ändernde Lagebild schnell zu analysieren und sämtliche medizinischen Entscheidungen innerhalb kürzester Zeit gegen das Risiko für Helfer und Patienten abzuwägen (➤ Kasten 24.3). Unter den dynamischen Bedingungen taktischer Lagen kann sich eine relativ sichere Umgebung jederzeit in eine „Care Under Fire"-Situation verwandeln.

> **24.3 Sicherheit an der Einsatzstelle**
>
> Ein bewaffneter Polizeibeamter mit einer eingeschränkten Bewusstseinslage kann ein signifikantes Risiko für sich selbst und für andere in seiner Einheit darstellen. Gründe für eine eingeschränkte Bewusstseinslage umfassen unter anderem: Schock, Schmerzen, Schädel-Hirn-Trauma, Hypoxie und die Gabe von Schmerzmitteln. Alle Verletzten, deren Bewusstseinszustand in irgendeiner Weise eingeschränkt ist, sind daher umgehend zu entwaffnen, einschließlich sekundärer Waffensysteme und Sprengmittel.

Wenn es die taktische Situation zulässt, sollte eine schnelle Patientenuntersuchung (Rapid Trauma Assessment) durchgeführt werden, bei der sämtliche Verletzungen freigelegt und beurteilt werden. Invasive Maßnahmen sollten sich auf die schnelle Stabilisierung der verhinderbaren Todesursachen in diesem taktischen Umfeld beschränken: komprimierbare Blutungen, Spannungspneumothorax, einfache Atemwegsverlegungen und Hypothermie.[16, 17]

Blutungskontrolle

Die Kontrolle komprimierbarer äußerer Blutungen ist in der „Tactical Field Care"-Phase essenziell. Komprimierbare äußere Blutungen können meist mit einfachen Mitteln schnell gestoppt werden und sollten daher oberste Behandlungspriorität haben. Die Anlage eines Tourniquets ist bei potenziell lebensbedrohlichen Blutungen der Extremitäten das Mittel der Wahl, sofern die Anwendung anatomisch möglich ist. Bei jedem Tourniquet, das in der „Care Under Fire"-Phase angelegt wurde, sollte geprüft werden, ob dieses weiterhin erforderlich ist. Wird die Blutung als nicht lebensbedrohlich eingeschätzt, kann das Tourniquet durch einen adäquaten Druckverband ersetzt werden. Handelt es sich dagegen um eine lebensbedrohliche Blutung, sollte ein Tourniquet ca. 5–8 cm (eine Handbreit) oberhalb der Verletzung platziert werden, und zwar direkt auf der Haut ohne darüber liegende Kleidung. Das proximal gelegene Tourniquet kann anschließend entfernt werden. Das Klettband des Tourniquets sollte so fest wie möglich um die Extremität gezogen werden, bevor der Kunststoffknebel zugedreht wird. Es sollten nicht mehr als drei Umdrehungen des Knebels durchgeführt werden (dreimal 180°), um den Rahmen des Geräts nicht zu deformieren.[22] Sollte ein einziges Tourniquet die Blutung nicht zum Stillstand bringen, wird empfohlen, zusätzliche Tourniquets anzulegen, bis die Blutung gestoppt ist, da dadurch der Druck auf die Arterie über einem größeren Areal ausgeübt wird.[17, 22]

Nach der Anlage eines Tourniquets ist es extrem wichtig, den distalen Puls zu kontrollieren, um sicherzustellen, dass der arterielle Einstrom in die verletzte Extremität vollständig unterbunden ist. Ist der distale Puls nicht komplett aufgehoben, kann es zur Entwicklung eines Kompartmentsyndroms kommen, da das Blut zwar in die Extremität hinein gelangt, durch die venöse Stauung aber nicht mehr abfließen kann. Alle Tourniquets sollten routinemäßig in regelmäßigen Zeitabständen kontrolliert werden, insbesondere nach Lageveränderungen oder Transport des Patienten.

Zur Versorgung komprimierbarer Blutungen in Regionen, in denen eine Abbindung mithilfe eines Tourniquets nicht möglich ist, ist derzeit eine Reihe hämostatischer Verbände auf dem Markt erhältlich. Diese Substanzen haben bereits ein erhebliches Wirkungspotenzial auf dem Gefechtsfeld und in militärischen Versuchslaboren bewiesen.[23] Allerdings zeigten insbesondere ältere pulverförmige oder granuläre Produkte vielfach Nebenwirkungen, z. B. Wärmeentwicklung (exotherme Reaktion), Thrombenbildung, Emboli und Schädigung der Gefäßinnenschicht (Endothelschädigung).[24] Es sollten daher in erster Linie mit hämostatischen Substanzen beschichtete Mullstoffe (Gauze) verwendet werden, mit denen Wunden in stammnahen Körperregionen (z. B. Hals, Achselhöhle, Leiste) ausgestopft (tamponiert) werden können, wenn die Anlage eines Tourniquets nicht möglich ist. Die Vorhaltung, Ausbildung und Anwendung hämostatischer Verbände sollte unter der Fachaufsicht des ärztlichen Leiters des medizinischen Dienstes der jeweiligen Einheit erfolgen.

Airway Management

Atemwegsmanagement ist in dieser Behandlungsphase angemessen, wenn der Verletzte drohende Zeichen einer Atemwegsverlegung oder einer Kreislaufinsuffizienz zeigt. Der Atemantrieb ist einer der grundlegendsten menschlichen Reflexe. Patienten, die bei Bewusstsein sind, sollte daher die Lagerung ermöglicht werden, die für sie am angenehmsten ist (Wunschlage), sofern dies taktisch möglich erscheint. Bei bewusstlosen Patienten ist auch ohne Anzeichen einer Atemwegsverlegung die Einlage eines Wendl-Tubus eine gute Möglichkeit, die Atemwege offen zu halten. Anschließend sollte der Patient in die stabile Seitenlage gebracht werden, um seine Atemwege offen zu halten und einer Aspiration vorzubeugen (➤ Abb. 24.2). Hält eine Atemwegsverlegung trotz Einlage eines Wendl-Tubus an oder entwickelt sie sich im Verlauf, können durch entsprechend ausgebildetes Personal die endotracheale Intubation oder alternative Atemwegshilfen (z. B. Larynx-Tubus, Larynxmaske) in Betracht gezogen werden, wenn es die taktische Situation zulässt. Diese Maßnahmen erfordern in der Regel eine medikamentöse Sedierung des Patienten.

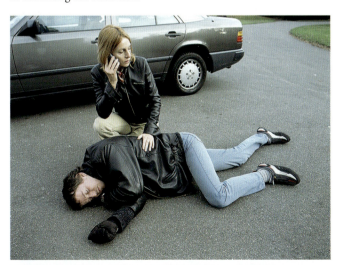

Abb. 24.2 Der Patient wurde in die stabile Seitenlage gebracht.
Quelle: © Cordelia Molloy/Science Photo Library/Science Source. © NAEMT; PHTLS, 8th edition, Jones & Bartlett, 2016

In einigen Fällen ist die chirurgische Atemwegssicherung durch eine Not-Koniotomie (Krikothyreotomie) indiziert. Bei bewusstlosen Patienten mit einer Atemwegsobstruktion durch Mittelgesichtsverletzungen oder ein thermisches Inhalationstrauma kann die Not-Koniotomie sogar die Atemwegssicherung der ersten Wahl darstellen.[6, 17, 26] Die Durchführung dieser invasiven Maßnahme erfordert naturgemäß ein festgelegtes Ausbildungsprogramm sowie eine Risiko-Nutzen-Analyse durch den Ärztlichen Leiter des medizinischen Dienstes. In bestimmten taktischen Lagen kann auch eine Versorgung unter eingeschränkten Lichtverhältnissen und mit eingeschränkter Bewegungsfreiheit erforderlich sein. Eine gute und realistische Ausbildung ist daher essenziell.

Management von B-Problemen (Breathing)

Das Management stumpfer und penetrierender Thoraxverletzungen ist für Sanitäter der Polizei von besonderer Bedeutung. Der TEMS-Anwender muss insbesondere mit der Behandlung offener Thoraxverletzungen und Spannungspneumothoraces vertraut sein.

Verbinden Sie alle offenen Wunden des Torsos vom Übergang des Halses zum Brustkorb bis zum Bauchnabel mit einem luftdichten Okklusivverband. Es gibt eine Vielzahl verschiedener Materialien zur improvisierten Anwendung ebenso wie kommerziell hergestellte Versiegelungen (Chest Seals), viele davon mit exzellenten adhäsiven Eigenschaften. Chest Seals mit Ventilmechanismus werden bevorzugt eingesetzt; sind diese jedoch nicht verfügbar, kann jeder Verband verwendet werden, der die Wunde abdichtet. Der Verletzte sollte dann in die erträglichste Lagerung gebracht werden, wenn dies möglich ist, und engmaschig auf die Entstehung eines Spannungspneumothorax überwacht werden, der behandelt werden sollte wie nachfolgend beschrieben.[17]

Bei Patienten mit penetrierender Thoraxverletzung und zunehmender Atemnot ist es gerechtfertigt, von einem Spannungspneumothorax auszugehen und eine Nadeldekompression auf der verletzten Seite durchzuführen.[25] Verlassen Sie sich nicht auf klinische Zeichen wie die Mittellinienverlagerung der Trachea oder eine Halsvenenstauung, da dies Spätzeichen sind, die in der frühen Phase eines Spannungspneumothorax nicht immer vorhanden oder unter taktischen Bedingungen schwer zu detektieren sind. Sogar der Goldstandard, aufgehobene Atemgeräusche in der Auskultation wahrzunehmen, kann in vielen taktischen Situationen nicht durchführbar sein. Zunehmende Atemnot bei Vorhandensein einer penetrierenden Thoraxverletzung reicht aus, eine Nadeldekompression des Thorax zu rechtfertigen (➤ Kasten 24.4).

> **24.4 Feststellung der Notwendigkeit einer Nadeldekompression**
> Bei Patienten mit penetrierender Thoraxverletzung und zunehmender Atemnot ist es gerechtfertigt, von einem Spannungspneumothorax auszugehen und eine Nadeldekompression auf der verletzten Seite durchzuführen.

Behandeln Sie einen Spannungspneumothorax, indem Sie den Brustkorb auf der betroffenen Seite mit einem großlumigen Venenkatheter (14 Gauge) im 2. Interkostalraum (zwischen der 2. und 3. Rippe) in der Medioklavikularlinie punktieren. Da bei der Verwendung handelsüblicher Venenkatheter mit einer Länge von 4,5 bis 5 cm insbesondere bei muskulösen Patienten die Gefahr besteht, dass die Nadel die Brustwand nicht vollständig durchdringt und somit nicht in die Pleurahöhle gelangt, sind spezielle Thorax-Entlastungskanülen mit einer Länge von 8 cm (z. B. T-PAK® Chest Decompression Needle oder ARS® For Needle Decompression) kommerziell verfügbar. Achten Sie darauf, dass die Eintrittsstelle der Nadel nicht medial der Brustwarzen liegt und die Stichrichtung nicht in Richtung Herz zeigt.

Ein Patient mit einem penetrierenden Thoraxtrauma wird, auch ohne Vorliegen eines Spannungspneumothorax, in gewissem Umfang einen Hämatothorax oder einen Pneumothorax aufweisen, verursacht durch die primäre Wunde. Die zusätzliche Verletzung durch die Nadeldekompression wird den Zustand des Patienten nicht verschlechtern, sollte dieser gar keinen Spannungspneumothorax gehabt haben. Der Erfolg einer Thoraxdekompression zeigt sich durch die Besserung der Atemnot und durch eine Verbesserung der Kreislaufsituation; gelegentlich ist auch das Entweichen von Luft aus der Entlastungskanüle zu hören.

Entfernen Sie die Nadel nach erfolgter Punktion, belassen Sie den Plastikkatheter an Ort und Stelle und sichern Sie diesen. Der Zustand des Patienten sollte regelmäßig kontrolliert werden, um ein Abknicken oder eine Dislokation des Katheters ebenso wie die blut- oder sekretbedingte Lumenverstopfung rechtzeitig erkennen zu können. Bei Wiederauftreten von Symptomen eines Spannungspneumothorax spülen Sie den Katheter mit Kochsalzlösung oder führen Sie eine zweite Entlastungspunktion in der Nähe der ersten Punktion durch.[17] Die Maßnahme ist sorgfältig zu dokumentieren, da der Patient im weiteren Verlauf eine Thoraxdrainage oder eine andere chirurgische Intervention benötigt.

Hypothermie

Hypothermie führt bei Traumapatienten zu einer Hemmung der Gerinnungskaskade, wodurch sich die Blutungsproblematik verschlechtert. Traumapatienten haben ein erhebliches Hypothermierisiko, unabhängig von der Umgebungstemperatur. Je länger ein Patient während der Untersuchung, der Behandlung und des Transports den Witterungseinflüssen ausgesetzt ist, insbesondere bei Nässe, desto wahrscheinlicher ist die Entwicklung einer Hypothermie.[27, 28] Der Helfer sollte daher stets die Exposition des Patienten mit der Umwelt minimieren. Wenn immer dies möglich ist, sollte nasse oder blutige Kleidung entfernt werden. Nutzen Sie alle zur Verfügung stehenden Mittel, um den Patienten warm zu halten, z. B. trockene Decken, Jacken, Schlafsäcke etc. Wenn machbar, belassen Sie ballistische Schutzwesten und andere Schutzausrüstung am Patienten, damit dieser geschützt bleibt, wenn gegnerischer Beschuss wieder aufflammt.

Gefäßzugänge

Viele Studien zeigen einen klaren Vorteil von permissiver (therapeutischer) Hypotonie, also eines kontrolliert niedrigen Blutdrucks, für den Traumapatienten (für eine detaillierte Diskussion: ➤ Kap. 9).[29, 30] Dementsprechend kann in gewissen taktischen Situationen die verzögerte Flüssigkeitsgabe akzeptiert werden. Legen Sie einen i. v. Zugang während der „Tactical Field Care"-Phase, wenn dies medizinisch indiziert ist. Während in der traditionellen Trauma-Ausbildung das Anlegen von zwei großlumigen Venenkathetern (14 oder 16 Gauge) gelehrt wird, wird unter taktischen Bedingungen ein Venenkatheter der Größe 18 Gauge bevorzugt. Der 18-Gauge-Gefäßzugang ist für die schnelle Volumen- und Medikamentengabe ausreichend, einfacher zu legen und platzsparend in Medic-Rucksack oder Notfalltasche, da somit nicht verschiedene Größen vorgehalten werden müssen. Ein i. v. Zugang sollte nicht an einer verletzten Extremität angelegt werden, wenn sich proximal der Anlagestelle eine große Wunde befindet. Es ist ratsam, den i. v. Zugang mit speziellen Sicherungstechniken zu schützen, wenn der Verletzte eine größere Strecke bis zur Übergabe an den regulären Rettungsdienst transportiert werden muss.

Benötigt der Patient Infusionen oder i. v. Medikamente und gelingt es nicht, einen i. v. Zugang zu etablieren, stellt ein intraossärer (i. o.) Zugang eine Alternative dar, wenn dies in den lokalen Protokollen und Handlungsanweisungen des verantwortlichen Ärztlichen Leiters vorgesehen ist. Intraossäre Punktionssets sind für die Anwendung am Brustbein (Sternum) und an den Extremitäten verfügbar und können an den dafür vorgesehenen Lokalisationen eingesetzt werden, wenn dort keine schwerwiegende Verletzung besteht. Wie bei den meisten invasiven Notfalltechniken erfordert diese Intervention ein intensives Ausbildungsprogramm, um beim Anwender Selbstvertrauen und Kompetenz aufzubauen. Beim Militär wird wegen der teilweise verheerenden Verletzungen der unteren Extremitäten durch improvisierte Sprengfallen und Minen der i. o. Zugang am Sternum bevorzugt. Da diese Verletzungen im zivilen Bereich selten vorkommen, kann hier das Schienbein (Tibia) ebenfalls für einen i. o. Zugang genutzt werden. Einige Systeme sind auch für die Punktion des proximalen Humerus zugelassen; allerdings birgt die Lokalisation an einer weit nach außen ragenden Körperregion bei der Evakuierung des Verletzten unter taktischen Bedingungen ein erhöhtes Dislokationsrisiko.

Basierend auf den gegenwärtig akzeptierten Therapieempfehlungen der permissiven Hypotension, sollte eine echte Volumensubstitution nur bei Patienten mit einem blutungsbedingten (hämorrhagischen) Schock erfolgen, zu erkennen an einem eingeschränkten Bewusstseinszustand (in Abwesenheit eines Schädel-Hirn-Traumas) und einem schwachen oder nicht mehr tastbaren Radialispuls. Bei Vorliegen dieser beiden Symptome muss davon ausgegangen werden, dass der ungefähre systolische Blutdruck unter 80 mmHg liegt und eine Flüssigkeitsgabe indiziert ist.[17, 26]

Die Wahl der Infusionslösung hängt im Wesentlichen von lokalen Protokollen, Handlungsanweisungen und persönlichen Erfahrungen ab. Als kristalloide Infusionslösungen sind balancierte (Voll-) Elektrolytlösungen weit verbreitet. Im militärischen Kontext werden wegen ihrer Wasserbindungsfähigkeit und der durch die geringere Infusionsmenge bedingten Gewichtsreduktion auch kolloidale Volumenersatzmittel (z. B. HES 6 %) verwendet. In den TCCC-Leitlinien wird die initiale Gabe von 500 ml Hydroxyethylstärke (HES 130/0,4) 6 % i. v. als Bolus empfohlen, bei persistierender Schocksymptomatik eine Wiederholung nach 30 Minuten (➤ Kap. 25.3.8).

Weitere Überlegungen

Einige Maßnahmen des konventionellen Rettungsdienstes erscheinen in gewissen taktischen Situationen unangemessen, z. B. die HWS-Immobilisation, die kardiopulmonale Reanimation und die sofortige Anlage eines intravenösen Zugangs. Die Immobilisation der Halswirbelsäule ist eine zeitraubende Maßnahme, die bei penetrierenden Verletzungen nur einen geringen Nutzen hat.[31, 32] Bei stumpfem Trauma infolge Sturz oder Verkehrsunfall ist dagegen das Risiko einer HWS-Verletzung groß, weshalb hier eine HWS-Immobilisation durchgeführt werden sollte, wenn dies die taktische Lage zulässt.

Ebenso besitzt auch die kardiopulmonale Reanimation (CPR) beim traumatischen Herz-Kreislauf-Stillstand nur einen geringen Nutzen und erhöht die Exposition und damit das Risiko der Helfer.[33] Demzufolge spielt die kardiopulmonale Reanimation in der taktischen Notfallmedizin eine untergeordnete Rolle und sollte auf Beinahe-Ertrinken, Elektrounfälle, Unterkühlung und Vergiftungen beschränkt bleiben.

Die genannten Beispiele machen einige der Unterschiede zwischen taktischer und konventioneller Notfallmedizin deutlich, sollen jedoch nicht das klinische Urteilsvermögen des Sanitäters ersetzen.

24.5.3 Tactical Evacuation Care (Evacuation Care)

Tactical Evacuation Care findet in einem sicheren Bereich außerhalb des äußeren Rings statt, in der ein relativ geringes Risiko für die Helfer besteht. Der äußere Ring schirmt den Tatort oder das Zielobjekt nach außen ab und wird durch konventionelle Polizeikräfte gesichert. Die Behandlungsprinzipien in diesem Bereich entsprechen im Wesentlichen den Grundsätzen der medizinischen Versorgung des konventionellen zivilen Rettungsdienstes. Zur schnellen Evakuierung eines Verletzten aus dem unmittelbaren Gefahrenbereich können auch Einsatzfahrzeuge der Polizei hinzugezogen werden, die normalerweise nicht zum Patiententransport vorgesehen sind.

Der Einsatzleiter wird Kräfte des regulären Rettungsdienstes und ggf. weitere Kräfte (z. B. Schnelleinsatzgruppen) in der sicheren Zone bereitstellen. Die Versorgung im sicheren Bereich erfolgt ebenso wie die Versorgung während des Transports durch den Regelrettungsdienst. Ablauforganisation und Ordnung des Raums entsprechen im Wesentlichen den MANV-Konzepten des zivilen Katastrophenschutzes. Abhängig vom Lagebild können Patientenablage, Behandlungsplatz, Rettungsmittelhalteplatz und Bereitstellungsraum eingerichtet werden.

Sogar in Bereichen, die als sicher angesehen werden, ist eine besondere Wachsamkeit geboten. Spezialeinsätze der Polizei sind komplex und unterliegen einem dynamischen Verlauf. Während des Amoklaufs an der Colombine Highschool im Jahr 1999 griffen die Amokläufer Ersthelfer mit Rohrbomben und improvisierten Sprengsätzen an. Glücklicherweise kam es aus technischen Gründen nicht zur Detonation. Auch beim Amoklauf im Jahr 2012 in einem Kino in Aurora im US-Bundesstaat Colorado hatte der Täter Sprengstoff in seiner Wohnung deponiert. Bei der anschließenden Untersuchung der Wohnung wurden Sprengfallen aus 30 selbst gebauten Granaten sowie etwa 40 Liter Treibstoff entdeckt, die vermutlich bei einem Betreten der Wohnung explodiert wären und das gesamte Stockwerk zerstört hätten. Sämtliche Sprengvorrichtungen konnten entschärft werden, ohne dass Polizeibeamte oder Angehörige des Kampfmittelräumdienstes zu Schaden kamen.

Das FBI berichtete über eine Reihe von Vorfällen in den letzten fünf Jahren, bei denen Rettungskräfte in einen Hinterhalt geraten waren und gezielt unter Feuer genommen wurden. Sichergestellte Ausbildungshandbücher terroristischer Organisationen geben detailliert Auskunft darüber, dass ein Verdächtiger, der sich in einem Objekt verbarrikadiert, dazu genutzt werden kann, Polizeikräfte auf den Plan zu rufen, die dann wiederum durch andere feindliche Elemente angegriffen werden („Second Hit"). Sorgfalt und situative Wachsamkeit sind die Eckpfeiler für eine sichere Einsatzdurchführung.

24.6 Massenanfall von Verletzten

Bei Amokläufen und Gewaltverbrechen mit Schusswaffengebrauch kommt es nicht selten zu einem Massenanfall von Verletzten (MANV). Diese Situationen erfordern ein hohes Maß an Koordination und Kooperation der beteiligten Sicherheitsorgane und Rettungsorganisationen. Dabei spielen die Sanitätskräfte der Polizei eine wichtige Rolle als medizinisches Bindeglied zwischen den Einsatzkräften der Polizeibehörden und den Rettungskräften der Feuerwehr und des Rettungsdienstes. Sie sind in die Führungsstrukturen der Polizei eingebunden und verfügen über die erforderlichen Kommunikationsmittel. Die Fähigkeit, in chaotischen und gefährlichen Situationen mit begrenzten Ressourcen zu arbeiten, kommt den Sanitätskräften der Polizei auch bei einem Massenanfall von Verletzten zugute.[34]

24.7 Gezielte medizinische Informationsgewinnung (Medical Intelligence)

Zu den Aufgaben des medizinischen Dienstes der Polizei gehört die Gewinnung und Verarbeitung medizinischer Informationen und deren Integration in die Einsatzplanung der operativen Führung. Angehörige des medizinischen Dienstes der Polizei sollten daher sowohl auf lokaler als auch auf regionaler Ebene fundierte Kenntnisse über das Rettungsdienstsystem und die nachgeordneten Einrichtungen der Traumaversorgung aufweisen. Diese Kenntnisse ermöglichen bei einem Spezialeinsatz der Polizei die medizinischen Planung in Bezug auf die zur Verfügung stehenden Rettungsmittel und mögliche Zielkrankenhäuser. Einsätze in entlegenem, ländlichem Umfeld erfordern eine wesentlich tief greifendere medizinische Einsatzplanung als Einsätze in städtischen Ballungsräumen. Dabei spielt auch die Verfügbarkeit von Luftrettungsmitteln eine entscheidende Rolle.

Zusammenfassung

- Grundsätzlich sind die Prinzipien der präklinischen Traumaversorgung unter taktischen Bedingungen die gleichen wie im regulären Rettungsdienst.
- Trotzdem erfordern die Widrigkeiten und Gefahren im Rahmen von Spezialeinsätzen der Polizei bei jeder medizinischen Maßnahme die Abwägung ihres Nutzens gegenüber dem damit verbundenen Risiko. Dies erfordert besondere Fähigkeiten bei der Entscheidungsfindung.
- Die drei Phasen der Versorgung bei der medizinischen Unterstützung von Polizeieinsätzen sind:
  - Care Under Fire (Direct Threat Care) – Versorgung unter Beschuss oder direkter Bedrohung: medizinische Versorgung, während der Verletzte und/oder dessen Helfer unter feindlichem Beschuss stehen oder einer akuten Gefahrensituation ausgesetzt sind.
  - Tactical Field Care (Indirect Threat Care) – Taktische Feldversorgung oder Versorgung unter indirekter Bedrohung: medizinische Versorgung, sobald die unmittelbare Gefahr unterdrückt oder kontrolliert wurde, in dem Bewusstsein, dass sich die Lage jederzeit wieder in eine „Care Under Fire"-Situation umwandeln kann.
  - Tactical Evacuation Care (Evacuation Care) – Taktische Versorgung bei der Evakuierung: medizinische Versorgung, sobald die Sicherheit an der Einsatzstelle hergestellt oder der Verletzte in einen sicheren Bereich gebracht wurde. Die Versorgung gleicht in dieser Phase den Prinzipien der Traumaversorgung des regulären Rettungsdienstes.
- Durch gezielte medizinische Informationsgewinnung (Medical Intelligence) erlangt der medizinische Dienst der Polizei wichtige Kenntnisse über die Rahmenbedingungen, die geografischen Gegebenheiten und die für den Einsatz zur Verfügung stehenden medizinischen Ressourcen.

Lösung Fallbeispiel

Der Kommandoführer des SEK weist Sie an, die Rapid-Assessment-Methode anzuwenden, um herauszufinden, ob eine Rettungsaktion sinnvoll ist. Sie nutzen Fernglas und akustisches Aufklärungsgerät des SEK, um den Zustand der beiden verletzten Beamten zu beurteilen. Der Beamte, der im Eingangsbereich des Zielobjektes liegt, zeigt keinerlei Atemexkursionen oder andere Zeichen einer Atemtätigkeit. Außer vereinzelten Funksprüchen seiner Kollegen können Sie keinerlei akustische Signale auffangen. Der zweite Beamte hat sich hinter einer kleinen Mauer in Sicherheit bringen können. Sie sehen eine Blutung im Bereich des distalen Unterschenkels. Über Teamfunk leiten Sie den Beamten an, sich ein Tourniquet zwei Querfinger oberhalb der Wunde anzulegen. Nach Anlage des Tourniquet bestätigt er Ihnen, dass die Blutung zum Stillstand gekommen ist und dass er keine weiteren Verletzungen erlitten hat. Aufgrund Ihrer Einschätzung und Ihrer Risikoanalyse entscheidet sich der Kommandoführer gegen eine risikoreiche Rettungsaktion. Sie bleiben über Funk mit dem zweiten verletzten Beamten in ständigem Kontakt. Währenddessen gehen die Verhandlungen mit dem Täter weiter. Sie geben der zuständigen Rettungsleitstelle einen Lagebericht und lassen den Patienten im Traumazentrum anmelden. Etwa 30 Minuten später gibt der Täter auf und wird festgenommen. Ihr Rettungsteam bringt den verletzten Beamten ins Krankenhaus, wo durch eine Revaskularisation das Bein erhalten werden kann.

QUELLENVERZEICHNIS

1. Rinnert KJ, Hall WL. Tactical emergency medical support. *Emerg Med Clin N Am.* 2002;20:929–952.
2. Federal Bureau Investigation. Uniform crime reports. www.fbi.gov/about-us/cjis/ucr/leoka/2012/leoka-home. Zugriff 20. Januar 2014.
3. National Tactical Officers Association. Position statement on the inclusion of physicians in tactical law enforcement operations. http://ntoa.org/site/tems/tems-position-statement.html. Zugriff 20. Januar 2014.
4. Heck JJ, Pierluisi G. Law enforcement special operations and medical support. *Prehosp Emerg Care.* 2001;5:403–406.
5. American College of Emergency Physicians. Policy statement on tactical emergency medical support. *Ann Emerg Med.* 2005;45:108.
6. McSwain NE, Salomone JP, Pons PT, eds. *Prehospital Trauma Life Support Manual.* 7th ed. St. Louis, MO: Mosby; 2011.
7. Callaway DW, Reed S, Shapiro G, et al. The Committee for Tactical Emergency Care (C-TECC): evolution and application of TCCC guidelines to civilian high threat medicine. *J Special Operations Med.* 2011;11:2.
8. Callaway DW. Personal communication, 2012.
9. Massachusetts Department of Public Health. Emergency Medical Services Pre-hospital Treatment Protocols. Version 7.02, Appendix U. www.harwichfire.com/Forms/OEMS702.pdf. Zugriff 20. Januar 2014.
10. Campbell JP, Gratton MC, Salomone JA III, et al. Ambulance arrival to patient contact: the hidden component of prehospital response time intervals. *Ann Emerg Med.* 1993;22:1254.
11. Kanable R. Peak performance: well-trained tactical medics can help the team perform at its best. *Law Enforcement Tech.* August 1999.
12. Cooke, MC. How much to do at the accident scene? *BMJ.* 1999;319:1150.
13. Jagoda A, Pietrzek M, Hazen S, et al. Prehospital care and the military. *Mil Med.* 1992;157:11.
14. Bellamy RF. The causes of death in conventional land warfare: implications for combat casualty care research. *Mil Med.* 1984;149:55.
15. Callaway DW. Tactical emergency services. In: Hogan DE, Burstein JL, eds. *Disaster Medicine.* 2nd ed. Philadelphia, PA: Lippincott, Williams and Williams; 2007.
16. Gerold KB, Gibbons M, McKay S. The relevance of Tactical Combat Casualty Care (TCCC) guidelines to civilian law enforcement operations. National Tactical Officers TEMS Overview. http://ntoa.org/site/images/stories/tccc_guidelines_ntoa.pdf. Update 1. November 2009. Zugriff 20. Januar 2014.
17. Parsons, DL, Mott JC. *Tactical Combat Casualty Care Handbook: Observations, Insights, and Lessons.* Fort Leavenworth, KS: Center for Army Lessons Learned; 2012.
18. Kragh JF, Walters TJ, Baer DG, et al. Survival with emergency tourniquet use to stop bleeding in major limb trauma. *Ann Surg.* 2009;249(1):1–7.
19. McKay S, Hoyne S. High threat immediate extraction: The Immediate Reaction Team (IRT) model. *The Tactical Edge;* Spring 2007: 50–54.
20. Callaway DW. Emergency medical services in disasters. In: Hogan DE, Burstein JL, eds. *Disaster Medicine.* 2nd ed. Philadelphia, PA: Lippincott, Williams and Williams; 2007:127–139.

21. Cloonan C. In: *Proceedings of the Third International Conference on Tactical Emergency Medical Support.* Bethesda, MD: Uniformed Services University of the Health Sciences; 1999.
22. Kragh JF, O'Neill ML, Walters TJ, et al. The military emergency tourniquet program's lessons learned with devices and designs. Mil Med. 2011;176:10, 1144.
23. Kheirabadi BS, Scherer MR, Scot EJ, et al. Determination of efficacy of new hemostatic dressings in a model of extremity arterial hemorrhage in swine. *J Trauma Acute Care Surg.* 2009;67(3):450–459.
24. Kheirabadi BS, Edens JW, Terrazas IB, et al. Comparison of new hemostatic granules/powders with currently deployed hemostatic products in a lethal model of extremity arterial hemorrhage in swine. *J Trauma.* 2009;66(2):316–326; discussion 327–328.
25. Tien HC, Jung V, Rizoli SB, et al. An evaluation of tactical combat casualty care interventions in a combat environment. *J Am Coll Surg.* 2008;207(2):174–178.
26. Butler FK Jr, Hagmann J, Butler EG. Tactical combat casualty care in special operations. *Mil Med.* 1996;161(suppl):3–16.
27. McKeague AL. Evaluation of patient active warming systems. *Military Health System Research Symposium, Tactical Combat Casualty Care breakout session.* Ft. Lauderdale, FL. August 2012.
28. Allen PB, Salyer SW, Dubick MA, et al. Preventing hypothermia: comparison of current devices used by the U.S. Army in an in vitro warmed fluid model. *J Trauma.* 2010;69(1):S154–S161.
29. Revell M, Greaves I, Porter K. Endpoints for fluid resuscitation in hemorrhagic shock. *J Trauma.* 2003;54(5 suppl):S63–S67.
30. Morrison CA, Carrick MM, Norman MA, et al. Hypotensive resuscitation strategy reduces transfusion requirements and severe postoperative coagulopathy in trauma patients with hemorrhagic shock: preliminary results of a randomized controlled trial. *J Trauma.* 2011;70(3):652–663.
31. Rasumoff D, Carmona R. Suggested guidelines for TEMS policy and SOP. *Tactical Edge J.* 1999;summer:95–96.
32. Arishita GI, Vayer JS, Bellamy RF. Cervical spine immobilization of penetrating neck wounds in a hostile environment. *J Trauma.* 1989;29:332–337.
33. Rosemary AS, Norris PA, Olson SM, et al. Prehospital traumatic cardiac arrest: the cost of futility. *J Trauma.* 1998;38:468–474.
34. Tang N, Kelen GD. Role of tactical EMS in support of public safety and the public health response to a hostile mass casualty incident. *Disaster Med Public Health Prep.* 2007;1(1 suppl):S55–S56.

WEITERFÜHRENDE LITERATUR

National Association of Emergency Medical Technicians. *PHTLS: Prehospital Trauma Life Support.* Military 8th ed. Burlington, MA: Jones & Bartlett Learning; 2015.

KAPITEL 25
Taktische Verwundetenversorgung

25.1	**Einführung**	633	25.3.13	Antibiotika ... 675
25.1.1	Sanitätsdienstliche Einsatzunterstützung	634	25.3.14	Behelfsmäßiger Verwundetentransport ... 676
25.1.2	Präklinische Traumaversorgung unter taktischen Bedingungen	634	25.3.15	Kommunikation mit dem Verwundeten ... 677
25.1.3	Individuelle Fertigkeiten im Rahmen des TCCC abhängig vom Ausbildungsstand	636	25.3.16	CPR unter taktischen Bedingungen ... 677
			25.3.17	Alarmierung des taktischen Verwundetentransportes (Tactical Evacuation) ... 677
25.2	**Phase 1: Care Under Fire**	640	25.3.18	Dokumentation der Verwundetenversorgung ... 678
25.2.1	Rettung Verwundeter	640	25.3.19	Versorgung gegnerischer Verwundeter ... 680
25.2.2	Patiententransport und Wirbelsäulen-Immobilisation	642	25.3.20	Verbesserungsmöglichkeiten ... 680
25.2.3	Blutungskontrolle	643		
25.2.4	Atemwegsmanagement	645	25.4	**Phase 3: Tactical Evacuation Care** ... 689
			25.4.1	Atemwege ... 693
25.3	**Phase 2: Tactical Field Care**	647	25.4.2	Atmung ... 693
25.3.1	Entwaffnung von Verwundeten mit eingeschränktem Bewusstseinszustand	650	25.4.3	Blutungen ... 694
			25.4.4	Tranexamsäure ... 694
25.3.2	Atemwege	650	25.4.5	Fortsetzung der Volumentherapie ... 694
25.3.3	Spannungspneumothorax	653	25.4.6	Gerätegestützte Patientenüberwachung ... 695
25.3.4	Blutungskontrolle	657	25.4.7	Schädel-Hirn-Trauma in der Phase „TACEVAC" ... 696
25.3.5	Intravenöser Zugang	662	25.4.8	Vorbeugung der Hypothermie ... 696
25.3.6	Tranexamsäure	663	25.4.9	Analgesie ... 696
25.3.7	Hämorrhagischer Schock	664	25.4.10	Verwundetentransport ... 697
25.3.8	Strategien der Volumentherapie	664	25.4.11	Herz-Lungen-Wiederbelebung in der Phase „TACEVAC" ... 697
25.3.9	Hypothermie und Gerinnungsstörungen auf dem Gefechtsfeld	668	25.4.12	Versorgung gegnerischer Verwundeter ... 697
25.3.10	Augenverletzungen	670	25.5	**Besondere Kenntnisse** ... 700
25.3.11	Pulsoxymetrie	670	25.5.1	Blutungskontrolle ... 700
25.3.12	Schmerztherapie	672	25.5.2	Intraossärer Zugang ... 706

Lernzielübersicht

Nach dem Durcharbeiten dieses Kapitels sollte der Leser in der Lage sein:
- Die Unterschiede zwischen den militärischen und den zivilen Behandlungsebenen zu erklären
- Die drei Phasen der taktischen Verwundetenversorgung zu beschreiben, inkl. der taktischen Rahmenbedingungen, durch die diese Phasen definiert werden

Phase „Care Under Fire":
- Zu erläutern, wie die taktische Situation die Traumaversorgung auf dem Gefechtsfeld beeinflusst
- Rettungstechniken zu beschreiben, mit denen ein Verwundeter schnell in Deckung gebracht werden kann, während sich die Einheit im Feuergefecht befindet
- Zu erklären, warum die Immobilisation der Wirbelsäule bei einem Verwundeten mit einer ausschließlich penetrierenden Verletzung nicht zwingend erforderlich ist

- Die Hintergründe für den frühen Einsatz des Tourniquets zum Stillen einer lebensbedrohlichen Extremitätenblutung zu erläutern

Phase „Tactical Field Care":

- Die häufigsten Ursachen für Veränderungen des Bewusstseinszustands auf dem Gefechtsfeld zu nennen
- Zu erklären, warum ein Soldat mit verändertem Bewusstseinszustand entwaffnet werden sollte
- Den MARCH-Algorithmus zur Erstversorgung von Verwundeten auf dem Gefechtsfeld zu erklären
- Geeignete Techniken und Hilfsmittel zur Atemwegssicherung in der Phase „Tactical Field Care" zu beschreiben
- Einen Spannungspneumothorax zu erkennen und geeignete Erstmaßnahmen auf dem Gefechtsfeld zu ergreifen
- Strategien zur Blutungskontrolle zu erörtern
- Das empfohlene Verfahren zur intraossären Punktion des Sternums (Brustbeins) zu beschreiben und die Hintergründe für den Einsatz dieses Verfahrens anzugeben
- Die Anwendung von Tranexamsäure bei Verwundeten mit hohem Verblutungsrisiko zu beschreiben
- Die taktisch relevante Definition eines Schocks unter Gefechtsbedingungen zu nennen und die präklinische Flüssigkeitstherapie von Verwundeten im Schock zu beschreiben
- Die Bedeutung der Prävention der Unterkühlung zu erklären und geeignete Maßnahmen zu ihrer Verhinderung zu ergreifen
- Die Vorgehensweise bei der Versorgung von penetrierenden Augenverletzungen in einer taktischen Lage zu beschreiben
- Die korrekte Anwendung der Pulsoxymetrie bei der präklinischen Verwundetenversorgung zu diskutieren und Fallstricke bei der Interpretation der Ergebnisse zu erläutern
- Die unter taktischen Rahmenbedingungen empfohlenen Schmerzmittel zu nennen
- Den Hintergrund für die frühe Antibiotikagabe bei Verwundeten zu kennen und Kriterien für die Auswahl von Antibiotika für den Einsatz auf dem Gefechtsfeld aufzulisten
- Die verschiedenen Optionen zu kennen, wie Verwundete auf dem Gefechtsfeld transportiert werden können
- Die Rolle der Herz-Lungen-Wiederbelebung von Verwundeten auf dem Gefechtsfeld zu diskutieren
- Die Kategorien der Dringlichkeit einer taktischen Evakuierung zu beschreiben und Verwundete mit verschiedenen Verletzungsmustern in die entsprechenden Kategorien einordnen zu können
- Die empfohlene TCCC-Karte zur Dokumentation der Maßnahmen der taktischen Verwundetenversorgung beschreiben und einsetzen zu können
- Zu erläutern, wie wichtig es ist, mit Verwundeten in ruhiger und verständlicher Weise über ihre Verletzungen zu reden
- Überlegungen hinsichtlich der Versorgung von verwundeten feindlichen Kräften zu diskutieren

Phase „Tactical Evacuation Care":

- Das Spektrum von „Tactical Evacuation Care" (TACEVAC) und vor allem die darin enthaltenen Charakteristika sowohl der „Casualty Evacuation" (CASEVAC) als auch der „Medical Evacuation" (MEDEVAC) skizzieren können
- Die größere Vielfalt der verfügbaren Möglichkeiten zur Atemwegssicherung, der Geräteüberwachung und der Flüssigkeitstherapie im Vergleich zu den ersten beiden Phasen zu diskutieren
- Die Indikationen zur feldmäßigen Gabe von Erythrozytenkonzentraten (EK) zu definieren und den erforderlichen Handlungsablauf zu kennen
- Die Versorgung verwundeter gegnerischer Soldaten in der TACEVAC-Phase zu beschreiben

---

Fallbeispiel 1

Sie fahren als einziger Sanitäter eines 10-köpfigen Konvois mit vier Fahrzeugen durch ein kleines Dorf im Norden Afghanistans. Als Sie am Ortsausgang eine große offene Straße erreichen, detoniert unter dem zweiten Fahrzeug eine Sprengladung. Da kein feindliches Feuer folgt, begeben Sie sich zügig zu den drei schwerer verwundeten Personen, nachdem die Kameraden Ihrer Einheit Sicherungspositionen eingenommen haben:

- Der erste Verwundete ist ein Soldat mit einer stark blutenden, großen Wunde am rechten Oberschenkel, die massiv und vermutlich arteriell blutet. Außerdem hat der Soldat eine Amputationsverletzung der rechten Hand; aus dem Stumpf sickert Blut. Er ist bei Bewusstsein und hat einen gut tastbaren Radialispuls.
- Der zweite Verwundete ist ein Soldat mit einer großen, offenen Kopfverletzung, in der eindeutig graue Hirnsubstanz zu erkennen ist. Er hat eine flache Schnappatmung.
- Der dritte Verwundete ist ein unbeteiligter Dorfbewohner mit einer penetrierenden Verletzung des rechten Unterbauchs. Er ist bei Bewusstsein und hat starke Schmerzen.

Ein Hubschrauber ist frühestens in 20 Minuten verfügbar, die Flugzeit zur nächsten Sanitätseinrichtung beträgt weitere 30 Minuten.

- **In welcher Reihenfolge würden Sie die Patienten behandeln und evakuieren?**
- **Welche zusätzlichen Informationen würden Ihnen bei den Entscheidungen zur medizinischen Versorgung helfen?**
- **Erkennen Sie Hindernisse, die Ihnen die reguläre Behandlung der Verwundeten an der Einsatzstelle erschweren?**
- **Wie können Sie diese Hindernisse umgehen?**
- **Skizzieren Sie die Schritte der Verwundetenversorgung, die Sie durchführen würden.**
- **Welche Unterschiede in der Versorgung resultieren im Vergleich zur Versorgung in einem zivilen Umfeld bzw. bei fehlender Bedrohungslage?**

25.1 Einführung

Prehospital Trauma Life Support (PHTLS) erlebte seine Geburtsstunde auf den Schlachtfeldern der napoleonischen Kriege 1799 und wurde während des amerikanischen Bürgerkriegs wiederentdeckt. Die Bedingungen während kriegerischer Auseinandersetzungen führten in der Geschichte immer wieder zur Weiterentwicklung der sanitätsdienstlichen Versorgung. Dies betraf – immer mit dem Ziel verbesserter Überlebenschancen für die Verwundeten – sowohl die Weiterentwicklung von Material und Versorgungsprinzipien als auch die Entwicklung einer speziellen Ausbildung. Durch die Rückkehr der Sanitäter in das Zivilleben nach dem Ende eines Krieges fanden diese Fortschritte auch Eingang in die Versorgung ziviler Verletzter, dies insbesondere aufgrund der fortschreitenden Industrialisierung und der damit einhergehenden Zunahme von Unfällen. Aufgrund dieser Bemühungen bildete sich schließlich mit den Emergency Medical Services (EMS, Cincinnati 1865) ein erstes ziviles Rettungsdienstsystem. Konzepte, die in dieses System übernommen wurden, umfassten die Lagefeststellung am Unfallort, um weitere Verletzte zu vermeiden, die orientierende Erstuntersuchung, um lebensbedrohliche Verletzungen schnellstmöglich zu erkennen und zu behandeln, sowie den qualifizierten Transport von Verletzten, also die schnelle und schonende Evakuierung der Patienten zu einer Einrichtung, in der eine definitive Versorgung erfolgen kann.

Trotz dieser gemeinsamen Wurzeln und der genannten Übereinstimmungen bestanden immer erhebliche Unterschiede zwischen zivilem Rettungsdienst und der Verwundetenversorgung auf dem Gefechtsfeld (➤ Tab. 25.1). Mit dem zunehmenden internationalen Terrorismus wachsen jedoch auch die Bedrohungen für die zivilen Gesellschaften, und die Bevölkerung ist Gefahren ausgesetzt, die früher nur in kriegerischen Auseinandersetzungen vorkamen.

Die meisten gefechtsbedingten Todesfälle ereignen sich am Ort der Verwundung, bevor der Verwundete eine medizinische Behandlungseinrichtung erreicht.[1,2] Die Erstversorgung erfolgt möglichst zeitnah und weit vorne an der Front durch Selbst- und Kameradenhilfe sowie medizinisch weitergebildete Einsatzkräfte (bei der Bundeswehr „Combat First Responder" [CFR] oder Einsatz-Ersthelfer Alpha bzw. Bravo), dann durch sanitätsdienstliche Kräfte (alle medizinischen Versorger auf dem Gefechtsfeld werden in den USA auch als „Combat Medic" bezeichnet). Anschließend werden die Verwundeten zur weiteren Behandlung zu den Sanitätseinrichtungen der verschiedenen Versorgungsstufen transportiert (➤ Abb. 25.1). Der traumaspezifische Ausbildungsstand der militärischen notfallmedizinischen Spezialisten sollte deutlich höher sein als der ihrer zivilen Kollegen, variiert aber natürlich je nach Grad der Spezialisierung ihrer Ausbildung und den bisherigen Erfahrungen im Einsatz. Die Grundlagen der Ersten Hilfe stellen auch im militärischen Umfeld die Basis für die Versorgung des Verwundeten oder Verletzten dar; Modifikationen und Improvisationstalent sind aber in höherem Maße gefragt, wenn diese unter feindlichen Rahmenbedingungen zum Einsatz kommen sollen.

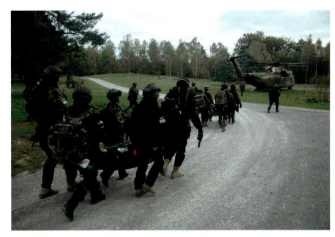

Abb. 25.1 Schnelle Evakuierung (Foto: Karsten Ladehof).

Die Beschränkungen durch die Bedingungen des Gefechtsfeldes beeinflussen die Entscheidungen bei der Verwundetenversorgung maßgeblich. Die Erfüllung des Auftrags kann unter Umständen eine höhere Priorität haben als die schnelle Evakuierung eines Verwundeten. Unter Umständen steht eine zügige Evakuierung gar nicht zur Verfügung oder kommt aufgrund einer aktuellen Bedrohung nicht infrage. Der Verwundete muss dann über einen längeren Zeitraum vor Ort versorgt werden. Dies steht im Widerspruch zu den anerkannten Standards, die im zivilen Umfeld angewandt werden. Dennoch können auch hier Verfahren und Erfahrungen aus dem militärischen Bereich erfolgreich auf zivile Lagen übertragen werden.

Militärische wie zivile Rettungskräfte sehen sich zunehmend mit Naturkatastrophen, aber auch mit durch den Menschen verursachten Katastrophen konfrontiert. Diese reichen von Überschwemmungen und Erdbeben über chemische Großschadensereignisse bis zu Störfällen in Kernkraftwerken. In diesen Fällen ist es häufig erforderlich, alle verfügbaren Ressourcen zu mobilisieren, was meistens auch eine gut funktionierende zivil-militärische Zusammenarbeit (ZMZ) erfordert. Beide Systeme können immer wieder voneinander lernen und einander ergänzen. Dafür sind gemeinsame

Tab. 25.1 Unterschiede zwischen zivilem und militärischem PHTLS

Ziviler PHTLS	Militärischer PHTLS
im Regelfall begrenzte Anzahl von Patienten und ausreichende medizinische Ressourcen	häufiger hohe Anzahl von Verwundeten/zügiges Erschöpfen medizinischer Ressourcen
im Regelfall gesicherte Umgebung	Verwundete im Regelfall im Kampfgebiet/schwierige Rahmenbedingungen
Nachversorgung und Hinzuziehen von Spezialisten möglich	Materialien limitiert und isolierter Versorger
kurze Phase der präklinischen Versorgung	prolongierte Phase der präklinischen Versorgung
Transportzeiten zu definitiver Versorgung meist kurz	verzögerte oder lange Transportzeiten zur ersten chirurgischen Versorgung
überwiegend stumpfes Trauma/Verkehrsunfall	hoher Anteil an ballistischen Verletzungen

Übungen, Zusammenarbeit und Austausch, aber auch die Beschäftigung mit den Einsatzgrundsätzen des jeweils anderen Systems erforderlich. Die Kenntnis dieses Kapitels soll den zivilen Organisationen und ihren militärischen Partnern beim gegenseitigen Verständnis weiterhelfen.

25.1.1 Sanitätsdienstliche Einsatzunterstützung

Ebenen der sanitätsdienstlichen Versorgung

Die Kräfte des Sanitätsdienstes der Bundeswehr sind in vier Versorgungsbereiche (Echelons Of Care) mit zunehmenden Fähigkeiten organisiert. Jede Ebene baut auf den Fähigkeiten der vorhergehenden Ebene auf und besitzt ein erweitertes Leistungsspektrum. Die Ebenen der sanitätsdienstlichen Versorgung beginnen im Idealfall am Ort der Verwundung, Erkrankung oder Verletzung und sollen eine ununterbrochene Versorgung bis zur vollständigen Wiederherstellung gewährleisten.[8]

Ebene 1

Ebene 1 (Role 1) umfasst die erste notfallmedizinische Versorgung des Verwundeten auf der Ebene der militärischen Einheit. Sie wird durch den einzelnen Soldaten (Selbst- und Kameradenhilfe) oder durch Angehörige der Sanitätstruppe vollzogen. Die Ebene 1 der sanitätsdienstlichen Versorgung besteht aus einer Rettungsstation (RS), den Sanitätstrupps (SanTrp) und mindestens einem arztbesetzten Rettungsmittel, dem Beweglichen Arzttrupp (BAT) oder dem Landtransportbegleittrupp (LTB).

In der **Rettungsstation** (RS) erfolgen die Sichtung, die allgemein- und notfallmedizinische Erstversorgung sowie die Herstellung der Transportfähigkeit. Die Rettungsstation besteht aus einem Schockcontainer zur Behandlung Schwerverletzter, an den sich ein Behandlungszelt mit bis zu sechs Behandlungsplätzen bzw. Pflegebetten anschließt.

Die Versorgung auf dieser Ebene beinhaltet z. B. Atemwegsmanagement, Blutungskontrolle, Volumensubstitution, Schmerztherapie, Antibiotikagabe, Frakturbehandlung und Wundversorgung. Ziel der medizinischen Behandlung ist entweder die Wiederherstellung der Kampffähigkeit oder die Stabilisierung und Vorbereitung des Verwundeten auf den Transport in eine Einrichtung der nächsthöheren Versorgungsebene.

Ebene 2

In den Sanitätseinrichtungen der Behandlungsebene 2 findet die erste notfallchirurgische Versorgung der Verwundeten statt. Zu den Sanitätseinrichtungen dieser Ebene gehören:
- Rettungszentrum (RZ), Rettungszentrum leicht (RZ le)
- Luftlanderettungszentrum (LLRZ), Luftlanderettungszentrum leicht (LLRZ le)
- Marineeinsatzrettungszentrum (MERZ)

Das **Rettungszentrum (RZ)** umfasst im Wesentlichen zwei OP-Gruppen, eine intensivmedizinische Überwachungs- und Therapieeinheit, ein Labor, eine radiologische Basisdiagnostik, Apotheke, innere Medizin, Zahnmedizin, Neurologie und Psychiatrie und Pflegebetten. Das **Rettungszentrum leicht (RZ le)** ist als rasch verlegbare Behandlungseinrichtung mit eingeschränktem Fähigkeitsspektrum und kürzerer Durchhaltefähigkeit besonders für den Einsatz in mobiler Gefechtsführung geeignet. Auf der Behandlungsebene 2 werden üblicherweise auch Blutkonserven in geringem Umfang vorgehalten. Die Operationen sind auf lebens- und extremitätenerhaltende Notfalleingriffe beschränkt.

Nach der notfallchirurgischen Erstversorgung und Stabilisierung werden die Verwundeten so schnell wie möglich in eine Sanitätseinrichtung der nächsthöheren Versorgungsebene evakuiert.

Luftlanderettungszentren (LLRZ) sind aufgrund ihrer höheren Mobilität besonders für schnelle Anfangsoperationen bzw. luftbewegliche Operationen geeignet. Eine Besonderheit ist das weltweit einsetzbare **Marineeinsatzrettungszentrum (MERZ)** zur sanitätsdienstlichen Versorgung maritimer Einsatzverbände, das containergestützt an Bord eines Einsatzgruppenversorgers (EGV) betrieben wird.

Ebene 3

Zur umfangreichen klinischen Akutversorgung in einem Einsatzlazarett (Behandlungsebene 3) kann ein Rettungszentrum um Facharztmodule (FM), Pflegemodule (PM) und weitere OP-Gruppen erweitert werden. Die Einsatzlazarette sind aufgrund ihrer personellen und materiellen Ausstattung zur multidisziplinären Diagnostik und Therapie und in Ausnahmefällen zur abschließenden klinischen Behandlung befähigt.

Ebene 4

Die Anschlussbehandlung bzw. definitive Behandlung und Rehabilitation nach Rückführung des Verwundeten nach Deutschland (Repatriierung) erfolgen in den Fachabteilungen der Bundeswehrkrankenhäuser, bei Bedarf auch in Einrichtungen des zivilen Gesundheitswesens.

25.1.2 Präklinische Traumaversorgung unter taktischen Bedingungen

Allgemeine Überlegungen

In den USA ist der PHTLS-Kurs[3] seit Langem fester Bestandteil der traumatologischen Ausbildung des Sanitätsdienstes der US-Streitkräfte; in Deutschland werden seit 2011 PHTLS-Kurse an der Sanitätsakademie der Bundeswehr durchgeführt. Auf diese Weise wurde die Anpassung an zivile Standards für eine nicht taktische Umgebung gewährleistet. Trotz der steigenden Bedeutung, die Einsätze in unterschiedlichsten Kriegs- und Krisenregionen für die Streitkräfte vieler Nationen erhalten, werden die Angehörigen ihrer Sanitätsdienste noch immer in der überwiegenden Zahl der Fälle Traumapatienten auch unter **nicht taktischen** Bedingungen versorgen müssen. Dies betrifft Unfälle während der Ausbildung, Verkehrsunfälle, Stürze und Verletzungen im häuslichen Umfeld ebenso wie zivile Gewalttaten. Wenn keine Feindseligkeiten ursächlich waren oder eine etwaige Bedrohung nicht mehr besteht, wird in all diesen Fällen unbedingt nach den etablierten, zivilen Versorgungsgrundsätzen vorgegangen. Auch wenn im Einsatz keine Kampfhandlungen oder Anschläge ursächlich für die Verletzung des Patienten sind oder sicher keine Bedrohung mehr besteht, werden natürlich die etablierten Algorithmen angewendet.

Im Kampfeinsatz können dagegen die unterschiedlichsten Einflussfaktoren dazu zwingen, bei der Versorgung andere Schwerpunkte zu setzen als im zivilen Umfeld. Diese Faktoren schließen feindliches Feuer, Dunkelheit, beschränkte Ressourcen, verlängerte Versorgungszeiten bzw. verzögerte Evakuierung, extreme Umweltbedingungen, zwingende taktische Notwendigkeiten oder Führungsvorgaben ein. Alle an der Versorgung eines Verwundeten Beteiligten müssen sich über diese Einflüsse und ihre Konsequenzen für die erforderliche und realisierbare Versorgung im Klaren sein. Sie müssen zwingend eine spezifische Aus- und Weiterbildung über die taktische Verwundetenversorgung durchlaufen und insbesondere verstehen, wann nach diesen modifizierten Grundsätzen vorgegangen werden muss. Die Grundsätze und Richtlinien für die taktische Verwundetenversorgung (Tactical Combat Casualty Care, TCCC), die in diesem Kapitel vorgestellt werden, dienen genau diesem Zweck.

Die taktische Verwundetenversorgung beschäftigt sich primär mit dem Trauma im militärischen Umfeld. Seine Empfehlungen sind demzufolge auch nur für **taktische** präklinische Lagen gedacht. Der frühzeitige Einsatz eines Tourniquets zur Abbindung unter taktischen Bedingungen gegenüber der Anwendung im zivilen Umfeld als letztes Mittel der Blutungskontrolle ist ein treffendes Beispiel für diesen Sachverhalt. Allerdings zeigt sich auch an diesem Beispiel, dass beide Systeme voneinander profitieren können und Erfahrungen durchaus übertragbar sind. Im zivilen Rettungsdienst wird zunehmend über die Tourniquet-Verwendung als temporäre Maßnahme (insbesondere bei MANV-Lagen) diskutiert bzw. diese empfohlen.[9, 10]

Committee on Tactical Combat Casualty Care

Die Erfahrungen aus vergangenen Kriegen zeigen, dass 90 % der Verwundeten sterben, bevor sie eine medizinische Behandlungseinrichtung erreichen.[4] Diese Tatsache unterstreicht, wie wichtig es ist, die taktische Verwundetenversorgung kontinuierlich weiterzuentwickeln. Dazu ist es wie bei anderen medizinischen Versorgungsleitlinien unabdingbar, dass diese Empfehlungen kontinuierlich überprüft und an neue Erkenntnisse und Entwicklungen angepasst werden. Die TCCC-Leitlinien haben ihren Ursprung in einem 1996 veröffentlichten Artikel.[5] Diese Publikation stellte ein Konzept für die lageangepasste Versorgung des Verwundeten vor, das sich ursprünglich an Spezialkräfte des Heeres (SOCM bzw. 18D), der Marine (Navy Corpsman) und der Luftwaffe (Pararescue Jumper, PJ) mit medizinischer Spezialisierung richtete. Die Leitlinien wurden in der 4. Ausgabe des PHTLS-Manuals veröffentlicht.[6] Ziel ist die bestmögliche Durchführung der medizinischen Versorgung unter Beachtung der taktischen Erfordernisse. Es werden drei Ziele verfolgt:

1. Behandlung des Verwundeten
2. Verhinderung weiterer Verwundeter
3. Den Auftrag zu Ende führen, sofern dies erforderlich und angesichts der reduzierten Ressourcen noch möglich ist

Kerninhalte, wie sie bereits in der Publikation von 1996 genannt wurden, sind:
- Drei Phasen der Versorgung in taktischen Lagen
- Nutzung von Tourniquets (auch als temporäre Maßnahme)
- Gabe von Antibiotika bereits auf dem Gefechtsfeld
- Volumengabe unter Berücksichtigung der taktischen Lage, insbesondere der verzögerten Anschlussversorgung (besondere Betonung der permissiven Hypotension)
- Verbesserung der Schmerztherapie unmittelbar nach der Verwundung (intravenöse und intramuskuläre Morphingabe)
- Nutzung des Wendl-Tubus als primäres Mittel zur Atemwegssicherung
- Notwendigkeit der Not-Koniotomie bei Mittelgesichtsverletzungen mit verlegten Atemwegen
- Engmaschiges Monitoring zur frühzeitigen Erkennung eines Spannungspneumothorax und dessen aggressive Therapie
- Notwendigkeit der Aktualisierung der Empfehlungen unter kontinuierlicher Auswertung der Erfahrungen, die von den Erstversorgern gemacht werden
- Möglichst realitätsnahe, lagenbasierte Ausbildung der taktischen Verwundetenversorgung
- Gleichwertige Berücksichtigung guter taktischer und guter medizinischer Entscheidungen

Die Forderung, ein Komitee mit Angehörigen aller Teilstreitkräfte zur kontinuierlichen Weiterentwicklung dieses Konzepts zu bilden, formulierte erstmalig der Befehlshaber des Spezialkräfte-Kommandos der Marine.[7] Im Jahre 2002 wurde schließlich das Committee on Tactical Combat Casualty Care (CoTCCC) durch das Führungskommando der Spezialkräfte gegründet, das in der Folge durch das U.S. Navy Bureau of Medicine and Surgery (BUMED) koordiniert wurde. Aufgrund der zunehmenden Bedeutung und Verbreitung der Thematik ist das CoTCCC seit 2008 eine Arbeitsgruppe des „Defense Health Boards" des Beraterstabes für den Inspekteur der Sanitätsdienste von Heer, Luftwaffe und Marine und den Verteidigungsminister. Das Komitee besteht aus militärischen Traumaspezialisten aller Teilstreitkräfte, zivilen Experten sowie den für die Operationsplanung verantwortlichen Sanitätsoffizieren und den oben genannten Primärversorgern (Combat Medics). Zur satzungsgemäßen Zielsetzung gehören:
- Beobachtung von Entwicklungen der medizinischen Versorgungsgrundsätze, der Entwicklung von medizinischen Materialien, Medikamenten, der militärischen und zivilen präklinischen Traumaversorgung sowie der Führungs- und Einsatzgrundsätze.
- Kontinuierliche Weiterentwicklung der TCCC-Leitlinien auf der Basis
    - der Erkenntnisse aus der Auswertung ziviler und militärischer Forschungsergebnisse,
    - unmittelbarer Zusammenarbeit mit Forschungseinrichtungen,
    - der Auswertung der Erfahrungen der sanitätsdienstlichen Spezialisten, die unter Einsatzbedingungen versorgen,
    - der Feststellungen aus der Arbeit des U.S. „Medical Lessons Learned Center",

- von Fallbeispielen, die im Rahmen der wöchentlichen Videokonferenzen der Weiterentwicklungsgruppe „Joint Theater Trauma System" (JTTS) diskutiert werden, sowie
- von Expertenmeinungen sowohl militärischer als auch ziviler Trauma-Spezialisten.

- Die Publikation der aktualisierten Leitlinien und Empfehlungen erfolgt nach abschließender Abstimmung bei den Treffen des CoTCCC, die etwa dreimal pro Jahr stattfinden, in den Neuauflagen des PHTLS-Manuals alle vier Jahre und in Form von „Updates" mit den jeweiligen Versammlungsprotokollen, die sowohl über die Internetpräsenz von PHTLS als auch auf den Seiten des Sanitätsdienstes der US-Streitkräfte („Military Health System") veröffentlicht werden. Beispiele für Themen, Fertigkeiten und Materialien, die in die Empfehlungen aufgenommen wurden, sind:
  - Hämostatische (blutgerinnungsfördernde) Substanzen
  - Intraossäre Zugänge
  - Orale Gabe von Schmerzmitteln und Antibiotika im Rahmen der Selbst- und Kameradenhilfe (Bestandteil der persönlichen Einsatzausstattung aller Soldaten als sogenanntes „Battle Pill Pack")
  - Weiterentwickelte Schmerzmedikation über die Gabe von „Fentanyl-Lollis" (Applikation über Einreiben in die Mundschleimhaut)
  - Volumensubstitution mit weiterentwickelten HES-Präparaten
  - Erweiterte Konzepte zur Vermeidung (sekundärer) Hypothermie
  - Versorgung verwundeter gegnerischer Kombattanten
  - Faustregeln für die Festlegung von Evakuierungsprioritäten

Phasen der taktischen Verwundetenversorgung

Die Verwundetenversorgung im Kampfeinsatz wird in drei Phasen unterteilt: Care Under Fire, Tactical Field Care und Tactical Evacuation Care.[5] Dieser Ansatz berücksichtigt ein wichtiges Prinzip: Die richtige Maßnahme muss zum günstigsten Zeitpunkt während der Versorgung im Rahmen des sanitätsdienstlichen Gesamtkonzepts getroffen werden. Eine medizinisch richtige Maßnahme kann, wenn sie zum falschen Zeitpunkt durchgeführt wird, weitere Verwundete oder ein Fehlschlagen des Einsatzes zur Folge haben.

- **Care Under Fire** beschreibt die Phase der Versorgung am Ort der Verwundung, wenn sowohl Sanitäter als auch Verwundeter unter effektivem feindlichem Feuer liegen. Es besteht für beide, den Verwundeten und seinen Helfer, ein extrem hohes Risiko, jeden Moment zusätzliche Verwundungen zu erleiden. Das verfügbare Sanitätsmaterial ist auf das beschränkt, was Sanitäter und Soldat mit sich führen.
- **Tactical Field Care** bezeichnet die Maßnahmen, die durchgeführt werden, sobald sich der Verwundete und die anderen Angehörigen seiner Einheit in einer Deckung außerhalb der unmittelbaren Feindeinwirkung befinden. Die Bezeichnung gilt zudem für Situationen, in denen während einer Mission eine Verletzung auftritt, ohne dass bisher ein Feindkontakt erfolgt ist. Das Sanitätsmaterial ist auch in dieser Phase auf das begrenzt, was von den Soldaten für diese Mission mitgeführt wird. Die Zeit bis zur Evakuierung kann von wenigen Minuten bis zu vielen Stunden reichen.
- **Tactical Evacuation Care** umfasst die gesamte medizinische Versorgung während der Evakuierung eines Verwundeten mit einem Luft-, Land- oder Wasserfahrzeug zu einer höheren Behandlungsebene. In dieser Phase steht das gesamte Personal und Material des entsprechenden Transportmittels zur Verfügung.

Die Grundsätze und Maßnahmen der drei Phasen werden im Folgenden detailliert dargestellt. Die Leitlinien dieser Phasen beinhalten eine generische Abfolge von Handlungsschritten, die als Ausgangspunkt für die individuelle und lagegemäße Versorgung des Patienten dienen. Das gesamte System basiert auf den Prinzipien des PHTLS und weicht nur dann davon ab, wenn taktische Erwägungen bzw. Notwendigkeiten dies erfordern.

25.1.3 Individuelle Fertigkeiten im Rahmen des TCCC abhängig vom Ausbildungsstand

Die heutige asymmetrische Kriegsführung bringt insbesondere beim Kampf im urbanen Gelände möglicherweise deutlich längere Versorgungszeiten bis zum Eintreffen sanitätsdienstlicher Kräfte mit sich. Werden kleinere taktische Elemente (etwa die Besatzung eines Patrouillenfahrzeugs) ohne sanitätsdienstliche Begleitung eingesetzt, kann dies zur Folge haben, dass die Erstversorgung Verwundeter auf dem Gefechtsfeld nicht primär durch Sanitäter erfolgt, sondern durch Kameraden in unmittelbarer Nähe. Jeder Soldat muss deshalb in der Lage sein, entscheidende lebensrettende Sofortmaßnahmen, wie die Anlage eines Tourniquets, vorzunehmen. Außerdem sollte er die Bedeutung der frühzeitigen Gabe oraler Antibiotika und Schmerzmittel kennen. Des Weiteren machen neue Materialien zur Verwundetenversorgung (z.B. Emergency Bandage®, Asherman Chest Seal®) und technisch anspruchsvollere Maßnahmen wie das Anlegen eines intravenösen Zugangs oder die Entlastungspunktion bei einem Spannungspneumothorax eine erweiterte Ersthelferausbildung erforderlich.

Im Zuge dieser medizinischen Qualifizierung wurden für Angehörige aller Truppengattungen neben der in den meisten Streitkräften üblichen militärischen Ersthelferausbildung – bei der Bundeswehr ist dies eine 3-tägige Ausbildung zum „Helfer im Sanitätsdienst" – erweiterte Sanitätsausbildungsgänge geschaffen. Bei den US-Streitkräften wird der einwöchige Lehrgang in erweiterten Erste-Hilfe-Maßnahmen als **Combat Lifesaver (CLS)** bezeichnet. Es handelt sich um eine medizinische Weiterbildung für Angehörige der Kampftruppen, deren Primärauftrag dadurch nicht verändert wird. Für den Combat Lifesaver wurden insbesondere vier Maßnahmen identifiziert, die aufgrund ihrer Bedeutung in sein erweitertes Ausbildungsprogramm aufgenommen wurden: Durchführung einer Entlastungspunktion, Anlage eines intravenösen Zugangs, angepasste Volumengabe sowie Schienung unter Extension. Bei den Spezialkräften und spezialisierten Kräften der Bundeswehr wird dieser Ausbildungsgrad derzeit als **Combat First Responder A (CFR A)** bezeichnet.

Um auf die besondere Situation abgesetzt oder autark operierender Einheiten zu reagieren, wurden für diese Kräfte Lehrgänge geschaffen, die eine medizinische Höherqualifikation im Sinne einer erweiterten Erste-Hilfe-Ausbildung beinhalten. Dies betraf früher vor allem Angehörige der potenziell hinter feindlichen Linien operierenden Fernspähtruppe, für die bei solchen Einsätzen der Sanitätsdienst nicht oder nur mit extremen Verzögerungen zur Verfügung gestanden hätte. In den letzten Jahren wurde diese Ausbildung auch auf andere Truppengattungen (Spezialkräfte, Fallschirmjäger) ausgedehnt. Bei den deutschen Spezialkräften durchlaufen alle Einsatzkräfte eine 3-wöchige Sanitätsausbildung (**Combat First Responder B**); zusätzlich wird in jedem Team ein Kommandosoldat zum Rettungssanitäter ausgebildet (KdoFw San bzw. **Combat First Responder C**) (➤ Tab. 25.2).

Seit 2010 wird auch für alle übrigen Truppengattungen der Bundeswehr eine erweiterte einsatzspezifische Erste-Hilfe-Ausbildung für Nichtsanitätspersonal durchgeführt. In verschiedenen Ausbildungsgängen werden Soldaten der Kampftruppe zu **Einsatzersthelfern** (je nach Ausbildungsgrad EEH Alpha und Bravo) ausgebildet. Nach erfolgreichem Ausbildungsabschluss wird den Einsatzersthelfern – im Einsatz – eine erweiterte persönliche Sanitätsausstattung (Individual First Aid Kit, IFAK) ausgehändigt, die neben Tourniquet, Emergency Bandage, hämostatischem Verband (QuikClot Gauze®) auch einen Morphin-Autoinjektor und das Antibiotikum Ciprofloxacin (z. B. Ciprobay®) enthält. Die Grundsätze des TCCC werden außerdem in zunehmendem Maße im Sanitätsdienst ausgebildet, angewendet und weiterentwickelt (➤ Kasten 25.1).

Tab. 25.2 Fertigkeiten des Tactical Combat Casualty Care (TCCC)

Fertigkeit	Jeder Soldat	Erweiterte Ersthelferausbildung	Sanitätspersonal/CFR C
Taktische Medizin – Grundkenntnisse und Überblick	X	X	X
Blutungskontrolle			
Anlegen eines Tourniquets	X	X	X
direkte Kompression	X	X	X
Anlegen eines Druckverbandes	X	X	X
Anwendung von Hämostatika	X	X	X
Anwendung von stammnahen Tourniquets			X
Techniken des (behelfsmäßigen) Verwundetentransports	X	X	X
Atemwegssicherung			
Kopf überstrecken, Chin-Lift- und Esmarch-Handgriff	X	X	X
Nasopharyngealtubus (Wendl-Tubus)	X	X	X
stabile Seitenlage	X	X	X
aufrecht sitzende Position mit nach vorne geneigtem Oberkörper	X	X	X
supraglottische Atemwegshilfe (z. B. Larynxmaske, Larynx-Tubus)			X
Not-Koniotomie (Krikothyreotomie)			X
(endotracheale) Intubation			X
Beatmung			
Behandlung offener Thoraxwunden	X	X	X
Entlastungspunktion/Notfallentlastung des Thorax		X	X
Anlegen von Thoraxdrainagen			X
Sauerstoffgabe			X
Intravenöser Zugang und Volumentherapie			
Erkennen eines Schocks	X	X	X
Anlegen eines intravenösen Zugangs		X	X
Anlegen eines intraossären Zugangs			X
intravenöse Flüssigkeitsgabe		X	X
intravenöse Gabe von Schmerzmedikamenten (z. B. Morphin, Ketamin)			X
intravenöse Gabe von Antibiotika			X
Anwendung von Tranexamsäure			X
Gabe von Erythrozytenkonzentraten und Blutprodukten			X
Hypothermieprophylaxe	X	X	X
Penetrierende Augenverletzungen			
Abdecken des verletzten Auges mit einer Augenklappe	X	X	X
orale Gabe von Moxifloxacin	X	X	X

Tab. 25.2 Fertigkeiten des Tactical Combat Casualty Care (TCCC) *(Forts.)*

Fertigkeit	Jeder Soldat	Erweiterte Ersthelferausbildung	Sanitätspersonal/CFR C
Orale und intramuskuläre Medikamentengabe			
orale Gabe von Antibiotika	X	X	X
orale Gabe von Schmerzmitteln	X	X	X
Applikation von Fentanyl über die Mundschleimhaut („Actiq-Lolli")	X	X	X
intramuskuläre Antibiotikagabe			X
intramuskuläre Ketamingabe			X
intramuskuläre Morphingabe			X
Behandlung von Knochenbrüchen			
Anlegen von Schienen (und Verbänden)	X	X	X
Extensionsschienen		X	X
Behandlung von Verbrennungen			
Unterbrechung des Verbrennungsprozesses	X	X	X
sterile Abdeckung verbrannter Areale	X	X	X
kalkulierte intravenöse Flüssigkeitssubstitution			X
Elektronisches Monitoring			
gerätegestützte Patientenüberwachung			X

25.1 Taktische Verwundetenversorgung – Grundüberlegungen

- Sanitäter oder Einsatzkräfte mit medizinischer Zusatzqualifikation stehen unterschiedlichsten Herausforderungen gegenüber, wenn sie sich um einen verwundeten Kameraden kümmern müssen. Diese umfassen neben der Bedrohung durch gegnerisches Feuer auch das Arbeiten in Dunkelheit und mit sehr begrenztem medizinischem Material, die gleichzeitige Versorgung mehrerer Verwundeter und die verzögerte Anschlussversorgung.
- Wenn die besondere taktische Rahmenlage bei der Versorgung von Verwundeten auf dem Gefechtsfeld nicht ausreichend berücksichtigt wird, kann es zu weiteren – vermeidbaren – Verletzungen und Todesfällen kommen.
- Die taktische Verwundetenversorgung (TCCC) verfolgt drei Ziele: 1. Behandlung des/der Verwundeten, 2. Vermeidung weiterer Verwundeter und 3. Fortsetzung des Auftrages.
- TCCC läuft in drei Phasen ab: Care Under Fire, Tactical Field Care und Tactical Evacuation Care.
- Die TCCC-Leitlinien werden im PHTLS-Lehrbuch publiziert und sind die einzigen Fachempfehlungen für die taktische Verwundetenversorgung, die eine Bestätigung durch drei Institutionen erhalten haben: das American College of Surgeons (ACS), die National Association of Emergency Medical Technicians (NAEMT) und das U. S. Verteidigungsministerium.
- Die regelmäßigen Aktualisierungen dieser Richtlinien basieren auf wissenschaftlichen Forschungsergebnissen, Praxiserfahrungen und Expertenmeinungen.
- Die im Ergebnis erfolgreichste einzelne Maßnahme im Rahmen dieser Empfehlungen ist die (Wieder-)Einführung der Nutzung von Tourniquets auf dem Gefechtsfeld.
- TCCC wird sowohl in allen Teilstreitkräften und ihren Sanitätsdiensten in den USA als auch in zunehmendem Umfang in der Bundeswehr ausgebildet, um die präklinische Versorgung von Verwundeten lageadaptiert und mit bestmöglichem Erfolg durchzuführen.
- Zunehmend erfolgt die Umsetzung der TCCC-Leitlinien und -Grundgedanken auch für den Bereich taktischer ziviler Lagen (z. B. in der Katastrophenmedizin) bzw. für den Bereich anderer Behörden (in Deutschland z. B. die Spezialeinsatzkommandos der Polizei).

Lösung Fallbeispiel 1

Der erste Verwundete wird rasch versterben, wenn es nicht gelingt, die lebensbedrohliche Blutung des rechten Oberschenkels zu stoppen. Eine Abbindung sollte so schnell wie möglich mithilfe eines Tourniquets erfolgen. Die Sickerblutung seines Unterarms im Bereich der Amputationsverletzung der Hand stellt keine akute Lebensgefahr dar, auch wenn sie entsetzlich aussieht. Der zweite Verwundete gehört aufgrund der geringen Überlebenswahrscheinlichkeit in die Sichtungskategorie „abwartende Behandlung" (Expectant). Eine Herz-Lungen-Wiederbelebung sollte in dieser Situation nicht begonnen werden.
Beim dritten Verwundeten könnte es sich um einen gegnerischen Kämpfer handeln; er muss daher zunächst auf Waffen oder weitere Sprengsätze durchsucht und ggf. fixiert werden, bevor er medizinisch versorgt werden kann.

Sowohl der erste als auch der dritte Verwundete benötigen Schmerzmittel und Antibiotika. Sie sind beide in der Lage, Medikamente und Flüssigkeit oral zu sich zu nehmen. Während Sie auf den Hubschrauber warten, müssen beide Verwundeten einer vollständigen Untersuchung unterzogen und alle gefundenen Verletzungen versorgt werden. Sie müssen engmaschig auf Schockzeichen kontrolliert und vor weiterer Auskühlung geschützt werden.

QUELLENANGABEN

1. Butler FK, Blackbourne LH. Battlefield trauma care then and now: a decade of Tactical Combat Casualty Care. *J Trauma Acute Care Surg.* 2012;73 (6 Suppl 5):S395–S402.
2. Heiskell LE, Carmona RH. Tactical emergency medical services: an emerging subspecialty in emergency medicine. *Ann Emerg Med.* 1994;23:778–785.
3. Bellamy RF. How shall we train for combat casualty care? *Mil Med.* 1987;152(12):617–621.
4. Baker MS. Advanced trauma life support: is it acceptable standalone training for military medicine? *Mil Med.* 1994;159(9):581–590.
5. Butler FK, Hagmann J, Butler EG. Tactical Combat Casualty Care in Special Operations. *Mil Med.* 1996;161(Supp):1–16.
6. Richards TR. Commander, Naval Special Warfare Command. Letter. 1500 Ser 04/0341. April 9, 1997.
7. Butler FK, Holcomb JB, Giebner SD, McSwain NE, Bagian J. Tactical Combat Casualty Care 2007: evolving concepts and battlefield experience. *Mil Med.* 2007;172(S):1–19.
8. Holcomb JB. The 2004 Fitts Lecture: current perspectives on combat casualty care. *J Trauma.* 2005;59:990–1002.
9. Butler FK. Tactical medicine training for SEAL mission commanders. *Mil Med.* 2001;166:625–631.
10. DeLorenzo RA. Medic for the millennium: the U.S. Army 91W healthcare specialist. *Mil Med.* 2001;166(8):685–688.
11. Pappas CG. The Ranger medic. *Mil Med.* 2001;166:394–400. 12. Allen RC, McAtee JM. *Pararescue Medications and Procedures Manual.* Hurlburt Field, FL: Air Force Special Operations Command; 1999.
13. Malish RG. The preparation of a Special Forces company for pilot recovery. *Mil Med.* 1999;164:881–884.
14. Krausz MM. Resuscitation strategies in the Israeli Army. Presentation to the Institute of Medicine Committee on Fluid Resuscitation for Combat Casualties. 17. September 1998.
15. McDevitt I. *Tactical Medicine.* Boulder, CO: Paladin Press; 2001. 16. McSwain NE, Frame S, Paturas JL, eds. *Prehospital Trauma Life Support Manual.* 4. Aufl. Akron, OH: Mosby; 1999.
17. Butler FK. Tactical combat casualty care: update 2009. *J Trauma.* 2010;69:S10–S13.
18. Grissom CK, Weaver LK, Clemmer TP, Morris AH. Theoretical advantage of oxygen treatment for combat casualties during medical evacuation at high altitude. *J Trauma.* 2006;61:461–467.
19. McSwain NE, Frame S, Salomone JP, eds. *Prehospital Trauma Life Support Manual.* 5. Aufl. Akron, OH: Mosby; 2003.
20. McSwain NE, Salomone JP, eds. *Prehospital Trauma Life Support Manual.* 6. Aufl. Akron, OH: Mosby; 2006.
21. Holcomb JB, McMullen NR, Pearse L, et al. Causes of death in Special Operations forces in the Global War on Terror. *Ann Surg.* 2007;245:986–991.
22. Tarpey M. Tactical Combat Casualty Care in Operation Iraqi Freedom. *U.S. Army Med Dept J.* 2005;April–Juni:38–41.
23. Gresham J. Giving back, again: Master Sgt. Luis Rodriguez and the Tactical Combat Casualty Care Course. In: *Faircount's The Year in Veterans Affairs and Military Medicine : 2005–2006 Edition.* Department of Veterans Affairs: 2006: 136–139.
24. Bottoms M. Tactical Combat Casualty Care – Saving lives on the battlefield. *Tip of the Spear* (Command Publication of the U.S. Special Operations Command). 2006;Juni:34–35.
25. Butler FK, Holcomb JB. The Tactical Combat Casualty Care transition initiative. *U.S. Army Med Dept J.* 2005;April–Juni:33–37.
26. Brown BD. Letter of commendation to Army Medical Command. Commander, U.S. Special Operations Command. 17. August 2005.
27. Sohn VY, Miller JP, Koeller CA, et al. From the combat medic to the forward surgical team: the Madigan Model for improving trauma readiness of brigade combat teams fighting the global war on terror. *J Surg Res.* 2007;138:25–31.
28. Holcomb JB, Stansbury LG, Champion HR, Wade C, Bellamy RF. Understanding combat casualty care statistics. *J Trauma.* 2006;60:397–401.
29. Eastridge BJ, Jenkins D, Flaherty S, Schiller H, Holcomb JB. Trauma system development in a theater of war: experiences from Operation Iraqi Freedom and Operation Enduring Freedom. *J Trauma.* 2006;61(6):1366–1372.
30. Beekley AC, Starnes BW, Sebesta JA. Lessons learned from modern military surgery. *Surg Clin N Am.* 2007;87:157–184.
31. Kragh JF, Walters TJ, Baer DJ, et al. Survival with emergency tourniquet use to stop bleeding in major limb trauma. *Ann Surg.* 2009;249:1–7.
32. Kragh JF, Walters TJ, Baer DG, Fox CJ, Wade CE, Salinas J, Holcomb JB. Practical use of emergency tourniquets to stop bleeding in major limb trauma. *J Trauma.* 2008;64:S38–S50.
33. Caravalho J. OTSG Dismounted Complex Blast Injury Task Force; Final Report. 18. Juni 2011:44–47.
34. Eastridge BJ, Mabry RL, Seguin P, et al. Death on the battlefield (2001–2011): implications for the future of combat casualty care. *J Trauma Acute Care Surg.* 2012;73(6):S431–S437.
35. Mabry R, McManus JG. Prehospital advances in the management of severe penetrating trauma. *Crit Care Med.* 2008;36:S258–S266.
36. Salomone JP. Letter to Assistant Secretary of Defense for Health Affairs. 10. Juni 2008.
37. Hetzler MR, Ball JA. Thoughts on aid bags: part one. *J Spec Ops Med.* 2008;8(3):47–53.
38. Pennardt A. TCCC in one Special Operations unit. Presentation at CoTCCC Meeting; 3. Februar 2009.
39. Kotwal R, Butler FK, Edgar E, Shackelford S, Bennett D, Baily JA. Saving lives on the battlefield: an assessment of pre-hospital trauma care in Combined Joint Operating Area – Afghanistan (CJOA-A) Executive Summary. *J Spec Oper Med.* 2013;13(1):77–85.
40. Kotwal RS, Montgomery HR, Kotwal BM, et al. Eliminating preventable death on the battlefield. *Arch Surg.* 2011;146(12):1350–1358.
41. Kelly JF, Ritenhour AE, McLaughlin DF, et al. Injury severity and causes of death from Operation Iraqi Freedom and Operation Enduring Freedom: 2003–2004 versus 2006. *J Trauma.* 2008; 64:S21–S27.
42. Brown BD. Special Operations combat medic critical task list. Commander, U.S. Special Operations Command. Letter. 9. März 2005.
43. Bureau of Medicine and Surgery (Navy Surgeon General) Message 111622Z: Tactical Combat Casualty Care training. Dezember 2006.
44. U.S. Marine Corps Message 02004Z: Tactical Combat Casualty Care (TCCC) and Combat Lifesaver (CLS) Fundamentals, Philosophies, and Guidance. August 2006.
45. U.S. Coast Guard Message 221752Z: Tactical Medical Response Program. November 2006.
46. Hostage GM. USSOCOM visit to the Pararescue medical course at Kirtland AFB September 2005. Air Force Education and Training Command. Letter. 8. September 2005.
47. Kiley KC. Operational needs statement for medical simulation training centers for combat lifesavers and Tactical Combat Casualty Care training. Army Surgeon General. Letter DASG-ZA. 1. September 2005.
48. Blackbourne LH, Baer DG, Eastridge BJ, et al. Military medical revolution: military trauma system. *J Trauma Acute Care Surg.* 2012;73(6 suppl 5): S388–S394.
49. All Army Activities Message 0902031521Z: Mandatory predeployment trauma training for Army medical department personnel. 3. Februar 2009.
50. Holcomb JB, Wilensky G. Tactical Combat Casualty Care and minimizing preventable deaths in combat casualties. Defense Health Board memorandum. 6. August 2009.
51. Casscells W. Tactical Combat Casualty Care. Assistant Secretary of Defense for Health Affairs memorandum. 4. März 2009.
52. Woodson J. Tactical Combat Casualty Care. Assistant Secretary of Defense for Health Affairs Memorandum. 23. August 2011.

25.2 Phase 1: Care Under Fire

Fallbeispiel 2

Sie fahren mit einem Konvoi aus fünf Fahrzeugen durch ein kleines Dorf im Irak, als ein ferngezündeter Sprengsatz unter dem zweiten Fahrzeug detoniert. Zusätzlich wird Ihre Einheit von Scharfschützen unter Feuer genommen. Ihre Kameraden sind damit beschäftigt, die feindlichen Kräfte niederzuhalten. Sie selbst befinden sich in dem angesprengten Fahrzeug, das durch die Wucht der Detonation auf die linke Seite geworfen wurde. Sie sind unverletzt und handlungsfähig. Die Person neben Ihnen hat Amputationsverletzungen beider Oberschenkel erlitten. Aus dem linken Stumpf blutet es heftig arteriell, auf der rechten Seite sehen Sie lediglich eine Sickerblutung. Der Verwundete ist bei Bewusstsein und hat leichte Schmerzen. Was tun Sie?

- **In welcher Phase der Verwundetenversorgung befinden Sie sich?**
- **Was stellt momentan Ihre größte Sorge dar?**
- **Sollten Sie den Verwundeten versorgen oder das Feuer erwidern? Warum?**
- **Was tun Sie als Nächstes?**
- **Sollten Sie am rechten Stumpf ein Tourniquet anlegen? Warum?**
- **Welche Maßnahmen führen Sie als Nächstes durch?**

Wie in ➤ Kasten 25.2 dargestellt, kann nur eine sehr eingeschränkte medizinische Versorgung erfolgen, solange der Verwundete und dessen Einheit unter effektivem feindlichem Feuer liegen. Das feindliche Feuer zu unterdrücken und den Kameraden in eine sichere Deckung zu bringen, sind die Primärziele zu diesem Zeitpunkt. Verzögerungen durch eine ausführliche Untersuchung oder vollständige Behandlung aller Verletzungen sind unter unmittelbarer Feindeinwirkung nicht ratsam. Verwundete, deren Verletzungen nicht lebensgefährlich sind und eine weitere Teilnahme am Kampf nicht ausschließen, sollten der Einheit helfen, das feindliche Feuer niederzuhalten, oder anderweitig behilflich sein, die Mission zum Erfolg zu führen. Es ist unter Umständen erforderlich, dass auch der Sanitäter zunächst das feindliche Feuer niederhält, bevor er medizinische Hilfe leisten kann. Dies gilt vor allem für Operationen kleinerer Einheiten, bei denen die eigene Feuerkraft begrenzt ist und jede Waffe benötigt wird, um die Oberhand zu gewinnen – sei es zur Fortsetzung des Auftrags oder sei es, um auszuweichen.

25.2 Maßnahmen in der Phase „Care Under Fire"

1. Erwidern Sie das Feuer und gehen Sie in Deckung.
2. Fordern Sie den Verwundeten auf weiterzukämpfen, wenn dies angemessen erscheint.
3. Fordern Sie den Verwundeten auf, sich in Deckung zu begeben und, wenn möglich, Selbsthilfe zu leisten.
4. Versuchen Sie den Verwundeten vor weiteren Verwundungen zu schützen.
5. Verwundete müssen schnellstmöglich aus brennenden Fahrzeugen oder Gebäuden in einen möglichst sicheren Bereich gebracht werden und ein Fortschreiten der Verbrennung durch Bekleidung oder Materialien muss unterbrochen werden.
6. Atemwegsmanagement ist grundsätzlich auf die Phase „Tactical Field Care" zu verschieben.
7. Stoppen Sie **lebensbedrohliche** äußere Blutungen, wenn taktisch möglich:
   a. Leiten Sie den Verwundeten an, die Blutung, wenn möglich, durch Selbsthilfe zu stoppen.
   b. Verwenden Sie ein Tourniquet zur Abbindung, sofern sich die Verletzung anatomisch für eine Abbindung eignet.
   c. Legen Sie das Tourniquet weit proximal an der verletzten Extremität über der Uniform an und bringen Sie den Verwundeten in Deckung.

Quelle: www.naemt.org/education/TCCC/guidelines_curriculum

25.2.1 Rettung Verwundeter

In der Phase „Care Under Fire" ist in der Regel die erste Maßnahme, um einen Verwundeten zu retten, die Kontrolle der taktischen Situation. Ein Leitsatz, der in diesem Zusammenhang häufig zitiert wird, lautet: *„The best medicine on the battlefield is fire superiority."* Das bedeutet: „Die beste Medizin auf dem Gefechtsfeld ist Feuerüberlegenheit." Nur durch die effektive Fortsetzung des Feuerkampfes können die taktische Situation kontrolliert, das Leben des Verwundeten geschützt und weitere Verwundete verhindert werden.

Gelingt es nicht, das feindliche Feuer effektiv niederzuhalten, kann es erforderlich sein, den Verwundeten aus dem unmittelbaren Gefahrenbereich in eine Deckung zu retten. Verwundete, die sich trotz ihrer Verletzungen selbst in Deckung bringen können, sollten dies tun, um den Sanitäter oder andere Helfer nicht unnötig in Gefahr zu bringen. Ist der Verwundete bewusstlos, so ist ihm vermutlich nicht mehr zu helfen und es ist möglicherweise nicht gerechtfertigt, das Leben der Retter aufs Spiel zu setzen. Ist der Verwundete ansprechbar und nicht in der Lage, sich selbst zu bewegen, sollte folgendermaßen ein Plan zur Rettung entwickelt werden:

1. Beurteilen Sie das potenzielle Risiko für die Retter. **Retter sollten sich niemals in eine Position begeben, die keine Ausweichmöglichkeiten mehr bietet.** Hat der Verwundete eine Sprengfalle oder eine Mine ausgelöst? Woher kommt der Beschuss? Handelt es sich um direkten oder indirekten Beschuss (z. B. durch Gewehr, Maschinengewehr, Handgranaten, Mörser)? Gibt es weitere Gefahren wie Elektrizität, Feuer, Chemikalien, Wasser, mechanische oder andere umweltbedingte Gefahren?
2. Erwägen Sie den Einsatz von Hilfsmitteln. Was können die Retter als Feuerschutz, zur Tarnung oder Täuschung nutzen und welches Material lässt sich zur Rettung einsetzen?
3. Vergewissern Sie sich, dass alle Beteiligten ihre Rolle in der Rettungsaktion verstanden haben und wissen, welche Rettungstechnik angewendet wird (z. B. Ziehen, Tragen, Anseilen, Feldtrage). Wenn möglich, sollte der Verwundete über das geplante Vorgehen informiert werden, damit er so gut wie möglich mithelfen kann, sich in eine bestimmte Position zu rollen, eine Rettungs-

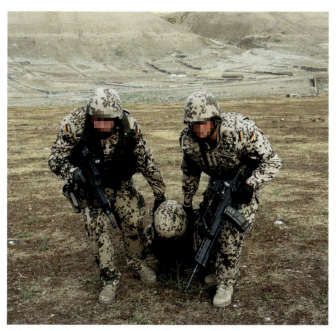

Abb. 25.2 Ziehen eines Verwundeten durch zwei Helfer (Foto: Thorsten Hauer).

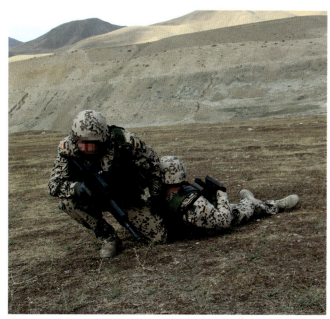

Abb. 25.3 Ziehen eines Verwundeten durch einen Helfer (Foto: Thorsten Hauer).

leine an seinem Koppeltragegestell oder der Kampfmittelweste zu befestigen und mögliche Gefahrenquellen zu beobachten.

4. Die Sicherung der Atemwege wird solange aufgeschoben, bis sich der Verwundete in einer Deckung befindet. So kann das Risiko für den Retter verringert und die Schwierigkeit vermieden werden, eine eingebrachte Atemwegshilfe zu sichern, während der Verwundete gezogen wird.

Die schnellste Methode, einen Verwundeten zu bewegen, besteht darin, ihn mit zwei Personen in der Körperlängsachse zu ziehen (➤ Abb. 25.2). Dieses Verfahren kann in Gebäuden, Treppenhäusern, flachen Gewässern und bei Schnee genutzt werden. Der oder die Retter können dabei stehen oder kriechen. Die Zuhilfenahme der Ausrüstung des Verwundeten, einer taktischen Weste, eines Zugseils, Ponchos, von Kleidung oder eines improvisierten Gurtzeugs erleichtert die Methode. Stehen diese Hilfsmittel nicht zur Verfügung, ist es ausreichend, dem Verwundeten unter die Arme zu greifen. Kurze Strecken kann der Verwundete auch durch einen einzelnen Helfer gezogen werden. Dies ist allerdings anstrengender, der Retter ist langsamer und bewegt sich weniger kontrolliert (➤ Abb. 25.3).

Der große Nachteil des Ziehens besteht darin, dass der Verwundete Kontakt mit dem Untergrund hat, was bei unebenem Gelände zu weiteren Verletzungen führen kann und die Geschwindigkeit begrenzt. Den Verwundeten zu tragen, kann daher eine bessere Option darstellen, wenn dies taktisch möglich ist. Beim **Gamstragegriff** (➤ Abb. 25.4) legt der Helfer den Verwundeten in gebeugter Körperhaltung auf seinen Schultern ab und richtet sich dann auf. Diese Tragetechnik stellt für den Helfer eine erhebliche körperliche Anstrengung dar und setzt Retter und Verwundeten relativ stark dem feindlichen Feuer aus. Allein ist es nahezu unmöglich, einen Verwundeten auf die Schultern zu heben, wenn dieser nicht in der Lage ist, mitzuhelfen.

Die **Huckepack-Tragetechnik** (➤ Abb. 25.5) besteht darin, dass ein noch kooperativer, stehender Patient seine Arme von hinten

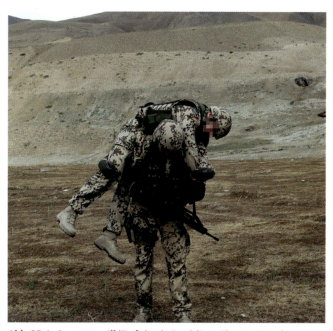

Abb. 25.4 Gamstragegriff (Firefighter's Carry) (Foto: Thorsten Hauer).

weit über die Schultern des leicht in der Hocke gehenden Helfers legt, der ihn dann leicht vornübergebeugt anheben und tragen kann. Im Gegensatz zum Gamstragegriff hat der Helfer bei der Huckepack-Tragetechnik eine größere Bewegungsfreiheit mit seinen Armen und kann eventuell seine Waffe weiter einsetzen. Da der Körperschwerpunkt bei dieser Technik niedriger liegt, ist das Verletzungsrisiko bei einem Sturz deutlich geringer.

Beim **Zwei-Helfer-Sitz-Tragegriff** wird der Verwundete auf eine Langwaffe, ein Brett oder einen anderen Gegenstand gesetzt, der von den Helfern zu beiden Seiten getragen wird (➤ Abb. 25.6). Alternativ können beide Träger in einen aus einem Dreiecktuch ge-

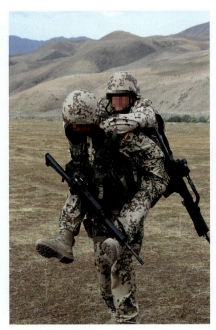

Abb. 25.5 Huckepack-Tragetechnik (Foto: Thorsten Hauer).

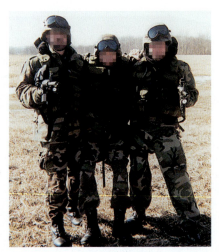

Abb. 25.6 Zwei-Helfer-Sitz-Tragegriff (Foto: Thorsten Hauer).

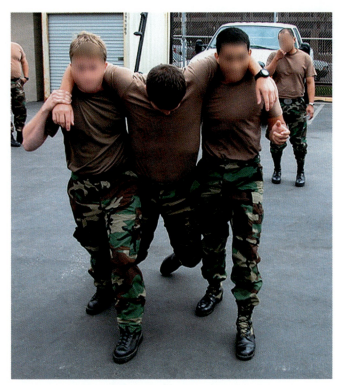

Abb. 25.7 „SEAL Team THREE"-Tragetechnik.
Foto: Dr. Frank Butler. © NAEMT; PHTLS, 8th edition, Jones & Bartlett, 2016

25.2.2 Patiententransport und Wirbelsäulen-Immobilisation

Die Verbringung eines Verwundeten kann auf dem Gefechtsfeld eine ziemliche Herausforderung darstellen.[1] Während es im zivilen Rettungsdienst ein bewährtes Prinzip ist, eine Immobilisation der Wirbelsäule durchzuführen, bevor ein Traumapatienten mit einer potenziellen Wirbelsäulenverletzung transportiert wird, sollte diese Praxis unter Gefechtsbedingungen überdacht werden. Arishita, Vayer und Bellamy untersuchten die Bedeutung der HWS-Immobilisation bei penetrierenden Verletzungen des Halses während des Vietnam-Krieges und fanden heraus, dass nur bei 1,4 Prozent der Verwundeten mit einer penetrierenden Halsverletzung die Immobilisation der Halswirbelsäule einen möglichen Nutzen gehabt hätte.[2] Da eine vollständige HWS-Immobilisation – **im Rahmen einer Ganzkörperimmobilisation** – selbst für erfahrenes Rettungsdienstpersonal durchschnittlich 5,5 Minuten dauerte, argumentieren die Autoren, dass die Gefahr für den Verwundeten und seine Helfer weitaus größer sei als der Nutzen einer Immobilisation. Kennedy und seine Koautoren berichten über ähnliche Ergebnisse. Sie untersuchten 105 Patienten, die eine Schussverletzung des Kopfes erlitten hatten, und fanden dabei keine Verletzung der Halswirbelsäule.[3] Auch neuere Studien, die den Wert der HWS-Immobilisation bei zivilen Traumapatienten untersuchten, konnten nur wenige Hinweise dafür finden, dass eine Immobilisation der Halswirbelsäule bei penetrierenden Halsverletzungen erforderlich sei.[4,5]

In Situationen, in denen der Verwundete ein stumpfes Trauma erlitten hat und die Einheit immer noch unter effektivem feindlichem Beschuss liegt (z. B. bei einem Hinterhalt, bei dem die Deto-

formten Ring greifen. Wenn sich der Verwundete an den Rettern festhalten kann, hat jeder Helfer eine Hand frei, um eine Waffe zu bedienen oder Hindernisse aus dem Weg zu räumen. Kann sich der Verwundete nicht festhalten, wechseln sich die Retter ab, den Verwundeten zu halten. Der Zwei-Helfer-Sitz-Tragegriff kann auf schmalen Wegen angewendet werden; keiner der beiden hintereinander angeordneten Helfer hat allerdings eine freie Hand.

Die **„SEAL Team THREE"-Tragetechnik** basiert darauf, dass ein Verwundeter seine Arme über die Schultern von zwei Helfern legt und dann zwischen diesen hängt. Diese nutzen ihre patientenzugewandte Hand dazu, den Verwundeten am Gürtel zu greifen und anzuheben. Wenn der Verwundete bei Bewusstsein ist und sich mit seinen Armen an den Helfern festhalten kann, lässt diese Tragetechnik den Rettern eine Hand zum Bedienen der Waffe frei, ermöglicht eine schnelle Vorwärtsbewegung und erfordert kein Hilfsmittel (➤ Abb. 25.7).

nation einer improvisierten Sprengfalle ein Fahrzeug auf die Seite geworfen hat, um anschließend den Trupp unter Feuer zu nehmen), muss der Einsatzsanitäter das Verwundungsrisiko durch direkte Feindeinwirkung oder durch das brennende Fahrzeug gegen das Risiko, eine potenziell vorhandene Wirbelsäulenverletzung zu verschlimmern, abwägen, wenn er entscheidet, wie und wann der Verwundete in Deckung gebracht werden soll.

Das Verletzungsmuster infolge von Anschlägen mit improvisierten Sprengsätzen (Improvised Explosive Device, IED) unterscheidet sich je nachdem, ob der Verwundete in einem Fahrzeug fuhr, als der Sprengsatz detonierte, oder ob der Verwundete auf die Sprengfalle (oder Mine) getreten ist. Der zuletzt genannte Verletzungsmechanismus kam von 2010 bis 2012 in Afghanistan in steigender Zahl vor und führte zu einem Verletzungsmuster, das auch als Dismounted Complex Blast Injury (DCBI) bezeichnet wurde (➤ Kap. 25.3).[6] Wirbelsäulenverletzungen können bei jeder Art von improvisierten Sprengsätzen auftreten und sollte folglich bei der Behandlung aller Traumapatienten, die durch ein IED zu Schaden gekommen sind, berücksichtigt werden.[7] Bei Soldaten, die durch IED-Anschläge verletzt werden, sollte daher eine Wirbelsäulen-Immobilisation durchgeführt werden, wenn dies die taktische Lage zulässt.

25.2.3 Blutungskontrolle

Bei Verwundeten auf dem Gefechtsfeld (Combat Casualties) stellt die frühe Kontrolle äußerer Blutungen die wichtigste Maßnahme dar. Das Verbluten ist nach wie vor die häufigste **vermeidbare** Todesursache auf dem Gefechtsfeld.[8] Die Wiedereinführung der präklinischen Abbindung mithilfe von Tourniquets zur Verhinderung des Verblutens aus einer Extremitätenblutung, wie sie durch TCCC gelehrt wird, war die erfolgreichste Einzelmaßnahme unter den Innovationen der taktischen Verwundetenversorgung, die als Lehren aus den Kriegen in Afghanistan und dem Irak gezogen werden konnten. Bis vor einiger Zeit wurde militärischem Sanitätspersonal beigebracht, dass eine Abbindung nur als letzter Ausweg zu ergreifen sei, wenn alle anderen Maßnahmen zur Blutungskontrolle bereits fehlgeschlagen seien.[9] Eine Studie über 2 600 im Gefecht gefallene Soldaten während des Vietnam-Krieges[10] sowie eine Studie über 982 gefallene Soldaten in den Anfangsjahren der Konflikte in Afghanistan und dem Irak[11] geben die Letalitätsrate der Extremitätenblutung mit 7,4 Prozent bzw. 7,8 Prozent an. Nach der flächendeckenden Implementierung der Empfehlungen zur Tourniquet-Anwendung durch die TCCC-Guidelines betrug die Sterblichkeitsrate der Extremitätenblutung in einer aktuelleren, umfassenden Untersuchung der Todesursachen von insgesamt 4 596 gefallenen Soldaten der US-Streitkräfte in den Jahren 2001 bis 2011 nur noch 2,6 Prozent.[12] Dieser drastische Rückgang des Verblutens aus einer Extremitätenblutung ist das Ergebnis einer weitverbreiteten Verfügbarkeit moderner Tourniquets und einer intensiven Ausbildung aller Soldaten (insbesondere auch des Nichtsanitätspersonals) in der Anwendung eines Tourniquets.[9]

Zwar hat auch die Kontrolle signifikanter Blutungen aus Ablederungen der Kopfhaut und äußeren Verletzungen des Rumpfes eine hohe Priorität, doch bedingt die taktische Grundregel, die Feuerüberlegenheit zu behalten, dass **ausschließlich lebensbedrohliche Blutungen zu Interventionen in der Phase „Care Under Fire" führen sollten.** Bis die Einheit es sich leisten kann, dass ein Helfer für den Feuerkampf ausfällt, sollten keine weiteren Maßnahmen durchgeführt werden. Auch sollte die Intervention in einer geeigneten Deckung oder unter Sichtschutz (z. B. durch Nebelkörper) stattfinden, um den Ersthelfer vor Verwundung zu schützen. Mit anderen Worten, die Maßnahme muss taktisch durchführbar sein. Die Feuerüberlegenheit sollte in dieser Phase nicht für die Verwundetenversorgung geopfert werden.

Tourniquet

Die insuffiziente Anwendung von Tourniquets hat in der Anfangsphase der Konflikte in Afghanistan und im Irak weiter zu vermeidbaren Todesfällen geführt. Der amerikanische Militärchirurg John Holcomb, damals Komandeur des U.S. Army Institute of Surgical Research, und seine Koautoren untersuchten alle Todesfälle in Spezialkräfteoperationen in Afghanistan und im Irak in den Jahren 2001 bis 2004 und fanden heraus, dass 25 Prozent aller potenziell vermeidbaren Todesfälle durch eine Extremitätenblutung verursacht worden waren.[13] Beekley gab an, dass vier der sieben Todesfälle, die in einer Serie von 165 Verwundeten auftraten, die vom 31. Combat Support Hospital in Bagdad versorgt worden waren, durch die rechtzeitige Anlage eines Tourniquets hätten vermieden werden können.[14] In der von Kelly durchgeführten Studie waren 77 der insgesamt 982 untersuchten Todesfälle die Folge einer Extremitätenblutung.[11] In der bisher umfangreichsten Studie, welche die Todesursachen von 4 596 auf dem Gefechtsfeld gefallenen Soldaten in Afghanistan und im Irak in einem 10-Jahres-Zeitraum von 2001 bis 2011 untersuchte, konnte Eastridge 131 Soldaten identifizieren, die an einer Extremitätenblutung verstarben.[8]

Wie oben bereits beschrieben, kann das Verbluten aus einer Extremitätenverletzung durch den aggressiven Gebrauch von Tourniquets weitgehend verhindert werden. Abbindungen wurden schon seit Jahrhunderten auf den Schlachtfeldern vorgenommen[15] und haben ganz eindeutig zum Überleben der Soldaten beigetragen.[16–20] Sanitäter trugen früher häufig behelfsmäßige Tourniquets bei sich, die sie aus zirkulär angelegtem Verbandmaterial anfertigten, das mithilfe eines Knebels zugezogen werden konnte. Jedes nicht elastische Material, ob Dreiecktuch oder Gürtel, kann zu diesem Zweck benutzt werden, wenn es beim Zudrehen einen ausreichend breiten, gleichmäßigen und zirkulären Druck aufbaut. Es muss unbedingt verhindert werden, dass eine zu schmale Abbindung in das Gewebe einschneidet und eine unmittelbare Gewebeschädigung verursacht.

Wegen der Effektivität der Blutungskontrolle und der Geschwindigkeit ihrer Anlage stellen Tourniquets die beste Möglichkeit zur temporären Kontrolle einer Extremitätenblutung unter taktischen Bedingungen dar. Direkte Kompression und Druckverbände sind unter diesen Umständen weniger geeignet, da ihre Anwendung am Ort der Verwundung das Aufsuchen einer Deckung durch den Verwundeten und dessen Retter verzögern würde. Außerdem gewährleisten diese Maßnahmen oft eine schlechtere Blutungskontrolle, wenn der Verwundete transportiert werden muss.[21]

Auch die Arbeiten des amerikanischen Oberst und Militärchirurgen John Kragh konnten den lebensrettenden Effekt und die niedrige Komplikationsrate bei der präklinischen Anwendung von Tourniquets bestätigen.[22, 23] Die besten Chancen, das Leben des Verwundeten zu retten, bestehen, wenn Tourniquets angelegt werden konnten, bevor der Soldat durch den Blutverlust einen Schock entwickelt.[23]

Die Sorge, dass eine ischämische Schädigung der Extremität resultiert, ist bei kurzzeitiger Anlagedauer nicht berechtigt.[23–25] Dies widerspricht auch den Erfahrungen, die mit pneumatischen Blutsperren insbesondere während orthopädischer Eingriffe im klinischen Alltag gemacht werden. Bei einer Anlagedauer von weniger als zwei Stunden werden im Regelfall keine ischämischen Schäden beobachtet. Wenn die Abbindung aufgrund der taktischen Lage deutlich länger belassen werden muss, kann die Ischämie im Extremfall tatsächlich zum Verlust der Extremität führen. Dennoch kann diese Erfordernis bestehen, wenn andere Maßnahmen zur Kontrolle der Blutung versagt haben und es sich um die letzte Möglichkeit handelt, das Verbluten des Patienten zu verhindern (Grundsatz „Life Before Limb"). Einige aktuelle Publikationen regen ebenfalls eine Neubewertung der präklinischen Anwendung von Tourniquets in der zivilen Rettungsmedizin an.[26–30]

Es ist wichtig, darauf hinzuweisen, dass **jeder Soldat** auf dem Gefechtsfeld ein Tourniquet mitführen sollte (am besten gut sichtbar an seiner Koppeltragehilfe, seiner Kampfmittelweste oder seinem Tragesystem befestigt oder an einem festgelegten Ort verstaut) und zwingend in der Lage sein sollte, sich dieses Tourniquet selbst anzulegen oder es einem seiner Kameraden anzulegen. Die Blutungskontrolle durch Nichtsanitätspersonal im Rahmen der Selbst- und Kameradenhilfe zählt zu den Schlüsselelementen bei der Bekämpfung der verhinderbaren Todesursachen auf dem Gefechtsfeld.[31]

Bewertung verschiedener Tourniquets

Es ist mittlerweile eine Vielzahl kommerzieller Tourniquets mit unterschiedlicher Effektivität verfügbar. In einer vergleichenden Studie der zum Zeitpunkt der Untersuchung auf dem Markt verfügbaren Tourniquets konnte das U.S. Army Institute of Surgical Research bei drei Produkten eine hundertprozentige Effektivität feststellen. Dies waren das Combat Application Tourniquet® (C-A-T), das SOF Tactical Tourniquet® (SOFT-T) und das Emergency And Military Tourniquet® (EMT), eine pneumatische Blutsperre. C-A-T und SOFT-T basieren beide auf der mechanischen Wirkung eines Knebels, sind leicht und vergleichsweise preiswert. Beide können in der derzeitigen Form schnell an einer eigenen oder fremden Extremität angebracht werden und sind stabil, verlässlich und klein genug, um ständig am Mann getragen zu werden. Das C-A-T ist das Modell, das derzeit an jeden deutschen Soldaten für den Einsatz ausgegeben wird, und hat sich als effektiv und verlässlich erwiesen (▶ Abb. 25.8).[19] Die anderen genannten Tourniquets können ebenfalls in manchen Situationen nützlich sein. In Erfahrungsberichten wurde z. B. angegeben, dass das SOFT-T insbesondere bei kräftigen Oberschenkeln für diese Lokalisation die bessere Wahl sei (▶ Abb. 25.9). Das EMT wiederum (▶ Abb. 25.10) hat sich in Notaufnahmen als optimal geeignet erwiesen und ist aufgrund gleichmäßiger Druckverteilung und der großen Breite im Vergleich atraumatischer, aber auch deutlich teurer

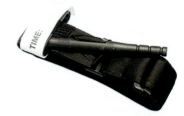

Abb. 25.8 Combat Application Tourniquet® (C-A-T).
Quelle: Phil Durango, LLC. © NAEMT; PHTLS, 8th edition, Jones & Bartlett, 2016

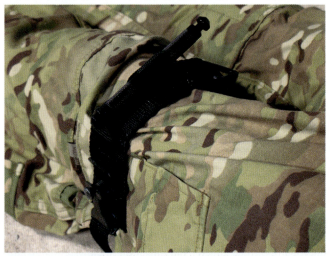

Abb. 25.9 SOF Tactical Tourniquet® (SOFT-T).
Quelle: Tactical Medical Solutions. © NAEMT; PHTLS, 8th edition, Jones & Bartlett, 2016

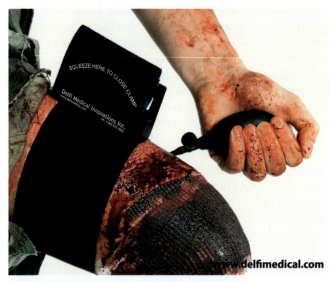

Abb. 25.10 Emergency And Military Tourniquet® (EMT).
Quelle: Delfi Medical Innovations, Inc. © NAEMT; PHTLS, 8th edition, Jones & Bartlett, 2016

und kann bei längerem Feldgebrauch im Bereich der Druckmanschette störanfällig werden. Außerdem kann eine pneumatische Blutsperre natürlich leichter durch scharfkantige Objekte, Metallfragmente oder Splitter beschädigt werden.

Anlage eines Tourniquets

Tourniquets müssen proximal der Blutungsquelle angelegt werden. Sie dürfen niemals direkt über einem Gelenk oder über Objekten, die sich möglicherweise noch in den Taschen des Verwundeten befinden, platziert werden. Einerseits kann dies die Effektivität behindern, andererseits lokal Schmerzen oder Schäden verursachen.

Während der Phase „Care Under Fire" wird das Tourniquet möglichst weit proximal über der Bekleidung und ohne genauere Darstellung der Wunde angelegt und zugedreht, bis die Blutung zum Stehen gekommen ist. Diese Vorgehensweise basiert darauf, dass aufgrund der Bedrohung so schnell wie möglich gearbeitet werden muss. Da die Maßnahme in dieser Form unbedingt nur als temporäre „Behelfslösung" gedacht ist, sorgt die proximale Anlage dafür, dass alle möglichen Blutungen an dieser Extremität erfasst werden. Kann die Blutung durch ein Tourniquet nicht kontrolliert werden, sollte ein zweites Tourniquet unmittelbar neben dem ersten platziert werden.

In der Phase des „Tactical Field Care" sollte – sobald keine anderen vordringlicheren Maßnahmen mehr erforderlich sind – die Wunde freigelegt und hinsichtlich der besten Versorgungsmöglichkeit bewertet werden.

Sobald es taktisch möglich ist, einen Druckverband anzulegen, wird die Abbindung wieder gelöst. Es ist wichtig, darauf hinzuweisen, dass das Tourniquet nicht ganz von der verletzten Extremität entfernt werden sollte, sondern lediglich langsam (aber vollständig) gelöst wird. Damit wird der Druck auf der Wunde nicht schlagartig erhöht und das Tourniquet kann jederzeit wieder zugedreht werden, wenn die Blutung durch andere Maßnahmen doch nicht suffizient kontrolliert werden konnte.

Sollte die Blutungskontrolle nur mit einem Tourniquet zu bewerkstelligen sein, wird diese (zweite) Abbindung nach Darstellung der Wunde direkt auf der Haut und so nah an der Wunde, wie sie noch effektiv ist, angelegt. Die Zeit der Tourniquet-Anlage ist unbedingt auf dem Verwundeten und auf der TCCC-Verwundetenkarte, ggf. auch auf dem Tourniquet selbst, zu notieren. Dazu wird üblicherweise der Buchstabe „T" zusammen mit der Zeit auf die Stirn geschrieben. Weitere Informationen über die Anlage von Tourniquets enthalten ➤ Kasten 25.3 und ➤ Kasten 25.4.

25.3 Häufige Fehler bei der Anwendung von Tourniquets

Fehler, die bei der Anwendung von Tourniquets vermieden werden sollten:
- Ein Tourniquet nicht anzuwenden, wenn es angewendet werden sollte
- Zu lange mit der Anwendung eines Tourniquets zu warten
- Anlage eines Tourniquet zu proximal (ineffektiv)
- Ein Tourniquet bei einer minimalen Blutung anzuwenden (unnötig)
- Das Tourniquet nicht fest genug anzuziehen, um die Blutung effektiv zu kontrollieren
- Ein zweites Tourniquet nicht zu verwenden, wenn die Blutung mit einem Tourniquet nicht kontrolliert werden kann
- Das Tourniquet in regelmäßigen Abständen zu öffnen, um einen Blutfluss in die verletzte Extremität zu ermöglichen

25.4 Training mit Tourniquets

Alle industriell hergestellten Tourniquets sind nur für die einmalige Anwendung gedacht. Im Hinblick auf eine mögliche Materialermüdung sollten für den tatsächlichen Einsatz mitgeführte Tourniquets nicht für Ausbildungszwecke eingesetzt werden. Für diese Nutzung bietet es sich an, ausgetauschte Produkte zu verwenden, die klar als Trainingsgerät gekennzeichnet werden. Einige Hersteller bieten für diesen Zweck auch spezielle farblich gekennzeichnete Produkte an.

Hämostatische Verbände

Da nach Anwendung hämostatischer Substanzen oder Verbandstoffe mehrere Minuten eine direkte Kompression auf die Wunde ausgeübt werden muss, um eine suffiziente Blutungskontrolle zu erreichen, sind hämostatische Verbände nicht für den Gebrauch unter effektivem feindlichem Beschuss geeignet. Aus diesem Grund wird der Einsatz von Hämostatika in der „Care Under Fire"-Phase nicht empfohlen. Für den Fall, dass ein Tourniquet anatomisch nicht angewendet werden kann, stellen hämostatische Substanzen eine sehr wirkungsvolle Option dar, vorausgesetzt, sie können in einer etwas sichereren Umgebung eingesetzt werden. Die Anwendung hämostatischer Verbände wird daher im Abschnitt „Tactical Field Care" ausführlicher dargestellt.

25.2.4 Atemwegsmanagement

Während der Phase „Care Under Fire" sollte kein Atemwegsmanagement durchgeführt werden. Oberste Priorität hat die unverzügliche Rettung des Verwundeten aus der Schusslinie.[1] Da die meisten vermeidbaren Todesfälle auf dem Gefechtsfeld durch Blutungen hervorgerufen werden, wird die aggressive Kontrolle schwerer Blutungen verhindern, dass der Verwundete einen hämorrhagischen Schock erleidet und infolgedessen ein Atemwegsmanagement benötigt. Verletzungen, die so schwer sind, dass sie zu einer sofortigen Bewusstlosigkeit noch in der „Care Under Fire"-Phase führen, z. B. penetrierende Kopfverletzungen, haben eine äußerst schlechte Prognose. Das Atemwegsmanagement sollte daher in die Phase „Tactical Field Care" verschoben werden, nachdem alle massiven äußeren Blutungen kontrolliert sind.

➤ Kasten 25.5 listet die Kernpunkte der Phase „Care Under Fire" auf.

25.5 Kernpunkte der Phase „Care Under Fire"

- In einer „Care Under Fire"-Situation, also unter tatsächlichem oder jederzeit drohendem Feindbeschuss oder einer ähnlichen Gefährdung, muss die Dringlichkeit der medizinischen Versorgung gegen die Notwendigkeit, in Deckung zu gehen oder die Feuerüberlegenheit herzustellen, abgewogen werden.
- Die Rettung des Verwundeten aus der Schusslinie oder dem Gefahrenbereich hat oberste Priorität.
- Verwundete, die noch in der Lage sind zu kämpfen, sollten dies in dieser Phase tun.

- Auch der Sanitäter einer Einheit muss in dieser Phase evtl. helfen, das feindliche Feuer zu unterdrücken, bevor eine medizinische Hilfe für Verwundete überhaupt möglich ist.
- Wenn ein Verwundeter nicht reagiert bzw. bewusstlos ist, sind seine Überlebenschancen mit hoher Wahrscheinlichkeit schlecht, sodass die Gefährdung weiterer Leben sorgfältig abzuwägen ist.
- Wenn der Verwundete ansprechbar und in der Lage ist, sich zu bewegen, sollte er sich schnellstmöglich in Deckung bringen.
- Wenn der Verwundete ansprechbar und nicht in der Lage ist, sich zu bewegen, sollte schnellstmöglich seine Rettung eingeleitet werden.
- Die schnellste Methode, einen Verwundeten zu bewegen, ist, ihn mit zwei Helfern in Längsrichtung zu ziehen.
- Die Huckepack-Tragetechnik und der Gamstragegriff sind Möglichkeiten, einen Patienten, der sich noch in aufrechter Position halten kann oder bei der Aufnahme so gehalten wird, alleine zu transportieren.
- Bei penetrierenden Verletzungen von Hals oder Kopf wird die Immobilisation der Halswirbelsäule aufgrund der Gefährdung bei geringem zu erwartendem Nutzen nicht empfohlen.
- Bei Verwundeten nach sicherem oder vermutetem stumpfem Trauma muss der Ersthelfer die mögliche Gefährdung des Verwundeten und der Helfer durch feindliches Feuer gegenüber der möglichen Verschlechterung einer Rückenmarkverletzung abwägen.
- Die Verletzungsmuster, die derzeit in Afghanistan und im Irak vorkommen, spiegeln die zunehmende Rolle, die Verletzungen durch unkonventionelle Spreng- und Brandvorrichtungen (USBV oder IED) spielen, wider. Sie sind charakterisiert durch penetrierende Verletzungen, die zusätzlich zu primären Explosionsverletzungen und stumpfen Traumata (da die Angriffe meist auf Kfz-Insassen erfolgen) auftreten. In diesem Zusammenhang besteht eine höhere Wahrscheinlichkeit für Wirbelsäulenverletzungen und es sollte entsprechend reagiert werden (einschließlich HWS-Immobilisation), wenn dies die taktische Lage zulässt.
- Die unmittelbare Kontrolle von Extremitätenblutungen mithilfe eines Tourniquets ist die wichtigste lebensrettende Intervention in der „Care Under Fire"-Phase und die einzige medizinische Maßnahme, die vor der Rettung des Patienten in eine Deckung erfolgen sollte.
- Tourniquets können auf dem Gefechtsfeld Leben retten, wenn sie korrekt eingesetzt werden.
- Tourniquets verursachen bei einer Anwendungsdauer von weniger als zwei Stunden keine relevanten Gewebeschäden.
- Zwei Tourniquets haben sich als hundertprozentig effektiv erwiesen und werden für die Anwendung im Rahmen des TCCC empfohlen: das Combat Application Tourniquet® (C-A-T) und das SOF Tactical Tourniquet® (SOFT-T).
- Tourniquets sollten bei temporärer Anwendung proximal an der Extremität angebracht werden, bei einer dauerhaften Abbindung möglichst nah an der Verletzung.
- Tourniquets sollten niemals über einem Gelenk oder über Taschen mit Inhalt angelegt werden.
- Die Zeit der Tourniquet-Anlage sollte auf dem Tourniquet, der Stirn des Patienten und der Dokumentationskarte vermerkt werden.
- Die Anwendung von hämostatischen Substanzen wird in der „Care Under Fire"-Phase nicht empfohlen, da für eine effektive Wirkung der direkte Druck auf die Blutungsquelle für mindestens drei Minuten aufrechterhalten werden muss.
- Maßnahmen des Atemwegsmanagements erfolgen im Regelfall erst in der „Tactical Field Care"-Phase und auf keinen Fall vor der (temporären) Versorgung lebensbedrohlicher Blutungen.

Lösung Fallbeispiel 2

- **In welcher Phase der Verwundetenversorgung befinden Sie sich?**
  Sie befinden sich in der Phase „Care Under Fire".
- **Was stellt momentan Ihre größte Sorge dar?**
  Der Patient kann aus seiner arteriellen Blutung innerhalb kürzester Zeit verbluten.
- **Sollten Sie den Verwundeten versorgen oder das Feuer erwidern? Warum?**
  Sie sollten die Extremitätenblutung versorgen. Die übrigen Teile Ihres Konvois bekämpfen gerade den Feind, und die Anlage eines Tourniquet ist eine schnelle und lebensrettende Maßnahme.
- **Was tun Sie als Nächstes?**
  Legen Sie ein Tourniquet am linken Oberschenkelstumpf an.
- **Sollten Sie am rechten Stumpf ein Tourniquet anlegen? Warum?**
  Nein, die Blutung auf der rechten Seite ist zu diesem Zeitpunkt nur minimal. Warten Sie mit der Versorgung bis zur Phase „Tactical Field Care", aber kontrollieren Sie die Wunde und den Zustand des Verwundeten regelmäßig.
- **Welche Maßnahmen führen Sie als Nächstes durch?**
  Ziehen Sie den Verwundeten aus dem Fahrzeug und bringen Sie ihn in die beste Deckung. Erwidern Sie das Feuer, falls notwendig. Teilen Sie Ihrem Teamführer den Zustand des Verwundeten mit.

QUELLENANGABEN

1. Butler FK, Hagmann J, Butler EG. Tactical Combat Casualty Care in Special Operations. Mil Med. 1996; 161(Suppl):1–16.
2. Arishita GI, Vayer JS, Bellamy RF. Cervical spine immobilization of penetrating neck wounds in a hostile environment. J Trauma. 1989; 29:332–337.
3. Kennedy FR, Gonzalez P, Beitler A, et al. Incidence of cervical spine injury in patients with gunshot wounds to the head. South Med J. 1994; 87:621–623.
4. Stuke L, Pons P, Guy J, et al. Prehospital spine immobilization for penetrating trauma – review and recommendations from the Prehospital Trauma Life Support Executive Committee. J Trauma. 2011;71:763–770.
5. Lustenberger T, Talving P, Lam L, et al. Unstable cervical spine fracture after penetrating neck injury: a rare entity in an analysis of 1069 patients. J Trauma. 2011; 70:870–872.
6. Caravalho J. OTSG Dismounted Complex Blast Injury Task Force; Final Report. 18. Juni 2011:44–47.
7. Comstock S, Pannell D, Talbot M, et al. Spinal injuries after improvised explosive device incidents: implications for Tactical Combat Casualty Care. J Trauma. 2011; 71:S413–S417.
8. Eastridge BJ, Mabry R, Seguin P, et al. Pre-hospital death on the battlefield: implications for the future of combat casualty care. J Trauma Acute Care Surg. 2012; 73:S431–S437.
9. Butler FK, Blackbourne LH. Battlefield trauma care then and now: a decade of Tactical Combat Casualty Care. J Trauma Acute Care Surg. 2012; 73:S395–S402.
10. Maughon JS. An inquiry into the nature of wounds resulting in killed in action in Vietnam. Mil Med. 1970; 135:8–13.

11. Kelly JF, Ritenhour AE, McLaughlin DF, et al. Injury severity and causes of death from Operation Iraqi Freedom and Operation Enduring Freedom: 2003–2004 versus 2006. *J Trauma.* 2008; 64:S21–S27.
12. Kotwal RS, Butler FK, Edgar EP, Shackelford SA, Bennett DR, Bailey JA. Saving lives on the battlefield: a joint trauma system review of pre-hospital trauma care in combined joint operating area – Afghanistan (CJOA-A) Executive Summary. *J Spec Oper Med.* 2013; 13(1):77–85.
13. Holcomb JB, McMullen NR, Pearse L, et al. Causes of death in Special Operations Forces in the Global War on Terror. *Ann Surg.* 2007; 245:986–991.
14. Beekley AC, Sebesta JA, Blackbourne LH, et al. Prehospital tourniquet use in Operation Iraqi Freedom: effect on hemorrhage control and outcomes. *J Trauma.* 2008; 64:S28–S37.
15. Mabry RL. Tourniquet use on the battlefield. *Mil Med.* 2006; 171:352–356.
16. Mabry RL, Holcomb JB, Baker A, et al. U.S. Army Rangers in Somalia: an analysis of combat casualties on an urban battlefield. *J Trauma.* 2000; 49:515.
17. Mucciarone JJ, Llewellyn CH, Wightman JM. Tactical Combat Casualty Care in the assault on Punta Paitilla Airfield. *Mil Med.* 2006; 171(8):687–690.
18. Beekley AC, Starnes BW, Sebesta JA. Lessons learned from modern military surgery. *Surg Clin N Am.* 2007; 87:157–184.
19. Tarpey MJ. Tactical combat casualty care in Operation Iraqi Freedom. *U.S. Army Medical Dept J.* April-Juni 2005:38–41.
20. Tien HC, Jung V, Rizoli SB, Acharya SV, MacDonald JC. An evaluation of Tactical Combat Casualty Care interventions in a combat environment. *J Am Coll Surg.* 2008; 207:174–178.
21. Carey ME. Analysis of wounds incurred by U.S. Army Seventh Corps personnel treated in corps hospitals during Operation Desert Storm, February 20 to March 10, 1991. *J Trauma.* 1996; 40:S165–S169.
22. Kragh JF, Walters TJ, Baer DG, et al. Practical use of emergency tourniquets to stop bleeding in major limb trauma. *J Trauma.* 2008; 64:S38–S50.
23. Kragh JF, Walters TJ, Baer DG, et al. Survival with emergency tourniquet use to stop bleeding in major limb trauma. *Ann Surg.* 2009; 249:1–7.
24. Butler FK, Holcomb JB, Giebner SG, McSwain NE, Bagian J. Tactical Combat Casualty Care 2007: evolving concepts and battlefield experience. *Mil Med.* 2007; 172(S):1–19.
25. Lakstein D, Blumenfeld A, Sokolov T, et al. Tourniquets for hemorrhage control on the battlefield: a four-year accumulated experience. *J Trauma.* 2003; 54:S221–S225.
26. Kalish J, Burke P, Feldman J, et al. The return of tourniquets. *J Em Med Serv.* 2008; 33(8):45–53. 27. Dorlac WC, Debakey ME, Holcomb JB, et al. Mortality from isolated civilian penetrating extremity injury. *J Trauma.* 2005;171:217–222.
28. Doyle GS, Taillac PP. Tourniquets: a review of current use with proposals for expanded prehospital use. *Prehosp Emerg Care.* 2008; 12:241–256.
29. Markov N, Dubose J, Scott D, et al. Anatomic distribution and mortality of arterial injury in the wars in Afghanistan and Iraq with comparison to a civilian benchmark. *J Vasc Surg.* 2012; 56(3):728–736.
30. Butler F, Carmona R. Tactical combat casualty care: from the battlefields of Afghanistan to the streets of America. *Tactical Edge.* Winter 2012.
31. Kotwal RS, Montgomery HR, Kotwal BM, et al. Eliminating preventable death on the battlefield. *Arch Surg.* 2011; 146:1350–1358.
32. Walters TJ, Wenke JC, Greydanus DJ, Kauvar DS, Baer DG. Laboratory evaluation of battlefield tourniquets on human volunteers. U.S. Army Institute of Surgical Research Technical Report 2005–5. September 2005.

25.3 Phase 2: Tactical Field Care

---- **Fallbeispiel 3** ----

Während einer abgesessenen Patrouille in einem Dorf in Nordafghanistan wird ein Zug Fallschirmjäger plötzlich von mehreren Seiten beschossen. Der erste Mann der Patrouille („Point Man") wird getroffen und geht zu Boden. Die Angreifer werden bekämpft, verbliebene Feindteile weichen offensichtlich aus. Es wird eine Rundumsicherung aufgebaut. Der Point Man ist der einzige Verletzte der Einheit. Nach Rücksprache mit dem Zugführer bewegen Sie sich zu dem Verwundeten, der von Kameraden hinter eine Lehmmauer gezogen wurde. In der Erstuntersuchung finden Sie eine Schusswunde im Oberkörper: Eintrittswunde rechte Achselhöhle, Austritt unter der Schutzweste medial des rechten Schulterblatts, starke Spritzblutung aus der Eintrittswunde, beschleunigte Atmung. Es gibt keine weiteren Wunden.

- **In welcher Phase des TCCC befinden Sie sich?**
- **Was ist Ihre größte Sorge und was Ihre erste Priorität?**
- **Was machen Sie simultan, während Sie sich um Ihre erste Priorität kümmern?**
- **Was tun Sie als Nächstes?**
- **Was untersuchen Sie als Nächstes?**
- **Sollten Sie einen Spannungspneumothorax behandeln? Warum (nicht)?**
- **Was tun Sie danach?**
- **Welche Intervention ist angezeigt, wenn der Patient immer noch Schocksymptome aufweist?**
- **Welche Transportpriorität melden Sie?**

Die. Empfehlungen für die Vorgehensweise in dieser Phase der Versorgung basieren auf der Annahme, dass alle kritischen Blutungen bereits in der „Care Under Fire"-Phase versorgt wurden. Sollte dies nicht der Fall sein, werden jetzt sofort alle komprimierbaren lebensbedrohlichen Blutungen mit einem Tourniquet, einem Druckverband, einem hämostatischen Verband oder – im Falle von stammnahen Blutungen – einem sogenannten „Junctional" Tourniquet (➤ Kap. 25.3.4) versorgt.

➤ Kasten 25.6 listet die Leitlinien für die Phase „Tactical Field Care" auf

25.6 Maßnahmen in der Phase „Tactical Field Care"

1. Verwundete mit Beeinträchtigung des Bewusstseinszustands sind sofort zu entwaffnen.
2. Sicherung der Atemwege:
   a. Bewusstloser Patient ohne Verlegung der Atemwege:
      – Kinn anheben (Chin-Lift) oder Esmarch-Handgriff (Jaw-Thrust)
      – Nasopharyngeale Atemwegshilfe (Wendl-Tubus)
      – Stabile Seitenlage.
   b. Patient mit Verlegung oder drohender Verlegung der Atemwege:
      – Kinn anheben (Chin-Lift) oder Esmarch-Handgriff (Jaw-Thrust)
      – Nasopharyngeale Atemwegshilfe (Wendl-Tubus).
         i. Erlauben Sie Patienten mit erhaltenem Bewusstsein, jede gewünschte Position einzunehmen, einschließlich der sitzenden Position.
         ii. Bewusstlose Patienten werden in der stabilen Seitenlage gelagert.

Wenn diese Maßnahmen scheitern:
– Chirurgische Atemwegssicherung: Krikothyreotomie (Not-Koniotomie), bei erhaltenem Bewusstsein in Lokalanästhesie

1. Atmung:
a. Ziehen Sie bei einem Verwundeten mit zunehmender Atemnot infolge eines offensichtlichen oder vermuteten Thoraxtraumas einen Spannungspneumothorax in Betracht und entlasten Sie diesen mittels Entlastungspunktion (Pleurozentese) auf der verletzten Seite. Platzieren Sie hierzu einen großlumigen intravenösen Katheter (14 Gauge) im 2. Interkostalraum (zwischen der 2. und 3. Rippe) in der Medioklavikularlinie. Achten Sie darauf, dass die Eintrittsstelle der Nadel nicht medial der Brustwarzen liegt und die Stichrichtung nicht in Richtung Herz zeigt. Ein akzeptabler alternativer Punktionsort ist der 4. oder 5. Interkostalraum in der vorderen Axillarlinie (Bülau-Position).
b. Offene Thoraxverletzungen sollten sofort mit einem luftdichten Verband (in Exspiration) abgedeckt werden, vorzugsweise mit einem speziellen Klebeverband, der über einen Ventilmechanismus verfügt (Vented Chest Seal), anschließend engmaschige Kontrolle der Vitalzeichen zum Erkennen eines Spannungspneumothorax. Entwickelt der Verwundete eine zunehmende Hypoxie, Atemnot oder Hypotonie und muss von einem Spannungspneumothorax ausgegangen werden, heben Sie entweder den Verband an oder führen Sie eine Entlastungspunktion auf der verletzten Seite durch.
c. Patienten mit mittlerem oder schwerem Schädel-Hirn-Trauma sollte, sofern verfügbar, Sauerstoff verabreicht werden, um eine Sauerstoffsättigung von > 90 % aufrechtzuerhalten.

2. Blutung:
a. Kontrollieren Sie sämtliche Blutungen und suchen Sie nach verborgenen Blutungsquellen. Falls noch nicht geschehen, stoppen Sie lebensbedrohliche äußere Blutungen der Extremitäten durch Anlage eines Tourniquet, sofern sich die Verletzung anatomisch für eine Abbindung eignet oder es sich um eine Amputationsverletzung handelt. Legen Sie das Tourniquet auf der unbekleideten Haut ca. 5–7 cm (oder 3 Fingerbreit) oberhalb der Blutungsquelle an.
b. Bei Blutungen, die sich durch Druck von außen komprimieren lassen und nicht für die Anlage eines Tourniquets zugänglich sind, oder als eine alternative Methode der Blutungskontrolle zur Entfernung des Tourniquets (wenn die erwartete Zeit bis zur Evakuierung mehr als zwei Stunden beträgt) verwenden Sie QuikClot Gauze® als das hämostatische Mittel der Wahl. Es sollte für mindestens 3 Minuten eine direkte Kompression erfolgen. Bevor bei einem Patienten, der nach hämorrhagischem Schock Volumen bekommen hat, ein Tourniquet geöffnet wird, stellen Sie einen positiven Effekt der Volumengabe sicher, z. B. normaler peripherer Puls oder normaler Bewusstseinszustand (Letzterer ist kein Kriterium bei Vorliegen eines Schädel-Hirn-Traumas). Bei stammnahen Blutungen, die sich für die Anlage eines Junctional Tourniquets eignen, legen Sie sofort ein solches an. Verzögern Sie nicht den Einsatz eines Junctional Tourniquets, wenn dieses zur Verfügung steht. Ist ein Junctional Tourniquet nicht verfügbar oder wird es gerade vorbereitet, verwenden Sie QuikClot Gauze® mit direkter Kompression von außen.
c. Überprüfen Sie zuvor angelegte Tourniquets. Legen Sie die Wunden frei und entscheiden Sie, ob die Anlage eines Tourniquets notwendig ist. Falls ja, legen Sie das Tourniquet auf der unbekleideten Haut ca. 5–7 cm (oder 3 Fingerbreit) oberhalb der Blutungsquelle an. Wird das Tourniquet nicht benötigt, verwenden Sie eine andere Methode zur Blutungskontrolle. Stoppen Sie auch alle anderen Blutungsquellen.
d. Wenn es die Zeit und die taktische Situation zulassen, überprüfen Sie den distalen Puls (unterhalb der Abbindung). Ist der distale Puls immer noch tastbar, straffen Sie entweder das liegende Tourniquet oder legen Sie ein zweites Tourniquet direkt oberhalb (proximal) des liegenden Tourniquets an, bis der distale Puls nicht mehr tastbar ist.
e. Legen Sie alle Körperregionen frei, an denen ein Tourniquet angelegt ist, und notieren Sie den Zeitpunkt der Abbindung deutlich mit einem wasserfesten Filzstift (am besten auf dem Verwundeten und der Dokumentationskarte).

3. Intravenöser Zugang:
a. Legen Sie einen i. v. Zugang (18 Gauge), falls indiziert – ggf. mit einem Mandrin oder schließen Sie eine Infusion an, ohne notwendigerweise wirklich Volumen zu geben (lediglich intermittierende kleine Flüssigkeitsgaben, um das Verkleben der liegenden Nadel zu verhindern).
b. Falls eine Flüssigkeitstherapie erforderlich ist und es nicht gelingt, einen i. v. Zugang zu legen, nutzen Sie einen intraossären Zugang.

4. Tranexamsäure:
a. Wenn davon ausgegangen wird, dass der Verwundete eine Massentransfusion benötigt (z. B. Patient im hämorrhagischen Schock, eine oder mehrere Amputationen, penetrierende Verletzung des Körperstamms, Hinweise auf eine massive Blutung), verabreichen Sie 1 Gramm Tranexamsäure in 100 ml Kochsalzlösung oder Ringer-Lösung so schnell wie möglich, aber nicht, wenn die Verletzung länger als 3 Stunden zurückliegt.
b. Nach Gabe einer Infusionslösung (z. B. HES 6 %) verabreichen Sie erneut 1 Gramm Tranexamsäure (2. Dosis).

5. Flüssigkeitstherapie:
Suchen Sie nach Zeichen eines hämorrhagischen Schocks; ein eingeschränkter Bewusstseinszustand ohne Schädel-Hirn-Trauma und ein schwach tastbarer oder fehlender peripherer Puls (am Handgelenk) sind die zuverlässigsten Schockzeichen im Feld:
a. Kein Schock vorhanden:
– Keine i. v. Flüssigkeitsgabe notwendig
– Orale Flüssigkeitsgabe erlaubt, wenn der Verwundete bei Bewusstsein ist
b. Schock vorhanden:
– 500 ml Hydroxyethylstärke (HES 130/0,4) 6 % i. v. als Bolus
– Wiederholung nach 30 Minuten, wenn der Verwundete immer noch im Schock ist
– Nicht mehr als 1000 ml HES 6 %
c. Weiterführende Anstrengungen zur Therapie eines Schocks müssen gegen logistische und taktische Überlegungen und das Risiko weiterer Verwundeter aufgewogen werden.
d. Ist ein Verwundeter mit Schädel-Hirn-Trauma bewusstlos und hat keinen peripheren Puls, beginnen Sie mit der Flüssigkeitstherapie, bis der Radialispuls wieder tastbar ist.

6. Vorbeugung der Hypothermie:
a. Schützen Sie den Verwundeten vor Witterungseinflüssen. Belassen Sie die persönliche Schutzausrüstung, soweit machbar.
b. Ersetzen Sie, wenn möglich, nasse Kleidung gegen trockene. Legen Sie den Verwundeten so schnell wie möglich auf eine isolierende Unterlage.
c. Legen Sie eine Ready-Heat®-Wärmedecke auf den Rumpf des Verwundeten (nicht direkt auf die Haut) und decken Sie den Verwundeten mit dem Heat-Reflective Shell® (HRS) zu.
d. Ist ein HRS nicht verfügbar, wickeln Sie den Verwundeten in eine Rettungsdecke (z. B. Blizzard®) ein.
e. Bedecken Sie den Kopf des Verwundeten mit der Thermo-Lite Hypothermia Prevention System Cap®, falls verfügbar.
f. Sollten die oben genannten Produkte nicht verfügbar sein, verwenden Sie trockene Decken, Poncho Liner, Schlafsäcke oder andere Ausrüstung, die geeignet ist, den Verwundeten warm und trocken zu halten.

7. Penetrierende Augenverletzungen:
Wenn eine penetrierende Augenverletzung vorliegt oder diese vermutet wird:
a. Führen Sie einen schnellen Feld-Sehtest durch.

b. Decken Sie das Auge mit einer schützenden, stabilen Augenklappe ohne Druck ab.
c. Vergewissern Sie sich, dass die 400 mg Moxifloxacin-Tablette (z. B. Avalox®) des „Combat Pill Pack" eingenommen wurde und dass die i. v./i. m. Antibiose verabreicht wurde, wie unter Punkt 15 angegeben, falls Moxifloxacin oral nicht eingenommen werden kann.
8. Monitoring:
a. Als Hilfsmittel zur klinischen Überwachung des Verwundeten wird die Anwendung der Pulsoxymetrie empfohlen. Alle Patienten mit einem mittleren oder schweren Schädel-Hirn-Trauma sollten mithilfe eines Pulsoxymeters überwacht werden.
b. Die Werte können bei Schock und ausgeprägter Hypothermie verfälscht sein.
9. Inspizieren und verbinden Sie alle offensichtlichen Wunden.
10. Suchen Sie nach zusätzlichen Wunden und Verletzungen.
11. Die Schmerztherapie (Analgesie) auf dem Gefechtsfeld sollte generell durch eine der folgenden drei Optionen durchgeführt werden:
a. **Option 1:** Kampffähiger Verwundeter, leichte bis mittlere Schmerzen:
   – 15 mg Meloxicam (Mobec®) 1× täglich.
   – 2 × 500 mg Paracetamol alle 8 Stunden
b. **Option 2:** Kampfunfähiger Verwundeter, mittlere bis starke Schmerzen. Der Verwundete befindet sich NICHT im Schock und hat keine Atemnot. Der Verwundete hat KEIN erhöhtes Risiko, einen Schock oder eine Atemnot zu entwickeln.
   – Orale transmukosale Fentanylgabe (z. B. Actiq®), 800 μg über die Wangenschleimhaut
   – Platzieren Sie den Applikator zwischen Wange und Zahnfleisch.
   – Der Wirkstoff des Applikators darf nicht gekaut werden.
   – Befestigen Sie als zusätzliche Sicherheitsvorkehrung den Applikator mit einem Pflasterstreifen am Finger des Verwundeten.
   – Kontrollieren Sie den Verwundeten alle 15 Minuten.
   – Platzieren Sie einen 2. Applikator im Bereich der gegenüberliegenden Wange, falls dies bei starken Schmerzen notwendig sein sollte.
c. **Option 3:** mittlere bis starke Schmerzen. Der Verwundete befindet sich im Schock oder hat eine Atemnot oder der Verwundete hat ein erhöhtes Risiko, einen Schock oder eine Atemnot zu entwickeln.
   – 50 mg Esketamin (Ketanest® S) i. m. oder intranasal
   oder
   – 25 mg Esketamin (Ketanest® S) langsam i. v. oder i. o.
   – Wiederholen Sie die Dosis bei Bedarf alle 30 Minuten bei i. m. oder intranasaler Gabe.
   – Wiederholen Sie die Dosis bei Bedarf alle 20 Minuten bei i. v. oder i. o. Gabe.
   – Endpunkte: suffiziente Schmerzkontrolle oder Auftreten eines Nystagmus (rhythmische Seitwärtsbewegung der Augen)
   – Achten Sie auf eine Atemdepression.

Anmerkungen zur Analgesie:
a. Der Verwundete muss vor der Gabe von Opiaten oder Ketamin entwaffnet werden. Außerdem sollte dem Verwundeten die Medikamentenwirkung vor der Applikation erläutert werden.
b. Vor der Anwendung von Opiaten oder Ketamin ist der Bewusstseinszustand des Verwundeten nach dem AVPU-Schema zu dokumentieren.
c. Bei allen Verwundeten, denen Opiate oder Ketamin verabreicht wurde, sind Atemwege, Atmung und Kreislauf engmaschig zu kontrollieren.
d. Die intravenöse (oder i. o.) Gabe von Morphin kann eine Alternative zur transmukosalen Fentanylgabe sein, wenn ein i. v. oder i. o. Zugang vorhanden ist.
   – 5 mg Morphin i. v. bzw. i. o.
   – Im Rahmen der Selbsthilfe ist auch die intramuskuläre Morphingabe mittels Autoinjektor möglich.
   – Wiederholen Sie die Dosis, falls notwendig, alle 10 Minuten, um starke Schmerzen zu kontrollieren.
   – Achten Sie auf Zeichen einer Atemdepression.
   – *Beachte:* Bei der Anwendung von Opiaten stets Naloxon (0,4 mg i. v. oder i. m.) bereithalten.
e. Ketamin (**Ketanest®**) sollte in Kombination mit anfangs 1–2 mg Midazolam (Dormicum®) i. v. angewendet werden, das bei anhaltender Unruhe bis max. 5 mg titriert werden kann. Wenn zeitlich möglich, sollte Midazolam vor der Ketamin-Gabe appliziert werden. Bei Esketamin (**Ketanest® S**) kann in analgetischer Dosis auf die Gabe von Midazolam verzichtet werden.
f. Sowohl Ketamin als auch Fentanyl können ein schweres Schädel-Hirn-Trauma verschlechtern. **Bei Patienten mit eingeschränktem Bewusstsein oder Bewusstlosigkeit** kann es durch die Analgosedierung zu einer Verlangsamung der Atmung (Bradypnoe) kommen; eine daraus resultierende Hypoxie würde die sekundäre Hirnschädigung verstärken. Wird der Patient jedoch beatmet oder ist der Verwundete noch in der Lage, Schmerzen zu äußern, können Ketamin und Fentanyl ohne Bedenken eingesetzt werden.
g. Eine Augenverletzung schließt die Gabe von Ketamin nicht aus. Das Risiko einer durch Ketamin bedingten Augenschädigung ist gering und das Überleben des Patienten im Schock oder mit Atemnot hat in diesem Fall Vorrang.
h. Durch Kombination mit Ketamin kann der Bedarf an Opiatanalgetika für eine effektive Schmerztherapie reduziert werden.
i. Wenn Sie nach Gabe von Ketamin oder Opiatanalgetika eine Beeinträchtigung der Atmung beobachten, führen Sie eine Beutel-Maske-Beatmung oder Mund-zu-Maske-Beatmung durch.
j. Bei Übelkeit kann 25 mg Promethazin (z. B. Atosil®) i. v., i. o. oder i. m. verabreicht werden, dadurch wird außerdem die Wirkung der Schmerzmedikamente verstärkt (koanalgetischer Effekt). Alternativ Ondansetron, 4 mg i. v. alle 8 Stunden. Bei unzureichender Effektivität können 15 Minuten nach der ersten Gabe weitere 4 mg gegeben werden.
k. „Reassess – reassess – reassess!"
Nach Gabe von Schmerzmittel müssen Zustand und Vitalwerte des Patienten in regelmäßigen Abständen kontrolliert werden.
1. Schienen Sie Frakturen und kontrollieren Sie die peripheren Pulse.
2. Antibiotika: empfohlen für alle offenen Kriegsverletzungen:
a. Wenn orale Gabe möglich: 500 mg Ciprofloxacin (z. B. Ciprobay®) p. o. 2× täglich oder 400 mg Moxifloxacin (z. B. Avalox®) p. o. 1× täglich
b. Wenn orale Gabe nicht möglich (Schock, Bewusstlosigkeit):
   – 4,5 g Piperacillin und Tazobactam (z. B. Tazobac®) i. v. über 3–5 Minuten oder i. m. 3× täglich
3. Verbrennungen
a. Gesichtsverbrennungen können mit einem Inhalationstrauma verbunden sein, insbesondere wenn sie in einem geschlossenen Raum aufgetreten sind. Kontrollieren Sie engmaschig die Atemwege und die Sauerstoffsättigung. Bei progredienter Atemnot und einem Abfall der Sättigung frühzeitig die chirurgische Atemwegssicherung erwägen.
b. Schätzen Sie den Anteil der verbrannten Körperoberfläche (KOF) unter Anwendung der Neunerregel, gerundet auf ein Vielfaches von 10 %.
c. Decken Sie die verbrannte Fläche mit trockenen, sterilen Verbänden (möglichst so beschichtet, dass ein Verkleben mit der Wunde verhindert wird) ab. Bei großflächigeren Verbrennungen wickeln Sie den Verwundeten in eine Rettungsdecke (z. B. Heat-Reflective Shell®, Blizzard™ Survival-Decke) ein, um sowohl die Brandwunde zu bedecken als auch eine Auskühlung zu verhindern.

d. Flüssigkeitssubstitution (nach der USAISR-Zehnerregel)
   – Wenn die verbrannte KOF größer als 20 % ist, sollte die Flüssigkeitsgabe beginnen, sobald ein i. v. oder i. o. Zugang gelegt wurde. Die bevorzugte Infusionslösung bei Verbrennungspatienten ist balancierte kristalloide (Voll-)Elektrolytlösung. Bei Kreislaufinstabilität (oder sofern keine kristalloiden Infusionslösungen verfügbar sind) kann ggf. auch HES-Lösung verabreicht werden. Es sollten dabei nicht mehr als 1 000 ml einer HES-Lösung gegeben werden.
   – Die initiale Volumenmenge beträgt bei Erwachsenen mit einem Körpergewicht zwischen 40 und 80 kg 10 ml × verbrannte KOF in % pro Stunde. Für jede 10 kg über 80 kg KG werden weitere 100 ml pro Stunde dazu addiert.
   – Wenn zusätzlich ein Blutungsschock vorliegt, der eine höhere Volumengabe erfordert, ist diese entscheidend (siehe Punkt 7).
e. Zügige Einleitung analgetischer Maßnahmen entsprechend Punkt 13.
f. Wenn ausschließlich Verbrennungen vorliegen, ist keine Antibiotikagabe erforderlich. Ihre Gabe erfolgt entsprechend Punkt 15.
g. Falls erforderlich, können alle notwendigen Maßnahmen auch in einem Bereich verbrannter Haut vorgenommen werden.
4. Sprechen Sie mit dem Verwundeten, wenn möglich:
   a. Ermutigen und beruhigen Sie ihn.
   b. Erklären Sie Ihre Maßnahmen.
5. Kardiopulmonale Reanimation (CPR): Die kardiopulmonale Reanimation ist bei Opfern eines Explosionstraumas oder einer penetrierenden Verletzung, die keinen Puls, keine Atmung oder keine anderen Lebenszeichen aufweisen, nicht erfolgreich und sollte unterlassen werden. Trotzdem sollte bei Patienten mit Verletzungen des Körperstamms (Rumpftrauma) oder Polytrauma, die einen Herz-Kreislauf-Stillstand erlitten haben, eine sofortige beidseitige Entlastungspunktion des Thorax durchgeführt werden, um einen Spannungspneumothorax auszuschließen, bevor die weiteren Maßnahmen eingestellt werden. Die Entlastungspunktion erfolgt wie unter Punkt 3 beschrieben.
6. Dokumentation: Dokumentieren Sie den Untersuchungsbefund, die durchgeführten Maßnahmen und Änderungen des Zustands des Verwundeten sorgfältig, möglichst auf einer schnell einsetzbaren, einheitlichen Dokumentationskarte. Stellen Sie sicher, dass diese Dokumentation beim Verwundeten bleibt und an die nächsthöhere Behandlungsebene weitergegeben wird.
Quelle: www.naemt.org/education/TCCC/guidelines_curriculum

Die Abkürzung **MARCH** (engl.: marschieren) soll dabei helfen, die wichtigsten Schritte der Erstversorgung zu behalten. Die Buchstaben stehen für folgende Grundelemente:

M – Massive Bleeding Stoppen Sie sofort alle massiven äußeren Blutungen mithilfe eines Tourniquets, eines Druckverbandes, eines hämostatischen Verbandes oder eines Junctional Tourniquets.

A – Airway Kontrollieren Sie die Atemwege und öffnen Sie diese, falls erforderlich.

R – Respiration Behandeln Sie einen Spannungspneumothorax mit einer Entlastungspunktion des Thorax und/oder einen offenen Pneumothorax mit einem luftdichten Verband (Chest Seal), falls erforderlich.

C – Circulation Untersuchen Sie die Kreislaufsituation und handeln Sie entsprechend. Legen Sie einen i. v. oder i. o. Zugang, Verabreichen Sie Tranexamsäure und beginnen Sie mit der Flüssigkeitsgabe wie erforderlich

H – Head/Hypothermia Bei Vorliegen eines mittleren bis schweren Schädel-Hirn-Traumas führen Sie die erforderliche Behandlung durch wie in ➤ Kap. 25.3.8 beschrieben. Verhindern Sie das Auftreten einer Unterkühlung (Hypothermie), um die Blutgerinnung des Verwundeten nicht zu beeinträchtigen.

MARCH ist nur eine alternative Merkhilfe für das bekannte Schema. Der früher ausschließlich und in vielen Streitkräften weiterhin verwendete ABCDE-Algorithmus sollte ebenfalls unverändert bekannt sein, da er in allen anderen Schemata (PHTLS, ATLS) verwendet wird und daher die Grundlage für die Übergabe darstellt. Die Nennung eines „R-Problems" würde zu Verwirrung führen. Daher müssen z. B. Inhalationstrauma oder Spannungspneumothorax unverändert als „B-Problem" übergeben werden.

Während der gesamten „Tactical Field Care"-Phase ist ein Höchstmaß an Bewusstsein für die taktische Situation gefordert. Es handelt sich in dieser Phase der Versorgung immer noch um „unkonventionelle" Traumaversorgung und die Bedrohung durch feindlichen Beschuss ist jederzeit gegenwärtig. Die Sicherheit sollte gleichzeitig mit der Verwundetenversorgung hergestellt bzw. verbessert werden.

Der Verwundete sollte in die am besten geeignete Deckung verbracht werden, die als Verwundetenversteck zu tarnen ist. Obgleich Lichtdisziplin in Dämmerung und Nacht erforderlich ist, kann Weißlicht oder Rotlicht unter einem Poncho oder einer Plane verwendet werden, wenn dies für die Versorgung des Verwundeten benötigt wird. Bei mehreren Verwundeten sollte eine Verwundetensammelstelle (Casualty Collecting Point) eingerichtet werden. Das Arbeiten mit eingeschränktem Sanitätsmaterial und in extremer Umgebung kennzeichnen diese Phase.

25.3.1 Entwaffnung von Verwundeten mit eingeschränktem Bewusstseinszustand

Bewaffnete Soldaten mit eingeschränktem Bewusstseinszustand stellen eine ernste Gefährdung für andere Soldaten der Einheit dar, wenn sie ihre Waffen falsch einsetzen. In der Gefechtssituation gibt es vier Hauptgründe, warum ein Mensch einen getrübten Bewusstseinszustand aufweist: Schädel-Hirn-Trauma, Schmerzen, Schock und Schmerzmittel (Analgetika). Jeder, bei dem eine Veränderung des Bewusstseinszustands festgestellt wird, sollte sofort entwaffnet werden, einschließlich sekundärer Waffen und Sprengmittel.[1]

25.3.2 Atemwege

Eine Atemwegsverlegung auf dem Gefechtsfeld ist meistens durch eine Mittelgesichtsverletzung bedingt, die sowohl durch Zerstörung anatomischer Strukturen als auch durch eine Blutung eine unmittelbare Atemwegsverlegung verursachen kann.

Kelly untersuchte die Todesursachen von 982 Soldaten, die in Gefechten in Afghanistan und im Irak gefallen waren, anhand von Obduktionsberichten und kam zu dem Ergebnis, dass 232 Soldaten dieser Personengruppe an potenziell überlebbaren Verletzungen verstorben waren.² Mabry überprüfte diese Ergebnisse und stellte fest, dass 18 (1,8 %) dieser Soldaten mit potenziell überlebbaren Verletzungen an einer Verlegung der Atemwege starben. Alle 18 Patienten hatten penetrierende Verletzungen des Gesichtes oder Halses erlitten.³ Neun dieser Soldaten wiesen zusätzlich Verletzungen größerer Gefäße auf, acht zeigten größere Mengen Blut in den Atemwegen. In fünf Fällen wurde eine chirurgische Atemwegssicherung versucht, von denen jedoch keine erfolgreich war.

Basismaßnahmen zum Öffnen und Offenhalten der Atemwege

Bei bewusstlosen Verwundeten sollten die Atemwege durch den Esmarch-Handgriff oder andere spezielle manuelle Manöver (Jaw-Thrust, Chin-Lift; ➤ Abb. 25.11 und ➤ Abb. 25.12) freigemacht werden, ohne dabei den Hals zu überstrecken. Wenn eine Spontanatmung vorhanden ist und keine Atemnot vorliegt, lassen sich die Atemwege am besten durch einen **nasopharyngealen Tubus** (z. B. Wendl-Tubus, ➤ Abb. 25.13) freihalten. Er wird eher toleriert als ein oropharyngealer Tubus (z. B. Guedel-Tubus, ➤ Abb. 25.14), wenn der Verwundete das Bewusstsein wiedererlangt.⁴ Außerdem verrutscht ein nasopharyngealer Tubus weniger wahrscheinlich während des Transports.⁵ Zusätzlich kann es bei Verwundeten mit Schädel-Hirn-Trauma zu einem tonischen Krampf der Kaumuskulatur kommen (Trismus), der die Einlage eines Guedel-Tubus verhindert. Eine aktuelle Untersuchung von Anwendungsfällen des Wendl-Tubus auf dem Gefechtsfeld fand keinen Fall mit durch ihn induziertem Erbrechen oder Aspiration.⁶ Seit Erscheinen dieser Veröffentlichung wurde im Rahmen der wöchentlichen Telefonkonferenzen des Joint Theater Trauma Systems (JTTS) ein Patienten mit schwerem Schädel-Hirn-Trauma identifiziert, der nach Einlage eines Wendl-Tubus erbrochen und aspiriert hatte. Bewusstlose Verwundete sollten in die stabile Seitenlage gebracht werden, um die Aspiration von Blut, Schleim oder Erbrochenem zu verhindern (➤ Abb. 25.15).

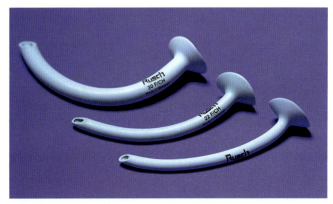

Abb. 25.13 Wendl-Tubus.

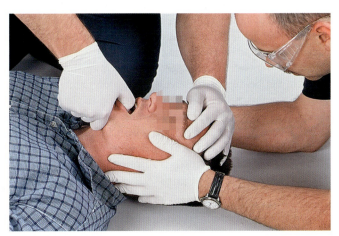

Abb. 25.11 Chin-Lift.

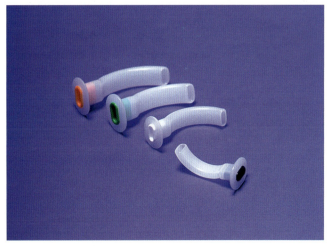

Abb. 25.14 Guedel-Tubus.
Quelle: ©Jones & Bartlett Learning. Courtesy of MIEMSS.

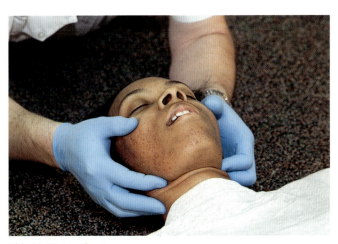

Abb. 25.12 Jaw-Thrust.

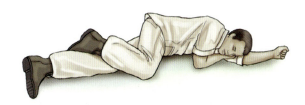

Abb. 25.15 Stabile Seitenlage.
Quelle: Courtesy of MSG Harold Montgomery. © NAEMT; PHTLS, 8th edition, Jones & Bartlett, 2016

Erweiterte Maßnahmen zum Öffnen und Offenhalten der Atemwege

Endotracheale Intubation

Wenn sich eine Obstruktion der Atemwege entwickelt oder eine Verlegung der Atemwege trotz der Anwendung eines nasopharyngealen Tubus anhält, ist eine definitive Atemwegssicherung erforderlich. Die Fähigkeiten von erfahrenem Rettungsdienstpersonal, eine endotracheale Intubation durchzuführen, sind vielfach untersucht worden.[7–16] Die meisten Studien berichten über die Ausbildung an Leichen, Intubationen im Operationssaal, beaufsichtigte Intubationen im Rettungsdienst oder die Kombination dieser Methoden zur Vermittlung der praktischen Fertigkeiten. Alle diese Studien betonen die Wichtigkeit kontinuierlichen Übens, um die Fertigkeiten aufrechtzuerhalten. Trotzdem gibt es in der Frage der endotrachealen Intubation im Rahmen der Traumaversorgung auf dem Gefechtsfeld bestimmte Überlegungen, die sich vom Kontext der zivilen Notfallmedizin unterscheiden:[5]

- Es gibt bisher keine Studien, welche die Fähigkeit gut ausgebildeter, in der Praxis aber relativ unerfahrener Sanitätssoldaten untersucht haben, die endotracheale Intubation unter Gefechtsbedingungen durchzuführen.
- Viele Sanitätssoldaten haben noch nie eine Intubation am lebenden Patienten oder wenigstens am Leichnam durchgeführt.
- Die standardmäßige endotracheale Intubation sieht den Gebrauch eines Laryngoskops mit Weißlicht vor, das zu taktischen Problemen führen kann.
- Die endotracheale Intubation kann bei Verwundeten mit Mittelgesichtsverletzungen extrem schwierig sein.[17]
- Fehlintubationen werden auf dem Gefechtsfeld wahrscheinlich häufiger übersehen. Laut einer aktuellen Studie, bei der mittels endexspiratorischer CO_2-Messung die korrekte Tubuslage nach Intubation durch Rettungsassistenten und Ärzte auf Ebene einer Rettungsstation (Battalion Aid Station) untersucht wurde, war diese nur in 22,5 % der Fälle erfolgreich.[18]

Die endotracheale Intubation ist manchmal selbst von erfahrenem Rettungsdienstpersonal unter weniger widrigen Bedingungen schwierig durchzuführen.[19] In einer Untersuchung, welche die ersten Intubationsversuche von Personen untersuchte, die zuvor ausschließlich an Intubationstrainingsgeräten ausgebildet worden waren, fand sich eine initiale Erfolgsrate von nur 42 % unter den idealen Voraussetzungen des Operationssaales mit relaxierten Patienten.[9] Eine andere Studie untersuchte US-amerikanische Rettungssanitäter (Basic Emergency Medical Technicians), die in der Intubation ausgebildet worden waren, und fand heraus, dass sie nur 53 von 103 Patienten erfolgreich intubierten.[20] Eine weitere Untersuchung belegte, dass auch unter zivilen Bedingungen mit erfahrenem Rettungsdienstpersonal der Tubus in 27 von 108 präklinischen Intubationen bei Ankunft in der Notfallaufnahme fehlplatziert war.[21] Einige Berichte über erfolgreiche Intubationen durch Militärsanitäter nutzen die Intubation von Simulationsgeräten (Intubationspuppen) durch soeben ausgebildete Soldaten als Ergebnisparameter[22] – ein wenig aussagekräftiger Indikator für den Erfolg unter Gefechtsbedingungen. Bei Verwundeten mit schweren Kopfverletzungen verursachte die endotracheale Intubation zunächst eine Hypoxie; die Hyperventilation nach erfolgter Intubation erzeugte eine Hypokapnie (Verringerung des arteriellen CO_2-Partialdrucks), die schließlich zu einem negativen Outcome führte.[19]

In der REACH-Studie der Registry of Emergency Airways Arriving at Combat Hospitals von Adams und Kollegen fand sich eine höhere Erfolgsrate bei der präklinischen Intubation.[18] Bei den meisten dieser Patienten wurde die Intubation allerdings in einer Battalion Aid Station oder in einem Forward Surgical Team von einem spezialisierten Anästhesiepfleger (amerikanisches Berufsbild des Nurse Anesthesist) oder einem Arzt unter kontrollierten Bedingungen durchgeführt.

Die endotracheale Intubation hat bei zivilen Traumapatienten eine höhere Erfolgsrate und ist mit weniger Komplikationen assoziiert, wenn sie als Rapid-Sequence-Intubation (RSI) durchgeführt wird. Die meisten Einsatzsanitäter oder Einsatzrettungsassistenten haben allerdings nicht die erforderliche Ausbildung, Übung und Routine in der selbstständigen Durchführung einer RSI. Intubationsversuche ohne RSI bei einem Verwundeten, der nicht tief bewusstlos ist (was wiederum ein prädiktiver Faktor für ein schlechtes Outcome bei Verwundeten ist), werden am energischen Widerstand des Patienten scheitern und sollten daher unterlassen werden.

Supraglottische Atemwegshilfen

Supraglottische Atemwegshilfen (z. B. Larynxmaske, Larynx-Tubus) wurden ursprünglich für die Nutzung im Rahmen der Reanimation sowie bei relaxierten Patienten, bei denen die Intubation fehlgeschlagen und eine Beatmung nicht möglich war („Can't Intubate, Can't Ventilate"), entwickelt. Diese Atemwegshilfen können bei nicht tief bewusstlosen Patienten, die wiederum eine geringe Überlebenswahrscheinlichkeit haben, schwierig zu platzieren sein. Während frühere TCCC-Empfehlungen die Larynxmaske und den Kombitubus favorisierten, ergab eine neuerliche Literaturrecherche des Committee on TCCC (CoTCCC), dass bei der Vielzahl der aktuell verfügbaren supraglottischen Atemwegshilfen kein Produkt dem anderen eindeutig überlegen ist.[23]

Traumatische Atemwegsverlegung

Eine Verlegung der Atemwege auf dem Gefechtsfeld ist häufig die Folge penetrierender Wunden des Gesichts oder Halses, bei denen Blut oder die zerstörte Anatomie eine gute Sicht auf die Stimmritze verhindern können. In vielen Fällen ist es möglich, dass ein nicht bewusstloser Patient eine aufrecht sitzende Position mit nach vorne gebeugtem Kopf einnehmen kann, auf diese Weise das Blut nach außen abläuft und dadurch kein Atemwegsproblem auftritt. Dies spiegelt sich in der Empfehlung wider: *„Erlauben Sie Patienten mit erhaltenem Bewusstsein, jede gewünschte Position einzunehmen, einschließlich der sitzenden Position"* (➤ Abb. 25.16). Bewusstseinsklare Patienten mit Mittelgesichtsverletzungen sollten nicht in eine Rückenlage gezwungen werden, wenn sie in sitzender Position besser Luft bekommen.

Wenn diese Maßnahme nicht ausreicht, um eine Atemwegsverlegung zu verhindern, ist die **Not-Koniotomie** (Krikothyreotomie) aus den oben genannten Gründen der endotrachealen Intubation vorzuziehen, weshalb Sanitätssoldaten in der Durchführung dieses Verfahrens ausgebildet werden sollten.[5, 17] Die Not-Koniotomie wurde bei

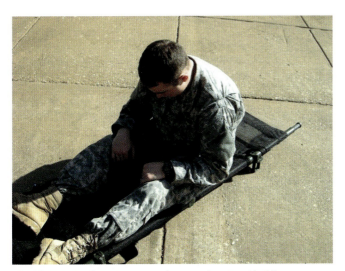

Abb. 25.16 Sitzende Position mit nach vorne gebeugtem Oberkörper.
Quelle: Courtesy of MSG Harold Montgomery. © NAEMT; PHTLS, 8th edition, Jones & Bartlett, 2016

Traumapatienten als sicher und effektiv beschrieben[24], wenn auch nicht als komplikationslos.[25, 26] Trotzdem gilt sie bei Mittelgesichtsverletzungen auf dem Gefechtsfeld als die beste Technik eines erfolgreichen Atemwegmanagements. Darüber hinaus kann sie unter Lokalanästhesie mit Lidocain beim wachen Patienten durchgeführt werden.

Ausbildung in chirurgischer Atemwegssicherung

Die chirurgische Atemwegssicherung durch **Not-Koniotomie** (Krikothyreotomie) wurde durch Einheiten der Spezialkräfte erfolgreich angewendet, wenn die Soldaten zuvor eine Ausbildung am Tiermodell (Life Tissue Training) erhalten hatten.[6] Diese Fertigkeit zu entwickeln und in Übung zu halten, ist einer der zwingendsten Gründe für die Durchführung von Life Tissue Training. Es ist wichtig, darauf hinzuweisen, dass eine chirurgische Atemwegssicherung bei bewusstlosen Patienten, die kein Mittelgesichtstrauma haben, nicht erforderlich ist. Die Einlage eines Wendl-Tubus oder einer supraglottischen Atemwegshilfe sind in diesen Fällen ausreichend, sofern keine Obstruktion der Atemwege vorliegt.

Mabrys Analyse von 72 präklinisch durchgeführten Not-Koniotomien[29] ergab:
1. 66 % der Verwundeten starben.
2. Alle Verwundeten, die Schussverletzungen des Kopfes oder des Thorax erlitten hatten, starben.
3. Die größte Gruppe der Überlebenden wies Schussverletzungen oder Explosionsverletzungen des Gesichtes auf.
4. Die Versagensrate dieser Maßnahme betrug bei Combat Medics 33 % im Vergleich zu 15 % bei Ärzten und Physician Assistants.

Das letztgenannte Ergebnis sollte unter dem Gesichtspunkt der Situation beurteilt werden, in der diese Maßnahme entweder unter taktischen Bedingungen, wie dies bei Combat Medics der Fall ist, oder unter den relativ kontrollierten Bedingungen, unter denen Ärzte und Physician Assistants in einer Battalion Aid Station arbeiten, durchgeführt wurde. Mabry stellte außerdem fest, dass die Versagensrate der Not-Koniotomien unter Gefechtsbedingungen drei- bis fünfmal höher ist als im zivilen Sektor, und führte dies darauf zurück, dass im zivilen Rettungsdienst die Not-Koniotomien durch Paramedics (entspricht in Deutschland am ehesten einem Rettungsassistenten bzw. Notfallsanitäter) durchgeführt werden, während Combat Medics der US-Streitkräfte nur den Ausbildungsstand eines Basic Emergency Medical Technician (EMT Basic; entspricht in Deutschland am ehesten einem Rettungssanitäter) besitzen.

Bennett und Koautoren führten eine Untersuchung der Not-Koniotomie-Ausbildung an einem Krankenhaus der US-Marine durch[30] und identifizierten Defizite in fünf verschiedenen Bereichen:
1. Unzureichende Unterweisung in die anatomischen Strukturen
2. Mangelnde Möglichkeit, sich praktisch mit der Anatomie des Kehlkopfs vertraut machen zu können
3. Keine standardisierte Schritt-für-Schritt Anleitung der chirurgischen Technik
4. Anatomisch nicht korrekte Übungsmodelle
5. Fehlen standardisierter Intervalle für Auffrischungsübungen (Refresher Training)

Die Autoren dieses Artikels empfehlen einen Ausbildungsschritt, bei dem die Ausbildungsteilnehmer mit einem Markierstift an einem anderen Teilnehmer genau die Stelle markieren sollen, an der sie die Inzision für eine Krikothyreotomie vornehmen würden. Durch dieses äußerst realitätsgetreue „Modell" würde zum einen ein bisschen Adrenalin in die Ausbildung gebracht werden, zum anderen könnte der Ausbilder sofort erkennen, ob die Inzision an der richtigen Stelle durchgeführt worden wäre oder ob eine weitere Schulung erforderlich ist.

Schädigung der Atemwege durch Hitze oder toxische Gase

In bestimmten taktischen Situationen sollte die Möglichkeit von Verletzungen durch Hitze oder toxische Gase in Erwägung gezogen werden. Das Schleimhautödem der Atemwege wird durch Flüssigkeitsgabe verstärkt und kann zu einer akuten Obstruktion der oberen Atemwege führen. Ein Inhalationstrauma sollte immer dann vermutet werden, wenn der Verwundete nach einer Exposition gegenüber Feuer innerhalb geschlossener Räume Verbrennungen im Gesichts- und Halsbereich, versengte Nasenhaare oder schwärzlich verfärbtes Sputum aufweist oder über Halsschmerzen, Heiserkeit oder Stridor klagt. Auch für diese Patienten ist in der Phase „Tactical Field Care" die Not-Koniotomie das Verfahren der Wahl.

25.3.3 Spannungspneumothorax

Bei konventionellen Bodengefechten treten überwiegend penetrierende Verletzungen auf. In einer Untersuchung der Todesfälle im Vietnamkrieg wurde der Spannungspneumothorax in 3–4 % der Fälle als Todesursache festgestellt.[31] Für diese Patientengruppe stellt die Entlastungspunktion des Thorax eine lebensrettende Maßnahme dar.[5]

Obwohl die persönliche Schutzausrüstung (insbesondere ballistische Schutzwesten), die in einem Einsatzgebiet im Regelfall getragen wird, die relative Häufigkeit von Brustkorbverletzungen deutlich reduziert hat,[32] schützen diese den Oberkörper jedoch nicht vollständig. Außerdem kann es zur Versorgung von zivilen Opfern ebenso wie von verwundeten gegnerischen Kämpfern kommen, die keine Schutzweste tragen. Die Kombination aus verbessertem ballistischem Körperschutz, frühzeitiger Entlastungspunktion, wenn diese indiziert ist, und die Verwendung längerer (8 cm) Kanülen, führte zu einem Rückgang der vermeidbaren Todesfälle aufgrund eines Spannungspneumothorax auf 0,2 % aller Todesopfer der US-Streitkräfte, wie aus Eastridges umfangreicher Analyse der Todesursachen von in Afghanistan und im Irak gefallenen amerikanischen Soldaten hervorgeht.[27] Dies bedeutet einen Rückgang von über 90 % der vermeidbaren Todesfälle mit dieser Ursache.

In der zivilen Rettungsmedizin hat sich die Entlastungspunktion des Thorax als effektives und sicheres Verfahren zur initialen Behandlung eines Spannungspneumothorax erwiesen.[33] Ein Verwundeter mit einer penetrierenden Thoraxverletzung wird generell als Folge der primären Verletzung einen mehr oder weniger ausgeprägten Pneumothorax aufweisen. Die zusätzliche Verletzung durch eine Entlastungspunktion auf der verletzten Seite (!) dürfte den Zustand des Verwundeten nicht wesentlich verschlechtern, selbst wenn dieser gar keinen Spannungspneumothorax haben sollte.

Das Rettungsdienstpersonal der meisten zivilen US-Rettungsdienste führt die **Entlastungspunktion des Thorax (Pleurozentese)** durch.[5] Sanitätssoldaten sowie speziell ausgebildete Einsatzersthelfer müssen diese Technik ebenfalls beherrschen. Die routinemäßige Anlage einer Thoraxdrainage wird im Rahmen der „Tactical Field Care" aus folgenden Gründen **nicht** empfohlen:

- Thoraxdrainagen sind zur Erstversorgung eines Spannungspneumothorax nicht zwingend erforderlich.
- Die Anlage einer Thoraxdrainage ist für relativ unerfahrenes medizinisches Personal schwieriger und zeitraubender, besonders unter den widrigen Bedingungen auf dem Gefechtsfeld.
- Die Anlage einer Thoraxdrainage verursacht mit höherer Wahrscheinlichkeit zusätzliche Gewebeschäden und anschließende Infektionen als die Entlastungspunktion.
- Das Material zur Anlage einer Thoraxdrainage wäre für den Sanitäter eine erhebliche zusätzliche Last.
- In der Literatur findet sich kein Nutzen durch die vom medizinischen Assistenzpersonal angelegte Thoraxdrainage.[3]

Thoraxdrainagen liegen im zivilen Rettungsdienst üblicherweise **nicht** im Zuständigkeitsbereich der Rettungsassistenten oder Notfallsanitäter.[12, 16] Es gibt keine Studien, welche die Anwendung des Verfahrens durch Soldaten und Sanitäter unter Gefechtsbedingungen untersuchen. Sollte die Entlastung eines vermuteten Spannungspneumothorax mithilfe einer Punktion nicht gelingen, können die Eröffnung der Thoraxhöhle (Thorakostomie) oder die Anlage einer Thoraxdrainage effektive und lebensrettende Maßnahmen sein.[34]

Am Tiermodell eines traumatischen Spannungspneumothorax bei Schweinen führte die Entlastungspunktion des Thorax mit einer großlumigen (14 G) Kanüle zur schnellen Dekompression des erhöhten intrapleuralen Drucks.[36] Der therapeutische Effekt blieb vier Stunden erhalten und die Methode erwies sich im Vergleich mit der Anlage einer 32-French-Thoraxdrainage im Beobachtungszeitraum als gleichwertig. Die Einfachheit und Schnelligkeit der Durchführung sowie die niedrige Komplikationsrate machen die Entlastungspunktion zur Maßnahme der Wahl, um einen Spannungspneumothorax auf dem Gefechtsfeld zu entlasten.

Erkennen eines Spannungspneumothorax

Die Verdachtsdiagnose eines Spannungspneumothorax sollte gestellt werden, wenn sich bei einem Verwundeten mit einer Verletzung des Körperstamms (Torsotrauma) zunehmende Atemnot, Hypoxie oder Schocksymptome entwickeln. Auch Schussverletzungen des Abdomens unterhalb des Zwerchfells können je nach Verlauf des Schusskanals leicht den Brustkorb in Mitleidenschaft ziehen, ebenso wie penetrierende Verletzungen der Schulterregion. Die Diagnose eines Spannungspneumothorax sollte auf dem Gefechtsfeld nicht allein von den typischen klinischen Zeichen – abgeschwächtes Atemgeräusch, Verlagerung der Trachea, gestaute Halsvenen oder hypersonorer Klopfschall bei Perkussion – abhängen, da diese Zeichen nicht immer vorhanden sein müssen und auf dem Gefechtsfeld unter Umständen extrem schwierig festzustellen sind.

Länge der Kanüle

Die Länge der Kanüle spielt bei der Entlastungspunktion eine entscheidende Rolle[36], da die Brustmuskulatur (M. pectoralis major und minor) auf Höhe des zweiten Interkostalraums in der Medioklavikularlinie penetriert werden muss und bei jungen Soldaten diese Muskeln mitunter sehr ausgeprägt sein können. Um die gewünschte Wirkung zu erzielen, muss die Kanüle zwingend lang genug sein, um in den Pleuraraum der Brusthöhle eindringen zu können. Aktuelle Studien zeigten, dass die Dicke der Brustwand vieler Militärangehöriger die Länge eines 4–5 cm langen Standard-Venenkatheters überschreitet. Harcke und Kollegen ermittelten anhand von 100 postmortalen Computertomografien bei gefallenen US-Soldaten eine mittlere Brustwanddicke von 5,36 cm.[37] Bei mehreren dieser obduzierten Fälle konnten erfolglose Punktionsversuche aufgrund zu kurzer Punktionskanülen nachgewiesen werden. Die Autoren schlugen daher vor, eine Mindestlänge von 8 cm zu verwenden, um in 99 % der Fälle den Pleuraraum zu erreichen. Es sind derzeit verschiedene Kanülen zur Entlastungspunktion kommerziell verfügbar, die diese Anforderungen erfüllen.

Andere Autoren formulierten ähnliche Bedenken.[38, 39] 2006 wies daher der oberste Sanitätsoffizier des US-amerikanischen Heeres, der Army Surgeon General, an, dass zur Entlastungspunktion bei vermutetem Spannungspneumothorax ausschließlich 8 cm lange Kanülen mit einem Kaliber von 14 Gauge verwendet werden sollen. Seit der Einführung dieser längeren Punktionskanülen wurden bisher keine Bericht über einen Todesfall infolge unzureichend entlasteten Spannungspneumothorax publiziert. Es ist davon auszugehen, dass, wenn beim Setzen der Nadel keine Luft zischend entweicht, diese entweder nicht tief genug eingedrungen ist oder kein Spannungspneumothorax vorhanden war (auch wenn dies unter Feldbedingungen schwierig wahrzunehmen ist).

Punktionsort

Die 14-G-Kanüle sollte am Oberrand der dritten Rippe in einem 90°-Winkel zur Körperoberfläche in den zweiten Interkostalraum (ICR) in der Medioklavikularlinie (MCL) eingestochen werden. Die Punktionsnadel wird langsam eingestochen, bis nach Entfernung der Anschlusskappe und des Luftfilters Luft entweicht – ggf. soweit es geht („bis zum Anschlag"), evtl. auch unter Kompression eines besonders kräftigen Brustmuskels. Die Nadel sollte dann entfernt und der Katheter fixiert werden. Es besteht kein Grund, ein Einwegventil oder einen Dreiwegehahn auf den Katheter zu setzen, da die Luftmenge, die auf diesem Wege in den Brustkorb gelangen könnte, aufgrund des geringen Katheterdurchmessers zu vernachlässigen ist. Der bei einem Spannungspneumothorax vorliegende Überdruck wird jedoch auch über einen 14-G-Katheter entweichen. Es wird eine sitzende Position oder – bei bewusstlosen Patienten – die Seitenlage auf der verletzten Seite empfohlen.

Obwohl diese selten vorkommen, können bei der Entlastungspunktion potenziell tödliche Komplikationen auftreten. Dazu zählen Verletzungen der A. subclavia[41] oder der Lungenarterie (A. pulmonalis)[42], Herzbeuteltamponade[42] sowie lebensbedrohliche Blutungen.[43] Die anatomische Nähe des Herzens und der großen herznahen Gefäße zum Punktionsort im 2. ICR in der Medioklavikularlinie (MCL) erfordert eine vorsichtige und korrekte Durchführung.[42] In einer zivilen kanadischen Studie, in der 17 Entlastungspunktionen im 2. ICR in der MCL untersucht wurden, war bei 44 % der Fälle zu weit medial punktiert worden. Eine Untersuchung von TCCC-Interventionen in den kanadischen Streitkräften fand heraus, dass sieben von sieben Entlastungspunktionen medial der Medioklavikularlinie lokalisiert waren. Bei Männern dient die ungefähr auf der Medioklavikularlinie liegende Brustwarze als Orientierung. Es sollte darauf geachtet werden, streng in der Medioklavikularlinie oder etwas lateral davon zu punktieren.

Wenn diese Stelle nicht verwendet werden kann, können alternativ der 3., 4. oder 5. ICR genutzt werden, dieser jedoch in der mittleren Axillarlinie. Zur Vermeidung der oben genannten Komplikationen empfehlen manche Autoren die primäre Punktion in der mittleren Axillarlinie.[31, 38, 41] In einem Fallbericht von drei Patienten mit lebensbedrohlichen Blutungen nach Entlastungspunktion im 2. ICR in der MCL kommen die Autoren zu der Bewertung, dass die Entlastungspunktion sicherer im 5. ICR in der vorderen Axillarlinie (VAL) vorgenommen werden könne.[43] Die Autoren weisen darauf hin, dass der 5. ICR VAL auch vom Advanced Trauma Life Support (ATLS) zur Anlage einer Thoraxdrainage empfohlen wird. Der 4. oder 5. ICR in der VAL wird nun in den aktuellen TCCC-Leitlinien als alternativer Punktionsort für die Entlastungspunktion angegeben.[46] Das Lehrbuch des Prehospital Trauma Life Support (PHTLS) stimmt ebenso wie die U.S. Special Operations Command Combat Trauma Protocols mit dieser Empfehlung überein. Der 5. ICR ist in der vorderen Axillarlinie bei jungen, trainierten Soldaten gut lokalisierbar, da dieser am seitlichen (lateralen) Rand des großen Brustmuskels (M. pectoralis major) auf Höhe der Brustwarzen liegt.

Verlaufskontrolle

Jeder Verwundete, bei dem zur Entlastung eines Spannungspneumothorax eine Nadeldekompression durchgeführt wurde, muss engmaschig kontrolliert werden. Anhaltende oder wieder auftretende Atemnot oder Kreislaufinstabilität nach erfolgter Entlastungspunktion können folgende Ursachen haben:

1. Die Atemnot kann eine andere Ursache als einen Spannungspneumothorax gehabt haben, z. B. Lungenkontusion, Hämatothorax, Schock, Rauchgasinhalation.
2. Unzureichende Katheterlänge.[37]
3. Der Katheter wird durch ein Blutgerinnsel verstopft, durch anliegendes Gewebe verlegt oder ist abgeknickt.
4. Die Luftmenge, die durch den Katheter nach außen gelangt, ist zu gering, um das Volumen, das aus der verletzten Lunge in den Pleuraraum übertritt, suffizient zu drainieren.[47]

Weitere Informationen zum Thema Entlastungspunktion enthalten ➤ Kasten 25.7, ➤ Kasten 25.8 und ➤ Kasten 25.9.

25.7 Entlastungspunktion bei Spannungspneumothorax

In zwei Studien, in denen die Entlastungspunktion bei Spannungspneumothorax mit der Anlage einer Thoraxdrainage verglichen wurde, berichteten Holcomb und Kollegen[35] über eine viel höhere Erfolgsrate bei der Entlastungspunktion als Martin und Mitarbeiter[47]. Es sollte jedoch darauf hingewiesen werden, dass beide Studien unterschiedliche Modelle für den Spannungspneumothorax verwendeten. Die unterschiedlichen Ergebnisse legen nahe, dass die Luftmenge, die aus der verletzten Lunge austritt, eine der Variablen ist, die das Outcome eines Spannungspneumothorax bestimmen. Wenn ein Wiederauftreten des Spannungspneumothorax vermutet wird, muss die Punktion ggf. wiederholt werden. Ist dies nicht erfolgreich, sollte eine Thoraxdrainage eingelegt werden oder zumindest eine Inzision erfolgen, um mit einer stumpfen Klemme oder einem Finger den Pleuraraum zu eröffnen. Bei Patienten mit einem nicht penetrierenden Torsotrauma (z. B. stumpfes Thoraxtrauma) ist bei der Entscheidung über eine Entlastungspunktion Vorsicht geboten, da diese Maßnahme zu einem Pneumothorax führen kann, wenn dieser nicht bereits vorliegt.

25.8 Entlastungspunktion auf dem Gefechtsfeld

Es gibt eine Reihe von Fallberichten über die erfolgreiche Entlastungspunktion von Spannungspneumothoraces durch Combat Medics in den aktuellen bewaffneten Konflikten in Afghanistan und im Irak, ohne dass dabei nennenswerte Komplikationen dieser Maßnahme genannt wurden.[6]

25.9 Beidseitige Entlastungspunktion bei traumatischem Herz-Kreislauf-Stillstand

Bei einigen Patienten, die präklinisch einen traumatischen Herz-Kreislauf-Stillstand erlitten hatten, erwies sich die Entlastungspunktion als lebensrettende Sofortmaßnahme.[48] Wenn ein Patient mit einem penetrierenden Torsotrauma oder einem Polytrauma in der Präklinik einen Herz-Kreislauf-Stillstand erleidet, sollte eine beidseitige Entlastungspunktion des Thorax durchgeführt werden, bevor die Reanimationsmaßnahmen eingestellt werden.[49]

Offener Pneumothorax

Bei einem **offenen Pneumothorax** (Sucking Chest Wound) handelt es sich um eine Verletzung der Brustwand, bei der auch Lunge und Lungengefäße betroffen sein können. Auf dem Gefechtsfeld werden diese Verletzungen meist durch Kugeln oder Splitter verursacht. Dolley und Brewer beschrieben die Pathophysiologie des offenen Pneumothorax während des Zweiten Weltkriegs und stellten dabei fest, dass eine Verletzung, die in die Pleurahöhle eindringt, oft auch eine Verletzung des Lungengewebes mit Eröffnung des Bronchialsystems zur Folge hat, durch die Luft in den Brustkorb gelangen kann. Wenn der Verwundete einatmet und Luft über den normalen Atemweg in die Lunge gelangt, tritt diese durch die Öffnung im Lungengewebe (sogenanntes „inneres Leck") in die Pleurahöhle aus, was zu einem Anstieg des intrathorakalen Drucks und zur Ausbildung eines Spannungspneumothorax führt. Ein weiterer Grund hierfür ist, dass insbesondere bei einem kleinen Defekt in der Brustwand bei Inspiration zwar Luft angesaugt werden kann, der Defekt dann aber – „klassischerweise" bei einem schrägen Verlauf eines Stichkanals – durch einen Hautlappen auf der Innenseite der Brustwand verschlossen wird, wodurch sich intrathorakal zunehmend Druck aufbaut (Ventilmechanismus).

Ist der Defekt in der Brustwand groß genug (mindestens ⅔ des Trachealdurchmessers, also bei Erwachsenen mehr als 1,5 cm), wird die Luft bei der Inspiration vorzugsweise durch diese Öffnung und nicht durch die Luftröhre in den Brustkorb gelangen. (Als Anhaltspunkt: Ein 10-Cent-Stück hat einen Durchmesser von 2 cm, die Trachea eines Erwachsenen hat einen Durchmesser von 2–2,5 cm). Durch Eröffnung des Pleuraspaltes und Aufhebung des Unterdrucks, der darin besteht, wird die Lunge in sich zusammenfallen (➤ Abb. 25.17). Der Kollaps der Lunge führt zu einer Beeinträchtigung des normalen Gasaustauschs in dieser Lungenhälfte, was Atemnot, Hypoxie ($O_2 \downarrow$) und Hyperkapnie ($CO_2 \uparrow$) zur Folge hat. Das Risiko, an einem isolierten offenen Pneumothorax zu versterben, ist nicht näher beschrieben; aber es sind aus Afghanistan und dem Irak keine Todesfälle bekannt, deren Todesursache explizit einem offenen Pneumothorax als einziger Verletzung zuzuschreiben gewesen wäre.[51] Auch wenn ein offener Pneumothorax für sich allein genommen nicht tödlich endet, kann die daraus resultierende Beeinträchtigung des Gasaustauschs bei Patienten mit einem Schädel-Hirn-Trauma zur sekundären Hirnschädigung beitragen.

Damit durch den Defekt in der Brustwand keine Luft in den Pleuraraum gelangt, müssen offene Brustkorbverletzungen so schnell wie möglich mit einem luftdichten Verband abgeklebt werden. Dadurch kann bei der Einatmung wieder ein adäquater Luftstrom durch die Luftröhre in die nachgeschalteten Atemwege (Bronchien) hergestellt werden. Bei einer darunter liegenden Lungenverletzung kann sich jedoch durch den anhaltenden Luftaustritt (innere Leckage) ein Spannungspneumothorax entwickeln. Aus diesem Grund wurde früher ein Verband empfohlen, der nur an drei Seiten an der Brustwand fixiert war.[52–54] Durch die vierte, nicht fixierte Seite des Verbandes sollte bei zunehmender Druckentwicklung Luft von innen nach außen entweichen können, ohne dass von außen Luft ins Innere des Brustkorbs gelangt (ähnlich einem Ventilmechanismus). Es gibt allerdings keine klinischen Studien, welche die Wirksamkeit dieses sogenannten Drei-Seiten-Verbandes tatsächlich belegen.

Es ist eine Reihe verschiedener Spezialklebeverbände bzw. -pflaster zum Abdichten offener Thoraxverletzungen (Chest Seals) – mit oder ohne Ventilmechanismus – kommerziell verfügbar (z. B. Asherman®, Bolin® oder SAM® Chest Seal), von denen einige im Tiermodell untersucht wurden.[55] In dieser Studie wurden narkotisierten Schweinen, denen zuvor eine offene Thoraxverletzung beigebracht worden war, alle 5 Minuten 200 ml Luft in die Pleurahöhle injiziert, bis sich entweder ein Spannungspneumothorax entwickelte oder das Volumen der injizierten Luft der geschätzten Lungentotalkapazität des Versuchstiers entsprach. In der Versuchsgruppe mit Klebeverbänden mit einem speziellen Ein-Weg-Ventilmechanismus (Vented Chest Seals), durch den Luft aus dem Thorax austreten, aber keine Luft von außen in den Thorax gelangen konnte, trat kein Spannungspneumothorax auf. Im Gegensatz dazu entwickelten sich in der Gruppe, die mit Klebeverbänden ohne Ventil (Unvented Chest Seals) behandelt worden war, Spannungspneumothoraces.

Zur Behandlung eines offenen Thoraxverletzung werden daher Klebeverbände mit Ventil bevorzugt. Sind diese nicht verfügbar, können verschiedene Spezialpflaster mit einer Gelmatrix, normale Hydrokolloidverbände oder auch die Kombination einer normalen Folie mit Vaseline verwendet werden können. Entscheidend ist – unabhängig von der Art des verwendeten Verbandes – das **regelmäßige Monitoring** hinsichtlich der möglichen Entwicklung eines Spannungspneumothorax. Wenn der Verwundete Zeichen einer zunehmenden Hypoxie, eines Schocks oder einer Atemnot aufweist, sollte der Rand des Klebeverbands angehoben werden, um den Überdruck aus der Pleurahöhle entweichen zu lassen, oder eine Entlastungspunktion mit einer 14-G-Nadel durchgeführt werden.

Die definitive Versorgung wird erst durch die Anlage einer Thoraxdrainage – meist erst in der Klinik – und den Aufbau eines extrathorakalen Sogs über ein Wasserschloss oder ein ähnliches System erreicht (➤ Kasten 25.10).

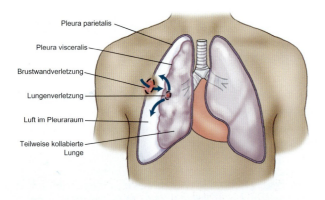

Abb. 25.17 Da die Lunge der Brustwand unmittelbar anliegt, ist es sehr unwahrscheinlich, dass die Lunge bei einer Verletzung der Brustwand komplett unverletzt bleibt. Das Abdichten der Thoraxwunde mit einem luftdichten Verband verschließt keineswegs die kleinen Öffnungen des Bronchialsystems am verletzten Lungengewebe (innere Leckage), durch die sich sekundär jederzeit ein Spannungspneumothorax entwickeln kann.

> **25.10 Anlage einer Thoraxdrainage bei offenem Pneumothorax**
> Wenn es die Zeit, die Fertigkeiten und die Umstände zulassen, sollte eine Thoraxdrainage auf der verletzten Seite angelegt werden. Dies wird üblicherweise in einer medizinischen Behandlungseinrichtung durchgeführt.

Sauerstoffgabe

Sauerstoff wird im Regelfall nicht durch Einsatzersthelfer oder Combat First Responder mitgeführt, da das Gewicht zu hoch ist und vor allem durch Beschuss oder Splitterwirkung eine Explosion des unter Druck stehenden Gases möglich ist. Wenn Sauerstoff in der „Tactical Field Care"-Phase verfügbar ist, sollte er entsprechend der Empfehlungen für die „Tactical Evacuation Care"-Phase gegeben werden. Die Sauerstoffgabe ist besonders wichtig bei Patienten im Schock[56] oder mit einem Schädel-Hirn-Trauma. Die Hypoxie ist bei Patienten mit einem Schädel-Hirn-Trauma mit einem schlechten Outcome verbunden[57], sodass allen Patienten mit einem mittleren oder schweren Schädel-Hirn-Trauma Sauerstoff gegeben werden sollte, um ihre Sauerstoffsättigung über 90 % zu halten. Weiterhin führt ein hoher Sauerstoffgehalt im Blut (**Hyperoxie**) unabhängig von den Effekten einer Hypokapnie zu einer zerebralen Vasokonstriktion, was zu einer Senkung des intrazerebralen Drucks beitragen kann.[58, 59] Die Hyperoxie verbessert bei Patienten mit Schädel-Hirn-Trauma außerdem die Gewebeoxygenierung[56] und den Stoffwechsel im Gehirn.[60] Patienten mit mittlerem und schwerem Schädel-Hirn-Trauma sollte Sauerstoff in der höchst möglichen Konzentration und so früh wie möglich verabreicht werden.[61]

25.3.4 Blutungskontrolle

Tourniquets

Lebensbedrohliche Blutungen werden im Regelfall bereits in der Phase „Care Under Fire" versorgt. In der „Tactical Field Care"-Phase wird diese Maßnahme kontrolliert – oder nachgeholt – und geschaut, ob weitere kritische Blutungen noch nicht versorgt wurden. Alle stärkeren Extremitätenblutungen sollten als erste Maßnahme auch in dieser Phase mit der (temporären) Anlage eines Tourniquets gestoppt werden (➤ Kasten 25.11). Wenn zeitlich und aufgrund der taktischen Lage möglich, sollte die Wunde in dieser Phase dargestellt werden. Sämtliche Tourniquets, die initial über der Uniform angelegt wurden, sollten durch Tourniquets ersetzt werden, die eine Handbreit proximal der Blutungsquelle direkt auf die Haut angelegt werden. Die Wirksamkeit wird durch Kontrolle des peripheren Pulses überprüft. Das vollständige Fehlen des peripheren Pulses sollte auch nach jedem Transport des Patienten erneut kontrolliert werden. Falls erforderlich, wird das Tourniquet fester zugezogen oder ein zweites Tourniquet neben dem ersten angelegt. Wenn der arterielle Einstrom in die Extremität nicht völlig unterbunden wird, kann dies neben einer Verstärkung der Blutung zu großen Weichteileinblutungen und zu einem Kompartmentsyndrom führen.[62]

> **25.11 Blutungskontrolle hat oberste Priorität**
>
> Eine Blutung zu kontrollieren, ist wichtiger, als Flüssigkeit zu infundieren oder Sauerstoff zu verabreichen. Selbst bei der Behandlung von Patienten mit offensichtlichem Volumenmangelschock (Blutungsschock) sollte die Flüssigkeitssubstitution nicht über der Blutungskontrolle stehen. Die Kontrolle lebensbedrohlicher Blutungen hat unbedingt Vorrang vor der Volumensubstitution.

Eine liegende Abbindung verursacht typischerweise erhebliche Schmerzen, was kein Zeichen für eine unkorrekte Anlage ist und bei einem erforderlichen Tourniquet auch kein Grund für dessen Öffnung sein darf. Es sollte eine wirksame Schmerzmedikation erfolgen. Bei Patienten im Schock sollte primär Ketamin bzw. Esketamin eingesetzt werden.

Wenn die erwartete Evakuierung des Patienten zwei Stunden überschreitet und der Patient nicht im Schock ist, sollte der Ersatz des Tourniquets durch eine andere Maßnahme zur Blutungskontrolle angestrebt werden. In den meisten Fällen wird ein Druckverband nach sorgfältiger Tamponade einer größeren Wunde, ggf. unterstützt durch blutgerinnungsfördernde Substanzen (Hämostatika), in der Lage sein, auch eine starke Blutung effektiv zu stoppen. Während der Durchführung dieser Maßnahme sollte das Tourniquet noch nicht gelöst werden. Nachdem die Maßnahme zur Blutungskontrolle durchgeführt wurde, wird das Tourniquet langsam gelockert und die Effektivität der alternativen Maßnahme überprüft. Das geöffnete Tourniquet sollte nicht ganz von der verletzten Extremität entfernt, sondern im geöffneten Zustand belassen werden, um es jederzeit wieder schließen zu können, falls sich die gewählte Maßnahme zur Blutungskontrolle zu einem späteren Zeitpunkt als nicht ausreichend herausstellt.

Bei Versagen anderer blutungsstoppender Maßnahmen muss das Tourniquet dann als letztes Mittel (Last Resort) unter dem Aspekt „Life Before Limb" belassen werden. Nach derzeitiger US-Empfehlung sollte bei einem Patienten im Schock oder wenn die Zeit bis zum Erreichen einer medizinischen Behandlungseinrichtung weniger als zwei Stunden beträgt, nicht der Versuch unternommen werden, ein Tourniquet durch eine andere Maßnahme zur Blutungskontrolle zu ersetzen. Die Empfehlungen zur Entfernung eines Tourniquets sind in ➤ Kasten 25.12 aufgelistet.

> **25.12 Tourniquets**
>
> **Allgemeine Informationen**
> - Bleibende Schäden an Armen oder Beinen sind sehr selten, wenn das Tourniquet weniger als zwei Stunden belassen wird.
> - Während Operationen wird oft für einige Stunden eine Blutsperre angelegt.
> - Bei einer massiven Extremitätenblutung ist es besser, ein geringes Risiko einzugehen, die Extremität zu schädigen, als den Verwundeten verbluten zu lassen.
>
> **Fünf häufige Fehler im Umgang mit einem Tourniquet**
> - Das Tourniquet wird nicht eingesetzt, wenn es eingesetzt werden sollte.
> - Das Tourniquet wird eingesetzt, wenn es nicht eingesetzt werden sollte.
> - Das Tourniquet wird zu weit proximal angelegt.
> - Das Tourniquet wird nicht abgenommen, wenn es nicht mehr benötigt wird.
> - Das Tourniquet wird nicht fest genug angelegt.
>
> **Tod durch Verbluten**
> Wie lange dauert es, um bei einer kompletten Zerreißung der A. oder V. femoralis zu verbluten?
> Die meisten Menschen werden nach einer solchen Verletzung innerhalb von ca. 10 Minuten verblutet sein; manche sterben schon nach 3 Minuten.

Anwendung eines Tourniquets
- In der Phase „Care Under Fire" wird bei lebensbedrohlichen Extremitätenblutungen so schnell wie möglich ein Tourniquet angelegt:
  - Sowohl der Verwundete als auch der Ersthelfer/Sanitäter befinden sich während des Anlegens des Tourniquets in ernster Gefahr.
  - **Die Abwägung des Risikos weiterer Verwundungen gegenüber dem Verbluten muss durch den Helfer getroffen werden.**
  - **Beachte:** Der lebensrettende Effekt eines Tourniquet ist weit größer, wenn das Tourniquet angelegt wird, BEVOR sich der Verwundete in einem Schock befindet.
- Nicht lebensbedrohliche Blutungen sollten bis zur Phase „Tactical Field Care" ignoriert werden.
- Legen Sie das Tourniquet proximal der Blutungsquelle an:
  - In der Phase „Care Under Fire": oberes Drittel Oberarm oder Oberschenkel über der Bekleidung
  - In der Phase „Tactical Field Care": Darstellung der Wunde und Platzierung des Tourniquets so nah an der Wunde, wie noch effektiv möglich, direkt über der Haut
- Ziehen Sie das Tourniquet so weit zu, bis die Wunde aufhört zu bluten.
- Überprüfen Sie in den Phasen „Tactical Field Care" und „Tactical Evacuation Care" alle zuvor angelegten Tourniquets.
- Wenn es die Zeit und die taktische Situation zulassen, überprüfen Sie den distalen Puls (unterhalb der Abbindung). Ist der distale Puls noch tastbar, straffen Sie das liegende Tourniquet oder legen Sie ein zweites Tourniquet an, bis der distale Puls nicht mehr tastbar ist.
- Notieren Sie den Zeitpunkt der Anlage.

Entfernen des Tourniquets
- Öffnen Sie das Tourniquet, sobald wirksame direkte Kompression möglich ist, ein Druckverband oder ein hämostatischer Verband angelegt werden kann und die Blutung dadurch tatsächlich gestillt wird, es sei denn, der Verwundete befindet sich im Schock oder das Tourniquet ist bereits länger als 6 Stunden angelegt.
- Das Tourniquet sollte nur durch einen ausgebildeten Helfer oder einen Arzt entfernt werden.
- Das Tourniquet wird bei Verlust der distalen Extremität nicht entfernt. Da eine Amputation oft auch mit einem suffizienten Stumpfverband versorgt werden kann, muss diese Entscheidung individuell abgewogen werden.
- Erwägen Sie, das Tourniquet zu belassen, wenn die Evakuierung des Verwundeten innerhalb von 2 Stunden nach Anlage des Tourniquets erfolgt und die taktische Lage oder andere Faktoren den Wechsel zu alternativen Methoden der Blutungskontrolle erschweren.

Technik der Entfernung
1. Legen Sie einen Druckverband, ggf. ergänzt durch QuikClot Gauze®, an und üben Sie 3 Minuten lang einen direkten Druck auf die Wunde aus.
2. Lösen Sie das Tourniquet langsam, aber belassen Sie es in Position.
3. Beobachten Sie, ob der Verband durchblutet.
4. Kann die Blutung nicht gestoppt werden, ziehen Sie das Tourniquet erneut zu.
5. Verbessern Sie den Druckverband (präziserer, stärkerer Druck, andere Auflage) oder entfernen Sie ihn vollständig und stellen die Wunde erneut dar, um dann Tamponade, hämostatische Wundauflage und Druckverband sorgfältig zu erneuern.
6. Lösen Sie das Tourniquet langsam, aber belassen Sie es in Position.
7. Beobachten Sie, ob der Verband durchblutet.
8. Kann die Blutung nicht kontrolliert werden, ziehen Sie das Tourniquet erneut zu, notieren Sie spätestens jetzt den Zeitpunkt der Anlage und versuchen Sie, die Evakuierung des Verwundeten zu beschleunigen.

Wichtige Punkte zur direkten Kompression
- Die meisten äußeren Blutungen lassen sich durch direkten Druck auf die Wunde stoppen.
- Direkte Kompression kann sogar Blutungen aus der Oberschenkel- oder der Halsschlagader stoppen.
- Direkte Kompression kann nur mit zwei Händen sicher aufrechterhalten werden.
- Zur direkten Kompression wird ein harter Untergrund benötigt.
- Beugen Sie sich mit Ihrem Körperschwerpunkt über die Wunde, um ausreichend Druck auszuüben.
- **Niemals den Druck nachlassen, um die Wunde zu kontrollieren.**
- Es ist schwierig, den direkten Druck während des Verwundetentransports (ohne Hilfsmittel) aufrechtzuerhalten.

Hämostatische Verbände

Aufgrund des geringeren Zeitdrucks und der relativen taktischen Sicherheit können in der „Tactical Field Care"-Phase auch andere Möglichkeiten der Blutungskontrolle zum Einsatz kommen. Von den zahlreichen durch das Militär untersuchten **hämostatischen Verbandmitteln**[63, 64] wurden aufgrund ihrer guten Wirksamkeit bei extremen Blutungen im Tiermodell zwei durch die US-amerikanische Food and Drug Administration (FDA) zugelassene Präparate in großem Maßstab beschafft: die HemCon-Wundauflage und das QuikClot-Granulat.[65–67]

Die **HemCon**-Wundauflage besteht aus Poly-N-Acetylglucosamin (**Chitosan**). Dieses Produkt wird aus den Schalen von Krabben hergestellt, ruft aber bei Menschen, die gegen Schalentiere oder Jod allergisch sind, keine allergischen Reaktionen hervor. HemCon hat seine Effektivität im Tiermodell mit starken Blutungen bewiesen und ist von der US-amerikanischen Arzneimittelzulassungsbehörde zugelassen. In Deutschland sind z. B. Celox und Chitoskin® vergleichbare Hämostyptika, die als Medizinprodukt zugelassen und im Handel verfügbar sind. Celox hat sich in neueren Studien als deutlich effektiver als HemCon und auch als QuikClot der ersten Generation erwiesen.[68] **QuikClot** ist ein inertes Zeolithmineral, das sich im Schweinemodell bei schwerwiegenden (potenziell letalen) Gefäßverletzungen der Extremitäten als sehr effektiv erwiesen hat. Es handelte sich in der ersten Generation um ein Granulat in luftdichter Verpackung, das in die Wunde gestreut wurde, nachdem etwaige Blutansammlungen entfernt wurden. Die Eigenschaften bei der Handhabung sind ähnlich wie die von grobkörnigem Sand. QuikClot-Granulat bewirkte eine sehr effektive Blutungskontrolle, konnte allerdings aufgrund der Hitze, die es entwickelt, wenn es nass wird, eine Reihe unerwünschter Nebenwirkungen hervorrufen. Die Hitze entsteht durch eine exotherme Reaktion, wenn QuikClot Wasser aus der Wunde absorbiert und dadurch die Gerinnungsfaktoren in der Wunde konzentriert.

Zwischenzeitlich sind zahlreiche weitere hämostatische Produkte verfügbar (➤ Tab. 25.3). Im April 2008 wurde aufgrund aktueller Studienergebnisse vom Committee on Tactical Combat Casualty Care (CoTCCC) entschieden, QuikClot Gauze® (➤ Abb. 25.18) als 1. Präferenz und WoundStat® als Reservemittel (Backup Agent) zu benennen. QuikClot Gauze® ist das QuikClot-Präparat der 4. Gene-

Tab. 25.3 Hämostatische Verbandmittel (ohne Anspruch auf Vollständigkeit)

Wirkstoffname	Wirkstoff	Wirkmechanismus	Vorteile	Nachteile	Präparate
Chitosan	Poly-N-Acetyl-Glucosamin-Derivate	Gerinnungsaktivierung • Gefäßwandadhäsion • Thrombozytenaggregation • NO-Auswaschung	• kaum Nebenwirkungen • Celox®: Granulat kann in tiefe Wundhöhlen eingebracht werden	• Allergien • unterschiedlich hohe Effektivität • Celox in der Kheirabadi-Studie dtl. wirksamer als HemCon	HemCon® Celox® Celox Gauze® ChitoGauze® Chitostypt® Chitoskin®
Kaolin	Aluminiumsilikat (Porzellanerde)	Gerinnungsaktivierung durch Kontakt der Thrombozyten mit negativ geladenen Oberflächen (Kontaktaktivierung)	• sehr hohe Effektivität • kaum Nebenwirkungen • keine Gewebeschäden		QuikClot Gauze® Z-Folded QuikClot Gauze® XL QuikClot Gauze TraumaPad®
Zeolith	Silikat-Mineral, Tonmineral (aus der Gruppe Schichtsilikate); kann bis 40 % des Trockengewichts an Flüssigkeit binden	Flüssigkeitsaufnahme • Hämokonzentration • Konzentration von Gerinnungsfaktoren	• hohe Effektivität • Granulat kann in tiefe Wundhöhlen eingebracht werden	• Hitzeentwicklung mit Verbrennungen • Gewebeschäden	QuikClot® ACS+
Humanes Fibrin	Gerinnungsfaktoren (Fibrinogen, Thrombin, Faktor XIII, Kalzium)	Aktivierung der Gerinnungskaskade	hohe Effektivität	• teuer • Kühlung notwendig • Trockensubstanz • wenig Erfahrungen in der präklinischen Anwendung	TISSEEL® Dry Fibrin Sealant Dressing

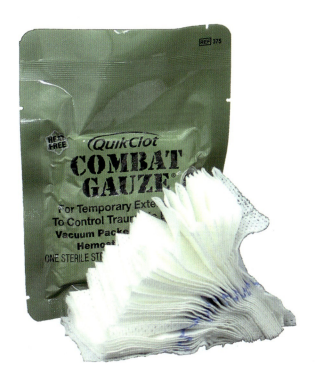

Abb. 25.18 QuikClot Gauze® Z-Folded.
Quelle: mit freundlicher Genehmigung von Z-Medica. © NAEMT; PHTLS, 8th edition, Jones & Bartlett, 2016

ration, ein Kaolin, das äußerlich einer normalen Verbandstoffbinde gleicht. Es ist keine signifikante exotherme Reaktion mehr festzustellen und es weist gemeinsam mit WoundStat® die höchste Effektivität der Blutungskontrolle auf. Nachfolgende Studien im U.S. Army Institute for Surgical Research zeigten dann jedoch für WoundStat® eine Endotheltoxizität sowie eine erhöhte Wahrscheinlichkeit für die Entstehung von Thromben, auch wundfern (einschließlich der Auslösung einer signifikanten Rate von Lungenembolien).[69] Aus diesem Grunde wurde die Verwendung im US-Militär Ende 2008 beendet.

Kann bei einem Verwundeten die Blutung nicht durch einen herkömmlichen Druckverband gestoppt werden, sollte nach aktueller Empfehlung als erste Wahl das Hämostatikum QuikClot Gauze® angewendet werden Es hat zusätzlich den Vorteil, dass es sich als Mullbinden-basiertes Hämostatikum im Gegensatz zu einem Granulat auch bei engeren Wundkanälen einsetzen lässt. Außerdem besteht durch ein Pulver oder Granulat bei windigen Bedingungen (auch bei Arbeiten in einem Helikopter oder in seiner Landezone) das Risiko einer versehentlichen Einbringung in die Augen. Schließlich ist die Entfernung einer Binde einfacher, als die Wunde von einem Pulver zu reinigen.

Wie auch bei anderen Hämostyptika ist das alleinige Auf- oder Einbringen der Substanz in eine Wunde alleine nicht effektiv.[70] Entscheidend ist vielmehr, die blutstillende Substanz so nah wie möglich an die Blutungsquelle zu bringen (hierzu muss unter Umständen zunächst Blut aus der Wunde entfernt werden) und mindestens 3 Minuten kontinuierlichen Druck von außen auf die Blutungsquelle auszuüben. Nach diesen 3 Minuten kann der direkte Druck mit einem Druckverband aufrechterhalten werden.

Sämtliche in ➤ Tab. 25.3 aufgeführten Produkte besitzen als hämostatische Agenzien jeweils Stärken und Schwächen, die bei korrekter Anwendung berücksichtigt werden müssen. Die Anwendung dieser Mittel bedarf der Ausbildung und Übung, um einen ordnungsgemäßen und effektiven Einsatz zu gewährleisten.

QuikClot Gauze® ist derzeit der am weitesten verbreitete hämostatische Verband auf dem Gefechtsfeld.[71] Der erste Bericht über den Gebrauch von QuikClot Gauze® im Gefecht beschreibt eine Erfolgsrate von 79 % bei 14 Anwendungen durch die israelischen Streitkräfte.[72] Die Effektivität von QuikClot Gauze® konnte außerdem im Tierversuch anhand eines Blutungsmodells der A. femoralis gezeigt werden, bei dem trotz Azidose und Koagulopathie bei 93 % der Tiere der erste Versuch und bei 100 % der zweite Versuch erfolgreich war.[71]

Die neuesten Entwicklungen hämostatischer Verbände sind Gegenstand aktueller Forschung. Eine Forschungsgruppe der US-Marine in San Antonio fand heraus, dass im standardisierten Blutungsmodell des U. S. Army Institute of Surgical Research (USAISR) sowohl Celox Gauze® als auch ChitoGauze® eine höhere 150-Minuten-Überlebensrate aufwiesen als QuikClot Gauze®.[73] Neun von 10 Tieren, die mit Celox Gauze® behandelt wurden, überlebten, 7 von 10 Tieren überlebten mit ChitoGauze®, 7 von 10 mit QuikClot Gauze XL® und 6 von 10 mit QuikClot Gauze®. Diese Ergebnisse sind berichtenswert, auch wenn sie wegen der geringen Fallzahl nicht statistisch signifikant sind. Weder Celox Gauze® noch ChitoGauze® wurden bisher an dem von Kheirabadi entwickelten Sicherheitsmodell für Hämostyptika getestet.[69] Trotzdem werden Chitosan-basierte Hämostyptika seit fast einem Jahrzehnt auf dem Gefechtsfeld ohne Berichte über eine erhöhte Rate von unerwünschten Nebenwirkungen eingesetzt. Sie werden daher momentan vom CoTCCC untersucht.

Ein Verwundeter kann verbluten, bevor irgendeine medizinische Hilfe eintrifft, sodass die Bedeutung einer schnellen und suffizienten Kontrolle lebensbedrohlicher Blutungen auf dem Gefechtsfeld nicht stark genug hervorgehoben werden kann. Jeder Soldat sollte daher genauso wie jeder Sanitäter in der Anwendung des Tourniquets und dem Anlegen blutstillende Verbände ausgebildet werden. Beide Hilfsmittel müssen Teil der persönlichen Ausstattung sein und an einer festgelegten Stelle (z. B. der linken Beintasche) mitgeführt werden.

Druckverbände und hämostatische Substanzen dienen dazu, äußere Blutungen aus Kopf-, Thorax- und Abdominalwunden zu stoppen. Bei inneren Blutungen des Thorax und Abdomens ist die wichtigste lebensrettende Maßnahme der schnelle Transport in eine sanitätsdienstliche Einrichtung, in der eine definitive chirurgische Blutungskontrolle erfolgen kann. Diagnosestellung und zeitraubende notfallmedizinische Maßnahmen sollten den Transport des Verwundeten nicht verzögern.

Andere Faktoren, welche die Überlebenswahrscheinlichkeit bei nicht kontrollierbaren Blutungen erhöhen, sind die zurückhaltende Volumentherapie, die Vermeidung von gerinnungsbeeinträchtigenden Medikamenten (NSAR) und die Verhinderung einer hypothermiebedingten Koagulopathie durch frühzeitigen und sorgfältigen Wärmeerhalt.

Komplexe Explosionsverletzungen und Junctional Tourniquets

Durch die von den Aufständischen in Afghanistan seit 2010 mit zunehmender Häufigkeit eingesetzten improvisierten Sprengfallen (Improvised Explosive Device, IED), die durch Druckauslösung aktiviert werden, wird beim abgesessenen Soldaten ein Komplextrauma hervorgerufen, das im angloamerikanischen Sprachgebrauch als **Dismounted Complex Blast Injury (DCBI)** bezeichnet wird. Das Verletzungsmuster ist charakterisiert durch schwerste Verletzungen einer oder beider unterer Extremitäten, oft vergesellschaftet mit Verletzungen der oberen Extremitäten, urogenitalen Verletzungen sowie Bauch- und Beckenverletzungen. Beim DCBI sind meist mehrere Amputationen erforderlich.[74] Amputationen der unteren Extremitäten müssen oft relativ hoch durchgeführt werden, das Weichteiltrauma ist erheblich und die Blutungskontrolle mithilfe von Tourniquets und hämostatischen Verbänden gestaltet sich schwierig.

Das häufige Vorkommen des DCBI in Afghanistan hat zur Entwicklung von Vorrichtungen geführt, die kontinuierlichen Druck auf die großen Arterien in der Leiste ausüben sollen. Eine dieser Vorrichtungen ist die Combat Ready Clamp (CRoC®) (➤ Abb. 25.19). Die CRoC® übt Druck von vorne und von hinten auf die verletzte Region aus und hat sich bei perfundierten menschlichen Leichnamen und im Tierversuch am Schwein als wirkungsvoll erwiesen.[75] Das Junctional Emergency Treatment Tool (JETT) und das SAM Junctional Tourniquet (SJT) wurden vor Kurzem ebenfalls vom Committe on Tactical Combat Casualty Care (CoTCCC) empfohlen (➤ Abb. 25.20 und ➤ Abb. 25.21). Sie verfügen über spezielle Druckplatten, die über einen schraubzwingenartigen Mechanismus Druck auf die Blutungsquelle übertragen. Wenn bei einer Verletzung der unteren Extremität eine Anlage eines Tourniquet aufgrund der Verletzungsschwere oder der stammnahen Lokalisation der Verletzung nicht möglich ist und die Blutung durch hämostatische Verbandmittel oder Druckverbände nicht gestoppt werden kann, sollte – sofern verfügbar – die sofortige Anwendung eines stammnahen „Junctional Tourniquets" in Erwägung gezogen werden, um eine mechanische Kompression auf die Wunde zu bringen. Bis das Junctional Tourniquet vorbereitet ist oder

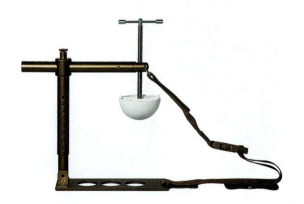

Abb. 25.19 Combat Ready Clamp (CRoC®).
Quelle: Courtesy of Combat Medical Systems. © NAEMT; PHTLS, 8th edition, Jones & Bartlett, 2016

wenn ein solches Junctional Tourniquet nicht zur Verfügung steht, sollte die Blutungskontrolle unter Einsatz hämostatischer Substanzen oder Verbandmittel (z. B. QuikClot Gauze®) mit Packing und manuellem Druck von außen versucht werden.

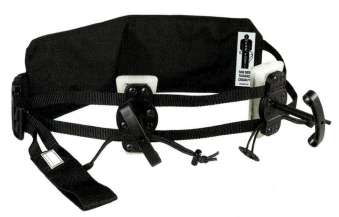

Abb. 25.20 Junctional Emergency Treatment Tool (JETT).
Quelle: mit freundlicher Genehmigung der Firma North American Rescue

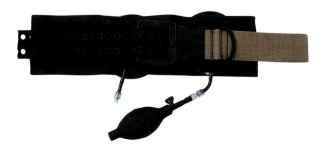

Abb. 25.21 SAM Junctional Tourniquet (SJT).
Quelle: Courtesy of SAM Medical Products. © NAEMT; PHTLS, 8th edition, Jones & Bartlett, 2016

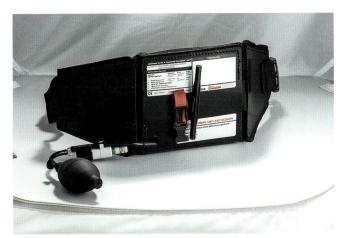

Abb. 25.22 Abdominal Aortic & Junctional Tourniquet (AAJT).
Quelle: Foto von Diane Zahorodny/Chinook Medical Gear. © NAEMT; PHTLS, 8th edition, Jones & Bartlett, 2016

Das Abdominal Aortic & Junctional Tourniquet (AAJT) stellt eine weitere Option zur Kontrolle stammnaher Blutungen dar (➤ Abb. 25.22). Allerdings besitzt es im Vergleich zu den drei oben genannten Junctional Tourniquets, die vom CoTCCC empfohlen werden, eine kürzere maximale Anwendungsdauer. Außerdem ist das AAJT bei penetrierenden Wunden im Bereich des Abdomens kontraindiziert, die häufig bei Verwundeten nach IED-Angriffen auftreten. Grund ist, dass der Druck auf die Aortenbifurkation intraabdominelle Blutungen verstärken kann.

Direkter Druck auf die Wunde

In vielen Fällen kann eine äußere Blutung einfach durch direkten Druck auf die Wunde bzw. das blutende Gefäß gestoppt werden. Dies gilt auch für massive Blutungen aus größeren Gefäßen wie der Oberschenkel- oder Halsschlagader. Trotzdem verbluten häufig Verwundete mit lebensbedrohlichen Blutungen, wenn die direkte Kompression die einzige Behandlungsoption darstellt.

Ein wirkungsvoller Druck auf die blutende Wunde kann nur mit beiden Händen ausgeübt werden. Um einen entsprechenden Gegendruck zu haben, muss der Verwundete auf einem festen Untergrund liegen. Der Helfer sollte sich mit seinem Körperschwerpunkt über die Wunde beugen und senkrecht von oben Druck ausüben. Je nach Wundbeschaffenheit können eventuell zusätzlich Verbandmittel in die Wunde eingebracht werden, die durch eine Tamponadewirkung weitere Kompression auf die Blutungsquelle erzeugen (sogenanntes „Packing").

Es ist äußerst schwierig, den nötigen Druck auf die Wunde effektiv aufrechtzuerhalten, während der Verwundete transportiert wird, selbst wenn dieser auf einer harten Trage liegt. Darüber hinaus ist es unmöglich, andere Dinge durchzuführen oder gar andere Verwundete zu behandeln, während gleichzeitig direkter Druck ausgeübt wird. Das bedeutet, dass ein Helfer vollständig durch diese Maßnahme gebunden ist. Der Druck auf die Wunde sollte auch nicht unterbrochen werden, um die Wunde zu kontrollieren. Die direkte Kompression muss ohne Unterbrechung so lange aufrechterhalten werden, bis der Verwundete eine Sanitätseinrichtung erreicht, in der das Gefäß chirurgisch versorgt werden kann. Aus diesen Gründen sind Tourniquets und hämostatische (Druck-)Verbände die bevorzugten Mittel zur Kontrolle lebensbedrohlicher Blutungen auf dem Gefechtsfeld.

Wunden mit leichten Blutungen, die nicht mit Verletzungen großer Gefäße verbunden sind, können mit einem Verband abgedeckt oder einfach ignoriert werden, bis der Verwundete eine Sanitätseinrichtung erreicht.

Nicht komprimierbare Blutungen

Bei inneren Blutungen der Brust- und Bauchhöhle besteht die wichtigste lebensrettende Maßnahme in einem schnellen Transport zu einer Behandlungseinrichtung, in der eine definitive chirurgische Blutungskontrolle durchgeführt werden kann. Eine innere Blutung kann auch bei relativ harmlos aussehender Eintrittswunde rasch zu

einem Schock und schließlich zum Tod durch Verbluten führen. Der Transport eines Verwundeten mit penetrierender Verletzung des Thorax oder des Abdomen sollte daher stets notfallmäßig und mit hoher Priorität erfolgen. Um eine unkontrollierte Blutung des Körperstamms nicht weiter zu verschlechtern, sollten folgende Punkte berücksichtigt werden:
- Eine aggressive Flüssigkeitstherapie ist zu vermeiden.
- Einer Hypothermie sollte rechtzeitig vorgebeugt werden.
- Die möglichst frühzeitige Gabe von Tranexamsäure sollte in Betracht gezogen werden.
- Medikamente, welche die Thrombozytenfunktion und damit die Blutgerinnung beeinträchtigen, z. B. nichtsteroidale Antirheumatika (NSAR), sollten vermieden werden.

Diese Punkte werden nachfolgend in den entsprechenden Abschnitten dieses Kapitels ausführlich besprochen.

25.3.5 Intravenöser Zugang

Im zivilen Rettungsdienst ist es übliche Praxis, bei Patienten, die schwere Verletzungen erlitten haben, unbedingt einen i.v. Zugang zu legen. Bei taktischen militärischen Lagen sprechen mehrere Faktoren gegen diese Vorgehensweise. Das Legen eines Zugangs erfordert sowohl einen hohen zeitlichen als auch angesichts der begrenzten Tragekapazität hohen materiellen Aufwand. Es ist sowohl wichtig, den Combat Medic nicht mit Material zu überladen, das ihn in seiner taktischen Bewegungsfreiheit behindert, als auch den taktischen Führer nicht in den entscheidenden Phasen eines Einsatzes mit – nicht zwingend benötigten – Maßnahmen aufzuhalten. Aus diesem Grunde sollte nur bei Patienten, die sich bereits im Schock befinden oder die eine intravenöse Medikamentengabe benötigen, ein Zugang gelegt werden. Infusionen und je nach Lage auch das Material für einen Zugang werden unter Umständen später für einen anderen Verwundeten dringender gebraucht. Wenn die taktische Lage es erlaubt und ausreichend Zeit vorhanden ist (z. B. beim Warten auf MEDEVAC), kann es sinnvoll sein, frühzeitig – bei noch guter Venenfüllung – einen Zugang zu establieren, was jedoch nicht automatisch eine Volumengabe nach sich zieht. Diese Vorgehensweise ist bei Verfügbarkeit eines intraossären Zugangs nicht mehr unbedingt erforderlich.

Obgleich PHTLS das Legen zweier großlumiger intravenöser Zugänge (14 oder 16 G) zur Volumensubstitution von Traumapatienten lehrt[4], wird unter Feldbedingungen der kleinere 18-Gauge-Zugang wegen seiner einfacheren Handhabung bevorzugt. Kristalloide und kolloidale Infusionslösungen können mit hoher Geschwindigkeit über einen 18-Gauge-Zugang verabreicht werden. Blutprodukte, die einen größeren Zugang erfordern, werden im Feld nicht gegeben.[76, 77] Blutprodukte werden frühestens während des Verwundetentransports (Phase „Tactical Evacuation Care") oder später in einer Sanitätseinrichtung verabreicht, im Feld gelegte i.v. Zugänge werden dort allerdings häufig wegen des Risikos der Kontamination erneuert.[5, 78]

Sicherung intravenöser Zugänge für den Verwundetentransport

Die im Feld gelegten intravenösen Zugänge werden beim Verwundetentransport häufig versehentlich herausgezogen. Um dies zu verhindern, haben die U. S. Army Rangers ein System zur Sicherung des i. v. Zugangs entworfen, das sich im Feld als erfolgreich erwiesen hat. Nach Stechen der Venenverweilkanüle wird zunächst ein Saline-Lock angeschlossen, ein mit NaCl gefüllter Schlauch mit Zuspritzmöglichkeit, der zugleich als Rücklaufventil dient. Das Saline-Lock wird nun mit einer durchsichtigen Schutzfolie (z. B. Tegaderm®) abgeklebt. Flüssigkeit und Medikamente werden dann über einen 2. Katheter gegeben, der durch die Schutzfolie und den Saline-Lock vorgeschoben wird. Dieser 2. Katheter wird belassen und das angeschlossene Infusionssystem mit einem speziellen Klettband gesichert.

Sämtliche Artikel werden in den USA in der zivilen Medizin verwendet und sind daher überall leicht verfügbar. Die ineinandergesteckten Katheter erlauben eine robuste Handhabung, da bei unbeabsichtigtem Zug an der Infusionsleitung nur der 2. Katheter disloziert, der eigentliche i. v. Zugang jedoch unter der Schutzfolie erhalten bleibt (➤ Abb. 25.23). Muss der Patient transportiert werden, kann der 2. Katheter ebenfalls schnell entfernt werden; der 1. Katheter sowie das Saline-Lock bleiben unberührt und stehen später für einen schnellen i. v. Zugang zur Verfügung.

In Deutschland werden unterschiedliche Venenverweilkatheter verwendet (Braunüle®, Flexüle®, Venflon®, Viggo® etc.). Nach Fixierung des i. v. Zugangs mit einem handelsüblichen Fixierpflaster sowie zusätzlicher Sicherungsschlaufe sollte der Zugang in jedem Fall durch einen Verband gesichert werden. Am besten eignen sich hierzu selbsthaftende (adhäsive) Verbände. Die Fixierung kann auch mithilfe von vier Heftpflasterstreifen erfolgen.

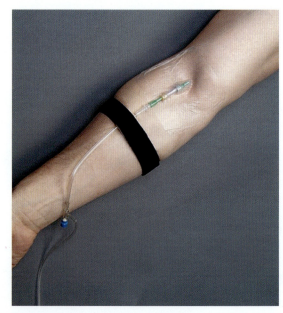

Abb. 25.23 Saline-Lock: feldtauglicher i. v. Zugang.
Quelle: mit freundlicher Genehmigung der Firma North American Rescue Products

Intraossärer Zugang

Bei Patienten im Schock kann es schwierig sein, einen i.v. Zugang zu legen. Ein intraossärer (i.o.) Zugang bietet einen alternativen Zugangsweg, um in diesen Situationen Flüssigkeit und Medikamente zu verabreichen.[79, 80] Dies erlaubt dem Sanitäter, schwierigere und invasivere Techniken wie das Legen eines zentralvenösen Zugangs oder die chirurgische Freilegung einer peripheren Vene (Venae sectio) zu vermeiden. Ein i.o. Zugang ist bei Dunkelheit viel einfacher zu legen und bedarf nur einer minimalen aseptischen Arbeitsweise.

Nach gründlicher Prüfung sämtlicher verfügbarer i.o. Geräte und ihrer potenziellen Anwendung bei der Verwundetenversorgung hat das Committee on Tactical Combat Casualty Care entschieden, dass das i.o. System **FAST-1®** am besten für die Widrigkeiten der Traumaversorgung auf dem Gefechtsfeld geeignet ist (➤ Abb. 25.24). Es ermöglicht die Flüssigkeitszufuhr und Medikamentengabe über das gut durchblutete Knochenmark des Brustbeins. Die tastbare Kerbe am Oberrand des Brustbeins (Manubrium sterni) dient hierbei als Referenzpunkt. Es wird eine selbstklebende Auflage als Zielvorrichtung aufgesetzt, mit einer Öffnung für die Positionierung der Einführhilfe. Der Nadelkranz der Einführhilfe wird nun auf die Öffnung gesetzt und die Einführhilfe mit festem, gleichmäßigem Druck im rechten Winkel gegen das Sternum gedrückt. Dadurch wird eine kleine Stahlkanüle in das Knochenmark des Sternums eingebracht, die mit einem Verbindungsschlauch verbunden wird.

Diese Technik macht das FAST-1® auch bei schlechten Lichtverhältnissen leicht einsetzbar. Eine durchsichtige Schutzabdeckung aus Plastik wird an einem Klettring befestigt, die den Bereich sauber hält und gleichzeitig die Sicht auf die Eintrittsstelle ermöglicht. Um den Zugang aus dem Knochen zu entfernen, sobald ein venöser Zugang gelegt werden konnte oder der Patient keinen i.o. Zugang mehr benötigte, wurde früher ein im Set enthaltenes Entfernungsgerät benötigt. Bei der neuen Generation des Systems entfällt dies; das Entfernen ist durch unmittelbaren Zug am Schlauch möglich. FAST-1® funktioniert ohne Sprungfeder und birgt daher für den Helfer eine geringere Verletzungsgefahr. Außerdem ist der Helfer nicht auf die Tibia angewiesen, ein bei vielen anderen i.o. Gerätschaften üblicher Insertionsort, der z.B. bei Opfern von Landminen unter Umständen nicht mehr vorhanden oder nutzbar ist.

Ein Nachteil bei der Anwendung des FAST-1® ist, dass für die Anlage die Schutzweste entfernt werden muss, was bei noch laufendem Gefecht den Schutz des Patienten entsprechend verringert. Zunehmend wird in Afghanistan und im Irak auch das EZ-IO®-System eingesetzt. Für dieses System sind mittlerweile verschiedene Nadellängen verfügbar, die für die Punktion des Sternums sowie des proximalen Humerus, der proximalen und der distalen Tibia zugelassen sind.

Das EZ-IO®-System gibt es zum manuellen Einsatz oder mit einer batteriebetriebenen Bohrmaschine. Ersteres ist klein, leicht und ebenfalls einfach in der Anwendung. Nachteile, die von Combat Medics angegeben werden, sind die Schwierigkeit, die liegende Nadel während des Transportes zu schützen, beträchtliche Schmerzen bei Volumengabe in die Tibia und die Beschränkung bei den Zugangsstellen, wenn der Patient schwere Extremitätenverletzungen erlitten hat. Außerdem muss unbedingt darauf geachtet werden, dass das System für das Brustbein eine kürzere Nadel hat (farblich gekennzeichnet). Es wurden Fälle beschrieben, in denen bei Verwechslung der Systeme eine Flüssigkeitsgabe in das Mediastinum erfolgte. Intraossäre Zugänge wurden im Irak und in Afghanistan weit verbreitet eingesetzt und haben sich als wertvolle Option erwiesen.[4, 55]

25.3.6 Tranexamsäure

Die unkontrollierte Körperhöhlenblutung bleibt eine der häufigsten potenziell vermeidbaren Todesursachen auf dem Gefechtsfeld. Die CRASH-2-Studie untersuchte den Einfluss von Tranexamsäure (englisch: Tranexamic Acid, TXA) auf die Mortalität bei traumabedingten Blutungen. In der Studie zeigte sich ein kleiner, aber statistisch signifikanter Überlebensvorteil durch die Anwendung von Tranexamsäure. Gefäßverschlüsse aufgrund überschießender Blutgerinnung oder andere unerwünschte Nebenwirkungen traten nicht gehäuft auf. Weitere Subgruppenanalysen aus den Daten der CRASH-2-Studie ergaben, dass die Patienten den größten Benefit aufwiesen, bei denen Tranexamsäure innerhalb einer Stunde nach der Verletzung gegeben worden war. Wurden die Patienten innerhalb dieses 1-Stunden-Zeitfensters behandelt, war das Risiko, zu verbluten, signifikant geringer. Wurde Tranexamsäure 1–3 Stunden nach Verletzung verabreicht, fand sich immer noch ein geringeres Verblutungsrisiko. Patienten, die Tranexamsäure erst mehr als 3 Stunden nach Verletzung erhalten hatte, zeigten ein erhöhtes Risiko, zu verbluten.[82]

Die Ergebnisse der CRASH-2-Studie waren zwar überzeugend, aber ihre Anwendbarkeit auf die Versorgung von Verwundeten war fraglich. Unterschiedliche Verletzungsmechanismen und Verletzungsmuster, Verzögerungen bei der Evakuierung von Verwundeten und die unterschiedlichen Systeme der Traumaversorgung ließen Zweifel aufkommen, ob sich für die im Gefecht Verwundeten ein ähnlicher Nutzen ergeben würde. Um herauszufinden, welchen

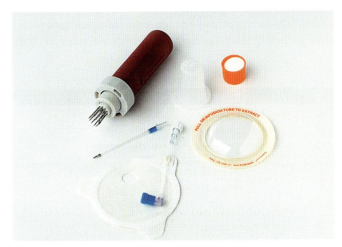

Abb. 25.24 FAST-1®.
Quelle: Courtesy of Pyng Medical Corp. © NAEMT; PHTLS, 8th edition, Jones & Bartlett, 2016

Nutzen die Gabe von Tranexamsäure bei verwundeten Soldaten hat, wurde daher in einem Feldhospital (Role 3) der US-Streitkräfte in Afghanistan die MATTER-Studie (Military Application Of Tranexamic Acid In Trauma Emergency Resuscitation) durchgeführt.[83] Bei den darin untersuchten 896 Verwundeten, die Bluttransfusionen erhalten hatten, war die Mortalität bei denen, die Tranexamsäure erhalten hatten, geringer als bei jenen, die keine Tranexamsäure erhalten hatten, obwohl die Soldaten in der Tranexamsäure-Gruppe insgesamt sogar schwerer verletzt waren. In der Untergruppe der Verwundeten, die eine Massentransfusion erhalten hatten, war die Mortalität in der Tranexamsäure-Gruppe sogar erheblich niedriger (14,4 %) im Vergleich zu der Patientengruppe, die nicht mit Tranexamsäure behandelt worden war (28,1 %).

Die Ergebnisse der CRASH-2- und der MATTER-Studie unterstützen die Gabe von Tranexamsäure bei allen Verwundeten mit einem Blutungsschock oder einem erhöhten Risiko, einen solchen zu erleiden.[84] Gemäß den TCCC-Leitlinien ist die Gabe von Tranexamsäure bei allen Verwundeten indiziert, bei denen ein größerer Transfusionsbedarf angenommen werden muss, z. B. bei hämorrhagischem Schock, einer oder mehreren größeren Amputationsverletzungen, penetrierenden Verletzungen des Körperstamms oder einer anderen schweren Blutung. Empfohlen wird eine Dosis von 1 Gramm Tranexamsäure, die in 100 ml Kochsalzlösung oder Ringer-Lösung so früh wie möglich verabreicht werden sollte. Tranexamsäure sollte nicht später als 3 Stunden nach der Verletzung gegeben werden. Bei Verzögerung der Evakuierung oder verlängerten Transportzeiten sollte nach der Gabe einer kolloidalen Infusionslösung (HES 6 %) oder einer Bluttransfusion eine zweite Dosis Tranexamsäure verabreicht werden.

25.3.7 Hämorrhagischer Schock

Der hämorrhagische Schock (Blutungsschock) ist bei der Verwundetenversorgung ein lebenswichtiges Thema. Wie bereits in ➤ Kap. 9 beschrieben, ist der Schock eine gravierende Verringerung der Gewebeperfusion mit oxygenierten roten Blutkörperchen (Erythrozyten), was einen anaeroben Zellstoffwechsel und eine verringerte intrazelluläre Energieproduktion zur Folge hat. Dies kann zum Tode führen. Diese Definition basiert auf der zugrunde liegenden Pathophysiologie – der praktisch tätige Sanitäter muss jedoch nach den klinischen Zeichen des Schocks suchen. Der hämorrhagische Schock stellt die häufigste, potenziell vermeidbare Todesursache auf dem Gefechtsfeld dar.[2, 51]

Die Zeichen, die klassischerweise mit dem hämorrhagischen (hypovolämischen) Schock einhergehen, sind in ➤ Tab. 25.4 aufgelistet. Trotzdem werden viele dieser Zeichen in der widrigen taktischen Umgebung kaum wahrzunehmen sein. Die Zeichen, die ein Sanitäter am ehesten auf dem Gefechtsfeld und beim Transport überwachen kann, sind der periphere Puls (Herzfrequenz und Pulsqualität) und der Bewusstseinszustand. Daher ist die taktisch relevante Schockdefinition bei Verwundeten auf dem Gefechtsfeld ein abnormer Puls (z. B. schneller, schwach tastbarer oder fehlender Radialispuls) und/oder ein abnormer Bewusstseinszustand, der nicht mit einem gleichzeitig vorliegenden Schädel-Hirn-Trauma oder einer medikamentösen Therapie in Zusammenhang steht.

25.3.8 Strategien der Volumentherapie

Obwohl sie allgegenwärtig ist, konnte der Nutzen einer präklinischen Flüssigkeitssubstitution bei Traumapatienten bisher nicht eindeutig nachgewiesen werden.[7, 85–95] Das Konzept des Advanced Trauma Life Support (ATLS) schlägt die initiale Gabe von 2 l balancierter kristalloider (Voll-)Elektrolytlösung vor. Andere Optionen sind der Verzicht auf eine Volumengabe, bis die Blutung definitiv gestoppt ist, oder eine limitierte (hypotensive) Volumensubstitution bis zum Erreichen eines systolischen Blutdrucks von ca. 70 mmHg. Ebenso wird die Wahl des geeigneten Volumenersatzmittels kontrovers diskutiert. Zur Wahl stehen Kristalloide, Kolloide, synthetische Kolloide, Blutprodukte und neuartige Hämoglobinlösungen. Der positive Effekt der Gabe von kristalloiden und kolloidalen Lösungen bei hämorrhagischem Schock konnte in groß angelegten tierexperimentellen Studien nachgewiesen werden, bei denen das Volumen der Blutung experimentell kontrolliert und die Flüssigkeitstherapie eingeleitet wurde, nachdem die Blutung gestoppt war.[96, 97]

Zahlreiche Studien an Modellen eines unkontrollierten hämorrhagischen Schocks zeigten, dass eine aggressive Flüssigkeitsgabe vor der chirurgischen Versorgung einer Gefäßverletzung entweder keine

Tab. 25.4 Klassifikation des hämorrhagischen Schocks

	Klasse I	Klasse II	Klasse III	Klasse IV
Blutverlust (in ml)	< 750	750–1 500	1 500–2 000	> 2 000
Blutverlust (in % des Blutvolumens)	< 15 %	15–30 %	30–40 %	> 40 %
Herzfrequenz	< 100	100–120	120–140	> 140
Blutdruck (mmHg)	normal	normal	erniedrigt	erniedrigt
Blutdruckamplitude	normal oder erhöht	erniedrigt	erniedrigt	erniedrigt
Atemfrequenz	14–20	20–30	30–40	> 35
Urinausscheidung (ml/h)	> 30	20–30	5–15	minimal
ZNS/Bewusstseinszustand	leicht unruhig	leicht ängstlich	ängstlich, verwirrt	verwirrt, lethargisch
Flüssigkeitstherapie	Kristalloide	Kristalloide	Kristalloide und Blut	Kristalloide und Blut

Quelle: American College of Surgeons (ACS) Committee on Trauma. *Advanced Trauma Life Support for Doctors: Student Course Manual.* 8. Aufl. Chicago; 2008

Verbesserung des Überlebens oder sogar eine erhöhte Mortalität zur Folge hatte, wenn sie mit einer Gruppe ohne oder mit zurückhaltender Volumengabe (permissiver Hypotension) verglichen wurde.[98–104] Dieser fehlende Nutzen wird vermutlich durch die Beeinträchtigung der Vasokonstriktion, mit welcher der Körper versucht, den Blutverlust zu kompensieren, sowie durch die Beeinträchtigung der Blutgerinnung am Ort der Blutung hervorgerufen. Die aggressive Flüssigkeitsgabe bei unkontrolliertem hämorrhagischem Schock verbesserte das Outcome in zwei Untersuchungen.[97, 105] Beide benutzten Amputationen von Rattenschwänzen als Modell, die nicht unbedingt mit unkontrollierten Blutungen bei intraabdominellen oder intrathorakalen Verletzungen korrelieren. Einige Studien konnten nur dann einen Nutzen der Volumensubstitution nachweisen, wenn zuvor die unkontrollierte Blutung gestoppt worden war.[106–108]

Drei Untersuchungen befassten sich mit dieser Frage beim Menschen:
- Eine große Studie mit 6 855 Traumapatienten zeigte, dass die präklinische Gabe von Infusionslösungen die Mortalität nicht reduzierte, obwohl eine Hypotension mit einer signifikant höheren Sterblichkeitsrate assoziiert war.[102]
- Eine retrospektive Analyse von Patienten mit rupturiertem Bauchaortenaneurysma zeigte eine Überlebensrate von 30 % bei Patienten, die mit einem aggressiven präoperativen Ersatz kolloidaler Lösungen behandelt worden waren, gegenüber einer Überlebensrate von 77 % bei Patienten, bei denen mit der Flüssigkeitstherapie bis zur operativen Versorgung abgewartet wurde.[109] Der Verfasser riet eindringlich, bei diesen Patienten mit der aggressiven Flüssigkeitstherapie bis zur chirurgischen Blutungskontrolle abzuwarten.
- Eine große, prospektive Studie untersuchte diese Frage bei 598 Patienten mit penetrierenden Rumpftraumata.[110] Ergebnis war, dass die aggressive präklinische Flüssigkeitssubstitution bei hypotensiven Patienten mit penetrierenden Verletzungen des Thorax und des Abdomens mit einer höheren Sterblichkeitsrate einherging als bei Patienten, bei denen mit dem aggressiven Flüssigkeitsersatz bis zur chirurgischen Versorgung abgewartet wurde. Eine weitere Analyse dieser Daten ergab, dass dieser Unterschied mit der größten Signifikanz bei Patienten mit Thoraxverletzungen auftrat, während sich bei abdominalen Verletzungen nur ein geringer Unterschied in der Überlebenswahrscheinlichkeit zwischen früher und aufgeschobener Flüssigkeitssubstitution fand.[111]

Obwohl diese Ergebnisse noch nicht durch andere prospektive, randomisierte Studien am Menschen bestätigt worden sind, hat bislang keine Untersuchung am Menschen einen Nutzen der präklinischen Volumensubstitution bei Patienten mit aktiver Blutung nachgewiesen. Eine unkontrollierte Blutung muss bei allen Kriegsverwundeten mit penetrierenden Bauch- und Thoraxverletzungen vermutet werden, bis eine chirurgische Versorgung durchgeführt wurde.

Infusionslösungen

Sechsprozentige Hydroxyethylstärke (Hespan® = HES 600/0,75) wurde 1996 im Artikel „Tactical Combat Casualty Care (TCCC)" als eine bessere Alternative zu Ringer-Laktat-Lösung für die Volumentherapie in der Phase „Tactical Field Care" empfohlen. Ringer-Laktat ist eine kristalloide Infusionslösung, das bedeutet, Natrium ist der primär wirksame Anteil. Da sich das Natriumion über den gesamten extrazellulären Raum verteilt, wandert Ringer-Laktat rasch vom Intra- in den Extravasalraum. Diese Volumenverschiebung hat erhebliche Auswirkungen auf die Flüssigkeitstherapie. Wird einem Traumapatienten z. B. 1 000 ml Ringer-Laktat-Lösung infundiert, finden sich nach einer Stunde lediglich 200 ml dieses Volumens im Intravasalraum.[113–115] Unter den Bedingungen der zivilen Rettungsmedizin ist dies kein Problem, weil die durchschnittliche Transportzeit in ein Krankenhaus weniger als 15 Minuten beträgt,[102, 116] nach der eine schnelle chirurgische Blutungskontrolle erreicht werden kann. Unter militärischen Bedingungen, bei denen es mehrere Stunden dauern kann, bis der Verwundete eine Sanitätseinrichtung erreicht, kann sich eine effektive Volumentherapie mit Ringer-Laktat schwierig gestalten.

Im Gegensatz hierzu verbleibt das große HES-Molekül im Intravasalraum und verhindert den Verlust von Flüssigkeit in das Interstitium. Stärke fördert sogar osmotisch den Einstrom von Flüssigkeit aus dem Interstitium in den Intravasalraum, sodass die Infusion von 500 ml HES zu einer Zunahme des intravasalen Volumens um fast 800 ml führt.[115] Dieser Effekt hält mindestens 8 Stunden an.[117] Obwohl Bedenken hinsichtlich einer durch HES induzierten Gerinnungsstörung (Koagulopathie) und Veränderungen der Immunfunktion bestehen,[118, 119] treten diese Effekte bei einer intravenösen Gabe von weniger als 1 500 ml nicht auf.[120] Verschiedene Untersuchungen belegten, dass HES eine sichere und effektive Alternative zu Ringer-Laktat bei der Behandlung von Verwundeten mit kontrolliertem hämorrhagischem Schock darstellt.[121, 122] HES gilt auch für den intraoperativen Flüssigkeitsersatz als akzeptable Alternative zu Ringer-Laktat.[123]

Wie die Ben-Taub-Studie 1993 ergab, rief die aggressive präklinische Flüssigkeitssubstitution bei hämorrhagischem Schock infolge eines penetrierenden Traumas des Thorax oder Abdomens eine größere Mortalität hervor als die niedrig dosierte Flüssigkeitsgabe zum Offenhalten der Vene.[82] Dies führte in der ursprünglichen TCCC-Veröffentlichung zu der Empfehlung, bei Patienten mit einer penetrierenden Verletzung des Körperstamms die aggressive Flüssigkeitstherapie aufzuschieben.[5] Während eines Workshops der US-Spezialkräfte über Verwundete beim Orts- und Häuserkampf im Jahre 1998 wurde dagegen ein eindeutiger Konsens unter den Diskussionsteilnehmern erzielt, dass dem Verwundeten Flüssigkeit gegeben werden sollte, bis sich sein Bewusstseinszustand bessert (entsprechend einem systolischen Blutdruck ≥ 70 mmHg), sollte ein Verwundeter mit einer unkontrollierten Blutung Veränderungen des Bewusstseinszustands aufweisen oder bewusstlos werden (entsprechend einem systolischen Blutdruck ≤ 50 mmHg). Die Mitglieder des Gremiums betonten allerdings, dass bei Verwundeten mit penetrierenden Verletzungen des Körperstamms auf keinen Fall durch aggressive Flüssigkeitsgabe versucht werden sollte, einen „normalen" Blutdruck zu erzielen.[1]

Konsensuskonferenzen in den Jahren 2001 und 2002 unter der Schirmherrschaft des Office of Naval Research und anderer Behörden vertraten das Konzept einer minimalen Flüssigkeitssubstitution im Falle einer unkontrollierten Blutung und den Gebrauch kolloidaler Infusionslösungen, die aufgrund ihres Gewichts und ihres geringen Platzbedarfs im Rucksack logistische Vorteile aufweisen.[112] Kolloidale Infusionslösungen besitzen im Vergleich zu kristalloiden Infusionslösungen einige Vorteile: Die Gabe kristalloider Infusionslösungen zur Aufrechterhaltung des intravasalen Volumens bei chirurgisch nicht kontrollierten Blutungen würde eine große Menge von Infusionslösungen erfordern, die der Sanitäter in seinem Notfallrucksack mitführen müsste. Diese zusätzliche Gewichtsbelastung ist aus taktischer Sicht nicht zweckmäßig. Außerdem kann das Abwandern der kristalloiden Flüssigkeit aus dem Gefäßsystem zu Ödemen und Funktionsstörungen der Lunge, des Abdomens, des Gehirns oder der Muskelkompartimente der Extremitäten führen.[5, 125]

In Zukunft werden vielleicht bessere Optionen zur Flüssigkeitstherapie verfügbar sein. In einem Bericht aus dem Jahr 1999 empfahl das Institute of Medicine (IOM) der National Academy of Sciences die initiale Gabe von 7,5 % hypertone Kochsalzlösung (HTS). Hinter dieser Empfehlung stand die Erkenntnis, dass Ringer-Laktat ungünstige immunologische Effekte aufweist.[126]

Derzeit arbeiten viele Forscher daran, das optimale Volumenersatzmittel zu finden.[127–141] Ein vielversprechender Kandidat ist hypertone Kochsalzlösung mit Dextran (HSD). Die Empfehlungen von HTS beruhen auf zahlreichen Studien an Menschen und Tieren, die nun die Wirkung von HDS untersuchen. Die kolloide Komponente, Dextran, kann möglicherweise dazu beitragen, die Verweildauer von HDS im intravaskulären Raum zu verlängern – ähnlich wie das HES-Molekül. Allerdings ist HDS – ebenso wie 7,5 % HS – derzeit in den USA nicht von der Food and Drug Administration (FDH) zugelassen. Sollten diese und ähnliche Infusionslösungen zukünftig verfügbar sein, muss die Wahl des am besten geeigneten Volumenersatzmittels im taktischen Bereich neu bewertet werden.

Strategien zur Flüssigkeitstherapie

Holcomb[142] schlug bei unkontrollierter Blutung eine Technik der minimalen Flüssigkeitssubstitution vor. Während die TCCC-Leitlinie von 1996 Sanitätskräfte bei speziellen Operationen dazu auffordert, alle Verwundeten mit 1000 ml HES zu versorgen, welche die Kriterien zur Flüssigkeitssubstitution erfüllen, empfahl Holcomb, allen Schockpatienten (definiert durch einen schwachen oder fehlenden peripheren Puls oder einen veränderten Bewusstseinszustand ohne Schädel-Hirn-Trauma) zunächst einen 500-ml-Bolus HES zu verabreichen. Wenn nach 30 Minuten keine Besserung festzustellen sei, solle der Bolus wiederholt werden. Diese Modifikation hat folgende Vorteile:

Logistik Nicht alle Verwundeten benötigen 1000 ml HES; dies spart Infusionen und Zeit für andere Verwundete.

Erneute Blutung (Rezidivblutung) Durch die fraktionierte Gabe der Infusionslösungen auf Grundlage des beobachteten physiologischen Effekts kann das Problem einer exzessiven Blutdruckanhebung mit fataler Rezidivblutung aus bereits geronnenen Wundflächen vermieden werden.[143, 144] Diese Empfehlung für eine „hypotensive" Volumentherapie stellt eine Renaissance ähnlicher Prinzipien dar, die schon im Zweiten Weltkrieg umgesetzt wurden.[144]

Ausbildung Die Flüssigkeitstherapie an der Prämisse Responder versus Non-Responder anzupassen, entspricht den Vorgaben des American College of Surgeons (ACS) Committee on Trauma im ATLS-Kurs und erlaubt einen einzigen therapeutischen Ansatz für kontrollierte wie für unkontrollierte Blutungen.

Obwohl HES wegen seiner längeren intravasalen Verweildauer einen theoretischen Vorteil gegenüber Kristalloiden bei der Volumentherapie von Verwundeten auf dem Gefechtsfeld aufweist, gibt es wenig klinische Evidenz bei Traumapatienten, dass eine kristalloide oder kolloidale Substanz besser wirkt als andere. Dennoch kann durch Austausch von Ringer-Laktat gegen HES das Gewicht der medizinischen Ausrüstung um ein Vielfaches reduziert werden. Dieser eindeutige logistische Vorteil ermöglicht Einsatzsanitätern, das kleinste Volumen und Gewicht von Infusionslösungen mit dem größten praktischen Nutzen mitzuführen.[118]

Die schwerwiegendsten Bedenken in Hinblick auf den vorgeschlagenen Algorithmus zur feldmäßigen Volumentherapie bestehen aufgrund der Tatsache, dass er nicht rigoros in klinischen Studien untersucht werden kann. Der Algorithmus basiert auf einer Kombination aus überlieferten Informationen, aktuellen tierexperimentellen Studien, zivilen und militärischen Erfahrungen auf dem Gebiet der Traumaversorgung und Expertenmeinungen. Die Realitäten des Krieges verhindern prospektive, randomisierte, verblindete Wiederbelebungsstudien auf dem Gefechtsfeld, sodass heute wie damals Empfehlungen von Fachleuten mit Kenntnissen in der Pathophysiologie des Traumas und Erfahrung in der Traumaversorgung die Grundlage für eine militärmedizinische Doktrin darstellen.[95, 121–123]

Weitere Anpassungen werden folgen, sobald die derzeitige Forschung und Entwicklung neue und relevante Informationen erbringt. Diese Thematik wurde während der Combat Field Resuscitation Conference[85] ausführlich diskutiert und es bestand Übereinstimmung, dass dieses Vorgehen verlässlich ist. Bestenfalls werden zukünftige Analysen auch prospektiv die im militärischen Traumaregister gesammelten Daten einschließen.

In Europa wird bereits seit Langem auch in der zivilen Notfallmedizin die kombinierte Gabe von Kristalloiden und Kolloiden favorisiert.[179] Insbesondere HES wurde kontinuierlich weiterentwickelt und liegt in unterschiedlichsten Lösungen vor, die sich vor allem im mittleren Molekülgewicht und im Substitutionsgrad unterscheiden. Durch diese Variationen weichen die Präparate in ihrer maximalen Volumenwirkung, Wirkdauer, Verweildauer, aber auch in ihren Nebenwirkungen voneinander ab. Die in den USA verwendeten hochmolekularen und hochsubstituierten HES-Lösungen (z. B. Hespan® 670/0,75) sind in Europa nicht mehr gebräuchlich. Im Vordergrund stand lange Zeit HES 200/0,5 (z. B. HAES-steril 6 %®), das zunehmend von HES 130/0,4 (Voluven®), einem „HES der 3. Generation", abgelöst wird. Es ist bei annähernd gleicher Volumenwirkdauer durch eine kürzere Verweildauer gekennzeichnet und hat vor allem weniger negative Effekte auf die Gerinnung.[180, 181] Im unmittelbaren Vergleich von Hextend® und Voluven® zeigt sich dies besonders deutlich.[182] Dieses bessere Nebenwirkungsprofil führte auch dazu, dass die Dosisbegrenzung in der Zulassung erhöht wurde (50 ml/kg KG/Tag; 6 % HES 200/0,5 33 ml/kg KG/Tag; Hextend® 20 ml/kg KG/Tag).

Des Weiteren stehen zur Initialtherapie des akuten, schweren Volumenmangels hypertonisch-isoonkotische Lösungen zur Verfügung (z. B. HyperHAES® mit NaCl 7,2 % sowie 6 % HES 200/0,5). Diese haben durch die Mobilisierung körpereigener Flüssigkeit vor allem aus dem Interstitium einen maximalen Volumeneffekt. Es wird eine Dosis von 4 ml/kg KG (250 ml) rasch infundiert. In den USA steht mit hypertonischer Kochsalz-Dextran-Lösung (HSD) ein analoges Produkt zur Verfügung, das bereits 2003 im Bereich des TCCC eingesetzt wurde. Der Effekt dieser Lösungen hängt jedoch vom Grad der Exsikkose des Patienten sowie einer schnellen Zufuhr nach dem Trauma ab. Außerdem ist die weitere „konventionelle" Volumenzufuhr unbedingt erforderlich, um das intravasale Volumen anhaltend zu stabilisieren. Der Volumeneffekt durch HyperHAES® ist zeitlich begrenzt und kann möglicherweise abrupt nachlassen. Im Zusammenhang mit der Verwendung dieser Lösungen wurde auch der Begriff „Small Volume Resuscitation" geprägt.

Zusammenfassend kann zur Flüssigkeitstherapie im Rahmen der taktischen Verwundetenversorgung die Gabe eines initialen Bolus von 500 ml HES 6 % (130/0,4) empfohlen werden. Bessert sich nach Volumengabe der Zustand des Verwundeten (tastbarer Radialispuls oder Besserung des Bewusstseinszustands), ist zunächst keine weitere Infusion erforderlich. Die Vitalzeichen sind engmaschig zu kontrollieren, um eine erneute Verschlechterung der Schocksymptomatik rechtzeitig zu erkennen. Bessert sich der Zustand des Verwundeten nicht, ist eine zweite Infusion von 500 ml HES angezeigt. Führt die Flüssigkeitstherapie auch nach Gabe der zweiten Infusion nicht zum Erfolg („Non-Responder"), wird im taktischen Umfeld mit eingeschränkten Ressourcen keine weitere Infusion verabreicht. Die empfohlenen 500-ml-Gaben werden als Druckinfusion so schnell wie möglich verabreicht, entweder durch manuelle Kompression der Infusion oder mithilfe einer Druckinfusionsmanschette.

Stehen bei der Verwundetenversorgung durch Kräfte des Sanitätsdienstes (Role 1) Infusionslösungen in ausreichender Zahl zur Verfügung und erlaubt die Ressourcen-Abwägung beim Anfall mehrerer Verwundeter die Fortsetzung der Flüssigkeitstherapie, werden nach Auffüllung des Kreislaufs mit Kolloiden im weiteren Verlauf balancierte Kristalloide etwa im Verhältnis 1 : 1 zu Kolloiden eingesetzt, um das interstitielle Defizit infolge des Flüssigkeitsabstroms in den Intravasalraum auszugleichen.[181] Bei manifestem Volumenmangelschock mit schwerer Hypotonie ist die frühe Zufuhr von 250 ml HyperHAES indiziert, an die sich unverzüglich die Infusion kolloidaler und kristalloider Lösungen anschließen muss. HyperHES ist derzeit auf dem deutschen Markt nicht mehr erhältlich, da die HES-Komponente einer älteren Generation (hochmolekularer und stärker substituiert) angehörte und daher die Zulassung nicht verlängert wurde.

Aktuelle Entwicklungen in der präklinischen Flüssigkeitstherapie

Die aktuell veröffentlichten Studien unterstreichen den unklaren Nutzen kristalloider und kolloider Volumenersatzmittel, wenn diese vor Beginn einer Therapie mit Blutprodukten eingesetzt werden.[145–148] Die optimale Flüssigkeitstherapie bei Patienten mit hämorrhagischem Schock besteht in der Gabe von Blut und Blutprodukten.[149] Da trotz groß angelegter Studien bisher für kein anderes Volumenersatzmittel ein eindeutiger Überlebensvorteil für den Patienten nachgewiesen werden konnte, sind einige Traumaversorgungssysteme dazu übergegangen, die definitive Therapie mit Erythrozytenkonzentraten und Plasma bereits während des Transports ins Krankenhaus zu beginnen. Die britischen Streitkräfte setzen gegenwärtig in ihren Military Emergency Response Teams (MERT) in Afghanistan präklinisch Blutkonserven und Plasma ein[83] und die US-amerikanischen Rettungshubschrauber in Afghanistan haben dieses Konzept übernommen. Während Blutprodukte normalerweise in der „Tactical Field Care"-Phase nicht verfügbar sind, kann die Substitution von Gerinnungsfaktoren mit der Gabe von gefriergetrocknetem Plasma begonnen werden. Dieses Vorgehen wird vom CoTCCC und dem Defense Health Board empfohlen[150] und von Spezialkräften in Afghanistan praktiziert. Dies erfolgt im Rahmen eines Behandlungsprotokolls, da in den USA kein von der FDA zugelassenes Produkt verfügbar ist.

Schon während des Zweiten Weltkrieges wurden erste Erfahrungen mit der Gefriertrocknung (Lyophilisation) von Blutplasma gesammelt.[242] Zur effizienten Lyophilisation mussten jedoch damals die Plasmaspenden von ca. 1 000 Spendern zusammengeführt werden. In Deutschland wird gefriergetrocknetes Plasma heute nur noch vom DRK-Blutspendedienst West hergestellt und unter dem Namen LyoPlas N-w abgegeben. Das Plasma für LyoPlas N-w stammt jeweils aus einer Einzelspende. LyoPlas N-w kann gekühlt oder bei Raumtemperatur, d. h. in einem Temperaturbereich von +2 °C bis +25 °C, gelagert werden. Qualität und Stabilität entsprechen den pharmazeutischen Vorgaben sowie den Anforderungen der Richtlinien der Bundesärztekammer und des Europäischen Parlaments zur Gewinnung von Blut und Blutbestandteilen sowie zur Anwendung von Blutprodukten.[243, 244] Da es sich um Plasma aus Einzelspenden handelt, liegen die biologischen Aktivitäten der Komponenten innerhalb der physiologischen Schwankungsbreite. Es gelten die gleichen Anwendungsgebiete wie für konventionelles gefrorenes Frischplasma. Die Auflösung des Plasmapulvers durch das beigefügte Wasser für Injektionszwecke geschieht innerhalb weniger Minuten – somit kann es rasch und bedarfsgerecht bereitgestellt werden.

Aktuelle Forschung

Die Suche nach der optimalen Strategie zum Einsatz von Volumenersatzmitteln in der Militärmedizin ist gegenwärtig Schwerpunkt der militärmedizinischen Forschung. Da sich Militäreinsätze nicht unbedingt für die Durchführung prospektiver, randomisierter Studien anbieten, werden sich die Strategien zur Flüssigkeitstherapie wohl überwiegend auf die verfügbaren Ergebnisse aus tierexperimentellen Studien, der Literatur der zivilen Notfall- und Rettungsmedizin sowie retrospektiver Studien aus den Kriegs- und Krisengebieten abstützen müssen. Studien des U. S. Army Institute of Surgical Research und anderer Forschungseinrichtungen untersuchen HES-Lösungen, kristalloide Lösungen, 5-prozentige hypertonische

Kochsalzlösung sowie hämoglobinbasierte Lösungen mit Sauerstoffträgern in realistischen Traumamodellen. Die Tiermodelle schließen eine erheblich verzögerte chirurgische Versorgung ein, um die verlängerten Evakuierungszeiten zu simulieren, die Militäroperationen häufig mit sich bringen.

Die Ergebnisse von Studien zur Volumentherapie aus dem zivilen Bereich sollten nur mit besonderer Vorsicht eingebracht werden, da die durchschnittliche präklinische Zeit in städtischen Gebieten üblicherweise sehr kurz ist. Trotzdem bieten die zivilen Studien unter Umständen die einzigen verfügbaren Daten über Verletzungen beim Menschen. Zudem müssen Studien zur Volumentherapie sowohl kontrollierte als auch unkontrollierte Blutungen analysieren, weil die präoperativen klinischen Ziele unterschiedlich sein können. Aufgrund der Komplexität der Fragestellung werden die Fragen zur Volumentherapie wahrscheinlich nicht so bald durch definitive Studien zu beantworten sein. Die Festlegung eines klinischen Standards (Best Practice) wird daher auch in Zukunft von der Meinung der Experten abhängen, die sich mit der Pathophysiologie des Traumas beschäftigen und Erfahrung in der Traumaversorgung besitzen.[97, 151–153]

Orale Flüssigkeitszufuhr

Unfallchirurgen in vorgeschobenen Sanitätseinrichtungen stellten fest, dass viele Verwundete in Erwartung einer eventuellen Operation über einen längeren Zeitraum nüchtern gelassen werden. Wenn nun zu der Dehydrierung, die bei militärischen Operationen oft bereits vor einer Verwundung besteht, eine Verzögerung des Transports hinzukommt, sind diese Patienten bei der Operation in hohem Maße dehydriert. Dies kann ihre Überlebenschancen negativ beeinflussen[1], während das tatsächliche Risiko von Erbrechen und Aspiration beim nicht nüchternen Patienten äußerst gering ist.[5]

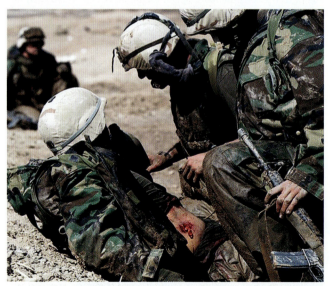

Abb. 25.25 Amerikanischer Marineinfanterist mit Bauchwunde bekommt Wasser von einem Kameraden.
Quelle: mit freundlicher Genehmigung von Dr. David Callaway. © NAEMT; PHTLS, 8th edition, Jones & Bartlett, 2016

Aus diesem Grund wird die orale Flüssigkeitsgabe bei allen Verwundeten mit normalem Bewusstseinszustand und der uneingeschränkten Fähigkeit zu schlucken empfohlen, einschließlich Patienten mit penetrierendem Torsotrauma (➤ Abb. 25.25).

Verwundete mit Schädel-Hirn-Trauma

Bei Verwundeten mit Schädel-Hirn-Trauma und Schock wird ein modifiziertes Flüssigkeitsregime empfohlen. Bei diesen Patienten kann die Beeinträchtigung des Bewusstseinszustands sowohl durch das Schädel-Hirn-Trauma als auch durch den hämorrhagischen Schock bedingt sein. Hypotension geht beim Schädel-Hirn-Trauma mit einer signifikanten Erhöhung der Mortalität einher.[154] Wegen der Notwendigkeit eines adäquaten zerebralen Perfusionsdrucks müssen diese Patienten i. v. oder i. o. Flüssigkeit erhalten, bis der Radialispuls tastbar ist, was einem systolischen Blutdruck von mindestens 70 mmHg entspricht.[155]

25.3.9 Hypothermie und Gerinnungsstörungen auf dem Gefechtsfeld

Die sekundäre Hypothermie bei einem Verletzten ist eine wesentlich komplexere Bedrohung als die primäre Unterkühlung bei einer sonst gesunden Person. Die primäre Sorge in dieser Situation ist eine funktionierende Blutgerinnung, da bereits bei einer leichten Unterkühlung eine signifikante Gerinnungsstörung auftreten kann. Durch das Absinken der Körpertemperatur werden die Funktion der Thrombozyten beeinträchtigt, die Aktivität der Gerinnungsfaktoren reduziert und das fibrinolytische System, das eigentlich körpereigene Blutgerinnsel auflösen soll, aktiviert.[143, 144] Die Gefahr der Hypothermie besteht bei Traumapatienten nicht nur bei Kälte, sondern auch bereits bei gemäßigten Außentemperaturen. Im hypovolämischen Schock verliert der Körper die Fähigkeit, Wärme zu produzieren. Dies wiederum beschleunigt die Auskühlung, was durch die resultierende Gerinnungsstörung wiederum die Blutung verstärkt, wodurch sich die Abwärtsspirale fortsetzt. Hypothermie, Azidose und Gerinnungsstörung bilden bei Traumapatienten eine potenziell tödliche Trias. Die Verbindung zwischen hypothermer Koagulopathie und einer erhöhten Mortalität wurde vielfach beschrieben.[158–160]

66 % aller zivilen Traumapatienten erreichen die Notfallaufnahme mit einer manifesten Hypothermie (Körpertemperatur < 36 °C); ungefähr 80 % der nicht überlebenden Patienten haben eine Körpertemperatur < 34 °C.[161] Dies betrifft zivile Traumapatienten mit ungehindertem Zugang zu Traumazentren und Blutbanken. Hypothermie kann auf dem Gefechtsfeld ein viel ernsteres Problem darstellen, da der Transport zur definitiven Versorgung stark verzögert sein kann. Zusätzlich bringt die Evakuierung mit einem Hubschrauber eine erhöhte Bedrohung durch die geringeren Temperaturen in der Höhe und den stärkeren Einfluss von Zugluft (Wind Chill) mit sich. Dem muss durch das sorgfältige „Verpacken" des Patienten (einschließlich Kopf) und das Schließen der Hubschraubertüren, wenn taktisch möglich, begegnet werden.

In den letzten Jahren wurde festgestellt, dass die Häufigkeit und Bedeutung der Hypothermie größer ist als früher angenommen und sie als unabhängiger Faktor zur Erhöhung der Gesamtsterblichkeit beiträgt.[162] Aufgrund physikalischer Gesetzmäßigkeiten, die beim Anheben der Temperatur des Körperkerns wirksam sind, ist es wesentlich leichter, eine Hypothermie zu verhindern, als sie zu beheben. Die Prävention der Hypothermie sollte daher **so früh nach der Verwundung erfolgen, wie es die taktische Situation erlaubt.**

Der Verwundete sollte vor Witterungseinflüssen geschützt und so schnell wie möglich auf eine isolierende Unterlage gelegt werden. Die persönliche Schutzausrüstung (z. B. ballistischer Körperschutz) sollte am Patienten belassen werden, sofern dies die Untersuchung und Behandlung nicht behindert. Sobald alle lebenserhaltenden Sofortmaßnahmen ergriffen wurden, ist nasse Kleidung, wenn möglich, durch trockene zu ersetzen, und der Verwundete sollte in eine Rettungsdecke eingewickelt werden (z. B. Blizzard Rescue Blanket®, ➤ Abb. 25.26, oder wenigstens eine reguläre Rettungsdecke Silber/Gold bzw. oliv). Um einen Wärmeverlust über die Kopfhaut zu verhindern, sollte dem Verwundeten unter dem Gefechtshelm zusätzlich eine spezielle Kopfhaube aufgesetzt werden (z. B. ThermoLite Hypothermia Prevention System Cap®).

Um die Wiedererwärmung extern zu beschleunigen, kann unter der Rettungsdecke die selbsterwärmende Wärmedecke Ready-Heat® auf den Rumpf des Verwundeten gelegt werden: Wird Ready-Heat® entpackt, reagiert der Inhalt der Heizelemente mit dem Sauerstoff der Atmosphäre und es entsteht Wärme. Ready-Heat® erwärmt sich auf 40 °C und kann diese Temperatur bis zu 8 Stunden halten. Der Patient sollte dann in eine wärmeisolierende Schutzhülle, das Heat-Reflective Shell® (HRS), eingewickelt werden (➤ Abb. 25.27). Das Heat Reflective Shell® hat eine eingearbeitete Kapuze und wurde aus einem 4-lagigen Material hergestellt, das nichtleitende, reflektierende Eigenschaften besitzt. Seine konische Form vom Kopf bis Fuß maximiert seine isothermischen Fähigkeiten; Klettverschlüsse bieten einen raschen Zugang zum Verletzten. Das Hypothermia Prevention And Management Kit® (HPMK®) kombiniert eine Ready-Heat®-4-Element-Decke mit einer wärmeisolierenden Heat-Reflective Shell® als Außenhülle (➤ Abb. 25.28). Mit dieser Kombination konnte in Studien des U. S. Army Institute of Surgical Research ein Wärmeverlust effektiv verhindert werden.[165] Ist ein HRS nicht verfügbar, sollte der Verwundete in eine Rettungsdecke (z. B. Blizzard®) eingehüllt werden. Sollten die oben genannten Produkte nicht vorliegen, können trockene Decken,

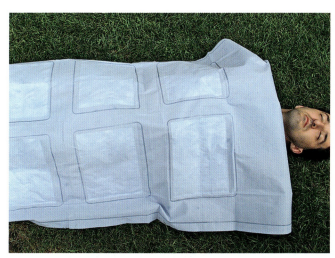

Abb. 25.26 Rettungsdecke (Blizzard Rescue Blanket®).
Quelle: © Jones & Bartlett Publishers. Ready-Heat Blankets provided courtesy of TechTrade, L.L.C.

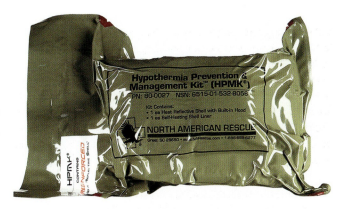

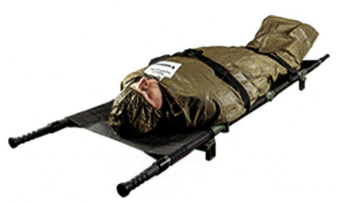

Abb. 25.27 Heat-Reflective Shell® (HRS®).
Quelle: mit freundlicher Genehmigung der Firma North American Rescue

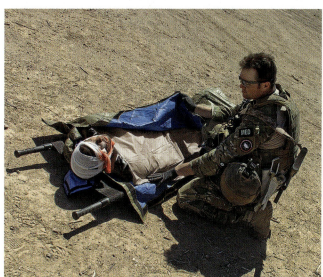

Abb. 25.28 Hypothermia Prevention and Management Kit® (HPMK®).
Quelle: mit freundlicher Genehmigung der Firma North American Rescue

Poncho Liner, Schlafsäcke oder andere Ausrüstung, die geeignet ist, den Verwundeten warm und trocken zu halten, verwendet werden.

Eine suffiziente Blutungskontrolle und Volumentherapie stellen die Fähigkeit des Verwundeten wieder her, den Wärmehaushalt selbst zu regulieren. Zusätzliche Maßnahmen sollten während der Phasen „Tactical Field Care", „Tactical Evacuation Care" und auf dem weiteren Weg der Rettungskette (MEDEVAC) (➤ Kasten 25.13) nach Bedarf und möglichst frühzeitig ergriffen werden. Die Artikel 1–7 der Liste benötigen keine Stromquelle. Sie dienen dazu, einem Wärmeverlust **vorzubeugen,** und werden im Feld so früh wie möglich eingesetzt. Die Artikel 8 und 9 sind Flüssigkeitswärmer mit Stromanschluss, die dem Verwundeten indirekt Wärme zuführen. Die genannten Artikel können auch mehrschichtig angewendet werden. In Kombination können die Produkte sowohl der Entstehung einer Hypothermie vorbeugen als auch eine bereits bestehende Hypothermie behandeln. Ihr Einsatz ist zu erwägen bei allen Patienten mit Hypotonie (syst. RR < 90 mmHg), bei intubierten Patienten sowie bei Patienten, die mehr als 1 000 ml Infusionslösungen oder Bluttransfusionen erhalten haben.

25.13 Hierarchische Ausrüstungsliste zur Prävention und Behandlung der Hypothermie

1. Rettungsdecke: Blizzard Rescue Blanket®
2. Wärmedecke: TechTrade Ready-Heat®
3. Kopfhaube: TechStyles Thermo-Lite Hypothermia Prevention System Cap®
4. Wärmeisolierende Schutzhülle: Heat Reflective Shell® (HRS®), North American Rescue
5. Kombination 2 und 4: Hypothermia Prevention and Management Kit® (HPMK®), North American Rescue
6. Rettungsdecke (stabile Ausführung)
7. Wolldecke, grün
8. Mobiler Infusionswärmer: Thermal Angel
9. Infusionswärmer: Belmont FMS 2000
10. Gebläseluft-Wärmegerät: Bair Hugger

25.3.10 Augenverletzungen

Wenn eine penetrierende Augenverletzung vermutet wird, sind zwei Maßnahmen des Ersthelfers von entscheidender Bedeutung: Die erste ist die Verhinderung von Manipulationen oder weiterer Schädigung des Auges, die den intraokularen Druck erhöhen und damit Anteile des Glaskörpers durch die Hornhaut oder Lederhaut pressen könnten. Das verletzte Auge wird am besten geschützt, indem eine stabile Augenklappe über dem Auge angebracht wird. Wenn keine Augenklappe verfügbar ist, kann evtl. eine intakte (ballistische) Schutzbrille für diesen Zweck genutzt werden, die entsprechend gesichert wird. Eine schnelle, feldtaugliche Prüfung der Sehkraft besteht in der folgenden Einteilung:
1. Kann Schrift lesen
2. Kann die Finger der hochgehaltenen Hand des Helfers zählen
3. Kann eine Bewegung der Hand wahrnehmen
4. Kann Licht sehen

Bei Prüfung der Sehkraft sollte das nicht betroffene Auge geschlossen oder bedeckt sein.

Die zweite entscheidende Maßnahme ist die Verhinderung einer posttraumatischen Endophthalmitis, einer Entzündung der vorderen oder hinteren Kammer des Auges. Diese hat meistens dramatische Folgen für das Auge: In einer Studie behielten nur 30 % der Opfer einer solchen Infektion eine Sehkraft von mehr als 20/400.[167] *Staphylococcus epidermidis* ist der häufigste involvierte Erreger, aber auch *Bacillus cereus* ist ein sehr aggressiver Keim, der oft in diesem Zusammenhang nachgewiesen wird. Der Verwundete mit einer penetrierenden Augenverletzung benötigt eine Abdeckung mit einem Breitbandantibiotikum, das auch über eine gute Wirksamkeit im Glaskörper verfügt. Die Gabe von 400 mg Moxifloxacin einmal täglich, die so schnell wie möglich begonnen wird, ist in einer präklinischen Umgebung das Mittel der Wahl. Es sollten keine topischen Antibiotika (weder Salben noch Tropfen) an einer unversorgten, penetrierenden Augenverletzung eingesetzt werden. Diese Empfehlungen stimmen mit den Empfehlungen im Kriegschirurgie-Handbuch („Emergency War Surgery Manual") und in Auerbachs Referenzwerk „Wilderness Medicine" überein.[168] Der Verwundete sollte so schnell wie möglich evakuiert werden. Weitere Informationen sind in ➤ Kasten 25.14 und ➤ Kasten 25.15 zusammengefasst.

25.14 Penetrierende Augenverletzungen und lokale Antibiotika

Es sollten keine topischen Antibiotika (weder Salben noch Tropfen) an einer unversorgten, penetrierenden Augenverletzung eingesetzt werden.

25.15 Verzögerte Behandlung von penetrierenden Augenverletzungen

Im Irak und in Afghanistan konnte bei Verwundeten mit penetrierenden Augenverletzungen durch Splittereinwirkung festgestellt werden, dass selbst eine mehrere Tage verzögerte Entfernung eines Fremdkörpers keine Verschlechterung des Ergebnisses mit sich bringt, solange eine ausreichende antibiotische Abdeckung sichergestellt wird und die Versorgung des Defektes schnellstmöglich erfolgt.[169]

25.3.11 Pulsoxymetrie

Pulsoxymeter sind ein wichtiger Bestandteil der Ausstattung von Militärsanitärern. Obwohl Pulsoxymeter in der Phase „Care Under Fire" keinerlei Rolle spielen, können sie ein nützliches Instrument zur ersten Sichtung von Verwundeten während der Phase „Tactical Field Care" sein. Dies gilt aber nur, wenn sie ergänzend zu anderen Befunden (Atemwege, Atmung, Kreislauf) aus der körperlichen Untersuchung eingesetzt werden. Eine Hypoxämie ist im Rahmen der körperlichen Untersuchung schwer auszumachen. Das Vorhandensein einer **zentralen Zyanose,** erkennbar an der Blaufärbung von Zunge und Schleimhäuten, setzt 5 g/dl Desoxyhämoglobin voraus und ist ein wenig verlässlicher Indikator der Hypoxämie, insbesondere bei bestehendem hämorrhagischem Schocks. Die Feststellung einer Zyanose ist unter typischen Feldbedingungen eingeschränkt und bei nächtlichen Militäroperationen praktisch unmöglich.

Die Pulsoxymetrie sollte bei bewusstlosen Verwundeten oder Verletzungen, die mit einer Beeinträchtigung der Oxygenierung verbunden sind, z. B. Explosionsverletzungen oder Thoraxtrauma, zur Standardüberwachung gehören. Bei Verwundeten mit Schädel-Hirn-Trauma dient sie dazu, die Sauerstoffsättigung über 90 % zu halten, obwohl eine Sauerstoffgabe in der „Tactical Field Care"-Phase gewöhnlich nicht verfügbar ist. Die Sauerstoffsättigung des Hämoglobins wird zunehmend als „5. Vitalzeichen" in der Traumaversorgung angesehen. Sanitäter beschrieben die Pulsoxymetrie als sehr hilfreich bei der Versorgung eines Massenanfalls von Verletzten (MANV).[6]

Verwundete, die Zeichen einer Atemwegsverlegung, eines Spannungspneumothorax oder einer massiven Blutung aufweisen, sollten ohne Verzögerung durch die Anlage einer Pulsoxymetrie entsprechend behandelt werden. Weist ein Verwundeter pathologische Pulsoxymetriewerte auf, sollte ihn der Sanitäter umgehend erneut untersuchen, um die Ursache zu ermitteln. Der Einsatz des Pulsoxymeters bedarf wie der von Tourniquets und hämostatischen Substanzen zwingend der Ausbildung und Übung, um einen sicheren Umgang zu gewährleisten.

Prinzipien

Das Verständnis des **Funktionsprinzips der Pulsoxymetrie** ist für die richtige Anwendung und Interpretation der angezeigten Werte wesentlich. Die Pulsoxymetrie erlaubt eine nichtinvasive Abschätzung der arteriellen Sauerstoffsättigung durch Nutzung ausgewählter Wellenlängen des Lichtes, um die Sauerstoffsättigung (SpO_2) des Hämoglobinmoleküls zu bestimmen.[170–176] Das Absorptionsspektrum von sauerstoffreichem (oxygeniertem) Hämoglobin unterscheidet sich vom Absorptionsspektrum des sauerstoffarmen (desoxygenierten) Hämoglobins. Wenn sich zwei Bestandteile mit unterschiedlichen Absorptionsspektren in der gleichen Lösung befinden, kann das Verhältnis ihrer Konzentrationen durch das Verhältnis des absorbierten Lichtes bei zwei unterschiedlichen Wellenlängen bestimmt werden. Ziel der Oxymetrie ist es, im arteriellen Blut das Verhältnis von oxygeniertem Hämoglobin zum Gesamthämoglobin zu messen. Das absorbierte Licht ändert sich wegen des relativen Anstiegs von sauerstoffreichem arteriellem Blut mit jeder Pulswelle. Wird die Absorption an einer Stelle der Pulswelle gemessen und mit der Absorption an einer anderen Stelle verglichen, dann wird die Differenz zwischen diesen Werten allein durch das arterielle Blut verursacht. Aus diesen Messwerten kann die Sauerstoffsättigung des arteriellen Blutes errechnet werden.

Ein Sauerstoffsättigung von 95 % oder mehr zeigt an, dass ein intakter Atemweg bestehen muss und ein effektiver Sauerstoffaustausch in der Lunge stattfindet. Ein Abfall des pO_2 kann sowohl ein Atemwegsproblem als auch ein Lungen-(„B"-)Problem wie einen Spannungspneumothorax, eine offene Brustkorbverletzung, einen Hämatothorax oder auch eine Lungenkontusion anzeigen. Niedrige Sättigungswerte sollten den Sanitäter veranlassen, den Verwundeten erneut zu untersuchen, um festzustellen, ob eine lebensrettende Maßnahme erforderlich ist (➤ Kasten 25.16). Außerdem können sie bei der Entscheidung helfen, welcher Patient die dringendere Transportpriorität hat oder bei wem eine Sauerstoffgabe am ehesten erforderlich ist, sofern diese verfügbar ist.

> **25.16 Pulsoxymetrie und Volumenmangelschock**
>
> Das Pulsoxymeter kann bei einem Patienten, der wenig später in einen hypovolämischen Schock übergeht, eine gute Sauerstoffsättigung anzeigen. Die periphere Messung der Sauerstoffsättigung mittels Pulsoxymetrie ist kein sinnvoller Indikator, um Rückschlüsse auf die Kreislaufstabilität zu ziehen.

Probleme bei der Interpretation der angezeigten Werte

Die Pulsoxymetrie gilt zwar als sicheres Verfahren, inkorrekte Ergebnisse oder Fehlinterpretationen können jedoch zu einer falschen Behandlung führen. Obgleich die Pulsoxymetrie eine akkurate Abschätzung der Oxygenierung, also der Sauerstoffanreicherung, liefert, erlaubt dieses Verfahren keine Rückschlüsse auf die Suffizienz der Atmung (Ventilation), da die Pulsoxymetrie nicht den Gehalt des Kohlendioxids im Blut misst.[177] Die Abwesenheit einer Pulskurve macht alle abgelesenen Werte bedeutungslos, sodass Fehler am häufigsten bei kritisch kranken oder verletzten Patienten vorkommen. ➤ Kasten 25.17 listet Faktoren auf, welche die Ergebnisse der Pulsoxymetrie oder ihre Durchführbarkeit beeinflussen.

Eine schlechte Durchblutung (Perfusion) ist der Hauptgrund für ein nicht ausreichendes Signal. Unsanfte Bewegungen resultieren in einem Verlust des Signals, Vibrationen mit einer Frequenz im Bereich einer möglichen Herzfrequenz können zu fehlerhaften Werten führen. Kleine Abweichungen (1–2 %) werden zwischen an Finger und Ohr abgenommenen Werten beobachtet. Größere Ungenauigkeit entsteht, wenn ein venöser Stau vorliegt.

> **25.17 Faktoren, welche die Werte der Pulsoxymetrie verfälschen oder die Aussagekraft der Messergebnisse einschränken**
>
> **Faktoren, welche die angezeigten Werte verfälschen**
> - Falsch niedrige Werte:
>   – Schock
>   – Methämoglobin
>   – kalte Extremität
> - Falsch hohe Werte:
>   – Kohlenmonoxidvergiftung (Carboxyhämoglobin)
>
> **Faktoren, welche die Aussagekraft der Messergebnisse einschränken**
> - Kein Messwert zu ermitteln oder Störung der Messung:
>   – Schock
>   – Gefäßverletzung
>   – Bewegungsartefakt
>   – Extrem helle Umgebung
>   – Hautpigmentierung
>   – Nagellack
> - Beurteilung nicht möglich hinsichtlich:
>   – Effektivität der Beatmung
>   – Verlässlicher Genauigkeit bei einer Sauerstoffsättigung < 83 %
> - Einfluss der Höhe auf die normale Sauerstoffsättigung

Verbindungen, die Licht der gleichen Wellenlänge absorbieren wie oxygeniertes und desoxygeniertes Hämoglobin, werden vom Gerät falsch interpretiert.[177]:

- Die häufigste und potenziell gefährlichste Verbindung ist **Carboxyhämoglobin**, das entsteht, wenn sich Kohlenmonoxid (CO) an Hämoglobin bindet. Es absorbiert Licht der gleichen Wellenlänge wie oxygeniertes Hämoglobin und verursacht dadurch falsch normale oder hohe Sättigungswerte. Demzufolge hat die Pulsoxymetrie bei Patienten mit Rauchgasinhalation oder Kohlenmonoxidvergiftung einen eingeschränkten Nutzen.
- **Methämoglobin** beeinflusst ebenfalls die Lichtabsorption und erzeugt dadurch falsche Sättigungswerte. Methämoglobin kann bei Verwundeten entstehen, die mit Dapson (Chemotherapeutikum bei Dermatitis und Lepra) sowie Primaquin oder ähnlichen Medikamenten zur Behandlung oder Prophylaxe der Malaria behandelt werden.[179, 180]

Exzessives Umgebungslicht kann den Detektor sättigen und fehlerhafte Werte erzeugen.[177] Xenon- und Infrarotlichtquellen sind die wahrscheinlichste Ursache für Probleme, aber auch Tageslicht, fluoreszierendes und grelles Licht können stören.

Indikationen zum Gebrauch der Pulsoxymetrie, wie sie in den Richtlinien der American Association of Respiratory Care (AARC) publiziert wurden, sind beschränkt auf Überwachung einer suffizienten arteriellen Sättigung mit oxygeniertem Hämoglobin, Kontrolle des Therapieerfolgs durch Anstieg der arteriellen Sauerstoffsättigung nach therapeutischen Interventionen und Übereinstimmung mit nationalen Standards oder Behandlungsrichtlinien medizinischer Fachgesellschaften oder Aufsichtsbehörden. Die Pulsoxymetrie sollte nicht als tragbares Universalmonitoring der Oxygenierung, der Herzfrequenz, des Herzrhythmus und der kardiopulmonalen Gesamtsituation angesehen werden. Eine alleinige Abstützung auf die Pulsoxymetrie kann unter feldmäßigen Bedingungen zu einer Verzögerung der Therapie oder unangemessenen Entscheidungsprozessen führen. Die Pulsoxymetrie spielt keine Rolle bei der Beurteilung der Vitalität einer verletzten Extremität oder bei der Feststellung, ob eine Gefäßverletzung vorliegt oder nicht. ➤ Kasten 25.18 gibt Hinweise zum Einsatz der Pulsoxymetrie bei einem Schädel-Hirn-Trauma.

> **25.18 Pulsoxymetrie und Schädel-Hirn-Trauma**
>
> Ein Sauerstoffmangel (Hypoxämie) kann das Behandlungsergebnis eines Schädel-Hirn-Traumas negativ beeinflussen. Die amerikanische Fachgesellschaft „Brain Trauma Foundation" betont daher die Notwendigkeit, alle Patienten mit einem mittleren oder schweren Schädel-Hirn-Trauma mithilfe der Pulsoxymetrie zu überwachen und die arterielle Sauerstoffsättigung über 90 % zu halten.[178] Diese Empfehlung wurde in die TCCC-Guidelines aufgenommen.[61]

25.3.12 Schmerztherapie

Wie in der zivilen Notfallmedizin hängt die Art der beim TCCC verabreichten Schmerzmittel von der Intensität der Schmerzen ab. Viele Soldaten im Zweiten Weltkrieg waren trotz entsetzlicher im Gefecht erlittener Wunden relativ ruhig, während bei den gleichen Wunden unter zivilen Bedingungen qualvolle Schmerzen erwartet werden würden.[181] Schmerzmittel sind nicht indiziert, wenn die Verletzungen des Verwundeten nicht besonders schmerzhaft sind.

Nichtsteroidale Antirheumatika (NSAR)

Bei leichten bis mittleren Schmerzen ist der überwiegend selektive Cyclooxygenase-2-Hemmer (Cox-2-Hemmer) Meloxicam (Mobec®) das Mittel der Wahl. Viele Schmerzmittel, die bei leichten bis mittleren Schmerzen eingesetzt werden, gehören zur Gruppe der nichtsteroidalen Antirheumatika (NSAR). Die meisten Medikamente dieser Gruppe inhibieren die Thrombozytenfunktion und verlängern die Blutungszeit, weil sie die Cyclooxygenase-1-Produktion hemmen.[5, 182–184] Analgetika, welche die Thrombozytenfunktion behindern, sollten bei Verwundeten nicht verwendet werden, weil die Blutplättchen für die Hämostase nach einer Gefäßverletzung essenziell sind.[5] Eine gestörte Thrombozytenfunktion erhöht bei einem Verwundeten mit einem signifikanten Trauma und Blutungen das Risiko, an seinen Verletzungen zu verbluten. Außerdem muss beachtet werden, dass die Hemmung der Plättchenaggregation nach der Einnahme von Medikamenten wie Aspirin oder Ibuprofen mindestens eine Woche bestehen bleibt, bis neue Thrombozyten gebildet wurden. Arzneimittel, welche die Plättchenfunktion beeinträchtigen, sollten im militärischen Bereich bei der Verwundetenversorgung nicht eingesetzt werden.[185–188]

Der überwiegend selektive COX-2-Hemmer Meloxicam (Mobec®) wurde vom TCCC als geeignetes NSAID gewählt, weil es die Plättchenfunktion (Thrombozytenfunktion) nicht negativ beeinflusst[189, 190], nur wenige Nebenwirkungen aufweist und sich bei postoperativen Patienten als sehr effektiv erwiesen hat. Er ist auch bei hohen Temperaturen stabil und besitzt eine lange Wirkdauer.

Um eine ausreichende Analgesie während der ersten 5 Stunden sicherzustellen, bis Mobec® seine höchste Wirkkonzentration im Blut erreicht hat, wird empfohlen, 2 Tabletten Paracetamol à 500 mg gleichzeitig mit Mobec® einzunehmen. Diese Medikation bietet eine mehrstündige Analgesie. Paracetamol wirkt sich nicht auf die Plättchenfunktion aus und greift nicht in die Hämostase ein. Außerdem haben Meloxicam und Paracetamol keinen sedativen Effekt und umgehen die logistischen Probleme einer kontrollierten Medikation. Berichten von Verwundeten aus dem Irak zufolge ist diese Kombination sehr effektiv bei der Behandlung kleinerer penetrierender Weichteilverletzungen.[191, 192]

Idealerweise sollten die oralen Schmerzmedikamente (wie die oralen Antibiotika) als Teil des „Combat Pill Pack" am Mann mitgeführt und so schnell wie möglich nach einer Verwundung eingenommen werden. Voraussetzung ist eine entsprechende Einweisung. Diese sollte am besten durch das medizinische Personal der betreffenden Einheit vor Ort durchgeführt werden. Die Soldaten sollten bei dieser Gelegenheit unbedingt darüber aufgeklärt werden, dass insbesondere Aspirin, aber auch andere schmerzstillende Medikamente die Gerinnung massiv und bis zu einer Woche beeinträchtigen und daher zu vermeiden sind.

Morphin

Benötigt der Verwundete aufgrund der Verletzungsschwere stärkere Schmerzmittel – Knochenbrüche und Verbrennungen sind gewöhnlich am schmerzhaftesten – und weist er keine Zeichen eines Schocks oder einer Ateminsuffizienz auf, sollte eine Opiatanalgesie erfolgen. Morphin bleibt der Goldstandard unter den Opiaten, sofern bereits ein i. v. Zugang besteht und der Patient kreislaufstabil ist.[5] Insbesondere für medizinische Laien kann auch die intramuskuläre Injektion von Morphin mittels Autoinjektor eine Alternative darstellen. Nachteile der intramuskulären Applikation mittels Morphin-Autoinjektor sind die langsame Resorption und damit der verzögerte Wirkungseintritt (insbesondere bei instabilen Kreislaufverhältnissen), die schlechte Dosierbarkeit und ein ungleichmäßiger Wirkspiegel. Der Verwundete wird also noch länger Schmerzen haben, was das Risiko einer unabsichtlichen Überdosierung mit sich bringt, wenn die Autoinjektor-Applikation mehrfach wiederholt wird.

Orale, transmukosale Applikation von Fentanyl

Die orale, transmukosale (über die Wangenschleimhaut) Fentanylgabe wird empfohlen, wenn der Verwundete starke Schmerzen hat, aber noch kein i. v. Zugang gelegt wurde. Dies ist insbesondere eine wertvolle Option, da das Legen eines intravenösen Zugangs zeitintensiv ist, der Erfolg dieser Maßnahme vom Zustand des Patienten und der Routine des Helfers in dieser Maßnahme abhängt und bei schlechten Sichtverhältnissen, insbesondere nachts, selbst mit einem Nachtsichtgerät sehr schwierig zu bewerkstelligen ist.[193] Die Gabe von oralem, transmukosalem Fentanyl (Actiq®) zur Analgesie nach Verwundungen ist nach wie vor eine Off-Label-Nutzung. Die Medikamentenzulassung besteht nur für die Therapie von Durchbruchschmerzen bei Krebspatienten mit einer Opiat-Basismedikation. Dennoch hat sich die Verwendung bei zahlreichen anderen Indikationen als sicher und effektiv erwiesen.[194–201]

Die Wirkungen von Fentanyl reichen von wirksamer Schmerzstillung bei einer Wirkstoffkonzentrationen im Blut zwischen 1 und 2 Nanogramm pro Milliliter (ng/ml) bis hin zum opiatinduzierten Koma mit massiver Atemdepression bei Konzentrationen zwischen 10 und 20 ng/ml. Der maximal erreichte Serumspiegel nach oraler transmukosaler Fentanylgabe von 1 600 Mikrogramm (µg) lag in klinischen Studien bei 2,51 ng/ml.[202] Eine Atemdepression tritt erst bei Serumspiegeln über 2 mg/ml auf, sodass eine Gabe von 800 µg entsprechend keine Atemdepression auslösen kann. Dies wurde in Studien belegt, die auch an Probanden ohne akute Schmerzen durchgeführt wurden.[203] Die durch eine tatsächliche schwere Verletzung ausgelösten Schmerzen stellen einen wirksamen Atemantrieb dar, sodass bei diesen Patienten selbst hohe Dosen ohne signifikante Atemdepression toleriert werden, solange sich diese Patienten noch nicht im Schock befinden.[1]

In einer Übersichtsuntersuchung der derzeit in den USA präklinisch genutzten Schmerzmedikamente stellten Wedmore et al. fest, dass die orale transmukosale Fentanylgabe *„ideal geeignet zu sein scheint, um präklinisch eine sichere, schnell einsetzende und orale applizierbare Opiatanalgesie durchzuführen".*[192] Kacprowicz et al. schreiben, dass diese Applikationsform *„... einzigartig für die Schmerzmedikation auf dem Gefechtsfeld ist".*[204] Etwa 200 Anwendungen der transmukosalen Fentanylanwendung durch Angehörige der US-Streitkräfte im Irak und in Afghanistan wurden dokumentiert und die bisherigen Ergebnisse zeigen, dass sie sicher und effektiv für die Nutzung zur Schmerztherapie auf dem Gefechtsfeld ist, wenn sie bestimmungsgemäß eingesetzt wird.[205]

Auf Grundlage der dokumentierten Sicherheit und Effektivität empfiehlt das CoTCCC die orale transmukosale Fentanylgabe für Verwundete, die nicht im Schockzustand sind oder bei denen keine Atemdepression vorliegt oder ein signifikantes Risiko für beides besteht. Die Dosis beträgt 800 µg transmukosal (über die Wangenschleimhaut) für die initiale Opiatanalgesie bei allen hämodynamisch stabilen Patienten, die nicht aus anderen Gründen einen i. v. Zugang benötigen, oder zur medikamentösen Überbrückung, wenn die Rettung des Verwundeten oder die taktische Situation einen i. v. Zugang ausschließen. Als einfache Sicherheitsvorkehrung empfahl das Komitee, den Stiel des „Fentanyl-Lollis" mit einem Pflasterstreifen am Zeigefinger des Verwundeten zu befestigen. Sollte der Verwundete nun versehentlich eine weit über dem analgetischen Effekt liegende Dosis absorbieren und infolgedessen somnolent werden, wird das Präparat durch das Erschlaffen des Armes aus dem Mund gezogen und der Wirkstoff nicht weiter abgegeben. Bei Verwundeten, die ohnehin einen i. v. Zugang benötigen und bei denen eine problemlose und schnelle Venenpunktion zu erwarten ist, bleibt die frühere Empfehlung bestehen, 5 mg Morphin i. v. zu verabreichen und dies alle 10 Minuten zu wiederholen, bis eine adäquate Analgesie erreicht ist.

Da nach Opiatgabe häufig Übelkeit und Erbrechen auftreten, sollten routinemäßig 25 mg Promethazin gegeben werden, das die Nebenwirkungen reduziert und als adjuvantes Koanalgetikum wirkt. Im Falle eines hämorrhagischen Schocks sind alle Opiatanalgetika, Morphin ebenso wie Fentanyl, aufgrund ihrer blutdrucksenkenden Wirkung kontraindiziert. Wann immer Opiate verabreicht werden, sollte aus diesem Grund und wegen der möglichen Atemdepression Naloxon griffbereit sein.

Ketamin

Ketamin bzw. **Esketamin** (**Ketanest®**, **Ketanest® S**) ist eine weitere gute Option zur Analgesie auf dem Gefechtsfeld (➤ Kasten 25.19).[206] Das Nebenwirkungsprofil von Ketamin besitzt für den Traumapatienten, insbesondere bei Vorliegen eines Volumenmangelschocks, erhebliche Vorteile gegenüber der Anwendung von Opiaten: keine Blutdrucksenkung bzw. leichte Blutdruckerhöhung, längerer Erhalt der Spontanatmung und der Schutzreflexe sowie Bronchodilatation.[214, 215]

> **25.19 Erfahrungen mit Ketamin auf dem Gefechtsfeld**
>
> In einer Befragung von Combat Medics durch das Naval Operational Medical Lessons Learned Center gaben die Befragten an, dass zur Schmerzbekämpfung auf dem Gefechtsfeld am häufigsten Morphin intramuskulär verwendet wurde, obwohl dieses weniger effektiv war als die intravenöse Gabe von Morphin oder Ketamin.[219] Das Überwiegen der i. m. Gabe von Morphin resultierte vor allem aus der Tatsache, dass außer den Spezialkräften nur wenige Einheiten ihren Combat Medics Fentanyl-Lollis oder Ketamin zur Verfügung stellten. Obwohl Ketamin weniger oft angewendet wurde als Morphin und Fentanyl, wurde es bei der Frage nach einer schnellen und wirkungsvollen Schmerzkontrolle besser bewertet.[209] Darüber hinaus gibt es Einzelberichte von Verwundeten, die trotz Morphin unter starken Schmerzen litten und bei denen nach Gabe von Ketamin eine sofortige Schmerzlinderung eintrat.[192]

Opiate sollten bei Patienten mit einem erhöhten Risiko für einen hämorrhagischen Schock (z. B. massives Weichteiltrauma, penetrierende Verletzungen des Thorax oder Abdomen, Beckenfrakturen) nur mit größter Vorsicht eingesetzt werden. Das Verbluten ist die häufigste vermeidbare Todesursache in den aktuellen Konflikten in Afghanistan und im Irak.[51, 207] Morphin und Fentanyl führen zu einem Blutdruckabfall und können die Kreislaufsituation bei einem Blutungsschock zusätzlich verschlechtern. Sie erhöhen das Mortalitätsrisiko bei schweren Blutungen[206] und sind daher bei kreislaufinstabilen Patienten kontraindiziert. Hypotonie und Hypoxie, die infolge einer Atemdepression nach Opiatgabe entstehen können, sind bei Vorliegen eines Schädel-Hirn-Traumas unerwünscht und verschlechtern das Outcome.[206] Sedierung und Übelkeit sind ebenfalls bekannte Nebenwirkungen von Opiaten, die Auswirkungen bei der Versorgung auf dem Gefechtsfeld haben können.[208]

Da Ketamin leicht fettlöslich ist, tritt die gewünschte Wirkung innerhalb einer Minute nach i. v. Gabe des Medikaments ein. Wird Ketamin intramuskulär (i. m.) verabreicht, setzt sie innerhalb von 5 Minuten ein.[209] Die Anwendung von Ketamin ist seit Jahrzehnten in der Intensivmedizin und der zivilen Notfallmedizin weit verbreitet. In analgetischer Dosis treten nur wenige ernste Nebenwirkungen auf.[209–213] Wegen seiner positiven Effekte auf den Kreislauf bei gleichzeitigem Erhalt der Atmung und der Schutzreflexe wird Ketamin insbesondere in Europa bei der Behandlung von Traumapatienten sehr häufig eingesetzt, weshalb weitreichende klinische Erfahrung im sicheren Umgang mit diesem Medikament existieren. Hinzu kommen niedrige Kosten und einfache Lagerungsbedingungen.[214, 215]

In niedriger (analgetischer) Dosis, in der Ketamin zur Schmerzbekämpfung auf dem Gefechtsfeld eingesetzt wird, hat es keinen negativen Einfluss auf den Kreislauf und beeinträchtigt weder den Schluckreflex noch die Atmung des Verwundeten.[51, 216–218] Eine dosisabhängige Nebenwirkung ist das Auftreten von **Nystagmen** (rhythmische Augenbewegungen), die sich gewöhnlich beim Übergang von der analgetischen zur narkotischen Dosis einstellen. Die schrittweise Gabe von Ketamin sollte daher beendet werden, wenn ein Nystagmus auftritt oder der Patient Schmerzen verneint.[206]

Während in den US-amerikanischen TCCC-Richtlinien ausschließlich von Ketamin (Ketanest®) die Rede ist, wird in Deutschland aufgrund der deutlich geringeren psychotropen Nebenwirkungen (Halluzinationen, Albträume, „Horrortrips") fast ausschließlich der Wirkstoff Esketamin (Ketanest® S) verwendet. Bei der Angabe von Dosierungen ist diese Unterscheidung wichtig, da Esketamin aufgrund seiner höheren analgetischen Wirksamkeit etwa in der halben Dosis wie Ketamin verabreicht wird. Darüber hinaus wird Esketamin schneller eliminiert und hat somit eine deutlich kürzere Wirkungsdauer als Ketamin. Die Dosierung zur Schmerztherapie (analgetische Dosis) wird bei i. v. und i. o. Applikation für Ketamin mit 0,5–1 mg pro kg Körpergewicht angegeben, für Esketamin beträgt sie 0,25–0,5 mg pro kg Körpergewicht. Bei i. m. und intranasaler Gabe muss die doppelte Dosis verabreicht werden.

Ketamin und Esketamin können intravenös, intramuskulär, intraossär und intranasal verabreicht werden. Bei intramuskulärer Gabe von Esketamin (Ketanest® S) beträgt die Anfangsdosis 50 mg; diese Gabe kann bei Bedarf alle 30–60 Minuten wiederholt werden, bis die Schmerzen suffizient therapiert sind oder ein Nystagmus einsetzt. Die intranasale Applikation von Esketamin erfolgt über einen Vernebler, der auf eine Spritze aufgesetzt wird und mit dessen Hilfe die Injektionslösung in die Nase eingebracht bzw. gesprüht wird. Die Dosis beträgt bei intranasaler Applikation ebenfalls 50 mg, wobei das Esketamin (Ketanest®) in einer Konzentration von 25 mg/ml gewählt werden sollte, da ein Volumen über 2 ml nicht über die Nasenschleimhaut aufgenommen werden kann und stattdessen über den Rachenraum in den Magen gelangen würde. Die intranasale Gabe kann alle 30–60 Minuten wie oben beschrieben wiederholt werden. Sobald ein i. v. oder i. o. Zugang verfügbar ist, kann Esketamin darüber in einer Dosis von 25 mg langsam (über 1 Minute) verabreicht werden. Der Verwundete sollte nach 5 bis 10 Minuten erneut untersucht werden. Die i. v. Gabe kann, falls erforderlich, alle 5 bis 10 Minuten wiederholt werden, bis die Schmerzen unter Kontrolle sind oder ein Nystagmus einsetzt.

Während bei Ketamin (Ketanest®) die Kombination mit einem Sedativum (Midazolam oder Diazepam) zwingend erforderlich ist, um Halluzinationen und Angstträume zu vermeiden, kann bei Gabe von Esketamin (Ketanest® S) in analgetischer Dosierung darauf verzichtet werden. Eine Reizabschirmung ist ebenfalls sinnvoll. In hoher Dosis, aber auch bei zu schneller Applikation, ist bei Gabe von Ketamin/Esketamin ebenfalls eine Atemdepression möglich, sodass der Verwundete regelmäßig untersucht werden muss. Wird nach Gabe von Ketamin oder Opiatanalgetika eine Beeinträchtigung der Atmung beobachtet, muss eine Beutel-Maske-Beatmung oder Mund-zu-Maske-Beatmung durchgeführt werden. Ein weiterer Nachteil von Ketamin/Esketamin ist die häufiger erforderliche Wiederholungsgabe. Außerdem ist die Speichelproduktion deutlich erhöht, sodass die Verabreichung von Atropin erwogen werden sollte. Der gesteigerte myokardiale Sauerstoffverbrauch verbietet die Anwendung bei KHK und Herzinsuffizienz.

Es soll an dieser Stelle hervorgehoben werden, dass alle zentralnervös wirksamen Substanzen (wie Opiate oder Ketamin) zu teilweise erheblichen psychomotorischen Ausfallerscheinungen und Veränderungen des Bewusstseins führen. Dies schränkt nicht nur die Kampffähigkeit des verwundeten Soldaten enorm ein. Aus Gründen des Selbstschutzes sind Soldaten, die unter dem Einfluss zentralnervös wirksamer Substanzen stehen, umgehend zu entwaffnen.

Es wurde darüber berichtet, dass Ketamin zu einem Anstieg des intrakranialen und intraokulären Drucks führt. Das Risiko dieser unerwünschten Nebenwirkungen ist allerdings gering und das Vorhandensein einer Augenverletzung oder eines leichten Schädel-Hirn-Traumas sollte die Gabe von Ketamin bei Patienten mit mittleren bis schweren Schmerzen nicht ausschließen, insbesondere wenn Opiate kontraindiziert sind. In einer Übersichtsarbeit über die Möglichkeiten der Schmerztherapie auf dem Gefechtsfeld heben die Autoren die analgetischen Eigenschaften von Ketamin selbst in niedriger Dosierung hervor, wohingegen Nebenwirkungen nur selten auftraten.[222] Mit einem großen Sicherheitsbereich bis zu einer möglichen Überdosierung (therapeutische Breite) konnte selbst bei stärksten Schmerzen eine suffiziente Schmerzkontrolle erreicht werden. Ketamin kann auch mit Opiaten kombiniert werden, wodurch Opiatanalgetika eingespart und deren Nebenwirkungen reduziert werden können.

Eine seltene unerwünschte Wirkung nach Ketamingabe ist das Auftreten eines Stimmritzenkrampfes (Laryngospasmus). Wenn dieses Problem auftritt, ist meist eine kurze Beutel-Maske-Beatmung ausreichend, um das Problem zu lösen.[223] Die Häufigkeit von Atemstörungen bei Kindern nach Analgosedierung im Rahmen von diagnostischen und therapeutischen Eingriffen war nach Ketamingabe niedriger als nach Gabe anderer Analgetika, einschließlich Fentanyl.[224] Angesichts des größeren Durchmessers der Trachea eines Erwachsenen legen einzelne Autoren nahe, dass die bloße Lageveränderung des Kopfes mit Ausrichtung der Atemwege ausreicht, um Atemstörungen nach Ketamingabe zu beheben.[206]

Trotz der vielen wünschenswerten klinischen Eigenschaften von Ketamin (z. B. Erhalt der Spontanatmung) müssen Sanitäter in der Lage sein, mit den möglichen Nebenwirkungen umzugehen. Eine der am besten beschriebenen Nebenwirkungen nach Gabe von Ketamin sind z. B. plötzlich auftretende, unwillkürliche Reaktionen: Patienten machen spontane Äußerungen und ungerichtete Bewegungen oder zeigen eine motorische Unruhe und sind agitiert. Häufig stellen sich diese „Aufwachreaktionen" in Phasen ein, in denen die sedierende Wirkung des Ketamin abklingt. Im Beipackzettel von Ketamin wird darauf hingewiesen, dass bei etwa 12 Prozent der Patienten derartige unwillkürliche Reaktionen vorkommen.[225] Obwohl diese in der Regel erst bei höheren Dosierungen auftreten, kann es erforderlich werden, die Patienten medikamentös zu sedieren oder aktiv zu fixieren.[226]

Welches Schmerzmittel sollte bei einem polytraumatisierten Patienten, der durch die Explosion eines IED verletzt wurde (z. B. mit einer penetrierenden Augenverletzung, einer komprimierbaren und einer nichtkomprimierbaren Blutung, einem Thoraxtrauma mit Lungenverletzung), mit starken Schmerzen und Kontraindikationen für Opiate und Ketamin gegeben werden?
1. Wenn ein schweres Schädel-Hirn-Trauma vorliegt, wird der Verwundete vermutlich bewusstlos sein und kein Schmerzmittel benötigen.
2. Wenn der Verwundete trotz Schädel-Hirn-Trauma bei Bewusstsein ist und Schmerzen hat, ist Ketamin wahrscheinlich besser geeignet als Morphin oder transmukosales Fentanyl. Nach derzeitig verfügbarer wissenschaftlicher Evidenz würden Opiate (mit ihren unerwünschten Nebenwirkungen Hypotonie und Hypoxie) bei einem Verwundeten mit Schädel-Hirn-Trauma und gleichzeitig vorliegendem Kreislaufschock vermutlich eher zu einem schlechten Outcome führen als Ketamin.

25.3.13 Antibiotika

Infektionen sind wichtige Spätfolgen von Kriegsverletzungen und führen häufig zu einer erhöhten Morbidität und Mortalität. Dass die frühe Antibiotikagabe nach einem Trauma Wundinfektionen reduziert, wurde schon vor über 50 Jahren erkannt.[227] Scott stellte bei der Auswertung der Erfahrungen aus dem Koreakrieg fest, dass „in jeder taktischen Situation in welcher der Verwundete eine Rettungsstation nicht innerhalb von 4–5 Stunden nach der Verwundung erreichen kann, die Einleitung einer Antibiotikabehandlung bereits durch den Ersthelfer erfolgen sollte".[228]

Die frühzeitige Antibiotikagabe ist bei Patienten mit schwereren Verletzungen in der Notaufnahme üblich. Präklinisch finden Antibiotika aufgrund der kurzen Transportzeiten in der Regel keine Verwendung. Im Einsatz kann die definitive Versorgung von Verwundeten aufgrund der größeren Entfernungen und taktischer Einschränkungen hinsichtlich der Boden- oder Luftrettung deutlich verzögert erfolgen.[229]

Die Empfehlung zur Antibiotikagabe bereits auf dem Gefechtsfeld war schon Bestandteil der ersten TCCC-Leitlinien. Antibiotika müssen so schnell wie möglich nach einer Verletzung verabreicht werden, um die beste Wirksamkeit zu erzielen. Eine aktuellere Untersuchung zur Antibiotikagabe auf dem Gefechtsfeld gibt die Empfehlung, dass sie zum Einsatz kommen sollten, wenn das Eintreffen in der ersten medizinischen Behandlungseinrichtung voraussichtlich drei Stunden oder länger dauern wird.[231] Allerdings wurde keine Evidenz mehr berichtet, wenn die Antibiotikagabe eine Stunde nach der Verwundung oder später erfolgte. Die Bedeutung dieser frühzeitigen Gabe wird in zahlreichen anderen Berichten thematisiert. Mabry et al. stellten fest, dass die Verzögerung bis zum Erreichen der ersten chirurgischen Behandlungseinrichtung für die meisten Verwundeten in Mogadischu 1993 etwa 15 Stunden dauerte. Die Wundinfektionsrate bei diesen Verwundeten lag bei etwa 30 %.[32] Im Gegensatz dazu berichtete Tarpey, dass es bei den 32 Verwundeten der Task Force 15 (3. Infanterie-Division), die am Vorstoß auf Bagdad zu Beginn des Irak-Krieges beteiligt war, zu keinen Wundinfektionen kam. Dort wurden Antibiotika unmittelbar nach der Verwundung gegeben; die vollständige Verhinderung von Infektionen gelang trotz ebenfalls häufig langer Verzögerungen bis zur Anschlussversorgung.[232] In einem 2007 publizierten Übersichtsartikel über die Anwendung der TCCC-Prinzipien in den verschiedenen Einsatzgebieten des „Global War On Terrorism" wurden keine signifikanten Nebenwirkungen der frühzeitigen Antibiotikagabe beschrieben.[6]

Die parenterale Applikation von Antibiotika ist bei Verwundeten erforderlich, die nicht in der Lage sind zu schlucken, z. B. bei bewusstlosen Patienten oder solchen mit schweren Mittelgesichtsverletzungen. Sie ist außerdem bei Patienten im Schock indiziert, bei denen der mesenteriale Blutfluss für die Absorption oraler Medikamente nicht ausreicht. Das CoTCCC empfahl Cefotetan als das parenterale Antibiotikum der Wahl zur Prophylaxe von Wundinfektionen zum Zeitpunkt der Verletzung. Cefotetan deckt ein weites Keimspektrum ab (auch im anaeroben Bereich), weist eine gute Gewebegängigkeit auf und hat eine Wirkdauer von 12 Stunden. In Deutschland wird Cefotetan nicht vertrieben. Eine ebenfalls gut geeignete Alternative stellt Ertapenem (Invanz®) dar.[231] Diese Empfehlung wird durch ein 2011 erschienenen Review zu diesem Thema gestützt.[233] Ertapenem sollte nicht mit anderen Medikamenten vermischt oder infundiert werden, da es winzige Kristalle ausbilden kann, wenn es mit anderen Medikamenten in Kontakt kommt. Es sollte außerdem nicht mit glukosehaltigen Infusionslösungen (Alpha-D-Glukose) verabreicht werden. Die i. m. Applikation ist ebenfalls möglich.

Der logistische Aufwand, parenterale Medikamente mitzuführen, zu injizieren und immer wieder neu zu beschaffen, macht die Anwendung oraler Antibiotika zu einer attraktiven Alternative, sofern die orale Applikation möglich ist.[1] Bei der Wahl eines geeigneten Antibiotikums sind Charakteristika wie breites Wirkspektrum, minimales Nebenwirkungsprofil, Haltbarkeit bei extremen Umwelteinflüssen, einfache Dosierung, minimales Gewicht und wenig Platzbedarf im Rettungsrucksack sowie geringe Kosten wünschenswert. Das CoTCCC empfahl Moxifloxacin als orales Antibiotikum der ersten Wahl.[229, 233, 234]

In Deutschland führt die Bundeswehr seit 2010 eine erweiterte sanitätsdienstliche Ausbildung für Nichtsanitätspersonal durch. In verschiedenen Ausbildungsgängen werden Soldaten der Kampftruppe zu Einsatzersthelfern (Alpha und Bravo) ausgebildet. Nach erfolgreichem Ausbildungsabschluss wird den Einsatzersthelfern – im Einsatz – eine persönliche Sanitätsausstattung ausgehändigt, die neben Tourniquet, Emergency Bandage, hämostatischem Verband (QuikClot Gauze®) und Morphin-Autoinjektor auch das Antibiotikum Ciprofloxacin enthält. Vor der Ausgabe dieser Medikamente an die Soldaten im Einsatz sollte eine entsprechende Einweisung durch den zuständigen Truppenarzt erfolgen, bei der die Soldaten auch nach ihnen bekannten Medikamentenallergien zu befragen sind.

25.3.14 Behelfsmäßiger Verwundetentransport

Da die taktische Situation in der Phase „Tactical Field Care" kontrolliert ist, sollte ein behelfsmäßiger Verwundetentransport auf dem Gefechtsfeld einfacher sein als in der Phase „Care Under Fire". Der Verwundete kann nötigenfalls entwaffnet werden; für das Gelingen der Mission essenzielle persönliche Ausrüstung wird auf andere Kameraden des Teams verteilt. Für kurze Distanzen können die in ➤ Kap. 25.2.1 beschriebenen Tragetechniken angewendet werden.

Bei größeren zurückzulegenden Entfernungen sollte eine handelsübliche oder improvisierte Trage verwendet werden. In besonders schwierigem Gelände ist der Stokes®-Tragekorb (➤ Abb. 25.29a) oder das Sked® Multifunktions-Rettungstragensystem (➤ Abb. 25.29b) besser geeignet als eine normale Trage. Dies gilt auch innerhalb von Gebäuden oder in Bereichen, wo die Trage mehr als 3 m angehoben oder abgelassen werden muss. Falls nötig, können zwei Helfer diese Tragesysteme hinter sich herziehen (➤ Abb. 25.29a). Ei-

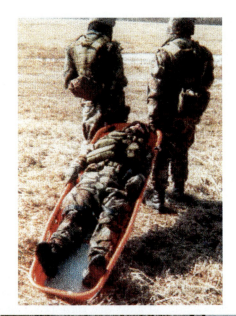

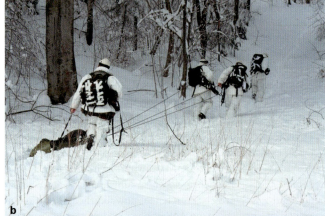

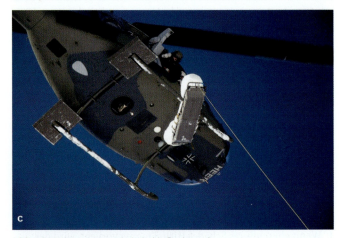

Abb. 25.29 a: Rettungsschale (Schleifkorbtrage).
(Foto: Courtesy of Dr. Mel Otter). © NAEMT; PHTLS, 8th edition, Jones & Bartlett, 2016
b: Sked® Multifunktions-Rettungstragensystem im Wintereinsatz (Foto: Florent Josse).
c: Bell UH-1D mit Universal-Tragegestell UT 2000. In unwegsamem Gelände ist die Möglichkeit einer Windenrettung durch den Hubschrauber entscheidend, um einen langwierigen Transport zu einem Landeplatz zu vermeiden. (Foto: Karsten Ladehof).

25.3 Phase 2: Tactical Field Care

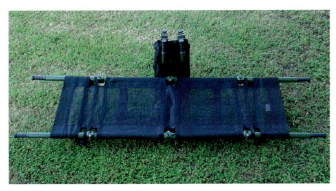

Abb. 25.30 Falttrage (Talon II).
Courtesy of Mr. Dom Greydanns. © NAEMT; PHTLS, 8th edition, Jones & Bartlett, 2016

ne Klapptrage oder ein Tragetuch sind die nächstbesten Möglichkeiten, bieten allerdings beide wenig bis keinen Schutz der Wirbelsäule und können nur schwer durch zwei Personen gezogen werden. Die faltbare Trage „Talon II" hat in vielen Einheiten Akzeptanz gefunden (> Abb. 25.30). Die Universaltrage 2000 ist ein in die Bundeswehr ursprünglich für den Materialtransport eingeführtes System. Ihre Weiterentwicklung und zahlreiche Ergänzungsteile prädestinieren sie für den Einsatz zur Patientenrettung aus schwerem Gelände bis hin zur Schluchtenrettung. Außerdem ist sie das primär genutzte System für die Windenrettung (> Abb. 25.29c).

Eine improvisierte Trage kann aus Ponchos, Nässeschutz, Feldjacke, Decken oder anderen verfügbaren Materialien angefertigt werden; auch eine ausgehängte Tür kann notfalls als Behelfstrage verwendet werden. Hat der Verwundete ein stumpfes Trauma erlitten und besteht der Verdacht auf eine Verletzung der Wirbelsäule, sollte eher formstabiles Material benutzt werden. Eine improvisierte Zervikalstütze (Halskrause) kann aus einer SAM-Splint®-Schiene angefertigt und dem Verwundeten vor dem Transport angelegt werden. Wird ein Verwundeter über weite Strecken getragen, sollten i. v. Zugänge, Tourniquets, Verbände und angelegte Schienen in regelmäßigen Abständen überprüft werden. Verwundete sollten während des Transports so gut wie möglich vor Umwelteinflüssen (Sonne, Regen, Wind, Kälte, Schnee, Sandsturm, Insekten) geschützt werden; ebenso ist auf Zeichen von Hypothermie, Dehydrierung oder Hitzeerschöpfung zu achten.

25.3.15 Kommunikation mit dem Verwundeten

Der Krieg ist eine traumatische Erfahrung. Verwundet, insbesondere schwer verwundet zu werden, kann ungeheure Angst und Furcht erzeugen. Offen mit dem Verwundeten über seine Verletzungen zu reden und diesen durch Beschreibung der Behandlung, die gerade durchgeführt wird, zu beruhigen, hat einen direkten therapeutischen Nutzen. Diese Art der Kommunikation ist auf dem Gefechtsfeld genauso wichtig wie in einer Sanitätseinrichtung und sollte fester Bestandteil des Behandlungsschemas sein. Seien Sie ehrlich in Bezug auf die Verletzungen. Ermutigen Sie den Verwundeten, indem Sie versuchen, in Hinblick auf die Evakuierung und die weitere Behandlung eine positive Haltung einzunehmen.

25.3.16 CPR unter taktischen Bedingungen

Die kardiopulmonale Reanimation (CPR) ist bei Verwundeten, die auf dem Gefechtsfeld ein Explosionstrauma oder eine penetrierende Verletzung erlitten haben und keine Lebenszeichen bieten, kontraindiziert.[5, 235]

Unter taktischen Gefechtsbedingungen werden die Kosten für den Versuch, Verwundete mit zwangsläufig fatalen Verletzungen zu reanimieren, in zusätzlichen Menschenleben gerechnet, die Sanitätskräfte bei den Wiederbelebungsversuchen durch feindliches Feuer verlieren. Verwundeten mit potenziell überlebbaren Verletzungen wird je nach Mission unter Umständen eine Versorgung vorenthalten. Die erfolgreiche Auftragserfüllung der Einheit würde durch diese Anstrengungen inakzeptabel gefährdet. Unter taktischen präklinischen Bedingungen ist die kardiopulmonale Reanimation nur bei nichttraumatischen Störungen wie Hypothermie, Beinahe-Ertrinken und Stromschlag zu erwägen, da diese eine deutlich höhere Überlebenswahrscheinlichkeit besitzen.

Ein übersehener Spannungspneumothorax zählt zu den potenziell reversiblen Ursachen eines Herz-Kreislauf-Stillstandes auf dem Gefechtsfeld. Bei allen Verwundeten mit einer Verletzung des Körperstamms oder einem Polytrauma, die in der Phase „Tactical Field Care" keinen Puls oder keine Atmung aufweisen, sollte daher sofort eine beidseitige Entlastungspunktion des Thorax durchgeführt werden, bevor die weiteren Therapiemaßnahmen eingestellt werden.

25.3.17 Alarmierung des taktischen Verwundetentransportes (Tactical Evacuation)

Der Ersthelfer oder Sanitäter, der den Verwundeten in der „Tactical Field Care"-Phase behandelt, muss die Dringlichkeit einschätzen, mit der dieser in eine medizinische Behandlungseinrichtung gebracht werden muss. Im Einsatzraum Afghanistan wird bei der Anforderung eines MedEvac-Hubschraubers die **International Security Assistance Force Standard Operating Procedure 312** verwendet, um den Verwundeten (entsprechend den Vorgaben der NATO-Doktrin für die medizinische Versorgung in Kampfeinsätzen) in bestimmte Patientenkategorien einzuteilen. In dieser Klassifikation werden drei Kategorien von Patienten unterschieden:
- A (Alpha) – Dringend, Evakuierung innerhalb von 2 Stunden (> Kasten 25.20)
- B (Bravo) – Priorität, Evakuierung innerhalb von 4 Stunden
- C (Charlie) – Routine, Evakuierung innerhalb von 24 Stunden

> **25.20 Zeitvorgaben zur Evakuierung von Patienten der Kategorie A**
>
> Eine Weisung des US-Verteidigungsministers fordert, dass alle Patienten der Kategorie A im Einsatzraum Afghanistan innerhalb von 60 Minuten nach Freigabe des MEDEVAC-Einsatzes in eine medizinische Behandlungseinrichtung mit der Möglichkeit zur notfallchirurgischen Versorgung transportiert werden sollen.

Die nachfolgende Liste soll einen Anhaltspunkt geben, welche Verletzungen den jeweiligen Kategorien zugeordnet werden können. Dabei handelt es sich lediglich um Beispiele. Die Dringlichkeit der Evakuierung – und damit die Zugehörigkeit zu einer der genannten Kategorien – muss für jeden Patienten anhand seines genauen Verletzungsmusters individuell festgelegt werden.

- **Kategorie A (Alpha) – Dringend**   Kritische, lebensbedrohliche Verletzung
  - Komplexe Weichteil- und Extremitätenverletzung durch Explosion eines IED
  - Schussverletzung oder penetrierende Splitterverletzung des Brustkorbs, Bauchraums oder Beckens
  - Jeder Verwundete mit Atemwegsproblemen
  - Jeder Verwundete mit Problemen der Atmung
  - Jeder Verwundete mit einem Schock
  - Verwundete mit blutenden Wunden, die schwierig zu kontrollieren sind (einschließlich Junctional Tourniquets)
  - Bewusstlose Patienten
  - Verwundete mit einem mittleren oder schweren Schädel-Hirn-Trauma
  - Verwundete mit bekannter oder vermuteter Wirbelsäulenverletzung
  - Verbrennungen mit mehr als 20 Prozent verbrannter Körperoberfläche
- **Kategorie B (Bravo) – Priorität**   Schwere Verletzung
  - Isolierte, offene Frakturen der Extremitäten (wenn die Blutungen kontrolliert sind)
  - Jeder Verwundete mit einem Tourniquet (an einer Extremität)
  - Penetrierende oder andere schwere Augenverletzungen
  - Schwere Weichteilverletzungen ohne stärkere Blutungen
  - Extremitätenverletzungen mit distalem Pulsverlust
  - Verbrennungen mit 10–20 Prozent verbrannter Körperoberfläche
- **Kategorie C (Charlie) – Routine**   Leichte bis mittelschwere Verletzung
  - Gehirnerschütterung (leichtes Schädel-Hirn-Trauma)
  - Schussverletzung der Extremitäten mit kontrollierter Blutung ohne Tourniquet
  - Sonstige Splitterverletzungen der Weichteile und Extremitäten
  - Geschlossene Frakturen mit vorhandenem distalen Puls
  - Verbrennungen mit weniger als 10 Prozent verbrannter Körperoberfläche

25.3.18 Dokumentation der Verwundetenversorgung

Etwa 87 % aller gefallenen Soldaten versterben auf dem Gefechtsfeld, bevor sie eine medizinische Behandlungseinrichtung erreichen[51], aber nur 14 % von ihnen verfügen bei Erreichen einer Role-2- oder Role-3-Einrichtung über eine Dokumentation ihrer präklinischen Versorgung. Der Mangel an adäquater präklinischer Dokumentation stellt bei den Bemühungen des CoTCCC, des U.S. Joint Trauma System und anderer internationaler Dienststellen und Fachgesellschaften, die präklinische Versorgung der Soldaten kontinuierlich zu verbessern, ein erhebliches Hindernis dar.[74]

Wenn immer es taktisch möglich ist, sollte die größte Anstrengung unternommen werden, die Verletzungen des Verwundeten, seinen initialen Zustand, die durchgeführten medizinischen Maßnahmen, die Reaktion auf die Behandlung sowie alle anderen Veränderungen des Zustands genau zu dokumentieren. Die Informationen müssen mit dem Patienten weitergegeben werden, wenn dieser in die nächsthöhere Ebene der sanitätsdienstlichen Versorgung verlegt wird. Dies ist nicht nur wichtig, um in der übernehmenden Einrichtung die weitere Versorgung zu gewährleisten und zu optimieren, sondern auch, um die Effektivität des Traumamanagements insgesamt analysieren und verbessern zu können.

Das CoTCCC bildete 2007 eine Arbeitsgruppe, um Möglichkeiten zur Verbesserung der unzureichenden Informationslage über die Erstversorgung von Verwundeten in Afghanistan und im Irak zu erarbeiten. Zu diesem Zeitpunkt waren über 30 000 Verwundete erfasst; es gab jedoch nur von etwa 10 % überhaupt eine präklinische Dokumentation und nur in 1 % der Fälle waren die verfügbaren Informationen ausreichend. In nahezu allen Fällen mit verwendbarer Dokumentation handelte es sich nicht um offiziell eingeführte Verwundetenkarten, sondern um Arbeitslösungen auf Einheitsebene. Es wurde festgestellt, dass es sich beim überwiegenden Teil der Erstversorger nicht um sanitätsdienstliches Personal handelte. Eine Patientendokumentation, die von medizinischen Laien erfolgreich eingesetzt werden soll, erfordert zuerst einmal, dass diese die Inhalte und Anforderungen schnell verstehen können und die Dokumentation möglichst intuitiv effektiv genutzt werden kann. Es wurden bei einer Konferenz dieser Arbeitsgruppe insbesondere zwei Systeme näher betrachtet: die offiziell eingeführte Verwundetenkarte (DoD Paper Form 1380) und das PDA-gestützte Battlefield Medical Informations System – Tactical (BMIS-T). Beide Systeme waren nicht dazu geeignet, den Erfordernissen der Ersthelfer zu genügen.

Als Alternative wurde die Verwundetenkarte des 75th Ranger Regiment betrachtet und als schnell verfügbare, kostengünstige und leicht verteilbare Interimslösung vorgeschlagen. Diese Karte wurde unter anderem von der genannten Einheit entwickelt und auch von anderen Spezialkräften genutzt. Unter Einsatz dieser Karte hatte das Ranger Regiment seine zum Zeitpunkt der Konferenz 450 Fälle verwundeter Soldaten erfolgreich dokumentiert. Aus den gesammelten Daten wurde die sogenannte **Ranger Prehospital Trauma Registry** gegründet, die beste Einheit-basierte Datenbank der aktuellen Konflikte. Dieses Register ermöglichte die bisher weitreichendste Untersuchung über die präklinische Versorgung in Afghanistan und im Irak.[240] Aus diesem Grund erging die offizielle Empfehlung zur Nutzung dieser Karte durch das CoTCCC.

Nach zahlreichen erfolglosen Versuchen, die Verwundetenkarte der U.S. Army zu standardisieren und auch für die anderen Teilstreitkräfte einzuführen, wurde schließlich in einer gemeinsamen Initiative des CoTCCC, des Joint Trauma System und des Defense Medical Material Program Office (DMMPO) eine einheitliche Verwundetenkarte für die gesamten Streitkräfte entwickelt. Diese aktuell empfohlene Verwundetenkarte (➤ Abb. 25.31) enthält im Vergleich zur vorherigen TCCC-Verwundetenkarte einige Modifikationen:

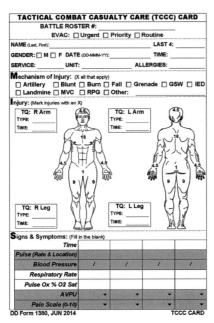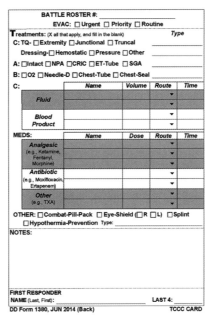

Abb. 25.31 TCCC-Verwundetenkarte 2013.
Courtesy of USAISR. © NAEMT; PHTLS, 8th edition, Jones & Bartlett, 2016

- Enthält die Battle-Roster-Nummer (die eine Verbindung zum DoD-Trauma-Register ermöglicht)
- Bessere Definition des Verletzungsmechanismus
- Verbesserte Dokumentation bei Einsatz eines Tourniquets
- Abschnitt zur Dokumentation der präklinischen Gabe von Erythrozyten und Plasma
- Abschnitt zur Anwendung supraglottischer Atemwegshilfen
- Abschnitt zur Anwendung von Chest Seals
- Ergänzung von Ketamin als Analgetikum
- Abschnitt zum Einsatz von Tranexamsäure (TXA)
- Dokumentation bei Gebrauch eines Augenverbandes
- Dokumentation bei Verwendung oraler Medikamente („Combat Pill Pack")
- Dokumentation von Maßnahmen zur Hypothermieprophylaxe

Die TCCC-Verwundetenkarte sollte durch den ersten Versorger des Verwundeten angelegt und von jedem weiteren Helfer konsequent weitergeführt werden. Die Verwundetenkarte muss den Patienten demzufolge während der Evakuierung begleiten und sollte daher sicher an ihm befestigt werden. Sobald der Verwundete eine Einrichtung der Versorgungsstufe 3 erreicht, sollten die Daten durch die Aufnahmeadministration in ein elektronisches Format überführt werden.

Praktische Hinweise und Erfahrungen zur Nutzung der TCCC-Verwundetenkarte (MSG Harold Montgomery, Oktober 2008):
- Die Karte sollte einlaminiert werden, die Nutzung wasserfesten Papiers hat sich weniger bewährt.
- Ein Permanentmarker ist am besten zur Beschriftung geeignet (dieser schreibt außerdem auch auf Verbänden oder Haut).
- Zur Befestigung hat sich am besten eine geflochtene (Reep-) Schnur mit einer Stärke von ca. 3 mm bewährt (Stabilität um 300 kg), die als Schlinge bereits an der Karte angebracht wurde (die Schlinge sollte groß genug sein, dass sie z. B. um ein Handgelenk, einen Trageholm, Bekleidung oder etwas anderes vom Verwundeten schlecht Trennbares gelegt und durchgeschlauft werden kann). Ein Verwundeter, der bei Bewusstsein ist, kann sie sich einfach um den Hals hängen. Gummibänder oder Sicherheitsnadeln haben sich weniger bewährt; von Draht wird abgeraten, da er die Befestigungsoptionen eher verringert.
- Die Schwachstelle ist das Ausreißen aus dem Loch in der Karte und nicht das Befestigungsband selbst.
- Bei Herstellung in größerer Stückzahl wäre wahrscheinlich eine Schlinge aus einem Material, das bei 20 kg Zugkraft reißt, ideal, um die Gefahr der Strangulation auszuschließen.
- Entscheidend ist die Befestigung in wenigen Sekunden ohne Knoten oder komplexe Verschlüsse.
- Ein weiterer Schlüsselfaktor ist die Größe der Karte: Aktuell hat sie DIN-A5-Format. Ein kleineres Format hat sich nicht bewährt.
- Der Trage-/Aufbewahrungsort sollte durch die Einheit festgelegt werden, muss dann aber einheitlich sein. Sinnvoll ist, sie bereits mit den persönlichen Daten auszufüllen und mit in die Tasche der persönlichen Sanitätsausstattung zu legen.

In Deutschland ist bei der Bundeswehr, insbesondere bei spezialisierten Kräften, aber auch bei anderen Einheiten, die TREMA-Verwundetenkarte weitverbreitet. Die Karte bietet alle Dokumentationsmöglichkeiten, die auch die TCCC-Verwundetenkarte aufweist. Durch die Nutzung der Rückseite ist ebenfalls eine schnelle, aber optional auch eine wesentlich präzisere Verlaufsdokumentation möglich. Zusätzlich besteht die Möglichkeit, die Sichtungskategorie und die Transportpriorität zu vermerken. Ein entscheidender Punkt für eine schnelle und dennoch umfassende Befunddokumentation ist die Größe der Körpersilhouette. Die Karte wurde in den letzten zehn Jahren kontinuierlich weiterentwickelt und wird von dem gemeinnützigen Verein Tactical Rescue and Emergency Medicine Association kostenlos zum Download unter http://46.38.238.62/wp-content/uploads/2013/10/TREMA-Vwu-Karte-2013.pdf zur Verfügung gestellt.

25.3.19 Versorgung gegnerischer Verwundeter

Die Versorgung gegnerischer Verwundeter ist aus medizinischer Sicht (bis auf die logistische Herausforderung der dafür notwendigen größeren Materialmengen) unproblematisch, da sie nach denselben Prinzipien erfolgt, die bisher dargestellt wurden. Taktische, rechtliche und ethische Erwägungen machen sie jedoch zu einer komplexen Thematik. ➤ Kasten 25.21 fasst Empfehlungen für Sanitätspersonal und seine Vorgesetzten zusammen. Bei der Planung eines Einsatzes muss unbedingt eine verbindliche Vorgehensweise bei der Versorgung gegnerischer Verwundeter entwickelt und Verantwortlichkeiten müssen festgelegt werden, die dann für alle die Handlungsgrundlage darstellen.

> **25.21 Versorgung gegnerischer Verwundeter**
>
> - Angehörige gegnerischer Streitkräfte könnten, auch wenn sie verwundet sind, weiterhin feindlich agieren.
> - Dabei könnten sie alle Waffen oder Sprengmittel nutzen, die sie bei sich tragen.
>
> **Vorgehen in der Phase „Care Under Fire"**
> 1. Gegnerische Verwundete sind als gegnerische Kämpfer zu betrachten, bis sie:
>   a. sich eindeutig ergeben,
>   b. alle Waffen fallen lassen,
>   c. nachweislich keine weitere Gefahr darstellen.
> 2. Entfernen Sie alle Waffen aus ihrer Reichweite.
> 3. Fixieren Sie gegnerische Verwundete mit flexiblen Handfesseln oder anderen angemessenen Mitteln.
> 4. Stellen Sie die Versorgung zurück bis:
>   a. zum Erreichen der Phase „Tactical Field Care",
>   b. die Verwundeten und ihr Aufenthaltsort keine weitere Gefahr mehr darstellen,
>   c. die taktische Lage es erlaubt.
>
> **Vorgehen in der Phase „Tactical Field Care"**
> 1. Sanitäter sollten die Behandlung erst beginnen, wenn sichergestellt ist, dass sie ihrerseits von Angehörigen ihrer Einheit gesichert werden.
> 2. Fixieren Sie den Gegner, wenn dies noch nicht geschehen ist.
> 3. Durchsuchen Sie den Verwundeten auf Waffen und Sprengmittel.
> 4. Unterbinden Sie seine Kommunikation mit anderen gegnerischen Soldaten.
> 5. Trennen Sie den gegnerischen Verwundeten von anderen Gefangenen.
> 6. Schützen Sie ihn vor weiteren Verletzungen.
> 7. Versorgen Sie ihn nach den regulären Behandlungsrichtlinien, sobald die obigen Maßnahmen sichergestellt wurden.
> 8. Transportieren Sie den gegnerischen Verwundeten zu weiteren Behandlungsebenen, sobald dies medizinisch und taktisch sinnvoll ist.

25.3.20 Verbesserungsmöglichkeiten

Ein Reihe wichtiger Publikationen beschreibt die potenziell vermeidbaren Todesursachen von US-Soldaten und versucht aufzuzeigen, wie das Training von Maßnahmen, welche diese vermeidbaren Todesursachen verhindern können, verbessert werden kann.[27, 51, 207] Darüber hinaus konnten im Rahmen der wöchentlichen Trauma-Videokonferenzen, die das Joint Trauma System in San Antonio (USA) mit den Sanitätseinrichtungen der US-Streitkräfte in den unterschiedlichen Einsatzgebieten durchführt, einige Aspekte der Versorgung identifiziert werden, die angepasst oder bekräftigt werden müssen, um auch weiterhin eine optimale Verwundetenversorgung gewährleisten zu können. Sowohl in den wissenschaftlichen Untersuchungen als auch bei den Videokonferenzen traten einige Problemfelder wiederholt auf, die daher bei der Ausbildung und dem Training der taktischen Verwundetenversorgung besonders berücksichtigt werden sollten:

- Der Versuch, eine Extremitätenblutung mithilfe eines Tourniquets zu stoppen, scheiterte.
  - Das initial angelegte Tourniquet wurde nicht fest genug angezogen.
  - Es wurde kein zweites Tourniquet angelegt, obwohl dies indiziert gewesen wäre.
  - Der Patient wurde nicht regelmäßig untersucht, um sicherzustellen, dass alle Blutungen auch tatsächlich unter Kontrolle sind.
- Die blutende Wunde wurde nicht ausreichend untersucht, um zu beurteilen, ob das angelegte Tourniquet noch erforderlich ist oder eventuell gegen eine andere Maßnahme zur Blutungskontrolle ersetzt werden kann, wenn die geschätzte Evakuierungszeit bis zum Eintreffen in einer Sanitätseinrichtung länger als 2 Stunden dauerte.
- Hämostatische Verbandmittel wie QuikClot Gauze® wurden bei schweren äußeren Blutungen, die sich nicht zur Anwendung eines Tourniquets eigneten, nicht sofort eingesetzt.
- Der Versuch, stammnahe Blutungen mithilfe von QuikClot Gauze® oder Junctional Tourniquets zu stoppen, scheiterte.
- Tranexamsäure wurde nicht so früh wie möglich verabreicht, obwohl dies indiziert gewesen wäre.
- Der Verwundete wurde nicht regelmäßig erneut untersucht.
- Verwundeten im Schock wurden Morphin und Fentanyl verabreicht.
- Der Versuch, eine Koniotomie durchzuführen, misslang.
- Die präklinische Versorgung wurde unzureichend dokumentiert.
- Verwundeten mit schwerem Schädel-Hirn-Trauma wurde nicht so früh wie möglich Sauerstoff zugeführt.
- Der Versuch, Verwundeten im Schock Blutkonserven oder kolloidale Infusionslösungen zu verabreichen, scheiterte.
- Verwundeten im Schock wurden kristalloide statt kolloidaler Infusionslösungen verabreicht.
- Es wurden unzureichende Maßnahmen zur Verhinderung einer Hypothermie ergriffen.
- Die präklinische Gabe von Antibiotika wurde unterlassen.
- Die Gabe nichtsteroidaler Antirheumatika (NSAR) zur Schmerztherapie führte zu Störungen der Blutgerinnung.
- Ein Spannungspneumothorax konnte durch Entlastungspunktion nicht entlastet werden.
- Der Versuch, einen verlegten Atemweg freizumachen, scheiterte.
- Es wurde keine suffiziente Analgesie auf dem Gefechtsfeld durchgeführt.
- Patienten mit Augenverletzungen wurde keine schützende, stabile Augenklappe angelegt und kein orales Antibiotikum verabreicht.
- Bei Patienten mit möglichen penetrierenden Augenverletzungen wurde der Verband mit zu viel Druck auf dem verletzten Auge angelegt.

➤ Kasten 25.22 listet die Kennpunkte der Phase „Tactical Field Care" auf.

25.22 Kernpunkte der Phase „Tactical Field Care"

- Bewaffnete Soldaten mit Beeinträchtigung des Bewusstseinszustands sind sofort zu entwaffnen.
- Bei bewusstlosen Verwundeten sollten die Atemwege zunächst mithilfe manueller Manöver (Chin-Lift, Jaw-Thrust) freigemacht werden.
- Verwenden Sie einen Wendl-Tubus bei bewusstlosen Patienten mit Spontanatmung und ohne Atemwegsobstruktion. Ein Wendl-Tubus wird bei Wiedereinsetzen des Bewusstseins oft besser toleriert als ein Guedel-Tubus. Außerdem ist das Risiko geringer, dass der Tubus herausrutscht.
- Lagern Sie Bewusstlose in der stabilen Seitenlage, um einer Aspiration von Mageninhalt vorzubeugen.
- Erlauben Sie Patienten mit Mittelgesichtsverletzungen, jede gewünschte Position einzunehmen, die ihnen die Atmung erleichtert (z. B. sitzende Position mit nach vorne geneigtem Oberkörper).
- Unter taktischen Bedingungen ist bei einem Mittelgesichtstrauma mit Beeinträchtigung der Atemwege die Not-Koniotomie einer endotrachealen Intubation vorzuziehen.
- Bei rapider Verschlechterung der Atmung und sicherem oder angenommenem Thoraxtrauma sollte die Verdachtsdiagnose eines Spannungspneumothorax gestellt werden.
- Unter taktischen Bedingungen sollte ein Spannungspneumothorax mittels Nadeldekompression entlastet werden.
- Ist ein Brustwanddefekt größer als ⅔ des Durchmessers der Trachea, wird die Luft bei Inspiration statt in die Lunge vorzugsweise von außen in die Brusthöhle eindringen. Dies wird als offener Pneumothorax oder „Sucking Chest Wound" bezeichnet und kann eine Hypoxie zur Folge haben.
- Ein offener Pneumothorax wird mit einem luftdichten Okklusivverband behandelt. Dabei ist unbedingt auf die Entwicklung eines Spannungspneumothorax zu achten. Wenn möglich, sollte zur Abdichtung der Wunde ein spezieller Klebeverband eingesetzt werden, der über einen Ventilmechanismus verfügt.
- Kontrollieren Sie regelmäßig Verbände und andere Maßnahmen zur Blutungskontrolle, um sicherzustellen, dass die Blutung tatsächlich steht und nicht unbemerkt weiter fortschreitet.
- Die Blutungskontrolle ist wichtiger als die Volumensubstitution.
- Wenn es die Zeit und die taktische Situation zulassen, sollten Extremitäten, an denen ein Tourniquet angelegt wurde, freigelegt und die Wunden dargestellt werden. Bestätigt sich das Vorhandensein einer lebensbedrohlichen Blutung, sollte das Tourniquet etwa 2–3 Querfinger oberhalb der Wunde unmittelbar auf der Haut erneut angelegt werden.
- Überprüfen Sie nach Anlage eines Tourniquets den peripheren Puls. Ist dieser noch vorhanden, ziehen Sie das Tourniquet fester oder legen Sie ein zweites Tourniquet an, bis der distale Puls nicht mehr zu tasten ist.
- Versuchen Sie nicht, das Tourniquet zu entfernen, wenn die angenommene Evakuierungszeit weniger als 2 Stunden beträgt oder sich der Verwundete im Schock befindet.
- Übersteigt die angenommene Evakuierungszeit 2 Stunden und befindet sich der Patient nicht in einem Schockzustand, kann das Tourniquet entfernt werden, um andere Maßnahmen der Blutungskontrolle anzuwenden, wie die Anlage eines hämostatischen Verbandes oder eines Druckverbandes.
- QuikClot Gauze® ist der bevorzugte hämostatische Verband der Wahl.
- Wenn die Blutungskontrolle bei stammnahen Blutungen (Leiste, Achselhöhle) mit hämostatischen Verbandmitteln und Druckverband nicht gelingt, verwenden Sie umgehend ein Junctional Tourniquet: Combat Ready Clamp (CRoC®), Junctional Emergency Treatment Tool (JETT) oder SAM Junctional Tourniquet (SJT).
- Verwundete mit penetrierenden Verletzungen des Thorax und des Abdomen sind mit hoher Priorität zu evakuieren, da bei ihnen stets das Risiko einer inneren Blutung gegeben ist.
- Nur Patienten, die sich in einem Schockzustand befinden oder die intravenöse Gabe von Medikamenten brauchen, benötigen einen i. v. Zugang.
- Sobald der i. v. Zugang gelegt wurde, sollte er adäquat gesichert werden.
- Gelingt es nicht, einen i. v. Zugang zu etablieren, ist ein intraossärer Zugang eine gute Alternative zur Flüssigkeitsgabe.
- Auf dem Gefechtsfeld sind die klinischen Zeichen eines Schocks:
  - Bewusstlosigkeit oder reduzierter Bewusstseinszustand (ohne gleichzeitig vorliegendes Schädel-Hirn-Trauma oder Medikamentengabe) und/oder
  - Abnormaler Radialispuls
- Patienten im hämorrhagischen Schock oder mit erhöhtem Risiko, einen solchen zu erleiden, sollte so schnell wie möglich Tranexamsäure (TXA) verabreicht werden.
- Hydroxyethylstärke (HES 130/0,4) 6 % ist die bevorzugte Infusionslösung auf dem Gefechtsfeld, da sie deutlich länger im Gefäßsystem verweilt als Ringer-Laktat-Lösung, welche den Intravasalraum schnell verlässt.
- Verwundeten, die sich im Schock befinden, sollten zunächst 500 ml Hydroxyethylstärke (HES 130/0,4) 6 % i. v. als zügiger Bolus verabreicht werden. Der Verwundete sollte daraufhin für einen Zeitraum von ca. 30 Minuten beobachtet werden. Verbessert sich sein Zustand nicht, sollte die Gabe von 500 ml Hydroxyethylstärke (HES 130/0,4) 6 % i. v. wiederholt werden.
- Wenn der Verwundete bei Bewusstsein ist, wird die orale Flüssigkeitsgabe zur Vorbeugung einer Dehydratation empfohlen.
- Schockpatienten, die zusätzlich ein Schädel-Hirn-Trauma erlitten haben, sollten solange Infusionslösungen erhalten, bis der Radialispuls kräftig tastbar ist. Bei SHT ist ein MAP > 90 mmHg bzw. ein SBP > 120 mmHg wünschenswert, jedoch unter taktischen Bedingungen schwer zu erreichen und bei unkontrollierbarer innerer Blutung wegen der Blutungsverstärkung möglicherweise nachteiliger als die potenzielle zerebrale Minderperfusion. Daher ist ein SBP von mindestens 90 mmHg ein guter Kompromiss.
- Um einer Auskühlung und damit assoziierten Blutungsproblemen von Traumapatienten vorzubeugen, sollte eine Hypothermieprophylaxe so schnell wie möglich nach der Verwundung begonnen werden. Nasse Kleidung sollte durch trockene Kleidung ersetzt und der Verwundete in eine Rettungsdecke (z. B. Blizzard®) oder ein Heat-Reflective Shell® (HRS) eingewickelt werden, ggf. unter Verwendung eines aktiven Wärmesystems, z. B. einer Ready-Heat®-Wärmedecke. Der Kopf des Verwundeten kann zusätzlich mit einem Thermo-Lite Hypothermia Prevention System Cap® bedeckt werden.
- Im Falle einer vermuteten penetrierenden Augenverletzung:
  - Führen Sie einen schnellen Test der Sehschärfe durch (Visusprüfung).
  - Decken Sie das Auge mit einer schützenden, stabilen Augenklappe oder einem Uhrglasverband ohne Druck ab.
  - Verabreichen Sie so schnell wie möglich 400 mg Moxifloxacin per os, um einer Infektion des Auges vorzubeugen.
- Die Pulsoxymetrie sollte gemeinsam mit den klinischen Untersuchungsbefunden eingesetzt werden, um die Atemwege und die Oxygenierung ständig zu überwachen. Die Pulsoxymetrie ist besonders wichtig bei bewusstlosen Patienten, bei Verletzungen, die mit einer Beeinträchtigung der Oxygenierung einhergehen können, und bei Schädel-Hirn-Traumata.
- Schmerzmittel, welche die Funktion der Thrombozyten hemmen, sollten unter militärischen Rahmenbedingungen nicht eingesetzt werden, da eine eingeschränkte Thrombozytenfunktion das Blutungsrisiko erhöht. Acetylsalizylsäure (ASS, Aspirin®) und die meisten anderen nichtsteroidalen Antirheumatika (NSAR) sollten daher nicht zur Analgesie auf dem Gefechtsfeld genutzt werden.

- Bei leichten bis mittelstarken Schmerzen wird die Einnahme von zwei Tabletten Meloxicam (Mobec®) 7,5 mg empfohlen, gemeinsam mit zwei Tabletten Paracetamol 500 mg. Diese Medikamente haben keinen negativen Einfluss auf die Thrombozytenfunktion und beeinträchtigen daher nicht die Blutgerinnung. Außerdem beinträchtigen sie den Bewusstseinszustand des Patienten nicht.
- Die orale transmukosale Fentanylgabe (z. B. Actiq®) wird empfohlen, wenn der Patient starke Schmerzen hat, aber nicht über einen i. v. Zugang verfügt. Opiate dürfen nur bei kreislaufstabilen Patienten verabreicht werden, die sich nicht im Schock befinden und keine Atemnot aufweisen.
- Alternativ können bei starken Schmerzen auch 5 mg Morphin i. v. verabreicht werden, wenn der Patient über einen i. v. Zugang verfügt.
- Morphin und Fentanyl sind beim hämorrhagischen Schock kontraindiziert.
- Bei Patienten mit mittleren bis starken Schmerzen, die sich in einem Blutungsschock befinden oder über Atemnot klagen (bzw. ein erhöhtes Risiko hierfür aufweisen), sollten zur Schmerztherapie entweder 50 mg Esketamin (Ketanest® S) intramuskulär oder intranasal oder 25 mg Esketamin (Ketanest® S) intravenös verabreicht werden.
- Die Antibiotikagabe sollte bei jedem Verwundeten mit offenen Wunden so schnell wie möglich erfolgen, um einer Infektion vorzubeugen.
- Bei Bewusstlosen sollten die Antibiotika intravenös oder intramuskulär verabreicht werden.
- Als Breitspektrumantibiotikum wird die Gabe von 400 mg Moxifloxacin per os empfohlen, wenn der Verwundete in der Lage ist, Medikamente oral zu sich zu nehmen. Ist eine i. v. oder i. m. Gabe erforderlich, sollten stattdessen 4,5 g Piperacillin und Tazobactam (z. B. Tazobac®) 3× täglich oder alternativ 1 g Ertapenem 1× täglich verabreicht werden.

- Sanitäter und Ärzte einer Einheit sollten sich mit den Allergien ihrer Kameraden vertraut machen und ggf. alternative Antibiotika mitführen.
- In der Phase des „Tactical Field Care" werden üblicherweise Feldtragen zum Patiententransport verwendet.
- Muss ein Verwundeter über eine größere Entfernung transportiert werden, sollten Tourniquets, Verbände, Schienen und i. v. Zugänge regelmäßig überprüft werden.
- Machen Sie dem Verwundeten Mut und bestärken Sie ihn. Beantworten Sie Fragen zu seinen Verletzungen ehrlich, behalten Sie aber eine positive Haltung hinsichtlich seiner Rettung und Behandlung.
- Führen Sie bei jedem Patienten mit einer Verletzung des Körperstamms oder einem Polytrauma, der einen Herz-Kreislauf-Stillstand erleidet, sofort eine beidseitige Entlastungspunktion des Thorax durch, um einen Spannungspneumothorax als mögliche Ursache auszuschließen.
- Bei Traumapatienten ohne Puls, ohne Spontanatmung und ohne andere Lebenszeichen sollte während der „Tactical Field Care"-Phase keine kardiopulmonale Reanimation (CPR) durchgeführt werden. Ausnahmen sind Unterkühlungen, Beinahe-Ertrinken und Stromunfälle.
- Dokumentieren Sie die Verletzungen des Verwundeten und die durchgeführten Maßnahmen sorgfältig auf der mitgeführten Verwundetenkarte und stellen Sie sicher, dass diese Dokumentation beim Verwundeten bleibt und an die nächsthöhere Behandlungsebene weitergegeben wird.
- Gegnerische Verwundete sind solange feindliche Kämpfer, bis sie eindeutig anzeigen, dass sie sich ergeben. Sie sind unverzüglich zu entwaffnen, zu durchsuchen und so zu sichern, dass sie keine Gefahr mehr darstellen. Nachdem dies sichergestellt wurde, sollten sie die gleiche Behandlung erhalten wie eigene Kräfte.

Lösung Fallbeispiel 3

1. **In welcher Phase des TCCC befinden Sie sich?**
   Sie befinden sich in der Phase „Tactical Field Care".
2. **Was ist Ihre größte Sorge und was Ihre erste Priorität?**
   Ihre sofortige Aufmerksamkeit gilt der lebensbedrohlichen Blutung im Bereich der rechten Achselhöhle. Sie entfernen die Kleidung in diesem Bereich und stellen die Wunde dar. Anschließend tamponieren Sie die Wunde mit QuikClot Gauze® und üben mit beiden Händen mindestens 3 Minuten direkten Druck auf die Wunde aus.
3. **Was machen Sie simultan, während Sie sich um Ihre erste Priorität kümmern?**
   Während Sie kontinuierlich Druck auf die Wunde ausüben, sprechen Sie mit dem Verwundeten, um einen Eindruck von seinen Atemwegen und seinem Bewusstseinszustand zu bekommen. Sie beruhigen den Patienten und erklären ihm, was Sie tun. In diesem Moment klagt der Patient über Schwindel.
4. **Was tun Sie als Nächstes?**
   Sie vergewissern sich, dass die Blutung in der Achselhöhle steht, und suchen nach weiteren äußeren Blutungen.
5. **Was untersuchen Sie als Nächstes?**
   Nachdem Sie sich vergewissert haben, dass der Patient keine weiteren äußeren Blutungen aufweist, überprüfen Sie seine Atemwege und seine Atmung. Seine Atemwege sind frei, aber seine Atmung erscheint schnell, vertieft und angestrengt.
6. **Sollten Sie einen Spannungspneumothorax behandeln? Warum (nicht)?**
   Ja. Der Verwundete hat eine Verletzung des Brustkorbs (am Rücken medial des rechten Schulterblattes), klagt über Atemnot und weist Zeichen eines Schocks auf. Sie führen eine Entlastungspunktion des Thorax auf der rechten Seite durch und hören ein deutliches Zischen. Der Patient atmet daraufhin langsamer und weniger angestrengt.
7. **Was tun Sie danach?**
   Nachdem Sie den Spannungspneumothorax behandelt haben, prüfen Sie den Puls am linken Handgelenk (nicht rechts, da sich die Verletzung auf der rechten Seite befindet). Dieser ist nicht tastbar.
8. **Welche Intervention ist angezeigt, wenn der Patient immer noch Schocksymptome aufweist?**
   Sie legen einen i. v. oder i. o. Zugang und geben 1 g Tranexamsäure (in 100 ml Kochsalzlösung). Sobald die Infusion durchgelaufen ist, hängen Sie dem Patienten 500 ml Infusionslösung HES 6 % an.
9. **Welche Transportpriorität melden Sie?**
   Sie fordern einen MEDEVAC-Hubschrauber für einen „Kategorie-A"-Patienten (dringende Transportpriorität) an.

QUELLENANGABEN

1. Butler FK, Hagmann JH, Richards DT. Tactical management of urban warfare casualties in special operations. *Mil Med.* 2000;165(4)(suppl):1–48.
2. Kelly JF, Ritenour AE, McLaughlin DF, et al. Injury severity and causes of death from Operation Iraqi Freedom and Operation Enduring Freedom: 2003–2004 versus 2006. *J Trauma.* 2008;64(2)(suppl): S21-S26.
3. Mabry RL, Edens JW, Pearse L, Kelly JF, Harcke H. Fatal airway injuries during Operation Enduring Freedom and Operation Iraqi Freedom. *Prehosp Emerg Care.* 2010;14(2):272–277.
4. Alexander RH, Proctor HJ, eds. *ATLS for Doctors Student Manual.* Chicago, IL: American College of Surgeons; 1993.
5. Butler FK, Hagmann J, Butler EG. Tactical combat casualty care in special operations. *Mil Med.* 1996;161(suppl):3–16.
6. Butler FK, Holcomb JB, Giebner SD, McSwain NE, Bagian J. Tactical combat casualty care 2007: evolving concepts and battlefield experience. *Mil Med.* 2007;172(11)(suppl):1–19.
7. Smith JP, Bodai BI. The urban paramedic's scope of practice. *JAMA.* 1985;253(4):544–548.
8. Sladen A. Emergency endotracheal intubation: who can – who should? *Chest.* 1979;75(5):535–536.
9. Stewart RD, Paris PM, Winter PM, Pelton GH, Cannon GM. Field endotracheal intubation by paramedical personnel. Success rates and complications. *Chest.* 1984;85(3):341–345.
10. Jacobs LM, Berrizbeitia LD, Bennet B, Madigan C. Endotracheal intubation in the prehospital phase of emergency medical care. *JAMA.* 1983;250(16):2175–2177.
11. Pointer JE. Clinical characteristics of paramedics' performance of endotracheal intubation. *J Emerg Med.* 1988;6(6):505–509.
12. Lavery RF, Doran J, Tortella BJ, Cody RP. A survey of advanced life support practices in the United States. *Prehosp Disaster Med.* 1992;7(2):144–150.
13. DeLeo BC. Endotracheal intubation by rescue squad personnel. *Heart Lung.* 1977;65:851–854.
14. Trooskin SZ, Rabinowitz S, Eldridge C, McGowan D, Flancbaum L. Teaching endotracheal intubation using animals and cadavers. *Prehosp Disaster Med.* 1992;7(2):179–182.
15. Stewart RD, Paris PM, Pelton GH, Garretson D. Effect of varied training techniques on field endotracheal intubation success rates. *Ann Emerg Med.* 13(11):1032–1036.
16. Cameron PA, Flett K, Kaan E, Atkin C, Dziukas L. Helicopter retrieval of primary trauma patients by a paramedic helicopter service. *Aust N Z J Surg.* 1993;63(10):790–797.
17. Zajtchuk R, Jenkins DP, Bellamy RF, Quick CM, Moore CC. Combat casualty care guidelines for Operation Desert Storm. Washington, DC: Office of the Army Surgeon General; 1991.
18. Adams BD, Cuniowski PA, Muck A, DeLorenzo RA. Registry of emergency airways arriving at combat hospitals. *J Trauma.* 64(6):1548–1554.
19. Reinhart DJ, Simmons G. Comparison of placement of the laryngeal mask airway with endotracheal tube by paramedics and respiratory therapists. *Ann Emerg Med.* 1994;24(2):260–263.
20. Stratton SJ, Kane G, Gunter CS, et al. Prospective study of manikin-only versus manikin and human subject endotracheal intubation training of paramedics. *Ann Emerg Med.* 1991;20(12):1314–1318.
21. Katz SH, Falk JL. Misplaced endotracheal tubes by paramedics in an urban emergency medical services system. *Ann Emerg Med.* 2001;37(1):32–37.
22. Calkins MD, Robinson TD. Combat trauma airway management: endotracheal intubation versus laryngeal mask airway versus Combitube use by Navy SEAL and Reconnaissance combat corpsmen. *J Trauma.* 1999;46(5):927–932.
23. Dickey NW. Supraglottic Airway Use in Tactical Evacuation Care 2012–06. Defense Health Board Memorandum. 17. September 2012. http://health.mil/dhb/recommendations/2012/2012–06.pdf. Zugriff 29. Juli 2013.
24. Salvino CK, Dries D, Gamelli R, Murphy-Macabobby M, Mashall W. Emergency cricothyroidotomy in trauma victims. *J Trauma.* 1993;34(4):503–505.
25. McGill J, Clinton JE, Ruiz E. Cricothyrotomy in the emergency department. *Ann Emerg Med.* 1982;11(7):361–364.
26. Erlandson MJ, Clinton JE, Ruiz E, Cohen J. Cricothyrotomy in the emergency department revisited. *J Emerg Med.* 1989;7(2): 115–118.
27. Holcomb JB, McMullin NR, Pearse L, et al. Causes of death in Special Operations Forces in the global war on terrorism. *Ann Surg.* 2007;245(6):986–991.
28. MacDonald JC, Tien HC. Emergency battlefield cricothyrotomy. *CMAJ.* 2008;178(9):1133–1135.
29. Mabry R. An analysis of battlefield cricothyrotomy in Iraq and Afghanistan. *J Spec Oper Med.* 2012;12(1):17–23.
30. Bennett B, Cailteux-Zevallos B, Kotora J. Cricothyroidotomy bottom-up training review: battlefield lessons learned. *Mil Med.* 2011;176(11):1311–1319.
31. McPherson JJ, Feigin DS, Bellamy RF. Prevalence of tension pneumothorax in fatally wounded combat casualties. *J Trauma.* 2006;60(3):573–578.
32. Mabry RL, Holcomb JB, Baker AM, et al. United States Army Rangers in Somalia: an analysis of combat casualties on an urban battlefield. *J Trauma.* 2000;49(3):515–528.
33. Warner KJ, Copass MK, Bulger EM. Paramedic use of needle thoracostomy in the prehospital environment. *Prehosp Emerg Care.* 2008;12(2):162–168.
34. Jones R, Hollingsworth J. Tension pneumothoraces not responding to needle thoracentesis. *J Emerg Med.* 2002;19(2):176–177.
35. Holcomb JB, McManus JB, Kerr ST, Pusateri AE. Needle versus tube thoracostomy in a swine model of traumatic tension hemopneumothorax. *Prehosp Emerg Care.* 2009;13(1):18–27.
36. Britten S, Palmer SH, Snow TM. Needle thoracocentesis in tension pneumothorax: insufficient cannula length and potential failure. *Injury.* 1996;27(5):321–322.
37. Harcke HT, Pearse LA, Levy AD, Getz JM, Robinson SR. Chest wall thickness in military personnel: implications for needle thoracentesis in tension pneumothorax. *Mil Med.* 172(12):1260–1263.
38. Zengerink I, Brink PR, Laupland KB, et al. Needle thoracostomy in the treatment of tension pneumothorax in trauma patients: what size needle? *J Trauma.* 2008;64(1):111–114.
39. Givens ML, Ayotte K, Manifold C. Needle thoracostomy: implications of computed tomography chest wall thickness. *Acad Emerg Med.* 2004;11(2):211–213.
40. Kiley KC. Management of Soldiers with Tension Pneumothorax. U. S. Army Surgeon General Memorandum. 25. August 2006.
41. Riwoe D, Poncia H. Subclavian artery laceration: a serious complication of needle decompression. *Emerg Med Australas.* 2011;23(5):651–653.
42. Butler KL, Best IM, Weaver L, Bumpers HL. Pulmonary artery injury and cardiac tamponade after needle decompression of a suspected tension pneumothorax. *J Trauma.* 2003;54(3):610–611.
43. Rawlins R, Brown KM, Carr CS, Cameron CR. Life-threatening haemorrhage after anterior needle aspiration of pneumothoraces: a role for lateral needle aspiration in emergency decompression of spontaneous pneumothorax. *Emerg Med J.* 2003;20(4):383–384.
44. Netto F, Shulman H, Rizoli S, et al. Are needle decompressions for tension pneumothoraces being performed appropriately for appropriate indications? *Am J Emerg Med.* 2008;26(5):597–602.
45. Tien HC, Jung V, Rizoli SB, Acharya SV, MacDonald JC. An evaluation of Tactical Combat Casualty Care interventions in a combat environment. *J Am Coll Surg.* 2008;207(2):174–178.
46. Dickey N. Needle Decompression of Tension Pneumothorax – Tactical Combat Casualty Care Recommendations 2012–5. Defense Health Board Memorandum. 7. Juli 2012. http://health.mil/dhb/recommendations/2012/2012–05.pdf. Zugriff 13. Juni 2013.
47. Martin M, Satterly S, Inaba K, Blair K. Does needle thoracostomy provide adequate and effective decompression of tension pneumothorax? *J Trauma Acute Care Surg.* 2012;73(6):1412–1417.
48. Mistry N, Bleetman A, Roberts KJ. Chest decompression during the resuscitation of patients in prehospital traumatic cardiac arrest. *Emerg Med J.* 2009;26(10):738–740.
49. Dickey NW, Jenkins D. Needle Decompression of Tension Pneumothorax and Cardiopulmonary Resuscitation Tactical Combat Casualty Care Guidelines Recommendations 2011–8. Defense Health Board Memorandum. 11. Oktober 2011. www.health.mil/dhb/recommendations/2011/2011–08.pdf. Zugriff 13. Juni 2013.

50. Dolley F, Brewer L. Chest Injuries. *Ann Surg.* 1942:116(5):668–686.
51. Eastridge BJ, Mabry RL, Seguin P, et al. Death on the Battlefield (2001–2011): implications for the future of combat casualty care. *J Trauma Acute Care Surg.* 2012;73(6)(suppl 5):S431–S437.
52. Szul AC, Davis LB, Maston BG, Wise D, Sparacino LR, eds. *Emergency War Surgery.* Third United States Revision. Washington, DC: The Borden Institute; 2004.
53. McSwain NE, Salome JP, Pons PT, eds. *Prehospital Trauma Life Support.* 6. Aufl. St Louis, MO: Mosby; 2006:280.
54. Hodgetts TJ, Hanian CG, Newey CG. Battlefield first aid: a simple, systematic approach for every soldier. *J R Army Med Corps.* 1999;145(2):55–59.
55. Kheirabadi BS, Terrazas IB, Koller A, et al. Vented versus unvented chest seals for treatment of pneumothorax and prevention of tension pneumothorax in a swine model. *J Trauma Acute Care Surg.* 2013;75(1):150–156.
56. Grissom CK, Weaver LK, Clemmer TP, Morris AH. Theoretical advantage of oxygen treatment for combat casualties during medical evacuation at high altitude. *J Trauma.* 2006;61(2):461–467.
57. Chi JH, Knudson MM, Vassar MJ, et al. Prehospital hypoxia affects outcome in patients with traumatic brain injury: a prospective multicenter study. *J Trauma.* 2006;61(5):1134–1141.
58. Floyd TF, Clark JM, Gelfand R, et al. Independent cerebral vasoconstrictive effects of hyperoxia and accompanying arterial hypocapnia at 1 ATA. *J Appl Physiol.* 2003;95(6):2453–2461.
59. Tisdall MM, Taylor C, Tachtsidis I, Leung TS, Elwell CE, Smith M. The effect of cerebral tissue oxygenation index of changes in the concentrations of inspired oxygen and end-tidal carbon dioxide in healthy adult volunteers. *Anesth Analg.* 2009;109(3):906–913.
60. Tolias C, Reinert M, Seiler R, Gilman C, Scharf A, Bullock MR. Normobaric hyperoxia-induced improvement in cerebral metabolism and reduction in intracranial pressure in patients with severe head injury: a prospective historical cohort-matched study. *J Neurosurg.* 2004;101(3):435–444.
61. Dickey NW. Management of Traumatic Brain Injury in Tactical Combat Casualty Care 2012–04. Defense Health Board Memorandum. 26. Juli 2012. http://health.mil/dhb/recommendations/2012/2012–04.pdf. Zugriff 11. Juli 2013.
62. Kragh JF, Walters TJ, Baer DG, et al. Practical use of emergency tourniquets to stop bleeding in major limb trauma. *J Trauma.* 2008;64(2)(suppl):S38-S49.
63. Pusateri AE, Modrow HE, Harris RA, et al. Advanced hemostatic dressing development program: animal model selection criteria and results of a study of nine hemostatic dressings in a model of severe large venous hemorrhage and hepatic injury in swine. *J Trauma.* 2003;55(3):518–526.
64. Alam HB, Uy GB, Miller D, et al. Comparative analysis of hemostatic agents in a swine model of lethal groin injury. *J Trauma.* 2003;54(6):1077–1082.
65. Rhee P, Brown C, Martin M, et al. QuikClot use in trauma for hemorrhage control: case series of 103 documented uses. *J Trauma.* 2008;64(4):1093–1099.
66. Wedmore I, McManus JG, Pusateri AE, Holcomb JB. A special report on the chitosan-based hemostatic dressing: experience in current combat operations. *J Trauma.* 2006;60(3):655–658.
67. McManus J, Hurtado T, Pusateri A, Knoop KJ. A case series describing thermal injury resulting from zeolite use for hemorrhage control in combat operations. *Prehosp Emerg Care.* 2007;11(1):67–71.
68. Kheirabadi BS, Edens JW, Terrazas IB, et al. Comparison of new hemostatic granules/powders with currently deployed hemostatic products in a lethal model of extremity arterial hemorrhage in swine. *J Trauma.* 2009;66(2):316–326.
69. Kheirabadi B, Mace J, Terrazas I, et al. Safety evaluation of new hemostatic agents, smectite granules, and kaolin-coated gauze in a vascular injury wound model in swine. *J Trauma.* 2010;68(2):269–278.
70. Watters JM, Van PY, Hamilton GJ, Sambasivan C, Differding JA, Schreiberet. Advanced hemostatic dressings are not superior to gauze for care under fire scenarios. *J Trauma.* 2011;70(6): 1413–1419.
71. Causey MW, McVay DP, Miller S, Beekley A, Martin M. The efficacy of Combat Gauze in extreme physiologic conditions. *J Surg Res.* 2012;177(2):301–305.
72. Ran Y, Hadad E, Daher S, et al. QuikClot Combat Gauze for hemorrhage control in military trauma: January 2009 Israel Defense Force experience in the Gaza Strip – a preliminary report of 14 cases. *Prehosp Disaster Med.* 2010;25(6):584–588.
73. Rall JM, Cox JM, Songer A, et al. Naval Medical Research Unit San Antonio. Comparison of novel hemostatic gauzes to QuikClot Combat Gauze in a standardized swine model of uncontrolled hemorrhage. Technical Report 2012–22. 23. März 2012. www.medicalsci.com/files/tccc_rall_new_hemostatic_gauzes_namru-sa_ tr_2012–22.pdf. Zugriff 15. Juli 2013.
74. Caravalho J. Dismounted Complex Injury Task Force. Report of the Army Dismounted Complex Injury Task Force. 18. Juni 2011. www.armymedicine.army.mil/reports/DCBI%20Task%20Force%20Report%20(Redacted%20Final).pdf. Zugriff 15. Juli 2013.
75. Dubick MA, Kragh JF, eds. U.S. Army Institute of Surgical Research. Evaluations of the Combat Ready Clamp to control bleeding in human cadavers, manikins, swine femoral artery hemorrhage model and swine carcasses. UUSAISR Institutional Report Juni 2012. www.dtic.mil/cgi-bin/GetTRDoc?AD=ADA569685. Zugriff 15. Juli 2013.
76. Aeder MI, Crowe JP, Rhodes RS, Schuck JM, Wolf WM. Technical limitations in the rapid infusion of intravenous fluids. *Ann Emerg Med.*1985;14(4):307–310.
77. Hoelzer MF. Recent advances in intravenous therapy. *Emerg Med Clin North Am.* 1986;4(3):487–500.
78. Lawrence DW, Lauro AJ. Complications from IV therapy: results from field-started and emergency department-started IVs compared. *Ann Emerg Med.* 1988;17(4):314–317.
79. Dubick MA, Holcomb JB. A review of intraosseous vascular access: current status and military application. *Mil Med.* 2000;165(7): 552–559.
80. Calkins MD, Fitzgerald G, Bentley TB, Burris D. Intraosseous infusion devices: a comparison for potential use in special operations. *J Trauma.* 2000;48(6):1068–1074.
81. Harcke HT, Mazuchowski E. Feedback to the field: perforation of the sternum by an intraosseous infusion device. Defense Medical Material Program Office Website. https://www.dmsb.mil/refDocs/F2TF/F2TF_6_Perforation_of_Sternum_by_IO_Device.pdf. Zugriff 13. Mai 2014.
82. CRASH-2 collaborators, Roberts I, Shakur H, et al. The importance of early treatment with tranexamic acid in bleeding trauma patients: an exploratory analysis of the CRASH-2 randomized controlled trial. *Lancet.* 2011;377(9771):1096–1101.
83. Morrison JJ, Dubose JJ, Rasmussen TE, Midwinter MJ. Military Application of Tranexamic Acid in Trauma Emergency Resuscitation (MATTERs) Study. *Arch Surg.* 2012;147(2):113–119.
84. Dickey NW, Jenkins D. Defense Health Board Recommendation for the Addition of Tranexamic Acid to the Tactical Combat Casualty Care Guidelines. Defense Health Board Memorandum. 23. September 2011. http://health.mil/dhb/recommendations/2011/2011–06.pdf. Zugriff 17. Juli 2013.
85. Krausz MM. Controversies in shock research: hypertonic resuscitation – pros and cons. *Shock.* 1995;3(1):69–72.
86. Smith JP, Bodai BI, Hill AS, Frey CF. Prehospital stabilization of critically injured patients: a failed concept. *J Trauma.*1985;25(1):65–70.
87. Dronen SC, Stern S, Baldursson J, Irvin C, Syverud S. Improved outcome with early blood administration in a near-fatal model of porcine hemorrhagic shock. *Am J Emerg Med.* 1992;10(6): 533–537.
88. Chudnofsky CR, Dronen SC, Syverud SA, Hedges JR, Zink BJ. Early versus late fluid resuscitation: lack of effect in porcine hemorrhagic shock. *Ann Emerg Med.* 1989;18(2):122–126.
89. Bickell WH. Are victims of injury sometimes victimized by attempts at fluid resuscitation? *Ann Emerg Med.* 1993;22(2):225–226.
90. Chudnofsky CR, Dronen SC, Syverud SA, Zink BJ, Hedges JR. Intravenous fluid therapy in the prehospital management of hemorrhagic shock: improved outcome with hypertonic saline/6 % dextran 70 in a swine model. *Am J Emerg Med.* 1989;7(4):357–363.
91. Kaweski SM, Sise MJ, Virgilio RW. The effect of prehospital fluids on survival in trauma patients. *J Trauma.* 1990:30(10):1215–1218.
92. Deakin CD, Hicks IR. AB or ABC: prehospital fluid management in major trauma. *J Accid Emerg Med.* 1994;11(3):154–157.

93. Krausz MM, Bar-Ziv M, Rabinovici R, gross D. "Scoop and run" or stabilize hemorrhagic shock with normal saline or small-volume hypertonic saline? *J Trauma.* 33(1):6–10.
94. Kowalenko J, Stern S, Dronen S, Wang X. Improved outcome with hypotensive resuscitation of uncontrolled hemorrhagic shock in a swine model. *J Trauma.* 1992;33(3):349–353.
95. Kramer GC, Perron PR, Lindsey DC, et al. Small-volume resuscitation with hypertonic saline dextran solution. *Surgery.* 1986;100(2):239–247.
96. Krausz MM, Klemm O, Amstislavsky T, Horovitz M. The effect of heat load and dehydration on hypertonic saline solution treatment on uncontrolled hemorrhagic shock. *J Trauma.* 1995;38(5):747–752.
97. Krausz MM, Horn Y, Gross D. The combined effect of small volume hypertonic saline and normal saline solutions in uncontrolled hemorrhagic shock. *Surg Gynecol Obstet.* 174(5):363–368.
98. Gross D, Landau EH, Klin B, Krausz MM. Treatment of uncontrolled hemorrhagic shock with hypertonic saline solution. *Surg Gynecal Obstet.* 1990;170(2):106–112.
99. Stern SA, Dronen SC, Birrer P, Wang X. Effect of blood pressure on hemorrhage volume and survival in a near-fatal hemorrhage model incorporating a vascular injury. *Ann Emerg Med.* 1993;22(2):155–163.
100. Bickell WH, Bruttig SP, Millnamow GA, O'Benar J, Wade CE. Use of hypertonic saline/dextran versus lactated Ringer's solution as a resuscitation fluid after uncontrolled aortic hemorrhage in anesthetized swine. *Ann Emerg Med.* 1992;21(9):1077–1085.
101. Dontigny L. Small-volume resuscitation. *Can J Surg.* 1992;35(1):31–33.
102. Gross D, Landau EH, Assalia A, Krausz MM. Is hypertonic saline resuscitation safe in 'uncontrolled' hemorrhagic shock? *J Trauma.* 1988;28(6):751–756.
103. Shaftan GW, Chiu CJ, Dennis C, Harris B. Fundamentals of physiological control of arterial hemorrhage. *Surgery.* 1965;58(5):851–856.
104. Milles G, Koucky CJ, Zacheis HG. Experimental uncontrolled arterial hemorrhage. *Surgery.* 1966;60(2):434–442.
105. Sindlinger JF, Soucy DM, Greene SP, Barber AE, Illner H, Shires GT. The effects of isotonic saline volume resuscitation in uncontrolled hemorrhage. *Surg Gynecol Obstet.* 1993;177(6):545–550.
106. Landau EH, Gross D, Assalia A, Krausz MM. Treatment of uncontrolled hemorrhagic shock by hypertonic saline and external counterpressure. *Ann Emerg Med.* 1989;18(10):1039–1043.
107. Rabinovici R, Krausz MM, Feurstein G. Control of bleeding is essential for a successful treatment of hemorrhagic shock with 7.5 per cent sodium chloride solution. *Surg Gynecol Obstet.* 1991;173(2):98–106.
108. Landau EH, Gross D, Assalia A, Feigin E, Krausz MM. Hypertonic saline infusion in hemorrhagic shock treated by military antishock trousers (MAST) in awake sheep. *Crit Care Med.* 21(10):1554–1562.
109. Crawford ES. Ruptured abdominal aortic aneurysm. *J Vasc Surg.* 1991;13(2):348–350.
110. Bickell WH, Wall MJ, Pepe PE, et al. Immediate versus delayed fluid resuscitation for hypotensive patients with penetrating torso injuries. *N Engl J Med.* 1994;331(17):1105–1109.
111. Wall MJ. Audiovisual presentation at the 53rd annual meeting of the American Association for the Surgery of Trauma. New Orleans, LA. 1994.
112. Champion HR. Combat fluid resuscitation: introduction and overview of conferences. *J Trauma.* 2003;54(5)(suppl):S7-S12.
113. Rainey TG, Read CA. The pharmacology of colloids and crystalloids. In: Chernow B, ed. *The Pharmacologic Approach to the Critically Ill Patient.* 2. Aufl. Baltimore, MD: Williams & Wilkins; 1988:219–240.
114. Carey JS, Scharschmidt BF, Culliford AT, Greenlee JE, Scott CR. Hemodynamic effectiveness of colloid and electrolyte solutions for replacement of simulated operative blood loss. *Surg Gynecol Obstet.* 1970;131(4):679–686.
115. Marino PL. Colloid and crystalloid resuscitation. In Marino, PL. *The ICU Book.* Malvern, PA: Williams & Wilkins; 1991:205–216.
116. Strauss RG. Review of the effects of hydroxyethyl starch on the blood coagulation system. *Transfusion.* 1981;21(3):299–302.
117. Mortelmans Y, Merckx E, van Nerom C, et al. Effect of an equal volume replacement with 500cc 6% hydroxyethyl starch on the blood and plasma volume of healthy volunteers. *Eur J Anesthesiol.* 1995; 12(3):259–264.
118. Napolitano LM. Resuscitation following trauma and hemorrhagic shock: is hydroxyethyl starch safe? *Crit Care Med.* 1995;23(5):795–797.
119. Dalrymple-Hay MB, Aitchison R, Collins P, Sekhar M, Colvin B. Hydroxyethyl starch induced acquired von Willebrand's disease. *Clin Lab Haematol.* 1992;14(3):209–211.
120. Via D, Kaufman C, Anderson D, Stanton K, Rhee P. Effect of hydroxyethyl starch on coagulopathy in a swine model of hemorrhagic shock resuscitation. *J Trauma.* 2001;50(6):1076–1082.
121. Shatney CH, Deepika K, Militello PR, Majerus TC, Dawson RB. Efficacy of hetastarch in the resuscitation of patients with multisystem trauma and shock. *Arch Surg.* 1983;118(7):804–809.
122. Falk JL, O'Brien JF, Kerr R. Fluid resuscitation in traumatic hemorrhagic shock. *Crit Care Clin.* 1992;8(2):323–340.
123. Ratner LE, Smith GW. Intraoperative fluid management. *Surg Clin North Am.* 1993;73(2):229–241.
124. Gan TJ, Bennett-Guerrero E, Phillips-Bute B, et al. Hextend, a physiologically balanced plasma expander for large volume use in major surgery: a randomized phase III clinical trial. Hextend Study Group. *Anesth Analg.* 1999;88(5):992–998.
125. Pearce FJ, Lyons WS. Logistics of parenteral fluids in battlefield resuscitation. *Mil Med.* 1999;164(9):653–655.
126. Pope A, French G, Longnecker DE, eds. Fluid resuscitation. State of the Science for Treating Combat Casualties and Civilian Injuries. Washington, DC: National Academy Press; 1999.
127. Rhee P, Koustova E, Alam HB. Searching for the optimal resuscitation method: recommendations for the initial fluid resuscitation of combat casualties. *J Trauma.* 2003;54(5)(suppl):S52-S62.
128. Rhee P, Burris D, Kaufmann C, et al. Lactated Ringer's solution resuscitation causes neutrophil activation after hemorrhagic shock. *J Trauma.* 1998;44(2):313–319.
129. Burris D, Rhee P, Kaufmann C, et al. Controlled resuscitation for uncontrolled hemorrhagic shock. *J Trauma.* 1999;462:216–223.
130. Deb S, Martin B, Sun L, et al. Resuscitation with lactated Ringer's in rats with hemorrhagic shock induces immediate apoptosis. *J Trauma.* 1999;46(4):582–588.
131. Sun L, Ruff P, Austin B, et al. Early up-regulation of intercellular adhesion lolecule-1 and vascular cell adhesion molecule-1 expression in rats with hemorrhagic shock and resuscitation. *Shock.* 1999;11(6):416–422.
132. Rhee P, Wang D, Ruff P, et al. Human neutrophil activation and increased adhesion by various resuscitation fluids. *Crit Care Med.* 2000;28(1):74–78.
133. Alam HB, Sun L, Ruff P, Austin B, Burris D, Rhee P. E- and P-selectin expression depends on the resuscitation fluid used in hemorrhaged rats. *J Surg Res.* 2000;94(2):145–152.
134. Alam HB, Austin B, Koustova E, Rhee P. Resuscitation-induced pulmonary apoptosis and intracellular adhesion molecule-1 expression in rats are attenuated by the use of Ketone Ringer's solution. *J Am Coll Surg.* 2001;193(3):255–263.
135. Deb S, Sun L, Martin B, et al. Lactated ringer's solution and hetastarch but not plasma resuscitation after rat hemorrhagic shock is associated with immediate lung apoptosis by the up-regulation of the Bax protein. *J Trauma.* 2000;49(1):47–53.
136. Rhee P, Morris J, Durham R, et al. Recombinant humanized monoclonal antibody against CD18 (rhuMAb CD18) in traumatic hemorrhagic shock: results of a phase II clinical trial. Traumatic Shock Group. *J Trauma.* 2000;49(4):611–619.
137. Lieberthal W, Fuhro R, Alam H, et al. Comparison of a 50% exchange-transfusion with albumin, hetastarch, and modified hemoglobin solutions. *Shock.* 2002;7(1):61–69.
138. Gushchin V, Stegalkina S, Alam HB, et al. Cytokine expression profiling in human leukocytes after exposure to hypertonic and isotonic fluids. *J Trauma.* 2002;52(5):867–871.
139. Koustova E, Stanton K, Gushchin V, et al. Effects of lactated Ringer's solutions on human leukocytes. *J Trauma.* 2002;52(5):872–878.
140. Alam HB, Stegalkina S, Rhee P, Koustova E. cDNA array analysis of gene expression following hemorrhagic shock and resuscitation in rats. *Resuscitation.* 2002;54(2):195–206.

141. Alam H, Koustova E, Stanton K, Burris D, Rich N, Rhee P. Effect of different resuscitation strategies on neutrophil activation in a swine model of hemorrhagic shock. *Resuscitation*. 60(1):91–99.
142. Holcomb JB. Fluid resuscitation in modern combat casualty care: lessons learned from Somalia. *J Trauma*. 2003;54(suppl 5): S46-S51.
143. Sondeen J, Coppes VG, Holcomb JB. Blood pressure at which rebleeding occurs after resuscitation in swine with aortic injury. *J Trauma*. 2003;54(suppl 5):S110-S117.
144. Beecher HK. *Resuscitation and Anesthesia for Wounded Men: The Management of Traumatic Shock.* Springfield, IL: Charles C. Thomas; 1949.
145. Haut ER, Kalish BT, Cotton BA, et al. Prehospital intravenous fluid administration is associated with higher mortality in trauma patients: a National Trauma Data Bank analysis. *Ann Surg*. 2011;253(2):371–377.
146. Ley E, Clond M, Srour M, et al. Emergency department crystalloid resuscitation of 1.5 L or more is associated with increased mortality in elderly and nonelderly trauma patients. *J Trauma*. 2011;70(2):398–400.
147. Lissauer ME, Chi A, Kramer ME, Scalea TM, Johnson SB. Association of 6 % hetastarch resuscitation with adverse outcomes in critically ill trauma patients. *Am J Surg*. 2011;202(1):501–508.
148. Duke MD, Guidry C, Guice J, et al. Restrictive fluid resuscitation in combination with damage control resuscitation: time for adaptation. *J Trauma Acute Care Surg*. 2012;73(3):674–678.
149. Holcomb, JB. Optimal use of blood products in severely injured trauma patients. *Hematol Am Soc Hematol Educ Program*. 2010;2010:465–469.
150. Dickey NW, Jenkins D, Butler FK. Use of Dried Plasma in Prehospital Battlefield Resuscitation 2011–04. Defense Health Board Memorandum. 8. August 2011. http://health.mil/dhb/recommendations/2011/2011–04.pdf. Zugriff 13. August 2013.
151. DeBakey ME. *General Surgery.* Washington, DC: U.S. Government Printing Office; 1956. *Surgery in World War II;* vol 2.
152. Churchill ED. *Surgeon to Soldiers: Diary and Records of the Surgical Consultant, Allied Forces Headquarters. WWII.* Philadelphia, PA: Lippincott; 1972.
153. Eastridge BJ, Jenkins D, Flaherty S, Schiller H, Holcomb JB. Trauma system development in a theater of war: experiences from Operation Iraqi Freedom and Operation Enduring Freedom. *J Trauma*. 2006;61(6):1366–1373.
154. Manley G, Knudson MM, Morabito D, et al. Hypotension, hypoxia, and head injury: frequency, duration, and consequences. *Arch Surg*. 2001;136(10):1118–1123.
155. Lednar WM, Poland GA, Holcomb JB, Butler FK. Recommendations Regarding the Tactical Combat Casualty Care Guidelines on Fluid Resuscitation. Defense Health Board Memorandum. 10. Dezember 2010. http://health.mil/dhb/recommendations/2010/2010–06.pdf. Zugriff 13. August 2013.
156. Wolberg AS, Meng ZH, Monroe DM 3rd, Hoffman M. A systematic evaluation of the effect of temperature on coagulation enzyme activity and platelet function. *J Trauma*. 2004;56(6):1221–1228.
157. Watts DD, Trask A, Soeken K, Perdue P, Dols S, Kaufmann C. Hypothermic coagulopathy in trauma: effect of varying levels of hypothermia on enzyme speed, platelet function, and fibrinolytic activity. *J Trauma*. 1998;44(5):846–854.
158. Peng RY, Bongard FS. Hypothermia in trauma patients. *J Am Coll Surg*. 1999;188(6):685–696.
159. Fries D, Innerhofer P, Schobersberger W. Coagulation management in trauma patients. *Curr Opin Anaesthesiol*. 2002;15(2):217–223.
160. Carr ME Jr. Monitoring of hemostasis in combat trauma patients. *Mil Med*. 2004;169(suppl 12):11–15.
161. Joint Theater Trauma System Clinical Practice Guideline. Hypothermia prevention, monitoring, and management. www.usaisr.amedd.army.mil/assets/cpgs/Hypothermia_Prevention_20_Sep_12.pdf. Veröffentlicht 12. September 2012. Zugriff 14. August 2013.
162. Arthurs Z, Cuadrado D, Beekley, et al. The impact of hypothermia on trauma care at the 31st combat support hospital. *Am J Surg*. 2006;191(5):610–614.
163. Winkenwerder W. Defense-wide Policy on Combat Trauma Casualty Hypothermia Prevention and Treatment. Assistant Secretary of Defense for Health Affairs Memorandum. 16. Februar 2006. www.health.mil/libraries/HA_Policies_and_Guidelines/06–005.pdf. Zugriff 14. August 2013.
164. Husum H, Olsen T, Murad M, Wisborg T, Gilbert M. Preventing post-injury hypothermia during prolonged prehospital evacuation. *Prehosp Disaster Med*. 2002;17(1):23–26.
165. Allen PB, Salyer SW, Dubick MA, Holcomb JB, Blackbourne LH. Preventing hypothermia: comparison of current devices used by the U.S. Army with an in vitro warmed fluid model. *J Trauma*. 2010;69(suppl):S154-S161.
166. Lednar WM, Poland GA, Holcomb JB, Butler FK. Tactical Combat Casualty Care Guidelines on the Prevention of Hypothermia. Defense Health Board Memorandum. 10. Dezember 2010. http://health.mil/dhb/recommendations/2010/2010–05.pdf. Zugriff 14. August 2013.
167. Kressloff MS, Castellarin AA, Zarbin MA. Endophthalmitis. *Surv Ophthalmol*. 1998;43(3):193–224.
168. Butler FK. The eye in the wilderness. In: Auerbach PS, ed. *Wilderness Medicine*. 6. Aufl. St. Louis, MO: Mosby; 2012
169. Colyer MH, Weber ED, Weichel ED, et al. Delayed intraocular foreign body removal without endophthalmitis during Operations Iraqi Freedom and Enduring Freedom. *Ophthalmology*. 2007;114:1439–1447.
170. Schnapp LM, Cohen NH. Pulse oximetry. Uses and abuses. *Chest*. 1990;98(5):1244–1250.
171. Hanning CD, Alexander-Williams JM. Pulse oximetry: a practical review. *BMJ*. 1995;311(7001):367–370.
172. Moran RF, Clausen JL, Ehrmeyer SS, Feil M, Van Kessel Al, Eichhorn JH. Oxygen content, hemoglobin oxygen, "saturation", and related quantities in blood: terminology, measurement, and reporting. *National Committee for Clinical Laboratory Standards*. 1990; C25-P:10:1–49.
173. Huch A, Huch R, Konig V, et al. Limitations of pulse oximetry. *Lancet*. 1988;1(8581):357–358.
174. Hansen JE, Casaburi R. Validity of ear oximetry in clinical exercise testing. *Chest*. 1987;91(3):333–337.
175. Ries AL, Prewitt LM, Johnson JJ. Skin color and ear oximetry. *Chest*. 1989;96(2):287–290.
176. Shapiro BA, Crane RD. Blood gas monitoring: yesterday, today, and tomorrow. *Crit Care Med*. 1989;17(6):573–581.
177. Davidson JA, Hosie HE. Limitations of pulse oximetry: respiratory insufficiency – failure of detection. *BMJ*. 1993;307(6900):372–373.
178. Badjatia N, Carney N, Crocco TJ, et al. Brain Trauma Foundation; BTF Center for Guidelines Management. Guidelines for the prehospital management of traumatic brain injury. 2nd edition. *Prehosp Emerg Care*. 2008;12(suppl 1):S1-S52.
179. Trillo RA Jr, Aukburg S. Dapsone-induced methemoglobinemia and pulse oximetry. *Anesthesiology*. 1992;77(3):594–596.
180. Sin DD, Shafran SD. Dapsone- and primaquine-induced methemoglobinemia in HIV-infected individuals. *J Acquir Immune Defic Syndr Hum Retrovirol*. 1996;12(5):477–481.
181. Beecher HK. Pain in men wounded in battle. *Bull U.S. Army Med Dep*. 1946;5:445–454.
182. Vonkeman HE, van de Laar MA. Nonsteroidal anti-inflammatory drugs: adverse effects and their prevention. *Semin Arthritis Rheum*. 2010;39(4):294–312.
183. Van Ryn J, Kink-Eiband M, Kuritsch I, et al. Meloxicam does not affect the antiplatelet effect of aspirin in healthy male and female volunteers. *J Clin Pharmacol*. 2004;44(7):777–784.
184. Knijff-Dutmer EA, Kalsbeek-Batenburg EM, Koerts J, van de Laar MA. Platelet function is inhibited by non-selective non-steroidal anti-inflammatory drugs but not by cyclooygenase-2-selective inhibitors in patients with rheumatoid arthritis. *Rheumatology (Oxford)*. 2002;41(4):458–461.
185. Harris M, Baba R, Nahouraii R, Gould P. Self-induced bleeding diathesis in soldiers at a FOB in south eastern Afghanistan. *Mil Med*. 2012;177(8):928–929.
186. Ivascu FA, Howells GA, Junn FS, Bair HA, Bendick PJ, Janczyk RJ. Predictors of mortality in trauma patients with intracranial hemorrhage on preinjury aspirin or clopidogrel. *J Trauma*. 2008;65(4):785–788.
187. Singer AJ, Mynster CJ, McMahon BJ. The effect of IM ketorolac tromethamine on bleeding time: a prospective, interventional, controlled study. *Am J Emerg Med*. 2003;21(5):441–443.

188. Greer IA. Effect of ketorolac tromethamine on hemostasis. *Pharmacotherapy.* 1990;10(6, pt 2):71S-76S.
189. Rinder HM, Tracey JB, Souhrada M, Wang C, Gagnier RP, Wood CC. Effects of meloxicam on platelet function in healthy adults: a randomized, double-blind, placebo-controlled trial. *J Clin Pharmacol.* 2002;42(8):881–886.
190. de Meijer A, Vollaard H, de Metz M, Verbruggen B, Thomas C, Novakova I. Meloxicam, 15 mg/day, spares platelet function in healthy volunteers. *Clin Pharmacol Ther.* 1999;66(4):425–430.
191. Kotwal RS, O'Connor KC, Johnson TR, Mosely DS, Meyer DE, Holcomb JB. A novel pain management strategy for combat casualty care. *Ann Emerg Med.* 2004;44(2):121–127.
192. Wedmore IS, Johnson T, Czarnik J, Hendrix S. Pain management in the wilderness and operational setting. *Emerg Med Clin North Am.* 2005;23(2):585–601, xi–xii.
193. Schwartz RB, Charity BM. Use of night vision goggles and low-level light source in obtaining intravenous access in tactical conditions of darkness. *Mil Med.* 2001;166(11):982–983.
194. Lind GH, Marcus MA, Mears SL, et al. Oral transmucosal fentanyl citrate for analgesia and sedation in the emergency department. *Ann Emerg Med.* 1991;20(10):1117–1120.
195. Gauna AA, Kang SK, Triano ML, Swatko ER, Vanston VJ. Oral transmucosal fentanyl citrate for dyspnea in terminally ill patients: an observational case series. *J Palliat Med.* 2008;11(4):643–648.
196. Collado F, Torres LM. Association of transdermal fentanyl and oral transmucosal fentanyl citrate in the treatment of opioid naive patients with severe chronic noncancer pain. *J Opioid Manag.* 2008;4(2):111–115.
197. Mahar PJ, Rana JA, Kennedy CS, Christopher NC. A randomized clinical trial of oral transmucosal fentanyl citrate versus intravenous morphine sulphate for initial control of pain in children with extremity injuries. *Pediatric Emerg Care.* 2007;23(8):544–548.
198. MacIntyre PA, Margetts L, Larsen D, Barker L. Oral transmucosal fentanyl citrate versus placebo for painful dressing changes: a crossover trial. *J Wound Care.* 2007;16(3):118–121.
199. Aronoff GM, Brennan MJ, Pritchard DD, Ginsberg B. Evidencebased oral transmucosal fentanyl citrate (OTFC) dosing guidelines. *Pain Med.* 2005;6(4):305–314.
200. Landy SH. Oral transmucosal fentanyl citrate for the treatment of migraine headache pain in outpatients: a case series. *Headache.* 2004;44(8):762–766.
201. Weiss EA. Medical considerations for the wilderness and adventure travelers. *Med Clin North Am.* 1999;83(4): 885–902, v–vi.
202. U. S. Food and Drug Administration (FDA) Center for Drug Evaluation and Research. NDA 20–747: Clinical Pharmacology and Biopharmaceutics Review of Actiq (Oral Transmucosal Fentanyl Citrate). Rockville, MD: FDA; 1997. www.accessdata.fda. gov/drugsatfda_docs/label/2011/20747orig1s029rems.pdf. Zugriff 15. August 2013.
203. Lee M, Kern SE, Kisicki JC, Egan TD. A pharmacokinetic study to compare two simultaneous 400 microg doses with a single 800 microg dose of oral transmucosal fentanyl citrate. *J Pain Symptom Manage.* 2003;26(2):743–747.
204. Kacprowicz R, Johnson T, Mosely D. Fentanyl for pain control in special operations. *J Spec Oper Med.* 2008;8(1):48–53.
205. Wedmore IS, Kotwal RS, McManus JG, et al. Safety and efficacy of oral transmucosal fentanyl citrate for prehospital pain control on the battlefield. *J Trauma Acute Care Surg.* 2012;73(6)(suppl 5):S490-S495.
206. Dickey N. Prehospital use of ketamine in battlefield analgesia 2012–03. Defense Health Board Memorandum. 8. März 2012. http://health.mil/dhb/recommendations/2012/2012–03.pdf. Zugriff 14. August 2013.
207. Kelly JF, Ritenour AE, McLaughlin DF, et al. Injury severity and causes of death from Operation Iraqi Freedom and Operation Enduring Freedom: 2003–2004 versus 2006. *J Trauma.* 2008;64(2) (suppl):S21-S26.
208. Jennings PA, Cameron P, Bernard S, et al. Morphine and ketamine is superior to morphine alone for out-of-hospital trauma analgesia: a randomized controlled trial. *Ann Emerg Med.* 2012;59(6):497–503.
209. Alonso-Serra HM, Weslet K; National Association of EMS Physicians Standards and Clinical Practices Committee. Prehospital pain management. *Prehosp Emerg Care.* 2003;7(4):482–488.
210. Cherry DA, Plummer JL, Gourlay GK, Coates KR, Odgers CL. Ketamine as an adjunct to morphine in the treatment of pain. *Pain.* 1995;62(1):119–121.
211. Howes MC. Ketamine for paediatric sedation/analgesia in the emergency department. *Emerg Med J.* 2004;21(3):275–280.
212. Porter K. Ketamine in prehospital care. *Emerg Med J.* 2004;21(3): 351–354.
213. Jennings PA, Cameron P, Bernard S. Ketamine as an analgesic in the pre-hospital setting: a systematic review. *Acta Anaesthiol Scand.* 2011;55(6):638–643.
214. Gaydos SJ, Webb CM, Walters PL, King MR, Wildzunas RM. Comparison of the Effects of Ketamine and Morphine on the Performance of Representative Military Tasks. U.S. Army Aeromedical Research Laboratory Report No. 2010–17. www. dtic.mil/cgi-bin/GetTRDoc?AD=ADA528747. Veröffentlicht August 2010. Zugriff 14. August 2013.
215. Craven R. Ketamine. *Anaesthesia.* 2007;62(suppl 1):48–53.
216. White PF, Way WL, Trevor AJ. Ketamine-its pharmacology and therapeutic uses. *Anesthesiology.* 1982;56(2):119–136.
217. Subramaniam K, Subramaniam B, Steinbrook RA. Ketamine as adjuvant analgesic to opioids: a quantitative and qualitative systematic review. *Anesth Analg.* 2004;99(2):482–495.
218. Porter K. Ketamine in prehospital care. *Emerg Med J.* 2004; 21(3):351–354.
219. Naval Operational Medical Lessons Learned Center. Combat Medical Personnel Evaluation of Battlefield Trauma Care Equipment Initial Report. November 2011. www.medicalsci.com/files/jan_2012_ newsletter_final.pdf. Zugriff 14. August 2013.
220. Schmid RL, Sandler AN, Katz J. Use and efficacy of low-dose ketamine in the management of acute postoperative pain: a review of current techniques and outcomes. *Pain.* 1999;82(2):111–125.
221. Buvanendran A, Kroin J. Multimodal analgesia for controlling acute postoperative pain. *Curr Opin Anesthesiol.* 2009;22(5):588–593.
222. Black IH, McManus J. Pain management in current combat operations. *Prehosp Emerg Care.* 2009;13(2):223–227.
223. Burnett AM, Salzmann JG, Griffith KR, Kroeger B, Frascone RJ. The emergency department experience with prehospital ketamine: a case series of 13 patients. *Prehosp Emerg Care.* 2012;16(4):553–559.
224. Roback MG, Wathen JE, Bajaj L, Bothner JP. Adverse events associated with procedural sedation in a pediatric emergency department: a comparison of common parenteral drugs. *Acad Emerg Med.* 2005;12(6):508–513.
225. Ketamine Hydrochloride Injection, USP [package insert]. Lake Forest, IL: Bioniche Pharma USA LLC; 2008.
226. Guldner GT, Petinaux B, Clemens P, Foster S, Antoine S. Ketamine for procedural sedation and analgesia by nonanesthesiologists in the field: a review for military health care providers. *Mil Med.* 2006;171(6):484–490.
227. Poole LT. Army progress with penicillin. *Br J Surg.* 1944;32(125): 110–111.
228. Scott R Jr. Care of the battle casualty in advance of the aid station. Medical Science Publication No. 4, Volume 1. U. S. Army Medical Department Office of Medical History website. http://history.amedd. army.mil/books-docs/korea/recad1/ch1–4.html. Zugriff 15. August 2013.
229. O'Connor K, Butler F. Antibiotics in tactical combat casualty care 2002. *Mil Med.* 2003;168(11):911–914.
230. Mellor SG, Cooper GJ, Bowyer GW. Efficacy of delayed administration of benzylpenicillin in the control of infection in penetrating soft tissue injuries in war. *J Trauma.* 1996;40(suppl 3):S128–S134.
231. Hospenthal DR, Murray CK, Anderson RC, et al. Guidelines for prevention of infection after combat-related injuries. *J Trauma.* 2008;64(3)(suppl):S211–S220.
232. Tarpey MJ. Tactical Combat Casualty Care in Operation Iraqi Freedom. *U. S. Army Med Dep J.* April-Juni 2005;38–41.
233. Hospenthal DR, Murray CK, Andersen RC, et al. Guidelines for the prevention of infections associated with combat-related injuries: 2011 update: endorsed by the Infectious Diseases Society of America and the Surgical Infection Society. *J Trauma.* 2011;71 (2 Suppl 2):S210–234.
234. Yamada C, Nagashima K, Takahashi A, et al. Gatifloxacin acutely stimulates insulin secretion and chronically suppresses insulin biosynthesis. *Eur J Pharmacol.* 2006;553(1–3):67–72.

235. Battistella FD, Nugent W, Owings JT, Anderson JT. Field triage of the pulseless trauma patient. *Arch Surg.* 1999;134(7):742–745.
236. Branney SW, Moore EE, Feldhaus KM, Wolfe RE. Critical analysis of two decades of experience with postinjury emergency department thoracotomy in a regional trauma center. *J Trauma.* 1988;45(1):87–94.
237. Rosemurgy AS, Norris PA, Olson SM, Hurst JM, Albrink MH. Prehospital traumatic cardiac arrest: the cost of futility. *J Trauma.* 1993;35(3):468–473.
238. Wieneke H, Konorza T, Breuckmann F, Reinsch N, Erbel R. Automatic external defibrillator – mode of operation and clinical use (in German). *Dtsch Med Wochenschr.* 2008;133(42):2163–2167.
239. De Maio VJ, Stiell IG, Wells GA, Spaite DW; Ontario Prehospital Advanced Life Support Study Group. Optimal defibrillation response intervals for maximum out-of-hospital cardiac arrest survival rates. *Ann Emerg Med.* 2003;42(2):242–250.
240. Kotwal RS, Butler FK, Edgar EP, Shackelford SA, Bennett DR, Bailey JA. Saving lives on the battlefield: a Joint Trauma System review of pre-hospital trauma care in Combined Joint Operating Area – Afghanistan (CJOA-A) Executive Summary. *J Spec Oper Med.* 2013;13(1):77–85. 30. Januar 2013. www.stormingmedia.us/44/4473/A447375.html. Zugriff 28. August 2013.
241. Wilensky G, Holcomb J. Tactical Combat Casualty Care and Minimizing Preventable Fatalities in Combat. Defense Health Board Memorandum. 6. August 2009. http://health.mil/dhb/recommendations/2009/2009–05.pdf. Zugriff 27. August 2013.
242. Barrows E. Freeze-dried plasma. The trail back to the battlefield. *Def AT&L.* 2006;5:16–19.
243. Bundesärztekammer (BÄK). *Richtlinien zur Gewinnung von Blut und Blutbestandteilen und zur Anwendung von Blutprodukten (Hämotherapie).* Köln: Deutscher Ärzteverlag; 2010.
244. European Parliament and Council of the European Union. Quality and Safety Directive 2002/98/EC. *Off J Eur Union.* 2003;L33:30–40.

25.4 Phase 3: Tactical Evacuation Care

Fallbeispiel 4

Sie sind der Sanitäter an Bord einer MEDEVAC Blackhawk, die in einer sicheren Landezone in den Bergen Nordostafghanistans gelandet ist, um einen Infanteristen auszufliegen, der multiple Splitterverletzungen durch die Explosion eines Hohlladungsgeschosses einer tragbaren Granatwaffe (Rocket-Propelled Grenade, RPG) erlitten hat. Die Landezone befindet sich in einer Höhe von nahezu 3 000 m und die Umgebungstemperatur beträgt etwa 18 °C. Der Verwundete, der durch den Sanitäter des Zuges stabilisiert wurde, kann normal sprechen und hat ein Tourniquet über seiner Uniform an seinem rechten Oberschenkel. Die Hose unterhalb davon wurde aufgeschnitten und er trägt Druckverbände um seinen distalen Oberschenkel und um seinen Unterschenkel. Sein rechter Hemdsärmel fehlt und er hat ebenfalls einen Druckverband um seinen rechten Oberarm. Es wurde ein intravenöser Zugang in der linken Ellenbeuge gelegt, der jetzt mit einem Mandrin verschlossen ist. Der Zug-Sanitäter sagt Ihnen, dass der Verwundete ziemlich viel Blut aus seiner Oberschenkelwunde verloren habe und er schläfrig und verwirrt gewesen sei, bevor das Tourniquet vor etwa 30 Minuten angelegt wurde. Er hat 500 ml HES erhalten, auf die er gut angesprochen habe. Seitdem sei er stabil. Unter seinen Druckverbänden kam jeweils QuikClot Gauze® zum Einsatz und die Defekte wurden sorgfältig tamponiert. Er hat keine bekannten Allergien. Sein orales Antibiotikum hat er bereits eingenommen und er hat einen 800 mcg Fentanyl-„Lolli" in seiner rechten Wangentasche. Er gibt an, aus seiner Feldflasche auch nach der Verwundung noch getrunken zu haben.

- **Was sind Ihre Überlegungen für die Versorgung dieses Verwundeten auf dem 30-minütigen Flug zurück zum Einsatzlazarett?**
- **Was tun Sie zuerst?**
- **Was tun Sie danach?**
- **Sollten Sie am liegenden intravenösen Zugang (derzeit mit einem Mandrin verschlossen) bereits die zweite Infusion anschließen, falls eine erneute HES-Bolus-Gabe erforderlich wird?**
- **Sollten Sie das Tourniquet entfernen?**
- **Belassen Sie den „Fentanyl-Lolli" beim Verwundeten?**
- **Führen Sie noch weitere Maßnahmen durch?**
- **Muss noch etwas während des Fluges überwacht werden?**

In früheren Ausgaben dieses Handbuchs wurde der Begriff „Casualty Evacuation" verwendet, um den improvisierten Transport von Verwundeten vom Ort der Verwundung zum ersten Punkt weitergehender medizinischer Versorgung zu beschreiben (im Regelfall eine Einrichtung der Versorgungsstufe 2, die zur ersten chirurgischen Notfallversorgung befähigt ist).

CASEVAC-Transportmittel sind in der Regel bewaffnete und nicht regelhaft für medizinische Evakuierungen vorgesehene (Gefechts-)Fahrzeuge oder Hubschrauber, die dementsprechend auch nicht mit dem Roten Kreuz gekennzeichnet sind (> Abb. 25.32). Oft werden eben die Fahrzeuge genutzt, die am schnellsten verfügbar oder der taktischen Lage angepasst sind. Während des Vorstoßes auf Bagdad im Rahmen der „Operation Iraqi Freedom" wurden Verwundete häufiger auf dem rückwärtigen Teil von Panzern transportiert, weil in diesen Fällen die Nutzung regulärer Verwundetentransportmittel angesichts der Bedrohungslage nicht vertretbar war.

Der Begriff „Medical Evacuation" (MEDEVAC) ist dem klar geregelten sanitätsdienstlichen Verwundetentransport vorbehalten, der dann mit ausschließlich für diesen Zweck vorgehaltenen und ausgerüsteten Transportmitteln (Ambulanzen, ggf. gepanzert, Hubschrauber und evtl. auch Flugzeugen) durchgeführt wird. Diese Rettungsmittel sind mit medizinischem Fachpersonal besetzt und haben oft eine fest eingerüstete Geräteausstattung (spezifische Regelungen dazu sind in NATO-Dokumenten festgehalten, z. B. STANAG 2087 und 3204). Sie sind in der Regel mit dem Roten Kreuz gekennzeichnet und nicht bewaffnet. Eventuell werden sie zur Sicherung von Gefechtsfahrzeugen oder Kampfhubschraubern begleitet. Auch ein MEDEVAC kann bereits unmittelbar vom Gefechtsfeld erfolgen (z. B. Forward AirMedEvac) und stellt darüber hinaus den Transport zwischen medizinischen Behandlungseinrichtungen sicher. Gerade in den aktuellen asymmetrischen Konflikten, in denen z. B. das Rote Kreuz als Schutzzeichen durch einen irregulär operierenden Feind missachtet wird, gibt es unterschiedliche, z. T. pragmatische Lösungen zur Kennzeichnung von Sanitätsfahrzeugen bzw. den Verzicht darauf. Da der Verwundetentransport, der sich an die „Tactical Field Care"-Phase anschließt, in beide

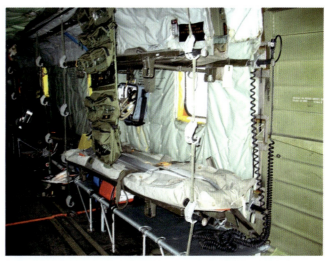

Abb. 25.32 Einrüstung des Materials eines Luftbeweglichen Arzttrupps in einen Transporthubschrauber vom Typ CH-53, wenn kein für den regulären Verwundetentransport vorgesehenes Lufttransportmittel zur Verfügung steht (Foto: Karsten Ladehof).

Kategorien fallen kann, wurde die dritte Phase des TCCC in „Tactical Evacuation Care" (TACEVAC) umbenannt.

Die fahrzeuggestützte Evakuierung von Verwundeten aus dem Gefechtsfeld bietet zugleich die Möglichkeit, zusätzliches Material und Personal einzusetzen, um die in ➤ Kasten 25.23 beschriebenen erweiterten diagnostischen und therapeutischen Maßnahmen durchzuführen. Diese Gelegenheit führte in den USA zu der Empfehlung, für Spezialkräfte eigene Verwundeten-Transporttrupps (Combat Casualty Transportation Teams) aufzustellen. Diese Grundidee wurde mit Modifikationen durch viele konventionelle Einheiten übernommen. Dem entsprechen in Deutschland die Beweglichen Arzttrupps (BAT) bzw. die Luftbeweglichen Arzttrupps (LBAT). In aktuellen Stellungnahmen zu dieser Thematik wird immer wieder betont, dass Personal, das eine spezielle Ausbildung für den (Luft-)Transport von Verwundeten erhalten hat (z. B. „Critical Care Flight Paramedic" bzw. Intensivtransport-Lehrgang), deren Versorgungsqualität deutlich verbessern kann. Außerdem sollten sie sich mit den besonderen Bedingungen einer taktischen Lage und eben der Versorgung gemäß der TCCC-Leitlinien vertraut machen. Diese Kräfte sollten dann auch Blutprodukte, Möglichkeiten des erweiterten Atemwegsmanagements, ein breites Spektrum notfallmedizinischer Medikamente und Infusionspumpen sowie möglichst weiteres Material für die intensivmedizinische Versorgung von Patienten mit sich führen.[2-7]

Bei der Versorgung in der Phase „Tactical Evacuation Care" wird davon ausgegangen, dass kritische Blutungen bereits versorgt wurden. Sollte dies noch nicht der Fall sein, hat diese Maßnahme natürlich höchste Priorität.

25.23 Maßnahmen in der Phase „Tactical Evacuation Care"

1. Sicherung der Atemwege:
   a. Bewusstloser Patient ohne Verlegung der Atemwege:
      – Kinn anheben (Chin-Lift) oder Esmarch-Handgriff (Jaw-Thrust)
      – Nasopharyngeale Atemwegshilfe (Wendl-Tubus)
      – Stabile Seitenlage
   b. Patient mit Verlegung der Atemwege oder drohender Verlegung der Atemwege:
      – Kinn anheben oder Esmarch-Handgriff
      – Nasopharyngeale Atemwegshilfe (Wendl-Tubus)
        i. Erlauben Sie Patienten mit erhaltenem Bewusstsein, jede gewünschte Position einzunehmen, einschließlich der sitzenden Position.
        ii. Bewusstlose Patienten werden in der stabilen Seitenlage gelagert.
      Wenn o. g. Maßnahmen nicht ausreichen oder nicht erfolgreich sind:
      – Larynxmaske oder Larynx-Tubus oder
      – Kombitubus oder
      – Endotracheale Intubation oder
      – Chirurgische Atemwegssicherung: Krikothyreotomie (bei erhaltenem Bewusstsein in Lokalanästhesie)
   c. Bei Patienten mit penetrierender Halsverletzung ist keine HWS-Immobilisation erforderlich.
2. Atmung:
   a. Ziehen Sie bei einem Verwundeten mit zunehmender Atemnot infolge eines offensichtlichen oder vermuteten Thoraxtraumas einen Spannungspneumothorax in Betracht und entlasten Sie diesen mittels Entlastungspunktion (Nadel-Thorakostomie) auf der verletzten Seite. Platzieren Sie hierzu einen großlumigen intravenösen Katheter (14 Gauge) im 2. Interkostalraum (zwischen der 2. und 3. Rippe) in der Medioklavikularlinie. Achten Sie darauf, dass die Eintrittsstelle der Nadel nicht medial der Brustwarzen liegt und die Verlaufsrichtung nicht in Richtung Herz zeigt. Insbesondere bei Patienten mit einem stark ausgeprägten M. pectoralis ist der 4. oder 5. Interkostalraum in der vorderen Axillarlinie (Bülau-Position) ein alternativer Punktionsort.
   b. Erwägen Sie die Anlage einer Thoraxdrainage, wenn sich durch die Entlastungspunktion das klinische Bild nicht bessert und/oder ein längerer Transport (oder Lufttransport) bevorsteht.
   c. Die meisten Verwundeten benötigen keinen Sauerstoff, aber die Gabe kann in folgenden Fällen für den Patienten von Vorteil sein:
      – Niedrige Sauerstoffsättigung in der Pulsoxymetrie
      – Verletzungen, die eine Behinderung der Ventilation oder des Gasaustauschs zur Folge haben
      – Bewusstlose Patienten
      – Verwundete mit Schädel-Hirn-Trauma (Sauerstoffsättigung > 90 % anstreben)
      – Verwundete im Schock
      – Verwundete in großen Höhen
   d. Offene Thoraxverletzungen sollten mit einem luftdichten Verband (Chest Seal) in Exspiration abgedeckt werden; anschließend engmaschige Kontrolle der Vitalzeichen zum Erkennen eines Spannungspneumothorax. Ein luftdichter Verband mit einem Ventil sollte bevorzugt genutzt werden. Da sich in vielen Fällen trotz Nutzung eines Ventil-Verbandes ein Spannungspneumothorax entwickeln kann, steht die Abdichtung der Wunde, ggf. auch mit einem Chest Seal ohne Ventil, im Vordergrund. Wenn der Patient eine zunehmende Hypoxie, Atemnot oder Hypotonie entwickelt, muss von einem Spannungspneumothorax ausgegangen werden: Lösen Sie entweder das Chest Seal teilweise bzw. heben Sie es an oder führen Sie eine Entlastungspunktion auf der verletzten Seite durch.
3. Blutung:
   a. Kontrollieren Sie sämtliche Blutungen und suchen Sie nach verborgenen Blutungsquellen. Falls noch nicht geschehen, stoppen Sie lebensbedrohliche äußere Blutungen der Extremitäten durch Anlage eines Tourniquets, sofern sich die Verletzung anatomisch für eine Abbindung eignet oder es sich um eine Amputationsverletzung handelt. Legen Sie das Tourniquet auf der unbekleideten Haut ca. 5–7 cm oder 3 Fingerbreit oberhalb der Blutungsquelle an. Wenn sich die Blutung durch Anlage eines Tourniquets nicht kontrollieren lässt, legen Sie ein zweites Tourniquet unmittelbar neben dem ersten an.
   b. Bei Blutungen, die sich durch Druck von außen komprimieren lassen und nicht für die Anlage eines Tourniquets zugänglich sind, oder als eine alternative Methode der Blutungskontrolle, um die Entfernung des Tourniquets zu ermöglichen (wenn die erwartete Zeit bis zur Evakuierung mehr als 2 Stunden beträgt), verwenden Sie QuikClot Gauze® als das hämostatische Mittel der Wahl. Celox® oder ChitoGauze® können alternativ genutzt werden, wenn QuikClot Gauze® nicht zur Verfügung steht. Bei allen Substanzen sollte für mindestens 3 Minuten eine direkte Kompression von außen erfolgen. Bei stammnahen Blutungen, die sich für die Anlage eines Junctional Tourniquets eignen, legen Sie sofort ein solches an. Verzögern Sie nicht den Einsatz eines Junctional Tourniquets, wenn dieses zur Verfügung steht.
   c. Überprüfen Sie zuvor angelegte Tourniquets. Legen Sie die Wunden frei und entscheiden Sie, ob der Verbleib eines Tourniquets wahrscheinlich unvermeidbar notwendig ist (häufig z. B. bei subtotalen Amputationen). Falls ja, legen Sie ein zweites Tourniquet auf der unbekleideten Haut ca. 5–7 cm (bzw. so nah, wie dies effektiv möglich ist) oberhalb der Blutungsquelle an und lösen Sie bei einem ausreichend kreislaufstabilen Verwundeten dann das erste, proximale Tourniquet. Unter Umständen sind zwei nebeneinander angelegte Tourniquets für eine vollständige Unterbrechung der Blutzu-

fuhr erforderlich. Wenn möglich, distalen Puls prüfen: Ist der distale Puls immer noch tastbar, straffen Sie entweder das liegende Tourniquet oder legen Sie ein zweites Tourniquet direkt neben dem liegenden Tourniquet an und straffen Sie beide, bis der distale Puls nicht mehr tastbar ist.

d. Wird ein (Extremitäten- oder Junctional) Tourniquet nicht zwingend benötigt, verwenden Sie so schnell wie möglich (nach der Versorgung weiterer Verletzungen/Reaktion auf taktische Erfordernisse) eine andere Methode zur Blutungskontrolle wie oben beschrieben. Nachdem auch alle anderen Blutungsquellen versorgt wurden, lösen Sie das Tourniquet.

Bevor jedoch bei einem Patienten, der nach hämorrhagischem Schock Volumen erhalten hat, ein Tourniquet geöffnet wird, stellen Sie sicher, dass die Volumengabe klinisch einen positiven Effekt zeigt, z. B. ein normaler peripherer Puls oder ein normaler Bewusstseinszustand (Letzteres ist kein Kriterium bei Vorliegen eines Schädel-Hirn-Traumas). Es sollten drei Kriterien erfüllt sein: Der Patient ist nicht in einem manifesten Schock, die Wunde kann hinsichtlich erneuter Blutung überwacht werden und es handelt sich nicht um eine schwer bzw. nicht durch einen Verband versorgbare Amputationsverletzung. Es sollte unbedingt versucht werden, diese „Umwandlung" und Lösung des Tourniquets spätestens innerhalb von zwei Stunden vorzunehmen. Wenn keine Möglichkeiten der intensivmedizinischen Überwachung und Versorgung einschließlich Labordiagnostik zur Verfügung stehen, sollte ein Tourniquet nach mehr als 6 Stunden nicht mehr gelöst werden.

e. Legen Sie alle Körperregionen frei, an denen ein Tourniquet angelegt ist, und notieren Sie den Zeitpunkt der Abbindung deutlich mit einem wasserfesten Filzstift (am besten auf dem Verwundeten).

4. Intravenöser Zugang:
   a. Bewerten Sie erneut, ob die Anlage eines i. v. Zugangs sinnvoll ist:
      – Legen Sie einen i. v. Zugang (18 Gauge) und schließen Sie eine Infusion an, ohne notwendigerweise wirklich Volumen zu geben (lediglich intermittierende kleine Flüssigkeitsgaben, um das Verkleben der liegenden Nadel zu verhindern). Alternativ nutzen Sie einen Mandrin oder ein „Saline-Lock" – falls indiziert.
      – Wenn eine Flüssigkeitstherapie erforderlich ist und es nicht gelingt, einen i. v. Zugang zu legen, nutzen Sie einen intraossären Zugang.

5. Tranexamsäure:
   – Wenn davon ausgegangen wird, dass der Verwundete eine Massentransfusion benötigt (z. B. Patient im hämorrhagischen Schock, eine oder mehrere Amputationen, penetrierende Verletzung des Körperstamms, Hinweise auf eine massive Blutung), verabreichen Sie 1 Gramm Tranexamsäure in 100 ml Kochsalzlösung oder Ringer-Lösung so schnell wie möglich, aber nicht, wenn die Verletzung länger als 3 Stunden zurückliegt.
   – Nach Gabe einer Infusionslösung (z. B. HES 6 %) verabreichen Sie erneut 1 Gramm Tranexamsäure (2. Dosis).

6. Schädel-Hirn-Trauma (SHT)
   a. Verwundete mit mittlerem oder schwerem Schädel-Hirn-Trauma sollten engmaschig überwacht werden:
      – Verschlechterung des Bewusstseinszustands
      – Pupillenerweiterung
      – Ziel-Blutdruck über 90 mmHg
      – Sauerstoffsättigung über 90 %
      – Unterkühlung
      – PCO_2 (wenn eine Kapnografie zur Verfügung steht, sollte er zwischen 35 und 40 mmHg liegen)
      – Bei offenem Schädel-Hirn-Trauma Antibiotikagabe
      – Solange es nicht ausgeschlossen werden kann, sollte auch von einer Wirbelsäulenverletzung ausgegangen werden.

   b. Eine einseitige Pupillenerweiterung kann bei gleichzeitigem Vorliegen einer Bewusstseinsstörung ein Hinweis auf einen zunehmenden Hirndruck sein. Wenn diese Zeichen auftreten sollten die folgenden Maßnahmen eingeleitet werden, um den intrakranialen Druck zu senken bzw. trotzdem eine ausreichende Perfusion zu gewährleisten:
      – Gabe von 250 ml einer 3- oder 5-prozentigen hypertonen Kochsalzlösung
      – Lagerung mit einem 30 Grad erhöhten Kopf bzw. Oberkörper
      – Hyperventilation des Patienten:
         i. Atemfrequenz 20.
         ii. Die Kapnografie sollte eingesetzt werden, um den endexspiratorischen CO_2-Wert zwischen 30 und 35 zu halten.
         iii. Die höchstmögliche Sauerstoffkonzentration, die zur Verfügung steht, sollte bei der Hyperventilation genutzt werden.

   Hinweise: Keine Hyperventilation, solange keine Hirndruck- bzw. Einklemmungszeichen auftreten.
   Verwundete können notfalls auch mittels Maskenbeatmung hyperventiliert werden.

7. Volumentherapie:
   a. Prüfen Sie erneut die Vitalparameter auf das Vorliegen eines hämorrhagischen Schocks (weitere Zunahme der Pulsfrequenz, Abnahme der Intensität und eine zunehmende Eintrübung ohne SHT). Wenn eine Blutdrucküberwachung erfolgt, versuchen Sie ihn systolisch zwischen 80 und 90 mmHg zu halten.

      a. **Kein Schock vorhanden:**
         i. Keine i. v. Flüssigkeitsgabe notwendig
         ii. Orale Flüssigkeitsgabe erlaubt, wenn der Patient bei Bewusstsein ist

      b. **Schock vorhanden** (und es stehen keine Blutprodukte zur Verfügung):
         i. 500 ml Hydroxyethylstärke (HES) 6 % i. v. als Bolus
         ii. Wiederholung nach 30 Minuten, wenn der Verwundete immer noch im Schock ist
         iii. Nicht mehr als 1000 ml HES 6 %. Setzen Sie die Volumengabe so lange fort wie zum Erhalt des Ziel-Blutdrucks erforderlich.

   b. Setzen Sie die Volumengabe mit HES, balancierten kristalloiden (Voll-)Elektrolytlösungen oder Erythrozytenkonzentraten fort, wenn indiziert.

   c. Schock vorhanden und es stehen Blutprodukte nach einem einheitlichen Protokoll zur Verfügung: Gabe von 2 Einheiten Plasma, gefolgt von Erythrozytenkonzentraten 1:1. Wenn keine Blutkomponenten zur Verfügung stehen, sollte eine Warmblutspende in Erwägung gezogen werden. Auch hier wird die Volumengabe fortgesetzt, bis ein Ziel-Blutdruck von mindestens 90 mmHg erreicht und gehalten wird.

   d. Wenn ein Verwundeter mit Schädel-Hirn-Trauma bewusstlos ist und einen schwachen oder nicht tastbaren peripheren Puls hat, geben Sie Volumen, um einen systolischen Blutdruck von ≥ 90 mmHg zu erreichen bzw. zu erhalten.

   Kontrollieren Sie die Vitalwerte des Patienten kontinuierlich. Bei erneuter Verschlechterung des Schockzustands kontrollieren Sie die Effektivität der bisher durchgeführten Maßnahmen der Blutungskontrolle und suchen Sie erneut nach evtl. übersehenen Wunden. Wiederholen Sie ggf. die Flüssigkeitsgabe.

8. Vorbeugung der Hypothermie:
   a. Schützen Sie den Verwundeten vor Witterungseinflüssen. Belassen Sie die persönliche Schutzausrüstung, soweit machbar.
   b. Falls möglich, sollte nasse Kleidung durch trockene ersetzt werden. Der Verwundete sollte so schnell wie möglich auf eine zum Boden isolierende Unterlage gelegt werden.
   c. Belassen oder ergänzen Sie Ready-Heat-Wärmedecke, Blizzard-Rettungsdecke und Thermo-Lite-Kappe.

d. Führen Sie bei Bedarf weitere Maßnahmen durch, sofern verfügbar (➤ Kasten 25.13). Verwenden Sie trockene Decken, Poncho Liner, Schlafsäcke oder andere Ausrüstung, die geeignet ist, den Verwundeten warm und trocken zu halten.
e. Nutzen Sie einen Infusionswärmer für alle laufenden Infusionen, falls vorhanden.
f. Schützen Sie den Verwundeten vor Wind, wenn die Türen des Luftfahrzeugs offenbleiben müssen.

9. Penetrierende Augenverletzungen:
Wenn eine penetrierende Augenverletzung vorliegt oder diese vermutet wird:
a. Führen Sie einen schnellen Feld-Sehtest durch.
b. Decken Sie das Auge mit einer schützenden festen Augenklappe ohne Druck ab.
c. Vergewissern Sie sich, dass die 400 mg Moxifloxacin-Tablette (z. B. Avalox®) des „Combat Pill Pack" eingenommen wurde und dass
d. die i. v./i. m. Antibiose verabreicht wurde, wie unter Punkt 15 angegeben, falls Moxifloxacin oral nicht eingenommen werden kann.

10. Monitoring: Setzen Sie Pulsoxymetrie und andere für die elektronische Überwachung verfügbare Geräte ein. Dies ist insbesondere bei Patienten mit SHT unbedingt erforderlich.

11. Kontrollieren Sie alle Verbände und verbessern bzw. erneuern Sie diese ggf.

12. Führen Sie erneut eine vollständige Untersuchung auf weitere Verletzungen durch.

13. Wenn erforderlich, leiten Sie eine Schmerztherapie ein oder setzen Sie diese fort. Die Schmerztherapie (Analgesie) auf dem Gefechtsfeld sollte generell durch eine der folgenden drei Optionen durchgeführt werden:
a. **Option 1:** Kampffähiger Verwundeter, leichte bis mittlere Schmerzen:
 – 15 mg Meloxicam (Mobec®) 1× täglich.
 – 2 × 500 mg Paracetamol alle 8 Stunden
b. **Option 2:** Kampfunfähiger Verwundeter, mittlere bis starke Schmerzen. Der Verwundete befindet sich NICHT im Schock und hat keine Atemnot. Der Verwundete hat KEIN erhöhtes Risiko, einen Schock oder eine Atemnot zu entwickeln.
 Beachte: Bei der Anwendung von Opiaten stets Naloxon bereithalten.
 Falls anderweitig kein i. v. oder i. o. Zugang benötigt wird: orale transmukosale Fentanylgabe (z. B. Actiq®), 800 μg über die Wangenschleimhaut
 – Platzieren Sie den Applikator zwischen Wange und Zahnfleisch.
 – Der Wirkstoff des Applikators darf nicht gekaut werden.
 – Befestigen Sie als zusätzliche Sicherheitsvorkehrung den Applikator mit einem Pflasterstreifen am Finger des Verwundeten.
 – Kontrollieren Sie den Verwundeten alle 15 Minuten.
 – Platzieren Sie einen 2. Applikator im Bereich der gegenüberliegenden Wange, falls dies bei starken Schmerzen notwendig sein sollte.
c. **Option 3:** mittlere bis starke Schmerzen. Der Verwundete befindet sich im Schock oder hat eine Atemnot oder der Verwundete hat ein erhöhtes Risiko, einen Schock oder eine Atemnot zu entwickeln.
 – 50 mg Esketamin (Ketanest® S) i. m. oder intranasal
 oder
 – 25 mg Esketamin (Ketanest® S) langsam i. v. oder i. o.
 – Wiederholen Sie die Dosis bei Bedarf alle 30 Minuten bei i. m. oder intranasaler Gabe.
 – Wiederholen Sie die Dosis bei Bedarf alle 20 Minuten bei i. v. oder i. o. Gabe.
 – Endpunkte: suffiziente Schmerzkontrolle oder Auftreten eines Nystagmus (rhythmische Seitwärtsbewegung der Augen)
 – Achten Sie auf eine Atemdepression.

Anmerkungen zur Analgesie:
a. Der Verwundete muss vor der Gabe von Opiaten oder Ketamin entwaffnet werden. Außerdem sollte dem Verwundeten die Medikamentenwirkung vor der Applikation erläutert werden.
b. Vor der Anwendung von Opiaten oder Ketamin ist der Bewusstseinszustand des Verwundeten nach dem AVPU-Schema zu dokumentieren.
c. Bei allen Verwundeten, denen Opiate oder Ketamin verabreicht wurde, sind Atemwege, Atmung und Kreislauf engmaschig zu kontrollieren.
d. Die intravenöse (oder i. o.) Gabe von Morphin kann eine Alternative zur transmukosalen Fentanylgabe sein, wenn ein i. v. oder i. o. Zugang vorhanden ist.
 – 5 mg Morphin i. v. bzw. i. o.
 – Im Rahmen der Selbsthilfe ist auch die intramuskuläre Morphingabe mittels Autoinjektor möglich.
 – Wiederholen Sie die Dosis, falls notwendig, alle 10 Minuten, um starke Schmerzen zu kontrollieren.
 – Achten Sie auf Zeichen einer Atemdepression.
 – **Beachte:** Bei der Anwendung von Opiaten stets Naloxon (0,4 mg i. v. oder i. m.) bereithalten.
e. Ketamin (**Ketanest®**) sollte in Kombination mit anfangs 1–2 mg Midazolam (Dormicum®) i. v. angewendet werden, das bei anhaltender Unruhe bis max. 5 mg titriert werden kann. Wenn zeitlich möglich, sollte Midazolam vor der Ketamin-Gabe appliziert werden. Bei Esketamin (**Ketanest® S**) kann in analgetischer Dosis auf die Gabe von Midazolam verzichtet werden.
f. Sowohl Ketamin als auch Fentanyl können ein schweres Schädel-Hirn-Trauma verschlechtern. **Bei Patienten mit eingeschränktem Bewusstsein oder Bewusstlosigkeit** kann es durch die Analgosedierung zu einer Verlangsamung der Atmung (Bradypnoe) kommen; eine daraus resultierende Hypoxie würde die sekundäre Hirnschädigung verstärken. Wird der Patient jedoch beatmet oder ist der Verwundete noch in der Lage, Schmerzen zu äußern, können Ketamin und Fentanyl ohne Bedenken eingesetzt werden.
g. Eine Augenverletzung schließt die Gabe von Ketamin nicht aus. Das Risiko einer durch Ketamin bedingten Augenschädigung ist gering und das Überleben des Patienten im Schock oder mit Atemnot hat in diesem Fall Vorrang.
h. Durch Kombination mit Ketamin kann der Bedarf an Opiatanalgetika für eine effektive Schmerztherapie reduziert werden.
i. Wenn Sie nach Gabe von Ketamin oder Opiatanalgetika eine Beeinträchtigung der Atmung beobachten, führen Sie eine Beutel-Maske-Beatmung oder Mund-zu-Maske-Beatmung durch.
j. Bei Übelkeit kann 25 mg Promethazin (z. B. Atosil®) i. v., i. o. oder i. m. verabreicht werden, dadurch wird außerdem die Wirkung der Schmerzmedikamente verstärkt (koanalgetischer Effekt). Alternativ Ondansetron, 4 mg i. v. alle 8 Stunden. Bei unzureichender Effektivität können 15 Minuten nach der ersten Gabe weitere 4 mg gegeben werden.
k. „Reassess – reassess – reassess!"
Nach Gabe von Schmerzmittel müssen Zustand und Vitalwerte des Patienten in regelmäßigen Abständen kontrolliert werden.

1. Schienen Sie Frakturen, sofern noch nicht geschehen, kontrollieren bzw. verbessern Sie angelegte Schienen und kontrollieren Sie die periphere Durchblutung.
2. Antibiotika: empfohlen für alle offenen Kriegsverletzungen
a. Wenn orale Gabe möglich: 500 mg Ciprofloxacin (z. B. Ciprobay®) p. o. 2× täglich oder 400 mg Moxifloxacin (z. B. Avalox®) p. o. 1× täglich
b. Orale Gabe wegen Schock oder Bewusstlosigkeit nicht möglich: 4,5 g Piperacillin und Tazobactam (z. B. Tazobac®) i. v. (über 3–5 Minuten) oder i. m. 3× täglich oder

3. Verbrennungen
   a. Gesichtsverbrennungen können mit einem Inhalationstrauma verbunden sein, insbesondere wenn sie in einem geschlossenen Raum aufgetreten sind. Kontrollieren Sie engmaschig die Atemwege und die Sauerstoffsättigung. Bei progredienter Atemnot und einem Abfall der Sättigung frühzeitig die chirurgische Atemwegssicherung erwägen.
   b. Schätzen Sie den Anteil der verbrannten Körperoberfläche (KOF) unter Anwendung der Neunerregel, gerundet auf ein Vielfaches von 10 %.
   c. Decken Sie die verbrannte Fläche mit trockenen, sterilen Verbänden (möglichst so beschichtet, dass ein Verkleben mit der Wunde verhindert wird) ab. Bei großflächigeren Verbrennungen (> 20 %) wickeln Sie den Verwundeten in eine Rettungsdecke (z. B. Blizzard™ Survival Decke) ein, um sowohl die Brandwunde zu bedecken als auch eine Auskühlung zu verhindern.
   d. Flüssigkeitssubstitution (nach der USAISR-Zehnerregel):
      – Wenn die verbrannte KOF größer als 20 % ist, sollte die Flüssigkeitsgabe beginnen, sobald ein i. v. oder i. o. Zugang gelegt wurde. Die bevorzugte Infusionslösung bei Verbrennungspatienten ist balancierte kristalloide (Voll-)Elektrolytlösung. Bei Kreislaufinstabilität (oder sofern keine kristalloiden Infusionslösungen verfügbar sind) kann ggf. auch HES-Lösung verabreicht werden. Es sollten dabei nicht mehr als 1 000 ml einer HES-Lösung gegeben werden.
      – Die initiale Volumenmenge beträgt bei Erwachsenen mit einem Körpergewicht zwischen 40 und 80 kg 10 ml × verbrannte KOF in % pro Stunde. Für jeweils 10 kg über 80 kg KG werden weitere 100 ml pro Stunde dazu addiert.
      – Wenn zusätzlich ein Blutungsschock vorliegt, der eine höhere Volumengabe erfordert, ist diese entscheidend (siehe Punkt 7.).
   e. Zügige Einleitung analgetischer Maßnahmen entsprechend Punkt 13.
   f. Wenn ausschließlich Verbrennungen vorliegen, ist keine Antibiotikagabe erforderlich. Ihre Gabe erfolgt entsprechend Punkt 15.
   g. Falls erforderlich, können alle notwendigen Maßnahmen auch in einem Bereich verbrannter Haut vorgenommen werden.
   h. Verbrennungsopfer sind besonders durch die sekundäre Hypothermie bedroht, sodass alle verfügbaren Maßnahmen zum Wärmeerhalt genutzt werden sollten. Dies umfasst insbesondere auch erwärmte Infusionen.
4. Erwägen Sie den Einsatz einer pneumatischen Antischockhose (PASG/MAST), um Beckenfrakturen zu stabilisieren sowie Blutungen im Bereich des Beckens und Abdomens zu verlangsamen. Anlage und länger andauernder Gebrauch müssen sorgfältig überwacht werden. Die pneumatische Antischockhose ist bei Thoraxverletzungen und Schädel-Hirn-Traumata kontraindiziert.
5. CPR in der Phase „Tactical Evacuation Care":
   a. Bei Verwundeten mit Verletzungen des Körperstamms (Torsotrauma) oder Polytrauma, die einen Herz-Kreislauf-Stillstand erlitten haben, sollte eine sofortige beidseitige Entlastungspunktion des Thorax durchgeführt werden, um einen Spannungspneumothorax auszuschließen, bevor die weiteren Maßnahmen eingestellt werden. Die Entlastungspunktion erfolgt wie unter Punkt 2 beschrieben.
   b. Eine Reanimation kann in dieser Phase versucht werden, wenn der Verwundete keine offensichtlich tödlichen Verletzungen hat und er in einem eher kurzen Zeitraum in eine chirurgische Behandlungseinrichtung gebracht werden kann. Sie sollte nicht versucht werden, wenn Sie die Fortsetzung eines entscheidenden Auftrages verhindert oder deswegen keine ausreichende Versorgung weiterer Verwundeter erfolgen kann.
6. Dokumentieren Sie den Untersuchungsbefund, die durchgeführten Maßnahmen und Änderungen des Zustands des Verwundeten sorgfältig, möglichst auf einer schnell einsetzbaren, einheitlichen Dokumentationskarte. Stellen Sie sicher, dass diese Dokumentation beim Verwundeten bleibt und an die nächsthöhere Behandlungsebene weitergegeben wird.

Quelle: www.naemt.org/education/TCCC/guidelines_curriculum

25.4.1 Atemwege

Die medizinische Versorgung im Rahmen der Phase „Tactical Evacuation Care" nähert sich den Empfehlungen des Advanced Trauma Life Support (ATLS) stärker an, als dies in den vorherigen Phasen lagebedingt möglich ist. Die Möglichkeit, zusätzliches Material und meist auch medizinisch höher qualifiziertes Personal mitzuführen, sowie die vorteilhafte Arbeitsumgebung eröffnen z. B. die Gelegenheit, das gesamte Spektrum des modernen Atemwegsmanagements zu nutzen. Die endotracheale Intubation, die Larynxmaske (LMA),[1] der Larynx-Tubus[2] und doppellumige Tuben wie der Kombitubus[3] haben in diesem Rahmen alle ihre Berechtigung, wenn der Wendl-Tubus nicht ausreicht, um die Atemwege zu sichern. Die Grundregel, nur Material mitzuführen und einzusetzen, in dessen Handhabung man ausreichend geschult und erfahren ist, gilt auch hier! Schwartz und Kollegen[4] berichten über die erfolgreiche Intubation unter Verwendung eines Nachtsichtgeräts. Unverändert hat weiterhin die Not-Koniotomie, der chirurgische Atemweg, ihre Berechtigung, wenn eine entsprechende Indikation vorliegt.[5] Dennoch sollte auch vom medizinischen Fachpersonal die einfache Möglichkeit bedacht werden, dass ein ausreichend orientierter Patient mit einer Mittelgesichtsverletzung eventuell in einer vornübergebeugt sitzenden Position transportiert werden kann, weil auf diese Weise bereits Blut aus dem Mund ablaufen kann und eine Atemwegsverlegung durch eine Einblutung im Mund-Rachen-Raum suffizient verhindert wird. Diese Option besteht natürlich nur, wenn kein Verdacht auf eine Wirbelsäulenverletzung besteht.

Der verminderte Druck in der Höhe resultiert in einer Zunahme des Gasvolumens in Körperhöhlen, aber auch in den Blockmanschetten (Cuff) von Beatmungstuben, wie ET- oder Larynx-Tubus. Daher sollte bei Verwundeten, die in Luftfahrzeugen ohne die Möglichkeit des Druckausgleichs transportiert werden, der Cuff mit Kochsalzlösung und nicht mit Luft geblockt werden. Nach der Übernahme eines Patienten zum AirMedEvac sollte dies überprüft bzw. ein sich aufbauender Druck abgelassen werden. Es gibt Tuben/Masken, bei denen der Cuff bereits mit einem Gel gefüllt ist (I-Gel®), sodass diese Entlüftung entfällt.

25.4.2 Atmung

Verwundete mit einem Rumpftrauma müssen engmaschig auf die Entwicklung oder Progredienz einer Atemnot oder eine zunehmende hämodynamische Instabilität beobachtet werden. Durch einen Lufttransport besteht eine verstärkende Problematik für einen sich entwickelnden Spannungspneumothorax, da sich auch die im Pleuralraum gefangene Luft ausdehnen wird. Dies gilt um so mehr, wenn bereits eine offene Thoraxverletzung behandelt oder sogar eine Entlastungspunktion durchgeführt wurde.

Sauerstoff ist eine willkommene therapeutische Option, die auf vielen MEDEVAC-Transportmittel verfügbar ist. Die meisten Verwundeten werden keine Sauerstoffgabe benötigen; einige Befunde sollten dagegen unbedingt diese Maßnahme nach sich ziehen: Verletzungen, welche die Atmung beeinträchtigen (also auch jede Bewusstlosigkeit) oder den Gasaustausch behindern (z. B. Inhalationstrauma, Explosionsverletzung), jeder Verwundete mit einer niedrigen Sauerstoffsättigung, Verwundete im Schock und jeder Verwundete bei größerer Flughöhe.

Wie bereits unter „Tactical Field Care" dargestellt wurde, sollte insbesondere auch bei Verwundeten mit einem SHT eine Sauerstoffgabe erfolgen, da eine Hypoxie die Prognose weiter verschlechtert. Die Sauerstoffsättigung sollte über 90 % gehalten werden. Zusätzlich verursacht eine Hyperoxie unabhängig von den Effekten der Hypokapnie eine zerebrale Vasokonstriktion, die sich günstig auf die Entwicklung des Hirndrucks auswirken kann. Außerdem konnte gezeigt werden, dass Hyperoxie die Oxygenierung des Hirngewebes verbessert und daher den Hirnstoffwechsel bei Patienten mit schwerem SHT verbessert. Dementsprechend sollte bei mittlerem bis schwerem SHT so früh wie möglich Sauerstoff in der höchsten Dosierung gegeben werden, die – in ausreichender Menge – zur Verfügung steht.

25.4.3 Blutungen

Verbluten ist die häufigste verhinderbare Todesursache bei Verwundeten. Es konnte immer wieder gezeigt werden, dass der schnellen und effektiven Blutungskontrolle daher entscheidende Bedeutung zur Senkung der Mortalität zukommt. Die TACEVAC-Phase bietet im Regelfall die Option, in etwas kontrollierterer und stabiler Umgebung eine sorgfältige Kontrolle aller Befunde und Maßnahmen und anschließend eine vollständige körperliche Untersuchung durchzuführen. Unverändert hat die Versorgung von Blutungen eine hohe Priorität und möglicherweise erlauben die besseren Rahmenbedingungen, dass die Effektivität der Maßnahmen zur Blutungskontrolle, die in den Phasen „Care Under Fire" und „Tactical Field Care" unter Zeitdruck durchgeführt wurden, verbessert werden kann. Soweit dies im Transportmittel möglich ist, sollte der gesamte Körper des Verwundeten darauf sowie auf weitere Blutungen und Frakturen untersucht werden. Die Prinzipien der Blutungskontrolle gelten unverändert einschließlich der Anwendung von Tourniquets und Hämostatika wie QuikClot Gauze®. Im Regelfall sollte es jedoch möglich sein, in dieser Phase noch liegende Tourniquets durch suffiziente andere Maßnahmen zu ersetzen. Nichtsdestotrotz ist dies, gerade wenn der Verwundete in Bezug auf die Ischämie noch im Zeitfenster von zwei Stunden die operative Anschlussversorgung erreichen wird und die Schmerzen tolerabel sind, keine zwingend erforderliche Maßnahme. Wenn Tourniquets belassen werden, sollten jedoch die für die Anwendung als letztes Mittel zutreffenden Kriterien eingehalten werden: Darstellung der Wunde und Anwendung direkt auf der Haut des Patienten möglichst nah an der Wunde (Anlage eines zweiten Tourniquets, dann Lösung des ersten) sowie sorgfältige Dokumentation, kontinuierliche Kontrolle des Fehlens des distalen Pulses (gerade bei Stabilisierung des Blutdrucks durch Volumengabe) und ggf. weiteres Zuziehen des Tourniquets oder Anlage eines zweiten direkt neben dem ersten Tourniquet.

25.4.4 Tranexamsäure

In Untersuchungen hat sich gezeigt, dass die frühzeitige Gabe von Tranexamsäure (TXA) bei stark blutenden Verwundeten die Überlebenswahrscheinlichkeit erhöht. Daher sollte sie möglichst frühzeitig gegeben werden, wenn es indiziert ist. Die Gabe länger als drei Stunden nach dem Ereignis wird nicht mehr empfohlen. Indikationen und Vorgehensweise werden in ➤ Kap. 25.3.6 ausführlicher dargestellt.

25.4.5 Fortsetzung der Volumentherapie

Die sogenannte „Damage Control Resuscitation" (DCR) hat bei der klinischen Versorgung von Schwerverletzten, die eine Massentransfusion von mehr als 10 Erythrozytenkonzentraten benötigten, eine Verbesserung der Überlebenswahrscheinlichkeit gezeigt.[6–10] Dabei ist die frühzeitige (innerhalb der ersten 6 Stunden nach der Verletzung) Gabe von Fresh Frozen Plasma und Thrombozytenkonzentraten in einem relativ hohen Verhältnis zu den transfundierten Erythrozytenkonzentraten entscheidend, um das Überleben zu verbessern.[11] DCR zielt darauf ab, schnellstmöglich die verlorenen Gerinnungsfaktoren zu ersetzen und die Sauerstofftransportkapazität wieder zu normalisieren.

Ab einem bestimmten Blutverlust reicht das verbleibende Hämoglobin nicht mehr aus, das Gewebe ausreichend mit Sauerstoff zu versorgen. Außerdem wird mit zunehmender Verdünnung der Gerinnungsfaktoren durch die zugeführten Volumenersatzmittel eine Koagulopathie (Gerinnungsstörung) voranschreiten. Klinisch bewirken dann nur noch Blutpräparate eine Stabilisierung. In jedem Fall sollten Sinn und Bedeutung der permissiven Hypotension weiter bedacht werden.

Wenn es sich logistisch darstellen lässt und die Indikation besteht, sollten in dieser Phase 0-positive oder 0-negative Erythrozytenkonzentrate zum Einsatz kommen. Eine Rhesusfaktor-Kompatibilität ist lediglich bei Frauen im gebärfähigen Alter wichtig. (Bei absehbarer Einsatzdauer lässt sich der Transport bereits mit einer Kühltasche und einem Temperatur-Logger bewerkstelligen. Bei Nichtnutzung und Überschreitung der Lagertemperatur muss das Konzentrat verworfen werden.) Erythrozytenkonzentrate verbessern zwar die Sauerstofftransportkapazität, haben aber keinen positiven Effekt auf die Koagulopathie; die noch vorhandenen Gerinnungsfaktoren werden weiter verdünnt.

Obwohl die Ausbildung des Personals, die Logistik zur Bereitstellung sowie die Evakuierungszeiten den Gebrauch von Blutprodukten in der präklinischen Phase oft unpraktikabel machen, gibt es dennoch Situationen, in denen sich die Evakuierung verzögert und sich das medizinische Personal von vorgeschobenen Sanitätseinrichtungen daher in die Lage versetzt sieht, einen Patienten über mehrere Stunden oder sogar mehrere Tage versorgen zu müssen.[12] Obwohl es gegenwärtig keine Daten darüber gibt, ob die präklinische Gabe von Blutprodukten tatsächlich das Überleben verbessert, muss zumindest angenommen werden, dass der Ersatz von Sauerstoffträgern und Gerinnungsfaktoren in ausgewählten Fällen durchaus einen Benefit darstellen würde.

Um einen sicheren und effektiven Umgang mit Blutprodukten in Situationen, in denen sich die Verlegung eines Patienten in eine Behandlungseinrichtung zur definitiven Versorgung verzögert, zu gewährleisten, müssen die folgenden Voraussetzungen erfüllt sein:

1. Der Transport von Erythrozytenkonzentraten und Plasma zu den präklinischen Behandlungseinrichtungen muss logistisch machbar sein.
2. Es muss praktische Leitlinien geben, die mit der zuständigen Blutbank abgesprochen und durch den verantwortlichen Sanitätsoffizier in Kraft gesetzt wurden.
3. Das ärztliche und nichtärztliche Personal muss in der Anwendung der Blutprodukte nach den geltenden Leitlinien ausgebildet sein.
4. Die angenommene Wahrscheinlichkeit einer verzögerten Evakuierung sollte hoch genug sein, um den Aufwand der präklinischen Vorhaltung von Blutprodukten zu rechtfertigen.

In den praktischen Leitlinien sind sämtliche Belange für den Umgang mit Blutprodukten zu regeln. Im Allgemeinen sollten die folgenden Punkte angesprochen werden:

- Erforderliche Ausbildung, insbesondere auch für die Rettungs- und Arzttrupps
- Dokumentation dieser Ausbildung
- Festlegung, welche Blutprodukte genutzt werden können (EKs, Plasma)
- Verhältnis der transfundierten Präparate
- Besonderheiten in Bezug auf die Blutgruppen (AB0 und Rh)
- Transportbehälter und Verfahren, die zum Einsatz kommen
- Einhaltung von Temperatur- und Zeitgrenzen sowie Dokumentation (Temperatur-Logger)
- Vorgehen in Bezug auf nicht genutzte Blutprodukte bei Rückkehr in die medizinische Behandlungseinrichtung/Blutbank
- Anzahl und Art von Blutprodukten in Bezug auf unterschiedliche Einsätze/Alarmierung
- Indikationen für die Transfusionen, Vorgehensweise, Protokolle
- Benötigte/einzusetzende Materialien
- Notwendige Untersuchungen vor einer Transfusion (Bedside-Test etc.) sowie Prüfkriterien für das zu transfundierende Produkt
- Schutzbekleidung
- Transfusionsrate und -druck sowie Temperatur
- Überwachung während und nach der Gabe
- Kriterien für Beendigung/Fortsetzung der Gabe
- Reaktion auf Transfusionsreaktionen
- Dokumentation

Aktuelle Erfahrungen bei der Volumentherapie von schwer verletzten Patienten, die eine Massentranfusion benötigten, haben gezeigt, dass ein 1:1-Verhältnis von Fresh Frozen Plasma (FFP) zu Erythrozytenkonzentraten (EK) am besten dazu geeignet ist, die durch die aktive Blutung verloren gegangenen Gerinnungsfaktoren zu ersetzen, um die Blutgerinnung zu verbessern und dadurch insgesamt die Sterblichkeit (Mortalität) zu reduzieren.[8, 11, 13] Es sollte daher auch im präklinischen Umfeld versucht werden, das genannte Verhältnis von FFP zu EK zu gewährleisten.

Die präklinische Anwendung von Blutprodukten außerhalb der medizinischen Behandlungseinrichtungen hat während der kriegerischen Auseinandersetzungen in Afghanistan und im Irak deutlich zugenommen. Die MEDEVAC-Teams der U.S. Army, die Critical Care Air Transport Teams (CCATT) der U.S. Air Force, der britische Special Air Service (SAS) sowie die israelischen Streitkräfte verfügen über Guidelines zur Anwendung von Blutprodukten während der „Tactical Evacuation Care"-Phase.[14] Einige Einheiten führen mittlerweile routinemäßig auch präklinisch Erythrozytenkonzentrate und Plasma mit.

Wenn keine Blutprodukte zur Verfügung stehen, sollte die permissive Hypotension mit der Gabe von HES fortgesetzt werden. Eine initiale Bolus-Gabe von 500 ml sollte abhängig vom klinischen Zustand nach 30 Minuten wiederholt werden. Aufgrund der höheren Transportkapazität stehen vermehrt auch kristalloide Lösungen zur Verfügung, mit denen die Volumentherapie eines Patienten fortgesetzt werden kann, der bereits mehrere HES-Infusionen erhalten hat. Blutfreie Volumenersatzmittel (kristalloide und kolloidale Lösungen) können zwar intravasales Volumen ersetzen, können aber keinen Sauerstoff transportieren und verstärken durch Verdünnung weiter die Koagulopathie. Unabhängig von der eingesetzten Infusionslösung sollte der systolische Ziel-Blutdruck (RR) zwischen 80 und 90 mmHg liegen. Wenn der Verwundete ein SHT erlitten hat, muss unbedingt ein RR von über 90 mmHg erreicht werden. Der empfohlene Wert liegt bei 110 mmHg, was jedoch angesichts der vorhandenen Ressourcen und der Transportstrecke schwierig und bei einer zusätzlich vorliegenden, unkontrollierten Blutung problematisch sein kann.

25.4.6 Gerätegestützte Patientenüberwachung

Die Beurteilung der Vitalparameter wird in einem Transportmittel im Allgemeinen aufgrund von Umgebungsgeräuschen und Vibrationen eher erschwert sein. Hinzu kommt der Verzicht auf Weißlicht bei nächtlichen taktischen Luftrettungsflügen. In einem Hubschrauber wird eine Auskultation einschließlich auskultatorischer Blutdruckmessung erfolglos sein[15, 16] und selbst die Palpation des Pulses kann durch Vibrationen und Bewegung verhindert werden.[17] Wenn ein elektronisches Monitoring zur Verfügung steht, kann der Zustand des Patienten unter Umständen besser beurteilt und seine Überwachung verbessert werden. Zum Beispiel wird es bei Verwundeten mit Schädel-Hirn-Trauma aufgrund der kontinuierlichen und visuellen Darstellbarkeit präziser möglich sein, den beschriebenen Zielblutdruck von mindestens 90 mmHg zu halten. Ein weiteres Beispiel ist die Kontrolle der Tubuslage bei endotrachealer Intubation durch Kapnometrie.

Die Pulsoxymetrie hat sich beim Transport ziviler Patienten in Luftfahrzeugen und bodengebundenen Rettungsfahrzeugen als wertvolles Hilfsmittel erwiesen. Einer Stichprobenbefragung von über 250 nationalen Unternehmen für den Lufttransport von Patienten zufolge überwachten mehr als 75 % von ihnen Sauerstoffsättigung und Beatmung während des Transports elektronisch.[18] Ebenso kann die konti-

Tab. 25.5 Pulsoxymetrisch ermittelte Werte der Sauerstoffsättigung des arteriellen Blutes gesunder Probanden in Abhängigkeit von der Höhe

Höhe über Meeresspiegel	Sauerstoffsättigung des Blutes
0 m	97 %
1500 m	96 %
2500 m	93 %
3600 m	86 %

nuierliche Überwachung der Sauerstoffsättigung während des taktischen Transports von Verwundeten eine Verbesserung der Überwachung des Patienten bedeuten. Sie darf jedoch nicht dazu verleiten, das klinische Monitoring des Verwundeten zu vernachlässigen. Eine Veränderung der Höhe führt zu einer signifikanten Beeinflussung der Sauerstoffsättigung (➤ Tab. 25.5).[19] Dieser Effekt muss während militärischer Operationen im Gebirge und insbesondere beim Lufttransport von Verwundeten berücksichtigt werden.

25.4.7 Schädel-Hirn-Trauma in der Phase „TACEVAC"

Bei Verwundeten mit SHT müssen unbedingt Hypoxie und Hypotension vermieden werden, da eine weitere Schädigung des verletzten Hirngewebes resultieren würde. Die Überwachung der Patienten muss unbedingt die folgenden Parameter kontinuierlich erfassen:
- (Weitere) Verschlechterung des Bewusstseinszustands
- Pupillenerweiterung
- Aufrechterhaltung des systolischen Blutdrucks über 90 mmHg
- Aufrechterhaltung der Sauerstoffsättigung über 90 %
- (Verbesserung der) Hypothermie-Prävention
- Wenn Kapnometrie zur Verfügung steht: pCO_2 zwischen 35 und 40 mmHg halten

Bei offenem Schädel-Hirn-Trauma sollte eine Antibiotikagabe erfolgen. Die versorgenden Kräfte sollten bei einem stumpfen Unfallmechanismus im Zweifelsfall auch von einer Wirbelsäulenverletzung ausgehen und entsprechende Maßnahmen durchführen.

Eine einseitige Pupillenerweiterung mit einer zunehmenden Bewusstseinstrübung kann ein Zeichen für eine drohende Einklemmung (Cerebral Herniation) sein. Wenn diese Symptome auftreten, sollten weitere Maßnahmen eingeleitet werden:
- Gabe hypertoner Kochsalzlösung
- Hochlagerung des Oberkörpers des Verwundeten um etwa 30°
- Hyperventilation des Verwundeten
- Wenn keine Kapnometrie zur Verfügung steht: Beatmungsfrequenz bei 20 halten
- Wenn Kapnometrie zur Verfügung steht: endexspiratorischen pCO_2 zwischen 30 und 35 mmHg halten

Die höchste verfügbare Sauerstoffkonzentration sollte bei der Hyperventilation genutzt werden. Die Hyperventilation kann auch im Rahmen einer Maskenbeatmung erfolgen, ist aber erst indiziert, wenn Zeichen einer Einklemmung vorliegen.

25.4.8 Vorbeugung der Hypothermie

Die Bemühungen, einen Wärmeverlust des Patienten zu verhindern, müssen während der Evakuierung des Patienten konsequent fortgesetzt bzw. verbessert werden. Die in ➤ Kasten 25.13 dargestellten weiteren Möglichkeiten können hier zum Einsatz kommen, da ein Verwundetentransportmittel im Regelfall eine Stromversorgung aufweist bzw. das Gewicht der erforderlichen Batterien hier kein Hindernis mehr für die Mitführung von Infusionswärmern und anderen Geräten ist. ➤ Abb. 25.33 zeigt, warum Verwundete

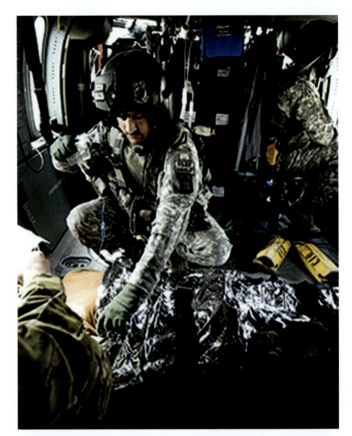

Abb. 25.33 Achten Sie beim Transport auf den Wärmeerhalt und schützen Sie den Verwundeten vor Fahrtwind, wenn Türen z. B. für einen Sicherungsschützen offenbleiben müssen.
Quelle: U. S. Navy photo by Petty Officer Daniel Gay. © NAEMT; PHTLS, 8th edition, Jones & Bartlett, 2016

beim Lufttransport auszukühlen drohen. Wenn die taktische Lage es erfordert, dass eine Tür des Luftfahrzeuges für den Bordschützen offenbleibt, kann dies ohne Gegenmaßnahmen dramatische Folgen für den Patienten haben. Das Gleiche gilt für eine adäquate Isolation gegen den Boden des Luftfahrzeuges. Auch wenn Sie die Umgebungstemperaturen subjektiv als warm empfinden, kann beim Verwundeten, der eben nicht mehr in der Lage ist, in ausreichendem Umfang Wärme zu produzieren, ohne sorgfältige Vorkehrungen zum Erhalt der Körperkerntemperatur eine signifikante sekundäre Hypothermie ausgelöst werden bzw. fortschreiten.

25.4.9 Analgesie

Die Schmerztherapie sollte in der Phase „Tactical Evacuation Care" in ausreichendem Umfang fortgesetzt bzw. verbessert werden. Unverändert sollten Substanzen vermieden werden, die als Nebenwirkung die Blutgerinnung beeinträchtigen können. Wenn der Verwundete bei Bewusstsein und nicht im Schock ist, kann orales Fentanyl (Actiq®) weiter eine gute Option sein. Trotz der besseren Überwachungsmöglichkeiten sollte beim Patienten im hämorrhagischen Schock aufgrund ihrer gefäßerweiternden Wirkung auf Opiate verzichtet werden. Esketamin stellt – wie in ➤ Kap. 25.3.12 ausführlich beschrieben – in diesen Fällen die bessere Alternative dar.

25.4.10 Verwundetentransport

Konventionelle Feldtragen sollten in dieser Phase der Verwundetenversorgung verfügbar sein. Der Patient sollte so bequem wie möglich gelagert und trocken und warm gehalten werden. Wird weiterhin ein improvisiertes Tragemittel genutzt, ist unbedingt auf eine ausreichende Polsterung zu achten. Wenn erforderlich und möglich, sollten jetzt auch improvisierte Schienen und Verbände durch geeignetere Mittel ersetzt werden. Die Weitergabe einer sorgfältigen Dokumentation an die Einrichtung der Anschlussversorgung ist zu gewährleisten. Wenn erforderlich und taktisch möglich, sollte eine Dekontamination vor dem Transport des Patienten stattgefunden haben.

25.4.11 Herz-Lungen-Wiederbelebung in der Phase „TACEVAC"

Die Prognose für Verwundete, die infolge eines Traumas einen Herzstillstand erleiden, ist extrem schlecht. Wie in ➤ Kap. 25.3.16 dargestellt, sollten bei Verwundeten mit einer Rumpfverletzung oder einem Polytrauma, deren Puls oder Atmung in dieser Phase sistiert, ggf. beidseits eine Entlastungspunktion durchgeführt werden, um das Vorliegen eines Spannungspneumothorax auszuschließen bzw. diesen zu behandeln. Wenn keine offensichtlich nicht mit dem Leben zu vereinbarenden Verletzungen vorliegen und nach kurzer Transportzeit eine chirurgische Behandlungseinrichtung erreicht werden kann, sollte in dieser Phase durchaus auch eine Reanimation erwogen werden. Diese sollte jedoch niemals erfolgen, wenn sie nicht mit der Fortsetzung eines wichtigen Auftrages vereinbar ist oder sie dazu führt, dass einem anderen Patienten notwendige materielle oder personelle Mittel vorenthalten werden.

Wenn ausgebildetes Personal sowie die notwendige Ausrüstung auf der Evakuierungsplattform zur Verfügung stehen, kann eine Thorakotomie erwogen werden, wenn der Patient während des Transportes einen Herzstillstand erleidet. In einer Studie zu diesem Thema konnte festgestellt werden, dass bei 13 von 29 Patienten (44,8 %) mit einem Herzstillstand während des Transportes vorübergehend eine spontane Zirkulation wiederhergestellt werden konnte; 3 von ihnen überlebten mindestens 30 weitere Tage (10,3 %).

25.4.12 Versorgung gegnerischer Verwundeter

In der TACEVAC-Phase der Versorgung werden gegnerische Verwundete nach den gleichen Prinzipien wie eigene Kräfte oder Koalitionskräfte versorgt – **nachdem** die in ➤ Kap. 25.3.19 der „Tactical Field Care" beschriebenen Sicherheitsmaßnahmen getroffen wurden. In den Rules Of Engagement (ROE) sollte auch bei asymmetrischen Konflikten der Umfang der Versorgung von gegnerischen Verwundeten insbesondere hinsichtlich medizinischer Evakuierung festgelegt sein. In jedem Fall muss gewissenhaft auf die Sicherung und Einschränkung der Bewegungsmöglichkeiten des Verwundeten geachtet werden. Der Helfer muss im Hinterkopf behalten, dass von diesem Patienten ein potenzielles Risiko nicht nur für ihn, sondern auch für seine Einheit und das Transportmittel ausgeht. Transportieren Sie diese Personen so schnell, wie taktisch und medizinisch vertretbar, in weiter rückwärtige Versorgungseinrichtungen.

In einer Zeit, in der gegnerische Kräfte regelmäßig Selbstmordanschläge verüben, steigt das Risiko, dass die Verwundeten noch Sprengsätze am Körper mit sich tragen. Aus diesem Grund verlangen einige Evakuierungseinheiten, dass vor Annäherung an das Transportmittel unbedingt eine sorgfältige Durchsuchung eines gegnerischen oder auch eines Verwundeten einer anderen Nationalität erfolgt sein muss.

➤ Kasten 25.24 listet die Kernpunkte der Phase „Tactical Evacuation Care" auf.

25.24 Kernpunkte der Phase „Tactical Evacuation Care"

- Zusätzliche medizinische Ausrüstung und Personal sollten in der TACEVAC-Phase zur Verfügung stehen. Dies ermöglicht eine verbesserte Versorgung im Vergleich zu den vorausgehenden Phasen.
- Verwundete mit einer Verletzung des Körperstamms sollten engmaschig überwacht werden, um insbesondere die Entwicklung eines Spannungspneumothorax frühzeitig zu erkennen. Diese Gefahr wird durch die Druckveränderungen beim Lufttransport noch deutlich erhöht.
- Verwundete mit einer Beeinträchtigung der Atmung („B-Problem"), einer niedrigen Sauerstoffsättigung oder im manifesten Schock sollten in dieser Phase Sauerstoff erhalten, wenn er auf dem Transportmittel zur Verfügung steht.
- Während der TACEVAC-Phase sollte eine sorgfältige Kontrolle aller durchgeführten Maßnahmen erfolgen – ggf. müssen die getroffenen Maßnahmen verbessert oder ersetzt werden. Außerdem muss eine eingehende körperliche Untersuchung auf etwaige weitere Verletzungen durchgeführt werden.
- Die Volumengabe sollte so lange fortgesetzt werden, bis ein peripherer Puls tastbar ist und eine weitere Verschlechterung des Bewusstseinszustands verhindert wird. Bei elektronischer Blutdrucküberwachung sollte der Blutdruck zwischen 80 und 90 mmHg gehalten werden.
- Erythrozytenkonzentrate und Plasma können in dieser Phase ebenfalls auf einem Transportmittel zur Verfügung stehen, sollten aber nach einem definierten Protokoll von jemandem gegeben werden, der in der Gabe von Bluttransfusionen ausgebildet ist.
- Die Möglichkeiten für eine elektronische Überwachung des Patienten (in der Regel mindestens Puls, Blutdruck, Sauerstoffsättigung und Kapnometrie) sollten genutzt werden.
- Höhe beeinträchtigt in Kabinen ohne Druckausgleich signifikant die Oxygenierung, was bei der Interpretation der Pulsoxymetrie berücksichtigt werden muss.
- Verwundete mit SHT sollten engmaschig auf das Auftreten von Pupillenerweiterung und zunehmender Bewusstlosigkeit überwacht werden, um dann Maßnahmen zur Hirndrucksenkung einzuleiten
- Bei Verwundeten muss unbedingt für einen optimalen Wärmeerhalt gesorgt werden. Elektrische Infusionswärmer sollten eingesetzt werden, wenn verfügbar.
- Bei der Versorgung von gegnerischen Verwundeten muss während der gesamten Versorgung auch auf die Sicherheitsmaßnahmen geachtet werden. Alle unbekannten Verwundeten, die nicht klar erkennbar den eigenen oder Koalitionskräften angehören, sollten sorgfältig auf Sprengsätze durchsucht werden, bevor sie in ein Verwundetentransportmittel eingeladen werden.

Lösung Fallbeispiel 4

- **Was sind Ihre Überlegungen für die Versorgung des Verwundeten während des 30-minütigen Rückfluges zum Feldlazarett?**
  Der Verwundete erscheint derzeit ausreichend stabil, hatte aber bereits einen beginnenden hämorrhagischen Schock.

- **Was tun Sie zuerst?**
  Sie kontrollieren alle Druckverbände, ob sie eine suffiziente Blutungskontrolle gewährleisten. Sie untersuchen sorgfältig auf das Vorliegen weiterer Wunden, finden aber keine wesentlichen.

- **Was tun Sie danach?**
  Sie müssen sowohl Bewusstseinszustand – seine Antworten sollten korrekt sein – als auch Radialispuls engmaschig kontrollieren. Sie finden keinen Puls an seinem rechten Vorfuß oder in der Kniekehle, an der linken unteren Extremität ist er ebenso wie die A. radialis beidseits gut tastbar.

- **Sollten Sie am liegenden intravenösen Zugang (derzeit mit einem Mandrin verschlossen) bereits die zweite Infusion anschließen, falls eine erneute HES-Bolus-Gabe erforderlich wird?**
  Ja, der erneute Anschluss einer Infusion ist sicher eine gute Idee. Trotzdem muss beim jetzigen Befund kein Volumen gegeben werden; der Zugang sollte nur jederzeit nutzbar sein (z. B. mit sehr langsam laufender kristalloider Lösung offen halten). Schmerzabhängig könnte Esketamin gegeben werden.

- **Sollten Sie das Tourniquet entfernen?**
  Bei der bisherigen Anlagedauer und erwarteten Flugzeit müssen Sie insbesondere angesichts noch tolerabler Schmerzen das Tourniquet nicht zwingend durch andere Maßnahmen zur Blutungskontrolle ersetzen. Auch wenn die angelegten Druckverbände eine vielleicht ausreichende Blutungskontrolle gewährleisten, gehen Sie ein bei diesem Zeitfenster unnötiges Risiko ein. Eine gute Option kann der Einsatz eines weiteren Tourniquets sein, um nach dessen Anlage direkt auf der Haut auch den Bereich der jetzt liegenden Abbindung untersuchen zu können. Sollte es zu einer Transportverzögerung kommen, sollte mindestens ein Versuch unternommen werden, das Tourniquet zu lösen.

- **Belassen Sie den „Fentanyl-Lolli" beim Verwundeten?**
  Wenn derzeit eine ausreichende Analgesie besteht, sollten Sie den Fentanyl-Lolli im Hinblick auf den drohenden Schock des Patienten wegen der möglichen Kreislaufdepression entfernen. Bei erneut auftretenden Schmerzen wäre die Gabe von Esketamin aufgrund der fehlenden vasodilatatorischen Wirkung die bessere Option.

- **Was sollten Sie noch tun?**
  Sie sollten den Patienten mit dem zur Verfügung stehenden elektronischen Monitoring überwachen. Der Puls liegt jetzt bei 100, die Sauerstoffsättigung bei 90 %.

- **Auf was muss noch während des Fluges zum Feldlazarett geachtet werden?**
  Es sollte nach weiteren möglichen Ursachen für die derzeit reduzierte Sauerstoffsättigung gesucht werden, auch wenn sie z. T. durch die Flughöhe bedingt sein kann. Eine Sauerstoffgabe wäre sinnvoll, damit die Sättigung sicher über 90 % gehalten wird. Der weitere Verlauf sollte engmaschig kontrolliert werden. Unbedingt muss kontinuierlich auch auf sorgfältigen Wärmeerhalt einschließlich des Schutzes gegen Zugluft geachtet werden.

QUELLENANGABEN

1. Butler FK, Blackbourne LH. Battlefield trauma care then and now: a decade of Tactical Combat Casualty Care. *J Trauma Acute Care Surg.* 2012;73(suppl):S395–S402.
2. Mabry RL. Memorandum for Record, United States Central Command Joint Theater Trauma System, After Action Report for MEDCOM Tasker 1039.01C, 7. Februar 2011. www.michaelyon-online.com/images/pdf/bm_oef_jtts_medevac_medical_director_aar__3.pdf. Zugriff 7. Mai 2013.
3. Caravalho J. OTSG Dismounted Complex Blast Injury Task Force: Final Report. 18. Juni 2011:44–47.
4. Mabry R, Apodaca A, Penrod J, Orman J, Gerhardt R. Impact of critical care trained flight paramedics on casualty survival during helicopter evacuation in the current war in Afghanistan. *J Trauma Acute Care Surg.* 2012;73(suppl): S32–S37.
5. Morrison JJ, Oh J, Dubose JJ, O'Reilly DJ, et al. En-route care capability from point of injury impacts mortality after severe wartime injury. *Ann Surg.* 2013;257:330–334.
6. Apodaca A, Olson CM, Bailey J, Butler FK, Eastridge BJ, Kuncir E. Performance improvement evaluation of forward aeromedical evacuation platforms in Operation Enduring Freedom. *J Trauma Acute Care Surg.* 2013;75(2 Suppl 2):S157–S163.
7. Dickey N, Jenkins D, Butler F. Tactical Evacuation Care improvements within the Department of Defense. Defense Health Board Memo. 8. August 2011. http://health.mil/dhb/recommendations/2011/2011–03.pdf. Zugriff 7. Mai 2013.
8. Martin SE, Ochsner G, Jarman RH, et al. Use of the laryngeal mask airway in air transport when intubation fails. *J Trauma.* 1999;47(2):352–357.
9. Joo HS, Kapoor S, Rose DK, Naik VN. The intubating mask airway after induction of general anesthesia versus awake fiber optic intubation in patients with difficult airways. *Anesth Analg.* 2001;92(5):1342–1346.
10. Blostein PA, Koestner AJ, Hoak S. Failed rapid sequence intubation in trauma patients: esophageal-tracheal Combitube is a useful adjunct. *J Trauma.* 1998;44:534–537.
11. Dickey N. Supraglottic airway use in Tactical Evacuation Care. Defense Health Board Memo. 17. September 2012. http://health.mil/dhb/recommendations/2012/2012–06.pdf. Zugriff 7. Mai 2013.
12. Schwartz RB, Gillis WL, Miles RJ. Orotracheal intubation in darkness using night vision goggles. *Mil Med.* 2001;166:984–986.
13. Fortune JB, Judkins DG, Scanzaroli D, et al. Efficacy of prehospital surgical cricothyrotomy in trauma patients. *J Trauma.* 1997;42(5):832–836.
14. Grissom CK, Weaver LK, Clemmer TP, Morris AH. Theoretical advantage of oxygen treatment for combat casualties during medical evacuation at high altitude. *J Trauma.* 2006;61(2):461–467.
15. Chi JH, Knudson MM, Vassar MJ, et al. Prehospital hypoxia affects outcome in patients with traumatic brain injury: a prospective multicenter study. *J Trauma.* 2006;61(5):1134–1141.
16. Floyd T, Clark J, Gelfand R, et al. Independent cerebral vasoconstrictive effects of hyperoxia and accompanying arterial hypocapnia at 1 ATA. *J Appl Physiol.* 2003;95(6):2453–2461.

17. Tisdall M, Taylor C, Tachtisidis I, et al. The effect of cerebral tissue oxygenation index of changes in the concentrations of inspired oxygen and end-tidal carbon dioxide in healthy adult volunteers. *Anesth Analg.* 2009;109(3):906–913.
18. Tolias C, Reinert M, Seiler R, et al. Normobaric hyperoxia-induced improvement in cerebral metabolism and reduction in intracranial pressure in patients with severe head injury: a prospective historical cohort-matched study. *J Neurosurg.* 2004;101(3):435–444.
19. Tolias CM, Kumaria A, Bullock MR. Hyperoxia and traumatic brain injury. *J Neurosurg.* 2009;110(3):607–609.
20. Dickey N. Management of traumatic brain injury in Tactical Combat Casualty Care. Defense Health Board Memo. 26. Juli 2012. http://health.mil/dhb/recommendations/2012/2012–04.pdf. Zugriff 7. Mai 2013.
21. Dickey N, Jenkins D. Combat Ready Clamp addition to the Tactical Combat Casualty Care Guidelines. Defense Health Board Memo. 23. September 2011. http://health.mil/dhb/recommendations/2011/2011–07.pdf. Zugriff 7. Mai 2013.
22. Eastridge BJ, Mabry R, Seguin P, et al. Pre-hospital death on the battlefield: implications for the future of combat casualty care. *J Trauma Acute Care Surg.* 2012;73:S431–S437.
23. Kotwal RS, Montgomery HR, Kotwal BM, et al. Eliminating preventable death on the battlefield. *Arch Surgery.* 2011;146:1350–1358.
24. Tovmassian RV, Kragh JF, Dubick MA, Baer DG, Blackbourne LH. Combat Ready Clamp medic technique. *J Spec Ops Med.* 2012;12:72–78.
25. Dubick M, Kragh JF. Evaluation of the Combat Ready Clamp to control bleeding in human cadavers, manikins, swine femoral artery hemorrhage model and swine carcasses. U. S. Army Institute of Surgical Research Technical Report. Juni 2012.
26. Dickey N, Jenkins D. Recommendations regarding the addition of tranexamic acid to the Tactical Combat Casualty Care Guidelines. Defense Health Board Memo. 23. September 2011. http://health.mil/dhb/recommendations/2011/2011–06.pdf. Zugriff 7. Mai 2013.
27. Morrison JJ, Dubose JJ, Rasmussen TE, Midwinter MJ. Military application of tranexamic acid in trauma emergency resuscitation study (MATTERs). *Arch Surg.* 2012;147(2):113–119.
28. CRASH-2 Collaborators. The importance of early treatment with tranexamic acid in bleeding trauma patients: an exploratory analysis of the CRASH-2 randomized controlled trial. *Lancet.* 2011;377: 1096–1101.
29. Holcomb JB, Wade CE, Michalek JE, et al. Improved plasma and platelet to red blood cell ratios improves outcome in 466 massively transfused civilian trauma patients. *Ann Surg.* 2008;248(3):447–458.
30. Streets CG. Lessons from the battlefield in the management of major trauma. *Br J Surg.* 2009;96(8):831–832.
31. Hess JR, Holcomb JB. Transfusion practice in military trauma. *Transfus Med.* 2008;18(3):143–150.
32. Beekley AC, Starnes BW, Sebesta JA. Lessons learned from modern military surgery. *Surg Clin N Am.* 2007;87(1):157–184.
33. Borgman MA, Spinella PC, Perkins JG, et al. The ratio of blood products transfused affects mortality in patients receiving massive transfusions at a combat support hospital. *J Trauma.* 63(4):805–813.
34. Zink KA, Sambasivan CN, Holcomb JB, Chisholm G, Schreiber MA. A high ratio of plasma and platelets to packed red blood cells in the first 6 hours of massive transfusion improves outcomes in a large multicenter study. *Am J Surg.* 2009;197(5):565–570.
35. Holcomb JB, Spinella PC. Optimal use of blood in trauma patients. *Biologicals.* 2010;38(1):72–77.
36. Holcomb JB. Damage control resuscitation. *J Trauma.* 2007;62: S36–S37.
37. Holcomb JB. Optimal use of blood products in severely injured trauma patients. *Hematology.* 2010;2010:465–469.
38. Hetzler MR, Risk G. Damage control resuscitation for the Special Forces medic: simplifying and improving prolonged trauma care: parts one and two. *J Spec Oper Med.* 2009;9(3):14–21, 53–62.
39. Lednar WM, Poland GA, Holcomb JB, Butler FK. Recommendations regarding the Tactical Combat Casualty Care Guidelines on fluid resuscitation. Defense Health Board Memo. 10. Dezember 2010. http://health.mil/dhb/recommendations/2010/2010–06.pdf. Zugriff 7. Mai 2013.
40. Kotwal RS, Butler FK, Edgar EP, Shackelford SA, Bennett DR, Bailey JA. Saving lives on the battlefield: a joint trauma system review of pre-hospital trauma care in combined joint operating area – Afghanistan (CJOA-A) Executive Summary. *J Spec Oper Med.* 2013;13(1):77–85.
41. Duke MD, Guidry C, Guice J, et al. Restrictive fluid resuscitation in combination with damage control resuscitation: time for adaptation. *J Trauma Acute Care Surg.* 2012;73:674–678.
42. Morrison CA, Carrick MM, Norman MA, et al. Hypotensive resuscitation strategy reduces transfusion requirements and severe postoperative coagulopathy in trauma patients with hemorrhagic shock: preliminary results of a randomized controlled trial. *J Trauma.* 2011;70:652–663.
43. Fromm RE Jr, Varon J. Air medical transport. *J Fam Pract.* 1993;36(3):313–318.
44. Fromm RE Jr, Dellinger RP. Transport of critically ill patients. *J Intensive Care Med.* 1992;7(5):223–233.
45. Hunt RC, Carroll RG, Whitley TW, Bryan-Berge DM, Dufresne DA. Adverse effect of helicopter flight on the ability to palpate carotid pulses. *Ann Emerg Med.* 1994;24(2):190–193.
46. Perez L, Klofas E, Wise L. Oxygenation/ventilation of transported intubated adult patients: a national survey of organizational practices. *Air Med J.* 2000;19(2):55–58.
47. Pilmanis AA. USSOCOM Biomedical Initiatives Steering Committee interim report. August 2004 (unpublished data).
48. Luks AM, Swenson ER. Pulse oximetry at high altitude. *High Alt Med Biol.* 2011;12:109–119.
49. Kotwal R, O'Connor KC, Johnson TR, Mosely DS, Meyer DE, Holcomb JB. A novel pain management strategy for combat casualty care. *Ann Emerg Med.* 2004;44:121–127.
50. Wedmore IS, Kotwal RS, McManus JG, et al. Safety and efficacy of oral transmucosal fentanyl citrate for prehospital pain control on the battlefield. *J Trauma Acute Care Surg.* 2012;73:S490–S495.
51. Dickey N. Prehospital use of ketamine in battlefield analgesia. Defense Health Board Memo. 8. März 2012. http://health.mil/dhb/recommendations/2012/2012–03.pdf. Zugriff 8. Mai 2013.
52. Dickey N. Needle decompression of tension pneumothorax – Tactical Combat Casualty Care recommendations 2012–5. Defense Health Board Memo. 7. Juli 2012.
53. Morrison J, Poon H, Rasmussen T, et al. Resuscitative thoracotomy following wartime injury. *J Trauma Acute Care Surg.* 2013;74(3):825–829.
54. Kotwal RS, Butler FK, Edgar EP, Shackelford SA, Bennett DR, Bailey JA. Saving lives on the battlefield: a joint trauma system review of pre-hospital trauma care in combined joint operations area – Afghanistan (CJOA-A). Final report of the U. S. Central Command Pre-Hospital Trauma Care Assessment Team. 30. Januar 2013. www.jsomonline.org/PDFs/CENTCOM%20Prehospital%20Final%20Report%20130130.pdf. Zugriff 8. Mai 2013.

25.5 Besondere Kenntnisse

25.5.1 Blutungskontrolle

C-A-T: Eigenhändige Abbindung eines Armes mit einer Hand

1. Führen Sie die verletzte Extremität durch die Schlinge des Klettbandes (➤ Abb. 25.34).

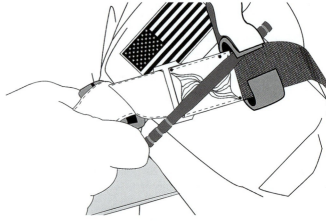

Abb. 25.34 (Mit freundlicher Genehmigung von Phil Durango, LLC). © NAEMT; PHTLS, 8th edition, Jones & Bartlett, 2016

2. Ziehen Sie die Schlinge fest zu und führen Sie das Band um den Arm herum (➤ Abb. 25.35).

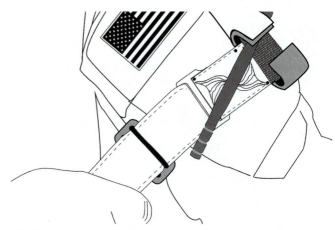

Abb. 25.35 (Mit freundlicher Genehmigung von Phil Durango, LLC). © NAEMT; PHTLS, 8th edition, Jones & Bartlett, 2016

3. Befestigen Sie das Klettband an seiner flauschbesetzten Rückseite. Führen Sie das Klettband noch nicht über die Haltespange (➤ Abb. 25.36).

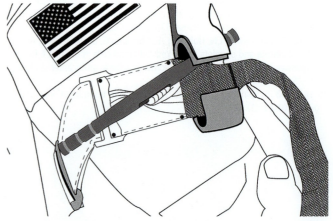

Abb. 25.36 (Mit freundlicher Genehmigung von Phil Durango, LLC). © NAEMT; PHTLS, 8th edition, Jones & Bartlett, 2016

25.5 Besondere Kenntnisse   **701**

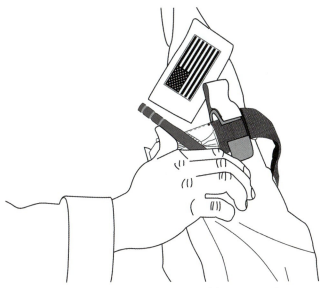

Abb. 25.37 (Mit freundlicher Genehmigung von Phil Durango, LLC).
© NAEMT; PHTLS, 8th edition, Jones & Bartlett, 2016

4. Drehen Sie den Knebel, bis es aufhört zu bluten (➤ Abb. 25.37). (In der Phase „Care Under Fire" ist dies ausreichend. Bei der Blutungskontrolle im Rahmen des „Tactical Field Care" sollte das Tourniquet entweder durch einen Druckverband ersetzt werden oder der Druck ggf. soweit erhöht werden, bis kein distaler Puls mehr tastbar ist.)

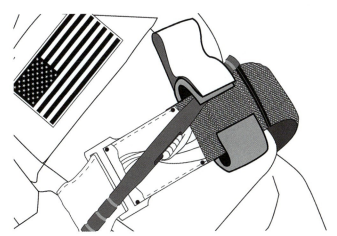

Abb. 25.38 (Mit freundlicher Genehmigung von Phil Durango, LLC).
© NAEMT; PHTLS, 8th edition, Jones & Bartlett, 2016

5. Klemmen Sie den Knebel in die Haltespange (➤ Abb. 25.38).

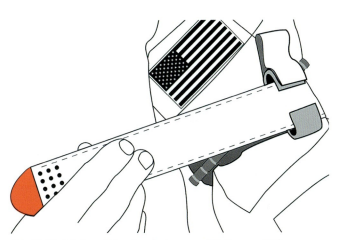

Abb. 25.39 (Mit freundlicher Genehmigung von Phil Durango, LLC).
© NAEMT; PHTLS, 8th edition, Jones & Bartlett, 2016

6. Führen Sie die Überlänge des Klettbandes durch die Haltespange und über den Knebel. Bei dünnen Extremitäten kann das Klettband ein zweites Mal um die Extremität geführt und befestigt werden (➤ Abb. 25.39).

7. Sichern Sie den Knebel und das Klettband mit dem kleinen Klettstreifen über der Haltespange (➤ Abb. 25.40).

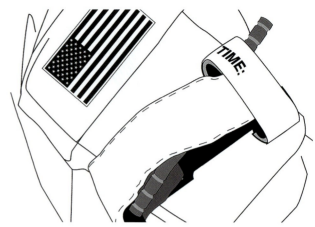

Abb. 25.40 (Mit freundlicher Genehmigung von Phil Durango, LLC).
© NAEMT; PHTLS, 8th edition, Jones & Bartlett, 2016

C-A-T: Abbindung eines Beines

1. Führen Sie das Klettband durch den inneren Schlitz der Zugschnalle (von innen nach außen) (➤ Abb. 25.41).

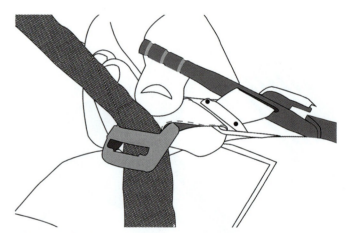

Abb. 25.41 (Mit freundlicher Genehmigung von Phil Durango, LLC).
© NAEMT; PHTLS, 8th edition, Jones & Bartlett, 2016

2. Führen Sie nun das Klettband durch den äußeren Schlitz der Zugschnalle und verschließen Sie so die Bandschlinge (➤ Abb. 25.42).

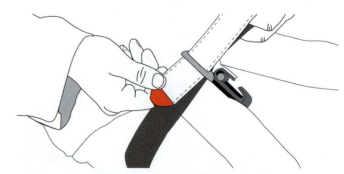

Abb. 25.42 (Mit freundlicher Genehmigung von Phil Durango, LLC).
© NAEMT; PHTLS, 8th edition, Jones & Bartlett, 2016

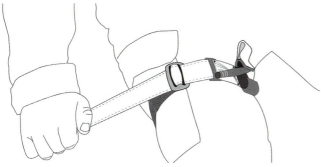

Abb. 25.43 (Mit freundlicher Genehmigung von Phil Durango, LLC).
© NAEMT; PHTLS, 8th edition, Jones & Bartlett, 2016

3. Ziehen Sie das Klettband fest zu und befestigen das Klettband an seiner flauschbesetzten Rückseite (➤ Abb. 25.43).

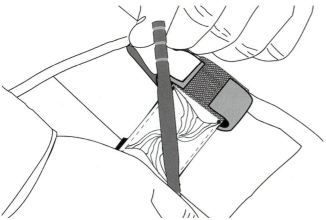

Abb. 25.44 (Mit freundlicher Genehmigung von Phil Durango, LLC).
© NAEMT; PHTLS, 8th edition, Jones & Bartlett, 2016

4. Drehen Sie den Knebel, bis es aufhört zu bluten (➤ Abb. 25.44) (siehe die Anmerkung oben zur Abbindung eines Armes).

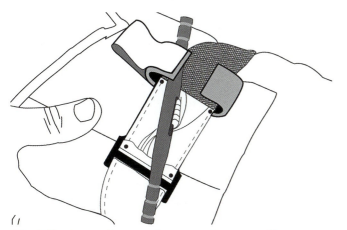

Abb. 25.45 (Mit freundlicher Genehmigung von Phil Durango, LLC).
© NAEMT; PHTLS, 8th edition, Jones & Bartlett, 2016

5. Klemmen Sie den Knebel in die Haltespange (➤ Abb. 25.45).

6. Sichern Sie den Knebel mit dem kleinen Klettstreifen über der Haltespange (➤ Abb. 25.46).

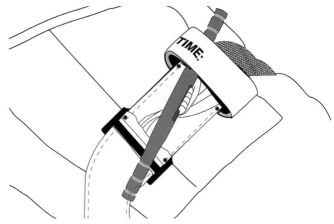

Abb. 25.46 (Mit freundlicher Genehmigung von Phil Durango, LLC).
© NAEMT; PHTLS, 8th edition, Jones & Bartlett, 2016

Anwendung des QuikClot-Gauze®-Verbandmulls

1. Reißen Sie die luftdichte Verpackung auf und entnehmen Sie den QuikClot-Gauze®-Verbandmull (➤ Abb. 25.47).

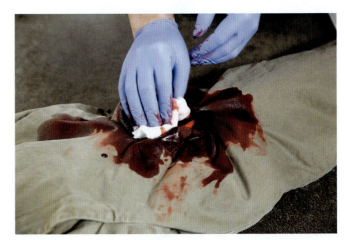

Abb. 25.47 © Jones & Bartlett Learning. Photographed by Darren Stahlman.

2. Entfernen Sie zunächst die Kleidung und legen Sie die Wunde frei. Entfernen Sie überschüssiges Blut mit einer Kompresse.
3. Lokalisieren Sie die Blutungsquelle und packen Sie den abgerollten QuikClot-Gauze®-Verbandmull in die Wunde (➤ Abb. 25.48). Benutzen Sie so viel Verbandmull, wie Sie zur Blutungskontrolle benötigen. Der verbleibende Rest der QuikClot-Gauze®-Mullbinde kann entweder als zusätzliches Druckpolster auf die Wunde aufgebracht oder – je nach anatomischen Gegebenheiten – um die Verletzung gewickelt werden.

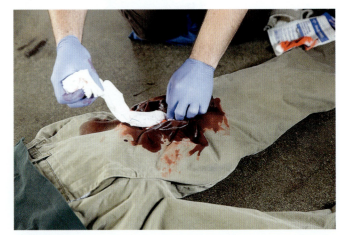

Abb. 25.48 © Jones & Bartlett Learning. Photographed by Darren Stahlman.

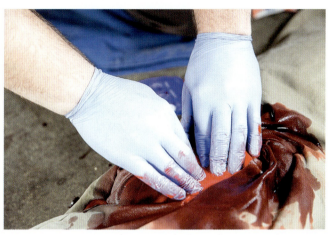

Abb. 25.49 © Jones & Bartlett Learning. Photographed by Darren Stahlman.

4. Packen Sie den QuikClot-Gauze®-Verbandmull direkt und mit festem Druck in die Wundhöhle. Tamponieren Sie dabei die Wundhöhle vollständig (➤ Abb. 25.49). In manchen Fällen ist hierzu mehr als eine QuikClot-Gauze®-Mullbinde erforderlich.
5. Bringen Sie direkten Druck von außen auf die Wunde, bis es aufhört zu bluten, mindestens aber für 3 Minuten (➤ Abb. 25.49).

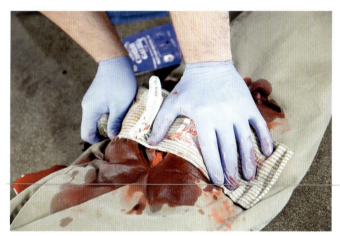

Abb. 25.50 © Jones & Bartlett Learning. Photographed by Darren Stahlman.

6. Lassen Sie den QuikClot-Gauze®-Verbandmull unbedingt in der Wunde! Legen Sie zum Schutz der Wunde über dem QuikClot-Gauze®-Verbandmull einen normalen Verband bzw. Druckverband an (➤ Abb. 25.50).

25.5.2 Intraossärer Zugang

Intraossärer Zugang FAST-1

1. Desinfizieren Sie den Hautbereich am Oberrand des Brustbeins (➤ Abb. 25.51).

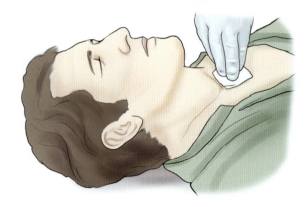

Abb. 25.51

2. Platzieren Sie eine Fingerspitze in der Mulde, die am oberen Rand des Brustbeins (Manubrium sterni) tastbar ist (➤ Abb. 25.52). Richten Sie das Pflaster am Finger aus, entfernen Sie die Schutzfolie und fixieren Sie das Pflaster auf dem Brustbein.

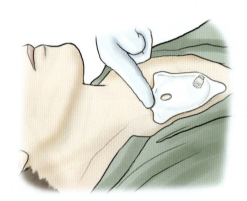

Abb. 25.52

3. Setzen Sie den Nadelkranz der Einführhilfe auf die Zielaussparung des Pflasters und halten Sie dabei die Einführhilfe unbedingt im rechten Winkel zum Brustbein (➤ Abb. 25.53). Handgelenk und Unterarm befinden sich senkrecht über der Einführhilfe.

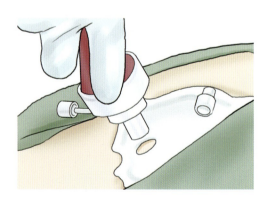

Abb. 25.53

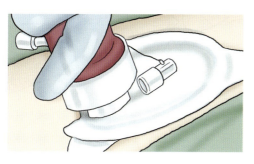

Abb. 25.54

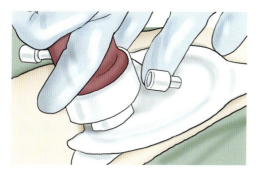

Abb. 25.55

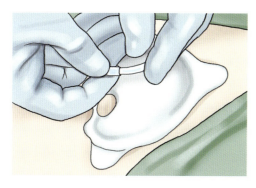

Abb. 25.56

4. Üben Sie konstant ansteigenden Druck aus, bis die Einführhilfe auslöst (➤ Abb. 25.54). (Entscheidend ist dabei der genau rechtwinklig ausgeübte Druck, nicht das Ausnutzen des gesamten Körpergewichts auf dem Brustbein. Etwa 20 kg Druck sind hierfür ausreichend.)

5. Entfernen Sie die Einführhilfe durch gerades Zurückziehen. Setzen Sie die mitgelieferte Schutzkappe auf den Nadelkranz der Einführhilfe (➤ Abb. 25.55).

6. Schließen Sie den mitgelieferten Verbindungsschlauch an (➤ Abb. 25.56). Überprüfen Sie die korrekte Lage durch Aspiration von Knochenmark mithilfe einer Spritze.

7. Verbinden Sie das vorbereitete Infusionssystem mit dem Verbindungsschlauch und öffnen Sie das Infusionssystem (➤ Abb. 25.57). Spülen Sie den i. o. Zugang mit einer **schnellen** 10-ml-Bolusgabe der Infusionslösung, um eine adäquate Durchflussrate zu ermöglichen. (Beim nicht bewusstlosen Patienten ist eine kurze, heftige Schmerzempfindung zu erwarten.)

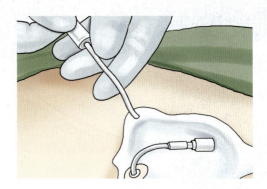

Abb. 25.57

8. Setzen Sie die Schutzabdeckung auf (➤ Abb. 25.58). Sie wird durch einen Klettring in Position gehalten.

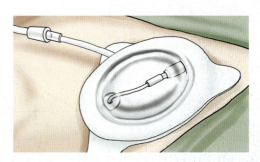

Abb. 25.58

G Zusammenfassung Lerninhalte

26 Lernzielübersicht PHTLS –
die wichtigsten Lernaussagen zum Anwenderkurs 711

KAPITEL 26
Lernzielübersicht PHTLS – die wichtigsten Lernaussagen zum Anwenderkurs

26.1	Der PHTLS-Beurteilungs- und Behandlungsalgorithmus 714	26.5	Erweiterte Beurteilung (Secondary Assessment) 725
26.2	Sicherheit an der Einsatzstelle 714	26.5.1	Vitalzeichen 725
26.2.1	Bewertung der Einsatzstelle 714	26.5.2	Anamnese nach dem SAMPLE-Schema 726
26.3	Kinematik des Traumas 715	26.6	Schmerzbehandlung 726
26.3.1	Allgemeine Prinzipien 716	26.7	Traumatischer Herz-Kreislauf-Stillstand 726
26.4	Initiale Beurteilung (Primary Assessment) 717	26.8	Wirbelsäulenverletzungen 727
26.4.1	Erster Eindruck (General Impression) 717	26.8.1	Indikationen für eine Wirbelsäulen-Immobilisation 727
26.4.2	Schritt A – Airway And C-Spine Stabilization (Atemwegsmanagement und HWS-Stabilisierung) . 718	26.8.2	Management 727
26.4.3	Schritt B – Breathing (Belüftung der Lungen/Beatmung) 718	26.8.3	Die häufigsten Fehler bei der Immobilisation 729
26.4.4	Schritt C – Circulation And Bleeding (Kreislauf und Blutungskontrolle) 719	26.9	Zusammenfassung der wichtigsten Aussagen dieser Lernübersicht 730
26.4.5	Schritt D – Disability (Defizite der neurologischen Funktionen) 722	26.9.1	Sicherheit an der Einsatzstelle 730
26.4.6	Schritt E – Expose/Environment (Entkleideten Patienten untersuchen/Erhalt von Körperwärme) 723	26.9.2	Kinematik beim Traumapatienten 730
		26.9.3	Untersuchungsgang bei der initialen Beurteilung (Primary Assessment) auf einen Blick (ABCDE) 730
26.4.7	Simultane Untersuchung und Behandlung 723	26.9.4	Erweiterte Beurteilung (Secondary Assessment) ... 731
26.4.8	Monitoring während der initialen Beurteilung 724	26.9.5	Kriterien Schockraumaktivierung 731
26.4.9	Infusionstherapie 724	26.10	Die wichtigsten PHTLS-Aussagen im Überblick 731

Liebe Teilnehmerinnen und Teilnehmer von PHTLS-Anwenderkursen!

Sie erhalten im Rahmen Ihrer Teilnahme am PHTLS-Anwenderkurs das Buch „Präklinisches Traumamanagement – Prehospital Trauma Life Support (PHTLS)". Dieses Buch dient Ihnen zur Vorbereitung auf den PHTLS-Kurs. Sie sollten zur Beantwortung der Fragen des Eingangstests auf dieses Buch zurückgreifen. Um schnell die wesentlichen Fakten erfassen zu können, hat sich das National Board von PHTLS Deutschland entschlossen, zusätzlich eine Lernzielübersicht zur Verfügung zu stellen. Diese Lernzielübersicht basiert auf den Buchinhalten „Präklinisches Traumamanagement". Daher finden Sie an verschiedenen Stellen Hinweise auf das jeweilige Kapitel des Buches, in dem Sie dann die ausführlichen Informationen finden. Diese Zusammenfassung erhebt keinen Anspruch auf Vollständigkeit, macht Sie jedoch mit vielen wichtigen Aussagen des PHTLS-Programms vertraut. In jedem Fall müssen Sie zusätzlich Ihr Wissen durch das Studium des Buches vertiefen. An manchen Stellen werfen wir auch einen Blick über den Tellerrand und weisen auf Publikationen hin, die im deutschsprachigen Raum als wichtig angesehen werden.

Viel Spaß und Erfolg!

26.1 Der PHTLS-Beurteilungs- und Behandlungsalgorithmus

Wie Sie sehen, beginnt der Ablauf der Behandlung stets mit der Beurteilung der Einsatzstelle (➤ Abb. 7.4, ➤ Kap. 6). Dabei wird die Kinematik mit einbezogen (➤ Kap. 5). Damit ist gemeint, dass der Rettungsdienstmitarbeiter ein Verständnis dafür entwickelt, welche Verletzungsmuster wahrscheinlich resultieren, wenn eine bestimmte Energie auf den Patienten eingewirkt hat. Nach der Beurteilung der Einsatzstelle erfolgt die Untersuchung des oder der Patienten (➤ Kap. 7). Diese Untersuchung beinhaltet einen „ersten Eindruck" und folgt dann der „ABCDE-Herangehensweise", wie sie in vielen zertifizierten Kurssystemen üblich ist (ATCN, AMLS, ATLS). Die Summe aus erstem Eindruck und ABCDE wird als „initiale Beurteilung" oder auch als „Primary Assessment" bezeichnet.

Je nachdem, in welchem Zustand der Patient ist (kritisch oder nicht kritisch), besteht das weitere Vorgehen entweder darin,
- (kritischer Patient) nach Durchführung lebensnotwendiger Maßnahmen – nur bei Indikation Durchführung von Immobilisierungsmaßnahmen – zügig den Transport einzuleiten oder
- (nicht kritischer Patient) eine gründliche Von-Kopf-bis-Fuß-Untersuchung, d. h. eine Anamnese nach dem SAMPLE-Schema, durchzuführen („erweiterte Untersuchung", „Secondary Assessment").

Die hier getroffenen Hinweise sollen lediglich einen kurzen Überblick geben. Im Folgenden werden die wichtigsten Aspekte dazu ausführlicher erörtert.

26.2 Sicherheit an der Einsatzstelle

Für Rettungsassistenten, Notfallsanitäter und Notärzte gelten die folgenden drei Prioritäten bei Ankunft an einer Einsatzstelle:
1. Unmittelbar nachdem der Einsatz übermittelt wurde und die Rettungsdienstmitarbeiter durch die Leitstelle erste Informationen erhielten, sollten sie sich überlegen, welche Besonderheiten und Gefahren mit dieser Art Notruf verbunden sein können. Mit der Bewertung von Sicherheitsaspekten und der Situation kann daher bereits auf der Anfahrt begonnen werden. Die Einschätzung beinhaltet neben speziellen auf den Patienten bezogenen Überlegungen auch die Abwägung, ob für die Sicherheit an der Einsatzstelle andere Kräfte, z. B. die Feuerwehr oder die Polizei, benötigt werden.
2. Die oberste Priorität für jeden, der das Unfallgeschehen erreicht, ist die Beurteilung der Einsatzstelle. Diese beinhaltet die eigene Sicherheit und die Beurteilung dessen, was dort genau passiert ist. Aus der aktuellen Situation ergeben sich die Maßnahmen zur Sicherheit des Rettungsteams und des Patienten sowie zur Behandlung des Patienten. In manchen Situationen, z. B. bei gewaltsamen Auseinandersetzungen oder in taktischen Situationen (z. B. bei Polizeieinsätzen, Amoklagen), wird dies noch bedeutsamer und kann die Art und Weise, wie der Patient versorgt werden kann, grundsätzlich verändern.

Die Einschätzung der Einsatzstelle ist kein einmaliger Vorgang, sondern es muss ständig darauf geachtet werden, was im Umfeld der Einsatzkräfte passiert. Eine Einsatzstelle, die als ausreichend sicher eingeschätzt wurde, um dort arbeiten zu können, kann sich schlagartig verändern. Alle Einsatzkräfte müssen darauf vorbereitet sein, die geeigneten Schritte einzuleiten, falls sich die Bedingungen vor Ort ändern.

3. Nachdem die Beurteilung der Einsatzstelle durchgeführt wurde, kann die Aufmerksamkeit auf die individuelle Patientenbeurteilung gelenkt werden; ➤ Kap. 7 behandelt dies ausführlich. Dazu gehört die Feststellung, ob ein einzelner Patient oder mehrere versorgt werden müssen. Wenn in den Unfall mehr als ein Patient verwickelt ist, verschiebt sich die Priorität von der Konzentration auf den am schwersten verletzten Patienten hin zur Rettung der größtmöglichen Anzahl von Patienten; das heißt, es geht darum, einen größtmöglichen Nutzen für eine größtmögliche Anzahl von Patienten zu erzielen.

26.2.1 Bewertung der Einsatzstelle

Die Patientenbeurteilung beginnt lange, bevor das Rettungsteam beim Patienten eintrifft. Die Leitstelle startet den Prozess, indem sie erste Auskünfte über den Notfall und den Patienten einholt, basierend auf Augenzeugenberichten oder Informationen, die andere Rettungsteams oder die Polizei, die zuerst am Unfallort waren, gesammelt haben.

Wenn sich der Rettungsdienstmitarbeiter die Zeit nimmt, sich mental auf eine Alarmierung vorzubereiten, und die grundlegende Kommunikation zwischen den Teampartnern einübt, kann dies den Unterschied zwischen einer gut organisierten Einsatzstelle oder einer feindseligen Konfrontation (u. U. mit körperlichen Übergriffen) ausmachen. Gute Beobachtungs-, Wahrnehmungs- und Kommunikationsfähigkeiten sind dafür die besten Werkzeuge. Der Prozess der Informationssammlung beginnt sofort mit der Ankunft am Notfallort.

Bevor der Rettungsassistent, Notfallsanitäter bzw. Notarzt Kontakt zu den Patienten aufnimmt, sollte er den Vorfall abschätzen, indem er
1. sich einen Überblick über die Einsatzstelle mit Fokus auf die Sicherheit verschafft,
2. nach Ursachen und Auswirkungen des Unfalls schaut und
3. auf Familienangehörige und Schaulustige achtet.

Der äußere Schein einer Einsatzstelle bewirkt einen Eindruck, der die gesamte Einschätzung beeinflusst; dafür ist eine korrekte Auswertung ausschlaggebend. Eine Fülle an Informationen ist durch einfaches Sehen, Hören und Katalogisieren so vieler Informationen wie möglich zu erfassen, einschließlich des Verletzungsmechanismus, der gegenwärtigen Situation und des besonders wichtigen Aspekts der Sicherheit.

Ebenso wie sich die Verfassung des Patienten verändert, kann sich auch die Notfalllage vor Ort verbessern oder verschlechtern. Die Einsatzstelle zwar zu Beginn zu bewerten, anschließend die weitere Entwicklung aber nicht wiederholt einzuschätzen, kann zu erheblichen Konsequenzen für das Rettungsteam und den oder die Patienten führen.

Die Bewertung der Einsatzstelle beinhaltet die folgenden zwei Hauptaspekte:

Sicherheit

Der wichtigste Aspekt beim Erreichen der Einsatzstelle ist stets die Sicherheit des Rettungsdienstpersonals und der sonstigen Einsatzkräfte. Rettungsversuche sollten nicht von Personen vorgenommen werden, die in den Arbeitstechniken ungeübt sind. Wenn Einsatzkräfte selbst zum Opfer werden, sind sie nicht mehr in der Lage, anderen verletzten Personen zu helfen. Somit wird die Anzahl der Patienten vergrößert und die Zahl der Helfer entsprechend vermindert. Die Patientenbehandlung darf erst nach der Absicherung der Einsatzstelle begonnen werden. Keine Einsatzstelle ist 100-prozentig sicher und alle Rettungskräfte müssen sie daher beständig wachsam und bewusst beobachten. Die Gedanken, die sie sich hinsichtlich der Sicherheit machen sollten, reichen von möglichem Kontakt mit Körperflüssigkeiten – dies kann bei jedem Einsatz vorkommen – bis hin zu sehr seltenen Ereignissen, etwa der Bedrohung durch hochgefährliche Chemikalien. Nicht immer sind die Gefahren so offensichtlich zu erkennen wie etwa durch das Geräusch von Schüssen, sichtbares Blut oder andere Körperflüssigkeiten; manchmal sind die Hinweise subtiler, z. B. dezente Gerüche, Gestank oder Rauchschwaden.

Die Sicherheit an der Einsatzstelle bezieht sich nicht nur auf das Rettungsdienstpersonal, sondern auch auf die Patienten. Im Allgemeinen sollten Patienten aus gefährlichen Situationen in sichere Bereiche verbracht werden, bevor mit der Beurteilung und Behandlung begonnen wird. Bedrohlich für die Sicherheit der Patienten und des Rettungspersonals sind Feuer, Strom, explosive oder sonstige gefährliche Stoffe, einschließlich Blut oder Körperflüssigkeiten, Straßenverkehr, Flutwasser, Waffen (z. B. Pistolen, Messer) und andere Umgebungsbedingungen. Es kann sich auch noch ein Angreifer am Notfallort aufhalten und den Patienten, das Rettungspersonal oder Dritte schädigen. Die Art und Weise, wie der Patient behandelt werden sollte, kann sich durch die Bedingungen an der Einsatzstelle drastisch verändern. So kann etwa eine Explosion in einem Industrieunternehmen oder die Freisetzung von Chemikalien die Einsatzstelle extrem gefährlich machen. Rettungskräfte müssen dann die Art der Patientenversorgung entsprechend anpassen (➤ Kap. 3).

Situation

Die Einschätzung der Situation folgt auf die Einschätzung der Sicherheit.
- Was ist wirklich an der Einsatzstelle passiert? Warum wurde Hilfe gerufen?
- Was war der Verletzungsmechanismus (Kinematik) und welche Belastungen und Kräfte führten zu den Verletzungen des Opfers (➤ Kap. 5)?
- Wie viele Personen sind betroffen und wie alt sind sie?
- Werden weitere Rettungskräfte zur Behandlung und zum Transport benötigt?
- Ist die Feuerwehr erforderlich? Werden anderes Personal oder andere Mittel benötigt (z. B. die Polizei, Energieunternehmen)?
- Bedarf es speziellen Befreiungs- oder Rettungsequipments?
- Ist ein Hubschraubertransport notwendig?
- Wird ein Notarzt benötigt?
- Könnte ein medizinisches Problem der initiierende Faktor sein, der zum Trauma geführt hat (z. B. ein Verkehrsunfall, der durch den Herzinfarkt eines Fahrers verursacht wurde)?

Die Ergebnisse bezüglich Sicherheit und der Situationsanalyse haben signifikante Überschneidungen; viele Themenfelder rund um die Sicherheit stehen in enger Verbindung zu bestimmten Situationen, und bestimmte Situationen werfen erhebliche Sicherheitsrisiken auf. Diese Aspekte werden in ➤ Kap. 6.2 und ➤ Kap. 6.3 des Buches im Detail behandelt.

Sie haben nun erfahren, dass es vor der Behandlung des eigentlichen Patienten noch andere Überlegungen gibt, die einzubeziehen sind. Diese werden auch die „3 S" genannt. Sie beurteilen zuerst die *Szene* oder bekommen ggf. schon Informationen von der Leitstelle. Zur Szenebeurteilung gehören die *Sicherheit* an der Einsatzstelle und die Beurteilung der *Situation*. Machen Sie sich dessen bewusst und stellen Sie diese Überlegungen jedem Einsatz voran.

26.3 Kinematik des Traumas

Die erfolgreiche Behandlung von Traumapatienten ist abhängig von der Identifizierung der Verletzungen oder möglicher Verletzungen und der Fähigkeit, die Betroffenen gut zu beurteilen. Oft ist es schwierig, die tatsächlichen Verletzungen zu ermitteln, aber das Verständnis von möglichen Schäden und signifikantem Blutverlust wird beim Retter einen Denkprozess in Gang setzen, der es erlaubt, diese Möglichkeit zu erkennen und eine entsprechende Sichtung, ein notwendiges Management und eine Transportentscheidung umzusetzen.

Das Traumamanagement beginnt bei jedem Patienten (nach einer anfänglichen Rettung) mit der Historie der Verletzung. Im Falle des Traumas ist die Geschichte der Aufprall und die Energieübertragung, die aus dem Aufprall resultiert. Die Kenntnis von den Prozessen des Energieaustauschs erlaubt den Rettungsdienstfachkräften, 95 % der potenziellen Verletzungen zu erahnen (➤ Kap. 5).

Kinematik ist ein Zweig der Mechanik und handelt von der Bewegung von Objekten, ohne Bezug auf die Kräfte zu nehmen, welche die Bewegung auslösen. Jede Verletzung, die durch eine Kraft auf einen Körper hervorgeht, ist direkt abhängig von der Interaktion zwischen Masse und einem bewegten Objekt, das gegen die Masse prallt. Wenn der Rettungsdienstmitarbeiter, ganz egal welcher Qualifikation, die Prinzipien der Kinematik und die jeweils zugrunde liegenden Mechanismen nicht versteht, können Verletzungen übersehen werden. Das Verständnis der physikalischen Grundlagen erleichtert das Erkennen möglicher Unfallmechanismen schon während der Beurteilung der Einsatzstelle nach der Ankunft am Unfallort. Diese Informationen und die angenommenen Verletzungen können genutzt werden, den Patienten am Unfallort fachgerecht zu beurteilen, und dann an Ärzte und Pflegepersonal in der Notaufnahme weitergegeben werden. An der Unfallstelle und während des Transports können diese angenommenen Verletzungen so behandelt werden, dass der Patient die bestmögliche Therapie erfährt und keinen weiteren Schaden erleidet.

Schwere Verletzungen, die nicht klar ersichtlich sind, können fatale Folgen haben, wenn sie weder an der Unfallstelle noch auf dem Weg in die Klinik behandelt werden oder der Patient nicht in eine geeignete Klinik gebracht wird. Zu wissen, wo genau nach Verletzungen zu suchen und wie der Patient zu untersuchen ist, ist genauso wichtig wie die Kenntnis der richtigen Behandlung der Verletzungen. Eine vollständige und exakte Erhebung der Umstände des Unfalls kann diese Informationen liefern. Die meisten Verletzungen lassen sich schon durch eine genaue Inspektion der Unfallstelle vorhersagen, noch bevor der Patient untersucht wird.

Das Kapitel Kinematik (➤ Kap. 5) erklärt die allgemeinen und mechanischen Grundlagen der Kinematik des Traumas. Die beiden Abschnitte über die regionalen Auswirkungen stumpfer und penetrierender Traumata behandeln die Pathophysiologie lokaler Verletzungen. Die allgemeinen Prinzipien sind die physikalischen Gesetze, die den Energieaustausch und die Auswirkungen des Energieaustauschs beschreiben. Mechanische Prinzipien beschreiben die Interaktion zwischen dem menschlichen Körper mit den Komponenten eines Unfalls. Ein Zusammenstoß geht damit einher, dass große Kräfte meist durch feste Körper auf den Menschen einwirken und dieser Körper große Mengen Energie auf den menschlichen Körper überträgt, mit zerstörerischen Folgen. Unfalltypen beinhalten stumpfe und penetrierende Traumata sowie Explosionen. Obwohl wir das Wort Unfall häufig mit einem Verkehrsunfall assoziieren, kann es sich auch um den Aufprall einer fallenden Person auf den Boden, die Wirkung eines abgeschossenen Projektils auf die verschiedenen Körpergewebe oder die Druckwelle und Splitterbildung bei einer Explosion handeln. Bei all diesen Ereignissen wird Energie übertragen. Alle verursachen Verletzungen und können die Betroffenen in lebensbedrohliche Zustände bringen. Alle erfordern ein korrektes Handeln des sachkundigen und einfühlsamen Rettungsdienstmitarbeiters.

26.3.1 Allgemeine Prinzipien

Ein traumatisches Ereignis wird in drei Phasen gegliedert – die Phase vor, unmittelbar beim und nach dem Aufprall. Anders ausgedrückt, handelt es sich bei der Phase vor dem Ereignis um die Präventionsphase. Die Ereignisphase ist der Teil des traumatischen Ereignisses, der den Energieaustausch oder die Kinematik beinhaltet (Mechanik der Energie). Die Phase nach dem Ereignis beschreibt die Phase der Patientenversorgung. Egal ob eine Verletzung das Ergebnis eines Verkehrsunfalls, von Waffengewalt, eines Sturzes oder eines einstürzenden Gebäudes ist, entsteht eine Verletzung immer durch eine Energieübertragung auf den Körper.

Vorereignisphase

Die **Phase vor dem Aufprall** umfasst alle Vorkommnisse vor dem Ereignis. Umstände, die bereits vor dem Ereignis vorlagen, sind für die weitere Therapie des Patienten wichtig und werden im Rahmen der Anamnese erfasst. Dazu gehören vorbestehende Erkrankungen und ihre medikamentöse Behandlung, Einnahme von Rauschmitteln (illegale Drogen und verschreibungspflichtige Medikamente, Alkohol) und der geistige Zustand des Patienten.

Normalerweise haben junge Traumapatienten keine chronischen Erkrankungen. Bei älteren Patienten können jedoch Vorerkrankungen die Beurteilung und Therapie erschweren und zu einem schlechteren Ausgang führen. So kann ein älterer Autofahrer, der gegen einen Strommast gefahren ist, über Brustschmerzen und die Symptome eines Herzinfarkts klagen. Ist er nun gegen den Mast gefahren und hatte dann einen Herzinfarkt oder war es genau umgekehrt? Nimmt der Patient Medikamente (z. B. Betablocker), welche die Erhöhung der Herzfrequenz im Schockzustand verhindern? Die meisten dieser Umstände beeinflussen nicht nur die Strategien zur Untersuchung und Behandlung von Traumapatienten, die in den Kapiteln zur Einsatzstelle, zur Patientenbeurteilung und zum Management beschrieben werden, sondern ebenfalls in der allgemeinen Patientenversorgung, auch wenn sie nicht notwendigerweise die Kinematik des Traumas beeinflussen.

Ereignisphase

Die **Aufprallphase** beginnt im Moment der Kollision zweier sich relativ zueinander bewegender Objekte. Das 2. Objekt kann beweglich oder statisch sein, und es kann sich um ein Objekt oder eine 2. Person handeln. Bei den meisten Fahrzeugkollisionen kommt es insgesamt zu drei Aufschlägen:
1. Aufschlag der beiden Objekte
2. Aufschlag der Insassen innerhalb des Fahrzeugs
3. Aufschlag der Organe im Körperinnern der Insassen

Fährt ein Auto gegen einen Baum, so ist der erste Aufschlag der Zusammenstoß mit dem Baum. Der zweite Aufschlag ist die Kollision des Insassen mit dem Lenkrad oder der Windschutzscheibe. Falls der Patient angeschnallt ist, wird er in den Sicherheitsgurt gepresst. Beim dritten Aufschlag prallen die inneren Organe des Patienten an die Brust- und die Bauchwand oder den Schädel.

Der Begriff Unfall wird meist mit einem Verkehrsunfall assoziiert, wie bereits ausgeführt, aber es muss nicht unbedingt ein solcher vorliegen. Die Kollision eines Fahrzeugs mit einem Fußgänger und das Auftreffen eines Geschosses auf den Bauchraum sind ebenso Aufprallsituationen wie der vom Gerüst gestürzte, auf den Asphalt aufschlagende Bauarbeiter. Beachten Sie, dass sich bei einem Sturz nur der zweite und dritte Aufprall ereignen.

Bei allen Unfällen findet die Energieübertragung zwischen einem sich bewegenden Objekt und dem Gewebe eines menschlichen Körpers oder zwischen einem sich bewegenden menschlichen Körper und einem stationären Objekt statt. Die Richtung, in welche die Energie abgegeben wird, die Menge der übertragenen Energie und die Auswirkung der einwirkenden Kräfte auf den Patienten sind wichtige Einflussfaktoren zu Beginn der Untersuchung des Patienten.

Nachereignisphase

In der **Phase nach dem Aufschlag** werden die Informationen aus den Phasen vor und während des Aufschlags genutzt, um den Patienten zu beurteilen und zu therapieren. Diese Phase beginnt, sobald die Energie des Aufpralls absorbiert ist. Die lebensbedrohlichen Komplikationen können langsam oder schnell eintreten (oder diese Komplikationen können verhindert oder signifikant reduziert werden). Dies ist teilweise von der begonnenen Therapie am Notfallort und während des Transports abhängig. In der Phase nach dem Aufprall sind das Verständnis für die Kinematik des Traumas, das Registrieren der anzunehmenden Verletzungen und eine gute klinische Untersuchung entscheidend für den Patienten und dessen klinischen Ausgang.

Um den Effekt der Kräfte, die eine körperliche Verletzung hervorrufen, zu verstehen, benötigt das Rettungsdienstpersonal als Erstes Kenntnisse von zwei Komponenten – Energieaustausch und menschliche Anatomie. Zum Beispiel bei einem Autounfall: Wie sieht der Unfallort aus? Wer stieß gegen wen oder was und mit welcher Geschwindigkeit? Wie lange war die Verzögerungszeit? Benutzten die Insassen Rückhaltesysteme wie Sicherheitsgurte? Wurde der Airbag ausgelöst? Waren Kinder fachgerecht in ihren Kindersitzen angeschnallt oder waren sie nicht angeschnallt und wurden im Inneren des Fahrzeugs umhergeschleudert? Wurden Insassen herausgeschleudert? Trafen sie dabei auf andere Objekte? Wenn ja, wie viele Objekte und welcher Natur waren diese Gegenstände? Diese und viele weitere Fragen müssen beantwortet werden, wenn das Rettungsdienstpersonal die aufgetretenen Kräfte verstehen und zur Voraussage der Verletzungen und der entsprechenden Versorgung nutzen möchte.

Der versierte Retter wird seine Kenntnisse der Kinematik anwenden, um eine Beurteilung des Unfallorts durchzuführen, wodurch eine Bestimmung der involvierten Kräfte, Bewegungen und deren Auswirkungen auf die vorhandenen Verletzungen ermöglicht wird. Weil diese Kinematik auf fundamentalen Gesetzen der Physik aufbaut, ist deren Kenntnis notwendig, um sie verstehen zu können.

Diese Ausführungen stellen lediglich einen Ausschnitt aus dem Kapitel Kinematik (➤ Kap. 5) dar. Sie können nur einen kleinen Einblick in die Kinematik vermitteln.

26.4 Initiale Beurteilung (Primary Assessment)

Beim kritischen, mehrfach verletzen Patienten liegt die Priorität für das Rettungsfachpersonal und den Notarzt in der schnellen Identifikation und Behandlung der lebensbedrohlichen Verletzungen (➤ Kasten 26.1). Mehr als 90 % der Traumapatienten haben einfache Verletzungen, die nur einen Körperteil (z. B. eine isolierte Extremitätenfraktur) betreffen. Bei diesen Patienten hat das Rettungsteam Zeit, sich sowohl um das Primary als auch das Secondary Assessment zu kümmern. Bei kritisch verletzten Patienten kann es sein, dass das Rettungsteam nicht über die initiale Beurteilung hinauskommt. Die Priorität liegt in einer schnellen Bewertung, der Durchführung lebensrettender Maßnahmen und einem zügigen Transport in die nächste geeignete Klinik. Diese Strategie verneint nicht die Notwendigkeit einer adäquaten Versorgung vor Ort; gemeint ist hiermit, dass das Team schneller und effizienter zu handeln hat.

> **26.1 Mehrfach verletzter versus einfach verletzter Traumapatient**
>
> Bei einem mehrfach verletzten Patienten liegen Verletzungen von mehr als einem Organsystem vor, womit Lungen, Kreislauf, neurologische Funktion, der Gastrointestinaltrakt, das muskuloskeletale System und die Haut gemeint sind. Ein Beispiel hierfür ist ein Patient, der in einen Verkehrsunfall mit Fahrzeug verwickelt wurde und ein Schädel-Hirn-Trauma (SHT), eine Lungenkontusion, eine Milzruptur mit Schock und eine Femurfraktur aufweist. Die in Deutschland gängige Definition des Begriffs „Polytrauma" verweist darauf, dass die Mehrfachverletzung mit Lebensgefahr einhergeht. Da auch ein Monotrauma lebensgefährlich sein kann, z. B. ein isoliertes schweres Schädel-Hirn-Trauma, wird ebenfalls der Begriff „schwer verletzt" verwendet.
> Ein einfach verletzter Patient weist eine Verletzung an nur einem Organsystem auf. Ein Beispiel dafür ist ein Patient mit einer unkomplizierten Sprunggelenkfraktur und keinerlei Anzeichen für Blutverlust oder Schock.

Schnelles Erkennen der Prioritäten und der lebensbedrohlichen Verletzungen müssen Routine sein. Dafür müssen Rettungsassistenten, Notfallsanitäter und Notärzte die Abläufe des Primary und des Secondary Assessment beherrschen. Sie verstehen die logischen Abläufe der prioritätenorientierten Untersuchung und Behandlung. Die professionelle Einsatzkraft denkt über die Pathophysiologie der Verletzungen des Patienten nach. Es kann keine Zeit damit vergeudet werden, dass versucht wird, sich zu erinnern, welche die wichtigsten Prioritäten sind.

Am häufigsten gehen lebensgefährliche Verletzungen mit dem Verlust einer ausreichenden Gewebeoxygenierung einher, was zu einem anaeroben (unter Sauerstoffmangel erfolgenden) Stoffwechsel (Metabolismus) führt. Eine verminderte Energieproduktion als Folge des anaeroben Stoffwechsels wird als Schock bezeichnet. Vier Komponenten sind für einen normalen Metabolismus erforderlich:
1. Ausreichende Anzahl an roten Blutkörperchen (Erythrozyten)
2. Oxygenierung der Erythrozyten in der Lunge
3. Transport der Erythrozyten in den gesamten Organismus
4. Abgabe des Sauerstoffs an die entsprechenden Zellen.

Die Abläufe in der initialen Beurteilung zielen auf die Behandlung von Problemen der ersten beiden Komponenten ab.

26.4.1 Erster Eindruck (General Impression)

Die initiale Beurteilung beginnt mit der Erfassung eines allgemeinen oder globalen Eindrucks des Patienten, wobei simultan Atemweg, Atmung, Kreislauf und die neurologische Situation (Reaktion auf Ansprechen) des Patienten eingeschätzt werden, um schwerwiegende, offensichtliche Probleme bezüglich Oxygenierung und Kreislauf, bestehender Blutungen oder grober Deformationen zu erkennen.

Wenn sich der (z. B.) Rettungsassistent dem Patienten nähert, beobachtet er, ob der Patient suffizient atmet, ob er wach oder bewusstlos ist, ob er sich selbst aufrecht halten kann und sich spontan bewegt. Sobald er sich neben dem Patienten befindet, stellt er sich kurz vor und fragt den Patienten: „Was ist Ihnen passiert?" Antwortet der Patient adäquat in ganzen Sätzen, weiß der Rettungsassistent, dass der Patient offene Atemwege hat, über eine so suffiziente Atmung verfügt, dass er sprechen kann, dass er eine ausreichende Durchblutung des Gehirns und eine akzeptable neurologische Funktion aufweist. Bei diesem Patient liegen wahrscheinlich keine lebensbedrohlichen Probleme vor, die eine sofortige medizinische Behandlung erfordern.

Kann der Patient keine adäquate Antwort geben oder leidet er anscheinend an Atemnot, wird sofort mit der initialen Beurteilung begonnen, um die lebensbedrohlichen Verletzungen zu finden. Innerhalb einiger Sekunden verschafft sich der Rettungsdienstmitarbeiter einen ersten Eindruck (Gesamteindruck) des Patienten. Dadurch wird festgestellt, ob der Patient zum jetzigen oder einem kurz bevorstehenden Zeitpunkt in einem potenziell kritischen Zustand ist.

Die initiale Beurteilung muss schnell durchgeführt werden. Sobald ein lebensbedrohliches Problem erkannt wurde, müssen bestimmte Schlüsselinterventionen unverzüglich durchgeführt werden. Falls die Maßnahme relativ schnell durchführbar ist, z. B. Absaugen des Atemwegs oder Anlage eines Tourniquets, kann sich der Rettungsdienst dafür entscheiden, das Problem zu lösen, bevor er zum nächsten Schritt übergeht. Kann das Problem hingegen nicht zügig vor Ort behoben werden, z. B. ein Schockzustand aufgrund einer vermuteten inneren Blutung, werden die noch fehlenden Schritte des Primary Assessments abgeschlossen.

Für alle Patienten, egal ob Kinder, ältere Patienten oder Schwangere, wird die initiale Beurteilung in derselben Art und Weise durchgeführt. Auch wenn die Vorgehensweise der initialen Beurteilung als Abfolge von Schritten gelehrt und dargestellt wird, können – und sollen – viele der Untersuchungen simultan vorgenommen werden. Nach Priorität geordnet, sind die fünf Schritte der initialen Beurteilung (ABCDE-Schema):

A – Atemwegsmanagement und manuelle HWS-Stabilisierung (Airway And C-Spine Stabilization)
B – Belüftung der Lungen/Beatmung (Breathing)
C – Kreislauf (Circulation) und Blutungskontrolle
D – Defizite der neurologischen Funktionen (Disability)
E – Entkleideten Patienten untersuchen/Erhalt von Körperwärme (Exposure And Environment)

26.4.2 Schritt A – Airway And C-Spine Stabilization (Atemwegsmanagement und HWS-Stabilisierung)

Atemwege

Der Rettungsassistent, Notfallsanitäter oder Notarzt sollte die Atemwege des Patienten schnell untersuchen, um sich zu vergewissern, dass diese offen und frei sind und keine Gefahr der Verlegung besteht. Wenn die Atemwege verlegt sind, müssen die Retter sie sofort mittels manueller Methoden wie dem „Trauma-Chin-Lift" (modifizierter Esmarch-Handgriff) öffnen und, falls nötig, Blut, Fremdkörper oder Erbrochenes entfernen (➤ Abb. 7.1). Sobald entsprechende Hilfsmittel zur Hand sind und Zeit zur Verfügung steht, kann das Atemwegsmanagement ausgebaut werden, z. B. mittels Guedel- oder Wendl-Tubus, endotrachealer Intubation, supraglottischer Atemwege oder transtrachealer Methoden (z. B. perkutane transtracheale Ventilation). Bei der Auswahl der geeigneten Technik zur Sicherung der Atemwege spielen mehrere Faktoren eine Rolle. Dazu gehören das verfügbare Material, der Ausbildungsgrad des Anwenders (und das regelmäßige Üben) sowie die Entfernung zum Traumazentrum. Manche Verletzungen der Atemwege, z. B. Larynxfrakturen oder eine teilweise Ruptur der Trachea, können durch Intubationsversuche verschlimmert werden (➤ Kap. 8).

HWS-Stabilisierung

Jeder Traumapatient, der einer erheblichen stumpfen Gewalt ausgesetzt war, steht unter dem Verdacht, eine Wirbelsäulenverletzung erlitten zu haben, bis diese sicher ausgeschlossen werden kann (➤ Kap. 11 für eine vollständige Liste der Indikationen zur Wirbelsäulen-Immobilisation). Wenn also die Atemwege geöffnet werden, müssen Rettungsassistenten, Notfallsanitäter und Notärzte stets an eine mögliche HWS-Verletzung denken. Vermehrte Bewegungen, gleich in welche Richtung, können neurologische Schäden verursachen bzw. verschlimmern, da im Rahmen einer Fraktur Knochenstücke den Spinalkanal komprimieren können. Der Lösungsansatz besteht darin, die HWS manuell während der Durchführung des Atemwegsmanagements und einer ggf. nötigen Beatmung in einer neutralen Position sicher zu stabilisieren. Damit ist nicht gemeint, dass die beschriebenen und notwendigen Maßnahmen zur Atemwegsicherung nicht durchgeführt werden sollten oder dürfen. Stattdessen ist es notwendig, die erforderlichen Schritte durchzuführen, aber gleichzeitig die HWS vor unnötigen Bewegungen zu schützen. Falls Immobilisationshilfsmittel, die bereits angebracht wurden, für eine neuerliche Untersuchung oder für eine notwendige Maßnahme entfernt werden müssen, wird erneut eine manuelle Stabilisierung der HWS durchgeführt, bis der Patient wieder vollständig immobilisiert werden kann.

26.4.3 Schritt B – Breathing (Belüftung der Lungen/Beatmung)

Zunächst muss sichergestellt sein, dass Sauerstoff in die Lungen des Patienten gelangt, um den aeroben Stoffwechsel (Metabolismus) aufrechtzuerhalten. Eine Hypoxie kann aus einer ungenügenden Ventilation der Lunge resultieren und führt zu einem Sauerstoffmangel im Gewebe. Sobald die Atemwege frei sind, kann die Qualität und Quantität der Atmung (Ventilation) folgendermaßen festgestellt werden:

1. Schauen Sie, ob der Patient atmet.
2. Falls der Patient nicht atmet (Apnoe), starten Sie sofort eine Beutel-Masken-Beatmung mit zusätzlicher Sauerstoffanreicherung, bevor Sie weiter untersuchen.

3. Stellen Sie sicher, dass die Atemwege offen sind; führen Sie weiter die Beatmung durch, bereiten Sie einen Guedel- oder Wendl-Tubus bzw. einen supraglottischen Atemweg oder die endotracheale Intubation vor. Setzen Sie ggf. andere Techniken der Atemwegssicherung ein.
4. Falls der Patient atmet, schätzen Sie Atemfrequenz und -tiefe ab, um abzuklären, ob der Patient eine suffiziente Atmung hat. Stellen Sie sicher, dass keine Hypoxie besteht und die periphere Sauerstoffsättigung größer als 90 % ist. Verabreichen Sie Sauerstoff in dem Maße, wie es zur Erlangung einer ausreichend SpO_2 erforderlich ist.
5. Beobachten Sie rasch die Thoraxexkursionen. Falls der Patient bei Bewusstsein ist, achten Sie darauf, wie er spricht, und registrieren Sie, ob er ganze Sätze ohne Schwierigkeiten formulieren kann.

Die Atemfrequenz kann in folgende fünf Stufen eingeteilt werden:

1. Apnoe Der Patient atmet nicht.

2. Langsam Eine sehr langsame Atemfrequenz kann auf eine Ischämie (zu wenig Sauerstoff) im Gehirn hinweisen. Wenn die Atemfrequenz weniger als 10 Atemzüge/min beträgt (Bradypnoe), muss der Patient mit Beutel und Maske assistiert oder kontrolliert beatmet werden. Die assistierte oder kontrollierte Beatmung des Patienten mit einem Beatmungsbeutel und zusätzlicher Sauerstoffanreicherung sollte eine periphere Sauerstoffsättigung größer als 90 % gewährleisten (➤ Abb. 7.2).

3. Normal Wenn die Atemfrequenz zwischen 10 und 20 Atemzügen/min (Eupnoe, bei Erwachsenen normal) liegt, wird der Patient sorgfältig beobachtet. Auch wenn er stabil erscheint, sollte eine Sauerstoffgabe erwogen werden.

4. Schnell Falls die Atemfrequenz zwischen 20 und 30 Atemzügen/min liegt (Tachypnoe), sollte der Patient genau beobachtet werden, um zu erkennen, ob sich sein Zustand verbessert oder verschlechtert. Der Antrieb für eine beschleunigte Atmung entsteht durch vermehrte Anreicherung von CO_2 im Blut oder eine verminderte Sauerstoffkonzentration. Wenn der Patient schnell atmet, muss die Ursache gefunden werden. Eine schnelle Atmung zeigt an, dass nicht genügend Sauerstoff das Körpergewebe erreicht. Dies führt zu einem vermehrten anaeroben Metabolismus (➤ Kap. 4) und damit letztlich zu einer erhöhten CO_2-Konzentration. Die Rezeptoren im Körper registrieren die erhöhte CO_2-Konzentration und beschleunigen die Atemfrequenz über das Atemzentrum im Hirnstamm. Deshalb weist eine erhöhte Atemfrequenz darauf hin, dass der Patient entweder mehr Sauerstoff oder eine bessere Perfusion oder beides benötigt. Die Verabreichung von Sauerstoff ist bei diesem Patienten indiziert; dabei sollte eine periphere Sauerstoffsättigung von 90 % oder mehr erreicht werden, und zwar mindestens so lange, bis der Gesamtzustand des Patienten festgelegt ist. Rettungsassistenten, Notfallsanitäter und Notärzte müssen damit rechnen, dass der Patient nicht imstande ist, eine suffiziente Atmung aufrechtzuerhalten, und eine Verschlechterung der Situation einkalkulieren.

5. Sehr schnell Wenn die Atemfrequenz mehr als 30 Atemzüge/min beträgt (schwere Tachypnoe), weist dies auf eine Hypoxie, anaeroben Metabolismus oder beides hin; das Resultat ist eine Azidose. Es wird sofort mit einer assistierten Beutel-Masken-Beatmung und zusätzlicher Sauerstoffgabe zur Erreichung einer peripheren Sauerstoffsättigung größer als 90 % begonnen. Voraussetzung ist natürlich, dass der Patient die Maßnahme toleriert. Die Ursache für diese ungewöhnlich schnelle Atmung muss sofort gesucht werden. Ist es Sauerstoffmangel oder ein Problem des Sauerstofftransports aufgrund fehlender roter Blutkörperchen? Verletzungen, bei denen mit einer derart erheblichen Beeinträchtigung der Atmung gerechnet werden muss, sind der Spannungspneumothorax, ein instabiler Thorax mit Lungenkontusion, ein massiver Hämatothorax und der offene Pneumothorax. Sobald die Ursache erkannt wurde, muss die Behandlung unverzüglich erfolgen (➤ Kap. 12).

Bei einem Patienten mit abnormaler Atmung muss der Brustkorb zügig entkleidet, betrachtet und abgetastet werden. Es wird eine Auskultation der Lungen durchgeführt, um abnormale, abgeschwächte oder fehlende Atemgeräusche zu registrieren. Verletzungen, bei denen mit einer Beeinträchtigung der Atmung gerechnet werden muss, sind der Spannungspneumothorax (➤ Kap. 12), hohe Rückenmarkverletzungen (➤ Kap. 11) und das Schädel-Hirn-Trauma (SHT; ➤ Kap. 10). Diese Verletzungen sollten bereits während der initialen Beurteilung entdeckt worden sein und erfordern eine sofortige Unterstützung der Atmung.

Bei der Beurteilung der Atemfunktion des Patienten wird sowohl auf die Tiefe der Atembewegungen (Atemzugvolumen) als auch auf die Atemfrequenz geachtet. So kann ein Patient zwar mit einer normalen Atemfrequenz von 16/min atmen, aber eine sehr flache Atmung (niedriges Atemzugvolumen) aufweisen. Andererseits kann ein Patient mit normaler Atemtiefe eine stark herabgesetzte oder erhöhte Atemfrequenz haben. Wenn das Atemzugvolumen mit der Atemfrequenz multipliziert wird, ergibt sich das Atemminutenvolumen (➤ Kap. 8).

Sicherung der Atemwege

Die Sicherung der Atemwege hat in der Behandlung eines Traumapatienten höchste Priorität. Keine Handlung im Airwaymanagement ist kritischer als das adäquate Sichern der Atemwege (➤ Abb. 8.9). Unabhängig davon, wie die Atemwege gesichert werden, muss immer eine HWS-Verletzung in Betracht gezogen werden. Deshalb erfordert die Anwendung aller beschriebenen Methoden eine gleichzeitige manuelle Inline-Stabilisierung der HWS bis zur vollständigen Immobilisation des Patienten (➤ Kap. 11). Eine Ausnahme hierbei besteht bei schweren penetrierenden Traumata (➤ Kap. 11).

26.4.4 Schritt C – Circulation And Bleeding (Kreislauf und Blutungskontrolle)

Das Erkennen eines eingeschränkten oder fehlenden Kreislaufs ist der nächste Schritt in der Versorgung von Traumapatienten. Eine ausreichende Oxygenierung der roten Blutkörperchen bringt dem Patienten keinen Vorteil, sofern der Sauerstoff nicht an das Gewebe abgegeben wird. In der initialen Beurteilung (Primary Assessment) eines Traumapatienten muss der (z. B.) Notfallsanitäter äußere Blutungen erkennen und kontrollieren. Falls eine starke äußere Blutung besteht, muss diese, wenn möglich, noch vor der Kontrolle der Atemwege oder gleichzeitig gestoppt werden. Danach kann eine umfassende Einschätzung von Herzzeitvolumen und Durchblutungssituation vorgenommen werden. Blutungen, egal ob äußerlich oder innerlich, gehören zu den häufigsten vermeidbaren Todesursachen beim Trauma.

Blutungskontrolle

Äußere Blutungen werden in der initialen Beurteilung entdeckt und gestoppt (➤ Kap. 9.5.4). Die Blutungskontrolle ist in den Schritt C integriert, denn falls schwere Blutungen nicht so früh wie möglich gestoppt werden, erhöht sich das Risiko für einen tödlichen Ausgang erheblich. Es gibt drei Arten von äußeren Blutungen:

1. **Kapillare Blutungen** werden durch Hautabschürfungen verursacht. Hierbei sind die feinen Kapillaren unter der Hautoberfläche verletzt. Normalerweise ist die Blutung vor dem Eintreffen des Rettungsfachpersonals an der Einsatzstelle verlangsamt oder sistiert bereits.
2. **Venöse Blutungen** werden durch Verletzungen der tieferen Gewebeschichten verursacht und können normalerweise mit leichtem Druck gestoppt werden. Sie sind zumeist nicht lebensbedrohlich, außer es handelt sich um eine massive Verletzung oder der Blutverlust wird nicht gestoppt.
3. **Arterielle Blutungen** werden durch Verletzungen der Arterien verursacht. Hierbei ist es am wichtigsten, aber zugleich auch am schwierigsten, die Blutung zu kontrollieren. Charakteristisch zeigt sich spritzendes, hellrotes Blut. Sogar kleine Wunden können zu lebensgefährlichen Blutverlusten führen, falls eine tief liegende Arterie verletzt wurde.

Die Blutungskontrolle hat Priorität, weil jedes rote Blutkörperchen zählt. Das rasche Stoppen der Blutung ist eines der wichtigsten Ziele in der Behandlung des Traumapatienten. Die initiale Beurteilung kann nicht fortgeführt werden, bevor die Blutung gestoppt ist (➤ Abb. 9.4).

Bei einer äußeren Blutung führt ein direkter Druck auf die Wunde meistens zum Stoppen der Blutung, bis der Patient in ein Krankenhaus eingeliefert wird, wo ein OP und entsprechende Versorgungsmöglichkeiten vorhanden sind. Das Rettungsteam muss die Blutungskontrolle während der initialen Beurteilung einleiten und während des Transports aufrechterhalten. Möglicherweise benötigt es Unterstützung, um nicht nur die Blutung, sondern auch die Atmungssituation zu bewältigen.

Die Blutung kann folgendermaßen gestoppt (kontrolliert) werden:

1. Direkter Druck Damit ist genau das gemeint, was der Name sagt – Ausübung von Druck auf die blutende Stelle. Dies wird mithilfe einer Kompresse durchgeführt, die direkt auf die Wunde gelegt wird; dann wird Druck ausgeübt. Dies bedarf der vollen Aufmerksamkeit eines Rettungsdienstmitarbeiters und entzieht ihn weiteren Versorgungsmaßnahmen bei dem Patienten. Bei fehlendem Personal kann ein Druckverband mit einer Kompresse und einer elastischen Binde angelegt werden. Wenn die Blutung nicht kontrolliert werden kann, ist es egal, wie viel Sauerstoff und Flüssigkeit verabreicht werden, denn die Perfusion wird sich angesichts einer anhaltenden Blutung nicht verbessern lassen.

2. Tourniquets (Abbindung) Wenn äußere Blutungen einer Extremität durch direkten Druck nicht gestoppt werden können, wird als nächster Schritt der Einsatz eines Tourniquets empfohlen (➤ Abb. 9.5). Tourniquets wurden aufgrund möglicher Komplikationen in der Vergangenheit nicht befürwortet. Nervenschäden, Verletzungen der Gefäße und ein potenzieller Verlust der Extremität seien Gefahren bei zu langer Anwendung des Tourniquets. Nichts davon wurde nachgewiesen. Vielmehr ist die Blutsperre mit einem Manschettendruck von 50–100 mmHg über dem systolischen Blutdruck für bis zu 2 Stunden ein bei Operationen an den Extremitäten täglich angewendetes und gut etabliertes Verfahren, um den Blutverlust zu minimieren. Auch Daten aus den Kriegen im Irak und in Afghanistan bestätigen den nützlichen Effekt von Tourniquets. Obwohl ein Restrisiko besteht, dass eine Extremität oder ein Teil davon Schaden nimmt, kann die Wahl zwischen der Lebensrettung des Patienten und der Rettung einer Gliedmaße nur zugunsten der Lebensrettung ausfallen. Daten aus Erfahrungen des Militärs zeigen, dass bei angemessen angewandten Tourniquets ungefähr 7 von 100 Todesopfern aus Kampfgeschehen hätten gerettet werden können. Darüber hinaus gab es keinen nachgewiesenen Verlust einer Extremität bei allen dokumentierten Anwendungen durch das US-Militär. Die erfolgreiche Kontrolle einer massiven Blutung mithilfe eines Tourniquets liegt bei 80 % oder besser. Heute existieren handelsübliche Tourniquets, die in ihrer Handhabung und wahrscheinlich auch in der Sicherheit für Folgeschäden den althergebrachten behelfsmäßigen Dreiecktuchkrawatten-Verfahren überlegen sind. **Regelrecht angewandte Tourniquets sind nicht nur sicher, sondern retten auch Leben.** Eine weitere Studie des Militärs mit Daten aus dem Irak und Afghanistan zeigt allerdings einen deutlichen Unterschied in der Überlebensrate, wenn das Tourniquet angelegt wird, bevor der Schockzustand dekompensiert, im Vergleich zur Anlage, nachdem der Blutdruck gesunken ist. Eine Anlage des Tourniquets, bevor der Patient einen Schock entwickelte, war mit einer Überlebenswahrscheinlichkeit von 96 % verknüpft. Diese geht bis auf 4 % zurück, wenn das Tourniquet erst angelegt wurde, nachdem der Schockzustand dekompensierte.

Für einen Blutverlust in Körperregionen, an denen das Anlegen eines Tourniquets unmöglich ist, z. B. am Rumpf oder im Halsbereich, ist der Einsatz von Hämostatika begründet. Bei der Erstellung der aktuellen Auflage des PHTLS-Fachbuchs publizierte das US Army Surgical Research Institute Daten, in denen es die Verwendung von „QuikClot® Combat Gauze®" als bevorzugtes Produkt der dritten Generation empfiehlt. Dies mag sich im Lauf der Zeit ändern. Die aktuellen Informationen finden sich auf der PHTLS-Website (www.phtls.de).

Körperregionen, in denen besonders mit massiven inneren Blutungen gerechnet werden muss, sind Brustkorb (beide Pleurahöhlen), Abdomen (Peritonealraum), Retroperitoneum und Röhrenknochen (insbesondere die Oberschenkel). Bei Verdacht auf innere Blutungen sollten Thorax, Abdomen, Becken und die Oberschenkel schnell entblößt und sofort anschließend inspiziert und palpiert werden, um nach Verletzungszeichen zu suchen. Eine Ausnahme hiervon stellt die Untersuchung des Beckens dar; hier wird eine Palpation nicht empfohlen (s. u.).

Viele Blutungsursachen sind außerhalb einer Klinik schwer zu kontrollieren. Daher wird viel Wert auf einen schnellen Transport ins nächste geeignete Krankenhaus (ein Traumazentrum, falls möglich) gelegt, in dem ein erfahrenes Operationsteam die Blutung stoppen kann. Zusätzlich kann und sollte bereits präklinisch bei Verdacht auf schwere Blutungen die Gabe von Tranexamsäure (TXA, Cyclokapron®) erfolgen. Dies sollte mit den aufnehmenden Traumazentren und dem Ärztlichen Leiter Rettungsdienst abgestimmt sein.

Untersuchung des Beckens

In den letzten Jahren wird insbesondere in Deutschland zunehmend über die Notwendigkeit einer klinischen Beckenuntersuchung diskutiert. Es gibt Hinweise darauf, dass selbst erfahrene Untersucher in bis zu 50 % der Fälle falsche Befunde erheben. Auf der anderen Seite kann eine Untersuchung des Beckens mittels Palpation eine möglicherweise bereits begonnene Selbsttamponade (Clot-Bildung) wieder öffnen. Die **Kinematik** und ggf. eine **Inspektion** des Beckens sowie **Schmerzen** im Beckenbereich sollten bei der Entscheidung, ob präklinisch eine Beckenschlinge angelegt wird **(Stabilisierung),** wegweisend sein (KISS-Schema). Relevante Unfallmechanismen sind z. B. ein Sturz aus mehr als drei Metern Höhe, Herausschleudern aus einem Fahrzeug, alle Verkehrsunfälle mit hoher Geschwindigkeit, Überrolltraumata etc. Der Beckengurt sollte nach Meinung der führenden Experten in Deutschland großzügig eingesetzt werden, wenn eine Beckenverletzung für möglich gehalten wird. Selbst wenn der Untersuchungsbefund nicht klar für eine Beckenverletzung spricht, schadet die Beckenschlinge nach derzeitigem Wissensstand nicht. Die Evidenz für eine Senkung der Mortalität durch eine frühzeitige Anlage der Beckenschlinge beim schweren Beckentrauma ist derzeit leider nicht hoch. Trotzdem gehen wir davon aus, dass die Blutungen durch den korrekten Einsatz eingedämmt werden können.

Ablauf der Untersuchung: KISS-Schema

- **K**inematik
- **I**nspektion (Rotationsfehlstellung, Verkürzung, Prellmarken, Blutung)
- **S**chmerzen
- **S**tabilisierung

Stabilisierung

1. Innenrotation der Beine mit Längszug
2. Knie zusammenbringen (mit Zervikalstütze oder ähnlichem Gegenstand, ggf. auch als Zubehör bei einem Beckengurttyp)
3. Beckengurt anlegen (➤ Kasten 26.2)

> **26.2 Korrekte Positionierung der Beckenschlinge**
>
> Beim Einsatz einer Beckenschlinge ist darauf zu achten, dass sie möglichst genau über den beiden Trochanteren verläuft. Über die Oberschenkel in Höhe der Trochanteren wird die Kraft auf das Acetabulum übertragen und stabilisiert den hinteren Beckenring. Häufig sieht man im Schockraum jedoch zu hoch (zu weit kranial) angelegte Beckengurte. Die Effektivität ist dann geringer.

Untersuchung der Oberschenkel

Die Oberschenkel gehören ebenfalls zu den potenziell gefährlichen Blutungsquellen. Untersuchen Sie beide Oberschenkel und achten Sie auf Deformationen, Hämatome, Schwellungen, Schmerzhaftigkeit u. Ä.

Perfusion

Der Gesamteindruck des Kreislaufstatus kann bestimmt werden, indem der Puls kontrolliert, Hautfarbe, -feuchtigkeit und -temperatur registriert und die Rekapillarisierungszeit gemessen werden. Bei älteren Patienten, Kindern oder Personen, die mit bestimmten Medikamenten eingestellt sind, kann die Beurteilung der Perfusion schwierig sein (➤ Kap. 9).

Puls

Der Rettungsassistent, Notfallsanitäter bzw. Notarzt prüft das Vorhandensein des Pulses, dessen Qualität und den Rhythmus. Das Vorhandensein eines peripheren Pulses weist darauf hin, dass noch ein gewisser Blutdruck besteht. Ein schneller Pulscheck zeigt, ob der Patient eine Tachy- bzw. Bradykardie oder eine Arrhythmie aufweist. Die Palpation kann außerdem Hinweise auf den systolischen Blutdruck liefern. Wenn der Radialispuls bei einer unverletzten Extremität nicht palpabel ist, befindet sich der Patient schon in der dekompensierten Phase des Schocks, einem spät auftretenden Zeichen bei kritischen Zuständen. In der initialen Beurteilung ist ein exaktes Zählen der Herzfrequenz nicht notwendig. Stattdessen wird die Pulsfrequenz nur rasch abgeschätzt und das weitere Augenmerk auf andere wichtige Untersuchungsbefunde gelenkt. Die genaue Ermittlung der Herzfrequenz erfolgt im späteren Verlauf. Falls bei einem bewusstlosen Patienten der Karotis- oder Femoralispuls nicht tastbar ist, liegt ein Kreislaufstillstand vor (s. u.). Die Kombination aus „schlechter" Kreislaufsituation und Atemnot sollte die Rettungskräfte an einen Spannungspneumothorax denken lassen. Zusätzlich sollte dann auskultiert werden, um ein fehlendes oder abgeschwächtes Atemgeräusch zu erkennen. Falls ein Spannungspneumothorax vorliegt, kann eine Nadeldekompression lebensrettend sein (➤ Kap. 12.5.4).

Haut

Die Haut kann sehr viel über die Kreislaufsituation des Patienten verraten, wie in den folgenden Absätzen dargestellt wird.

Farbe

Eine gute Durchblutung ist an einer rosigen Hautfarbe erkennbar. Die Haut wird blass, wenn ein bestimmter Bereich nicht mehr suffizient durchblutet wird. Eine bläuliche Farbe zeigt eine ungenügende Oxygenierung an. Hautpigmentierungen können diese Unterscheidung häufig erschweren. Bei der Kontrolle des Nagelbetts und der Schleimhäute kann diese Schwierigkeit umgangen werden, da die Farbveränderungen meist zuerst an den Lippen, am Zahnfleisch und den Fingerspitzen zu sehen sind.

Temperatur

Die Temperatur der Haut wird von den Umgebungsbedingungen beeinflusst. Eine kühle Haut weist auf eine verminderte Perfusion hin, ungeachtet der Ursache. Die Hauttemperatur des Patienten wird normalerweise mit dem Handrücken gefühlt; deshalb kann eine genaue Bestimmung mit Handschuhen schwierig sein. Die Haut sollte sich warm anfühlen, aber weder heiß noch kühl. Normalerweise sind die Gefäße nicht dilatiert, sodass Hitze nicht an die Körperoberfläche geleitet wird.

Feuchtigkeit

Eine trockene Haut weist auf eine gute Perfusion hin. Eine feuchte Haut ist mit Schock und schlechter Perfusion assoziiert. Letztere wird durch eine Zentralisation des Kreislaufs (Vasokonstriktion der peripheren Blutgefäße) verursacht. Dies bewirkt eine bevorzugte Durchblutung der lebenswichtigen Organe, leider auf Kosten der als weniger wichtig „erachteten" Organe (z. B. der Haut).

26.4.5 Schritt D – Disability (Defizite der neurologischen Funktionen)

Nachdem die Oxygenierung und die Durchblutung des Patienten untersucht und so gut wie möglich gewährleistet wurden, wird in der initialen Beurteilung die zerebrale Funktion beurteilt, die einen indirekten Marker für die Beurteilung der zerebralen Durchblutung darstellt. Das Ziel ist, den Bewusstseinsgrad des Patienten zu ermitteln und festzustellen, ob eine Hypoxie vorliegen könnte.

Bis zum Beweis des Gegenteils sollte das Rettungsteam verwirrte, aggressive, streitlustige oder unkooperative Patienten als hypoxisch ansehen. Die meisten Patienten wollen Hilfe, wenn sie sich in einem kritischen Zustand befinden. Wenn ein Patient diese Hilfe ablehnt, muss der Grund hinterfragt werden. Fühlt sich ein Patient von der Anwesenheit der Rettungsdienstmitarbeiter bedroht? In solchen Fällen müssen diese versuchen, das Vertrauen des Patienten zu gewinnen. Wenn nichts an der Einsatzstelle bedrohlich ist, lässt sich ein pathophysiologisches Geschehen vermuten und reversible Ursachen müssen behandelt werden. Während der Beurteilung muss nachgefragt werden, ob der Patient zu irgendeinem Zeitpunkt nach Auftreten der Verletzung bewusstlos war, ob toxische Substanzen involviert sein könnten und ob der Patient eine vorbestehende Erkrankung hat, die eine Bewusstseinstrübung oder ein ungewöhnliches Verhalten verursachen könnte.

Es gibt vier mögliche Ursachen für einen eingeschränkten Bewusstseinszustand:

1. Verminderte zerebrale Oxygenierung (verursacht durch Hypoxie/Hypoperfusion)
2. ZNS-Verletzung
3. Drogen- oder Alkoholüberdosierung
4. Metabolische Entgleisung (Diabetes, Krampfanfall)

Die Glasgow Coma Scale (GCS) ist ein Bewertungssystem, um den Bewusstseinszustand zu bestimmen. Sie ist gegenüber dem AVPU-Schema (WASB; > Kasten 26.3) zu bevorzugen. Sie stellt eine einfache und schnell anwendbare Methode dar, um die zerebrale Funktion zu beschreiben, und korreliert mit dem Outcome des Patienten; dies gilt insbesondere für die beste motorische Reaktion. Der initial erhobene GCS-Wert wird als Ausgangswert für eine fortlaufende Überwachung der neurologischen Funktion genutzt. Er ist in drei verschiedene Bereiche unterteilt:

1. Augenöffnung (A)
2. Beste verbale Reaktion (V)
3. Beste motorische Reaktion (M)

> **26.3 AVPU-Schema (WASB)**
>
> Das Akronym AVPU (deutsch WASB) wird oft verwendet, um den Bewusstseinszustand des Patienten zu beschreiben. A steht für Alert (Ist der Patient wach?), V für Reaktion auf verbalen Stimulus (Reaktion nur auf Ansprache?), P für Reaktion auf Pain (reagiert nur auf einen Schmerzreiz) und U für Unresponsive (Bewusstlosigkeit). Diese Vorgehensweise ist zwar recht einfach anzuwenden, zeigt allerdings nicht auf, wie der Patient auf Ansprache bzw. einen Schmerzreiz reagiert. Mit anderen Worten, wenn der Patient auf Ansprache reagiert, ist er orientiert, verwirrt oder antwortet er nur unverständlich? Oder wenn der Patient auf einen Schmerzreiz reagiert, ist diese Reaktion gezielt oder ungezielt? Handelt es sich um eine abnormale Beugung oder Strecksynergismen? Aufgrund dieser fehlenden Präzision wird empfohlen, auf die Anwendung des WASB- bzw. AVPU-Schemas zu verzichten. Die GCS ist zwar komplizierter als das WASB-Schema, aber eine häufige Anwendung trägt dazu bei, sie zu verinnerlichen.

Der Rettungsdienstmitarbeiter beschreibt die bestmögliche Reaktion zu jedem Bereich der GCS (> Tab. 26.1). Wenn bei einem Patienten z. B. das rechte Auge so geschwollen ist, dass er es nicht öffnen kann, er aber das linke Auge spontan öffnet, erhält er 4 Punkte für „spontanes Augenöffnen". Wenn ein Patient die Augen geschlossen hat, sollte (z. B.) der Rettungsassistent ihn ansprechen („Öffnen Sie die Augen"). Falls der Patient auf die Ansprache nicht reagiert, kann ein Schmerzstimulus, z. B. Druck auf das Nagelbett mit einem Stift oder Kneifen in die Haut im Achselbereich, angewandt werden.

Der Rettungsdienstmitarbeiter kann die verbale Reaktion des Patienten einordnen, indem er fragt: „Was ist Ihnen passiert?" Wenn der Patient voll orientiert ist, wird er eine suffiziente Antwort geben. Anderenfalls wird die Antwort eingestuft als: konversationsfähig, nicht orientiert, unzusammenhängende Worte, unverständliche Laute, keine Reaktion.

Die dritte Komponente der GCS ist die beste motorische Reaktion. Der Rettungsdienstmitarbeiter gibt dem Patienten ein einfaches Kommando wie „Zeigen Sie mir das Anhalterzeichen" oder „Heben Sie zwei Finger". Befolgt der Patient dieses Kommando, erhält er den höchsten Punktwert, nämlich 6 Punkte. Ein Patient jedoch, der klammert oder nur die Hand des Rettungsdienstmitarbeiters packt, zeigt evtl. nur Greifreflexe und befolgt keine Kommandos. Wenn ein Patient der Aufforderung nicht folgt, kommt ein Schmerzstimulus, wie oben beschrieben, zur Anwendung. Dabei sollte wieder die beste motorische Reaktion notiert werden. Ein Patient, der gezielt den Schmerzstimulus abwehrt, erhält 5 Punkte. Andere mögliche Reaktionen auf den Schmerz sind: ungezielte Schmerzabwehr, auf Schmerzreiz Beugeabwehr (abnormale Beugung), auf Schmerzreiz Strecksynergismen, keine Reaktion auf Schmerzreiz. Aktuelle Erkenntnisse belegen, dass die alleinige Beurteilung der besten motorischen Reaktion aussagekräftiger ist als die vollständige GCS.

Der maximale GCS-Wert beträgt bei einem Patienten ohne neurologische Defizite 15 Punkte. Die minimale Punktzahl ist 3 und weist stets auf eine bedrohliche Situation hin. Eine Punktzahl ≤ 8 bedeutet, dass eine schwerwiegende Verletzung vorliegt. Für eine mittlere Verletzung sprechen 9–12 Punkte, für eine leichte 13–15 Punkte. Ein GCS-Wert ≤ 8 stellt im notarztbasierten Rettungssystem die Indikation für eine Narkose und Intubation des Patienten dar. Der Rettungsassistent/Notfallsanitäter/Notarzt kann den Score leicht berechnen und sollte ihn sowohl bei der Übergabe im Krankenhaus nennen als auch im Protokoll schriftlich festhalten.

Falls der Patient weder wach noch orientiert ist und auch keine Befehle ausführen kann, sollte kurz die Pupillen kontrolliert werden. Sind beide Pupillen rund, gleich groß und reagieren sie prompt auf Licht oder sind sie lichtstarr und weit? Ein GCS-Wert unter 14 in Kombination mit einer abnormalen Pupillenreaktion kann auf ein lebensgefährliches Schädel-Hirn-Trauma hinweisen (➤ Kap. 10).

Tab. 26.1 Glasgow Coma Scale (mindestens 3, maximal 15 Punkte möglich)

Kriterien		Punkte
Augen öffnen	spontan	4
	auf Aufforderung	3
	auf Schmerzreiz	2
	keine Reaktion	1
Verbale Reaktion	konversationsfähig, orientiert	5
	konversationsfähig, nicht orientiert	4
	unzusammenhängende Worte	3
	unverständliche Laute	2
	keine Reaktion	1
Motorische Reaktion	befolgt Aufforderungen	6
	gezielte Schmerzabwehr	5
	ungezielte Schmerzabwehr	4
	auf Schmerzreiz Beugeabwehr (abnormale Beugung)	3
	auf Schmerzreiz Strecksynergismen	2
	keine Reaktion auf Schmerzreiz	1
Gesamtpunktzahl		

26.4.6 Schritt E – Expose/Environment (Entkleideten Patienten untersuchen/Erhalt von Körperwärme)

Ein früher Schritt in der Beurteilung des Patienten ist dessen vollständige Entkleidung, da nur so Verletzungen sicher aufzuspüren sind (➤ Abb. 7.3). Der Satz „Der Teil des Körpers, der nicht entkleidet wird, ist der am schwersten verletzte" ist sicher nicht immer, aber doch oft genug zutreffend, um eine Ganzkörperuntersuchung zu rechtfertigen. Zudem kann Blut durch die Bekleidung aufgesaugt und dadurch „unbemerkt" bleiben. Sobald der ganze Körper des Patienten inspiziert wurde, muss der Patient wieder zugedeckt und vor weiterer Auskühlung geschützt werden. Obwohl es für eine gute Beurteilung wichtig ist, den ganzen Körper zu entkleiden, ist Unterkühlung (Hypothermie) ein sehr ernsthaftes Problem in der Versorgung von Traumapatienten. Im Freien sollten nur die Körperteile entblößt werden, deren Untersuchung notwendig ist. Im warmen Rettungswagen sollte der Patient vollständig entkleidet werden; er muss aber danach so schnell wie möglich wieder zugedeckt werden. Nützliche Hilfsmittel sind z. B. Decken, die sich nach Kontakt mit Luft selbst erwärmen (z. B. Ready-Heat®).

Die Anzahl der Bekleidungsstücke, die im Rahmen der körperlichen Inspektion entfernt werden sollten, ist der Schwere der Verletzungen anzupassen. Eine generelle Regel ist, nur so wenig wie möglich, aber so viel wie nötig zu entkleiden, um die Verletzungen zu beurteilen. Der Rettungsdienstmitarbeiter muss keine Angst haben, den Patienten auszuziehen, wenn dies der einzige Weg für eine komplette Beurteilung und suffiziente Behandlung ist. Manchmal können Patienten mehrfach verletzt sein, wenn sie z. B. angeschossen wurden und danach einen Verkehrsunfall verursachen. Potenziell lebensgefährliche Verletzungen können übersehen werden, wenn der Patient ungenügend entkleidet wird. Besonders vorsichtig sollte beim Zerschneiden bzw. Entfernen der Bekleidung von Opfern eines Verbrechens vorgegangen werden. Nachdem der Patient im Rahmen der initialen Beurteilung entkleidet wurde, sollte er sorgfältig zugedeckt werden, damit die Körpertemperatur nicht sinkt. Sobald er im Rettungswagen ist, muss der Patientenraum warm gehalten werden. Der Erhalt der Körpertemperatur des Patienten ist wichtiger, als dass die Rettungskräfte sich wohlfühlen. Wenn Sie die Temperatur im Rettungswagen trotz Dienstbekleidung als angenehm empfinden, ist es für den Patienten sehr wahrscheinlich zu kalt. Auch die Verwendung angewärmter Infusionslösungen trägt zum Erhalt der Körpertemperatur bei.

26.4.7 Simultane Untersuchung und Behandlung

Wie schon zuvor erwähnt, werden die Abläufe der initialen Beurteilung (Primary Assessment) schrittweise dargestellt und unterrichtet. Dennoch können viele Schritte gleichzeitig (simultan) erfolgen. Wenn der Patienten Ihnen im Verlauf Fragen beantwortet, z. B. „Wo haben Sie Schmerzen?", dann sagt Ihnen das zugleich, dass der Patient freie Atemwege hat und wie seine derzeitige Atmung ist. Außerdem kann die Befragung stattfinden, während Sie den Radialispuls tasten und zugleich die Haut hinsichtlich Temperatur und Feuchtigkeit beurteilen. Die Antworten des Patienten vermitteln auch einen Eindruck davon, wie sein Bewusstseinsgrad ist und ob er orientiert ist. Weiterhin kann der Patient rasch von Kopf bis Fuß „gescannt" werden, um nach Anzeichen für eine Blutung oder sonstige Verletzungen zu schauen. Ihr Kollege kann dann z. B. direkten Druck auf eine Blutung ausüben oder ein Tourniquet anlegen, während Sie die Untersuchung fortsetzen. Durch dieses Vorgehen kann der Patient rasch umfassend eingeschätzt werden, insbesondere im Hinblick auf lebensbedrohliche Probleme. Die initiale Beurteilung sollte mehrfach wiederholt werden, insbesondere bei Patienten, die ernsthaft verletzt sind.

26.4.8 Monitoring während der initialen Beurteilung

Einige apparative Hilfsmittel sind im Rahmen der Bewertung des Patientenzustands hilfreich bzw. gelten sogar als unverzichtbar.

Pulsoxymetrie Ein Pulsoxymeter sollte während der initialen Beurteilung angelegt werden, spätestens aber nach deren Abschluss. In den PHTLS-Kursen im deutschsprachigen Raum hat es sich eingebürgert, dass die Anlage des Pulsoxymeters zum Schritt „B" der initialen Beurteilung gehört. Das Pulsoxymeter erlaubt im Verlauf eine Titrierung der Sauerstoffgabe, sodass eine SpO_2 > 95 % erreicht wird. Zudem informiert es die Rettungskräfte bei eingeschaltetem Piepston über die aktuelle Herzfrequenz des Patienten. Ein Abfall der peripheren Sauerstoffsättigung sollte umgehend eine erneute Beurteilung des Patienten nach sich ziehen, damit die zugrunde liegende Ursache identifiziert wird.

Endtidale CO_2-Messung Dieses Verfahren ist zur Verifizierung der korrekten trachealen Positionierung des Endotrachealtubus absolut unverzichtbar. Es schützt zwar nicht vor einer zu tiefen (einseitigen) Intubation, aber eine versehentliche (und meist tödliche, wenn unbemerkte) Platzierung des Endotrachealtubus in der Speiseröhre kann damit bei Patienten mit Kreislauf ausgeschlossen werden. In einem gewissen Umfang erlaubt die endtidale Kohlendioxidmessung Rückschlüsse auf den Kohlendioxidgehalt im Blut. Gerade beim mehrfach verletzten Patienten können hier jedoch Differenzen bestehen. Zur Überwachung der (maschinellen) Beatmung ist das Verfahren ebenfalls ein unverzichtbares Monitoring, weil damit u. a. eine Dislokation des Tubus oder ein Ausfall des Beatmungsgerätes erkannt werden kann. Außerdem erlaubt das Verfahren indirekt Rückschlüsse auf die Kreislaufsituation des Patienten, weil ein Blutdruckabfall immer auch zu einem Abfall des endtidal gemessenen Kohlendioxidwerts führt.

EKG-Monitoring Die Überwachung des EKG ist nicht so nützlich wie die Pulsoxymetrie, weil eine reguläre Herzaktion im EKG nicht automatisch bedeutet, dass der Patient eine adäquate Kreislaufsituation hat. Aus diesem Grund müssen Puls und/oder Blutdruck des Patienten nach wie vor beurteilt werden, um die Kreislaufsituation einschätzen zu können. Genau wie beim Pulsoxymeter ermöglicht der eingeschaltete Piepston des EKG eine Überwachung der Herzfrequenz des Patienten.

Automatische nichtinvasive Blutdruckmessung Die Messung des Blutdrucks ist kein Bestandteil der initialen Beurteilung. Jedoch kann eine automatische nichtinvasive Blutdruckmessung (NIBP) bei einem schwer verletzten Patienten, dessen Zustand keine Durchführung einer erweiterten Beurteilung zulässt, insbesondere auf dem Transport Rückschlüsse auf die Schwere des Schocks erlauben (➤ Kap. 7.4.1).

26.4.9 Infusionstherapie

Viele Aspekte der Volumentherapie beim Schockpatienten werden im präklinischen Umfeld kontrovers diskutiert. Bevor PHTLS in den USA eingeführt wurde, übernahmen die Rettungsdienstmitarbeiter den Therapieansatz von Notfallmedizinern und Unfallchirurgen aus dem klinischen Umfeld: Verabreichen Sie dem Schockpatienten so lange kristalloide Flüssigkeit, bis sich die Vitalwerte normalisiert haben (Puls < 100/min und $RR_{syst.}$ > 100 mmHg). Wenn genügend kristalloide Lösungen infundiert wurden, um die Vitalzeichen auf normale Werte zurückzuführen, sollte sich die Perfusion des Patienten verbessert haben. Zu dieser Zeit glaubten die Experten, dass dann die Laktazidose gepuffert, die Energieproduktion in den Zellen wieder aufgenommen wird und das Risiko eines irreversiblen Schocks und eines akuten Nierenversagens abnimmt. Nichtsdestotrotz zeigten sich in keiner Studie über Traumapatienten im präklinischen Umfeld eine Verbesserung des Outcomes und eine Senkung der Todesrate nach i. v. Volumentherapie.

In den letzten 20 Jahren leistete PHTLS einen großen Beitrag, dass alte, teilweise für ein anderes Umfeld entwickelte Konzepte überdacht wurden und bei kritisch verletzten Patienten der Transport nicht wegen einer langwierigen Volumentherapie verzögert wird. Der kritisch verletzte Patient im Schock benötigt dringend Blut und einen Chirurgen, der die Blutung stoppen kann, was beides nicht am Unfallort möglich ist.

Aktuelle experimentelle Forschungen lassen die Annahme zu, dass eine überschießende i. v. Volumentherapie vor einer chirurgischen Intervention schädliche Nebeneffekte haben kann. Tierversuche zeigten, dass innere Verletzungen so lange bluten, bis das Tier hypoton ist. Wenn die betroffenen Arterien eine bestimmte Größe nicht überschreiten, können sich Koagel an den Gefäßverletzungen bilden. Hierdurch verlangsamt sich die Blutung, bis sie sistiert. Somit ist eine Hypotonie bei allen Gefahren für die Perfusion kritischer Organe hinsichtlich des Blutverlusts protektiv, indem sie zu einer Verlangsamung oder sogar zur Beendigung der Blutung führt. Nach einer aggressiven i. v. Volumentherapie lösten sich die gebildeten Koagel und die inneren Verletzungen der Tiere begannen erneut zu bluten. Neben dem steigernden Effekt auf den Perfusionsdruck verdünnen Infusionslösungen die Gerinnungsfaktoren. Diese Tiere hatten häufiger ein schlechteres Outcome verglichen mit den Tieren, die eine i. v. Volumentherapie erst nach dem chirurgischen Eingriff erhielten. In ähnlichen Tierexperimenten wurde nach einer permissiven Hypotension, bei welcher der Blutdruck bis nach der Operation bewusst niedrig gehalten wurde, ein verbessertes Überleben festgestellt.

Natürlich haben diese Studien Einfluss auf die aktuelle Volumentherapie in der präklinischen Situation. Theoretisch kann eine umfangreiche Volumentherapie den Blutdruck normalisieren. Gleichzeitig können aber Blutgerinnsel, die im Bauchraum oder anderswo gebildet wurden, verdrängt werden und eine Wiederaufnahme der Blutung verursachen, die nicht kontrolliert werden kann, bis der Patient im OP ist. Auf der anderen Seite wird sich ohne i. v. Volumentherapie bei einem Patienten im schwersten Schock die Gewebeperfusion weiter verschlechtern und somit zu vermehrter Hypoxie und einer eingeschränkten Energieproduktion führen. Ein weiterer Aspekt, der beim Konzept der vorübergehenden Hypotension zu berücksichtigen ist, sind Vorerkrankungen des Patienten, die bei kritischer Hypotonie outcomerelevante Komplikationen wie Herzinfarkt und Schlaganfall begünstigen.

Eine einzelne klinische Studie, durchgeführt in einer städtischen Umgebung, zeigte ein schlechteres Outcome bei Patienten, die eine i. v. Volumentherapie vor der chirurgischen Intervention erhielten (Mortalitätsrate von 62 % gegenüber 70 % in der Gruppe mit verzögerter Behandlung). Diese Erkenntnisse einer einzigen Studie können nicht auf alle Rettungssysteme übertragen und nicht auf ländliche Gegenden verallgemeinert werden. Eine Umfrage unter Unfallchirurgen ergab, dass weniger als 4 % einen Ansatz empfehlen, dem präklinischen Patienten in der Schockklasse III jegliche Volumentherapie vorzuenthalten. Mehr als zwei Drittel der Befragten tendieren zu der Empfehlung, den Patienten im dekompensierten Schock in einer permissiven Hypotension zu transportieren. Die präklinische Volumentherapie muss gemäß den klinischen Situationen individuell angepasst werden (➤ Abb. 9.8, ➤ Abb. 9.9).

26.5 Erweiterte Beurteilung (Secondary Assessment)

Das Secondary Assessment (erweiterte Beurteilung) beinhaltet die Untersuchung des Patienten von Kopf bis Fuß. Bevor mit der erweiterten Beurteilung begonnen wird, muss die initiale Beurteilung beendet sein (Erkennen und Behandeln von lebensbedrohlichen Verletzungen bzw. Zuständen). Das Ziel der erweiterten Beurteilung ist es, weitere Verletzungen zu identifizieren oder ggf. weitere Probleme zu entdecken, die während der initialen Beurteilung übersehen wurden. Da eine sorgfältig durchgeführte initiale Beurteilung alle lebensbedrohlichen Zustände aufdecken soll, befasst sich die erweiterte Beurteilung per Definition mit weniger gravierenden Verletzungen. Daher wird ein kritisch verletzter Patient so schnell wie möglich transportiert und bleibt nicht unangemessen lange für eine erweiterte Beurteilung vor Ort.

Die erweiterte Beurteilung verwendet ein „Sehen-Horchen-und-Fühlen-Konzept", um die Haut mit allen Anhängen zu beurteilen. Anstatt erst alle Körperregionen zu betrachten, danach auszuskultieren und am Schluss zu palpieren, wird der ganze Körper Region für Region „erforscht". Der Rettungsdienstmitarbeiter beginnt mit der Untersuchung beim Kopf, geht weiter über Hals, Thorax und Abdomen zu den Extremitäten, inkl. detaillierter neurologischer Untersuchung. Die folgenden Aussagen erfassen den Kern des ganzen Untersuchungsprozesses:
- **Sehen,** nicht nur schauen.
- **Horchen,** nicht nur hören.
- **Fühlen,** nicht nur berühren.

Sehen
- Untersuchen Sie die Haut jeder Körperregion.
- Suchen Sie aufmerksam nach äußeren Blutungen und Zeichen einer inneren Blutung, wie ein gespanntes Abdomen oder große bzw. sich ausdehnende Hämatome.
- Schauen Sie nach Weichteilverletzungen, inkl. Schürfungen, Verbrennungen, Kontusionen, Hämatomen, Ablederungen und Rissquetschwunden.
- Erkennen Sie Schwellungen oder Knochendeformationen.
- Achten Sie auf abnormale Einkerbungen der Haut sowie die Hautfarbe.
- Erkennen Sie alles, was „nicht normal" aussieht.

Horchen
- Achten Sie auf alle ungewöhnlichen Geräusche, wenn der Patient ein- bzw. ausatmet.
- Erkennen Sie alle abnormalen Geräusche beim Auskultieren des Brustkorbs.
- Stellen Sie fest, ob die Atemgeräusche über beiden Lungenfeldern symmetrisch sind.
- Auskultieren Sie über der A. carotis und anderen Gefäßen.
- Erkennen Sie alle außergewöhnlichen Geräusche über Gefäßen, die auf eine Verletzung hinweisen.

Fühlen
- Bewegen Sie vorsichtig jeden Knochen der verschiedenen Regionen.
- Erkennen Sie Krepitationen. Sind die Bewegungen schmerzhaft oder gibt es ungewöhnliche Beweglichkeiten?
- Palpieren Sie alle Regionen und schauen Sie, ob sich etwas bewegt, was sich nicht bewegen sollte. Erkennen Sie, ob sich etwas „matschig" anfühlt und ob irgendwo Pulse fühlbar sind, die nicht da sein sollten. Prüfen Sie auch, ob alle Pulse fühlbar sind oder Pulse fehlen.

26.5.1 Vitalzeichen

Das Rettungsdienstpersonal beurteilt kontinuierlich die Qualität des Pulses und die Atemfrequenz, aber auch die anderen Komponenten der initialen Beurteilung, weil signifikante Änderungen schnell auftreten können. Es bestimmt die Vitalzeichen quantitativ und evaluiert den motorischen und sensorischen Status in allen vier Extremitäten so früh wie möglich, obwohl dies normalerweise nicht vor dem Abschluss des Primary Assessment durchgeführt wird. Um Zeit zu gewinnen, kann abhängig von der Situation ein zweiter Kollege die Vitalzeichen messen, während der erste die initiale Beurteilung beendet. Allerdings sind die exakte Pulsfrequenz, Atemfrequenz und der Blutdruck zunächst keine entscheidenden Faktoren in der Erstbeurteilung eines schwer verletzten Patienten. Folglich kann die Messung exakter Werte abgewartet werden, bis die entscheidenden Schritte von Lebensrettung und Stabilisierung abgeschlossen sind.

Die ermittelten Vitalzeichen sollten Blutdruck, Pulsfrequenz, Atemfrequenz (inkl. Atemgeräusche), Hautfarbe und Temperatur umfassen. Die vollständigen Vitalzeichen werden alle drei bis fünf Minuten, so oft wie möglich oder bei irgendwelchen Änderungen oder medizinischen Problemen reevaluiert und notiert. Auch sollte bei Verfügbarkeit eines automatischen nichtinvasiven Blutdruckmessgeräts der erste Blutdruck manuell gemessen werden. Automatische Blutdruckmessgeräte könnten ungenau messen, falls eine schwere Hypotension beim Patienten besteht. Daher sollten in diesen Fällen alle Blutdruckmessungen manuell durchgeführt werden.

26.5.2 Anamnese nach dem SAMPLE-Schema

Das Rettungsdienstpersonal sollte eine kurze Anamnese des Patienten erstellen. Diese Informationen müssen auf dem Patientenprotokoll dokumentiert und dem medizinischen Personal im aufnehmenden Krankenhaus übermittelt werden. Die Eselsbrücke SAMPLE soll helfen, sich an die wichtigsten Fragen zu erinnern:

Symptome Welche Beschwerden hat der Patient? Schmerzen? Atemnot? Benommenheit? Parästhesien?
Allergien Hat der Patient irgendwelche Allergien, insbesondere auf Medikamente?
Medikamente Rezeptpflichtige und nicht rezeptpflichtige Medikamente, die der Patient regelmäßig einnimmt. Dabei können auch Vitaminpräparate oder andere frei erhältliche Substanzen von Interesse sein.
Persönliche medizinische und chirurgische Vorgeschichte Bedeutende medizinische Probleme, mit denen der Patient aktuell in Behandlung ist, einschließlich früherer Operationen.
Letzte Mahlzeit Viele Patienten werden später operiert; eine Nahrungsaufnahme erhöht das Risiko einer Aspiration bei der Narkoseeinleitung.
Ereignisse Was passierte vor dem Unfall bzw. führte zu diesem? Dazu gehören auch das Eintauchen in Wasser (Beinahe-Ertrinken bzw. Hypothermie) oder gefährliche Substanzen, mit denen der Patient in Kontakt gekommen ist.

26.6 Schmerzbehandlung

Patienten, die ein schweres Trauma erlitten haben, benötigen sehr häufig eine adäquate Analgesie. Hierbei ist darauf zu achten, dass durch die Schmerzbehandlung mit potenten Analgetika eine weitere Verschlechterung von Atmung und Kreislauf herbeigeführt werden kann. Dies muss stets berücksichtigt werden. Es ist aus heutiger Sichtweise inakzeptabel, Patienten ohne ausreichende Analgesie in ein Traumazentrum zu transportieren. Protokolle des Ärztlichen Leiters Rettungsdienst sollten hierfür entwickelt werden. Mit Esketamin steht eine Substanz zur Verfügung, die in entsprechender Dosierung (z. B. 0,125–0,25 mg/kg KG i. v.) die Atmung und die Schutzreflexe nicht beeinträchtigt und keine Kreislaufdepression hervorruft. Je nach lokalem Protokoll kann aber auch Fentanyl (z. B. 1–2 µg/kg KG i. v.) zur adäquaten Analgesie beim Trauma eingesetzt werden. Beide hier aufgeführten Medikamente können zudem nasal appliziert werden (z. B. bei pädiatrischen Patienten).[1] In manchen Fällen reicht eine Analgesie nicht aus und es wird eine Intubationsnarkose durchgeführt. Hierzu wurde in Deutschland aktuell eine Handlungsempfehlung der DGAI veröffentlicht.[2] Darin wird die Durchführung der präklinischen Notfallnarkose im Erwachsenenalter behandelt. Sie kann kostenlos im Internet heruntergeladen werden.

Die Pulsoxymetrie sollte eingesetzt und die Vitalzeichen sollten fortlaufend überwacht werden, wenn Analgetika verabreicht wurden. Üblicherweise wird in diesen Fällen auch Sauerstoff gegeben, um etwaigen Nebenwirkungen der Medikamente von vornherein zu begegnen.

26.7 Traumatischer Herz-Kreislauf-Stillstand

Das schwere Trauma stellt bei Menschen in der ersten Lebenshälfte die häufigste Todesursache in den deutschsprachigen Ländern dar. Hauptursache sind Unfälle in häuslicher Umgebung, im Straßenverkehr und in der Freizeit. In den vergangen Jahrzehnten wurde immer wieder postuliert, dass die Reanimation bei traumatisch bedingtem Kreislaufstillstand hoffnungslos sei. In den letzten Jahren konnten verschiedene Arbeiten zeigen, dass eine nicht unerhebliche Anzahl von Patienten mit traumatisch bedingten Kreislaufstillständen erfolgreich wiederbelebt werden konnte. Zahlen aus dem deutschen Reanimationsregister zeigen eine Überlebensrate mit gutem neurologischem Ergebnis von ca. zwei Prozent. Dieser Fakt gibt Anlass zur Hoffnung. Im Moment muss davon ausgegangen werden, dass aufgrund oben beschriebener Thesen nicht bei jedem traumatisch bedingten Kreislaufstillstand eine Reanimation begonnen wird. Dies mag in manchen extremen Situationen angemessen sein und auch das Reanimationsregister kann nur solche Fälle auswerten, in denen tatsächlich mit einer Reanimation begonnen wurde. Bei fehlenden Zeichen einer nicht überlebbaren Verletzung ist aber aus heutiger Sicht ein Reanimationsversuch sinnvoll, da es sich meistens um junge und gesunde Menschen handelt.

Der European Resuscitation Council (ERC) hat in seinen Leitlinien 2015 einen Behandlungsalgorithmus „Traumatischer Kreislaufstillstand" veröffentlicht, da in dieser Situation eine andere Pathophysiologie zugrunde liegt als beim plötzlichen Herztod.[3] Dies muss bei der Reanimationsbehandlung berücksichtigt werden. Insbesondere muss bereits in der Frühphase der Reanimation rasch auf die potenziell reversiblen Ursachen eingegangen werden. Hier sind Spannungspneumothorax, Herzbeuteltamponade, Kontrolle von Blutungen sowie Hypoxie und Hypovolämie zu nennen. Diese für das Überleben des Patienten relevanten Probleme müssen neben den Standardreanimationsmaßnahmen (effektive Thoraxkompressionen, Atemwegsmanagement, Elektrotherapie etc.) rasch behoben werden, damit ein eigener Kreislauf wiederhergestellt werden kann. Hierzu kann es bereits in der Frühphase notwendig werden, invasive Verfahren (Thorakostomie, Clamshell-Thorakotomie etc.) anzuwenden. Die Patienten müssen dann schnellstmöglich in ein geeignetes Traumazentrum gebracht werden. In den nächsten Jahren sollte der traumatisch bedingte Kreislaufstillstand mehr in den Fokus wissenschaftlicher Fragestellungen gerückt werden. Die Besonderheiten der Reanimation beim traumatisch bedingten Kreislaufstillstand müssen in der Aus-und Fortbildung des an der Notfallversorgung beteiligten Personals stärker vermittelt werden.

26.8 Wirbelsäulenverletzungen

26.8.1 Indikationen für eine Wirbelsäulen-Immobilisation

Der Verletzungsmechanismus kann bei der Prüfung, ob eine Indikation für eine Wirbelsäulen-Immobilisation besteht, helfen (> Abb. 11.12). Entscheidend ist immer die komplette körperliche Untersuchung, gepaart mit einem guten klinischen Urteilsvermögen. Dieses Vorgehen wird Rettungsassistenten, Sanitäter und Notärzte zu einer Entscheidung führen. Dabei gilt: **Im Zweifel immobilisieren!**

Wenn Patienten eine penetrierende Verletzung (z. B. Schuss- oder Stichverletzung) im Kopf, Hals oder Rumpfbereich haben und über neurologische Beschwerden wie Taubheitsgefühl, Kribbelparästhesien, Verlust der Sensibilität oder Motorik klagen oder eine Bewusstlosigkeit vorliegt, ist davon auszugehen, dass der Verletzungsmechanismus dies verursacht hat. Bei unauffälliger Neurologie und ohne Vorliegen von sekundären Verletzungen muss keine Wirbelsäulen-Immobilisation durchgeführt werden, obgleich ein Spineboard o. Ä. zum Anheben des Patienten oder zum Transport benutzt werden kann.

Bei Patienten nach einem stumpfen Trauma muss in folgenden Situationen eine Immobilisation der Wirbelsäule durchgeführt werden:
- **Herabgesetzter Bewusstseinszustand:** GCS-Wert von weniger als 15 Punkten. Jeder Faktor, der die Schmerzwahrnehmung des Patienten einschränkt, verhindert eine gute Beurteilung, z. B.
  - Schädel-Hirn-Trauma (SHT)
  - Andere Gründe für einen eingeschränkten Mentalstatus; so kann z. B. bei Patienten mit psychiatrischen Vorerkrankungen, Morbus Alzheimer oder Intoxikationen die Schmerzwahrnehmung herabgesetzt sein
  - Maskierung des Schmerzes durch akute Stressreaktionen
- **Rückenschmerzen oder -verspannungen,** inkl. Ruheschmerz, Bewegungsschmerz, Verspannungen und Deformationen im Bereich der Wirbelsäule
- **Neurologische Ausfälle,** inkl. bilaterale Ausfälle, Teilausfälle, Parese (Schwäche), Taubheitsgefühl, Kribbelparästhesien und Symptome eines spinalen Schocks; eine Dauererektion des Penis (Priapismus) kann auf eine Rückenmarkverletzung hinweisen
- **Deformierungen der Wirbelsäule,** die im Rahmen der körperlichen Untersuchung festgestellt werden

Allerdings schließt das Fehlen der oben genannten Zeichen eine knöcherne Wirbelsäulenverletzung nicht aus (> Kasten 26.4).

> **26.4 Anzeichen und Symptome für Wirbelsäulenverletzungen**
> - Schmerzen im Bereich von Hals oder Rücken
> - Schmerzen bei Bewegungen des Halses oder Rückens
> - Schmerzen bei Palpation der Halsrückseite oder der Mitte des Rückens
> - Deformierungen der Wirbelsäule
> - Muskuläre Abwehrspannung im Hals- oder Rückenbereich
> - Lähmungen, Paresen, Taubheit oder Kribbeln in Beinen oder Armen zu irgendeinem Zeitpunkt nach dem Ereignis
> - Symptome eines neurogenen Schocks
> - Priapismus

Ein Patient mit entsprechendem Unfallmechanismus, aber ohne die beschriebenen Symptome muss vom professionellen Helfer hinsichtlich seiner „Urteilsfähigkeit" beurteilt werden. Ein urteilsfähiger Patient ist ruhig, kooperativ und wirkt nüchtern, ein nicht zurechnungsfähiger könnte dagegen folgende Auffälligkeiten zeigen:

Intoxikationen Ein Patient unter Drogen- oder Alkoholeinfluss sollte immobilisiert und wie ein kooperativer Patient mit Wirbelsäulenverletzung behandelt werden, bis er ruhig, kooperativ und nüchtern ist.

Ablenkende schwere Verletzungen Sehr schmerzhafte Verletzungen können einen Patienten von Rückenproblemen ablenken und eine aussagekräftige Selbstbeurteilung verhindern. Beispiele dafür sind ein gebrochener Oberschenkel oder großflächige Verbrennungen.

Kommunikationsbarrieren Probleme in der Kommunikation entstehen bei Sprachproblemen, Taubheit, beim Umgang mit sehr jungen Patienten oder bei Personen, die aus einem sonstigen Grund nicht gut kommunizieren können.

Der Patient sollte kontinuierlich dahingehend beurteilt werden, ob er noch einen zurechnungsfähigen Eindruck macht. Wenn er zu irgendeinem Zeitpunkt Symptome oder Zeichen einer Wirbelsäulenverletzung zeigt oder seine Urteilsfähigkeit angezweifelt wird, muss eine Wirbelsäulenverletzung angenommen und der Patient unverzüglich immobilisiert werden.

In vielen Situationen besteht aufgrund des Verletzungsmechanismus keine Gefahr für eine Halsverletzung (z. B. bei einem Sturz auf die Hand mit Radiusfraktur). Vorausgesetzt, es wurde eine ausreichende Untersuchung und gute Beurteilung durchgeführt, ist bei diesen Patienten keine Wirbelsäulen-Immobilisation notwendig.

26.8.2 Management

In den Vereinigten Staaten ist das übliche Vorgehen bei Verdacht auf eine Wirbelsäulenverletzung, dass der Patient in Rückenlage auf einem Spineboard in einer neutralen Inline-Position immobilisiert wird. Mitunter wird eine Schaufeltrage als Alternative zu einem

Spineboard verwendet. Die Anwendung der Schaufeltrage erfordert nicht, dass der Patient auf die Seite gedreht oder angehoben wird. Dies kann für den Patienten angenehmer sein. In vielen anderen Ländern wird anstelle des Spineboards eine Vakuummatratze zur Ruhigstellung verwendet (> Kap. 11.4).

Kopf, Hals, Körper und Becken sollten jeweils in einer neutralen Inline-Position fixiert werden, um jede weitere Bewegung der instabilen Wirbelsäule zu verhindern, damit diese keine Schädigung des Rückenmarks hervorruft. Die Immobilisation der Wirbelsäule folgt den allgemeinen Prinzipien der Fixierung von Frakturen: Ruhigstellung der Gelenke ober- und unterhalb des Bruches. Aufgrund der Anatomie der Wirbelsäule und der durch die einwirkenden Kräfte verursachten Interaktionen zwischen den Wirbeln muss die Immobilisation auf die Gelenke ober- und unterhalb der gesamten Wirbelsäule ausgeweitet werden. Das „Gelenk" oberhalb der Wirbelsäule ist der Kopf, das „Gelenk" unterhalb ist das Becken.

Schon leichte Bewegungen der Arme können zu signifikanten Bewegungen des Schultergürtels führen. Bewegungen des Beckens verschieben die Sakralwirbel und folglich auch die Lendenwirbelsäule. Seitliche Bewegungen beider Beine führen zu einer Verschiebung des Beckens und einer seitlichen Biegung der Wirbelsäule.

Frakturen einer Region der Wirbelsäule sind häufig assoziiert mit Verletzungen anderer Wirbel. Deshalb wird die gesamte Wirbelsäule (Hals-, Brust-, Lenden- und Sakralbereich) als Einheit betrachtet und immer als Ganzes immobilisiert. Die liegende Position ist die stabilste Position, um eine fortgesetzte Versorgung des Patienten während des Tragens oder des Transports (im Fahrzeug) zu gewährleisten. Sie bietet zudem den besten Zugang zum Patienten für weitere Untersuchungen und alle Interventionen. Wenn der Patient auf dem Rücken liegt, können gleichzeitig Atemwege, Mund und Nase, Augen, Thorax und Abdomen beobachtet werden.

Meistens wird ein Patienten in einer der folgenden vier Körperhaltungen angetroffen: sitzend, vornübergebeugt, liegend oder stehend. Sobald die Rettungskräfte den Patienten erreichen, muss die Wirbelsäule umgehend vor Bewegungen geschützt und stabilisiert werden. Diese manuelle Kontrolle muss aufrechterhalten werden, bis der Patient mit Hilfsmitteln auf einem Spineboard oder einer Vakuummatratze immobilisiert ist. Für eine komplette Stabilisierung der Wirbelsäule sind Fertigkeiten – wie die manuelle Immobilisation, das korrekte Logroll-Manöver (achsengerechtes Drehen) und die schnelle Rettung (Rapid Extrication) bei gleichzeitiger manueller Immobilisation – sowie Materialien wie das Spineboard oder die Vakuummatratze wichtig. Diese ermöglichen es, den Patienten sicher von der aufgefundenen Position in eine stabile Lage zu bringen. Eine neuere Studie ergab, dass ein bestimmter Schaufeltragentyp genauso effektiv sein kann wie ein Spineboard.

Die Studienlage insgesamt zur Immobilisation ist von unterschiedlicher Qualität und nicht immer eindeutig. Es kann jedoch angenommen werden, dass ein Patient umso eher von einem raschen Verfahren der Immobilisation im Gesamtablauf profitieren könnte, je kritischer der Patientenzustand ist. Oft wird den technischen Hilfsmitteln mehr Aufmerksamkeit gewidmet als dem Verständnis der grundlegenden Prinzipien der Immobilisation und wie diese modifiziert werden können, um auf die individuellen Bedürfnisse des Patienten einzugehen. Spezifische Methoden und Hilfsmittel können nur sicher benutzt werden, wenn anatomisches Basiswissen vorhanden ist, das auf alle verwendeten Hilfsmittel und Techniken übertragbar ist. Wird die Anwendung eines Hilfsmittels statisch und aus dem Zusammenhang gerissen erlernt, sodass jede Einzelheit festgelegt ist, so wird dies den unterschiedlichen Anforderungen im Einsatz nicht gerecht. Ideal wäre es, wenn den Rettungskräften verschiedene Hilfsmittel zur Verfügung ständen, z. B. Spineboard, Schaufeltrage und Vakuummatratze, und dann je nach Einzelfall das am besten geeignete Hilfsmittel eingesetzt werden könnte. Unabhängig von den verwendeten Hilfsmitteln und Methoden sollte die Behandlung eines Patienten mit einer instabilen Wirbelsäule grundsätzlich den nachfolgend aufgeführten Schritten folgen.

Überlegungen zum Spineboardeinsatz

Das Spineboard bietet eine Immobilisation der kompletten Wirbelsäule; allerdings sollte sich der Rettungsdienstmitarbeiter eine Reihe von Tatsachen bewusst machen. Für den Patienten ist sehr unbequem, auf einem Spineboard fixiert zu werden. Ohne Unterpolsterung wird er bereits nach relativ kurzer Zeit über Rückenschmerzen klagen. Hinzu kommt, dass die prominenten (hervorstehenden) Knochen auf dem Spineboard mit einem gewissen Druck aufliegen. Im zeitlichen Verlauf kann es an diesen Stellen zu einer herabgesetzten Gewebedurchblutung kommen, die zu Ischämien, Nekrosen oder Dekubitalulzera führen kann. Aus diesen Gründen sollten die Rettungskräfte den Patienten unterpolstern und die Zeitspanne, die der Patient auf dem Spineboard verbringt, auf das erforderliche Minimum begrenzen. Dazu kommt, dass manche Patienten, z. B. solche mit Adipositas, Luftnot verspüren können, wenn sie in Rückenlage auf dem Spineboard festgeschnallt werden.

In jedem Fall muss sorgfältig beurteilt werden, ob der Patient im Verhältnis zu seinen Verletzungen und seinem Zustand von einem raschen Transport auf dem Spineboard profitiert oder ob sich die Entfernung des Spineboards empfiehlt. Es ist bekannt, dass – einzig basierend auf dem Unfallmechanismus – viele Patienten unnötigerweise immobilisiert werden. Andererseits spielt das Spineboard bei der präklinischen Versorgung von Traumapatienten durchaus noch eine wichtige Rolle. So ist es z. B. ein sehr nützliches Hilfsmittel bei der Rettung von Patienten aus dem Fahrzeug. Es kann auch gut eingesetzt werden, um Patienten vom Ort des Geschehens zu der vorbereiteten Trage des Rettungswagens oder Rettungshubschraubers zu transportieren. In der Zukunft muss gut beobachtet werden, ob die Praxis des selteneren Einsatzes des Spineboards tatsächlich sinnvoll ist oder ob stattdessen der Verzicht auf eine Immobilisation zu vermehrten Rückenmarkschäden führt.

Grundsätzliche Vorgehensweise

Sobald die Entscheidung getroffen wurde, einen Traumapatienten zu immobilisieren, sollte nach folgende Prinzipien vorgegangen werden:

1. Bringen Sie den Kopf des Patienten zuerst in eine neutrale Inline-Position (außer bei Kontraindikationen; > Kap. 11.4.3). Führen Sie die manuelle Inline-Stabilisierung ohne Unterbrechung fort.
2. Schätzen Sie den Patienten mittels Primary Assessment ein und führen Sie alle notwendigen lebensrettenden Interventionen durch.
3. Kontrollieren Sie die motorischen Funktionen, die Sensibilität und die Durchblutung aller Extremitäten des Patienten.
4. Untersuchen Sie den Hals des Patienten und legen Sie nach Bestimmung der korrekten Größe bzw. Einstellung eine effektiv schützende Zervikalstütze an.
5. Führen Sie – abhängig von der Situation und davon, ob der Patient in einem kritischen Zustand ist – eine Sofortrettung/schnelle Rettung/schonende Rettung durch. Positionieren Sie den Patienten z. B. auf dem Spineboard oder lagern Sie ihn mit der Schaufeltrage auf die Vakuummatratze um, sofern er auf dem Boden liegt.
6. Fixieren Sie den Rumpf so auf dem Spineboard, dass er sich weder nach oben noch nach unten bzw. nach links oder rechts bewegen kann.
7. Unterpolstern Sie je nach Bedarf den Kopf des Patienten oder – bei Kindern – den Brustkorb.
8. Immobilisieren Sie den Kopf des Patienten auf dem verwendeten Hilfsmittel in einer neutralen Inline-Position.
9. Sobald der Patient auf einem Spineboard liegt, sind seine Beine so zu fixieren, dass sie nicht seitlich wegrutschen können. Bei Verwendung einer Vakuummatratze kann dies durch entsprechende Anformung an den Patienten gewährleistet werden.
10. Fixieren Sie die Arme des Patienten, sofern dies erforderlich ist.
11. Führen Sie erneut ein Primary Assessment durch und – falls es der Zustand des Patienten erlaubt – bewerten Sie noch einmal Motorik, Sensibilität und Durchblutung aller vier Extremitäten.

26.8.3 Die häufigsten Fehler bei der Immobilisation

Die folgenden Fehler bei der Immobilisation treten am häufigsten auf:
1. **Inadäquate Immobilisation.** Der Rumpf lässt sich trotz der Fixierungshilfsmittel bewegen, der Kopf sogar noch stark.
2. **Inadäquate Anpassung der Größe der Zervikalstütze oder der Anlage am Patienten.**
3. **Immobilisation mit hyperextendiertem Kopf.** Häufigste Ursache hierfür ist eine inadäquate Unterpolsterung des Kopfes.
4. **Fixieren des Kopfes vor der Fixierung des Rumpfes.** Dies verursacht Bewegungen des Rumpfes und führt wiederum zu Bewegungen im Bereich von Kopf und Halswirbelsäule.
5. **Ungenügende Polsterung.** Wenn die „Lücken" unter einem Patienten nicht angemessen ausgefüllt werden, kann dies sowohl eine Bewegung der Wirbelsäule mit zusätzlichen Verletzungen als auch mehr Unbequemlichkeit für den Patienten bewirken.

6. **Durchführung einer Wirbelsäulen-Immobilisation bei einem Patienten, bei dem dies nicht erforderlich ist.**
Die komplette Wirbelsäulen-Immobilisation ist für den Patienten keine angenehme Erfahrung. Je besser und kompletter ein Patient immobilisiert wird, desto unbequemer wird es für ihn. Die Wirbelsäulen-Immobilisation ist ein Balanceakt zwischen der Notwendigkeit einer sicheren und vollständigen Fixierung der Wirbelsäule und der Erfordernis, dem Patienten keine zusätzlichen Schmerzen zuzufügen. Das ist der Grund, warum genau abgeschätzt werden sollte, ob die Indikation für eine komplette Immobilisation vorliegt (> Kasten 26.5).

26.5 Kriterien zur Beurteilung des Immobilisationserfolgs

Bevor Immobilisationstechniken am Notfallort angewendet werden, müssen die praktischen Fertigkeiten an Freiwilligen trainiert werden. In mindestens einer Studie konnte gezeigt werden, dass bei einer beträchtlichen Anzahl von Patienten mit einer potenziellen Wirbelsäulenverletzung keine geeigneten Immobilisationsmaßnahmen durchgeführt wurden. Bei der praktischen Anwendung oder auch bei der Beurteilung von neuen Methoden bzw. Hilfsmitteln eignen sich die folgenden Kriterien, um festzulegen, ob der „Patient" tatsächlich effektiv immobilisiert wurde:
1. Führen Sie eine manuelle Inline-Stabilisierung sofort durch und halten Sie diese so lange aufrecht, bis sie durch ein Hilfsmittel abgelöst wurde.
2. Prüfen Sie die neurologischen Funktionen in den distalen Körperregionen.
3. Legen Sie eine Zervikalstütze in der richtigen Größe korrekt an.
4. Immobilisieren Sie den Rumpf vor dem Kopf.
5. Verhindern Sie Bewegungen des Rumpfes nach oben oder unten auf dem Hilfsmittel.
6. Vermeiden Sie ebenso Bewegungen des kompletten Rumpfbereichs nach links oder rechts.
7. Der Rumpf soll sich nicht nach anterior, also weg von dem starren Hilfsmittel, bewegen.
8. Achten Sie darauf, dass keiner der quer über den Brustkorb gespannten Gurte zu einer Beeinträchtigung der Thoraxexkursionen oder der Atmung führt.
9. Stellen Sie den Kopf effektiv ruhig, sodass er sich in keine Richtung bewegen und auch nicht drehen kann.
10. Positionieren Sie ein Polster unter dem Kopf, falls notwendig.
11. Halten Sie den Kopf in neutraler Inline-Position.
12. Stellen Sie sicher, dass nichts das Öffnen des Mundes behindert oder gar unmöglich macht.
13. Befestigen Sie die Beine derart, dass sie sich weder vom Brett weg (nach anterior) bewegen noch verdrehen oder von einer zur anderen Seite rutschen können, auch dann nicht, wenn das Spineboard mit dem Patienten auf die Seite gedreht wird.
14. Sorgen Sie dafür, dass sich Becken und Beine in neutraler Inline-Position befinden.
15. Sichern Sie die Arme in angemessener Weise am Spineboard bzw. am Körper.
16. Achten Sie darauf, dass die periphere Durchblutung keiner Extremität durch einen der Gurte beeinträchtigt wird.
17. Falls der Patient beim Anlegen des Hilfsmittels gerüttelt, gestoßen oder auf sonstige Weise bewegt wurde, sodass eine instabile Wirbelsäule zusätzlich beeinträchtigt werden könnte, untersuchen Sie ihn erneut.
18. Erledigen Sie die komplette Immobilisation in einem angemessenen Zeitraum.
19. Führen Sie eine erneute neurologische Untersuchung (Motorik und Sensorik in den distalen Bereichen) durch.

Viele Methoden und Variationen können diese Kriterien erfüllen. Die Auswahl einer speziellen Methode oder eines speziellen Hilfsmittels basiert auf der Situation, dem Zustand des Patienten und den vorhandenen Ressourcen.

26.9 Zusammenfassung der wichtigsten Aussagen dieser Lernübersicht

26.9.1 Sicherheit an der Einsatzstelle

Die drei „S" = Szene/Sicherheit/Situation (➤ Kap. 6):
- Szene beurteilen:
  - Sicherheit?
  - Situation?
- Die Einschätzung einer Einsatzstelle beruht zum einen auf der Sicherheit der Rettungskräfte im Patientenkontakt, zum anderen aber auch auf der Wahrnehmung aller möglichen anderen Arten von Gefahren. Diese umfassen den Straßenverkehr, die Umwelt, Krankheitserreger, die durch Blutkontakt übertragen werden, und gefährliche Stoffe.
- Die Beurteilung der Einsatzstelle stellt sicher, dass die Rettungsassistenten, Notfallsanitäter und Notärzte nicht zu Schaden kommen und das Rettungsmaterial nicht unbrauchbar wird. Dies dient außerdem dem Zweck, dass andere Rettungskräfte vor Gefahren geschützt werden, die nicht identifiziert, isoliert oder entfernt wurden.
- Gefahren sind manchmal schnell zu identifizieren; wenn das Rettungsteam aber danach nicht Ausschau hält, werden die Gefahren nicht entdeckt und der einzelne Helfer kann aus diesem Grund Schaden erleiden.

26.9.2 Kinematik beim Traumapatienten

- Die Beachtung des Verletzungsmechanismus bzw. der Kinematik unterstützt bei der Suche nach Verletzungen (➤ Kap. 5).
- Häufig ist der Verletzungsmechanismus offensichtlich.
- Es werden generalisierte (z. B. Sturz aus großer Höhe) und fokussierte (z. B. Stichverletzung) Verletzungsmechanismen unterschieden.

„Speed kills!"

Als signifikante Verletzungsmechanismen gelten:
- Person aus Fahrzeug geschleudert
- Tod einer anderen Person im selben Fahrzeug
- Stürze aus großer Höhe (3-fache Körpergröße)
- Hochgeschwindigkeitsunfälle (> 55 km/h)
- Fahrzeug-Fußgänger-Kollisionen
- Fahrradunfälle bei Kindern

26.9.3 Untersuchungsgang bei der initialen Beurteilung (Primary Assessment) auf einen Blick (ABCDE)

Prinzip

Behandlung prioritätenorientiert und „im Ablauf", d. h., Probleme werden sofort behandelt, sowie sie identifiziert wurden (➤ Kap. 7). Im Kurs wird ABCDE aus didaktischen Gründen hintereinander abgearbeitet, im „echten Leben" wird ein gut trainiertes Team simultan arbeiten. Das Vorgehen hängt auch von den Erfahrungen und Fertigkeiten des Anwenders, den Umgebungsbedingungen und den vorhandenen Ressourcen ab.

Erster Eindruck (General Impression)

- Patient reagiert?
- Atmung vorhanden?
- Puls vorhanden (5–10 s maximal)?
- Offensichtliche schwere Blutungen sofort behandeln (C-ABCDE-Ablauf).

Beginn der initialen Beurteilung (Primary Survey)

- **A – Airway and C-Spine Stabilization (Atemwegsmanagement und HWS-Stabilisierung):**
  - HWS manuell stabilisieren
  - Inspektion (Mund öffnen)
  - Atemweg frei?
  - Probleme behandeln
- **B – Breathing (Belüftung der Lungen/Beatmung):**
  - Gestaute Halsvenen sichtbar?
  - Angepasste Sauerstoffgabe
  - Pulsoxymeter einsetzen, Wert der SpO_2?
  - Inspektion, Palpation und Auskultation des Thorax
  - Atemfrequenz ermitteln lassen (z. B. durch den Helfer am Kopf)
  - Atemzugvolumen ausreichend?
  - Probleme behandeln (z. B. Entlastungspunktion)
  - Nach Atemwegssicherung immer Kapnografie verwenden
- **C – Circulation and Bleeding (Kreislauf und Blutungskontrolle):**
  - Blutungen erkennbar? Blick von Kopf nach Fuß, ggf. Blutungskontrolle (direkter Druck, Druckverband, ggf. Tourniquet, ggf. Hämostatika)
  - Hautfarbe? Hauttemperatur? Haut feucht oder trocken?
  - Puls tasten (Frequenz abschätzen, nicht zählen), Pulsqualität?
  - Rekapillarisierungszeit ermitteln
  - Blutungsquellen untersuchen:
    - (Der Thorax wurde schon bei „B" untersucht)
    - Abdomen
    - Becken (KISS)
    - Oberschenkel

- Beckenschlinge erwägen
- Parallel i. v. Zugang erwägen, damit aber keine großen Zeitverluste erkaufen (ggf. i. o. Zugang als Alternative erwägen)
- Tranexamsäure erwägen
- **D – Disability (Defizite der neurologischen Funktionen):**
  - GCS-Wert ermitteln
  - Pupillenreaktion?
  - Periphere Sensibilität und Motorik prüfen, falls Patient reagiert
  - Atemwegssicherung indiziert?
  - Nach Atemwegssicherung zwingend Kapnografie einsetzen
- **E – Expose/Environment (Entkleideten Patienten untersuchen/Erhalt der Körperwärme):**
  - Entkleideten Patienten untersuchen, soweit nötig (ggf. Bekleidung komplett wegschneiden)
  - Zugleich auf Erhalt von Körperwärme achten (gewärmte Infusionen, Standheizung, Ready-Heat®)

26.9.4 Erweiterte Beurteilung (Secondary Assessment)

- Kopf-bis-Fuß-Untersuchung, um Verletzungen zu entdecken, die bis dahin übersehen wurden
- SAMPLE-Schema anwenden

26.9.5 Kriterien Schockraumaktivierung

(S3-Leitlinie Polytrauma/Schwerverletzten-Behandlung)[4]
- **GoR A:**
  - Systolischer Blutdruck unter 90 mmHg nach Trauma
  - Vorliegen von penetrierenden Verletzungen der Rumpf-Hals-Region
  - Vorliegen von Schussverletzungen der Rumpf-Hals-Region
  - GCS unter 9 nach Trauma
  - Atemstörungen/Intubationspflicht nach Trauma
  - Frakturen von mehr als 2 proximalen Knochen
  - Instabiler Thorax
  - Beckenfrakturen
  - Amputationsverletzung proximal der Hände/Füße
  - Querschnittverletzung
  - Offene Schädelverletzungen
  - Verbrennung > 20 % und Grad ≥ 2b
- **GoR B:**
  - Sturz aus > 3 Meter Höhe
  - Verkehrsunfall (VU) mit:
    - Frontalaufprall mit Intrusion von mehr als 50–75 cm
    - Einer Geschwindigkeitsveränderung von mehr als 30 km/h
    - Fußgänger-/Zweiradkollision
    - Tod eines Insassen
    - Ejektion eines Insassen

26.10 Die wichtigsten PHTLS-Aussagen im Überblick

Dies sind die „goldenen Prinzipien der präklinischen Versorgung von Traumapatienten":
1. Gewährleisten Sie die Sicherheit der Rettungskräfte und der Patienten.
2. Schätzen Sie die Situation an der Einsatzstelle ein, um zu erkennen, ob weitere Kräfte erforderlich sind.
3. Erkennen Sie die Kinematik, welche die Verletzungen herbeigeführt hat.
4. Benutzen Sie das Primary Assessment (initiale Beurteilung), um lebensgefährliche Situationen zu erkennen.
5. Führen Sie ein adäquates Atemwegsmanagement unter gleichzeitiger HWS-Stabilisierung durch, sofern indiziert.
6. Unterstützen Sie die Atmung und verabreichen Sie Sauerstoff, um eine $SpO_2 > 95\%$ zu erreichen.
7. Kontrollieren Sie jede starke äußere Blutung.
8. Führen Sie eine Schocktherapie inkl. Erhalt bzw. Wiederherstellung der normalen Körpertemperatur durch und schienen Sie muskuloskeletale Verletzungen.
9. Halten Sie die manuelle Stabilisierung der Halswirbelsäule aufrecht, bis der Patient komplett immobilisiert wurde (z. B. auf dem Spineboard oder der Vakuummatratze).
10. Beginnen Sie den Transport von kritischen Patienten ins nächstgelegene geeignete Zielkrankenhaus idealerweise innerhalb von 10 Minuten nach Ankunft am Einsatzort.
11. Verabreichen Sie warme Infusionslösungen während des Transports in die aufnehmende Klinik.
12. Führen Sie die Patientenanamnese und das Secondary Assessment erst durch, wenn die lebensbedrohlichen Probleme behoben oder ausgeschlossen sind.
13. Führen Sie eine adäquate Schmerztherapie bei Traumapatienten durch.
14. Teilen Sie der aufnehmenden Klinik alle relevanten Informationen über den Patienten und seine Verletzungen mit.
15. Vor allem: **Fügen Sie keinen weiteren Schaden zu!**

QUELLENANGABEN
1. Dönitz S. *Narkose im Rettungsdienst.* 2. Aufl. Edewecht: SK-Verlag; 2014.
2. Bernhard M et al. Arbeitsgruppe „Prähospitale Notfallnarkose" des Wissenschaftlichen Arbeitskreises (WAK) Notfallmedizin der Deutschen Gesellschaft für Anästhesiologie und Intensivmedizin (DGAI). Handlungsempfehlung: Prähospitale Notfallnarkose beim Erwachsenen. www.ak-notfallmedizin.dgai.de/downloads-links/empfehlungen/129-dgai-handlungsempfehlung-notfallnarkose/file.html. Zugriff: 20.11.2015.
3. Truhlář A. et al. Kreislaufstillstand in besonderen Situationen. Kapitel 4 der Leitlinien zur Reanimation 2015 des European Resuscitation Council. *Notfall Rettungsmed.* 2015;18:833–903.
4. Deutsche Gesellschaft für Unfallchirurgie. S3-Leitlinie Polytrauma/Schwerverletztenbehandlung. Version 07/2011. www.awmf.org/leitlinien/detail/ll/012-019.html. Zugriff: 14.1.2016.

Anhang

Abkürzungsverzeichnis 733

Tabellennachweis 736

Glossar 737

Index 753

Abkürzungsverzeichnis

A., Aa.	Arteria, Arteriae
A/C	Assist Control
AAJT	Abdominal Aortic & Junctional Tourniquet
AARC	American Association of Respiratory Care
AAST	American Association for the Surgery of Trauma
Ab	Antibody (Antikörper)
ABCDE	Atemwegsmanagement und HWS-Stabilisierung (Airway And C-Spine Stabilization), Belüftung der Lungen/Beatmung (Breathing), Kreislauf (Circulation) und Blutungskontrolle, Defizite der neurologischen Funktionen (Disability), entkleideten Patienten untersuchen/Erhalt von Körperwärme (Exposure/Environment)
ABC-Waffen	atomare, biologische und chemische Waffen
ABS	Antiblockiersystem
ACh	Acetylcholin
AChE	Acetylcholinesterase
AChR	Acetylcholin-Rezeptor
ACLS	Advanced Cardiac Life Support
ACS	Acute Coronary Syndrome
ACS	American College of Surgeons
ACS-COT	American College of Surgeons Commitee on Trauma
ACSM	American College of Sport Medicine
ADH	antidiuretisches Hormon
AED	automatischer externer Defibrillator
AGE	arterielle Gasembolie
AHA	American Heart Association
AHRQ	Agency for Healthcare Research and Quality
AKNZ	Akademie für Krisenmanagement, Notfallplanung und Zivilschutz
ALS	Advanced Life Support, erweiterte lebensrettende Maßnahmen
AMS	Acute Mountain Sickness (akute Bergkrankheit)
AMV	Atemzeitminutenvolumen
AO/OTA	Arbeitsgemeinschaft für Osteosynthesefragen/Orthopedic Trauma Association
ARDS	Acute Respiratory Distress Syndrome
ASK	akute Strahlenkrankheit
ASS	Acetylsalizylsäure
ATCN	Advanced Trauma Care For Nurses
ATLS	Advanced Trauma Life Support
ATP	Adenosintriphosphat
AVPU	Alert, Responds To Verbal Stimulus, Responds To Painful Stimulus, Unresponsive
AZV	Atemzugvolumen
BAK	Blutalkoholkonzentration
BAL	British Anti-Lewisite
BAT	Beweglicher Arzttrupp
BayKSG	Bayerisches Katastrophenschutzgesetz
BBK	Bundesamt für Bevölkerungsschutz und Katastrophenhilfe
BDsystol.	systolischer Blutdruck
BG	Berufsgenossenschaft
BGA	Blutgasanalyse
BHP	Behandlungsplatz
BIG	Bone Injection Gun
BLI	Blast Lung Injury (Lungenkontusion durch Explosionsbarotrauma)
BLS	Basic Life Support, einfache lebensrettende Maßnahmen
BMI	Body-Mass-Index
BMIS-T	Battlefield Medical Informations System – Tactical
BOS	Behörden und Organisationen mit Sicherheitsaufgaben
BSS	Burn Size Score
BUMED	US Navy Bureau of Medicine and Surgery
BWS	Brustwirbelsäule
BZ	Blutzucker
C-A-T	Combat Application Tourniquet®
CBF	zerebraler Blutfluss
CBRN(E)	chemisch, biologisch, radiologisch, nuklear (explosiv)
CCATT	Critical Care Air Transport Team
CDC	Centers for Disease Control und Prevention
CFR-A	Combat First Responder A
CHF	Congestive Heart Failure
CISM	Critical Incident Stress Management
CLS	Combat Lifesaver
CME	Continuing Medical Education
CONTOMS	Counter Narcotics and Terrorism Operational Medical Support
COPD	Chronic Obstructive Pulmonary Dsease
CoTCCC	Committee on Tactical Combat Casualty Care
CPAP	Continuous Positive Airway Pressure
CPP	zerebraler Perfusionsdruck
CPR	kardiopulmonale Reanimation (vgl. HLW)
CRoC®	Combat Ready Clamp
CSA	Chemikalienschutzanzug
CT	Computertomografie
C-TECC	Commitee on Tactical Emergency Casualty Care
CVR	zerebraler Gefäßwiderstand
DAN	Divers Alert Network
DCBI	Dismounted Complex Blast Injury
DCR	Damage Control Resuscitation
DCS	Dekompressionskrankheit
DEET	N, N-diethyl-metatoluamid
deNIS	Deutsches Notfallvorsorge- und Informationssystem
DGAI	Deutsche Gesellschaft für Anästhesiologie und Intensivmedizin
DGU	Deutsche Gesellschaft für Unfallchirurgie
DGV	Deutsche Gesellschaft für Verbrennungsmedizin
Dig.	Digitus
DK	Dauerkatheter
DMMPO	Defense Medical Materiel Program Office
DMS	Durchblutung, Motorik, sensorische Funktion
DMRT	Defense Medical Readiness Training Institute
DNR	Do Not Resuscitate
DoD	U. S. Department of Defense
DOT	U. S. Department of Transportation
DRKS	Deutsches Register Klinischer Studien
EDV	elektronische Datenverarbeitung
EEH	Einsatzersthelfer
EGA	extraglottische Atemwegshilfen
EGV	Einsatzgruppenversorger
EK	Erythrozytenkonzentrat
EKG	Elektrokardiografie, -gramm
ELW	Einsatzleitwagen
EMS	Emergency Medical Service
EMT	Ausbildungsprogramm für Rettungspersonal
EMT	Emergency and Military Tourniquet®
EMT	Emergency Medical Technician
EPC	Emergency Pediatric Care
ERG	Emergency Response Guidebook
ERV	exspiratorisches Reservevolumen
ET	Endotrachealtubus

etCO$_2$	endtidales oder exspiratorisches CO$_2$	ICU	Intensivstation
ETI	endotracheale Intubation	IED	Improvised Explosive Device
FACS	Fluorescence Activated Cell Sorter	IFAK	Individual First Aid Kit
FCCM	Fellow of the American College of Critical Care Medicine	ILCOR	International Liaison Committee on Resuscitation
		ILMA	Intubating Laryngeal Mask Airway (Larynx-Tubus)
FDA	Food and Drug Administration (US-amerikanische Arzneimittelzulassungsbehörde)	IMS	National Fire Incident Management System
		IMV	Intermittend Mandatory Ventilation
FFP	Fresh Frozen Plasma	IOM	Institute of Medicine
FGC	Fire Ground Command System	IPPV	Intermittent Positive Pressure Ventilation
FiO$_2$	inspiratorische Sauerstoffkonzentration	IRV	inspiratorisches Reservevolumen
FIRESCOPE	Firefighting Resources of California Organized for Potential Emergencies	ISS	Injury Severity Score
		ITW	Intensivtransportwagen
FM	Facharztmodul	IuK	Informations- und Kommunikationsmanagement
FOP	Fraternal Order of Police	JETT	Junctional Emergency Treatment Tool
FRC	funktionelle Residualkapazität	JTTS	Joint Theater Trauma System
FwDV	Feuerwehrdienstvorschrift	KdoFw	Kommandofeldwebel
G	Gauge	KE	kinetische Energie
G5	Glukoseinfusion	KG	Körpergewicht
GCS	Glasgow Coma Scale	KHK	koronare Herzkrankheit
GEL	Gesamteinsatzleiter	KI	Kaliumiodid
GMLZ	Gemeinsames Lage- und Meldezentrum	KISS	Kinematik, Inspektion, Schmerzen, Stabilisierung
GoR	Grade of Recommendation	KIT	Kriseninterventionsteam
GPS	Global Positioning Systems	KOF	Körperoberfläche
GröNO	größeres Notfallereignis	k. u. k.	kaiserlich und königlich
GSG 9	vormals Grenzschutzgruppe 9, heute GSG 9 der Bundespolizei	LBAT	Luftbeweglicher Arzttrupp
		LE	Low-Order Explosive(s)
GSM-Netz	Global System For Mobile Communications – Standard für volldigitale Mobilfunknetze	Lig., Ligg.	Ligamentum, Ligamenta
		LKA	Landeskriminalamt
GUV	Deutsche Gesetzliche Unfallversicherung	LLRZ le	Luftlanderettungszentrum leicht
h	Stunde	LLRZ	Luftlanderettungszentrum
HACE	High-Altitude Cerebral Edema (höhenbedingtes Hirnödem)	LMA	Larynxmaske
		LNA	Leitender Notarzt
HAES oder HES	Hydroxyethylstärke	LNG	Leitende Notarztgruppe
		LOQ	linker oberer Quadrant
HAPE	High-Altitude Pulmonal Edema (höhenbedingtes Lungenödem)	LQP	Liquid Plasma
		LSB	Linksschenkelblock
HBIG	Hepatitis-B-Immunglobulin	LSF	Lichtschutzfaktor
HBO	hyperbare Oxygenierung (Sauerstoff-Überdrucktherapie)	LSTAT	Life Support for Trauma and Transport
		LT	Larynx-Tubus
HBOC	Hämoglobin-basierter Sauerstoffträger	LTB	Landtransportbegleittrupp
HBV	Hepatitis-B-Virus	LTS	Laryngeal Tube Suction
HCV	Hepatitis-C-Virus	LUQ	linker unterer Quadrant
HE	High-Order Explosive(s)	LWS	Lendenwirbelsäule
HEPA-Filter	Schwebstoff-Filter (High-Efficiency Particulate Air)	M., Mm.	Musculus, Musculi
HES	Hydroxyethylstärke	mAChR	muskarinischer ACh-Rezeptor
HF	Herzfrequenz	MADD	Mothers Against Drunk Drivers
HIV	humanes Immunschwächevirus	MANV	Massenanfall von Verletzten
HLW	Herz-Lungen-Wiederbelebung (vgl. CPR)	MAP	mittlerer arterieller Blutdruck
HPMK	Hypothermia Prevention And Management Kit®	MATTER	Military Application of Tranexamic Acid in Trauma Emergency Resuscitation
HRS	Heat-Reflective Shell®		
HSD	Kochsalz-Dextran-Lösung (Hypertonic Saline Dextran)	MCI	Mass-Casualty Incident
		MEDEVAC	Medical Evacuation
HTS	hypertonische Kochsalzlösung (7,5 % Hypertonic Saline)	MEK	Mobiles Einsatzkommando
		MERT	Military Emergency Response Team
HWS	Halswirbelsäule	MERZ	Marineeinsatzrettungszentrum
HZV	Herzzeitvolumen	MeSH	Medical Subject Heading
i. m.	intramuskulär	MFI	Medication Facilitated Intubation
i. o.	intraossär	MHW	Medical Helpline Worldwide
i. v.	intravenös	MIEMS	Maryland Institute of Emergency Medical Services
IAEM	International Association of Emergency Managers	min	Minute
IAFC	International Association of Fire Chiefs	mmHg	Millimeter Quecksilbersäule, Maßeinheit des Druckes (keine SI-Einheit)
IC	inspiratorische Kapazität		
ICMJE	International Committee of Medical Journal Editors	MOV	Multiorganversagen
ICP	intrakranieller Druck	MRSA	methicillinresistente *Staphylococcus-aureus*-Stämme
ICR	Interkostalraum	mSTART	modifiziertes START
ICS	Incident Command System	MVW	Massenvernichtungswaffen

N., Nn.	Nervus, Nervi
nAChR	nikotinischer ACh-Rezeptor
NAEMSP	National Association of EMS Physicians
NAEMT	National Association of Emergency Medical Technicians
NAS	National Academy of Sciences
NCIPC	National Center for Injury Prevention and Control
NEMSAC	National EMS Advisory Council
NEXUS	National Emergency X-Radiography Utilization Study
NFPA	National Fire Protection Association
NFS	Notfallsanitäter (Österreich)
NHTSA	National Highway Traffic Safety Administration
NIBP	automatische nichtinvasive Blutdruckmessung
NIMS	National Incident Management System
NKA	Notfallkompetenz Arzneimittellehre (Österreich)
NKI	Notfallkompetenz Beatmung und Intubation (Österreich)
NKV	Notfallkompetenz Venenzugang (Österreich)
NOAA	National Oceanic and Atmospheric Administration
NPTR	National Pediatric Trauma Registry
NREMT	National Registry of EMTs
NRC	National Research Council
NSAID	nichtsteroidale Antiphlogistika
NSAR	nichtsteroidale Antirheumatika
NVG	Nachtsichtgerät
ÖEL	Örtliche Einsatzleitung
ÖPNV	Öffentlicher Personennahverkehr
OP	Operationssaal
OrgL	Organisatorischer Leiter Rettungsdienst
OSHA	Occupational Safety & Health Administration (US-amerikanische Arbeitsschutzbehörde)
OTF	orale transmukosale Fentanylgabe
p. o.	per os (lat. für durch den Mund, orale Aufnahme)
p_aCO_2	arterieller CO_2-Partialdruck
p_aO_2	arterieller O_2-Partialdruck
PABA	p-Aminobenzoesäure
PALS	Pediatric Advanced Life Support
PASG	Antischockhose
PBI	Primary Blast Injury
PEA	pulslose elektrische Aktivität
PERRLA	Pupils Equal Round, Reactive to Light and Accommodation
PEEP	positiver endexspiratorischer Druck
PEP	Postexpositionsprophylaxe
PFC	Perfluorkarbon
PG	Packung
PHTLS	Prehospital Trauma Life Support
PJ	Pararescue Jumper
PM	Pflegemodul
PNS	peripheres Nervensystem
POLST	Physician's Order for Life-Sustaining Treatment
POPS	Pulmonary Overpressurization Syndrome (Lungenüberblähungs-Barotrauma)
PPV	Positive-Pressure Ventilation
PSA	persönliche Schutzausrüstung
PTBS	posttraumatische Belastungsstörung
PTCA	Percutaneous Transluminal Coronary Angioplasty
PTS	Pädiatrischer Trauma-Score
PTV	perkutane transtracheale Ventilation
RAM	Rapid and Remote Assessment Methodology
RAS	retikuläres Aktivierungssystem
RCT	Randomized Controlled Trials
RDD	Radiation Dispersion Device
REACH	Registry of Emergency Airways Arriving at Combat Hospitals
RI	retrograde Intubation
RKI	Robert Koch-Institut
ROE	Rules of Engagement
ROQ	rechter oberer Quadrant
ROSC	Return of Spontaneous Circulation
RR	(Blutdruckmessung nach) Riva-Rocci
RS	Rettungssanitäter
RS	Rettungsstation
RSB	Rechtsschenkelblock
RSI	Rapid-Sequence-Intubation
RTS	Revised Trauma Score
RTW	Rettungstransportwagen
RUQ	rechter unterer Quadrant
RV	Residualvolumen
RZ le	Rettungszentrum leicht
RZ	Rettungszentrum
s. c.	subkutan
SAB	Subarachnoidalblutung
SAMPLE	Symptome, Allergien, Medikamente, Vorerkrankungen (Past History), letzte Mahlzeit, Ereignisse
SanTrp	Sanitätstrupp
SaO_2	arterielle Sauerstoffsättigung (Blutprobenmessung)
SAR	Search And Rescue (Suche und Rette)
SARS	Severe Acute Respiratory Syndrome (schweres akutes respiratorisches Syndrom)
SAS	Special Air Service
SbE	Stressbearbeitung nach belastenden Einsatzereignissen
SBP	systolischer Blutdruck
SCIWORA	Spinal Cord Injury Without Radiographic Abnormality
SEG	Schnelleinsatzgruppe
SEK	Spezialeinsatzkommando
SGA	supraglottische Atemwegshilfen
SHT	Schädel-Hirn-Trauma
S-IPPV	Synchronized Intermittent Positive Pressure Ventilation
SJT	SAM Junctional Tourniquet
SK	Sichtungskategorie
SKK	Ständige Konferenz für Katastrophenvorsorge und -schutz
SOCM	Special Operations Combat Medic
SOFTT	SOF Tactical Tourniquet®
SOP	Standard Operating Procedure
SpO_2	arterielle Sauerstoffsättigung (pulsoxymetrisch ermittelt, quasi-arteriell)
SSK	Strahlenschutzkommission
SSW	Schwangerschaftswoche
START	Simple Triage And Rapid Treatment
STIKO	Ständige Impfkommission am Robert Koch-Institut
SUV	Sport Utility Vehicle
SV	Schlagvolumen
Sv	Sievert
SVR	Systemic Vascular Resistance (systemisch vaskulärer Widerstand)
SWAT	Special Weapons and Tactics
T3C	Tactical Combat Casualty Care
TACEVAC	Tactical Evacuation Care
TBI	Traumatic Brain Injury
TCCC	Tactical Combat Casualty Care
TECC	Tactical Emergency Casualty Care
TEE	transösophageale Echokardiografie
TEL	Technische Einsatzleitung
TEMS	Tactical Emergency Medical Support
TFC	Tactical Field Care
THW	Technisches Hilfswerk
TLC	Totalkapazität der Lunge
TS	Trauma-Score

tSAB	traumatische Subarachnoidalblutung	VF	Kammerflimmern (Ventricular Fibrillation)
TXA	Tranexamsäure	vKOF	verbrannte Körperoberfläche
USBV	unkonventionelle Spreng- und Brandvorrichtungen	Vt	Atemhubvolumen
USP	United States Pharmacopeia	VT	ventrikuläre Tachykardie
UVV	Unfallverhütungsvorschrift	VU	Verkehrsunfall
V., Vv.	Vena, Venae	WASB	Wach, Reaktion auf Ansprache, Reaktion auf Schmerzreiz, Bewusstlosigkeit
V. a.	Verdacht auf		
VAL	vordere Axillarlinie	WHO	World Health Organisation
VC	Vitalkapazität	WP	weißer Phosphor
VC-AC	Volume Control – Assist Control	YPLL	Years Of Potential Life Lost
VC-CMV	Volume Control – Continuous Mandatory Ventilation	Z. n.	Zustand nach
		ZMZ	zivil-militärische Zusammenarbeit
VDST	Verband deutscher Sportttaucher	ZNS	Zentralnervensystem
VEL	Vollelektrolytlösung	ZVK	zentraler Venenkatheter
VES	ventrikuläre Extrasystolen		

Tabellenverzeichnis

Der Verweis auf die jeweilige Tabellenquelle befindet sich bei entsprechenden Tabellen im Buch am Ende des Legendentextes in eckigen Klammern.

F210-010   Reprinted from Teasdale GM et al.: ASSESSMENT OF COMA AND IMPAIRED CONCIONSNESS a pactical scale, The Lancet, 304, 1974, with permission from Elsevier

F296-003   Reprinted from Tepas JJ et al.: The pediatric trauma score as a predictor of injury severity in the injured child, Journal of Pediatric Surgery, 22 (1): 14–18, 1987, with permission from Elsevier

F897-001   Reproduced from Tatman A et al.: Development of a modified paediatric coma scale in intensive care clinical practice, Archives of Disease in childhood, 77(6), 1997, with permission from BMJ Publishing Group Ltd.

Glossar

Abgestumpft Zustand, in dem die mentale Leistung des Patienten gedämpft oder abgeschwächt ist: leicht oder moderat verminderter Bewusstseinszustand mit beeinträchtigter sensorischer Wahrnehmung.

Abstrahlung Direkte Energieabgabe von einem warmen Objekt auf ein kaltes in Form von infraroter Strahlung.

Abwehrspannung, unwillkürliche Verhärtung oder Verkrampfung der Abdominalwandmuskeln als Reaktion auf eine Peritonitis.

Abwehrspannung, willkürliche Verhärtung oder Verkrampfung der Abdominalwandmuskeln, wenn der Untersucher eine schmerzempfindliche Stelle palpiert.

Acetylcholin Eine chemische Substanz, die als Neurotransmitter wirkt. Sie wird an den Nervenendigungen freigesetzt, um einen Nervenimpuls zu übertragen.

Acute Respiratory Distress Syndrome (ARDS) Akute respiratorische Insuffizienz als Folge einer Schädigung des Kapillarendothels der Lunge; führt zum Austritt von Plasma in das Interstitium und die Alveoli.

Adrenalin (Epinephrin) Eine chemische Substanz, die im Nebennierenmark gebildet wird. Sie stimuliert das Herz zu einer stärkeren Kontraktion und erhöhten Schlagfrequenz, wodurch das Herzzeitvolumen steigt.

Aerosol Gemisch aus festen oder flüssigen feinverteilten Partikeln und Luft.

Akute Berg- oder Höhenkrankheit Konstellation verschiedener Symptome, die bei einem Aufenthalt in großer Höhe (gewöhnlich ab 2.500 m) auftreten können.

Akute Strahlenkrankheit Die physiologischen Konsequenzen einer Ganzkörperbestrahlung. Erste Symptome sind akute Übelkeit und Erbrechen. Folgen sind Schäden am Knochenmark (hämatologisches Syndrom), am Gastrointestinaltrakt sowie am kardiovaskulären und Zentralnervensystem.

Akute Tubularnekrose (ATN) Akute Schädigung der Nierentubuli, meist als Folge einer Ischämie in Verbindung mit Schock.

Alphateilchen Werden beim Zerfall radioaktiven Materials freigesetzt. Sie bestehen aus zwei Protonen und zwei Neutronen und sind daher positiv geladen.

Alveoli Lungenbläschen; hier trifft das respiratorische System auf das zirkulatorische, und der Gasaustausch findet statt.

Alzheimer-Krankheit Hirnerkrankung, die häufig mit vorzeitiger seniler Demenz verbunden ist.

Amnesie, anterograde Gedächtnisverlust für Ereignisse nach dem Trauma; Unfähigkeit, neue Erinnerungen zu bilden.

Amnesie, retrograde Gedächtnisverlust für den Zeitraum direkt vor Eintritt der Verletzung oder Krankheit eines Patienten. Auch Erinnerungsverlust für vergangene Ereignisse.

Analgesie Schmerzlinderung.

Anastomose Natürliche Verbindung zwischen Blut- oder Lymphgefäßen oder benachbarten Darmabschnitten.

Angina pectoris Anfallsartig auftretende Schmerzen hinter dem Brustbein aufgrund eines myokardialen Sauerstoffmangels; strahlen häufig in den linken Arm aus, verbunden mit Beklemmung, Angst und Vernichtungsgefühl.

Anhidrose Fehlende Schweißsekretion.

Anisokorie Ungleiche Pupillenweite.

Anodontie Zahnlosigkeit.

Anstrengungsinduzierte Hyponatriämie Lebensbedrohlicher Zustand in Verbindung mit exzessiver Wasseraufnahme (> 1,4 Liter) bei anhaltender Anstrengung, was zu einer deutlichen Reduktion der Natriumkonzentration im Blut führt.

Anstrengungsinduzierte hyponatriämische Enzephalopathie Lebensbedrohlicher Zustand eines zerebralen Ödems infolge einer deutlichen Reduktion der Natriumkonzentration im Blut, die sich durch exzessive Wasseraufnahme (> 1,4 Liter) bei anhaltender Anstrengung entwickelt hat.

Aortografie Röntgenologische Darstellung der Aorta mithilfe eines Röntgenkontrastmittels, das in das Kreislaufsystem injiziert wurde.

Apnoe Aussetzen der spontanen Atmung.

Apoptose Programmierter Zelltod; eine vorgegebene Reihe von Ereignissen führt zum Untergang einer Zelle, ohne dass eine Entzündung ausgelöst wird.

Arachnoidea Spinnennetzartige, transparente Membran zwischen Dura mater und Pia mater; die mittlere der 3 Hirnhäute, die das Gehirn umgeben.

Arteriosklerose Verengung der Blutgefäße; die innere Schicht der Arterienwand wird durch Fettablagerungen verdickt.

Asphyxie, traumatische Stumpfe und quetschende Verletzungen des Brustkorbs und Abdomens mit deutlichem Anstieg des intravaskulären Druckes; führen zum Zerreißen der Kapillaren.

Aspirationspneumonie Entzündung und Pneumonie durch das Einatmen von Mageninhalt oder Erbrochenem.

Assist Control (A/C) Ventilation Form der mechanischen Beatmung, die es zulässt, dass der Patient die Maschine triggert. Macht der Patient spontan einen Atemzug, wird ein zusätzlicher Atemstoß mit dem vollen Tidalvolumen abgegeben. Atmet er jedoch nicht selbst ein, übernimmt die Maschine.

Atelektase Kollaps der Alveoli oder von Teilen der Lunge.

Atemarbeit Die physikalische Arbeit oder Leistung, die Brustwand und das Zwerchfell zu bewegen, um zu atmen.

Atemgerät mit batteriebetriebenem Luftfilter Teil der persönlichen Schutzausrüstung zur Entfernung von Kontaminationen aus der Umgebungsluft. Das Atemgerät führt die Luft batteriebetrieben aktiv durch einen Filter zu.

Atemgerät mit Luftfilter Teil der persönlichen Schutzausrüstung zur Entfernung von Kontaminationen aus der Umgebungsluft. Der Träger muss die Luft selbstständig durch einen Filter „ansaugen".

Atemgerät, umluftunabhängiges Teil der persönlichen Schutzausrüstung; Atemgerät mit Versorgung über Druckluftflaschen zum Schutz des Respirationstrakts vor giftigen Gasen oder bei Sauerstoffmangel.

Atemminutenvolumen Menge an Luft, die pro Minute umgesetzt wird; wird errechnet durch Multiplikation des Atemzugvolumens (Tidalvolumen) mit der Anzahl der Atemzüge pro Minute.

Atemzugvolumen Siehe Tidalvolumen.

Atlas Erster Halswirbel (C1); ihm sitzt der Schädel auf.

Atmung, äußere Transfer von Sauerstoffmolekülen von der Atmosphäre in das Blut.

Atmung, innere Die Bewegung oder Diffusion von Sauerstoff von den roten Blutkörperchen zu den Gewebezellen.

Atropin Eine chemische Substanz, welche die Wirkung von Acetylcholin an den parasympathischen Nervenenden kompetitiv inhibiert. Anticholinerge Medikamente werden zur Behandlung von Opfern eingesetzt, die mit Nervenkampfstoffen vergiftet wurden.

Aufprall- oder Eintrittsphase Im Katastrophenzyklus der Moment, in dem das Ereignis geschieht. Während dieser Phase kann oft nur wenig unternommen werden, um die Auswirkungen der Ereignisse zu beeinflussen.

Auftrag Eine zielgerichtete Handlung.

Autoregulation Der biologische Prozess, Änderungen im System zu registrieren und darauf zu reagieren; im Kreislaufsystem die Aufrechterhaltung eines konstanten Blutflusses bei Änderungen des Blutdrucks.

Axiale Belastung Energieeinwirkung entlang der langen Achse eines Objekts; gewöhnlich ist damit die Krafteinwirkung auf die Wirbelsäule vom Kopf abwärts gemeint. Sie resultiert auch aus dem Gewicht des Körpers, das auf den unteren Teil der Wirbelsäule einwirkt, wenn jemand aus großer Höhe fällt und aufrecht stehend landet.

Axis Zweiter Halswirbel (C2); dient als Drehachse für den Atlas und den Kopf. Weitere Bedeutung: imaginäre Linie durch das Zentrum des Körpers.

Azidose Erniedrigter pH-Wert des Blutes durch Akkumulation von Säure (H^+-Ionen bzw. CO_2).

Azidose, hyperchlorämische Form der metabolischen Azidose (Abfall des Blut-pH-Wertes) in Verbindung mit einem Anstieg des Chloridgehaltes im Blut; kann bei Verabreichung großer Mengen Kochsalzlösung auftreten.

Azidose, metabolische Abfall des Blut-pH-Wertes durch gesteigerte Säurebildung (außer Kohlensäure).

Barorezeptor Sensorische Nervenendigung, die auf Druckänderungen reagiert. Barorezeptoren finden sich in den Vorhofwänden des Herzens, der Vena cava, im Aortenbogen und im Karotissinus.

Barotrauma Verletzungen der luftgefüllten Organe durch eine Änderung des Luftdrucks.

Base Eine chemische Substanz mit einem pH-Wert über 7; löst sich in Wasser und setzt Hydroxidionen frei oder bindet Wasserstoffionen; verursacht Kolliquationsnekrosen in Geweben.

Basislinie Grundlinie oder minimaler Level.

Battle-Zeichen Retroaurikuläre Unterblutung. Verfärbung posterior und leicht inferior von den äußeren Ohren als Resultat von Blutungen in das Unterhautgewebe nach okzipitaler Schädelbasisfraktur.

Beatmung, nasopharyngeale Der Tubus wird in ein Nasenloch eingeführt und folgte dem Boden der Nasenhöhle direkt zum Nasopharynx. Dabei wird die Zunge angehoben und der Atemweg geöffnet. Diese Art der Beatmung wird von Patienten mit ausgeprägtem Würgereflex üblicherweise gut toleriert.

Beatmung, oropharyngeale Der Tubus wird im Oropharynx oberhalb der Zunge platziert, verhindert so deren Zurückfallen und hält den Atemweg offen. Wird nur bei Patienten mit fehlendem Würgereflex eingesetzt.

Beckenring Die runde Form, die das Becken umschließt; sie besteht aus Darmbein (Os ilium), Sitzbein (Os ischii), Schambein (Os pubis), Kreuzbein (Os sacrum) und den Hüftbeinen (Ossa coxa); wird auch Beckengürtel genannt.

Bedeutung von Verletzungen für das öffentliche Gesundheitswesen Alle Auswirkungen von Verletzungen auf das öffentliche Gesundheitswesen; dazu gehören Todesfälle, Verletzungen, Invalidität und wirtschaftliche Belastungen.

Behandlungsplatz Hier werden die Betroffenen nach einem Massenanfall von Verletzten gesammelt, gesichtet, behandelt und abtransportiert.

Betateilchen Ein Elektron mit hoher Geschwindigkeit oder hoher Energie, das bei radioaktivem Zerfall emittiert wird.

Beutel-Masken-Beatmung Mechanische Wiederbelebungseinheit, bestehend aus einem selbstaufblasbaren Plastik- oder Gummibeutel und mehreren Einwegventilen. Durch Druck auf den Beutel wird eine Ventilation durch eine Maske, einen Endotrachealtubus oder eine andere Vorrichtung bewirkt; kann mit oder ohne zusätzliche Sauerstoffgabe benutzt werden.

Bewegliches Brustbein (Sternum) Abnorme Beweglichkeit des Brustbeins aufgrund multipler Rippenfrakturen auf beiden Seiten des Sternums.

Biologischer Kampfstoff Ein Bakterium, Virus oder Toxin, das als Massenvernichtungswaffe eingesetzt werden kann.

Blasenbildner Eine Chemikalie, die zu verbrennungsartigen Verletzungen mit Blasenbildung führt. Sie kann als Massenvernichtungswaffe verwendet werden.

Blutdruck, diastolischer Ruhedruck zwischen den Ventrikelkontraktionen, gemessen in mmHg.

Blutdruck, systolischer Höchste Spitze des Blutdrucks, hervorgerufen durch die Kraft der Kontraktion (Systole) der Herzkammern (Ventrikel).

Bockschuss-Munition Große Metallpellets, die in Schrotpatronen gefüllt werden.

Bradypnoe Abnormal langsame Atemfrequenz; gewöhnlich weniger als 12 Atemzüge/min.

Bremsweg Die Strecke, die ein sich bewegendes Objekt zurücklegt, bis es vollständig zum Stillstand gekommen ist; Maßstab, wie schnell Energie verbraucht oder übertragen wird.

Bronchiole Kleinere Abzweigung eines Bronchus.

Brown-Séquard-Syndrom Halbseitige Querschnittläsion des Rückenmarks durch eine penetrierende Verletzung; nur eine Seite des Rückenmarks ist betroffen.

Brustwirbelsäule (BWS) Teil der Wirbelsäule zwischen der Hals- (HWS) und Lendenwirbelsäule (LWS), bestehend aus den 12 Brustwirbeln (Th1–Th12). Die 12 Rippenpaare sind mit den Brustwirbeln verbunden.

Bulbusperforation Penetrierende Verletzung des Auges; umfasst die komplette Dicke der Cornea oder Sklera.

Care Under Fire Eine Phase der taktischen Verwundetenversorgung; bezieht sich auf die eingeschränkte medizinische Versorgung eines Verwundeten, solange der Verwundete und dessen Einheit unter effektivem feindlichem Feuer liegen.

Central-Cord-Syndrom Verletzung des zentralen Rückenmarks; meist bei Überstreckung des zervikalen Bereichs; charakteristische Symptome sind Schwäche oder Palalyse der oberen, nicht aber der unteren Extremitäten.

Cerebellum Kleinhirn; liegt dorsal der Medulla oblongata und ist zuständig für die Bewegungskoordination.

Cerebrum Großhirn; kontrolliert geistige, sensorische und motorische Funktionen.

Chemorezeptor Sensorische Nervenendigung, die durch chemische Reize stimuliert wird. Chemorezeptoren finden sich in den großen Arterien von Thorax und Hals, den Tastknospen sowie den olfaktorischen Zellen der Nase.

Chemosis Ödem der Augenbindehaut.

Cheyne-Stokes-Atmung Pathologische Form der periodischen Atmung mit rhythmisch zu- und abnehmender Atemfrequenz und Atemzugvolumen sowie Atempausen; häufig assoziiert mit traumatischen Hirnverletzungen und steigendem intrakranialem Druck.

Choke Eine Konstruktion im Lauf einer Schrotflinte, welche die Ausbreitung der Ladung verringert.

Chokes Eine Form der Dekompressionskrankheit (DCS Typ II) mit den typischen Symptomen unproduktiver Husten, retrosternale Thoraxschmerzen, Zyanose, Dyspnoe, Schock und Herz-Kreislauf-Stillstand.

Colles-Fraktur Handgelenkfraktur. Wenn das Opfer nach vorn auf die ausgestreckten Hände fällt, um einen Sturz abzufangen, kann das zu einer Gabel- oder Fourchette-Stellung führen.

Commotio cordis Plötzliche funktionelle Herz- und Kreislaufstörung infolge eines stumpfen Schlags auf die Brust oder das Sternum, häufig tödlich.

Contrecoup-Verletzung Verletzung von Teilen des Gehirns auf der dem Aufprallpunkt gegenüberliegenden Seite.

Cornea Der kuppelförmige, transparente äußere Teil des Auges, der die Pupille und die farbige Iris bedeckt (Hornhaut).

Coup-Verletzung Gehirnverletzung auf derselben Seite wie der Aufprallpunkt.

Critical Incident Stress Management (CISM) Krisenintervention im Rettungsdienst; die Betreuung unverletzter Beteiligter und Angehöriger bei akut psychisch traumatisierenden Unfällen, Notfällen und Katastrophen zur Stressvorbeugung und -behandlung.

Crush-Syndrom Physiologische Schäden aufgrund schwerer Muskeltraumata, nachdem Teile des Körpers unter ein schweres Gewicht geraten sind; Folgen sind Nierenausfall und Tod.

Cullen-Zeichen Zyanose der Bauchhaut.

Cushing-Phänomen Die Kombination aus erhöhtem Blutdruck und daraus resultierender Bradykardie, als Folge eines steigenden Hirndrucks.

Dampf Ein Feststoff oder eine Flüssigkeit in der Gasphase, normalerweise als feine Wolke oder Nebel sichtbar.

Datenschutz Das Recht des Patienten, zu bestimmen, wer Zugriff auf seine persönlichen Daten und seine Krankenakte hat.

Débridement Meist chirurgische Entfernung von totem oder geschädigtem Gewebe.

Dekompressionskrankheit Gruppe von Erkrankungen, die durch die Wirkung des steigenden Drucks auf Gase im Körper eines Tauchers entstehen.

Dekontamination Reduktion oder Entfernung von Gefahrstoffen, biologischen oder radioaktiven Agenzien.

Dekortikationsstarre Charakteristische pathologische Körperhaltung eines Patienten mit steigendem Hirndruck; Rücken und untere Extremitäten sind gestreckt, die Arme gebeugt.

Denudation Entfernung der Abdeckung bzw. Deck- oder Oberflächenschicht.

Dermatom Das sensibel versorgte Hautareal des Körpers, das von einer bestimmten Spinalnervenwurzel versorgt wird. In ihrer Gesamtheit erlauben Dermatome eine Zuordnung der einzelnen Areale zu den Spinalnerven und helfen bei der Zuordnung einer Rückenmarksverletzung.

Dermis Hautschicht direkt unter der Epidermis, bestehend aus einem Netzwerk aus Bindegewebe mit Blutgefäßen, Nervenenden, Talg- und Schweißdrüsen.

Detonationsdruckwelle Eine scharf umschriebene Wellenfront mit erhöhtem Druck, die sich vom Zetrum einer Explosion ausbreitet.

Devital Leblos oder tot.

Dezerebrationssyndrom Charakteristische Körperhaltung eines Individuums mit Dezerebrationsstarre; Beugestellung der Arme, ggf. sogar Streckhaltung der Wirbelsäule. Eine der pathologischen Haltungen, die typischerweise mit steigendem Hirndruck assoziiert sind.

Diaphragma Zwerchfell; gewölbter Muskel, der Brustraum und Abdomen trennt und eine Rolle bei der Atmung spielt.

Diaphysal Den Schaft eines Röhrenknochens betreffend.

Diastole Erschlaffung des Herzmuskels (Füllung des Ventrikels).

Dichte Anzahl der Partikel in einem beliebigen Gewebebereich.

Distraktion Verfahren zur Reposition von ineinander verschobenen oder verkeilten Knochenfragmenten bei Frakturen.

Diurese, kälteinduzierte Gesteigerte Urinproduktion aufgrund der Vasokonstriktion der Haut durch Kälteeinwirkung.

Diverter Ein Vorsatz am Lauf einer Schrotflinte, der zu einer breiteren, horizontalen Verteilung der Ladung führt.

Do Not Resuscitate (DNR) Anordnungen, die sicherstellen sollen, dass palliative Patienten nicht gegen ihren Willen reanimiert werden.

Don-Juan-Syndrom Muster, das oft auftritt, wenn Opfer aus einer Höhe fallen oder springen und auf ihren Füßen landen. Bilaterale Kalkaneus-(Fersenbein-)Frakturen sind oft mit diesem Syndrom assoziiert. Nachdem die Füße aufgeprallt sind und die Bewegung stoppt, wird der Körper in eine Flexion gezwungen, wenn das Gewicht des sich weiter bewegenden Kopfes, Torsos und Beckens zum Tragen kommt. Dies kann Kompressionsfrakturen der Wirbelsäule im thorakalen und lumbalen Bereich zur Folge haben.

Dornfortsatz Schwanzähnliche Struktur in der hinteren Region der Wirbel.

Dritter Todesfallgipfel Dritter Peak einer dreigipfeligen Verteilungskurve der Todesfälle nach einem Trauma; tritt einige Tage

oder Wochen nach der eigentlichen Verletzung auf und wird gewöhnlich durch Sepsis und Organversagen verursacht.
Druck, dynamischer Komponente einer Explosion, die gerichtet auftritt und als Explosionswind empfunden wird.
Druck, extraluminaler Druck in den Geweben, welche die Blutgefäße umgeben.
Druck, intrakranialer Druck, den Hirngewebe, Blut und Liquor zusammen auf den Schädel ausüben; gewöhnlich < 15 mmHg bei Erwachsenen und 3–7 mmHg bei Kindern.
Druck, intraluminaler Gegen die Wand der Blutgefäße ausgeübter Druck durch die intravaskularen Flüssigkeiten und den Blutdruck.
Druck, onkotischer Osmotischer Druck, der durch die in den Körperflüssigkeiten gelösten Proteine hervorgerufen wird.
Druck, transmuraler Differenz zwischen dem Druck innerhalb eines Blutgefäßes und dem außerhalb des Gefäßes.
Dura mater Äußere Membran, die Rückenmark und Gehirn bedeckt; äußere der 3 Hirnhäute; harte Hirnhaut.
Dysarthrie Sprachstörung.
Dysbarismus Erkrankung, die durch eine Änderung des umgebenden Luftdrucks entsteht.
Eingeweide Die inneren Organe des Körpers.
Einklemmung des Cingulums Das Cingulum entlang der medialen Oberfläche der Hirnhemisphären wird als Folge einer Blutung oder eines Ödems unter die Hirnsichel gepresst; dadurch entstehen Verletzungen der mittleren Hirnhemisphären und des Mittelhirns.
Einsatzbericht Bestandteil der medizinischen Patientenakte, der beschreibt, was vorgefunden wurde und wie der Patient behandelt worden ist; enthält die Anamnese, die komplette Beschreibung aller vorgefundenen Verletzungen und aller Handlungen, die unternommen wurden, das Reassessment sowie die Reaktion des Patienten auf die Behandlung.
Ekchymose Bläulicher oder rötlicher, unregelmäßiger Bluterguss unter der Haut.
Eklampsie Schwangerschaftserkrankung mit Hypertonie, peripheren Ödemen und Krämpfen, auch Schwangerschaftsvergiftung genannt.
Elastizität Fähigkeit, sich zu dehnen.
Elektrolyt Substanz, die in geladene Teilchen (Ionen) zerfällt, wenn sie in Lösung geht.
Endotrachealtubus Plastiktubus, der in die Trachea eingeführt wird, um einen offenen Atemweg sicherzustellen und über den der Patient beatmet werden kann.
Energie, chemische Die Interaktion einer Chemikalie mit anderen Chemikalien oder menschlichem Gewebe setzt Energie, meist in Form von Wärme, frei.
Energie, elektrische Energie aus der Bewegung von Elektronen zwischen zwei Punkten.
Energie, kinetische Bewegungsenergie; Produkt aus Gewicht und Geschwindigkeit eines Körpers: Die kinetische Energie entspricht der halben Masse mal der Geschwindigkeit zum Quadrat.
Energie, mechanische Kinetische oder Bewegungsenergie.
Energie, thermische Energie aufgrund steigender Temperaturen und Hitze; Wärmeenergie.

Energieerhaltungssatz Physikalisches Prinzip, dass Energie nicht erzeugt oder vernichtet, sondern nur von einer Form in eine andere umgewandelt werden kann.
Epidermis Äußerste Schicht der Haut, bestehend aus Epithelzellen ohne Blutgefäße.
Epiduralraum Raum zwischen Dura mater und Schädel; enthält die mittleren Hirnhautarterien.
Epiglottis Kehldeckel; dient als Ventil, das Luft in die Trachea sowie Feststoffe und Flüssigkeiten in den Ösophagus leitet.
Epithel Gewebe, das eine Oberfläche bedeckt oder eine Höhlung umsäumt.
Ereignisphase Phase, die mit dem Aufprall zwischen einem sich bewegenden und einem 2. Objekt beginnt; Phase des eigentlichen Unfalls.
Erholungs- oder Wiederaufbauphase Phase des Katastrophenzyklus, während der die Gemeinschaft gefordert ist, durch koordinierte Maßnahmen (öffentliches Gesundheitswesen, Infrastruktur, Politik) den Wiederaufbau zu gestalten; diese Phase ist bei Weitem die längste; es kann Monate und manchmal sogar Jahre dauern, bis sich die betroffene Gemeinschaft vollständig von den Ereignissen erholt hat.
Erster Todesfallgipfel Erster Peak einer dreigipfeligen Verteilungskurve der Todesfälle nach einem Trauma; wird verursacht durch schwere Verletzungen oder schnelles Verbluten; kann teilweise durch präventive Maßnahmen minimiert werden.
Ertrinken Respiratorische Beeinträchtigung durch Ein- oder Untertauchen in Wasser; kann, muss aber nicht, zum Tode führen.
Eschar Dicke Kruste aus totem Gewebe, häufig nach Verbrennungen.
Escharotomie Operative Entfernung von nekrotischen Haut- oder Unterhautarealen (Eschar), z. B. bei ausgedehnten Verbrennungen. So können sich die darunter liegenden Schichten bei einer Schwellung ausdehnen.
Euhydratation Normaler Körperwassergehalt.
Eukapnie Normaler Kohlendioxidgehalt des Blutes.
Eupnoe Normale, ruhige, mühelose Atmung oder Respiration.
Evisezration Teile der Eingeweide oder anderer abdomineller Organe, die durch eine offene Wunde dringen und aus der Körperhöhle herausragen.
Explosionsbarotrauma Schädigung der Lunge durch Explosionsdruckwelle; Lungenschädigung reicht von vereinzelten Einblutungen bis zu Lungenkontusion und -blutungen.
Explosionsüberdruck Der plötzliche Anstieg des Luftdrucks (Schockwelle) in unmittelbarer Nähe einer Explosion.
Explosionsverletzungen, primäre Verletzungen durch die Druckwelle einer Explosion, z. B. Lungenblutungen, Pneumothorax, Perforation gastrointestinaler Organe.
Explosionsverletzungen, quartäre Verletzungen durch Hitze und Rauch, wie Verbrennungen, Inhalationstraumata, Erstickung.
Explosionsverletzungen, quintäre Hochentzündliche Verletzungen bei Explosionsopfern, wenn der Bombe chemische, biologische oder radioaktive Agenzien zugesetzt wurden, die bei der Explosion freigesetzt werden.
Explosionsverletzungen, sekundäre Verletzungen, die auftreten, wenn das Opfer von herumfliegendem Glas, herabfallendem Mörtel oder anderen Trümmern der Explosion getroffen wird.

Explosionsverletzungen, tertiäre Dritte Gruppe von Verletzungen, die bei einer Folge von Verletzungen produzierenden Ereignissen (z. B. Explosionen) entstehen; sie treten auf, wenn das Opfer weggeschleudert wird und gegen ein Objekt prallt. Tertiäre Verletzungen sind vergleichbar mit denen, die beim Herausschleudern aus Fahrzeugen und Stürzen aus großer Höhe entstehen oder wenn das Opfer durch die Druckwelle einer Explosion gegen ein Objekt geschleudert wird. Tertiäre Verletzungen sind meist offensichtlich.

Explosionswind Das Ergebnis der plötzlichen Verdrängung der Luft bei einer Explosion.

Extremitätenskelett Der Teil des Skeletts, der die Schultern, Arme, Beine und das Becken umfasst.

Face-To-Face-Intubation Technik der endotrachealen Intubation, bei der der Endotrachealtubus oral eingeführt wird, während der Intubierende dem Patienten zugewandt ist und sich nicht wie üblich oberhalb des Kopfes des Patienten aufhält.

Falx (Kleinhirnsichel) Vertikale Falte der dicken Dura, welche die beiden Kleinhirnhälften voneinander trennt.

Faszie Ein flaches Gewebeband, das verschiedene Schichten trennt; ein faseriges Gewebeband, das einzelne Muskeln umschließt.

Fäulnis Stadium des Verwesens oder Verrottens.

Festkörperdichte Dichte von Geweben wie Knochen.

FiO_2 Anteil des Sauerstoffs in der eingeatmeten Luft, angegeben als Dezimalzahl; ein FiO_2-Wert von 0,85 bedeutet, dass 85 % der eingeatmeten Luft aus Sauerstoff bestehen.

Flache Knochen Dünne, flache und kompakte Knochen, z. B. Sternum, Rippen, Schulterblatt.

Flüssigkeit, extrazelluläre Alle Körperflüssigkeit außerhalb der Zellen.

Flüssigkeit, interstitielle Extrazelluläre Flüssigkeit zwischen den Zellen der Körpergewebe außerhalb des Blutgefäßsystems.

Flüssigkeit, intrazelluläre Flüssigkeit innerhalb der Zellen.

Flusssäure Fluorwasserstoffsäure; schon geringe Mengen können den Serumkalziumspiegel lebensbedrohlich senken und Herzrhythmusstörungen hervorrufen.

Fontanelle Weiche, membranöse Lücke zwischen den noch nicht verschmolzenen Knochen des kindlichen Schädels.

Foramen Kleine Öffnung; Plural: Foramina.

Foramen intervertebrale Zwischenwirbelloch, hier treten die Rückenmarknerven seitlich der Wirbel aus.

Foramen magnum Öffnung an der Schädelbasis.

Foramen vertebrale Wirbelloch, Öffnung im Wirbelkörper.

Fortschreitende Stoßwelle (Stress Wave) Hochfrequente, longitudinale Überschall-Druckwelle, die 1. große lokale Kräfte mit kleinen, sehr schnellen Geweberverschiebungen hervorruft; 2. mikrovaskuläre Verletzungen verursacht; 3. an Gewebeübergängen reflektiert wird, was ihr Verletzungspotenzial insbesondere in gasgefüllten Organen, wie Lunge, Darm und Ohr, weiter erhöht.

Fragmentierung Wenn ein Objekt, z. B. eine Bombe, in viele einzelne Teile zerfällt und dadurch die Reichweite vergrößert und mehr Energieaustausch verursacht.

Fraktur, geschlossene Knochenfraktur, bei der die Haut nicht verletzt ist.

Fraktur, offene Fraktur eines Knochens mit offener Hautwunde.

Frostbeule Rote oder purpurfarbene juckende und schmerzhafte Hautverletzung, die nach Exposition in der Kälte auftritt, vor allem bei Patienten mit Durchblutungsstörungen.

Frostbeule, oberflächliche Betrifft die Haut und das subkutane Gewebe; nach dem Erwärmen entstehen klare Blasen.

Frostbeule, tiefe Erfrierungen, die Haut, Muskeln und Knochen betreffen.

Frostbeule 1. Grades Verletzung der Epidermis, wobei die Haut nur kurzen Kontakt mit kalter Luft oder kaltem Metall hatte. Haut erscheint weiß oder gelblich, ohne Blasenbildung oder Gewebeuntergang; taut schnell auf, fühlt sich taub an und ist gerötet mit umgebender Ödembildung; heilt innerhalb von 7–10 Tagen ab.

Frostbeule 2. Grades Involviert sind die gesamte Epidermis und die oberen Teile der Dermis. Erscheint initial gleich wie eine Verletzung 1. Grades, aber auch tieferes Gewebe gefriert. Das Auftauen erfolgt schnell. Nach einigen Stunden entstehen Blasen mit klarem oder milchigem Inhalt, umgeben von einer Hautrötung mit Ödem. Es bleibt kein permanenter Gewebeschaden bestehen; die Läsion heilt innerhalb von 3–4 Wochen ab.

Frostbeule 3. Grades Involviert sind Epidermis und Dermis. Die gefrorene Haut ist steif und nur wenig beweglich. Wenn sie auftaut, schwillt sie an, und es entstehen blutgefüllte Blasen, die auf vaskuläre Schäden und tiefe Verletzungen hinweisen. Die Haut mumifiziert und löst sich ab; die Wunde heilt nur sehr langsam.

Frostbeule 4. Grades Die Haut inkl. kompletter Dermis gefriert, auch Muskeln und Knochen sind betroffen. Die Hautperfusion ist schlecht. Blasen oder Ödeme entwickeln sich nicht. Es entstehen frühe Zeichen einer Gewebenekrose; die Haut mumifiziert langsam und löst sich ab.

Frostriss Erfrierung von Körpergewebe durch Exposition gegenüber Frosttemperaturen.

Galea aponeurotica Dicke, zähe Gewebeschicht unter der Kopfhaut, die den Schädel bedeckt.

Gammastrahlung Hochenergetische elektromagnetische Strahlung, die bei einer nuklearen Detonation und später durch den Fallout freigesetzt wird.

Gefahrenbereich Der geografische Bereich, in dem bei einem Gefahrgutunfall eine unmittelbare Gefahr für Gesundheit und Leben besteht („heiße Zone").

Gerechtigkeit Allgemein das, was gerecht ist; im medizinischen Zusammenhang die faire Verteilung von Gütern oder Dienstleistungen basierend auf sozialen Gesichtspunkten durch moralische Regeln und Richtlinien.

Glaskörper Das klare, gelartige Material, das den Augapfel ausfüllt und seine runde Form aufrechterhält.

Grand-Mal-Anfall Generalisierter Krampfanfall mit Verlust des Bewusstseins und Muskelkontraktionen; wird auch als tonisch-klonischer Krampf(anfall) bezeichnet.

Grey-Turner-Zeichen Zyanotische Verfärbung im Flankenbereich.

Grundumsatz Die Menge an Kalorien/Joule, die ein Körper in Ruhe verbrennt, z. B. zur Wärmeproduktion.

Gruppentraining Katastrophenübung, die sich an spezielle Einheiten des Katastrophenschutzes richtet.

Haddon-Matrix Tabelle, welche die Interaktion von Wirt, Agens und Umweltfaktoren bei einem Unfall oder einem Krankheitsgeschehen darstellt.

Halswirbelsäule Halsregion der Wirbelsäule mit 7 Halswirbeln (C1–C7).

Hämatom, epidurales Arterielle Blutung zwischen dem Schädel und der Dura mater.

Hämatom, subdurales Ansammlung von Blut zwischen Dura mater und Arachnoidea.

Hämatothorax Einblutung in den Pleuraspalt.

Hämoptyse Aushusten oder Ausspucken von Blut.

Hautkampfstoff Eine chemische Substanz wie Senfgas oder Lewisit, die als Massenvernichtungswaffe eingesetzt wird; wird auch als Blasenbildner bezeichnet, weil sie verbrennungsartige Verletzungen mit Blasenbildung verursacht.

Hemiparese Kraftminderung einer Körperhälfte.

Hemiplegie Vollständige Lähmung einer Körperhälfte.

Hernia tonsillaris Prozess, bei dem das Gehirn nach unten durch das Hinterhauptsloch gedrückt wird und das Kleinhirn und die Medulla vor sich her schiebt. Folgen sind Hirnzerstörung und schließlich der Tod.

Herzzeitvolumen Blutvolumen, welches das Herz bei jeder Kontraktion pumpt (Angabe in Liter pro Minute).

Hirnstamm Teil des Gehirns, der die Großhirnhemisphären mit dem Rückenmark verbindet.

Hirnverletzung, sekundäre Vergrößerung des Ausmaßes der primären Hirnverletzung durch Faktoren, die zu einem größeren, länger andauernden neurologischen Defizit führen.

Hirnverletzung, primäre Direktes Trauma des Gehirns und damit verbundene vaskuläre Verletzungen.

Hitze(stress)index Kombination aus Umgebungstemperatur und relativer Luftfeuchtigkeit.

Hitzeakklimatisierung Prozess steigender Toleranz gegenüber Hitzeexposition.

Hitzeerschöpfung Zustand nach exzessivem Flüssigkeits- und Elektrolytverlust durch Schwitzen und fehlender adäquater Flüssigkeitszufuhr, wenn der Patient längere Zeit, meist mehrere Tage, hohen Umgebungstemperaturen ausgesetzt ist.

Hitzekrämpfe Akute schmerzhafte Spasmen der willkürlichen Muskulatur nach schwerer körperlicher Arbeit in heißer Umgebung, vor allem, wenn der Patient nicht akklimatisiert ist.

Hitzesynkope Ohnmacht oder Schwindel nach längerem Stehen in heißer Umgebung. Die Hitze führt zu Vasodilatation mit vermehrtem venösem Pooling in den Beinen; Folge ist niedriger Blutdruck.

Hitzetetanie Seltene, selbstlimitierende Krankheit, die durch Hyperventilation entsteht, wenn eine Person für kurze Zeit intensiver Hitze ausgesetzt ist.

Hitzschlag Akute Reaktion auf Hitzeexposition, charakterisiert durch erhöhte Körpertemperatur.

Hitzschlag, anstrengungsabhängiger Zustand erhöhter Körpertemperatur, meist bei Männern, die bei Hitze und hoher Luftfeuchtigkeit arbeiten oder trainieren; Symptome sind blasse, schweißige Haut, erhöhte Körpertemperatur und veränderter Bewusstseinszustand.

Hitzschlag, klassischer Erkrankung durch Einwirkung hoher Luftfeuchtigkeit und hoher Temperatur; ist charakterisiert durch erhöhte Körperkerntemperatur.

Höhe, extreme Höhenbereich ab 5 500 m.

Höhe, große Höhenbereich zwischen 1 500 und 3 500 m.

Höhe, sehr große Höhenbereich zwischen 3 500 und 5 500 m.

Höhenbedingtes Hirnödem (High-Altitude Cerebral Edema, HACE) Lebensbedrohliche Komplikation einer Hirnschwellung; kann bei Aufenthalten in großer Höhe (> 2 400 m) auftreten.

Höhenbedingtes Lungenödem (High-Altitude Pulmonal Edema, HAPE) Lebensbedrohliche Komplikation einer Flüssigkeitsakkumulation in der Lunge; kann bei Aufenthalten in großer Höhe (> 2 400 m) auftreten.

Homoiotherme Warmblüter.

Homöostase Konstante stabile interne Bedingungen; physiologischer Gleichgewichtszustand des Körpers.

Hyperämiezone Die äußerste Zone einer drittgradigen Verbrennung mit minimalem Zellschaden; sie ist charakterisiert durch einen gesteigerten Blutfluss aufgrund einer sekundär auf die Verbrennung folgenden Entzündungsreaktion.

Hyperextension Extreme, abnorme Extension; eine Hyperextension des Halses kann bei Personen mit instabiler Wirbelsäule zur Fraktur oder Luxation von Wirbeln und zu Rückenmarkverletzungen führen.

Hyperflexion Extreme oder abnorme Flexion; eine Hyperflexion des Halses kann zur Fraktur oder Luxation von Wirbeln oder zu Rückenmarkverletzungen bei Personen mit instabiler Wirbelsäule führen.

Hyperkaliämie Erhöhter Kaliumgehalt des Blutes.

Hyperkapnie Übermäßiger Kohlendioxidgehalt des Blutes.

Hyperrotation Exzessive Drehung.

Hypertonie Blutdruck oberhalb der Grenzen des normalen Bereichs; allgemein definiert als systolischer Blutdruck > 140 mmHg.

Hyperventilation, zentrale neurogene Pathologische schnelle und flache Atmung assoziiert mit Kopfverletzungen und steigendem intrakranialem Druck.

Hyphaema Blutansammlung in der vorderen Augenkammer zwischen der klaren Cornea und der farbigen Iris.

Hypochlorit-Lösung Bleichlauge; wird im Haushalt zum Bleichen und in der Industrie zur Herstellung von Reinigungsmitteln verwendet.

Hypoperfusion Inadäquate Perfusion der Zellen mit hinreichend oxygeniertem Blut.

Hypopharynx Unterer Abschnitt des Pharynx, der sich anterior in den Larynx und posterior in den Ösophagus öffnet.

Hyposphagma Unterblutung der Bindehaut, also eine Einblutung zwischen Konjunktiva und Sklera.

Hypothalamus Die Region des Gehirns, die u. a. als Thermoregulationszentrum funktioniert. Er kontrolliert die neurologische und hormonelle Regulation der Körpertemperatur.

Hypothermie Körperkerntemperatur unterhalb der Normaltemperatur, gewöhnlich < 35 °C.

Hypothermie, primäre Abfall der Körpertemperatur, wenn Gesunde ungeschützt überwältigender Kälte ausgesetzt sind.

Hypothermie, sekundäre Abfall der Körpertemperatur als Konsequenz einer systemischen Erkrankung wie Hypothyreose, Trauma, Krebs oder Sepsis.
Hypoventilation Unzureichende Ventilation, wenn das Atemminutenvolumen unter den Normalwert sinkt.
Hypoxämische (hypobare) Hypoxie Hypoxie aufgrund des abnehmenden Atmosphärendrucks und Sauerstoffpartialdrucks mit zunehmender Höhe.
Hypoxie (Hypoxämie) Sauerstoffmangel; inadäquates Sauerstoffangebot. Das Fehlen einer adäquaten Sauerstoffversorgung der Lungen, verursacht durch inadäquates Minutenvolumen (Luftaustausch in den Lungen) oder eine verminderte Sauerstoffkonzentration in der eingeatmeten Luft. Zelluläre Hypoxie bezeichnet ein inadäquates Sauerstoffangebot in den Zellen.
Iatrogen Durch die Behandlung ausgelöst.
Immersion Zustand, wenn Wasser über Gesicht und Atemweg spritzt oder spült, sodass eine Ertrinkungsgefahr durch Aspiration besteht.
Immersionsfuß Nicht frostinduzierte Kälteverletzung, die durch anhaltende Exposition der Extremitäten mit Nässe und Kälte verursacht wird.
Inhalation Einatmung, Aufnahme von Luft in den Respirationstrakt.
Instabiler Thorax (Flail-Chest) Abnorme Beweglichkeit des Brustkorbs aufgrund multipler Rippenfrakturen an 2 oder mehr Stellen oder in Verbindung mit einem gebrochenen Sternum.
Interkostalmuskeln Zwischen den Rippen liegende Muskeln, die diese miteinander verbinden und als Atemhilfsmuskulatur die Atmung unterstützen.
Intermittierende mandatorische Ventilation (IMV) Eine Form der mechanischen Beatmung, bei der Atemfrequenz und Tidalvolumen vorgegeben werden.
Intubation, blinde nasotracheale Einführung eines Endotrachealtubus durch die Nase in die Trachea, ohne den Larynx und die Stimmbänder zu visualisieren.
Intubation, orotracheale Methode der Atemwegssicherung, bei der ein Plastiktubus durch den Mund in die Trachea eingeführt wird.
Inzisur, tentoriale Einbuchtung im Tentorium cerebelli (Kleinhirnzelt) an der Verbindungsstelle von Mittelhirn und Zerebrum. Der Hirnstamm liegt unterhalb der Inzisur.
Ionisation Ein Molekül oder Atom erhält eine Ladung, indem es ein oder mehrere Elektronen aufnimmt oder abgibt.
Ipsilateral Auf derselben Körperseite.
Iris Farbiger Teil des Auges, der die verstellbare Öffnung der Pupille enthält (Regenbogenhaut).
Ischämietoleranz Empfindlichkeit von Gewebezellen gegenüber Sauerstoffmangel.
Kapillaren Die kleinsten Blutgefäße, in denen Diffusion und Osmose durch die Kapillarwände stattfinden.
Kapnografie Monitoring des endtidalen CO_2; korreliert eng mit dem arteriellen Partialdruck von CO_2 (p_aCO_2).
Katarakt Trübung der Augenlinse, die den Eintritt des Lichts ins hintere Auge hemmt und die Sicht wegen der Lichtstreuung verschlechtert.

Katastrophenschutzübung Training einer Ernstfallsituation, an dem z. B. Feuerwehr und Rettungsdienst teilnehmen.
Katecholamine Gruppe körpereigener chemischer Stoffe, die als Neurotransmitter dienen. Die wichtigsten körpereigenen Katecholamine sind Dopamin, Adrenalin und Noradrenalin. Sie bereiten den Körper auf Aktivitäten in Stresssituationen vor.
Kaudal Schwanz- oder fußwärts.
Kavitation Wenn Körpergewebe (z. B. nach dem Einschlag eines Projektils) aus ihrer normalen Lage gezwungen werden und eine temporäre oder permanente Höhle bilden.
Kenntnisstand Für den Umgang mit Gefahrstoffen sollten die Grundkenntnisse eines Rettungsdienstmitarbeiters umfassen: Erkennen eines Unfalls, Isolierung und Expositionsschutz, Benachrichtigung, dass ein Unfall geschehen ist.
Kinematik Untersuchungsprozess des Verletzungsmechanismus eines Unfalls, um festzustellen, welche Verletzungen von den beteiligten Kräften und Bewegung(sänderung)en verursacht werden; Lehre von der Bewegung.
Koagulationsnekrose Gewebezerstörung durch eine Verätzung mit Säuren; das zerstörte Gewebe formt eine Barriere, die vor dem tieferen Eindringen der Säure schützt.
Koagulationszone Die Region mit der größten Gewebezerstörung bei einer drittgradigen Verbrennung; die Haut wird nekrotisch und eine Gewebeheilung ist nicht möglich.
Koagulopathie Blutgerinnungsstörung.
Kochsalzlösung, hypertone Jede wässrige Natriumchloridlösung mit einer NaCl-Konzentration über der physiologischen Salzkonzentration von 0,9 % NaCl (entspricht der Salzkonzentration der Körperflüssigkeit).
Kochsalzlösung, isotone Intravenös zu verabreichende kristalloide Lösung aus Wasser und Natriumchlorid in einer Konzentration von 0,9 %. Wird als Infusionslösung heutzutage aufgrund der Nebenwirkungen nicht mehr empfohlen
Kolliquationsnekrose Gewebezerstörung durch eine Verätzung mit Laugen; die Lauge verflüssigt das Gewebe und kann so in tiefere Gewebeschichten eindringen.
Kompartmentsyndrom Ischämie und eingeschränkter Kreislauf z. B. als Folge einer Gefäßschädigung; ein zelluläres Ödem führt zu steigendem Druck in einem geschlossenen Muskel- oder knöchernen Kompartiment.
Kompetenz 1. Juristischer Begriff, der die allgemeine Fähigkeit einer Person beschreibt, vernünftige Entscheidungen für sich zu treffen; 2. die Fähigkeit, die Kenntnisse, das Wissen und die Qualifikation, etwas erfolgreich durchzuführen.
Kompressibilität Fähigkeit, sich durch Energietransfer zu verformen.
Kompression Kraft, die bei einem Aufprall bewirkt, dass ein Gewebe, Organ oder ein Körperteil zwischen 2 oder mehr Objekten oder Körperteilen gequetscht wird.
Kompressionsverletzungen Verletzungen durch schwere Press- und Quetschkräfte; können äußere Strukturen des Körpers oder die inneren Organe betreffen.
Konduktion Übertragung von Wärmeenergie zwischen 2 Objekten durch direkten Kontakt.

Koniotomie Verfahren zum Öffnen der Atemwege eines Patienten, das als „letzter Ausweg" angesehen werden sollte; dabei wird ein Schlitz zwischen Schild- und Ringknorpel der Trachea geschnitten, um den Luftweg zu öffnen; auch als Krikothyreoidektomie bezeichnet.

Konjunktiva Die klare, schleimhautartige Membran, welche die Sklera (weißer Teil des Auges) bedeckt und die Augenlider säumt.

Kontaktwunde Sie entsteht, wenn der Lauf einer Schusswaffe das Opfer zum Zeitpunkt des Schusses berührt; typischerweise eine runde Eintrittswunde, oft mit sichtbaren Verbrennungen, Rußablagerungen oder einem Abdruck des Waffenlaufes.

Kontamination, primäre Exposition gegenüber einer gefährlichen Substanz während ihrer Freisetzung.

Kontamination, sekundäre Exposition gegenüber einer gefährlichen Substanz, nachdem sie vom Punkt ihrer Freisetzung entfernt wurde, z. B. durch einen Betroffenen, einen Rettungsdienstmitarbeiter oder einen Ausrüstungsgegenstand.

Konvektion Erwärmung von Wasser oder Luft, die einen warmen Körper umströmen, wobei der Körper abkühlt.

Körperkerntemperatur 1. Temperatur, bei der vitale Organe am besten funktionieren und arbeiten; 2. gemessene Temperatur im Inneren des Körpers.

Körperoberfläche (KOF) Die äußere, mit Haut bedeckte Oberfläche des Körpers. Jedes Körperteil repräsentiert einen bestimmten Prozentsatz der Gesamtoberfläche. Dieser Wert ist einer der Faktoren, die zur Berechnung der Ausdehnung einer Verbrennung herangezogen werden.

Krepitation Knisterndes Geräusch als Zeichen für eine Fraktur, wenn Knochenenden aneinander reiben.

Kreuzbein (Os sacrum) Teil der Wirbelsäule unterhalb der Lendenwirbelsäule, besteht aus den 5 Kreuzbeinwirbeln (S1–S5), die durch unbewegliche Gelenke verbunden sind und das Steißbein formen; gewichtstragende Basis der Wirbelsäule und Teil des Beckengürtels.

Krikothyreoidmembran Dünne, feste Membran zwischen Schild- und Ringknorpel; an dieser Stelle wird die Koniotomie durchgeführt.

Kurze Knochen Mittelhandknochen, Mittelfußknochen, Finger-, Zehenglieder.

Kyphose Flache, konvexe Dauerverbiegung der Wirbelsäule, oft mit dem Alterungsprozess verbunden; kann auch durch Rachitis oder Tuberkulose der Wirbelsäule verursacht werden.

Langdistanz-Wunden Penetrierende Wunden durch Schüsse aus einer Distanz über 5,5 m.

Lange Knochen Femur, Humerus, Ulna, Radius, Tibia und Fibula.

Larynx Liegt oberhalb der Trachea und enthält die Stimmbänder mit den zugehörigen Muskeln.

Larynxmaske Alternative zur Atemwegssicherung, wenn eine endotracheale Intubation nicht erfolgreich oder möglich ist; besteht aus einer aufblasbaren Silikonmaske und einem verbindenden Gummischlauch; wird blind in den Pharynx eingeführt und formt eine sichere Niederdruckabdichtung des Hypopharynx, ohne dass die Maske direkt in den Larynx geschoben wird.

Lendenwirbelsäule (LWS) Teil der Wirbelsäule am unteren Rücken unterhalb der Brustwirbel, enthält die 5 Lendenwirbel (L1–L5).

Lewisit Eine ölige Flüssigkeit, die als chemische Waffe eingesetzt wird; verursacht verbrennungsartige Verletzungen mit Blasenbildung; Blasenbildner (Hautkampfstoff).

Lichtenberg-Figur Verzweigte oder gefiederte rötliche, schmerzlose Hautzeichnungen infolge eines Blitzschlags.

Ligament Band aus festem, fibrösem Gewebe, das Knochen mit Knochen verbindet.

Liquor (Zerebrospinalflüssigkeit) Liquor cerebrospinalis; Flüssigkeit im Subarachnoidalraum und zwischen den Hirnhäuten; dient als Schockabsorber, schützt Gehirn und Rückenmark vor Stößen und Druck.

Loslassschmerz Eine physikalische Untersuchung, bei der es zu einer Schmerzempfindung kommt, wenn der Untersucher die Bauchdecke tief eindrückt und schnell wieder loslässt; lässt der abdominale Druck plötzlich nach, verstärkt sich der Schmerz.

Luftdichte Dichte von Organen mit einem ähnlichen Gewicht und der Dichte von Luft, z. B. große Teile der Lunge und des Darms.

Magnesium Ein leichtentflammbares chemisches Element, das zur Herstellung von Brandbomben verwendet wird; außerdem ein essenzieller Elektrolyt im menschlichen Körper.

Makulopapulöser Ausschlag Hautausschlag mit charakteristischen rötlichen Papeln und Bläschen; keine permanente Gewebeschädigung; heilt in 3–4 Wochen ab.

Manuell gesteuerte Sauerstoffapplikatoren Manuell gesteuerte Oxygenatoren können 100 % Sauerstoffkonzentration per Überdruck applizieren. Sie werden manuell getriggert, um einen Atemzug abzugeben. Häufige Komplikationen sind Magenüberblähung und Überdehnung der Lunge.

Mass-Casualty Incident (MCI) Response Maßnahmen und Handlungen in der Nachereignisphase, um Zerstörung, Morbidität und Mortalität im Rahmen einer Katastrophe zu senken.

Massenanfall von Verletzten (MANV) Ereignis (z. B. Flugzeugunglück, zusammenstürzendes Gebäude, Großfeuer), das eine große Anzahl an Patienten mit gleichem Mechanismus, am selben Ort und zur selben Zeit verursacht.

Massenvernichtungswaffe Ein atomarer, biologischer, chemischer, radioaktiver oder explosiver Wirkstoff, der eingesetzt wird, um eine signifikante Zerstörung und eine große Anzahl von Verletzten zu erzielen.

Mazeration Aufweichen der Haut als Folge der Exposition gegenüber konstanter Feuchtigkeit. Die Haut wird weiß, reißt ein und kann sich leicht entzünden.

Mediastinum Mittelteil des Thoraxinnenraums, der Herz, große Gefäße, Trachea, Hauptbronchien und Ösophagus enthält.

Medulla oblongata Teil des Hirnstamms; erstes Regulationszentrum der autonomen Kontrolle des kardiovaskulären Systems.

Meningen Die 3 Membranen, die Gehirn und Rückenmark bedecken.

Metabolismus Die Summe aller physikalischen und chemischen Umwandlungen in einem Organismus; alle Energie- und Materialumsetzungen in lebenden Zellen.

Metabolismus, aerober Sauerstoffbasierter Stoffwechsel, wichtigster Verbrennungsprozess der Körperzellen.

Metabolismus, anaerober Zellstoffwechsel ohne Sauerstoffverbrauch.

Miosis Pupillenverengung; der Patient klagt oft über verschwommene oder trübe Sicht.

Misshandlung Das absichtliche Zufügen von Verletzungen, unverhältnismäßige Einschränkung, Einschüchterung oder grausame Bestrafung, die zu physischen und/oder psychischen Schäden oder Leiden führen. Das Vorenthalten von Leistungen, die vor diesen Ereignissen schützen, gehört ebenfalls dazu.

Mitigation In der Notfallmedizin eine Reduzierung der Todesfälle, indem die Auswirkungen einer Katastrophe verringert werden.

Mitteldistanz-Wunden Penetrierende Wunden durch Schüsse aus mittlerer Distanz (1,8–5,5 m).

Mittelhirn Der Teil des Hirnstamms oberhalb der Brücke (Pons); enthält Nervenbahnen, die Cerebrum und Medulla oblongata verbinden, sowie das optische und akustische Reflexzentrum.

Mittlerer arterieller Druck (MAP) Durchschnittlicher Druck im vaskulären System; wird bestimmt durch Addition von einem Drittel des Pulsdrucks zum diastolischen Druck.

Morbidität Krankheitshäufigkeit innerhalb einer Population.

Mortalität Sterblichkeit; Anzahl der Todesfälle in einem Beobachtungszeitraum.

Mukokutan Gebildet von Haut und Schleimhaut oder zu beiden gehörend.

Multisystemtrauma Mehr als ein Körpersystem ist verletzt.

Myoglobin Ein Muskelprotein, das dem Muskel seine typische rote Farbe gibt.

Myoglobinurie Myoglobinausscheidung in das Blut; führt zu rötlichem oder teefarbenem Harn, Nierenvergiftung und Nierenausfall.

Myokard Mittlere und dickste Schicht der Herzwand; besteht aus Herzmuskeln.

Myokardiale Hypertrophie Vergrößerte Herzgröße und -muskelmasse.

Nachereignisphase Phase, die beginnt, sobald die Energie des Unfalls absorbiert und der Patient traumatisiert wurde. Phase der präklinischen Versorgung, welche die Hilfsfrist, die goldene Phase und die Reaktionszeit des OP-Teams umfasst.

Nachlast Der Druck, gegen den der linke Ventrikel das Blut bei jedem Herzschlag pumpen muss.

Nahtknochen Knochen, die durch Nähte (Suturae) verbunden sind und den Schädel bilden.

Nasopharynx Oberer Teil der Atemwege, liegt oberhalb des weichen Gaumens.

Nervensystem, autonomes Teil des zentralen Nervensystems, der die unwillkürlichen Funktionen des Körpers lenkt und kontrolliert.

Nervensystem, parasympathisches Teil des Nervensystems, der die normalen Körperfunktionen kontrolliert.

Nervensystem, sympathisches Teil des Nervensystems, der die „Flucht-oder-Angriff-Reaktion" auslöst.

Neuralbögen Zwei gebogene Auswüchse des Wirbelkörpers.

Neutralposition Position eines Gelenks, die eine maximale Bewegung erlaubt; weder gebeugt noch gestreckt.

Newtons 1. Gesetz der Bewegung Ein in Ruhe befindlicher Körper bleibt so lange in Ruhe und ein sich bewegender Körper bleibt so lange in Bewegung, bis eine andere Kraft von außen auf diesen Körper einwirkt (Trägheitsprinzip).

Newtons 2. Gesetz der Bewegung Die Beschleunigung eines Objekts ist direkt proportional zu der einwirkenden Kraft, hat dieselbe Richtung und ist umgekehrt proportional zur Masse des Objekts (Aktionsprinzip).

Newtons 3. Gesetz der Bewegung Für jede Aktion oder Kraft besteht eine gleiche Gegenreaktion (Wechselwirkungsgesetz).

Nicht frostinduzierte Verletzungen Entstehen durch eine Schädigung der peripheren Gewebe aufgrund von Stunden bis Tage anhaltender Kälte- und Feuchtigkeitsexposition; werden auch als Immersionsfuß bezeichnet.

„Nonpatent Airway" Verlegter Atemweg; vgl. „Patent Airway".

Noradrenalin Norepinephrin; Neurotransmitter, der vom sympathischen Nervensystem ausgeschüttet wird. Es erhöht den peripheren Widerstand und den Blutdruck durch Verengung der Blutgefäße und passt so das Gefäßvolumen an das vorhandene Blutvolumen an.

Nuclei vestibulares Vestibularkerne, Regionen des Gehirns, von denen die Vestibularnerven ausgehen, die für den Gleichgewichtssinn verantwortlich sind.

Ödem Lokale oder generalisierte Umstände, unter denen einige Körpergewebe exzessive Flüssigkeitsmengen enthalten; führen generell zu Gewebeschwellungen.

Okulomotorius III. Hirnnerv; kontrolliert die Pupillenverengung.

Omentum (Netz) Eine Falte des Peritoneums, die den Magen bedeckt und ihn mit anderen intraabdominalen Organen verbindet.

Osmose Durchtritt von Wasser (oder einem anderen Lösungsmittel) durch eine Membran von einer hypotonischen zu einer hypertonischen Region.

Ösophagus Speiseröhre; Muskelschlauch, der Mund und Magen miteinander verbindet.

Osteophyt Knochenneubildungen im Rahmen degenerativer Knochenerkrankungen.

Osteoporose Verlust der normalen Knochendichte, mit Ausdünnung des Knochengewebes und dem Wachstum kleiner Löcher im Knochen; kann Schmerzen (vor allem im unteren Rückenbereich), häufige Knochenbrüche, Abnahme der Körpergröße und verformte Körperregionen verursachen; oft Bestandteil des normalen Alterungsprozesses.

Oxygenierung Versorgung, Behandlung oder Anreicherung mit Sauerstoff.

Pädiatrischer Trauma-Score (PTS) Score-System, das auf klinischen Informationen als Vorhersagewerte für die Schwere von Verletzungen basiert; eignet sich für Triage-Entscheidungen.

Paradoxer Puls Zustand, in dem der systolische Blutdruck des Patienten bei jedem Einatmen um mehr als 10–15 mmHg fällt; gewöhnlich verursacht durch ansteigenden intrathorakalen Druck, z. B. bei einem Spannungspneumothorax oder einer Perikardtamponade.

Paraplegie Lähmung der unteren Extremitäten.

Parästhesie Kribbeln oder taubes Gefühl in den unteren Extremitäten.

Parenchym Die essenziellen oder funktionalen Zellen oder Elemente eines Organs.

Parese Unvollständige Lähmung, verursacht durch Nervenentzündung oder Verletzung.

„Patent Airway" Offener, nicht verlegter Atemweg von ausreichendem Ausmaß für normale Volumina des Luftaustauschs, vgl. „Nonpatent Airway".

Patientenverfügung Schriftliche Vorausverfügung für den Fall, dass ein Patient seinen Willen nicht mehr äußern kann. Sie beschreibt seine Wünsche bzgl. lebensverlängernder Maßnahmen und medizinischer Entscheidungen.

Patientenwohl (Beneficence) Ein ethischer Begriff, der bedeutet, etwas zum Wohle eines anderen zu tun. Für den Rettungsdienst heißt das, alles, was für den Patienten vorteilhaft ist, zu maximieren und gleichzeitig die Risiken für den Patienten zu minimieren.

Perikardiozentese Verfahren, um angesammeltes Blut aus dem Perikardraum zu entfernen.

Perikardtamponade Kompression des Herzens durch Flüssigkeit, die sich im Herzbeutel sammelt, der den Herzmuskel (Myokard) umgibt; wird auch kardiale Tamponade genannt. Bei einem Trauma besteht die Flüssigkeit gewöhnlich aus Blut. Die akkumulierte Flüssigkeit verhindert den normalen Rückfluss des Blutes zum Herzen durch die Kompression des Myokards, wodurch der Kreislauf beeinträchtigt wird.

Periorbitale Ekchymose Siehe Waschbärenaugen.

Periost Dicke Bindegewebsschicht, welche die Knochenoberfläche, mit Ausnahme der Gelenke, bedeckt (Knochenhaut).

Peritonealraum Raum im oberen Abdomen, der Darm, Milz, Leber, Magen und Gallenblase enthält; er ist vom Peritoneum ausgekleidet (Bauchraum).

Peritoneum Bauchfell, Auskleidung der Abdominalhöhle.

Peritonitis Entzündung des Peritoneums, Bauchfellentzündung.

Perkutan Durch die Haut, z. B. ein Nadelstich.

Perkutane transtracheale Ventilation (PTV) Verfahren zur Patientenbeatmung, bei der eine Nadel (16 G oder größer) durch die Krikothyreoidmembran direkt in das Tracheallumen eingeführt wird.

Pharynx Rachen; röhrenförmige Struktur, die eine Passage für den Atemweg und die Speiseröhre darstellt. Oropharynx ist der Bereich des Rachens posterior des Mundes, Nasopharynx der Bereich hinter den posterioren Nares.

Physician's Order for Life-Sustaining Treatment (POLST) US-amerikanische Variante der Patientenverfügung.

Physiologische Reserve Die überschüssige funktionale Kapazität eines Organs oder Organsystems.

Pia mater Dünne, vaskuläre Membran, die dem Gehirn, dem Rückenmark und den proximalen Nerventeilen eng aufliegt; innerste Schicht der 3 Meningen oder Hirnhäute, die das Gehirn bedecken.

Pleura Dünne Membran, welche die Innenseite der Thoraxhöhle und die Lungen auskleidet. Den Teil, der die Brusthöhle auskleidet, nennt man parietale Pleura, den Teil, der die Lungen bedeckt, viszerale Pleura.

Pleura, parietale Dünne Membran, welche die innere Seite der Brusthöhle auskleidet (Brustfell).

Pleura, viszerale „Lungenfell", der die Lungen außen überziehende Teil der Pleura.

Plicae vestibulares Taschenfalten des Kehlkopfes, „falsche Stimmbänder", welche die Luft durch die Stimmbänder leiten.

Pneumothorax Verletzung, die zu einem Lufteinstrom in den Pleuraspalt führt; oft mit einer kollabierten Lunge assoziiert. Man unterscheidet einen offenen Pneumothorax mit einer Öffnung in der Brustwand nach außen und einen geschlossenen Pneumothorax als Folge eines stumpfen Traumas oder eines spontanen Kollapses.

Pneumothorax, offener Eine penetrierende Brustwunde verursacht ein Loch in der Brustwand, das einen bevorzugten Weg für Luft aus der Umgebung in den Thorax darstellt.

Positiver endexspiratorischer Druck (PEEP) Der Druck innerhalb der Lunge oberhalb des Luftdrucks am Ende der Exspiration; außerdem eine Methode der assistierten Beatmung, bei der am Ende der Exspiration ein bestimmter, vom Anwender eingestellter positiver Druck in den Alveolen erhalten bleibt, um die funktionelle Residualkapazität zu erhöhen und den Gasaustausch zu verstärken.

Posttraumatische Belastungsstörung (PTBS) Depressiver Zustand, der durch ein psychisches Trauma ausgelöst wird, bei dem grausame oder furchterregende Situationen erlebt wurden; er ist durch Flashbacks, Albträume, Angst und unkontrollierbare Gedanken an das Ereignis gekennzeichnet.

Posttraumatische Endophthalmitis Infektion der Augeninnenräume, gewöhnlich die Folge eines penetrierenden Traumas des Auges.

Präferenz Die Art und Weise, wie das Versorgungsprinzip in der verfügbaren Zeit vom Rettungsdienst erreicht werden kann.

Präventionsstrategie, aktive Strategie in der Traumaprävention, welche die aktive Mitarbeit der zu schützenden Person erfordert, z. B. das Tragen eines Schutzhelms.

Präventionsstrategie, passive Strategie in der Traumaprävention, die normalerweise eine geringe oder gar keine Aktivität der betroffenen Person benötigt, z. B. Airbag im Kraftfahrzeug.

Presbyakusis Altersschwerhörigkeit.

Prinzip Ein Element, das vorhanden sein oder erreicht bzw. erhalten werden muss, um das Überleben und die Genesung des Patienten zu garantieren; bezieht sich auch auf die vier ethischen Gesichtspunkte der Selbstbestimmung, der Schadensvermeidung, des Patientenwohls und der Gerechtigkeit.

Prinzipienethik Die Anwendung der vier ethischen Prinzipien der Selbstbestimmung, der Schadensvermeidung, des Patientenwohls und der Gerechtigkeit, die einen Rahmen bieten, in dem Vor- und Nachteile einer Behandlung für einen bestimmten Patienten abgewogen werden können, um diesem das Beste in seinem Interesse anzubieten.

Profil Die ursprüngliche Größe eines Projektils bzw. seine Größe zum Zeitpunkt des Einschlags.

Pulsdruck Druckanstieg bei jedem neuen Blutbolus, der den linken Ventrikel verlässt. Außerdem die Differenz zwischen systolischem und diastolischem Blutdruck (systolischer Druck minus diastolischer Druck gleich Pulsdruck).

Pulslose elektrische Aktivität (PEA) Im EKG ist ein Rhythmus erkennbar, bei dem man erwarten würde, dass er mit Auswurf einhergeht. Dennoch ist kein Puls tastbar.

Pulsoxymeter Gerät zur Messung der arteriellen Oxyhämoglobinsättigung; gemessen wird das Absorptionsverhältnis von rotem und infrarotem Licht nach Passage durch das Gewebe; „falsch hohe" Sättigung durch Messung von z. B. CO-Hb möglich.

Querfortsatz Zur Seite weisender, paariger Fortsatz eines Wirbels.

Radiologische Bombe „Schmutzige Bombe"; konventionelle Bombe, die mit radioaktivem Material umgeben ist, das sie bei der Explosion freisetzt.

Rapid-Sequence-Intubation (RSI) Vorbereitung eines Patienten zur Intubation mithilfe pharmakologischer Substanzen zur Sedierung und Muskelrelaxation.

Residualvolumen Luftmenge, die selbst bei maximaler Exspiration nicht ausgeatmet wird, sondern in den Alveolen und Bronchien verbleibt.

Respiration Alle Schritte der Ventilation und des Kreislaufs, die am Austausch von Sauerstoff und Kohlendioxid zwischen der äußeren Atmosphäre und den Körperzellen beteiligt sind; in der Medizin meist auf die Atmung und die Schritte der Sauerstoffzufuhr beschränkt.

Retikuläres Aktivierungssystem (RAS) Aufmerksamkeitszentrum; Kontrollzentrum des Zentralnervensystems, das für den Grad des Bewusstseins und der Aufmerksamkeit zuständig ist.

Retroperitonealraum Raum im unteren Abdomen, der Nieren, Harnleiter, Blase, Reproduktionsorgane, untere V. cava, abdominelle Aorta, Bauchspeicheldrüse sowie Teile des Zwölffingerdarms, Grimmdarm und Rektum enthält.

Rettungsphase Im Katastrophenzyklus die Zeit unmittelbar nach dem Ereignis, in der durch adäquate Maßnahmen und Interventionen Leben gerettet werden können.

Rezeptor, muskarinerger Acetylcholinrezeptor, findet sich hauptsächlich in der glatten Muskulatur und den meisten sekretorischen Drüsen.

Rezeptor, nicotinerger Acetylcholinrezeptor, findet sich hauptsächlich in der quergestreiften Skelettmuskulatur.

Rhabdomyolyse, traumatische Siehe Crush-Syndrom.

Riefen Rillen im Lauf eines Gewehrs oder einer Handfeuerwaffe, die das Projektil auf dem Weg zum Ziel in Rotation um die eigene Achse versetzen und so die Flugbahn stabilisieren.

Ringer-Laktat Intravenös zu verabreichende hypotone kristalloide Lösung; wird als Volumenersatz verwendet; enthält Wasser, Natrium, Chlorid, Kalzium, Kalium und Laktat.

Rote Blutkörperchen (Erythrozyten) Diskusförmige Zellen, die Hämoglobin enthalten und Sauerstoff zu den Organen und Zellen des Körpers transportieren.

Rückenmarkdurchtrennung, inkomplette Durchtrennung des Rückenmarks, bei der einige Nervenbahnen und motorische oder sensorische Funktionen erhalten bleiben.

Rückenmarkdurchtrennung, komplette Alle spinalen Nervenbahnen sind unterbrochen, und alle Rückenmarkfunktionen distal von dieser Stelle fallen aus.

Rückenmarkerschütterung Traumatische Erschütterung des Rückenmarks mit temporärer Unterbrechung der Rückenmarkfunktionen distal der Verletzung.

Rückenmarkkompression Druck auf das Rückenmark durch eine Schwellung, der zu einer Gewebe-Ischämie führen kann und in manchen Fällen eine Dekompression erfordert, um einen dauerhaften Verlust der Rückenmarkfunktionen zu verhindern.

Rückenmarkkontusion Quetschung des oder Einblutung in das Rückenmarkgewebe mit temporärer Unterbrechung der Rückenmarkfunktionen distal der Verletzung.

Rückenmarkverletzung Verletzung durch Zerreißen oder Zerschneiden des Rückenmarks.

Ruhephase Im Katastrophenzyklus die Zeit zwischen zwei Katastrophen oder Massenanfällen von Verletzten, in der Risikoanalysen durchgeführt und Katastrophenpläne für wahrscheinliche Szenarien entwickelt, erprobt und implementiert werden sollten.

SAMPLE Eselsbrücke zur Erinnerung an die wichtigsten Fragen der Anamnese: Symptome? Allergien? Medikamente? Persönliche Vorgeschichte? Letzte Mahlzeit? Ereignisse, die zur Verletzung führten?

Sauerstoffversorgung Sauerstofftransfer von der Luft zu den Erythrozyten während der Atmung sowie der Transport der oxygenierten Erythrozyten über das Kreislaufsystem zu den Geweben.

Säure Eine chemische Substanz mit einem pH-Wert unter 7, die eine Base (Lauge) neutralisieren kann.

Schädelbasisfraktur Bruch der Schädelbasis.

Schädelhöhle Der Raum innerhalb des Schädels.

Schadensvermeidung (Nonmaleficence) Ein ethisches Prinzip, das den Rettungsdienstmitarbeiter verpflichtet, dem Patienten nicht zu schaden und ihn vor weiteren Schäden zu bewahren.

Scherkräfte Entstehen, wenn ein Organ, ein Gewebe oder eine Struktur seine/ihre Geschwindigkeit schneller ändert als ein anderes Organ, Gewebe oder eine andere Struktur.

Scherung Aus abrupter Be- oder Entschleunigung resultierende Kraft, die zu einem Abschneiden oder Abreißen von Körperteilen führt.

Schlagvolumen Blutvolumen, das bei jeder Kontraktion (Schlag) der linken Herzkammer herausgepumpt wird.

Schneeblindheit Verbrennungen der Cornea des Auges durch ultraviolette Strahlung, die vom Schnee reflektiert wird.

Schnüffelposition Position mit leicht erhöhtem und nach vorn geschobenem Gesicht, um die Ventilation sowie die Sicht bei der endotrachealen Intubation zu verbessern.

Schock Weitreichende mangelhafte Gewebeperfusion durch fehlende oxygenierte rote Blutkörperchen, die zu einem anaeroben Stoffwechsel und verminderter Energieproduktion führt.

Schock, distributiver Entsteht, wenn sich das intravasale Gefäßvolumen ohne proportionale Zunahme des Flüssigkeitsvolumens vergrößert.

Schock, hämorrhagischer Schock durch Blutverlust nach innen oder außen, kann ohne traumatische Gewebeschädigung (z. B. GI-Blutung, Aneurysmaruptur) oder mit traumatischer Gewebeschädigung auftreten (z. B. Multisystemtrauma).

Schock, hypovolämischer Zustand genereller Minderperfusion der vitalen Organe aufgrund eines Volumenmangels. Im engeren Sinne ausgelöst durch Flüssigkeitsverlust nach innen oder außen.

Schock, kardiogener Durch Herzversagen ausgelöster Schock; die Ursachen sind entweder intrinsisch, Resultat einer direkten Herzverletzung, oder extrinsisch, verursacht durch ein Problem außerhalb des Herzens.

Schock, kompensierter Inadäquate periphere Perfusion mit Anzeichen einer verminderten Organperfusion bei normalem Blutdruck.

Schock, neurogener Tritt auf, wenn eine Rückenmarkverletzung das Rückenmark oberhalb des Sympathikusaustritts zerstört.

Schock, psychogener Temporärer neurogener Schock infolge psychologischen Stresses (Ohnmacht).

Schock, septischer Schock verursacht durch eine ausgedehnte systemische Infektion, die zur Freisetzung lokal wirkender Hormone und zur Beschädigung der Blutgefäßwände führt; dadurch werden eine periphere Vasodilatation sowie ein Heraussickern von Flüssigkeit aus den Kapillaren in den Interstitialraum hervorgerufen.

Schock, spinaler Verletzung des Rückenmarks, die zu einem vorübergehenden Verlust der sensorischen und motorischen Fähigkeiten führt.

Schockfront Die Grenze zwischen dem Explosionsüberdruck nach einer Detonation und dem normalen Atmosphärenluftdruck.

Schockwelle Siehe Schockfront.

Schützengrabenfuß Immersions-Kälte-Nässe-Schaden; siehe Immersionsfuß.

Schweigepflicht Verpflichtung aller medizinischen Berufsgruppen, die Einsicht in die Daten und Unterlagen eines Patienten erhalten haben, diese Informationen nicht weiterzugeben, mit Ausnahme der an der Versorgung beteiligten Personen und Institutionen.

Second Impact Syndrome Plötzliche neurologische Verschlechterung bei Patienten, die kurze Zeit nach einer ersten Gehirnerschütterung eine weitere Gehirnerschütterung erleiden, ohne dass die Symptome des ersten Ereignisses abgeklungen sind.

Sehne Band aus widerstandsfähigem, unelastischem fibrösem Gewebe, das einen Muskel mit einem Knochen verbindet.

Selbstbestimmung (Autonomy) Das Recht eines selbstständigen, erwachsenen Patienten, über seine Gesundheit und Behandlung ohne Einschränkung entscheiden zu dürfen.

Selbsthilfe Leisten von Erster Hilfe bei sich selbst bei einer Verletzung.

Seneszenz Alterungsprozess.

Senfgas (Schwefellost) Ölige, klare bis gelbbraune Flüssigkeit, die durch eine Bombendetonation oder eine Sprühvorrichtung aerolisiert werden kann; Hautkampfstoff oder Blasenbildner, der als Massenvernichtungswaffe eingesetzt wird.

Sepsis Blutvergiftung.

Sesambeine In Sehnen, Bänder oder Gelenkkapseln eingefügte Schaltknochen (z. B. Patella).

Sicherheitsbereich Der geografische Bereich bei einem Gefahrgutunfall, in dem keine Gefahr besteht.

Simulation Trainingsform, bei der Ernstfallsituationen trainiert werden.

Single-System-Trauma Nur ein Körpersystem ist verletzt.

Sklera Die feste, fibröse, weiße äußere Schicht des Augapfels.

Spannungspneumothorax Zustand, der auftritt, wenn der Luftdruck im Pleuraspalt den äußeren Atmosphärendruck übersteigt und der Überdruck nicht entweichen kann. Die betroffene Seite schwillt stark an, komprimiert die Lunge der beteiligten Seite und verschiebt das Mediastinum so weit, dass die andere Lungenhälfte teilweise kollabiert. Der Spannungspneumothorax ist normalerweise fortschreitend und stellt eine unmittelbar lebensbedrohliche Situation dar.

Spätfolge Eine erst später auftretende Auswirkung oder Komplikation einer Verletzung oder Erkrankung.

Spinalstenose Verengung des Rückenmarkkanals.

Sprengstoffe, hochexplosive Diese Sprengstoffe setzen ihre Energie mit hoher Geschwindigkeit frei; sie sind in der Lage, eine Druckwelle oder ein Überdruckphänomen zu erzeugen, die primäre Verletzungen hervorrufen können.

Sprengstoffe, langsame Diese Sprengstoffe gehen nach ihrer Zündung relativ langsam von einem festen oder flüssigen in einen gasförmigen Zustand über (der Prozess entspricht eher einer Verbrennung als einer Explosion). Aufgrund der langsameren Energiefreisetzung erzeugen sie keinen Explosionsüberdruck.

START-Triage-Algorithmus Vorgang, bei dem die Priorität für Behandlung und Transport bei einem Massenanfall von Verletzten festgelegt wird; umfasst die Untersuchung des respiratorischen Status, des Perfusionsstatus und des mentalen Status des Patienten.

Stasezone Die Region in unmittelbarer Nähe der Koagulationszone; der Blutfluss stagniert; die Zellen sind zwar geschädigt, aber nicht irreversibel zerstört. Wird die Sauerstoff- oder Blutversorgung dieser Zellen nachhaltig gestört, sterben sie ab und werden nekrotisch. Eine zeitgerechte und angemessene Behandlung ermöglicht die Wiederherstellung von Blutversorgung und Sauerstofftransport der geschädigten Zellen.

Status epilepticus Lebensbedrohlicher Zustand, bei dem ein Krampfanfall länger als 5 Minuten andauert oder bei dem zwei oder mehr Krampfanfälle hintereinander auftreten, ohne dass der Betroffene zwischendurch zu sich kommt.

Steady-State-Metabolismus Zustand, in dem Zellen, Organe und der Körper stabil funktionieren.

Steißbein Unterster Teil der Wirbelsäule; enthält 3–5 Sakralwirbel.

Sternwunde Sternförmige (Austritts-)Wunde bei einer Schussverletzung.

Stickstofflost Ölige Flüssigkeit, die als chemische Waffe eingesetzt wird und auf der Haut Blasen bildet; kann außerdem die oberen Atemwege, den Gastrointestinaltrakt und das Knochenmark schädigen; Hautkampfstoff; Zugpflaster; wird auch in der Antikrebstherapie angewendet.

Strahlungsenergie Energie von elektromagnetischen Wellen, ohne physikalische Masse.

Subarachnoidalblutung Einblutung in den mit Zerebrospinalflüssigkeit gefüllten Subarachnoidalraum.

Subarachnoidalraum Raum zwischen der Pia mater und der Arachnoidea; enthält Zerebrospinalflüssigkeit (Liquor) und meningeale Venen. Der Subarachnoidalraum ist üblicherweise ein Ort für subdurale Hämatome.

Subkutanes Emphysem Akkumulation von Luft in den Weichteilen des Körpers.

Subkutis Hautschicht direkt unter der Dermis; Kombination aus elastischem und fibrösem Gewebe und Fettspeichern.

Sublimation Wenn Feststoffe unter Umgehung der flüssigen Phase direkt in die Gasphase übergehen.

Subluxation Teil- oder unvollständige Verrenkung eines Gelenks.

Submersion Vollständiges Untertauchen des Körpers in Wasser.

Supraglottischer Atemweg Atemwegshilfsmittel, das ohne direkten Blick auf die Stimmbänder eingeführt wird; trennt die Trachea vom Ösophagus. Diese Atemwegshilfen dichten die Trachea nicht komplett ab, sodass der Aspirationsschutz nicht in vollem Umfang gegeben ist.

Surveillance Systematische und kontinuierliche Überwachung von Erkrankungen bzw. Todesfällen, besonders bei Infektionskrankheiten.

Synkope Ohnmacht.

Systemischer vaskulärer Widerstand (SVR) Summe der Widerstände gegen den Blutfluss durch die Gefäße. Der Widerstand steigt, wenn sich die Gefäße zusammenziehen. Jede Änderung des Gefäßdurchmessers oder der Gefäßelastizität beeinflusst den SVR.

Tachypnoe Erhöhte Atemfrequenz.

Tactical Casualty Care (TCC) Verwundetenversorgung in einer gefährlichen oder taktischen Situation.

Tactical Emergency Medical Support (TEMS) Die umfassende und integrierte medizinische Versorgung von Verletzten, die Beratung der Einsatzleitung in sanitätsdienstlichen Fragen und das medizinische Informationsmanagement bei Spezialeinsätzen der Polizei, um zur Sicherheit und zum Erfolg solcher Einsätze beizutragen.

Tactical Evacuation Care Gesamte medizinische Versorgung während der Evakuierung eines Verwundeten mit einem Luft-, Land- oder Wasserfahrzeug zu einer höheren Behandlungsebene. In dieser Phase steht das gesamte Personal und Material des entsprechenden Transportmittels zur Verfügung.

Tactical Field Care Maßnahmen, die durchgeführt werden, sobald sich der Verwundete und die anderen Angehörigen seiner Einheit in einer Deckung außerhalb der unmittelbaren Feindeinwirkung befinden. Das Sanitätsmaterial ist in dieser Phase auf das begrenzt, was von den Soldaten für diese Mission mitgeführt wird.

Tamponade Verschluss oder Blockierung einer Wunde oder eines Blutgefäßes; auch die Kompression des Herzens durch eine Blut- oder Flüssigkeitsansammlung im Perikard.

Taschenfalten „Falsche Stimmbänder", leiten die Luft durch die („echten") Stimmbänder.

Tauchreflex Schutzreflex, der bei allen Säugern auftritt, wenn der Körper in kaltes (< 21 °C) Wasser eintaucht. Der Stoffwechsel verlangsamt sich schlagartig; der Larynx verschließt sich; das Blut wird zentralisiert, um Herz und Gehirn zu versorgen; Herz- und Atemfrequenz sinken deutlich.

Taumeln End-über-End-Bewegung; Projektile taumeln, wenn ihr vorderes Ende auf einen Widerstand trifft.

Tentorium Eine Einfaltung der Dura, die eine Bedeckung über dem Cerebellum (Kleinhirn) bildet. Das Tentorium ist Teil der Basis des oberen Schädels, gleich unterhalb des Gehirns (Cerebrum).

Tetraplegie Lähmung aller 4 Extremitäten.

Thermischer Ausgleich Wärmetransfer von einem wärmeren zu einem kälteren Objekt, bis es zu einem Temperaturausgleich zwischen den beiden kommt.

Thermischer Gradient Temperaturunterschied zwischen zwei Objekten.

Thermit Pulverisiertes Aluminium und Eisenoxid, das in einer heftigen Reaktion mit Temperaturen bis zu 2 500 °C verbrennt. Dabei wird Aluminiumoxid und flüssiges Eisen freigesetzt, das insbesondere bei Kontakt mit Wasser explosionsartig weggeschleudert werden kann.

Thermoregulation, physiologische Prozess, der die Körpertemperatur kontrolliert; beinhaltet u. a. die Dilatation und Konstriktion der Blutgefäße, um die Körpertemperatur aufrechtzuerhalten.

Thermoregulationszentrum Region des Gehirns (Hypothalamus), die als Thermostat des Körpers funktioniert und die neurologischen und endokrinen Regulationsmechanismen steuert.

Thorax Brusthöhle, besteht aus 12 Rippenpaaren, die posterior gelenkig mit der Brustwirbelsäule verbunden sind. Zehn Rippenpaare sind anterior gelenkig mit dem Sternum (Brustbein) verbunden. Die beiden untersten Rippenpaare sind nur posterior (an den Wirbeln) befestigt und werden freie Rippen genannt. Der Brustkorb wird nach unten vom Zwerchfell begrenzt und abgetrennt.

Tidalvolumen Atemzugvolumen; normales Luftvolumen, das mit jedem Atemzug ausgetauscht wird. Etwa 500 ml Luft werden von einem gesunden Erwachsenen in Ruhe mit jedem Atemzug zwischen den Lungen und der Atmosphäre ausgetauscht.

Totalkapazität der Lunge Luftvolumen, das die Lunge bei maximaler Füllung aufnehmen kann.

Totenflecke, lageabhängige Ansammlung von Blut in den am tiefsten liegenden Regionen eines toten Körpers.

Totenstarre (Rigor mortis) Das zeitweilige Versteifen und Starrwerden von Muskeln und Gelenken nach dem Tod; beginnt gewöhnlich 2–4 Stunden nach Eintritt des Todes und hält etwa 36–48 Stunden an.

Totraum Die Menge an Luft, die in den oberen Luftwegen verbleibt und nie die Alveolen erreicht, um am Gasaustausch teilzunehmen.

Toxidrom Symptomenkomplex, der auf eine Exposition gegenüber bestimmten Chemikalien oder Toxinen hinweist.

Trachealshift Verlagerung der Trachea von der Mittellinie auf die unverletzte Seite.

Tränengas Eine chemische Substanz, mit der Personen schnell für kurze Zeit außer Gefecht gesetzt werden können; sie reizt die Haut, Schleimhäute, Lungen und Augen.

Transösophageale Echokardiografie Ultraschalluntersuchung des Herzens, bei der das Endoskop in die Speiseröhre (Ösophagus) eingeführt wird.

Trauma, penetrierendes Trauma durch ein Objekt, das die Haut penetriert; verursacht im Allgemeinen permanente und temporäre Höhlungen.

Trauma, stumpfes Nicht penetrierendes Trauma als Resultat einer temporären Höhle im Körper, die durch ein sich schnell bewegendes Objekt mit schmaler Aufschlagfläche verursacht wird. Die Energie konzentriert sich auf eine kleine Fläche.

Trauma-Chin-Lift Methode zum Öffnen der Atemwege eines Patienten mit vermuteter Wirbelsäulenverletzung; Adaptation des „Chin-Lift-Airway"-Manövers, das eine manuelle Immobilisierung des Kopfes in neutraler Linie beinhaltet. Das Kinn und die unteren Schneidezähne werden gefasst und angehoben, um die Mandibula nach vorne zu ziehen.

Trauma-Jaw-Thrust Manöver zum Offenhalten der Atemwege eines Traumapatienten, bei dem der Kopf und die Wirbelsäule manuell in einer neutralen Position gehalten werden. Dazu werden die Daumen über den Jochbeinen und der Zeige- und Mittelfinger am

Unterkieferwinkel platziert. Somit kann der Unterkiefer nach oben/vorne geschoben werden.

Trendelenburg-Lagerung Der Kopf des Patienten wird abgesenkt, während gleichzeitig seine Beine angehoben werden. Gewöhnlich wird dafür das Fußende eines flachen Bettes oder eines Spineboards stärker angehoben als das Kopfende. In dieser Position (Abdomen höher als Thorax) presst das Gewicht des Abdomeninhalts gegen das Zwerchfell, was Atemprobleme auslösen kann. Eine modifizierte Trendelenburg-Lagerung, bei der Kopf und Torso horizontal gelagert bleiben und nur die Beine angehoben werden, minimiert die Atemprobleme.

Triage (franz.: „Sortieren"); Prozess, bei dem eine Gruppe von Verletzten nach der Vorrangigkeit ihrer Hilfsbedürftigkeit kategorisiert wird. Wenn nur wenige Patienten involviert sind, erfolgt die Triage abwechselnd von Patient zu Patient, beginnend mit den dringlichsten Hilfebedürfnissen, um dann zu den weniger dringlichen Dingen überzugehen. Bei einem Massenanfall von Verletzten wird bei der Trage so verfahren, dass sowohl Dringlichkeit als auch Überlebenswahrscheinlichkeit festgestellt werden.

Überdruckspitzenwert Der maximale Druck, der an einem Ort entsteht, wenn die Schockwelle nach einer Explosion diesen Ort erreicht.

Übertragungswegadaptierte PSA Die persönliche Schutzausrüstung (PSA) wird zusätzlich zu den regulären Maßnahmen des Infektionsschutzes durch Schutz vor Kontaktinfektion, Tröpfcheninfektion und Aerosolinfektion ergänzt.

Umfassendes Notfall- und Gefahrenmanagement (Comprehensive Emergency Management) Besteht aus vier Komponenten: Schadensbegrenzung, vorbeugende Katastrophenplanung, akute Katastrophenhilfe und Wiederaufbau.

Umgebungstemperatur Temperatur der Luft, die den Menschen umgibt.

Unabhängiges Lernen Selbststudium.

Uncus Schläfenlappen des Gehirns.

Uncus-Einklemmung Eine sich ausbreitende Masse (gewöhnlich eine Blutung oder Schwellung) schiebt den mittleren Teil des Temporallappens auf der betroffenen Seite zunächst in Richtung der Mittellinie des Gehirns und dann nach unten zum Tentorium cerebelli. Diese Bewegung drückt den Schläfenlappen (Uncus) auf den III. Hirnnerv, die motorische Bahn, das Stammhirn und das RAS dieser Seite.

Unmerklicher (Wasser- und Wärme-)Verlust Der nicht bestimmbare Verlust von Wasser und Wärme über Ausatemluft, Haut und Schleimhäute.

Unterlassung Versäumnis, zu handeln.

V. cava inferior Eine der Hauptvenen; sie transportiert deoxygeniertes Blut aus der unteren Körperhälfte zurück zum Herzen.

V. cava superior Eine der Hauptvenen; sie transportiert deoxygeniertes Blut aus der oberen Körperhälfte zurück zum Herzen.

Vasodilatation, kälteinduzierte Physiologische Antwort des Körpers auf Kälte, um den Wärmeverlust zu minimieren, indem Blut aus der Körperperipherie ins Zentrum verlagert wird.

Ventilation Bewegung der Luft in die und aus der Lunge über den normalen Atemvorgang. Der mechanische Prozess, durch den Luft von außerhalb des Körpers durch Mund, Nase, Pharynx, Trachea, Bronchien und Bronchiolen in die Alveolen und wieder hinaus bewegt wird. Wird ein Patient beatmet, wird über eine Beatmungsvorrichtung, z. B. über Beutel-Masken-Beatmung, Luft mit Überdruck in die Lungen befördert; die Ausatmung erfolgt passiv; beatmet werden Patienten, die apnoisch sind oder selbst keine adäquate Ventilation aufrechterhalten können.

Verbluten Kompletter Verlust des Blutvolumens, endet tödlich.

Verbrennung 1. Grades (Oberflächliche) Verbrennung der Epidermis; rote, entzündete und schmerzende Haut.

Verbrennung 2. Grades Verbrennung sowohl der Epidermis als auch der Dermis; die Haut zeigt gerötete Stellen, Blasen oder offene, nässende Wunden.

Verbrennung 3. Grades Verbrennung von Epidermis, Dermis und Subkutangewebe (möglicherweise auch tiefer). Die Haut kann verkohlt oder lederartig aussehen und bluten.

Verbrennung 4. Grades Bei Verbrennungen 4. Grades sind nicht nur alle Schichten der Haut betroffen, sondern auch das subkutane Fettgewebe sowie Muskeln, Knochen oder Organe verbrannt.

Verbrennung, umlaufende (zirkuläre) Verbrennung, die einen Körperteil, wie Arm, Bein oder Brust, vollständig umfasst.

Verdunstung Wechsel vom flüssigen zum gasförmigen Aggregatzustand.

Verhaltensregulation (und physiologische Thermoregulation) Die bewusste Verhaltensänderung eines Individuums als Reaktion auf eine Änderung der Umgebungstemperatur und die physikalischen Handlungen, um sich warm zu halten oder abzukühlen.

Verletzung Schädliches Ereignis, das als Folge der Freisetzung spezifischer Formen physikalischer Energie oder durch Barrieren des normalen Energieflusses entsteht.

Verletzung, unbeabsichtigte Ungeplante Verletzung, ohne die Absicht, jemanden zu verletzen.

Verletzung, vorsätzliche (Geplante) Verletzung durch Gewalt, die gegen andere oder sich selbst gerichtet ist.

Verletzungsprozess Zu diesem Prozess gehören, vergleichbar wie bei einem Krankheitsgeschehen, ein Wirt, ein Agens (bei einer Verletzung die verursachende Energie) sowie Umweltfaktoren oder eine Situation, die eine Interaktion von Wirt und Agens erlauben.

Verstauchung Eine Verletzung, bei der (Gelenk-)Bänder überdehnt oder teilweise gerissen sind.

Verzögerter primärer Wundverschluss Verschluss einer Wunde erst nach 48 bis 72 Stunden, damit sich eine Schwellung zurückbilden kann und um sicherzustellen, dass keine Infektion vorliegt.

Volatilität (Flüchtigkeit) Die Neigung von Feststoffen oder Flüssigkeiten, bei Raumtemperatur zu einen Gas zu verdampfen.

Vorbeugende Katastrophenplanung Ein Bestandteil des Umfassenden Notfall- und Gefahrenmanagements; dazu gehören vor Auftreten einer Katastrophe oder eines Großschadensereignisses die Identifizierung von speziellem Material, Ausrüstung und Personal, die zur Krisenbewältigung benötigt werden, sowie spezielle Katastrophenschutzpläne.

Vorereignisphase Phase, die alle Ereignisse (z. B. Einnahme von Medikamenten und Alkohol) und Bedingungen (z. B. akute oder vorher bestehende medizinische Probleme) einschließt, die dem Unfall vorausgingen. Diese Phase umfasst auch Verletzungsprävention und Unfallvermeidung.

Vorlast Volumen und Druck des Blutes, das vom Körperkreislauf in die linke Herzkammer fließt.

Vorwarnphase Phase des Katastrophenzyklus, in der ein unvermeidbares Ereignis erkannt worden ist und Maßnahmen getroffen werden können, um das Ausmaß der darauf folgenden Ereignisse abzuschwächen.

Waschbärenaugen Periorbitale Ekchymose; deutlich geprellte Region rund um die Augen, begrenzt durch den Orbitarand.

Wasserdichte Dichte von Organen mit einer ähnlichen Dichte wie Wasser, z. B. Muskeln, die meisten festen Organe wie Leber und Milz.

Wässriges System Ein wasserbasiertes System oder ein Sytem mit Wasser als Lösungsmittel.

Weiße Blutzellen (Leukozyten) Fast farblose Blutzellen, die für die Immunabwehr zuständig sind.

Weißer Phosphor Eine brennbare Chemikalie, die in der Munitionsherstellung verwendet wird.

Wildnis Eine Einsatzstelle, in der Ressourcen, Equipment, Personal, Transportmöglichkeiten und weitere Faktoren der physischen, politischen, sozialen und ökonomischen Umgebung extrem limitiert sind.

Wirbelbogen Zwei gebogene Seiten des Wirbelkörpers.

Wirbelkörper Teil des Wirbels, der das Hauptgewicht der Wirbelsäule trägt.

Wurzel, dorsale Hintere sensible Spinalnervenwurzel.

Years Of Potential Life Lost (YPLL) Zur Bestimmung der Auswirkungen von Verletzungen werden die verlorenen potenziellen Lebensjahre infolge von Verletzungen kalkuliert. Dazu wird das Alter zum Sterbezeitpunkt von einem vorgegebenen Alter der jeweils untersuchten Gruppe subtrahiert (meist 65 oder 70 Jahre oder die jeweilige Lebenserwartung dieser Gruppe).

Zellatmung Die Nutzung von Sauerstoff zur Energieproduktion durch die Zellen.

Zerebraler Gefäßwiderstand Der Gefäßwiderstand, der vom Blutfluss überwunden werden muss, um Blut durch die Gefäße im und um das Gehirn zu pumpen.

Zerebraler Perfusionsdruck (CPP) Differenz zwischen mittlerem arteriellem Druck (MAP) und intrakranialem Druck (ICP).

Zilien Haarähnliche Fortsätze der die Bronchien auskleidenden Epithelzellen, die Fremdpartikel und Schleim aus den Bronchien befördern.

Zone, heiße Der geografische Bereich mit der höchsten Kontamination eines Gefahrstoffes; nur speziell ausgebildete und geschützte Einsatzkräfte dürfen diesen Bereich betreten.

Zone, kalte Ein geografischer Bereich, der frei von Kontaminationen durch Gefahrstoffe ist.

Zone, warme Ein geografischer Bereich mit reduzierter Kontamination durch Gefahrstoffe und Ort zur Reduktion der Kontamination, in dem exponierte Patienten vom Gefahrgutteam dekontaminiert werden.

Zweiter Todesfallgipfel Zweiter Peak einer dreigipfeligen Verteilungskurve der Todesfälle nach einem Trauma; tritt einige Minuten oder Stunden nach der Verletzung auf; kann durch schnelle vorklinische Untersuchung, Behandlung und Transport minimiert werden.

Zyanose Blaufärbung von Haut, Schleimhaut oder Nagelbett, die desoxygeniertes Hämoglobin und einen inadäquaten Sauerstoffgehalt des Blutes anzeigt; gewöhnlich als Folge einer insuffizienten Atmung oder einer verminderten Perfusion.

Index

Symbole
3-3-2-Regel 172
4-Dimethylaminophenol 411
30–2-Can-Do 126

A
Abbindung 134, 224
– Arm 700
– Bein 702
ABCDE-Schema 132, 402, 466, 650
Abdomen
– Abwehrspannung 361
– Anatomie 356
– Inspektion 144
– Palpation 361
– Pathophysiologie 358
– Quadranten 358
abdominales Trauma 359
abdominale Verletzungen
– bei Schwangeren 366
– FAST 362
– Kind 435
– Management 364
– Prolaps 365
– Symptome 364
– Zeichen 359
Ablederung 386
Absaugen 168
Abstrahlung 737
Abwehrspannung 737
A/C-Beatmung 180
Acetylcholin 737
Acticoat-Wundauflage 406
Acute Mountain Sickness 591
Acute Respiratory Distress Syndrome 737
– Schock 65
Adenosintriphosphat 57
Adrenalin 737
Advanced Life Support 151
Advanced Trauma Life Support 11, 466
Aerosol 737
– Schutzmaßnahmen 519
Aggregatzustand 512
AIDS-Erkrankter 122
Airbags 84, 421
Airway
– ältere Menschen 450
– bei pädiatrischem Trauma 424
– Verbrennungen 402
Airwaymanagement 164
– Kind 430
akute Strahlenkrankheit 413
– Latenzphase 413
– Manifestationsphase 413
Albumin 229
Algorithmus
– Beurteilung 140
– Hitzeerkrankungen 544
– Hypothermiebehandlung 557
– JumpSTART 487
– Patientenbeurteilung 623

– präklinisches Atemwegsmanagement 165
– RAM- 623
– Schockbehandlung 232
– START-Triage 125, 486
– START-Triage, 30–2-can-do 126
– Traumamanagement 472
– Volumentherapie 231
– Vorgehen bei Verdacht auf Schädel-Hirn-Trauma 277
Alphateilchen 525, 737
ältere Bevölkerung
– Daten 444
– Einteilung 444
Alterssichtigkeit 448
Alterungsprozesse 445
– Atemsystem 446
– chronische Erkrankungen 445
– Ernährung und Immunsystem 449
– Hals, Nase, Ohren 446
– Haut und Bindegewebe 449
– kardiovaskuläres System 447
– Muskelmasse 449
– Muskeln, Skelett 448
– Nervensystem 447
– Nieren 448
– physiologische 444
– physiologische Veränderungen 452
– Schmerzempfindung 448
– Sinnesorgane 448
Alveolen 160, 329, 737
Alzheimer-Krankheit 737
American College of Surgeons Committee on Trauma 13
Amnesie
– anterograde 737
– retrograde 737
Amputation 386
– Notfall- 387
Amputationsverletzungen 386
– Versorgung 387
Analgesie 152, 471, 737
– Tactical Evacuation Care 696
– Tactical Field Care 672
Analgetika 385
Anamnese 71, 142
– Abdominaltrauma 360
– Schädel-Hirn-Trauma 266
anaphylaktischer Schock 212
– nach Bienenstich 611
Anastomose 737
Anatomie
– Grundlagen 372
Angina pectoris 737
Anhidrose 541, 737
Anisokorie 265, 737
Anodontie 737
anstrengungsinduzierte Hyponatriämie 737
anstrengungsinduzierte hyponatriämische Enzephalopathie 737
Anthrax 520

Antibiotika
– Tactical Field Care 675
Antibiotikagabe
– Verwundete 675
Antikoagulation
– Subduralhämatom 272
Antivenin 613
Anxiolyse 386
Aorta 63
Aortenruptur 345
– Beurteilung 346
– Management 346
Aortografie 737
apallisches Syndrom 260
Apnoe 133, 737
– Test 278
Apoptose 258, 737
Arachnoidea 254, 737
Arrhythmien 213
Arterien 62
Arteriosklerose 447, 737
Asphyxie 409, 410
– traumatische 347, 737
Aspirationspneumonie 446, 737
Aspisviper 612
Assist Control (A/C) Ventilation 737
Atelektase 334, 737
Atemarbeit 331, 737
Atemfrequenz
– Beatmungsgerät 180
– Einteilung 133
– Kind 426
– Schädel-Hirn-Trauma 274
– Schock 218
Atemfunktion
– Beurteilung 134
Atemgerät
– mit batteriebetriebenem Luftfilter 737
– mit Luftfilter 737
– umluftunabhängiges 737
Atemkontrolle
– Kind 426
Atemminutenvolumen 134, 161, 331, 738
– reduziertes 162
Atemvolumina
– Definitionen 331
Atemweg 54, 158
– Anatomie 159
– Beurteilung 163
– Geräusche 164
– Kind 425
– Kontrolle der 132
– supraglottischer 748
– Tactical Evacuation Care 693
– untere 160
Atemwegshilfen 168
– doppellumige 193
– extraglottische 170
– Larynxmaske 198
– Larynx-Tubus 195
– nasopharyngeale 189

– oropharyngeale 186
– supraglottische 170, 193, 652
Atemwegsicherung
– Qualitätskontrolle 178
Atemwegskontrolle
– längere Transportzeiten 182
Atemwegsmanagement 132, 134, 164, 466
– Basishilfsmittel 169
– Care Under Fire 645
– Grundtechniken 164
– längere Transportzeiten 182
– Tactical Evacuation Care 693
– Tactical Field Care 650
Atemwegsobstruktion
– manuelle Methoden 166
Atemwegsicherung
– Verbrennungen 402
Atemwegsverlegung 162, 163
– traumatische 652
Atemzugvolumen 134, 160, 161, 331, 738, 749
Atlas 738
Atmung
– ataktische 260
– äußere 57, 161, 738
– Definitionen 331
– innere 57, 162, 738
– paradoxe 333, 334
– Pathophysiologie 162
– Physiologie 160
Atmungshilfen 179
– Initialeinstellungen 180
– Sauerstoffkonzentration 179
Atrium 61
Atropin 738
Aufprall- oder Eintrittsphase 738
– Katastrophenzyklus 479
Augenlid, Verletzung 267
Augenschutz 122
Augenverletzung 267
– penetrierende 670
– perforierende 268
Ausdehnungsgeschosse 94
Ausgleich
– thermischer 749
Auskultation 333
– Abdomen 362
Ausrüstung 41
Austrittswunde 98
Autonomie 44
Autonomy 748
Autoregulation 738
– Gehirn 256
AVPU-Schema 137, 428
Axis 738
Azidose 328, 738
– hyperchlorämische 407, 738
– metabolische 738

B

Banks, Sam 9
Barorezeptor 331, 738
Barotrauma 579, 580, 738
– alternobarischer Schwindel 581
– arterielle Gasembolie 583
– Behandlung 586
– beim Abtauchen 580

– beim Auftauchen 581
– Gastrointestinaltrakt 582
– Innenohr 581
– Lungenüberblähung 582
– Mittelohr 581
– Nasennebenhöhlen 581, 582
– Pneumothorax 583
– Zähne 581
Base 414, 738
Basic Life Support 151
Basislinie 738
Battle-Zeichen 738
Bayerisches Katastrophenschutzgesetz 483
Beatmung 139, 467
– Kind 427, 431
– nasopharyngeale 738
– oropharyngeale 738
– Verbrennungen 402
Beatmungsbeutel 179
Becken
– Untersuchung 135, 380
Beckenfraktur 94, 359, 380, 381, 383
– Formen 135, 381
Beckengurt 84, 383
– Problematik 384
Beckenring 738
Beckenschlinge 135, 383
Beck-Trias 343
Behandlungsplatz 485, 488, 491, 738
Behandlungszeit
– am Unfallort 7
Beinahe-Ertrinken
– lange Transportzeit 593
Belastungsstörung 492
– Intervention 492
Beneficence 46, 746
Benzin 415
Bergkrankheit 589
Bernoulli-Prinzip 210, 222
Betateilchen 525, 738
Bettenvermittlung für Schwerbrandverletzte 405
Beurteilung
– erweiterte 141
– initiale 131
– Patient 130
Beutel-Masken-Beatmung 191, 738
– Zwei-Helfer-Methode 192
Beutel-Masken-System 191
– Größen 191
Bewegungsenergie 72
Beweismittel 116
– Sicherung 116, 138
Bewusstseinszustand
– eingeschränkter 136
– Schock 216
Bienenstiche 611
– Medikamente 612
biologische Gefahrenstoffe
– Schutzmaßnahmen 519
biologische Kampfstoffe 517
– Klassifikation 518
biologische Waffen
– Anthrax 520
– Botulinustoxin 523
– Erscheinungsformen 518

– persönliche Schutzausrüstung 518
– Pest 521
– Pocken 521
Blasenbildner 738
Blasendauerkatheter 153
Blausäure 411, 514
Blitzschlag 566, 567
– Mythen 570
– Verletzungsmechanismen 566
– Vorbeugung 569
– Vorsichtsmaßnahmen in Gebirgsregionen 570
Blitzschlagverletzungen 567
– Beurteilung 569
– Epidemiologie 566
– lange Transportzeit 593
– Management 569
– Schweregrad 567
– Sicherheitsmaßnahmen 570
– Symptome 568
– Therapie 568
– Vorbeugung 569
Blizzard Rescue Blanket® 669
Blut 60, 63
Blutdruck 62, 255
– diastolischer 738
– Kind 427
– Schock 218
– systolischer 738
Blutdruckmessung
– automatische nichtinvasive 139
– Verbrennungen 403
Blutgasanalyse 153
Blutgefäße
– Anatomie 62
Blutkörperchen
– rote 56, 63
– weiße 63
Blutplättchen 63
Blutprodukte 228
– Tactical Evacuation Care 694
Bluttransfusion 210
Blutung 468
– äußere 134, 377
– direkter Druck 222
– Druckverband 223
– innere 135, 226, 378
– Kontrolle 134
– kontrollierte 233
– Management 378
– nicht komprimierbare 661
– physiologische Reaktionen 222
– Schock 216
– Tourniquet 223
– unkontrollierte 233
Blutungskontrolle 134, 222, 468, 657, 700
– Abbindung 224
– Care Under Fire 643
– direkter Druck 222, 223, 661
– Druckverband 223
– Kind 432
– Prinzipien 607
– Tactical Evacuation Care 694
– Tourniquet 223
Boa-Rettung 320
Bockschuss-Munition 738

Index

Body-Mass-Index 537
Bombe
– radiologische 747
Bombendrohung
– Evakuierungsdistanzen 118
Botulinustoxin 523
– Formen 523
– Management 524
– Symptome 523
Boyd, David 9
Bradyasystolie 151
Bradykardie 213
– bei Hypothermie 553
Bradypnoe 133, 738
Brandblasen 400
Brandsätze
– Substanzen 512
Breathing 133
– ältere Menschen 451
– pädiatrisches Trauma 426
– Schädel-Hirn-Trauma 263
– Verbrennungen 402
Bremsweg 73, 738
Brennstoffe 415
Brillenhämatom 266
Bronchien 160, 329
Bronchiole 738
Broselow-Band 429
Brown-Séquard-Syndrom 290, 738
Brustbein
– bewegliches 342, 738
Brustkorb 328, 329
Brustwirbelsäule 738
Bulbusperforation 738
Bundesamt für Bevölkerungsschutz und Katastrophenhilfe 502, 516

C

Canadian C-Spine Rule 143
Carboxyhämoglobin 672
Care Under Fire 622, 636, 640, 739
– Atemwegsmanagement 645
– Blutungskontrolle 623, 643
– Kernpunkte 645
– Maßnahmen 640
– Wirbelsäulen-Immobilisation 642
Casualty Evacuation Care 636, 689
CBRN-Stoffe 500
– Schutzausrüstung 503
Central-Cord-Syndrom 739
Cerebellum 254, 739
Cerebrum 254, 739
chemische Kampfstoffe 512
– Hautkampfstoffe 517
– Klassen 512
– Lagebeurteilung 513
– Nervenkampfstoffe 515
– persönliche Schutzausrüstung 513
– physikalische Eigenschaften 512
– primäre Kontamination 513
– Reizgas 516
– sekundäre Kontamination 513
– Symptome 513
– Transport 514
– Verletzungsmuster 516
– Zyanide 514

chemische Stoffe
– Dekontamination 416
– Einteilung 414
Chemorezeptor 329, 739
Chemosis 739
Chest Seals 656
Cheyne-Stokes-Atmung 260, 739
Choke 739
Cingulum
– Einklemmung 740
Circulation 134
– ältere Menschen 451
– pädiatrisches Trauma 427
– Schädel-Hirn-Trauma 264
– Verbrennungen 403
Colles-Fraktur 89, 739
Combat Application Tourniquet 644
Combat First Responder 636
Combat Ready Clamp 660
Committee on Tactical Combat Casualty Care 13, 635
Commotio cerebri 269
Commotio cordis 344, 739
– Beurteilung 344
– Management 344
Comprehensive Emergency Management 750
Contrecoup-Verletzung 263, 273, 739
Cornea 739
Coup-Verletzung 263, 739
Cowley, R. Adams 6, 130, 463
COX-2-Hemmer 672
Critical Incident Stress Management 492, 739
Crush-Syndrom 389, 739
– Management 389
Crush-Verletzungen 408
Cullen-Zeichen 361, 739
Curry, George J. 9
Cushing-Phänomen 261, 739

D

Damage Control Resuscitation 694
Dampf 739
Datenschutz 45, 739
Débridement 400, 739
Décollement 386
Defibrillation 151
Defibrillator 556
definitive Behandlung vor Ort 146
– Rettung 146
– Transport 146
Defizite in der Neurologie 136
– Schock 217
Dehnungsfähigkeit 75
Dehydrierung 537
– bei Verwundeten 668
– Hitze 537
– Kälte 547
– Zeichen und Symptome 538
Dekompressionskrankheit 583, 739
– Beurteilung 585
– Management 585
– Risikofaktoren 584
– Symptome 584
– Therapie 584

Dekompressionstherapie 586
Dekontamination 117, 491, 739
– Prinzipien 505
Dekortikationsstarre 739
Dekubitus 455, 605
Denudation 739
Depression 492
Dermatom 287, 739
Dermis 399, 534, 739
Detonationsdruckwelle 104, 507, 739
Dextrane 230
Dezerebrationssyndrom 260, 739
Diaphragma 54, 160, 329, 739
Diaphragmaruptur 348
Diastole 62, 739
Dichte 739
Direct Threat Care 622
Disability 136
– ältere Menschen 451
– pädiatrisches Trauma 428
– Schädel-Hirn-Trauma 264
– Verbrennungen 403
Dismounted Complex Blast Injury 660
Distraktion 739
distributiver Schock 208, 211
Diurese
– kälteinduzierte 547, 739
Diverter 739
Dokumentation
– TCCC-Verwundetenkarte 679
– TREMA-Verwundetenkarte 679
– Verwundetenversorgung 678
Don-Juan-Syndrom 89, 739
Do Not Resuscitate 739
Do Not Resuscitate Orders 46
Doppellumentubus 193
– Anwendung 193
Dornfortsatz 739
Druck
– dynamischer 740
– extraluminaler 740
– intrakranialer 740
– intraluminaler 740
– onkotischer 740
– transmuraler 740
Druckalarm
– Beatmungsgerät 180
Druckverband 223, 247
Dum-Dum-Projektile 94
Dura mater 253, 740
Dysarthrie 740
Dysästhesie 567
Dysbarismus 740

E

Ehrlichkeit 45
Eigenständigkeit 44
Eingeweide 740
Einklemmung
– klinische Zeichen 260
Einsatzbericht 150, 740
Einsatzersthelfer 637
Einsatzort
– ältere Menschen 453
– Gefahrstoffe 115
– Sicherheit 114

Einsatzstelle
- Bewertung 110
- Einschätzung 109
- Gefahrgut- oder Massenvernichtungswaffenunfall 115, 501
- Patientenbeurteilung 110
- Prioritäten 131
- Sicherheit 110, 624
- Situation 39, 111
- Zusammenarbeit mit Polizei 116

Eintauchen 571
- in kaltes Wasser 573
Eintauchverletzung 553
Eintrittswunde 98
Eispickelmethode 174, 202
Ekchymose 740
- periorbitale 746
EKG-Monitoring 139
Eklampsie 367, 740
Elastizität 75, 740
elektrischer Strom
- Verbrennungen 408
Elektrolyt 740
Emergency and Military Tourniquet 644
Emphysem
- mediastinales 582
- subkutanes 582, 748
endotracheale Intubation 170
- alternative Methoden 173
- Grundkomponenten 171
- Hilfsmittel 166
- Kind 431
- Reservetechniken 177
- Tactical Field Care 652
- Tubusfixierung 177
Endotrachealtubus 166, 168, 170, 740
- Absaugen 168
Endtidal-CO_2-Monitoring 139, 181
Energie 71
- außer Kontrolle 19
- chemische 19, 740
- elektrische 19, 740
- Formen 19
- kinetische 73, 740
- mechanische 19, 740
- Strahlungs- 19
- thermische 19, 72, 740
Energieaustausch 74
- Gewebedichte 74
- Hohlraumbildung 75
- Kontaktfläche 74
Energieerhaltungssatz 72, 740
Entkleidung
- Verbrennungen 403
Entlastungspunktion 337, 339, 654, 655
- Durchführung 352
- Kanülenlänge 654
- Komplikationen 655
- Platzierung 339
- Punktionsort 655
- Verlaufskontrolle 655
epidemiologische Trias 19
Epidermis 398, 534, 740
Epiduralhämatom 254, 270
Epiduralraum 253, 740
Epiglottis 160, 740

Epinephrin 737
Epithel 740
Ereignisphase 6, 71, 740
Erholungs- oder Wiederaufbauphase 740
- Katastrophenzyklus 479
Erste-Hilfe-Ausstattung für Einsatzersthelfer 637
Erstickungsgifte 410
Ertrinken 571, 740
- Epidemiologie 571
- Häufigkeit 571
- Risikofaktoren 571
- Unfallmechanismen 572
Ertrinkungsunfall
- beeinflussende Faktoren 573
- Beurteilung 575
- lange Transportzeit 593
- Management 575
- Prävention 577
- Überlebensprognose 574
- Wiederbelebung 576
Erythrozyten 56, 63, 747
Erythrozytenkonzentrate 694
Eschar 399, 409, 740
Escharotomie 402, 409, 740
Esketamin 673
Esmarch-Handgriff 164, 168, 185
Ethik 44
- Grundsätze 44
Euhydratation 537, 740
Eukapnie 740
Eupnoe 133, 740
Evacuation Care 622, 627
Evakuierung 677
- unter taktischen Bedingungen 623
Evakuierungsdistanzen, Bombendrohung 118
Evaporation 536
- Verbrennungen 406
Evisceration 740
Explosionen
- Lagebeurteilung 511
- Physik 103
- Terminologie 507
Explosionsbarotrauma 740
Explosionslunge 104
Explosionsüberdruck 104, 740
Explosionsverletzungen 103, 104, 505, 508, 509
- Kategorien 507
- Klassifizierung 105
- Lungenkontusion 509
- primäre 507, 740
- quartäre 510, 740
- quintäre 510, 740
- sekundäre 510, 740
- tertiäre 510, 741
- Transport 511
- Verletzungsmuster 511
Explosionswind 104, 507, 510, 741
Expose/Environment 137
- ältere Menschen 451
- Schädel-Hirn-Trauma 265
- Verbrennungen 403
Exspiration 55, 56, 329
Extensionsschienen 382
- Anlage 393

Extravasation 548
Extremitäten
- Inspektion 145
- Primary Assessment 374
- Schienung 382
- Untersuchung 375
- Untersuchung peripherer Nerven 376, 377
- zerstörte 389
Extremitätenskelett 741
Extremitätenverletzungen 372
- Begleitverletzungen 376
- Blutungen 377
- Immobilisation 382
- Instabilität 379
- Kind 436
- lange Transportzeiten 390
- Primary Assessment 375
- Schmerztherapie 385
- Secondary Assessment 375
- Vorgehen 390

F

Face-to-Face-Intubation 174, 202, 741
Fahrzeugpositionierung 112
Fahrzeugunfälle 450
- Airbags 84
- Frontalaufprall 77
- Heckaufprall 80
- Inkompatibilität von Fahrzeugen 83
- Rotationsaufprall 82
- Seitenaufprall 81
- Sicherheitsgurte 84
- Überschlag 82
Falx 741
Farrington, J. D. Deke 9, 12
FAST-1® 663, 706
FAST-Untersuchung 362, 364
Faszie 741
Fäulnis 741
Fehlerquellen Katastrophenschutz 494
- Kommunikationsstrukturen 494
- Krankenhausbenachrichtigung 495
- Materialversorgung 495
- Medien 495
- Sicherheit Einsatzstelle 494
- unkoordinierte Hilfeleistung 494
- Vorkehrungen 494
Fentanyl 385, 673
- Lolli 673
Festkörperdichte 741
Fick-Prinzip 60, 161
Field Triage Decision Scheme 147
File of Life 454
FiO2 741
Firefighter's Carry 641
Fixierungsfehler 43
Flail-Chest 743
Fliegende Ambulanz 8
Flüchtigkeit 750
Fluorwasserstoff 415
Flüssigkeit
- extrazelluläre 741
- interstitielle 741
- intrazelluläre 741
Flüssigkeitsgabe
- Abdominaltrauma 364

Flüssigkeitskompartimente 63
Flüssigkeitssubstitution
– Strategien 666
Flüssigkeitstherapie
– aktuelle Entwicklungen 667
Flüssigkeitsverschiebungen im Körper 64
Flusssäure 741
Fontanelle 253, 741
Foramen
– intervertebrale 741
– magnum 741
– vertebrale 741
Foramina 253
Forschung 46
Fragmentierung 507, 741
– Bombe 105
– Projektil 95
Fraktur 379
– Becken 380, 381, 383
– Blutverlust 219, 378, 379
– Femur 382
– geschlossene 379, 741
– Grünholz- 436
– Larynx 269
– Management 382
– Mittelgesicht 268
– nasale 268
– offene 379, 741
– Rippen 333
– Schädel 266
– Unterkiefer 268
Frame, Scott B. 13
Frank-Starling-Mechanismus 62
Frostbeule 547, 741
– aktives Erwärmen 560
– Beurteilung 550
– Einteilung 549
– Management 550
– oberflächliche 741
frostinduzierte Verletzungen 549
Frostriss 547
Führungsstab
– Sachgebiete 484
Führungsstruktur 119
Fußbrand 548
Fußgängerunfälle 87
– Erwachsene 87
– Kind 87

G

Galea aponeurotica 741
Gammastrahlen 525
Gammastrahlung 741
Gamstragegriff 641
Ganzkörperexposition 527
Gasembolie, arterielle 583
– Symptome 585
Gefahrenbereich 741
Gefahrenmanagement 480
Gefahrgut 114
Gefahrguteinsatz
– Struktur 115
Gefahrgutunfall 115, 416
Gefahrstoffe 114
Gefäßzugang
– Kind 432

Gehirn
– Anatomie 253
Gehirnerschütterung 269
– Kind 434
Gehirnischämie 261
Gehirnschwellung 261
Gehirnverletzung, primäre
– Gehirnschwellung 261
– zentrales Ödem 261
Gehirnverletzung, sekundäre
– Anämie 262
– extrakranielle Ursachen 261
– Gehirnischämie 261
– Hypo- und Hyperglykämie 262
– Hypo- und Hyperkapnie 262
– Hypoxie 262
– intrakranielle Hypertonie 261
– intrazerebrale Hämatome 261
– Masseneffekte und Einklemmung 258
– Verletzungsmechanismen 258
Gelatine 229
General Impression 132
Gerechtigkeit 46, 741
geriatrisches Trauma 444
– Atemwegsmanagement 454
– Beurteilung 449
– Immobilisation 455
– Kommunikation 452
– Kreislauf 454
– längere Transportzeiten 457
– Prämedikation 453
– Primary Assessment 450
– rechtliche Aspekte 455
– Secondary Assessment 452
– Temperaturkontrolle 455
– Ventilation 454
– Verletzungsmechanismen 450
– Vorerkrankungen 454
– Zielklinik 457
Gerinnungskaskade 66
Gesamteinsatzleiter 484
Gesetz von Boyle 579
Gesetz von Henry 580
Gesicht
– Anatomie 143
– Inspektion 142
Gesichtsschutz 122
Gewalttätigkeit 113
Gewebedichte 74
Gewebezelle 63
Glasgow Coma Scale 9, 136, 137, 264
– pädiatrische 265
Glaskörper 741
Gleichgültigkeit 32
Glukose 464
goldene Periode 130, 463, 464
goldene Stunde 6, 130, 463
Gradient
– thermischer 749
Grand-Mal-Anfall 263, 741
Grey-Turner-Zeichen 361, 741
Großhirn 254
Großschadensereignis 483
– Bewältigung 481
– Führungsebenen 483
– Führungsstruktur 502

– Informations- und Kommunikationsmanagement 502
– Lagebeurteilung 500
Großschadenslage 483
– sanitätsdienstliche Organisation 485
Grubenotter 612
Grubenviper 612
Grundumsatz 741
Gruppentraining 741
Guedel-Tubus 166, 169, 186
– Anwendung 187

H

Haddon-Matrix 20, 742
Haddon, William J. Jr. 20
Hals
– Anatomie 143
– Inspektion 143
Halskrause 307
Halswirbelsäule 742
Hämatom
– epidurales 742
– subdurales 742
Hämatome, intrakranielle 270
– Epiduralhämatom 270
– Kontusion 272
– Subarachnoidalblutung 273
– Subduralhämatom 271
Hämatopneumothorax 332
Hämatothorax 332, 341, 742
– Beurteilung 341
– Management 341
Hämaturie 368
Hämoptoe 346
Hämoptyse 742
Hämorrhagie
– pädiatrisches Trauma 422
hämorrhagischer Schock 209
– Klassifikation 664
– Klassifizierung 209
– Volumenersatz 210
Hämostase 607
Hämostatikum 225, 468
hämostatische Verbandmittel 645, 658, 659
Händewaschen 122
Handflächenregel 404
Handschuhe 122
Hauptkammer (Herz) 61
Haut 136, 398
– Aufbau 534
– Farbe 136
– Feuchtigkeit 136
– Temperatur 136
– Untersuchung 136
Hautfarbe
– Schock 217
Hautkampfstoff 742
Hauttemperatur
– Schock 217
Hazmat 114
Heat-Reflective Shell® 669
Heimatschutzministerium 120
heiße Zone
– Definition 504
– Kontrollzonen 117

Helmabnahme 323
– Schlüsselelemente 324
Helmpflicht 5, 28
HemCon-Wundauflage 658
Hemiparese 266, 742
Hemiplegie 266, 742
Hepatitis 121
Hepatitis-B-Immunglobulin 121
Hepatitis-B-Virus 121
– Impfung 121
Hepatitis-C-Virus 121
Herniation
– Gehirn 258
– klinische Zeichen 260
Herniationssyndrom 260
Hernia tonsillaris 742
Herz 331
– Anatomie 61
– Arbeit 62
Herzbeutel 342
Herzbeuteltamponade 213, 342
– Beurteilung 343
– Management 344
Herzerschütterung 344
Herzfeld 343
Herzklappenschädigung 213
Herzkontusion 342
Herz-Kreislauf-Stillstand bei Trauma 150
Herz-Kreislauf-System 58
– Pathophysiologie 58
Herzmuskelschaden 212
Herzruptur, stumpfe 342
Herzstillstand
– in der Wildnis 610
– traumatischer 610
Herzverletzungen, stumpfe 342
– Beurteilung 342
– Management 342
Herzzeitvolumen 62, 742
High-Altitude Cerebral Edema 591, 742
High-Altitude Pulmonal Edema 592, 742
Hilfeleistungssystem
– Schlüsselelemente 120
Hilfsfrist 7
Hippokrates 472
Hirndruckanstieg
– Warnzeichen 276
Hirndruckmanagement, präklinisches 276
Hirnhäute 253
Hirnkontusion 272
Hirnnerven 255
Hirnödem
– höhenbedingtes 591, 592, 742
Hirnprellung 272
Hirnstamm 254, 742
Hirntod 278
– Diagnostik 278
Hirnverletzung 269, 742
– Commotio cerebri 269
– Gehirnerschütterung 269
– intrakraniale Hämatome 270
– primäre 257
– sekundäre 257, 742

Hirnverletzungen
– ältere Menschen 450
– traumatische 434
Hitzeakklimatisierung 537, 546, 742
Hitzeausschlag 538
Hitzeerkrankungen 538
– Behandlungsalgorithmus 544
– lange Transportzeiten 559
– Prävention 545
– Risikofaktoren 536, 537
Hitzeerschöpfung 540, 742
Hitzeindex 545, 546
Hitzekrämpfe 540, 742
Hitzeödem 539
Hitzestressindex 545, 742
Hitzesynkope 540, 742
Hitzetetanie 539, 742
Hitzetrauma 534
– Risikofaktoren 536
Hitzschlag 541, 742
– anstrengungsabhängiger 541, 742
– Behandlung am Notfallort 559
– Beurteilung 542
– klassischer 541
– Kühlmaßnahmen 542
– Management 542
HIV-Erkrankung 122
Hochenergiewaffen 98
Höhe 742
Höhenakklimatisierung 593
Höhenaufenthalt 588
– hypoxämische Hypoxie 589
– medizinische Beschwerden 588
Höhenkrankheit 589
– akute 591, 592, 737
– Entstehungsfaktoren 589
– goldene Regeln 593
– lange Transportzeit 594
– medikamentöse Prophylaxe 593
– Prävention 593
– Risikofaktoren 589
– Risikokategorien 590
Höhenlagen 589
Hohlspitzgeschoss 94
Homoiotherme 742
Homöostase 536, 537, 742
Honeymoon-Periode 411
Hornhautablösung 267
Hornotter, Europäische 612
Hoyt, Walter A. 9
Hubschraubertransporte 149
Huckepack-Tragetechnik 641
humanes Immundefizienzvirus 121, 122
HWS-Stabilisierung 133
Hydrogenkarbonat 56
Hydroxocobalamin 411
Hydroxyethylstärke (HES) 229, 665
Hyperämiezone 399, 742
Hyperextension 742
Hyperflexion 742
Hyperglykämie
– Schädel-Hirn-Trauma 262
HyperHAES® 667
Hyperhydratation 537
Hyperkaliämie 742

Hyperkapnie 328, 742
– Schädel-Hirn-Trauma 262
Hyperrotation 742
Hyperthermie 536
Hypertonie 742
– intrakranielle 261
Hypertrophie
– myokardiale 447
Hyperventilation 163, 257
– kontrollierte 277
– zentrale neurogene 742
Hyphaema 268, 742
Hypochlorit 415, 742
Hypoglykämie
– Schädel-Hirn-Trauma 262
Hypohydratation 537
Hypokapnie 163
– Schädel-Hirn-Trauma 262
Hyponatriämie, anstrengungsinduzierte 543
– Behandlung am Notfallort 559
– Beurteilung 543
– Management 544
– Symptome 543
Hypoperfusion 60, 742
– Hinweise auf 214
Hypopharynx 742
Hyposphagma 267, 742
Hypotension
– pädiatrischer Patient 428
Hypothalamus 742
Hypothermia Prevention And Management Kit® 669
Hypothermie 138, 573, 626, 742
– ACLS-Leitlinien 556
– aktives Erwärmen 560
– ältere Menschen 449
– Ausrüstungsliste 670
– Beurteilung 554
– BLS-Richtlinien 556
– Einteilung 555
– J- oder Osborne-Welle 554
– Management 555
– pathophysiologische Effekte 553
– physiologische Merkmale 555
– primäre 551, 742
– Schock 226
– Schweregrade 552
– sekundäre 551, 668, 743
– Tactical Evacuation Care 696
– therapeutische 552
– unfallbedingte 551
– Vorbeugung 668, 696
Hypotonie
– Gehirnschädigung 257
– orthostatische 540
Hypoventilation 57, 161, 162, 743
Hypovolämie 61
hypovolämischer Schock 208, 209
Hypoxämie 57, 162, 743
Hypoxie 57, 60, 162, 328, 743
– Gehirnschädigung 257, 262
– hypobare 589, 743
– hypoxämische 589, 743
– pädiatrisches Trauma 422
– Schädel-Hirn-Trauma 274
– zelluläre 410

I

Ileus 362
Immersion 571, 743
Immersionsfuß 548, 743
Immersionshypothermie 551, 552
– Phasen 553
Immobilisation 469
– ältere Menschen 455
– Beurteilungskriterien 301
– der Arme 301
– der Beine 300
– der Halswirbelsäule 603
– der Wirbelsäule 290, 292, 295, 313
– des Kopfes 300
– des Rumpfes 297
– Fehler 301
– in Wildnissituationen 603
– komplette 300
– komplette, Indikation 301
– TEMS 627
– von Kindern 300
Indirect Threat Care 622, 624
Infektion
– Schock 66
Infusionslösungen 665
– Tactical Field Care 626
Infusionstherapie 141
Inhalation 743
Inhalationstrauma 409, 653
– präklinisches Management 411
– Symptome 410
Injury Severity Score 147
Inline-Position 144
Inline-Stabilisierung 469
– des Kopfes 296, 299
Insassen-Schutzsysteme 83
Inspektion 333
Inspiration 54, 55, 329
Interkostalmuskeln 743
intermittierende mandatorische Ventilation 743
intrakranielle Raumforderungen 257
intrakranieller Druck 254, 256
intraossärer Zugang 663, 706
– Kind 432
– Schock 227
– Tactical Field Care 626
– Technik 238
intravenöser Zugang
– Schock 227
– TEMS 627
– unter Feldbedingungen 662
Intubation
– blinde nasotracheale 743
– endotracheale 170
– Face-to-Face- 174, 202
– Lagekontrolle Tubus 175
– nasotracheale 174
– orotracheale 173, 200, 743
– pharmakologisch assistierte 174
– präklinische pädiatrische 431
Intubation, endotracheale 466
– Abschätzung der Schwierigkeit 171
– Indikationen 172
– Kontraindikationen 172
– Lernkurve 172

Inzisur 743
Ionisation 743
ionisierende Strahlung 525
– Diagnose 526
Iris 743
Ischämiesensitivität 60
Ischämietoleranz 60
Israelische Trauma-Bandage 247

J

Jackson-Position, verbesserte 173
Junctional Tourniquet 660
Justice 46
J-Welle 554

K

kältebedingte Erkrankungen
– längere Transportzeiten 560
kältebedingte Krankheiten 547
– Behandlungsrichtlinien 556
kältebedingte Verletzungen
– Risikofaktoren und Vorbeugung 558
Kältetrauma 534, 547
Kälteurtikaria 547
Kälteverletzungen 548
kalte Zone
– Definition 504
– Kontrollzonen 117
Kammerflimmern 151
Kammertachykardie
– pulslose 151
Kampfstoff
– biologischer 738
Kapillaranastomosen 549
Kapillaren 63, 329, 743
Kapnografie 181, 743
– Thoraxtrauma 333
Kapnometer 182
kardiogener Schock 208, 212
kardiopulmonale Reanimation
– TEMS 627
Katarakt 448, 743
Katastrophe 478
– Bewältigung 481
– Charakteristika mit psychischen Folgen 492
– Definition 478
– Feststellung 483
– medizinisches Vorgehen 485
– posttraumatische Folgen 492
– psychische Faktoren 492
– terroristischer Anschlag 490
Katastrophenfall
– administrativ-organisatorische Komponente 485
– Behandlung 489
– Dekontamination 491
– Erstmaßnahmen 485
– Führungsebenen 483
– operativ-taktische Komponente 484
– psychologisches Krisenmanagement 491
– Schnelleinsatzgruppen 490
– Suchen und Retten 486
– Transport 489
– Triage 486
Katastrophenmanagement 478

Katastrophenplanung
– vorbeugende 750
Katastrophenschutz 483
– Aus- und Weiterbildung 493
– Fehlerquellen 494
Katastrophenschutzübung 743
Katastrophenzyklus 479
Katecholamine 743
Kavitation 75, 743
– Hohlraumtypen 75
KED®-System 313
Kemmler-Zahl 115
Kennedy, Robert 9
Keraunoparalyse 569
Kerntemperatur 535
Kerosin 415
Ketamin 386, 673
– Nebenwirkungen 675
Kinderimmobilisation 321
Kindersitz 6, 438
Kindesmisshandlung 438
– Dokumentation 439
– Kontaktverbrennungen 412
– Verbrennungen 398
– Verbrennungen und Verbrühungen 411
Kinematik 70, 374, 420, 465, 743
– allgemeine Prinzipien 70
– in der Untersuchung 105
– Schädel-Hirn-Trauma 263
KISS-Schema 135
Klappenruptur 342
Kleinhirn 254
Kleinhirnsichel 741
Knochen
– flache 741
– kurze 744
– lange 744
Knocheninfektion 379
Knochentypen 372
Koagulationsnekrose 414, 743
Koagulationszone 399, 743
Koagulopathie 65, 743
Kochsalzlösung
– hypertone 743
– isotone 743
– Schock 229
Kohlendioxid 56
Kohlenmonoxid 410
Kohlenmonoxid-Pulsoxymeter 410
Kohlenmonoxidvergiftung 410
– Management 410
– Symptome 410
Kolliquationsnekrose 414, 743
Kolloide
– synthetische 229
Kombitubus 193
Kommunikation 149, 471
– ältere Menschen 452
– Verwundeter 677
Kompartmentsyndrom 388, 743
– Management 388
– Zeichen 388
Kompetenz 743
Kompresse 134
Kompressibilität 743
Kompression 743

Kompressionskräfte 76
Kompressionsschädelfraktur 266
Kompressionsverletzung 743
– Abdomen 92
– Hals 91
– Kopf 90
– Thorax 92
Konduktion 535, 743
Koniotomie 178, 652, 653, 744
– set 204
Konjunktiva 744
Kontaktfläche 74
Kontaktinfektion
– Schutzmaßnahmen 519
Kontaktverbrennungen 437
– Kindesmisshandlung 412
Kontaktwunden 102, 744
Kontamination 744
– chemische 416
Kontrollzonen 115, 117, 501, 504
Konvektion 536, 744
Kopf 285
– Anatomie 253
– Inspektion 142
Kopfhaube
– wärmende 670
Kopfhaut 253
Kopfstütze 80
Kopf- und Nackenverletzungen
– Gesicht 267
– Kopfhaut 266
– Larynx 269
– Schädelfraktur 266
– zervikale Blutgefäße 269
Kopfverletzung, penetrierende 273
Korallenschlange 612
Körperflüssigkeit 63
Körperkerntemperatur 744
Körperkreislauf 61
Körperoberfläche 407, 744
Körpertemperatur
– Schock 226
Körperwasser 63
Kraftstoffe 415
Krampfanfälle
– Schädel-Hirn-Trauma 263
Kranium
– Anatomie 253
Krankheitserreger
– allgemeine Vorsichtsmaßnahmen 122
– durch Blut übertragbare 120
– Postexpositionsprophylaxe 123
Krankheitsprozess 19
Kreislauf 134
– Schock 216
– Verbrennungen 403
Kreislaufsystem 58
Krepitation 375, 744
Kreuzbein 744
Kreuzotter 612
Krikothyreoidmembran 744
Krikothyreotomie 653
kriminelles Umfeld
– Einsätze 116
– Zusammenarbeit mit Polizei 116
Krisenintervention im Rettungsdienst 492

Krisenstab
– kommunaler 482
Kristalloide
– hypertone 229
– isotone 229
kritisches Denken 42
– Flexibilität 43
– in der Patientenversorgung 44
– Komponenten 42
– Schritte 42
– Situationsanalyse 43
– Vorurteile 43
Kyphose 447, 449, 455, 744

L
Lagebeurteilung 465
Lagerung
– Kind 435
Laktat 57
Langdistanz-Wunden 744
Larrey, Jean Dominik 8
Larynx 160, 744
– Verletzungen 269
Larynxmaske 177, 198, 744
Larynxmaskentyp 170
Larynx-Tubus 177, 195
Leberversagen
– Schock 66
Lederhaut 534
Le-Fort-Fraktur 268
Leitender Notarzt 484
LEMON-Konzept 171
– Durchführung 171
Lendenwirbelsäule 744
Leukozyten 63
Level-B-Schutz 118
Lewisit 744
Lewisit-Schock 517
Lichtbögen 409
Lichtenberg-Figur 569, 744
Lichtschutzfaktor 606
Life Tissue Training 653
Ligament 744
Lilly Kit 411
Liquor 254
Literatur 47
– Aufbau 48
– Auswahl eingrenzen 48
– Beispiele für Rettungsdienst 48
– Bewertung 47
– Evidenzklassen 47
– Lesen und Beurteilen 48
– Recherche 48
Logroll-Manöver 295, 309
Loslassschmerz 744
Luft
– Zusammensetzung 57
Luftdichte 744
Luftembolie 269
Luftlanderettungszentrum 634
Lund-Browder-Diagramm 404, 437
Lungenkampfstoffe 516
Lungenkontusion 332, 334, 509
– Beurteilung 335
– Management 335
Lungenkreislauf 61

Lungenmilzbrand 520
Lungenödem
– höhenbedingtes 592, 742
– toxisches 409, 411
Luxationen 384
Luxationsfrakturen 384
LyoPlas N-w 667

M
Magensonde 153
Magnesium 512, 744
makulopapulöser Ausschlag 744
Mallampati-Klassifizierung 173
Mallampati-Test 171
Marineeinsatzrettungszentrum 634
Mass-Casualty Incident (MCI) Response 479, 744
Massenanfall von Verletzten 123, 478, 627, 744
– START-Triage 126
– Triage 123
Massenvernichtungswaffen 117, 491, 500, 744
– Eigenschutz 117
– Kontrollzonen 117
– Sekundärmechanismen 119
Mazeration 548, 744
McSwain, Norman, Jr. 12
Mediastinum 329, 744
Medical Evacuation 689
Medical Intelligence 627
Medikamente
– ältere Menschen 453
– topische blutstillende 225
Medizin
– Fortschritte 38
– Kunst der 38
– Prinzipien 39
– Strategie 39
medizinische Informationsgewinnung 627
Medulla oblongata 64, 254, 744
Meningen 253, 744
Metabolismus 744
– aerober 744
– anaerober 744
– Komponenten 132
– Treibstoff 464
Methämoglobin 672
Methylprednisolon 302
Militärmedizin 13
Milzbrand 520
– Management 520
– Symptome 520
Miosis 745
Misshandelnder
– Profil 456
Misshandlung 152, 745
– ältere Menschen 450, 456
– Kind 411, 437, 438
Misshandlung im Alter 456
– Feststellung 457
– Kategorien 456
– Meldung 457
– Risikofaktoren 456
Mitigation 745
Mitteldistanz-Wunden 745

Mittelgesichtsfrakturen 268
Mittelhirn 745
mittlerer arterieller Druck 62, 255, 745
Mobic® 672
Monro-Kellie-Lehrsatz 258
Morbidität 745
Morgan-Linse 415
Morphin 385, 673
Morphin-Autoinjektor 673
Mortalität 745
Motorradunfälle 85
– frontaler Aufprall 85
– Hochschleudern 85
– schräger Aufprall 85
– Verletzungsprävention 86
Multiorganversagen 6
– Schock 67
Multisystemtrauma 745
Mundschutz 122
Muskeln 374
Muskelzittern 535
muskuloskeletale Verletzungen
– Schock 219
Myoglobin 389, 408, 745
Myoglobinurie 408, 745
Myokard 745
myokardiale Hypertrophie 745

N
Nachereignisphase 6, 71, 745
Nachlast 61, 62, 745
Nachtriagieren 488
Nadeldekompression 352
– Tactical Field Care 625
Nadeltracheotomie 178
Nahtknochen 745
Narkoseeinleitung
– Medikamente 175, 176
Nasenbeinfraktur 268
Nasopharyngealtubus 166, 169, 651
Nasopharynx 745
National Association of Emergency Medical Technicians 12
National Incident Management System 120
Nerv 287
Nervenbahnen
– absteigende (efferente) 286
– aufsteigende (afferente) 286
Nervenkampfstoff-Vergiftung
– Management 515
– Symptome 515
Nervensystem 64
– autonomes 745
– parasympathisches 745
– sympathisches 745
Neunerregel 404
Neuralbögen 745
neurogener Schock 211
neurologische Untersuchung 145
Neutralposition 425, 745
Neutronen 525
Newtons 1. Gesetz der Bewegung 72, 745
Newtons 2. Gesetz der Bewegung 72, 745
Newtons 3. Gesetz der Bewegung 72, 745
NEXUS-Studie 603

nicht frostinduzierte Verletzungen 548, 745
– Beurteilung 548
– Management 549
– Schweregrade 548
nichtsteroidale Antirheumatika 672
Niedrigenergiewaffen 96
Nierenversagen
– Schock 65
Nonmaleficence 46, 747
Nonpatent Airway 745
Noradrenalin 745
Norepinephrin 745
Normwerte
– Kinder 429
Notfallamputation 387
Notfallamputationsset 388
Notfallkarte 453
Notfallmanagement 480
Notfallmedikamente
– Lagerung 546
Notfallmedizin
– Pioniere 8
Notfallort
– Sicherheitsanregungen 113
Notfallplanung 480
– persönliche 480
Notfallvorsorge 480, 481
Notrufnummer 10
Nuclei vestibulares 745
nukleare Waffen 524
Nulllinien-EEG 278

O
obstruktiver Schock 208, 213
Ödem 745
– zerebrales 261
Okklusivverband 336
– Entfernung 339
Okulomotorius 745
Omentum 745
Open-Book-Verletzung 135
Orbita
– Verletzungen 267
Organisatorischer Leiter Rettungsdienst 484
Organspende 278
Organverletzung, Therapie 360
Oropharyngealtubus 166, 169
Örtliche Einsatzleitung 119
Osborne-Welle 554
Osmose 64, 745
ösophageale Verschlussstuben 170
Ösophagus 159, 745
Os sacrum 744
Osteomyelitis 379
Osteophyt 745
Osteoporose 448, 745
Oxygenierung 161, 329, 745

P
Pädiatrischer Trauma-Score 428, 429, 745
pädiatrische Spracheinschätzung 428
pädiatrisches Trauma 420
– Abdominaltrauma 435
– Airway 424
– Auswirkungen auf Entwicklung 422
– Breathing 426

– Circulation 427
– Disability 428
– Extremitätenverletzung 436
– Gefäßzugang 432
– Hämorrhagie 422
– Hirnverletzungen 434
– Hypoxie 422
– intraossäre Punktion 432
– Kinematik 420
– Misshandlung 438
– Pathophysiologie 422
– Primary Assessment 424
– psychozoziale Aspekte 421
– Schädel-Hirn-Trauma 423
– Schmerzbehandlung 433
– Secondary Assessment 430
– Sicherheitsgurte, Airbags 421
– thermische Verletzungen 436
– Thoraxverletzungen 435
– Transport 433
– Verletzungsmuster 420, 421
– Vorbeugung 438
– Wirbelsäulenverletzungen 435
– ZNS-Verletzungen 423
Palpation 333
– Abdomen 361
Papiertüten-Effekt 92
Paraplegie 745
Parästhesie 613, 745
Parasympathikus 64
Parenchym 746
Parese 746
Parkland-Formel 407
Patent Airway 746
Patientenbeurteilung 130, 470
Patientenbeurteilungsalgorithmus 623
Patientenlagerung
– Schock 227
Patientensichtung 123, 124
Patientenverfügung 45, 456, 746
Patientenversorgung
– angemessene 600
– in der Wildnis 601, 605
Patientenwohl 46, 746
Patientenzustand 40
Perfluorkarbone 230
Perfusion 135
– zelluläre 60
Perikard 342
Perikardiozentese 344, 746
Perikardtamponade 343, 746
Periost 746
Peritonealraum 746
Peritoneum 356, 746
Peritonitis 358, 746
– Befunde 362
Perkussion 333
– Abdomen 362
perkutane transtracheale Ventilation 178, 204, 746
persönliche Schutzausrüstung 502
– Anleitung zum Ablegen 519
– Anleitung zum Anlegen 518
– bei biologischen Waffen 518
– bei chemischen Kampfstoffen 513
– bei Strahlenunfall 527

– Hitze 545
– Kategorien 502
– übertragungswegadaptierte 750
Pest 521
– Management 521
– Symptome 521
Pfählungsverletzungen 365
Phantomschmerzen 387
Pharynx 159, 746
Phosphor 415, 512
PHTLS
– Grundgedanke 41
– Konzept der Prinzipien und Strategien 39, 41
– Philosophie 3, 39
– Ursprung 633
Physician's Order for Life-Sustaining Treatment 746
Pia mater 254, 746
platine 10 Minuten 470
Pleura 329, 746
– parietale 746
– viszerale 746
Pleurozentese 654
Plicae vestibulares 746
Pneumomediastinum 346
Pneumothorax 331, 335, 746
– Barotrauma 583
– einfacher 335
– offener 335, 336, 656, 746
Pocken 521, 522
– Management 523
– Symptome 521
– Unterscheidung von Windpocken 522
Polytrauma 147, 385, 464
positiver endexspiratorischer Druck 180, 746
– Beatmungsgerät 180
Postexpositionsprophylaxe 123
posttraumatische Belastungsstörung 492, 746
posttraumatische Endophthalmitis 746
Präeklampsie 367
Präferenz 39, 746
Präklinisches Triageschema 147
präklinische Traumaversorgung
– goldene Prinzipien 464
– goldene Stunde 463
– unter taktischen Bedingungen 634
präklinische Versorgung 38
Prävention 25, 28
– auf kommunaler Ebene 31
– Ausbildungs- und Aufklärungsstrategien 27
– Gesetze, Richtlinien 28
– Interventionsmöglichkeiten 25
– primäre 26
– Rolle des Rettungsdienstes 30
– Strategien 26
– technischer Fortschritt 28
– Ziel 25
Präventionsstrategie 27, 746
– Education 27
– Enforcement 28
– Engineering 28
– Evaluation 29
– gesundheitswissenschaftliche 29
– Implementierung 29

Prehospital Trauma Life Support 12
– Bundeswehr 13
– internationale Verbreitung 14
– Kurskonzept 463
– Militär 13
– Zukunft 14
Presbyakusis 448, 746
Presbyopie 448
Pressure Immobilization Technique 614
Priapismus 292
Primärprävention 20
Primary Assessment 131, 375, 466
– abdominale Verletzungen 361
– Atemwegsmanagement 132
– Beckenuntersuchung 135
– Blutungskontrolle 134
– Defizite Neurologie 136
– entkleideten Patienten untersuchen 137
– Erhalt von Körperwärme 137
– erster Eindruck 132
– Kind 424
– Kreislauf 134
– längere Transportzeit 153
– Monitoring 138, 149
– Neubeurteilung 149
– Reanimation 139
– Schädel-Hirn-Trauma 263
– Schock 215
– Untersuchung der Oberschenkel 135
– Ventilation 133
– Verbrennungen 402
Prinzip 39, 746
– kritisches Denken 42
Prinzipienethik 746
Profil 746
Projektil 94
– Fragmentierung 95
– Profil 94
– Taumeln 95
Prolaps 365
psychogener Schock 212
psychologisches Krisenmanagement 491
Puls 136
– paradoxer 343, 745
– Schock 216, 218
Pulsdruck 62, 746
Pulsfrequenz
– Kind 427
pulslose elektrische Aktivität 151, 343, 746
Pulsoxymeter 181, 747
Pulsoxymetrie 138, 181, 695
– Fehlinterpretationen 671
– Prinzipien 671
– Tactical Field Care 670
– Thoraxtrauma 333
Pulsus paradoxus 343
Pupillendifferenz 265
Pupillenreaktion 146
Pyruvat 57

Q

Querfortsatz 747
QuikClot 658
QuikClot Gauze® 658, 660
– Anwendung 704

R

radiologische Waffen 525
RAM-Algorithmus 623
Rapid And Remote Assessment Methodology 623
Rapid-Extrication-Methode 295, 317
Rapid-Sequence-Induction 402
Rapid-Sequence-Intubation 174, 402, 747
– Material und Maßnahmen 174
Rauch 411
Rauchgasinhalation 398, 409
– Flüssigkeitssubstitution 408
Ready-Heat® 669
Reanimation 139, 150
– Abbruch 151
– Leitlinien 151
– Tactical Evacuation Care 697
– Tactical Field Care 677
Recapping 123
Reibungswärme 72
Reizgasinhalation
– Management 516
Rekapillarisierungszeit 136
– Schock 217
Reserve
– physiologische 746
Residualvolumen 747
Respiration 329, 747
respiratorisches System 54, 159
– Organe 54
retikuläres Aktivierungssystem 747
Retroperitonealraum 356, 747
Rettung
– schnelle 301, 317, 319
– schonende 301
– unter taktischen Bedingungen 623
Rettungsaktion
– Risikoabschätzung 623
Rettungsdecke 669
Rettungsdienst
– Geschichte 8
– Österreich 10
– Präventionsprogramm 32
– Prävention von Verletzungen 31
– Präventivberatung 30
– Schweiz 11
– tödliche Verletzungen 25
Rettungsdienstpersonal
– Kompetenz 40
Rettungskorsett 313
Rettungsphase 747
– Katastrophenzyklus 479
Rettungsstation 634
Rettungszentrum 634
Rezeptor
– muskarinerger 747
– nicotinerger 747
Rhabdomyolyse
– traumatische 389, 747
Riefen 747
Rigor mortis 749
Ringer-Laktat 665, 747
– Schock 229
Rippen 328

Rippenfrakturen 333
– Beurteilung 333
– Management 333
rote Blutkörperchen 747
Rückenmark 285
– Anatomie 285
– inkomplette Durchtrennung 289
– komplette Durchtrennung 289
Rückenmarkdurchtrennung 747
Rückenmarkerschütterung 747
Rückenmarkkompression 747
Rückenmarkkontusion 747
Rückenmarkverletzung 288, 747
– Beurteilung 290
– Formen 289
– Ursachen 291
Rückenverletzung
– Ursachen 291
Rückhaltesysteme 83
Ruhephase 747
– Katastrophenzyklus 479
Rule Of Tens 408

S
Saline-Lock 662
SAMPLE-Kriterien 360
SAMPLE-Schema 142, 266, 332, 471, 747
Sandotter 612
Sandviper 612
Sanitätsausbildungsgänge
– erweiterte 636
Sanitätsdienst
– der Bundeswehr 634
– Ebenen 634
Sauerstoff 56, 464
Sauerstoffangebot 57
Sauerstoffgabe
– Tactical Field Care 657
Sauerstoffkonzentration
– Beatmungsgerät 180
Sauerstoffsättigung
– Höhe 695
Sauerstofftransport 57, 161
Sauerstoffverbrauch 57
Sauerstoffversorgung 747
– Phasen 56
Säure 414, 747
Schädel
– Anatomie 143, 253
Schädelbasisfraktur 266, 747
Schädelfraktur 266
Schädel-Hirn-Trauma 252
– Airway 273
– Beurteilung 263
– Breathing 274
– Circulation 275
– Disability 275
– Flüssigkeitsgabe 668
– fortlaufende Untersuchungen 266
– Intubation 274
– Kind 423
– Kinematik 263
– Krampfanfälle 263
– längere Transportzeiten 276
– Management 273
– Pathophysiologie 257

– Primary Assessment 263
– Secondary Assessment 265
– Tactical Evacuation Care 696
– Transport 276
– Volumentherapie 233
Schädelhöhle 747
Schadensvermeidung 46, 747
Schaufeltrage 294
Schauplätze von Gewalt
– Sicherheitsregeln 113
Scherkräfte 76, 747
Scherung 747
Scherverletzungen
– Abdomen 93
– Hals 91
– Kopf 91
– Thorax 92
Scherwelle 507
Schienentypen 382
Schlagvolumen 62, 747
Schlangenbiss 612
– Antiveningabe 613
– Management 613
– unsichere Behandlungsvorschläge 613
– Vergiftungserscheinungen 613
Schmerzbehandlung 152
– Kind 433
Schmerztherapie 385, 471
– Fentanyl 673
– Morphin 673
– nichtsteroidale Antirheumatika 672
– Verwundete 672
schmutzige Bombe 491, 500, 524, 527, 528
Schneeblindheit 547, 747
Schnelleinsatzgruppe 490
Schnüffelposition 425, 747
Schock 58, 208, 328, 464, 747
– Alter 219
– anaphylaktischer 212, 611
– Atemfrequenz 215
– Atemwege 215
– bei pädiatrischem Trauma 422
– Beurteilung 214, 219
– Bewusstseinszustand 216
– Blutungen 216
– Blutungsquellen 214
– Definition 58, 208
– Defizite in der Neurologie 217
– distributiver 208, 211, 747
– durch Lewisit 517
– General Impression 221
– hämorrhagischer 209, 664
– Hautfarbe 217
– Hauttemperatur 217
– Hypothermie 226
– hypovolämischer 208, 209, 275, 747
– Infektion 66
– intraossärer Zugang 227
– intravenöser Zugang 227
– kardiogener 208, 212, 747
– Kategorien 60
– Klassifikation 208
– Kompensationsmechanismen 214
– kompensierter 748
– Komplikationen 65
– längere Transportzeiten 234

– Leberversagen 66
– Management 220
– Medikamente 220
– Multiorganversagen 67
– muskuloskeletale Verletzungen 219
– neurogener 211, 275, 290, 303, 748
– Nierenversagen 65
– obstruktiver 208, 213
– Patientenlagerung 227
– Physiologie 59
– Primary Assessment 215
– psychogener 212, 748
– Puls 216
– Rekapillarisierungszeit 217
– Schockhämorrhagischer 747
– Schwangerschaft 220
– Secondary Assessment 218
– septischer 212, 748
– spinaler 289, 748
– Sportler 219
– Therapie 468
– Transport 226
– Ursachen 208
– vasovagaler 212
– Verfälschungen 219
– Volumentherapie 227, 228
– Vorerkrankungen 220
– Zeitfaktor 220
– Zirkulation 216
Schockbehandlung 220
– Atemwegsicherung 221
– Beatmung 221
– Blutungskontrolle 222
– Defizite in der Neurologie 226
– Exposition 226
– Kreislauf 222
Schockfront 104, 748
Schockstadium, kompensiertes
– Kind 428
Schocktypen 208, 209
– klinische Zeichen 211
Schockwelle 104, 507, 748
Schrotflinten
– Munition 102
– Verletzungen 101
– Verletzungsmuster 102
Schusswaffen 97
Schutzausrüstung
– persönliche 112, 118, 122
Schützengrabenfuß 748
Schutzkittel 122
Schutzkleidung
– Motorradfahrer 86
schwangere Notfallpatientinnen 367
– Hypotension in Rückenlage 367
– Hypovolämie 367
– Management 368
– Transport 368
– Untersuchung 367
Schwangerschaft
– anatomische Veränderungen 366
– Notfall 367
– physiologische Veränderungen 366
Schwefellost 748
Schweigepflicht 45, 748
Schweizer-Käse-Modell 21

Schwerbrandverletzte
- Bettenvermittlung 405
Schwindel
- alternobarischer 581
Schwitzen
- Wasserverlust 537
„SEAL Team THREE"-Tragetechnik 642
Secondary Assessment 131, 141, 375, 471
- Abdomen 144
- abdominale Verletzungen 361
- Anamnese 142
- Becken 145
- Extremitäten 145
- Fühlen 142
- Genitalien 145
- Hals 143
- Hören 142
- Konzept 141
- Kopf 142
- neurologische Untersuchung 145
- pädiatrisches Trauma 430
- Rücken 145
- SAMPLE-Schema 142
- Schädel-Hirn-Trauma 265
- Schock 218
- Sehen 141
- Thorax 144
- Verbrennungen 403
- Vitalzeichen 142
Second Impact Syndrome 270, 748
Sehen-Hören-und-Fühlen-Konzept 141
Sehne 748
Sekundäranschlag 501
Sekundärmechanismen 119
- Verhaltensrichtlinien 119
Sekundärprävention 20
Sekundärschaden 472
Selbstbestimmung 748
Selbsthilfe 748
Selbstständigkeit 44
Seneszenz 445, 748
Senfgas 416, 748
Sepsis 358, 748
septischer Schock 212
Sesambeine 748
Sicherheit
- am Einsatzort 114, 465
- des Patienten 110
- des Rettungsdienstpersonals 110
- Gewalttätigkeit 113
- Kontrollzonen 115
- kriminelles Umfeld 116
- Straßenbeschaffenheit 111
- Verhaltenstipps 113
- Verkehrs- 111
- vorbeugende Maßnahmen 112
- Wetterverhältnisse 111
Sicherheitsbereich 748
Sicherheitsgurte 83, 421
Sicherheitsgurtzeichen 361
Sichtung 486, 504
Simulation 748
Single-System-Trauma 748
Situation 39
- Beispiele 40

Sitzerhöhung 438
Sked® Multifunktions-Rettungstragensystem 676
Skelett 373
Sklera 748
SOF Tactical Tourniquet 644
Sonnenbrand
- Behandlung 607
Sonnencreme 606
- Allergie 607
- effektivitätsstörende Faktoren 607
Sonnenschutzmittel 606
Sonografie 362
Spannungspneumothorax 213, 332, 335, 337, 338, 653, 693, 748
- Beurteilung 338
- Diagnose 654
- Entlastungspunktion 655
- Kanülenlänge 654
- Kind 432
- Management 338
- Punktionsort 655
- Symptome 338
- Verlaufskontrolle 655
Spätfolge 748
Spezialeinsätze 620
Spezialeinsatzkommando 620
Spinal Cord Injury Without Radiographic Abnormality 424
Spinalis-anterior-Syndrom 289
Spinalstenose 748
Spineboard 294, 298
- Abmessungen 302
- kurzes (Halfboard) 317
Splitterverletzungen 105
Sportverletzungen 89
Sprengstoffe
- hochexplosive 507, 748
- Kategorien 507
- langsame 507, 748
Ständige Impfkommission am Robert Koch-Institut 121
Starkstromverletzung 567
Star Of Life 9
START-System 504
- Kategorien 504
START-Triage 126, 486, 748
- Kriterien 126
Stasezone 399, 748
Status epilepticus 263, 748
Steady-State-Metabolismus 535
Steißbein 748
Stenose
- spinale 449
Sternwunde 748
Stichverletzungen
- Schutz vor 122, 123
Stickstofflost 748
STIKO 121
Stimmbänder 160
- falsche 749
Stimmlippen 159
Stoffwechsel 59
- aerober 59
- anaerober 59
Stokes®-Tragekorb 676

Stoßwelle 507
- fortschreitende 507
Strahlenarten 413
Strahlenexposition 525
- Behandlung 528
- Dekontamination 528
- Symptomkomplex 526
Strahlenkrankheit
- akute 413, 527, 737
- Symptome 526
Strahlenschäden 525
Strahlenunfall 413
- Behandlung 528
- Erstmaßnahmen 413
- Management 524
- medizinische Folgen 525
- persönliche Schutzausrüstung 527
- statistische Daten 524
- Transport 528
Strahlenverletzung 413
- Schweregrad 413
Straßenbeschaffenheit 111
Strategie 39
- Ausrüstung 41
- Kompetenz 40
- Patientenzustand 40
- Situation 39
Streitkräfte
- sanitätsdienstliche Unterstützung 41
Stressmanagement an der Einsatzstelle 493
Stress Wave 741
Stresszeichen Rettungsdienstmitarbeiter 493
Stromunfall 408
- Begleitverletzungen 409
Stürze 89, 450
Subarachnoidalblutung 254, 273, 748
Subarachnoidalraum 748
Subdurahämatom 254, 271
Subduralraum 254
Subkutis 399, 534, 748
Sublimation 748
Subluxation 748
Submersion 571, 748
Submersionsverletzung 553
Sulfur 416
Surveillance 749
Sympathikus 64
Synkope 749
- vasovagale 212
systemischer vaskulärer Widerstand 62, 749
Systole 62

T
Tachykardie 213
Tachypnoe 133, 749
- schwere 133
Tactical Casualty Care 749
Tactical Combat Casualty Care 14, 635
- Fertigkeiten 637, 638
Tactical Emergency Casualty Care
- Guidelines 622
Tactical Emergency Medical Support 619, 620, 749
Tactical Evacuation
- Alarmierung 677

Tactical Evacuation Care 622, 627, 690, 749
– Analgesie 696
– Atemwegsmanagement 693
– Atmung 693
– Blutprodukte 694
– Blutungskontrolle 694
– Herz-Lungen-Wiederbelebung 697
– Hypothermie 696
– Kernpunkte 697
– Maßnahmen 690
– Monitoring 695
– Pulsoxymetrie 695
– Reanimation 697
– Schädel-Hirn-Trauma 696
– Versorgung gegnerischer Verwundeter 697
– Verwundetentransport 697
– Volumentherapie 694
Tactical Field Care 622, 624, 636, 647, 749
– Analgesie 672
– Antibiotika 675
– Atemwegsmanagement 625, 650
– Bewusstseinseinschränkung 650
– Blutungskontrolle 624, 657
– endotracheale Intubation 652
– Flüssigkeitssubstitution 666
– Gefäßzugang 626
– Hypothermie 626, 668
– Infusionslösungen 626, 665
– intraossärer Zugang 626
– Kernpunkte 681
– Koniotomie 652
– Management von B-Problemen 625
– MARCH 650
– Maßnahmen 647
– Nadeldekompression 625
– Offenhalten der Atemwege 651
– Pulsoxymetrie 670
– Reanimation 677
– Sauerstoffgabe 657
– Thoraxdrainage 654
– Verbesserungsmöglichkeiten 680
– Versorgung gegnerischer Verwundeter 680
– Volumentherapie 664
taktische Notfallmedizin 619
– Konzept 620
taktische Verwundetenversorgung 620, 635
– Grundüberlegungen 638
– individuelle Fertigkeiten 636
– Inhalte 635
– Phasen 636
Tamponade 749
Taschenfalten 749
Taschenmaske 179
Tatort 116
Tauchen
– Fliegen danach 588
– Kontraindikationen 586
– mit Diabetes 586
Taucher-Panik 578
Taucherverbände 585
Tauchreflex 573, 749
Tauchtauglichkeit 587
Tauchunfall 577
– Barotrauma 580
– Dekompressionskrankheit 583

– Epidemiologie 578
– lange Transportzeit 594
– Prävention 586
– Verletzungen durch Druckveränderungen 579
Taumeln 749
TCCC-Verwundetenkarte 678
Technische Einsatzleitung 119, 484
TEMS
– Einsatzbereiche 621
– Entwicklung 620
– Guidelines 622
– Hürden für Rettungsdienst 621
– Komponenten 620
– Konzept 620
– schnelle Fernbeurteilung 623
– Sicherheit für Rettungskräfte 621
– Unterschiede zu konventioneller Notfallmedizin 627
– Versorgungsphasen 621, 622
Tentorium 749
– cerebelli 254
Terrorismus 490
Tertiärprävention 20
Testament 456
Tetraplegie 749
thermische Verletzungen
– Kind 436
Thermit 512, 749
Thermoregulation 535, 749, 750
– Alter 537
– Dehydrierung 537
– Fitness 537
– Kind 421
– Medikamente 537
– physiologische 534
– Vorerkrankungen 537
Thermoregulationszentrum 535, 749
Thorakoabdomen 358
Thorakotomie 328, 352
Thorakozentese 337, 339
Thorax 329, 749
– Anatomie 328
– Inspektion 144
Thoraxdrainage 328, 337, 340
– Fehlerbehebung 340
– offener Pneumothorax 656
Thorax, instabiler 334, 743
– Beurteilung 334
– Management 334
Thoraxtrauma 328
– Aortenruptur 345
– Beurteilung 332
– Commotio cordis 344
– Hämatothorax 341
– Herzbeuteltamponade 342
– instabiler Thorax 334
– Kind 435
– längere Transportzeit 349
– Lungenkontusion 334
– Management 333
– Pathophysiologie 331
– Pneumothorax 335
– Rippenfrakturen 333
– stumpfe Herzverletzungen 342
– Tracheobronchialruptur 346

– traumatische Asphyxie 347
– Zwerchfellruptur 348
Thrombozyten 63
Tidalvolumen 749
– Beatmungsgerät 180
Tod
– durch anstrengungsinduzierten Hitzschlag 542
– durch Blitzschlag 566
Todesfälle
– Ursachen 23
Todesfallgipfel 739
Todesursachen 4
Todeszeichen
– mutmaßliche 610
Totalkapazität 331, 749
Totenflecke 749
Totenstarre 749
Totraum 56, 160, 749
Totraumvolumen 56, 331
Tourniquet 134, 223, 378, 468, 623, 624, 657
– Alternativen 225
– Anlage 645
– Anlagefehler 645
– Anwendung 225, 240
– Anwendungsfehler 608
– Anwendungsort 225
– Anwendungsspannung 225
– Bewertung 644
– Care Under Fire 643
– Junctional 660
– Produktvarianten 224
– Umgang 657
– Zeitlimit 225
Toxidrom 513, 749
Trachea 159, 329
Trachealshift 332, 749
Tracheobronchialruptur 346
– Beurteilung 346
– Management 346
Trage TalonII 677
Trägheitsprinzip 72
Tränengas 416, 749
Tranexamsäure 211, 234, 663, 694
transösophageale Echokardiografie 749
Transport 139, 146, 469
– adipöser Patienten 302
– Art 149
– Dauer 149
– geeignete Einrichtung 7
– Patientenbelange 152
– Schock 226
– und Überleben 7
– Verbrennungen 405
Transportzeit, längere
– Atemwegsmanagement 182
– Besatzung 153
– Blitzschlagverletzung 593
– Ertrinken 593
– hitzebedingte Krankheiten 559
– Höhenkrankheit 594
– kältebedingte Krankheiten 560
– Kind 439
– Material 153
– Patientenbetreuung 152
– Rückenmarkverletzungen 303

– Schock 234
– Tauchunfall 594
– Thoraxtrauma 349
– Wirbelsäulenverletzungen 303
Trauma
– mechanische Grundlagen 76
– penetrierendes 75, 291, 359, 749
– Phasen 70
– stumpfes 75, 76, 291, 359, 360, 749
– thermisches 534
Trauma-Chin-Lift 164, 168, 186, 749
Trauma-Jaw-Thrust 164, 168, 185, 749
Traumamanagement
– Ziele 463
Traumapatient
– kritischer 139
– letale Trias 552
– Sterblichkeit 464
– vermeidbare Todesfälle 150
Trauma, penetrierendes 94, 291
– Abdomen 101
– Extremitäten 101
– Kopf 99
– physikalische Grundlagen 94
– Thorax 100
Trauma, stumpfes
– Abdomen 92
– Hals 91
– Kopf 90
– Thorax 92
– Ursachen 291
traumatische Asphyxie 347
– Beurteilung 348
– Management 348
traumatischer Herzstillstand 610
Traumaversorgung
– Antike 8
– Farrington-Epoche 9
– Geschichte 8
– Larrey-Phase 8
– moderne Epoche 9
– Phasen 5
Traumazentrum 8
TREMA-Verwundetenkarte 679
Trendelenburg-Lagerung 750
Triage 123, 486, 504, 750
– Kategorien 124, 504
– reverse 593
– Schema 124
– Sichtungskategorien 487
– START-Schema 124
– Transportentscheidung 148
– Verletztenanhängekarte 487
Trismus 274
Tröpfcheninfektion
– Schutzmaßnahmen 519
Trunkenheit am Steuer 6
Tubularnekrose
– akute 737
Tubus
– Fixierung 177
– Lagekontrolle 175

U

Überanstrengung 540
Überdruckbeatmungsgeräte 180

Überdruckspitzenwert 750
Übergabe 150, 471
Übermüdung 24
Übertriage 147
Umfassendes Notfall- und Gefahrenmanagement 750
Umgebungstemperatur 750
Uncus 750
– Einklemmung 750
Unfall 22
– Definition 5
– Fahrzeug 77
– Fußgänger 87
– Motorrad 85
– Sportverletzungen 89
– Stürze 89
– Umwelteinflüsse 566
Unfallstatistik 22
Unfallverhütungsvorschriften 122
Unterkieferfrakturen 268
Unterkühlung 138
Unterlassung 750
Untersuchung
– simultane 138
Untertauchen 571, 573
Untertriage 147
Unvented Chest Seals 656
Uterustrauma 366

V

Vakuummatratze 294
– Verwendung 325
Vasodilatation
– kälteinduzierte 549, 750
vasovagaler Schock 212
V. cava 750
Venenverweilkatheter
– militärische 662
Vented Chest Seals 656
Ventilation 56, 133, 161, 329, 467, 750
Ventrikel 61
Verätzungen 413
– Augen 414
– Management 414
Verbände
– hämostatische 658
Verbandsplatz 488
Verbrauchskoagulopathie 65
Verbrennungen 398, 750
– 1. Grades 400
– 2. Grades 400
– 3. Grades 400
– 4. Grades 402
– ältere Menschen 450
– Analgesie 408
– Atemwegssicherung 402
– Ausdehnung 404
– Beatmung 402
– Charakteristika 399
– durch Strahlung 413
– elektrischer Strom 408
– Entkleidung 403
– Erstversorgung 405
– Flüssigkeitstherapie Kind 437
– Kindesmisshandlung 398, 411
– Kreislauf 403

– Kühlung 406
– Primary Assessment 402
– Rauchgasinhalation 408, 409
– Secondary Assessment 403
– Transport 405
– umlaufende 750
– Verbände 405
– Volumensubstitution 407
– Wärmeerhalt 403
– Wundversorgung 406
– zirkuläre 409
– Zonen 399
Verbrennungsgrade 399
Verbrennungsschorf 399
Verbrennungstiefe 399
Verbrennungszentren 405
Verbrühungen 437
– Kindesmisshandlung 411
Verdunstung 536, 750
Verdunstungseffekt
– Verbrennungen 406
Verformungsenergie 73
Vergiftungen
– durch Botulinus 524
– durch Nervenkampfstoffe 515
– durch Zyanid 514
Verhaltensregulation 750
Verkehrssicherheit 111
– Fahrzeugpositionierung 112
– reflektierende Kleidung 112
– vorbeugende Maßnahmen 112
Verkehrstote 70
Verkehrsunfälle 4
Verletztenablage 485
Verletzung 750
– als gesellschaftliches Problem 29
– als Krankheit 20
– beabsichtigte 22
– Definition 18
– der Bauchregion 361
– der Extremitäten 372
– der Wirbelsäule 288
– des Bewegungsapparates 374
– des Rückenmarks 288
– durch Brandsätze 512
– durch Explosion 103
– durch Explosionen 507
– durch Splitter 105
– im Rettungsdienst 24
– Klassifikation 21
– mit Todesfolge 22
– penetrierende 70, 331
– Prävention 18, 25
– spinale 282
– stumpfe 332
– Todesfälle 18
– unbeabsichtigte 22, 750
– urogenitale 368
– verlorene potenzielle Lebensjahre 24
– volkswirtschaftliche Auswirkungen 24
– Vorgänge 20
– vorsätzliche 750
Verletzungsart
– Datensammlung 29
– Risikofaktoren 29

verletzungsbedingte Sterblichkeit
– Gründe   24
Verletzungsmechanismen   374
Verletzungsmuster
– pädiatrisches Trauma   421
Verletzungsprävention   25
– Aufklärungsgespräche   30
– Basisstrategien   26, 27
– bei Rettungsdienstmitarbeitern   31
Verletzungsprozess   750
Verletzungspyramide   23, 24
Verletzungsschwere
– Einschätzung   146
Versorgung
– kontextabhängige   600
Verstauchung   750
Verstauchungen   390
Verteilungsgerechtigkeit   46
Verteilungsschock   211
Verwundetenrettung   640
Verwundetentransport   697
– behelfsmäßiger   676
– Sicherung intravenöser Zugänge   662
Verwundetenversorgung
– Dokumentation   678
– Phasen   41
– TCCC-Verwundetenkarte   679
– TREMA-Verwundetenkarte   679
Vitalzeichen   142, 218
– Kind   429
Volatilität   750
Volumenersatzmittel   229
– Blutersatz   230
– Forschung   667
– hypertone Kristalloide   229
– isotone Kristalloide   229
– synthetische Kolloide   229
Volumengabe   470
Volumentherapie   141, 695
– Kind   423, 433, 437
– Kinder   408
– kontrollierte Blutung   233
– Management   230, 231
– Schädel-Hirn-Trauma   233
– Schock   227, 228
– Strategien   664
– Tactical Evacuation Care   694
– Temperatur   230
– unkontrollierte Blutung   233
– Verbrennungen   407
Vomacka, Richard W.   12
Vorereignisphase   5, 71, 750
Vorhof   61
Vorlast   61, 62, 751
Vorsorgevollmacht   46
Vorwarnphase   751
– Katastrophenzyklus   479

W

Waffen
– biologische   517
– chemische   512
– mit mittlerer Energie   97

– nukleare   524
– radiologische   525
Wärmedecke   669
Wärmeenergie   73
Wärmeleitung   535
Wärmeproduktion
– metabolische   535
Wärmestrahlung   535
Wärmeströmung   536
warme Zone
– Definition   504
– Kontrollzonen   117
Warntafel   115
WASB-Schema   137
Waschbärenaugen   751
Wasserbalance des Körpers   537
Wasserdichte   751
Wasserrettung   574
Wechselwirkungsgesetz   72
weiße Blutzellen   751
weißer Phosphor   512, 751
Wendl-Tubus   166, 169, 189
– Anwendung   189
Wetterbedingungen   111
WHO-Lösung   413
Wiederbelebung   576
Wildnis   601, 751
– Definition   601
– improvisierte Evakuierung   604
– Sicherheit   602
– Sonnenschutz   606
– Wiederbelebung   611
Wildnis-Medizin   601, 602
– Antibiotikagabe   609
– Ausscheidungsbedürfnisse   605
– Bienenstiche   611
– Blutungskontrolle   608
– Dekubitus   605
– Dekubitusprophylaxe   605
– Dislokationen   609
– Hämostase   607
– Herzstillstand   610
– Infektionsprophylaxe   608
– kardiopulmonale Wiederbelebung   610
– Luxationen   609
– Nahrung und Flüssigkeit   606
– Rahmenlage   614
– Risikoabwägung   603, 604
– Schlangenbisse   612
– Verletzungsmuster   602
– Wundreinigung   608
– Wundverschluss   609
– Wundversorgung   607
Windchill-Tabelle   558
Windpocken   522
Wirbel
– Anatomie   283
Wirbelbogen   751
Wirbelkörper   751
Wirbelsäule   283
– Abschnitte   283
– Bänder   285
– Stabilisierung   133
– Symptome bei Verletzung   292

Wirbelsäulen-Immobilisation   133, 290, 313
– Care Under Fire   642
– Fehler   301
– Indikationen   290, 292
– Kind   321, 435
– Kontraindikationen   296
– Schwangere   302
– Studienlage   295
– Vorgehensweise   295
Wirbelsäulenverletzungen   282
– Formen   288
– Inline-Stabilisierung   296
– Kind   435
– Kinematik   282
– Management   294
– Pathophysiologie   288
– Symptome   292
Wirbelverletzungen
– instabile   288
Wunden
– durch aufgesetzte Waffen   102
– durch Schüsse aus großer Distanz   103
– durch Schüsse aus kurzer Distanz   103
– durch Schüsse aus mittlerer Distanz   103
Wundtamponade   245
Wundverschluss
– verzögerter primärer   750
Wundversorgung
– Verbrennungen   406

Y

Years Of Potential Life Lost   751

Z

Zehner-Regel   407
Zeitfaktor   7
Zellatmung   329, 751
Zement   415
zentromedulläres Syndrom   289
zerebraler Blutfluss   256
– Kohlenstoffdioxid   257
– Messung   256
– Physiologie   255
zerebraler Gefäßwiderstand   751
zerebraler Perfusionsdruck   255, 256, 751
Zerebrospinalflüssigkeit   744
Zervikalstütze   296
– Anwendung   296
Zilien   751
Zone
– heiße   751
– kalte   751
– warme   751
Zwei-Helfer-Sitz-Tragegriff   641
Zwerchfell   54, 160
Zwerchfellruptur   348
Zyanid   410, 411, 514
Zyanidvergiftung   411
– Management   514
– Symptome   514
Zyanose   333, 751
– zentrale   670

Notfallpatienten zuverlässig beurteilen und effizient versorgen

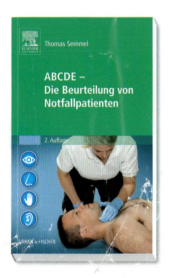

Thomas Semmel
ABCDE - Die Beurteilung von Notfallpatienten

Mithilfe des hier vorgestellten ABCDE-Schemas lassen sich lebensbedrohliche Zustände schnell erkennen. Das seit Jahrzehnten international etablierte und anerkannte Schema hilft Rettungs- und Notfallsanitätern, Rettungsassistenten und Notärzten zuverlässig, auch in komplexen Notfallsituationen die Übersicht zu behalten und die richtigen Maßnahmen fachgemäß einzusetzen. Mit diesem Buch lernen Sie das systematische Vorgehen anhand des ABCDE-Schemas zur Beurteilung von Einsatzstellen und Notfallpatienten und können instabile von stabilen Patienten unterscheiden. Die Fachfragen am Ende eines jeden Kapitels helfen Ihnen, Ihr neu erworbenes Wissen zu vertiefen.

2. Aufl. 2016,
168 Seiten, Buch kartoniert
978-3-437-48561-9

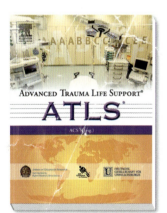

ACS - American College of Surgeons
Advanced Trauma Life Support® (ATLS®)

ATLS® ist das weltweit anerkannte evidenzbasierte Ausbildungskonzept für die initiale Versorgung schwerverletzter Patienten. Im Zentrum steht das standardisierte prioritätenorientierte Schockraummanagement gemäß dem ABCDE-Schema: A = Airway, B = Breathing, C = Circulation, D = Disability, E = Exposure.
Mithilfe strukturierter Untersuchungsschritte ermöglicht ATLS Ihnen eine sichere Diagnostik und Initialtherapie des verletzten Patienten im Rahmen von Notfallaufnahme und Unfallchirurgie im Krankenhaus.

1. Aufl. 2014,
344 Seiten, 135 Abb., Buch kartoniert
978-3-437-48205-2

Abonnieren Sie unseren Newsletter unter www.elsevier.de/newsletter

Bestellen Sie in Ihrer Buchhandlung oder unter
www.elsevier.de bzw. bestellung@elsevier.de
Tel. (0 70 71) 93 53 14 / Fax (0 70 71) 93 53 24

Weitere Informationen und Preise finden Sie unter **www.shop.elsevier.de**

Empowering Knowledge
www.elsevier.de

ELSEVIER